Découvrez l'histoire par les archives de presse

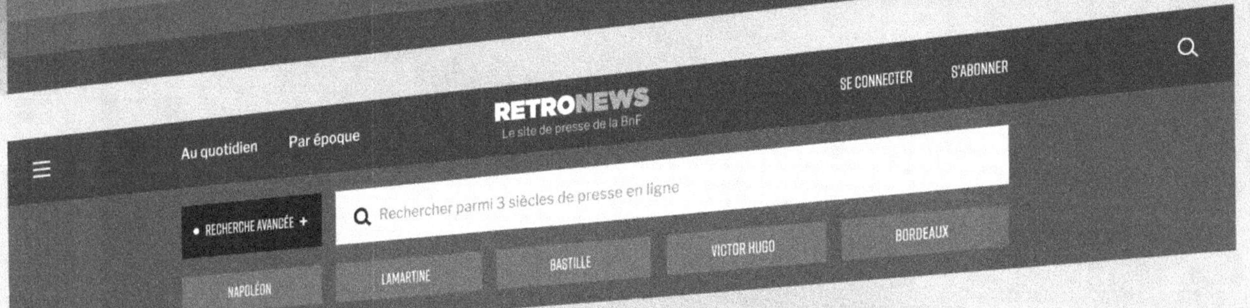

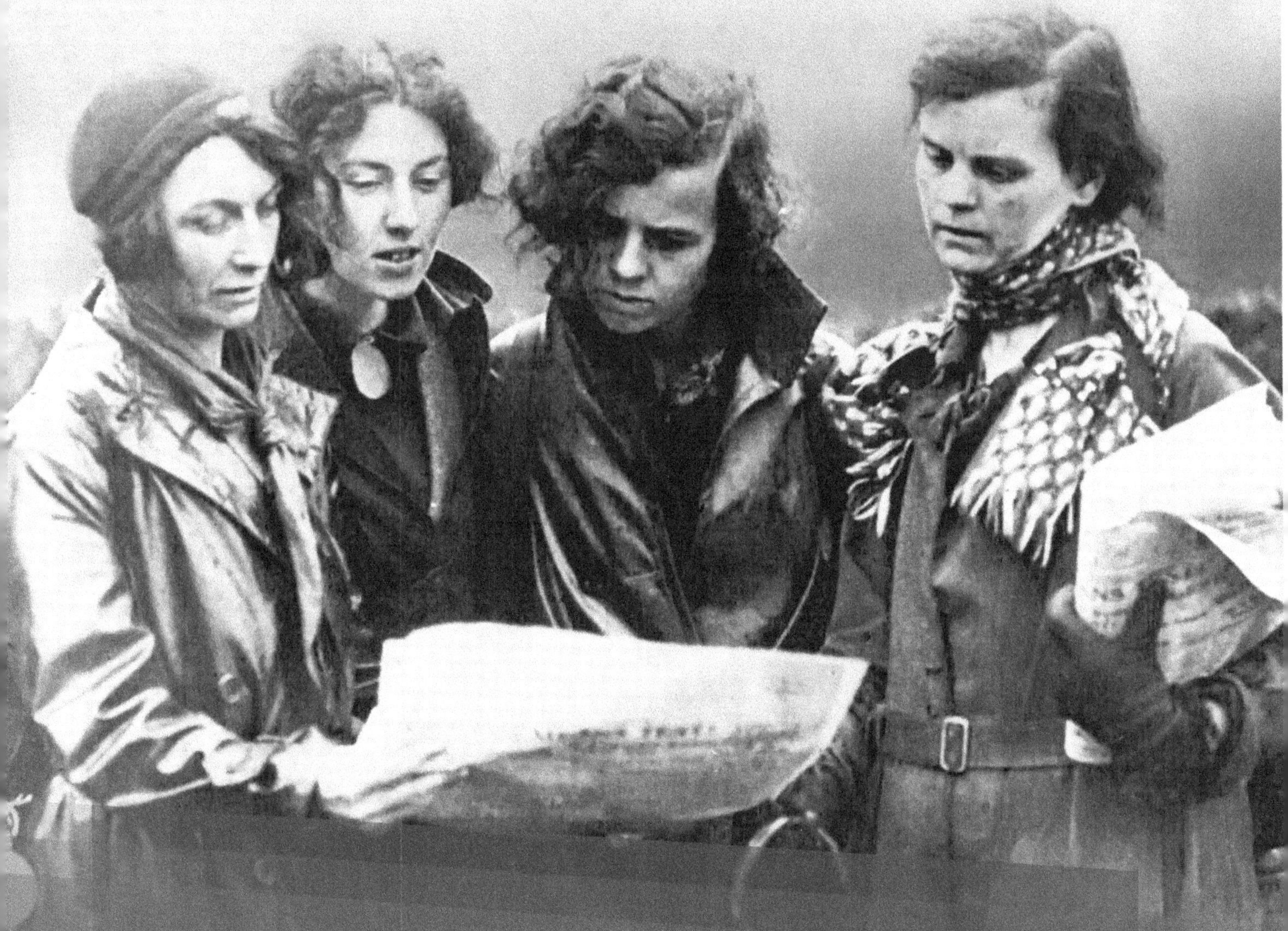

RETRONEWS

Le site de presse de la BnF

www.retronews.fr

L'EXPÉRIENCE

Journal

DE MÉDECINE ET DE CHIRURGIE

PUBLIÉ PAR

MM. DEZEIMERIS ET LITTRÉ.

Ce journal paraît tous les cinq jours, les 5, 10, 15, 20, 25 et 30 de chaque mois, par cahiers de 16 pages à deux colonnes, formant à la fin de chaque année deux forts volumes in-8; chaque feuille contient cent mille lettres, ce qui donne par an la matière de douze volumes ordinaires que termine une table générale, par ordre alphabétique d'auteurs et de matières.

Le prix d'abonnement est de 9 francs pour trois mois, 18 francs pour six mois et 36 francs pour un an, 40 francs pour l'étranger.

On ne s'abonne qu'à partir du commencement de chaque trimestre, 1er janvier, 1er avril, 1er juillet, 1er octobre.

Tome Premier.

PARIS

AU BUREAU DU JOURNAL, RUE DE LA SOURDIÈRE, 21.

1837.—1838.

L'EXPÉRIENCE.

IMPRIMERIE ET FONDERIE DE FÉLIX LOCQUIN ET COMP.

16, rue Notre-Dame des Victoires.

L'EXPÉRIENCE

Journal

DE MÉDECINE ET DE CHIRURGIE

PUBLIÉ PAR

MM. DEZEIMERIS ET LITTRÉ.

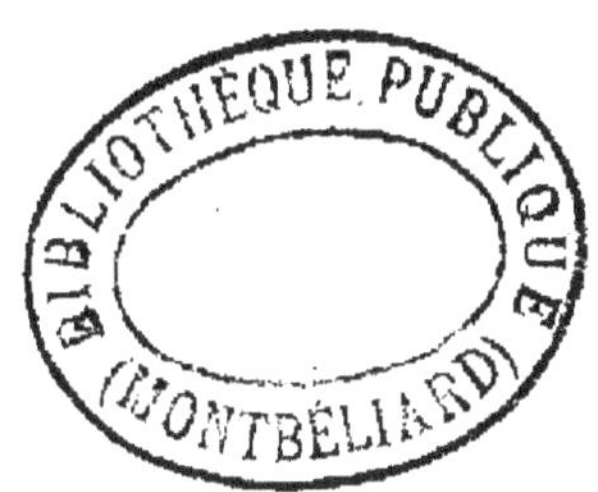

Tome Premier.

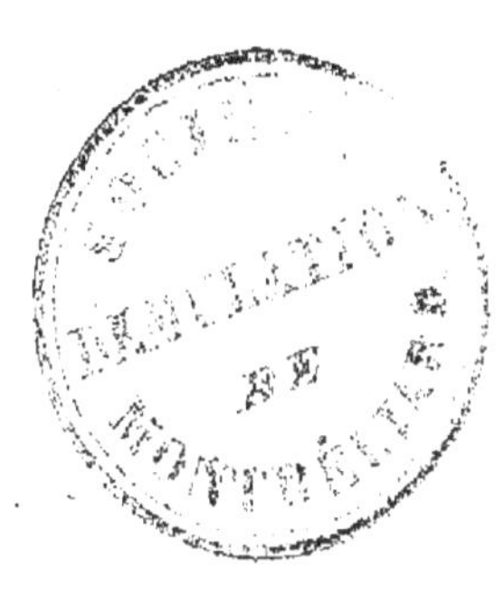

PARIS

AU BUREAU DU JOURNAL, RUE DE LA SOURDIÈRE, 21.

1837.—1838.

1837. — N. 1.
5 NOVEMBRE.

L'EXPÉRIENCE,

JOURNAL DE MÉDECINE ET DE CHIRURGIE

PUBLIÉ PAR

MM. DEZEIMERIS ET LITTRÉ.

ars longa.
ubicumque…

Ce journal paraît tous les cinq jours, les 5, 10, 15, 20, 25 et 30 de chaque mois, par cahier de 16 pages à deux colonnes, grand in-8°, formant à la fin de chaque année deux forts volumes grand in-8°. Le prix d'abonnement est de 9 fr. pour 3 mois, 18 fr. pour six mois, 36 fr. pour un an. On s'abonne, au bureau du journal, chez J.B. BAILLIÈRE, rue de l'Ecole de Médecine, 13 bis. Les lettres affranchies sont seules reçues.

RECHERCHES SUR UN MOYEN IMAGINÉ PAR M. SANSON POUR DISTINGUER LA CATARACTE COMMENÇANTE DE QUELQUES AUTRES AFFECTIONS DU GLOBE OCULAIRE,

Par MM. Alphonse Bardinet et J.-B. Figné.

Dans le cours de l'année 1836, M. *Sanson* commença à signaler dans ses leçons cliniques un phénomène assez curieux qu'il avait eu occasion d'apercevoir dans l'œil de certains amaurotiques ; mais, avant de lui attribuer une valeur réelle, il voulut attendre que le temps eût apporté sa sanction ; il se contenta d'observer. Sûr enfin que le fait était constant, il l'énonça en ces termes dans une des leçons d'ophthalmologie qu'il fit dans le courant de juin 1837.

« Lorsqu'au devant de l'œil d'un amaurotique dont la pupille a été dilatée, soit par l'effet de la maladie, soit par l'action de la belladonne, on présente une lumière ; on voit très distinctement et constamment trois images de la flamme. De ces trois images deux sont *droites* et une est *renversée ;* elles sont situées en arrière les unes des autres, dans l'ordre suivant :

« La plus antérieure qui est la plus apparente est droite ;

« La plus profonde qui est la plus pâle est droite aussi ;

« Et la troisième située entre les deux autres est renversée.

Cette dernière, qui est plus pâle que l'antérieure, mais plus vive que la postérieure, est la plus petite ; elle offre cela de particulier, que, dans les mouvemens de latéralité ou de circumduction qu'on imprime à la lumière, elle s'écarte des deux autres pour se porter constamment du côté opposé à la lumière, tandis que les deux autres suivent un mouvement uniforme et sont toujours en regard de

cette dernière. En d'autres termes, si la chandelle est placée au niveau de l'axe de la pupille, les trois images qui sont situées sur le même plan antéro-postérieur sont masquées les unes par les autres, et on ne voit que la première. Mais si l'observateur, conservant la même position, porte la lumière vers l'angle externe de l'œil, il voit aussitôt les deux images droites, situées l'une derrière l'autre, se porter vers ce côté de l'œil, et la renversée sortir d'entre les deux précédentes et se diriger vers le côté interne. Si on promène circulairement la lumière, les deux images droites la suivent exactement en décrivant un cercle ; elles sont situées toutes les deux en haut au moment où la lumière s'y trouve, et en bas dès que cette dernière y a été portée. L'image renversée décrit aussi un cercle dans le même sens, mais elle est toujours près de l'une des extrémités d'un même diamètre de la pupille, dont les deux images droites suivent l'autre extrémité.

» Ces images sont très difficiles à apercevoir pour celui qui ne les a jamais vues ; aussi croyons-nous devoir dire deux mots sur la manière de les découvrir. Le malade, dont la pupille a été dilatée, sera placé autant que possible dans l'obscurité, et l'observateur, disposé devant lui de manière à ce que la vue plonge dans l'œil soumis à l'examen en suivant la direction de l'axe du globe oculaire. La lumière sera portée au côté externe de l'œil, de manière à ce que l'image droite antérieure, qui est très grande et très brillante, se trouve au niveau de la partie externe et supérieure de la pupille ; on verra alors, pourvu qu'on observe attentivement le fond de l'œil, l'image renversée, qui est située à une ligne environ de la précédente, à l'union du tiers inférieur avec le tiers moyen du diamètre de la pupille, dont l'image droite antérieure occupe une extrémité. Si on ne l'apercevait pas ainsi, il suffirait de porter doucement la lumière de haut en bas et de bas en haut, en regardant fixement dans le champ de la pupille, et on ne tarderait pas à la voir qui descend et remonte. — Quant à la lumière droite postérieure, elle est assez difficile à trouver ; elle est beaucoup plus pâle que la renversée, mais elle est plus grande qu'elle. Elle semble située à deux tiers de ligne en arrière de la droite antérieure, dont on dirait qu'elle est l'ombre. Si la lumière est en *dehors*, on doit la chercher en *dedans* de la droite antérieure, et en dehors, au contraire, si la lumière est du côté de l'angle interne de l'œil.

» Dès qu'on aura vu une fois ces trois lumières, on les retrouvera constamment et sans difficulté, pourvu qu'il n'existe aucun trouble dans l'appareil du crystallin.

» Dans la cataracte, quel que soit le degré de développement de la maladie, ces images manquent. Il y a quelque temps, un malade me fut adressé d'Alep, par un médecin, pour que je l'opérasse de la cataracte; les trois images existaient, le malade était affecté de glaucôme.

» Appelé il y a quelques jours en consultation, pour voir une malade que plusieurs confrères avaient déclarée cataractée, je reconnus les trois images, et la malade était amaurotique.

» Vous avez vu, il n'y a pas long-temps, à la consultation, une femme chez qui la vision était abolie. Elle m'était adressée comme amaurotique. Aucune opacité ne se faisait remarquer dans le champ de la pupille; deux images manquaient, je déclarai qu'elle avait deux cataractes, et la suite a prouvé l'exactitude du diagnostic.

» Il serait important de faire des expériences capables de déterminer quels sont les organes qui produisent ces lumières, et quels sont ceux dont l'altération doit faire varier leur nombre et leur position. »

Tel est le résumé de la leçon de M. *Sanson*; et c'est pour accomplir le vœu qu'il formait en finissant, que nous nous livrâmes à une série d'expériences. Le jeudi suivant, 29 juin, nous communiquâmes à ce professeur, en présence d'un certain nombre d'élèves, le résultat de nos recherches et reproduisîmes nos expériences dans l'ordre suivant:

En plaçant une lumière au devant de la surface convexe d'un verre de montre, on voit une image *droite* de la flamme. — Si la lumière est placée au devant de la surface convexe de plusieurs verres de montre superposés, on verra autant d'images *droites* qu'il y aura de verres, et ces images seront d'autant plus rapprochées, que les verres seront plus fins et plus près les uns des autres; elles seront, au contraire, d'autant plus éloignées que les verres sont plus épais, et que la distance qui les sépare est plus grande.

Placée au devant de la concavité d'un verre de montre, la lumière produit une image qui est toujours *renversée*; superposez plusieurs verres, et vous aurez plusieurs images *renversées*.

Si maintenant on adosse circonférence à circonférence deux verres de montre, de manière à former une lentille creuse, la lumière objectée rencontrera deux surfaces, l'une antérieure qui est convexe, et une postérieure qui est concave. D'après ce que nous avons vu, nous devons avoir deux images, l'une droite et l'autre renversée; c'est ef-

fectivement ce qui a lieu. Mais là se présente un phénomène important : l'image droite est produite par la surface convexe du verre qui est située en avant, et l'image renversée est reflétée par la surface concave du verre placé en arrière, et cependant, dans notre lentille creuse, l'image renversée est située sur un plan beaucoup plus antérieur que l'image droite. Ceci est conforme aux lois de la physique. Tout le monde sait en effet que les surfaces courbes qui reflétent une image, la renvoient au foyer de leur courbe; on sait de plus que pour les surfaces convexes, le foyer est virtuel, et par conséquent, situé en arrière du miroir réflecteur, et que, pour les surfaces concaves, le foyer est réel, et par conséquent en avant du miroir. De là, il est facile de conclure pourquoi l'image droite est située en arrière de la renversée. Mais qu'on éloigne les deux verres l'un de l'autre, de manière à ce que le foyer réel de la surface concave soit plus en arrière que le foyer virtuel de la surface convexe, et alors l'image droite sera située en avant de l'image renversée. — Les mêmes phénomènes se passent exactement de la même manière quand on place une lumière devant une lentille pleine, et la position relative des deux images variera suivant que les deux surfaces de cette lentille seront plus ou moins bombées.

Si maintenant on place un verre de montre devant une lentille, on aura trois images de la lumière, savoir : deux droites, produites, l'une par le verre de montre, l'autre, par la surface antérieure de la lentille et une renversée produite, comme on sait, par la face postérieure de la lentille. — La position de ces trois lumières variera suivant que le verre de montre sera plus ou moins rapproché de la lentille. La renversée sera toujours (sur une lentille ordinaire) en avant de la droite produite par cette même lentille; mais l'image renversée pourra se trouver au niveau ou en avant même de celle qui est produite par le verre de montre si ce dernier est trop rapproché de la lentille.

En appliquant le résultat de ces expériences à l'explication du fait énoncé par M. *Sanson*, nous avions dit:

La cornée et l'appareil du crystallin suffisent pour la production de ces trois images;

La droite antérieure est produite par la cornée, la renversée est réfléchie par le segment postérieur de la capsule, et la droite postérieure par son segment antérieur.

Si l'humeur aqueuse vient à disparaître, de manière à rapprocher la cornée du crystallin, l'image renversée, qui, dans l'état normal, est la moyenne, pourra se trouver la plus antérieure.

Si ces trois images viennent à manquer, c'est que la cornée transparente sera assez opaque pour empêcher les rayons lumineux d'arriver à l'appareil du crystallin.

Si deux images manquent, ce ne pourra être que les deux profondes; car il est impossible que l'une d'elles se produise sans qu'on aperçoive celle qui serait nécessairement produite par la cornée restée transparente.

Si une seule image manque, ce sera toujours la renversée; car si c'était l'une des droites, il en résulterait que le trouble qui déterminerait son absence empêcherait nécessairement la lumière d'arriver à la seule surface capable de produire l'image renversée.

Si enfin les trois images existent, c'est qu'il n'y a pas de trouble dans l'appareil du crystallin; et si cependant il y a un trouble dans la vision, il faut en chercher la cause plus profondément.

Ainsi, en résumé, l'opacité de la cornée détruit les trois images;

L'opacité de la capsule antérieure fait disparaître les deux images postérieures;

Et l'opacité de la capsule postérieure empêche l'image renversée seule de se produire.

Si l'appareil du crystallin est enlevé, les deux images qu'il produisait manqueront, il ne restera plus que la droite antérieure;

Mais si ce crystallin est enlevé, et si le segment postérieur de la capsule intacte reste en place, on verra deux images : la droite antérieure et la renversée.

Tels sont les faits que nous avons démontrés devant les élèves de la clinique, et telles sont les conclusions que nous nous sommes crus autorisés à en tirer. Les faits pathologiques et des expériences nouvelles sont venus, les uns confirmer, et les autres compléter ce que nous avons avancé.

Pendant que nous faisions des expériences avec les instrumens simples dont nous avons parlé, M. *Sanson* de son côté se livrait à des recherches avec ces mêmes instrumens qui pouvaient représenter, jusqu'à un certain point, l'œil à l'état normal, puis avec d'autres appareils destinés à simuler les diverses opacités dont le crystallin et ses annexes pouvaient être le siége.

Ayant fait construire en verre toutes les pièces dont se compose l'organe de la vision, il a fait d'abord les mêmes expériences que nous, et est arrivé aux mêmes résultats; puis ayant fait dépolir certaines surfaces, il a cherché à voir comment les images se comporteraient dans la cataracte capsulaire postérieure, dans la cataracte lenticulaire et dans la cataracte capsulo-lenticulaire, il a constaté :

1° Que, si l'on dépolit la surface postérieure d'une lentille, on ne voit qu'une seule image droite;

2° Que, si la surface convexe d'un verre de montre est dépolie, on voit toujours l'image renversée.

Du premier de ces faits nous pouvons conclure que l'opacité du feuillet le plus postérieur du crystallin empêche nécessairement la production de l'image renversée;

Et du second nous concluons que, si la capsule crystalline avait une épaisseur qui permît à l'opacité de n'envahir que sa partie postérieure, on aurait l'image renversée; mais cette membrane est si

mince et si homogène, qu'il est impossible d'admettre qu'une moitié seule de son épaisseur puisse se prendre, tandis que l'autre resterait intacte. D'où il résulte que, dans l'opacité de la capsule, quel que soit son développement, l'image renversée doit manquer.

Nous avons dit plus haut qu'en superposant deux verres de montre, on aura deux images, dont l'éloignement sera toujours en rapport avec celui des verres. Ce fait, qui n'a pas besoin de démonstration, a déjà trouvé une application. M. *Pasquet*, que nous aurons occasion de citer plus bas, a vu que, chez le bœuf, dont la capsule est séparée du crystallin par une grande quantité d'humeur de Morgagni, il y avait *cinq* images : trois droites, produites, l'une par la cornée, l'autre par la capsule, et la troisième par la face antérieure du crystallin, et deux renversées reflétées l'une par la surface postérieure du crystallin, et l'autre, par la capsule postérieure. Faisant à l'homme l'application de ce fait, on se demande naturellement : si ce crystallin, qui est séparé de la capsule par un peu de liquide, reste sain, pendant que sa membrane est opaque, comment se fait-il que sa surface postérieure ne produise pas une image renversée? Comment? Nous n'en savons rien; mais nous avons eu occasion d'observer une cataracte capsulaire postérieure, et certainement, il n'y avait pas d'image renversée. — Sans vouloir donner l'explication de ce fait, nous disions, il y a quelques jours, qu'il peut se faire, à la rigueur, que la face postérieure du crystallin fût opaque, mais qu'elle l'était si légèrement, que notre œil n'a pu s'en apercevoir; aujourd'hui, cette raison ne saurait suffire, puisque nous verrons plus loin, que, si on altère la transparence de la capsule postérieure seule, l'image renversée manque constamment.

En comparant ce qu'on observe dans ces expériences avec ce qu'on voit dans l'œil, on est frappé d'une chose, c'est de l'éclat et du volume considérable des images produites par les lentilles et de la faiblesse et de la petitesse de celles qui sont reflétées par le crystallin. A quoi peut tenir cette différence? M. *Pasquet* a voulu en chercher l'explication par voie d'expérimentation. Il a placé son appareil sous l'eau, ou bien encore, il a mis une petite lentille entre deux verres de montre, et le reste de l'intervalle a été rempli d'eau. Il a vu alors, « manifes- » tement les images postérieures perdre la plus » grande partie de leur éclat, devenir d'une pâleur » qui les fait ressembler plus exactement à celles » de l'œil. » Voici comment il explique cet effet : » La plus grande partie des rayons lumineux inci- » dens étant refractée, ce n'est qu'une minime » quantité qui se trouve reflétée, et, dans cette » quantité, il n'en arrive que très peu au crystallin, « puisque la presque totalité est réfléchie par la » cornée, et qu'une partie du reste est absorbée en » traversant les milieux de l'œil. » L'explication pourra ne pas satisfaire tout le monde; aussi nous ne prenons que le fait qui est incontestable; mais il porte, comme on voit, uniquement sur l'éclat des images et nullement sur leur grandeur. Une expérience de M. *Sanson* nous a mis sur la voie d'un fait qui ne manque pas d'avoir une certaine importance en physiologie, et qui nous montre d'une manière évidente à quoi tiennent la petitesse et le peu d'éclat de ces images.

Il y a quelques jours, M. *Sanson* fit devant nous l'expérience suivante :

En plaçant une lentille derrière un verre de montre, de manière à simuler le crystallin derrière la cornée, puis, plaçant une lumière entre le verre de montre et notre œil, il était facile de voir la lumière reflétée en arrière de la lentille sur un corps capable d'en recevoir l'image. Cette dernière, bien que renversée et très apparente, offrait des bords lumineux, qui, au lieu de cesser brusquement, s'éteignaient insensiblement, à peu près comme l'ombre que produit un corps opaque exposé au soleil. Si maintenant on plaçait, entre ce verre de montre et la lentille, une carte percée d'une ouverture circulaire, de la largeur d'une pièce de vingt-cinq centimes, et représentant l'iris entre la cornée et le crystallin, l'image de la lumière qui était projetée en arrière de la lentille devenait plus faible, plus petite, et ses bords tranchaient au vif sur le corps qui la recevait.

Ce fait nous avait frappés et nous a conduits à l'expérience suivante, qui, du reste, n'en est que le corollaire.

En plaçant une lumière au devant d'une lentille, on voit, comme nous l'avons dit plus haut, deux images d'une certaine étendue. Si, entre la lumière et la lentille, on place une carte percée d'une ouverture, et si on regarde par cette ouverture, on voit les deux images, mais elles ont perdu de leur éclat et elles ont diminué considérablement. A égale distance, plus l'ouverture faite à la carte est petite et moins ces images sont grandes et vives.

Sur un œil dont on a enlevé l'iris, les deux images produites par le crystallin sont beaucoup plus grandes que celles qu'on apercevait dans le même œil avant l'ablation de l'iris.

D'où nous concluons que l'iris exerce une influence directe sur le volume et sur l'éclat des images produites par l'appareil du crystallin. Peut-être aussi est-ce là la clef de ce fait que M. *Sanson* avait déjà signalé, que, pour que ces images fussent visibles, il fallait que la pupille fût préalablement dilatée.

Nous avons voulu produire, sur des yeux d'individus morts, les diverses cataractes que l'on observe chez l'homme, et nous avons rencontré des difficultés de plusieurs genres.

Les yeux d'homme que nous avons pu nous procurer n'ont pu être soumis à l'expérience que 26 heures après la mort; mais déjà l'opacité survenue dans la cornée nous a constamment empêchés de voir l'appareil du crystallin.

Chez les animaux les yeux étaient plus frais, nous pouvions voir jusqu'au crystallin; mais, le plus souvent, l'humeur aqueuse ayant diminué de quantité, la cornée était ridée et l'iris flasque, et nous n'avions que des images confuses; d'autres fois les yeux étaient très propres à de semblables expériences, mais la pupille était trop resserrée, il fallait l'enlever, l'humeur aqueuse s'échappait et les rapports étaient changés; enfin, et c'est là un des plus puissans obstacles que nous ayons éprouvés, nous n'avons pu déterminer les cataractes partielles que nous voulions obtenir; cela tenait sans doute à la manière dont nous nous y prenions, ou à l'imperfection de nos instrumens : car M. *Pasquet*, Thèse soutenue le 17 août 1837, n° 317, page 65, est arrivé à de beaux résultats, que nous prenons plaisir à consigner ici.

A travers un petit trou, pratiqué à la sclérotique, à trois lignes en arrière de la cornée, il fait pénétrer un petit tube capillaire, terminé soit par une boule, de manière à ce que la chaleur de la main suffise pour en chasser le liquide, soit par une extrémité évasée, comme une pipette, de sorte qu'au besoin on peut y souffler pour forcer le liquide à pénétrer; une aiguille à acupuncture, passée dans la cavité du tube, sert à le diriger et à lacérer au besoin les parties dans lesquelles on veut pousser l'injection: à l'aide de cet appareil il a constaté :

1° Que, si on a pu diriger l'instrument sur la capsule et si l'injection a réussi à troubler son segment *postérieur*, l'image *renversée* manque; quand on cherche à la découvrir, il arrive souvent qu'elle apparait dans les points qui n'ont pas été attaqués, mais elle disparaît au niveau des parties opaques, du moment que, par les mouvemens de la bougie, on cherche à y projeter le foyer;

2° Que, si la partie postérieure du crystallin a été atteinte et si cet organe a été troublé ou coagulé, cette même image renversée manque; il en est de même quand au lieu d'injecter, on se contente de broyer, avec l'aiguille à acupuncture les parties postérieures du crystallin, assez pour en produire l'opacité;

3° Toutes les fois que l'injection a troublé le segment antérieur de la capsule, l'image droite postérieure a également disparu;

4° Le crystallin et la capsule postérieure restant intacts, il suffit de l'opacité de la capsule antérieure pour faire manquer les deux images profondes;

5° D'un autre côté, le crystallin et la capsule postérieure étant opaques, si la capsule antérieure est seule transparente, on a toujours l'image droite-postérieure;

6° La capsule conservant après sa coagulation une forme lisse, on aperçoit encore un certain reflet obscur au lieu de l'image nette qu'on trouve dans un crystallin à l'état normal; — de plus, si on laisse quelques gouttes d'eau ou d'humeur aqueuse sur sa surface, elles s'y étalent en formant une couche unie qui réfléchit assez bien.

Quant aux injections, celle avec l'encre réussit généralement mieux que celle avec le sublimé. Lorsqu'on a injecté beaucoup de ce dernier liquide, il se forme un coagulum blanc, sur lequel la teinte pâle de l'image droite-profonde ne ressort pas toujours assez pour être distincte, d'autant mieux que les milieux de l'œil deviennent sensiblement troubles après la mort.

Tels sont les résultats fournis par l'expérimentation : il existe d'autres faits tirés de l'examen clinique ; ils ne sont pas encore très nombreux, cependant nous ne pouvons pas les passer sous silence.

Nous avons parlé plus haut de trois cas rapportés par M. *Sanson*.

Dans l'un il s'agissait d'un glaucôme qui avait été pris pour une cataracte, et qu'on avait adressé à M. *Sanson* pour être opéré ;

Dans le second cas, c'était une malade que plusieurs hommes de l'art avaient déclarée cataractée, et c'était une amaurose qu'elle avait ;

Dans le troisième enfin c'était une malade que l'on croyait amaurotique ; elle était affectée de cataracte.

Il y a quelque temps une négresse vint à la consultation externe de la Pitié : elle avait perdu la vue du côté gauche et celle du côté droit commençait à s'affaiblir. Le champ de la pupille gauche présentait une teinte blanchâtre qui paraissait s'étendre jusqu'au bord de l'iris : au premier coup d'œil tout le monde crut qu'il y avait évidemment une cataracte ; on voyait les trois images, la malade était amaurotique.

Un homme vint il y a quelques jours consulter M. *Sanson* dans son cabinet : une teinte gris-blanchâtre occupait évidemment le champ de la pupille ; l'examen de l'œil, la marche de la maladie, tout semblait indiquer une cataracte déjà avancée ; les trois images se dessinaient très bien, le malade était affecté de glaucôme.

Dans la salle Saint-Gabriel à la Pitié, M. *Sanson* avait opéré une cataracte par abaissement ; quelques jours après, le crystallin n'était pas remonté, un lambeau de la capsule postérieure était resté transparent et suspendu au devant de l'axe de l'œil, l'image renversée était très apparente quand on dirigeait la lumière sur ce lambeau ; quelques jours après ce lambeau est devenu opaque, l'image renversée a disparu ; depuis, ce lambeau s'est résorbé.

Ces faits sont confirmatifs, ils sont peu nombreux encore, mais ils prouvent le parti que l'ophthalmoscopie peut tirer de ce nouveau moyen.

De l'ensemble de ces faits et de ces expériences nous sommes autorisés à conclure que la cataracte, même commençante, pourra toujours être distinguée de l'amaurose et du glaucôme.

DE L'EMPLOI DES VOMITIFS DANS LA PARALYSIE FACIALE.

Par M. C. J. Heidler, à Marienbad.

(*Rust's Magazin*, 47ᵉ vol. 2ᵉ cahier.)

Les deux observations qui suivent ont pour objet M. Heidler lui-même et sa femme. Les histoires de maladies où le médecin est à la fois sujet et observateur, ont toujours plus de détail et plus de précision que les autres. M. Heidler raconte ainsi ce qu'il a éprouvé.

I.

Le premier cas est relatif à un homme de 44 ans, plutôt faible que robuste. Les symptômes d'une disposition héréditaire aux congestions cérébrales, et de légers accidens hémorrhoïdaux alternant avec des douleurs rhumatismales de la face et des dents, s'étaient manifestés chez lui de temps en temps dans le cours de plusieurs années. L'emploi de moyens légèrement apéritifs long-temps continués, l'exercice au grand air, et les ablutions fréquentes avec l'eau froide, avaient tellement amélioré la santé générale, que durant tout l'hiver dernier il n'éprouva aucune des incommodités auxquelles il était sujet. Mais, au commencement du mois de mars, le pouls étant devenu un peu plus plein, il ressentit différens signes d'une pléthore sanguine, particulièrement dans le thorax et la région du cœur. Des occupations intellectuelles dans les deux dernières semaines pouvaient avoir déterminé un afflux un peu plus considérable de sang vers la tête. Le 20 mars, à la suite probablement d'un léger refroidissement, survinrent les symptômes ordinaires d'un rhumatisme peu intense des muscles de la nuque, avec un sentiment intercurrent de compression dans l'occiput. De légères contractions passagères dans les muscles orbiculaires de la bouche et de l'œil furent attribuées à la même cause ; du reste la santé générale n'était pas troublée.

Le 24 au matin, le malade, après s'être livré avec ardeur à une occupation littéraire dans une chambre un peu chaude, se sentit la tête légèrement prise, et éprouva une irritation faible et non douloureuse des yeux, avec un écoulement plus abondant de larmes qui troublait la netteté de la vision ; puis il mangea avec bon appétit. Immédiatement après, il se donna beaucoup d'exercice (la journée était chaude, mais il faisait beaucoup de vent) dans une visite géognostique à plusieurs carrières de pierres, se baissa beaucoup, sua, et s'exposa au courant d'un air piquant. En rentrant chez lui, il se trouva (ce qui semblait tout naturel) las, sans activité, et la tête un peu prise. Après une courte visite dans le lieu même de sa résidence, il éprouva, au côté droit de la bouche, une tension dont il s'aperçut d'abord en crachant, comme un obstacle qui l'empêchait d'arrondir la bouche. Cet obstacle crût peu à peu et se transforma, particulièrement dans le parler et dans le rire, en une paralysie du muscle orbiculaire de la bouche, et du zygomatique. Le mal n'était pas porté au plus haut degré d'intensité ; le changement de la physionomie était surtout remarquable dans l'empêchement apporté à la fonction des paupières ; l'œil pleurait modérément, l'embarras de la tête persistait ; et il s'y était joint une irritation générale du système vasculaire et un sentiment de pression douloureuse derrière l'oreille droite, qui alternait avec de légers élancemens. La langue avait à peine pris part à cette affection ; l'intelligence et les extrémités, l'ouïe et la vue n'en avaient rien ressenti.

Le résultat du diagnostic fut : état de congestion, peut-être d'inflammation dans la racine ou le tronc du nerf facial, sans participation du cerveau. Pour combattre cet état, ou pour en prévenir un plus fâcheux, on fit une saignée de douze onces, on appliqua un vésicatoire sur la nuque, de la glace sur la tête, et on prescrivit un vomitif. Le seul résultat immédiat fut une plus grande liberté de la tête; le pouls pléthorique avait même à peine changé. La nuit fut bonne, forte sueur.

Le deuxième jour au matin, la paralysie paraissait plutôt augmentée que diminuée. Peut-être la chaleur trop grande de l'appartement avait-elle agi défavorablement. Des sangsues furent mises autour de l'oreille et à la nuque, des sinapismes aux pieds; les applications froides furent continuées: l'après-midi on posa un vésicatoire derrière l'oreille, des ventouses sèches tout le long du dos et aux mollets, et on administra un purgatif composé de calomel, de jalap et de soufre doré. Point de résultat appréciable. La nuit, comme toutes les suivantes, fut très bonne, le sommeil sans interruption; vers le matin sueur générale d'une odeur acide, pendant et après la sueur élancement passager au côté gauche du front et derrière l'oreille droite. Le purgatif et les ventouses sèches furent répétées, les applications froides furent continuées, le vésicatoire rendit beaucoup.

Le troisième jour au matin, l'excitation du système vasculaire était presque la même qu'au premier jour. La tête était de nouveau prise, malgré les évacuations alvines répétées la veille six fois, et malgré l'usage d'une boisson faite avec l'élixir acide et le nitre. Une saignée de dix onces produisit du mieux en général, mais le pouls ne changea que peu, et la paralysie ne changea pas du tout. Une vessie avec de la neige et de la glace resta pendant la plus grande partie du jour appliquée sur la tête. Depuis le commencement de la maladie jusqu'à la fin, l'appétit fut toujours bon, il n'y avait surtout aucun symptôme gastrique, la sérénité de l'esprit n'avait point été troublée, et l'on ne remarquait aucune trace de fièvre.

Le même jour, dans la soirée, un vomitif complet fut de nouveau administré. Plusieurs heures après, il se manifesta pour la première fois de la diminution dans la tension de la partie paralysée et dans l'obliquité de la bouche quand le malade riait; la tête était parfaitement libre.

Le quatrième jour au matin, sensation renouvelée de tension, de tiraillement, de pression légère près et derrière l'oreille, sensation qui provenait peut-être plus des piqûres enflammées des sangsues et de l'effet du vésicatoire que de l'intérieur. L'intelligence restait toujours nette et la tête légère. Alors on essaya des cataplasmes chauds; ils agirent favorablement, le malade ressentit moins de tension, et la volonté s'exerça un peu plus sur le muscle orbiculaire des lèvres et sur le mouvement du front. Au bout de quelques heures, des signes de congestion sanguine ne permirent pas de continuer les cataplasmes; mais on y revint à diverses reprises dans la journée, et manifestement ils firent du bien. L'application intercurrente de la glace sur la tête, pour combattre les signes toujours renaissans d'une congestion interne, ne doit pas être considérée comme étant en contradiction avec l'application des cataplasmes sur la face.

Au cinquième jour, la sensation de pression, de chaleur et d'élancemens fugitifs et légers, s'était renouvelée autour de l'oreille du côté droit: au reste, la petite amélioration, obtenue la veille dans l'état de la paralysie, s'était maintenue. Quoique les évacuations alvines fussent bien entretenues, et que l'on prît des précautions pour le régime et pour la température de l'appartement, néanmoins la tête redevint moins libre qu'après le second émétique. Dans la matinée, sangsues; dans la soirée, tartrate antimonié de potasse, qui produit des nausées pendant plusieurs heures sans déterminer un vomissement effectif: résultat peu sensible.

Le sixième jour au matin, nul changement favorable; bien plus, vers midi, la tension du visage et la difficulté de mouvoir les muscles revinrent, sans cause connue,

presque au point où elles avaient été avant le second vomitif. On craignit alors que le mal ne prît un caractère chronique. Cependant des applications chaudes et deux sinapismes aux pieds enlevèrent pour le soir l'aggravation du matin. Outre les autres moyens, on avait appliqué quatre fois des ventouses sèches et quelques unes sanglantes.

Au sixième jour, après une nouvelle sueur acide pendant la nuit, tout était comme la veille.

Au septième jour, on applique des fomentations chaudes qui sont supportées d'une manière plus continue; à midi, prescription d'un nouvel émétique qui produit sept ou huit vomissemens. Au soir, outre que l'état général est excellent, la volonté agit plus sur les muscles paralysés que dans aucune des journées précédentes.

Au huitième jour, l'amélioration est encore plus grande. Le matin et le soir, applications chaudes continuées pendant quelques heures.

Au neuvième jour, la paralysie est encore à peine visible dans le parler ordinaire, et, dans le rire, elle est moitié moins forte qu'avant le dernier vomitif. Pour la première fois, l'œil droit peut, tandis que l'œil gauche est tenu ouvert, être tenu presque complètement fermé; il ne pleure presque plus.

Au dixième jour, l'œil ne pleure plus du tout. La santé est si bonne que le malade peut, en se couvrant le côté affecté, partir le matin pour un voyage. Revenu après une absence de quatre jours, il se trouvait à peu près dans le même état qu'avant le départ. Le lendemain, il prit encore un vomitif; ce fut le dernier remède. Ce qui restait de la paralysie diminua de nouveau sensiblement, et, huit jours après, elle avait complètement disparu.

De tous les moyens employés, les plus efficaces furent les vomitifs quand ils agissaient pleinement. Puis ce furent les cataplasmes chauds, et l'effet de ces derniers était d'autant plus sensible qu'ils étaient appliqués sous et derrière l'oreille, et non sur les extrémités des nerfs paralysés.

II.

J'avais d'autant plus insisté sur l'emploi des vomitifs qu'une expérience faite dix ans auparavant sur ma femme, alors âgée de trente ans, m'avait pleinement réussi. La malade s'était attiré, vraisemblablement par un refroidissement, une inflammation très violente de l'oreille interne gauche, qui, à en juger d'après tous les symptômes, s'était étendue au cerveau et au nerf facial. Une paralysie considérable de tous les muscles de la face de ce côté s'était établie peu à peu à mesure que les symptômes inflammatoires disparaissaient. Quatre semaines encore après la cessation de la phlegmasie, toutes les ramifications du nerf facial, et surtout son tronc dans le lieu où il sort du crâne, étaient douloureuses à une légère pression du doigt. La tête était continuellement prise à un faible degré, et dans tout le côté qui avait été malade se faisait sentir une sorte de pesanteur et de tension. Le coin de la bouche était presque immobile, le globe de l'œil, et surtout les paupières, ne se mouvaient qu'avec difficulté, ces dernières, dans le sommeil, ne se fermaient qu'à demi, l'œil pleurait constamment, le regard avait quelque chose d'étrange et de fixe; la faculté de penser et la mémoire n'étaient pas restées intactes. De plus, un engourdissement de la main et du pied du même côté, qui se faisait sentir fréquemment, et un fourmillement dans les deux extrémités, donnaient à craindre qu'il ne survînt une apoplexie ou que la paralysie ne fît des progrès. Tel fut pendant six semaines l'état de la maladie, intervalle durant lequel les moyens prescrits ne produisirent qu'une petite diminution dans les symptômes. (Pommade d'Autenrieth, au dessus de l'oreille et derrière; frictions d'onguent gris dans les mêmes parties; application du garou sur le bras; fomentations chaudes

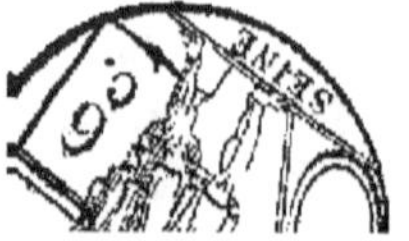

avec la boue minérale de Marienbad sur le visage; moyens eccoprotiques pour régulariser la circulation et les sécrétions dans le bas-ventre.)

Dans la sixième semaine enfin, une indigestion accidentelle me détermina à prescrire un vomitif; j'y répugnais d'autant plus que la malade avait une disposition apoplectique, mais combien ne fus-je pas surpris de voir que non seulement l'affection de l'estomac, mais encore celle de la tête, en reçut une notable amélioration! L'œil, aussitôt après le vomissement, se mut plus facilement; la sensibilité du visage, l'ancienne pesanteur, l'ancien embarras de la tête, se trouvèrent beaucoup moindres quelques heures après, et surtout le lendemain matin. A ce point d'amélioration, l'état de la malade resta presque sans changement, dans les huit jours qui suivirent. Un nouvel émétique eut le même bon effet que le précédent. Après trois semaines, troisième vomitif qui fut utile aussi, mais d'une manière moins frappante que les deux premiers. Après le quatrième et le cinquième vomitifs, il survint une crampe d'estomac qui me fit renvoyer jusqu'à la huitième semaine l'emploi de ce moyen. Au sixième et au septième vomitifs, dans le cours de trois mois, les crampes stomacales ne se reproduisirent pas. Dès le second vomitif la tête était devenue pleinement libre, et la sensation éprouvée dans les extrémités avait cessé après le quatrième d'une manière permanente, à part quelques petits ressentimens. Une certaine tension des muscles de la face dans le rire, et une faible sensibilité à une forte pression extérieure au dessus de l'œil et sur la joue, étaient, après le dernier vomitif, les seuls restes de la maladie, et ces restes laissés aux soins de la nature disparurent également dans le cours de l'année suivante.

Les deux observations qu'on vient de lire ont été extraites par M. Heidler lui-même d'un livre qu'il prépare sous le titre de : *Histoire de mes observations sur les effets avantageux des vomitifs dans des maladies non-gastriques, avec les indications et les contre-indications de ces médicamens.* On a conseillé beaucoup de moyens contre la paralysie du nerf facial. Ce que l'on connaît de plus efficace à beaucoup près est l'emploi de la pile. Ce moyen a seulement l'inconvénient de produire de petites inflammations, de petites escharres à l'endroit où les aiguilles sont implantées. Les bains de vapeur beaucoup vantés échouent très souvent. Les vomitifs, conseillés par M. Heidler et appuyés par les deux observations qu'on vient de lire, mériteraient d'être expérimentés.

ACADÉMIE DE MÉDECINE.

Séance du 28 octobre 1837.

Depuis quelque temps l'Académie a fait trève aux travaux scientifiques pour se donner toute entière à la partie matérielle de ses attributions.

Les séances du mois d'octobre ont été entièrement consacrées à d'interminables scrutins; à la nomination des dix membres parmi lesquels devaient être pris les 5 juges pour le concours d'hygiène qui doit s'ouvrir très incessamment. Les membres nommés sont dans l'ordre de la nomination : MM. Londe, Reveillé-Parise, Gasc, Renauldin, Husson, Pelletier, Guénau de Mussy, Bricheteau, Gerardin et Delens. Le sort a désigné pour faire partie du jury, MM. Londe, Gasc, Renauldin, Delens et Pelletier : ce dernier comme suppléant. On a remarqué que quelques académiciens qui attachaient un grand prix à être portés sur la liste, et qui ostensiblement se donnaient à cet effet beaucoup de mouvement, n'ont pu parvenir à réunir un nombre de voix un peu présentable. M. Husson, que le sort avait désigné le second, s'est excusé sur des affaires de famille qui ne lui laissaient pas le loisir nécessaire pour assister à toutes les épreuves du concours.

La séance extraordinaire du samedi 28, n'a offert non plus qu'un intérêt médiocre. Les rapports arriérés l'ont remplie tout entière. D'abord est venu M. Caventou, qui, au nom d'une commission composée de MM. Guerseut, Baron et du rapporteur, a proposé d'engager le ministre à ne point autoriser un industriel dont le nom nous échappe, à vendre des croquets vermifuges fabriqués avec du pain d'épices et du semen-contra. Adopté.

M. Husson lit un rapport fait en son nom et au nom de MM. Renauldin, Chomel, Louis et Andral père, sur la proposition de placer dans la salle des séances le buste de Laennec. M. le rapporteur énumère et analyse succinctement les travaux de l'illustre auteur du traité de l'auscultation médiate; après avoir payé son tribut d'éloges à la mémoire de son célèbre confrère, M. Husson conclut à ce que l'on mette, dans la salle des séances de l'Académie, le buste ou le portrait de Laennec. Cette proposition est adoptée à l'unanimité, ainsi que le renvoi du rapport de M. Husson au comité de publication.

M. Duméril fait un rapport verbal sur une observation communiquée à l'académie par M. le docteur Rufz, professeur agrégé à la Faculté de médecine, médecin à la Martinique. Il s'agit d'un enfant de trois ans qui fut pris tout à coup des symptômes du tétanos opisthotonique avec convulsions violentes survenant par intervalles, et formation sur plusieurs points de la surface du corps, notamment à la tempe gauche et au devant du sternum, d'ecchymoses multipliées et assez étendues. La mort survint quatre heures après le début de la maladie. A l'autopsie on trouva le péritoine sain, ainsi que le foie et la rate. La muqueuse de l'estomac était d'un rouge cerise. En voulant passer une branche de ciseaux dans l'ouverture pylorique, on sentit le choc d'un corps étranger. Un examen attentif fit reconnaître en cet endroit une eschare de quatre millimètres de diamètre, présentant à son centre un corps fort pointu, dont l'extrémité avait traversé la membrane muqueuse. On reconnut un crochet à venin de la vipère à fer de lance de la Martinique (Coluber lanceolatus). Autour de ce crochet se trouvait un petit morceau de papier gris, fixé au moyen d'un crin artistement noué. Cette circonstance donne tout lieu de croire que l'introduction de ce corps malfaisant a été le résultat de manœuvres criminelles. Ce fait est donc important pour la médecine légale, puisqu'il fait reconnaître un nouveau moyen auquel le crime peut recourir.

M. Villeneuve termine la séance par la lecture de plusieurs rapports sur des travaux de topographie et de statistique médicales sans intérêt.

Séance du 31 octobre 1837.

M. Delens lit un rapport sur un travail fort étendu adressé à l'Académie par M. Poujol, agrégé à la Faculté de Montpellier, travail intitulé : *Essai sur la chlorose.* L'auteur a divisé son mémoire en trois parties. Dans la première, il passe en revue toutes les opinions émises par les auteurs sur le sujet qu'il traite. Dans la deuxième, il rassemble cinquante-huit cas de chlorose, dont quelques uns lui sont propres. Dans la troisième enfin, il discute les points litigieux de l'histoire de la chlorose. L'opinion de M. Poujol est que la *déferrugination* du sang joue dans la chlorose un rôle important, et que le meilleur moyen de la combattre est l'emploi des préparations ferrugineuses, suivant la formule du docteur Bland de Beaucaire. Il propose aussi d'administrer aux malades l'alizarine (nom donné par MM. Collin et Robiquet à l'un des principes colorans de la garance), afin de leur faire prendre rapidement une coloration rosée du visage à laquelle les malades attachent tant de prix. M. le rapporteur, après avoir combattu plusieurs des opinions de l'auleur, et spécialement ce qui a rapport à l'emploi de l'alizarine, propose d'adresser à l'auteur les remercîmens de l'Académie. — Adopté.

M. Rochoux ne pense pas que la déferrugination du sang, pour employer l'expression de l'auteur du mémoire, soit la cause de la maladie; c'est un de ses effets, et c'est aux causes mêmes de cette déferrugination qu'il faudrait remonter.

M. Caventou fait remarquer que c'est une erreur d'attribuer la couleur rouge du sang au fer qu'il contient, puisque, après l'enlèvement du fer, la matière colorante rouge n'en persiste pas moins. Quant à la proposition d'administrer l'alizarine à l'intérieur, pour produire une coloration rosée de la peau, c'est non seulement une chose toute hypothétique, mais même ce serait aller contre le but que l'auteur se propose d'atteindre. On sait en effet *que le sang*, étant alcalin, doit, par son contact, faire passer au bleu la couleur rouge de l'alizarine ; de sorte que. si l'on obtenait quelque résultat, ce qui est fort douteux, ce serait une coloration bleue de la peau.

M. Dupuis demande si l'on a examiné quelle quantité de fibrine contenait le sang chez les chlorotiques, et si, par hasard cette substance ne s'y trouverait pas en moindre quantité que dans l'état de santé. Chez les chevaux soumis à la section des nerfs pneumo-gastriques, le sang, qui contenait vingt-un grains de fibrine par mille avant la section, n'en renferme plus que cinq grains six jours après, lorsqu'on a eu le soin de pratiquer la trachéotomie pour s'opposer à l'asphyxie rapide des animaux.

M. Delens fait, en son nom et en celui de M. Esquirol, un rapport sur une observation de M. Poujol relative à une épilepsie accompagnée de phénomènes singuliers. Le rapporteur propose et l'Académie décide la publication de cette observation dans ses bulletins.

M. le président annonce à l'Académie qu'elle a perdu un de ses membres correspondans, M. le docteur Galtini, professeur d'anatomie à l'université de Pavie.

M. Ollivier d'Angers, au nom d'une commission composée de MM. Guéneau de Mussy, Mérat et Ollivier, fait un rapport sur un mémoire de M. Faure, intitulé : *Aperçu sur la colique de Madrid*, observée à l'hôpital de cette ville dans l'année 1824. Ce mémoire ne contient rien qui n'ait été dit, et beaucoup mieux, par les observateurs qui ont précédé M. Faure. La description symptomatique et celle des lésions anatomiques sont faites avec peu d'ordre et de précision. Le rapporteur propose le dépôt aux archives du mémoire de M. Faure. — Adopté.

MM. Eymerie, H. Cloquet, Rochoux et Gérardin se livrent, à propos de la colique de Madrid, à une discussion qui n'apporte aucun jour nouveau sur cette maladie encore peu connue.

M. Desportes pense que l'on a confondu sous le nom de colique de Madrid des maladies fort différentes, et que c'est à les étudier séparément et à les bien distinguer qu'on doit principalement s'attacher.

M. Dubois d'Amiens fait un rapport sur une demande adressée au ministre par le sieur Dubosc, pharmacien de la marine à Cherbourg, à l'effet d'être autorisé à vendre un sirop anti-goutteux de son invention. Ce sirop, composé de gayac râpé et en résine, d'extrait d'opium, d'extrait de salsepareille et de semences de colchique, ne présentant aucune substance qui ne soit d'un emploi vulgaire, et les six observations , alléguées par le sieur Dubosc en preuve des vertus de son sirop, n'étant pas de nature à les prouver le moins du monde, le rapporteur conclut à ce que l'on réponde au ministre qu'il n'y a pas lieu d'accorder l'autorisation demandée.

M. Villeneuve : Mais qu'il y a lieu à renvoyer les pièces au procureur du roi pour qu'il exerce des poursuites contre le sieur Dubosc, pour exercice illégal de la médecine.

M. Amussat termine la séance en communiquant à l'assemblée un cas de lithrotritie chez une femme qui portait une pierre de l'espèce de celles qu'on a désignées ous le nom de *pierres adhérentes*. Beaucoup de chirurgiens ont nié l'existence de cette espèce de concrétions urinaires. M. Amussat montre plusieurs calculs qui lui paraissent présenter ce caractère. Lisses dans la majeure partie de leur étendue, ils offrent dans un point des inégalités dans lesquelles s'étaient insinuées des rugosités de la muqueuse vésicale. L'honorable académicien se livre à quelques considérations pratiques sur ces cas difficiles ; mais l'heure avancée ne lui permet pas de s'étendre autant qu'il l'eût désiré.

Nous avons remarqué dans la salle d'attente de l'Académie une jeune femme portant une jambe artificielle de l'invention de M. Martin. Nous avons été frappés de la facilité que procurait ce mécanisme pour tous les mouvemens qu'on voulait faire exécuter. La progression n'offre pas la moindre inégalité. La personne mutilée peut sans difficulté se mettre à genoux, se relever, s'asseoir, croiser les jambes, relever la pointe du pied mécanique, lui donner diverses directions, et tout cela de manière à faire une illusion complète aux personnes non prévenues. La jeune femme nous a dit pouvoir faire, sans beaucoup de fatigue, plusieurs lieues de suite. La manière dont le membre artificiel est fixé au moignon de la cuisse est fort simple : il n'y a ni ceinture autour du bassin, ni montant venant prendre un point d'appui sur l'os des iles. Nous tâcherons d'avoir des renseignemens plus complets sur cet appareil, qui nous parait un progrès évident sur tout ce qui existait précédemment en ce genre ; nous nous ferons un plaisir de les communiquer à nos lecteurs.

Le défaut d'espace nous force à envoyer au prochain numéro le compte rendu de l'Académie des Sciences.

DE LA CHAIRE D'HYGIÉNE MISE AU CONCOURS DANS LA FACULTÉ DE MÉDECINE DE PARIS.

Un concours va s'ouvrir pour désigner un successeur à M. Desgenettes et remplir la chaire qu'il a laissée vacante. Quelle place occupe l'enseignement de l'hygiène dans l'enseignement médical, et de quelle manière doit-il être donné aux élèves pour qu'il leur soit le plus profitable ? Ce sont des questions qui priment le concours lui-même. Elles auraient leur intérêt quand bien même les facultés de médecine seraient constituées sur une base définitive , car il importerait d'éveiller l'attention sur des lacunes, sur des imperfections, sur des vices d'organisation. Mais une loi relative à l'enseignement médical doit prochainement être présentée aux chambres ; il est donc bon que la discussion s'empare de ce sujet difficile et l'examine sous toutes ses faces

Si dans la faculté de Paris les cours étaient distribués d'après un plan systématique, il serait facile de comprendre quelle place y tient l'hygiène. Mais , dans l'état actuel, ce plan manque absolument; les cours sont juxta-posés, non coordonnés, satisfaisant, tant bien que mal, au besoin d'embrasser l'ensemble des connaissances médicales. Essayons donc de saisir par quel lien l'hygiène tient au reste de l'enseignement. Lorsque la médecine, prise dans sa véritable généralité, a donné les notions qu'elle possède sur l'anatomie et sur la physiologie, elle se divise naturellement en deux parties qui ont pour objet, l'une de conserver la santé de l'homme quand il la possède, l'autre de la lui rendre quand il l'a perdue. Ce sont l'hygiène et la pathologie. La pathologie, dans le sens le plus étendu du mot, embrasse la notion de l'anatomie pathologique, de toutes les maladies, tant externes qu'internes, et de tous les moyens dont l'art dispose pour les adoucir ou y remédier. On peut diviser ce vaste champ en autant de compartimens qu'on voudra; voilà ses limites. La pathologie a pour point de départ la connaissance exacte de la structure du corps humain, et des procédés ou fonctions qui assurent le libre exercice de la vie : elle a pour but, comme science, de reconnaître les lois qui règlent le cours et l'essence des maladies, comme art, de les soulager.

L'hygiène, partie de la même base, a, de son côté, un domaine qui n'est pas moins étendu, quoique une seule chaire lui ait été accordée. En effet, examinons avec quelque attention les objets qui s'y rapportent, et nous nous ferons une idée de l'ensemble qu'elle embrasse. Rien, pour ainsi dire, de ce qui est relatif à l'homme, ne lui est étranger. La climatologie lui appartient; il lui importe de connaître les influences du sol, de l'air, des eaux, des montagnes, des forêts, pour apprendre, autant que faire se peut, à en garantir les individus et les masses. Si le gouvernement anglais avait été mieux informé des résultats de cette étude, il n'eût pas, en 1809, exposé une armée à l'action funeste des effluves de l'île de Walcheren, et son ignorance n'eût pas coûté la vie à dix mille braves soldats qui périrent par les fièvres. Si le gouvernement français eût mis mieux à profit les lumières acquises sur l'action de la chaleur et de l'humidité dans le nord de l'Afrique, les régimens, tenus à l'abri dans la saison mauvaise, et campés dans les lieux où les influences malfaisantes ne se font pas sentir, n'auraient pas perdu plus d'hommes par la fièvre que par le fer et le feu des ennemis.

C'est encore dans le ressort de l'hygiène que rentrent toutes les recherches sur l'alimentation. Ce sujet, à lui seul, est d'une vaste étendue, et n'a été que peu cultivé. Les notions positives concernant les effets de telle ou telle substance alimentaire, de telle ou telle boisson sont peu nombreuses. Les exercices gymnastiques, les bains, les vêtemens, les habitations, offrent de toutes parts des considérations du plus haut intérêt.

Puis vient la recherche immense de tout ce qui est produit, sur la constitution et la santé de l'homme, par les diverses professions. Chaque profession modifie d'une manière différente l'organisme humain; chaque profession a ses dangers qu'il faut connaître si l'on veut savoir s'en défendre. A cette partie de l'hygiène se rattachent l'hygiène militaire et l'hygiène navale. C'est ici le lieu de faire remarquer que

l'hygiène se divise naturellement en publique et en privée, et qu'elle s'étend aussi profondément dans la police et le bon ordre de la société que dans la vie intérieure de l'individu. Enfin ses recherches et ses préceptes ne varient pas moins suivant l'âge et suivant le sexe; et là encore elle a de nombreux problèmes à approfondir.

Mise en regard de la pathologie, qui a pour but comme science, de reconnaître les lois qui règlent le cours et l'essence des maladies, et, comme art, de les soulager, l'hygiène a pour but, comme science, de reconnaître les lois qui président à l'établissement des causes de maladie, et, comme art, de les empêcher de naître ou d'en modérer l'influence. A la première appartient la recherche de la manière dont la maladie, prise en général, se fixe dans le corps humain, s'y étend, trouble la texture et les fonctions, et y cesse par la guérison ou par la mort; à la seconde appartient la recherche de la manière dont la cause morbifique, prise aussi en général, se crée dans le monde extérieur et s'exerce sur l'organisme humain. On voit que la pathologie et l'hygiène, sorties du tronc commun de l'anatomie et de la physiologie, conservent entre elles la plus étroite alliance, et se tiennent surtout par l'étiologie.

Il serait facile de faire dans l'hygiène des coupes nombreuses et d'y établir un enseignement analogue à l'enseignement de la pathologie. Les plus anciens médecins grecs, pour qui l'étude des maladies sortait surtout de l'étude de l'état de santé, et la thérapeutique, de la diététique, avaient attaché une grande importance à l'examen des questions qui regardent surtout l'alimentation et la gymnastique. Aussi la pathologie était-elle beaucoup moins développée que l'hygiène. C'est l'inverse de notre temps; la première a relégué la seconde dans un étroit espace, et les principaux travaux, les efforts les plus suivis se sont tournés moins à connaître les moyens de conserver la santé qu'à connaître ceux de la restaurer, moins à étudier l'ensemble et le détail des influences morbifiques, engendrées par le monde extérieur, qu'à étudier, dans chaque individu, une étiologie souvent douteuse par cela surtout qu'elle était particulière.

Après le fond de l'enseignement vient le mode suivant lequel il est donné : les cours à la Faculté de médecine de Paris sont faits d'une manière à peu près uniforme. Le professeur réunit dans un vaste amphithéâtre les étudians qui suivent ses leçons, et là, *ex cathedrâ*, il explique le sujet dont il s'occupe. Cependant cette méthode, bonne pour certains cours, est tout à fait insuffisante pour d'autres. Dans une science comme la médecine, il y a deux parties qui se tiennent intimement, mais qui n'en ont pas moins besoin d'un enseignement fort distinct; la première renferme ce qui, pour être bien su, doit être démontré surtout par la pratique; et la seconde, ce qui est l'objet d'une instruction générale, où l'exposition verbale suffit, où l'élève n'a à recueillir que des idées qui se suivent, que des doctrines qui s'enchaînent, que des démonstrations qui tombent sous les yeux de l'entendement. Cette distinction capitale a été presque complètement perdue de vue dans l'organisation des cours.

Le but d'une école est d'enseigner le mieux qu'il est possible aux élèves la science dont ils s'occupent ; le fait est qu'on ne s'est pas toujours soucié beaucoup de ce but. En effet, l'anatomie peut-elle être démontrée dans un cours public tel qu'il se fait aujourd'hui ? Les élèves, du haut de l'amphithéâtre, peuvent-ils voir le muscle, le nerf, le ligament dont on leur explique le détail ? Se formeront-ils par là à l'art de préparer eux-mêmes les parties dont ils chercheront à connaître la structure et les usages ? L'anatomie ne s'apprend que le scalpel à la main ; il faut faire, voir et toucher soi-même pour acquérir des notions exactes en dissection. Ce que je dis pour l'anatomie s'applique non moins exactement à la chimie. Que sont des expériences que l'on montre de loin? Ces précipités qu'il faut examiner de près pour en saisir la différence, que voulez-vous qu'y voie l'étudiant assis sur son banc si loin du professeur ? Et les manipulations, qu'est-ce qu'il en apprend dans ces préparations qui se font dans un laboratoire où il n'entre pas ? À quoi servent les descriptions les plus minutieuses dans la médecine opératoire, si vous ne mettez à l'étudiant le scalpel à la main, et si vous ne l'exercez à pratiquer sur le cadavre ce qu'il doit un jour pratiquer sur le vivant ? Quel parti tirer d'un cours de thérapeutique où l'on explique le mode d'administration des médicamens, leurs doses, leur opération, et tout cela loin des malades ? Des leçons de thérapeutique ne sont véritablement fructueuses qu'autant que l'élève peut suivre sur le malade même la prescription des remèdes et voir les effets qu'ils produisent. Que dirons-nous maintenant de la pharmacie ? Est-ce dans un cours donné de loin que l'élève s'instruira dans l'art de connaître et de préparer les médicamens, et acquerra ainsi facilité et sûreté à les manier ?

Je ne pousserai pas plus loin la revue des cours tels qu'ils se font, satisfait d'avoir signalé les principaux vices du système qui assigne une méthode uniforme à toutes les matières de l'enseignement. Je le répète, ce qui est du ressort de la pratique doit s'enseigner par la pratique. Il importe d'établir une distinction entre les cours de pratique effective et les cours de démonstration purement théorique. L'oubli du principe de cette distinction jette le trouble et la langueur dans l'enseignement ; l'observation de ce principe est éminemment favorable aux études. Ainsi, dans l'organisation actuelle, les *cliniques* en sont une bonne et féconde application. Ce n'est pas ici le lieu de chercher à déterminer quels sont les cours qui doivent être réformés de manière à instruire les élèves à la pratique, et quels sont les cours qui doivent rester sur le terrain d'une démonstration purement théorique.

Ce n'est pas non plus le lieu d'examiner par quels moyens on pourrait satisfaire aux besoins qui naîtraient d'une organisation nouvelle. Les agrégés pourraient y être employés d'une manière à la fois plus avantageuse à l'enseignement et plus utile pour eux-mêmes. La question des agrégés se représentera dans ce journal ; elle est assez importante pour mériter d'être traitée à part.

Le point de vue où je me place, c'est à dire le principe d'une distinction entre les cours qui ne doivent pas se donner *ex cathedrâ*, et ceux pour lesquels ce mode convient, aurait de bons résultats pour le progrès des études. Les élèves acquerront des notions plus exactes et plus étendues sur une foule de détails qui leur restent totalement étrangers. Leur instruction sera plus rapide, car ils ne perdront pas leur temps en tatonnemens et en incertitudes. La pratique de l'anatomie, de la chimie, de la pharmacie, leur deviendra familière ; et l'école, sachant au juste ce qu'elle leur enseigne, saura aussi ce qu'elle est en droit d'exiger d'eux. D'un autre côté, l'enseignement théorique, soulagé du poids des détails, aura le champ plus libre, et il sera plus facile à l'école, tout en soignant davantage l'enseignement, de prendre une plus grande part au travail de la science en général.

L'hygiène, on le comprend, rentre dans la catégorie des cours purement théoriques. Telle qu'elle est aujourd'hui, on ne peut la comparer qu'à un embryon qui n'a pas encore reçu son développement complet. Son domaine scientifique est très grand, et son domaine dans l'école est très petit. Il serait difficile de dire jusqu'à quel point il importerait de l'agrandir ; seulement je pense que, plus la médecine gagnera des informations positives et sera cultivée scientifiquement, plus aussi l'hygiène s'enrichira et acquerra de l'importance.

E. LITTRÉ.

TRAITÉ DE PHYSIOLOGIE CONSIDÉRÉE COMME SCIENCE D'OBSERVATION,

Par C. F. Burdach,

Professeur à l'université de Kœnigsberg,

Avec des Additions de MM. les professeurs Baer, Meyen, Muller, Rathke, Valentin, Wagner,

Traduit de l'allemand sur la deuxième édition, par A. J. JOURDAN, membre de l'académie royale de médecine.

Les tomes 1, 6, 7, 8 sont en vente.

La littérature médicale en France n'a depuis long-temps produit aucun ouvrage qui embrassât l'ensemble de tout ce que l'on sait sur la physiologie. En Allemagne, au contraire, il a été publié plusieurs livres considérables dans lesquels cette science est exposée avec tout le développement qu'elle mérite. Au premier rang se place le Traité de M. Burdach. Déjà cinq volumes, qui en feront huit de la traduction française, ont paru, et l'œuvre n'est pas encore terminée. Il ne faut pas que le lecteur s'effraie d'une telle étendue; il est impossible qu'un livre où l'on veut présenter le tableau complet de la physiologie soit court. De même que, pour savoir, il faut entrer dans le détail, de même il faut y entrer pour enseigner. Il n'est point de science réelle sans une collection soigneuse d'observations qui forment la base des idées générales et des inductions compréhensives. Qu'on réfléchisse un moment sur l'immensité des détails que comporte l'étude de la vie, et l'on comprendra sans peine qu'un livre qui y est consacré sera toujours très considérable, quelque scrupuleux que soit le soin avec lequel on en élague le superflu. Sans doute il importe de résumer les faits et de les présenter avec précision; mais il importe aussi de n'en point omettre d'essentiel dans une science où il reste tant à faire. La physiologie humaine ne peut pas être traitée en soi et pour soi, la vie de l'homme n'est pas quelque chose d'isolé sur la terre; les phénomènes qui se manifestent chez cet être, se manifestent chez d'autres aussi, amoindris, agrandis, altérés, modifiés; diversité merveilleuse sans laquelle l'explication du mécanisme de l'organisation humaine serait absolument impossible. La physiologie de l'homme touche donc de tous côtés à la physiologie générale; à chaque instant, il faut interroger celle-ci pour comprendre celle-là. Ne craignons donc point d'entrer dans l'étude d'un livre qui promet de nous présenter l'ensemble de la physiologie; ne craignons point d'y entrer malgré la vaste étendue des développements qu'il embrasse. Quelque court qu'il soit, il sera toujours trop long s'il est vide, soit de faits bien observés et bien recueillis, soit de pensées qui réveillent notre pensée et lui ouvrent des aperçus nouveaux. Quelque étendu qu'il soit, nous n'aurons pas à regretter de l'avoir étudié si nous rapportons de notre travail une instruction acquise, et si nous y trouvons quelque chose qui alimente notre esprit, l'active et le développe.

Pour comprendre la valeur des faits que M. Burdach a recueillis dans son ouvrage, il faut connaître la place qu'ils occupent, c'est-à-dire la méthode qu'il a suivie. Pour apprécier les résultats généraux auxquels il est arrivé, l'idée qu'il se fait de la physiologie, ou, en d'autres termes, sa philosophie, il faut avoir connaissance des faits même sur lesquels il se base. Je vais donc essayer d'exposer au lecteur d'abord la méthode de M. Burdach, puis les principales séries de faits auxquels il se réfère, et enfin sa philosophie. Ce sera le sujet de trois articles.

Il est impossible à la physiologie empirique, quelque mode d'exposition qu'elle adopte, d'éviter entièrement la supposition de résultats qui ne pourront être fournis que par des recherches ultérieures. Cependant la meilleure méthode sera celle qui, proportion gardée, exigera moins de suppositions, et mettra au premier plan les doctrines offrant la plus large base à toutes les autres. La vie ne forme, il est vrai, qu'un tout; elle a son unité indivisible; mais ce qui importe, c'est d'éviter l'arbitraire dans le point de départ que l'on choisira pour en expliquer les phénomènes. On peut la considérer sous deux principaux aspects: *en elle-même* ou *en exercice*. Il faut s'expliquer davantage: les êtres organisés diffèrent des choses dites inorganiques en ce qu'ils sont astreints à une progression continuelle, c'est-à-dire que leur existence suit un cours déterminé; qu'ils sont soumis à une métamorphose régulière, et qu'ils ont un but déterminé, indépendant des circonstances extérieures. Leur caractère est donc d'avoir en eux un type de changement qui peut bien être modifié par les choses du dehors, mais ne saurait être donné par elles, puisque, loin de là, il résiste jusqu'à un certain point à leur influence: c'est l'étude de ce type de changement qui constitue la doctrine *de la vie en elle-même*, suivant le plan de M. Burdach. D'un autre côté, observer le *substratum* permanent de ces métamorphoses, rechercher les phénomènes qui se passent dans la substance où se déploie ce type de changement, fixer nos regards sur le jeu de l'organisme, tel qu'une fois donné il agit et subsiste, c'est entrer dans la seconde partie de la physiologie, qui est la doctrine *de la vie en exercice*. Ainsi donc se présentent à nous deux corps de doctrines qui, bien que séparés pour la commodité de l'exposition, concourent dans la réalité, et doivent concourir dans toute bonne déduction, vers un but unique. L'un prend l'organisme du commencement à la fin, de la naissance à la mort, et, exposant les phénomènes de mutation qui s'y passent, recherche les lois qui président à ces mutations. L'autre, prenant le corps comme un théâtre permanent de la force vitale, comme le sujet où la vie se manifeste et subsiste, étudie les phénomènes par lesquels cette manifestation se produit, cette existence s'entretient, et recherche les principes d'où dépend le jeu harmonieux de tant de parties diverses. Il est bien évident que la loi qui détermine les changemens pendant la durée de la vie, et la loi qui fait concourir vers un même terme toutes les activités subordonnées, ou fonctions du corps, ont une même racine, une même origine, et ne sont que deux faces différentes de cette unité indivisible, de cette force inconnue dans son essence, de cette chose mystérieuse qu'on appelle la vie.

Il est plus simple de commencer par étudier la vie en elle-même que de commencer par l'étudier en exercice. De la même façon, la doctrine de la vie en elle-même, ou de la série des changemens par lesquels elle passe, a forcément, pour premier point de départ la génération: d'autant plus qu'en observant la vie dès son début, nous nous préservons de ces vues étroites qui portent à croire qu'on a tout fait en expliquant les phénomènes vitaux par l'existence de telle ou telle partie, la circulation du sang par la présence du cœur, la sécrétion par celle des glandes, etc. En entrant dans l'étude de la physiologie par l'étude de la génération, se présente la nécessité de rechercher d'abord ce qu'est l'être qui procrée, et là on se trouve en face de cette difficulté inévitable qu'offre la physiologie, à savoir qu'il faut toujours débuter en supposant connues des choses qui ne le seront que plus tard.

Si l'on examine dans sa plus grande généralité l'être qui procrée, on reconnaît qu'il est susceptible de revêtir des formes très diverses. Au plus bas degré se trouve l'hétérogénie ou génération spontanée, par laquelle l'être qui naît se forme de toutes pièces au milieu de substances qui ne sont pas semblables à lui : ce mode n'est pas contestable pour la plupart des infusoires ni pour les entozoaires. A un degré plus élevé se trouve la génération où un seul être suffit pour reproduire son semblable. Enfin, dans une sphère supérieure, et qui est la dernière, les sexes sont séparés, et la reproduction ne peut s'accomplir que par deux individus; de sorte que la force génératrice, prise à son origine, est une force générale qui, dans l'état actuel des choses sur notre planète, suffit encore pour former des composés vivans, et leur donner une existence indépendante. Evidemment la force génératrice particulière qui existe sous diverses formes, soit dans les êtres monogames, soit dans les êtres digames, est identique dans son essence avec la force générale, attendu qu'elle en dérive. On passe par des degrés qui se touchent de trop près, de la génération spontanée à la génération la plus compliquée, pour ne pas en admettre l'identité radicale. Le développement de l'œuf dans l'ovaire n'est qu'un cas particulier de toute naissance, et la naissance sous toutes ses formes est perpétuelle sur la terre.

L'homme provenant de deux individus de sexe différent, il importe d'examiner la sexualité dans tous les êtres qui en sont pourvus. La sexualité se manifeste d'abord dans les organes de la génération; et, en parcourant la série animale, on apprend à connaître les modifications si diverses que la nature imprime à un type fondamental, pour remplir une fonction toujours la même. Mais ce n'est pas seulement dans ces organes que la sexualité se prononce; elle est également caractérisée dans l'être tout entier. Ainsi, de quelque côté qu'on la considère, soit qu'on l'examine dans les parties mêmes qui la constituent, soit qu'on en recherche l'influence dans les portions les plus éloignées de l'organisme, toujours on en retrouve l'empreinte profonde. C'est donc quelque chose de capital dans la physiologie, quelque chose qui a une signification très précise et une portée très grande. Essayons de trouver quelle est l'idée fondamentale de la sexualité. Elle n'est pas nécessaire, on le sait, à toute génération. Des générations se font spontanément par le concours de substances hétérogènes; d'autres s'opèrent sans qu'il y ait sexe, par un individu déjà vivant, chez le polype par exemple. Ainsi, la sexualité, qui appartient à un ordre

supérieur dans l'échelle des animaux, indique un passage à une vie plus puissante; mais l'idée fondamentale n'en doit pas moins être cherchée dans les considérations des générations primordiales. Lorsqu'on rencontre des organes particuliers pour la monogénie, ils ressemblent à l'ovaire des femelles quant à la structure et à la fonction, et n'en diffèrent que parce qu'ils sont doués d'une force suffisante pour opérer complètement la formation. Nulle part donc une espèce qui se propage n'est sans femelle, mais beaucoup sont sans mâle. Cette simple vue nous donne l'idée fondamentale de la sexualité. La fémininité est le mode primitif de manifestation de la vie, mode qui conserve le caractère primitif dans tous ses développemens; et la masculinité, au contraire, est une forme dérivée qui provient de la primordiale par développement.

Après l'étude de l'être qui procrée vient immédiatement l'étude de la procréation en elle-même. On reconnaît qu'elle est secondée par les influences les plus diverses qui agissent sur elle comme autant de motifs déterminans. Pour cela il n'y a qu'à se placer au point de vue le plus élevé et le plus général d'où l'on embrasse l'ensemble de la création végétale et animale. Ces influences sont : les mouvemens de l'atmosphère, l'état hygroscopique et élastique des organes des plantes, l'état d'irritation des organes génitaux chez les animaux et l'amour dans le cœur de l'homme. Ce rapprochement seul suffit pour faire concevoir que ces différentes influences ne sont pas absolument hétérogènes, mais qu'elles ont quelque chose de commun, et c'est de partir, en tant que motifs de procréation, d'une force primordiale, et de n'être que des formes différentes de sa manifestation. Si nous reconnaissons de cette façon que ce qui est déterminant dans le cœur humain, est aussi ce qui agit dans le penchant des animaux; que ce qui est déterminant dans l'animal, agit aussi sur le végétal, et que ce qui influence le végétal se montre actif aussi dans le règne inorganique, il faudra en conclure qu'une seule et même force règne dans la nature, et se révèle dans la multiplité des phénomènes, et que la nature, dans son essence, est un tout unique, idéal et infini, dans lequel d'innombrables individualités ne sont que des formes de sa manifestation.

La procréation offre dans la série des êtres organisés la plus grande diversité. Depuis celui qui enfante des milliers d'œufs jusqu'à celui qui n'en peut mener à bien qu'un seul, les degrés de la fécondité sont excessivement multipliés, les modes de la procréation ne le sont pas moins. Examine-t-on la génération spontanée, on aperçoit un changement chimique aussi bien dans le liquide que dans la substance qui y est en infusion. Porte-t-on les regards sur la propagation par parens, on observe la procréation fissipare, gemmipare et sporulaire. Enfin, dans la génération sexuelle, tantôt la fécondation est faite par l'être sur lui-même, tantôt elle a besoin d'un individu différent. Elle produit des effets spéciaux sur l'ovaire, et principalement sur l'œuf, et elle y détermine toute la série de transformations qui constituent peu à peu l'existence individuelle. La procréation, dans son essence, n'admet que deux suppositions : ou bien elle est seulement apparente, et les êtres organisés que nous voyons venir à la lumière sont déjà existans en germe et sont seulement développés par l'acte que nous nommons procréation : *Théorie de la préexistence* ; ou bien la procréation est réellement ce qu'elle paraît, une création par laquelle les êtres organisés prennent leur commencement : *Théorie de la postformation.* Si les êtres organisés préexistent avant la procréation, leurs germes sont ou bien dans l'organe femelle : *Théorie des ovaristes*, ou bien dans l'organe mâle : *Théorie des spermatistes.* Ou bien ils sont déjà existans en substance et en forme, et ils ne reçoivent de la procréation que la faculté de croissance : *Théorie de la préformation*, ou bien ils n'existent qu'en substance et reçoivent leur forme propre seulement par la procréation : *Théorie de la métamorphose.* Ou bien ils existent primitivement et dès le commencement de l'espèce : *Théorie de la syngenèse;* ou bien ils existent dans les individus procréateurs, mais avant la procréation : *Théorie de la préformation épigénétique.* D'un autre côté, si la procréation est véritablement une nouvelle formation, ou bien elle est *matérielle* dans toute son essence, ou bien elle repose sur un fonds *dynamique.* Ces différentes théories ont été combinées ensemble diversement et avec un grand nombre de modifications peu importantes, et on en a formé ce qu'on appelle les systèmes de la génération, systèmes dont le nombre était, dès la fin du XVIIIe siècle, estimé à trois cents. Il faut voir, dans le livre même de M. Burdach, la discussion des points fondamentaux de ces théories. Lui pense qu'il faut admettre que la procréation est une épigénèse, c'est-à-dire que l'engendrement des différens êtres organisés s'opère à des temps différens, que les individus nouveaux sont véritablement les produits des individus procréateurs, et que la procréation est une vraie production, une nouvelle formation.

« Si nous considérons, dit M. Burdach, les différents principes des systèmes sur la génération, nous trouverons que chacun contient quelque chose de vrai, mais seulement une portion de la vérité. Il y a une préexistence, à savoir de la force génératrice ; il y a une postformation, à savoir du fruit qui paraît. L'ovaire engendre, mais seulement en tant qu'il forme l'œuf; le sperme engendre, mais seulement en tant qu'il élève la formation jusqu'à la procréation. Il y a une préformation, mais seulement du type de l'espèce; il y a une métamorphose, mais seulement de la substance matérielle. La syngenèse renferme du vrai, car il y a quelque chose de général, de primitif; et l'épigénèse est vraie, car tout individu naît à

» son temps. La génération est matérielle, car la force a besoin d'un *substratum*, et elle est dynamique, car l'opération sur la matière a pour base une loi. »

L'acte de la fécondation accompli, l'être fécondé s'implante là où il doit être nourri, et l'incubation commence pour lui. Malgré toute la diversité des formes de l'incubation, il y a un rapport durable et général, à savoir que l'ovaire, une fois développé, ne peut pas porter l'embryon jusqu'à sa perfection et qu'il doit abandonner à une autre force l'accomplissement de ce qu'il a commencé. L'être qui couve, ou la mère, porte l'œuf, lui donne sa nourriture, lui fournit médiatement l'air, et lui assure la chaleur. Ces quatre choses : l'espace, la nourriture, l'air et la chaleur, sont ce que le monde offre aux êtres organisés comme conditions principales de leur durée. L'harmonie est le caractère de l'incubation; et ici cette harmonie a peut-être plus de clarté, plus d'extension que nulle part ailleurs. Tout le corps de la mère se prépare pour l'être qui va venir au monde ; et d'un autre côté, chaque œuf est organisé pour les rapports futurs dans lesquels il doit se trouver. L'instinct lui-même est donné, comme tout le reste, d'avance à l'être qui va se trouver jeté, sans aucun apprentissage antérieur, au milieu d'un monde qu'il ne peut pas connaître.

L'œuf est implanté, l'embryon se couve et se développe. Muni de toutes les observations que la science a faites sur ce développement, et de toutes les conclusions qu'elle en a tirées, M. Burdach essaie, suivant son habitude, de s'élever à un point de vue général. Si l'on considère la formation de l'organisme dans son mode, on y reconnaît comme dans toute formation, une action qui sépare et une action qui unit. Du sein de l'existence uniforme de l'œuf surgit peu à peu une multitude variée de substances, de formes et d'activités, et à son tour la force qui constitue la vie tend à faire de cette multitude variée un tout harmonieux. Plus l'être se développe, plus les différences se multiplient jusqu'à ce que le type soit accompli, et plus la vie y devient active et et étendue. Dans le règne inorganique, le cristal, dès qu'il se forme, est accompli ; mais, dans le règne organique, l'activité qui s'y développe n'a ni trève ni repos. C'est un changement perpétuel sur un type qui dure : l'organisme est différent à des temps différents, et cependant le même ; une seule et unique direction de la vie agit dès le commencement, tout en changeant les formes et les organes. Plus l'organisme est d'un ordre élevé, plus en somme il se débarrasse promptement des organes et des tissus transitoires, et de ce côté l'homme est au premier rang. La vie ne peut apparaître tout d'un coup dans sa plénitude, il lui faut une progression pour y arriver ; les différens rapports de formation dans l'embryon sont donc des degrés par lesquels il s'élève au type fixé, des transitions de son existence dont chacune le prépare à la suivante.

La transition la plus frappante, sinon la plus grande, est lorsque l'enfant est mis au monde. A dater de ce moment il continue de subir jusqu'à la vieillesse et à la mort une nouvelle suite de transformations. Certes c'est un champ vaste et riche pour la science que de considérer l'enfantement dans ses causes et dans ses résultats, d'observer l'enfant qui grandit, le jeune homme qui se forme, l'homme fait qui mûrit, le vieillard dont l'activité diminuée rentre en elle-même; de rechercher les modifications périodiques, soit dans le jour, soit dans l'année, soit même dans un plus long intervalle de temps, que la vie éprouve, enfin d'arrêter un regard attentif et sérieux sur la fin de toute existence et sur les nécessités organiques, d'où résulte impérieusement la dissolution du corps. Arrivé là, on a la doctrine complète de la vie considérée en elle-même.

Sans repasser par les détails, récapitulons néanmoins les considérations générales : un organisme se caractérise, quant à son mode d'être, par la propriété qu'il a de se conserver au moyen de l'harmonie qu'il établit entre ses facultés et le monde extérieur. Ainsi, le cours de la vie est un changement de la vie qu'elle produit elle-même, d'accord avec les circonstances du monde où elle se développe, et il se rattache à la périodicité de la terre elle-même. Chaque entrée dans une nouvelle période de la vie a quelque chose de louche et de confus, attendu que le passé et l'avenir se croisent. Le nouveau né conserve de l'état embryonaire un certain inachèvement avant qu'il atteigne la forme aimable de l'enfance ; et, à la puberté, la voix du jeune homme présente une fausseté particulière. Le mode des changemens corporels se manifeste surtout dans la croissance; la durée de la croissance est réglée en partie par le degré qu'occupe l'être dans l'échelle, en partie par l'époque même de la vie. Dans les organisations inférieures, l'accroissement est plus rapide que dans les supérieures; il l'est aussi d'autant plus que l'organisme est plus jeune. L'homme croît dans la première année de 4 à 6 pouces, et dès lors toujours moins ; de 21 pouces dans les sept premières années; de 12 pouces dans l'intervalle de sept ans à quinze, et de 10 pouces dans l'intervalle de quinze à vingt-trois ans.

Le développement intellectuel se produit par le travail de la vie sur elle-même qu'excitent et que limitent les actions du monde extérieur. C'est ainsi que s'établissent successivement, d'une part, le sentiment de la vie, la connaissance, l'intelligence et la raison ; de l'autre, l'instinct et le libre arbitre.

L'organisme est composé de différens membres dans lesquels son caractère général se maintient sous des modifications particulières. Ces membres sont les différens âges de la vie; chaque âge a son type, et l'individu ne remplit son rôle qu'autant qu'à chaque époque il est véritablement ce qu'il doit être. De même que l'arrêt de formation à un degré antérieur produit des monstruosités, de même

des défauts se manifestent dans le développement psychologique, quand ce qui a dû être transition dans la vie psychique devient état permanent, et quand le caractère particulier qui est destiné à s'effacer dans le cours du temps, donne, par sa prépondérance, à la vie sa direction ; par exemple, quand le sommeil de l'embryon se continue comme stupidité après la naissance; quand le plaisir que l'enfant trouve à exercer ses sens persiste plus tard comme inintelligence; quand le penchant qu'a l'enfance à tout rapporter à elle dure dans la jeunesse comme égoïsme; quand le sentiment propre à la jeunesse prédomine dans l'homme fait comme enthousiasme irréfléchi ou comme étourderie; et quand le vieillard prétend, comme l'homme fait, s'enfoncer dans l'activité du monde et de la vie. Si l'on veut déterminer l'intervalle organique des âges de la vie, il faut d'abord s'entendre sur les principes. La vie humaine se règle plus sur la révolution diurne que sur la révolution annuelle de la terre, et la durée de quatre semaines paraît être une période propre à l'homme. Les anciens avaient pris volontiers une division septenaire, guidés surtout par cette circonstance qu'au bout de sept ans se fait le changement des dents; mais la durée de l'état embryonaire, étant fixe sous tous les climats et chez toutes les races d'hommes, doit être la vraie mesure des âges de la vie. Cette durée est de dix fois quatre semaines ou 280 jours. C'est là l'élément avec lequel on peut mesurer le cours de la vie. M. Burdach admet cinq âges : le premier est la vie embryonaire qui contient dix fois quatre semaines; le second comprend le carré de dix ou cent fois quatre semaines, c'est-à-dire sept années trente-quatre semaines et six jours; le troisième comprend deux cents fois quatre semaines, ce qui porte la première jeunesse jusqu'à seize ans dix-sept semaines et trois jours; le quatrième âge est de trois cents fois quatre semaines, ce qui conduit jusqu'à la fin de la quarante-sixième année; le cinquième âge, d'après le même principe, sera de quatre cents fois quatre semaines. La vie embryonaire est donc, par rapport à l'enfance, comme 1 est à 10; à la jeunesse, comme 1 est à 20; à l'âge mûr, comme 1 est à 30; à la vieillesse, comme 1 est à 40; à la vie non encore mûre, comme 20 est à 30; à la vie développée, comme 1 est à 70 ; et enfin en tant que vie préparatoire, elle est à la somme de la vie pleine, comme 1 est à 100.

Après avoir ainsi fixé le terme de la vie, le temps de la mort naturelle , à 76 ans, et avoir remarqué que les intervalles qui en composent le cours vont toujours en s'agrandissant, M. Burdach se demande si la vie, dans sa quantité interne, c'est à dire dans son énergie, est également dans une marche continuellement croissante. Ici il s'éloigne grandement de l'opinion commune qui admet que la vie, après avoir crû jusqu'à une certaine limite, décroît ensuite pendant la vieillesse. Suivant lui c'est seulement la force plastique de la vie qui diminue; et à vrai dire elle diminue progressivement durant tout l'âge humain, depuis l'embryon où elle est la plus forte jusqu'à la vieillesse où elle est la moindre; mais la vie du vieillard, bien loin de faiblir, prend une intensité plus grande en abandonnant successivement l'extérieur et en se concentrant de plus en plus dans l'intérieur.

La mort est la rupture de l'unité qui assemble les différentes activités et les différentes parties de l'organisme. Plus cette unité est parfaite, plus aussi sa destruction entraîne rapidement la mort. Tout le travail de la nature est une production d'individualités, hors du sein de l'ensemble, et un rappel de ces individualités dans l'ensemble. Un des buts de la vie est évidemment l'entretien de l'espèce; mais l'espèce à son tour doit-elle durer toujours ? Les ossemens de palæothériums, et de tant d'autres êtres que la science moderne a exhumés, ne nous montrent-ils pas que les espèces ne sont pas éternelles ? Et si la vie de l'individu a pour but le maintien de l'espèce, à quel but la vie de l'espèce est-elle destinée ? Arrivé à ces questions dont l'attrait est aussi infini que le mystère en est profond, M. Burdach est naturellement amené à se demander si la mort met réellement ou seulement en apparence un terme à notre individualité. Ces considérations paraîtront peut-être étrangères à la physiologie ; je crois au contraire, avec M. Burdach, qu'elles y tiennent intimement. Car où trouvera-t-on des bases plus certaines pour raisonner sur la mort que dans l'étude de la vie ? Il doit y avoir dans la vie des secrets de la mort, dans la mort des secrets de la vie.

A ce point, l'histoire de la vie *en elle-même* est complète, et il reste à la considérer *dans ses actes et dans son exercice*. C'est là la seconde partie de l'ouvrage de M Burdach, la seconde face de la physiologie telle qu'il se l'est représentée. Le premier coup d'œil que nous jetons sur nous-mêmes nous apprend que notre vie, en tant que subsistante et agissante, a deux portions distinctes : d'un autre côté, nous trouvons *en nous* des idées, des connaissances, des sentimens, des désirs, en un mot toute une série d'activités qui se révèlent à nous-mêmes immédiatement, sans se manifester comme phénomènes extérieurs appréciables à l'œil d'autrui, et auxquels notre volonté donne la direction sans le concours d'aucun intermédiaire. D'un autre côté, nous apercevons *sur nous* des activités vitales qui s'exercent dans une absolue indépendance de notre volonté, qui ne peuvent point être déterminées par elle, dont nous n'avons même pas la conscience, et dont les effets seuls sont susceptibles de tomber sous les sens, de sorte que nous les distinguons mieux chez d'autres que chez nous-mêmes. Ces deux portions ont reçu les noms de *vie végétative* et de *vie animale*. La considération de l'ensemble des êtres organisés montre que la vie végétative est la racine de l'autre, qu'elle se trouve dans le végétal où l'autre n'apparaît pas, et

qu'elle se trouve encore dans l'animal où l'autre a reçu des développemens divers. Il entre donc dans le plan de l'étude d'observer avant tout la vie végétative, afin d'acquérir une base sur laquelle reposeront les recherches auxquelles il faudra plus tard se livrer touchant la vie animale.

Dans la sphère végétative les différentes fonctions empiètent tellement l'une sur l'autre, qu'on ne trouve nulle part ni point initial, ni point terminal. Elles forment une chaîne circulaire dont chaque spécialité n'est qu'un chaînon. Cependant il n'est pas possible de commencer indifféremment à tel ou tel point dans un livre qui vise à l'unité scientifique; et, pour se déterminer sur l'ordre à suivre, il faut rechercher ce que l'on est autorisé à considérer comme le centre de la vie végétative. La vie s'accompagne d'une mutation continuelle de la matière; s'il y a dans la chaîne organique un membre qui attire à lui des substances du dehors et qui en rejette dans le monde extérieur; qui fournisse les matériaux aux diverses parties et qui les reçoive d'elles en retour, celui-là doit occuper le centre. C'est un caractère général de tout corps vivant, que des solides et des liquides coopèrent essentiellement à son existence. Le changement incessant de matière qui est essentiel à la vie végétative doit tenir principalement à un liquide. Ainsi le centre de cette vie ne peut exister que dans un fluide qui donne tout et qui reçoit tout, qui est le suc nourrissier, et qui, dans les échelons supérieurs de la vie animale, prend le caractère du sang. Le sang est donc ce par quoi il faut commencer l'histoire de la vie végétative. Quand on a recherché sa constitution hors de l'organisme et au dedans de l'organisme, quand on a observé le mode suivant lequel il circule, quand on a apprécié sa vie propre, l'action qu'il exerce sur l'économie et l'action qu'il en reçoit, il reste à se faire une idée de l'essence de ce liquide et de l'essence de la circulation. Le sang est la totalité de la substance de l'organisme sous forme liquide ; comme corps liquide, il est le *substratum* et l'intermédiaire du changement de substances dans lequel consiste la vie végétative. Le sang et sa paroi sont inséparables l'un de l'autre: le vaisseau est le produit du courant sanguin sans lequel il ne pourrait non plus subsister, et à son tour le sang hors du vaisseau n'est plus bon à rien. En sa qualité d'expression totale de la matière organique, le sang fait antagonisme à toutes les formations spéciales. C'est aussi ce caractère d'universalité qui fait qu'il possède la faculté excitatrice générale, qu'il vivifie l'économie d'une manière matérielle, et la rajeunit en accomplissant partout les mutations de substances. Le sang est le représentant de la vie végétative, comme le nerf est le représentant de la vie animale. L'essence de la circulation est de le mettre dans un conflit perpétuel où il subit des mutations et des métamorphoses. Il se trouve ainsi impliqué dans un mouvement qui ne s'arrête jamais; il n'exerce qu'en courant son action vivifiante sur les parties organiques, et quand il vient à s'arrêter tout à fait, il perd non seulement sa force, mais même ses qualités physiques propres. De telle sorte qu'une harmonie parfaite se manifeste entre le sang qui a besoin d'être porté partout pour entretenir les fonctions, et la circulation, qui ne peut s'interrompre sans ôter au sang lui-même ses propriétés vitales. Le sang marche parce qu'il est nécessaire à tous les points de l'organisme, mais sa constitution et son utilité ne durent qu'autant qu'il marche.

Le centre de la vie végétative a été trouvé, et il est dans le sang. La vie végétative est donc une métamorphose du sang, c'est-à-dire un cercle de phénomènes qui partent de ce liquide médiatement ou immédiatement, et qui y aboutissent. En second lieu, considérée comme l'ensemble des changemens qui s'opèrent dans les corps organisés sans participation de la conscience et de la volonté, elle embrasse des phénomènes matériels et des phénomènes dynamiques. Enfin, envisagée d'abord uniquement sous le point de vue matériel, elle se manifeste par des formations, ou en d'autres termes par des actes qui donnent des produits matériels déterminés. Le sang est le point central de ces formations, et celles-ci se répartissent en deux classes : les unes sont dues à sa décomposition, et les autres à sa recomposition. Ces deux directions de la vie végétative tiennent à ce qu'il y a un rapport parfaitement concordant entre le sang et la substance de l'organisme. M. Burdach commence l'étude des formations par l'étude de la décomposition vivante du sang, qui embrasse la *nutrition et la sécrétion*, remettant à un autre lieu la recherche de sa recomposition. Il examine tous les produits tant homologues qu'hétérologues qui se forment sous l'influence de la plasticité organique. On voit se développer et s'entretenir les organes et les tissus, se sécréter les liquides, s'exhaler les gaz, tout cela aux dépens du sang dont la décomposition incessante fournit les matériaux de ces opérations. A cet examen s'associe la recherche du mode suivant lequel la plasticité organique s'exerce, et de la cause qui la détermine. Un dernier regard jeté sur cette force la montre comme dérivant du principe vital. Si l'on se contentait de dire qu'un principe de vie est la cause des phénomènes de la formation, sans pénétrer plus avant dans cette dernière, ce serait couper le nœud au lieu de le défaire, car le principe de la vie agit par des moyens matériels, et le problème est de savoir quels sont ces moyens.

Là s'arrête M. Burdach. Son livre n'est pas encore terminé ; cependant il réimprime déjà les premiers volumes, gage du succès qu'il a obtenu. C'est cette circonstance qui n'a permis à M. Jourdan que d'en publier quatre, attendant, pour la traduction des autres, que la nouvelle édition ait paru. J'ai donc été obligé, pour donner une idée du plan de M. Burdach, de recourir à l'orginal pour tout ce qui n'a pas été traduit. On voit maintenant ce que ce plan comporte et ce qui reste à faire pour qu'il soit achevé. Il est grand et beau : grand, car il embrasse toute la physiologie ; beau, car il présente dans un enchaînement naturel l'ensemble immense des détails dont se compose la science. La vie, du commencement jusqu'à la fin, est un tout unique, et il faut souvenir tout en la voyant, depuis l'œuf jusqu'à la mort, passer par une série non interrompue de changemens où le sujet reste toujours le même. Mais ce sujet a besoin pour exister d'un *substratum* qui dure, et d'actions qui s'exercent. De ces actions, les unes se passent dans l'intimité du moi humain, les autres sont indépendantes de la volonté. Celles-ci contistutent la vie végétative qui, nourrie par le sang, a son centre dans ce liquide ; et l'on arrive ainsi à rattacher aux modifications du sang tout le travail de la plasticité organique. La marche de la méthode est donc naturelle, et le seul aperçu de la voie qu'elle se trace porte en soi un enseignement fécond ; car ce n'est jamais en vain que l'on parvient à embrasser d'un seul coup d'œil la vue d'un grand ensemble, et à comprendre par quels liens les parties isolées sont unies au tout.

E. LITTRÉ.

TRAITÉ DES MALADIES DES REINS, étudiées en elles-mêmes et dans leurs rapports avec les MALADIES DES URETÈRES, DE LA VESSIE, DE LA PROSTATE, DE L'URÈTRE, etc., par *P. Rayer*, médecin de l'hôpital de la Charité.— Cet ouvrage se composera de 2 forts volumes in-8, et de 12 livraisons, contenant chacune 5 planches grand in-fol., gravées et magnifiquement coloriées, avec un texte descriptif. Prix de chaque livraison.   16 f.

Les livraisons 1 et 2 sont en publication ; elles comprennent : 1° Néphrite albumineuse (maladie de Bright); 2° Hydronéphrose et kystes urinaires.

TRAITÉ PRATIQUE DE LA PHTHISIE LARYNGÉE, de la laryngite chronique et *des Maladies de la voix*, par *A. Trousseau*, professeur agrégé à la Faculté de Médecine de Paris, médecin des hopitaux, et *H. Belloc*, D. M. P. *Ouvrage couronné par l'Académie royale de Médecine.*— Un vol. in-8, accompagné de 9 pl. gravées.   7 fr.

Le même, figures coloriées.   12 fr.

CLINIQUE MÉDICALE DE L'HOPITAL DE LA CHARITÉ, ou exposition statistique des diverses maladies traitées à la clinique de cet hôpital, par *J. Bouillaud*, professeur de clinique médicale à la Faculté de Médecine de Paris, médecin de l'hôpital de la Charité. — Trois volumes in-8.   21 fr.

TRAITÉ DE PHYSIOLOGIE considérée comme science d'observations, par *Ch. Fr. Burdach*, professeur à l'université de Kœnigsberg ; avec des additions par les professeurs *Baer, Meyen, Meyer, J. Muller, Rathke, Valentin et Wagner*; traduit de l'allemand sur la deuxième édition par *d. J. L. Jourdan*, D. M. P., membre de l'Académie royale de Médecine. — Huit vol. in-8, fig. Prix de chaque vol.   7 fr.

Quatre volumes sont en vente.

Un des gérans,

E. LITTRÉ.

PARIS.— Imprimerie et Fonderie de FÉLIX LOCQUIN et COMP, rue Notre-Dame-des-Victoires, 16.

1857. — N. 2.　　　　　　　　　　　　　　10 NOVEMBRE.

L'EXPÉRIENCE,

JOURNAL DE MÉDECINE ET DE CHIRURGIE

PUBLIÉ PAR

MM. DEZEIMERIS ET LITTRÉ.

Ars longa.　　　　　　　　　　　　　　*Ubicumque...*

Ce journal paraît tous les cinq jours, les 5, 10, 15, 20, 25 et 30 de chaque mois, par cahier de 16 pages à deux colonnes, grand in-8º, formant à la fin de chaque année deux forts volumes grand in-8º. Le prix d'abonnement est de 9 fr. pour 3 mois, 18 fr. pour six mois, 36 fr. pour un an. On s'abonne, au bureau du journal, chez J.B. BAILLIÈRE, rue de l'École de Médecine, 13 bis. Les lettres affranchies sont seules reçues.

RECHERCHES ANATOMICO - PATHOLOGIQUES SUR LES CAPSULES SURRÉNALES (CAPSULÆ ATRABILARIÆ);

Par P. Rayer,

Médecin de l'hôpital de la Charité.

Il existe, dans le corps humain, deux petits organes qui, par leur peu d'importance ou l'obscurité de leurs fonctions, semblent ne pouvoir être le siège d'aucune lésion primitive de quelque gravité. Ces organes à fonctions obscures et inférieures, à maladies ignorées, ce sont les capsules surrénales. Plusieurs observations qui me sont propres, et quelques autres que j'emprunterai aux *Ephémérides des curieux de la nature* ou à d'autres recueils, prouvent cependant que ces petits organes peuvent présenter des altérations variées, et qu'ils sont assez fréquemment le siège d'une *hémorrhagie intérieure*, qui, dans quelques cas, rares à la vérité, les transforme en des tumeurs plus ou moins considérables, tumeurs à la suite desquelles on a vu la mort survenir.

OBS. I. *Tumeur volumineuse dans le flanc droit, produite par une énorme apoplexie de la capsule surrénale droite ; déformation singulière du rein droit ; dépression et étranglement du rein gauche, formé de deux lobes. (Observation recueillie par M. Roger.)*

Diard, âgée de 75 ans, entrée à l'hôpital de la Charité, le 27 avril 1836, y mourut le 15 mai suivant. Cette femme boitait de la jambe droite depuis l'âge de deux ans. Elle a eu sept enfans ; les couches ont été fort heureuses. Elle n'a jamais été malade : jamais d'éruptions cutanées, jamais d'urines sanguinolentes ou laiteuses, seulement ce liquide était souvent rouge, ayant une odeur très forte, laissant au fond du vase un petit sable rouge. Dans ces cinq dernières années elle fit cinq chutes sur le côté droit, mais elles n'ont été suivies immédiatement d'aucun accident.

Il y a cinq ans, douleurs atroces dans la région du rein droit se propageant jusqu'à l'utérus, ce qui fit croire à une lésion de ce dernier organe ; urines avec mucus et sels sans caillots, rendues goutte à goutte et avec douleurs beaucoup plus fréquentes qu'en santé. Les urines n'ont jamais été supprimées un seul jour ; point de vomissement.

Après cette grande attaque, qui dura deux mois, la malade, pendant quatre ans et demi, n'eut point de fortes crises ; de temps à autre seulement elle éprouvait des douleurs dans les lombes et criait *les reins*. Il y a trois mois, nouvel accès qui la força de s'aliter. Même douleur horrible dans la région du rein droit, urines difficiles, vomissemens pendant trois jours, et de plus douleurs très vives dans la cuisse droite. Un mois plus tard, œdème des extrémités inférieures, qui commence par le pied gauche ; point d'hématurie ni de rétention complète ; il y a cinq semaines, nouveaux vomissemens opiniâtres.

On s'est aperçu d'une tumeur dans l'abdomen, il y a un mois.

Ces renseignemens ont été pris après la mort et donnés par la fille de la malade. On a toute raison d'être persuadé de leur exactitude, beaucoup plus même que si on les avait arrachés à la mémoire infidèle d'une vieille octogénaire ; mais il faut dire aussi que ce manque de détails sur la marche de l'affection a contribué à l'erreur de diagnotic commise par tous ceux qui ont observé la terminaison.

Cette malade avait un teint jaune verdâtre, qui fit penser à une affection organique. Les régions sacrées et fessières étaient excoriées. En examinant l'abdomen, on trouva une tumeur dans le flanc droit, dure dans la moitié supérieure, fluctuante dans la moitié inférieure, se continuant avec le foie et sans douleur, même à la pression. Sans insister davantage, on essaya de porter un diagnostic ; on hésita entre des acéphalocystes du foie, un cancer ramolli dans la partie inférieure, ou un kyste de l'ovaire. La malade était revêche, fort rebelle à un palper douloureux, elle était mourante ; on ne voulut pas hâter ses derniers jours et en faire un martyr de diagnostic, et l'on préféra courir la chance d'une erreur.

Autopsie du cadavre. Immédiatement au dessous du foie et coiffée par lui (il y avait adhérence telle qu'on avait pu croire un instant à un développement morbide de cet organe), se trouvait une énorme tumeur, dont la forme, bien qu'irrégulière, ressemblait à celle d'un rein (un bout repoussant le foie vers la poitrine, à environ deux pouces de plus que son niveau ordinaire, un bout descendant jusqu'à l'épine antérieure et supérieure de l'os des iles) logée dans le plan occupant toute la fosse iliaque, faisant saillie antérieurement vers les parois abdominales qu'elle touchait, bornée en dehors par les fausses côtes et les muscles obliques et transverses, et en dedans par la colonne vertébrale qui, courbée en ce point, la limitait par sa concavité anomale, semblable à un cône alongé. Cette tumeur pesait quatre livres ; à l'intérieur elle était d'un brun foncé analogue à la couleur normale du rein ou plutôt au tissu des muscles quand il a macéré quelque temps dans le sang. Elle était fluctuante partout, mais davantage dans son extrémité inférieure, dont la forme arrondie donnait à la tumeur l'apparence d'une hydronéphrose : intérieurement elle était libre d'adhérences, supérieurement son tissu se confondait avec celui du foie et postérieurement de fausses membranes l'attachaient au muscle carré des lombes.

Lorsqu'on ouvrit la tumeur, il s'en écoula environ une livre et demie de sang noir, liquide, qui fut reçu dans une cuvette ; de l'eau injectée par l'uretère dans le bassinet le distendit sans s'infiltrer dans la tumeur, et par une dissection attentive on reconnut qu'elle était constituée, non par le rein lui-même, mais bien par la capsule surrénale prodigieusement distendue ; le rein déformé était accolé à la partie postérieure et inférieure de la tumeur.

Quelle était la nature de cette tumeur ? C'était un foyer sanguin énorme, ou plutôt un grand sac apoplectique composé de plusieurs foyers sanguins, une énorme apoplexie, ou une collection d'apoplexies multiples dans une même poche. En effet au moins une livre et demie de sang liquide et noir était contenue dans cette poche ; elle s'en écoula à la ponction. Puis on fendit la tumeur ; son intérieur était un vaste amas de caillots plus ou moins anciens, plus ou moins organisés ; on distinguait à ces caillots trois couleurs bien tranchées : les uns (et c'étaient surtout ceux qui étaient placés à la partie supérieure) étaient d'un noir de charbon très foncé, et au bout de quelque temps, l'air, ayant ridé, en ces points, l'extérieur du sac également noir, donna à ces portions l'apparence d'une brûlure au sixième degré. Les autres au contraire étaient rouges ; ce rouge était ici écarlate, là plus pâle, ici tirant un peu sur le noir, là se rapprochant du jaune. Enfin il y en

avait (et c'était le moins grand nombre) qui présentaient d'une manière plus marquée cette couleur jaune ciré des foyers apoplectiques dans lesquels a commencé un travail de cicatrisation. Ces caillots un peu jaunes se trouvaient surtout vers les parois. Toutes ces masses coagulées, irrégulières de forme et de volume, entassées les unes auprès des autres, étaient tantôt alongées, les unes un peu dures, les autres ramollies et presque diffluentes, les unes de couleur uniforme, dense, mate, les autres au contraire irrégulièrement rouges et noires, offrant l'aspect d'un tissu moins dense, moins serré, les unes lisses et douces au toucher, les autres irrégulières et rugueuses ; quelques unes rougies extérieurement par l'air, et présentant alors, quand on les fendait, cette ligne externe d'un beau rouge qui semblait un kyste, une coque ; puis, à l'extérieur, le coagulum d'un noir brillant, comme renfermé dans cette enveloppe. Enfin, figurez-vous toutes les teintes diverses qu'un amas de foyers apoplectiques peut prendre à des époques différentes, toutes les formes que pourrait prendre dans la palette le sang de plusieurs saignées que vous agiteriez de temps en temps, à mesure qu'il coulerait, pour changer sa coagulation, et vous aurez une idée de cette énorme masse sanguine, composée de plusieurs masses plus ou moins volumineuses où le sang a dû s'épancher à des époques variables, et par conséquent se coaguler, s'organiser d'une manière variable.

C'est seulement vers les parois que le travail d'organisation est tranché ; elles semblent formées de plusieurs sacs, de plusieurs couches concentriques analogues à celles des anévrysmes de l'aorte, d'une couleur brunâtre. On y distingue manifestement des fibres, des couches diverses très adhérentes que l'on déchire en voulant les séparer. Ces couches n'ont pas partout la même épaisseur ; dans plusieurs points on peut en compter six ou huit, de sorte que la paroi semble, là, musculeuse ; dans d'autres points on en compte seulement deux ou trois : puis ces couches ne forment pas un plan égal, continu, mais quelques unes se relèvent et pénètrent à travers le coagulum comme pour lui servir de coque ; mais elles ne s'élèvent jamais au delà d'un demi-pouce. L'enveloppe tout à fait externe n'est autre chose que l'enveloppe de la capsule surrénale ; elle seule reste de cette glande dont le tissu a été entièrement détruit et dont on ne reconnaît aucune trace. La forme générale de ce sac apoplectique imitait celle du rein distendu et déformé par du liquide contenu dans son intérieur ; mais lorsqu'on eut bien constaté qu'on avait affaire à une capsule surrénale et non pas à un rein, on chercha cet organe, et on finit par le découvrir adhérent à la tumeur et placé postérieurement, en sorte qu'il était caché et aplati par elle.

Il n'avait point d'altération de tissu ; il y avait simple déformation par compression. Plus aplati dans une moitié que dans l'autre, il ressemblait parfaitement pour la figure (sans le volume qui était normal) à une morue, avec d'autant plus d'exactitude que l'urètre, s'alongeant en queue à la partie moyenne et inférieure, complétait la ressemblance. Point de lésion dans son intérieur; seulement, par suite de cet aplatissement, la substance corticale était plus dense, et les tubuli plus rapprochés et défigurés; l'urètre droit, sain, la vessie *saine.*

Le rein gauche est déformé comme dans les néphrites chroniques; il est formé principalement par deux lobes, le supérieur plus petit, et séparé par une scissure dans laquelle se trouve une substance jaunâtre granulée, réticulée, assez semblable à tous ces petits kystes remplis d'une gomme jaune que l'on rencontre parfois dans la glande thyroïde; en outre, il offre plusieurs petites dépressions à fond rouge ou brunâtre. Rien dans l'urètre; la capsule surrénale était saine, foie sain, intestins pâles.

Poitrine. Cœur très petit, il y a presque atrophie; les cavités sont diminuées, les parois, minces; légère altération des valvules auriculo-ventriculaires droites et gauches, qui présentent quelques points cartilagineux; poumon droit fortement engoué, surtout à la partie postérieure et au lobe inférieur. Le tissu de ce lobe ne crépite pas. Lorsqu'on presse sur le poumon, il en sort des flots d'écume bronchique, de couleur jaunâtre; les bronches sont obstruées par cette sérosité, et d'un rouge brun intense.

Le poumon gauche est moins engoué, il crépite, il y a moins d'écume bronchique, et la muqueuse des bronches a sa couleur normale.

Aucune altération dans le cerveau.

OBS. II. *Apoplexie dans les deux capsules surrénales; pyélite dans le rein gauche; pus, arborisation dans la vessie. Double bronchite.* (Obs. recueillie par M. Roger.)

Marie Pérol, âgée de 68 ans, exerçant la profession de femme de ménage, entre à l'hôpital de la Charité, salle St-Vincent, le 10 janvier 1836. D'une constitution amaigrie, la figure d'un rouge lie de vin et fiévreuse, elle dit être alitée depuis 17 jours pour un gros rhume; elle est couchée dans son lit sur le dos, la tête très peu élevée; elle est trop faible pour se mettre sans retard sur son séant. Sonoréité égale et parfaite dans tous les points de la poitrine; presque partout aussi, gros râle muqueux, lequel est plus fin et rapproché du râle sous-crépitant à la partie inférieure et antérieure du poumon gauche; respiration courte et bruyante, dyspnée. En appliquant la main à la région précordiale, on sent un petit frémissement; du reste point de bruit morbide, les battemens ont leur intensité ordinaire; pouls à 76 pulsations, un peu faible.

La malade prétend avoir uriné beaucoup de sang autrefois; elle fait la grimace lorsque l'on presse en arrière sur la région du rein droit. On n'insiste pas davantage sur ces signes de maladie des voies urinaires.

Diagnostic. Double bronchite, altération légère des valvules. A la visite du soir, la malade n'offre rien de particulier. M. Roger examine son cœur et sa poitrine, qui sont absolument dans le même état que le matin; la dyspnée et la fièvre n'ont point augmenté; rien enfin ne faisait supposer une mort imminente : elle arriva à onze heures du soir.

Autopsie cadavérique.—Tête. Adhérences de la dure-mère au crâne dans presque toute son étendue, rien aux autres membranes, point de sérosité dans les ventricules, aspect et consistance saine, un peu de piqueté dans le centre ovale de Vieussens.

Poitrine. Cœur, volume ordinaire, rien de remarquable, si ce n'est aux valvules. Les valvules artérielles étaient saines et suffisantes; mais les valvules auriculo-ventriculaires, surtout la mitrale, présentaient des points de cartilaginification. Quelques uns des petits tendons sont également blanchâtres et changés en petites cordes cartilagineuses; caillots noirs et blancs, qui se prolongent dans l'oreillette. Le jeu de la valvule mitrale devait être un peu gêné. Deux onces de sérosité dans le péricarde; feuillets transparens, sans plaques ni ecchymoses.

Poumons. Lobe droit adhérent dans presque toute son étendue, surtout à la face diaphragmatique; partie postérieure du poumon fortement engouée. En incisant le lobe inférieur, et en pressant, on fait sortir des bronches un mucus presque purulent. Bronches rouges et remplies du même mucus épais. Poumon gauche moins adhérent, moins d'engouement, mais autant de liquide dans les bronches. La partie postérieure du poumon droit plongée dans l'eau ne surnage point.

Abdomen. Estomac, un peu de piqueté très fin dans quelques points de son étendue, consistance normale de la membrane muqueuse; la plus grande partie de l'intestin grêle présente une arborisation lie de vin assez marquée, les plaques de Peyer dans l'état sain. Le *foie* n'offre rien de remarquable, si ce n'est que les veines sont assez gorgées et que son tissu a une teinte rouge foncée; les granulations rouges sont remarquables.

Le rein droit avait son volume ordinaire : graisse abondante dans le tissu cellulaire qui entoure le rein et qui l'unit à la capsule surrénale. Dans plusieurs points, injection très manifeste des vaisseaux qui parcourent le tissu cellulaire qui correspond à la face antérieure du rein. Cette infiltration sanguine est extrêmement prononcée au point de jonction du rein avec sa capsule, qui lui est tellement adhérente, qu'il faut briser ces vaisseaux pour l'en séparer. Cette infiltration, médiocre en quelques points, puis si forte en quelques autres, semble former une gradation à l'hémorrhagie que l'on a trouvée dans la capsule surrénale et que nous décrirons tout à l'heure. Lorsqu'on enlève la membrane externe du rein, voici ce que l'on découvre : aspect généralement assez rouge de la substance corticale, lobes très marqués; au milieu du rein, une dépression et un trou pour le passage des vaisseaux, qui paraissent plus développés; injection vasculaire de l'entonnoir qui commence l'uretère ; du reste rien de particulier dans la substance du rein : à la coupe elle est très gorgée d'un sang veineux que l'on fait suinter des orifices des vaisseaux divisés, en pressant. Le bassinet n'est ni dilaté ni rétréci ; les calices semblent plus petits, ils sont un peu rouges ; les mamelons ont aussi un volume peu considérable, et par la pression on fait couler du sang veineux en quantité assez notable de toutes ces parties. La face interne du bassinet présente du piqueté assez serré, assez abondant, de couleur bleuâtre ; point de pus.

Capsule surrénale augmentée de volume, coiffant l'extrémité supérieure du rein d'une manière intime, offrant une surface externe bombée, semblable à un coquillage à deux valves. Lorsqu'on ouvre cette capsule du haut en bas, on trouve une cavité d'environ un pouce et demi de haut sur deux de long, et de plus d'un demi-pouce d'épaisseur, complètement remplie par du sang. Ce sang est noirâtre absolument semblable à du raisiné de Bourgogne, un peu diffluent au centre du foyer, mais consistant sur les bords. C'est un foyer hémorrhagique unique, qui ne paraît pas composé de plusieurs petits foyers. Il semble que le sang ait fait irruption en masse instantanément. La substance capsulaire est absorbée par cette apoplexie ; elle dessine seulement autour du foyer une ligne d'un à trois millimètres d'épaisseur, ici régulière, là inégale et frangée, dont la teinte d'un rouge intense et brillante tranche d'une façon vive et vraiment belle avec le rouge brun noir du foyer.

Autre hémorrhagie dans la capsule gauche, absolument semblable à la précédente, si ce n'est que le sang est partout en quantité plus considérable. Identité parfaite du rein avec l'autre rein pour le volume, les lobes, les dépressions, la teinte rouge de la substance. La description du rein droit s'applique au rein gauche ; il n'y a de différence que pour le bassinet gauche. L'injection est beaucoup plus marquée ; c'est une foule de petits points très rapprochés les uns des autres, à couleur bleuâtre sur le fond blanc sale du bassinet. Examiné à la loupe, ce piqueté se dessine sous forme d'arborisations délicates qui, s'anastomosant quelquefois, constituent un réseau. Cette arborisation est étoilée, c'est-à-dire qu'au centre le piqueté est plus marqué, et que de là elle s'irradie en rameaux fins et déliés. A une extrémité du bassinet, on trouve de petites pétéchies. Enfin le bassinet contient environ une demi-cuillerée à café de pus visqueux d'un jaune sale.

Vessie de volume ordinaire, injection, arborisations, couleur lie de vin, développement de quelques follicules ; l'orifice des uretères est très rouge. L'utérus a un petit volume.

Obs. III. *Hernie ombilicale chez un nouveau né ; hémorrhagie dans les deux capsules surrénales, formant tumeur dans les régions lombaires. (Obs. recueillie par M. Moissonet.)*

Le 24 novembre 1836, une sage-femme a apporté, à la salle de garde de l'Hôpital Saint-Louis, un enfant qui venait de naître avec une hernie ombilicale aussi volumineuse que sa tête. Le sac herniaire, formé aux dépens de la gaine du cordon, du tissu cellulaire enveloppant le faisceau vasculaire, et du péritoine, était déchiré auprès de l'ombilic dans le point diamétralement opposé, de telle sorte qu'à travers ces deux ouvertures il était facile de voir à nu la presque totalité du canal intestinal, dont la grosse portion était encore distendue par du méconium. Du reste l'enfant était bien conformé et plein de vie. Cependant malgré le volume de la hernie, la paroi abdominale, très résistante à la pression, était fortement bombée au niveau des lombes. Cette disposition remarquable fit soupçonner dans ces régions l'existence de quelque altération organique capable de s'opposer à la réduction. En effet bien que l'intestin fût loin d'être étranglé par l'anneau qui avait le diamètre d'une pièce de cinq francs, on fit d'inutiles efforts pour le réduire. Dans la soirée, de nouvelles tentatives furent plus heureuses ; on parvint à refouler dans le ventre toute la masse herniée. La poche énorme qui la contenait fut coupée autour de l'ombilic, dont les bords furent aussitôt rapprochés dans le sens vertical au moyen de la suture enchevillée. Pendant la réduction et plusieurs heures après, l'enfant, dont la respiration était devenue haletante, rendait de temps en temps par la bouche une matière jaune verdâtre qui paraissait être de la bile, et par l'anus une grande quantité de méconium.

Le même soir, administration de deux grains de calomélas, de quelques cuillerées de sirop de chicorée et d'un lavement émollient, et application de quatre sangsues au bas de la région abdominale.

Cette médication détermina quelques selles pendant la nuit. Le lendemain 25, le petit malade était dans un état d'accablement extrême qui lui permettait cependant de manifester des signes de souffrance lorsque l'on comprimait l'abdomen. Cette partie était très chaude, et les extrémités refroidies. Quelques vomissemens bilieux eurent lieu dans l'après midi, et à 7 heures du soir (27 heures après la réduction de la hernie) la mort eut lieu.

L'autopsie fut faite le 21 au matin, 41 heures après la mort. Les bords de l'anneau ombilical, entièrement tapissés par le péritoine, étaient déjà réunis par des adhérences celluleuses, l'injection du tissu cellulaire sous-séreux donnait à la portion pariétale du péritoine une teinte rose ; la portion viscérale, d'un rouge très vif, adhérait elle-même aux points de contact des circonvolutions intestinales, de telle sorte que l'intestin grêle depuis la fin du duodénum, et le gros intestin jusqu'au colon iliaque gauche inclusivement, étaient groupés en une seule masse. Celle-ci, plus au devant de la colonne lombaire et déjetée dans le flanc gauche, était recouverte de ce côté par quelques parcelles d'un détritus de pus et de sang coagulé. La région lombaire droite était remplie par une tumeur fluctuante du volume d'une orange de moyenne grosseur, plus alongée de haut en bas que transversalement, et qui, vue à travers le péritoine qui recouvrait la face antérieure, avait une couleur jaune grisâtre interrompue en quelques points par des taches rouges, violettes, larges, comme des pièces de cinq sous et légèrement proéminentes; son extrémité supérieure était contiguë au foie et à la vésicule biliaire, tandis que l'inférieure était accolée à la face postérieure du rein, dont le sommet était refoulé en bas et à droite, de manière que cet organe affectait une position horizontale et un peu inclinée de droite à gauche. Cette tumeur, enveloppée avec le rein dans plusieurs feuillets cellulo-graisseux, a été séparée des parties environnantes en même temps que cet organe. Incisée largement, elle a fourni au moins trois onces d'une sérosité sanguinolente ne contenant point de caillots, mais la cavité était tapissée par un fort joli réseau de fibrine solidement coagulée, d'une couleur rouge brique, se dessinant en quelques points sur un fond jaunâtre et résistant, et plus généralement sur des saillies violettes qui n'étaient autre chose que des amas de sang noir emprisonnés dans l'épaisseur des parois par un feuillet celluleux d'une ténuité extrême. Les bosselures extérieures dont j'ai déjà parlé, absolument semblables à celles-ci, ne communiquaient point avec elles. Pour ce qui est de l'organisation des parois, je dirai qu'elles m'ont paru formées par la *membrane fibreuse* commune au rein et à la capsule surrénale, considérablement épaissie et confondue avec la *substance corticale* de ce dernier organe, sa substance centrale devant être considérée comme le siège des foyers apoplectiformes dont je viens de donner la description.

La capsule surrénale gauche, comme affaissée sous le poids de la masse intestinale, était du volume du rein. Située au-dessous d'elle, dans sa position normale, d'une couleur lie de vin, elle était entourée d'un détritus sanguin purulent qui paraissait formé aux dépens de son tissu et qui était en tout semblable à celui qui avait été observé à la surface de l'intestin. Sa partie supérieure, qui avait une consistance pulpeuse, présentait une déchirure à travers laquelle on voyait une cavité occupant presque toute l'étendue de la capsule et tapissée de sang noir.

L'intérieur du tube intestinal, sauf une injection vasculaire généralement très prononcée, n'offrait pas d'altérations notables. Le mésentère contenait un paquet de ganglions rouges et gros comme des haricots.

Le foie, les reins, la rate, le pancréas, étaient sains, les viscères thoraciques n'étaient point malades, les poumons n'offraient pas la moindre trace de congestion sanguine. Le cerveau n'a pu être examiné.

Je crois que la capsule surrénale gauche était atteinte à un degré moins avancé de la maladie que la droite. Si la description que je viens de donner de son état est insuffisante pour le prouver, il est

une réunion de circonstances d'après lesquelles on pourrait de plus établir d'une manière assez positive que le kyste surrénal gauche s'est rompu sous l'effort de la réduction, que cette rupture a favorisée. Ces circonstances sont : la forme de la région lombaire pendant que l'intestin était encore hors du ventre, l'inutilité des premières tentatives de réduction à travers un anneau aussi large, la coloration en rouge du doigt de l'élève qui a réduit la hernie, bien que l'on n'eût fait aucune opération sanglante ; à l'autopsie, la présence d'un détritus sanguin purulent sur le côté gauche de la masse herniaire et autour de la capsule; enfin la déchirure de cet organe. Les interrogations faites au père de l'enfant sur la santé de la mère pendant la grossesse ne nous ont fourni aucun renseignement capable de nous éclairer sur la cause de la maladie des capsules surrénales.

Pour ce qui est de la formation de la hernie ombilicale, dont le volume atteste l'ancienneté, il est permis de supposer que, vers le troisième mois de la vie intra-utérine, l'accroissement anomal des capsules a favorisé ou déterminé le séjour des intestins dans le cordon.

Obs. IV. *Capsule surrénale gauche formant dans l'hypochondre une vaste tumeur qui contenait douze livres environ d'une matière noirâtre* (1).

Nobilis quidam, 45 annorum, temperamenti sanguineo-biliosi, post diuturnam colicam, eamque contumacissimam, generosissimaque remedia respuentem, mortuus, à me apertus fuit, ubi intestini coli exteriorem tunicam absumtam, et quasi sphacelatam inveni, et illa nempe parte quà reni sinistro adjacebat. *Ren* vero *sinister* tantus erat, ut figuram lienis destruxerit, qui multis tunicis et membranis involutus erat, quibus resectis ren verus in debita figura et situ inventus fuit. *Ren vero succenturiatus tantus* erat, ut totam illam quasi regionem a diaphragmate (quod una cum liene ex illa parte elevaverat altius) usque ad musculum psoas deorsum occupaverit. In hoc rene succenturiato erat ulcus, ita quidem apertum, ut integro pugno transitus pateret. Materia ex hoc ulcere rupto effluens, erat aqua rubra, ac si bolo armeno tincta fuisset, ad libras XII fere. Intus vero adhuc hærens erat densa et glutinosa valde, fuliginemque redolebat ad instar carbonum terræ cum summa nausea et horrore. Hæc massa materiæ jam tum evacuata præter particulam absumptam ponderabat libras 2 uncias 3. Notandum præterea est, quod nobili huic jam tum filii eodem putatitio colico morbo mortui fuerint.

Il faut rapprocher de ces observations les deux suivantes citées par Lieutaud.

____

(1) *De rene succenturiato monstroso cum ulcere.* (*Ephem. nat. curios.* Dec. I, ann. I, pag. 133, obs. Joh. Gerv. — Greischi.) Après avoir cité cette observation, d'après les éphémérides des curieux de la nature, Voigtel l'indique,

Obs. V. Blaes (1) a trouvé chez une femme de cinquante ans, qui avait rendu pendant plusieurs années, et souvent avec douleur, une urine purulente qui déposait un sédiment noir, la capsule surrénale gauche, du volume du poing, d'une couleur rouge, distendue par un liquide noir et fétide, et contenant plusieurs petits graviers.

Obs. VI. Puer bimensis, absque causâ evidenti continuo a quindecim diebus ejulans, convulsionibus corripitur quibus per triduüm vigentibus tandem e vivis sublatus est.

Secto ejus cadaverculo, *renes succenturiati* volumine ovi columbini majores cernuntur; scrutatâ eorum substantiâ, apparebant cavitas et ductus quam plurimi in eâ patentes, liquore atramenti instar nigerrimo infarcti (2). (Portal.)

Grace à l'obligeance de M. le docteur Cazalis, j'ai pu examiner un grand nombre de reins et de capsules surrénales d'enfans *nouveau-nés*. Deux fois j'ai trouvé la capsule surrénale droite transformée en une véritable poche, du volume d'un œuf de pigeon, remplie de sang. Souvent j'en ai rencontré, en moindre quantité, infiltré, en forme d'*ecchymose*, dans la substance intérieure de ces petits organes.

Je n'ai pas besoin de dire que le diagnostic de *l'apoplexie des capsules surrénales* offrira long-temps d'insurmontables difficultés. La possibilité même de reconnaître cette altération pendant la vie, ne se conçoit que pour les cas où ces petits organes, distendus par le sang, formeront une tumeur appréciable au toucher et à la percussion, tumeur qu'un examen attentif des symptômes et des accidens antérieurs ne permettrait pas de rattacher à une lésion du foie, de la rate, des reins ou des portions lombaires du gros intestin. Encore est-il qu'une production morbide quelconque, adhérente à la capsule surrénale, ne pourrait être distinguée d'une tumeur formée par la capsule surrénale elle-même. A cette occasion, je rappellerai un fait rapporté par Morgagni (3) :

Vir sexaginta annos natus orthopnœa corripitur. Vix de pectoris oppressione potest queri. Pulsus a naturali suorum motuum lege non declinat. Tandem, ingravescente in dies respirandi difficultate, sic inspirans exspiransque, obit die sexto.

Thorace aperto, pulmones ad posteriora duri aliquantum, atroque infecti colore inveniuntur. or præmagnam polyposam concretionem ventriculo dextero continebat : quæ, in proximam auriculam expansa, hanc adeo dilataverat, ut ingens æquaret marsupium; longasque in vicina vasa productiones mittebat, ut justa sanguinis copia prompte excipi non posset.

In ventre suprà renem sinistrum tumor rotundus apparuit, proximis quidem cæteris partibus per membranas firmiter alligatus, reni autem succenturiato arcte adeo adhærens, ut ex una parte continuatum cum ipso efficeret corpus. Ex glandulosa constabat substantia, quæ ad centrum sinus habebat duos, inter se diversos et serosum quemdam humorem continentes. Cujus portio humoris, igni imposita, concrevit : altera, affuso spiritu, quem vocant, sulphuris, sensim colore atro infecta præcipitans, multarum horarum spatio concrevit tota ; tertia, admixto spiritu salis ammoniaci, fluida perstitit jugiter.

Je terminerai ces observations sur l'hémorrhagie intérieure des capsules surrénales par une remarque relative à leur structure normale. On sait que plusieurs anatomistes admettent que ces capsules renferment dans leur intérieur une cavité plus ou moins considérable (1). Ce fait a été contesté, avec raison, par J. F. Meckel (2). Mais l'explication qu'il donne du mode de formation de cette cavité, lorsqu'elle existe, n'est certainement pas applicable au plus grand nombre des cas. Il suppose que cette cavité se forme après la mort, et qu'elle est le résultat de la décomposition spontanée de la substance interne des capsules, qui a très peu de consistance, ou de la destruction de cette même substance, par les manipulations auxquelles on soumet l'organe en l'examinant. Or, j'affirme que, toutes les fois que j'ai trouvé une cavité dans l'intérieur d'une capsule surrénale, elle était remplie ou par du sang noirâtre, liquide, par un caillot provenant d'une hémorrhagie récente; ou bien par un liquide jaunâtre, albumineux, et dans ce cas les parois légèrement rugueuses et jaunâtres de la cavité avaient un aspect qui rappelait assez bien celui des anciens foyers apoplectiques, dans le cerveau. Je suis donc d'opinion que la cavité (3) qu'on a quelquefois vue dans l'intérieur des capsules surrénales, n'est point normale et qu'elle est dans la plupart des cas, au moins, consécutive

---

à tort, comme un autre fait, d'après Lieutaud. — Bonet l'avait reproduite dans son *Sepulcretum*, t. II, p. 257.

(1) Blasii, *Observata anatomica*, p. 129, tab. XV, fig. 14. — Ejusdem *Observ. medicæ*, obs. XX, pag. 84. Cette observation a été reproduite par Lieutaud (*Hist. anatom.*, t. I, pag. 286, obs. 1218). Voigtel a cité à tort ces deux sources comme deux faits distincts. Bonet l'a également insérée dans le *Sepulcretum anatomicum*, t. II, p. 698, obs. XXIII.

(2) Lieutaud, *Hist. anatom.*, t. I, p. 285, obs. 1117.

(3) Morgagni, *De sedibus et causis morborum*, t. I, lib II, *De morbis thoracis*, pag. 50.

(1) Cette opinion, émise par Bartholin, Warthon, Duverney, l'a été également par quelques anatomistes modernes: « Chaque capsule surrénale n'est vraiment qu'une petite poche à parois parenchymateuses. (*Anatom. descrip.* de Bichat, tom. V, p. 462.)

(2) Meckel, *Manuel d'Anatomie générale, descriptive et pathologique.* 8°; trad. française de Breschet et Jourdan, tom. III, p. 590.

(3) Bartholin a vu de semblables cavités dans les capsules surrénales : « Capsula atrabilaria dextra major et longior, duplici cavitate ampla, una rotunda, altera ad latus oblonga et angusta; sinistra latior sed brevior. In utraque cavitate *parietes tingebantur nigrore quodam.* (*Hist. anatom.* cent. I, hist. 38, tom. I, p. 59.] — « Succenturiati renes, seu capsulæ atrabilariæ, grandiores, renibus pares, sed triangulares, totæ excavitatæ, capacitate lata, *cum humiditate serosa et sanguinea,* adipe potiori quam renes donatæ. (*Ibid.* hist. 14, p. 27.)

à une hémorrhagie. Au reste, la fréquence des hémorrhagies dans les capsules surrénales trouve une explication dans la structure de ces organes. Leur substance intérieure, lâche, molle, rougeâtre, se compose en grande partie de veines qui forment, les unes un réseau de radicules dilatées, en forme de cellules, et anastomosées ensemble, tandis que les autres constituent un tronc central, dont la cavité a été quelquefois prise pour une cavité particulière. Les parois de ces veines, si nombreuses, sont si peu résistantes que, lorsqu'on insuffle de l'air dans les vaisseaux, on détermine souvent la formation d'une cavité accidentelle dans la capsule.

L'hémorrhagie des capsules surrénales est à elle seule plus fréquente que toutes les autres altérations de ces petits organes réunies. Leur *inflammation* est très rare. Une seule fois j'ai trouvé un petit dépôt de pus dans une des capsules surrénales d'un nouveau né, sur la cause de la mort duquel je n'ai pu avoir de renseignemens ; la capsule était adhérente au rein, qui était sain. M. Andral (1), en ouvrant une femme morte phthisique au sixième mois de sa grossesse, a trouvé une des capsules surrénales du fœtus enflammée et déjà en suppuration. Ce sont les deux seuls cas d'inflammation des capsules surrénales indépendantes d'un abcès dans une partie contiguë dont j'aie connaissance. Les cas rapportés par Greisel et Blaes ont été à tort considérés et indiqués comme des *abcès ;* c'étaient évidemment des hémorrhagies.

Plusieurs fois j'ai observé des *tubercules* dans les capsules surrénales, lorsqu'il en existait en même temps dans les reins. Je ne me rappelle pas en avoir vu dans ces capsules lorsqu'il ne s'en trouvait pas dans les reins. L'altération, dans tous les cas, semblait s'être propagée par contiguïté ou par voisinage, comme cela se voit pour plusieurs autres lésions; et lorsqu'un des reins seulement était tuberculeux, c'était la capsule correspondante qui était affectée. M. Louis (2) a vu deux fois une petite quantité de matière tuberculeuse, non ramollie, dans les capsules surrénales ; il ne dit pas si les reins étaient tuberculeux, et, dans trois cas d'affection tuberculeuse des reins qu'il décrit succinctement, il n'est pas fait mention des capsules surrénales.

Baillie a trouvé une seule fois ces capsules dans un *état scrofuleux.* Une d'elles était tellement agrandie qu'elle était presque aussi volumineuse que le rein lui-même. Elles étaient en outre changées en une matière blanche, comme on en trouve souvent dans les glandes lymphatiques qui sont atteintes par les scrofules.

Dans plusieurs cas du cancer du rein ou du foie, j'ai trouvé, dans les capsules surrénales, des dépôts plus ou moins considérables de matière cérébriforme; mais je n'en ai jamais rencontré dans les capsules, lorsqu'il n'en existait point dans ces organes, et l'affection des capsules n'avait été indiquée par aucun symptôme particulier. M. Cruveilhier (1) a également vu la capsule surrénale infiltrée de matière encéphaloïde et d'une matière boueuse dans un cas de cancer du rein. Bonet (2) a vu des capsules surrénales squirrheuses, dans un cas de dyspnée, avec des altérations diverses de la poitrine et du bas-ventre : « Renes succenturiati, sive glandulæ ut vocant atrabilariæ, in scirrhos omnino versæ, nec cavitatem amplius, nec poros aut vasa conspicua obtinuere; colore earum ex obscuro nigricante. » Fanton (3), Sandifort (4) etc., ont aussi rencontré des altérations de structure des capsules surrénales qu'ils se sont bornés à indiquer sommairement, aucun des symptômes observés pendant la vie ne paraissant avoir de rapport avec ces altérations.

Je me contenterai également d'indiquer quelques altérations qui paraissent être encore plus rares que les autres dégénérations des capsules surrénales : ainsi on a vu ces capsules converties en une substance cartilagineuse (5). Vauquelin (6) a rencontré les capsules surrénales, ossifiées, sur un chat qui avait été châtré dans son jeune âge. Lobstein (7) a trouvé la capsule surrénale du côté gauche triplée de volume, par une masse crétacée chez un homme qui avait été affecté pendant longtemps de la syphilis ; enfin on a quelquefois rencontré dans les capsules surrénales de petits graviers.

Si l'étude de ces dégénérescences des capsules surrénales a offert jusqu'à ce jour si peu d'intérêt, et si sous ce rapport elle a pu sans inconvénient être négligée par les pathologistes, quelques circonstances qui accompagnent leur atrophie ou leur hypertrophie méritent d'être remarquées. Meckel (8) a trouvé les capsules surrénales beaucoup plus *volumineuses* qu'à l'ordinaire chez deux individus très adonnés aux plaisirs de l'amour; Otto (9) a vu ces capsules deux fois plus volumineuses que de

---

(1) *Nouvelle Bibliothèque médicale,* juillet 1825, p. 300.

(2) *Recherches anatom. patholog. sur la phthisie.* 8°, Paris, 1825, p. 126.

(1) *Anatom. patholog.* In-fol., XVIII° livraison, pl.

(2) Bonet, *Anatom. practic.* Lib. II, sect. I, obs. LXIII, p. 510.

(3) « In abdomine durum pancreas..... succenturiati utriusque renis amplos sinus et friabilem substantiam. (Fantoni, *Obs. medic. et anatom.*, p. 140, obs. VI.)

(4) ..... Ren succenturiatus, reni huic accumbens, ad interiorem partem in durum tuberculum desinebat, posterior in renis hujus superficie, pelvis partem; sed paulo minus latam, visui offerebat. (Sandifort, *Observationes anatomicæ pathologicæ,* liv. IV, chap. VI, page 57.)

(5) Sœmmering, *Transactions germaniques,* p. 170.

(6) Fourcroy. *Médecine éclairée par les sciences physiques,* tom. I, pag. 236.

(7) Lobstein, *Rapport sur les travaux anatomiques.* Strasbourg, 1805.

(8) Meckel (J. F.), *Manuel d'Anatomie descript. générale et pathologique.* 8°; trad. française de Jourdan et Breschet. Paris, 1825, tom. III, pag. 593.

(9) Otto, *Pathologische anatomische Beobachtungen,* 1816, pag. 139.

coutume dans un cas où les organes génitaux étaient très développés. J'ignore si de semblables observations ont été faites par d'autres anatomistes. Quant au développement morbide des capsules surrénales, P. H. Jacob Hartmann(1) et Harder (2) l'avaient déjà noté. Une fois aussi Lobstein (3) a trouvé la capsule surrénale du côté gauche extrémement volumineuse, sans changement dans sa texture ; elle avait un pouce huit lignes de hauteur et un pouce cinq lignes d'épaisseur. Thomas Bartholin (4) rapporte un cas dans lequel il dit avoir observé quatre capsules surrénales chez un individu dont les deux reins réunis en fer à cheval sur la colonne vertébrale étaient pourvus d'uretères trifurqués. Morgagni (5) a vu deux capsules surrénales du côté gauche chez un individu dont le rein correspondant présentait deux bassinets et une double rate. Ces faits de capsules surrénales surnuméraires ont paru douteux à d'autres anatomistes.

Toutefois l'*atrophie* ou le peu de développement des capsules surrénales chez les enfans acéphales est aujourd'hui le seul point de l'histoire de leurs anomalies qui offre un véritable intérêt. Ce fait résulte en effet de nombreuses observations ; ainsi Vetter (6) dit que les capsules surrénales sont petites chez les acéphales. Hewson (7) affirme aussi qu'elles sont peu développées chez les enfans complètement ou incomplètement acéphales ; Sœmmering (8) cite plusieurs faits à l'appui de cette opinion; Cooper (9) les a trouvées très petites dans deux acéphales ; Meckel (10) a fait la même remarque sur six fœtus qui présentaient cette monstruosité, et il pense que leur développement incomplet coïncide non seulement avec des altérations du cerveau, mais encore avec la suspension du développement de ce viscère, et particulièrement avec l'hydrocé-

phalie congénitale (1). Voigtel (2) dit que dans le Muséum anatomique de Dresde on voit un enfant sans cerveau, dont les capsules surrénales sont peu développées. Klein (3) les a vues deux fois plus petites qu'à l'ordinaire chez plusieurs acéphales; Metzger a fait une observation semblable chez un fœtus acéphale de 7 mois ; Sœmmering les a également vues très petites chez tous les anencéphales qu'i a disséqués. Winslow dit même avoir vu les capsules surrénales manquer chez des enfans qui avaient peu ou point de cerveau. M. Breschet (4) dit également que les acéphales confirment en général la loi établie par Hewson que les capsules surrénales manquent bien souvent chez les anencéphales , ou qu'elles sont d'une petitesse extrême ; M. Geoffroy St-Hilaire fils semble aussi admettre cette opinion.

D'un autre côté, M. Müller (5) assure que l'opinion qui admet que les capsules surrénales manquent plus souvent que les autres organes chez les fœtus acéphales n'est nullement fondée ; il ne s'explique pas d'ailleurs sur leur arrêt de développement. Il parait certain, au reste, qu'on les a trouvées bien développées dans un petit nombre de cas d'acéphalie.

La simultanéité du développement considérable des capsules surrénales et des organes de la génération dans plusieurs ordres de la classe des mammifères, la simultanéité de leur absence ou de leur restriction à de faibles dimensions, dans quelques cas, a conduit J. Fr. Meckel à l'opinion, déjà émise avant lui, qu'il existait un rapport immédiat entre ces deux espèces d'organes. A l'appui de cette hypothèse, Meckel ayant cité 3 ou 4 observations (6) de lésions de ces organes coïncidant chez le même individu, j'ai recherché si les maladies des organes de la génération, et en particulier celles des testicules et des ovaires, avaient quelque influence sur les capsules surrénales. Or, ce résultat a été complètement négatif; je n'ai pas trouvé une seule fois les capsules surrénales malades dans les cas de cancer ou d'affection tuberculeuse des testicules et de dégénérescences des ovaires avec hydropisie que j'ai pu examiner complètement après la mort; pour cette dernière affection, le nombre des cas est de neuf depuis sept ans. Quant aux maladies de l'utérus, et spécialement au cancer de cet organe, j'ai eu malheureusement bien souvent l'occasion de

---

(1) « Capsulæ atrabilariæ longitudine, latitudine et cavitate insignes : tres fermè articulos longæ, duos alicubi latæ singulæ sacculos offerebant geminos; cavitas amygdalæ, aut castaneæ erat capax, uti stylo ac flatu distenta promittebat. Manisfeto quoque versus emulgentes venas ampla vasa ab illis progrediebantur ; vitio autem injicièntis disrupta hæc vasa evadebant varicosa. (*Ephem. nat. curios.*, dec. II, ann. 9, obs. XI, pag. 33, Ph. Jacob Hartmann.)

(2) Harder (J. J.) *Apiarium obs. medic. et exper. refertum*, etc. Bâle, in-4°, 1687.

(3) Lobstein, *Anatomie pathologique générale*, t. I, p. 55.

(4) Bartholini (Th.) Cent. II, hist. 77, pag. 305. — Cette observation est indiquée dans Bellini (L.), *De structurâ renum.* Amstel, 1765, p. 129.

(5) Ep. 64. 2.

(6) Vetter, *Aphorismen aus der pathologischen Anatomie.* Vienne, in-8., 1803.

(7) *Philosophic. transact.*, tom. XLV. part. II, p. 315.

(8) Sœmmering , notes ajoutées par lui à la traduction allemande, publiée par P. F. Meckel, des *Primæ lineæ physiologiæ* de Haller.

(9) Cooper, *Philosoph. transact.*, l. c.

(10) Meckel (J. F.), traduction des *Primæ lineæ* de Haller.

---

(1) *Handbuch der pathologischen Anatomie*, t. I, p. 556.

(2) Voigtel, *Handbuch der pathologischen Anatomie* in-8. Halle, 1804. Erster Band : « Die Nierendrüsen. »

(3) Klein, *Specimen anatomicum sistens monstrorum quorumdam descriptionem.* Stuttgard , 1793.

(4) Diction. de Médecine , en 18 vol., *Art.* ACÉPHALE. 2ᵉ édit. pag. 48.

(5) Müller , *Handbuch der Physiologie*, pag. 558.

(6) Meckel dit avoir trouvé les capsules surrénales déformées par des tumeurs chez une femme accouchée depuis peu, dont la matrice et les ovaires offraient une dégénérescence semblable. Il rappelle en outre les observations de Vauquelin, de Lobstein et d'Otto citées plus haut.

faire de semblables recherches, et leur résultat a toujours été négatif. Dans un cas même de diathèse tuberculeuse, où la capsule surrénale gauche, le rein correspondant, l'uretère, la vessie, la prostate, le canal de l'urètre et les vésicules séminales étaient infiltrés de matière tuberculeuse, les deux capsules étaient saines. De sorte que, contradictoirement à l'opinion de Meckel, mes recherches m'ont conduit à penser que, sous le rapport pathologique au moins, l'indépendance de ces organes était aussi complète que possible.

EN RÉSUMÉ, l'étude pathologique des capsules surrénales conduit aux conclusions suivantes :

1° Que ces capsules sont complètement indépendantes des reins puisqu'elles existent lorsque, accidentellement, ils n'existent pas, et qu'elles ont leur situation naturelle lorsque celle des reins est anomale.

2° Que le peu de développement des capsules chez les acéphales est un fait à peu près démontré; que leur absence et leur développement régulier dans l'acéphalie sont des cas exceptionnels.

3° Que leur prétendue cavité naturelle est toujours accidentelle et plus souvent consécutive à une hémorrhagie, hémorrhagie qui peut être suivie d'une résorption plus ou moins incomplète du sang épanché, et dont la fréquence paraît expliquée par la disposition du plexus veineux intérieur de ces petits organes.

4° Que cette hémorrhagie, lorsqu'elle se prolonge, devient considérable, et peut donner lieu à des tumeurs lombaires d'un diagnostic difficile, dont l'étude isolée et comparative intéresse la science et la pratique.

5° Que l'inflammation et les dégénérescences de ces petits organes, presque toujours consécutives à des altérations de même nature des parties voisines, ne donnent lieu à aucuns symptômes particuliers qui puissent faire reconnaître ces lésions pendant la vie.

6° Que, s'il existe des liens physiologiques entre les capsules surrénales et les organes de la génération, leurs rapports pathologiques sont obscurs et contestables; les maladies des organes de la génération et celles des capsules surrénales étant parfaitement indépendantes les unes des autres.

7° Enfin que, jusqu'à ce jour, l'étude des altérations des capsules surrénales n'a jeté aucune lumière sur leurs fonctions, et que les espérances de quelques médecins anatomistes (1) à cet égard ne se sont point réalisées.

(1) « Qui cadaverum sectionibus maxime in nosocomiis dare operam solent, si curiosius hæc organa perscrutentur, fortasse insolitas res adnimadvertent, quæ lucem aliquam ad investigandum eorum usum offerre queant. » (Fantoni, *Observ. anatom.*, pag. 141.)

I.

OBSERVATION DE BLESSURE DE LA LANGUE,

Par M. Bransby Cooper.

W. Harris, âgé de vingt ans, fort et vigoureux, fut admis dans l'hôpital de Guy sous M. B. Cooper, le 4 septembre. Il raconta que, trois jours auparavant, il fumait avec un autre ouvrier, lorsque, par accident, le coude de son camarade heurta le gros bout de la pipe avec beaucoup de force, et en enfonça le petit bout dans la langue, cassant environ trois pouces de la pipe. Ce jeune homme s'assit aussitôt sur des degrés qui se trouvaient là ; il éprouva une douleur déchirante, et il s'évanouit. Au moment de son admission dans l'hôpital, on apercevait une plaie qui passait obliquement à travers la langue du côté droit au côté gauche. Il n'y avait point d'hémorrhagie de la plaie, mais la langue et la gorge étaient très gonflées. A cette époque, il ne se plaignait pas de beaucoup de douleur, mais la déglutition et la parole étaient gênées ; une tuméfaction considérable existait juste derrière l'angle de la mâchoire du côté gauche. Un chirurgien avait examiné la blessure immédiatement après l'accident sans pouvoir découvrir qu'aucune portion de la pipe fût restée dans la langue. C'était aussi l'opinion du blessé. Des sangsues furent appliquées à la tumeur et un purgatif fut prescrit. Le lendemain il semblait beaucoup mieux, la plaie de la langue s'était fermée, la langue pouvait être retirée dans l'intérieur de la bouche; la parole et la déglutition étaient beaucoup plus libres.

6 septembre. Il rendit par le nez et par la bouche environ une livre de sang, qui formait un coagulum noir et qui semblait provenir de l'estomac. Le malade se sentit très affaibli par cette perte de sang, qui se renouvela le 8 et le 10 de septembre. Le 12, sa débilité était devenue extrême, et l'on pouvait dire qu'il était réduit à un état complet d'anémie. On ne voyait ni à la langue, ni au reste de la bouche, aucune plaie qui pût être la source de l'hémorrhagie. Mais il y avait tant de gonflement à la langue et à la gorge, et la mâchoire s'abaissait d'une manière si incomplète, que l'examen des parties n'était que très peu satisfaisant et qu'on restait dans l'ignorance sur le lieu qui fournissait le sang; il n'y avait non plus aucune preuve de la présence d'un corps étranger dans les parties enflammées.

Acétate de plomb,　　　　　　　gr. ¼
Opium en poudre,　　　　　　　gr. ½
Faites une pilule à prendre toutes les quatre heures.

Acide sulfurique étendu,　　　　ɡɡ. x v.
Infusion de roses,　　　　　　　ʒ j ß
Potion à prendre trois fois par jour.

14. Le malade s'affaiblit de plus en plus; il rendit pendant la visite un caillot considérable venant de l'estomac, ce qui le mit si bas que la transfusion fut projetée, mais abandonnée, le malade étant revenu un peu à lui dans l'après-midi. Deux grains de sul-

fate de quinine furent ajoutés à l'infusion de roses et d'acide, et un gargarisme alumineux fut prescrit.

Le 15, le malade mourut à 7 heures du soir, presque immédiatement après avoir rendu par la bouche du sang, qui était toujours rejeté de l'estomac sous forme de caillots. Il n'y eut cependant jamais dans la bouche de saignement qui indiquât que le sang en provînt.

Le corps fut examiné le lendemain à une heure, et l'on y trouva les altérations suivantes : La peau était complètement privée de sang, mais elle n'était point émaciée. En injectant les artères carotides avec une fine injection, on vit le fluide coloré couler abondamment des deux narines et particulièrement de la gauche. Une petite ouverture irrégulière fut trouvée juste derrière et sous l'amygdale gauche ; elle semblait produite par la pénétration d'un morceau de pipe. On aperçut aussi des deux côtés de la langue une cicatrice qui indiquait la situation des anciennes plaies. Une portion de l'extrémité de la pipe, longue de deux pouces et demi, fut trouvée logée dans la substance de la langue. Le corps étranger ne pouvait être ni vu, ni même senti de l'intérieur de la bouche. La carotide externe et toutes ses branches, la carotide interne, dans un trajet de plus d'un pouce à partir de son origine, étaient saines, l'artère linguale même avait échappé à toute lésion. Il y avait un petit caillot mêlé de mucus dans l'estomac, et l'on trouva du sang coagulé qui s'étendait dans toute la longueur des voies aériennes et qui remplissait même les plus petites divisions des bronches, cependant on ne put reconnaître la source d'où ce sang provenait. Les poumons étaient dans un état remarquable d'emphysème. Une préparation des parties en place est conservée dans notre muséum.

Il est impossible de lire l'histoire de ce cas, sans regretter que l'artère carotide n'ait pas été liée. On examina les parties à diverses reprises pour s'assurer si l'artère linguale avait été ou non blessée : mais comme aucune hémorrhagie n'avait suivi la blessure, comme subséquemment on ne découvrit de saignement en aucun point de la bouche, et comme la recherche la plus attentive ne conduisit pas à supposer qu'il existât un corps étranger dans la langue ou dans la gorge, l'hémorrhagie fut plutôt attribuée à une tendance hémorrhagique constitutionnelle qu'au résultat positif d'une lésion locale. Ainsi M. Cooper fut empêché de pratiquer une opération qui aurait pu être suivie de succès. Cependant l'examen du corps ne montra pas la source d'où sortait le sang ; de plus la manière dont le sang était rejeté de l'estomac ressemblait plus à l'hématémèse ordinaire qu'à l'hémorrhagie d'une artère blessée.

II.

FRACTURE NON RÉUNIE DE L'HUMÉRUS ; CONSOLIDATION PRODUITE PAR LE MERCURE.

Observation recueillie.

Par M. Williams.

Elisa Gooud, âgée de vingt-huit ans, ayant l'apparence d'une excellente santé et le teint coloré, fut admise dans la salle de Marie, sous M. Cooper, le 9 mars 1836, avec une fracture non réunie de l'humérus gauche ; la solution de continuité siégeait juste au dessous de l'insertion du muscle deltoïde. Gooud rapporte que six mois auparavant, étant en parfaite santé, elle fut jetée en bas d'une charrette. Elle reconnut en se relevant qu'elle ne pouvait plus se servir de son bras. Aussitôt elle eut recours aux soins d'un médecin ; et, d'après son propre récit, elle paraît avoir été traitée avec beaucoup de jugement. Mais, au bout de huit semaines de l'application des attelles, et de l'emploi des moyens ordinaires, le chirurgien reconnut que la consolidation ne s'était pas faite. En conséquence il replaça les attelles plus solidement qu'auparavant et fixa le bras contre le côté, afin de prévenir toute espèce de mouvement. L'appareil fut porté pendant un mois sans être ôté ; et, bien qu'elle se conformât strictement aux conseils que lui donnait le chirurgien, de garder un repos parfait, néanmoins on trouva au bout de ce temps que l'union des deux fragmens n'avait fait aucun progrès. En conséquence le chirurgien replaça l'appareil en y ajoutant une attelle de fer, qui, étant fléchie à angle aigu, s'étendait sur tout le côté externe du membre depuis l'humérus jusqu'au poignet, et le bras fut, comme auparavant, fixé contre le côté.

Ce mode de pansement fut continué pendant un mois ; mais sans amélioration. Le chirurgien, ne voulant pas encore abandonner le cas comme désespéré, fit une autre tentative, et appliqua un bandage roulé autour du bras ; puis, mettant des attelles de bois au dessus, il les serra autant que la malade put les supporter. Elle endura patiemment pendant deux mois cette déligation. Au bout de ce terme, les extrémités fracturées de l'os furent trouvées aussi mobiles que jamais. Elle fut reçue le 9 mars 1836 dans l'hôpital de Guy. En l'examinant, M. Cooper reconnut que les deux extrémités de l'humérus étaient juxta-posées, mais sans union, ni sans aucun travail dans les parties environnantes qui annonçât la consolidation : les deux portions de l'os se mouvaient facilement l'une sur l'autre, mais sans produire rien qui approchât de la sensation de crépitation ; au contraire, la mobilité de la partie faisait croire à la formation d'une fausse articulation, et les muscles étaient capables de produire quelques mouvemens volontaires. M. Cooper déclara qu'il croyait que les moyens adoptés avaient été judicieusement employés, et en même temps il renonça à l'espoir de produire la consolidation par l'usage des moyens dont on se sert ordinairement dans le cas de fracture simple. Il conseilla en conséquence à la malade de laisser passer un séton à travers la fausse articulation, ce à quoi elle consentit volontiers; et l'opération fut faite le 23 mars, après qu'on eut essayé dix jours auparavant, mais sans succès, ce que pourrait produire l'action de frotter l'une contre l'autre les extrémités de l'os fracturé. L'opération produisit à peine un léger écoulement de sang, et les deux premiers jours la malade ne se plaignit ni de douleurs locales ni d'irritation générale. Le troisième jour, 25 mars, elle se plaignit d'un sentiment de plénitude dans la face, avec soif et avec d'autres signes de fièvre. On lui prescrivit: *sous-muriate de mercure, gr. un et demi; opium en poudre, gr. un demi. À prendre sur le champ en pilules.*

Sulfate de magnésie, une demi-once; liqueur d'acétate d'ammoniaque, une once et demie; liqueur d'antimoine tartarisé, un gros et demi; teinture de jusquiame, deux gros; eau distillée, six onces et demie à prendre par deux cuillerées à bouche toutes les quatre heures, jusqu'à ce que les évacuations alvines s'établissent.

28. Les attelles de carton qui avaient été appliquées aussitôt après que le séton eut été passé furent retirées afin qu'on examinât l'état du bras. On trouva qu'un commencement de calus se formait; des douleurs lancinantes dont la malade se plaignait le long de l'humérus, particulièrement la nuit, indiquaient la présence de l'inflammation dans l'os. En conséquence, les attelles de carton furent réappliquées; le séton fut porté pendant dix semaines: mais l'irritation qui, dans les premiers jours, avait donné l'espoir du succès, disparut bientôt, et en définitive cet essai ne fut pas plus heureux que les précédens, bien que l'on observât qu'il y avait un peu moins de mobilité entre les deux os qu'avant le séton. Un bandage fut trempé dans un mélange d'œuf et de farine, et fermement appliqué autour du bras, de sorte que le membre se trouva parfaitement immobile. Cet appareil qui comprenait le coude et l'épaule, et qui tenait rapprochées les deux extrémités de l'os, fut porté pendant six semaines, mais sans produire l'effet qu'on en attendait. Comme dernière ressource, M. Cooper ordonna, le 12 juin, que tout le membre fut enveloppé de sparadrap de diachylon et que la malade restât dans la position couchée.

18 juin. La malade se plaignit de souffrances considérables et de malaise, qui l'empêchaient de dormir. Une potion, contenant vingt gouttes d'opium, fut prescrite, et il survint quelques symptômes fébriles qui demandèrent un traitement médical. Mais comme M. Cooper supposa, d'après les sensations qu'elle décrivait, que quelque travail s'était établi dans la fracture, il ne voulut pas ôter le sparadrap. On ne le retira que le 12 juillet, et

l'on fut très désappointé en reconnaissant que le bras était précisément dans le même état.

Vers ce temps, M. Collis, de Dublin, fit une visite à l'hôpital de Guy, et M. Cooper appela son attention sur le cas en question. M. Collis dit qu'il avait vu l'administration du mercure, continuée au point de produire le ptyalisme, amener la consolidation de fractures non réunies après que tous les autres moyens avaient échoué, et il cita deux observations pour appuyer son assertion. La malade, en conséquence, fut mise aussitôt à l'usage du *mercure cum creta*, à prendre quatre grains trois fois par jour; et une gouttière de cuir bien rembourrée, et garnie de courroies et de boucles, fut solidement appliquée sur le siège de la fracture. En quatre jours, le ptyalisme fut produit, et la quantité de mercure fut diminuée. Le sixième jour, le remède fut suspendu, car elle en souffrait beaucoup. La gouttière de cuir fut portée pendant un mois; quand on la retira, on trouva l'os parfaitement consolidé; ce qui prouve la puissante influence altérative de ce médicament. La malade demeura dans l'hôpital six semaines après cet heureux résultat pour reprendre ses forces; elle fut alors renvoyée guérie, ayant l'usage complet de son bras.

Trois mois après, elle fut de nouveau reçue dans l'hôpital de Guy pour une fracture du même bras produite par un coup violent qui la renversa et qui lui fut porté par un homme qui la heurta en courant avec une grande rapidité. On trouva que l'humérus était fracturé un peu au dessous de l'ancienne fracture. L'application de la gouttière, qui avait été employée précédemment, suffit pour produire la consolidation de l'os à l'époque ordinaire, sans qu'on fût obligé de recourir au mercure.

(*Guy's hospital Reports, n° v.*)

ACADÉMIE DES SCIENCES.

Séance du 30 octobre.

Embryogénie.—M. Coste écrit d'Angleterre que M. Owen a bien voulu lui remettre un œuf de kanguroo pour l'examiner en commun. Ces deux naturalistes, outre une vésicule sortant du ventre qui avait déjà été décrite, ont reconnu l'existence d'une seconde, beaucoup plus petite, qui n'avait pas encore été vue. Cette seconde vésicule ne peut être que l'allantoïde, ce qui doit mettre un terme à l'incertitude des auteurs sur la question de savoir si les kanguroos ont ou n'ont pas un ouraque. Car c'est de l'allantoïde que l'ouraque émane. Cette allantoïde n'a qu'un très petit volume par rapport à celui de la vésicule ombilicale qui est excessive, d'où il suit que ces animaux ont à cet égard une grande affinité avec les rongeurs, chez lesquels l'allantoïde se transforme en placenta immédiatement après son apparition. Tout ce que M. Coste a vu dans cette dissection, vient, suivant lui, formellement à l'appui des considérations qui ont servi à faire des didelphes une sous-classe de mammifères.

Recherches pour servir à l'histoire de la circulation du sang chez les annélides, par M. Milne Edwards. — Dans cette classe d'animaux, la couleur du sang est loin d'être un caractère d'une importance physiologique aussi grande que beaucoup de naturalistes l'avaient pensé ; elle varie dans les genres les plus voisins : elle est tantôt rouge , tantôt blanche, tantôt aunâtre. Chez tous ces animaux il existe deux systèmes de canaux sanguins, l'un dorsal et l'autre ventral. Les principales modifications anatomiques de l'un et de l'autre de ces systèmes dépendent de ce que chacun est formé, chez les uns de deux moitiés distinctes, dont la réunion sur la ligne médiane devient chez d'autres espèces de plus en plus intime, tandis qu'ailleurs cette dualité des vaisseaux longitudinaux disparaît complètement, de façon que les deux canaux symétriques des premiers ne sont représentés que par un seul vaisseau impair et médian. Cette tendance à la centralisation se décèle aussi dans les modifications que subit la disposition des branches intestinales de ce même vaisseau dorsal. Chez les *arénicoles*, les *sab- lles*, etc., les branches sont partout paires et symétriques , tandis que chez les *térébelles* elles sont impaires et médianes dans la portion antérieure du corps, et que chez les *néréides* elles offrent partout cette dernière disposition. Le système vasculaire offre des modifications analogues ; car chez les *herm- lles* on le trouve double et symétrique dans la partie moyenne du corps, tandis que chez tous les autres annélides il est impair et médian.

D'autres différences dans la conformation de l'appareil circulatoire de ces annélides dépendent d'une sorte de concentration d'un autre genre. La tendance générale de cet appareil est d'affecter dans chaque anneau du corps une disposition semblable à celle qu'il présente dans les segments voisins, et d'offrir partout la répétition des mêmes parties. Mais chez quelques annélides certains vaisseaux ne présentent plus cette uniformité de structure, et acquièrent dans des points déterminés un mode d'organisation particulier, d'où résulte la localisation de certaines fonctions, qui ailleurs sont réparties d'une manière plus générale dans toute la longueur du corps.

Le cours du sang s'opère d'arrière en avant dans le système vasculaire dorsal, et en sens contraire dans le vaisseau ventral. Ce mouvement est dû, comme dans les animaux supérieurs, à la contractilité de certaines parties du cercle circulatoire; mais le siège de cet agent d'impulsion varie beaucoup. Ainsi, dans les *néréides*, le vaisseau dorsal est contractile dans toute sa longueur et constitue le principal organe moteur du sang. Dans les *euniens*, cette fonction est au contraire dévolue aux bulbes des branches transversales du vaisseau ventral. Dans les *térébelles*, le mécanisme se complique davantage : il existe deux agents d'impulsion bien distincts, l'un appartenant au système vasculaire dorsal, et destiné à porter le sang dans les branchies, l'autre intermédiaire entre ce système vasculaire ventral et servant à lancer le sang dans cette dernière portion du cercle circulatoire. Le premier de ces agents est le vaisseau dorsal médian, situé dans les premiers anneaux du corps; le second est l'appareil branchial lui-même. Enfin , chez les *arénicoles*, ce sont encore les organes respiratoires qui agissent à la manière d'un cœur sur le sang contenu dans le système vasculaire dorsal; mais le cours de ce liquide dans le système ventral est déterminé par les battemens de deux réservoirs contractiles particuliers qui méritent à tous égards le nom de cœur.

On voit que dans l'appareil circulatoire des annélides la division du travail physiologique est porté à des degrés très divers, et il est probable que, lorsqu'on aura multiplié encore davantage les observations sur ce sujet, on découvrira des degrés intermédiaires entre les différens modes de structure qui ont été signalés par M. Milne Edwards.

Quelques propositions nouvelles sur la Chimie moléculaire, par J. PERSOZ. La fusibilité des sels par la chaleur est en relation avec leur solubilité dans l'eau.

Il existe un rapport tellement simple entre les élémens qui concourent à la formation des composés organiques et inorganiques, qu'on peut toujours représenter le volume de ces élémens par les chiffres appartenant à l'une ou à l'autre des progressions suivantes,

$$:: 1 : 2 : 4 : 8 : 16 : 32$$
$$ou :: 3 : 6 : 12 : 24 : 48$$

Pendant l'acte de la respiration des plantes l'acide carbonique ne se décompose point en charbon et en oxigène, comme on l'a supposé, mais en oxide carbonique et en oxigène.

Dans les substances d'origine organique tout composé qui , par l'action d'un corps, sera sorti d'une des deux progressions pour rentrer dans l'autre, ne pourra, dans le plus grand nombre de cas, être reconstitué, et ne se prêtera non plus à la formation de tous les dérivés que l'on pouvait obtenir avec le composé primitif. D'après cet énoncé il résulterait que de l'alcool on ne pourrait pas remonter au sucre.

Les éthers formés par les oxacides sont des combinaisons correspondantes aux amidons.

Du sérum et de l'albumine dans le sang des animaux,

Par M. LETELLIER.

1° Le sérum humain pèse de 1023 à 1036, pesanteur en rapport avec la quantité d'albumine; il contient sur 1000 parties de 66 à 108 d'albumine sèche.

2° Cette quantité n'est en rapport ni avec les sexes, ni avec les tempéramens, ni avec les maladies, ni avec les âges, excepté peut-être près de la naissance où elle serait en minimum. Elle est en maximum chez les carnassiers, en médium chez les herbivores, et en minimum chez les oiseaux.

3° L'albumine est précipitée par l'alcool en globules blancs, solubles dans l'eau et encore concrescibles par l'ébullition ; et par les acides, en globules blancs, difficiles à remettre en suspension dans l'eau, mais se détruisant, et par conséquent inconcrescibles par l'ébullition.

4° Elle n'est pas précipitée par les sels de la seconde section avec excès d'acide.

5° L'éther sépare du sérum deux variétés de globules blancs.

6° Les différences entre le blanc d'œuf et le sérum s'expliquent par la soude que le dernier contient.

7° La sérosité des plaies récentes, les épanchemens des membranes séreuses contiennent des globules qui paraissent fibrineux.

8° Le lait contient des globules qui paraissent albumineux.

9° Les globules rouges du sang abandonnés à l'air se décolorent promptement et se déposent en une couche grisâtre.

10° La forme globulaire ou vésiculaire paraît nécessaire dans tout liquide, 1° prenant en masse au dessous de la température de l'eau bouillante; 2° devant servir à l'organisation de quelques solides; 3° devant servir à la nourriture des animaux.

Lettre de M. BURDIN, ingénieur en chef des mines, sur la substitution de l'air chaud à la vapeur d'eau dans les machines fixes ou locomotives. — M. Burdin a déjà entretenu l'Académie sur ce sujet. Il expose une série de calculs, d'après lesquels, à consommation égale de charbon, l'air chaud donnerait quinze fois plus de force que la vapeur d'eau.

De la cémentation. M. Auguste Laurent envoie un mémoire où il cherche à montrer 1° que le charbon n'est pas un corps fixe comme on l'a cru jusqu'à ce jour, mais qu'il peut, à de hautes doses, répandre des vapeurs; 2° qu'il en est de même de plusieurs autres corps regardés comme fixes, tels que le fer, le cobalt, le nikel et leurs oxides; 3° que, dans les hauts fourneaux et dans la caisse de cémentation, la carburisation se fait non seulement par l'hydrogène carboné, mais encore par le charbon en vapeur; 4° que le transport de divers corps solides dans l'intérieur d'autres corps solides, ne se fait pas de molécules à molécules sous l'influence d'un courant électrique, mais bien parce que l'un peut passer en vapeurs dans les pores de l'autre.

Filtration en grand des eaux de rivière. M Bareyre envoie la description d'un appareil pour filtrer en grand les eaux de rivière. Cet appareil ne peut fonctionner que dans les fleuves où il y a flux et reflux. Il est en fonction depuis plus de onze mois.

Renseignements touchant la Lilloise. M. Zahrtman, de Copenhague, écrit à l'Institut que des Groënlandais ont dit avoir vu dans le voisinage de Tingmiarmiut, à peu près au 63ᵉ degré de latitude, dans l'île nommée Idloarsut, une pierre garnie d'une inscription. Comme l'on sait que les anciens colons n'ont rien édifié sur ce point, la pierre est moderne; un objet aussi remarquable, connu des indigènes, n'aurait pas échappé à M. Graah qui passait dans ces lieux en 1829 et en 1830. Il est donc probable que cette pierre a été érigée entre 1831 et 1834, probablement par des navigateurs naufragés et peut-être par l'équipage de la *Lilloise.*

ANATOMIE COMPARÉE. — *Sur l'anatomie des mollusques comparée à l'ovologie et à l'embryogénie de l'homme et des vertébrés.* — Lecture de M. Serres. — Les propositions qui suivent, et dont le développement fera l'objet de plusieurs mémoires spéciaux, résument les principaux résultats auxquels l'auteur a été conduit.

Les mollusques sont des embryons permanens des vertébrés et de l'homme. Ce sont des animaux constitués par la prédominance des viscères abdominaux; tout se rapporte chez eux au service de la nutrition et de la reproduction. Ce caractère fondamental résulte de la disposition des systèmes nerveux et sanguin. Ces deux systèmes sont dans une disposition inverse. Le système nerveux, situé en avant, est dévolu au service de la bouche; ses modifications sont toutes subordonnées à celles que nécessite la préhension des alimens et les moyens de transport qu'exige cette préhension. Du groupement et du dé groupement des centres nerveux dérivent des caractères fixes de classification des êtres composant cet embranchement du règne animal. Ce que les caractères de classification des mollusques déduits de la disposition des centres nerveux offrent de remarquable, c'est qu'ils sont dans un rapport parfait avec ceux qui ont servi de base à la classification de ces animaux par M. George Cuvier; ils n'en sont en quelque sorte que la confirmation ou la vérification. Le système sanguin des mollusques est le système sanguin des vertébrés renversé: il commence là où finit celui des vertébrés, et il finit là où ce dernier commence. Représentez-vous le cœur des vertébrés et l'homme à la division des iliaques primitives, au point de départ de l'artère sacrée moyenne, et vous aurez l'idée figurative de la circulation artérielle et veineuse des mollusques. Ainsi placé, le cœur des mollusques est abdominal ou hypogastrique, au lieu d'être épigastrique ou pectoral, comme chez les vertébrés. De cette position du cœur chez les mollusques résulte la prédominance des organes de reproduction, qui chez eux acquiert un développement que l'on ne remarque au même degré dans aucune autre classe du règne animal. Les organes de reproduction des mollusques sont les analogues des corps de Wolf ou de ce que l'on a nommé reins primitifs, chez les embryons des vertébrés et plus particulièrement chez ceux des oiseaux, des mammifères et de l'homme. Leur canal intestinal est le vitellus permanent et déplissé des embryons des animaux vertébrés: sa formation correspond particulièrement à celle du canal des batraciens.

La position du cœur est rigoureusement assujétie à la position de l'anus, chez tous les mollusques. Le centre de la circulation est ainsi à l'une des extrémités du canal digestif, et les centres nerveux sont à l'autre, comme il a déjà été dit. De cette position constante du cœur, résulte le renversement du système sanguin, dont nous avons exposé l'antagonisme avec celui des vertébrés. Ce renversement n'est pas limité au cœur: il se répète dans les distributions des artères de ce que l'on a nommé aorte ascendante, laquelle est l'analogue de l'aorte abdominale des vertébrés, principalement de leurs embryons. Cette position du cœur est elle-même rigoureusement commandée par la position et la nature des organes respiratoires des mollusques. Ces organes respiratoires ne correspondent pas, comme on l'a cru jusqu'à ce jour, aux branchies des poissons; ils sont les analogues des organes respiratoires des embryons des vertébrés, particulièrement de ceux des oiseaux, des mammifères et de l'homme. On sait que, dans l'œuf, les embryons des vertébrés respirent par l'intermède de l'allantoïde, laquelle est en rapport avec la vessie et l'anus des jeunes embryons. Les branchies respiratoires des mollusques sont l'analogue de cette allantoïde respiratoire des embryons des vertébrés. Ce qui n'est que temporaire chez ces derniers embryons, devient permanent chez les mollusques. Les variations si nombreuses que présentent les branchies respiratoires des mollusques, depuis les céphalopodes jusqu'aux acéphales, correspondent aux nombreuses variations que présente l'allantoïde, à partir des reptiles jusqu'aux oiseaux, aux mammifères et à l'homme. Dans l'œuf des vertébrés, l'allantoïde est un dédoublement du chorion qu'enveloppe l'embryon, c'est sa lame interne ou l'endo-chorion. Chez tous les mollusques, les branchies sont un dédoublement de leur manteau, qui enveloppe l'animal, comme le chorion enveloppe l'embryon. C'est la lame interne du manteau qui devient organe respiratoire, comme le devient, dans l'œuf des vertébrés, la lame interne du chorion. Cette détermination des branchies des mollusques conduit à l'appréciation de l'analogie du chorion de l'œuf des vertébrés avec le manteau des mollusques. Le chorion de l'œuf des vertébrés est composé de trois couches ou lames, qui sont: l'endochorion, l'exo-chorion et le méso-chorion. Le manteau des mollusques est également composé de trois couches ou lames: l'une interne, qui correspond à l'endo-chorion; la seconde, externe, qui correspond à l'exo-chorion; et la troisième, moyenne, qui représente le méso-chorion. Nous venons de voir que la lame interne du chorion et du manteau devient l'organe respiratoire de l'embryon dans l'œuf, et du mollusque. Dans l'embryon des vertébrés, la lame moyenne du chorion devient musculeuse, comme chez les mollusques, la lame moyenne du manteau. Cette transformation musculeuse est spécialement marquée, chez les mollusques nus et sur le chorion de l'embryon de l'homme et des mammifères. La lame externe du chorion est l'analogue de la lame externe du manteau, comme on le voit surtout sur le manteau des mollusques nus. Chez l'œuf des mammifères et de l'homme la lame externe du chorion sécrète un organe protecteur, que les ovologistes regardent comme inorganique: c'est la membrane caduque, sorte d'investiture protectrice de l'embryon. Chez les mollusques conchilifères, la lame externe du manteau sécrète un organe protecteur inorganique: c'est la coquille. La coquille est donc l'analogue de la caduque de l'œuf des mammifères et de l'homme. Chez les vertébrés, les reptiles et les poissons, la caduque n'est point sécrétée, de même que la coquille ne l'est pas chez les mollusques nus. La coquille des mollusques est donc une caduque permanente, comme leurs branchies sont une allantoïde permanente, leur manteau un chorion permanent, leur canal intestinal un vitellus permanent. Ces animaux sont donc des embryons permanens des animaux vertébrés: et leur composition, de même que leur nature, de même que leur formation et leur développement, sont des déductions rigoureuses ou des corollaires de la loi centripète des développemens organiques.

ACADÉMIE DE MÉDECINE.

Séance du 7 novembre 1837.

M. le docteur Malgaigne, chirurgien du bureau central, communique à l'Académie les résultats qu'il vient d'obtenir par un nouveau mode de traitement propre à prévenir les accidens inflammatoires consécutifs des grandes opérations. On peut reconnaître, dit-il, dans ces accidens, deux élémens bien distincts : 1° l'élément nerveux qui donne lieu à la douleur, etc. ; 2° l'élément inflammatoire. C'est à combattre le premier de ces élémens qu'il s'est surtout attaché, et il a pu, dans tous les cas où il a mis en œuvre son nouveau mode de traitement, prévenir le développement des inflammations consécutives. Ce traitement consiste à administrer après l'opération cinq à six grains d'extrait gommeux d'opium, fractionnés en plusieurs pilules que l'on fait prendre à des intervalles assez rapprochés. On en continue l'usage jusqu'à ce que l'on n'ait plus à redouter l'apparition des accidens. Chose remarquable, dit M. Malgaigne, pendant l'emploi de ce traitement les malades continuent à manger, à digérer, à opérer leurs excrétions comme d'habitude. Les malades qu'il a soumis à sa méthode sont jusqu'à présent au nombre de cinq. Dans ce nombre il y a un cas de cataracte, deux d'amputation du sein, un d'amputation de jambe et un d'opération d'hydrocèle par injection de vin chaud, dans laquelle, par la faute du malade, l'injection fut poussée dans le tissu cellulaire des bourses. Tous ces malades, opérés par M. Malgaigne à la maison royale de santé, ont guéri promptement et sans aucun accident. En ce moment un jeune homme qui a une fracture comminutive avec écrasement de l'avant-bras, est soumis à la même méthode de traitement, et a échappé jusqu'à présent à tous les dangers qu'on pouvait craindre à la suite de cette grave blessure.

Deux médecins, l'un allemand, l'autre français, écrivent à l'académie pour demander quelles sont les conditions rigoureuses, du concours pour le prix fondé par M. Burdin en faveur de la personne qui pourra démontrer l'existence de faits magnétiques d'une évidence irrécusable. Ces messieurs demandent s'il ne suffirait pas de faire constater d'une manière authentique les faits de magnétisme ailleurs qu'à Paris. Ces lettres sont renvoyées au comité d'administration, qui répondra aux auteurs.

M. le Président annonce à l'Académie la perte qu'elle vient de faire de l'un de ses plus anciens membres, dans la personne de M. Alibert, professeur de thérapeutique et de matière médicale à la faculté de médecine, médecin de l'hôpital St-Louis. Ses obsèques ont eu lieu aujourd'hui même; plusieurs membres de l'Académie se sont rendus à cette cérémonie. M. le secrétaire perpétuel est allé rendre à son vénérable confrère les honneurs académiques.

Il y a quelque temps M. Chervin avait déposé par écrit sur le bureau une proposition tendant à ce qu'on n'accorde la permission de faire des lectures devant l'Académie qu'à des personnes autorisées par le conseil d'administration ou représentées par un membre de l'Académie. Selon le vœu du règlement, cette proposition a été renvoyée au conseil d'administration. M. le président fait connaître la décision que le conseil a prise sur cette proposition : elle lui a paru inadmissible par les raisons suivantes ; 1° Il est impossible au conseil de connaître les personnes qui demandent à faire des lectures, de manière à les autoriser sous sa responsabilité; 2° des personnes fort honorables et qui ne connaitraient pas de membres de l'Académie ne pourraient lire des travaux peut-être

fort intéressans ; 3° l'Académie ne peut craindre d'être transformée en bureau d'annonces. Si l'on a vu quelquefois le charlatanisme employer les séances de l'Académie comme moyen d'affiches, ce n'est là qu'un fait tout à fait exceptionnel et trop rare pour qu'on doive craindre de le voir se reproduire ; 4° pour atteindre le but que se propose d'atteindre M. Chervin, il faudrait faire une espèce d'enquête morale sur chaque personne qui se présente : enquête peu honorable pour les médecins que l'on y soumettrait, enquête peu compatible avec la dignité du corps scientifique au nom duquel elle serait dirigée; 5° enfin l'Académie des sciences, dont on peut en toute sûreté suivre l'exemple, n'a pas établi d'enquête pareille et laisse à l'opinion publique à faire justice des honteuses manœuvres des charlatans qui cherchent à l'exploiter. Par ces motifs le conseil d'administration pense qu'il n'y a pas lieu à prendre en considération la proposition faite par M. Chervin.

M. Lebreton fait un rapport sur des biberons soumis au jugement de l'Académie par M. Langevin. Après avoir signalé les grands et incontestables avantages de l'allaitement maternel pour l'enfant et la mère, l'honorable rapporteur reconnaît qu'il existe quelquefois d'impérieuses circonstances qui forcent à renoncer à ce mode d'allaitement. Alors les biberons deviennent nécessaires. Les plus grands inconvéniens que présentent généralement ces instrumens proviennent des vices de leur construction et surtout du défaut de soin qu'on met à les entretenir. Le biberon inventé par M. Langevin lui paraît plus qu'aucun autre remplir les conditions désirables dans un semblable instrument. Il présente selon lui les avantages suivans : le lait se trouve maintenu pendant assez long-temps à une température égale; la vitesse de son écoulement est facilement appréciée, modifiée à volonté. Enfin le mamelon artificiel, formé de racine de guimauve, substance très mucilagineuse et cependant résistante, est d'un prix tellement bas (M. Langevin les livre à 1 centime et demi) que l'on n'a aucun prétexte pour ne pas les changer aussi souvent que l'exige la propreté. Le rapporteur termine en demandant que l'Académie accorde des encouragemens à l'inventeur.

M. Capuron trouve que M. le rapporteur a fait de l'allaitement maternel un précepte trop général. Faudrait-il engager une mère scrofuleuse ou phthisique à nourrir elle-même ? Croit-on que dans ces circonstances le lait maternel n'est pas le plus mauvais de tous?

M. Londe fait observer qu'il n'est point prouvé que le lait des personnes scrofuleuses ou phthisiques soit différent de celui des personnes saines. L'analyse du lait des vaches phthisiques entreprise par M. Labillardière n'a fait reconnaître d'autre modification qu'une plus grande quantité de phosphate calcaire. De sorte qu'on peut se demander si réellement l'allaitement par une mère scrofuleuse ou phthisique a bien réellement les inconvéniens qu'on lui suppose. Ne sait-on pas que le lait d'une vache enragée ne communique jamais la rage?

M. Villermé appuie l'opinion de M. Londe. Lorsqu'on parle des inconvéniens de l'allaitement par une mère scrofuleuse, il faut bien distinguer deux choses : les propriétés du lait et les circonstances dans lesquelles sont placés la mère et l'enfant. Si l'enfant est nourri par sa mère au milieu des circonstances extérieures sous l'influence desquelles elle a contracté elle-même l'affection scrofuleuse, nul doute que l'enfant ne coure grand risque d'en être affecté à son tour; mais ce sont les circonstances extérieures et non le lait de la mère qu'il faut en accuser. Et cela est si vrai, que si l'on transportait la mère et l'enfant dans un lieu réunissant toutes les circonstances extérieures opposées à celles où ils se trouvent, l'allaitement maternel n'aurait pas d'inconvéniens. Dans ce cas on voit des mères scrofuleuses élever des enfans forts et bien portans.

M. Eymeric s'élève contre l'opinion des deux préopinans. Contrairement à ce qu'ils ont avancé, il croit que le lait de la nourrice a la plus grande influence sur la santé du nourrisson. Pour la scrofule, par exemple, c'est une erreur de croire que les circonstances extérieures suffisent à sa production. Presque toujours les scrofules sont héréditaires. Une mère scrofuleuse a des enfans scrofuleux, malgré les bonnes circonstances dans lesquelles elle les a élevés. En Italie et en Espagne il est des familles entières dans lesquelles la maladie scrofuleuse se transmet inévitablement, et cependant elles sont dans les meilleures circonstances de localité, de climat et de fortune. Ce qui prouve que ce ne sont là que des circonstances accessoires pour la production de la maladie.

M. Boullay conteste à la racine de guimauve l'avantage que lui accorde le rapporteur. Lorsque cette racine a été tenue quelque temps dans la bouche, son mucilage se dissout, et il reste des fibres ligneuses qui, s'effilant facilement, peuvent être avalées par l'enfant et donner lieu à des accidens de suffocation. Les biberons de tétine de vache, qui n'offrent point cet inconvénient et qui sont plus souples, lui semblent préférables. On leur reproche de s'altérer facilement par le contact du lait et de la salive : cela dépend probablement de leur mauvaise préparation. M. Boullay en a conservé pendant plusieurs mois en contact avec de l'eau : ils n'offraient pas la moindre altération ni la plus légère odeur. Mais, en admettant leur facile putrescibilité, les biberons en liège, substance très peu altérable et du plus bas prix, lui paraîtraient préférables à ceux en racine de guimauve.

M. Moreau voit deux choses dans le rapport : 1° L'opinion du rapporteur sur la nécessité où l'on est quelquefois d'avoir recours au biberon, lorsque l'allaitement par la mère ou par une nourrice étrangère, est impossible : dans quelques vices de conformation, par exemple la scissure de la voûte palatine, le vide ne peut être fait dans la bouche, et par conséquent l'enfant ne peut téter. La mort par inanition serait donc prochaine, si l'on n'avait recours au biberon. M. Moreau cite deux cas récens de sa pratique où ce moyen a retardé de quelque temps la mort des enfans. Sur ce point il est complètement de l'avis du rapporteur ; mais sur le douxième point, relativement à la supériorité du biberon de M. Langevin, il ne saurait partager sa manière de voir. Il pense, comme M. Boullay, que les biberons en liège de M. Darbo leur sont préférables. Il reproche surtout à M. Langevin la complication beaucoup trop grande de son instrument, considération d'une haute importance, puisqu'il doit être mis entre les mains de personnes souvent maladroites et ignorantes, incapables par conséquent d'en bien comprendre le mécanisme.

Au reste, M. Villeneuve a été chargé par l'Académie de faire un rapport sur un nouveau biberon qui paraît à M. Moreau remplir, aussi complètement que tout ce que nous connaissons aujourd'hui, toutes les conditions que l'on doit rechercher dans ces instrumens.

Après la réplique de M. le rapporteur, les conclusions du rapport sont adoptées.

M. Boullay jeune fait deux rapports sur deux mémoires présentés par M. de Lanzio, vétérinaire à Naples : le premier relatif à un nouveau procédé pour guérir quelques claudications du cheval, le deuxième à une nouvelle méthode de traitement de la *fourbure*. L'Académie décide que le premier mémoire et le rapport de M. Boullay seront renvoyés au comité de publication.

Pour le deuxième mémoire, le rapporteur propose qu'on adresse des remercîmens à l'auteur.

Sur la proposition de M. Chervin, M. de Lanzio sera porté sur la liste des candidats aux places de membres correspondans.

BIBLIOGRAPHIE.

Compendium de médecine pratique, exposé analytique et raisonné des travaux contenus dans les principaux traités de Pathologie interne.

Sous ce titre MM. De la Berge et Monneret publient, par livraison et sous forme de dictionnaire un vaste Traité de Pathologie interne. Cet ouvrage est destiné aux médecins praticiens qui n'ont point assez de loisirs pour consulter avec assiduité les annales de la médecine à l'égard de tous les faits importans qu'elles contiennent, il est appelé aussi à rendre de grands services aux étudians qui y trouvent un résumé clair et complet des œuvres classiques les plus récentes.

MM. De la Berge et Monneret ont pensé qu'il était temps de revenir aux études historiques, de profiter de la tradition avant d'entrer dans une voie d'investigations nouvelles. Quand ils traitent une question importante, ils remontent aux temps anciens, afin de pouvoir signaler comment elle a été envisagée successivement par les pathologistes marquans qui ont dominé la science aux diverses époques. Ils apprécient avec rigueur, autant que possible, les documens multipliés qu'ils rencontrent et laissent toujours plus de place aux faits qu'aux théories.

Un semblable travail manquerait son but s'il ne conduisait pas à des résultats pratiques. Les auteurs ont parfaitement compris leur tâche sous ce rapport ; ils classent les diverses médications qui ont été signalées en très grand nombre jusqu'à ce jour, en se basant principalement sur des indications positives, et ont généralement la sagesse, dans ces questions d'application, de se retrancher derrière l'autorité des maîtres qui ont préconisé tour à tour l'efficacité de telle et telle thérapeutique. Cette abnégation n'est point commune au temps où nous vivons ; il est plus ordinaire de voir les médecins dogmatiser sur un petit nombre de faits que d'attendre avant de se prononcer la sanction de l'expérience.

Le *Compendium de médecine pratique* a déjà traité tous les sujets de médecine qui peuvent être compris dans les lettres A et B ; la cinquième livraison est en vente.

Nous nous promettons de rendre compte à nos lecteurs de cet ouvrage utile.

The transactions of the provincial, etc., Transaction de l'association médico - chirurgicale provinciale instituée en 1852, t. V.

Ce volume contient :

1° Un rapport d'une commission pour examiner les meilleurs moyens de donner des secours médicaux aux malades pauvres ;

2° Discours rétrospectif sur la science et la littérature médicales, prononcé au 4° anniversaire 21 juillet 1836, par M. Green Crosse.

3° Essai médico-topographique sur Bolton et ses environs, par M. J Black ;

4° Sur la morve dans l'homme par M. J. Johnstone ;

5° Cas de tumeur ovarienne heureusement extirpée par W. Jeaffreson ;

6° Sur la physiologie des nerfs musculaires de l'œil par M. R. E. Hunt.

7° Sur l'unité de la structure organique par M. E. Paris Dick.

8° Cas d'hydropisie enkystée de la glande thyroïde par Congreve Selwyn.

9° Observation concernant l'influence du sommeil sur la digestion et la sécrétion par M. R. Wakefield Scott.

10° Cas et dissections par rapport surtout à l'incertitude du diagnostic par M. T. Poyser.

11° Cas de tétanos heureusement traité par le carbonate de fer par J. Hamerton.

12° Cas dans lequel la mémoire du langage était perdue, T. Shapter.

13° Cas d'une tumeur de mauvaise nature dans la cavité de l'abdomen, avec des remarques par T. Salter.

14° Cas de hernie diaphragmatique par W. Norris.

15° Quelques cas de métastase du rhumatisme sur les organes intérieurs par J. K. Walker.

16° Cas explicatifs des effets de la pleurésie chronique par J. Windsor.

17° Rapport des cas traités par R. Middlemore au dispensaire ophthalmologique de Birmingham, du 1er janvier au 31 décembre 1836.

18° Rapport des cas médicaux traités par T. Ogier Ward, dans le dispensaire de Birmingham, du 1er septembre 1835 au 31 décembre 1836.

19° Rapport des cas traités au dispensaire de Worcester, du 1er janvier 1835 au 31 décembre 1836.

20° Observations sur l'état actuel des secours médicaux pour les malades pauvres, avec des recommandations pour modifier et améliorer le système par MM. N. Rumsey, Ceely et W. Rumsey.

21° Observations sur les arrangemens concernant le soulagement des malades pauvres adressés à lord John Russel par M. Yelloly.

Guy's hospital reports. Rapports de l'hôpital de Guy, publiés par MM. Barlow et Babington. N° 5. Octobre 1837.

Ce mémoire contient:

1° Observation sur l'hypertrophie ganglionique du nerf pneumo gastrique; fonction probable de ce ganglion; position qu'il occupe chez l'homme et chez plusieurs des animaux inférieurs, par M. E. Cock, avec une planche.

2° Observations et expériences sur les poumons des nouveaux nés, relativement à la médecine légale, par M. A. S. Taylor.

3° Cas de gangrène, d'anévrysme, de fracture non réunie, de hernie, de plaie de la langue, et de pierre dans la vessie, par M. Bransby Cooper.

4° Sur le diagnostic des maladies organiques de l'utérus, par M. Ashwell.

5° Observations sur des tumeurs et sur le gonflement de l'abdomen, éclaircies par des cas d'acéphalocystes, par M. Bright, avec des planches.

6° De l'influence de l'électricité comme remède dans certaines affections convulsives et spasmodiques, par M. Addison.

7° Observation de maladie dans le fœtus, par M. T. W. King.

8° Sur la distribution et la fonction probable des nerfs laryngiens supérieur et récurrent, démontrées par la dissection chez l'homme, par M. J. Hilton.

9° Description d'une poche dans le larynx humain, par M. J. Hilton, avec une planche.

10° Récit de l'heureuse issue d'un cas de gangrène de l'intestin et de l'épiploon dans une hernie fémorale, par M. Aston Key.

11° Observations ophthalmologiques de M. Morgan.

12° Expériences et observations sur les fluides albumineux, par M. Babington.

NOUVEAUX ÉLÉMENS D'ANATOMIE DESCRIPTIVE, par *Ph. F. Blandin*, chef des travaux anatomiques de la Faculté de Médecine de Paris, chirurgien de l'Hôtel-Dieu, etc. — Deux vol. in-8.   18 fr.

TRAITÉ D'ANATOMIE CHIRURGICALE ET DE CHIRURGIE EXPÉRIMENTALE, par *J. F. Malgaigne*, professeur agrégé à la Faculté de Médecine de Paris, chirurgien du bureau central des hôpitaux. — Deux v. in-8.   14 fr.

Une traduction en français d'Arétée de Cappadoce est très avancée et paraîtra prochainement. Les auteurs sont M. le docteur Parisel, et M. Mynas, qui a consulté divers manuscrits de l'écrivain grec et éclairci beaucoup de points obscurs.

Traité des maladies du rectum, par M. J. Syme, professeur de chirurgie clinique à l'université d'Édimbourg.

Dans la séance d'ouverture de l'école de Paris s'est faite la proclamation des concurrens, élèves et sages-femmes, qui ont obtenu des prix.

Premier prix de l'école pratique. Médaille d'or, M. Gueneau de Mussy (Noël-Odon), de Paris.

Premier second prix. M. Baly (Isidore), de Rouvron (Marne).

Deuxième second prix. Partagé entre MM. Gosselin et Fauvel.

Prix Montyon. M. Simon, de Montmirail.

Prix Corvisart. Médaille d'or, M. Courtois (Henri), de Joigny (Yonne).

Mention honorable avec médaille d'argent, M. Maslieurat, de Lauzière (Haute-Vienne).

Prix des élèves sages-femmes. Médaille d'argent, partagée entre mesdames Mahé (Augustine), de Paris, et Romey (Émilie-Héloïse), de Douai (Nord).

Prix fondé par Montyon. Il y aura tous les ans un concours pour ce prix, qui sera accordé à l'auteur du meilleur mémoire adressé à la faculté de médecine de Paris, sur les maladies prédominantes dans l'année précédente, les caractères et les symptômes de ces maladies, les moyens de les guérir, etc. Ce prix, consistant en une médaille d'or de la valeur de 400 fr., sera décerné dans la séance publique. Les mémoires pour le prix de 1838 ne seront pas reçus passé le 1er août de la même année.

Prix fondé par Corvisart. La faculté a arrêté pour sujet de prix de clinique à décerner en 1838 la question suivante : Chercher à déterminer d'après les faits observés dans les cliniques médicales de la faculté, les effets des vomitifs sur la marche des maladies.

Du 15 août au 1er septembre 1838, chacun des concurrens remettra au secrétariat de la faculté :

1° Les observations recueillies au numéro du lit qui lui aura été désigné.

2° La réponse à la question proposée.

On annonce que le choléra a éclaté dans la ville de Constantine, et qu'il sévit avec intensité sur l'armée. Il importera d'étudier les circonstances qui ont accompagné l'explosion de cette funeste maladie sur un point aussi éloigné de tous ceux où, dans ce moment, elle vient d'exercer ou exerce encore ses ravages.

Un des gérans,
E. LITTRÉ.

PARIS. — Imprimerie et Fonderie de FÉLIX LOCQUIN et COMP. rue Notre-Dame-des-Victoires, 16.

1837. — N. 3.　　　　　　　　　　　　15 NOVEMBRE.

L'EXPÉRIENCE,

JOURNAL DE MÉDECINE ET DE CHIRURGIE

PUBLIÉ PAR

MM. DEZEIMERIS ET LITTRÉ.

Ars longa.　　　　　　　　　　　　*Ubicumque...*

Ce journal paraît tous les cinq jours, les 5, 10, 15, 20, 25 et 30 de chaque mois, par cahier de 16 pages à deux colonnes, grand in-8°, formant à la fin de chaque année deux forts volumes grand in-8°. Le prix d'abonnement est de 9 fr. pour 3 mois, 18 fr. pour six mois, 36 fr. pour un an. On s'abonne, au bureau du journal, chez J.B. BAILLIÈRE, rue de l'Ecole de Médecine, 18 bis, et, dans les départemens, chez les directeurs de poste et aux bureaux des Messageries-Royales et des Messageries Laffitte et Caillard. Les lettres affranchies sont seules reçues.

THÉRAPEUTIQUE.

DE L'INFLUENCE DE L'ÉLECTRICITÉ COMME REMÈDE DANS CERTAINES MALADIES CONVULSIVES ET SPASMODIQUES.

Par M. Addison.

Guy's hospital Reports, n° V, octobre 1837.

Tout médecin qui a une pratique étendue doit avoir rencontré des cas d'affections spasmodiques et convulsives sur des femmes, de chorée dans les deux sexes, lesquels, occasionnant beaucoup de souffrances au malade et beaucoup de peine à ses amis, ont résisté à tout effort d'y remédier d'une manière permanente ou même temporaire. C'est en réfléchissant sur l'humiliante impuissance d'une multitude de remèdes employés dans un de ces cas, lequel sera décrit plus loin, qu'en dernière ressource je me décidai à essayer ce que pourrait produire l'électricité. L'effet me causa autant de surprise que de satisfaction, et me conduisit à d'autres tentatives dont le détail, je l'espère, ne sera pas trouvé indigne d'attention.

Toute prétention à la priorité et même à la nouveauté est, on le comprend, hors de la question ; car depuis long-temps l'électricité est énumérée parmi les remèdes ordinaires applicables aux affections convulsives en général. Il y a cependant lieu de craindre que beaucoup de médecins ne l'aient estimée beaucoup au dessous de sa valeur réelle, soit parce qu'elle a été recommandée d'une manière vague et sans précision, soit parce qu'elle a été employée sans soin et sans efficacité. Toujours est-il que, bien que j'en eusse prescrit l'usage moi-même, et que je l'eusse vue ordonnée encore plus fréquemment par d'autres, je n'aurais jamais cru

qu'elle exerçât, sur les maladies en question, l'influence que je suis disposé maintenant à lui accorder. Il est presque superflu d'observer que les affections spasmodiques et convulsives dont je m'occupe sont liées, dans la grande majorité des cas, à quelque irrégularité de la menstruation. Il n'est pas non plus nécessaire d'insister sur la difficulté du diagnostic entre les affections purement fonctionnelles des centres nerveux et celles qui sont organiques. Ce sont des objets avec lesquels les médecins sont familiers.

Cependant il importe de remarquer que les observations suivantes ne sont pas un choix où le traitement a été plus ou moins heureux, choix fait à l'exclusion d'autres où il aurait échoué. Au contraire, elles comprennent tous les cas de maladies soumis jusqu'à présent à l'action électrique qui sera décrite ; en conséquence, elles donnent, dans les limites où elles sont renfermées, l'espérance de soulager, à l'aide de ce puissant agent, les maladies auxquelles ce mémoire est consacré.

Une histoire détaillée des différens cas est indispensable au but que je me propose ; mais pour que la longueur de ce travail n'en surpasse pas l'importance, je commencerai par mettre, sans plus ample préambule, sous les yeux du lecteur, une brève description du mode suivant lequel l'électricité a été appliquée ; cette description est due à notre physicien, M. Frédéric Bird.

Dans les observations suivantes, on s'est servi, à une exception près, de l'électricité que l'on produit à l'aide de la machine électrique ordinaire, soit que l'on soutirât des étincelles sur le trajet de l'épine, soit que l'on donnât des commotions par le bassin.

Dans le premier cas, le malade était assis sur un siège isolé, et on établissait une connexion métallique entre le premier conducteur de la machine et le corps du malade. Une boule de cuivre, garnie d'un fil de fer ou d'une chaîne, en rapport avec la terre, était étendue de haut en bas, dans la direction de l'épine, à la distance d'environ un pouce de la peau. La machine étant mise en action, le corps du malade se chargeait, et l'électricité continuait à passer, accompagnée d'étincelles, dans la boule de cuivré, et de là dans le sol par le fil ou la chaîne. De la sorte, une rapide succession d'étincelles était entretenue, et, dans les observations actuelles, on la faisait durer jusqu'à ce qu'il survînt une éruption qui prenait toute l'apparence du *lichen urticatus*. Le temps nécessaire pour la production de cette éruption variait, suivant les malades, de cinq à dix minutes.

Quand on voulait donner des commotions, on se servait du procédé suivant : une grosse bouteille de Leyde était placée de telle façon qu'une communication était établie entre sa face interne et le premier conducteur. Un électromètre de Lane était fixé à une extrémité du conducteur, de manière que sa boule isolée était mise en contact avec ce conducteur ou tenue à la distance que l'on désirait. Une chaîne était mise en contact avec la surface extérieure de la bouteille, et une autre était attachée à la boule de l'électromètre. Les extrémités de ces deux chaînes étaient garnies de directeurs pour la commodité de l'application.

Un des directeurs était alors tenu sur la symphyse du pubis, tandis que l'autre était placé sur le sacrum ; et ainsi le courant électrique, en accomplissant son circuit, était obligé de traverser le bassin. La boule de l'électromètre étant placée à une certaine distance (généralement $\frac{3}{8}$ de pouce) du premier conducteur, la machine était mise en mouvement, et la bouteille se chargeait ; et quand il s'était accumulé une quantité d'électricité suffisante pour une décharge, la commotion se faisait sentir. Avec un électromètre ainsi construit, la violence des commotions dépendait de la distance où sa boule se trouvait du conducteur de la machine, et non de la capacité de la bouteille. Alors il est seulement nécessaire de mettre la boule à une distance plus ou moins grande du conducteur, pour proportionner l'intensité de la décharge à la nature du mal ou à la force du malade.

Dans un cas, celui de Jessie Wick, on se servit de la machine électro-magnétique, les forces de la malade n'étant pas suffisantes pour supporter la forme ordinaire et plus puissante de l'électricité. La plus grande hélice ayant été ajustée à la machine, un des fils conducteurs, garni d'un disque de cuivre, fut placé sur la portion cervicale de l'épine, tandis que l'autre fil, qui était aussi pourvu d'un disque, était fixé sur les vertèbres lombaires. L'hélice étant ainsi lentement tournée, on obtenait une succession de commotions qui traversaient toute l'étendue de la colonne vertébrale.

Les observations suivantes ont été prises des *livres de l'hôpital* par mes élèves, MM. Brereton et Aspland.

Première observation.

Jessie Wick, âgée de dix-sept ans, fut admise, le 14 mai 1837, dans le service de M. Addison. C'est une fille forte, intelligente et bien développée ; son tempérament est nerveux ; sa santé paraît avoir été généralement bonne jusqu'à l'âge de quatorze ans ; à cette époque le développement sexuel étant remarquablement avancé, elle commença à être réglée. Les menstrues devinrent aussitôt irrégulières, revenant tous les quinze jours, coulant trois jours, et accompagnées de vives douleurs dans les lombes et dans les organes génitaux ; cependant elle ne paraît pas avoir souffert dans sa santé notablement de cette irrégularité. Deux mois auparavant, pendant qu'elle avait ses règles, elle éprouva une vive frayeur, qui fut immédiatement suivie de la suppression de l'écoulement, d'accès hystériques, et de tremblemens dans les membres, continuels, mais qui s'accroissaient par une excitation. La saignée fut essayée avec les vésicatoires et les purgatifs, sans effet sensible. La malade fut reçue dans la salle de Miriam, sous le docteur Addison. Voici quel était son état. Elle est absolument incapable de rester en repos un seul moment ; les membres, spécialement les extrémités supérieures, sont violemment agités ; la bouche est de temps en temps saisie de distorsions visibles ; le mouvement le plus constant est de tourner rapidement, l'une autour de l'autre, ses mains fermées, en jetant en avant la droite d'une manière très systématique ; car ce geste revient après chaque troisième tour ; la déglutition et la parole ne sont que peu affectées. Douleurs accidentelles dans la tête, le dos et les lombes, et sous la mamelle gauche ; palpitations du cœur, mais sans bruit anomal. Son moral est bon ; mais elle est fatiguée de l'action continuelle de ses muscles. Le flux menstruel est attendu dans deux ou trois jours.

Le ventre, qui avait été opiniâtrement resserré, fut débarrassé de matières très fétides à l'aide de forts purgatifs ; puis la créosote, à la dose de deux gouttes, fut administrée trois fois par jour ; mais la septième dose ayant provoqué de violentes nausées, ce moyen fut discontinué. Les contractions spasmodiques de la malade, ses palpitations et son agitation, furent aggravées. Les purgatifs furent continués ; et l'on prescrivit la mixture camphrée avec l'acide hydrocyanique, et le sulfate de zinc avec la jusquiame et le camphre. Malgré ces remèdes, il n'y eut pas le moindre allègement dans les symptômes. Ses nuits étaient sans sommeil ; et son irritabilité, excessive. Le 20 mai, le flux menstruel reparut ; il avait été un peu retardé : il était pauvre et accompagné de violentes douleurs dans le dos et dans les lombes : il cessa le 21 au matin. Depuis ce moment jusqu'au 14 juin, elle continua l'usage des purgatifs avec des ventouses scarifiées sur les lombes, des vésicatoires le long de l'épine, la mixture indiquée plus haut, et des doses croissantes de zinc qui furent portées jusqu'à 36 grains par jour. Une seule fois, le 23 mai, les règles reparurent ; mais elles se supprimèrent au bout de quelques heures, et elles manquèrent à l'époque prochaine et aux suivantes. Aucun soulagement ne se manifesta. Les bras étaient peut-être agités un peu moins violemment ; mais les extrémités inférieures, qui, jusque vers la fin de mai, avaient été comparativement tranquilles, devinrent alors le siège d'une grande agitation, et les pieds ne cessèrent plus de frapper le sol. La bouche et les yeux furent aussi affectés avec plus de force que précédemment. Le 28 mai, en addition aux autres remèdes, on prescrivit les douches froides sur la tête et le long de la colonne vertébrale ; mais il fallut interrompre, pour un temps, ce moyen, à cause de la violence croissante d'une toux qui l'avait longtemps fatiguée, et qui s'accompagnait maintenant d'une abondante expectoration, fortement teinte de sang. Elle dit alors que, peu de temps avant son admission dans l'hôpital, elle avait été atteinte d'accidens semblables : la saignée et les mercuriaux les firent disparaître, et les remèdes précédens furent administrés avec vigueur jusqu'au 15 juin, où le zinc, produisant de constantes nausées, fut remplacé par le carbonate de fer à la dose d'un demi-gros trois fois par jour. Le 23 juin, le sulfate de fer y fut substitué à doses croissantes, allant à 32 grains par jour, et continué jusqu'au 14 août. Une grande amélioration suivit évidemment l'emploi du sulfate de fer, aidé par les purgatifs, surtout le calomel et l'extrait composé de coloquinte, ou l'aloès et la myrrhe, et par l'usage de la douche en arrosoir. Ce traitement la mit en état de rester presque tranquille dans une chaise, à moins qu'on ne lui parlât ou qu'on ne l'excitât de quelque manière ; et avec de l'aide, elle pouvait facilement faire le tour de la salle ; il y avait toujours cependant un des pieds qui traînait ; les grimaces et les distorsions de la face avaient beaucoup diminué, ainsi que le roulement particulier et la projection des mains ; mais la moindre excitation aggravait considérablement tous ces symptômes désagréables. Le 15 août, après un séjour de trois mois dans l'hôpital, elle en sortit avec l'intention d'aller à Ramsgate. Pendant deux mois nous n'entendîmes guère parler d'elle ; mais le 15 octobre elle se présenta à la consultation de l'hôpital de Guy dans un état pire qu'elle n'avait jamais été : il est vrai qu'il y avait moins d'agitation dans les membres ; mais ce n'était que pour faire place à des symptômes plus alarmants. Les renseignemens donnés par ses amis apprirent qu'avant d'atteindre sa destination, elle avait été saisie d'accès épileptiques : ce qui n'était jamais arrivé auparavant. Ces accès furent représentés comme violens, et, malgré les remèdes, ils l'avaient laissée dans l'état où nous la voyions. Leur apparition avait diminué la chorée. La malade avait un regard fixe et imbécile, la figure stupide ; elle paraissait presque sans attention pour les objets qui l'entouraient ; elle avait perdu l'articulation des sons, et elle ne faisait aucune tentative, même par signes, pour exprimer ses sentimens. Les contractions des extrémités supérieures, de la bouche et des yeux, étaient moindres ; les extrémités inférieures semblaient paralysées, du moins la malade n'essayait pas de les mouvoir, et

elle était incapable de se tenir debout. Les évacuations alvines étaient régulières ; les règles n'avaient pas reparu. Elle fut immédiatement mise à l'usage du carbonate de fer (un demi-gros par dose) et de la douche en arrosoir. Un vésicatoire fut appliqué sur la colonne vertébrale, le long de laquelle la pression semblait causer de la douleur. Le ventre s'étant resserré, des purgatifs drastiques redevinrent nécessaires, et l'huile de croton fut administrée. Le 20 octobre, le sulfate fut substitué au carbonate ; mais avec ce traitement il ne se produisit aucun amendement. Après une de ses attaques, elle resta dans un coma complet, semblant à peine respirer ; et ce fut seulement après que des injections répétées d'assa fœtida eurent procuré l'évacuation d'une grande quantité de matières fécales, fortement teintes par le fer, et que des remèdes stimulans eurent été appliqués, qu'elle reprit la connaissance d'elle-même et la faculté d'articuler les mots. Le 25 octobre, sulfate de zinc à la dose d'un grain trois fois par jour, avec une mixture composée de la mixture camphrée et d'une teinture ammoniacale de valériane ; et par intervalle, application de vésicatoires le long de l'épine ; le zinc fut rapidement porté, de demi-grain en demi-grain, à la dose de 36 grains par jour : on y ajoutait le sulfate de fer ; mais ce fut en vain : la chorée revint presque aussi forte que jamais ; les accès épileptiques furent fréquens, deux ou trois par jour : le plus long intervalle qui les séparait était de trois ou quatre jours. La malade pouvait rarement quitter le lit, et il fut nécessaire d'en garnir les côtés et le pied pour l'empêcher d'en tomber. Elle avait alors une céphalalgie constante, qui s'aggravait toujours à l'approche d'un accès ; à ce moment l'abattement prévalait dans son moral. Durant l'attaque épileptique elle avait un violent opisthotonos ; la partie supérieure de l'occiput touchait presque le talon ; les fléchisseurs des doigts et des orteils étaient fortement contractés, ainsi que les extenseurs des avant-bras et des jambes : écume abondante qui sortait de la bouche ; sterteur ; pupilles largement dilatées ; mouvement du cœur vif et tumultueux, avec un son semblable à celui de la chlorose, et que l'on entendait distinctement à la pointe de cet organe. Elle restait de dix à vingt-cinq minutes dans cet état ; après quoi survenait un strabisme rapide avec un relâchement et une contraction fréquente des fléchisseurs des doigts et des orteils ; puis elle tombait dans un profond sommeil, d'où elle s'éveillait, après plusieurs heures, pâle, languissante, et sans aucun souvenir de tout ce qui s'était passé. Il était remarquable que le plus léger attouchement, quand l'accès se calmait, suffisait pour le reproduire. Cet état dura plusieurs mois, peut-être avec quelque allègement dans les accès épileptiques, mais sans amélioration dans la chorée. Les symptômes de celle-ci étaient les mêmes qu'anciennement : choc des pieds contre le sol ; contorsions de la bouche ; strabisme ; roulement et projection des mains.

M. Addisson ordonna l'électricité comme une dernière ressource. Les forces de la malade ne permettant pas une application plus puissante, l'électro-magnétisme fut essayé. Il causa des spasmes continuels dans les fléchisseurs des bras, de telle sorte qu'elle ne put lâcher les poignées en cuivre tant que le courant fut continué. On avait commencé le 20 avril, et le 10 du mois suivant elle était tellement mieux qu'elle pouvait se servir de son aiguille avec une précision passable ; sa santé générale était améliorée; les attaques épileptiques devinrent plus légères, quoiqu'elles fussent aussi fréquentes qu'autrefois. Des étincelles furent alors tirées de l'épine, de deux jours l'un. Chaque électrisation fut continuée jusqu'à ce qu'il parût une vive éruption cutanée. Le mieux fut extrêmement marqué. Au bout d'une semaine, elle fut en état de marcher dans l'appartement sans assistance ; sa physionomie devint graduellement moins inquiète, et les accès diminuèrent de fréquence.

1 juin. Douze commotions à travers le bassin furent ordonnées de deux jours l'un. La première application, faite à la distance de 3/8 de pouce du conducteur, fut suivie de vives douleurs dans l'abdomen et le bassin, lesquelles furent les précurseurs immédiats des menstrues. L'écoulement continua pendant quatre heures. Les commotions furent discontinuées.

3 juillet. L'amélioration fait des progrès non interrompus ; des contractions accidentelles sont les seuls indices de chorée. Les menstrues n'ont pas paru ce mois.

Une seconde application des commotions produisit de nouveau le retour des règles, lesquelles s'arrêtèrent au bout de six heures. Après quoi, la malade vomit une petite quantité de sang.

15 juillet. Elle quitta l'hôpital entièrement délivrée de la chorée, bien que sujette encore à des accès épileptiques dont la force et la fréquence avaient diminué.

Deuxième cas. — Chorée.

Emma Hillier, âgé de 14 ans, forte, pléthorique, yeux et cheveux noirs, fut reçue le 14 juin. Sa mère déclara que cette jeune fille, depuis son enfance, a été atteinte d'accès épileptiques, et que, quatre ans auparavant, elle a été conduite à l'hôpital avec une violente attaque de chorée. Elle fut guérie au bout de dix semaines. Depuis lors elle eut des accès à des époques fixes dont le retour était généralement au printemps et à l'automne. L'attaque présente n'est pas fort intense; mais elle gêne la marche et un peu la parole. La malade se plaint d'une violente céphalalgie, et son humeur est irritable.

Prescription : *Tirez des étincelles électriques de la colonne vertébrale. — Rhubarbe en poudre et calomélas*, gr. xij.

Les étincelles furent tirées à la distance de 3/8

de pouce, jusqu'à ce que l'éruption cutanée fût produite. Après la quatrième ou cinquième application, l'articulation des mots devint distincte, et la marche presque ferme. Il y avait cependant encore des spasmes dans les bras, dans les épaules et dans les muscles de la face. A la fin de la troisième semaine, ils avaient entièrement cessé dans l'ordre de leur énumération. Deux doses de rhubarbe et de calomélas avaient été administrées durant cette période.

Troisième cas.

William Sutton, âgé de 14 ans, ayant un air de santé, mais d'une assez petite stature, fut admis dans la salle de Lazare, sous le docteur Cholmley le 10 mars. Il raconte qu'il a été affecté trois fois de la chorée ; la première attaque ayant été causée par la crainte que lui inspira un cheval vicieux qui se mit à le poursuivre. Pour cela il fut reçu à l'hôpital, sous le docteur Back; il resta six semaines en traitement, et sortit guéri. Un an après, il redevint sujet à la chorée; cette attaque, bien que plus longue que la première, fut cependant beaucoup moins violente. Il fut alors placé dans le service du docteur Bright, et il sortit de l'hôpital, tout-à-fait bien en apparence. Au commencement de la présente année, il souffrit d'une troisième attaque qu'il représente comme d'un caractère plus sérieux qu'aucune des précédentes. Pour le moment, il est incapable de se tenir tranquille un seul moment. Il peut marcher ; mais ses jambes fléchissent fréquemment pendant cet exercice. Il jette continuellement sa main le long de son côté. La face est plus violemment affectée que les autres portions du corps.

Le zinc, avec des purgatifs, fut administré, mais avec peu d'avantage, jusqu'au 19 juin. Alors il fut remis aux soins de M. Addison. L'électricité fut appliquée tous les jours le long de la colonne vertébrale. Ce traitement fut suivi jusqu'au 11 juillet, époque où tous les symptômes de chorée avaient disparu.

Quatrième cas. Paralysie hystérique.

Matilde Simmons, âgée de 16 ans, de délicate apparence, cheveux et yeux châtains, gorge bien développée, a été en service à Londres. Avant l'apparition des règles, il y a un an, elle éprouva les symptômes ordinaires qui accompagnent le retard de cette fonction : céphalalgie, palpitations, élancemens, etc.

Pendant six mois, l'écoulement menstruel apparut régulièrement ; le froid en occasionna alors la suppression, et les premiers symptômes se manifestèrent de nouveau ; ils furent bientôt accompagnés d'engourdissement et de froid dans tout le côté gauche. Immédiatement auparavant, était survenue une attaque. A en juger d'après le récit des amis de la jeune malade, cette attaque avait eu le caractère d'une véritable hystérie. Dix jours avant son entrée à l'hôpital, la face, qui jusqu'alors avait échappé, s'engourdit du côté gauche; la vue de l'œil gauche s'obscurcit, et il y eut une légère douleur dans le globe oculaire. Trois jours après, il y avait amaurose complète et chute de la paupière. A l'époque de l'admission, il y avait engourdissement, froid, et perte de toute puissance musculaire sur le côté gauche, y compris la membrane muqueuse de la bouche, de la narine, et la conjonctive; dans cette dernière membrane, Matilde ressentait une sensation de brûlure, mais elle ne pouvait percevoir un contact; la pupille était resserrée et n'obéissait nullement à la lumière. La malade ne pouvait élever la paupière supérieure; elle se plaignait de douleur de tête et d'étourdissement. Constipation.

Application à la nuque d'un vésicatoire; mixture de magnésie avec le sulfate de magnésie et la teinture de jalap, 3j.

Ce traitement fut continué pendant quelque temps sans le plus léger amendement.

24 avril. — Le docteur Addison ordonna l'électricité sous forme d'étincelles, le long de la colonne vertébrale. Le même soir, la malade put fléchir les doigts; et le 27, elle recouvra, jusqu'à un certain point, la faculté de mouvoir les muscles du bras.

29. — La troisième application fut faite la veille; elle eut pour résultat de restaurer la vision et le pouvoir d'élever la paupière supérieure, d'augmenter la force des bras et d'améliorer l'état de la motilité et de la sensibilité dans la jambe.

4 mai. — Le mieux continue : elle peut marcher sans difficulté; elle n'éprouve aucun engourdissement, mais elle se plaint de fourmillement dans les doigts de la main gauche; l'œil reste tel qu'il était lors de son entrée.

12 juin. — La forme de l'électricité dans les dix derniers jours a été changée : des étincelles ont été tirées de la paupière gauche; et des commotions ont été conduites par l'utérus. Il n'y a point d'amendement dans l'œil qui reste complètement amaurotique; mais la fonction menstruelle s'est rétablie la veille au matin sans être précédée ni accompagnée d'aucun symptôme particulier. La santé générale étant bonne, cette jeune fille désire quitter l'hôpital et le quitte.

Cinquième cas.

Anne Bosher, âgée de 21 ans, jeune fille forte et courte, d'une expression un peu lourde, avec les cheveux et les yeux noirs, avait toujours joui d'une bonne santé jusqu'à l'époque de la maladie actuelle. Cependant sa famille n'est pas une famille bien portante. Des affections cérébrales en ont affligé plusieurs membres; une sœur a eu la chorée. Bosher à seize ans perdit sa mère, ce qui lui causa un vif chagrin. Vers ce temps, un abcès considérable se forma sous la mâchoire inférieure gauche, resta quelque temps ouvert, et rendit abondamment. Les menstrues apparurent alors et continuèrent avec

régularité, pour les époques et pour la quantité, jusqu'à l'âge de dix-neuf ans, où elle fut soudainement prise de violentes douleurs à la partie postérieure de la tête, avec perte de la mémoire. Après avoir été obligée de garder le lit pendant six semaines, elle fut délivrée de cette attaque, mais elle en conserva beaucoup de langueur avec de violentes douleurs dans les lombes et dans la jambe droite, de l'irrégularité dans les menstrues et une diminution de la force musculaire. Quelques semaines après, sa main droite fut affectée de mouvemens involontaires qui graduellement s'étendirent à tout le corps, mais particulièrement au côté droit: et enfin l'agitation de la malade devint si considérable qu'il fallut employer des liens pour la maintenir dans son lit; la parole et la déglutition étaient grandement gênées, et des mouvemens agitaient les muscles de la face et des paupières. Elle n'eut point d'accès durant cette période, mais la céphalagie était intolérable. Un traitement médical fut administré, mais sans résultat. Elle fut alors admise dans l'hôpital de St-Thomas, et pendant son séjour dans ce lieu elle éprouva quelques attaques très violentes d'épilepsie. Elle y resta près de dix mois, et enfin en sortit dans un état qui, en définitive, n'était guère meilleur, quoique dans un temps elle se fût trouvée sensiblement mieux. Elle fut, immédiatement après, reçue dans la salle de la Charité, et, à cette époque, ce n'était qu'avec peine qu'on la retenait dans le lit; elle ne pouvait ni marcher, ni même se tenir debout, elle ne pouvait pas non plus rester un seul moment en repos. Ses accès épileptiques étaient fréquens et violens. Sa mémoire était diminuée, la déglutition et l'articulation imparfaites; le côté droit est maintenant et a toujours été affecté plus gravement que le côté gauche; il y a de la céphalalgie avec de la douleur dans le dos et dans les lombes. Elle resta dans cet état avec très peu d'amendement, en dépit d'une multitude de remèdes, y compris le froid sur la tête, les vésicatoires et les ventouses scarifiées le long de l'épine, les purgatifs drastiques, le fer, le zinc et beaucoup d'autres.

12 juin. L'électricité fut prescrite chaque jour sur la colonne vertébrale; les évacuations alvines furent régularisées à l'aide de purgatifs donnés par intervalle.

Ce traitement a été continué avec persévérance, sauf une ou deux interruptions causées par les accès, et le résultat en a été évidemment avantageux. Les menstrues ont reparu, quoique seulement pour quelques heures; la céphalalgie a considérablement diminué, et la mémoire s'est améliorée. Les accès épileptiques l'assaillent rarement, et ses forces musculaires sont tellement restaurées qu'elle peut non seulement faire le tour de la salle sans aide et sans difficulté, mais encore porter, sans renverser une seule goutte, un vase plein d'eau. Il y a cependant encore quelques spasmes des extrémités, et le côté droit demeure toujours plus agité que le gauche. Le traitement est continué.

Sixième cas. Chorée.

Sara Kidd, âgée de seize ans, grande, mince, cheveux et yeux noirs, teint brun, yeux proéminens, aspect idiot, fut admise le 18 février 1837 dans la salle de Miriam. Toute sa famille souffre de dérangemens des centres nerveux : un est aveugle, deux sont épileptiques, un autre est à la fois idiot et aveugle. Les règles ont paru, il y a un an, précédées de douleurs considérables ; mais elles furent arrêtées au bout de deux heures par la frayeur que lui causa une personne déguisée. Elles ne se sont plus montrées depuis ni par voie naturelle, ni par voie supplémentaire. Immédiatement après la suppression, survinrent les symptômes de chorée ; les mouvemens irréguliers et involontaires affectaient principalement le cou et la face ; ils s'accrurent tellement que l'on employa le gilet de force pour la tenir dans le lit. Une violente agitation musculaire, de fréquens maux de tête, la perte de l'articulation et la gêne de la déglutition continuèrent pendant cinq mois malgré le traitement médical, qui consista surtout en sangsues sur les tempes et sur l'épine, et en douches. Deux fois, durant cet intervalle, elle eut de fortes aggravations qui durèrent trois ou quatre heures, et, pendant ces accès, trois ou quatre personnes pouvaient à peine la maintenir dans son lit. Au bout de cinq mois, elle put marcher ; mais les spasmes ne cessèrent jamais. Les douches furent continuées jusqu'au moment d'une attaque de rhumatisme aigu.

Il y a quinze jours, sans aucune cause assignable, les spasmes sont devenus plus intenses. Maintenant l'aspect est idiot, quoique égaré par intervalle et presque maniaque. Les symptômes de chorée sont très marqués, les pupilles sont dilatées, les sueurs abondantes.

Poudre de rhubarbe avec le calomélas, un scrupule, à prendre sur le champ.

Sulfate de zinc, un grain.

Pilule d'aloès avec la myrrhe, un scrupule, de deux nuits l'une.

Les symptômes persistèrent obstinément ; le colchique en poudre fut donné comme purgatif et continué pendant quelques jours jusqu'à ce que des selles particulières, semblables à de la purée, eussent été produites. La valériane et l'iodure de fer ne furent pas plus heureux.

20 avril. L'électricité fut commencée. Des étincelles furent tirées de l'épine, et des commotions communiquées à travers le bassin.

29. Les étincelles produisent une éruption variée sans papules, la peau étant épaisse. Il y a beaucoup moins de spasmes dans les épaules, et les mains sont plus fermes. Des mouches voltigent toujours devant les yeux, la malade a un air plus gai et se sent mieux en général.

2 mai. Amélioration rapide : elle peut maintenant faire plusieurs pas sans tomber : chaque

commotion électrique produit de forts spasmes musculaires.

Un ou deux jours après, toute trace de mouvement involontaire a disparu ; sa démarche cependent demeure raide et gauche. Cela s'explique par la structure de ses genoux : les rotules sont mal développées, n'ont pas le tiers de leur grandeur naturelle et sont placées quelques pouces au-dessus de leur position régulière. Une flexion très légère est seulement possible, et l'essai en cause de la douleur. L'obscurcissement de la vue et les mouches volantes ont complètement disparu.

20 mai. Guérison complète.

Septième cas. Chorée.

Françoise Shaed, âgée de douze ans, active et intelligente, d'une taille médiocre, fut admise le 12 avril 1837 dans la salle de Miriam. Elle a essuyé les maladies les plus ordinaires de l'enfance, et, sans aucune cause apparente, elle a fréquemment souffert d'une céphalalgie, le plus souvent bornée à la région occipitale. Durant les trois derniers mois, ce symptôme s'est accru ; elle a ressenti des douleurs nocturnes dans les yeux, lesquelles troublaient son repos ; la vision s'est obscurcie et elle a vu des mouches volantes. La fonction menstruelle n'est pas encore développée.

Le 24 mars, elle a été très effrayée par un chat qui courait sur elle, et de ce moment datent de légers mouvemens irréguliers des mains. Ils ont continué pendant une semaine environ. Alors un paroxysme de céphalalgie s'est manifesté, borné à l'ancien siège de la douleur, et si excessif, que l'enfant se roulait par terre, et poussait de grands cris. Cela augmenta l'agitation musculaire, qui ne resta pas limitée aux bras, mais qui affecta tout le corps. La progression devint difficile, l'articulation et la déglutition furent très gênées ; la respiration était laborieuse, et l'expiration s'accompagnait d'un bruit de râlement.

A présent, tous ces symptômes sont dans leur pleine vigueur ; le regard n'a rien de fixe ; il y a céphalalgie, douleurs dans le coude-pied et le poignet droits, spasmes généraux et continuels des muscles, affectant les deux côtés également, mais intenses surtout dans les bras, les épaules et la face ; la langue est large, légèrement chargée ; les muscles de cet organe n'obéissent pas à la volonté ; le pouls est à cent, faible ; l'appétit bon ; un léger bruit de soufflet s'entend au dessus de l'origine de l'aorte. Sur le cou et sur le dos, il se forme un grand nombre de furoncles dus sans doute aux applications excitantes dont on s'était servi avant qu'elle fût reçue à l'hôpital.

Scammonée, cinq grains.

Sous-muriate de mercure et sucre, de chaque deux grains et demi, à prendre aussitôt et le lendemain matin.

Sulfate de zinc, un grain.

Extrait de ciguë, deux grains, à prendre en pilule.

17 avril. Il fut nécessaire d'administrer le zinc en solution, attendu que la malade ne put avaler rien de solide ; l'articulation des sons est complètement inintelligible ; les furoncles continuent à se former. Ouverts, ils rendent du pus et des lambeaux cellulaires gangrenés. Durant le sommeil, qui n'est pas très troublé, il y a de légers spasmes dans les doigts. Les accès se caractérisent par un redoublement dans la douleur et dans la convulsion.

20. Le zinc a été porté à la dose de huit grains, et trois fois par jour, sans le moindre avantage.

Le docteur Addison prescrit de tirer des étincelles électriques le long de la colonne vertébrale, de deux jours l'un.

28. L'électricité a été administrée quatre fois et avec un résultat manifeste. Elle a été continuée chaque fois pendant dix minutes environ jusqu'à l'apparition d'une vive éruption très ressemblante au lichen urticatus, quoiqu'un peu moins proéminente. La malade peut maintenant tirer la langue, mais pour un instant seulement, et articuler les sons d'une manière intelligible. La déglutition se fait mieux ; l'enfant peut rester assise dans une chaise, et même se tenir debout pendant quelques momens.

6 mai. Elle peut maintenant marcher sans difficulté et se tenir sur un seul pied pendant quelques momens. Les épaules, les bras et la langue restent les parties les plus affectées.

12. L'électricité a été continuée, et l'amendement s'est accru sans interruption. La malade peut maintenant marcher sans aucun mouvement irrégulier ; elle n'a plus dans la physionomie une expression d'idiotisme ; elle peut tenir la langue tirée hors de la bouche.

31. Elle quitte l'hôpital sans aucune trace de chorée.

Août. Elle rentre dans le service de M. Bright avec une très légère attaque de chorée, qui ne suffit pas pour interrompre ses occupations habituelles. Elle prit du sulfate de zinc, et sortit guérie en moins de vingt jours.

PHYSIOLOGIE.

Handbuch der Physiologie des Menschen, von Dr J. Müller. 1. Band. Zweite Auflage. *Coblenz,* 1835.

MANUEL DE PHYSIOLOGIE DE L'HOMME.

Par le Docteur J. Muller,

Professeur de physiologie à l'université de Berlin, etc., etc.

Premier vol., deuxième édition. Coblentz, 1835. 1 vol. grand in-8° de 856 pages ; édition compacte.

L'impulsion donnée à l'étude de la physiologie par Haller, vers le milieu du siècle dernier, se fait encore sentir de nos jours en Allemagne. Dans aucun pays, cette science n'est cultivée d'une manière plus générale ; nulle part elle ne l'est avec un zèle plus soutenu. Aussi le nombre des physiologistes remarquables, auxquels on doit des travaux précieux, est-il fort considérable ; et, pour n'en citer que quelques uns, les noms de Fr. Arnold, Autenrieth, de Baer, Blumenbach, Burdach, Dœllinger, Heusinger, Huschke, Mayer, Müller, Oken, Prochaska, Purkinje, Rathke, Rudolphi, Schultz, Tiedemann, Treviranus, Valentin, R. Wagner, E. H. Weber, etc., rappellent tous des travaux qui resteront dans la science. De la multiplicité des travailleurs et du grand nombre de livres où ils ont consigné leurs découvertes, est résulté le besoin de réunir en un faisceau les principaux résultats fournis par l'observation, et de recommencer pour notre époque ce que Haller fit avec tant de succès pour la sienne. Plusieurs tentatives ont été faites pour répondre à ce besoin. En 1802, G. R. Treviranus publia le premier volume d'un grand traité ayant pour titre : *Biologie ou Philosophie de la nature vivante.* Mais l'ouvrage, entrepris sur un plan trop vaste, ne marcha que lentement ; ce ne fut qu'en 1822 que l'auteur publia le sixième volume ; il en resta là, et l'ouvrage demeura inachevé. Œuvre d'un grand mérite, digne du savant qui y a consacré une grande partie de sa vie, la *Biologie* a le défaut des entreprises menées lentement. Les premiers volumes ne sont plus au niveau de la science, la pensée qui a présidé à l'arrangement des matériaux a subi plusieurs modifications successives. Peut-être aussi la tendance marquée de l'auteur à se jeter sans nécessité dans le vague de la philosophie spéculative l'a-t-elle empêché d'atteindre complètement le but qu'il s'était proposé.

Il reconnut lui-même les défauts de son ouvrage, et il eut la pensée de les faire disparaître dans une deuxième édition. Mais l'immensité de la tâche qu'il eût fallu remplir le fit renoncer à cette entreprise, et il se décida à présenter sous forme de résumé le résultat de ses longs travaux. De 1831 à 1833, il publia en deux volumes un livre intitulé : *Des Phénomènes et des Lois de la vie organique.* Riche de faits nouveaux et de généralisations d'une haute portée, cet ouvrage obtint un grand succès, malgré son style obscur et son néologisme métaphysique. L'intention de l'auteur était de publier de temps à autre des supplémens consacrés aux questions qui lui paraîtraient mériter de nouveaux développemens. Trois de ces supplémens ont été publiés en 1835, 1836 et 1837.

Le but que Treviranus avait eu en vue d'atteindre par la publication de ses *Phénomènes de la vie organique,* Rudolphi avait déjà tenté d'y arriver quelques années auparavant. En 1821, l'illustre professeur de Berlin commença ses *Élémens de Physiologie* en quatre parties, dont la troisième ne vit le jour qu'en 1828. L'arrangement de ce livre est tout particulier ; les principes généraux y sont présentés sous forme d'aphorismes ou de propositions, qui sont ensuite développées dans des notes plus étendues. Cet ouvrage renferme d'excellentes choses, et a ajouté encore à la réputation du célèbre naturaliste qui en était l'auteur. C'est un des livres les plus estimés en Allemagne, quoiqu'il n'ait pas été terminé.

Le besoin d'un ouvrage général de physiologie n'était pourtant pas encore satisfait. Presqu'en même temps, deux auteurs, connus par de beaux travaux physiologiques, Burdach et Tiedemann, entreprirent la tâche immense d'élever un monument semblable à celui que Haller nous a légué. Le premier, professeur à l'université de Kœnigsberg, fit paraître en 1826 le premier volume de sa *Physiologie considérée comme science d'expérience*, et jusqu'à présent cinq volumes seulement ont paru ; mais les trois premiers volumes sont déjà arrivés à leur deuxième édition, c'est assez faire connaître le succès qu'a obtenu l'ouvrage. La physiologie y est traitée sous un point de vue beaucoup plus large que dans les autres ouvrages du même genre ; c'est plutôt une encyclopédie des sciences physiologiques qu'un véritable traité de physiologie expérimentale ; car le mot *expérience* y est pris dans son acception la plus étendue, comme l'entendaient Kant et son école.

Tiedemann, de son côté, donna au public en 1830 le premier volume de son *Traité de Physiologie de l'homme*. Il commençait la *Physiologie générale ;* la suite de cette première partie n'a pas paru, et en 1836 il a publié le premier volume de la *Physiologie spéciale*, qui traite de la *digestion*. Il est à craindre que l'auteur n'ait abandonné une entreprise que personne plus que lui n'était en état de bien mener à terme. Tous ceux qui ont lu le premier volume regretteront de voir ainsi abandonné un ouvrage remarquable par sa lucidité, la justesse de ses principes et la richesse des faits qui y ont été réunis.

Après de si redoutables concurrens, un nouvel athlète se présente. J. Muller, qui a succédé à Rudolphi dans la chaire de physiologie de l'université de Berlin, a tenté d'exécuter sur une échelle moins vaste le projet conçu par ses prédécesseurs. En 1833, il commença la publication de son *Manuel de Physiologie de l'homme*. En 1835, il fallut donner une deuxième édition du premier volume, le seul qui eût encore paru. En 1837, a été publiée la première partie du deuxième volume, et l'auteur promet de terminer incessamment la fin de ce deuxième volume, qui sera le dernier. Ce qui reste à publier (les sens, les facultés intellectuelles et la génération) ayant été l'objet de travaux antérieurs de l'auteur, il y a tout à penser que l'ouvrage sera conduit à son terme, chose, comme on le voit, assez rare en Allemagne.

Un coup d'œil jeté sur les ouvrages dont nous venons de parler, suffit pour faire reconnaître qu'ils possèdent tous un caractère de généralité qui les distingue de nos Physiologies. Chez nous, on se borne à l'étude des fonctions de l'homme ; c'est à lui seul qu'on demande l'explication de ces nombreuses énigmes que présente la vie. A peine si l'on admet que l'expérimentation sur les animaux rapprochés de l'homme puisse être de quelque utilité. Combien de médecins refusent encore toute croyance aux résultats fournis par les vivisections ! Aussi lisez certains de nos livres de physiologie ! L'Allemagne, terre classique des études fortes et sérieuses, où l'histoire naturelle entre comme base de l'éducation générale, a su conserver intactes les doctrines de Haller. Ce grand homme a dit : «*Anatome brutorum plus boni fecit in physiologiâ quam anatome corporis humani..... Verum in humanâ anatomiâ physiologia minimé plena reperitur. Quotidié experior de plerarumque partium corporis animalis functionibus non posse sincerum judicium fieri, nisi ejusdem partis fabrica et in homine et in variis quadrupedibus, et in avibus et in piscibus, sæpé etiam insectis innotuerit.* » Cette opinion est celle qui règne parmi les physiologistes de l'Allemagne, et presque tous sont en même temps des naturalistes distingués. Aussi ont-ils plus de traités de physiologie générale et comparée que de physiologie humaine. Quelques uns sans doute, sacrifiant tout à l'anatomie comparée et aux considérations philosophiques qui en ressortent, ont fait, comme Oken ou Autenrieth, une physiologie *transcendentale*, qui se tient fort loin des faits. Mais c'est là l'exagération d'une chose bonne par elle-même.

Muller, ainsi que l'indique le titre de son livre, a voulu se rapprocher de notre manière de voir. La physiologie de l'homme a été son but ; mais il n'en a pas moins appelé à son aide tout ce qui pouvait l'aider à l'atteindre. Rejetant tout ce qui n'est que spéculations pures, il s'est attaché aux faits, en a étudié la valeur, et déduit toutes les conséquences qui en découlent naturellement. Au milieu de ce nombre vraiment prodigieux de traités de Physiologie que possède l'Allemagne, celui-ci se distingue par sa lucidité, par la netteté de la pensée et de l'expression, et par une érudition profonde sans pédanterie. Le but de l'auteur a été d'exposer le plus fidèlement, et en même temps le plus brièrement possible, l'état actuel de la science. Tous les travaux nationaux et étrangers y trouvent place lorsqu'ils offrent quelque importance, et, sous ce rapport, l'ouvrage de Muller est le plus complet que nous connaissions. Mais l'auteur ne s'est pas borné à exposer ce qu'ont fait les autres ; sur presque tous les points importans, il a répété les expériences ou en a fait de nouvelles. Aussi il a enrichi la plupart des sujets qu'il traite ; et certes on ne devait pas attendre moins de l'auteur des magnifiques ouvrages sur la *Structure interne des glandes*, sur la *Physiologie comparée du sens de la vue*, sur le *Développement des organes de la génération*.

Nous avons remarqué avec plaisir l'exactitude avec laquelle Muller cite les autres traités de Physiologie, et y renvoie lorsqu'il croit y rencontrer quelque chose de neuf; c'est là un procédé qui dénote une franchise honorable et un sentiment des convenances scientifiques, qui n'est malheureusement que trop rare parmi les savans.

Il ne faut pas prendre au pied de la lettre le titre trop modeste de *Manuel de Physiologie de l'homme* que Muller donne à son livre. Il n'a rien de commun avec ces abrégés mesquins qui sont une des plaies de la science. L'ouvrage dont nous parlons formera deux volumes très grand in-8°, d'une édition compacte, avec les notes bibliographiques intercalées dans le texte, équivalens à plus de cinq de nos volumes.

L'auteur entre d'emblée en matière sans préface ni introduction. Il définit la physiologie « la science des propriétés et des phénomènes des corps organisés, animaux et végétaux, et des lois d'après lesquelles leurs actes se succèdent. »

Sous le nom de prolégomènes, il traite ensuite des généralités de la physiologie, de la matière organique, de l'organisation et de la vie considérées en général; puis il étudie l'organisation et la vie animale en particulier. Il termine cette première partie par l'étude de l'influence des agens physiques impondérables (électricité, calorique, lumière) sur les corps organisés et inorganiques. Toute cette partie est remarquable par la manière large et philosophique avec laquelle elle est traitée. L'auteur a su éviter l'écueil de la banalité dans ces prolégomènes obligés de toutes les Physiologies. Sans se perdre dans de vagues spéculations, il a su donner à son sujet un haut degré d'intérêt scientifique, en abordant les questions importantes qu'ont soulevées les travaux récens de la chimie et de l'anatomie comparée et philosophique.

La deuxième partie de l'ouvrage, ou la physiologie spéciale, est divisée en huit livres, dont le premier est consacré aux fluides animaux, à leur circulation et au système vasculaire;

Le deuxième, aux changemens organico-chimiques des liquides et des solides organiques;

Le troisième, à l'histoire du système nerveux;

Le quatrième, aux mouvemens musculaires, à la voix et à la parole;

Le cinquième, aux sens;

Le sixième, aux facultés intellectuelles;

Le septième, à la génération;

Le huitième enfin, au développement.

Le premier volume contient les trois premiers livres. Indiquer même rapidement tout ce qui s'y trouve de neuf et d'original, serait une tâche trop longue pour une simple analyse; il faudrait pour cela passer en revue la physiologie tout entière. Nous ferons seulement connaître quelques uns des points les plus importans, en choisissant de préfé-

rence ceux qui ont une relation directe avec la pathologie. A ce titre, le premier livre, consacré aux liquides organiques et à leur circulation, mérite de nous arrêter quelques instans. Ce livre est en effet un des plus remarquables de l'ouvrage, moins par son étendue (quoiqu'il occupe près de 200 pages), que par le grand nombre de faits intéressans qui s'y trouvent consignés.

Après avoir fait connaître les principales propriétés du sang, l'auteur traite de son analyse au moyen du microscope, des réactifs chimiques et de la pile galvanique.

L'étude microscopique du sang, quoique déjà assez ancienne, n'est devenue générale que dans ces derniers temps. Les micrographes sont loin encore d'être du même avis sur la forme, la structure et la nature des globules sanguins. Cette diversité d'opinions est due en grande partie aux procédés défectueux employés pour l'examen et aux défauts des instrumens. Muller signale avec soin la manière de procéder, et il insiste sur l'inconvénient qu'il y a à étendre le sang avec de l'eau pure, laquelle a la propriété de dissoudre la matière colorante des globules, et de changer instantanément leur forme, tandis que l'eau sucrée ou salée, ou le sérum du sang, sont sans action sur ces globules.

Un fait capital dans l'histoire du sang, c'est de savoir dans quel état se trouve la fibrine qui existe en si notable quantité dans ce fluide. On admettait généralement qu'elle formait le noyau central des globules, et qu'elle ne se montrait que lorsque l'enveloppe colorée s'était déchirée. Everard Home avait même minutieusement décrit la manière dont s'opérait cette déchirure. Cependant cette théorie était loin de fournir une explication satisfaisante des faits que l'on avait chaque jour besoin d'observer. Berzelius, s'appuyant sur ce que la lymphe contient de la fibrine en dissolution, présuma qu'il devait y en avoir également dans le sang, et que la coagulation de ce liquide pourrait bien dépendre du passage à l'état solide de la fibrine dissoute, laquelle emprisonnerait alors les globules. Mais c'était là une simple conjecture à laquelle conduisait l'induction seule; aucun fait direct ne venait en prouver l'exactitude. Muller a été assez heureux pour démontrer que les choses se passent ainsi. « J'avais remarqué, dit-il, que, lorsqu'on reçoit du sang de grenouille dans un verre de montre, il se produit, avant la formation du caillot général, un coagulum incolore, limpide comme de l'eau, et qu'on peut soulever avec la pointe d'une aiguille.... Ayant placé sous le microscope une goutte de sang pur étendue de sérum, de manière à ce que les globules fussent bien séparés les uns des autres, je vis se former entre ces corpuscules un coagulum par l'intermédiaire duquel ils étaient unis ensemble.... Comme les globules sanguins de la grenouille sont très volumineux, cette expérience est très facile à faire, et ne laisse aucun doute dans l'esprit.

» Cependant je parvins à démontrer le fait d'une

manière plus convaincante encore. Sachant par expérience que les globules du sang de la grenouille sont environ quatre fois plus gros que ceux de l'homme et des mammifères, je pensai que peut-être le filtre pourrait les retenir tandis qu'il laisse passer ces derniers. C'est ce qui a lieu en effet; cette idée simple ne me vint, comme à l'ordinaire, qu'en dernier lieu. Et maintenant je suis en état de démontrer aux élèves qui suivent mes cours, que la fibrine est à l'état de dissolution dans le sang, qu'elle passe à travers le filtre et ne se coagule que plus tard. L'expérience peut se faire en petit avec le sang d'une seule grenouille. Il n'est besoin pour cela que d'un très petit entonnoir de verre, et d'un filtre de papier blanc à filtrer ordinaire ou de papier d'impression un peu fort. Le filtre doit avoir été préalablement mouillé, et il est bon d'étendre immédiatement d'une égale quantité d'eau le sang de grenouille que l'on vient de placer dessus. Ce qui traverse le filtre est du sérum étendu d'eau presque incolore et limpide, ou offrant une très légère teinte rouge dépendante d'une petite quantité de matière colorante dissoute par l'eau..... En examinant au microscope ce liquide incolore, on n'y trouve aucune trace de globules. Au bout de quelques minutes il se forme, au milieu de ce sérum, un coagulum tellement limpide et transparent, qu'on ne peut l'apercevoir à moins de le retirer du liquide avec une épingle. Peu à peu il prend de la consistance, et devient filamenteux et blanchâtre : il est alors semblable au coagulum de la lymphe de l'homme... »

Le moyen le plus prompt et le plus facile pour isoler les globules de la fibrine, c'est de fouetter le sang : ce procédé n'a pas, comme on le pense généralement l'inconvénient d'altérer la forme des globules. Muller s'est assuré bien des fois, et avec des microscopes différens, que les globules du sang ainsi traité ne présentaient pas la moindre altération ni dans leur forme ni dans leur volume, et il était même facile de s'assurer qu'ils avaient conservé leur aplatissement.

Ces recherches ont servi à jeter de nouvelles lumières sur le sujet encore si obscur de la formation de la couenne inflammatoire. Si l'on examine attentivement du sang qui présentera ce caractère, on voit que sa coagulation est moins prompte que d'ordinaire, que les globules rouges s'enfoncent peu à peu au dessous de la surface du sérum, et que ce sang présente ainsi avant sa solidification deux couches, l'une inférieure, beaucoup plus épaisse, colorée en rouge, l'autre supérieure, en général mince, laquelle est blanchâtre ou incolore. Cette disposition existe encore après la formation du coagulum. A quelle cause attribuer cette séparation des globules du sérum ? Cela tient-il à ce que le sérum présente dans ce cas une moindre densité, ou à ce que, le sang se coagulant moins vite, les globules ont le temps de se séparer ? Cette dernière explication est celle qu'a donnée Hewson. Pour la

vérifier, Muller a entrepris une série d'expériences avec diverses espèces de sang. Il commença d'abord par s'assurer du temps que mettaient les globules à se précipiter dans du sang privé de fibrine par le fouettement. Il a observé que, pour du sang de bœuf et de mouton, il faut un temps très long; que cette précipitation est beaucoup plus rapide pour le sang humain et le sang de chat. Pour le sang humain, dans l'état de santé, ils descendent d'une ligne en un quart d'heure, et de quatre à six lignes en quelques heures. Lorsque, sans enlever la fibrine du sang, on se borne à en retarder la coagulation au moyen d'une petite quantité de sous-carbonate de potasse, on remarque que les globules se précipitent beaucoup plus rapidement : au bout de cinq à six minutes ils sont à une ligne ou une ligne et demie au dessous de la surface du sérum, et au bout d'une heure ils se sont abaissés de quatre à cinq lignes. Il s'ensuit que la pesanteur spécifique du sérum n'est pour rien dans le phénomène, puisque, si l'on prend du sang privé de fibrine, dont le sérum est par conséquent très peu dense, les globules se précipitent beaucoup plus lentement que lorsque la fibrine y existe. Celle-ci diminue peut-être l'adhésion des globules au sérum, et leur plus prompte séparation dans le sang inflammatoire tiendrait peut-être à l'excès de fibrine que contient le sang. Ce serait donc à la lenteur de la coagulation et à la plus prompte précipitation des globules dus à l'excès de fibrine, qu'il faudrait attribuer la couenne inflammatoire.

Le troisième chapitre est consacré à l'étude de l'action de la pile galvanique sur le sang. M. Dutrochet a publié en 1831 un travail sur ce sujet. Muller a repris toutes ses expériences et les a variées de différentes manières. D'accord avec lui sur la plupart des faits, il en diffère cependant complètement quant à leur explication. L'opinion de Dutrochet, que les globules sanguins sont des couples électriques, le noyau intérieur étant électro-négatif et l'enveloppe colorée électro-positive, ne lui paraît nullement justifiée par les expériences. Quant au rapprochement fait par Dutrochet entre la formation de la fibre musculaire et la coagulation de l'albumine à la rencontre des deux courans établis entre les extrémités des conducteurs d'une pile, il le déclare insoutenable, et s'étonne qu'un observateur aussi distingué ait pu confondre de l'albumine coagulée en globules placés les uns à la file des autres sans aucune cohésion entre eux, avec de la fibre musculaire contractile. Ces deux expérimentateurs paraissent n'avoir pas eu connaissance d'un travail fort ingénieux entrepris sous la direction de Kielmeyer par le docteur Gustave Schübler de Stuttgard (*Dissertatio sistens experimenta circa influxum electricitatis in sanguinem et respirationem spectantia*. Tubingue, 1810) et reproduit presqu'en entier dans le trente-neuvième volume des *Annalen der Physik* de Gilbert. Ils y auraient trouvé l'exposé de bon nombre d'expériences dont les leurs ne sont que la reproduction. Du reste ce ne sont encore là que des essais fort imparfaits, et il y a toute une moisson à faire dans cette partie peu explorée du champ de la science.

On a tenté plusieurs fois de connaître quel était celui des élémens du sang qui lui donnait ses propriétés vivifiantes : mais, il faut en convenir, ce qui a été fait jusqu'à présent sous ce rapport est bien peu de chose. On sait que le sang artériel est seul propre à l'entretien de la vie. Prévost et Dumas, et plus récemment Dieffenbach, ont prouvé que ce sont les globules rouges beaucoup plus que le sérum qui lui communiquent ses propriétés de vitalité. Mais ils ont prétendu que du sang privé de fibrine par l'agitation conservait ses propriétés vivifiantes. M. Magendie vient d'établir avec le plus grand soin les résultats que produit la soustraction de la fibrine du sang chez un animal, et les conclusions auxquelles il est arrivé sont de la plus haute importance pour la médecine pratique, puisqu'elles éclairent la pathologie de toute une classe de maladies, dont on ne connaît que les altérations pour ainsi dire accessoires, les typhus et les affections typhoïdes. Nous ne doutons pas que la publication du livre de cet ingénieux et habile physiologiste, publication que nous hâtons de tous nos vœux, ne soit une des acquisitions les plus importantes que la science a faites depuis long-temps.

On a beaucoup parlé de la vitalité des globules sanguins. C. H. Schultz s'est surtout étendu sur cette propriété du sang. Rudolphi, Purkinje, Koch, Meyer, etc., ont affirmé également avoir vu, sous leurs yeux, ces globules subir diverses altérations, disparaître complètement, pour se reformer ensuite. Ils les ont regardés comme doués d'un mouvement propre, indépendant de l'impulsion du cœur. Il n'est cependant rien de si facile que de prouver l'inexactitude de cette dernière assertion, puisque la compression du vaisseau principal du membre d'une grenouille, dont on examine la membrane interdigitaire, suffit pour arrêter tout mouvement dans la colonne sanguine. Muller rejette complètement cette prétendue vie des globules. Toutes les modifications qu'ont décrites les observateurs cités plus haut lui paraissent le résultat d'illusions d'optique dues au procédé vicieux qu'ils emploient dans leur examen. Lorsqu'on fait passer, dit-il, la lumière solaire à travers une couche très mince de sang, on n'obtient qu'une image confuse à cause du jeu de la lumière sur les globules qui agissent comme autant de petites lentilles : on ne distingue plus la direction du courant qu'ils forment, mais on voit un scintillement rapide qui éblouit bien vite. On obtient exactement le même effet lorsqu'on fait passer sur une lame de verre une couche mince d'eau claire, à la lumière du soleil. Quant à l'opinion d'Eber et de Meyer, que les globules sont de véritables infusoires, elle ne mérite réellement pas d'être discutée. Le mouvement qui se produit souvent lorsqu'on place du sang ou tout autre liquide entre deux lames de verre est un effet de capillarité. Quant au mouvement que l'on observe dans le sang d'une partie séparée depuis quelque temps d'un animal, c'est à la dessiccation et au racornissement des tissus qu'il faut l'attribuer. S'en suit-il que le sang n'est qu'un fluide inerte, ne participant nullement à la vie du reste du corps ? Nullement. Le sang jouit de propriétés vitales très évidentes. Il y a continuelle réaction entre lui et les solides organiques. Mais ses propriétés sont toutes spéciales, et nous ne les connaissons jusqu'à présent que par leurs effets.

Quant à l'origine des globules sanguins et au lieu où ils se forment, c'est ce qui nous est totalement inconnu. Il ne peut y avoir de doute que le chyle et la lymphe ne se rendent dans le sang et ne lui fournissent les principaux matériaux nécessaires à son entretien. Mais le liquide contenu dans le canal thoracique ne présente rien de semblable à la matière colorante du sang ; et si quelquefois on a trouvé le chyle d'une couleur rosée, ce n'est là qu'un fait tout à fait exceptionnel, dû au passage anomal de quelques globules sanguins. L'opinion de Hewson, que les globules du sang se forment dans la rate, au milieu de la lymphe rougeâtre qu'on observe dans cet organe, n'est donc qu'une hypothèse en contradiction avec les faits connus, qui tous s'accordent à reconnaître dans la lymphe des globules de nature et de forme toute différente de celles du sang. Et d'ailleurs ne sait-on pas que l'extirpation de la rate n'a pas de conséquences fâcheuses chez la plupart des animaux, ce qui ne pourrait être si cet organe remplissait des fonctions aussi importantes que la formation des globules sanguins.

La seconde section du premier livre est consacrée à la circulation du sang et à la structure du système sanguin. Ce sujet important ne pouvait être traité d'une manière plus complète et plus satisfaisante qu'il ne l'est ici. A une profonde érudition l'auteur a su joindre une rare élégance d'exposition, de manière à tenir toujours éveillée l'attention du lecteur. Dans un sujet si fréquemment traité, il a plus rarement trouvé l'occasion de donner le résultat de découvertes qui lui soient propres. Cependant bon nombre de faits dont la connaissance lui est due s'y trouvent exposés. Comme il serait impossible de s'arrêter à faire connaître chacune des choses qui lui appartiennent sans passer en revue l'histoire complète de la circulation, ce qui nous entraînerait trop loin, nous nous bornerons à quelques mots relativement aux vaisseaux capillaires, sujet qui aujourd'hui fixe fortement l'attention des anatomistes.

Quelques personnes admettent encore de nos jours l'hypothèse de Bichat, qui pensait qu'entre les extrémités les plus fines des artères et des veines il existait un ordre particulier de vaisseaux, distincts des autres, et auxquels il donnait le nom de vaisseaux capillaires. Les recherches les plus attentives ont prouvé que Bichat s'était laissé aller, dans ce cas, comme dans beaucoup d'autres, aux rêves de son imagination. Si l'on examine la circulation, au moyen du microscope, dans une partie transparente d'un animal vivant, par exemple sur la membrane natatoire, les poumons, la vessie urinaire d'une grenouille, la queue d'un têtard ou de très jeunes poissons, les ouies de la larve de la salamandre aquatique, l'aile d'une chauve-souris, ou le mésentère de tous les animaux vertébrés, etc., on voit que les artères forment par leurs ramifications de continuelles anastomoses qui finissent par constituer un plexus continu duquel les veines prennent leur origine. Ces communications réticulaires des artères avec les veines portent le nom de vaisseaux capillaires. On ne peut reconnaître l'endroit où les artères deviennent veines. Les capillaires présentent ceci de particulier qu'ils ne diminuent pas de volume en se divisant. Les capillaires les plus déliés ont un diamètre capable d'admettre un globule sanguin. Les plus fins se rencontrent au cerveau, où ils ont, d'après E. H. Weber, 0,00019 de pouce, tandis que ceux du rein n'ont pas moins de 0,00025 à 0,00058, d'après la mesure de Muller. Ils sont plus volumineux chez les très jeunes animaux. Les préparations que notre auteur a vues à Utrecht, dans les collections de Bleuland et de Schrœder Vander Kolk, lui font rejeter l'opinion généralement admise que les vaisseaux des membranes séreuses sont placés dans le tissu cellulaire sous-jacent.

L'examen microscopique prouve de la manière la plus convaincante que les extrémités artérielles viennent toujours se terminer dans une veine, que par conséquent les idées de Haller sur le mode de terminaison des vaisseaux à la surface de certains organes, tels que les membranes, les vaisseaux lymphatiques, les canaux sécréteurs et le tissu adipeux, n'ont aucun fondement. Les travaux récens de Huschke, de E. H. Weber et de Muller ont établi, comme un fait parfaitement démontré, la non-existence de cette disposition pour les glandes sécrétoires, et ont prouvé que les canaux excréteurs, quelque variée que soit du reste leur structure, commencent tous par des extrémités en cul de sac. Quant aux vaisseaux exhalans de Bichat, il faut aussi les ranger parmi les fictions. Les membranes dites exhalantes, le péritoine par exemple, sont recouvertes à leur surface d'un réseau très fin de vaisseaux capillaires, qui laissent transsuder à travers leurs parois une partie du liquide qu'elles contiennent, semblables, en cela, à tous les tissus animaux qui sont perméables aux substances dissoutes dans l'eau.

Les vaisseaux capillaires ont-ils des parois? Le plus grand nombre d'observateurs pensent que non. C'est l'opinion de Malpighi, Wolff, Hunter, Dœllinger, Gruithuisen, Wedemeyer, Meyer et Œsterreicher : au contraire Leeuwenhoek, Haller, Spallanzani, Prochaska, Berres, Rudolphi, leur accordent des parois d'une extrême ténuité, ce qui les

rend invisibles. Dœllinger et Œsterreicher se sont principalement appuyés, pour nier l'existence des parois, sur la production des vaisseaux de nouvelle formation. Muller n'adopte point cette manière de voir, d'autant qu'on peut parvenir à s'assurer, par ses propres yeux, de la réalité des parois des vaisseaux capillaires. Pour cela, il faut examiner, au microscope, de petits fragmens de substance corticale du rein de l'écureuil, ou encore la choroïde, l'iris ou le corps ciliaire. Mais il est un organe où on peut le démontrer plus facilement encore, c'est l'organe lamellaire découvert par Treviranus dans le limaçon de l'organe auditif des oiseaux, lamelles qui, d'après Windischmann, ne seraient autre chose que des rides ou des plis d'une membrane qui forme une voûte au dessus de la lame spirale du limaçon. Cette membrane, molle et pulpeuse, contient un riche lacis de capillaires qu'on peut injecter par la carotide ; on la fait dissoudre dans l'eau, et le lacis vasculaire reste. En tout cas, dit Muller, il faut considérer ces parois plutôt comme formées par la condensation du tissu que par des membranes complètement indépendantes.

La troisième section, qui traite de l'histoire du système lymphatique, n'offre pas un moindre intérêt que les deux précédentes. La structure des vaisseaux lymphatiques et leur distribution est maintenant chose trop connue depuis les travaux de Mascagni et Cruikshank, auxquels les recherches récentes de Fohmann, Lauth et Panizza ont ajouté un nouveau degré d'intérêt, pour qu'il soit nécessaire de nous y arrêter. Nous voulons seulement dire quelque chose de la lymphe elle-même et donner l'opinion de Muller sur les usages du système lymphatique. La lymphe de l'homme est un liquide clair, légèrement jaunâtre, sans odeur, d'une saveur un peu salée, et très faiblement alcaline. Elle tient en dissolution de l'albumine et de la fibrine : celle-ci se coagule au bout de dix minutes d'exposition à l'air, et forme une gelée peu consistante. Jusqu'ici, du reste, les observateurs avaient tous expérimenté sur de la lymphe prise chez des animaux, ou chez l'homme après la mort. Muller est premier qui ait été assez heureux pour obtenir directement ce fluide chez l'homme vivant : car le fluide que Sœmmerring recueillit dans de prétendues dilatations variqueuses de vaisseaux lymphatiques n'était assurément pas de la lymphe, puisqu'il ne se coagula pas.

Dans l'hiver de 1831 à 1832, il se présenta à la clinique du professeur Wutzer, à Bonn, une occasion fort propice pour étudier la lymphe. Un jeune homme, à la suite d'une blessure sur le dos du pied, portait sur cette partie une ulcération qui résista à tous les traitemens employés. Elle fournissait un liquide en tout semblable à de la lymphe, que l'on faisait jaillir en jet lorsqu'on exerçait une pression, à partir du gros orteil en remontant vers la plaie. Au bout de 10 minutes, cette lymphe formait un caillot fibrineux fin comme une toile d'araignée.

Muller profita de cette circonstance favorable pour étudier les propriétés de ce fluide, et il le put d'autant plus facilement, qu'on obtenait une quantité de liquide assez considérable. Il voulut d'abord s'assurer de l'existence des globules indiqués par Hewson, et qui n'avaient pu être retrouvés par Reuss et Emmert, Sœmmerring, Tiedemann et Gmelin, Brande et Lassaigne. L'examen microscopique lui fit reconnaître, au milieu du liquide clair et transparent, la présence de globules incolores qui semblaient plus petits et moins nombreux que les globules du sang. Si on laisse coaguler le liquide, on voit que le coagulum ne se forme point aux dépens des globules, mais qu'il les enferme dans son intérieur; la plupart cependant restent suspendus dans le sérum de la lymphe. Comme ce liquide est fort difficile à rencontrer chez l'homme, Muller a cherché s'il ne serait pas possible de se le procurer à volonté. Il a trouvé que, dans l'espace qui sépare la peau de la grenouille des muscles sous-jacens, existaient de nombreuses lacunes lymphatiques qui fournissaient un liquide semblable en tout pour ses propriétés à la lymphe de l'homme, de sorte que l'on peut, quand on veut, l'étudier minutieusement. Le principal caractère qui différencie la lymphe du chyle est la présence, dans ce dernier, d'une matière grasse, disposée sous forme de globules qu'on peut faire disparaître en les traitant par l'éther.

Quant à la fonction que remplit dans l'économie le système lymphatique, Muller pense, d'après tous les faits connus, que, si l'on ne peut lui refuser d'une manière absolue celle d'absorber, au moins faut-il la limiter à certaines substances, et que les matières étrangères, non plus que les matières colorantes, ne pénètrent qu'avec la plus grande difficulté, et tout à fait par exception, dans le système lymphatique.

Ces fragmens suffiront, je le pense, pour faire entrevoir combien est riche en faits importans ce premier livre de la *Physiologie* de Muller. L'espace me manque pour aller plus loin aujourd'hui ; dans un second article, j'exposerai de la même manière ce que contient de plus intéressant le reste de ce volume.

B.

ACADÉMIE DES SCIENCES.

Séance du 6 novembre 1837.

M. Auguste de St-Hilaire lit un mémoire sur les plantes auxquelles on a attribué un placenta central libre, et sur la *pelletiera verna* qu'il exclut des portulacées, des salicariées, des santalacées et qu'il range parmi les primulacées.

M. Bonnet lit un mémoire sur l'étude des productions hétérologues dans le corps humain.

La séance de ce jour ayant été peu abondante en matériaux qui rentrent plus spécialement dans le cadre de notre *Journal*, nous empruntons aux *Transactions* publiées par les *Sociétés* savantes de l'Angleterre quelques travaux d'anatomie comparée qui appartiennent naturellement à la section que nous consacrons au compte rendu de l'Académie des sciences.

PHILOSOPHICAL TRANSACTIONS.
Part. I, 1837.
Sur la structure du cerveau dans les animaux marsupiaux, par M. Owen.

Le corps calleux est le principal moyen d'union entre les hémisphères. Il a été, jusqu'à présent, regardé comme le caractère le plus essentiel du cerveau des mammifères, et comme développé en raison de la grandeur des hémisphères, si l'on prend le cerveau humain pour terme de comparaison. Dans les mammifères à placenta, il y a une expression très exacte des rapports du corps calleux; de même que les lobes postérieurs des hémisphères sont les premiers à disparaître dans la comparaison ascendante, de même le corps calleux diminue en longueur d'arrière en avant, et ainsi les corps quadrijumeaux, la glande pinéale et la partie postérieure de la couche optique se montrent successivement à la vue, à mesure que s'écartent les hémisphères cérébraux dans les différens mammifères qui présentent cette dégradation successive de la grande commissure.

Le but du *mémoire* de M. Owen est de donner la description d'une remarquable modification subie par cet appareil dans le cerveau des marsupiaux; il a été conduit à la découvrir en observant que le système de commissure présentait une différence essentielle dans le cerveau des vertébrés ovipares et mammifères, et en combinant le mode placentaire de développement dans les véritables mammifères avec la plus grande perfection du cerveau résultant du développement de la grande commissure. La connexion qui subsiste entre la placentation et la haute organisation cérébrale peut n'être qu'une simple coïncidence; toujours est-il que de tous les grands systèmes organiques l'organe cérébral est le seul qui offre un perfectionnement marqué de complication progressive dans les animaux développés par placenta.

Si on écarte les hémisphères du cerveau du Wombat, non-seulement les corps bigéminés et la glande pinéale, mais encore la couche optique, se montrent aussitôt à la vue; et au lieu d'un large corps calleux, on aperçoit située profondément au fond de la fissure hémisphérique une petite bande médullaire de commissure, qui passe, en se courbant, sur la partie antérieure de la couche optique, et qui s'étend sur les surfaces internes des hémisphères, lesquels paraissent ainsi, comme dans les oiseaux, entièrement désunis.

Dans l'organisation de l'appareil de commissure décrit plus haut, les marsupiaux présentent une structure intermédiaire entre celle des mammifères à placenta et celle des oiseaux. Chez ces derniers, la grande commissure manque complètement; et les hémisphères, quoique comparativement plus grands que ceux des mammifères, ne sont mis en communication qu'au moyen des commissures antérieures, postérieures et molles, et d'une légère trace de la voûte ou de la commissure des pieds d'hippocampe. Entre les autres particularités du cerveau des marsupiaux, la grosseur proportionnelle de la commissure antérieure est surtout remarquable; son développement correspond avec le fort volume du ganglion cérébral, qui forme la principale origine du nerf olfactif; et quelques unes des fibres antérieures se courbent en avant et se continuent directement dans ces nerfs.

Une modification de l'organe cérébral aussi importante que l'absence du corps calleux et du septum lucidum fournit de nouveaux et puissans motifs pour qu'on regarde les marsupiaux comme un groupe distinct de mammifères ; quand à cette modification de la structure cérébrale on ajoute des traces du type ovipare, lesquelles se montrent dans les systèmes circulatoire et absorbant, ainsi que les particularités des appareils osseux et générateurs, on peut soupçonner avec raison que la classification des marsupiaux est artificielle, et est fondée sur une connaissance imparfaite de leurs mutuelles affinités, puisqu'elle prétend, d'après la modification seule des dents et des extrémités, en séparer et en disperser les espèces parmi les groupes correspondans des animaux à placenta.

TRANSACTIONS OF THE LINNEAN SOCIETY OF LONDON.
Vol. XVII. Part. 4.

Sur le système nerveux des mollusques, par Robert Garner.

L'auteur se borne à donner une explication purement anatomique du système nerveux, qu'il examine successivement dans les mollusques *à tunique*, dans les mollusques *à coquille*, dans les *gastéropodes* et dans les *céphalopodes*.

1° *Tunicata*. Le système nerveux est constitué par un ganglion et des nerfs, ordinairement très visibles quand on enlève l'enveloppe cartilagineuse. Dans le *phallusia intestinalis*, Sav., ce ganglion solitaire, jaunâtre, est placé sur la tunique musculaire entre ses deux orifices. Un faisceau de filaments entoure l'orifice branchial, donne des nerfs aux tentacules, et semble s'unir au faisceau de l'autre côté, formant dans le *phallusia* un nerf qui semble courir le long du bord du repli branchial alongé. L'autre faisceau fournit à la tunique musculeuse et au manteau, et se rend vers la bouche. Dans le *cynthia* et dans les autres *tunicata*, qui ont des tuniques musculeuses épaisses, le ganglion n'est pas visible à l'extérieur du sac musculaire. Le ganglion décrit plus haut est, d'après Cuvier, analogue au ganglion branchial ou postérieur des mollusques à *coquilles*. On trouve dans l'intestin du *phallusia* deux petits corps que Meckel suppose être des ganglions, mais qu'il faut plutôt regarder comme des traces d'un second ovaire.

Dans les *tunicata*, il n'y a ni lèvres, ni pieds, ni muscles valvulaires, et par conséquent les ganglions qui fournissent à ces parties dans les mollusques à *coquilles* sont absens. Leur unique ganglion préside évidemment aux fonctions par lesquelles l'eau est absorbée et expulsée.

2° *Conchifera*. La seule description exacte des nerfs d'un bivalve est celle qui a été donnée par Mangili des nerfs de l'*anodonte*. Dans tous les bivalves, excepté dans ceux qui sont entièrement dépourvus de pieds, nous trouvons trois ganglions, dont chacun est composé de deux autres. Dans l'*ostrea*, qui n'a pas trace de pied, il n'y a point de ganglion inférieur ou pédal, mais seulement quelques filaments dispersés qui en occupent la place. Le ganglion postérieur est toujours situé entre les branchies. Ce qui prouve qu'il est principalement un ganglion branchial, c'est qu'il est réglé dans sa disposition par la situation de ces organes. Ainsi, dans l'*ostrea*, le *cardium*, l'*unio*, l'*anomix*, *venus*, *pholas*, *teredo*, *solen*, *mya*, *mactra*, etc., dans lesquels les branchies sont unies, les deux ganglions qui le constituent n'en forment qu'un. Mais dans le *mytilus*, *modiola*, *pecten*, etc., où les branchies sont séparées, les deux ganglions sont plus ou moins séparés, mais toujours unis par un cordon transversal. Ce ganglion donne antérieurement deux nerfs par lesquels il est uni aux ganglions antérieurs et labiaux. En outre, le ganglion postérieur fournit des nerfs aux branchies, de grosses branches aux siphons respiratoires, de petits filaments aux parties postérieures des viscères, des faisceaux au muscle postérieur, et des branches au manteau. Les ganglions extérieurs ou labiaux ne sont pas en contact, mais ils sont unis par un filament transversal qui fait une arcade au dessus de la bouche. De plus, chacun d'eux fournit un ou deux nerfs au manteau, des branches tentaculaires, et des filaments musculaires. Chacun aussi envoie en bas un nerf qui rencontre son congénère et forme un ganglion dans la substance du pied, qui en reçoit beaucoup de branches. Ce dernier ganglion n'est jamais divisé; ce qui prouve qu'il appartient au pied et non aux viscères, c'est qu'il est réglé dans son volume par le développement du pied, et qu'il manque quand le pied manque. Dans les bivalves, la bouche est donc entourée d'un anneau dont la partie inférieure est double. Mais cet anneau est très large, puisque d'autres organes, outre la bouche, y sont renfermés. Généralement, le système nerveux est symétrique; mais quand l'animal, comme l'*ostrea*, est inéquivalve, les nerfs allant aux branchies et au manteau sont alongés et dérangés. Les ganglions antérieurs et postérieurs sont figurés par Poli dans beaucoup de bivalves; dans aucun cas il n'a décrit l'inférieur. On sait qu'il considérait ces nerfs comme des vaisseaux lactés, et les ganglions comme des réservoirs du chyle; ce qui lui avait donné cette opinion, c'est qu'il avait pu injecter leurs gaînes. Les ganglions antérieurs sont les lobes cérébraux ou sentans de l'animal; car les autres paires communiquent avec eux et non entre elles. Les ganglions séparés de chaque paire sont conjoints, afin que leur action concoure. Le ganglion pédal, attendu qu'il fournit au pied, peut être appelé ganglion de la locomotion, tandis que le postérieur, qui fournit aux branchies et aux siphons, peut être appelé respiratoire; mais, comme chaque paire fournit également à d'autres parties, leurs fonctions ne sont pas exactement limitées; cependant il est probable que la fonction subordonnée dérive de faisceaux qu'ils reçoivent des autres, et qui sont incorporés avec les nerfs des commissures.

3° *Gastéropodes*. Les gastéropodes, offrant beaucoup de variétés de forme, présentent des différences correspondantes dans le système nerveux; car, dans tous les animaux, la disposition de ce dernier est principalement déterminée par la forme du corps. Cependant il faut se rappeler qu'à mesure qu'on monte dans l'échelle, on trouve dans les différens ganglions une tendance à se concentrer et à s'élever vers la tête. A l'exception des mollusques à tunique, tous les autres ont le centre du système nerveux configuré en anneau placé autour du commencement du tube digestif, et l'embrassant d'autant plus étroitement que l'animal est plus élevé.

Le système nerveux des *patella* montre, d'une part, de la ressemblance avec celui des bivalves, d'autre part, avec celui des céphalopodes. Les ganglions cérébraux ou sentans sont à la base des tentacules et des yeux, qui existent dans cette espèce; ils fournissent à ces organes, et reçoivent de chaque côté un filament du ganglion pédal et un autre du ganglion branchial, comme dans les bivalves. Les ganglions de ces deux paires sont conjoints afin que leur action soit combinée; le filament de commissure du ganglion branchial passant dans son trajet à travers les deux ganglions pédaux. Le ganglion pédal fournit au pied, le branchial ou respiratoire aux branchies et au manteau, et donne aussi de moindres filamens aux viscères et d'autres aux muscles de la coquille. L'auteur a reconnu que ce ganglion est véritablement branchial, en observant que dans la *fissurella* (animal qui diffère de la *patella* par ses branchies portées sur le derrière du cou, et dans lequel Cuvier a remarqué l'absence des deux ganglions externes) ces ganglions existent, dans une position différente, il est vrai, mais où l'on se serait naturellement attendu à les trouver, à la base des branchies dans le cou. Outre les yeux, les gastéropodes ont, de plus que les bivalves, une partie importante: c'est un appareil mandibulaire qui, placé au commencement de l'œsophage, consiste en une cavité musculeuse, avec une curieuse langue spinifère, souvent soutenue par deux ou plusieurs cartilages, et quelquefois garnie d'une ou deux mâchoires cornées. Un cordon transverse ou deux ganglions fournissent des nerfs à cet appareil compliqué; ce cordon ou ces ganglions sont toujours subœsophagiens, et forment un autre anneau autour du canal digestif.

M. Garner donne ici la description du système nerveux

de plusieurs gastéropodes, et renvo'e pour la description de celui des ptéropodes et des hétéropodes, aux ouvrages de Cuvier et de Poli.

4° *Céphalopodes.* Le système nerveux des céphalopodes, très semblable, d'un côté, à celui des gastéropodes, se rapproche, d'autre part, de celui de quelques poissons. Il faut aussi mentionner que les parties cartilagineuses du squelette offrent une plus grande ressemblance avec celui des poissons qu'on ne l'a supposé. Dans la *sepia* par exemple, si l'on exclut la coquille du dos, on voit un large cartilage cérébral qui entoure le cerveau, supporte les yeux et présente un certain nombre de pertuis pour le passage des nerfs ou des vaisseaux. Il y a d'autres cartilages qui en dépendent, deux articulés avec chaque apophyse orbitaire, et un autre à la base du pied antérieur. Il y a cinq cartilages alongés dont l'un est antérieur au foie, deux latéraux, descendant du disque cartilagineux derrière le cou, et deux autres situés au côté externe de ces derniers, à la base des nageoires. Ceux-ci, suivant Cuvier, sont un rudiment de colonne vertébrale. Dans le *loligo*, il y a quelque apparence d'articulation dans ce rudiment d'épine; et l'on sait que les vertèbres de quelques poissons sont plus ou moins ankylosées. La structure des nageoires offre une grande ressemblance avec celle des nageoires des poissons cartilagineux, par exemple de la raie. Les fibres musculaires sont régulièrement entrecoupées par de longues lames minces de cartilage, qui partent d'un bord du cartilage longitudinal. Il y a d'autres parties cartilagineuses qui peuvent être des rudimens d'omoplates, si les longs cartilages mentionnés plus haut ne sont pas eux-mêmes des rudimens d'omoplate plutôt que d'épine.

Après avoir décrit le cerveau de la *seiche*, M. Garner remarque qu'au milieu des nerfs qu'on peut appeler nerfs externes de la respiration, naissent les deux nerfs acoustiques, unis ainsi, comme chez les animaux vertébrés, à leur origine avec les nerfs distribués aux organes respiratoires. Dans l'œil il y a une tunique nerveuse ou rétine, derrière le pigment noir; et on s'est demandé comment elle pouvait être affectée par la lumière. L'auteur pense qu'il y a une rétine en dehors de ce pigment. En laissant tomber de l'acide nitrique étendu sur sa surface interne, après avoir éloigné l'hyaloïde, on rend cette rétine apparente. Elle devient aussitôt blanche et opaque; elle est très épaisse, mais, comme la tunique noire elle-même, de la plus grande mollesse. Il faut cependant avouer que l'on ne voit aucun nerf aller de la rétine externe à celle-ci; mais leur finesse peut les dérober à l'observateur. La masse glandulaire du fond de l'œil communique au dehors par le moyen d'un canal qui perce le cartilage, creuse le bord de l'orbite, et s'ouvre sous et derrière l'œil. L'ouverture extérieure ne conduit pas, comme on le suppose, les rayons lumineux au cristallin. Dans l'animal vivant, elle est complètement fermée, et elle doit être considérée comme l'orifice excrétoire d'une chambre antérieure. Il y a une partie ronde et transparente de la conjonctive pour l'admission de la lumière. L'orifice n'est pas dans l'axe du cristallin; il est si petit que souvent il est difficile à découvrir; et il n'empêche pas, dans l'animal vivant, qu'une humeur aqueuse n'existe au devant du cristallin.

Le système nerveux des *céphalopodes* a quelque ressemblance avec celui des poissons; mais en un point il diffère de celui de tous les animaux vertébrés, à savoir que le cerveau ne s'est pas complètement élevé au dessus de l'œsophage, mais qu'il forme un anneau autour de ce conduit. Sans se laisser aller à son imagination, on peut comparer le lobe supérieur aux lobes optiques d'un poisson, ou aux corps quadrijumeaux; et la partie antérieure non lobée de ce ganglion est peut-être un rudiment des hémisphères. Mais des nerfs olfactifs devraient en naître: les nerfs qui en naissent forment en effet un ganglion

que l'auteur a appelé labial, mais qui donne un grand nombre de nerfs à deux parties membraneuses autour des mâchoires, dont l'externe semble analogue à une membrane qui, dans le *nautilus*, est décrite par M. Owen comme étant d'une structure identique avec celle des lames olfactives des poissons, et que ce naturaliste désigne sous le nom d'organe olfacteur. Il n'y a point de rudiment d'un cervelet, organe qui, dans les reptiles, est quelquefois rudimentaire. De même que nous voyons dans les poissons de larges lobes développés sur les nerfs olfactifs, de même ici nous les voyons développés sur les nerfs optiques. Les yeux sont aussi bien conformés que ceux de beaucoup d'animaux vertébrés; de là, la grosseur de ces lobes. Mais à quelles parties des poissons sont-ils analogues, eux et les petits corps géniculés qui les surmontent? Le ganglion et les nerfs pharyngiens fournissent aux mâchoires, à la langue, aux glandes salivaires, aux muscles de la déglutition, et, formant la principale attache ou origine, en haut, du sympathique, doivent être analogues à la cinquième paire dans les animaux supérieurs. La cinquième paire, ici comme dans les autres animaux, est liée avec l'olfactive. La partie inférieure de l'anneau cérébral donne évidemment (à l'exception du ganglion pédal) les mêmes nerfs que la moelle alongée dans les animaux supérieurs, les nerfs respiratoires externes, acoustiques et branchio-viscéraux. Elle reçoit d'en bas deux grosses colonnes dont la position est semblable à celle d'un cordon spinal. En dehors de ces grosses colonnes ou nerfs est un gros ganglion qui tient à l'anneau cérébral par deux cordons séparés: ce ganglion donne ses branches au manteau, tandis que le reste des branches fournies par les nerfs est distribué à la nageoire. Tous ces nerfs arrivent à leur destination à travers des cartilages qui ressemblent peut-être à une épine dorsale. Ces deux faisceaux nerveux séparés n'ont qu'une analogie éloignée avec le cordon spinal de plusieurs poissons. Mais dans la réalité certains poissons, tels que le *lophius*, le *tétraodon* et le *pétromyzon*, ne paraissent pas, d'après la description des auteurs, avoir cet organe beaucoup plus développé; et un état de disjonction est l'état normal de la moelle épinière dans les premiers degrés de la formation fœtale.

M. Garner a joint à ses mémoires des planches bien dessinées.

BIBLIOGRAPHIE.

Du mode de propagation des maladies épidémiques réputées contagieuses, et des moyens préventifs qu'elles réclament, par Auguste Bonnet; Paris 1837, une brochure de 49 pages.

Quelques considérations topographiques et médicales sur le choléra de Marseille en 1837, par Ducros aîné; Marseille 1837, une brochure de 60 pages.

Bulletin de l'Académie royale de médecine, tome 2, n° 1.

Réflexions générales sur les constitutions médicales, par A. Haime, Tours 1837; brochure de 15 pages.

Traité théorique et pratique de la dérivation contre les affections les plus communes en général, telles que la pléthore, l'inflammation, l'hémorrhagie, etc., par L. F. Gondret, Paris 1837, 1 vol. in-8°.

Examen critique de l'ouvrage de M. le docteur Sichel, concernant l'ophthalmie, la cataracte et l'amaurose, par le docteur Gondret, Paris 1837, brochure de 16 pages.

Guide général de l'étudiant en médecine par M. Domange, secrétaire des bureaux de la faculté.

Bulletin de la société de médecine de Poitiers, n° 2.

Ce numéro contient

1° Un mémoire sur l'angine couenneuse par M. Orillard;

2° Extraits analytiques des principaux mémoires sur l'angine couenneuse, adressés à la société de médecine de Poitiers.

3° De l'épidémie de grippe qui a régné à Poitiers pendant les premiers mois de 1837, travail présenté à la société de médecine par le docteur Prieur, rapporteur de la commission composée de MM. de la Marsonnière, Arlin, Joslé, Chevalier et Prieur.

Von den Wirkungen, u. s. w. c'est-à-dire *Des effets sur l'organisme humain, des métaux en usage, et en particulier de la liqueur ammoniacale de cuivre et d'autres préparations cuivreuses,* par le docteur Kœchlin, Zurich, 1837.

Die Mercurialkrankheit, u. s. w. c'est-à-dire *La maladie mercurielle sous toutes ses formes,* par le docteur Dieterich, Leipzig 1837. Dans l'introduction, qui est précédée de la bibliographie de la maladie mercurielle, l'auteur traite de l'histoire et de la nosologie de cette affection; puis il en décrit les formes aiguës et chroniques, ainsi que les névroses corporelles et mentales qui se manifestent durant son cours.

Die Leistungen u. s. w., c'est-à-dire *Les productions et les progrès de la médecine en Allemagne,* par le docteur Bluff, tome 4, 1836. L'auteur s'est proposé de donner annuellement une revue de l'état d'une doctrine de la médecine, et il commence cette fois par exposer les résultats obtenus dans ces dix dernières années sur la variole, la varioloïde, les varicelles, la vaccination et la révaccination.

Die Iod, u. s. w., c'est-à-dire *La source d'Adélaïde, à Heilbrunn, contenant de l'iode et du brôme.* Cet opuscule renferme une description détaillée de cette source remarquable, ainsi que plusieurs observations de maladies.

Systematische Zusammenstellung, u. s. w., c'est-à-dire *Tableau systématique des maladies chirurgicales,* par L. Koch. Munich, 1837. L'auteur les a divisées en trois classes principales : 1° *Metadynamie,* avec trois sous-divisions; 2° *Métachymie,* avec quatre; 3° *Métamorphose,* avec deux.

Specielle Nosologie, u. s. w., c'est-à-dire *Nosologie et thérapeutique particulière au docteur Autenrieth, professeur à Tubingue,* d'après les leçons recueillies par le docteur *Reinhardt,* deux volumes, dont le premier renferme les maladies aiguës, et le second les maladies chroniques.

Physiologie, u. s. w., c'est-à-dire *Physiologie de la digestion, d'après des essais par voie naturelle et artificielle,* par Eberle.

Ueber die Lustseuche, u. s. w., c'est-à-dire : *Sur la siphylis et la guérison sans mercure,* par Handschuh.

Historische Untersuchungen, u. s. w., c'est-à-dire *Recherches historiques sur l'angine maligne et ses rapports avec la scarlatine et le croup,* par Fuchs.

Praktische Diagnostik, u. s. w., c'est-à-dire *Diagnostic pratique des maladies internes, rapporté principalement à l'anatomie pathologique,* par J.-F. Sobernheim.

Die vergleichende Osteologie, u. s. w., c'est-à-dire *Ostéologie comparée de l'os temporal, pour la simplification des théories dominantes,* par E. Hallmann.

Commentatio de novis quibusdam experimentis chemico-physiologicis ad illustrandam doctrinam de respiratione institutis. Quam pro munere professoris extraordinarii in facult. med. universitatis Ruperto-Carolinæ rite suscipiendo scripsit T. L. W Bischoff.

Pathologie und Therapie, u. s. w., c'est-à-dire *Pathologie et thérapeutique des maladies mentales pour l'usage des médecins praticiens,* par H. Bird.

Das Seelenleben, u. s. w., c'est-à-dire *La vie de l'ame dans ses rapports avec la vie du corps,* par le même.

Zeitschrift für die Beurtheilung, u. s. w., c'est-à-dire *Journal pour l'appréciation et la guérison des affections mentales, publié par MM. Jacobi et Fr. Nasse,* avec le con-

cours de *MM. Flemming, Jessen et Zeller, directeurs de la maison des aliénés.*

Le premier numéro de ce journal contient :

1° Problème de la recherche et de la cure des affections somato-psychiques, par Fr. Nasse.

2° Continuation des explications pour fonder la médecine somato-psychique, par M. Jacobi.

3° Sur les conditions organiques des manifestations mentales, par C. F. Flemming.

4° Quelques observations sur la manie du vol dans certaines folies.

5° Sur le rapport qui existe comme cause entre l'onanisme et l'aliénation.

6° Sur les indications de saignée dans la folie, par Fr. Nasse.

Abhandlungen der Kœniglichen Akademie der Wissenschaften zu Berlin. C'est-à-dire *Mémoires de l'Académie royale des sciences de Berlin, pour l'année 1835.* — In-4 Berlin, 1837.

La 1re partie, consacrée aux sciences naturelles, contient les mémoires suivans :

1° J. Muller. Eloge de Rudolphi.

2° Eschricht et J. Muller. Recherches sur les plexus artériels et veineux du foie du thon. (*Thynnus vulgaris*), et sur une singulière disposition de cet organe chez ce poisson.

3° Kunth. Mémoire sur les genres *sarpus* et *schœnus,* de Linné.

4° Link. Mémoire sur la structure des fougères (2° mémoire).

5° Muller. Mémoire sur les nerfs des organes génitaux érectiles mâles chez l'homme et les mammifères.

6° Ehrenberg. Méthode très simple de conserver et de disposer les objets microscopiques très fins et très altérables.

7° Le même. Suite aux recherches sur la structure compliquée des organes des animaux les plus petits.

8° Le même. Mémoire sur les acalèphes de la mer Rouge et sur l'organisation des méduses de la mer Baltique.

9° et 10° Weiss. Mémoires sur le feldspath.

11° H. Rose. Mémoire sur les phénomènes lumineux qui se produisent pendant la formation des cristaux.

12° Addition au mémoire d'Eschricht et Muller sur les plexus hépatiques du thon.

VARIÉTÉS.

La commission des hospices d'Alost (Belgique) vient de défendre l'usage de l'homœopathie dans ses établissements.

La peste a entièrement cessé à Constantinople, et, dans les cinq derniers jours, cinq cas seulement ont été constatés.

On annonce, d'un autre côté, que le choléra s'est réveillé en Egypte. Il a éclaté parmi deux régiments arrivés dernièrement du dépôt. Il y a déjà eu 27 attaques, dont 17 suivies de mort. Le choléra s'est aussi montré à Damiette.

Un des gérans,
E. LITTRÉ.

PARIS. — Imprimerie et Fonderie de FÉLIX LOCQUIN et COMP, rue Notre-Dame-des-Victoires, 16.

L'expérience 20 Novembre 1837.

Fig. 1.
Fig. 2. 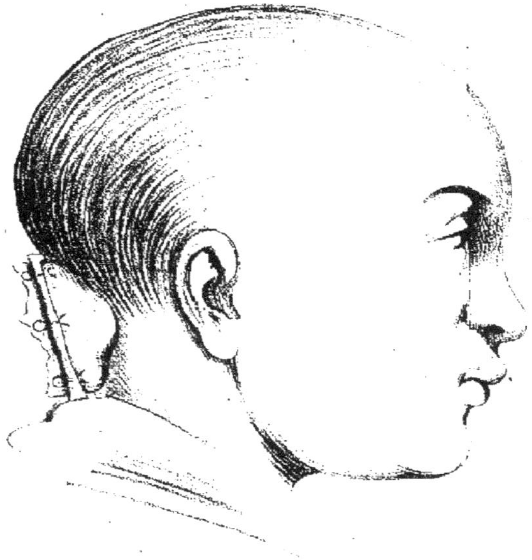
Fig. 3.

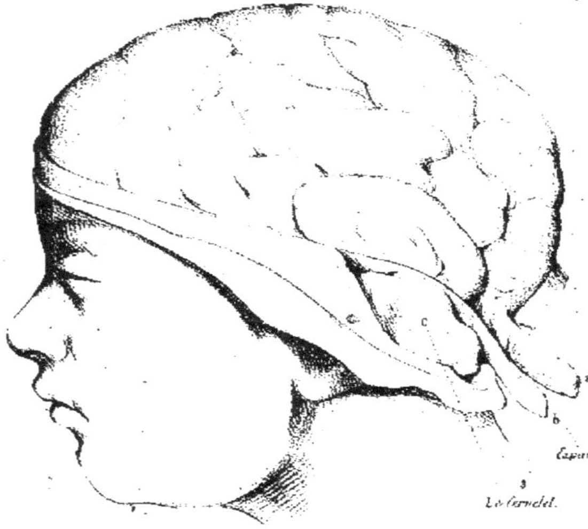

1
a Séparation du lobe
postérieur de l'hémisphère
droit du cerveau
2
b Écartement du corps calleux
3
Le cervelet.

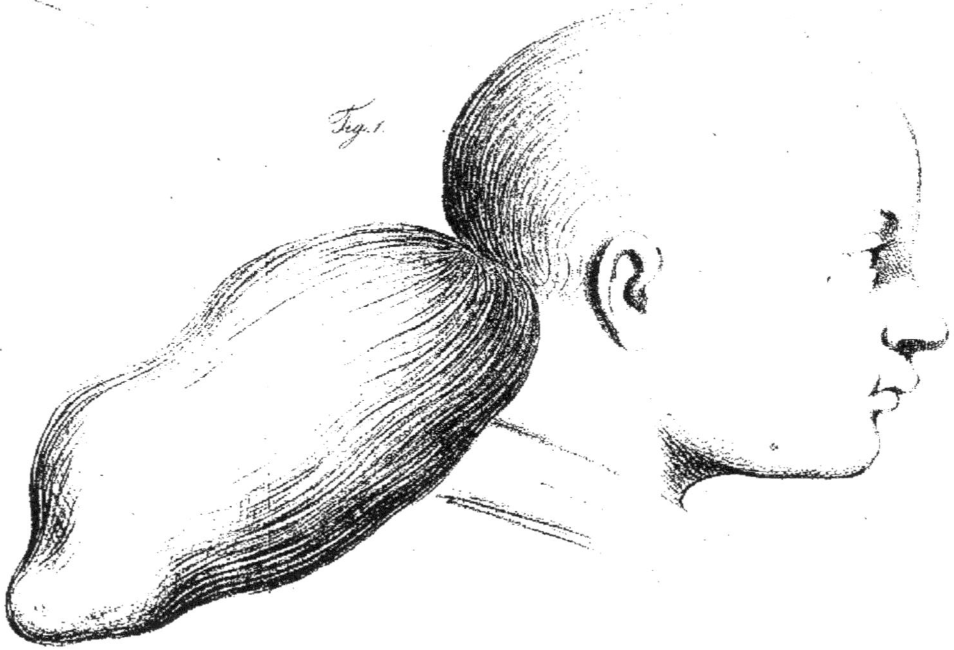

Lith. de Lemercier Bénard et Cie

1857. — N. 4.

20 NOVEMBRE

L'EXPÉRIENCE,

JOURNAL DE MÉDECINE ET DE CHIRURGIE

PUBLIÉ PAR

MM. DEZEIMERIS ET LITTRÉ.

Ars longa.

Ubicumque...

Ce journal paraît tous les cinq jours, les 5, 10, 15, 20, 25 et 30 de chaque mois, par cahier de 16 pages à deux colonnes, grand in-8°, formant à la fin de chaque année deux forts volumes grand in-8°. Le prix d'abonnement est de 9 fr. pour 3 mois, 18 fr. pour six mois, 36 fr. pour un an. On s'abonne, au bureau du journal, chez J.B. BAILLIÈRE, rue de l'Ecole de Médecine, 13 bis, et, dans les départemens, chez les directeurs de poste et aux bureaux des Messageries-Royales et des Messageries Laffitte et Caillard. Les lettres affranchies sont seules reçues

THÉRAPEUTIQUE CHIRURGICALE.

NOTE SUR UNE NOUVELLE MÉTHODE DE TRAITER LES FRACTURES DE JAMBE EN PERMETTANT AUX MALADES DE MARCHER ;

Par M. Velpeau,

Professeur à la faculté de médecine de Paris.

(Note lue à l'Académie des Sciences le 25 septembre 1837.)

Une fracture de jambe étant donnée, la réduire et la maintenir de telle sorte que le malade puisse se lever et marcher le lendemain, tel est le problème chirurgical dont je viens soumettre la solution au jugement de l'Académie, comme MM. Larrey, Bérard et Seutin l'ont déjà donnée au monde médical.

Deux méthodes générales divisent aujourd'hui les praticiens en ce qui concerne le traitement des fractures.

Dans l'une, on applique l'appareil aussitôt que possible ; l'autre veut au contraire qu'on n'en fasse usage qu'après le dégorgement des parties. La première de ces pratiques est tellement enracinée dans l'esprit du public et tellement ancienne, que la plupart des malades se croiraient en danger s'ils étaient dans l'impossibilité d'avoir promptement un chirurgien près d'eux. Aussi envoient-ils sur-le-champ en demander de tous côtés, dans la crainte de ne pas en avoir un assez tôt. Sous ce rapport, leurs angoisses et leur frayeur ne sont que rarement fondées. A moins de complications sérieuses, il est à peu près indifférent que l'appareil soit appliqué au bout de quelques minutes, ou au bout de vingt-quatre heures. Jusqu'à ce dernier terme, en effet, il n'y a rien à redouter. Ceci doit être dit bien haut, afin d'empêcher, s'il se peut, l'inquiétude où la fracture d'un membre jette ordinairement la famille du blessé. Mais ce n'est point ainsi que la thérapeutique des fractures divise les praticiens d'aujourd'hui.

Appelés ou non sur-le-champ, ceux qui vantent la temporisation veulent que le membre reste sans appareil pendant six, huit et même dix jours. Cette période est nécessaire, disent-ils, pour combattre le gonflement et le travail inflammatoire des parties molles. En se comportant de la sorte, ils prétendent n'avoir rien à redouter. La consolidation ne commençant qu'à partir du huitième ou du quinzième jour, il doit être inutile jusque là, selon eux, de maintenir les bouts de l'os exactement affrontés. Ils ajoutent que, pour réduire la fracture dans les premiers jours, on est obligé d'exercer des tractions qui aggravent ou favorisent l'inflammation ; que l'appareil augmente considérablement les douleurs, et que les bandages, gênant l'afflux des liquides, peuvent déterminer la gangrène du membre. Tout ce qu'ils permettent, c'est de tenir la partie immobile, dans la demi-flexion, fixée sur un coussin, à l'aide de quelques serviettes ou de quelques alaises pliées en cravate et qu'on attache aux bords du lit.

Or c'est contre cette pratique que je viens invoquer aujourd'hui de nombreux faits, des expériences multipliées.

Le raisonnement indique tout d'abord que les fragmens d'un os brisé ne peuvent pas rester sans inconvénient au milieu des parties molles, qu'ils irritent nécessairement par leurs pointes, par leurs inégalités. Il saute aux yeux de tout le monde ensuite que le meilleur moyen de les empêcher d'enflammer les parties est de les remettre aussi exactement que possible dans leur position naturelle et de les rendre tout à fait immobiles. S'il est vrai que, tout en faisant office d'épine au milieu des tissus, les os fracturés ne puissent pas amener d'inflammation suppurative en moins de vingt-quatre heures, il l'est aussi que cet accident surviendrait assez fréquemment, si on attendait de six à dix jours avant de les remettre en place. D'un autre côté, aucun des reproches adressés à la méthode opposée ne sont réellement fondés. La réduction des fractures, opérée avec prudence, ne cause pas de plus vives douleurs au bout de quelques heures, qu'au bout de quelques jours. Loin d'augmenter les souffrances, l'appareil, appliqué convenablement, les calme au contraire d'une manière presque instantanée. Au lieu d'exposer à la gangrène, la compression, mais une compression douce, modérée, bien faite, la prévient, toutes les fois que cet accident n'est pas imminent et qu'il est possible de maintenir les os dans des rapports convenables.

Lorsque les fluides sont accumulés outre mesure dans quelque partie du corps que ce soit, le médecin n'y remedie guère que par la phlébotomie, par des saignées locales ou par des topiques résolutifs. Pour moi, il m'a semblé que ces ressources, d'ailleurs indispensables et d'une efficacité incontestable, devaient cependant être insuffisantes, lorsque, comme dans les fractures, le corps irritant, l'épine enfin, ne peut pas être extrait du sein des organes. En y réfléchissant davantage, j'ai cru qu'on remplirait mieux l'indication en refoulant les fluides vers les centres circulatoires, et en les empêchant d'affluer en trop grande grande proportion vers les parties malades.

A. *Compression simple.*

Partant de là, j'ai adopté pour principe, au début de ma pratique, dans le traitement des fractures en général, qu'elles soient ou non accompagnées de gonflement, de plaies aux tégumens, etc., de procéder immédiatement à la réduction: cela fait, j'entoure la partie de compresses résolutives et d'un bandage modérément compressif, depuis la racine des doigts, si c'est à la main, depuis celle des orteils, si c'est aux pieds, jusqu'à l'extrémité supérieure du membre brisé : il ne reste plus qu'à maintenir celui-ci dans l'immobilité et dans une position aussi peu fatigante que possible, au moyen de coussins et d'attelles. Ainsi, au lieu d'émissions sanguines locales et de topiques émolliens, je me sers dès l'abord, pour combattre ou prévenir le gonflement et l'inflammation, de liquides résolutifs et de la compression. Jusque-là mon appareil ne diffère de l'appareil ordinaire que par le bandage roulé que je substitue parfois au bandage de Scultet.

A l'aide d'une pratique pareille, j'ai obtenu des résultats quelquefois surprenans. J'ai vu des membres énormément gonflés, livides, comme broyés et réduits en bouillie, au point de ne plus sembler permettre d'autre ressource que l'amputation, revenir à leur volume naturel, et guérir comme dans les cas de fracture les plus simples. Si la fracture est bien réduite et que l'appareil soit appliqué avant l'arrivée du gonflement, on peut être sûr que celui-ci ne surviendra pas; si le gonflement existe déjà, s'il n'est constitué que par de l'infiltration séro-sanguine, il se dissipera aussi immanquablement. Lorsqu'il est véritablement inflammatoire, on en obtiendra encore la résolution, à moins que la suppuration ne soit déjà établie ou qu'il ne se présente sous la forme de quelque noyau phlegmoneux. En supposant qu'il y ait une plaie, la compression doit être également établie, comme dans les cas précédens ; mais, si cette plaie était large et profonde, si elle s'était faite de l'intérieur à l'extérieur, il faudrait qu'elle pût rester, elle seule, libre au milieu du bandage, afin qu'on pût la panser chaque jour séparément. En se comportant ainsi, on calme autant que possible les souffrances du malade, outre qu'on a l'avantage de mettre les parties en état de subir heureusement le travail de consolidation, et, autant que possible, à l'abri de toute difformité pour la suite.

B. *Compression inamovible avec le blanc d'œufs.*

Mais ce bandage n'en a pas moins l'inconvénient de nécessiter des coussins, des attelles, de se déranger, de se relâcher facilement, d'avoir besoin d'être souvent renouvelé. Je me suis hâté en conséquence de lui associer un perfectionnement qui appartient au célèbre baron Larrey, et qui consiste à rendre les appareils à fracture *inamovibles*, en les imbibant de matière solidifiable.

Lorsque le service chirurgical de l'hôpital Saint-Antoine me fut confié, en 1828-1829, j'essayai donc de combiner le liquide solidifiant, usité par M. Larrey, avec le bandage compressif que j'employais déjà depuis long-temps. J'appliquais alors un plan de bandelettes de Scultet à nu sur le membre fracturé; j'entourais ce premier plan d'une épaisse couche de filasse bien imbibée d'un liquide composé d'eau de Saturne, d'eau de vie camphrée et de blancs d'œufs. Un second plan de Scultet était ensuite placé sur la couche d'étoupe et imbibé du même liquide, puis je fixais le tout au moyen du bandage roulé ordinaire. Pour qu'il ne survint aucun déplacement avant la dessiccation de l'appareil, je le maintenais pendant trois jours avec des attelles et des coussins comme dans le bandage ordinaire. De cette façon j'obtenais une sorte de botte d'une inflexibilité qui s'opposait à toute mobilité des fragmens, qui exerçait une compression égale sur toute la longueur du membre, et qui pouvait rester en place jusqu'au terme de la consolidation. Cependant, je ne tardai pas à mettre de côté cette combinaison et à reprendre ma première méthode. Je fus détourné de l'emploi du moyen de M. Larrey :

1° Parce que, quand il y avait du gonflement au membre, il se faisait promptement un vide au dessous du bandage ;

2° Parce qu'alors je n'avais pas pensé à un avantage sur lequel je reviendrai bientôt ;

3° Parce que, chez deux sujets affectés de fracture compliquée de plaie, il survint des accidens qui ne permirent pas de laisser l'appareil au delà de quinze jours sans le renouveler;

4° Parce que, pour enlever ce bandage, on éprouve de grandes difficultés ;

5° Parce qu'enfin j'ai toujours été désireux de pouvoir lever et réappliquer sans peine la compression que j'établis sur un membre fracturé.

C. Compression inamovible avec l'amidon.

Depuis lors, un chirurgien distingué de Bruxelles, M. Seutin, a imaginé de remplacer le liquide solidifiant de M. Larrey par une sorte de colle soluble dans l'eau, c'est à dire par de l'amidon préparé à la manière des blanchisseuses. Au moyen de cette matière, toutes les pièces de l'appareil s'unissent entre elles, et deviennent, en se desséchant, aussi solides que par le mélange de M. Larrey. Ce perfectionnement était trop en harmonie avec mes idées pour que je ne l'acceptasse par sur le champ. Afin de mieux voir quels en étaient les véritables avantages, je me suis d'abord conformé de tous points aux règles posées par M. Seutin. Un de ses anciens élèves, le docteur De Roubaix, qui était alors à Paris, a bien voulu se charger d'appliquer lui-même le bandage de son maître, sous mes yeux, sur un certain nombre de malades, à la Charité. De cette façon j'ai bientôt acquis la preuve que l'appareil des fractures de la jambe collé avec de l'amidon pouvait se passer d'attelles et de coussins.

1° Appareil de M. Seutin.

Le bandage de M. Seutin pour la jambe est ainsi construit : la réduction et la coaptation étant opérées, on applique un premier plan de bandelettes de Scultet. On a une sorte de petit coussin alongé qui se place sur les côtés des tendons d'Achille, au dessus du talon. Un aide enduit ce premier bandage d'une épaisse couche d'amidon avec un gros pinceau d'afficheur. On applique un second plan de bandelettes de Scultet, qui doit être enduit d'amidon comme le premier. Deux longues plaques de carton épais et mouillé sont alors placées en arrière, et de chaque côté de la jambe, depuis le genou jusqu'en bas; elles doivent être taillées de façon que leur extrémité inférieure représente pour chacune une demi-semelle, si bien qu'étant recourbées au dessous du pied elles en tapissent toute la plante. Un troisième et même un quatrième plan de Scultet est aussitôt appliqué par dessus et largement enduit d'amidon comme les plans précédens.

Je me suis promptement aperçu que mon ancien appareil compressif serait avantageusement substitué à celui de M. Seutin, de sorte que l'appareil des fractures de la jambe se réduit aujourd'hui, pour moi, à un simple bandage roulé, dont on agglutine les différens tours avec une colle soluble et siccative quelconque.

2° Appareil de l'auteur.

Voici comment on applique cet appareil : un aide s'empare du pied en le saisissant par le talon et par la pointe ; un autre soulève de ses deux mains le bas de la cuisse et le haut de la jambe. Après qu'ils ont redonné au membre, par des tractions prudemment conduites, sa direction et sa longueur naturelles, le chirurgien garnit de quelques compresses résolutives les parties les plus gonflées. S'il n'existe que peu de gonflement, je me borne à une grande compresse graduée qui doit couvrir la fosse interosseuse antérieure. Une longue bande, large de trois travers de doigt, est ensuite appliquée, à partir de la racine des orteils, sur la totalité du pied et de la jambe jusqu'au genou. Aussitôt un aide enduit ce premier tour avec les mains ou un gros pinceau trempé dans l'amidon. Je fais un second tour avec le même bandage, en allant des genoux vers les orteils. Les doloirs du bandage, se collant dès qu'ils se touchent, permettent d'en entourer le talon et les chevilles, sans nécessité d'épingles et sans que les bords de la bande tendent à se relever. Il est bon, sans être indispensable, de placer quelques remplissages sur les bords du tendon d'Achille entre les deux plans du bandage : trois ou quatre plaques de carton mouillé sont alors moulées autour de tout le membre ; l'une en arrière depuis le haut du mollet jusqu'au talon, l'autre en dehors, la troisième en dedans, et la quatrième sous forme de semelle à la plante du pied. Il est bien entendu que toutes ces plaques sont elles-mêmes garnies d'amidon. Un nouveau plan du bandage roulé est aussitôt ramené du pied vers le genou, puis du genou vers le pied, de manière à couvrir exactement les plaques de carton, à comprimer régulièrement toute l'étendue, toutes les pièces du bandage subjacent. Une dernière couche d'amidon est étendue pour finir, sur toute la surface de l'appareil, qu'on égalise exactement soit avec les mains, soit avec le pinceau; pour que ce bandage ne se colle point aux pièces du lit, on l'enveloppe d'une alaise chaude. Le membre est ensuite mollement étendu sur un coussin.

La dessiccation de tout l'appareil de M. Seutin, comme de celui-ci, s'opère dans l'espace de deux à quatre jours ; mais il serait très facile de la hâter ; pour cela il suffit de placer des briques, des boules d'étain chaudes sur les côtés de la jambe, ou bien de changer souvent le membre de position en le tournant sur son axe, en ayant soin de le tenir à l'air libre. On pourrait aussi, à l'instar du chirurgien de Bruxelles, asseoir le malade auprès d'un poêle ou d'une cheminée, si on voulait aller plus vite. Un moyen encore plus simple, et que j'emploie maintenant de préférence, consiste à suspendre la jambe à l'aide quelques anses de ruban ou de bandes, qu'on fixe en forme de sangles aux traverses du cerceau, dont elle reste entourée dans le lit.

De quelque façon qu'on s'y soit pris, dès que la dessiccation est complète, le membre et le bandage sont si exactement calqués l'un sur l'autre, qu'il n'y a plus de déplacement possible. La compression, étant égale et modérée partout, soutient les tissus et ne cause pas la moindre gêne. Aussi les malades peuvent-ils se tourner, se mouvoir et agir dans leur lit, comme s'ils n'avaient qu'une simple contusion à la jambe. L'ensemble de l'appareil, ne se durcissant que par degrés, représente en quelque sorte un cylindre de cire molle. Aussi permet-il, jusqu'à dessiccation complète, d'infléchir, de redresser le membre dans tel ou tel sens, et de régulariser même, s'il est nécessaire, la coaptation de la fracture pendant deux ou trois jours.

Les avantages dont je viens de parler ne sont pas les seuls qui se rattachent à l'emploi de la compression inamovible. Il en est un qu'on a déjà dû deviner, et qui est plus précieux peut-être à lui seul que tous les autres ensemble; c'est de ne pas obliger les malades à rester couchés et immobiles pendant six semaines ou deux mois. En effet, traitées comme je viens de le dire, soit par le bandage de M. Larrey, soit par le bandage de M. Seutin, soit par celui que j'emploie maintenant, les personnes affectées de fracture peuvent se lever dès le troisième jour. Alors il n'y a aucun inconvénient à ce qu'elles aillent s'asseoir sur un siége un peu haut, soit près d'une table, soit près de la cheminée ; car il leur est déjà permis de fléchir modérément la jambe. A partir de ce moment aussi, elles peuvent marcher à l'aide de béquilles, le pied étant soutenu au moyen d'un grand étrier qu'on noue autour du cou. Avec ce traitement, les malades n'ont point à craindre de s'étioler, de s'écorcher au lit, de voir leurs digestions et la plupart des autres fonctions se troubler, de s'affaiblir par suite de l'inactivité de tout le corps. Il est si facile au reste de sentir l'importance de pareils avantages, après ce qu'en ont dit MM. Bérard et Seutin, que je n'ai pas besoin de m'y appesantir plus long-temps.

Le besoin de ne pas tenir la totalité du corps dans l'immobilité pour une fracture de jambe a d'ailleurs frappé dès long-temps les chirurgiens. La planchette à suspension de Sauter, l'hyponarthécie de M. Mayor tendent déjà vers ce but.

Th. Léger me fit voir en 1830 une machine dont j'ai dit un mot dans les Archives générales de médecine pour 1832, et qui aurait dû permettre aux malades de marcher avec leur jambe cassée. Un praticien de Londres, M. Amesbury, donne la figure et la description de plusieurs appareils qui lui servent, depuis quinze à vingt ans, à remplir la même indication. Avec ces appareils, dit-il, les malades peuvent mouvoir le membre comme bon leur semble, sortir du lit, se placer sur un sopha, ou mettre la jambe sur une chaise, marcher avec des béquilles même, pourvu que ce soit passivement. (*A syllabus*, etc., 1827, page 48.) Malgré leur imperfection et le peu de sécurité qu'ils offrent généralement, ces appareils, presque tous d'un poids considérable et d'une application qui en rend l'emploi assez difficile et le prix fort élevé, ont cependant acquis une certaine vogue dans quelques contrées. M. Bé-

rard, qui a publié un fort bon travail sur l'appareil inamovible de M. Larrey, insiste aussi de son côté sur la possibilité où se trouvent les malades de se lever et de marcher avec cet appareil. Le malade peut, dit M. Bérard, se lever dès le troisième jour, se promener à l'aide de béquilles, et vaquer ainsi à ses occupations. (*Arch. gén. de méd.* t. 3 p. 389. 2e série, 1833.)

Il n'est donc plus douteux que, soit le bandage de M. Seutin, soit le bandage roulé qui donne cet avantage au plus haut degré possible, en même temps qu'il remplit toutes les autres indications, cette déligation ne soit appelée à rendre de véritables services à l'humanité, si on parvient à le généraliser. Or c'est cette tâche que j'ai entreprise depuis un an ; avec le bandage roulé, l'appareil des fractures revêt une extrême simplicité sans rien perdre de ses propriétés contentives.

On le trouve en garde contre l'indocilité, l'imprudence des malades, comme avec ceux de MM. Bérard et Seutin. Que ce soit un enfant, un maniaque, ou l'homme le plus résigné, il n'y aura pas sensiblement plus à craindre pour l'un que pour l'autre. On sait combien il est pénible pour les hommes robustes et actifs de rester immobiles. Les êtres d'une santé délicate, les individus avancés en âge, les sujets maigres surtout, ont besoin de ne pas rester long-temps dans la même position. La compression inamovible mettra une foule d'ouvriers, d'habitans de la campagne, à même de ne pas rester absolument inactifs à partir du cinquième ou du sixième jour. L'homme aisé, celui qui se livre par devoir ou par agrément aux travaux de cabinet, pourra continuer aussi ses occupations et ne cesser qu'une partie de ses exercices habituels.

Tout ce que j'avance ici n'est pas de la théorie; M. Bérard l'a constaté à l'hôpital St.-Antoine, et M. Seutin l'a démontré cent fois à Bruxelles. Depuis une année, je l'ai constaté moi-même et prouvé sans réplique plus de cinquante fois à l'hôpital de la Charité. Et qu'on ne dise pas qu'une pareille méthode ne peut être qu'exceptionnelle ; toutes les fractures de jambe reçues dans mon service depuis un an y ont été soumises, et il n'en est pas une, non!, pas une qui ait semblé s'en mal trouver. La plupart des malades que j'ai traités par ce bandage en étaient tellement surpris eux-mêmes, qu'après avoir hésité à user de ma permission, à suivre mes conseils, à se mouvoir et à se lever, ils ont demandé à sortir de l'hôpital du dixième au trentième jour. Quelques uns sont même allés jusqu'à douter qu'ils fussent affectés de fracture.

Cette méthode est également applicable aux fractures du bras, de la cuisse, de la clavicule; mais elle n'a pas là tous les avantages qu'elle présente à la jambe. Je l'applique aussi à presque toutes les fractures de l'avant-bras, attendu que dans ce cas elle permet aux malades de se servir modérément des doigts, et qu'elle prévient mieux que tout autre l'engorgement et la difformité du poignet.

Je dois ajouter que, pour moi, cette compression offre quelques variétés dans son emploi. S'agit-il d'une fracture simple, prise au bout de quelques heures, on se comporte comme il vient d'être dit, et l'appareil peut être laissé jusqu'au terme de la consolidation. Y a-t-il déjà un certain degré de gonflement, on s'y prend encore de la même manière; mais si, au bout de cinq à six jours, on voit qu'un vide se soit établi sous le bandage, on enlève l'appareil, pour le réappliquer immédiatement. Si le gonflement est très considérable, des compresses imbibées d'eau-de-vie et d'eau de guimauve sont placées et maintenues avec le bandage compressif simple, si ce n'est pas le bandage de Scultet, les coussins et les attelles ordinaires, pendant la première semaine; on a soin dans ce cas de renouveler la compression tous les jours ou tous les deux jours, pour continuer le dégorgement des parties. On n'en vient enfin à la compression permanente, qu'après la détuméfaction du membre.

Pour enlever le bandage rien n'est plus simple. Le plus souvent il est facile de le dérouler sans aucune précaution, comme un bandage compressif ordinaire. Pour peu qu'il y ait de difficulté au surplus, il suffirait d'imbiber l'appareil d'eau tiède, de mettre le membre dans un bain par exemple. Toutes les pièces se décollent alors avec autant de facilité que celles d'un bandage mouillé, quel qu'il soit. Les forts ciseaux dont se sert M. Seutin, et qu'il a eu l'obligeance de m'envoyer pour couper le bandage me paraissent en conséquence inutiles. Jusqu'à présent je n'ai point senti le besoin d'en faire usage.

Résumé.

Au demeurant, je crois pouvoir conclure, d'après les faits que j'ai observés et d'après ceux qui ont été publiés avant par MM. Larrey, Bérard et Seutin:

1° Que le meilleur traitement des fractures est la compression inamovible ;

2° Que la meilleure matière solidifiable que l'on connaisse jusqu'ici sous ce rapport est l'amidon ;

3° Qu'avec cette compression on peut se passer de coussins et d'attelles, de fanons et de faux-fanons, de liens et d'épingles ;

4° Que quelques plaques de carton et une longue bande suffisent pour tout l'appareil;

5° Que cet appareil étant bien léger gêne à peine les mouvemens du membre ;

6° Qu'avec cet appareil les malades peuvent changer librement de position dans le lit, aller en voiture, se lever, s'asseoir, se promener et prendre quelque exercice, à partir du cinquième jour et même du deuxième.

7° Que, pour la fracture des deux os de la jambe, il faut ne pas permettre au malade de marcher sans béquilles, ou d'appuyer du pied sur le sol, avant le quarantième ou le quarante-cinquième jour;

8° Que, pour les fractures du tibia ou du péroné,

les béquilles ne sont pas indispensables après le vingtième ou le vingt-cinquième jour;

9° Que, dans les fractures avec plaie, on peut permettre les mouvemens du malade dans le lit, mais non les exercices dans la position verticale;

10° Que, dans les cas où le gonflement est extrême, il est bon d'employer pendant une semaine la compression temporaire, avant de recourir à la compression inamovible;

11° Enfin que ce genre de traitement est à la fois plus simple, plus facile, plus sûr, moins dispendieux, plus *agréable* pour les malades qu'aucun de ceux qui ont été mis en pratique jusqu'à ce jour.

Ayant chaque année à traiter de quatre-vingts à cent cas de fractures dans le service qui m'est confié à l'hôpital de la Charité, je me ferai un devoir de montrer aux personnes qui le désireraient les faits qui servent de base et de preuve à tout ce que je viens d'avancer. En attendant, plusieurs malades que j'ai fait venir exprès sont là dans votre salle d'attente, Messieurs, pour mettre l'Académie à même de constater immédiatement les faits que j'ai annoncés.

Maintenant me sera-t-il permis de dire que la compression inamovible semble être aussi appelée à rendre de véritables services à la médecine vétérinaire ? On sait effectivement que, chez une foule d'animaux domestiques, le chien, le bœuf, la vache, le cheval surtout, les fractures des membres sont d'une consolidation très difficile. Quelque solidement appliqués qu'ils soient, les appareils ne résistent point ici aux mouvemens de l'animal. La raison ne pouvant être invoquée en pareil cas, on n'a que la force pour empêcher les mouvemens. Chez le cheval en particulier, la guérison ne serait possible qu'à une condition, c'est qu'on le tiendrait immobile et comme suspendu dans une grande machine, connue sous le nom de *travail* parmi les maréchaux. Aussi aime-t-on généralement mieux sacrifier la bête que de lutter contre tant de difficultés. Eh bien ! avec le bandage amidonné tou embarras disparaîtrait. Une fois l'appareil appliqué d'après les principes posés plus haut, que le vétérinaire se rende maître des mouvemens du membre brisé pendant vingt-quatre heures, et il pourra ensuite sans crainte abandonner l'animal. Ou je me trompe fort, ou l'hippiatrique peut tirer un grand parti de ce bandage.

J'éprouve le besoin de rappeler en terminant que cette communication n'est qu'une simple note dans laquelle je n'ai pu ni voulu discuter aucun des points de la grande question du traitement des fractures par l'appareil inamovible. Les détails relatifs à l'application, aux nuances variées des bandages, aux inconvéniens qu'on pourrait lui reprocher, aux objections qu'on peut lui faire, aux préventions qu'il a fait naître jusqu'à présent, ne pourraient trouver place que dans un long mémoire. Toutefois j'ajouterai, afin d'éviter toute fausse interprétation sur mes prétentions, qu'il y a trois parts à faire dans la méthode dont j'ai parlé ; la plus grande, celle de l'*inamovibilité*, revient de droit à M. Larrey. M. Seutin peut réclamer la seconde, celle qui concerne l'emploi de l'amidon comme matière solidifiante. La simplification plus grande encore de l'appareil avec la généralisation de la compression est la seule qui puisse m'appartenir. Au total donc, le mérite que je m'attribue dans cette question est de rendre évidens pour tout le monde, en France, comme M. Seutin l'a fait en Belgique, les avantages d'un traitement encore trop peu connu, en le mettant chaque jour en usage dans un grand hôpital que les praticiens et les élèves sont à même de visiter quand bon leur semble.

(Cette note, adressée à l'Académie des sciences, ne suffirait point, je le sais, pour éclairer les praticiens sur les cas spéciaux qui peuvent être soumis à l'emploi du bandage inamovible. Aussi ai-je l'intention, aussitôt que j'en aurai le temps, de reprendre en détail chacun des points de la question en les appuyant de faits circonstanciés. C'est alors qu'il me sera permis d'apprécier les travaux importans déjà publiés sur ce genre de traitement par Bellorste, Moscati, M. Larrey père, M. Larrey fils surtout, M. A. Bérard et MM. Seutin, Famant, De Roubaix, etc.)

CHIRURGIE OPÉRATOIRE.

OPÉRATION PRATIQUÉE PAR LE Dr ALEXANDRE THIERRY FILS, POUR UN CAS D'ENCÉPHALOCÈLE REMARQUABLE.

Madame D**, âgée de vingt-quatre ans, d'une bonne constitution, mariée depuis quatre ans, eut successivement trois enfans. Les deux premiers étaient bien constitués. Le premier, était une fille qui vécut onze mois ; le second, du sexe masculin, mourut au bout de dix mois. On attribua vulgairement aux convulsions internes, la mort de ces deux enfans.

Le 13 novembre 1836, madame D** accoucha facilement et à terme de Constant D**, son troisième enfant. La sage-femme qui le reçut fut effrayée de lui voir une assez grosse tumeur derrière la tête ; elle dit que, l'enfant devant nécessairement mourir, la mère pouvait faire passer son lait. Plusieurs jours s'écoulèrent, la mère donnait à son enfant de l'eau sucrée, attendant sa mort de jour en jour, d'heure en heure ; mais voyant que la prédiction fatale de la sage-femme ne se réalisait pas, elle le porta à plusieurs consultations des hôpitaux de Paris, où on ne lui donna pas plus d'espoir. Elle vint chez moi le jeudi 1er décembre 1836, ayant pris sur elle de nourrir son enfant au biberon.

Cet enfant, lorsque je le vis, portait une tumeur d'un volume au moins du tiers de sa tête, occupant la région occipitale proprement dite, et se prolongeant par une expansion sur les régions postérieure du

cou et supérieure du dos. Sa longueur était de quatre pouces et demi ; sa circonférence, dans son plus grand diamètre, avait six pouces et demi ; la portion qui avoisinait l'occipital était plus étroite et comme pédiculée : l'extrémité de cette tumeur se terminait en cône (V. *fig.* I.). La tumeur était transparente et fluctuante. La mère disait qu'elle augmentait et rougissait quand l'enfant criait ; ces deux faits n'ont pas été constatés : quand on la comprimait, l'enfant criait à peine ; aucun phénomène de compression cérébrable n'avait lieu ; le mouvement et le sentiment ne paraissaient point modifiés ; l'enfant ne s'assoupissait pas.

La mère voulut charger une nourrice de son enfant : elle croyait avec raison qu'un enfant débile et difforme s'éleverait difficilement au biberon ; mais aucune femme ne voulut le prendre. Elle fut donc réduite à continuer l'allaitement artificiel. Je lui fis donner devant moi sa bouteille de lait coupé et sucré, couverte d'un linge ; la manière dont il avalait donnait un démenti à l'opinion qu'on avait de sa fin prochaine.

Dès ce moment, la nourriture artificielle fut dirigée par moi aussi bien que possible. Ayant été interne à l'hôpital des Enfans-Trouvés, attaché au service de M. Breschet, j'avais fait quelques recherches sur ce sujet ; et après avoir procuré à la mère un biberon convenable, je fis nourrir l'enfant avec du lait de vache coupé ; on y ajoutait de temps en temps quelques gouttes d'eau de fleurs d'oranger. On revint souvent, avant et après qu'il fut opéré, à l'idée de lui donner une nourrice ; mais aucune ne voulut se charger de cet enfant.

Je dis à la mère de venir me voir deux ou trois jours de suite : l'appétit de l'enfant se soutenait, il ne dépérissait pas. Je pensai alors à faire une opération : il s'agissait de déterminer la nature de la tumeur.

L'enfant était-il affecté d'un spina-bifida, ou d'un encéphalocèle ? En un mot, la communication du crâne avec cette tumeur avait-elle lieu par un écartement des lames des premières vertèbres du cou, ou par une ouverture résultant du défaut d'ossification de l'os occipital ? A la partie supérieure de la base de la tumeur, on ne pouvait apprécier aucune communication ; à la partie inférieure seulement, on pouvait sentir un espace entre des pièces osseuses ; encore cette sensation n'était-elle point distincte.

Le 7 décembre 1836, je conduisis l'enfant, accompagné de sa mère, chez M. Magendie. Notre confrère l'examina avec soin ; il pensa que ce n'était point un spina-bifida ; et il fut d'avis de pratiquer le plus promptement possible une opération. Il est bon de rappeler ici que la plupart de nos confrères qui examinèrent cette tumeur, ainsi que la sage-femme, furent d'avis que c'était un spina-bifida ; et ils lui donnèrent ce nom. La tumeur alors avait beaucoup augmenté de volume : elle avait cinq pouces et demi de long et huit pouces et demi de circonférence dans son plus grand diamètre.

Nous discutâmes les avantages et les inconvéniens d'une opération. La tumeur augmentait, la peau commençait à noircir; dans quelques points elle était très amincie : M. Magendie et moi, nous nous arrêtâmes à l'opinion suivante : que, si on abandonnait cette tumeur à la nature, elle devait nécessairement se déchirer, être frappée de gangrène partielle, et causer une mort rapide. Nous résolûmes de faire à cette tumeur d'abord une ponction exploratrice, nous réservant d'agir suivant les circonstances, d'après la nature de la tumeur. Nous étions donc prêts après la ponction à pratiquer, ou une ligature en masse de la tumeur, ou une section suivie de suture, ou bien enfin une suture suivie de section. Nous donnâmes, dans tous les cas, la préférence à la suture enchevillée.

Le vendredi 9 décembre 1836, à neuf heures du matin, en présence des docteurs Magendie, Natalis Guillot, Renaud jeune, F. Dubois et Gluge, je pratiquai l'opération suivante : une ponction fut faite à la partie la plus déclive de la tumeur avec un trois-quarts à robinet. Il s'écoula à peu près une once de liquide par la canule, et malgré la pression exercée sur la tumeur, celle-ci ne se vidant pas, M. Magendie pensa que j'étais tombé dans un kyste séreux, isolé, ou dans une cavité séreuse à plusieurs loges, ou dans une poche d'hydatides. Il introduisit un stylet par la canule du trois-quarts, pour diviser les brides qui s'opposaient à la sortie du liquide ; rien ne sortit: la canule fut retirée.

Je fis alors une autre ponction à la partie postérieure de la tumeur qui était saillante. Il s'écoula à peu près trois onces et demie de liquide sanguinolent; celui qui s'était écoulé par la première ponction était tout à fait transparent. Immédiatement après que le liquide eut cessé de couler, on ferma le robinet de la canule du trois-quarts.

On la retira; alors on pressait la tumeur, et un liquide sanguinolent s'écoula en assez grande quantité par les deux piqûres faites aux tégumens du crâne; je me sers de cette expression, tégumens du crâne, parce que la peau qui garnissait cette partie était couverte de cheveux.

A la base de la tumeur on sentait à travers la peau un corps de médiocre consistance, du volume d'une noix alongée. Deux avis furent alors émis : premièrement, de lier en masse la peau, au dessous de l'endroit où l'on sentait ce petit corps, avec un fil de plomb qui permettait de faire une compression graduée; deuxièmement, d'ouvrir avec précaution la tumeur, de l'explorer, et d'agir ensuite selon les indications. Ce dernier avis fut adopté.

Faisant alors soulever les tégumens par M. N. Guillot, je pratiquai une longue incision dans la direction de la ligne médiane ; les bords de la plaie furent écartés. Nous étions dans une cavité séreuse fort étendue et divisée en plusieurs loges : au milieu de cette cavité on apercevait une membrane transparente soulevée par du liquide. Posant le doigt sur cette tumeur, je sentis un corps de consistance mé-diocre, que je crus appartenir au cervelet; M. Magendie introduisit son doigt dans la profondeur de l'excavation, et il reconnut une ouverture aux parois du crâne, à travers laquelle les parties constituantes de la tumeur faisaient hernie. Cette ouverture était de peu d'étendue, et, en y portant le doigt, je sentis de longs filamens épais qui établissaient des communications entre cette tumeur et l'intérieur du crâne. Fallait-il ouvrir la membrane séreuse, reconnaître par quoi était formée la petite tumeur, l'extirper, quelle que fût sa nature, si on ne pouvait la réduire ? Je fis quelques tentatives pour la faire rentrer dans l'intérieur du crâne; mais l'ouverture était trop étroite, et on ne pouvait pas débrider. Je fis rapprocher immédiatement, le plus près possible du corps saillant, les surfaces séreuses et la peau, et je pratiquai sur le champ trois points de suture enchevillée. Je m'étais muni pour [ces sutures de petits bâtonnets d'ivoire portant des rainures qui devaient recevoir les anses de fil : ces bâtonnets étaient recouverts de diachylon gommé, pour que les fils ne glissassent pas (V. *fig.* 2.). Pendant l'opération, l'enfant ne quitta pas son biberon, bien que l'on ait comprimé légèrement la tumeur supposée par moi être le cervelet de l'enfant. Il n'a pas éprouvé de modifications pendant l'opération dans la coordination des mouvemens.

Dans la journée du 9, l'enfant téta bien ; sa voix n'était point altérée ; son pouls, autant qu'on put l'apprécier par les battemens de l'artère temporale, ne présenta pas d'affaissement. Le lendemain, samedi 10, il n'était pas plus mal. J'incisai la portion de peau située en dehors de la suture, qui commençait à se sphacéler. La journée se passa sans accident.

Le 11, l'enfant resta quelques heures sans téter ; le reste de la tumeur était rouge, un peu tuméfié.

Le 12 au matin, je retirai les bâtonnets après avoir coupé les fils : la suture était solide ; il ne restait plus que quelques parties sphacélées de la peau, devant nécessairement tomber.

Le 13, l'enfant était souffrant : la nuit, il n'a point pris le biberon ; le matin, après son pansement, il a montré beaucoup d'appétit ; le reste de la tumeur s'était tout à coup affaissé; il s'était écoulé pendant la nuit beaucoup de liquide par les bords de la plaie.

Le 14, l'enfant est bien ; seulement les membres sont rétractés dans le sens de la flexion.

Le 16, il a passé une bonne nuit ; on lui fait manger de la bouillie. Personne ne voulant se charger d'allaiter l'enfant, la mère cherche en vain à faire revenir son lait. Bien que la plaie soit cicatrisée, de temps en temps, quand on la presse, un jet de liquide s'écoule par une petite ouverture faite à la cicatrice, revêtue elle-même d'une petite membrane accidentelle que la compression déchirait.

L'enfant se soutint bien jusqu'au 24. Ce jour-là il s'affaiblit rapidement, son tissu cellulaire se durcit, et il mourut le 26 décembre 1836 au matin.

Il est à remarquer que ces trois journées furent les premières de l'année où il gela.

L'autopsie de l'enfant D** fut faite le 28 dans la journée, à 3 heures. Toutes les cavités splanchniques furent ouvertes : le cœur, les poumons, l'estomac et l'intestin furent, ainsi que les autres organes, examinés ; ils n'offraient d'altération ni dans leur forme ni dans leur texture.

La peau du crâne présentait à la région occipitale des traces de cicatrisation récente et incomplètement formée. Cette peau, incisée circulairement, ne fut point détachée, dans la région occipitale, des surfaces osseuses, pour conserver l'intégrité de la pièce anatomique.

A l'ouverture du crâne, nous avons trouvé le cerveau décoloré, ainsi que les membranes qui l'enveloppent. Après avoir écarté les hémisphères, le corps calleux fut examiné. Cette partie était évidemment tendue, et avant on s'était assuré que le liquide contenu dans les ventricules ne communiquait point avec la tumeur ; le liquide qui avait été recueilli pendant l'opération avait été sécrété par une membrane multiloculaire accidentelle qui tapissait les loges multiples de la tumeur. Cette membrane anomale par conséquent ne communiquait pas avec la membrane séreuse de l'encéphale.

Le corps calleux divisé, il s'écoula du cinquième ventricule (ventricule de la cloison) et des ventricules latéraux une assez grande quantité de liquide. Le ventricule latéral gauche présentait en arrière de fausses membranes floconneuses au milieu desquelles se trouvait un petit corps globuleux ressemblant, quant à son aspect, à la glande pinéale. En suivant la convexité de l'hémisphère gauche, nous sommes arrivés à l'ouverture des parois du crâne ; en la divisant, il fut facile de constater que le lobe postérieur du cerveau de ce côté était très aminci, et qu'il pénétrait à travers l'ouverture des parois du crâne, et communiquait à un renflement ou à une expansion pulpeuse dont le volume n'était pas en rapport avec la perforation de l'os occipital. Pour rendre plus frappante cette continuité du lobe postérieur du cerveau avec la tumeur, nous avons enlevé en totalité l'hémisphère gauche et son expansion, et constaté le peu d'épaisseur des parois pulpeuses du prolongement de la cavité digitale du ventricule latéral qui, au lieu de se contourner en dedans, se dirigeait directement en arrière et en dehors de la cavité du crâne. Ce que j'énonce ici peut être apprécié facilement sur l'expansion du lobe postérieur de l'hémisphère droit du cerveau. La pièce anatomique que j'ai déposée dans la collection du collége de France constitue la preuve de ce que j'avance. Le *lobe postérieur de l'hémisphère droit* présentait absolument la même disposition ; entre l'expansion de ces deux lobes on apercevait un long filament pulpeux qui semblait être la continuation du corps calleux. En conséquence, c'étaient donc les deux lobes postérieurs du cerveau et une portion du corps calleux qui se con-

tinuaient chacun par des bandelettes aplaties, et communiquaient avec des expansions pulpeuses dont la réunion formait le rudiment de la tumeur. Il est bon de noter que la portion annulaire de l'occipital est ossifiée, et que l'expansion des lobes et du corps calleux a eu lieu à travers une ouverture située entre les fosses occipitales supérieures et les fosses occipitales inférieures, sur la ligne médiane, à la place où l'on rencontre ordinairement les protubérances occipitales interne et externe. Le cervelet, intact, est placé au dessous de l'ouverture de l'occipital, par conséquent il est séparé des expansions que nous venons de décrire par la tente qui porte son nom (V. *fig.* 3.).

M. Le docteur Jodin, ancien interne de M. Magendie, a bien voulu m'aider à faire l'autopsie du corps de Constant D**, à laquelle ont assisté MM. Renaud jeune et F. Dubois.

De cette observation, on peut conclure, que, sous le nom de spina-bifida, on comprend souvent différentes tumeurs qui se développent sur la ligne médiane, dans la direction de l'épine dorsale ; que nécessairement ces tumeurs doivent varier de nature, et que souvent, faute d'un examen éclairé, on voue à une mort certaine des nouveaux nés, par ignorance ; qu'il a dû nécessairement arriver que l'on a confondu des tumeurs formées par des hydatides, des kystes séreux et probablement beaucoup d'autres modifications organiques, sous le nom générique de spina-bifida.

Dois-je regretter de n'avoir point suivi ma première opinion, qui était, après la ponction, de lier en masse le pédicule de la tumeur ? Je suis convaincu que notre opération a prolongé les jours du nouveau né, et que, sans les complications qui sont survenues, nous aurions peut-être pu le guérir ; car on pourrait supposer que la portion pulpeuse formant le rudiment de la tumeur aurait pu tomber en suppuration, et qu'une cicatrisation des bords de la suture se serait établie sur la perforation de l'os occipital.

D'après ce qui se passe dans les expériences sur les animaux vivants, et ce qui a été observé dans les plaies de tête avec lésion du cerveau chez l'homme, j'aurais pu enlever les expansions de substance cérébrale avec quelques chances de succès ; mais les plaies du cervelet étant plus graves que celles du cerveau, et croyant que j'avais affaire à ce dernier, j'ai cru qu'il était prudent d'agir avec une réserve autorisée par le doute.

L'enfant a vécu quarante-quatre jours, vingt-six jours avant d'être opéré, dix-huit jours après l'opération.

DE L'ACTION DES MÉDICAMENS DIURÉTIQUES EN GÉNÉRAL,

Par le docteur C. G. Mitscherlich, de Berlin.

(Extrait d'un mémoire inséré dans le troisième numéro des Archives d'Anatomie et de Physiologie de Muller, pour 1837.)

L'urine éprouve de remarquables changemens dans les maladies, tant sous le rapport de sa quantité que de sa composition. Dans le diabète, la quantité de l'urine augmente beaucoup. Elle diminue au contraire, lorsqu'il existe des sueurs abondantes ou de la diarrhée, ou lorsqu'une grande quantité de sérosité s'épanche soit dans le tissu cellulaire, soit dans les cavités séreuses. Il est encore d'autres modifications importantes, qui n'ont pas été suffisamment étudiées. Nous trouvons, par exemple, dans les affections du cerveau ou de la moelle, l'urine fortement alcaline : elle contient du sucre dans le dia_bète sucré, de l'albumine dans beaucoup d'hydropisies, de l'acide urique et de l'urate d'ammoniaque en excès dans la goutte et le rhumatisme. Beaucoup de médicamens modifient la sécrétion urinaire, même à un haut degré, et cela soit en agissant directement sur les reins, soit en portant leur action sur d'autres organes plus ou moins éloignés (les purgatifs par exemple), soit en modifiant la composition du sang. Quelques uns diminuent la sécrétion urinaire (purgatifs, opium, etc.), d'autres l'augmentent : ceux-ci prennent le nom de diurétiques. Les changemens qu'ils font éprouver à la composition de l'urine ne sont guère connus ; tout ce que nous savons, c'est que beaucoup de substances se retrouvent dans l'urine (sels, matières colorantes, etc.), et que d'autres en changent l'odeur (asperges, huile de térébenthine).

Les médicamens qui augmentent la sécrétion urinaire donnent une urine moins riche en parties solides, et par conséquent d'une pesanteur spécifique plus faible. On a cru qu'il en était de même d'une urine qui reste claire après le refroidissement : mais cette opinion n'a pas été appuyée par l'expérience : ainsi, dans le diabète, l'urine souvent très claire a ordinairement une pesanteur spécifique considérable. Il n'est pas exact de dire qu'une urine claire est moins concentrée que l'urine qui fournit un dépôt par le refroidissement. L'acide urique, par exemple, qui est très peu soluble, se précipite par le refroidissement de l'urine dès qu'il s'y trouve en plus grande quantité, sans que cependant l'urine ait pour cela une grande pesanteur spécifique.

Pour mettre ces faits hors de doute, j'ai fait quelques expériences sur des hydropiques avec différens sels, et j'ai toujours trouvé que la pesanteur spécifique de l'urine diminue quand sa quantité augmente. Dans un cas où l'urine avait une pesanteur spécifique de 1,022, je ne la trouvai plus que de 1,001 le lendemain, après que le malade eut pris toutes les trois heures quinze gouttes de mixture de carbonate d'ammoniaque. La quantité d'urine avait été doublée dans cet espace de temps. Dans les autres cas, la différence, quoique moins tranchée, fut toujours très marquée. Nous observons la même chose pour d'autres sécrétions : ainsi, dans la salivation mercurielle, la pesanteur spécifique de la salive descend à 1,0021 et 1,0058 au lieu de 1,0062-1,0088. Il est vraisemblable que tous les fluides sécrétés, dont la quantité est artificiellement augmentée, présentent une diminution dans la proportion de leurs parties solides. Au reste, nous ne connaissons pas les changemens qu'éprouve la quantité relative des principes de l'urine par l'emploi des diurétiques. Dans la salivation mercurielle, cette proportion relative est très modifiée dans la salive : la quantité des sels augmente, tandis que la matière salivaire (ptyaline) diminue notablement. Nous ne possédons que des connaissances bien incomplètes sur la formation de substances nouvelles dans l'urine, sous l'influence des diurétiques. Ainsi,

par l'usage de l'huile de térébenthine, l'urine contracte une odeur toute particulière. Les substances que l'on peut reconnaître facilement par des moyens chimiques, même lorsqu'elles sont en petite quantité combinées avec des matières organiques, se retrouvent dans l'urine ; les sels par exemple. Les autres ne se retrouvent jamais.

Les médicamens diurétiques ont un mode d'action fort différent. Les uns augmentent la sécrétion urinaire chez l'homme sain, en exaltant l'activité des reins, ce sont les diurétiques proprement dits. Les autres au contraire agissent en détruisant les causes qui diminuent la quantité de la sécrétion urinaire. L'action diurétique est dans ce cas purement accidentelle. Enfin l'eau augmente la sécrétion urinaire, par cela seul qu'elle est continuellement éliminée par la peau, les poumons, le canal intestinal et les reins.

1° Diurétiques qui produisent une augmentation de la sécrétion urinaire dans l'état de santé.

Ils produisent une abondante sécrétion d'urine, pourvu toutefois qu'il y ait dans le corps une suffisante quantité de liquides. Ils augmentent toute irritation ou inflammation préexistante des reins, et même quelques diurétiques âcres peuvent déterminer par eux-mêmes une inflammation de ces organes.

Nous divisons cette classe de médicamens en :

1° *Diurétiques âcres*, qui agissent directement sur les reins : ils augmentent l'inflammation de ces glandes : nous observons même souvent, par suite de leur usage, de la strangurie et une sécrétion d'urines sanguinolentes, quelquefois même des cystites ou des néphrites, quand le médicament a été employé pendant long-temps et à forte dose. Ces substances produisent non seulement une phlegmasie locale de l'organe sur lequel on les applique, mais ils agissent aussi sur des parties éloignées. Ici se rangent les cantharides, la racine de scille, les semences et la racine de colchique, la graine de moutarde, l'écorce de mezereum, etc.

2° *Diurétiques excitans.* Ils agissent plus ou moins comme excitans généraux. L'accélération de la circulation est pour beaucoup dans leur mode d'action, en ce qu'une quantité plus considérable de sang traverse le rein dans un temps donné. Mais les excitans agissent aussi d'une manière directe sur les reins, car de petites doses qui ne produisent qu'une accélération insensible de la circulation exaspèrent cependant d'une manière notable l'inflammation de ces glandes. Cette action est d'autant plus rapide que les excitans se rapprochent plus des *diurétiques âcres*, comme par exemple la térébenthine qui sert d'intermédiaire entre les deux genres ; parmi les diurétiques excitans nous plaçons l'alcool, l'éther, les huiles éthérées, les résines excitantes, les baumes, etc.

3° *Diurétiques salins alcalins.* Ces médicamens agissent d'abord en modifiant le sang, et ensuite en stimulant directement les reins. Ils ne produisent pas d'inflammation de cet organe, mais peuvent la réveiller lorsqu'elle existe déjà. Ils augmentent la sécrétion sans accélérer la circulation ; ils jouissent même de propriétés antiphlogistiques. A cette classe appartiennent la potasse et la soude, et leurs combinaisons avec des acides minéraux ou végétaux, etc.

Ces substances agissent directement sur le reins après avoir été absorbées et portées dans le torrent de la circulation. Les preuves sont les suivantes :

a. Nous pouvons retrouver dans l'urine les sels neutres et les substances alcalines. L'acide est souvent changé, mais la base est toujours la même. Les substances alcalines rendent immédiatement des urines alcalines, tandis que les diurétiques *âcres* ou *excitans* n'ont pu encore être retrouvés dans l'urine par l'analyse chimique; car l'odeur particulière de l'urine après l'usage de l'huile de térébenthine ne prouve pas la présence de cette huile dans le liquide sécrété, mais seulement une modification particulière de ce liquide.

b. Le degré de l'action locale n'est nullement en rapport avec le degré de la diurèse. De fortes doses de diurétiques âcres peuvent produire des vomissemens et de la diarrhée, et même donner lieu à une phlegmasie locale, sans qu'il en résulte aucune augmentation dans la sécrétion urinaire. Si au contraire le médicament est administré de manière à ne pas irriter les parties qu'il touche, et à rester pendant un temps suffisant en contact avec la membrane muqueuse de l'intestin pour pouvoir être absorbé, alors il produit sur les reins une action très marquée. C'est de la même manière qu'agissent les diurétiques excitans, salins et alcalins, qui ont un effet d'autant plus marqué que leur action locale est moins forte. Nous ne pouvons donc expliquer l'action diurétique en l'attribuant à une irritation sympathique du canal intestinal.

c. Le temps après lequel paraît l'augmentation de la diurèse indique le temps nécessaire pour que l'absorption se fasse. Au contraire il est de la nature des phénomènes sympathiques de se montrer instantanément; et si les diurétiques agissaient de cette manière, leur effet devrait survenir immédiatement. Or, ils ne se montrent qu'après un certain temps, même après plusieurs heures.

Dans les cas d'hydropisies, la résorption du liquide et la guérison de la maladie coïncident avec l'augmentation de la diurèse provoquée par des moyens diurétiques. Les maladies que l'on attribue à une âcreté du sang, par exemple les éruptions cutanées, sont souvent améliorées et guéries par les diurétiques.

On a cherché à expliquer la guérison des hydropisies due à l'emploi des diurétiques, en attribuant à ces médicamens la propriété de fortifier les vaisseaux lymphatiques et de favoriser ainsi l'absorption. Rien ne prouve une semblable action sur ces vaisseaux, tandis que l'on sait qu'une diminution de la masse du sang excite puissamment l'absorption.

2° Diurétiques qui augmentent la sécrétion urinaire dans l'état de maladie.

Les diurétiques de cette espèce sont fort variés. Ce sont tous les médicamens qui peuvent faire disparaître les causes d'une diminution de la sécrétion urinaire.

Les émissions sanguines (saignées, sangsues) amènent une plus abondante sécrétion d'urine, lorsqu'il existe une inflammation des reins, une inflammation d'un autre organe, ou une fièvre inflammatoire avec urines rares. La cause de la rareté des urines, l'inflammation, se trouve ainsi enlevée.

Les sels neutres ou alcalins produisent également une plus abondante sécrétion d'urine. Dans les inflammations autres que celles du canal intestinal ou des reins, ces substances peuvent quelquefois faire disparaître la cause qui rend les urines plus rares. Lorsqu'il y a gêne de la circulation par augmentation de volume du foie, de la rate ou d'autres organes, il survient de l'hydropisie avec diminution de la quantité des urines. Or, plusieurs des causes qui produisent cette gêne de la circulation peuvent être guéries par les sels dont nous parlons, et la disparition de la cause permet la résorption de la sérosité épanchée. Ils agissent donc ici comme résolutifs.

Les médicamens tempérans (acides végétaux) ont une action diurétique dans les inflammations, en calmant les symptômes inflammatoires.

Les émolliens produisent évidemment une augmentation de la diurèse dans l'inflammation des reins. Ils calment l'inflammation, et favorisent ainsi une plus abondante sécrétion d'urine.

Les toniques peuvent également augmenter la diurèse. Que, par suite d'une atonie des solides occasionnée par un état d'appauvrissement du sang, il survienne une hydropisie, on la fera disparaître en ranimant la digestion, en favorisant la formation d'un sang plus abondant et plus riche (amers, quinquina, fer), et en excitant la contractilité des tissus (fer, quinquina et autres astringens).

La digitale a la propriété de diminuer la fréquence et la force des battemens du cœur, de faire tomber le pouls de 80 à 60 ou 50 pulsations, et d'affaiblir les pulsations artérielles, en même temps qu'elle agit directement sur les reins comme diurétique. Existe-t-il une hydropisie dépendante d'une hypertrophie du ventricule gauche du cœur, la digitale tempère les mouvemens violens de l'organe et fait disparaître pour un temps l'épanchement séreux : mais, comme elle ne guérit pas l'affection du cœur, l'hydropisie finit par reparaître. En modifiant l'action du cœur, en régularisant la circulation, et en augmentant la sécrétion urinaire, la digitale est également très utile dans les hydropisies actives, surtout lorsque l'épanchement est récent et lorsque l'inflammation a déjà été combattue par la saignée, etc.

Les excitans augmentent la fonction urinaire dans les cas où la diminution de la sécrétion urinaire dépend d'une atonie des reins, surtout lorsqu'il y a en même temps défaut d'énergie de la circulation. Mais rarement ils guérissent dans l'hydropisie. Ces médicamens sont au contraire de la plus grande utilité, lorsque le sang contient des substances étrangères qui produisent ou entretiennent la maladie, et qui peuvent être éliminées spontanément. Ils accélèrent la circulation, font passer dans les reins, la peau, etc., une plus grande quantité de sang dans un temps donné, et raniment en même temps les fonctions de ces organes. Par leur usage, on produit le plus souvent une abondante sécrétion ; il survient des crises, et dans ces cas les excitans peuvent même agir comme stimulans du système nerveux, etc., puisqu'ils font disparaître les causes de la paralysie des fonctions nerveuses.

Les antispasmodiques sont aussi variés que les causes des spasmes. Presque tous les médicamens peuvent agir comme antispasmodiques dans des circonstances données; mais il en est quelques uns, les narcotiques par exemple, et les contre-stimulans énergiques, qui agissent toujours de cette manière dans des maladies spasmodiques de causes fort différentes. La sécrétion urinaire a-t-elle été diminuée par suite d'un état de spasme, le médicament antispasmodique devient diurétique sous le rapport thérapeutique.

Ainsi l'opium, qui chez l'homme sain diminue la sécrétion urinaire, peut amener une abondante diurèse en guérissant l'état spasmodique.

Si l'on considère de ce point de vue le mode d'action des médicamens diurétiques dans l'hydropisie, on est amené à diriger tout d'abord son attention sur les lésions primitives dont l'hydropisie n'est qu'une suite ; l'application de ce principe au lit du malade nous fera reconnaître l'exactitude des propositions suivantes.

L'hydropisie qui reconnaît pour cause une asthénie des reins, une diminution de la transpiration cutanée, etc., est améliorée ou guérie par les médicamens qui activent directement les fonctions des reins. Dans le premier cas on enlève la cause du mal, dans le second la suractivité des reins supplée à l'action de la peau, etc., et il ne nous reste plus qu'à régulariser celle-ci ; ce à quoi l'on parvient plus facilement quand la collection aqueuse n'existe plus.

L'hydropisie dépendante d'une altération de structure des reins est rarement curable. Le diagnostic en est très incertain, et surtout la nature de la lésion organique nous demeure en général cachée jusqu'à la mort (1). Le

(1) La publication du bel ouvrage de M. Rayer, sur les maladies des reins, combat victorieusement cette assertion, qui n'est

fongus médullaire et les autres lésions organiques de cette espèce, sont quant à présent incurables. L'altétion des reins indiquée par Bright, et plus récemment par Gregory, Christison et Osborn, semble exaspérée par les diurétiques âcres, excitans et salins : les moyens les plus efficaces paraissent être les purgatifs, mais surtout le bon état de la transpiration cutanée.

L'hydropisie causée par un obstacle à la circulation ne se guérit qu'en détruisant cet obstacle. Une tumeur peut, par sa pression sur une veine, déterminer une hydropisie. En pareil cas l'épanchement séreux disparaît par l'ablation de la tumeur. L'hypertrophie du foie, de la rate, etc., des tumeurs de ces organes, des dégénérations de leur tissu, gênent la circulation du sang et peuvent par conséquent être cause d'hydropisie. Même alors qu'on ne peut résoudre ces hypertrophies, ces engorgemens, on parvient cependant à faire disparaître l'hydropisie au moyen des sels neutres et alcalins qui agissent en modifiant la masse du sang. Les prétendues obstructions du foie, de la rate, du système de la veineporte, des vaisseaux lymphatiques, ont été assez souvent dissipées par ces moyens résolutifs, le plus ordinairement par ceux qui produisaient une abondante sécrétion du foie ou de la muqueuse intestinale (cathartiques à petite ou à forte dose). Mais trop souvent des dégénérations incurables entretiennent l'hydropisie en mettant obstacle à la circulation du sang, et en pareil cas aucun médicament ne peut la guérir.

L'hydropisie suite d'inflammation, par exemple l'hydrothorax suite de pleurésie, guérit par les moyens qui modèrent ou font disparaître cette inflammation, soit qu'ils agissent en modifiant la composition du sang ou en régularisant la circulation, soit qu'ils aient pour effet de dissoudre la substance épanchée alors qu'elle n'est plus liquide, et qu'ils produisent en même temps une abondante diurèse. Ici se rapportent les émissions sanguines, les sels neutres et les médicamens alcalins qui combattent l'inflammation en modifiant le sang, et agissent en même temps sur le produit sécrété. Mascagni a montré que le carbonate de potasse dissout les exsudations solides dans la pleurésie, et l'on emploie avec beaucoup d'avantage ce médicament dans les cas où la percussion et l'auscultation font reconnaître la présence d'un épanchement dans la cavité de la poitrine. Ici se rapporte aussi la digitale, qui ralentit la circulation, en même temps qu'elle a une action excitante sur les reins.

L'hydropisie, dépendante d'une dilatation et d'une hypertrophie du ventricule gauche du cœur, disparaît pour un temps quelquefois assez long, mais elle finit toujours par reparaître. Par les saignées, par les révulsifs cutanés on voit survenir de l'amélioration et l'usage de la digitale qui modère l'énergie anormale des contractions du cœur, dissipe souvent l'hydropisie, pourvu qu'elle soit récente ; mais la collection aqueuse reparaît lorsque l'action du médicament est continuée trop long-temps. Dans ce cas la cause de l'hydropisie a été enlevée pour quelque temps par la régularisation de l'action du cœur, mais on n'a pas pour cela guéri l'hypertrophie.

Lorsqu'il existe dans une cavité (dans la plèvre par exemple) un épanchement qui n'est plus complètement liquide, et que la séreuse éprouve de notables altérations, les diurétiques peuvent parfois être utiles après la paracentèse, mais rarement ils amènent une guérison complète. Les sels neutres et les alcalins conservent jusque dans ces cas leur incontestable utilité, agissant à la fois et comme diurétiques proprement dits et comme résolutifs.

cependant que trop justifiée par l'ignorance dans laquelle sont la plupart des médecins, relativement aux affections de ces organes.

Séance du 14 novembre 1837.

Note de M. Matteuci sur le galvanisme. — Si, au lieu de superposer directement les deux fils d'un même métal placés aux deux extrémités du galvanisme et chauffés inégalement, on les plonge dans du mercure, ou mieux, si on les tient plongés dans ce même métal ou un autre bain d'alliage métallique, contenu dans deux capsules réunies par un siphon, mais dont l'une est chaude, et l'autre froide, le cuivre, le platine et le fer donnent des courans qui vont toujours dans le même sens, c'est-à-dire du froid au chaud, dans les fils qui les touchent : les anomalies que le fil présente dans les phénomènes thermoélectriques ne s'observent plus. C'est donc à quelque cause d'oxidation ou de surface qu'est due l'anomalie en question.

Chimie. M. A. Laurent adresse une note sur quelques borates de potasse.

M. Jacquelin adresse un Mémoire sur les composés résultant de l'acide sulfurique et de la potasse.

Physique du globe. — M. Elie de Beaumont donne communication d'une note que l'on doit à M. Reich, sur la densité de la terre. Suivant Cavendish, cette densité est de 5,5 ; selon Hutton et Playfair, 4,7. M. Reich est arrivé à la confirmation du résultat de Cavendish.

Machines. — M. de Pambour adresse la 3e partie de son mémoire sur la théorie de la machine à vapeur, contenant l'application des formules aux divers systèmes de moulins à vapeur.

M. Rousselle adresse la description d'une machine destinée à élever l'eau.

Entomologie. — M. Turpin communique une note sur un *acarus* que M. Cross, physicien anglais, croit avoir produit sur un morceau de lave à l'aide de l'électricité, et qui a été présenté à l'Académie des sciences. M. Turpin, après avoir décrit l'insecte, pense que M. Cross se trompe dans son explication, et que des œufs, qu'il n'avait pas aperçus, ont donné naissance à cet *acarus*.

Voyage de la Bonite. — N. Eydoux, dans une lettre à M. de Blainville, énumère les collections et les travaux de l'expédition.

Sur les rapports numériques de sexes dans les naissances, par M. Girou de Buzareingues. — Le rapport moyen des naissances féminines aux naissances masculines a été en Angleterre de 1801 à 1820, sur 5,831,236 sujets, de 24, à 25. A Londres, pour la période de 1791 à 1833, sur 1,117,927 naissances, ce rapport a été : : 987 : 1000.

Dans les colonies anglaises situées entre les tropiques, le nombre des naissances féminines est à celui des naissances masculines : : 49 : 50.

Cas rare. — Jeune fille de 18 ans et demi, haute de 94 centimètres (34 pouces), pesant 40 livres ; observation recueillie par M. Daucel, médecin à Valognes (Manche). Les parens de cette jeune fille ont eu 9 enfans : deux sont morts, l'un étant militaire, l'autre âgé de 12 ans, et aveugle de naissance. Parmi les sept enfans restans, six n'ont rien d'extraordinaire. Le septième est la jeune fille dont il est ici question, née le 18 juin 1818. En naissant elle avait la pesanteur et la longueur ordinaires. Sa croissance jusqu'à trois ans et demi a eu lieu dans un état de santé parfaite. Elle était alors forte et grande ; et ses facultés intellectuelles donnaient d'heureuses espérances. Depuis lors il ne s'est plus fait aucun changement chez elle ; son corps est resté le même dans toutes ses parties. Ses facultés morales n'ont éprouvé ni accroissement ni diminution.

Les fontanelles ont entièrement disparu, les sutures sont réunies. Les cheveux rouges d'une quantité ordinaire, et longs d'environ 8 pouces, sont bien la chevelure d'un enfant de 3 ans et demi. Les mâchoires sont peu développées ; la supérieure contient les quatre incisives de premier âge, usées jusqu'au niveau des gencives. L'incisive moyenne droite permanente apparaît au dessus de celle de l'enfance. Les deux canines de ce dernier âge existent encore; et vis-à-vis d'elles en dedans percent les deux canines qui devaient les remplacer. Deux petites molaires de chaque côté, à la mâchoire inférieure. Les quatre incisives et les deux canines du premier âge; deux petites molaires de chaque côté à la mâchoire supérieure Cette jeune fille a le teint pâle. La figure porte des rides qui lui donnent l'apparence d'une personne âgée. Les glandes mammaires n'ont éprouvé aucun changement. Point de règles ; les organes sexuels sont ceux d'une jeune fille de 3 ans et demi. La colonne vertébrale suivie dans toute sa longueur n'offre ni déviation ni protubérance. Les membres proportionnés avec le corps n'ont ni nodosités ni courbures. Lorsque cette jeune fille marche, elle est bien droite; ses forces musculaires n'ont pas augmenté depuis qu'elle a cessé de grandir. Elle ne peut parcourir qu'un quart de lieue de chemin : si elle doit aller plus loin, les personnes qui l'accompagnent la portent quelque temps dans leurs bras. La totalité de ses alimens est de 4 à 6 onces par jour; elle ne mange pas volontiers de la viande ; on est toujours obligé de l'avertir que son repas est arrivé, de sorte qu'elle n'a point d'appétit vif. L'époque où elle cessa de grandir ne fut marquée par aucune altération dans la santé ; et elle n'a jamais eu d'autre maladie qu'une variole discrète. Les sens du tact, du goût, de l'odorat, de l'ouïe et de la vue, sont dans un état normal. Ses facultés intellectuelles et affectives sont en harmonie avec son corps. Elle n'a point l'idée de Dieu. Elle est sans mémoire ; depuis 15 ans ses parens lui font chaque jour répéter une courte prière matin et soir ; à chaque fois il faut la lui faire dire mot à mot. Elle ne se rappelle que certaines choses qui la frappent, une fête, une procession, une parure. Elle ne sait ni compter ni apprécier la valeur des objets. La jalousie, la colère, la haine, l'attachement le plus affectueux, sont des sentimens qui dominent chez elle. Lui dire qu'elle est une grande fille flatte beaucoup son amour-propre. Elle aime à jouer avec les enfans de sa taille. Elle ne dit et ne fait rien qui puisse la faire passer pour une sotte, pour une idiote ou une folle : mais elle est restée un enfant de 3 ans et demi.

Chirurgie.—M. Malgaigne annonce qu'il a réduit, avec M. Lisfranc, à la clinique de la Pitié, une luxation du coude en arrière datant de trois mois vingt-et-un jours chez un enfant de dix ans. Le quatrième jour, l'enfant a été pris de symptômes nerveux très alarmans qui ont promptement cédé à un traitement énergique. La traction directe avec les poulies a été employée, et portée un moment jusqu'à une force de 300 livres. La réduction a été ensuite accomplie par un procédé nouveau, qui consiste à attirer le bras et l'avant-bras en arrière, tandis qu'avec le genou on repousse l'olécrane en avant et légèrement en bas.

ATLAS

Du Traité des maladies des reins étudiées en elles-mêmes et dans leurs rapports avec les maladies des uretères, de la vessie, de la prostate, de l'urètre, etc.,

Par M. Rayer,

Médecin de l'hôpital de la Charité.

Deux livraisons de cet Atlas ont déjà paru ; l'une d'elles est consacrée uniquement à la maladie des reins, dans laquelle l'albumine est rejetée au dehors avec l'urine, et à laquelle M. Rayer a donné le nom de *néphrite albumineuse.* Cette affection forme, dans la pathologie rénale, un tout assez distinct et encore assez peu connu pour qu'il y ait intérêt à mettre le lecteur au courant des travaux les plus récens et les plus exacts dont elle a été l'objet.

La néphrite albumineuse mérite d'autant plus d'être étudiée avec soin qu'elle est fort dangereuse et que, lorsqu'elle a fait certains progrès, elle se trouve placée presque complètement au dessus des ressources, soit de l'organisme, soit de l'art. Au début seulement, une médecine habile à la reconnaître et prompte à la combattre, peut se flatter d'arracher les malades à la destruction inévitable qui les menace, si le mal, méconnu et abandonné à lui-même, est laissé en liberté d'arriver à ses dernières périodes. Un diagnostic éclairé de très bonne heure importe donc grandement ici. C'est un des plus beaux résultats de la médecine moderne et de ses recherches précises dans le champ de l'anatomie pathologique et du diagnostic, que d'avoir fourni aux praticiens les moyens de reconnaître, dans leurs commencemens qui sont encore curables, des maladies qui, parvenues à un développement ultérieur et attaquées plus tard, ne permettent plus aucune espérance. Aujourd'hui il n'est plus un médecin éclairé qui, dans toute maladie, n'examine attentivement la poitrine et n'y surveille la formation de lésions latentes et dangereuses. La même attention est déjà portée par quelques uns, et devra l'être un jour par tous, sur le cœur, dont les affections aiguës sont bien plus fréquentes qu'on ne l'a cru jadis, et où il est souvent possible d'étouffer, dans leur origine, des altérations plus tard irrémédiables. Ce que le stéthoscope fournit de lumières sur la connaissance des affections de la poitrine et du cœur, l'étude de l'urine le fournit, à un degré presque égal, pour la connaissance des maladies du rein. De même donc qu'il n'est plus aujourd'hui de praticien, désireux de s'enquérir de l'état caché des organes intérieurs. qui n'appelle l'auscultation à son aide, de même aussi il ne devra plus y en avoir aucun qui ne se familiarise avec les procédés qui font reconnaître les caractères de l'urine essentiels au diagnostic. A cet égard, l'ouvrage de M. Rayer comblera une grande lacune et rendra un grand service.

La présence de l'albumine en dissolution dans l'urine est une découverte assez récente dans la science. Chopart avait établi par des expériences chimiques que l'urine des calculeux est alcaline, séreuse et albumineuse ; après lui, Fourcroy, Cruickshank, Nysten, Dupuytren et Thénard ont signalé à diverses reprises la présence de l'albumine dans l'urine. Mais ces observations, quoique prouvant d'une manière positive que l'albumine peut se trouver en certains cas dans l'urine, demeuraient isolées et ne se rattachaient ni à l'anatomie pathologique ni à la pathologie. MM. Blackall et Wells, l'un en 1811 et l'autre en 1812, firent faire à cette étude un pas remarquable. S'étant aperçus que la présence de l'albumine dans l'urine coïncidait très souvent avec l'épanchement de la sérosité dans les membranes séreuses ou dans le tissu cellulaire, ils divisèrent les hydropisies en deux grandes classes : celles où la chaleur ne cause aucun changement dans l'urine, et celles où la chaleur produit un coagulum dans ce liquide. De l'altération dans la sécrétion urinaire et de la formation d'une hydropisie, il restait à remonter à un organe malade.

C'est le service que M. Bright a rendu à la médecine, en montrant que la présence de l'albumine dans l'urine et certaines hydropisies concomitantes ont un rapport constant avec des lésions spéciales du rein. M. Bright a publié ses travaux en 1827, et depuis lors sa découverte a été confirmée par plusieurs observateurs, au nombre desquels il faut placer M. Rayer.

Il est donc aujourd'hui établi qu'une certaine lésion anatomique des reins, dont il sera parlé tout à l'heure, et la dissolution de l'albumine dans l'urine, sont deux phénomènes qui sont enchaînés l'un à l'autre. Presque toujours il s'y joint une hydropisie générale ou partielle, petite ou étendue ; mais quelque fréquente que soit l'hydropisie, elle n'est cependant point absolument essentielle à la manifestation de la néphrite albumineuse, car quelquefois l'urine est déjà coagulable sans que l'hydropisie se soit encore manifestée ; et quelquefois aussi l'hydropisie disparaît sans que l'urine cesse de se montrer coagulable. Le passage d'une quantité quelconque d'albumine avec l'urine n'est point un phénomène qui ne se rencontre jamais que dans l'affection des reins dont je m'occupe ici ; il faut donc entrer dans quelques détails à cet égard, pour prévenir, soit des méprises, soit des mécomptes. M. Desir, dans sa thèse (*De la présence de l'albumine dans l'urine*, 10 décembre 1835) a exposé les recherches faites sur ce sujet, et il en résulte que, chez certains sujets atteints de maladies aiguës, que dans des affections des uretères et du reste des voies urinaires, que, dans d'autres cas mal déterminés, une petite proportion d'albumine peut se dissoudre dans l'urine et y être découverte par les réactifs propres à cela. Mais ce qui distingue ces cas de ceux où la coagulabilité de l'urine tient à l'altération des reins, c'est que l'albumine y est en petite quantité, qu'au bout de peu de temps elle disparaît, et que l'hydropisie ne s'y joint pas. Donc, si une urine donne un coagulum un peu abondant, si le phénomène persiste avec ou sans fièvre, avec ou sans douleur dans les lombes, s'il y a en même temps hydropisie, quelque légère qu'elle soit, on peut prononcer que le rein est affecté de la maladie à laquelle M. Rayer a donné le nom de néphrite albumineuse.

M. Desir, dans sa thèse déjà citée, page 14, indique le procédé suivant pour reconnaître une urine albumineuse. Après avoir filtré la liqueur si elle est trouble, et ajouté un peu d'acide si elle est alcaline, il faut la soumettre à l'action de la chaleur, soit dans un tube à la flamme d'une lampe,

soit dans un vase sur le feu ou sur le sable, ou enfin dans de l'eau bouillante au bain-marie. Si on emploie l'acide nitrique, il faut le verser goutte à goutte. En réunissant ces deux moyens on arrivera à reconnaître des traces minimes de matière albumineuse. Il faut savoir que les urines albumineuses, rendues alcalines, ne se coagulent pas par la chaleur : si l'albumine s'y trouve en petite quantité, elles deviennent troubles ; mais la coagulation est instantanée quand on y ajoute un acide. Au contraire on rencontre des urines de réaction alcaline qui, donnant par la chaleur des grumeaux semblables à l'albumine, redeviennent claires et sans dépôt par l'addition d'un acide.

Il faut remonter à la condition anatomique qui, dans l'organe même de la sécrétion urinaire, coïncide avec une altération si notable de cette sécrétion. M. Bright avait établi trois formes d'après ce qu'il avait rencontré dans ses dissections. M. Rayer a poussé plus loin l'exactitude des observations ; en même temps il a cherché à se faire une théorie de la formation de ces lésions, quelque diverses qu'elles parussent, et à y trouver un point fixe autour duquel il pût toutes les réunir. C'est ce travail qu'il importe d'abord d'exposer, puis de discuter ; discussion dont M. Rayer a fourni lui-même tous les élémens dans les planches, qui donnent lieu à cet article. Ces planches ayant une exactitude très grande de dessin et de coloris, ont réellement à ce titre une beauté anatomique ; et celui dont l'œil se complaît à les examiner se rend facilement compte, dès qu'il se met à les étudier, de la satisfaction qu'elles lui procurent ; car il y trouve cette fidélité habile qui sait montrer les choses sous leur meilleur point de vue, et qui sait appeler le regards sur ce qui mérite surtout d'être vu. Il y a, dans le dessin anatomique, comme dans le style, un art de mettre les objets à leur place, et de les montrer ainsi dans leur importance relative.

L'idée nouvelle que M. Rayer a introduite dans l'étude de cette portion de la pathologie rénale, c'est que les diverses lésions sous l'influence desquelles se manifestent et la dissolution de l'albumine dans l'urine et l'hydropsie, sont anatomiquement de nature inflammatoire et dérivent les unes des autres par des transformations successives. Il a voulu exprimer cette idée quand il a donné à l'ensemble de ces lésions le nom de néphrite albumineuse. Ses observations et dissections se sont étendues plus loin que celles de M. Bright et lui ont fourni des élémens et des anneaux qui avaient manqué au médecin anglais. Dans ces recherches anatomiques, un point important est à fixer, c'est la connaissance de l'état du rein dans les premiers temps de la maladie, car il en doit nécessairement découler des conséquences importantes pour l'appréciation du vrai caractère des lésions plus tardives. Or cet état n'a été ni décrit ni figuré par M. Bright ; il est vrai qu'on l'observe rarement, les malades mourant en général à une époque plus avancée de la maladie. C'est là ce que

M. Rayer appelle, et avec raison, la première forme de la néphrite albumineuse. Le volume des reins est augmenté; chez l'adulte, leur poids peut s'élever pour chacun d'eux à huit et même à douze onces au lieu de quatre onces, leur poids moyen. Leur consistance est ferme sans dureté, comme celle des reins gonflés par une injection aqueuse; leur surface, d'un rouge plus ou moins vif, paraît piquetée d'un grand nombre de petits points rouges, plus foncés que la teinte générale de cet organe. A la coupe on reconnaît que l'augmentation du volume des reins est due au gonflement de la substance corticale. Intérieurement cette substance présente un grand nombre de petits points rouges semblables à ceux qu'on observe extérieurement et qui correspondent la plupart aux glandules de Malpighi, fortement injectées de sang.

Arrêtons-nous un moment pour considérer les caractères de cette description, ou jetons un coup d'œil sur la figure qu'a donnée M. Rayer. Nous avons là gonflement de l'organe, et gonflement souvent très considérable. Nous avons de plus une rougeur générale qui est l'indice d'une hypérémie non moins générale; la substance corticale tout entière est gorgée de sang. Si l'on ajoute à ces considérations que sur le vivant le rein est douloureux et que la pression sur les lombes rend cette sensibilité manifeste; si l'on se rappelle que le régime antiphlogistique a une utilité incontestable dans la première période, et que le sang des saignées pratiquées à cette époque, se couvre d'une couenne, on reconnaîtra que l'état morbide des reins, décrit plus haut, est un état véritablement inflammatoire avec tous les caractères qu'ont signalés les pathologistes, et l'on tombera d'accord avec M. Rayer sur la nature de la lésion anatomique qu'il a figurée, décrite et dénommée.

De cette forme à caractères si manifestes et si tranchés, il s'agit de passer aux formes suivantes qui, par le travail pathologique qui s'est fait dans leur sein, se sont beaucoup éloignées de ce type primitif. Pour qu'on en rapproche celles qui, en apparence, en diffèrent le plus, il faut que l'on trouve des gradations intermédiaires qui ôtent tout arbitraire à la comparaison et à l'analogie. Si les autopsies cadavériques offrent des reins dans lesquels la rougeur et l'engorgemens sanguins, subsistant dans quelques portions, en ont abandonné d'autres et y ont fait place à des apparences qui règnent exclusivement dans des formes encore plus éloignées, il sera permis, à l'aide de cet anneau moyen, de rattacher l'état où le caractère inflammatoire est le plus effacé, à l'état où le caractère inflammatoire est le plus manifeste. C'est cette condition que M. Rayer a décrite sous le nom de seconde forme. Le volume et le poids sont augmentés comme dans la première forme; mais ce qui appartient spécialement à la seconde, c'est un mélange d'anémies et d'hypérémies fort remarquables, un aspect marbré de la surface des reins produit par des taches rouges disséminées sur un fond d'un blanc jaunâtre. A la coupe, la substance corticale, gonflée, offre une teinte pâle

jaunâtre, tachetée de rouge, et se détache fortement de la substance tubuleuse, dont la teinte est d'un rouge brun.

Ceci établi, et un point de passage ayant été trouvé entre l'état où les apparences phlegmasiques sont manifestes et l'état où ces apparences pourraient être le plus contestées, le reste en découle naturellement; et il n'y a plus rien de forcé, ni à assimiler les autres lésions de la néphrite albumineuse aux produits généraux de l'inflammation, ni à rattacher à un travail commun et à une transformation successive les désordres variés qui, anatomiquement, sont essentiels à cette affection. Ainsi, quand le volume et le poids du rein sont augmentés, bien qu'on ne remarque plus ni taches ni marbrures, bien que la substance corticale offre une teinte pâle assez uniforme, d'un blanc rosé légèrement jaunâtre, ou bien une teinte plus pâle encore et analogue à celle de la chair d'anguille (troisième forme), néanmoins on comprend que cet état n'est qu'un degré de plus de la seconde forme, où l'engorgement sanguin s'est de plus en plus effacé, et a laissé un tissu décoloré, mais encore tuméfié et tout plein des restes d'une inflammation où la résolution n'a fait aucun progrès. Cette décoloration, qui pourrait faire hésiter l'anatomiste, même en présence de l'augmentation du volume et de la pesanteur, est un développement naturel de la lésion qui constitue à son origine la néphrite albumineuse. Elle est partie d'un rouge général et intense, et elle a passé par les marbrures, pour arriver à la teinte que nous lui voyons dans la troisième forme.

Ce que je viens de dire de la troisième forme s'applique exactement à la quatrième, qui a été désignée par M. Bright sous le nom d'aspect granulé des reins. Comme dans les précédentes, ces organes sont plus volumineux et plus pesans que dans l'état sain; leur surface extérieure, le plus souvent d'un jaune pâle, est parsemée et quelquefois couverte de *petites taches* d'un blanc laiteux, un peu jaunâtre, de la dimension, en surface, de la tête d'une très petite épingle, souvent allongées et ressemblant assez bien à des grumeaux de petit lait qui seraient répandus irrégulièrement en plus ou moins grand nombre à la surface des reins. Toutes sont voilées par une lame extrêmement mince à travers laquelle elles paraissent comme sous un vernis. La surface des reins est parfaitement lisse. Tantôt ces petites taches laiteuses (*granulations* de M. Bright) sont rares dans l'épaisseur de la substance corticale et abondantes à la surface; tantôt au contraire l'altération granuleuse envahit toute la profondeur de cette substance. Lorsqu'on divise les reins de leur bord convexe vers leur scissure, la substance corticale offre, comme dans la seconde et la troisième formes, une teinte générale, anémique et jaunâtre, qui contraste fortement avec la couleur rouge de la substance tubuleuse. La substance corticale, gonflée, occupe un espace plus considérable que dans l'état sain, surtout dans ses prolongemens entre les cônes. Dans cette description, tout se retrouve de ce qui caractérise le produit d'une inflammation : gonflement, augmentation du poids, et transition graduée d'une injection sanguine considérable à une teinte générale anémique et jaunâtre. Mais un élément de plus s'y montre, ce sont les taches laiteuses disséminées à la surface et dans l'intérieur de la substance corticale, et appelées improprement granulations.

J'ai franchi, à l'aide des recherches de M. Rayer, et en exposant ses idées, tout ce que cette discussion a de difficile. Il n'est pas besoin d'insister davantage sur la nature également inflammatoire des deux dernières formes. La cinquième, plus rare que les précédentes, détermine aussi un accroissement dans le volume et dans le poids des reins. Ce qui la caractérise, c'est un aspect particulier dont on ne peut donner une image plus exacte qu'en disant qu'un grand nombre de petits grains de semoule semblent déposés au dessous de la membrane celluleuse propre. Enfin dans la sixième, qui paraît correspondre à la troisième variété décrite par M. Bright, les reins, rarement plus volumineux et quelquefois plus petits que dans l'état sain, sont durs et présentent des inégalités à la surface. On y distingue peu ou point de taches laiteuses ; mais à la coupe on en découvre presque toujours un certain nombre dans l'épaisseur de la substance corticale.

Tel est l'ensemble et la revue générale des altérations si remarquables que l'anatomie pathologique nous a révélées dans la texture des reins. M. Rayer pense que les six formes principales qu'il a décrites sont successives, c'est-à-dire que les dernières sont postérieures, anatomiquement parlant, aux premières. A cette proposition de M. Rayer, j'apporterai, non pas une restriction, mais une distinction ; et cette distinction m'est fournie par l'examen même des planches si correctes qu'il a soumises à l'examen du public. En effet, si l'on considère par exemple la figure IV de la planche VIII, on voit un rein, plus volumineux que dans l'état naturel, parsemé de taches ou granulations, mais en même temps rouge et hyperémié. Il arrive donc que le rein passe de l'engorgement sanguin et inflammatoire du début à l'état granuleux sans traverser la seconde et la troisième forme. De sorte qu'il semble que l'inflammation particulière, qui constitue la néphrite albumineuse, s'étant établie avec tous ses caractères, se poursuit subséquemment dans deux directions, dans deux métamorphoses anatomiques : l'une qui se manifeste par une anémie jaunâtre sans granulations ; l'autre qui se manifeste par ces granulations mêmes. Ce qui est antérieur à toute autre lésion, c'est l'engorgement rouge du rein avec augmentation de poids et de volume ; ce qui est postérieur, c'est tantôt le développement des granulations et tantôt l'établissement d'un tissu tuméfié bien qu'anémique. Ces deux formes paraissent, non pas venir l'une de l'autre,

mais pouvoir dériver l'une et l'autre immédiatement de l'engorgement inflammatoire du début. Remarquons en effet que, dans ses transformations diverses, la lésion doit rester essentiellement la même ; car l'albumine continue à passer en dissolution dans l'urine depuis la première forme jusqu'à la dernière, soit que le rein soit gros et rouge, ou gros et décoloré, soit qu'il contienne des granulations, soit qu'il n'en contienne pas. Les granulations ne sont qu'accessoires, et leur présence n'est nullement indispensable à la production du phénomène pathologique qui consiste dans la sécrétion d'une urine coagulable.

Cette sortie de l'albumine hors des voies circulatoires a des conséquences très graves pour l'économie. Le sérum du sang (ce que M. Rayer a constaté dans les saignées qu'il a eu occasion de prescrire) perd une partie de sa pesanteur spécifique. Il se forme des hydropisies plus ou moins étendues, plus ou moins considérables ; des inflammations interminables des voies intestinales, des voies aériennes, de la plèvre surviennent à des époques diverses et entraînent la perte du malade : tout cela, parce que l'organisme perd tous les jours une proportion notable d'albumine, et parce que le tissu de la substance corticale des reins est le siége d'une lésion peu disposée à se résoudre.

En effet, si l'on examine les planches que M. Rayer a consacrées à la néphrite albumineuse, on remarque que c'est la substance corticale qui est particulièrement affectée dans cette maladie. C'est elle qui est le siége de l'engorgement sanguin ; c'est elle qui se tuméfie et qui reste tuméfiée ; c'est dans elle encore que se forment les granulations de Bright. On peut donc dire que la néphrite albumineuse est une néphrite corticale. Si elle n'a aucune tendance à se terminer par résolution, elle n'en a aucune non plus à se terminer par suppuration. C'est en effet une chose remarquable, que dans une lésion qui a tous les caractères anatomiques de l'inflammation, du pus ne se forme jamais. Il y a une différence capitale entre cette néphrite et les autres néphrites. Celles-ci admettent la terminaison par suppuration, et ne laissent pas l'albumine traverser le rein ; celle-là détermine la sortie de l'albumine, et ne cause dans l'organe aucun travail pyogénique.

La suppuration dans le rein à la suite d'une néphrite calculeuse n'est pas rare ; on la rencontre encore quelquefois dans la fièvre typhoïde. Enfin quelques observateurs l'ont signalée dans la fièvre jaune. Cette suppuration a un caractère particulier, c'est de se déposer par gouttelettes isolées, par points purulens, caractère qui se retrouve aussi bien dans la fièvre jaune que dans la fièvre typhoïde. Aussi les anatomistes recommandent-ils de diviser le rein en menues parties, afin de ne pas laisser échapper ces petits abcès qui se dérobent à un examen superficiel.

On sait que dans les néphrites calculeuses, surtout quand elles arrivent vers une terminaison fâcheuse, l'urine diminue en quantité ou même se supprime complètement; c'est aussi dans les suppressions d'urine, phénomène propre à certains états de la fièvre jaune, qu'on a trouvé les reins parsemés de points purulens. Il semble donc que l'on peut attribuer à la suppuration dans le tissu du rein la propriété de déterminer la diminution ou la suppression complète de la sécrétion urinaire. Au contraire, l'inflammation de la substance corticale ou néphrite albumineuse, qui ne cause aucune suppuration, ne cause pas non plus de suppression urinaire, mais elle s'accompagne du passage de l'albumine en dissolution dans l'urine : remarquable exemple des différences pathologiques que peuvent produire dans une même fonction les différences de siége et de forme d'une lésion qui toutefois occupe un même organe.

L'urine a, de tout temps, attiré l'attention des médecins; mais le point de vue sous lequel on l'a considérée, s'est, avec le progrès du temps, beaucoup modifié et notablement étendu. Les anciens étudiaient l'urine surtout pour le pronostic; les modernes l'étudient surtout pour le diagnostic. Les caractères physiques qui s'y manifestent étaient les seuls que les anciens médecins connussent : ainsi ils observaient les colorations diverses qu'elles présentaient, les nuages qui s'y formaient, les sédimens qui s'y déposaient; et du résultat de ces observations, et de l'époque où les changemens survenaient dans l'urine, ils tiraient des jugemens sur la coction des humeurs, sur l'imminence des crises, sur l'influence des jours critiques, sur la gravité du mal, sur les chances de salut du malade. Ils considéraient donc dans l'urine moins une maladie en particulier que la maladie en général, dont ils essayaient de calculer l'intensité et de prévoir les solutions à l'aide de cette inspection. Pour eux, toutes les maladies aiguës avaient quelque chose de commun, plus important que ce qui les différentie; et cette partie commune gisait dans le pronostic, c'est-à-dire dans l'étude des signes de crudité, de coction et de crise. Or l'urine, suivant eux, donnait à cet égard, des renseignemens précieux.

Le pronostic avait pour les anciens un sens plus étendu que chez nous, et qui ne se bornait pas à une idée de la terminaison heureuse ou malheureuse; c'était essentiellement la doctrine de la crudité, de la coction et de la crise. Le pronostic était, si je puis m'exprimer ainsi, le diagnostic des signes généraux qui, suivant la médecine antique, étaient propres aux maladies aiguës. Cette doctrine, bel effort du génie grec, à une époque où le diagnostic particulier n'avait encore acquis ni grande précision ni par conséquent grande valeur, cette doctrine, dis-je, est allée en s'obscurcissant de plus en plus, à mesure que l'on a cherché davantage à discerner les individualités pathologiques et les organes malades. Ce n'est point ici le lieu de montrer ce qu'elle a valu comme théorie générale de pathologie, ni ce qu'elle peut valoir encore. Toujours est-il que, si l'urine en offrait une application journalière à la pratique ancienne, l'urine offre aujourd'hui à la pratique moderne une application journalière de ce diagnostic sagace qui va chercher les indices précis des lésions cachées au sein des organes intérieurs. On ne demande plus à l'urine les annonces de la crudité ou de la coction; mais on y cherche des acides, des alcalis, du pus, du mucus du sucre, des animalcules spermatiques, de l'albumine, afin de remonter, non à un caractère général des maladies, mais à un caractère particulier d'une maladie. Telle est la grande différence qui sépare la doctrine moderne de la doctrine ancienne.

Il faut se laisser aller; bien plus, il faut accorder tout éloge à la tendance qui emporte la médecine contemporaine vers l'étude de plus en plus minutieuse et précise du diagnostic. De beaux travaux, dirigés vers ce but se sont exécutés récemment, de beaux travaux s'exécutent encore; et à ce titre doit être signalé l'ouvrage que publie M. Rayer sur les maladies des reins. Le diagnostic et par conséquent la pratique y gagneront beaucoup. Les planches qui ont suggéré cet article présentent la maladie dite de *Bright* sous un jour tout nouveau tant pour l'anatomie que pour la pathologie. L'auteur a su assigner une même nature à des altérations très diverses, en découvrir le début et en tracer la filiation. Ce serait en soi un grand travail, si ce n'était un fragment d'un grand livre.

E. Littré.

VARIÉTÉS.

Les épreuves du concours pour la chaire d'hygiène, vacante à la Faculté de Médecine de Paris, ont commencé mercredi 8 de ce mois. Le sujet de la première épreuve, composition écrite, faite immédiatement, est le suivant :

« De l'influence de l'air atmosphérique sur l'homme vivant, sous les différents rapports :

1° De sa pression ;

2° De sa composition ;

3° De sa température ;

4° De son degré d'humidité ;

5° De son état électrique.

Donner les méthodes pour constater et mesurer ces propriétés et qualités de l'air. »

La lecture des compositions a commencé vendredi 10. Les épreuves du concours sont, comme à l'ordinaire, 1° Une composition écrite, 2° deux leçons, dont une avec deux jours de préparation, et l'autre avec six heures de préparation sans le secours des livres; 3° une thèse avec argumentation; 4° l'appréciation des titres et ouvrages antérieurs. Les séances du concours se tiennent les lundi, mercredi et vendredi à quatre heures.

Un des gérans,
E. Littré.

Paris,— Imprimerie et Fonderie de Félix Locquin et Comp, rue Notre-Dame-des-Victoires, 16.

1837. — N. 5.   25 NOVEMBRE

L'EXPÉRIENCE,

JOURNAL DE MÉDECINE ET DE CHIRURGIE

PUBLIÉ PAR

MM. DEZEIMERIS ET LITTRÉ.

Ars longa.   *Ubicumque...*

Ce journal paraît tous les cinq jours, les 5, 10, 15, 20, 25 et 30 de chaque mois, par cahier de 16 pages à deux colonnes, grand in-8°, formant à la fin de chaque année deux forts volumes grand in-8°. Le prix d'abonnement est de 9 fr. pour 3 mois, 18 fr. pour six mois, 36 fr. pour un an. On s'abonne, au bureau du journal, chez J.-B. BAILLIÈRE, rue de l'Ecole de Médecine, 13 bis, et, dans les départemens, chez les directeurs de poste et aux bureaux des Messageries-Royales et des Messageries Laffitte et Caillard. Les lettres affranchies sont seules reçues.

THÉRAPEUTIQUE.

DE LA COMPRESSION DES ARTÈRES COMME MOYEN THÉRAPEUTIQUE, ET PARTICULIÈREMENT DE LA COMPRESSION DE LA CAROTIDE PRIMITIVE.

Par J. E. Dezeimeris. (1)

Les artères, comme organes principaux de la circulation du sang, jouent un rôle si important dans

(1) Ce mémoire était fait depuis plusieurs années, et attendait dans mes cartons que j'eusse un peu de temps pour le revoir et y remplir quelques lacunes avant de le publier. J'en avais communiqué la substance à une foule de médecins, dans l'espoir qu'ils feraient des expériences sur le moyen thérapeutique qui y est proposé, et qu'ils me fourniraient des matériaux pour lui donner plus d'importance et de solidité.

En rentrant à Paris, après une absence de deux mois, j'apprends que dans cet intervalle, trois médecins, MM. Trousseau, Malapert et Baudelocque neveu ont publié des mémoires sur la compression des carotides dont ils s'attribuent l'invention, et que deux de ces messieurs se disputent la priorité devant l'Institut. J'ai mis mon mémoire sous presse, et j'ai adressé la lettre suivante à l'académie des sciences.

M. LE PRÉSIDENT,

« Je n'ai cessé, depuis plusieurs années, de faire des efforts pour amener les médecins à reconnaître que la science et l'art qu'ils cultivent ne sauraient être constitués avec les faits recueillis récemment et autour de nous, mais qu'il faut tenir compte des travaux de tous les temps et de tous les pays ; qu'il faut par conséquent unir l'étude des livres à l'étude de la nature, l'histoire de la science et de l'art à l'exposé dogmatique de leur état actuel.

» Plus on réfléchit à la nature des sciences d'observation, sciences qui consistent dans la connaissance des rapports qu'ont entre eux les objets et les faits qu'elles étudient, plus on réfléchit au degré de certitude dont elles sont susceptibles, degré qui se mesure sur le nom-

les phénomènes réguliers de l'organisme, et prennent une si grande part dans les troubles de la maladie, qu'on aurait lieu de s'étonner si jamais la thérapeutique n'avait pensé à porter sur elles l'action des moyens de traitement dont elle dispose. L'artériotomie, la ligature des artères, la compression de ces vaisseaux, la ligature circulaire des membres, employées depuis des temps plus ou moins reculés, prouvent qu'on n'avait point ignoré qu'il pouvait être utile en certains cas d'agir directement sur ces canaux qui, distribuant le sang dans toutes les parties, y portent le principe de la nutrition et de l'accroissement quand elles sont dans leur état normal, le principe de toute sorte d'altérations quand elles sont dans une disposition morbide.

A la fin du dernier siècle, l'un des plus ingénieux physiologistes et l'un des plus habiles praticiens de

bre connu de ces rapports, et plus on voit se multiplier les motifs de laisser au champ de l'observation son étendue illimitée dans le temps et dans l'espace, dans le présent et dans le passé, dans les lieux où nous observons, et dans tous les lieux où des observations peuvent être faites. La raison ne trouverait rien à opposer à ces motifs ; mais la paresse et l'indifférence se dispensent de les discuter, pour n'avoir pas à céder à leur toute-puissance.

» A ceux qui refusent la discussion, il faut donc montrer des exemples qui prouvent d'une manière patente les énormes inconvéniens qui résultent pour les progrès à faire en médecine, de l'ignorance de ce qui est déjà fait. Il s'en présente un des plus frappans en ce moment, et sur un sujet de haute importance pour la pratique. Trois inventeurs viennent se disputer l'honneur d'avoir découvert l'utilité de la compression des carotides dans le traitement de plusieurs maladies. Il y aurait quelque chose de surprenant dans cette apparition de trois inventeurs à la fois, si cette simultanéité ne s'expliquait tout naturellement par la communication que j'ai faite à deux d'entre eux de cette découverte, à l'un au mois d'août 1837, à l'autre un an auparavant ; et si le troisième n'avait pu l'apprendre de l'un des quinze ou vingt médecins à l'attention et aux expériences desquels je l'avais recommandée depuis plusieurs années.

» Ne croyez point, M. le président, que je vienne ici, quatrième prétendant, disputer à ces messieurs une part de la gloire qu'ils s'arrogent pour *le service qu'ils viennent de rendre à l'humanité.* Non, c'est pour un mort que je viens réclamer. Cultivant l'histoire de la science

cette époque, Caleb Hillier Parry, de Bath, signala la compression directe des artères, pratiquée de manière à y interrompre momentanément le cours du sang, comme un puissant moyen thérapeutique, et en particulier la compression des carotides, comme un moyen d'une efficacité merveilleuse dans diverses maladies qui mettent ordinairement en défaut toutes les ressources de l'art (1).

Vainement le célèbre médecin anglais cita des guérisons nombreuses et remarquables obtenues par ce moyen; vainement il s'efforça de tirer cette pratique du domaine de la simple expérience et de l'élever au rang d'une méthode rationnelle, en développant ses profondes vues sur les *déterminations anormales du sang;* l'Allemagne seule, qui recueille tout avec une religieuse attention, prit

en honnête homme et non dans un esprit de déprédation, j'ai toujours regardé comme un devoir sacré de rendre à chacun le tribut de reconnaissance qui lui est dû pour ses services, et il n'entrera jamais dans ma pensée de m'emparer de la découverte d'un autre, dût le plagiat rester à jamais ignoré; car, à mes yeux, le plagiat est un crime.

« A chacun donc ce qui lui appartient.

» Ce n'est ni ces messieurs ni moi qui sommes inventeurs de la compression de la carotide; car avant nous, Preston avait lié ce vaisseau dans des cas d'épilepsie réputée incurable; avant Preston, M. Blaud avait comprimé la carotide dans la fièvre cérébrale; avant M. Blaud, Autenrieth avait employé le même moyen dans les convulsions; avant Autenrieth, Liston y avait eu recours pour une névralgie maxillaire; avant Liston, Earle s'en était servi avec avantage contre l'épilepsie; avant Earle, Livingston et Kellie avaient employé la compression artérielle contre le rhumatisme; avant Livingston et Kellie, Ludlow en avait usé contre la goutte; et, avant tous, Parry, de Bath, le véritable inventeur de la compression des artères, et particulièrement des carotides, avait non seulement connu l'utilité de ce moyen pour tous ces cas, mais l'avait encore employé pour plusieurs autres, et avait été, en tout ce qui touche à la connaissance de ce sujet, fort au delà de ce qu'en ont su ses successeurs, en comprenant dans le nombre nos trois inventeurs les plus modernes, venus tout juste un demi-siècle après lui.

» Voilà certes un demi-siècle bien rempli et des efforts bien productifs! Cinquante ans employés par je ne sais combien de savans distingués en efforts inouïs d'invention et de réinvention! le tout pour aboutir à quelque chose de fort inférieur à ce qu'une leçon d'histoire peut enseigner en un instant au premier venu! Bel argument pour les contempteurs de l'érudition!

» J'aurai l'honneur, M. le président, d'adresser à l'académie, à sa prochaine séance, un mémoire imprimé, dans lequel j'ai rassemblé à peu près tous les faits qu'on possède sur la compression des artères, considérée comme moyen thérapeutique, et sur la compression des carotides en particulier. Par une série de mémoires de même genre, sur des points importans de médecine pratique, j'espère montrer d'une manière de plus en plus évidente les avantages inappréciables que procurent les études historiques, et le dommage qui résulte pour les progrès de la science et de l'art de l'absence de tout enseignement qui soit relatif à ces études.

Je suis, etc. »

(1) *On the effects of compression of the arteries in various diseases and particularly in those of the head; with hints towards a new mode of treating nervous disorders.* In Memoirs of the medical society of London. T. 3, p. 77.

note de la découverte de Parry, mais la négligea bientôt et l'oublia : le reste de l'Europe n'en eut point connaissance.

Pour fournir, sur un seul sujet, trois preuves au lieu d'une, des funestes inconvéniens qu'il y a à ne pas unir l'étude des livres à l'étude de la nature, et de ne pas se tenir au courant de ce qui s'est fait d'utile dans tous les temps et dans tous les pays, on a vu trois médecins, habitant des points du globe fort éloignés les uns des autres, inventer chacun de leur côté la compression de la carotide, mais en restant tous trois, dans leur invention, fort en arrière du premier inventeur (1).

Un médecin français, M. Blaud, de Beaucaire, découvrit l'utilité de la compression de la carotide dans la fièvre cérébrale, mais resta dans une ignorance complète du parti qu'on peut tirer du même moyen dans beaucoup d'autres cas. Un médecin d'Edimbourg, Liston, apprit du hasard la puissance qu'avait la compression de la carotide de faire cesser une névralgie maxillaire, mais ne sut rien de ce qu'avait dit et répété à cet égard son compatriote; enfin un médecin de Calcutta, Preston, d'après des vues analogues à celles de Parry, mais bien moins profondes et moins justes, se décida à pratiquer plusieurs fois la ligature de la carotide contre l'épilepsie rebelle à tout autre traitement, et il ne se doute pas le moins du monde que quarante ans auparavant, dans la langue même dont il se sert, un médecin de sa métropole avait proposé pour les mêmes cas, non de lier la carotide, mais de la comprimer, ce qui est infiniment plus raisonnable.

J'exécute enfin le projet que j'avais depuis longtemps de publier le résumé des faits que l'on possède sur ce point important de thérapeutique. Dès l'année 1831, j'eus occasion d'essayer la compression de la carotide dans la névralgie de la face et de constater son efficacité (2). Depuis, et à diverses époques, j'engageai plusieurs médecins de Paris et d'ailleurs, MM. Trousseau (3), Dalmas, Cruveilhier, Sestier, Rayer, Bricheteau, Dubois (d'Amiens), et beaucoup d'autres, à faire l'essai de ce moyen contre un grand nombre de maladies. J'ai en main un certain nombre d'observations qui ne tarderont pas à voir le jour; mais, quant à présent, je vais me

(1) Je ne parle pas des prétendus *inventeurs* qui se présentent encore aujourd'hui, en faisant sonner haut le service qu'ils rendent à l'humanité. Il n'est personne qui puisse, avec la meilleure volonté du monde, leur accorder ce caractère, et, quant à moi, j'ai des raisons très positives pour le leur refuser.

(2) Voyez la note placée à la fin de la bibliographie de l'article *Artères*, dans le Dictionnaire de médecine en 25 volumes. T. 4, p. 138, 1833.

(3) Je regrette sincèrement d'avoir à reprocher à M. Trousseau le silence qu'il a gardé dans le mémoire qu'il vient de publier (Journal des connaissances méd. chir., octobre 1837) sur la communication que je lui avais faite à ce sujet. Il l'avait sans doute oubliée, et il aura pris pour une vue d'inspiration ce qui n'était qu'une réminiscence.

borner à exposer ce qu'on peut recueillir dans les archives de la science : j'y joindrai seulement, par occasion, et sur les points les moins connus, quelques uns des faits qui m'ont été communiqués par des confrères.

Les faits que je me propose de citer ou de rapporter sont trop nombreux et trop divers pour qu'il soit permis de se dispenser de les classer dans un certain ordre. Il y a des cas de goutte, de rhumatisme, de névralgies de la face ou d'autres parties, des cas de céphalalgie, de convulsions, de congestions et de *fièvres cérébrales*, d'épilepsie, de tétanos, de délire, d'aliénation, de paralysie, des cas d'hystérie, d'affections nerveuses vagues, etc. On peut rapporter ces faits à trois catégories : 1° faits relatifs à la compression du tronc artériel allant distribuer ses rameaux dans la partie qui est le siège direct et immédiat des phénomènes morbides ; 2° faits relatifs à la compression de la carotide pour des affections dont le siège est évidemment dans le cerveau, mais dont les phénomènes se passent à la fois dans divers organes ; 3° faits relatifs à la compression de la carotide dans des cas d'affections nerveuses vagues, dont le siège ne peut qu'être présumé exister dans le cerveau. Il y a certainement un peu d'arbitraire dans cette division ; mais outre qu'elle ordonne les faits, elle conduit insensiblement des cas où l'on se rend le plus facilement compte de l'action du moyen thérapeutique que nous voulons faire connaître, à ceux où il est le plus malaisé de bien comprendre et de s'expliquer cette action.

PREMIÈRE SECTION.

Inflammation. — Il est surprenant qu'on se soit aussi peu occupé qu'on l'a fait d'étudier l'influence qu'aurait sur la marche d'une inflammation la compression de l'artère principale qui alimente la partie enflammée. L'influence exagérée de la doctrine reçue sur l'attraction active qu'exercent sur le sang les vaisseaux capillaires irrités, est évidemment la cause principale de cette négligence ; car si l'on eût été libre de toute prévention à cet égard, à peine conçoit-on qu'on eût pu se dispenser d'examiner si, en diminuant l'abord du sang par les vaisseaux qui aboutissent à la partie malade, on ne diminuerait pas l'engorgement de celle-ci. On trouve pourtant jetées par ci par là quelques remarques et observations intéressantes à cet égard : telles sont celles de Henry N. Onderdonk, de New-York, sur l'utilité de la ligature des gros troncs artériels, dans les grandes plaies des articulations et dans les fractures très compliquées, pour prévenir et combattre les violentes inflammations qui les rendent si dangereuses (1) ; telles sont encore celles de David Rogers, sur le même point (2) ; et, pour ne pas sortir du sujet qui nous occupe, et parler, non de la ligature des artères, mais de la compression de ces vaisseaux, Parry dit avoir observé sur lui-même et sur d'autres, que, dans l'ophthalmie, l'otite, etc., la compression des artères diminuait notablement la douleur. Il a fait la même observation chez une femme affectée de panaris : la compression des artères sur les côtés du doigt calmait immédiatement la douleur qui était extrême. Enfin, pour ne pas s'en tenir à quelques cas particuliers, où la compression des artères n'aurait eu que des effets palliatifs, et, pour ne laisser à M. Malapert qui a *imaginé*, dit-il, l'emploi du *compresseur* comme méthode antiphlogistique, que le regret d'avoir fait des efforts d'invention tout à fait superflus, Parry a consacré une assez bonne partie de ses divers ouvrages à exposer précisément cette méthode thérapeutique, et à en développer les avantages ; il se trouve même en avoir résumé les principes en quelques lignes que je vais placer en note à côté des principes de M. Malapert (1). J'ai recueilli moi-même quelques

(1) M. Malapert s'exprime ainsi : « L'afflux disproportionné du sang dans un point phlogosé constituant les principaux phénomènes de l'inflammation, j'ai pensé qu'en rendant cet afflux moins considérable, on diminuerait les accidens, et dans ce but.., .. *j'ai imaginé....* d'appliquer un compresseur sur l'artère principale de chacun des organes ou des parties enflammées, lorsque, toutefois la disposition anatomique de ces parties le permet. Ce compresseur réduit d'un tiers, de moitié ou des trois quarts le calibre de l'artère, et par conséquent permet de graduer à volonté la quantité de sang qui la traverse. Dans deux cas de fièvres cérébrales, j'ai tiré un grand avantage de la compression des artères carotides ; et j'ai usé de ce moyen pour combattre toutes les inflammations et les congestions sanguines du cerveau et des méninges. Je pense qu'il pourra être appliqué à prévenir les attaques d'épilepsie, car souvent des signes précurseurs indiquent au malade les approches de l'accès ; j'espère aussi qu'il sera utilisé pour le traitement de beaucoup d'aliénations mentales. » (Comptes rendus hebdomadaires des séances de l'Académie des sciences, n° 19, novembre 1837, p. 652.)

Parry avait dit tout cela, et mieux que cela, 49 ans avant M. Malapert. Voici quelques lignes de son premier mémoire sur un sujet sur lequel il a tant observé et tant réfléchi (Page 102) :

« J'ai été conduit tout naturellement à me demander jusqu'à quel point l'application d'un tourniquet pourrait être utile, ou du moins exempte d'inconvéniens dans différentes maladies dues à une impulsion excessive du sang dans les artères. J'ai déjà pensé à un instrument propre à remplir ce but. Le seul danger que l'on pourrait craindre de son usage long-temps continué près du cœur, serait les dilatations de cet organe et de la crosse de l'aorte, et peut-être même un commencement d'anévrysme. Raisonnant *à priori*, on pouvait croire que les artères sous-clavières et l'autre carotide, ainsi que l'aorte descendante elle-même, suffiraient à l'écoulement de tout le sang lancé par le cœur à chaque systole. Cependant l'expérience prouve le contraire : car, comme je l'ai remarqué précédemment une oblitération complète de la cavité de l'artère carotide droite produit presque constamment une oppression à la région du cœur, de fréquens soupirs, et souvent de violentes palpitations : toutes preuves évidentes de l'accumulation du sang dans la crosse de l'aorte et dans le ventricule gauche. Cependant dans quelques cas particuliers de maladies de la tête, dépendantes d'une augmentation

(1) The american medical and philosophical register, etc., 1813 octobre.

(2) Anderson's quarterly journal etc., 1825, T. 2.

faits qui sont de nature à encourager dans l'essai de la compression des artères contre les inflammations et surtout les inflammations commençantes. Cet effet se conçoit facilement. Il y a deux élémens fondamentaux dans l'inflammation : action nerveuse exagérée, fluxion sanguine impétueuse; or la compression artérielle diminue l'une et l'autre à la fois; car c'est ne pas connaître ce que la physiologie expérimentale nous a appris de l'influence de la circulation artérielle sur l'action nerveuse que de ne voir dans l'oblitération des gros vaisseaux qu'un moyen mécanique d'empêcher l'accumulation du sang dans les parties où ils se distribuent.

Rhumatisme et goutte. — Parry, dans plusieurs endroits de ses ouvrages, parle des avantages qu'il a retirés de l'emploi de la compression des artères contre le rhumatisme et la goutte. Dans le mémoire cité plus haut, il mentionne en particulier une douleur au poignet enlevée instantanément par la compression de la brachiale.

M. Daniel Ludlow, chirurgien distingué de Sodbury, fit sur son fils, également médecin, l'expérience suivante. Ce dernier était affecté d'une inflammation goutteuse au pied, qui, ayant cessé, fut suivie aussitôt d'une douleur dans la tête. La compression des deux artères temporales dissipa à l'instant cette douleur, mais elle reparut au moment même et avec violence dans le pied. M. Ludlow comprima l'artère proplitée, et la douleur fut aussitôt calmée.

John Livingston, chirurgien d'un vaisseau de la Compagnie des Indes Orientales, publia, en 1801, dans les Annales de Duncan (1), une note sur l'efficacité de la compression des artères contre les douleurs rhumatismales des membres. Dans son

de l'afflux du sang, soit primitive dans les vaisseaux du cerveau, soit par suite des contractions trop énergiques du cœur, telles que la phrénitis, l'épilepsie violente, l'apoplexie sanguine, et dans beaucoup de cas d'hydrocéphale interne, il pourrait y avoir avantage à employer un tourniquet sur une ou sur les deux carotides, comme moyen préventif ou curatif. Car les affections que je viens de nommer ont certainement la tendance la plus dangereuse, tandis que l'accumulation du sang produite par le tourniquet ne peut être que temporaire et ne peut par conséquent être cause d'une lésion organique du cœur ou de l'aorte. On aura probablement moins d'objections contre l'usage de cet instrument, lorsqu'il s'agira d'employer la compression sur des artères d'un petit volume ou éloignées du cœur; comme dans les cas de différentes inflammations des membres, produites par des causes mécaniques, chimiques ou vitales, telles que des brûlures, des plaies, des fractures, des contusions, des inflammations cutanées, cellulaires, membraneuses, articulaires et glandulaires. Jusqu'à quel point peut-on sans inconvénient pour la constitution en général faire disparaître quelques unes de ces affections, c'est là une tout autre question. Mais en admettant que le moyen que je propose soit trouvé efficace, il est évident que la compression peut être réglée et relativement à sa durée et relativement à la force employée pour l'établir, suivant que le jugerait convenable la prudence du médecin.»

(1) *Extract of a letter from M. John Livingston, etc, to D. George Kellie.* Annals of medicine, 1801, p. 313.

voyage en Chine, il avait eu, dit-il, de fréquentes occasions d'employer ce moyen, et presque toujours avec un succès complet. Il rapporte l'idée de l'emploi de cette compression à Kellie, qui le lui avait vanté comme très puissant.

Pour n'avoir plus à parler, dans la suite de ce mémoire, que de faits relatifs à la compression de la carotide, je place ici un cas de névralgie sciatique guérie par la ligature de l'artère fémorale, ligature qui fut pratiquée pour un anévrysme au jarret. Ce fait, qui semble compliqué, par la coexistence et la liaison des deux maladies, et qui paraîtrait par là même peu concluant relativement au mode d'action de la ligature, deviendra fort simple et fort clair, lorsqu'on verra plus loin les effets de l'interruption momentanée de l'afflux du sang artériel, dans des névralgies dégagées de toute complication.

Charles Chelsop, âgé de 30 ans, fut reçu le 14 août 1820 à l'hôpital (dans le *County-Hospital*) pour un anévrysme poplité du côté droit; il rapportait le commencement de sa maladie à une chute de cheval qu'il avait faite il y a environ douze mois. Depuis cinq semaines il lui était survenu une violente douleur à la cuisse, qui le prenait chaque soir à dix heures et demie, et cessait vers deux heures du matin. Swan reconnut que cette douleur siégeait dans le nerf sciatique. Comme c'était toujours la nuit qu'elle revenait, on aurait pu supposer qu'elle était due à la compression qu'éprouvait ce nerf dans le décubitus au lit : mais cette supposition n'était point fondée; car, lorsque le malade garda continuellement le lit, à l'hôpital, avant l'opération qui lui fut pratiquée, ce fut toujours la nuit, et aux mêmes heures, que la douleur revint et se dissipa. Le 19 août, on pratiqua la ligature de l'artère fémorale, et depuis lors la névralgie sciatique ne reparut plus. Le malade sortit de l'hôpital le 9 septembre parfaitement guéri.

(Swan, *Obs. on some points relating to the anatomy, physiology and pathology of the nervous system.* London, 1822, in-8°, cap. v.)

J'arrive à l'objet principal de ce mémoire, à l'exposé des faits relatifs à la compression de la carotide. Ceux qui concernent la compression d'autres artères seraient plus nombreux si les observateurs qui en ont parlé ne s'étaient trop souvent bornés à en donner les résultats généraux, sans faire connaître les détails particuliers de chaque cas. Ils suffisent néanmoins pour appeler fortement l'attention, et ils vont recevoir leur sanction de l'examen que nous allons faire des effets de la compression de la carotide.

Je place en première ligne, d'après le principe de classification indiqué plus haut, les observations de compression de cette artère, employée pour des affections siégeant immédiatement en des parties où ses rameaux vont se distribuer; et d'abord les névralgies faciales ou hémicéphaliques.

Névralgies de la face. — Ici encore, Parry, qui avait beaucoup vu, s'est borné malheureusement à énoncer en termes généraux ce que lui avait appris l'expérience sur l'efficacité de la compression de la carotide dans ce qu'il appelle les douleurs de tête nerveuses. Mais j'ai de quoi suppléer à son silence. Dans un mémoire sur le traitement des névralgies de la face, que je publierai prochainement, je fournirai à cet égard un certain nombre d'observations, qui pourront y être multipliées plus naturellement qu'ici. Je puis me borner maintenant à constater historiquement l'emploi qui a été fait du moyen thérapeutique qui nous occupe, et les succès remarquables qu'on en a obtenus. Parry en a mentionné un cas particulier ; il est juste de le citer le premier.

Chez une dame affectée depuis long-temps de violentes douleurs de têtes nerveuses, et chez laquelle les carotides se montraient extrêmement dilatées et tendues à chaque systole du cœur, la compression de la carotide droite apaisa instantanément la céphalalgie ; mais il survint en même temps une vive douleur le long des artères sous-clavière et brachiale jusqu'au coude, sans doute à cause de la quantité plus grande de sang qui dut y passer (Parry).

La nature de la maladie est mieux précisée, et l'action de la compression de la carotide n'est pas moins évidente dans l'observation suivante que je prends parmi celles que m'ont communiquées les médecins que j'avais priés de faire des essais sur ce point important de thérapeutique. Elle est de M. le docteur Sestier :

Madame de C***, rue de la Chaussée-d'Antin, 52, âgée de 34 ans, de constitution peu forte, tempérament lymphatico-nerveux, se décida, après la perte de ses parens en 1814, à entrer dans un couvent, où elle passa 5 années dans la pratique du jeûne et de pénitences corporelles qui affaiblirent notablement sa santé.

L'invasion des premières douleurs névralgiques eut lieu il y a cinq ans environ, à la suite de chagrins profonds et long-temps prolongés ; elles étaient sus et sous-orbitaires droites, revenaient régulièrement tous les jours, de 3 à 5 heures du matin. Elles cédèrent à l'emploi du sulfate de quinine. Trois années après, et toujours après de vifs chagrins, madame de C*** fut affectée de gastralgie avec boulimie : elle céda aux pilules de sous-nitrate de bismuth, de magnésie et d'opium. Une nouvelle atteinte de névralgie faciale eut lieu au printemps de l'année 1836, elle varia dans son siège, et fut tantôt sus-orbitaire, tantôt sous-orbitaire, quelquefois dentaire inférieure, et parfois aussi sous forme d'otalgie. Elle n'offrit que très rarement le type intermittent régulier : aussi résista-t-elle au sulfate de quinine. Plusieurs préparations narcotiques furent employées à l'intérieur et par la méthode endermique, la névralgie s'amenda et s'aggrava à plusieurs reprises ; elle ne disparut complètement que lorsqu'il survint sur les tégumens du pavillon de l'oreille droite, correspondans au côté affecté de névralgie, ainsi que sur la tempe et la région parotidienne, une éruption érysipélateuse avec phlyctènes nombreuses, qui suppurèrent pendant quelque temps.

La dernière atteinte de névralgie a eu lieu vers la fin de l'automne 1835 : elle a occupé presque toute la région droite de la face ; ses accès n'ont jamais été aussi douloureux ni aussi irréguliers dans leur marche ; ils avaient résisté pendant 18 à 20 jours aux narcotiques, aux antispasmodiques, administrés sous diverses formes (l'affaiblissement de la malade paraissait contr'indiquer les évacuations sanguines). Ce fut au milieu de l'un de ces accès que je fus appelé, quelques jours après avoir eu avec M. Dezeimeris une conversation sur l'emploi de la compression des carotides dans diverses affections de la tête. Je mis aussitôt ce moyen en pratique. Les douleurs étaient extrêmement vives, elles arrachaient des cris à la malade : les paupières et les tégumens du côté droit de la

face étaient rouges, tuméfiés, tendus, luisans. Lorsque j'eus pratiqué, pendant deux minutes environ, la compression de la carotide correspondante, la congestion faciale diminua rapidement ; les douleurs se calmèrent presque instantanément, et furent remplacées par une sorte d'engourdissement et un besoin irrésistible de dormir. (La malade était presque entièrement privée de sommeil depuis plusieurs jours.) Les douleurs se réveillèrent quatre ou cinq minutes après que j'eus cessé la compression de la carotide, mais beaucoup moins intenses ; elles cédèrent bientôt complètement à une nouvelle compression. Cette journée et les deux suivantes furent parfaitement tranquilles ; la malade n'éprouvait plus que de temps en temps de légers frémissemens du côté affecté. Le quatrième jour, il survint du même côté une éruption semblable à celle qui eut lieu au printemps de la même année, et depuis cette époque la névralgie n'a pas reparu.

A côté de cette observation, j'en placerai une autre, non moins curieuse, qui m'a été communiquée par M. Rayer :

Une jeune femme, d'un tempérament nerveux, éprouvait depuis plusieurs années, et presque tous les mois, à des époques irrégulières, des attaques de tic douloureux dans le côté gauche de la face. La douleur était telle qu'elle jetait la malade dans une agitation inexprimable. Pendant l'attaque elle ne pouvait rester en place ; pressant fortement sa tête dans ses mains, elle marchait, comme entraînée par la douleur, poussant, à quelques minutes d'intervalles, des cris aigus déchirans. Une foule de remèdes, les pilules de Méglin à haute dose, le sulfate de quinine, l'huile de croton, les bains de vapeur, le stramonium, etc., avaient été successivement employés, et sans succès, pour prévenir les accès. Une large saignée diminuait l'intensité de la crise sans en abréger la durée, au moins sensiblement, et elle était toujours d'environ quatre à cinq heures. Le laudanum liquide de Sydenham à haute dose (30, 40 ou 50 gouttes), essayé dans quelques accès, engourdissait le mal ; mais l'administration de ce remède était suivie d'une céphalalgie opiniâtre qui se prolongeait le lendemain et le surlendemain de la crise. M. Dezeimeris m'ayant fait part des succès obtenus par la compression de l'artère carotide, je conseillai ce moyen. Une première fois, il fut employé au plus fort de la douleur. La compression fut faite avec les doigts appliqués sur l'artère, et elle fut continuée pendant vingt minutes, assez fortement pour que les battemens des artères temporales devinssent peu ou point sensibles. Un grand soulagement résulta de cette compression. Un mois environ après, une seconde crise s'étant déclarée, on eut recours à la compression dès le moment où madame ...... ressentit les préludes de l'attaque qui était toujours annoncée par une sorte d'engourdissement avec raideur dans la tempe et le côté correspondant des os maxillaires, et la douleur ne tarda pas à cesser. Depuis lors les accès ou plutôt leurs préludes ont continué de se manifester à peu près à leurs époques ordinaires. Ainsi la compression de la carotide ne les a point prévenus, n'a point procuré une véritable guérison ; mais la douleur, qui autrefois était déchirante, est devenue tellement supportable que je puis dire que chaque fois les accès ont avorté.

Je répète que ce n'est point ici que je dois publier les observations qui me sont propres, relativement au traitement des névralgies faciales par la compression de la carotide ; mais je ne puis me dispenser de dire quelques mots de ce que j'ai observé dans un de ces cas, à l'occasion de la compression exercée à la fois sur les deux carotides. Je ne prendrai de ce fait que ce qui est relatif à cette circonstance ; il est trop curieux sous d'autres rapports pour que je ne me promette pas de le publier avec tous ses détails.

Je soignais, en 1833, une demoiselle de vingt ans, martyrisée depuis long-temps par une des plus violentes névralgies de la face que j'aie et qu'on ait jamais vues. Une des circonstances notables de la maladie était la violence et l'instantanéité avec laquelle les accès étaient provoqués par le moindre rayon de lumière venant frapper la malade, dans la *chambre obscure* qu'elle habitait, non seulement sur les yeux, mais sur un point quelconque de la face ou de l'oreille, et sans qu'elle s'en aperçût par la vue.

Plusieurs fois j'avais réussi à calmer, par la compression de la carotide gauche, les accès de cette névralgie qui siégeait de ce côté de la face.

Un jour que la malade avait été exposée durant quelques secondes à la lumière d'un réverbère, elle fut prise d'un des accès les plus violens qu'elle eût éprouvés depuis long-temps. J'étais près d'elle à ce moment même ; je m'empressai de pratiquer la compression de la carotide gauche. A peine le bout de mon doigt était fermement appuyé sur ce vaisseau depuis une demi-minute, que la douleur cessa de ce côté ; mais, ce qui n'avait jamais eu lieu depuis qu'existait la maladie, une névralgie survint au moment même à la joue droite. Je porte aussitôt un doigt sur la carotide droite, sans cesser de comprimer la gauche, et j'appuie fortement sur l'une et sur l'autre à la fois. Nul remède n'est prompt dans son action comme le fut l'effet de cette double compression. La névralgie cesse brusquement ; mais la malade dit, avec un accent de terreur qui épouvante sa famille, qu'elle se sent mourir, qu'elle meurt, et elle tombe dans une sorte de syncope, ou plutôt d'anéantissement pendant lequel ni le pouls ni la respiration ne furent suspendus. Cet état ne fut pas de longue durée ; elle en revint en moins de quelques minutes, complètement guérie de son terrible accès névralgique, mais épouvantée de l'effet qu'elle avait éprouvé de la compression des carotides, au point qu'elle aima mieux depuis supporter les douleurs affreuses de son mal que d'accepter l'emploi de ce remède. Cette malade est guérie depuis bientôt quatre années. Depuis lors elle s'est soumise plusieurs fois, et sans répugnance à la compression de la carotide, tantôt pour des maux de dents, tantôt pour des maux d'oreilles, et généralement avec avantage.

Je ne puis m'empêcher d'ajouter ici que M. le docteur Sestier m'a communiqué un cas dans lequel la compression d'une seule des carotides fut suivie des mêmes accidens, si l'on peut donner ce nom à des phénomènes qui se dissipèrent très rapidement, mais qui inspirèrent à la malade et à ses parens une terreur qui n'a plus permis d'avoir recours au même moyen, quoiqu'il eût fait cesser instantanément la névralgie.

Je m'en tiens, pour le moment, aux faits qui précèdent sur le traitement des névralgies de la face par la compression de la carotide : en y revenant, ultérieurement, j'espère être en mesure de démontrer que ce moyen est un des plus efficaces auxquels on puisse avoir recours, ou, pour mieux dire, des moins incertains ; car le sort de toutes les méthodes n'est-il pas d'échouer plus souvent que de réussir contre cette cruelle maladie ?

Migraine. — Je n'ai point de faits particuliers à consigner ici ; mais Parry dit, d'une manière générale, qu'il a très souvent réussi à faire cesser la migraine par la compression de la carotide. Je ne vois personne qui depuis ait fait usage de ce moyen. J'y ai eu recours fréquemment, et il a toujours diminué notablement la douleur, quand il n'a pas réussi à la faire cesser complètement.

DEUXIÈME SECTION.

Convulsions. Parry revient assez fréquemment sur les avantages qu'on peut retirer de la compression des carotides dans le traitement des convulsions, mais il ne donne point d'observation particulière.

On en trouve une dans le journal publié par Autenrieth et Bohnenberger en 1817 (*Tübinger Blætter, etc.*, t. III, p. 92). J'ai vu cette observation citée dans le traité de Burdach sur le cerveau, mais je n'en connais pas les détails. Je sais seulement que les convulsions étaient survenues après la rétrocession d'une maladie éruptive, et que les deux carotides furent comprimées à la fois.

Comme l'empire des principes de classification naturelle n'est pas ici d'application rigoureuse, je placerai dans ce paragraphe l'observation suivante de Parry :

Madame J***, âgée de 51 ans, ayant passé l'âge critique depuis deux ans et demi, veuve, mère de deux enfans, de taille moyenne et délicate, n'avait jamais eu ni la goutte, ni rhumatisme, ni hémorrhoïdes, ni éruptions, ni aucune autre maladie, à l'exception de celles qu'on nomme nerveuses, et de quelques rhumes, dont l'un, survenu deux ans et demi auparavant, avait été accompagné d'une toux considérable, et avait même laissé une certaine gêne dans la respiration, qui ne paraissait que dans de forts exercices musculaires, comme en montant des escaliers ou une montagne.

Au mois de février, après être restée assise pendant fort long-temps sans feu, par un froid très vif, elle en fut tellement saisie, qu'elle sentit (ce sont ses expressions) son sang se refroidir en elle. Afin de se réchauffer elle se mit à marcher vite et pendant long-temps dans toute la maison ; mais elle n'y put réussir. Elle eut froid pendant plusieurs heures, pendant lesquelles elle fut atteinte d'un engourdissement dans le côté gauche, et en outre d'une surdité passagère, mais sans privation ni hébétude des autres sens, et sans aucune douleur de tête. Quand la surdité fut dissipée, l'oreille qui en avait été atteinte devint extraordinairement sensible aux sons ; elle eut aussi une espèce de fourmillement dans les doigts de la main gauche, ce qui lui fit penser que le sang s'y portait avec trop de force. Quoique le froid fût dissipé, l'engourdissement persistait toujours, mais sans la moindre diminution de la puissance motrice du côté affecté. Au bout de six semaines l'engourdissement gagna le côté droit.

Parmi un grand nombre de remèdes donnés inutilement contre cette maladie, on appliqua les vésicatoires au dos, et à la partie interne du bras gauche, au dessus du coude. Le premier leva fort bien, le second s'enflamma sans rien fournir, de sorte qu'on appliqua un cataplasme de pain et de lait sur la partie. Après cette époque, les muscles du bras parurent contractés et raides; et cette sensation se propagea graduellement jusqu'au cou et à la tête, et en travers du tronc, de sorte que la malade ne pouvait plus rester couchée sur l'un ni sur l'autre côté, quoique les mouvemens fussent encore libres.

Elle commença pour lors à être attaquée de temps à autre de violentes bouffées de chaleur au visage et à la tête, en même temps qu'elle avait froid aux pieds et aux jambes. Elle entendait un bruissement à la partie postérieure de la tête, surtout quand il faisait chaud, ou quand par une cause quelconque elle venait à s'échauffer.

Il est difficile de donner un nom intelligible à des sensations nouvelles et extraordinaires. Celle que la malade nommait *engourdissement* ne diminuait en rien ni les mouvemens ni la sensibilité des parties affectées. C'était plutôt un sentiment de resserrement et de constriction, dans lequel la susceptibilité de sentir était réellement augmentée; et la peau des extrémités était tellement sensible que l'air froid y causait une sensation incommode, la flanelle la plus fine ou le tricot le plus doux lui paraissaient des étoffes grossières; et quand elle voulait attacher une épingle avec ses doigts, elle éprouvait une douleur insupportable.

Au mois de septembre suivant, peu après l'application des vésicatoires, elle éprouva dans quelques parties du bras et de la cuisse gauches, une espèce de fourmillement qui gagna bientôt le côté droit. Peu après elle commença à s'apercevoir d'une vibration évidente de quelques portions des muscles fléchisseurs de l'avant-bras et du deltoïde du côté gauche; cependant cela n'allait pas jusqu'à faire mouvoir le bras et la main.

Cette maladie avait continué avec peu de changement jusqu'à ma première visite. Les vibrations duraient constamment tant que le bras était dans sa position ordinaire, l'avant-bras et la main reposés sur les genoux. Si elle étendait fortement le bras en bas, elles cessaient, mais elles revenaient aussitôt que les muscles étaient relâchés. Ces vibrations avaient différens degrés de force et de fréquence; elles avaient lieu à des intervalles assez réglés, ordinairement au nombre de quatre-vingt par minute. Tout ce qui agitait ou échauffait la malade les augmentait beaucoup, et elles étaient toujours pires après le dîner qu'après le déjeûner. Le pouls à l'artère radiale était à quatre-vingt et assez dur. Celui des carotides était très plein et très fort; et chacune des carotides paraissait dilatée dans une étendue d'un demi-pouce, les portions continues au dessus et au dessous étant beaucoup plus petites et du volume ordinaire. Je suis fâché de ne pas trouver dans mes notes que je me sois assuré s'il y avait correspondance entre les mouvemens de systole du cœur et ces vibrations musculaires. La malade avait les pieds très froids et les mains et la tête chaudes. Les sensations qu'elle éprouvait dans ses membres étaient comme je les ai décrites plus haut, excepté que la sensibilité était beaucoup moins aiguë qu'elle ne l'avait été, et qu'elle se plaignait d'un resserrement dans toute la tête, comme si elle eût été renfermée dans un bonnet étroit. Elle dormait ordinairement en se mettant au lit; mais plus tard son sommeil était presque toujours interrompu par des rêves. Le ventre était assez paresseux; l'appétit modéré; point de flatuosités ni d'indigestions; la langue un peu chargée; point de soif; urines variables, mais généralement pâles.

Feu M. Georges Crook, chirurgien, fut présent quand je fis ces observations; et quand nous en causâmes ensuite, je lui fis remarquer que, si ma théorie de la cause ordinaire des affections spasmodiques ou nerveuses était bien fondée (c'est-à-dire si elles provenaient d'une impulsion trop violente du sang dans les vaisseaux du cerveau), je pourrais probablement supprimer ou restreindre ces vibrations musculaires du bras gauche, en comprimant l'artère carotide droite; tandis qu'il y aurait sans doute peu d'effet à espérer en comprimant celle du côté affecté. Le résultat fut exactement conforme à mes espérances. Une forte pression sur la carotide droite arrêtait toujours toutes les vibrations; tandis que du côté gauche, elle n'avait aucun effet. Je dois ajouter que ces expériences furent ensuite répétées avec un semblable résultat sur cette même malade par le docteur Baillie à Londres.

D'après ce fait *et beaucoup d'autres* analogues, ajoute le docteur Parry, je suis fondé à conclure que l'irritation du cerveau par trop d'impulsion du sang est la cause ordinaire, quoique non unique, des affections spasmodiques et nerveuses; et je puis ajouter, sans blesser la vérité, que la méthode curative conforme à ce principe m'a mis dans le cas, *pendant plus de vingt années*, de guérir *un grand nombre* de ces maladies, qui avaient résisté aux moyens ordinaires. (Parry, *On a case of nervous affection cured by pressure of the carotids; with some physiological remarks, in Philosophical Transactions.* 1811, p. 89.)

Enfin je placerai encore dans ce paragraphe les deux faits suivans:

Tout récemment, dit Parry (en 1789), j'ai eu occasion d'essayer la compression de la carotide dans deux cas de raideur tétanique (*nervous rigor*). Dans l'un cette raideur affectant, chez une dame, la mâchoire et tout le corps, avait été provoquée par les premières douleurs de son septième enfantement. Le second cas se présenta chez une dame chez laquelle on avait lieu de soupçonner l'existence d'une irritation, d'une congestion, et peut-être d'un certain degré d'inflammation des muscles psoas du côté droit et des parties adjacentes. La raideur tétanique survint un après-midi à la suite d'un violent accès de douleur, tel que ceux qu'elle éprouvait ordinairement; elle affectait principalement le côté droit. Dans ces deux cas, la raideur tétanique fut presque instantanément dissipée par la compression de la carotide exercée à plusieurs reprises, et elle ne reparaissait que quelque temps après que la compression avait été discontinuée. (*Mem. of med. Soc. of the London*, p. 91.)

Hydrocéphale aiguë. Ni Parry, ni aucun auteur que je connaisse n'a donné d'observation particulière sur l'emploi de la compression de la carotide dans l'hydrocéphale aiguë; mais on a pu voir dans la note que j'ai placée plus haut (page 67) que le médecin de Bath n'avait point omis de signaler, au moins d'une manière générale, le profit qu'on en pouvait retirer dans ce cas.

Fièvre cérébrale ou inflammation diffuse. Il en est de même des affections inflammatoires du cerveau et des méninges; Parry les indique, mais ne donne point en détail de fait particulier qui s'y rapporte. On ne peut refuser, je crois, à M. Blaud d'avoir réellement inventé une seconde fois l'invention de Parry pour le traitement de la fièvre cérébrale. Le médecin de Baucaire n'a jamais donné lieu de suspecter sa bonne foi littéraire, et les faits qu'il rapporte ont réellement le cachet de l'originalité. Je crois devoir les reproduire ici:

Le 26 juin 1818 à 5 heures du soir, Marguerite Artaud, âgée de cinq ans et demi, blonde, fraîche, bien portante et très intelligente pour son âge, se plaint du bras gauche et du côté de la face correspondant; elle ne peut exprimer ce qu'elle y éprouve, elle dit seulement qu'elle y a du mal. On s'aperçoit en même temps que les doigts de la main affectée sont faibles et laissent échapper les objets que l'enfant veut saisir. Même état jusqu'à dix heures et demie: alors perte subite de connaissance, chute; langue embarrassée, balbutiement, commissure droite des lèvres tirée en bas, face rouge, gonflée, violacée, bras gauche se mouvant convulsivement d'une manière mesurée, c'est-à-dire à intervalles égaux, et d'environ une seconde. On la porte dans son lit, on la secoue, on l'agite de toutes les manières, rien ne peut la retirer de l'assoupissement profond où elle est plongée.

A huit heures les mouvemens convulsifs cessent, l'affection comateuse persiste, immobilité et insensibilité complètes.

Nous fûmes appelés (c'est M. Blaud qui parle) à neuf heures et demie; on avait déjà fait prendre à l'enfant une potion anti-spasmodique qui n'avait produit aucun effet; Nous observâmes les symptômes suivans : face colorée, rouge, animée ; yeux à demi ouverts fixes, rougeâtres, tuméfiés et comme poussés hors des orbites ; affection comateuse résistant aux secousses les plus fortes, au chatouillement, à la pression des parties les plus sensibles de la peau, aux piqûres etc. ; respiration précipitée (40 inspirations par minute), pouls fréquent (130 pulsations par minute), fort, plein, développé; battemens violens des artères temporales et des carotides; chaleur vive à la peau ; moiteur générale.

Le cas était pressant, la saignée fortement indiquée, et nous n'avions point d'instrument pour la pratiquer. Nous prîmes le parti de recourir à la compression des carotides, dont les battemens frappaient notre vue, et d'arrêter subitement par là l'afflux du sang vers l'organe cérébral. En conséquence, nous enfonçâmes le pouce et le doigt du milieu de la main droite entre ces deux vaisseaux et les muscles sterno-mastoïdiens, dans les deux régions correspondantes aux faces latérales du larynx; lorsqu'ils nous furent très sensibles par leurs battemens, nous les rapprochâmes l'un de l'autre, en courbant légèrement nos doigts pour les maintenir ; et, afin de les comprimer efficacement, nous vînmes prendre un point d'appui sur les côtés du cartilage thyroïde.

Nous exercions la compression depuis 17 secondes, lorsque tout-à-coup l'enfant s'agita, de sa main gauche saisit vivement la nôtre et nous fit lâcher prise; après quoi elle retomba dans son assoupissement. Nous comprimâmes de nouveau les carotides, et, à la treizième seconde, l'enfant se mit brusquement sur son séant, au grand étonnement de tous les assistans, ouvrit largement les yeux, appela sa mère à grands cris, se débattit vivement et nous força encore d'interrompre notre manœuvre. Elle resta quelque temps à regarder autour d'elle d'un air étonné, appelant toujours sa mère ; mais peu à peu ses yeux s'appesantirent, ses paupières se fermèrent, et elle retomba sur son lit sans mouvement.

Le succès que nous venions d'obtenir nous fit présumer qu'en employant à diverses reprises le même moyen, nous pourrions diminuer peu à peu la surexcitation cérébrale, et ramener enfin l'organe malade à son état naturel. A la neuvième seconde de la troisième compression, l'enfant se réveilla aussi brusquement que la dernière fois, se remit sur son séant, appela de nouveau sa mère, se débattit violemment ; mais malgré ses efforts et ses cris, nous continuâmes de comprimer les artères jusqu'à la vingt-cinquième seconde. Pour cette fois le retour de l'assoupissement n'eut plus lieu ; l'enfant demeura très éveillée, demanda à boire, reprit entièrement connaissance, nomma

toutes les personnes qui l'entouraient et se plaignit seulement d'une douleur au front.

Nous revînmes à la compression toutes les demi-heures, jusqu'à 2 heures du matin, en l'exerçant seulement pendant quelques secondes chaque fois, et dans la vue de nous opposer au retour des accidens en achevant de dissiper le peu de surexcitation qui aurait pu rester encore. L'enfant s'endormit à trois heures du matin ; son sommeil était léger et paisible; on l'en retirait très aisément. A 7 heures elle se réveilla dans son état de santé ordinaire, se plaignant seulement d'une légère céphalalgie frontale qui fut dissipée complètement dans le courant de la journée, par un lavement d'eau salée et un bain de jambes synapisé (*Bibliothèque médicale*, 1818, t. 62, p. 153).

François Niquet, âgé de dix-neuf ans, agriculteur, ayant beaucoup souffert la veille dans les champs de l'ardeur du soleil, se plaignit, le 10 août 1818, d'une céphalalgie assez vive à la région frontale. Le lendemain 11, même état. A 4 heures de l'après midi le malade va se coucher dans son grenier à foin ; à 6 heures, sa mère le trouve sans sentiment, sans mouvement, ayant la face rouge, violacée, tuméfiée, les yeux à demi ouverts, injectés, proéminens, la respiration précipitée. Elle appelle du secours à grands cris; on transporte le malade dans son lit; on le secoue, on l'agite, on lui fait respirer des odeurs, le tout inutilement. M. Linuée, chirurgien de Beaucaire, pratique une saignée du bras très copieuse, mais qui ne produit aucun effet. Se rappelant alors le moyen employé par M. Blaud dans le cas précédent il y eut recours sur le champ. A cet effet, il comprima fortement les deux carotides avec le pouce et le doigt du milieu de la main droite, en prenant son point d'appui sur la colonne vertébrale. A la trentième seconde environ, la face reprend sa couleur naturelle, le malade sort brusquement de son assoupissement, se met sur son séant, recouvre la parole, se plaint avec colère de ce qu'on lui fait, et par ses mouvemens violens force le chirurgien à lâcher prise. Mais peu à peu l'affection comateuse revient et le malade retombe dans l'état où il était auparavant. Nouvelle compression des carotides, et, au bout de quelques secondes, nouveau rétablissement des mouvemens, des fonctions des sens et de la parole. Forcé par le malade, qui se débattait violemment, M. Linuée est encore obligé de cesser la compression. L'assoupissement revint, mais d'une manière plus lente; à la troisième fois qu'elle fut pratiquée, mêmes effets. Enfin, à la quatrième, le malade reprit l'usage de ses sens, sans retour de l'affection comateuse, et la guérison fut parfaite. Il ne resta plus qu'une légère céphalalgie frontale, que quelques sangsues, appliquées aux tempes, dissipèrent le lendemain (*Bibliothèque médicale*, 1818, t. 62, p. 156.)

Délire aigu et chronique. Par la compression des carotides, Parry a fait cesser les vertiges, les bourdonnemens dans la tête, l'agitation mentale des personnes affectées d'aliénation. Chez un malade en proie à une fièvre inflammatoire violente, il dissipa le mal de tête et la disposition au délire. Il apaisa les symptômes dans deux cas de manie chronique existant depuis plusieurs semaines; il procura le même calme dans un cas de frénésie violente, qui se termina par la mort quatre jours après. Il guérit immédiatement une aliénation mentale récente chez une jeune femme, et fit cesser en dix minutes le délire chez une autre, dont il donne l'histoire en détail.

A côté de ces observations de Parry, je ne puis me dispenser de placer un aphorisme du docteur Bird, second médecin de la maison d'aliénés de Siegburg, aphorisme qu'on ne peut pas supposer être une pure imagination de sa part, et qui doit sans doute reposer sur quelques faits. Bird dit que : La manie au plus haut degré et sans rémittence résulte de l'excès de volume des carotides. (Aphorismen, *in N. Magazin für philos. med. und. gerichtliche Seelenkunde*, aph, 3.)

Si le fait est exact, il confirme les vues de Parry, et donne une explication facile de la manière d'agir de la compression des carotides dans ce cas. Il vaut bien la peine d'être vérifié.

Congestion cérébrale permanente. — Apoplexie. — Paralysie. Je vais placer dans ce paragraphe, non plus des cas de compression, mais bien de ligature des carotides. Ce n'est pas que j'adopte sans d'extrêmes restrictions l'emploi d'une pareille opération dont le grave inconvénient, outre le danger qui l'accompagne, est de donner lieu au développement du système des vaisseaux collatéraux qui ne tardent pas à suppléer complètement à l'artère oblitérée, et à reproduire probablement la maladie; mais ces faits vont ici parfaitement à notre but, en ce qu'ils permettent, tout aussi bien que des cas de compression de la carotide, d'étudier l'effet de la diminution artificielle de l'abord du sang au cerveau. Les trois observations suivantes sont de Preston.

Un trompette indien, nommé Francis Fullington, d'une forte constitution, âgé de 24 ans, entra à l'hôpital de Cuddalore le 10 août 1831. Il avait quitté Arcot le 27 juillet, dirigé sur cette station à cause de sa santé. Il était resté à l'hôpital du 6ᵉ régiment depuis le 14 avril jusqu'au 27 juillet, d'abord pour une fièvre intermittente, plus tard pour une céphalalgie forte et continue pour laquelle on lui avait recommandé le changement d'air ; les remèdes employés, tels que sangsues, vésicatoires, lotions froides, purgatifs, etc., étant restés sans effet. Les symptômes qu'il présente actuellement sont les suivans : céphalalgie continue, particulièrement à la partie antérieure de la tête : lorsqu'il parle sa bouche et sa figure entières sont entraînées du côté droit ; quoique les muscles soient volumineux cet homme est excessivement faible, et incapable de marcher sans soutien : sa figure et ses manières expriment l'idiotisme, bien que ses facultés intellectuelles soient intactes : les selles sont souvent involontaires: il y a paralysie incomplète du mouvement du bras et de la jambe gauches; perte complète de la vision de l'œil droit sans lésion apparente de l'organe : il l'attribue à une inflammation causée par un coup. La vision de l'œil gauche est notablement altérée : il y a du délire la nuit : évacuations naturelles.

2 septembre. L'emploi de l'iode, d'un séton à la nuque et d'un vésicatoire à la tête, n'a amené qu'un mieux peu marqué et de peu de durée. Les symptômes sont exactement les mêmes que ceux décrits plus haut, et me paraissent devoir être attribués à une forte congestion sanguine du cerveau. Dans le but de la diminuer, je me déterminai après mûres réflexions à faire la ligature de la carotide primitive droite. Cette opération fut pratiquée le 2 septembre, et le 7 le malade était délivré de son mal de tête : il était beaucoup plus fort sur ses jambes et avait perdu son aspect d'imbécillité; mais il continuait à divaguer la nuit. Ce n'est pas qu'auparavant il fût réellement imbécille, mais, lorsqu'il essayait de parler il ne pouvait diriger les muscles de la face ni commander leur expression. Ces symptômes indiquaient-ils qu'une certaine partie du cerveau fût le siége de la maladie ? Le 27, il fit une

marche de 5 milles (près de 2 lieues), ce qui le fatigua beaucoup : le lendemain il se plaignit d'une forte chaleur dans la tête et d'affaiblissement de la vue de l'œil gauche. La tête fut rasée, le 29 il était mieux. Un vésicatoire fut appliqué le même jour entre les épaules, et 8 gouttes de teinture d'iode furent prescrites 3 fois par jour. Le 3 octobre la vision était toujours dans le même état, quoique la tête fût tout-à-fait libre : on lui ordonna du calomel et de l'opium 3 fois par jour. Le 6 il survint une légère salivation, mais sans amélioration de la vue. Comme cette diminution de la faculté visuelle fut attribuée à un retour de l'affection du cerveau pour laquelle la première opération avait été pratiquée, une ligature fut placée sur la carotide gauche le 10 octobre. Après l'opération le malade se trouva très faible, quoiqu'il eût perdu très peu de sang. Il sortit de l'hôpital le 11 novembre : la vision restait imparfaite, mais sous tous les autres rapports il avait entièrement repris son état de santé. Il fut dans la suite renvoyé du service à cause de la faiblesse de sa vue. (*Transact. of med. and phys. soc. of Calcutta.* T. 6, 1833.)

Pierre Rochford, âgé de 50 ans, fut reçu à l'hôpital un matin, présentant les symptômes suivans : les membres du côté gauche avaient perdu complètement la motilité et la sensibilité; la joue gauche était flasque, et était tirée du côté droit, dès que le malade essayait de parler ; il n'avait jamais eu la parole bien nette, mais il lui était alors à peu près impossible de se faire comprendre: il éprouvait quelques douleurs dans les membres paralysés ; la tête était libre, le pouls naturel, la peau fraîche, la langue nette, le ventre libre, l'émission des urines facile. Ces symptômes étaient survenus tout-à-coup dans la nuit. Dix-neuf jours se passèrent dans l'emploi des évacuans de toute espèce, de la teinture d'iode, de la noix vomique, des cautères et d'autres moyens actifs, mais sans aucune amélioration. Preston se décide alors à pratiquer la ligature de l'artère carotide primitive droite. Un peu de gêne dans la poitrine et une migraine médiocre furent les seuls symptômes qui suivirent l'opération : le sixième jour après qu'elle eut été pratiquée, le malade avait recouvré la faculté de parler distinctement : le 9ᵉ il avait recouvré l'usage du membre inférieur gauche ; le 17ᵉ, il ne restait de la plaie de l'opération que l'endroit où était placée la ligature. Le 21ᵉ, le bras était encore paralysé et le malade y sentait quelques douleurs.

C'est à cette époque que la relation de ce cas fut insérée dans le tome cinquième des Transactions de la société de médecine de Calcutta. L'année suivante (mars 1833), Preston annonçait, dans le tome sixième de la même collection, que Rochford avait regagné en grande partie l'usage de son bras gauche, qu'il avait été délivré au bout de peu de temps et pour toujours de toute douleur dans ce membre, qu'il pouvait faire quatre ou cinq milles de chemin par jour, en s'aidant d'un bâton, et que, quoiqu'il fît des excès de boisson, il jouissait d'une bonne santé.

(*Transactions of med. and phys. soc. of Calcutta.* T. V, et t. VI : 1832, 1833.)

J. Parcott, invalide de la marine, entra le 22 août 1831 à l'hôpital. Cet homme âgé de 51 ans, est de petite stature, mais très vigoureux. Le cou est très court et dans un état de raideur permanente. Les muscles sont contractés et tiennent la tête rapprochée de la poitrine: les yeux sont gros et proéminens et ont quelque chose de forcé. Depuis 6 ans cet homme est sujet à de très violentes attaques d'épilepsie, qui viennent 6 ou 7 fois par mois. Il est maintenant affecté d'une paralysie complète de la moitié droite du corps, avec gêne très grande de la prononciation : les muscles de la face et la langue sont déviés à gauche. Cette hémiplégie date de 20 jours et est survenue à la suite d'un excès de boisson. Les pieds sont froids : il y a une extrême irritabilité de caractère. Le pouce de la main droite est fléchi et maintenu en contact avec la paume de la main.

Lorsqu'on le redresse, il revient aussitôt à la place qu'il occupait auparavant. Il y a 7 semaines que le pouce est ainsi fléchi : cela est survenu à la suite d'un accès épileptique. Le pouls est naturel, la peau est d'une chaleur normale : il éprouve actuellement de la céphalalgie, qui dure depuis long-temps. Les facultés sont intactes. Je pensai qu'il n'y avait rien à espérer des méthodes ordinaires de traitement, et que la persistance de cet état n'était pas sans danger. Le 23 août une ligature fut placée sur l'artère carotide du côté droit. Le lendemain le malade pouvait mouvoir son bras et sa jambe, il pouvait redresser son pouce : moins de céphalalgie qu'avant l'opération. La parole est plus facile. L'amélioration continua les jours suivans : le 26 il put se lever, et le 3 septembre marcher avec l'aide de deux bâtons. La parole revint de plus en plus facile, et lorsqu'il quitta l'hôpital, le 26 septembre, il pouvait marcher avec une canne. Il avait eu plusieurs fois des accès d'épilepsie, mais qui présentaient ceci de remarquable, que le malade ne perdait pas connaissance, et que les accès étaient très légers et tout différens de ce qu'ils étaient avant l'opération. Pendant quelque temps après la sortie de l'hôpital, les choses restèrent dans cet état : mais ensuite la céphalalgie revint ainsi que la paralysie des membres et des organes de la voix, les attaques d'épilepsie reparurent avec plus de fréquence et d'intensité, surtout aux changemens de lune : le malade se plaignait de battemens continuels dans la tête. Il rentra à l'hôpital le 14 novembre, et le même jour la carotide gauche fut liée.

Le 15 le mal de tête était presque disparu, et le malade parlait mieux, mais le lendemain, il y avait paralysie presque complète du bras droit, embarras plus grand de la parole : le 18, 5ᵉ jour après l'opération, ces symptômes s'étaient dissipés. Le 23 novembre, un séton fut placé à la nuque, et comme il existait depuis plusieurs jours un peu d'engourdissement dans la jambe et dans le bras droits, on commença le 30 novembre l'usage de la noix vomique en poudre à la dose d'un grain, trois fois par jour. Mais on abandonna ce remède quatre jours après. Le malade voulut sortir de l'hôpital le 8 décembre : il conservait beaucoup de faiblesse du côté droit du corps, et de la gêne dans la parole : il éprouve de temps à autre un sentiment de battemens et plénitude dans la tête ; symptômes que l'on fait disparaître par la saignée générale.

Quoique dans ce cas la guérison n'ait pas été complète on doit reconnaître cependant que l'on a obtenu une notable amélioration. Le soulagement procuré par la ligature de la première carotide a été très marqué, et actuellement il est beaucoup mieux qu'avant la seconde opération. Sa vie certainement ne tient qu'à fort peu de chose : il est fort probable qu'il succombera à la rupture d'un vaisseau du cerveau : et il est à craindre qu'à mesure que les anastomoses se développeront, on ne voie reparaître l'affection primitive.

Le 14 février 1832 cet homme fut apporté sans connaissance et privé de la parole depuis 14 jours : la motilité était la même qu'avant. Ces accidens cédèrent graduellement à l'emploi de purgatifs, d'un séton, de sangsues à la tête, et de préparations d'iode.

17 janvier 1833. Il y a environ 3 mois cet homme fut pris d'une attaque de *paralysis agitans* avec perte totale de la parole, sans altération des fonctions intellectuelles, symptômes qui disparurent au bout d'un mois de traitement par l'iode et les purgatifs. Aujourd'hui (mars 1833) il marche facilement avec une canne et n'éprouve que peu de gêne dans la parole. (Transact. of med. and phys. soc. of Calcutta. T. VI.)

Épilepsie. Quoique le malade, qui fait le sujet de l'observation précédente, fût affecté d'épilepsie, néanmoins ce cas, par d'autres caractères, se rapportait plus naturellement à une autre catégorie. Dans celle-ci, je vais placer, et en assez grand nombre, des exemples d'épilepsie traitée, soit par la compression, soit par la ligature des carotides. Il est toujours juste de commencer par les cas qui appartiennent à l'inventeur de la méthode.

Je vois maintenant un malade, dit Parry, d'environ 30 à 40 ans, d'un tempérament sanguin et d'une constitution forte, qui, à la suite d'occupations qui l'obligeaient à veiller tard et à se lever souvent la nuit, fut pris, il y a deux ans, d'accès épileptiques, revenant à peu près tous les jours, et ordinairement de trois jusqu'à huit et neuf fois par jour. Il perd à l'instant tout sentiment, et tombe à terre s'il n'est soutenu à temps. Il recouvre bientôt le sentiment ; cependant il arrive quelquefois que ces accès se prolongent jusqu'à une demi heure : et, quand ils se prolongent ainsi, ils sont accompagnés de mouvemens convulsifs du bras et de la jambe droits, et du même côté de la face. Quelquefois, dans ces derniers temps, ces convulsions avaient lieu, quoique l'accès ne fît point perdre le sentiment au malade. Je lui fis d'assez nombreuses visites avant d'avoir occasion de le voir dans un accès. Les paroxismes avaient beaucoup perdu de leur force et de leur fréquence, lorsque, un après-midi, vers le milieu de septembre dernier (1788. Ceci était lu le 19 janvier 1789), il me fit appeler près de lui. Il me rapporta qu'il avait eu cinq accès dans la matinée, dans lesquels il avait perdu le sentiment. Je remarquai alors sur sa figure les signes d'un accès qui allait survenir. Les yeux prirent un air d'étonnement, des mouvemens convulsifs survinrent vers la gorge. Sous prétexte de tâter le pouls au cou, j'exerçai immédiatement une forte compress on sur l'artère carotide droite ; les convulsions cessèrent et l'accès n'eut pas de suite.

J'instruisis le malade de la nature de mon opération et de la manière de la pratiquer lui-même, et il m'a assuré depuis qu'elle lui avait suffi fréquemment pour prévenir ses accès épileptiques, quand il avait senti à temps leur approche. (Parry, in Memoirs of med. soc. of London, t. III, p. 89.)

Un médecin anglais, John Cooke, dans son traité sur l'épilepsie, nous apprend que son ami Earle avait employé plusieurs fois dans cette maladie la compression des artères carotides avec un avantage marqué. Il n'indique point la date de ces observations, et ce n'est que par conjecture qu'on peut présumer qu'elles sont du commencement de ce siècle. Il en donne une avec détail ; la voici :

Un jeune homme de 16 ans était sujet à des accès d'épilepsie, accompagnés de congestion très forte vers la tête. Il faisait remonter l'origine de ces accès à une chute qu'il fit à fond de cale d'un vaisseau, pendant un voyage en Chine, accident après lequel il fut pris de fièvre de mauvais caractère. Les accès venaient ordinairement le matin avant qu'il ne se levât : mais il en avait souvent aussi pendant la journée. Quand je le vis pour la première fois, ils augmentaient tellement de fréquence, qu'il n'était jamais sûr de passer une journée entière sans en être atteint. Il souffrait constamment de maux de tête, il était disposé au sommeil, et sa mémoire était très mauvaise. La première fois que je fus appelé près de lui, je le trouvai dans une des plus violentes attaques qu'il eût encore éprouvées. Il était sans connaissance, la respiration stertoreuse, les yeux et la face indiquant une forte congestion vers la tête. Il y avait eu sortie involontaire de l'urine et des matières fécales. Je le saignai immédiatement du bras et de la jugulaire ; mais ce ne fut qu'après avoir perdu de 40 à 50 onces de sang, qu'il commença à donner quelques signes du retour de la sensibilité. Il resta quelque temps dans un état de stupeur, et éprouva pendant plusieurs jours un engourdissement assez fort de la jambe et du bras droits. Je prescrivis un régime végétal et le purgeai activement, ce qui fit disparaître les attaques pendant quelque temps. Dans le courant de l'hiver, je fus appelé deux fois près de lui, et le trouvai à peu près dans le même état que j'ai décrit plus haut : chaque fois l'accès parut de grand matin et demanda l'emploi des mêmes moyens de traitement. Ayant remarqué la force des battemens des artères carotides, j'essayai dans un des accès de comprimer ces vaisseaux, ce qui parut diminuer beaucoup la durée de l'attaque. J'expliquai au jeune malade et à ses amis la situation exacte des vaisseaux, et leur montrai la manière de les comprimer : je désirais qu'il tentât cette compression au moindre signe pouvant faire prévoir un paroxysme, lequel s'annonçait par un fort bourdonnement d'oreilles et un inexprimable sentiment de crainte qui s'emparait de son ame. Une occasion se présenta bientôt de faire cette expérience, et il reconnut qu'il avait retardé l'attaque. Très souvent, par la suite, il réussit à arrêter ainsi les accès ; mais il y restait sujet au moment de son premier réveil.

Les bons résultats que j'obtins dans ce cas de la compression momentanée, m'engagèrent à réfléchir à la convenance qu'il y aurait à appliquer une ligature sur une ou sur les deux carotides, dans la vue de diminuer d'une manière permanente l'afflux du sang vers la tête. Il me sembla probable que, comme les vaisseaux qui se distribuent dans l'intérieur du crâne sont obligés de passer par des ouvertures osseuses, qui ne peuvent varier dans leur diamètre, la circulation collatérale aurait plus de peine que dans d'autres parties du corps à se rétablir après l'application d'une ligature sur l'un des troncs. Les faits intéressans que l'on possède d'anévrismes par anastomose de l'orbite guéris par la ligature de la carotide primitive, me semblaient sanctionner cette conclusion.

Le malade et son père étaient si convaincus de l'avantage de la compression momentanée, qu'ils me pressèrent beaucoup d'essayer une cure plus durable ; mais la diète très rigide et le traitement très actif que j'avais employés, l'application plusieurs fois répétée des sangsues et des ventouses, avait tellement amélioré l'état du malade, tant sous le rapport de l'intensité que de la fréquence des accès, que j'hésitai à entreprendre une opération aussi sérieuse, à moins qu'elle ne fût impérieusement réclamée. Par une persévérance inébranlable dans le traitement antiphlogistique, on parvint à surmonter la disposition à la pléthore : et depuis quelques années il n'a pas éprouvé d'accès, quoiqu'il habite maintenant un climat tropical.

(John Cooke, *history and method of cure of the various species of epilepsy.* Londres, 1823, in-8., page 112.)

J. Cooke cite un second cas de compression de la carotide, employée avec succès par le même Earle contre l'épilepsie ; mais il n'en donne pas les détails.

Pour procéder par ordre chronologique, je place ici un cas de ligature de la carotide pratiquée par M. Boileau, non pas contre l'épilepsie, mais chez un épileptique, qui s'était ouvert un gros vaisseau, et qui se trouva ainsi guéri de sa maladie.

Un homme âgé de 36 ans, d'un tempérament sanguin, trapu, né de parens sains, était depuis sa jeunesse sujet à des douleurs fréquentes de tête. A vingt ans il eut une dartre au menton ; à vingt-huit elle disparut. Dès-lors les douleurs de tête furent plus fréquentes ; et des accès épileptiques se déclarèrent. Le sujet abusait des boissons spiritueuses, et il éprouva des chagrins domestiques pendant sept ou huit ans ; il souffrait souvent de la tête, et était affecté, à des époques variables, d'accès de convulsions avec perte momentanée des sens et de l'intelligence. Le 19 juillet 1822, il se lève à huit heures du soir, monte dans un grenier, éprouve un accès et tombe sur le côté droit : les convulsions durent plus d'une demi-heure. L'accès terminé, il ne reprend pas connaissance comme de coutume ; tout annonce en lui un trouble considérable des fonctions intellectuelles. Dans la nuit du 19 au 20, deux accès convulsifs ; incohérence des idées dans l'intervalle. Les 20 et 21, extravagance dans les propos et les gestes : il redoute les gendarmes, le supplice ; à onze heures, le 22, on lui tire douze onces de sang ; l'agitation de l'esprit et des membres continue. A quatre heures du matin, il se plonge un couteau dans le cou ; le couteau est arraché de la plaie, une hémorrhagie effrayante a lieu. M. Boileau arrive huit à dix minutes après l'évènement ; l'hémorrhagie était arrêtée, mais on ne sentait aucune pulsation artérielle : la respiration était insensible, la syncope voisine de la mort. A la partie latérale gauche du cou, était une blessure d'un pouce de longueur, d'une demi-ligne de largeur, et dont la profondeur ne paraissait pas considérable : de son extrémité inférieure partait, à angle droit, une incision transversale de deux lignes, qui s'étendait en profondeur jusqu'au larynx, à un pouce de la crête saillante du cartilage thyroïde ; là était une plaie perpendiculaire qui s'étendait du niveau du cartilage thyroïde, au troisième cerceau de la trachée artère : sa hauteur était d'un pouce et demi, sa profondeur permettait d'y introduire toute l'étendue du doigt indicateur. M. Boileau jugea que l'artère thyroïdienne supérieure avait été ouverte ; pensant que l'hémorrhagie se renouvellerait avec le rétablissement de la circulation, il pratiqua la ligature de la carotide primitive. Un quart d'heure après le pansement, les mouvemens de la respiration deviennent plus sensibles, les pulsations de l'artère radiale se firent sentir, d'abord faiblement, une douce chaleur remplaça le froid de la peau. Trois quarts d'heure après, le blessé toussa, expectora un mucus noirâtre un peu consistant ; la sensibilité revint à la peau, les fonctions de relation commencèrent à s'exercer : le membre supérieur droit et la tête étaient agités de tremblement ; la voix était rauque, et l'articulation des mots gênée. Les jours suivans la connaissance revint, la santé se rétablit graduellement ; le 4 août il éprouvait encore des douleurs au côté droit de la tête, survenues le 25 juillet, mais elles étaient plus supportables ; la chute de la ligature eut lieu ce jour-là même. Depuis lors jusqu'en septembre, l'état du sujet s'améliora de plus en plus, les tremblemens, les douleurs musculaires diminuèrent, la digestion et la circulation revinrent à l'état naturel. Pendant le cours de septembre il reprit successivement ses occupations ordinaires. D'abord il se trouvait plus faible qu'avant l'évènement, mais ses forces se rétablirent à la fin de ce mois ; la plaie ne consistait plus qu'en une petite ouverture : vers la fin d'octobre elle était entièrement guérie ; il n'y avait plus de douleur dans le côté droit de la tête et du cou, plus de tremblement dans les muscles ; il n'était pas survenu d'accès épileptiques depuis l'opération ; toutes les fonctions se faisaient régulièrement ; on ne sentait plus de pulsations dans l'artère carotide, au dessus de la ligature. (*Journ. Univ. des Sc. Méd.* août 1825, et extr. dans le *Journ. Complém. des Sc. Méd.* t. 22, p. 284.)

Ce que le hasard avait fait dans le cas précédent, le raisonnement conduisit Preston à le faire dans celui qui va suivre, comme dans ceux, du même auteur, que nous avons vus plus haut. Mais c'est celui-ci qui présente le succès le plus remarquable, le plus complet, et le plus soutenu.

Michel Cox, soldat pensionné, de l'âge de 25 ans, d'un tempérament sanguin, d'une constitution athlétique, était sujet depuis cinq ans à de violens accès d'épilepsie, qui avaient lieu régulièrement tous les quatorze jours. Le premier accès survint sans aucun symptôme précurseur, pendant que cet homme faisait son service militaire. Nulle indisposition n'avait précédé; mais il avait été long-temps exposé aux rayons du soleil, et il avait supporté beaucoup de fatigue. Il avait d'habitude vécu sobrement, et l'officier sous lequel il servait donnait témoignage de sa bonne conduite.

Depuis la première apparition de la maladie, les accès épileptiques revenaient ordinairement sans cause occasionnelle appréciable, quelquefois ils furent aussi provoqués par des excès de boisson. Il n'avait cependant jamais pu prendre autant de liqueurs spiritueuses qu'en prennent la plupart des soldats européens; une quantité comparativement petite suffisait pour lui donner une violente céphalalgie avec vertiges et battemens dans la tête. Pendant les accès, on lui avait fréquemment pratiqué la saignée, mais il n'en avait tiré aucun avantage. Enfin il avait été mis à la retraite et pensionné comme incurable : la première fois que je pus observer sa maladie, il était employé à l'hôpital au service d'un malade. L'accès fut extraordinairement violent; ses mouvemens avaient tant de force, que plusieurs personnes pouvaient à peine les maîtriser. Il existait dans ce cas une forte congestion cérébrale qui me parut être le caractère essentiel de la maladie; il fallait l'empêcher pour guérir celle-ci : j'espérai y parvenir en liant une carotide, ou les deux s'il était nécessaire.

L'opération fut pratiquée le 4 février. Elle dura long-temps, parce que la moindre incision faisait ruisseler une quantité de sang qui cachait les parties. En outre le visage du patient prit une couleur livide : le malade sentit un tournement de tête extraordinaire, venant de ce qu'il avait la tête trop basse pendant l'opération, et je crus nécessaire de la faire relever, parce que ces symptômes me faisaient redouter le retour d'un nouvel accès. Enfin je jugeai à propos de lui faire pratiquer une forte saignée au bras.

Enfin l'artère fut mise à découvert, isolée dans un très petit espace, liée avec un fil simple: les lèvres de la plaie furent rapprochées, maintenues par trois points de suture, et le pansement fut fait.

Le malade avait pris la veille un purgatif salin qui avait agi modérément. Les 4, 5 et 6 (février) aucun symptôme d'affection générale ne parut, le malade éprouvait de la difficulté à avaler ou sa salive, ou une très petite quantité de substances alimentaires qui lui furent accordées : le 7, il se plaignit d'une douleur à la tempe gauche; la langue était blanche et sèche, la peau chaude, le pouls à soixante douze, le ventre était libre, la plaie était en grande partie réunie, mais les glandes du cou étaient tuméfiées et dures. Le malade avait bu la veille au soir (des boissons spiritueuses?). Sept sangsues furent appliquées à la tempe, et, par précaution, six gros de sulfate de magnésie furent prescrits.

Le 24 février le malade fut renvoyé de l'hôpital, parce que, à l'exception d'une très petite place par où sortait la ligature, sa plaie était complètement guéric. Il revenait chaque jour se faire panser. La ligature tomba le 5 mars.

13 avril, les accès épileptiques n'ont point reparu depuis l'opération, et il n'y a pas eu la moindre disposition à leur retour. Il s'est opéré une amélioration remarquable dans l'état général de cet homme. Il est gai, tandis qu'auparavant il était toujours triste; il ne pouvait se baisser sans avoir des tournemens de tête, et avait été forcé en conséquence de renoncer à l'exercice de sa profession (de cordonnier), il l'a reprise depuis l'opération, et n'en éprouve pas la moindre incommodité. D'après le

conseil de ses amis, il a mis à l'épreuve le succès du traitement en se livrant à des excès de boisson. Il faut maintenant une grande quantité de liqueurs spiritueuses pour l'enivrer, et il n'a plus alors ni ce mal de tête ni ce sentiment pénible, affreux même, que de pareils excès lui auraient provoqués auparavant. Il n'en éprouve, m'at-il dit, presque aucune incommodité; son moral a éprouvé une véritable révolution, et il est aussi heureux maintenant qu'il était auparavant misérable. (Preston, dans Calcutta medical and physical transactions, 1832, t, v, p. 345, et dans Froriep's Notizen aus dem Gebiete der Natur-und Heilkunst. Novembre, 1832, p. 78.)

Le 7 septembre 1831, c'est-à-dire sept mois après l'opération, Preston annonçait dans une lettre insérée dans l'appendice du tome 5 des Transactions de la société de Calcutta, que Cox continuait à être dans l'état le plus satisfaisant; et en 1833 (mars), il annonça, dans le tome 6 du même recueil, qu'il n'avait pas eu le moindre accès depuis l'opération, et qu'il jouissait d'une santé parfaite.

— —

TROISIÈME SECTION.

Nous voici parvenus à la troisième section de ce mémoire, c'est à dire à la partie consacrée aux faits de compression de la carotide pratiquée pour des cas d'affections nerveuses vagues, dont le siège ne peut tout au plus qu'être présumé exister dans le cerveau. Ce point est celui sur lequel Parry s'est le plus étendu, sur lequel il est revenu le plus souvent, sur lequel enfin sa pathologie offre le plus de vues originales. Sa doctrine mérite d'être développée et soumise à l'épreuve d'une expérience en grand, tentée à la fois par un grand nombre de médecins; mais, dans cet article déjà long l'espace me manque pour l'exposer. Je me borne donc à prendre, dans le nombre considérable des cas de maladies nerveuses vagues, où Parry affirme avoir retiré les plus grands avantages de la compression de la carotide, celui qu'il a donné avec le plus de détails. Quoiqu'ils y surabondent, je n'en ai point retranché, j'ai laissé l'observation telle que Parry l'a donnée. Cela devait être; car cette observtion a quelque chose de monumental, puisque c'est celle qui nous fait connaître la première inspiration qu'eut Parry d'employer un moyen thérapeutique auquel on paraît vouloir enfin reconnaître sa véritable importance.

Il y a environ deux ou trois ans, dit-il (19 janvier 1789), que je fus appelé à donner des soins assidus à une jeune dame, d'une constitution grêle et au teint pâle, qui, à la suite d'une violente agitation d'esprit, avait été prise tout à coup de nombre d'affections de la nature de celles qu'on désigne sous le nom de nerveuses. Les symptômes qu'elle présentait étaient de l'espèce des suivans : palpitations de cœur, douleurs de tête, froid aux pieds, frissons alternant avec une extrême chaleur, particulièrement vers la face et la tête; et en même temps contractions convulsives des muscles sterno-mastoïdiens et droits de l'abdomen, par l'effet desquelles la tête et le corps étaient ployés en avant, et cela avec tant de force que la volonté était impuissante pour en opérer le redressement, et que les efforts réunis de deux ou trois personnes y suffisaient à peine. Chaque contraction convulsive était immédiatement suivie d'un relâchement des muscles, et produisait une expiration violente et sonore, semblable à un hoquet extrêmement fort, quoiqu'il me fût impossible d'apercevoir que le diaphragme fût affecté d'une manière quelconque dans ce cas. Quelquefois, au milieu de ces symptômes, la malade était prise d'une difficulté de respirer, provenant, ainsi qu'il était facile de le voir, de ce que le larynx était fortement porté en haut et retenu dans cette situation ; les muscles de la région du pharynx, de la glotte et de la partie antérieure de la gorge étaient en même temps rigidement contractés, et la respiration tellement gênée, que, dans l'espace de plusieurs heures, la malade ne faisait pas une inspiration parfaite. Cet emprosthotonos et cette orthopnée variaient l'un et l'autre sous le rapport de leur durée : ces symptômes persistaient souvent plusieurs heures, n'existaient point ensemble, mais le premier augmentait généralement, s'il n'était dissipé par les opiacés, jusqu'à ce qu'il fût remplacé par l'autre. L'un et l'autre étaient souvent interrompus par un état que les assistans désignaient sous le nom de syncope, mais fort différent d'une vraie syncope cardiaque. La faculté du mouvement volontaire, les spasmes et les convulsions que je viens de décrire cessaient subitement, et l'usage de tous les sens était suspendu, si ce n'est quelquefois celui de l'ouïe. Mais les extrémités ne devenaient point froides; la face conservait sa couleur, et les mouvemens du cœur n'étaient pas sensiblement changés. La durée de cette sorte de stupeur variait entre quelques minutes et une heure et demie. Quelquefois, durant cet état, il existait un certain degré de trismus, dans lequel les muscles temporal et masseter étaient contractés, la mâchoire inférieure fermement fixée, et les dents fortement serrées.

Cette stupeur était souvent interrompue par des mouvemens convulsifs vers la gorge et à l'abdomen, lesquels cessaient sans ranimer la malade. Cet état allait en augmentant, jusqu'à ce qu'il cessât tout à coup, spontanément, pour faire place à l'emprosthotonos et à l'orthopnée qui l'avaient précédé.

Ces paroxysmes étaient provoqués par la cause la plus légère : par le bruit de la chute d'une petite boîte, d'une épingle à cheveux, par les affections de l'ame, par tout mouvement inattendu, ou par toute action un peu énergique du corps, par tout effort pour se relever debout, ou pour porter les genoux en avant et en arrière. Les mêmes causes, si elles agissaient avec quelque force, pouvaient déterminer l'orthopnée, ou lui donner, si elle existait déjà, un extrême degré de violence ; elle était aussi provoquée par les odeurs fortes, telles que celles de l'éther, de l'alcali volatil, des esprits ardens, de beaucoup d'huiles essentielles, de la chandelle éteinte, de la menthe, de la valériane, de l'assa-fœtida, etc. Elle s'augmentait beaucoup par tout effort

de déglutition, et par tout stimulant pris à l'intérieur.

Avec une telle facilité à être provoqué par la moindre cause, il n'y avait pas de jour que l'emprosthotonos ne le fût plusieurs fois; mais on le dissipait presque toujours et promptement par l'administration du laudanum liquide étendu dans beaucoup d'eau. Il apparaissait aussi quelquefois spontanément, sans être excité par aucune cause externe: la même chose avait lieu pour l'orthopnée, et les accès de ces deux sortes de symptômes avaient lieu ordinairement vers huit heures du soir. Nul remède n'apportait de soulagement notable contre l'orthopnée. Après avoir été fréquemment interrompue par cet état de stupeur décrit plus haut, elle diminuait graduellement jusque vers quatre ou cinq heures du matin, où elle cessait ordinairement, laissant la malade excessivement fatiguée, disposée à tomber dans la stupeur plutôt que dans le sommeil. Si cette stupeur était légère, la malade comprenait ce qui se disait et se passait autour d'elle ; un bruit un peu fort la ranimait, mais faisait recommencer aussitôt l'emprosthotonos ou l'orthopnée.

Cet état de choses durait depuis plusieurs mois, lorsqu'un jour, le paroxysme de convulsions, plus violent que d'ordinaire, fut suivi de délire, qui continua à reparaître de temps à autre durant l'espace de quelques mois. Ses approches étaient annoncées par une certaine douleur ou chaleur dans la tête, et par une sensibilité inaccoutumée à la lumière et au bruit. Le délire était tantôt tranquille, tantôt violent, tantôt sombre, tantôt d'une extrême gaîté.

J'essayai pendant un long espace de temps tous les moyens qu'on a coutume d'employer contre les affections dites nerveuses, ils restèrent tous sans nul effet, quand ils ne nuisirent pas. Parmi ces remèdes, ceux de la classe des irritans eurent positivement des effets nuisibles. J'employai toute une année à essayer successivement une foule de remèdes dont aucun ne procura la moindre amélioration, et qui n'eurent d'autre résultat que de me confirmer dans la triste opinion que nos connaissances sur les maladies nerveuses sont bien restreintes et nos moyens bien impuissans. La maladie de cette dame consistait évidemment en un excès de sensibilité du système nerveux ; mais je ne pouvais découvrir la cause de cet excès de sensibilité. S'il dépendait d'un état contre nature de la substance médullaire du cerveau, je ne pouvais guère me flatter de l'espoir de changer cet état, et je n'apercevais même pas les indications qu'il aurait fallu se proposer pour y parvenir. J'avais vainement essayé tous les toniques, les amers, les astringens, et tous, à l'exception de l'alun et de la gomme kino, avaient aggravé les accidens. Enfin l'ordre dans lequel se succédaient les symptômes de la maladie fit naître dans mon esprit quelques vues sur la cause qui les produisait.

Je remarquai que les accès de délire étaient toujours précédés par un excès de sensibilité, de la rougeur, une douleur pulsative et une grande chaleur à la tête, avec sentiment de distension et de plénitude dans le cou et dans la partie supérieure de la poitrine. Il devint évident pour moi que les accidens provenaient de ce que les artères portaient une trop grande quantité de sang au cerveau et aux parties externes de la tête. Ceci m'amena naturellement à penser que, si je pouvais supprimer cette cause, l'effet cesserait de lui-même.

Sous prétexte de tâter le pouls au cou, je saisis l'occasion du premier accès de délire qui survint, alors que les sourcils étaient fortement rapprochés, pour appliquer mon pouce sur la carotide droite, un peu au dessous du larynx. Je n'ai point souvenir d'avoir jamais éprouvé un plaisir philosophique comparable à celui que me procura cet essai. La compression n'eut pas plutôt été faite, que le front de la malade se dérida, qu'elle reprit l'usage de ses sens et recouvra la raison. En même temps disparurent le mal de tête et cette excessive sensibilité à la lumière et au bruit, qui revenaient toujours dans l'intervalle du paroxysme, et la malade déclara qu'elle était délivrée de toute souffrance. Après m'être donné la satisfaction de bien voir l'effet de cette pression, je retirai graduellement ma main. En un instant les sourcils se froncèrent de nouveau, signe du délire qui suivit aussitôt. Je répétai cette expérience plusieurs centaines de fois dans l'espace de quelques mois.

J'ai fait précédemment la remarque que ma malade avait de fréquens accès de stupeur, d'où elle sortait tout à coup pour tomber dans le délire ou dans des convulsions ; et que les mouvemens convulsifs les plus violens, qui suffisaient pour la réveiller, étaient précédés de mouvemens plus légers du côté de la gorge et de l'abdomen, lesquels n'interrompaient pas l'état de stupeur. Il me sembla qu'il valait la peine d'essayer si la compression de l'artère carotide, avant le moment de son réveil, ne préviendrait pas le délire. Le résultat réalisa constamment mon attente. Pendant une expérience de ce genre, qui se fit dans un moment où il existait quelque trace des convulsions légères dont je viens de parler, je crus observer qu'elles cessèrent quand je comprimai l'artère, et qu'elles revinrent aussitôt que je cessai la pression. Au bout de quelques minutes, j'eus occasion de répéter l'expérience après que la stupeur eut cessé, et je trouvai que cette pression arrêtait aussi efficacement la dyspnée et les convulsions qu'elle avait fait disparaître auparavant la céphalalgie et le délire.

Cette opération eut le même effet sur le trismus ou contraction des muscles temporal et masseter, qui quelquefois, quoique rarement, survenait pendant la stupeur.

Outre les symptômes que j'ai décrits, ma malade avait éprouvé, surtout vers les époques menstruelles, un véritable hoquet spasmodique ou contraction du diaphragme, beaucoup plus violent qu'aucun trouble de même espèce que j'eusse vu auparavant. Ce hoquet cédait, comme les autres symptômes, à la compression de l'artère carotide.

Par l'emploi de ce moyen la malade fut guérie, et dans un supplément qui termine son mémoire, Parry ajoute :

La dame dont j'ai décrit fort au long la maladie, peu de temps après l'époque de ma relation, à la suite d'une surprise causée par une visite inattendue, fut affectée tout à coup d'un retour de son affection convulsive à un degré beaucoup plus fort et plus général que jamais. Les dents étaient fortement serrées les unes contre les autres ; ses traits et ses membres étaient violemment contractés ; sa tête se soulevait tout à coup de l'oreiller pour retomber avec la plus grande rapidité et la plus grande force, et chaque muscle du corps parut à son tour prendre part aux convulsions. Les efforts de deux ou trois personnes à la fois étaient à peine suffisans pour résister à la violence de ces contractions.

Dans cet état, je pensai à recourir à la compression des artères carotides, ce qui, en quelques secondes, produisit l'effet habituel, au nouvel étonnement de toutes les personnes présentes. Mais aussitôt que la pression cessait, les symptômes revenaient avec toute leur violence. M. Atwood, chirurgien fort connu de cette ville, fut témoin de l'effet de cette opération, qu'il répéta lui-même avec même le résultat. (*Mem. of the med. soc. of London, t. III.*)

A côté de cette curieuse observation de Parry, je vais placer, et ce sera pour clore mon mémoire, une observation que je dois à l'obligeance de M. Rayer.

Coma vigil, chez une hystérique, cessant rapidement par la compression des deux carotides. — Une fille d'une trentaine d'années, d'une constitution nerveuse, et dont toute la vie a été traversée par de violens chagrins, après avoir présenté divers symptômes propres aux affections hystériques (notamment de véritables attaques, dans les intervalles desquelles la malade éprouvait des accès de toux convulsive, et offrait habituellement une véritable pneumatose intestinale), tombait assez régulièrement tous les jours dans une espèce de coma, dont la durée était de plusieurs heures et durant lequel elle souffrait beaucoup ; du moins l'affirmait-elle lorsqu'elle était revenue de ce singulier état. Pendant toute la durée de ce coma, le pouls était lent et lourd; les oreilles étaient rouges et les artères temporales battaient plus fortement qu'avant et après la crise. La saignée avait été plusieurs fois essayée sans succès; car, si le coma cessait, il était presque toujours remplacé par une grande agitation nerveuse et par des mouvemens désordonnés du tronc et des membres. La malade devenait de plus en plus impressionnable; la constitution était fatiguée. Sur la proposition de M. Dezeimeris, durant une de ces attaques comateuses, je comprimai les deux carotides ; non assez fortement pour rendre inappréciable au doigt les battemens des artères temporales, mais assez toutefois pour en diminuer sensiblement la force ; et le coma cessa assez rapidement. Depuis lors, j'ai plusieurs fois répété de la même manière l'emploi de la compression, chez la même personne, durant ses attaques comateuses, et cela toujours avec le même succès. Toutefois la nécessité de confier à un médecin la pratique de cette double compression et l'impossibilité où je me suis trouvé, par suite d'occupations multipliées, de pouvoir exercer moi-même et à temps, une compression convenable des deux carotides, jointes à la persistance de la toux et de la pneumatose hystérique, m'ont forcé de n'employer que secondairement et même de négliger ce moyen dont l'effet sur le coma hystérique a été vraiment remarquable.

Nota. Pour comprimer la carotide primitive et ne comprimer qu'elle, le seul instrument à employer est le bout du doigt indicateur. On explore les battemens du vaisseau à côté et au niveau du larynx, et en le pressant perpendiculairement contre la colonne vertébrale, on y interrompt facilement le cours du sang, comme il est aisé de s'en assurer en tâtant en même temps l'artère temporale. Quoique cette opération se fasse ordinairement sans difficulté et sans douleur, il y a pourtant des personnes qui ne peuvent pas ou ne veulent pas la supporter. La plupart des cas qui la réclament n'exigent pas qu'elle se prolonge au delà de quelques minutes ; mais elle peut être répétée plus ou moins selon le besoin. Est-il nécessaire de dire qu'il faudrait bien se garder d'y avoir recours chez les personnes affectées de maladies du cœur à un degré avancé ?

Je veux profiter de l'occasion qui se présente ici pour engager les médecins à faire des essais sur la compression des artères crurales proposée par Hamilton comme moyen de traitement de l'aménorrhée.　　　　　DEZEIMERIS.

ACADÉMIE DES SCIENCES.

Séance du 20 novembre 1837.

CHIRURGIE. — M. Duval envoie trois observations de section des muscles pour rétablir la liberté des mouvemens.

La première est relative à un pied-bot équin avec fausse ankylose du genou. L'enfant qui s'était bien porté jusqu'à deux ans et demi, fut à cette époque atteint d'une grave maladie et de convulsions qui laissèrent une paralysie et une contracture. La contracture occupait les fléchisseurs de la jambe gauche, les fléchisseurs des orteils et des muscles du mollet. De ces contractures musculaires résultèrent deux difformités : une forte flexion de la jambe sur la cuisse, une véritable fausse ankylose et un pied-bot équin très difforme. M. Duval a coupé d'abord le tendon d'Achille le 20 août, et quinze jours après le pied était ramené à sa forme naturelle. Le 8 septembre, il a pratiqué la section des tendons des muscles biceps, crural, demi-tendineux et demi-membraneux, suivant son procédé ; c'est-à-dire en coupant d'avant en arrière et sous la peau. En vingt jours la jambe a pu être complètement étendue sur la cuisse, l'enfant a pu commencer à marcher sur son pied. Seulement la paralysie qui persiste l'empêche de marcher facilement.

Dans la deuxième observation, l'enfant était aussi affecté de pied-bot équin et de fausse ankylose du genou du côté droit. La cause était différente ; et la lésion résultait d'une inflammation qui s'était emparée du genou six ans auparavant. La maladie de l'articulation, la position fléchie du membre (le pied étant dans l'extension), avaient déterminé un pied-bot équin très développé. M. Du-

val a commencé par couper le tendon d'Achille ; opération qui a été suivie d'un plein succès. Lorsque le pied a été redressé, il a pratiqué la section des muscles biceps, crural, demi-tendineux et demi-membraneux ; au bout de trois semaines la jambe était étendue sur la cuisse et le malade pouvait marcher sans béquilles.

Il s'agit dans la troisième observation d'une fausse ankylose du genou. Cette fausse ankylose était le résultat d'une inflammation, suite d'une chute. La jambe était fléchie sur la cuisse de telle sorte qu'un fil placé au milieu de la partie postérieure de la cuisse et se prolongeant jusqu'au talon était éloigné du jarret de plus de six pouces. M. Duval a coupé les muscles biceps, crural, demi-membraneux et demi-tendineux le 11 octobre ; et le 20 novembre, le malade a pu marcher facilement et presque sans claudication.

ANATOMIE PATHOLOGIQUE. *Note sur un changement remarquable du sang dans les vaisseaux, produit par l'inflammation*, par M. Gluge.

M. Gluge en examinant des parties enflammées du poumon, a vu des masses d'apparence noirâtre lesquelles ne sont que des agglomérations de petits globules (de 1/400 1/500 de millimètre.) Ces globules sont tout-à-fait transparents quand on les isole, et ce n'est que leur agglomération qui les fait paraître noirs. Ces amas de petits globules se forment dans les vaisseaux sanguins eux mêmes: M. Gluge pense que ces globules ne sont pas autre chose que les globules sanguins, dépouillés de leur enveloppe ; de sorte que le sang éprouve, par l'effet de l'inflammation, une transformation dans ses vaisseaux mêmes. Il a appliqué ces considérations à la maladie dite de *Bright*. C'est dans les glandules de Malpighi que commence l'altération pathologique qui constitue cette maladie. Les capillaires qui ferment ces glandules, n'offrent plus de sang comme dans l'état sain, mais d'innombrables agglomérations des petits globules qui viennent d'être décrits. La partie solide du sang se trouvant altérée de cette manière, les fluides doivent s'imbiber à travers les parois des canaux urinifères, et rendre l'urine des malades albumineuse.

ANATOMIE. *Sur la structure des muscles*, par M. Mandl.

M. Mandl, après avoir rapporté les opinions des anatomistes qui l'ont précédé, et énuméré leurs divergences, dit que ces divergences tiennent à ce qu'ils ont examiné les muscles à des époques diverses, après la mort du sujet.

Voici ses conclusions :

Le muscle frais ou vu dans le premier ou deuxième jour de macération présente des *fibres primitives* de longueur indéfinie et dont la largeur est de 2-3 centièmes de millimètre. Tout le long de ces fibres primitives se trouvent des stries transversales blanches et noires (une strie blanche et noire mesure à peu près 1/300 de millimètre. Les stries blanches offrent l'aspect d'anneaux qui cerclent les fibres primitives. Elles pourraient être des fibres transversales ou seulement des plis causés par la contraction de la fibre. La même structure s'observe sur tous les muscles indistinctement.

Le muscle soumis à la macération pendant 15 à 20 jours, à la dessiccation, ou les muscles qui pendant la vie étaient déjà exposés aux fluides soumis à une forte compression, laissent entrevoir des *fibres élémentaires longitudinales*, sans cloisons. Dans les époques intermédiaires de la macération, on voit successivement disparaître les stries transversales et apparaître les fibres élémentaires.

ENTOMOLOGIE. — *Nouvelles expériences sur la maladie contagieuse qui attaque les vers-à-soie et qu'on désigne sous le nom de muscardine*, par Victor Audouin.

M. Audouin établit que la muscardine (espèce de cryptogame parasite) peut se montrer spontanément et en tous lieux, lorsque certaines circonstances réunies favorisent son développement ; qu'elle n'est pas une maladie particulière aux vers-à-soie, mais qu'elle est générale et peut être exclusivement propre à la classe des insectes : qu'elle peut se propager non seulement des vers-à-soie à des insectes d'espèces très différentes ; mais qu'ayant pris spontanément naissance chez une de ces espèces, elle peut, lorsqu'on la transmet à des vers-à-soie, leur occasionner cette même maladie qui se montre dans les magnaneries.

THE LONDON AND EDINBURGH PHILOSOPHICAL MAGAZINE, *Sept.*, 1837. *Palæontologie.* — En examinant les couches de charbon noir et blanc à Peel, près de Worsley, M. Williamson a découvert des restes de poissons fossiles. La couche dans laquelle ces restes se rencontrent repose immédiatement sur le *charbon blanc*; elle est très compacte, bitumineuse, et très propre à conserver des empreintes délicates. M. Williamson y a déjà trouvé au moins quatre espèces, appartenant à autant de genres distincts. Pour le moment, il n'appelle l'attention des ichthyologistes que sur les écailles d'une seule espèce. Il a recueilli plusieurs spécimens du poisson auquel elles ont appartenu, et il a reconnu qu'elles avaient la forme générale des *salmonidæ* existans dans la période actuelle. Un examen détaillé a montré une grande ressemblance dans la disposition des stries cycloïdes, qui sont presque aussi distinctes dans l'espèce fossile que dans l'espèce existante. Le seul spécimen sur lequel M. Williamson a trouvé toutes les nageoires a environ quatre pouces de long. La tête est écrasée, mais le corps et la queue sont dans un état presque parfait de conservation. La nageoire dorsale antérieure et la ventrale sont placées à l'opposé l'une de l'autre, ainsi que la nageoire anale et la dorsale postérieure; mais il y avait une différence. Dans les *salmonidæ* actuels, cette dernière nageoire est simplement un appendice charnu, et n'est pas soutenu par des rayons. Dans le spécimen fossile, on voit des traces, imparfaites il est vrai, de véritables rayons. Cette circonstance empêchera de voir dans le fossile un membre de la famille des *salmonidæ*: mais M. Williamson ne connaît aucun autre, parmi les malacoptérygiens abdominaux, qui ait la même disposition de nageoire. Ce fait prouve du moins une affinité étroite entre l'espèce fossile et l'espèce vivante.

VARIÉTÉS.

CAS D'OPÉRATIONS CÉSARIENNES APRÈS LA MORT.

Le docteur Held, à Oberwesel, a pratiqué cette opération une heure et demie après la mort de la mère. L'enfant était mort, et paraissait être mort déjà depuis long-temps.

Le docteur Schild, à Neuvied, a pratiqué l'opération césarienne, huit heures après la mort, sur une femme enceinte qui avait succombé à des convulsions. L'enfant fut trouvé mort.

(Berliner Medicinische Zeitung, 1837, n° 31.)

M. W. Dawson, professeur d'accouchement à Newcastle-upon-Tyne, a publié l'observation suivante :

Mme B. âgée de 23 ans, d'un tempérament nerveux, grosse de 7 mois et demi, fut attaquée il y a quatre mois de violentes douleurs dans la tête, avec dilatation des pupilles, vomissemens perpétuels, etc., accidens qui résistèrent à toute espèce de traitement. Elle s'affaiblit peu à peu ; les convulsions devinrent plus fréquentes, et le 25 août 1837 elle succomba après une violente convulsion. M. Dawson la vit immédiatement après, et, en plaçant la main sur l'abdomen, il sentit un mouvement distinct dans la région utérine. Il obtint du mari la permission d'ouvrir le corps. Il fit une incision sur le trajet de la ligne blanche, depuis l'ombilic jusqu'à la symphyse du pubis; cette incision découvrit l'utérus qui était placé un peu à gauche, et qui offrait un immense amas de sinus veineux. Il fit dans la paroi antérieure de l'utérus une incision pareille, laquelle mit à nu les membranes, et coupa une portion du placenta, d'où il s'écoula immédiatement une grande quantité de sang noir. Les membranes furent rompues et le fœtus fut trouvé, la face tournée vers le dos et le côté gauche de la mère, et les fesses sur le bord du bassin. Il fut retiré avec précaution. Il était de petite taille, avec la peau pâle et flasque. Le cœur battait, et il y avait des pulsations dans le cordon ombilical. On le mit aussitôt dans un bain chaud, et on produisit une respiration artificielle à l'aide du tube trachéal. Les battemens du cœur et du cordon durèrent environ 20 minutes, et puis cessèrent. Tous les efforts, quoique continués long-temps, ne purent les rétablir. Ce cas était très défavorable pour le succès de l'opération césarienne après la mort de la mère; mais il est intéressant attendu que le fœtus fut trouvé vivant; et il est probable que, dans des circonstances plus favorables, il aurait pu être sauvé.

(Th. Lancet, septembre 1837, n° 1.)

INCISION ABDOMINALE APRÈS LA RUPTURE DE L'UTÉRUS.

Le docteur Zartmann de Rhaydt a publié l'observation suivante : une femme avait accouché déjà plusieurs fois; mais chaque fois l'accouchement avait été plus difficile et plus douloureux. En proie au besoin et à la souffrance, elle avait souffert, disait-elle, de la goutte pendant quatre mois, et n'avait pu quitter son lit. L'accoucheur la trouva couchée et pliée en peloton. Les douleurs de l'enfantement avaient commencé deux jours auparavant, mais elles avaient cessé depuis 12 heures. A leur place était survenue une horrible douleur dans l'abdomen. L'examen fit reconnaître un tel rétrécissement du bassin qu'on ne pouvait y pénétrer même avec deux doigts seulement. On ne sentit aucune partie de l'enfant; ses mouvemens avaient cessé depuis quelques heures. Après une consultation avec d'autres accoucheurs, l'opération fut résolue et pratiquée. La section du péritoine donna issue à une grande quantité de sérosité; puis on découvrit les jambes de l'enfant qui étaient libres dans l'abdomen ; le tronc se trouvait engagé dans une déchirure qui occupait la partie postérieure de la matrice, et la tête était encore dans la cavité utérine. Après que l'enfant et l'arrière-faix eurent été retirés, la plaie abdominale fut pansée suivant les règles de l'art. L'enfant était mort, et la mère mourut trois jours après.

(Berliner Medicinische Zeitung, n° 31.)

BIBLIOGRAPHIE.

— M. Gerdy, professeur. Recherches physiologiques sur les sensations en général. (*Archives générales de médecine*, 3ᵉ série, t. 2, octobre 1837.)

— P. Guillemot. Remarques sur les accouchemens dans les positions occipito-postérieures du sommet de la tête. *Ibid.*

— Louis Fleury, chirurgien interne des hôpitaux. De l'hydrosudopathie, ou système thérapeutique basé sur l'action combinée de l'eau froide et de l'excitation de la perspiration cutanée. *Ibid.*

Un des gérans,
E. LITTRÉ.

PARIS. — Imprimerie et Fonderie de FÉLIX LOCQUIN et COMP. rue Notre-Dame-des-Victoires, 16.

1837. — N. 6.   30 NOVEMBRE

L'EXPÉRIENCE,

JOURNAL DE MÉDECINE ET DE CHIRURGIE

PUBLIÉ PAR

MM. DEZEIMERIS ET LITTRÉ.

Ars longa.   *Ubicumque...*

Ce journal paraît tous les cinq jours, les 5, 10, 15, 20, 25 et 30 de chaque mois, par cahier de 16 pages à deux colonnes, grand in-8°, formant à la fin de chaque année deux forts volumes grand in-8°. Le prix d'abonnement est de 9 fr. pour 3 mois, 18 fr. pour six mois, 36 fr. pour un an. On s'abonne, au bureau du journal, chez J.B. BAILLIÈRE, rue de l'École de Médecine, 13 bis, et, dans les départemens, chez les directeurs de poste et aux bureaux des Messageries-Royales et des Messageries Laffitte et Caillard. Les lettres affranchies sont seules reçues.

PATHOLOGIE INTERNE.

DE L'INFLAMMATION CONSIDÉRÉE COMME CAUSE DES AFFECTIONS ORGANIQUES DU CŒUR,

Par M. Legroux,

Médecin au bureau central.

De tous les organes de l'économie, le cœur est celui, peut-être, qui, dans ses fonctions, offre les perturbations les plus fréquentes ; et, dans son organisation, les lésions les plus nombreuses, les plus graves et le plus tristement incurables. Plusieurs circonstances favorisent le développement de ses maladies.

Agent incessamment actif d'une fonction mécanique, il a souvent des obstacles à vaincre, et n'en triomphe qu'en doublant d'efforts, et dépassant les bornes de son action physiologique.

Chargé de répartir les matériaux de nutrition sur les divers points de la machine, il devait avoir, avec chacun d'eux, d'étroites relations; aussi, plus qu'aucun autre organe, il sympathise avec la souffrance, il reçoit, le premier, le contre-coup des agitations de l'ame : la plus légère perturbation survenue dans l'organisme, il la partage ; et, contrairement à l'opinion reçue, il souffre, comme tout autre organe, des influences extérieures.

D'abord, sa position centrale ne le sauve pas des violences exercées sur la poitrine : un coup porté sur cette cavité, une chute faite d'un lieu élevé, ont souvent, comme nous le verrons, marqué le début d'une lésion organique.

On a prétendu, *qu'en raison même de cette position centrale, il était à l'abri des intempéries de l'atmosphère.* Est-ce donc que le péricarde serait moins accessible à l'action du froid et de l'humidité que les plèvres, ou les synoviales des articulations, qui n'ont pas plus que lui de communication avec l'extérieur, et qui, comme lui, sont recouvertes et garanties par d'autres tissus ? Évidemment cette opinion est contradictoire avec la disposition anatomique des parties ; car, si le cœur occupe une position centrale, sa face antérieure et son enveloppe externe sont assez rapprochées de la peau pour être accessibles au froid, surtout avec la forme de nos vêtemens, qui laissent à découvert la partie antérieure de la poitrine.

Mais si, par sa membrane séreuse, il est soumis, comme tous les autres organes, aux influences pathogéniques de la température, il reçoit, d'un autre côté, par sa membrane interne, la stimulation d'un sang chargé souvent de principes irritans : le sang est, en effet, pour lui, ce que sont les alimens pour l'estomac. Si les inflammations gastriques sont le résultat fréquent d'une alimentation trop abondante ou trop excitante, de l'abus des boissons échauffantes ou spiritueuses, n'est-il pas vrai que la distension du système vasculaire par une pléthore sanguine peut être pour le cœur et les vaisseaux une cause de fatigue et d'irritation, alors surtout que le sang d'un sujet pléthorique est généralement couenneux, circonstance favorable au développement des phlegmasies ? N'est-il pas vrai également que, charriés avec le chyle dans le torrent circulatoire, ou même absorbés directement par les radicules veineuses, les spiritueux, dont trop souvent on abuse, les principes excitans du thé, du café, des épices, deviennent alors pour la membrane vasculaire interne une source d'irritation ? La fièvre et l'agitation, les palpitations, qui accompagnent souvent *la digestion* de ces substances, ne sont-elles pas une preuve de l'irritation du système vasculaire ? Si, comme on le dit vulgairement, le thé, le café, etc., *fouettent le sang*, cette énergique métaphore n'est que l'expression de la surexcitation du cœur à laquelle ces boissons donnent lieu. Je sais bien que cette excitation ne reste pas bornée à l'appareil circulatoire, et qu'elle envahit tout l'organisme. Mais le cœur souffre d'abord du contact de ces substances; il en souffre ensuite, quand,

T. I.   6

charriées avec le sang jusqu'aux extrémités capil-laires, elles pénètrent la molécule organique. Ainsi, dans l'abus des spiritueux et autres substances excitantes, il y a, pour le cœur, une double cause d'irritation.

Mais si, en raison même de ses fonctions, de ses relations sympathiques, etc., le cœur est soumis à de nombreuses causes de maladies, les ouvertures cadavériques nous apprennent qu'il échappe rarement à l'influence répétée ou prolongée de ces causes : car il est peu de cœurs qui ne portent les stigmates de l'inflammation ; il est peu d'organes qui conservent comme lui l'empreinte des maladies qu'il a essuyées, et qui souvent sont écrites sur ses deux faces en caractères ineffaçables. Si l'on pouvait encore faire de l'irritation d'un organe la base d'une doctrine médicale, ce serait au cœur et non dans l'estomac qu'il faudrait en placer le siège.

La pathologie de cet organe, depuis Corvisart, a fait de grands progrès ; mais, il faut en convenir, la thérapeutique est encore d'une impuissance déso-lante dans les maladies organiques. On ne peut, et jamais on ne pourra détruire les adhérences du péri-carde, rendre aux valvules épaissies ou déformées leur forme et leur souplesse primitives ; peut-être même est-il impossible de ramener à ses conditions normales une cavité dilatée ou hypertrophiée. Mais si, une fois développées, les affections du cœur sont incurables, n'est-il pas évident qu'il faut, pour les combattre, s'adresser à leur cause ; qu'il faut en dévoiler la mystérieuse invasion, et les attaquer à leur début? Mais quelle est cette cause ? l'inflammation, suivant nous ; l'inflammation dont on retrouve presque constamment les produits orga-nisés, soit à l'intérieur, soit à l'extérieur du cœur, soit encore dans les tissus environnans.

Cependant une opinion généralement admise, opinion soutenue par l'imposante autorité de Cor-visart, c'est que l'exercice exagéré du cœur est la cause principale de ses lésions organiques. Les professions, les influences morales, les obstacles au cours du sang, capables d'augmenter d'une manière soutenue la fréquence et l'énergie des contractions du cœur, sont partout signalés comme les causes productrices de ses maladies.

« Le cœur, dit Corvisart, est susceptible de
» prendre un accroissement plus marqué, une con-
» sistance plus solide, une force plus considérable
» par la continuité, et surtout par la plus grande
» énergie de son action. N'observe-t-on pas, en
» effet, tous les jours, un développement extraor-
» dinaire de tous les muscles du corps chez les
» portefaix, de ceux des bras chez les forgerons,
» les boulangers, etc? L'exercice et *l'irritation*
» pour le cœur sont les causes principales qui font
» de ces organes un centre de nutrition plus actif,
» et y fixent une quantité plus grande de substance
» nutritive. »

Cette explication des faits est en apparence si rationnelle, elle est si simple, et, il faut le dire, si

satisfaisante pour l'esprit, qu'elle a dû passer sans contestation. On ne s'étonnera donc pas qu'elle ait acquis force de loi en pathologie.

Mais est-elle donc si bien fondée qu'elle ne puisse être attaquée ? Les termes de comparaison sur lesquels elle repose sont-ils donc si justes?.... Oui, s'il ne s'agit que de l'hypertrophie simple et légère du cœur ; mais, si l'hypertrophie est consi-dérable, les points de comparaison deviennent inexacts : car il n'y a plus de rapport entre le déve-loppement borné des muscles extérieurs et l'am-pliation extraordinaire du cœur. L'hypertrophie simple sera, je le veux bien, caractérisée par l'augmentation de volume, de consistance, de soli-dité, de force de la fibre ; le cœur aura conservé sa forme; ses cavités ne seront pas dilatées; car, l'épais-sissement de la fibre ayant lieu dans tous les sens, il devra y avoir tendance à leur rétrécissement ; elles devront rester proportionnelles entre elles : hors de ces conditions, les termes de comparaison ne sont plus exacts; car on ne peut comparer l'hypertrophie régulière et toujours limitée des muscles de relation à l'hypertrophie pathologique du cœur accom-pagnée presque toujours d'altérations, soit dans la forme de l'organe, soit dans les dimensions de ses cavités.

Mais si nous restons dans les conditions de l'hy-pertrophie simple, nous n'avons véritablement plus affaire à une maladie : le cœur, dans cet état, n'est plus qu'un organe vigoureux, stimulant toutes les fonctions par l'activité qu'il communique à la circu-lation. Ici point de phénomènes morbides résultant de stases sanguines, point d'affection dyspnéique, pas d'hydropisies consécutives : si l'on a quelque chose à craindre, ce sont des hémorrhagies et des inflammations.

Mais si l'on veut comparer l'hypertrophie muscu-laire externe avec les diverses formes de lésions du cœur, désignées sous la dénomination *d'ané-vrismes*, il n'y a plus entre ces deux termes aucune espèce d'analogie.

D'abord les anévrismes du cœur sont rarement une lésion simple ; presque toujours il y a de nom-breuses traces d'inflammation à l'intérieur ou bien à l'extérieur de cet organe : ce qui n'a pas lieu pour les muscles de relation hypertrophiés par l'exercice.

En second lieu, si, dans ces derniers, la fibre est plus volumineuse, plus rouge, plus ferme, etc., que celle des muscles restant dans l'inaction, n'est-il pas vrai que la fibre d'un cœur frappé d'anévrisme est souvent altérée dans sa couleur et sa consistance? Mais là ne se bornent pas les différences qui existent entre cet organe malade et les muscles de relation dont la nutrition a été activée par un exercice sou-tenu.

L'hypertrophie de ces derniers a ses limites qu'elle ne dépasse guère ; arrivée à certain degré, elle s'arrête, bien que la cause de son dévelop-pement soit permanente : c'est ce dont on peut s'assurer, chaque jour, sur les hommes livrés depuis long-temps à de rudes travaux. Le muscle *hyper-trophié* à trente ans est vainement exercé jusqu'à la soixantième année; il ne se développe pas davan-tage. Et chose remarquable, c'est que dans les amai-grissemens qui succèdent aux maladies ces muscles s'émacient comme les autres organes, tandis que l'hypertrophie, ou plutôt l'*anévrisme* (1) du cœur, n'a aucune limite fixe; elle peut doubler, tripler le volume de l'organe; elle en change presque tou-jours la forme; elle résiste d'ailleurs aux émaciations qui accompagnent les convalescences et les maladies d'épuisement; elle peut même encore se développer lorsque l'atrophie frappe les autres viscères, non que je prétende qu'à l'hypertrophie simple du cœur ne puisse également succéder l'atrophie; que les dilatations de cet organe ne puissent éprouver un certain degré de retrait dans les émaciations pro-longées, je veux dire seulement que cet amoindris-sement du cœur n'est pas, comme celui des muscles de relation, une conséquence nécessaire de l'amai-grissement général de l'individu; que l'on voit, au contraire, se maintenir ou s'étendre, et même se développer des anévrismes de cet organe au milieu des maladies qui se terminent par l'émaciation géné-rale. Cette différence est importante; ce n'est pas tout néanmoins.

Il faut un long exercice, des fatigues prolongées pour hypertrophier les muscles de relation; il faut des années, et souvent encore, après des années d'exercice, ils conservent leur faiblesse native. Le cœur, au contraire, quelle que soit son organisation première, peut être hypertrophié, déformé, désor-ganisé dans un espace de temps très court. Quelques semaines suffisent pour cela. Une péricardite, une endocardite rhumatismale, ou autres, peuvent amener ce triste résultat.

Mais, dit-on, les portefaix, les forgerons, les boulangers, et toutes les personnes qui se livrent à des travaux pénibles, ont une *hypertrophie* mus-culaire. Entendons-nous donc enfin sur le mot *hypertrophie.* C'est une loi de l'organisme sans doute que l'exercice d'un organe facilite sa nu-trition et lui donne de la force; mais il y a pour chaque organisation en particulier une sorte de trame qui se prête bien à un certain degré de dé-veloppement, non à un développement indéfini. En vain des membres grêles sont, pendant des années, soumis aux travaux de la forge; ils n'ac-quièrent jamais le volume de membres naturelle-ment bien musclés et qui sont restés soumis au repos. Ils sont, j'en conviens, mieux nourris que s'ils étaient restés dans l'inaction; mais ils ne sont pas *hypertrophiés*, car l'*hypertrophie* suppose exagération dans la nutrition; ce qui n'est pas. On a donc confondu l'*eutrophie* musculaire externe et l'*hypertrophie* du cœur. Le terme de comparai-

son ne devait avoir lieu qu'entre l'*eutrophie* du cœur et celle des muscles; car j'admets pour le cœur également une *eutrophie* favorisée par l'exer-cice, et qui accompagne ordinairement celle des muscles extérieurs. Cette *eutrophie* cardiaque est soumise aux mêmes lois d'accroissement et de dé-croissement que l'*eutrophie* musculaire externe; mais quelle différence n'y a-t-il pas entre cette *eutrophie* et l'*hypertrophie* ? D'un côté, légère augmentation de volume seulement; fibre plus rouge, plus ferme et plus résistante; aucune alté-ration de forme: de l'autre, altération de forme, augmentation des cavités, état variable de la fibre, qui peut offrir diverses colorations, divers ramol-lissemens; augmentation de volume, qui n'a d'au-tres limites que celles que la mort lui impose. Et que l'on ne vienne pas dire: l'*eutrophie est le pre-mier degré de l'hypertrophie*, car dans le pre-mier cas, il n'existe du côté du cœur aucun trouble, aucun accident capable d'abréger l'existence: cette *eutrophie* s'opère sans phénomènes pathologiques. Dans le second, où l'affection est presque toujours complexe, et reconnaît presque constamment pour origine un état morbide, des accidens graves se manifestent, vont toujours en augmentant, et con-duisent le malade au tombeau dans un espace de temps généralement très court, à moins, comme nous l'avons dit, que l'*hypertrophie* ne soit simple; car alors on n'a d'autres accidens à redouter que ceux qui résultent d'une impulsion trop vive com-muniquée au sang. Les portefaix, les forgerons, sont musclés, dit-on : soit; mais ne sait-on pas que ceux qui embrassent les professions les plus péni-bles sont aussi ceux que la nature a doués de la constitution la plus robuste ? Eh bien! quand, sans prévention, on examine les membres des personnes livrées à de rudes travaux, on les trouve générale-ment assez fermes, mais jamais on n'y voit rien qui soit comparable aux *hypertrophies* du cœur. Ad-mettons cependant qu'il y ait véritable *hypertro-phie* dans certains cas : sera-t-on autorisé à con-clure que l'exercice a seul produit cet excès de nutrition ? Ne tiendra-t-on aucun compte de la fatigue, des douleurs musculaires, et même d'une sorte de fièvre, qui suivent des travaux prolongés et violens ? De cet exercice exagéré ne résulte-t-il pas pour les muscles un certain degré d'irritation, une subinflammation, qui appelle et fixe dans ces organes plus de matière nutritive? Peut-être même cette irritation est-elle nécessaire pour produire l'*eutrophie* musculaire. Corvisart l'admet pour le cœur : pourquoi ne l'admettrait-on pas aussi pour les muscles extérieurs ? Si, pendant des mois et des années même, chez les personnes irritables et ner-veuses, le cœur peut être impunément agité par des palpitations violentes sans éprouver la moindre altération de tissu, ne voit-on pas aussi des mil-liers de personnes conserver une constitution dé-bile et des membres grêles, bien qu'elles aient, pendant toute leur vie, supporté de rudes travaux?

---

(1) Nous employons cette expression pour désigner les diverses formes d'hypertrophie avec altération des ca-vités.

Que faut-il donc avec l'exercice pour hypertrophier un organe ? l'irritation; l'irritation qui, de l'aveu même de Corvisart, est nécessaire à la production de l'*hypertrophie* du cœur, l'irritation; mais il faut s'entendre aussi sur ce mot : car s'il s'agit d'une simple affection nerveuse, de l'hypochondrie ou de l'hystérie, etc., le cœur, bien qu'irrité, supporte impunément de violentes secousses; mais s'il s'agit d'une irritation inflammatoire, directe ou sympathique, les résultats ne sont plus les mêmes. Des produits nouveaux sont créés, s'organisent et couvrent le cœur de stigmates indélébiles; celui-ci, en proie à une inflammation chronique, ou, si mieux vous aimez, à une subinflammation, s'altère dans son tissu : ainsi s'établissent les diverses formes d'*hypertrophies*, et non, comme le voulait Corvisart, une simple exagération nutritive, résultat d'un exercice violent et prolongé.

L'inflammation est donc la cause première, la cause productrice des lésions organiques du cœur(1).

Tous nos efforts dans le cours de ce travail vont tendre à substituer cette explication à la théorie de Corvisart. C'est pour nous une vérité de conviction, c'est aussi pour nous une vérité que les maladies du cœur, incurables une fois qu'elles sont développées, peuvent être combattues avec avantage à leur début; mais alors seulement la thérapeutique doit avoir pour but de faire avorter, par un traitement rapide, énergique, une inflammation désorganisatrice, et de provoquer le plus promptement possible la résorption de ses produits. Car là est la source, l'origine de la plupart, sinon de toutes les lésions organiques du cœur. Voici les preuves maintenant sur lesquelles nous croyons pouvoir fonder cette grande vérité.

1° Parmi les observations publiées sur les maladies du cœur, bien que l'on n'ait pas toujours tenu compte des antécédens, il est, dans un grand nombre de cas, possible de faire remonter l'invasion de la maladie à une affection fébrile, fluxion de poitrine, rhumatisme, etc., à un accident susceptible d'avoir produit une lésion physique des organes circulatoires, etc.

2° Dans le cours des inflammations aiguës de poitrine, du rhumatisme, ou de toute autre affection *fébrile indéterminée*, l'examen attentif des organes circulatoires dévoile souvent une inflammation soit du péricarde, soit de l'endocarde; inflammation souvent *latente*, qui ne se décèle par aucun trouble appréciable, mais que l'on reconnaît

sûrement à l'aide des signes physiques qui la caractérisent.

3° Comme déjà nous l'avons dit, les cœurs affectés d'anévrisme présentent intérieurement et extérieurement des traces anciennes et souvent nombreuses de phlegmasies terminées.

4° L'analyse raisonnée des faits nous montre que les obstacles circulatoires ou les autres causes capables de soumettre le cœur à un exercice exagéré, sont isolément incapables d'en déterminer l'*anévrisme*.

5° Enfin, dans les inflammations qui frappent ses enveloppes, le cœur est souvent affecté dans son tissu.

Nous ne pourrons, dans l'examen de chacune de ces propositions, suivre l'ordre que nous venons d'établir. Comme elles s'appuient mutuellement, elles seront souvent confondues, mais la démonstration n'y perdra rien.

Nous avons maintenant à établir les rapports qui existent entre l'inflammation et les diverses lésions qui accompagnent les maladies organiques du cœur et sont un de leurs élémens. Nous avons trois choses à considérer : 1° Les lésions du péricarde; 2° celles de l'endocarde, dont nous rapprochons les lésions de l'aorte; 3° enfin celles du tissu charnu du cœur vulgairement désignées sous le nom d'*anévrismes*.

§ Ier. *Les lésions du péricarde qui accompagnent la plupart des affections organiques du cœur sont de nature inflammatoire.*

Les épanchemens séro-purulens, ou purulens, les exsudations pseudo-membraneuses, les taches blanches, si fréquentes à la surface du péricarde, les adhérences partielles ou générales des deux feuillets de cette membrane, adhérences albumineuses, concrètes, celluleuses, semi-cartilagineuses, fibreuses, et même osseuses, ont toutes une cause, une origine commune : l'inflammation. La fréquence de ces lésions témoigne assez de la fréquence des phlegmasies péricarditiques. Elles sont d'ailleurs ordinairement accompagnées d'adhérences pleurales, qui rappellent, sur le cadavre, la concomitance et la mutuelle dépendance de cette double inflammation des séreuses thoraciques. La pleurésie et la pleuropneumonie sont des maladies communes : le péricarde et le cœur sont si voisins des poumons et des plèvres, ces organes ont entre eux des connexions si intimes, que les phlegmasies des uns doivent souvent se propager aux autres, soit par continuité de tissu, soit par sympathie ; aussi, la péricardite survient-elle souvent au milieu des accidens d'une fluxion de poitrine. Sans vouloir prétendre que la première soit la conséquence nécessaire de la seconde, il nous paraît assez probable que la phlegmasie aiguë des organes respiratoires est, pour le cœur, la cause de nombreuses inflammations et de désorganisations consécutives. Nous devons tenir compte aussi de l'état

____

(1) Cette opinion n'est pas nouvelle; elle a pour elle des autorités imposantes, mais **M. Bouillaud**, parmi ses partisans, est celui qui l'a soutenue avec le plus de chaleur; il faut lui rendre cette justice que ses travaux sur la péricardite et l'endocardite auront puissamment contribué à établir cette grande vérité, *que l'inflammation est la cause première des affections organiques du cœur*. Il a sous ce rapport rendu un immense service à la science et à l'humanité.

coucnneux du sang dans ces maladies, et de l'irritation de l'endocarde, qui peut en être la conséquence. Quoi qu'il en soit, les altérations du péricarde, signalées plus haut, ont une origine inflammatoire; c'est un fait incontestable, et sur lequel il serait superflu d'insister davantage. Mais s'il ne peut exister aucun doute à cet égard, il n'en est pas de même pour les lésions de l'endocarde et de l'aorte; aussi, devrons-nous entrer dans de plus longs détails, et invoquer l'autorité des faits, pour démontrer la vérité de la proposition suivante.

§ II. *Les déformations valvulaires (cartilaginifications, incrustations calcaires, etc.), les altérations analogues que l'on voit dans l'aorte, ont une origine inflammatoire, autrement dit, l'endocardite et l'aortite sont les causes de ces lésions.*

Ces diverses altérations sont si communes dans la vieillesse, il existe, entre le tissu fibreux artériel et le tissu fibreux situé dans le voisinage des os, une si grande analogie, que l'on a cru pouvoir attribuer les ossifications du premier, comme on l'a fait pour celles du second, aux progrès de l'âge, dont elles ne seraient qu'une conséquence normale et physiologique aussi bien que l'ossification des cartilages.

En vain, assez bon nombre de personnes âgées ne présentent aucune trace de ces lésions, tandis qu'on en voit de fréquens exemples dans l'âge moyen de la vie, dans la jeunesse même, et que l'enfance n'en est pas exempte; en vain la voie rigoureuse de l'analogie rapproche ces altérations d'autres altérations évidemment phlegmasiques; en vain l'inflammation nous offre à chaque pas des reliquats ossifiés; en vain les produits de la péricardite s'ossifient en même temps que ceux de l'endocardite; en vain l'inflammation laisse autour du cœur et dans les organes environnans d'ineffaçables empreintes; en vain il se présente cette considération que, si les ossifications sont plus fréquentes à mesure que l'on approche du terme de la vie, les personnes les plus âgées, par cela même qu'elles ont plus vécu, doivent avoir essuyé plus de maladies, et, partant, offrir des lésions cadavériques plus nombreuses et plus avancées; en vain ces coïncidences et ces analogies sembleraient devoir établir entre ces diverses lésions une communauté d'origine : parce que les cartilages costaux et certains tendons s'ossifient avec l'âge, on a cru trouver, entre ce phénomène normal et régulier et l'ossification irrégulière, informe, anomale des vaisseaux, une analogie suffisante pour faire rentrer cette dernière sous la dépendance des lois de l'organisme.

Cependant, comme on ne peut attribuer aux progrès de l'âge les ossifications que l'on rencontre dans l'enfance, ni celles qui sont manifestement liées à un état inflammatoire, à une époque surtout où les cartilages ne sont pas encore imprégnés de phosphate calcaire, on a admis des ossifications inflammatoires, et des ossifications séniles. Les partisans de cette double opinion prétendent que les pre-

mières sont situées entre les tuniques interne et moyenne, et que les secondes occupent le tissu même de cette dernière membrane (1). Ce serait déjà une grande concession, si elle nous était complètement acquise; car les ossifications inflammatoires seraient en grande majorité. Nous ne pouvons cependant nous dispenser de faire remarquer combien il est peu rationnel d'admettre deux causes pour une même lésion; car on verra sur une même artère des altérations physiologiques et pathologiques; on pourra même rencontrer des incrustations qui, pathologiques d'un côté, seront physiologiques de l'autre. La conséquence est singulière, mais elle est forcée, avec cette opinion. Cependant nous ne rencontrerons pas de toutes parts une concession aussi large; car l'inflammation, après avoir

(1) M. Hope, dans son excellent traité sur les maladies du cœur (Londres 1835), émet l'opinion que, parmi les altérations artérielles, les incrustations *calcaires* principalement sont indépendantes de l'inflammation; parce qu'on les trouve chez la plupart des vieillards; qu'elles sont quelquefois déposées dans des points très éloignés les uns des autres; qu'elles consistent souvent en une simple écaille calcaire ou une tache opaque et jaune, sans aucune trace de maladie dans les membranes environnantes; qu'elles se développent sans aucun symptôme général ou local. Il est impossible, dit l'auteur, de concevoir une inflammation sans symptômes manifestes, et bornée à des points isolés et éloignés les uns des autres, qui ne *laisse aucun vestige* dans les parties environnantes, et qui arrive le plus ordinairement à l'époque de la vie où les dispositions à l'inflammation sont le moins prononcées. Il explique les affections artérielles par la distension forcée de ces vaisseaux sous l'influence d'une circulation activée par diverses causes excitantes, entre autres l'usage des spiritueux.

Nous répondrons au savant auteur anglais: 1° que les incrustations calcaires sont fort communes à des âges encore éloignés de la vieillesse; 2° que l'isolement et l'écartement de certaines incrustations écailleuses, n'excluent pas l'idée d'inflammation, parce que, dans les phlegmasies du derme (par exemple l'érysipèle, la scarlatine, l'urticaire, etc.), on voit souvent des plaques saillantes, des vésicules ou des pustules isolées et éloignées les unes des autres sur une surface enflammée, et que la suppuration, dans un tissu phlogosé, est souvent disposée par foyers miliaires, etc.; 3° que les plaques artérielles, aussi bien que les ossifications du péricarde, peuvent bien avoir perdu leurs caractères originels; l'inflammation éteinte, les produits restent; 4° qu'il peut y avoir pour les artères, comme pour les poumons ou les plèvres, des phlegmasies latentes, et que d'ailleurs, si elles sont souvent méconnues, c'est que leurs symptômes sont souvent fugaces, et qu'on ne les recherche pas avec assez de soin. Un mouvement de fièvre auquel on ne fait pas attention peut n'être que le symptôme d'une irritation de quelque partie du système vasculaire; 5° s'il était bien établi que les prédispositions inflammatoires diminuent dans la vieillesse, on ne pourrait affirmer qu'elles ne sont pas augmentées pour le système artériel; 6° la distension forcée des artères, la fatigue de leurs membranes par suite d'une circulation active sous l'influence d'un exercice violent ou d'ingesta spiritueux, sont des causes d'inflammation et non de détérioration sénile.

Les argumens employés par M. Hope sont d'après cela favorables à l'inflammation, loin qu'ils l'excluent des causes productrices des incrustations artérielles.

dominé la science, est maintenant à sa pério le de réaction. Il semble que l'opposition élevée contre l'absolutisme de la doctrine physiologique s'étende aussi au grand phénomène qui lui servait de base.

Quoi qu'il en soit de ces opinions diverses, nous exposerons la nôtre avec franchise ; elle a ses partisans, et nous espérons lui en concilier de nouveaux par la discussion à laquelle nous allons nous livrer.

Les productions cartilagineuses ou osseuses, que l'on remarque dans l'intérieur du cœur ou de l'aorte, n'ont pas lieu dans l'épaisseur même des membranes, elles leur sont interposées ou sous-jacentes, ce qui établit une différence essentielle entre elles et l'ossification des cartilages et des tendons. Comme toutes les productions osseuses que l'on rencontre dans l'économie, elles passent par divers états, avant de se pénétrer de sel calcaire. Elles ne sont pas formées de tou es pièces. « Après avoir si souvent trouvé, dit Haller, des » lames osseuses, il m'arriva enfin de voir, dans » l'aorte d'un homme, des plaques jaunâtres faisant saillie à l'intérieur du vaisseau : je les ou- » vris, car la membrane interne conservait son in- » tégrité, et je trouvai une humeur jaune, épan- » chée dans la couche celluleuse qui sépare cette » membrane des fibres musculaires de l'aorte; cette » humeur était peu consistante, pultacée, assez » semblable à celle qui constitue l'athérome. Sur » le même sujet se voyaient d'autres plaques jaunes » toutes pareilles, calleuses, sèches, coriaces, d'au- » tres cartilagineuses, d'autres enfin osseuses, et » résonnant quand on les frappait avec le scalpel. » Je voyais donc, en quelque sorte, tout le déve- » loppement naturel de ces productions, d'abord » molles et pultacées, puis passant par divers de- » grés de consistance pour arriver à l'état auquel » on donne le nom d'ossification (1). » Ainsi Haller avait reconnu toutes les métamorphoses qui précèdent l'ossification; il avait bien constaté le siège de ces productions. Les faits qu'il signale, on peut chaque jour les vérifier sur le cadavre. Cependant, comme la question est assez importante et qu'il ne suffit pas d'avoir constaté des lésions, mais qu'il faut encore remonter à leur cause, nous allons rapporter quelques observations confirmatives de celles de Haller, et qui pourront éclairer l'étiologie de ces productions; nous poursuivrons ensuite la discussion commencée.

Première observation.

Apoplexie.—Paralysie subite avec contracture, puis réso- lution des membres. Foyer sanguin. Exsudation gélatini- forme entre les deux feuillets des valvules aortiques.

Henry Marie-Anne, âgée de 76 ans, fruitière, fut admise à l'hôpital Cochin le 14 novembre 1825. D'une taille

(1) Dezeimeris. Histoire de l'artérite. *Archives gén. de méd.*, année 1827.

moyenne, douée d'asse? d'embonpoint, et jouissant d'une bonne santé habituelle; mais ayant, depuis quelque temps, été sujette à des étourdissemens, cette femme avait éprouvé, le matin du jour de son entrée, une attaque subite de paralysie.

Membres gauches privés de mouvemens spontanés, mais conservant leur sensibilité ; bras activement contracté, et membre inférieur dans une extension difficile à vaincre; bouche tirée à droite; langue se portant à gauche; pupilles plutôt contractées que dilatées. Somnolence, rêvasseries, mussitation, paroles incohérentes et mal articulées ; mouvemens pour se découvrir avec le bras droit. Éveillée, la malade répond juste aux questions; mais sa parole est mâchée et mal articulée. (Saignée de 4 palettes.)

15 novembre. Contraction moins vive des membres paralysés : sensibilité moins prononcée vers leurs extrémités, plus, quand on se rapproche du tronc (saignée nouvelle répétée le soir.) Le soir, résolution complète des membres paralysés. Réponses moins justes. Les jours suivans, subdélirium plus marqué, mouvemens continuels du bras droit pour enlever les couvertures, tuméfaction œdémateuse de la main gauche, du reste même état : affaissement et mort le 21 à 6 heures du matin, sept jours après l'accident.

Le cœur examiné à plusieurs reprises nous a présenté les phénomènes suivans : battemens forts, brusques, sonores, secs et durs, sans bruit anomal (1).

Nécropsie le 22 à 3 heures du soir. Raideur assez marquée; moins cependant du côté paralysé.

Pas de congestion sanguine à l'extérieur de la tête. Sinus de la dure-mère gorgés de sang, méninges infiltrées de sérosité. Substance cérébrale fortement injectée à la partie externe de la couche optique et du corps strié droit, épanchement apoplectique dont le foyer pourrait loger un petit œuf de poule. Caillots sanguins noirs à l'intérieur, mais pénétrés à l'extérieur par des grumeaux jaunâtres qui semblent être de la substance cérébrale : les parois du foyer offrent d'ailleurs les caractères connus à cette époque de la maladie; à sa partie antérieure externe et inférieure, un caillot noir, du volume d'une plume de corbeau, pénètre dans le lobe moyen, logé dans un petit canal arrondi, long de cinq à six lignes, et vient aboutir à la scissure de Sylvius, en s'abouchant avec une petite artériole divisée; du reste, rien de remarquable.

Poumons engoués, mous et friables, emphysémateux vers leur bord libre : rien dans le péricarde.

Cœur d'un volume double de celui du poing du sujet, revêtu de graisse le long de ses sillons; ses cavités remplies de caillots s'affaissent peu après être vidées; le ventricule gauche légèrement dilaté a un tissu ferme et compacte, des parois de dix lignes d'épaisseur à la base et deux au sommet, antérieurement, tandis que la paroi postérieure n'a guère que sept lignes à sa base. Les colonnes charnues, très-petites, peu entrecroisées, comme feuilletées, présentent l'aspect de la surface du cervelet.

Oreillette gauche dilatée de moitié de sa capacité, sans altération de sa membrane.

Orifice auriculo-ventriculaire de dimension ordinaire; valvule mitrale épaissie, d'un blanc jaunâtre, opaque, garnie à son bord libre d'un chapelet de renflemens fibrocartilagineux lenticulaires.

Cavité droite un peu dilatée, saine d'ailleurs.

Orifice aortique très-large; les tubercules des valvules volumineux, l'un d'eux égale un petit pois. *Entre les deux*

(1) Il est possible néanmoins qu'il ait existé : l'auscultation a, depuis, fait de grands progrès; et l'on reconnaît souvent des bruits anomaux là où autrefois on n'en aurait pas constaté. Sous ce rapport la science doit beaucoup à M. Bouillaud.

feuillets de ces valvules, et au voisinage des tubercules, se remarque une couche mince d'une exsudation plastique, de couleur et de consistance de confiture d'abricot, avec laquelle elle a beaucoup de ressemblance; du reste, mouvemens valvulaires libres.

Légère dilatation de l'aorte ascendante, teinte rosée, persistant après lavage, et mollesse très marquée de sa tunique interne. Le système artériel offre dans différens points de son étendue de petites plaques saillantes jaunâtres, cartilaginiformes ou calcaires : artères du cerveau jaunâtres et dures jusqu'aux plus petites ramifications.

Rien de remarquable dans l'abdomen.

Réflexions. Cette observation ne doit nous intéresser, ici, que sous le rapport de la lésion des valvules aortiques.

Nous retrouvons dans l'aorte ascendante les caractères d'une inflammation de la membrane interne : rougeur et ramollissement très marqué, pas de pseudo-membranes à la surface libre; mais, *entre les feuillets valvulaires*, une exsudation gélatiniforme. Cette sécrétion est accompagnée de ramollissement et de rougeur qui ne nous semblent laisser aucun doute sur la nature de ce produit. A côté de cette exsudation nous trouvons les tubercules d'Arantius hypertrophiés et cartilagineux. Cette hypertrophie n'est-elle pas due à la condensation d'une couche de matière gélatiniforme? Il ne nous paraît pas qu'il puisse rester de doute à cet égard. Il ne nous paraît pas douteux non plus, qu'en se condensant et se confondant avec les feuillets valvulaires, la matière gélatiniforme n'ait dû amener l'épaississement cartilagineux, puis osseux, de ces valvules.

Il y a une certaine analogie, pour la disposition anatomique, entre l'exsudation qui a lieu entre les feuillets valvulaires, et l'infiltration séreuse des ligamens aryténo-épiglottiques dans l'œdème de la glotte. Divers degrés d'inflammation peuvent faire varier les produits dans ce dernier cas, et l'on sait que, dans les artères, l'inflammation, portée à certain degré, peut également amener une exsudation purulente au lieu de matière gélatiniforme.

Si des valvules aortiques, où l'exsudation gélatiniforme annonce une inflammation à son début, nous descendons dans l'aorte, nous y voyons des plaques cartilagineuses, et, à côté de celles-ci, des plaques osseuses. Si l'épaississement avec induration des tubercules d'Arantius est le résultat d'une exsudation gélatineuse condensée, n'est-il pas naturel de voir, dans les plaques cartilagineuses de l'aorte, une transformation semblable d'une même exsudation? Les plaques osseuses, avec lesquelles les cartilagineuses se confondent, ne succèdent-elles pas à celles-ci, comme le tubercule valvulaire induré et la plaque cartilagineuse succèdent au produit phlegmasique récent?

Nous ne devons pas omettre ici une remarque importante; c'est d'abord la dégénération peu avancée du système artériel malgré le grand âge de la malade (76 ans), mais surtout l'existence d'une inflammation vasculaire, là où débutent les incru-

stations sous forme de matière gélatineuse. L'inflammation a donc aussi, dans la vieillesse, une part dans la production de cette altération vasculaire.

La malade a succombé à l'hémorrhagie cérébrale. L'inflammation valvulaire et aortique n'a été pour rien dans cet évènement; elle n'aurait probablement pas été soupçonnée sans l'accident qui a causé la mort. Si l'apoplexie était survenue un peu plus tard, on n'aurait probablement plus trouvé, de la phlegmasie vasculaire, que les produits organisés et ossifiés. La rougeur, le ramollissement de la membrane interne de l'aorte auraient disparu. Eh bien! pour les partisans de l'ossification sénile, les altérations de l'aorte auraient passé sur le compte de la vieillesse. Que d'inflammations de ce vaisseau, que d'endocardites passent journellement inaperçues! Souvent chroniques et *latentes*, elles attirent à peine l'attention de ceux qui les portent, et souvent elles échappent aux investigations de l'homme de l'art appelé pour traiter une indisposition peu grave en apparence, et dont cependant les conséquences peuvent être si funestes.

L'observation suivante, recueillie sur une femme de 43 ans, par conséquent dans toute la force de l'âge, nous montrera encore une inflammation aiguë et récente avec exsudation gélatiniforme, etc.; et à côté de ces produits, nous retrouverons ceux d'inflammations anciennes et terminées.

Deuxième observation.

Accidens orthopnéiques. Battemens du cœur forts : bruit de lime. — Mort dans un accès de suffocation. — Hypertrophie.—Rétrécissement des orifices auriculo-ventriculaire et aortique avec altération des valvules. — Rougeur ; ramollissement de la membrane interne de l'oreillette gauche et exsudation sous cette membrane, caillots anciens, etc.

Fontan Simonne, âgée de 43 ans, couturière, est entrée à l'hôpital Cochin le 8 février 1825.

Cette femme est d'une taille moyenne, bien constituée et habituellement bien réglée.

Depuis douze ans, dit-elle, elle éprouve des palpitations, dont la marche toujours croissante a été sensiblement accélérée par une *fièvre inflammatoire* survenue il y a dix ans.

Depuis quatre ans, tous les deux ou trois mois, exacerbations passagères des palpitations avec dyspnée extrême, plus vives surtout à l'époque des règles.

Il y a deux ans, un séjour de deux mois à l'hôpital, le repos et le régime adoucissant apportèrent un soulagement notable.

Du reste, palpitations violentes, respiration courte, essoufflement au moindre exercice, sommeil troublé par des rêves effrayans ou des réveils en sursaut, catarrhe habituel, parfois infiltration des pieds, tels sont les accidens auxquels depuis quatre ans la malade est en proie.

Voici les phénomènes observés lors de son entrée à l'hôpital : face bouffie; teint jaune livide; lèvres violettes; orthopnée; respiration courte et fréquente; inspiration brusque et forcée, parole chevrotante et entrecoupée par des efforts de respiration. Toux rare, habituellement sèche, suivie quelquefois d'une légère expectoration de matière muqueuse. La respiration s'entend partout, mais accompagnée de râle sibilant.

Battemens du cœur sensibles à la vue ; bruit anoma[1]

perçu par la main appliquée sur la région précordiale. Battemens du cœur précipités, irréguliers, soulevant la paroi thoracique à chaque contraction, de manière à communiquer à l'oreille armée du stéthoscope un choc dur et incommode; ils sont perçus dans toute l'étendue des parois thoraciques, mais surtout à gauche et en devant, où ils sont très sonores. La contraction de l'oreillette (second bruit) bien distincte de celle du ventricule (premier bruit) est également très-sonore. La contraction ventriculaire est suivie d'un bruit de lime très prononcé, analogue à celui qui serait produit par un ressort d'acier en vibration; il se prolonge jusqu'à la partie supérieure du sternum, mais est surtout très marqué à sa partie inférieure.

Pouls petit, fréquent, irrégulier, presque insensible; infiltration des pieds.

Appétit nul, sans autre perturbation des fonctions digestives.

Moral sain.

Diagnostic: Hypertrophie simple ou légèrement excentrique, rétrécissemens aux valvules aortiques.

Traitement depuis l'invasion de la maladie. Saignées, sangsues, éther, digitale, révulsifs.— Bons effets de ces moyens, mais de peu de durée.

Durant les premiers jours qui suivent l'entrée de la malade à l'hôpital, on se borne à l'emploi de moyens palliatifs.

Le 14 février: exacerbation des accidens, saignée de trois palettes, diète, soulagement.

21 février, vers deux heures du soir, accès de suffocation, orthopnée très prononcée; respiration fréquente; inspiration convulsive, incomplète, accompagnée de la contraction de tous les muscles inspiratoires, du renversement de la tête, qui tombe aussitôt en avant, et se renverse immédiatement après par une nouvelle inspiration. Agitation des bras, des mains, qui tantôt saisissent convulsivement les bords du lit pour aider aux muscles inspirateurs, tantôt se portent instinctivement vers la poitrine comme pour écarter un obstacle; jactitation; plaintes sourdes et entrecoupées; palpitations violentes; commotion de la poitrine à chaque contraction du cœur; gonflement des jugulaires; teinte violette des lèvres; œil à demi fermé; le faciès porte l'empreinte d'une anxiété extrême. Toux avec expectoration de crachats muqueux teints d'un sang vermeil, prescience de la mort. (Manuluves chauds, sinapismes aux genoux.) Soulagement immédiat opéré par l'action des sinapismes. Nuit assez calme.

Le 22 respiration plus facile, orthopnée moins prononcée; pouls assez résistant, quoique petit. (Gomme, looch, saignée, bouillon.)

La saignée est pratiquée sur une grosse veine; l'ouverture est large et bien parallèle à celle de la peau; cependant le sang, noir, épais, ne coule que lentement et en bavant. Amélioration légère dans la journée.

Le 23 exacerbation nouvelle; mort à 7 heures du soir, dans un accès de suffocation, sans perturbation des fonctions intellectuelles.

Nécropsie faite le 25 à 8 heures du matin.

Cadavre chargé d'assez d'embonpoint, offrant peu de raideur, peu d'infiltration des pieds.

Vaisseaux cérébraux peu gorgés de sang, arachnoïde opaline; pie-mère fortement infiltrée: cerveau infiltré, ventricules remplis de sérosité, rachis non ouvert.

Poumons crépitans dans une grande partie de leur étendue, un peu emphysémateux supérieurement et antérieurement. Lobe inférieur du droit condensé, comme filamenteux et fibreux, résistant à la traction et difficile à couper, offrant une sorte d'élasticité molle, de couleur d'un gris bleu ardoisé, sans apparence de cellules, et se précipitant au fond de l'eau; point d'infiltration de ses tissus; à la surface des sections paraissent les orifices béans des vaisseaux sanguins et trachéens, divisés; même altération dans une partie du lobe inférieur du poumon gauche: quelques points d'hépatisation dans les lobes moyen du poumon droit, et inférieur du gauche; peu de sang dans ces organes; muqueuse bronchique non examinée.

Un demi-litre de sérosité claire et citrine dans chaque cavité pleurale.

Demi-verre de sérosité citrine dans le péricarde.

Cœur débarrassé des parties environnantes et rempli de sang, égal au moins à une fois et demie le poing du sujet; sa forme est à peu près normale; les dimensions relatives des cavités dans un rapport convenable. Sillons de la surface de l'organe et son bord droit chargés d'une assez grande quantité de graisse. Une seule plaque blanche, de peu d'étendue, sur le feuillet viscéral du péricarde.

Débarrassé du sang qu'il contient, le cœur éprouve un peu de rétraction, sans affaissement.

L'oreillette gauche contient des caillots de sang noir; des concrétions fibrineuses jaunâtres, intimement adhérentes dans plusieurs points à la membrane interne de cette cavité. Ces adhérences sont tellement intimes que la concrétion ne peut être séparée que par une déchirure, et en laissant une couche de sa substance sur la paroi de l'oreillette. Cette couche, enlevée au moyen de l'instrument, laisse à nu la membrane qui offre un aspect rugueux.

Rouge dans presque toute son étendue, la membrane de l'oreillette offre une mollesse remarquable. Le plus léger râclement avec le dos du scalpel suffit pour la détruire ou la détacher. Quelques incrustations terreuses et calcaires, peu étendues, sont disséminées sous cette tunique: dans quelques points *elle est tuméfiée et soulevée par une matière gélatiniforme concrète*, déposée entre elle et la tunique musculeuse, dont les fibres sont peu marquées: ces points sont ceux où la rougeur est la plus prononcée.

Dans d'autres points existe une teinte jaunâtre avec épaississement de la membrane, qui semble se confondre avec l'exsudation gélatiniforme plus condensée.

L'appendice auriculaire, réduit au volume de l'appendice cœcal, est oblitéré: la membrane de l'oreillette se continue au devant de son orifice, qui n'est marqué que par une légère dépression; et, en ce point, elle recouvre une écaille calcaire, dont la face externe est embrassée par un cordon fibrineux, ferme et bien organisé, confondu à sa base avec l'écaille et la membrane de l'oreillette, et dont le sommet, divisé en cinq ou six petits tendons, vient s'implanter sous forme de patte d'oie entre les colonnes de l'appendice. Libre dans sa continuité, ce cordon offre une teinte rougeâtre, qu'il doit sans doute à l'imbibition d'une petite quantité de sang liquide enfermé dans l'appendice.'

L'orifice auriculo-ventriculaire gauche, vu du côté de l'oreillette, ressemble à une fente de neuf à dix lignes d'étendue: sa largeur est d'un peu plus d'une ligne; de sorte qu'elle peut à peine livrer passage à l'extrémité de l'indicateur. Ses lèvres, dures et arrondies dans leur moitié droite, sont, dans leur moitié gauche, surmontées d'une sorte de chapelet de petites éminences calcaires, rugueuses, inégales, du volume d'une lentille.

Les valvules mitrales, converties en un tissu fibro-cartilagineux, jaunâtre, épaisses d'une demi-ligne, réunies dans la majeure partie de leur bord libre, laissent entre elles un canal aplati, infundibuliforme, qui s'ouvre dans le ventricule, par une fente dirigée, comme la supérieure, de gauche à droite, de quatre à cinq lignes de longueur, et dont le bord, uniformément arrondi, ne donne immédiatement insertion à aucun tendon valvulaire. Ceux-ci vont s'insérer à diverses hauteurs de la face ventriculaire de ces valvules. Les angles de cette fente sont tendus par deux fortes colonnes charnues, du volume du petit doigt.

Le ventricule gauche est dilaté d'un quart environ de sa capacité normale. Ses parois ont huit à neuf lignes à la base et vont en diminuant jusqu'au sommet. Colonnes peu marquées, à l'exception des deux tendineuses indiquées, dont le sommet adhère presque immédiatement à la valvule.

Orifice aortique considérablement rétréci ; ses valvules redressées, épaissies, fibro-cartilagineuses ; du côté du ventricule, l'embouchure de l'aorte est triangulaire, ses bords sont arrondis et convexes ; elle laisse à peine pénétrer l'extrémité du petit doigt. Du côté de l'aorte, les valvules, unies entre elles dans l'étendue d'une à deux lignes vers leur angle, et parfaitement immobiles, laissent entre elles une ouverture de même forme, mais plus petite que la précédente. Les valvules ainsi disposées forment les parois d'un canal pyramidal tronqué. L'une d'elles présente à son bord libre quelques végétations miliaires, analogues à des choux-fleurs.

L'aorte paraît un peu étroite dans sa portion thoracique. Quelques concrétions minces, blanchâtres, cartilaginiformes vers sa courbure. Teinte d'un rouge pâle, plus foncée en certains points de la membrane interne.

Oreillette droite remplie de gros caillots sanguins et fibrineux ; sa cavité paraît doublée : son appendice dilaté et hypertrophié.

Orifice auriculo-ventriculaire droit rétréci de manière à ne permettre que l'introduction de l'extrémité de l'indicateur. Ses bords sont réunis dans leur quart interne, et sont fermés par un bourrelet jaunâtre fibro-cartilagineux. Cet orifice ressemble d'ailleurs à une fente un peu élargie à son extrémité droite.

Les valvules un peu épaissies, jaunâtres, fibro-cartilagineuses, forment les parois d'un canal aplati, qui s'ouvre dans le ventricule par une fente transversale d'un pouce de largeur, et dont les deux lèvres régulières donnent insertion à quelques tendons, tandis que les autres s'insèrent à diverses hauteurs de la face ventriculaire de ces valvules.

Ventricule dilaté d'un quart environ ; l'épaisseur de ses parois est de trois lignes à la base et d'une ligne au sommet.

La cloison interventriculaire a sept lignes d'épaisseur à la base, trois au sommet.

L'artère pulmonaire est saine.

Fibres du cœur rouges et fermes.

Membranes des ventricules saines.

Péritoine sain.

Muqueuse gastrique ponctuée de rouge, et molle.

Quelques rougeurs partielles des intestins, sans autre altération.

Foie bosselé, jaunâtre à l'extérieur, de forme et de volume ordinaires d'ailleurs. Son tissu jaunâtre est gorgé de sang. Il contient, vers sa partie moyenne et supérieure, un kyste fibro-celluleux du volume d'une amande, rempli par un tissu analogue à celui des corps caverneux.

Rate gorgée de sang : son tissu ferme et criant sous l'instrument ; son enveloppe épaisse, opaque et semi-cartilagineuse.

Les autres organes n'offrent rien de remarquable.

Réflexions. Cette observation, dont j'ai, dans ma thèse inaugurale, donné une courte analyse, est remarquable sous beaucoup de rapports. Nous n'avons à nous occuper ici que de l'endocardite.

Le cœur de cette malheureuse femme réunit presque tous les caractères anatomiques de l'inflammation de sa membrane interne, à différens degrés, à diverses périodes. Épaississement, opacité et teinte jaunâtre, état crépu, productions cartilagineuses et calcaires, adhérences, oblitérations,

déformations valvulaires : voilà pour les inflammations anciennes et terminées, ou passées à l'état chronique. La malade n'avait encore que 43 ans ; on ne peut, conséquemment, attribuer ces ulcérations aux suites naturelles de la vieillesse. Caillots sanguins adhérens, rougeur et ramollissement de l'endocarde, *exsudation sous-membraneuse de matière gélatiniforme* : tels sont les caractères d'une phlegmasie plus récente ou à l'état aigu. La face libre de l'endocarde n'est point recouverte de pseudo-membranes ; c'est qu'en effet l'inflammation, ses produits l'attestent, occupe plus souvent la face adhérente, ou peut-être le tissu cellulaire très ténu qui l'unit aux membranes sous-jacentes, que la face libre. Cependant l'existence de caillots qui adhèrent intimement à l'endocarde prouve que l'inflammation a occupé la face libre de cette membrane. Il y a, entre l'inflammation de la tunique artérielle interne et celle des enveloppes cérébrales, une certaine analogie ; dans l'un et l'autre cas, l'exsudation phlegmasique a lieu dans le tissu sous-séreux, et c'est là que se forment les produits accidentels. D'autres fois cependant la sécrétion inflammatoire s'opère à la surface libre de ces membranes, et des adhérences s'établissent entre les feuillets séreux correspondans des méninges. C'est ce que l'on voit surtout le long de la grande scissure. Dans les artères, cette sécrétion peut avoir de graves inconvéniens. Comme les parois vasculaires ne sont pas en contact, il ne se forme pas d'adhérences, mais il s'établit des caillots sanguins, qui souvent bouchent la lumière du vaisseau et déterminent des gangrènes spontanées, et même la mort subite, si c'est dans le cœur que s'opère la coagulation du sang, et si le caillot est assez volumineux pour s'opposer au courant circulatoire.

Nous n'avons pas besoin, je pense, d'insister sur les caractères de l'inflammation aiguë et chronique dont l'endocarde était le siège dans cette observation. A moins d'un pyrrhonisme absolu, on ne peut nier que la rougeur et le ramollissement, joints à une exsudation intermembraneuse, ne soient des caractères positifs de phlegmasie. L'oblitération de l'appendice auriculaire, l'épaississement et l'opacité de la membrane, les déformations valvulaires, etc., ne peuvent être attribués non plus à une autre cause. Nous voyons même dans plusieurs points l'exsudation gélatiniforme condensée se confondre avec la membrane vasculaire épaissie, et, à côté de ces épaississemens, des incrustations calcaires : la filiation entre l'inflammation et ses produits est ici conservée.

Quel que soit leur degré de développement, ces produits sont toujours situés sous la membrane vasculaire interne : preuve incontestable que l'inflammation a plutôt son siège dans le tissu intermembraneux qu'à la surface libre du canal circulatoire. Si j'insiste autant sur ce point, c'est qu'il ne paraît pas avoir été bien apprécié, au moins pour l'endocardite. M. Bouillaud lui-même ne dit rien de l'exsudation intermembraneuse, dans les caractères qu'il attribue à cette phlegmasie. C'est néanmoins un fait essentiel dans l'histoire de cette maladie, puisque de là naissent les productions cartilagino-calcaires et les déformations valvulaires.

Troisième observation.

Dyspnée, palpitations, infiltration des extrémités. — Bruit de frottement au premier temps. — Hypertrophie excentrique de toutes les cavités du cœur, concrétions gélatiniformes entre les feuillets des valvules mitrales, dilatations diverses, ossifications, ramollissement, ulcérations de l'aorte.

Donard Claude, âgé de 63 ans, menuisier, est entré à l'hôpital Cochin le 13 mars 1825.

D'une taille au dessus de la moyenne, fortement constitué, il a les cheveux noirs, la peau brune.

Cinq ans auparavant, après une chute faite d'un second étage, il rendit du sang en abondance par le nez et la bouche : puis formation d'un abcès profond aux parois du thorax ; *ouverture de l'abcès à l'intérieur* ; le malade ne se rappelle qu'imparfaitement cette dernière circonstance.

Depuis cette époque l'haleine est restée courte ; depuis un an, aggravation de la dyspnée : apparition d'autres accidens : essoufflement au moindre exercice ; rêves pénibles, réveils en sursaut ; puis infiltration passagère des pieds, qui est devenue permanente ; gonflement du ventre, catarrhe habituel. Voici les symptômes qu'il a présentés pendant son séjour à l'hôpital :

Face bouffie, teinte jaune-paille générale, légère orthopnée, voix chevrotante, phrases coupées ; gonflement des veines cervicales, sans teinte violette des lèvres ; battemens du cœur forts, durs, sonores, s'entendant dans un espace double de l'état normal : plus sonores et plus forts à gauche qu'à droite ; les deux bruits bien distincts : contraction ventriculaire suivie d'une espèce de frottement, entendu surtout sous le sternum ; râle muqueux.

Relâchement notable des parois abdominales : deux hernies inguinales, une hernie sus-ombilicale, toutes trois réductibles. Fluctuation marquée de l'abdomen, qui est très volumineux. Foie saillant sous le rebord costal. Digestions bonnes.

Soumis pendant quelque temps aux diurétiques, ce malade n'offre aucun changement dans son état.

Le 29 avril, coliques violentes, dyspnée plus grande, palpitations très fortes, toux avec expectoration muqueuse ; langue rouge et sèche, soif vive ; ventre douloureux à la pression vers l'ombilic ; toutes ses hernies sont réductibles ; selle provoquée par un lavement ; pouls petit, fréquent ; chaleur âcre à la peau. (Gom. lav. émol. bis, diète.)

30, même état.

1er mai. Face décomposée, dyspnée extrême, extrémités froides, mort à 4 heures du matin. On n'a employé que des révulsifs pour combattre ces accidens.

Nécropsie, 26 heures après la mort. Raideur cadavérique assez marquée ; quelques lignes bleuâtres le long des veines des avant-bras ; stase sanguine au côté gauche du cou et de la face, parties déclives.

Peu de sang dans les vaisseaux et sinus cérébraux. Méninges un peu infiltrées ; substance cérébrale molle et humide.

Quelques adhérences celluleuses des poumons avec les côtes, un verre de sérosité roussâtre dans chaque plèvre ; poumons d'un tissu dense, résistant, gorgés de sérosité noirâtre, plus crépitans à leur sommet que dans le reste de leur étendue, sans autre altération.

Un verre de sérosité trouble, d'un jaune sale, mêlée de flocons albumineux blanchâtres, dans le péricarde ; plusieurs taches blanches sur divers points de cette même membrane, avec épaississement.

Cœur d'un volume double de celui du poing du sujet ; arrondi vers la pointe et sur ses bords, aplati dans le sens de ses faces ; il ne contient, ainsi que les gros vaisseaux, que des traces de sang liquide et noir.

Ventricule gauche doublé de capacité ; ses parois ont dix lignes à la base, trois au sommet.

Entre les deux feuillets dont sont formées les valvules mitrales, près du bord libre, *existent des concrétions gélatiniformes ; teinte rouge-brune des valvules ; quelques incrustations calcaires à l'orifice auriculo-ventriculaire*, pas d'autre altération ; oreillette dilatée dans la même proportion que le ventricule : teinte brune de la membrane interne.

Ventricule droit un peu dilaté, mais moins que le gauche ; ses parois ont trois lignes à la base, une au sommet. Rien de remarquable aux valvules ni aux orifices.

Oreillette dilatée dans la même proportion que le ventricule.

Cloison interventriculaire épaisse de huit lignes à la base, de trois au sommet.

Tissu du cœur mou, pâle, facile à écraser entre les doigts.

Orifice aortique très large. Ses valvules offrent quelques points ossiformes.

Altérations nombreuses et remarquables de l'aorte ascendante.

Dilatation fusiforme de ce vaisseau jusqu'à l'origine du tronc brachio-céphalique. La capacité paraît au moins doublée.

La dilatation porte plus sur le côté droit de l'artère que sur le gauche. Dans le premier sens, se remarque d'abord un sinus profond de trois lignes environ, étendu depuis l'origine de l'aorte jusqu'à un pouce au dessus : puis, une ouverture arrondie de vingt lignes de diamètre environ, communiquant avec une poche anévrismale, de forme et de volume d'une vessie humaine ordinaire ; par conséquent ovoïde, renflée dans son corps, dont le tiers inférieur est saillant dans le péricarde, recouvert par cette membrane, et dont le reste est contenu dans le médiastin qu'il déjette légèrement vers la cavité droite de la poitrine. Cette poche est d'ailleurs située derrière le sternum, au dessus de l'oreillette droite, au devant de la colonne vertébrale et de la veine-cave descendante. Elle n'a déterminé aucune adhérence contre nature, aucune déformation ou érosion osseuse ; elle ne contient que quelques gouttes de sang liquide, et pas de traces de caillots.

Ce sac anévrismal est tapissé intérieurement par une membrane crépue, d'un rouge vif, épaissie dans quelques points par de légères couches albumineuses ou gélatiniformes, faciles à enlever en râclant avec l'instrument. Cette membrane se continue, à travers l'orifice du sac, avec la membrane interne de l'artère, et semble en être une ampliation ; car en aucun point on n'aperçoit de traces de division. Une couche de tissu sémi-cartilagineux, de couleur grisâtre forme la seconde enveloppe du sac ; puis on retrouve la tunique celluleuse, remplacée inférieurement par un feuillet péricardique. L'épaisseur des parois de cette poche est d'une ligne environ dans toute son étendue. D'après sa disposition anatomique, nous avons regardé cette dilatation comme un anévrisme vrai de l'aorte.

A l'endroit correspondant à l'origine des carotides, et toujours du côté de la convexité du vaisseau existe un second sinus semblable au premier ; enfin, un troisième immédiatement après, semblable aux deux autres. A l'extérieur du vaisseau, ces sinus sont marqués par des renflemens correspondans, puis l'aorte reprend ses dimensions normales.

Une nouvelle série de lésions se remarque à la face interne de ce vaisseau; elle est comme pivée d'incrustations pierreuses et plâtreuses; les unes, sous forme d'écailles, les autres sous celle de granulations, recouvertes par la tunique interne, ou paraissant à nu à travers cette membrane ulcérée. Dans l'intervalle de ces concrétions la membrane est d'un rouge vif écarlate très foncé; épaissie et ramollie dans quelques points, elle est ulcérée plus ou moins largement dans d'autres. Ces altérations se continuent dans toute l'étendue de l'aorte, dans les artères iliaques, crurales et poplitées: elles s'arrêtent à l'origine des gros troncs supérieurs, à l'exception de la coloration rouge, qui se propage, un peu moins foncée, dans toutes leurs divisions, et de quelques légères incrustations çà et là disséminées.

Dans le premier sinus, la membrane interne est ulcérée et remplacée par des incrustations calcaires; dans les deux autres, elle est recouverte par une légère couche d'exsudation albumineuse ou gélatiniforme peu adhérente.

A la hauteur de l'orifice anévrismal, sur la paroi postérieure de l'artère, dans l'étendue d'un pouce carré, la membrane interne est épaisse, molle, comme fongueuse, brunâtre, un peu ulcérée, sans dilatation sinueuse: le ramollissement s'étend, en ce point, à la tunique moyenne.

Le tissu cellulaire environnant l'aorte est généralement d'un rouge assez vif, injecté.

Teinte rouge brune peu foncée de la face interne des veines principales, peu de sang d'ailleurs dans ces vaisseaux.

Le péritoine contient une assez grande quantité de sérosité.

Muqueuse gastrique molle, et piquetée de rouge dans plusieurs points.

Une anse intestinale, contenue dans une hernie, est fortement injectée, cependant sans étranglement; quelques points de la muqueuse intestinale enflammés.

Foie d'un jaune sale, d'une mollesse extrême, contenant peu de sang.

Rate volumineuse gorgée d'une bouillie sanieuse.

Les autres organes sans altération notable.

Réflexions. Nous retrouvons encore dans cette observation le même genre d'altération que dans les précédentes.

Entre les feuillets de la valvule mitrale existent des *concrétions gélatiniformes.* Un travail phlegmasique a manifestement présidé au dépôt de ces productions. La teinte rouge-brune des valvules est probablement inflammatoire; elle est en quelque sorte une irradiation de la rougeur aortique.

L'endocarde des cavités gauches étant de même nature que la membrane interne de l'aorte, l'inflammation de l'une doit, anatomiquement du moins, éclairer celle de l'autre. Il semble même que leur histoire ne doive pas être séparée, puisqu'elles existent presque toujours simultanément, et que leurs résultats sont les mêmes, au siège près. L'aortite ne se confond-elle pas, et réciproquement, avec l'endocardite, par l'inflammation des valvules sigmoïdes et les altérations qui en sont la suite? Si donc on veut généraliser l'histoire phlegmasique de la membrane interne du système vasculaire à sang rouge, il faut étudier ses caractères anatomiques, non dans un point seulement, mais

dans toute l'étendue du système, sauf à localiser ensuite, si les phénomènes pathologiques diffèren suivant les divers points de ce système. Nous pouvons donc considérer comme une endocardo-aortite l'altération du système vasculaire qui existait chez ce malade.

L'aortite nous paraît incontestable. La rougeur, le ramollissement, l'exsudation pseudo-membraneuse, l'ulcération, les productions crétacées, enfin les dilatations forment suivant nous un ensemble de lésions qui ne laissent aucun doute sur l'état inflammatoire de ce vaisseau.

La rougeur serait insuffisante, sans doute, pour caractériser à elle seule une inflammation. Mais elle tire ici beaucoup de valeur des autres lésions concomitantes. Sa teinte écarlate milite aussi en faveur de cette opinion. Ajoutons à cela la rougeur, l'injection (et non l'imbibition) du tissu cellulaire péri-aortique; et nous serons autorisés à admettre cette rougeur comme caractère phlegmasique. Nous la trouvons au reste unie au ramollissement ou à l'exsudation inter-membraneuse. Seulement ici la matière gélatiniforme est concrète et passe à l'état fibreux.

Le ramollissement de la membrane interne du système à sang rouge, lorsqu'il n'y a pas décomposition cadavérique, ou mort par maladie putride, est un caractère d'inflammation plus certain que la rougeur, phénomène ordinaire d'imbibition cadavérique. Il existait, chez notre malade, un ramollissement peu étendu, mais pénétrant toutes les tuniques artérielles. Il semble que l'on doive rencontrer chez lui tous les caractères anatomiques de l'artérite, soit superficielle, soit profonde.

L'exsudation pseudo-membraneuse est rare à la surface de la tunique vasculaire; soit qu'entraînée par la colonne sanguine, elle disparaisse au moment de sa formation, soit que, comme nous l'avons dit précédemment, l'exsudation se fasse plus souvent dans le tissu sous-membraneux. Toutefois, nous la rencontrons ici jointe à d'autres lésions. Mais aucun fait ne prouve, suivant nous, qu'elle soit le rudiment d'une production osseuse ou crétacée. Les premiers rudimens de ces produits ont lieu sous la tunique interne, qui se trouve envahie et ulcérée consécutivement. Quant aux pseudo-membranes, on ne les voit pas former, à la face interne du cœur ou des vaisseaux, des plaques osseuses entièrement découvertes d'un côté, comme cela devrait être si elles subissaient cette transformation. Lorsqu'elles paraissent à nu, c'est que la membrane interne est érodée, ulcérée, ou qu'elle a été envahie par la matière calcaire.

Nous regardons les dilatations comme résultats d'inflammation; le ramollissement des tissus, soit charnu du cœur, soit membraneux des vaisseaux, est un produit fréquent de phlegmasie: dans cet état la résistance des tissus à l'effort latéral du sang devient insuffisante, et la dilatation s'opère. Une circonstance remarquable, c'est que les dilatations partielles de l'aorte occupaient chez notre malade le côté droit du vaisseau, sans doute parce que ce côté des parois de l'aorte doit supporter tout l'effort de projection du sang à sa sortie du cœur. On objectera peut-être à cette manière d'expliquer les dilatations aortiques, l'absence de dilatation dans un point où existait un ramollissement de toute l'épaisseur des parois vasculaires. Mais nous répondrons à cette objection : 1° que ce ramollissement était récent et que la dilatation n'avait pas encore eu le temps de s'opérer; 2° que le point ramolli occupait le côté du vaisseau qui reçoit le moins d'impulsion de la colonne sanguine; 3° enfin que la petite quantité de sang en circulation chez ce malade anémique était insuffisante pour opérer la distension des tissus ramollis.

Les dilatations aortiques sont anciennes comme les incrustations, et, comme elles, remontent sans doute à l'époque de la chute. Elles sont la trace d'une ancienne aortite. Nous avons ensuite des altérations qui signalent une inflammation plus récente dont la cause est ignorée, mais qui pourrait bien avoir été provoquée par les incrustations, devenues corps étrangers irritans : effet d'une phlegmasie ancienne, ces incrustations auraient reproduit le phénomène pathologique qui leur avait donné naissance.

Aux observations précédentes nous pourrions en ajouter beaucoup d'autres, qui nous offriraient des lésions semblables ou analogues. Nous nous bornerons à la citation de quelques résultats d'autopsie.

Chez une femme qui avait succombé à un anévrisme de l'aorte, à l'hôpital de la Charité, en décembre 1835, et dont nous avons recueilli l'observation nécroscopique (service de M. Bouillaud), « l'orifice aortique, incisé et étalé, avait trois pouces » d'étendue; ses valvules étaient épaissies, surtout » au bord libre, et l'épaississement était dû manifestement *à l'interposition du tissu fibro-carti-* » *lagineux entre le double feuillet valvulaire* : » teinte jaune opaque à l'intérieur de l'aorte ascen- » dante et thoracique. Sa face interne est parsemée » de petites plaques saillantes d'une à trois lignes » de largeur, la plupart cartilagineuses, quelques- » unes osseuses, déposées sous la membrane in- » terne qu'elles soulèvent. » On voit encore ici la transformation du tissu cartilagineux en substance crétacée. Le fait suivant nous offrira une autre forme de production :

Un homme, âgé de 69 ans, succombe à un ramollissement cérébral. Il avait eu avant sa mort une gangrène spontanée du bras. Nous trouvâmes l'artère de ce membre oblitérée par des caillots; des concrétions fibrineuses anciennes dans le cœur ; traces assez récentes de péricardite, hypertrophie légère du ventricule gauche, membrane de l'oreillette ridée, opaline, grisâtre, dépolie, se détachant facilement. Dans un point, elle offre une teinte plus jaune et une légère saillie de quelques lignes d'étendue; cette plaque saillante est due à une substance gélatino-fibreuse déposée entre les tuniques interne et musculeuse, et facile à séparer de ces deux membranes. Altération de la valvule mitrale, teinte opaline et épaississement, etc. Son bord libre est garni de granulations semi-transparentes d'aspect gélatineux et de consistance légèrement fibreuse, manifestement déposées entre les deux lames dont sont formés les feuillets valvulaires.

Dilatation variqueuse de tout le système artériel, hypertrophie et friabilité des parois vasculaires. Leur face interne a une teinte jaunâtre; elle présente une foule de petites plaques saillantes d'un jaune plus foncé que le reste des parois. Ces plaques sont formées par une matière jaune assez analogue à du jaune d'œuf durci, facile à écraser et offrant au toucher une certaine viscosité. Cette matière est interposée entre les tuniques interne et moyenne, qu'il est facile de séparer. Au niveau de ces plaques, la membrane interne, à sa face adhérente, est épaissie par l'addition d'une légère couche fibreuse qui ne dépasse pas le pourtour des plaques, et que l'on reconnaît facilement soit en détachant cette membrane, soit en coupant une de ces plaques en travers.

Parmi ces plaques, il en est qui sont érodées et irrégulièrement ulcérées par un mécanisme assez analogue à celui qui amène l'ulcération des plaques de Peyer dans la fièvre typhoïde. Dans d'autres, la matière jaune condensée semble passer à l'état fibro-cartilagineux ; dans d'autres enfin, elle est cartilagino-calcaire. Ces altérations ont été étudiées avec le plus grand soin, et il a été facile de reconnaître la série de transformations éprouvées par les plaques calcaires avant leur dernier développement.

Ainsi, dans les observations qui viennent d'être rapportées, on retrouve la série des faits déjà signalés par Haller. Là, c'est un dépôt de matière gélatiniforme semi-concrète; la membrane vasculaire est manifestement phlogosée. Ailleurs, cette matière est condensée, et, dans quelques points, passe à l'état cartilagineux. Plus loin, la plaque cartilagineuse commence à se charger de substance calcaire. Dans un autre cas, on trouve réunie la matière gélatineuse, le cartilage, une substance jaunâtre analogue à du jaune d'œuf durci par la coction, et le phosphate calcaire pénétrant ces productions dans plusieurs points: l'épaississement, la friabilité, la teinte opaline de la membrane vasculaire interne, ne laissent aucun doute sur la nature inflammatoire de ces produits. Depuis la matière gélatineuse, effet immédiat de la phlegmasie, jusqu'à l'écaille osseuse, il existe une filiation évidente; et l'on ne peut douter que celle-ci ne soit le dernier terme de la sécrétion inflammatoire, qui a pour intermédiaire les plaques cartilagineuses et la matière jaune concrète, véritable *pus artéritique,* aussi bien que les pseudo-membranes sont le produit purulent des inflammations séreuses.

Mais si, dans les circonstances que nous venons de signaler, les incrustations artérielles peuvent être justement regardées comme un résultat de phlegmasie, en est-il de même de toutes les formes d'incrustations, et la vieillesse ne peut-elle réclamer sa part dans leur production ?

(*La suite au prochain numéro.*)

PATHOLOGIE INTERNE.

CAS DE MALADIE DANS LE FOETUS ;

Par T. W. King.

Urèthre imperforé; accumulation du liquide urinaire; dilatation des uretères, rupture de la vessie distendue; péritonite et mort au quatrième mois de la vie fœtale.

Guy's hospital Reports, n° V, octobre 1837.

La rareté de cas pareils au suivant, la simple et naturelle explication pathologique des évènemens, et la probabilité d'une conclusion physiologique sur la sécrétion fœtale, m'ont conduit à en considérer les détails comme dignes d'être conservés ; et j'ai pris quelque soin pour les rendre exacts, quoiqu'il n'ait pas été en mon pouvoir de les compléter à tous égards.

M. Nathaniel Coats présenta au Musée un fœtus, sujet de la présente histoire. Frappé des apparences inusitées que ce cas offrait, il conserva très soigneusement la pièce, afin de s'en servir pour expliquer la maladie. Voici les principales particularités qu'il me rapporta de mémoire, concernant l'état de la mère, qui était remise à ses soins, dans le voisinage des mines de fer de Nanty-Glo (Monmouthshire).

Madame Morgan, âgée de 27 ans, d'un aspect un peu scrofuleux, ayant une menstruation irrégulière, était mariée depuis dix-huit mois, lorsqu'elle devint enceinte pour la première fois ; mais, quoique les règles manquassent, elle ne s'aperçut pas de son état. Elle parut avoir été atteinte de péritonite dans les premiers temps de sa grossesse, et, dans la suite, elle resta d'une santé plus ou moins chancelante et délicate. L'avortement fut précédé d'une attaque qui ressembla beaucoup à la péritonite, et pour laquelle elle fut traitée activement. La malade n'avait pas supposé qu'elle fût enceinte, et elle ne crut à sa grossesse que lorsqu'elle vit son enfant. Le fœtus vint au monde mort. On n'observa rien d'extraordinaire, et la mère se rétablit sans accidens.

Le fœtus avait été gardé dans l'alcool pendant trois mois, et il me fut apporté dans un état de bonne conservation ; il était du sexe masculin.

Son âge dépassait peut-être quatre mois ; et, à part la distension de l'abdomen, il n'y avait point de changement évident dans la conformation extérieure. La cavité abdominale était devenue flasque ; mais elle contenait probablement, au moment où elle fut examinée pour la première fois, un quart de pinte de liquide. Ses parois étaient considérablement distendues et amincies, malgré un peu d'œdème qui occupait la peau, ainsi que le cordon ombilical.

En ouvrant la cavité, je trouvai le liquide opaque, visqueux, et d'une couleur rouge-sombre, avec des flocons nombreux et mous de matière fibrineuse qui y flottaient. Le brillant naturel du péritoine était en grande partie détruit ; et sur certains points la surface de cette membrane était comme revêtue d'une couche de fibrine.

Le foie était diminué de volume, et il avait pris une forme très arrondie. Ses tuniques étaient opaques et un peu épaissies. Les intestins et cet organe étaient rassemblés en paquet, au milieu de la partie supérieure de l'abdomen. La vessie était large et s'étendait jusqu'à l'ombilic, sans qu'on vît aucune trace d'un ouraque dilaté. Elle pouvait avoir contenu originairement plus d'une demi-pinte de liquide. Ses tuniques étaient manifestement épaissies ; et, si l'on prend en considération la dilatation, on peut dire qu'elles sont beaucoup hypertrophiée. La membrane muqueuse ne paraît pas avoir subi de changemens sensibles à d'autres égards. La figure générale de la cavité de ce viscère était globuleuse, avec une petite cellule qui s'avançait dans la prostate, comme si c'était le commencement d'un urèthre. Au delà il n'y avait point de canal excréteur. Le pénis était peut-être un peu au dessous du volume naturel, mais, du reste, conformé régulièrement. Une perforation fut trouvée un peu derrière le sommet de la vessie, autour de laquelle les tuniques vésicales étaient très amincies, comme si la pression causée par la distension en avait déterminé l'absorption graduelle. Cette ouverture, qui était due à une rupture et qui communiquait de la vessie dans le péritoine, était une simple fissure, ayant à peine un pouce de long ; et les bords en étaient extrêmement minces.

Les uretères étaient très dilatés, surtout à leur partie inférieure ; ils étaient tortueux et un peu épaissis. Leurs terminaisons dans la vessie étaient plus naturelles. Les reins étaient petits, un peu lobulés ; la compression de dedans ne les avait pas affectés sensiblement.

Le rectum et l'anus étaient bien conformés ; le gros intestin ne contenait que peu de méconium. Les testicules étaient un peu aplatis, libres et petits, ils étaient situés en dedans des anneaux internes de l'abdomen. La rate et l'estomac étaient petits ; les capsules surrénales et les organes thoraciques étaient bien développés.

Il y a quelques remarques qui naissent naturellement de la considération de l'observation, mais qu'il suffira d'indiquer pour le moment.

J'ai dit que des cas plus ou moins ressemblans à celui-ci ne sont peut-être pas fort rares ; du moins j'incline à croire que, si l'on pratiquait des autopsies plus souvent, on rencontrerait fréquemment des exemples analogues.

Dans le cas actuel la vie paraît s'être prolongée jusqu'à une période très avancée de la maladie, prolongation qui serait très remarquable chez un adulte.

Mes amis le docteur Hodghin et M. Edward Cock m'ont appris qu'un fœtus examiné par eux, il y a quelques années, présentait une semblable dilatation de la vessie, due aussi à l'accumulation de l'urine.

On sait que toutes les conséquences d'un obstacle au cours de l'urine, conséquences relatées plus haut, se rencontrent aussi chez des adultes ; mais, en réfléchissant sur l'observation qui est sous mes yeux, j'y trouve des particularités qui méritent grandement l'attention. Je les indique suivant l'ordre chronologique, d'après lequel on peut supposer qu'elles se sont développées.

Nous ne pouvons douter qu'une certaine sécrétion ne se fasse dans les cavités pendant la vie fœtale ; de là l'importance d'un ouraque et de ses appendices chez certains animaux. En même temps nous pouvons observer que l'absence d'un ouraque d'un développement notable en cette occasion, indique le peu d'importance de cet organe, ou plutôt implique un arrangement totalement différent de l'économie humaine.

Les apparences que j'ai décrites feraient croire à une accumulation extrêmement lente du liquide. La dilatation, en même temps que l'épaississement qui se sont opérés dans les voies urinaires, doivent avoir pris, pour s'accomplir, un espace de temps considérable. La nature de l'ouverture par où s'est fait l'épanchement est aussi pleinement caractéristique d'une altération graduelle, et la même remarque s'applique au cas observé par M. Cock (1). Le résultat est tout à fait analogue à ce qui se voit chez l'adulte, non dans les cas où la rétention est complète, mais dans ceux où elle est partielle et long-temps continuée.

J'ai fait la remarque que le fœtus avait survécu long-temps malgré les progrès d'une ascite violente et inflammatoire dont l'existence était prouvée par le ratatinement du foie et par l'état général de la cavité abdominale et de son contenu, et la conclusion que je tire de ces indications, c'est que la sécrétion urinaire doit être beaucoup moins irritante que dans la vie extra-utérine. Après la naissance, un tel épanchement est mortel en 24 heures. Dans le cas en question, si la rupture de la vessie a produit l'ascite, ce dont je ne doute pas, cet état doit avoir duré plusieurs jours.

Le cas que j'ai rapporté semble aussi prouver que la micturition s'accomplit naturellement dans l'œuf; et c'est, autant qu'on a pu le voir, l'obstacle mis à cette évacuation qui a constitué le vice originaire

(1) Dans les *Medico-Chirurgical Transactions*, vol. 19, M. Robert Lee a réuni quelques cas semblables à l'observation actuelle, dans le dessein d'éclairer la fonction des reins avant la naissance.

de conformation, et qui a été la première cause de tous les désordres subséquens.

Nous pouvons bien imaginer que le mode particulier de nutrition et le non-développement de certaines fonctions dans la vie fœtale exigent une sécrétion urinaire moins complète ou moins considérable ; et l'abondante élimination qui se fait par la peau peut y suppléer en même temps que la composition sébacée de cette sécrétion cutanée protége la surface délicate du corps contre ce qu'il peut y avoir d'irritant dans le liquide amniotique.

ACADÉMIE DES SCIENCES.

Séance du 7 novembre.

MÉDECINE. — M. Brachet, de Lyon, écrit qu'il s'est servi plus de cinquante fois avec succès de l'acétate de plomb pour combattre la salivation mercurielle. Le mercure étant fréquemment employé et à haute dose dans une foule d'affections très différentes, il importe de trouver un moyen qui arrête les accidens que cette substance développe. Sur plus de cinquante observations, il en présente huit à l'Académie. Dans ces observations, l'acétate de plomb a été donné à la dose d'un grain le matin et un grain le soir avec un quart de grain d'extrait thébaïque, quelquefois la dose a été portée à trois grains par jour; quelquefois aussi il a été administré en lavement. Ses effets constans, dit M. Brachet, ont été de suspendre le flux salivaire, et de délivrer les malades de cette affection toujours si pénible et quelquefois si grave. Voici une des observations de M. Brachet : Un malade était couché au n° 24 de la salle Saint-Jean de l'Hôtel-Dieu de Lyon. Il était traité d'une syphilis bien caractérisée. La liqueur de Van Swieten était le moyen employé. La maladie marchait vers la guérison lorsque les gencives, toute la bouche et les glandes salivaires se tuméfièrent, et qu'une salivation abondante s'établit. M. Brachet fit aussitôt prendre un grain de sucre de Saturne matin et soir. L'effet fut prompt; la salivation disparut sur le champ; l'engorgement des parties malades se dissipa rapidement, et le malade put bientôt reprendre le traitement de la maladie primitive.

CHIRURGIE. — M. Al. Thierry communique à l'Académie l'histoire d'un cas de fracture restée non réduite et non consolidée depuis le 26 juin 1836 jusqu'au 12 janvier 1837. A cette époque seulement la fracture fut réduite. M. Thierry appliqua un bandage avec des atelles et des linges trempés dans l'amidon et le blanc d'œufs. Le bras fut fixé contre le corps. L'appareil se solidifia, et au bout de 70 jours la fracture fut trouvée consolidée.

— M. Bourgery adresse une note sur un compresseur de son invention pour la carotide et la sous-clavière.

CHIMIE. — *Sur le bichromate de chrome*, par M. Walter. —M. Walter, après avoir donné le mode de préparation de cette substance, dit qu'elle se présente sous la forme d'un liquide d'un rouge de sang magnifique. Elle est volatile et répand des fumées abondantes ; mise en contact avec une masse d'eau, elle tombe au fond en gouttelettes d'un aspect huileux, et se change en acide chlorhydrique et en acide chromique. Son point d'ébullition est constant et a lieu à 118° C. sous la pression de 0,76. Son poids spécifique à la température de 21 C. est de 1,71. Elle attaque vivement le mercure. C'est pourquoi il faut éviter tout contact avec ce métal en prenant la densité de sa vapeur, et ne pas ouvrir le ballon sous le mercure. Elle est décomposée par le soufre, détonne avec le phosphore, dissout le chlore et l'iode, et se combine avec l'ammoniaque avec dégagement de lumière. Une petite quantité mêlée avec de l'alcool concentré se combine avec une explosion violente, et l'alcool enflammé est projeté avec force. C'est cette réaction inattendue qui a failli priver M. Walter de la vue, et l'a horriblement brûlé.

AGRICULTURE. — C'est une opinion générale parmi les agronomes qu'une terre doit sa fertilité à un mélange de la silice, de l'alumine et de la chaux, et que le sol est stérile là où domine exclusivement l'une de ces substances. M. Leclerc Thouin combat cette théorie, et il cite l'exemple des terres labourables d'une partie des vallées de la Loire aux environs de Chalonnes. Là ces terres sont d'une remarquable fécondité, et cependant le carbonate de chaux y manque complètement.

Mémoire sur plusieurs points de mécanique chimique, par M. Biot. — M. Biot développe, dans ce mémoire, de nouvelles recherches et de nouvelles vues sur l'action que certaines substances végétales exercent sur le mouvement de la lumière. Après l'exposition du mode d'observation, il rappelle les preuves qui s'en déduisent pour établir le caractère moléculaire de ce genre d'action et les lois physiques des déviations qu'elle imprime aux plans de polarisation des rayons lumineux. Il rappelle le fait que, dans un même milieu, maintenu à un état constant de constitution et de température, ces déviations relativement à un rayon de réfrangibilité fixe, sont exactement proportionnelles à l'épaisseur du milieu. L'opinion de M. Biot est que les déviations, à droite et à gauche, du rayon lumineux ne sont que des apparences, et qu'elles sont dues à un mouvement révolutif que le milieu communique à la lumière. Il rapproche ce mouvement de celui que M. Oersted a découvert dans l'électro-magnétisme.

ACADÉMIE ROYALE DE MÉDECINE.

Séance du 14 novembre.

M. le docteur Sue, de Marseille, envoie un travail sur la curabilité de la phthisie pulmonaire et sur l'existence de la phthisie syphilitique.

M. Malgaigne écrit à l'Académie qu'il vient de réduire une luxation du coude en arrière datant de plus de trois mois, chez un enfant de dix ans. Il y est parvenu par un procédé nouveau qui lui appartient.

M. Petit, au nom d'une commission, fait un long rapport sur un mémoire de M. Berthelot intitulé : *Observations pour servir à l'histoire et au traitement du cancer de l'estomac.* L'auteur ne s'appuie que sur six observations, qui ne semblent pas au rapporteur justifier les conséquences qu'il en a tirées. Le rapport conclut à ce que l'Académie adresse des remercîmens à l'auteur, en l'engageant à continuer ses recherches, et à ce que son travail soit déposé dans les archives. Adopté.

M. Pariset donne lecture du discours qu'il a prononcé sur la tombe de M. Alibert.

M. Adelon, au nom d'une commission composée de MM. Cornac, Gueneau de Mussy, Lodibert et Adelon, communique à l'Académie un projet de lettre à adresser au ministre, relativement à l'abus des brevets d'invention accordés pour des remèdes. La lettre, fort longue et toute hérissée de citations d'articles de lois, conclut en demandant au ministre :

1° Qu'il ne soit plus accordé de brevets d'invention pour des substances annoncées comme remèdes ; car cela est contraire aux lois qui régissent actuellement l'exercice de la médecine et de la pharmacie ;

2° Que, pour les *comestibles* et les *cosmétiques,* il n'en soit accordé qu'après examen de l'Académie de médecine, qui devra décider, non pas s'ils sont bons ou nouveaux, mais seulement s'ils ne sont pas nuisibles.

M. Marc demande que l'on fasse rentrer les cosmétiques dans la classe des remèdes, car il en est bon nombre de fort dangereux.

M. Villeneuve approuve tout-à-fait le projet de lettre de la commission. Il voudrait seulement qu'on ajoutât quelque chose sur la répression de l'abus que font les charlatans du nom de l'Académie. Chaque jour les journaux sont pleins d'annonces de découvertes soi-disant approuvées par l'Académie de Médecine. C'est un état de choses auquel il faut remédier.

M. Chevallier appuie la proposition de M. Marc. Il cite des cas où un cosmétique destiné à noircir les cheveux, composé avec le nitrate d'argent, a donné lieu à de graves accidens. Une pommade de litharge et d'axonge, vendue pour blanchir les mains, a déterminé les symptômes de la colique saturnine.

M. le rapporteur ne voit pas d'inconvénient à adopter la proposition de M. Marc. Quant à ce qui concerne l'abus que font les charlatans du nom de l'Académie, c'est là une chose prévue par la loi, et l'Académie pourrait faire punir les coupables en les déférant au procureur du roi. Cela ne rentre pas d'ailleurs, dans l'objet de la lettre.

M. Gueneau de Mussy ne pense pas que l'on puisse assimiler la vente des cosmétiques à celle des médicamens. S'il est quelques unes de ces préparations qui sont dangereuses, il faut bien le reconnaître, la grande majorité des cosmétiques est tout à fait innocente ; d'ailleurs ; en exigeant qu'ils soient soumis à l'examen de l'Académie, avant d'accorder le brevet d'invention, on garantira suffisamment la société, puisque l'Académie devra déclarer s'ils ne peuvent pas être considérés comme médicamens.

Le projet de lettre de la commission est adopté. La lettre sera portée à M. le ministre du commerce et des travaux publics par le bureau de l'Académie réuni à la commission, afin de pouvoir donner les développemens et les explications qui sembleraient nécessaires.

M. Pariset fait un rapport sur la proposition de placer dans la salle des séances le buste de Portal. Après avoir rappelé brièvement tous les titres scientifiques de l'ancien président perpétuel, le rapporteur signale les nombreux services que Portal a rendus à l'Académie qu'il avait tant contribué à fonder. La commission propose unanimement que le buste soit placé dans la salle des séances. Adopté.

M. Boullay termine la séance au milieu du bruit des conversations particulières (que la sonnette du Président est impuissante à faire cesser) par la lecture d'un rapport au nom de la commission des eaux minérales.

Séance du 21 novembre 1837.

M. Barachin, docteur en médecine, qui est chargé par les ministres de l'intérieur et du commerce d'une mission commerciale et scientifique en Perse, écrit à l'Académie pour lui proposer de s'occuper pendant son voyage de la solution des questions que cette compagnie pourrait considérer comme intéressantes pour la médecine. Une commission composée de MM. Keraudren, Pariset, Virey, Lodibert et Dupuis, est chargée de s'entendre avec M. Barachin sur les renseignemens qu'il serait bon d'obtenir.

M. Boullay fait, au nom de la commission des eaux minérales, un rapport sur l'analyse exécutée par cette commission, de l'eau de Chateldon. Il résulte du travail de l'honorable académicien, que, comme on le savait très bien auparavant, ces eaux sont acidules ferrugineuses, et que la quantité de fer qu'elles renferment est moindre que dans plusieurs autres eaux minérales de la même espèce.

M. Bousquet en son nom et au nom de M. Ribes fait un

long rapport sur un travail de M. Deleau, intitulé : *Notice sur les sympathies de l'oreille moyenne.* L'auteur croit avoir découvert que l'oreille moyenne a de nombreuses sympathies avec les organes éloignés, rapports sympathiques jusqu'ici peu connus. Il pense que les lésions de l'oreille moyenne peuvent déterminer des paralysies faciales, l'hémiplégie, l'apoplexie, des mouvemens convulsifs, etc. Des observations sont données à l'appui de cette manière de voir. Le rapporteur ne partage point les opinions de M. Deleau : il pense que l'auteur a attribué aux prétendues sympathies de l'oreille moyenne des accidens dus à des affections du cerveau, et que dans les cas cités par lui, la coexistence de lésions étendues des os et des parties environnantes est un puissant argument contre l'admission de sa doctrine.

M. Bouillaud commence la lecture de son rapport si impatiemment attendu, sur la communication faite au mois de juillet dernier par M. Amussat, relativement à l'introduction de l'air dans les veines.

Le rapport est divisé en deux parties : la 1re, historique, donne l'analyse des travaux que possédait la science antérieurement à la communication de M. Amusat. La 2e est relative aux expériences faites par M. Amussat. La longueur ne permet à M. Bouillaud de lire que la 1re partie.

Dans la prochaine séance, il donnera lecture de la 2e; celle qui offre de l'intérêt. C'est alors que nous rendrons compte du travail de l'honorable rapporteur.

VARIÉTÉS.

PRIX PROPOSÉS POUR 1838 et 1839 PAR DIVERSES SOCIÉTÉS SAVANTES.

A. *Institut de France.* L'Académie propose pour sujet d'un prix qui sera décerné, s'il y a lieu, dans la séance publique de 1839, la question suivante :

Quels sont les caractères distinctifs des morts apparentes ?

Quels sont les moyens de prévenir les enterremens prématurés ?

Les mémoires doivent être remis au secrétariat de l'Académie avant le 1er avril 1839. Ce terme est de rigueur. Les auteurs devront inscrire leurs noms dans un billet cacheté, qui ne sera ouvert que si la pièce est couronnée.

1. *Besançon.* L'Académie des sciences, belles-lettres et arts de Besançon, vient de proposer pour le concours de l'année 1838, la question suivante :

A quelles causes faut-il attribuer le nombre toujours croissant des suicides, et quels sont les moyens propres à arrêter les progrès de cette contagion morale?

Le prix est de 500 fr.

Les mémoires doivent être adressés francs de port avant le 1er juin 1838, à M. Genisset, secrétaire perpétuel, rue du Collège, 6, à Besançon.

2. *Paris.* La Société médico-pratique de Paris propose pour l'année 1838 la question suivante :

Faire connaître la valeur des purgatifs dans les maladies aiguës ; étudier leur mode d'action ; préciser à l'aide de l'observation clinique l'opportunité et la mesure de leur emploi.

Le prix est une médaille d'or de la valeur de 300 fr.

Les mémoires, en latin et en français, doivent être rendus, francs de port, avec les formes académiques ordinaires, chez M. le docteur Alphée Cazenave, secrétaire général de la Société, rue Sainte-Anastase, 5, avant le 1er octobre 1838.

B. *Académie royale de médecine de Paris.* Sujets de prix proposés pour 1838 :

1° *Prix de l'Académie.* Faire l'histoire physiologique de la menstruation ; faire connaître l'influence que cette fonction exerce sur les maladies et celle qu'elle en reçoit.

Le prix est de 1,000 fr.

2° *Prix Portal.* Faire l'histoire des découvertes relatives au système veineux, depuis Morgagni jusqu'à nos jours, et déterminer l'influence que ces découvertes ont exercé sur la connaissance et le traitement de ces maladies.

Le prix est de 600 fr.

3° *Prix Civrieux.* Déterminer l'influence de l'éducation physique et morale sur la production de la sur-excitation du système nerveux et des malades qui sont un effet de cette surexcitation.

Le prix est de 1,500 fr.

Les mémoires doivent être envoyés à l'Académie avant le 1er mars 1838.

Sujets de prix proposés pour 1839.

1° *Prix de l'Académie.* 1° Déterminer, particulièrement par des nécropsies, si la phthisie tuberculeuse a été quelquefois guérie ; 2° en cas d'affirmation, marquer les conditions préalables à la faveur desquelles la guérison s'est opérée ; 3° rechercher jusqu'à quel point l'art pourrait, dans certaines circonstances, faire naître des conditions analogues pour s'élever aux mêmes résultats.

Ce prix est de 1,500 fr. —Il sera décerné dans la séance publique annuelle de 1839.

2° *Prix Portal.* Décrire les différentes espèces de ramollissement des centres nerveux (cerveau, cervelet et et moelle épinière); en exposer les causes, les signes et le traitement.

Le prix est de 600 fr. —Il sera délivré dans la séance publique annuelle de 1839.

3° *Prix Civrieux.* De l'influence de l'hérédité sur la production de la surexcitation nerveuse, sur les maladies qui en résultent, et sur les moyens de les guérir.

Le prix est de 1,500 fr. —Il sera décerné dans la séance publique annuelle de 1839.

Les mémoires, envoyés au concours, pour les prix, dans les formes usitées, devront être remis au secrétariat de l'Académie avant le 1er mars 1839.

4° *Prix Burdin.* MAGNÉTISME ANIMAL. M. Burdin propose un prix de 3,000 fr. à la personne qui pourra lire sans le secours des yeux et sans lumière.

ANNONCES BIBLIOGRAPHIQUES.

Berliner Medicinische Zeitung, août 1837. N° 31 et 32, Sur les sociétés de tempérance, par Godike.

Affection particulière du cerveau avec autopsie, par Dobihoff.

Extraits de rapports officiels : hydropisie inflammatoire de l'ovaire, par le docteur Ruhbaum : purpura hémorragica, par le docteur Weisse ; rupture du foie par la chute d'un arbre, par le docteur Dohson ; impression produite sur l'os temporal d'un enfant par un long arrêt au passage, observation du docteur Banarberger.

Cyanose et atelectasie des poumons, par Lonhardte.

Expulsion d'un bothriocéphale large.

— Rust's Helcolologie, c'est-à-dire *Helcologie de Rust.* 1er cahier avec sept planches.

Un des gérans,
E. LITTRÉ.

PARIS.—Imprimerie et Fonderie de FÉLIX LOCQUIN et COMP. rue Notre-Dame-des-Victoires, 16.

1837. — N. 7.   5 DÉCEMBRE.

L'EXPÉRIENCE,

JOURNAL DE MÉDECINE ET DE CHIRURGIE

PUBLIÉ PAR

MM. DEZEIMERIS ET LITTRÉ.

Ars longa.   *Ubicumque...*

Ce journal paraît tous les cinq jours, les 5, 10, 15, 20, 25 et 30 de chaque mois, par cahier de 16 pages à deux colonnes, grand in-8°, formant à la fin de chaque année deux forts volumes grand in-8°. Le prix d'abonnement est de 9 fr. pour 3 mois, 18 fr. pour six mois, 36 fr. pour un an. On s'abonne, au bureau du journal, chez J.B. BAILLIÈRE, rue de l'Ecole de Médecine, 13 bis, et, dans les départemens, chez les directeurs de poste et aux bureaux des Messageries-Royales et des Messageries Laffitte et Caillard. Les lettres affranchies sont seules reçues.

PATHOLOGIE INTERNE.

DE L'INFLAMMATION CONSIDÉRÉE COMME CAUSE DES AFFECTIONS ORGANIQUES DU COEUR.

Par M. Legroux,

Médecin au bureau central.

(Suite et fin. Voir le numéro précédent.)

Y a-t-il des incrustations purement séniles, et que l'on puisse regarder comme une suite naturelle des progrès de l'âge, abstraction faite de toute modification pathologique?

On admet généralement que l'ossification des cartilages, des tendons et des tissus fibreux en connexion avec les os, ossification à laquelle on compare la pétrification artérielle, est une suite naturelle des progrès de l'âge, un résultat normal des lois de l'organisme. Mais n'est-il pas des causes qui la favorisent?

Chez tous les individus, quelle que soit d'ailleurs leur constitution, l'ossification des cartilages temporaires se fait à peu près à la même époque de la vie. Celle des cartilages permanens, au contraire, a lieu à des époques indéterminées ; hâtive chez les uns, elle ne se prononce chez d'autres que dans une vieillesse avancée. Elle est complète chez les premiers, à peine commencée chez les seconds. Quelle peut être la cause de cette différence ? Une vie laborieuse, l'exposition habituelle aux intempéries des saisons, les maladies inflammatoires, le rhumatisme, la goutte, etc., ne provoquent-elles pas cette ossification prématurée ? L'habitant de la campagne, soumis à de rudes travaux, exposé à toutes les vicissitudes de l'atmo-

sphère, a déjà les membres raides à un âge où ceux de l'habitant des villes conservent encore toute leur souplesse. La fatigue, le froid et l'humidité semblent favoriser l'ossification ; or la fatigue et l'impression du froid sur la surface cutanée sont deux causes puissantes d'irritation pour le système fibreux. C'est pour cette raison, peut-être, que l'on rencontre à la campagne un si grand nombre d'ankyloses générales chez les vieillards. Eh bien! le rhumatisme chronique produit quelquefois le même effet chez des individus encore dans la force de l'âge ; et certes on ne niera pas l'élément inflammatoire du rhumatisme ; on ne niera pas non plus que la fatigue et le froid humide ne soient la cause principale de cette affection. Ainsi l'irritation, l'inflammation même, peuvent provoquer l'ossification prématurée des cartilages permanens.

Dans l'état normal, et pendant le développement régulier du système osseux, l'arrivée du sang dans le cartilage annonce l'arrivée du phosphate calcaire.

« Peu à peu un point rougeâtre s'y développe ; ce » sont des vaisseaux qui commencent à recevoir du » sang rouge..... En même temps, les parties voisines » s'encroûtent de phosphate calcaire. Cette période » est donc remarquable par deux choses, savoir, par » l'abord du sang dans les os cartilagineux, et par » l'exhalation du phosphate de chaux ; en général, » ces deux phénomènes sont toujours inséparables : » dès qu'il y a rougeur dans une partie des cartilages, » il y a aussi des points osseux. Cela s'observe non » seulement dans l'ossification ordinaire, mais en- » core dans celles qui ne sont pas dans les lois com- » munes, telles que les ossifications des cartilages » du larynx, des côtes. Lorsqu'on examine les pro- » grès de l'exhalation de la substance terreuse, on » voit toujours, dans les os, soit longs, soit courts, » une couche vasculaire très rouge, intermédiaire » au cartilage et à la portion des os ossifiés. Cette » couche semble servir de précurseur à l'état osseux. » (Bichat. *Anat. gén.*)

Dans l'ossification normale qui suit la progression de l'accroissement, l'arrivée du sang et le départ de la matière calcaire ont lieu à des époques déterminées pour chacun des os ; on ne peut méconnaître, dans cette régularité, une loi de l'organisme. Mais en est-il de même de l'ossification des cartilages permanens? Elle n'a, comme nous l'avons dit, aucune époque déterminée ; et si l'on doit admettre pour ces organes une prédisposition à s'imprégner de sel calcaire, on ne peut non plus se refuser de reconnaître l'existence des causes déterminantes, qui accélèrent singulièrement, dans certains cas, les effets de cette prédisposition. L'ossification alors devance les lois de l'organisme ; elle est un résultat pathologique.

Mais quelles sont ces causes déterminantes? L'arrivée du sang rouge dans le cartilage annonce celle du phosphate calcaire. Dans l'ossification normale, elle a lieu naturellement et sans irritation préalable. Mais quand l'ossification devance l'époque fixée par la nature, quelle cause détermine l'introduction du sang rouge dans des tissus qui ne doivent recevoir que des liquides blancs? Il y a, en pathologie, un grand phénomène que l'on retrouve à chaque pas, c'est l'inflammation. Or, le premier effet de l'inflammation est l'afflux du sang rouge dans les tissus qu'elle occupe. C'est à l'aide de l'inflammation que la matière colorante du sang pénètre les membranes séreuses, les tissus fibreux, et c'est aussi l'inflammation qui fait arriver le sang prématurément dans les cartilages, et qui en accélère l'ossification. C'est ce qui se passe à la suite de la fracture de ces organes. C'est ce que l'on peut produire à volonté, en déterminant des phlegmasies accidentelles, comme il résulte des expériences de M. Rayer (*Arch. gén. de méd.*, tome 1) sur les tissus fibreux.

Des considérations précédentes nous pouvons tirer cette conclusion que, si les cartilages, les tendons, les tissus fibreux qui avoisinent les os, s'ossifient à la longue sous l'influence des lois de l'organisme, il est des conditions pathologiques qui devancent ces lois et déterminent prématurément l'ossification de ces tissus.

Quand donc, comparant le tissu artériel aux tissus cartilagineux et fibreux, on veut soumettre les ossifications de l'un aux mêmes lois de développement que celles des autres, on doit tenir compte des circonstances qui, pour ces derniers, avancent l'époque *physiologique* de leur ossification, pour en faire l'application au premier. Ainsi, quand on dit que les artères s'ossifient comme les cartilages et les tissus fibreux, on doit entendre que souvent l'ossification des unes est, comme celle des autres, subordonnée à des circonstances pathologiques. Et si l'on veut soumettre aux lois régulières de l'organisation certaines incrustations artérielles, on ne peut se dispenser de faire rentrer les autres sous la dépendance des lois de la pathologie.

Mais, entre le cartilage, le tissu fibreux d'une part et les artères de l'autre ; entre l'ossification des premiers et la pétrification des secondes, y a-t-il bien analogie parfaite? et peut-on faire rentrer

toutes ces altérations sous la dépendance des mêmes lois de l'organisme ?

Le cartilage est en quelque sorte l'os rudimentaire, la trame où doit être déposé le phosphate calcaire ; c'est un réservoir d'attente. Tous les os ont passé par ce degré d'organisation. Le dépôt de la matière calcaire est annoncé par un surcroît de vitalité. L'os est un organe plus parfait que le cartilage. En pénétrant ce dernier, la substance saline ne le déforme pas, elle ne fait que s'interposer à sa trame devenue celluleuse. Il n'y a point de sécrétion amorphe avant l'arrivée de la matière solidifiante. Celle-ci pénètre toute l'épaisseur du cartilage. Dans les artères les choses se passent différemment ; ce ne sont pas les tuniques elles-mêmes qui sont envahies par le sel phosphatique ; mais il se fait, entre les tuniques interne et moyenne, une sécrétion amorphe qui revêt plus ou moins les caractères du cartilage ; et c'est ce produit, cet organe nouveau, qui se solidifie. Interposé aux tuniques artérielles, il les épaissit et les déforme. Si l'arrivée du phosphate calcaire dans le cartilage est un degré plus avancé d'organisation ; si l'os est plus vivant que le cartilage, il n'en est pas de même de la pétrification artérielle, c'est une véritable détérioration du tissu vasculaire. Puis enfin, aucun os proprement dit, n'a présenté, avant sa complète solidification, les caractères du tissu artériel. S'il existe un point d'analogie entre l'ossification des cartilages et le développement des incrustations artérielles, c'est que, sous un rapport et dans certaines circonstances, elles sont également subordonnées aux lois de la pathogénie.

Une fois établie, la sécrétion artérielle, si elle n'est éliminée, tend à s'organiser ; elle se condense ; et, comme d'autres productions pathologiques, elle s'ossifie. C'est un moyen de guérison employé par la nature, moyen défectueux sans doute, mais préférable au mode d'élimination des collections purulentes, phlegmoneuses, lequel aurait amené l'ulcération des parois artérielles, comme cela se voit dans certains cas.

Quant à l'ossification des tendons et des tissus fibreux voisins des os, elle ne peut véritablement être rapprochée des pétrifications artérielles ; car ces tendons et ces tissus, adhérant aux os, ont en quelque sorte une vie commune avec eux, et il n'est pas extraordinaire que la matière calcaire envahisse ces tissus par extension. Les artères n'ont aucun rapport de nutrition avec les os, il ne peut donc y avoir d'analogie entre leur pétrification et l'ossification des tissus fibreux.

Mais il est pour les artères une forme d'incrustation que l'on s'accorde généralement à rapporter aux progrès de l'âge ; c'était l'opinion de Béclard, c'est celle d'autres savans anatomistes. Ici, ce ne sont plus des plaques interposées aux tuniques artérielles ; c'est la membrane moyenne elle-même qui est envahie. Si l'observation de Bichat est juste, si l'on veut jusqu'au bout suivre les lois de l'analogie, on doit admettre que l'arrivée du phosphate calcaire dans la tunique artérielle a été précédée et annoncée par celle du sang rouge. Or, quelle est, dans les circonstances ordinaires de la vie, la cause organique de cette pénétration du sang rouge là où il n'arrivait que des liquides incolores? Quelle est-elle, si ce n'est l'inflammation? Pour nous la forme de l'incrustation artérielle ne préjuge rien sur la cause. Et les raisonnemens applicables aux écailles calcaires le sont également à la pénétration du tissu artériel lui-même par la matière saline. Voyons quelle peut-être l'influence des progrès de l'âge sur le développement de ces altérations.

La vieillesse est, sans contredit, l'époque de la vie où elles sont le plus communes; huit personnes sur dix, suivant la remarque de Bichat, offrent des incrustations artérielles. Huit fois sur dix, c'est-à-dire que l'exception a lieu une fois sur cinq. Mais quel âge prendra-t-on pour signe des incrustations artérielles? Sera-ce 60, 70, 80 ans? Mais alors, il y a encore des exceptions. Veut-on 100 ans? Mais la race des centenaires n'est pas commune; puis viendra Thomas Parck, dont les artères étaient vierges d'incrustations après un siècle et demi d'existence. Que devient donc cette prétendue loi de l'organisme, après d'aussi éclatans démentis? Suivez les lois de l'accroissement, celles de l'ossification normale, et voyez si elles rencontrent d'aussi fréquentes exceptions. S'il y en a, et elles sont rares, elles sont dues à quelque circonstance pathologique. Il doit en être ainsi des lois normales de l'organisme; les phénomènes qui leur sont subordonnés arrivent à une époque déterminée, et s'il y a, quelquefois, dérogation à ces lois, on peut regarder le fait comme un état morbide. En est-il de même des incrustations artérielles? nullement; elles surviennent à toutes les époques de la vie: il n'est aucun âge où on les voie se développer régulièrement chez tous les individus, quelsque soient le sexe, le tempérament, les professions, les habitudes etc., comme on voit, par exemple, les cartilages temporaires s'ossifier à des époques fixes, la dentition survenir à des âges déterminés. Ici les exceptions sont rares et constituent un fait pathologique. Pour les incrustations artérielles, au contraire, les exceptions sont communes, puisque, même en admettant la proportion établie par Bichat, on les retrouve dans le cinquième des cas; et ces exceptions sont la règle, puisqu'elles maintiennent les tissus dans l'état normal; et la règle devient l'exception, puisqu'elle altère et dénature les tissus.

Nous avons admis, avec Bichat, l'exception une fois sur cinq. Il n'est pas bien sûr, néanmoins, que l'exception ne soit pas plus fréquente; car les recherches qui ont servi de base à cette proportion n'ont pu être faites que sur les cadavres livrés au scalpel du célèbre anatomiste, et provenant des hôpitaux, et la vieillesse de nos hôpitaux ou hospices n'est qu'un débris infirme et souffrant d'une population livrée aux plus rudes travaux, épuisée par la misère et moissonnée par les maladies. La proportion, je le demande, serait-elle égale si les documens sur lesquels elle est fondée étaient puisés dans la classe aisée de la société; là où l'on dispose de toutes les ressources de l'hygiène pour se prémunir contre les causes pathogéniques, et où l'on peut à l'instant invoquer le secours de la thérapeutique, lorsqu'une maladie vient à surgir? *A priori*, je dirai, non. Est-il besoin de rappeler que, suivant la remarque de Boerhaave, les cerfs qui vivent paisiblement dans les parcs, abrités contre les intempéries des saisons, sont exempts d'incrustations artérielles, tandis que cette altération est très commune chez ceux qui restent libres dans les forêts et exposés à toutes les vicissitudes de l'atmosphère? Du reste, admettant que la proportion signalée par Bichat soit la même pour toutes les professions, pour toutes les classes de la société, nous pouvons encore, ce point étant admis, agrandir le cercle des exceptions.

Les incrustations artérielles, comme on le sait, ne sont point exclusives à la vieillesse; aucun âge n'en est exempt. Il faut bien une cause pour expliquer les incrustations assez fréquentes que l'on remarque avant l'époque de la décadence. Cette cause est pathologique et manifestement inflammatoire, lorsqu'on peut observer ces altérations à leur début. Une fois produites, elles persistent; et, à moins d'obstacle circulatoire aux orifices du cœur, ou de lésion des cavités de cet organe, elles peuvent être portées depuis la jeunesse jusqu'à une vieillesse avancée. Celles-là, certes, ne seront pas attribuées aux progrès de l'âge. Si l'on voulait les faire rentrer dans la catégorie des affections séniles, il faudrait y comprendre aussi les taches de la cornée, les cicatrices cutanées, les adhérences des séreuses; car elles doivent se multiplier à mesure que l'on avance en âge. Plus en effet on a vécu, plus on a, toutes choses égales d'ailleurs, supporté de maladies; et, sous le rapport des reliquats pathologiques, tous les âges sont tributaires de la vieillesse. Pour combien doivent compter, parmi les incrustations artérielles, celles que transmettent à la vieillesse les âges qui l'ont précédée? Nous ne pouvons le dire maintenant, mais on peut affirmer qu'elles y entrent pour beaucoup, car, à l'âge viril, et même dans la jeunesse, ces incrustations ne sont pas rares. Ainsi se trouve encore restreinte cette prétendue loi de l'organisme, qui veut faire dépendre ces altérations des progrès de l'âge et de la détérioration sénile.

Cependant, après avoir ainsi restitué à la pathologie bon nombre d'incrustations artérielles, ne devrons-nous pas soumettre les autres à une loi de l'organisme? Dans la vieillesse, elles sont si étendues, si nombreuses; les parois vasculaires sont si profondément altérées en général, que cette altération semble n'être qu'une détérioration de tissus amenée par les progrès de l'âge. Sans rejeter complètement cette opinion, voici les objections nouvelles que l'on peut lui opposer :

D'abord les incrustations sont souvent bornées à une partie du système artériel; ici, c'est l'aorte qui en est le siége, les artères des membres étant saines; là, c'est l'inverse qui a lieu; ailleurs les plaques sont irrégulièrement disséminées sur divers points du système artériel. Presque toujours un nombre de vaisseaux plus ou moins considérable reste intact. Pourquoi, en admettant comme cause de ces altérations une loi organique, pourquoi, dis-je, l'affection n'envahirait-elle pas en même temps toutes les parties du système vasculaire ; pourquoi, bornée à l'aorte chez l'un, laisserait-elle intacts les vaisseaux des membres, tandis que chez l'autre elle produirait l'inverse ? Les lois de l'organisation ne comportent pas de semblables exceptions; et, en admettant pour le vieillard une prédisposition, on est obligé de recourir à une cause accessoire, pathologique, pour expliquer toutes les variétés d'incrustations artérielles.

En second lieu, il ne faut pas croire que la dégénération artérielle soit toujours en rapport avec les progrès de l'âge; elle est quelquefois très avancée chez un adulte, ou même chez un jeune homme, et à peine ébauchée sur les artères d'un vieillard. J'ai en ce moment sous les yeux un homme de 42 ans, affecté de catarrhes répétés depuis un an, et d'une péricardite caractérisée par la voussure et la matité de la région du cœur; les artères des extrémités, appréciables au toucher, présentent des cylindres durs, inégaux et inflexibles. Cet homme est un paysan, soumis à une vie laborieuse et exposé à toutes les intempéries des saisons. Son étouffement ne dure que depuis un an, et est survenu par suite d'un catarrhe qui persiste encore aujourd'hui. La péricardite remonte probablement à la même époque, ainsi que l'artérite désorganisatrice.

Ce fait, et beaucoup d'autres que l'on pourrait citer, car les exemples ne sont pas rares, prouvent que l'étendue et la profondeur de la dégénération artérielle ne peuvent être présentées comme un argument en faveur de la loi de l'organisme, dont on veut faire dépendre cette altération.

D'un autre côté, si l'on assiste au début de la désorganisation vasculaire chez un vieillard, dont les artères étaient jusque-là restées saines, il peut arriver que l'on trouve, chez lui comme chez l'adulte, l'exsudation gélatiniforme avec tous ses caractères phlegmasiques, et, à côté de cette exsudation, des plaques cartilagineuses ou osseuses. C'est le cas de notre première observation. N'est-il pas de toute probabilité qu'un grand nombre d'incrustations séniles ont eu un semblable début ?

L'inflammation, souvent subaiguë ou chronique, souvent aussi latente, des artères, a peu de gravité par elle-même; mais ses produits persistent alors qu'elle est terminée : et si on ne la retrouve pas flagrante autour des écailles osseuses qui tapissent les artères des vieillards, ce n'est pas une raison pour en nier l'existence antécédente. On la trouve, néanmoins, assez souvent, mais on la regarde alors comme un effet de l'irritation des parois vasculaires par ces productions, devenues corps étrangers. J'admets volontiers cette manière de voir ; je crois que la présence entre les tuniques artérielles de ces écailles, est une source permanente d'irritation, qui doit renouveler, étendre ou entretenir la phlegmasie qui les a produites. Mais souvent cette inflammation n'est que la continuation de l'inflammation primitive, passée à l'état chronique, et rien ne peut la faire distinguer de celle que les écailles osseuses auraient produite. Ce n'est donc pas lorsqu'elles sont tout-à-fait imprégnées de sel calcaire, si l'on veut en connaître la cause, qu'il faut étudier les plaques artérielles, mais bien à leur origine; car le dépôt phosphatique n'est qu'un phénomène secondaire; il succède à l'état cartilaginiforme, qui lui-même est une transformation de la sécrétion gélatineuse. Il doit en être ainsi; car les lois pathologiques ont leur régularité, comme les lois de la physiologie : et une altération identique ne doit pas avoir deux sources diverses chez le vieillard ou chez l'adulte. Je sais bien que chez le premier il arrive que la tunique moyenne elle-même soit envahie par le phosphate calcaire ; mais ce n'est pas une raison pour que cet envahissement de la membrane fibreuse soit un phénomène normal. Souvent il n'a lieu que par extension, et peut-être par suite de l'irritation qu'ont déterminée les écailles elles-mêmes. Enfin de ce que l'on ne peut, quant à présent, démontrer l'inflammation présidant à l'ossification de cette membrane, comme on l'a fait pour les écailles interposées entre elle et la membrane interne, ce n'est pas une raison pour la rejeter, surtout si c'est une loi de l'organisme que le sang rouge se fasse jour là où va être déposé le phosphate calcaire.

Cependant la dégénération artérielle est si commune dans la vieillesse, qu'abstraction faite même des exceptions que nous avons signalées, on peut encore admettre rationnellement l'existence d'une prédisposition. Mais quelle est cette prédisposition ?

Nous pourrions dire, sans chercher la raison organique de ces différences, que chaque âge a ses prédispositions spéciales ; que, dans l'enfance, on voit les phlegmasies du système lymphatique; celles des organes thoraciques dans la jeunesse, etc.; que, par suite de modifications organiques à nous inconnues, l'artérite pourrait bien constituer une des prédispositions de l'âge avancé; et que, si les incrustations sont si communes à cet âge, c'est parce que l'ossification est un mode de guérison des productions de l'artérite, comme elle l'est quelquefois du tubercule. Cette manière de voir n'a certes rien qui répugne. Elle est tout-à-fait conforme aux lois de la physiologie et de la pathogénie.

Admettra-t-on une autre prédisposition; et, pénétrant jusqu'à l'élément chimique des liquides, dira-t-on qu'il existe dans la vieillesse une surabondance de matière saline, à laquelle est due la dégénération artérielle? D'abord il faudrait la prouver directement : mais ne soyons pas trop rigoureux ; et, si l'on peut admettre chez les goutteux une surabondance de principes nutritifs, et de principes salins, que l'on retrouve en abondance dans l'urine, ne pouvons-nous pas, chez le vieillard, en voyant ces vastes dépôts de sel calcaire, admettre aussi une *pléthore saline*? Cette prédominance du phosphate de chaux, admise par MM. Cruveilhier et Bricheteau, est précisément le point en litige. Prétendre qu'elle existe, parce que les incrustations artérielles sont abondantes chez les vieillards, c'est, comme le fait très judicieusement remarquer M. François (*Essai sur les gangrènes spontanées*), faire une pétition de principe. C'est en effet un cercle vicieux. Cependant, en pathologie , il ne faut pas toujours repousser comme un raisonnement faux un argument de cette nature : car, en pathologie, nous avons rarement à notre service l'argument mathématique ; presque toujours c'est d'après l'observation d'un fait que nous arrivons, par induction, à la supposition d'un autre. Cette manière de raisonner n'est pas contraire à la saine logique. Seulement il ne faut pas accorder à une simple hypothèse la valeur d'un fait démontré.

Soit, donc, qu'il existe une prédominance phosphatique dans la vieillesse, voici ce qui doit arriver: ou cette prédominance est commune à tous, ou bien elle est individuelle, ou bien encore elle survient chez tous à peu près à la même époque de la vie, ou bien elle est prématurée chez les uns, tardive chez les autres.

Si elle est commune à tous, si elle se développe à peu près à la même époque de la vie , il faut convenir qu'elle ne porte pas ses fruits en même temps dans tous les cas, et qu'elle reste latente pendant un grand nombre d'années chez beaucoup de personnes. Pourquoi, dans cette supposition, ses effets sont-ils si hâtifs chez les uns, si tardifs chez les autres? C'est probablement qu'à la prédisposition vient se joindre une cause déterminante. Comme la pléthore sanguine, la pléthore saline, ne se manifesterait par des effets locaux que sous l'influence d'une cause adjuvante locale. La goutte, qui paraît aussi avoir sa prédominance de matière saline, ne donne lieu aux dépôts qui se forment autour des articulations que par suite d'une congestion inflammatoire locale.

Dans la supposition où cette pléthore saline serait individuelle, ou bien qu'elle commencerait plus tôt chez les uns, plus tard chez les autres, on aurait à rechercher les causes de son développement prématuré dans le premier cas, les circonstances qui l'ont éloignée dans le second. Les unes rentreraient de droit dans le domaine de la pathologie; les autres appartiendraient à l'hygiène , et devraient entrer pour beaucoup dans l'art de conserver la santé et de prolonger la vie. Ainsi, de quel-

que manière que l'on considère la prédominance phosphatique, elle ne peut être exclusivement rapportée aux progrès de l'âge. Elle rentre dans le domaine de la pathologie, sous le double rapport des causes qui la favorisent et de celles qui président au développement de ses effets sur le tissu artériel.

Quoi qu'il en soit, admettons comme un fait la supposition de cette pléthore saline. Qu'arrivera-t-il? Toute la continuité du système artériel étant soumise à son action (nous supposons aussi que tout se passe dans l'ordre physiologique), devra s'incruster en même temps, et au même degré. S'il n'en est point ainsi, et que de nombreuses irrégularités se remarquent dans le siège, l'étendue, le degré de développement de l'incrustation artérielle, il faut évidemment reconnaître l'existence d'une cause spéciale déterminante qui favorise ces incrustations partielles ; car, toute l'étendue du système artériel étant soumise à la diathèse calcaire, il n'y aurait aucune raison pour qu'une partie fût plutôt et plus profondément affectée qu'une autre. Ainsi l'admission d'une prédominance phosphatique chez le vieillard tourne la difficulté sans la résoudre : elle laisse de côté les causes déterminantes des incrustations artérielles; causes évidemment nécessaires pour expliquer toutes les variétés de cette altération.

En admettant comme possible , probable même, l'existence de cette diathèse sénile, nous sommes loin de la regarder comme démontrée; c'est une hypothèse que nous acceptons pour ce qu'elle vaut, et rien de plus.

On a objecté (M. François) que, si cette prédominance saline existait réellement, si le phosphate calcaire pénétrait partout avec le sang, tous les tissus devraient s'en charger, aussi bien que les parois artérielles, les cartilages et les tissus fibreux. Cette objection est plus spécieuse que réelle : en effet, les tissus dans lesquels a lieu le dépôt phosphatique sont précisément ceux dont la vitalité est la moins prononcée. L'activité de la circulation dans les autres, la puissance de nutrition, s'opposent au dépôt de matières inorganiques ; et, en admettant qu'elles y soient introduites par l'acte de composition nutritive, elles sont liquéfiées et résorbées par l'acte de décomposition. Tandis que, dans les tissus dont la vascularité est moins prononcée, du moment où le phosphate calcaire y a pénétré, il s'y fixe, ne trouvant plus, dans les vaisseaux absorbans, assez d'activité pour le faire rentrer dans le torrent de la circulation. Que ce raisonnement soit hypothétique, je le veux bien ; mais il est rationnel, et conforme aux lois physiologiques. En tout état de cause, il se présente ici une double indication thérapeutique : 1° retarder, par un régime convenable, par une hygiène bien entendue, le développement de cette diathèse phosphatique, dans la supposition où elle existerait comme une conséquence des progrès de l'âge. Les moyens à em-

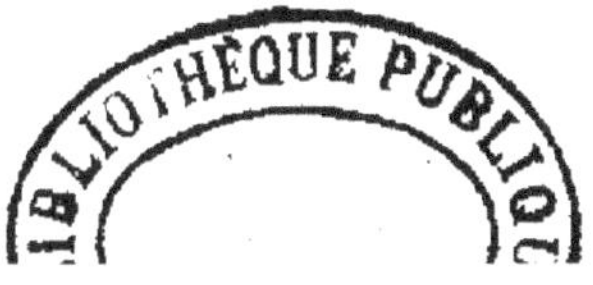

ployer dans ce but conviendraient encore dans la supposition où l'artérite entrerait dans les prédispositions de la vieillesse. 2° Puisque l'arrivée du sang rouge là où les vaisseaux n'admettaient que des fluides blancs annonce l'arrivée du sel calcaire, on doit, dans tous les cas, apporter le plus grand soin à combattre les affections mordides qui ont précisément pour résultat cette substitution du sang rouge au sang blanc dans les vaisseaux destinés seulement à recevoir ce dernier dans l'état normal.

Il résulte manifestement, des considérations précédentes, que les ossifications artérielles, réputées séniles, sont, en admettant même une prédisposition, subordonnées à des causes locales, comme les incrustations observées dans un âge moins avancé. L'ossification de la tunique fibreuse elle-même, que l'on attribue spécialement à la détérioration qu'amène la vieillesse, n'est peut-être pas plus que les autres formes d'incrustations indépendante d'un travail pathologique local. Du reste, cette forme n'est pas la plus commune ; elle semble même subordonnée à l'ossification intermembraneuse. Peut-être n'est-elle qu'une conséquence de l'irritation permanente entretenue par cette dernière. Du reste, si l'on veut, nous pouvons faire aux lois normales de l'organisme l'abandon de l'ossification de la tunique fibreuse, bien qu'il nous paraisse contraire à la saine logique de faire dépendre de deux causes différentes une même altération. Mais nous réservons à la pathologie les incrustations intermembraneuses ; et nous allons maintenant résumer les faits et argumens qui prouvent que cette altération est sous la dépendance d'un travail inflammatoire local.

D'abord l'analogie le prouve : n'est-ce pas l'inflammation qui fournit aux os fracturés les matériaux nécessaires à leur consolidation ? N'est-ce pas elle, aussi, qui préside à la réparation des os nécrosés ? n'est-ce pas l'inflammation encore qui amène l'ossification des tissus fibreux dans le voisinage des fractures osseuses, celle des cartilages soudés par une ankylose ? n'est-ce point à la suite d'une congestion inflammatoire que se forment les dépôts de matière crétacée dans le rhumatisme et la goutte ? n'est-ce point par suite des congestions rhumatismales et goutteuses que s'opère l'ossification des ligamens articulaires chez les individus long-temps tourmentés par ces maladies ? et lorsqu'une heureuse ankylose vient mettre un terme à la maladie de Pott, n'est-ce point aussi l'inflammation qui donne lieu à ces productions osseuses irrégulières et stalactiformes qui se développent autour du point malade ? enfin, pour ne pas multiplier davantage les exemples, ne voit-on pas les ligamens soumis à une irritation mécanique prolongée passer à l'état osseux ? On peut lire, sur les ossifications accidentelles, l'excellent mémoire de M. Rayer, publié dans les Archives générales

de médecine ; on y trouvera de nombreux argumens en faveur de notre opinion.

Ainsi, comme nous venons de le voir, l'inflammation est la cause première d'un grand nombre d'ossifications accidentelles. Mais il faut remarquer que le dépôt de matière calcaire n'est peut-être pas l'effet immédiat de cet état pathologique. Dans presque tous les cas, le premier produit de la phlegmasie, c'est une matière plastique organisable, sorte de pus gélatiniforme qui peu à peu se condense et reçoit ensuite la matière solidifiante ; il suit de là que l'ossification est un mode d'organisation des produits inflammatoires, qui ne sont ni éliminés ni résorbés. Quant à l'ossification des organes fibreux, il est possible qu'elle soit le résultat direct du dépôt de molécules salines dans leur tissu ; mais il peut se faire aussi que ce dépôt ne s'opère qu'à la suite d'une infiltration gélatineuse de ces organes. Quoi qu'il en soit, on peut établir en pathologie cette loi que l'ossification des tissus fibreux est généralement le résultat d'une inflammation, et que les productions osseuses situées dans le voisinage des articulations sont une transformation d'une sécrétion inflammatoire particulière à ces tissus. Les ossifications artérielles feraient-elles seules exception à cette loi ? Le pus pleurétique, au nombre de ses transformations, compte l'état cartilagineux et osseux. Il en est de même du pus péricarditique : il n'est pas rare de voir, à l'extérieur du cœur, des plaques osseuses, qui sont la conséquence évidente de la phlegmasie du péricarde, en même temps que d'autres ossifications farcissent l'intérieur du cœur et de l'aorte. Ces dernières auront-elles une autre cause que les premières ? Inflammatoires à l'extérieur, les productions osseuses seront-elles normales et physiologiques à l'intérieur de l'organe, quand souvent on peut en faire remonter l'origine à la même époque ? Il faut en convenir, telle est ici la puissance de l'analogie, qu'il est impossible d'attribuer les incrustations artérielles à une cause différente de celle qui préside à la plupart des ossifications accidentelles, à l'inflammation, en un mot.

Vouloir les rapporter à une loi de l'organisme normal, ce serait exclure les exceptions, et elles sont nombreuses. Or un phénomène qui comporte autant d'exceptions, ne peut plus être érigé en loi physiologique ; une loi physiologique doit être commune à tous.

Remarquez, au reste, que l'ossification normale, comme l'ossification pathologique, est précédée par l'arrivée du sang rouge. Or, là où le sang rouge arrive en excès, ou vient remplacer les liquides blancs, il y a surcroît d'excitation, de nutrition et de vitalité, une sorte de fièvre locale, nécessaire au développement d'un produit nouveau. Dans la nature, en effet, il n'y a point de création sans fièvre, depuis le champignon, produit presque inorganique de la *fermentation*, jusqu'à l'homme, né d'un orgasme fébrile, pour s'élever ensuite au sommet de l'échelle organique.

Si l'analogie prouve la nature imflammatoire des incrustations artérielles, on peut, en remontant à l'origine de ces altérations, en avoir la preuve directe; reportons-nous aux faits signalés par Haller, et nous verrons la série de métamorphoses par lesquelles passe une écaille osseuse. Consultons les observations rapportées précédemment, et nous verrons l'inflammation présider manifestement à l'exsudation gélatiniforme, qui n'est elle-même que la première période, le premier degré, le rudiment de la production calcaire. La filiation entre cette exsudation, la plaque cartilagineuse et l'écaille osseuse, est évidente. Lors donc que l'on ne trouve d'autre production entre les tuniques artérielles que cette dernière, on est justement fondé à la regarder comme le dernier terme d'une exsudation inflammatoire. Il n'est pas nécessaire, pour cela, de trouver réunies toutes les formes qui l'ont précédée. Car, pour nous servir d'un argument employé par Laennec pour défendre sa théorie sur le mode de développement des tubercules, « le na- » turaliste qui a trouvé sur le même buisson la » larve, la nymphe et le papillon dans leurs divers » degrés de développement, n'a pas besoin de » s'enfermer dans l'œuf ou la chrysalide pour sa- » voir quel insecte leur a donné naissance.» Le naturaliste, je le sais, ne s'occupe que de phénomènes soumis à des lois constantes de reproductions. Mais la pathologie a ses lois aussi, ses lois constantes; à tel point qu'une lésion étant donnée, on peut presque sûrement remonter à son origine, dans la majorité des cas.

Nous terminerons ces considérations par une remarque, c'est que les phénomènes de l'inflammation ne sont véritablement qu'une exagération des phénomènes physiologiques. Quand on suit le développement du fœtus dans le sein de sa mère, on voit un organe se former d'abord, c'est le cœur, le *punctum saliens*, contenant du sang rouge : partout, désormais, où ce liquide va pénétrer, de nouveaux organes vont se développer, une *création* est en quelque sorte la conséquence nécessaire de la présence du sang rouge au sein d'une masse amorphe. Dans l'ordre pathologique, on voit le sang affluer dans l'organe phlogosé; la conséquence de cet afflux de sang est une exsudation, variable pour sa quantité et sa qualité, suivant la quantité ou la qualité du sang, et l'intensité plus ou moins grande de l'irritation. Si ce produit n'est point éliminé, il s'organise; eh bien! son organisation est encore marquée par la pénétration du sang rouge. Tant qu'aucune cause d'irritation ne vient déterminer l'afflux du sang dans les tissus, tout se passe régulièrement; l'organe est constitué, il est soumis à un mouvement régulier de nutrition; le mouvement de décomposition est en rapport avec le mouvement de composition. Mais les matériaux destinés à celui-ci viennent-ils à prédominer, ils ne peuvent être tous

assimilés; des produits nouveaux sont créés. Or, comme, dans quelques tissus, ces produits ne sont pas éliminés, ou ne pourraient l'être sans danger, ils s'organisent, déforment plus ou moins les organes, et nuisent à leurs fonctions. Les conséquences thérapeutiques qui découlent naturellement de ces considérations, c'est qu'il faut éloigner ou combattre l'afflux du sang rouge toutes les fois que sa présence ou sa surabondance dans un tissu doit amener des productions pathologiques. C'est donc vers l'artérite, ou l'invasion prématurée du sang rouge dans les membranes artérielles, qu'il faut diriger toute l'attention, si l'on veut prévenir ou du moins retarder la dégénération calcaire des artères.

La discussion où nous entrerons, dans un second mémoire, relativement aux affections du tissu charnu du cœur, apportera des preuves nouvelles à l'appui des opinions précédemment émises. Les inductions tirées de l'anatomie pathologique seront corroborées par des faits étiologiques et symptomatologiques.

CHIRURGIE.

MÉMOIRE SUR UN NOUVEAU MOYEN DE PRATIQUER LA CAUTÉRISATION DE L'URÈTRE AVEC PLUS DE SURETÉ.

Par le docteur Bénigné,

Ancien élève de l'école Polytechnique.

La méthode qui consiste à détruire par les caustiques les rétrécissemens de l'urètre n'est point d'origine récente. Dans un traité sur la maladie vénérienne, imprimé en 1689, Lemonnier décrit même le procédé des empreintes, dont il recommande l'usage pour éviter de cautériser les parties saines. Ambroise Paré conduisait dans l'urètre jusqu'au rétrécissement un tube métallique, par l'intérieur duquel il portait le caustique sur l'obstacle, et son exemple fut suivi par Hunter.

De grands succès obtenus par le chirurgien anglais remirent en vogue la cautérisation des rétrécissemens. Mais le peu de soin avec lequel elle était pratiquée n'avait guère permis à cette méthode de prendre faveur en France, lorsque Ducamp s'en empara avec cette intelligence qui rend neuves les découvertes déjà connues.

Ce n'est plus directement d'avant en arrière, mais de dedans en dehors, que le caustique sera appliqué. Constamment renfermé dans une enveloppe métallique, il n'en sortira qu'après être arrivé dans celui où il doit agir; les tissus sains seront donc protégés. Pour cautériser de dedans en dehors, le nitrate d'argent doit être introduit dans le rétrécissement; il y sera porté par un instrument délié. Mais pour conduire celui-ci plus commodément dans l'urètre, pour éviter qu'il ne blesse la membrane muqueuse, Ducamp le place au centre d'une sonde flexible volumineuse au moyen de laquelle on lui faisait traverser la portion saine du canal.

Toutes les fois que le rétrécissement est figuré en cône, situé au centre du conduit, l'opération s'exécute avec la plus grande simplicité. En poussant le stylet qui porte la petite cuvette de platine, celle-ci dépasse la sonde élastique, et sans hésitation elle entre dans le rétrécissement. Mais dès que l'orifice de la coarctation s'éloigne de son centre et se rapproche des parois de l'urètre, il n'est plus aussi facile d'y faire pénétrer le caustique. Celui-ci, pendant les tâtonnemens nécessaires pour trouver la voie, peut faire une fausse route dans des tissus ramollis : ou bien il se dissoudra dans l'urine et agira ainsi sur les parties saines, tandis que l'obstacle sera à peine attaqué. Quand le rétrécissement est situé au delà de l'aponévrose moyenne, l'introduction est bien plus pénible encore, etc. Pour répondre à cette objection, Ducamp proposa de prendre d'abord l'empreinte de l'obstacle, puis d'appliquer au porte caustique une saillie qui devait donner à l'instrument une direction déviée de la stricture. Cette idée fut bientôt abandonnée : elle eut le sort du procédé imaginé pour diriger les bougies et dont elle n'était que la reproduction.

Un des premiers, M. Lallemand pratiqua la cautérisation de dedans en dehors ; et pour la rendre plus facile dans le cas où l'instrument de Ducamp est en défaut, il fit construire sa sonde à cautériser.

Elle se compose d'un tube de platine droit et d'un petit diamètre. Dans son intérieur est renfermé la petite cuvette chargée de nitrate, un stylet l'en fait sortir à la volonté de l'opérateur.

Cette modification rend les explorations beaucoup plus précises, et pendant le temps qui leur est consacré le nitrate ne peut se dissoudre dans l'urine. Enfin, quand les renseignemens antérieurs et les sensations perçues par le chirurgien lui indiquent que le caustique est uniquement séparé de l'obstacle par l'enveloppe métallique, celle-ci est retirée d'un nombre de lignes égal à l'étendue de la coarctation, puis on ramène le stylet dans le tube, et l'opération est terminée.

Cet instrument me paraît préférable à celui de Ducamp, et je citerai textuellement l'appréciation qu'en a faite le chirurgien de Montpellier.

« La sonde à cautériser permet d'explorer à loi-
» sir le canal, et d'explorer le rétrécissement aussi
» long-temps qu'on veut, comme avec une sonde
» ordinaire. Le nitrate d'argent, soustrait à l'action
» de toute cause dissolvante, n'est mis à découvert
» que quand on est certain qu'il est dans le rétrécis-
» sement, qu'on a la mesure exacte de l'étendue de
» la cautérisation, et la certitude de ne cautériser
» que dans la direction qu'on désire. Quelques
» praticiens m'ont témoigné des craintes sur la pos-
» sibilité de faire des fausses routes. La chose est
» possible à la rigueur, puisque l'instrument de Du-

» camp ne met pas à l'abri de cet accident. Mais on
» voudra bien considérer que la sonde la plus petite
» avec laquelle on puisse cautériser est déjà assez
» grosse, que son extrémité n'est pas pointue, que
» rien n'oblige d'employer de la force pour la faire
» pénétrer dans le rétrécissement, et qu'on doit le
» dilater avec la bougie toutes les fois qu'il est trop
» étroit pour admettre aisément la sonde. »

Il est certain qu'on fait trop souvent aux petits instrumens le reproche d'exposer aux fausses routes. On oublie que cet accident est produit par l'instrument et par la main qui le conduit, et que celle-ci seule mérite le blame.

Disons plutôt que la réserve commandée par les petits instrumens les rend inapplicables dans quelques cas ; alors nous serons plus près de la verité, et chacun reconnaîtra qu'à l'instar de tout autre moyen thérapeutique, ils doivent s'arrêter devant certaines difficultés qu'il serait imprudent de surmonter.

L'instrument de Ducamp n'exige pas une exploration préalable très-précise. Avec lui on peut agir en quelque sorte au hasard, en aveugle, surtout si chaque fois on fait saillir le nitrate d'une très-petite quantité.

Dans l'instrument de M. Lallemand, il n'y a pas de saillie qui venant butter contre l'obstacle indique le point où il commence. Il faut donc avant l'opération déterminer avec tout le soin possible la longueur exacte du rétrécissement, et la distance à laquelle il se trouve du méat.

Cette objection fit rejeter l'instrument de M. Lallemant par quelques praticiens. M Amussat essaya de la résoudre.

Il plaça le conduit longitudinal dans lequel se ment le stylet, non plus au centre de l'enveloppe de platine, mais sur l'un des côtés de l'instrument, le stylet qu'elle renferme est surmonté d'une lentille à l'un des bords de laquelle il est soudé. La portion la plus saillante de celle-ci correspond à la petite cuvette remplie de caustique.

L'instrument fermé, figurant par conséquent une tige uniforme, est graissé, puis introduit. Lorsqu'on suppose le nitrate d'argent en rapport de position avec l'obstacle, on retire l'enveloppe d'une quantité égale à la longueur du rétrécissement. On met ainsi à découvert non-seulement le nitrate d'argent, mais aussi la petite saillie lenticulaire. Celle-ci doit se trouver au-delà de la coarctation, elle s'appuyera sur la limite postérieure, et guidera la cautérisation.

L'instrument de M. Amussat ne sera pas exactement fermé après la cautérisation de crainte de pincer la membrane muqueuse. Un autre inconvénient, c'est qu'il ne permet guère la cautérisation circulaire. Imprime-t-on au stylet un mouvement de rotation, la lentille produira sur les parois saines des frottemens douloureux. Enfin ce porte-caustique est difficilement applicable dans la portion courbe de l'urètre.

Constatons néanmoins combien il serait important d'arrêter , ainsi que l'a proposé M. Amussat, le porte caustique sur la limite postérieure du rétrécissement.

M. Ségalas a réuni dans un même instrument celui de Ducamp et la sonde de M. Lallemant. Il a renfermé le porte caustique de celui-ci dans la sonde élastique de celui-là. Des avantages attachés à la sonde de M. Lallemant, il a uniquement conservé celui d'empêcher la dissolution du caustique; comme Ducamp, il vient avec une grosse sonde butter contre l'obstacle. Il éprouve donc toujours la même difficulté à engager le porte caustique dans le rétrécissement. Mais aussi il est dispensé d'une exploration précise.

C'était assurément pour remplir une indication fort utile que M. Amussat modifia la sonde à cautériser. Elle est d'une introduction facile, elle s'engage aisément dans des orifices déviés : mais elle ne permet pas toujours d'attaquer avec précision les parties malades sans léser les tissus sains. Contre ce dernier danger on n'est pas absolument à l'abri pour avoir déterminé avec la plus grande exactitude les limites de l'obstacle. Car l'urètre est un corps très élastique. Mesurée aujourd'hui, la distance qui sépare le méat de chaque rétrécissement différera de celle qu'on déterminera demain. Pour qu'elles fussent semblables, on devrait exercer sur l'urètre dans chaque opération une traction identique et remplir d'une même quantité de sang les corps caverneux et spongieux.

L'opérateur, s'il a fait usage de moyens convenables, connaîtra avec assez de vérité la longueur du rétrécissement, mais rarement la distance à laquelle il est placé. Avant chaque opération il devra la déterminer de nouveau sans ajouter trop de confiance aux mesures précédemment obtenues.

Dans quelques cas, je l'avoue, on peut, en introduisant le porte caustique, sentir avec son extrémité le point où commence le rétrécissement. Mais il en est d'autres, et c'est le plus grand nombre, dans lesquels l'orifice antérieur est évasé, incapable par conséquent de produire un arrêt brusque sur un instrument assez délié pour franchir aisément la coarctation.

L'extrémité postérieure du rétrécissement est en général beaucoup plus nettement tranchée que l'antérieure. Prendre sur elle un point d'appui était donc une idée heureuse ; mais la résistance devait être d'autant plus aisément perçue que la lentille excentrique augmentait momentanément le volume de l'instrument. Le renseignement fourni par cet arrêt est fort important : il ne laisse aucun doute dans l'esprit du chirurgien qui ne le rapportera jamais à d'autres causes qu'à un obstacle franchi ; au contraire, avec l'instrument de Ducamp la difficulté que l'on éprouve à le faire avancer peut en imposer de mille manières; elle peut tenir à une contraction musculaire , à une mauvaise direction de la sonde, etc., et l'erreur entraîne ici les plus

graves conséquences, tant est grande l'énergie du remède qu'il s'agit d'appliquer.

A l'instrument de M. Lallemant M. Amussat avait adapté le petit mécanisme dont il fait usage pour mesurer la longueur des rétrécissemens. Convaincu de l'importance du but qu'il s'était proposé d'atteindre, je suivis son exemple. L'obstacle artificiel qui s'appuyera sur la limite postérieure du rétrécissement, je le formai au moyen d'une petite ampoule de baudruche.

A l'extrémité du stylet qui porte le nitrate d'argent, j'ajoutai un petit prolongement de deux à trois lignes environ terminé par une olive un peu plus volumineuse que le diamètre général de l'instrument. Derrière elle est une petite rainure sur laquelle sera liée l'une des extrémités du sac. Autre rainure pour une seconde ligature, à l'origine du petit prolongement.

Enfin, au milieu de l'espace compris entre ces deux dépressions circulaires est percée une ouverture latérale : elle communique avec un conduit délié qui traverse toute la longueur du stylet. C'est par lui que l'air ou un liquide seront injectés dans la vessie de baudruche qu'ils doivent distendre.

L'extrémité manuelle du stylet est donc terminée par un entonnoir.

Décrire cet instrument, c'est indiquer les modifications qu'il apportera dans le procédé opératoire à l'aide duquel la cautérisation est pratiquée. Dès que l'obstacle a été franchi , on distend la petite ampoule dans laquelle l'injection est maintenue par un robinet. On retire alors le porte-caustique jusqu'à ce qu'une résistance s'oppose à ce mouvement. A ce moment il convient d'examiner avec beaucoup de soin en quel point de l'urètre se trouve placée l'extrémité de l'instrument. S'il correspond aux limites précédemment assignées au rétrécissement, on retirera d'une distance égale à l'étendue de la stricture, l'enveloppe métallique qui renfermait le nitrate d'argent ; et le contact de celui-ci avec l'urètre sera d'autant plus prolongé que la cautérisation devra être plus profonde. Puis on ouvre le robinet, l'ampoule se vide, permet au stylet de rentrer dans le tube , et l'opération est terminée.

La petite sphère formée par le sac de baudruche fournit ici deux renseignemens également précieux. Elle détermine le point sur lequel le caustique sera porté. De plus, si par hasard l'instrument s'était engagé dans une fausse route, elle en avertit l'opérateur. Dans ce dernier cas, la vessie n'aurait pu se distendre ; elle n'aurait donc au retour éprouvé aucun arrêt.

Cette méthode permet donc de cautériser une série de rétrécissemens avec plus de précision et de sécurité que n'en offre l'instrument de Ducamp, lors même qu'il s'agit d'un seul rétrécissement dont l'orifice est situé au centre de l'urètre.

Un des inconvéniens les plus à redouter lorsque

l'on porte le nitrate d'argent sur un rétrécissement, c'est de laisser dissoudre ce sel par l'urine. D'une part, l'action du caustique sur l'obstacle est presque nulle ; de l'autre, il s'étend sur des parties saines, porté par le liquide qui lui sert de véhicule.

Poussée au plus haut degré dans les anciennes méthodes , cette imperfection a été beaucoup atténuée par les travaux modernes ; et pendant les recherches , les explorations faites avec le porte caustique, l'urine n'est pas en contact avec le nitrate d'argent. Mais à peine celui-ci est-il à découvert, qu'à l'instant il baigne dans le liquide , d'autant plus que l'on veut attaquer un point de l'urètre plus voisin de la vessie. Ceci est tellement vrai que cautériser avec efficacité la prostate est aujourd'hui presque impossible ; là en effet il faut agir au milieu de l'urine qui, se renouvelant sans cesse, dissout le sel et l'emporte sur d'autres régions du canal. Ces accidens disparaissent si l'on fait usage de l'instrument que je propose. La petite ampoule qui termine le porte caustique , forme une barrière qui intercepte toute communication entre la vessie et le point sur lequel on veut agir. Tant qu'elle sera distendue, l'urine ne pourra donc dissoudre le sel , qui n'aura de contact qu'avec la partie malade.

J'ai supposé qu'avant l'opération le chirurgien avait déterminé très exactement la longueur de la coarctation. Et pour préciser ce point de diagnostic, j'ai donné précédemment un moyen assez rationnel, Si cette recherche préalable a été négligée, ou si l'on veut vérifier de nouveau les indications qu'elle a fournies avant de mettre le caustique à découvert, une légère complication doit être ajoutée à l'instrument que j'ai décrit. Une virole piriforme embrassant la canule, gaine sur laquelle elle glisse librement, offrant dans son diamètre transversal extérieur 2 lignes 1[2 environ, est placée vers l'extrémité manuelle de l'instrument. L'ampoule distendue est arrêtée par l'extrémité postérieure de l'obstacle. Avant de retirer le tube extérieur, on conduit sur lui la virole jusqu'à ce qu'elle rencontre la limite antérieure du rétrécissement. Celui-ci est ainsi renfermé entre deux saillies, l'une métallique, l'autre formée par la petite vessie injectée. Et dans leur intervalle le caustique pourra être appliqué sans hésitation.

J'ai décrit bien longuement les différentes méthodes employées pour porter un topique solide dans l'intérieur d'un rétrécissement. Si l'on m'adressait le reproche de prolixité, je répondrais qu'en pratique le succès appartient à celui qui tient compte du plus grand nombre de détails. Introduire dans l'urètre des remèdes énergiques est une opération dans laquelle on ne saurait prendre trop de précautions.

Depuis Ducamp la cautérisation a été mise en usage avec une grande fréquence dans le traitement des rétrécissemens de l'urètre. L'enthousiasme qu'excita un procédé ingénieux fit même oublier à plusieurs praticiens les propriétés thérapeutiques du remède qu'ils ont regardé pendant quelque temps comme la panacée de ces maladies.

Le nitrate d'argent fondu est sans contredit un des médicamens les plus précieux. Ses propriétés physiques rendent son emploi facile et permettent de limiter son action. Quant à son efficacité elle est souvent si grande qu'on aime à la rappeler pour prouver la puissance de l'art contre la maladie. Voyez cette plaie ancienne pour la guérison de laquelle la nature après un premier effort semble rester impuissante. Ses bords se sont un peu rapprochés du centre, puis ce mouvement s'est arrêté. Les bourgeons charnus sont épais, saillans, blafards. Malgré des pansemens méthodiques , cet état persistera des semaines, des mois : mais le nitrate d'argent est promené sur l'ulcère, à l'instant il change d'aspect, les bourgeons s'affaissent, les bords se rapprochent, et une cicatrisation rapide est la suite des applications du caustique.

Des plaies qui suppurent , passons aux maladies des membranes muqueuses. L'analogie de tissu , peut déjà faire prévoir l'utilité du même remède.

Je m'écarterais de mon sujet en rappelant ici ces inflammations suraiguës, ces ophthalmies dont la marche est si prompte que les malades sont menacés de perdre en quelques jours l'œil qui vient d'être attaqué ! Dans ces cas le nitrate d'argent est souvent un remède héroïque qui mériterait le nom de spécifique , tant est grande et rapide l'amélioration qu'il produit.

C'est un fait sur lequel M. Sanson insiste avec soin dans ses cliniques ophthalmologiques, et maintes fois j'en ai été témoin.

Une autre forme d'inflammation est celle que l'on pourrait appeler ulcéreuse. Les phénomènes morbides sont en général beaucoup moins intenses ; l'afflux du sang est moins considérable, la douleur moins vive , la marche plus lente ; la muqueuse se détruit dans des points isolés formant de petits ulcères qui n'ont pas de tendance à la cicatrisation. Touchez-les avec un crayon de nitrate d'argent, à l'instant la douleur diminue, et la guérison est prompte. Si le caustique a été appliqué de bonne heure, la cicatrisation superficielle laissera à peine de traces. Dans le cas contraire, la dureté et l'épaisseur du tissu inodulaire qui succède à l'ulcère seront proportionnées à la durée de celui-ci.

On peut dire avec vérité qu'à part quelques circonstances qui contr'indiquent son emploi, le nitrate d'argent est, dans les inflammations de ce genre, le remède par excellence.

Mais considérons ces mêmes affections à une autre période. Le plus ordinairement par la négligence des malades, quelquefois par suite d'une thérapeutique inefficace, les ulcérations ont été entretenues, Leurs bords se sont épaissis , indurés ; enfin, après un temps plus ou moins long, le petit ulcère s'est cicatrisé : mais l'induration persiste. Le tissu qui la formait s'est organisé. Si elle diminue de volume, c'est par l'absorption du dépôt albumineux contenu entre les mailles du tissu cellulaire hypertrophié. Dans ce cas, il y a rétraction des parties voisines vers le centre de la maladie primitive. Mais celle-ci a réellement disparu. La cicatrice qu'elle laisse n'agit plus que mécaniquement; et, si elle incommode le malade, cela dépend de la constriction qu'elle exerce sur des points primitivement plus espacés. En ce moment, le rôle du caustique est terminé; vainement l'emploierait-on à détruire la coarctation, elle se reproduirait avec une énergie insurmontable.

Une brûlure, une plaie quelconque cicatrisée a déterminé chez un enfant la rétraction des paupières. Une bride empêche l'œil d'être recouvert; essayez de la détruire par la cautérisation. Pendant le temps qui s'écoule après la chute de l'eschare, on pourrait croire la guérison obtenue : la paupière, plus libre, enveloppe le globe oculaire. Mais suivez le petit malade. Une nouvelle cicatrice succède à la première. C'est d'abord une pellicule mince, presque transparente; puis sa densité augmente; progressivement la circonférence est attirée vers le centre, et la paupière est ramenée dans sa position première. La rétraction ne s'arrête pas là; elle continue, et devient constamment plus intense que celle qui a été détruite.

Ce fait est la conséquence de l'une des lois les plus positives de l'anatomie pathologique : plus une déperdition de substance est profonde, plus la cicatrice qui la remplace est dense et rétractée.

Les rétrécissements de l'urètre feraient-ils exception à ces règles démontrées par une si longue expérience? Nullement; et dans chaque cas il serait facile de prévoir quel sera l'effet de la cautérisation.

Le rétrécissement est-il à l'état d'ulcère? Le nitrate d'argent promené sur ce point en déterminera la cicatrisation beaucoup mieux et beaucoup plus promptement que toute autre médication. Son action sera des plus efficaces : elle aura surtout l'avantage d'arrêter la maladie dans sa marche avant qu'elle ait produit des ravages plus profonds.

S'agit-il au contraire du resserrement de l'urètre causé par le tissu inodulaire succédant à un état morbide antérieur? La cautérisation pourrait être considérée comme un palliatif commode, si par elle les récidives n'étaient aggravées.

Son emploi ne sera justifié que par le défaut de tout autre moyen pour rétablir le cours de l'urine. Lorsqu'on y aura recours on ne devra point perdre de vue que le malade est menacé d'une rechute qui différera beaucoup de gravité selon l'application du remède. S'est-on borné à des cautérisations superficielles, ménagées dans le but de faciliter le passage des instrumens dilatans, elles n'auront point sur l'avenir une très grande influence. Il en sera tout autrement si, comme le veulent quelques praticiens, on s'est attaché à cautériser tant qu'une saillie persiste dans le canal.

C'est ici le lieu de mentionner une espèce de rétrécissement non ulcéré contre laquelle le nitrate d'argent présenterait des avantages plus réels, je veux parler de ces infiltrations albumineuses offrant la plus grande analogie avec les taies de la cornée. Celles-ci disparaissent quelquefois sous l'influence de la cautérisation. Mais reconnaître dans l'urètre cet état pathologique, ne le confondre jamais avec le tissu inodulaire, c'est une question de diagnostic dont la solution me paraît aujourd'hui impossible.

Les rétrécissemens qui font dans l'urètre le moins de saillie, sont donc avec certaines affections de la prostate les maladies de ce canal dans lesquelles l'emploi du nitrate d'argent est le mieux indiqué. Disons aussi que ce sont celles dans lesquelles il est le plus difficile de l'appliquer avec précision.

C'est là ce qui m'a engagé à perfectionner les procédés mis ordinairement en usage.

Considérée en elle-même, l'ulcération de l'urètre est sans aucun doute un accident momentanément peu grave; les symptômes qui l'accompagnent tourmentent rarement le malade. Mais son importance est grande aux yeux des médecins qui ont étudié le développement des rétrécissemens. Dans une autre circonstance je me suis efforcé de reconnaître le siège de ces petites lésions. Je l'ai fait dans le but de les atteindre avec le nitrate d'argent et d'en déterminer ainsi la cicatrisation. Le porte-caustique décrit ci-dessus donnerait encore plus d'exactitude au diagnostic. L'ampoule qui le termine serait promenée aux environs du point reconnu malade. Toutes les fois qu'elle sera en contact avec lui, elle causera une légère douleur, car elle est plus volumineuse que le reste de l'instrument. Ce signe servira donc à vérifier les renseignemens fournis par les explorations préalables; et s'il permet de cautériser avec certitude l'ulcération, il rendra au malade et au médecin un service que ce dernier seul sera à même d'apprécier.

TUMEUR CANCÉREUSE DE SEIN; AMPUTATION; INTRODUCTION DE L'AIR DANS LES VEINES; MORT EN MOINS DE VINGT MINUTES.

(*Warren. Surgical operations on tumours, p.* 259. *Boston,* 1837.)

Nancy Barker de Trenton dans le Maine (États-Unis), mariée, âgée de trente trois ans, s'aperçut, il y a environ trois ans, d'une induration dans le sein droit, laquelle s'accrut jusqu'à comprendre toute la glande en une tumeur très dure, mobile, unie cependant au muscle pectoral par des adhérences morbides; le bout du sein était enfoncé, l'aisselle était occupée par une tumeur considérable d'une forme globuleuse et très dure. L'opération fut pratiquée le 24 décembre 1831.

La malade étant assise sur une chaise, le bras droit fut étendu et élevé au-dessus de la ligne horizontale afin que la peau fût tendue et que le chirurgien eût accès au fond du creux de l'aisselle. Le membre fut soutenu dans cette position par un aide. La peau, sur la surface de la tumeur avec le bout de sein qui était malade, fut comprise dans une incision ovale; la mamelle fut, par la dissection, séparée du muscle pectoral et laissée en connexion avec les glandes axillaires pendant que le chirurgien pratiqua l'extirpation de ces glandes. Comme elles adhéraient au grand vaisseau de l'aisselle, elles furent détachées par une dissection attentive, et l'introduction du doigt, là où le tissu cellulaire était lâche, entre la tumeur et la grosse veine, avait presque suffi pour effectuer cette séparation; il ne restait qu'une petite connexion à l'une des extrémités de la tumeur. Afin d'achever la séparation, le chirurgien divisa une veine à la partie externe de l'aisselle, et une petite quantité de sang veineux s'écoula. A peine cette section eut-elle été pratiquée que la malade se débattit, son teint prit une couleur livide, et au même instant un bruit de gargouillement, qui n'avait pas été remarqué précédemment, s'entendit quoique d'une manière non distincte. Mais le lieu d'où ce bruit sortait, étant couvert par la peau environnante et par la graisse, n'était pas visible. A la vue de cet accident on comprima immédiatement l'aisselle. La malade perdit le sentiment et sa respiration était comme dans l'apoplexie. La tumeur fut séparée d'un seul coup; on changea la position de la malade et elle fut soutenue par ceux qui l'entouraient. On lui versa un peu d'eau-de-vie dans la gorge, et on lui introduisit de l'ammoniaque dans les narines. Le pouls cependant devenait moins sensible d'instant en instant; des linges trempés dans de l'eau chaude furent jetés sur les extrémités; de fortes frictions furent faites sur la poitrine et sur toutes les parties du corps; on lui versa de nouveau de l'eau-de-vie en quantité dans la gorge. A ce moment la couleur livide des joues fit place à un vermillon brillant, et ce changement remplit de joie et d'espérance les assistants. Mais cette rougeur s'éteignit bientôt, la lividité reparut, la respiration s'affaiblit, le pouls était à peine sensible au poignet, et, malgré les applications redoublées de linges trempés dans l'eau chaude, les extrémités et tout le corps se refroidissaient rapidement.

Par un dernier effort on ouvrit le larynx, et l'insufflation des poumons à l'aide d'un soufflet fut pratiquée d'une manière prompte et parfaite, qui imitait très exactement les mouvemens d'inspiration et d'expiration. Pendant ce temps on continuait à appliquer la chaleur sur la peau et à frictionner tout le corps.

Ces moyens furent employés pendant plus de vingt minutes: au bout de ce temps, il ne restait plus aucune espérance de rappeler la malade à la vie. Ses amis désirant profiter d'un bâtiment qui faisait voile pour leur demeure, le corps fut bientôt enlevé, et il ne fut pas possible de l'examiner.

M. Warren indique les précautions suivantes à prendre pour éviter un aussi formidable accident que l'introduction de l'air dans les veines pendant les grandes opérations chirurgicales. Les veines qui y sont le plus exposées avoisinent le cœur, à savoir: les veines jugulaires externes, antérieure, moyenne et postérieure; les veines jugulaires internes, les sous-clavières, les axillaires, et leurs collatérales. La veine iliaque-externe, et même la saphène, quand elle est dans un état de dilatation et d'induration, peuvent être le siège de l'absorption de l'air.

Lorsque les opérations chirurgicales sont pratiquées dans le voisinage de ces vaisseaux, ou quand ils doivent être lésés nécessairement, l'opérateur doit avoir le péril présent à l'esprit et prendre les précautions suivantes:

1° Il évitera de toucher aux veines désignées plus haut avant d'être arrivé au terme de son opération, afin d'avoir plus de facilité pour les comprimer. 2° Il fera, s'il est possible, comprimer ces veines entre ses incisions et le cœur. 3° Quand il voit un flot de sang noir s'écouler sous son bistouri, il suspendra l'opération jusqu'à ce qu'il se soit assuré si de l'air s'est introduit. 4° Au moment où il entend le son particulier de l'air passant à travers une étroite ouverture, il exerce la compression sur les parties coupées et abandonne l'opération à moins qu'il ne puisse comprimer la veine entre la plaie et le cœur. 5° En coupant près de ces veines, il évitera les positions du malade qui donneraient une forte tension à ces veines. Dans l'aisselle, par exemple, si l'axillaire vient à être blessée, tandis que le bras est dans l'extension et l'élévation, de l'air peut être absorbé, mais si la veine est blessée dans un moment où elle n'est pas tendue, l'air n'entrera pas. 6° Quand l'opérateur est obligé de diviser quelqu'une de ces veines, il engage le malade à faire une profonde inspiration avant l'incision.

M. Warren, après avoir indiqué les moyens que l'on a mis jusqu'ici infructueusement en usage dans des cas aussi funestes, propose au chirurgien à qui ce malheur arrivera, l'injection d'un liquide salin dans les veines. L'introduction d'un liquide dans les veines, dans les cas de choléra, a souvent eu pour résultat de ranimer le malade quoique rarement le succès en ait été définitif. Dans les opérations où l'air est absorbé par les veines, les forces vitales n'ont point éprouvé une lésion profonde, et peut-être l'injection d'un liquide salin, ranimant momentanément le malade, lui donnerait quelquefois la faculté de surmonter la première impression causée par ce funeste accident.

ACADÉMIE ROYALE DE MÉDECINE.

Séance du 28 novembre.

M. Bouillaud termine la lecture de son rapport sur les expériences pratiquées par M. Amussat, relativement à l'introduction de l'air dans les veines. Le rapport est divisé en deux parties : La première est consacrée à l'analyse des travaux publiés sur ce sujet avant M. Amussat ; la seconde est un exposé des expériences exécutées par cet honorable académicien ; elle se termine par une appréciation des résultats de ces expériences : les usages de l'Académie ne nous permettant pas de donner un rapport en entier, nous sommes forcés de nous borner à en reproduire ce qu'une lecture rapide nous a permis d'en recueillir.

Dans la partie historique, le rapporteur fait une exposition des expériences et des recherches relatives à l'introduction de l'air dans les veines, soit que cette introduction soit spontanée, soit qu'elle résulte de procédés artificiels. Il analyse assez longuement le travail de Nysten ; indique rapidement les expériences de M. Magendie, de MM. Leroy d'Étiolles et Piédagnel, et s'arrête davantage aux recherches de M. Poiseuille. Il passe ensuite succinctement en revue les six observations suivantes d'introduction de l'air dans les veines de l'homme pendant des opérations chirurgicales. 1. Celle publiée par M. Beauchène en 1816, 2. celle de Dupuytren ; 3. celle de Delpech, 3. celle de Castara, 5. et 6. les cas observés par M. Roux en 1832 et 1836. Ces faits, avec celui qui a été communiqué par M. Amussat dans la séance du 4 juillet, paraissent à M. Bouillaud les plus probans.

La première section de la deuxième partie est un compte rendu des expériences faites en présence de la commission. Elles sont fort nombreuses. Le rapporteur les divise en plusieurs catégories. La première comprend les expériences tentées pour reconnaître l'action de l'introduction *spontanée* de l'air dans la veine jugulaire par une ouverture pratiquée à ce vaisseau : le rapporteur les classe suivant qu'elles ont été faites sur des chiens ou sur des chevaux, chez des animaux placés horizontalement ou dans la position verticale, suivant qu'ils sont affaiblis ou qu'ils ont conservé leur force, toutes circonstances qui ont une influence sur le résultat. Dans la seconde catégorie l'air est introduit artificiellement au moyen d'une seringue. Dans la troisième, les expériences ont été effectuées en insufflant dans les veines de l'air contenu dans la poitrine d'un homme. Enfin dans la quatrième catégorie sont rangées les expériences dans lesquelles on a laissé introduire de l'air spontanément ; puis on a employé la compression de la poitrine et du ventre pour s'opposer aux fâcheux effets résultant de cette introduction.

L'exposition que fait ensuite le rapporteur des principaux résultats fournis par les expériences précédentes les énumère dans l'ordre suivant :

1. Mécanisme de l'introduction de l'air lorsqu'elle se fait spontanément. Toutes les fois que la veine jugulaire est ouverte près de la poitrine, l'air pénètre dans son intérieur, mais il faut pour cela que l'ouverture soit assez large. Le signe qui indique d'une manière certaine cette pénétration de l'air chez les chiens est un bruit de claquement tout particulier, et chez les chevaux un bruit de *glouglou* ou de gargouillement. Si l'on ausculte la région du cœur on entend un bruit de souffle très marqué, isochrone aux battemens du cœur, accompagné ou non de gargouillement, bruit qui indique l'arrivée de l'air dans les cavités droites du cœur. Les causes de l'introduction spontanée de l'air dans les veines paraissent à M. Bouillaud : 1° la dilatation de la poitrine dans l'acte de l'inspiration ; 2° la diastase du cœur qui, quoique moins énergique, agit cependant. 3° Le flux et le reflux du sang dans la veine ouverte.

2. État du système vasculaire lorsque la mort a été le résultat de l'expérience. Chez les chiens on trouve toujours de l'air, soit pur, soit mêlé au sang sous forme de bulles, dans les cavités droites du cœur, et même dans l'artère pulmonaire. Si l'animal a succombé promptement, ou ne rencontre jamais d'air dans les cavités gauches du cœur. Dans les cas où l'air s'était introduit l'animal, étant tenu dans la position verticale, on a plusieurs fois rencontré de l'air dans la veine jugulaire du côté opposé. Lorsque les chiens avaient survécu plusieurs jours à l'expérience, on trouvait de l'air dans les cavités gauches du cœur et dans les artères du cerveau.

Chez les chevaux, au contraire, quelle que fût l'époque de la mort, on rencontra toujours de l'air dans les cavités droite et gauche du cœur, ainsi que dans les artères du cerveau. M. le rapporteur est porté à expliquer cette plus grande facilité du passage de l'air dans le système artériel, par la largeur plus grande des vaisseaux capillaires chez le cheval.

3. Énumération des accidens qui résultent de l'introduction *spontanée* de l'air, et appréciation de la rapidité avec laquelle la mort survient suivant les différentes circonstances. Lorsqu'on avait laissé entrer spontanément une quantité d'air modérée, on voyait, au bout d'un temps qui variait de 1 à 10 minutes, survenir les accidens suivans : Embarras de la circulation, faiblesse et gêne de la respiration ; l'animal rendait ses urines, il restait faible et tremblant ; puis au bout de quelque temps son état s'améliorait, et il finissait par se rétablir et ne succombait que plusieurs jours après à une affection consécutive. Tandis que si on prolongeait l'introduction il mourait rapidement. Du reste les résultats variaient suivant beaucoup de circonstances. Les chiens tenus dans la position horizontale succombaient difficilement : trois sur quatre ont échappé à la mort. Lorsque celle-ci survenait, c'était dans un espace de temps variant de 1/4 à 1/2 heure après l'introduction du gaz. La mort a toujours été plus prompte chez les animaux affaiblis. La position verticale accélère également la mort, probablement en favorisant l'arrivée de l'air dans le cœur. Les mêmes résultats s'observent chez les chevaux, seulement chez eux la mort survient d'une manière moins variable que chez les chiens.

4. Époque de la mort, lorsqu'on introduit par insufflation, dans la veine, de l'air provenant de la poitrine d'un homme. Dans ce cas la mort est beaucoup plus rapide que dans le cas précédent. Si l'air est insufflé avec force et en grande quantité, l'animal périt comme frappé de la foudre. Deux causes concourent à rendre la mort plus rapide : 1° la force d'insufflation, 2° les qualités de l'air altéré par la respiration. Cette cause, quoique moins évidente que la première, paraît au rapporteur n'être pas sans influence.

5. Mécanisme ou causes de la mort. On peut les rapporter aux trois suivantes : 1. distension des cavités du cœur par le fluide aériforme, qui prend dans cet organe une dilatation plus considérable, par suite de la température assez élevée qui y existe. 2. La présence du gaz dans l'artère pulmonaire et son mélange au sang sous forme de bulles, d'où résulte une plus grande viscosité de ce fluide et une gêne de sa circulation dans les voies respiratoires. 3. Compression du cerveau par l'air lorsque ce fluide pénètre dans le système artériel. Au reste, la présence de l'air dans les vaisseaux du cerveau, qui est chose presque constante chez les chevaux, ne se rencontre que fort rarement chez les chiens.

6. Moyens propres à s'opposer à l'introduction de l'air dans les veines et à combattre les accidens qui en résultent. La compression qui avait déjà été proposée par Nysten n'a pas paru à la commission d'une grande efficacité. Exercée lorsque de l'air s'est déjà introduit, elle en fait sortir une petite quantité par la plaie. La commission pense que ce qu'elle a vu n'est pas suffisant pour faire

apprécier la valeur de ce moyen, et que de nouvelles expériences sont nécessaires.

Conclusions. 1° L'air peut s'introduire spontanément dans les veines placées assez près du cœur, les jugulaires par exemple, lorsqu'elles sont assez largement ouvertes.

Cette introduction paraît au rapporteur s'être réalisée chez l'homme dans les observations qu'il a analysées dans la première partie, et notamment la 1ʳᵉ, la 2ᵉ et la 4ᵉ. Cette opinion n'est pas partagée par tous les membres de la commission. 2° La mort produite par l'introduction spontanée de l'air dans les veines des animaux n'est jamais instantanée. Elle est assez long-temps à survenir : ce qui est tout à fait contraire à ce que l'on a observé jusqu'à présent chez l'homme où la mort a été des plus rapides. Ce phénomène est difficile à expliquer. Tient-il à ce que l'air a sur l'homme une action plus délétère, ou à ce que la sensation extraordinaire qui résulte de la présence de l'air dans le cœur lui cause un plus vif effroi, par le sentiment qu'il a de son danger? à ce que le malade est déjà affaibli par la perte du sang, à ce qu'il se trouve placé dans une position verticale? Ce ne sont là que des suppositions.

Le rapporteur termine en demandant que l'Académie vote des remercîmens à **M. Amussat** pour le zèle et l'activité qu'il a mis pour éclairer une question aussi importante, et que ses travaux auront beaucoup contribué à éclairer.

L'heure avancée empêche M. Amussat de répondre. Il prendra la parole dans la séance de mardi prochain.

RELEVÉ ANALYTIQUE ET STATISTIQUE

Des malades traités et observés à la Clinique interne de la Charité (service de M. le professeur Bouillaud) depuis le 1ᵉʳ avril 1837 jusqu'au 1ᵉʳ août suivant;

Par M. MONTAULT,

Chef de Clinique de la Faculté de Médecine.

§ 1ᵉʳ. *Relevé général.*

Sur 220 malades entrés et observés à la Clinique depuis le 1ᵉʳ avril 1837 jusqu'au 1ᵉʳ août suivant, et dont le recensement a été arrêté le 20 août,

   177 sont sortis;
   32 sont morts;
   11 restaient dans les salles au 20 août.

   220

La mortalité a donc été : $220 - 11 = 209 : 32 = 6\frac{17}{32}$, c'est-à-dire 1 sur 6 1/2 environ.

§ 2. *Relevé des principales maladies aiguës en particulier.*

Nous croyons devoir prévenir que dans ce relevé le terme de la durée de chaque affection est fixé au moment où les malades commencent à manger le 1/8 d'alimens. Nous ferons encore observer que si, dans quelques cas, le nombre des *causes* et des *complications* indiquées surpasse le nombre de sujets appartenant à chacune de ces diverses catégories de maladies aiguës, cela dépend de ce que plusieurs *causes* et *complications* peuvent se trouver et sont, en effet, souvent réunies chez le même sujet.

A. *Pleuro-pneumonie* (31 cas) [1].

Age des malades : maximum 54 ans, minimum 15 ans, âge moyen 29 ans 7/31.

Sexe : 4 femmes, 27 hommes,

Siège de la maladie : double dans 7 cas; occupant 23 fois un seul côté, et alors siégeant 16 fois à droite, 8 fois à gauche; occupant surtout le sommet du poumon droit dans 5 cas, le sommet du poumon gauche dans 1 cas.

Degré et intensité de la maladie au moment de l'entrée : Pneumonie au 1ᵉʳ degré 10 fois, du 1ᵉʳ au 2ᵉ degré 7 fois; au 1ᵉʳ et au 2ᵉ degré 11 fois, au 2ᵉ degré 3 fois; 9 cas légers, 11 cas moyens; 10 cas graves; 1 cas très grave.

Causes : indéterminées dans 7 cas; refroidissement après avoir eu chaud avant ou au moment de l'invasion dans 17 cas; malades sujets à se refroidir après avoir eu chaud et qui n'ont pu affirmer que cela leur fût arrivé immédiatement avant ou au moment de l'invasion, 4; eau froide bue alors que le malade avait chaud dans 7 cas; fatigue ou efforts dans 5 cas; excès de boisson dans 2 cas.

Durée de la maladie lors de l'entrée : maximum 10 jours, minimum 2 jours, durée moyenne 4 jours 25/31.

Complications : absence de complication dans 12 cas; double pleuro-pneumonie dans 7 cas; bronchite dans 9 cas; érysipèle dans différentes parties du corps dans 4 cas; endo-cardite et endo-péricardite dans 6 cas, parmi lesquels la maladie siégeait 3 fois à gauche, 2 fois des deux côtés en même temps, 1 fois à droite; rhumatisme aigu fixé au genou dans 1 cas; entérocolite dans 2 cas; hémorrhagie dans 2 cas; délire dans 1 cas, où la maladie occupait le sommet du poumon droit chez un sujet adonné aux boissons alcooliques.

Terminaisons : 1° guérison dans 25 cas; 2° passage à l'état chronique dans 1 cas où le sujet, convalescent le huitième jour de l'entrée et le treizième de l'invasion, d'une pleuro-pneumonie double avec un érysipèle de la face, fut repris de broncho-pleuro-pneumonie à gauche, qui passa à l'état chronique et le retenait encore dans les salles à l'époque où ce relevé a été fait; 3° 5 morts, dont l'un mourut d'un érysipèle à la face après avoir été convalescent de sa pleuro-pneumonie et avoir mangé le 1/8 d'aliment; un autre succomba par suite d'un érysipèle phlegmoneux et gangréneux du bras droit, après avoir été guéri de sa pneumonie; le troisième avait une pneumonie double avec bronchite générale et capillaire : les deux derniers étaient en outre attaqués, l'un de péricardite, l'autre de pleurésie (du côté opposé à la pleuro-pneumonie) avec endo-péricardite [2].

Durée totale de la maladie sur 30 cas (le malade dont l'affection est passée à l'état chronique étant retranché) : 1° dans les 25 cas de guérison, maximum 21 jours, minimum 6 jours, moyenne 12 jours 6/25; 2° dans les 5 cas de mort, maximum 3 mois, minimum 24 jours, moyenne 1 mois 8 jours 3/5.

Durée du séjour à l'hôpital sur 30 cas : 1° dans les 25 cas où la guérison a eu lieu, maximum 1 mois 16 jours, minimum 6 jours, moyenne 23 jours 2/25; 2° dans les 5 cas de mort, maximum 2 mois et 22 jours, minimum 18 jours, moyenne 37 jours 1/5.

Traitement : sur 31 cas : 1° saignées générales 1.0, ou 379 palettes 1/2, ou 1518 onces de sang, ou 94 livres 14/16 : quantité moyenne 3 livres 11/31. — 2° saignées locales par les ventouses scarifiées, 133 palettes ou 532 onces de sang, ou 33 livres de sang 4/16 : quantité moyenne 17 onces 5/35. — 3° Sangsues : 62 seulement, environ 6 palettes, quantité moyenne moins d'une once. — 4° Autres moyens : 26 vési-

---

[1] A l'occasion des cas de cette catégorie je crois devoir signaler à part celui d'un homme de 22 ans, qui succomba le seizième jour de l'entrée à l'hôpital et le quarantième de sa maladie, après avoir offert les symptômes d'une bronchite générale et capillaire cas analogue à ceux observés dans la dernière épidémie de grippe)

[2] Nous croyons d'autant plus important de tenir compte de ces causes de mort, qu'elles servent à expliquer la différence qui semble exister de prime abord, quant aux résultats thérapeutiques, entre ce relevé de pleuro-pneumonies et ceux publiés sur la même maladie par M. le professeur Bouillaud dans sa Clinique médicale.

de pleuro-pneumonie gauche et droite successivement, d'endo-cardite et d'aortite, enfin d'érysipèle au bras droit.

catoires ; 4 emplâtres stibiés sur la poitrine ; moyens adoucissans locaux et généraux dans tous les cas ; hydrochlorate de morphine dans un cas par la méthode endermique ;
digitale administrée de la même manière dans un cas ;
émétique à haute dose dans un cas terminé par la mort ;
musc à l'intérieur dans un cas de pneumonie du sommet,
accompagnée de délire chez un sujet accoutumé à faire
un grand usage de boissons alcooliques ; pilules de calomel et d'opium dans le cas de terminaison par l'état
chronique.

B. *Pleurésies.* (15 cas). (3).

Terminaisons et complications : 9 guérisons (un seul
malade restant dans les salles) ; passage à l'état chronique dans un cas (le sujet ayant refusé de se soumettre
aux émissions sanguines à haute dose) ; 5 morts , dont
l'un n'a eu qu'une saignée et n'a point subi la méthode
ordinaire ; un second succomba à un érysipèle de la face,
avec angine pultacée ou gangréneuse , après avoir été
convalescent de sa pleurésie ; un troisième mourut aussi
des suites d'une angine gangréneuse après avoir été convalescent de sa pleurésie ; la maladie était compliquée
dans le 4ᵉ cas d'endocardite et de bronchite, et dans le
5ᵉ de bronchite chronique et de pleuro-pneumonie du
côté opposé (4). — Sur les 15 cas il y a eu les complications suivantes : bronchite dans 8 cas , endo-cardite , péricardite , ou orchite et blennorrhagie dans 1 cas ; pneumonie dans 3 cas ; entéro-colite dans 1 cas ; erysipèle à la
face dans un cas ; entérite typhoïde dans un cas ; angine
gangréneuse dans 2 cas.
— Sexe et âge des malades : 2 femmes, 13 hommes. —
Maximum de l'âge 61 ans , minimum 18 ans, âge moyen
29 ans.
— Prognostic et intensité lors de l'entrée : 5 cas légers ,
6 moyens, 4 cas graves.
— Siége de la maladie : 10 fois à gauche, 5 fois à droite.
— Causes indéterminées dans 5 cas ; fatigue dans 3 cas ;
refroidissement précédé de chaleur dans 4 cas ; froid
dans 3 cas ; eau froide bue, le malade ayant chaud, dans
1 cas.
Durée de la maladie à l'entrée : maximum 1 mois, minimum 17 heures , moyenne 9 jours environ.
— Durée totale de la maladie : maximum 2 mois et 13
jours , minimum 5 jours, moyenne (sur 14 cas seulement
la maladie étant passée à l'état chronique dans 1 cas) un
mois environ.
— Durée du séjour à l'hôpital (sur 13 cas) : maximum 2 mois et 3 jours , minimum 5 jours , moyenne 2
jours 3|13.
— Traitement (sur 14 cas , le traitement ordinaire
n'ayant pas été mis en usage dans un cas) : 1ᵉ saignées générales 35, ou 95 palettes et demie ou 24 livres environ ,
moyenne 1 livre 11 onces ; 2ᵉ ventouses scarifiées : 58 pa-
lettes ou 14 livres 6|16, moyenne 1 livre et demie ; 3ᵉ sang-
sues 120, ou 4 palettes ou une livre de sang, moyenne
au plus une once ; 4ᵉ autres moyens : 17 vésicatoires, 3
emplâtres stibiés , pilules de calomel et d'opium dans 3
cas, adoucissans dans *tous les cas.*

(3) Nous croyons devoir signaler l'existence d'un signe physique important (le tintement de pot fêlé) que nous avons constaté deux fois pendant la vie à la partie antérieure et supérieure
gauche de la poitrine chez deux sujets qui offrirent à l'auptosie
un énorme épanchement dans la cavité thoracique gauche, de
façon qu'une couche de liquide se trouvait interposée entre le
poumon et la face postérieure de la paroi thoracique correspondante.
(4) De même que pour la pleuro-pneumonie, nous prions de
remarquer que ces complications et ces diverses causes de mort
sont suffisantes pour rendre compte de la mortalité relative à la
pleurésie.

C. *Entéro-mésentérite typhoïde* (15ᵉ cas) (5).

— Terminaisons et complications : 9 malades sont sortis guéris ; deux autres, qui étaient encore dans les salles
comme convalescens à l'époque où ce relevé a été fait ,
sont depuis sortis guéris ; 4 morts, dont l'un, entré le douzième jour de maladie dans un état très grave, ne fut pas
complètement soumis à la formule des émissions sanguines du professeur de la Charité, non plus qu'un second qui entra le 15ᵉ jour de maladie, offrant de plus des
symptômes de méningite ; le 3ᵉ succomba à une endocardite avec communication entre l'origine de l'aorte et
l'oreillette gauche (6).—Voici les complications qui eurent
lieu dans les 15 cas : entéro-colite dans 1 cas, chloro-ané-
mie dans 2 cas, pneumonie simple ou double dans 3 cas,
hypertrophie du cœur dans 1 cas , endocardite simple
dans 1 cas , endocardite et communication de l'aorte à
son origine avec l'oreille gauche dans 1 cas, syphilis dans
1 cas.
— Degré et intensité de la maladie à l'entrée : 6 cas légers , 5 cas moyens, 3 cas graves et 1 cas très grave.
— Sexe et âge : 12 hommes, 3 femmes. — Maximum de
l'âge, 26 ans, minimum 15 ans, âge moyen 20 ans 8|15.
— Durée de la maladie lors de l'entrée : maximum 21
jours, minimum 3 jours, durée moyenne 10 jours 4|15.
— Durée totale de la maladie : maximum un mois, minimum 13 jours, durée totale moyenne 22 jours.
— Durée du séjour à l'hôpital , sur 13 cas (2 malades
étant encore dans les salles lorsque ce relevé a été fait) :
maximum 36 jours , minimum 9 jours , moyenne 18
jours 4|15.
— Causes : indéterminées dans 8 cas ; fatigue ou excès
de travail dans 4 cas ; mauvaise nourriture dans 2 cas ;
chagrin dans 1 cas ; habitation dans une chambre petite
et mal aérée dans 2 cas.
— Traitement avant l'entrée à l'hôpital : aucun dans 4
cas ; une saignée dans 3 cas ; application de sangsues au
ventre dans 2 cas ; vin chaud dans 2 cas ; purgatifs dans 2
cas ; tisanes diverses dans 3 cas.
— Traitement à l'hôpital : 1ᵉ saignées générales 37, ou
113 palettes , ou 452 onces de sang ou 28 livres 4|16. ;
moyenne 2 saignées et demie, ou 7 palettes et demie, ou 30
onces 2|5 ou un peu moins de 2 livres ; 2ᵉ ventouses sur le
ventre, 71 palettes, ou 284 onces de sang, ou 17 livres 12|16 ;
moyenne 4 palettes 11|15, ou 18 onces 14|15 ou une livre et
près de 3 onces ; 3° ventouses sur la poitrine, 3 palettes
seulement dans 1 cas compliqué de pneumonie ; 4ᵉ ventouses derrière les oreilles, 2 palettes seulement dans 1 cas
pour remplacer les sangsues ; 5° sangsues sur le ventre ou
derrière les oreilles 60 (4 par malade terme moyen) ;
6ᵉ vésicatoires sur le ventre , ou la poitrine, ou aux mollets ou sur la région du cœur, 13 ; 7° adoussissans et chlorures dans tous les cas ; 8° glace à l'intérieur sur le ven-

(5) Dans ces 15 cas de fièvre entéro-mésentérique bien caractérisée ne sont pas compris 6 cas de fièvre bilieuse simple et
d'embarras gastrique terminés par la guérison. Nous signalerons
encore à cette occasion le cas d'un homme âgé de 38 ans , entré
à la Clinique le sixième jour d'une maladie dont les symptômes
principaux furent ceux de la fièvre ou de l'affection typhoïde la
plus grave , moins ceux fournis par les voies digestives , et dans
laquelle on observa , en outre , de la douleur avec gonflement
œdémateux des articulations du pied gauche et de l'épaule droite,
des taches typhoïdes sur la poitrine et sur les membres des pustules entourées d'un cercle érysipélateux avec phlyctènes au centre ;
la mort eut lieu le dix-huitième jour de maladie ; « l'auptosie
(13 heures après la mort) : pus dans les articulations affectées
pendant la vie , inflammation de la veine axillaire droite, état
sain des follicules intestinaux.
(6) Cette grande mortalité relative dépend des différentes circonstances que nous venons d'énumérer.

tre ou sur la tête dans 2 cas; 9° musc à l'intérieur dans 1 cas où il existait des symptômes nerveux graves.

D. *Rhumatisme articulaire aigu* (9 cas).

— Terminaison. — Guérison chez tous les malades.

— Age et sexe : 2 femmes, 7 hommes. — Maximum de l'âge, 40 ans; minimum, 21 ans; âge moyen, 28 4/9.

— Intensité lors de l'entrée : 3 cas légers, 4 cas moyens, 2 cas graves.

— Complications : Endocardite dans 6 cas; endo-péricardite, dans un cas; état chlorotique dans un cas; absence de complication dans un cas.

— Causes : Refroidissement après avoir eu chaud dans un cas; exposition fréquente au refroidissement dans un cas où le malade ne pouvait affirmer si cela lui était arrivé lors de l'invasion.

— Durée de la maladie à l'entrée : maximum, 30 jours; minimum, 2 jours; moyenne, 10 jours 3/9.

— Durée totale de la maladie : maximum, 30 jours; minimum, 8 jours; moyenne, 17 jours 3/9.

— Durée du séjour à l'hôpital sur 8 cas : maximum, 17 jours; minimum, 0 jours; moyenne, 14 jours.

— Traitement : 1° Saignées générales 32, ou 101 palettes et demie, ou 486 onces, ou 55 livres 6/16; moyenne, près de 3 livres de sang; 2° ventouses scarifiées sur le cœur, ou les articulations affectées, 28 palettes, ou 112 onces de sang, ou 7 livres, moyenne 12 onces 4/9; 3° sangsues sur les articulations douloureuses 44 (à peu près 5 par malade); 4° autres moyens de traitement : vésicatoires au cœur ou sur les articulations, 5; digitale à la surface des vésicatoires du cœur dans 3 cas; application de cérat mercuriel, ou de solution d'alun et compression par dessus dans 3 cas; 1 bain.

E. *Rougeoles* (9 cas).

— Terminaison et complication : guérison dans 6 cas, mort dans 3 cas, qui ont offert les complications suivantes : pleurésie double et péricardite dans 1 cas, bronchite générale, avec pneumonie double et endocardite dans le second cas, grossesse de 5 mois, et décollement du placenta dans le troisième.

— Sexe et âge des malades : 3 femmes, 6 hommes; maximum de l'âge, 30 ans; minimum, 18 ans; âge moyen, 22 ans.

— Intensité de la maladie à l'entrée : 2 cas graves, 3 moyens, 4 légers.

— Durée de la maladie à l'entrée : maximum, 13 jours; minimum, 4 jours; durée moyenne, 6 jours 5/9.

— Durée totale de la maladie : maximum, 24 jours; minimum, 7 jours; durée totale moyenne, 10 jours 6/9.

— Causes : indéterminées dans 7 cas; dans les deux autres les sujets se sont trouvés, au moment de l'invasion, dans le voisinage de malades atteints de rougeole.

— Traitement : saignées générales, 14, ou 44 palettes, ou 176 onces, ou 11 livres; quantité moyenne, 1 livre 3 onces et 3/9. Ventouses appliquées au cœur ou sur la poitrine, 14 palettes, ou 3 livres et demie; 100 sangsues appliquées au cou. — Vésicatoire sur la poitrine et la région du cœur dans 2 cas. Emplâtre stibié sur la poitrine dans deux cas. — Belladone à l'intérieur dans 4 cas. — Digitale à l'intérieur dans 3 cas. Adoucissans et émolliens dans tous les cas.

F. *Éruptions varioliques, variole et variol* ...

— Terminaisons et complications : guérison dans 6 cas, mort dans 1 cas, compliqué de trachéo-bronchite, avec engoûment pneumonique double et gastro-entéro-psorentérie; gale et eczéma dans un cas, rougeole dans un autre cas.

— Sexe et âge des malades : 5 hommes, 2 femmes. Maxi-

mum de l'âge, 25 ans; minimum, 20 ans; âge moyen, 21 ans 5/7.

— Durée de la maladie à l'entrée : maximum, 8 jours; minimum, 4 jours; durée moyenne avant l'entrée, 5 jours 2/7.

— Durée totale de la maladie : maximum, 19 jours; minimum, 7 jours; durée totale moyenne, 12 jours 6/7.

— Degré et intensité lors de l'entrée : 5 cas légers, 2 moyens.

— Causes : non vaccination dans 2 cas; trois malades bien vaccinés; deux autres portaient des traces de mauvaise vaccine.

— Traitement : 7 saignées, ou 23 palettes ou 92 onces de sang; moyenne 3 palettes 2/7 ou 2 onces 2/7. — 100 sangsues au cou : moyenne, 14 sangsues 2/7. — Moyens adoucissans, acidulés et chlorurés suivant les indications.

§ 3. *Résumé des moyennes de la totalité du sang tiré dans les précédens relevés.*

Dans la pleuro-pneumonie (31 cas)	4 livres	5 à 6 onces.
Dans la pleurésie (14 cas)	3 livres	4 onces.
Dans 15 cas d'entéro-mésentérite typhoïde	4 livres	6 onces 1/2
Rhumatisme articulaire aigu (9 cas)	3 livres	11 onces.
Dans la rougeole (9 cas)	7 livres	14 onces.
Dans les varioles (7 cas)	1 livre	2 onces.

ANNONCES BIBLIOGRAPHIQUES.

Un des gérans,

E. LITTRÉ.

PARIS. — Imprimerie et Fonderie de Félix Locquin et Comp. rue Notre-Dame-des-Victoires, 16.

1837. — N. 8.   10 DÉCEMBRE.

L'EXPÉRIENCE,

JOURNAL DE MÉDECINE ET DE CHIRURGIE

PUBLIÉ PAR

MM. DEZEIMERIS ET LITTRÉ.

Ars longa.   *Ubicumque...*

Ce journal paraît tous les cinq jours, les 5, 10, 15, 20, 25 et 30 de chaque mois, par cahier de 16 pages à deux colonnes, grand in-8°, formant à la fin de chaque année deux forts volumes grand in-8°. Le prix d'abonnement est de 9 fr. pour 3 mois, 18 fr. pour six mois, 36 fr. pour un an. On s'abonne, au bureau du journal, chez J.B. BAILLIÈRE, rue de l'Ecole de Médecine, 13 bis, et, dans les départemens, chez les directeurs de poste et aux bureaux des Messageries-Royales et des Messageries Laffitte et Caillard. Les lettres affranchies sont seules reçues.

CHIRURGIE.

DU TRAITEMENT DE L'ENCÉPHALOCÈLE ET DE L'HYDRO-ENCÉPHALOCÈLE CONGÉNITALES PAR L'OPÉRATION CHIRURGICALE ;

Par J. E. Dezeimeris.

L'un des objets fondamentaux de notre journal est d'exposer, à l'occasion de tout fait de quelque importance qui vient à paraître, l'état réel de la science sur ce point, tel qu'il résulte du rapprochement des faits de même nature qui existent dans ses annales. Une observation publiée dans notre numéro du 20 novembre nous paraît exiger une revue historique et critique de la question qu'elle soulève; c'est le cas d'encéphalocèle opérée par le docteur Thierry, et dont nous devons la relation à ce médecin. Ce sujet, en effet, fort embarrassant par lui-même, le devient encore plus quand on cherche à l'éclaircir par l'étude de ce qu'en ont dit les auteurs classiques en chirurgie ou ceux qui ont écrit sur les maladies des enfans. On y trouve préconisées des méthodes de traitement, qu'on serait tenté de supposer fort efficaces, d'après l'unanimité de ceux qui les recommandent, tandis qu'elles sont souvent inapplicables et presque toujours sans résultat dans les cas où il est possible de les mettre en usage. C'est ce qui a lieu pour la compression, dont on ne trouve tant d'exemples de succès que parce qu'on a pris pour des encéphalocèles de simples céphalæmatomes, ainsi que l'ont démontré Henckel et M. Naegele. Et, quant à ce qui touche à l'emploi des opérations chirurgicales, on ne peut consulter deux

auteurs sans tomber sur des préceptes contradictoires, les uns préconisant, les autres proscrivant l'emploi de ces moyens , mais tous se bornant à des assertions dénuées de preuves, ou n'invoquant que des raisons théoriques, au lieu de dire ce qui résulte des faits que l'on possède jusqu'à présent sur ce point. Suivant une méthode tout opposée, nous voulons au contraire rassembler ces faits et laisser toute théorie de côté; car, dans ce cas, que pourrait dire une théorie précédant l'observation, qui ne courût risque d'être précisément l'opposé de la vérité?

Les observations d'encéphalocèles traitées par l'opération chirurgicale ne sont pas fort nombreuses ; et la raison de leur rareté n'est pas tant dans la rareté de la maladie elle-même que dans l'amour-propre des chirurgiens, qui n'ont pas trouvé leur compte à annoncer au public des opérations faites sans succès, ou mieux encore des opérations faites dans l'ignorance de la nature du mal qu'ils attaquaient hardiment avec l'instrument, et qui les instruisaient après coup de la faute qu'ils venaient de commettre. Il s'est trouvé néanmoins quelques hommes en qui l'amour de l'art et de l'humanité l'a emporté assez puissamment sur l'amour-propre, pour les déterminer à livrer au public l'histoire de leurs fautes; genre d'histoire bien plus utile que ces pompeuses relations qu'on aime tant à donner de ses succès.

Nous allons en profiter, en rendant hommage à la candeur et à la loyauté des hommes, fort distingués d'ailleurs, à qui nous les devons.

Les observations que nous avons à rapporter ici sont de trois sortes, relativement à l'espèce d'opération qui a été pratiquée: 1° encéphalocèles ou hydro-encéphalocèles traitées par la ligature; 2° encéphalocèles traitées par l'incision ou l'excision ; 3° encéphalocèles traitées par la ponction.

PREMIÈRE SECTION.

La première observation que nous trouvions de ligature d'une tumeur à la tête se rapportant bien certainement à une hydro-encéphalocèle, est due à l'un des observateurs les plus distingués du XVI⁰ siècle, à Pierre Foreest, de Delft. Il manque à ce fait, comme à beaucoup de ceux qu'a publiés ce médecin, comme à la plupart des observations de cette époque, les résultats de l'examen du cadavre; mais, malgré cette lacune, on ne peut avoir de doutes sur la nature de la maladie, dont tous les détails reproduisent, avec la plus parfaite conformité, ce qui s'est vu dans des cas où rien n'a manqué pour constater rigoureusement la présence d'une portion du cerveau dans la tumeur.

Voici cette observation, dont je donne le titre dans les termes mêmes dont l'auteur s'est servi pour la désigner.

De phlegmaticâ excrescentiâ valde magnâ instar talpœ, aut strumœ, vel potius hydroceli, in collo posteriori apparente in infante puellâ duorum mensium (1).

« Me trouvant un jour, en 1563, au bourg de Maesland, on me présenta une petite fille de deux mois qui avait à la nuque une tumeur pendante derrière le cou, du volume d'un œuf d'oie. Cette tumeur, qu'elle avait apportée en naissant, aurait pu être prise pour une hydrocéphale, si l'hydrocéphale pouvait ainsi former une tumeur globuleuse saillante. Elle était transparente, comme sont les tumeurs aqueuses. Elle faisait tous les jours des progrès; et les parens venaient me consulter pour en faire faire l'ablation. Mais comme l'enfant était faible, je ne le trouvai nullement à propos. Je prescrivis des applications résolutives et dessiccatives... Elles restèrent sans effet. A trois semaines de là on apporta cet enfant à Delft. Je fus appelé en consultation avec Théodore, chirurgien de l'hôpital, pour voir ce qu'il y aurait à faire. La tumeur avait doublé de volume, l'enfant était faible, le mal me parut au dessus des ressources de l'art. Mais le chirurgien disait avoir traité avec succès plusieurs cas pareils, et il espérait pouvoir guérir cet enfant, non par l'incision de la tumeur, mais par la ligature; opération qu'il déclarait être bien moins dangereuse, quoique je n'osasse m'en promettre la réussite. Je cédai, quoique à regret, à la proposition et à l'insistance de quelques amis effrayés des progrès que faisait la tumeur, et l'opération fut pratiquée. La tumeur, dont la transparence fut constatée au moyen de la lumière d'une chandelle, et qui fut bien reconnue pour une tumeur aqueuse, fut entourée successivement de deux ligatures de soie, qu'on serra peu à peu et sans causer de douleur. On substitua de quatre jours en quatre jours une nouvelle ligature, toujours plus serrée que la précédente. En même temps, applications astringentes et résolutives. L'enfant parut aller mieux, et il prenait des chairs et de la force; il tétait bien, criait moins qu'auparavant, et semblait promettre une guérison assurée. Mais, quatorze jours après la ligature, une escarre se forma non à la base, mais

au sommet de la tumeur: celle-ci s'ouvrit, et il commença à s'en écouler une eau limpide. Je recommandai au chirurgien de n'évacuer le liquide que peu à peu, et non en une seule fois. Malgré ces précautions, l'enfant commença à être moins bien; au bout de peu de jours, il refusa le sein de sa mère, et j'augurai au plus mal du résultat. En effet, il maigrit et s'affaissa rapidement, et mourut bientôt. Je suis donc, dit Foreest, de plus en plus confirmé dans mon opinion que ces tumeurs apportées en naissant sont des plus difficiles à traiter, et je m'abstiendrai désormais d'y toucher, soit pour les lier, soit pour les ouvrir, quoique puisse dire le chirurgien des cas pareils qu'il a guéris par la ligature, et quoique le docteur Hugo de La Haye, à qui l'on parlait de ce cas, dise avoir réussi souvent avec l'instrument tranchant, ce qu'on peut croire facilement s'il s'agit d'opérations faites sur des adultes; mais ce que je ne saurais admettre quand il est question d'enfans naissans, ou même d'enfans un peu plus âgés, mais débiles. »

Je vois bien des auteurs des XVIIe et XVIIIe siècles se prononcer d'une manière formelle contre la ligature des tumeurs de la tête, qu'on peut supposer avoir quelque communication avec l'intérieur du crâne, et s'exprimer même de façon à faire présumer qu'ils peuvent avoir connaissance des suites funestes de quelque opération de ce genre; mais ils ne rapportent aucun fait particulier, et le premier exemple que j'en trouve, depuis Foreest, est postérieur de plus de deux siècles à celui du médecin de Delft, et est dû à Schneider, chirurgien distingué de Mittweyda, qui a eu plus de mérite encore à le publier que n'en avait eu Foreest, puisque celui-ci n'avait fait que se rendre, quoique à regret, à la proposition que faisait de l'opération un chirurgien qui se prévalait de succès obtenus dans des cas analogues, tandis que Schneider s'accuse d'en avoir eu lui-même l'idée, et ne cache pas même les reproches qui lui furent adressés après l'évènement funeste.

Cas d'encéphalocèle compliquée d'hæmatocèle traité par la ligature de la tumeur.

Le 4 juillet 1781, je fus appelé à un village voisin chez un potier dont la femme était accouchée la veille d'un enfant qui portait sur le sommet de la tête une tumeur enkystée tout à fait contre nature. A mon arrivée j'examinai cette tumeur, qui était extraordinairement grosse, sa forme était plutôt circulaire qu'ovale. Elle ressemblait assez à un champignon, et à sa partie inférieure existait un rétrécissement d'un pouce trois quarts de diamètre, qui s'insérait sur le milieu de la tête. Au dessous de ce pédicule, les tégumens de la tête formaient un repli ou bourrelet circulaire. La tumeur n'avait depuis la naissance de l'enfant subi aucun changement de volume. Elle était recouverte par un prolongement des tégumens de la tête, et sa base

(1) Foreest, Obs. chirurg., lib. III, obs. VII.

était seule revêtue de cheveux. Elle était colorée en rouge foncé, un peu livide dans quelques points : dans toute son étendue elle était molle au toucher, et était le siége d'un mouvement alternatif de dilatation et de retrait parfaitement évident. L'enfant était du sexe féminin, bien portant, et du reste bien conformé. Comme cette tumeur reposait par sa base sur la fontanelle antérieure, je pensai que son ouverture et l'évacuation du liquide qu'elle contenait étaient dangereuses, et je préférai la ligature comme plus sûre et plus conforme à la prudence. Je liai le pédicule de la tumeur avec un lien de soie étroit auquel je fis faire plusieurs tours. Au moment où je serrai le lien l'enfant poussa des cris ; mais, aussitôt que je l'eus assujéti par un nœud, il redevint calme et l'on ne remarqua pas de convulsions ; il prit le sein de la mère et dormit tranquillement pendant un temps plus long qu'il ne l'avait fait encore depuis sa naissance. Les choses continuèrent dans cet état, bien que la ligature fût renouvelée plusieurs fois et remplacée par un double fil de soie. La constriction plus forte du lien ne provoqua point de convulsions de la figure ni des autres parties du corps, et ce ne fut que quelques heures avant la mort qu'on en observa.

Le 10 juillet, je priai le docteur Redlich de Leissing de visiter avec moi cet enfant, et d'examiner cette tumeur si extraordinaire afin de me donner son avis sur le traitement subséquent. Ce célèbre médecin y consentit volontiers. Il fut fort étonné de cette anomalie qu'il n'avait jamais observée. L'ouverture de cette tumeur lui parut fort périlleuse, et il partagea complètement mon avis qu'elle ne pouvait sauver la vie de l'enfant ; il opina pour qu'on continuât l'emploi de la ligature, qui lui paraissait le seul moyen utile en pareil cas. Par suite de la constriction exercée par la ligature, les tégumens étaient plus fortement distendus par le liquide qu'ils contenaient, et la tumeur avait pris une forme plus globuleuse.

Le troisième jour après l'opération les tégumens perdirent leur coloration rouge et devinrent presque blancs : du reste on n'observa pas d'autres changemens. Le sixième jour on voyait au dessous de la ligature une ulcération circulaire de la peau, laquelle fournissait un peu de suppuration. Le neuvième jour cela était plus marqué. Jusqu'au onzième jour l'enfant fut très tranquille ; il tétait souvent et dormait presque tout le reste du temps. Le onzième jour les parens remarquèrent en lui une faiblesse très grande, cependant il passa la journée assez tranquille ; mais dans la soirée pour la première fois il survint des convulsions du visage et des membres : quelques heures après l'enfant expira.

Je fis l'autopsie en présence de M. le docteur Redlich : je commençai par réséquer la tumeur au dessous de la ligature, tout près de la tête. La section fut faite si heureusement que le liquide qui y était contenu ne put s'échapper.

La tumeur ainsi enlevée présentait une ouverture arrondie, correspondant à une ouverture semblable qui existait sur la tête ; son poids était de quatorze onces. Je l'incisai dans toute sa longueur ; il en sortit une très petite quantité de matière semblable à de la substance cérébrale, et une assez notable quantité d'un liquide rouge-brun et de sang altéré. En examinant l'intérieur de cette poche, nous en trouvâmes à notre grand étonnement une seconde renfermée dans la première, et contenant une portion du cerveau dont on pouvait reconnaître facilement la substance corticale et la substance médullaire. Il était revêtu d'une membrane qu'un examen attentif nous fit reconnaître pour un prolongement de la dure-mère, qui divisait la cavité de la tumeur en deux parties ; l'inférieure, contenant le cerveau, beaucoup plus petite que la supérieure dans laquelle était renfermé le sang. La dure-mère qui formait la première poche se séparait avec la plus grande facilité de la surface interne de la poche cutanée dans laquelle elle était contenue. La poche externe était évidemment une continuation des tégumens de la tête ; son poids était d'une once trois quarts. Le sang contenu dans la grande cavité pesait dix onces et demie, et la portion du cerveau herniée une once trois quarts.

Nous examinâmes ensuite l'endroit de la tête d'où la tumeur avait été enlevée. C'était un peu en avant de la partie moyenne de la tête. Là existait une ouverture semblable, pour l'aspect et le diamètre, à celle que présentait la tumeur. Elle était remplie par de la matière cérébrale. On voyait plus distinctement le pli circulaire formé par les tégumens autour de l'ouverture qui existait au crâne.

Ayant ensuite incisé crucialement le cuir chevelu et renversé les lambeaux, on vit que l'espèce de bourrelet situé à la base du pédicule de la tumeur contenait une membrane blanche assez résistante. Celle-ci incisée, nous trouvâmes dans son intérieur une hernie des deux hemisphères du cerveau, qui s'était opérée à travers une ouverture circulaire située au niveau de la fontanelle, et dont le diamètre était d'un pouce et demi ; les deux hémisphères étaient encore revêtus par la pie-mère, et on voyait à leur surface les circonvolutions. Cette surface paraissait en grande partie comme gangrenée ; mais cette altération ne s'étendait pas à la substance médullaire. Il n'existait pas de trace de la faux du cerveau ; et un examen plus attentif nous montra que la membrane qui enveloppait la partie du cerveau hernié n'était autre que la dure-mère, laquelle s'était échappée à travers l'ouverture circulaire du crâne, et avait pénétré dans la cavité de la tumeur où elle formait une poche distincte occupée par de la substance cérébrale.

La pie-mère n'offrait pas un semblable prolongement. Derrière les deux hémisphères herniés, au niveau des deux angles antérieurs et supérieurs des pariétaux, existait une seconde ouverture arrondie, d'un quart de pouce de diamètre, par laquelle une petite portion du cerveau s'était également échappée, et était venue se loger dans la grande cavité de la tumeur enveloppée comme la première par la dure-mère.

Au bord de la plus grande des deux ouvertures, sur la partie droite du frontal, qui était en cet endroit échancré en demi lune, le péricrâne était séparé de l'os, et celui-ci avait une coloration noirâtre. Cette altération de l'os avait environ un quart de pouce d'étendue. L'examen attentif de la cavité du crâne et du cerveau lui-même ne nous fit découvrir ni accumulation de serosité entre les membranes ou dans les ventricules, ni aucune autre disposition anormale. Le cervelet et la moelle alongée étaient dans un état parfaitement naturel (1).

Le cas le plus récent que je connaisse de ligature d'une encéphalocèle se trouve dans un journal suédois (*Svenska Lakare-sallskapets Handlingar.* 1814. t. II. n° 1.), et est dû au professeur Gistren, de Stockholm. N'ayant point ce recueil à ma disposition, je ne puis parler de ce fait que d'après le court extrait qu'en donne la Gazette de Salzbourg (*Med. chir. Zeitung.* 1816. t. IV. p. 61). On y voit que l'encéphalocèle était du plus gros volume, puisqu'elle avait 18 pouces de circonférence. La ligature en fut faite, et l'enfant mourut quelques jours après.

Voilà trois cas de ligature d'encéphalocèle, et voilà trois morts; l'opération devra donc être réputée mauvaise jusqu'à ce que le hasard ou l'ignorance nous aient prouvé un plus grand nombre d'exemples de guérison. Je dis le hasard ou l'ignorance, car, dans cet état de choses, sur quel principe pourrait-on se fonder sciemment pour la pratiquer ?

Si la ligature doit être rejetée, l'incision ou l'excision ont-elles plus de chances de succès ? Voyons.

DEUXIÈME SECTION.

Quoique les auteurs n'en fassent pas toujours explicitement l'aveu, je crois remarquer encore ici qu'on n'a porté l'instrument sur l'encéphalocèle que parce qu'on ignorait de quelle nature était la tumeur qu'on attaquait. Le premier cas que j'en vais rapporter était pourtant tombé entre les mains d'un homme fort expert dans la connaissance des maladies des enfans, du célèbre Fried, de Strasbourg. C'est à J. F. Corvinus qu'on en doit la relation, elle est insérée dans une thèse intéressante. (*Spec. inaug. med. de Hernia Cerebri. Strasbourg*, 1749, in-4 fig.)

Le 29 juillet 1741, une femme de Strasbourg mit au jour un enfant qui portait une tumeur volumineuse à la région occipitale, à égale distance de l'une et de l'autre oreille. Le pédicule de cette tumeur avait deux doigts et demi de diamètre transversal,

un doigt et demi de diamètre longitudinal; allant de là en augmentant elle atteignait six doigts de longueur, cinq de large, et trois d'épaisseur. A la base, sa surface était couverte de cheveux, au-delà, la peau en était glabre, inégale, marquée de lignes calleuses, comme cicatrisées, principalement vers son bord gauche. Au bas de la tumeur, existait une large excoriation dirigée du pédicule vers le corps. Au toucher, on reconnaissait, surtout à la base de la tumeur, des parties solides, comme seraient des membranes repliées sur elles-mêmes; le reste était rempli par un liquide, qui rentrait vers le cerveau quand on soulevait la tumeur, pour revenir quand on l'abandonnait à elle-même. Un doigt frappant un de ses points pendant qu'un autre doigt était appliqué sur un point opposé, donnait la sensation de la fluctuation d'un liquide, comme dans l'ascite.

Le 30 du même mois à cinq heures du matin, le célèbre accoucheur Fried et un habile chirurgien, appelés pour voir cet enfant, après un examen attentif et de mûres délibérations, aimant mieux tenter un moyen incertain que de ne rien faire, se décidèrent à pratiquer l'opération suivante : Une incision fut faite avec la lancette, au bord inférieur de la tumeur. Il s'en écoula aussitôt une assez grande quantité de lymphe d'un jaune rougeâtre, et cette poche se vida complètement. L'ouverture ayant été agrandie au moyen d'une incision cruciale, on vit paraître dans cette poche deux autres kystes, placés principalement vers la gauche, à côté l'un de l'autre, dont le droit, plus grand que l'autre, était de forme arrondie, le gauche, plus petit et oblong. La surface de ces deux kystes était égale, unie, brillante et comme tendineuse; ils tenaient des deux côtés à la face interne de la grande poche par des productions constituant comme deux ligamens falciformes, parsemés d'innombrables ramifications vasculaires. Au toucher on jugeait qu'un liquide devait y être contenu, et c'est ce qu'on trouva en effet en en faisant l'ouverture. A la base du kyste droit, on vit, quand ce liquide fut écoulé, un corpuscule très rouge qui y flottait, long d'un demi pouce, et ressemblant au plexus choroïde.

A travers l'ouverture par laquelle sortait ce corps, l'opérateur put faire pénétrer un stylet à un pouce et demi de profondeur dans le cerveau, mais il ne put parvenir à le réduire. Des replis de la dure-mère étaient là formant ce corps solide qu'on avait reconnu en palpant la tumeur, ainsi que nous l'avons dit. Dans l'opération, quand on avait ouvert ces kystes et quand le liquide s'en écoulait, l'enfant n'avait donné aucun signe de douleur, si ce n'est qu'il avait levé quelquefois les bras au moment de l'introduction du stylet explorateur. Les deux kystes intérieurs, et la portion indiquée du plexus choroïde furent recouverts de plumasseaux trempés dans du vin chaud aiguisé avec de l'eau de la reine de Hongrie ; les lambeaux du grand kyste furent ramenés dessus, recouverts mollement d'une compresse, et maintenus par un couvre-chef. L'enfant

(1) *L. E. Schneider.* Chirurg. Gesch. ou Observ. chirurg. avec des Remarques théoriques et pratiques. Chemnitz. 1784. 8°, x°, part. obs. 63, p. 10, avec fig.

passa le reste du jour tranquillement, profondément assoupi, la respiration très faible, les membres immobiles, n'ouvrant les yeux qu'une fois ou deux, et pourtant rendant le méconium naturellement et en assez grande quantité. En levant l'appareil le soir, on le trouva humecté d'une sérosité sanguinolente, abondante et fétide; les kystes, considérablement tuméfiés, étaient gangrénés en quelques points, et recouverts ailleurs d'un pus blanchâtre. L'intérieur de la tumeur, qui était froid le matin, était alors partout également chaud. La respiration était un peu plus forte, et l'enfant souleva sa paupière gauche, mais par un mouvement bien débile. Dans cet état de choses, tout faisant présager une issue funeste, l'opérateur ne reséqua point les membranes, et refit le même appareil. Le pauvre enfant rendit le dernier soupir le 31 juillet, à cinq heures du matin, après avoir poussé un cri, ce qu'il n'avait pas encore fait pendant sa courte vie; et quelques heures après il fut livré au couteau anatomique, pour la recherche des causes des phénomènes peu communs qu'il avait présentés.

Sur l'os pariétal droit, entre l'os et le péricrâne, existait une tumeur assez volumineuse formée par du sang épanché. La joue droite était rouge et gonflée. Le pariétal gauche était aussi en partie recouvert de sang extravasé; toutes lésions qui paraissent devoir être attribuées à la position et à la compression de la tête pendant l'accouchement. Ayant enlevé de chaque côté la pariétal, en laissant en place le frontal et l'occipital, et ayant incisé la dure-mère, on aperçut le cerveau d'une coloration normale, mais fort ramolli, comme muqueux et macéré. L'ayant coupé par tranches successives jusqu'au niveau du corps calleux, les ventricules latéraux furent ouverts, et l'on trouva dans les corps striés, surtout dans le gauche, des callosités de forme oblongue, entremêlées de vaisseaux. Le corps calleux était uni à la voûte à trois piliers par une masse solide et dense; il n'y avait pas de septum lucidum. La bandelette des nerfs optiques manquait également. « On put voir le 3ᵉ ventricule, assez spacieux, et ne formant avec les ventricules latéraux, qu'une cavité commune, qui, dirigée en arrière et à gauche, au-dessus des tubercules quadrijumeaux, venait se terminer, à travers une ouverture de l'occipital que nous décrirons bientôt, par deux kystes intérieurs. Evidemment ce ventricule contenait le corps rouge qui sortait par la base du kyste du côté droit, et qui était la continuation du plexus choroïde. L'extrémité des lobes postérieurs du cerveau se dirigeait vers cette ouverture de l'occipital, de sorte qu'on pouvait les voir et les toucher de l'extérieur. Ayant enlevé complètement les hémisphères cérébraux, on ne trouva pas de traces de tente du cervelet (car c'était cette membrane qui, faisant saillie par l'ouverture osseuse, constituait les deux poches); en sorte que les lobes du cerveau appuyaient immédiatement sur le cervelet. Enfin, à la partie supérieure de l'occipital et dans la majeure partie de

son étendue existait une perte de substance de l'os : il en résultait, à la place de la protubérance occipitale, une ouverture anomale de forme ovale, dont la partie la plus large était placée inférieurement, tandis que la pointe était dirigée en haut. Les bords de cette ouverture, lisses, épais, arrondis, semblaient formés de deux demi cercles, dont les extrémités inférieures ne se confondaient pas, mais étaient réunies par un tissu intermédiaire fibreux, solide, de 4 à 5 lignes de long, et qui paraissait destiné à séparer l'ouverture anomale du grand trou occipital par lequel passe la moelle épinière.

La marche de la maladie après l'opération et son issue furent précisément les mêmes dans le cas suivant, dont on est redevable à Thiébault, maître en chirurgie, stipendié-adjoint de la ville de Bruyères, etc. (*Journal de chirurgie de Desault*, T. II, 1792, p. 327.)

Je fus appelé, le 27 janvier 1792, chez F. Grine, habitant du village de Jussarn, pour voir un enfant, né la veille avec deux tumeurs extraordinaires à la partie postérieure de la tête. La plus considérable, contenant un liquide transparent, était longue d'environ trois pouces et demi; elle avait une forme ovalaire : l'une de ses extrémités était adhérente à la partie moyenne de l'occipital, et l'autre flottant sur le cou et les épaules. La seconde de ces tumeurs, située à la partie supérieure et latérale droite de la première, n'en était séparée que par un repli de la peau, légèrement enfoncée en cet endroit. Elle avait la grosseur d'un œuf de poule; et ses tégumens, couverts de cheveux, laissaient distinguer au tact une masse de la consistance du stéatome, qui paraissait tenir à l'os par un assez gros pédicule. Du reste la tête était bien conformée, ainsi que les autres parties du corps. Les suites funestes qui pouvaient résulter de l'amputation de ces deux tumeurs me firent résister d'abord aux sollicitations de la mère et des parens, qui la demandaient avec instance. Mais rien ne put les faire changer de disposition; l'un d'eux ajouta même que, si je persistais dans mon refus, il en instruirait la municipalité et ferait lui-même l'opération. Enfin, les voyant décidés à faire quelque sottise, et persécuté par leurs prières, j'examinai de nouveau la maladie, et je crus m'être assuré par les recherches les plus scrupuleuses qu'il n'existait aucune apparence de communication entre les tumeurs et l'intérieur du crâne. Croyant, d'après cela, n'avoir à combattre qu'une simple hydropisie enkystée et une loupe, je me déterminai à en faire l'amputation, après avoir prévenu les parens que je ne pouvais répondre de l'évènement. Je commençai par disséquer la tumeur aqueuse à sa base, en prenant garde d'intéresser le péricrâne et de percer le kyste; ce que je ne sus pas cependant éviter, en approchant de la seconde tumeur, que j'avais jugée lipomateuse, et qui, comme je l'ai dit, était contiguë à la première. Après avoir continué l'incision autour de la base de cette prétendue loupe, au lieu de trouver ce que j'avais imaginé, j'aperçus une portion considérable du cerveau, qui sortait par un trou rond, d'un demi pouce de diamètre, qui se trouvait à la partie moyenne et latérale droite de l'occipital, et dont le bord était parfaitement uni et garni à sa circonférence d'une membrane, qui paraissait sortir de l'intérieur du crâne. Cet état de choses me surprit, mais ne m'arrêta point; l'opération était trop avancée pour en rester là : en conséquence, après avoir lié les vaisseaux, je fis la section de la masse tout auprès du trou. Je rapprochai ensuite les bords de la plaie, en ramenant les tégumens, que j'avais fait tirer légèrement sur les parties supérieures et latérales de la tête, pendant l'opération, et je pansai le malade.

L'enfant était pâle et d'une faiblesse extrême; cependant il revint à lui, cria, et but, un instant après, de l'eau miellée. Il fut assez tranquille pendant la nuit suivante. Il avala à diverses reprises du lait sucré; il en prit encore plusieurs fois dans la matinée du lendemain, et il paraissait en fort bon état, quand, vers une heure après midi, il mourut, presque sans qu'on s'en aperçût.

Dans la dissection des parties dont j'avais fait l'amputation, je remarquai que la poche, qui avait servi à contenir la sérosité, était divisée en deux loges égales, séparées de haut en bas par une cloison mitoyenne, formée de plusieurs couches de tissu cellulaire, et arrosée d'une infinité de petits vaisseaux sanguins. Ces deux loges ne paraissaient point avoir de communication entre elles. La droite communiquait supérieurement avec un vide qui se trouvait dans l'intérieur de la portion du cerveau contenue dans la petite tumeur : cette dernière cavité, qui était presque nulle avant l'opération, à cause de l'affaissement de ses parois resserrées dans un petit espace, présenta elle seule, lorsqu'elle fut gonflée d'air, une étendue aussi considérable que les deux autres ensemble. Son intérieur était tapissé d'une membrane fine et très lisse, recouverte extérieurement par la substance du cerveau, dont on distinguait fort bien la forme et la consistance, quoiqu'elle fût un peu plus ferme qu'elle ne l'est ordinairement à cet âge. Une portion de cette substance passait à travers l'ouverture, par laquelle les deux tumeurs communiquaient entre elles, et se prolongeait jusqu'à la cloison mitoyenne de la grande tumeur, à laquelle elle adhérait par un tissu cellulaire-lâche. Cette portion du cerveau, et celle qui se trouvait contenue dans l'autre tumeur, pesaient ensemble une once deux gros, après avoir été séparées des membranes et des tégumens qui leur servaient d'enveloppe.

Thiébault reconnut, après sa dernière incision faite, qu'il s'était trompé en croyant n'avoir affaire qu'à une tumeur enkystée, à une loupe; il vit une membrane qui sortait du crâne par l'occipital perforé, et il paraît avoir reconnu la dure-mère dans cette membrane. Néanmoins cela ne l'arrêta pas; l'opération était, dit-il, trop avancée pour en rester là. Dans un cas tout pareil, le professeur Lallement, chirurgien à la Salpêtrière, fut plus circonspect ou plus timide, et l'issue de l'opération n'en fut pas plus heureuse. Voici la relation de ce cas :

Marguerite Recorda, âgée de 23 ans, d'une constitution très robuste, était depuis son enfance dans un état d'idiotisme. Elle portait depuis très longtemps à la région occipitale une tumeur qui, d'abord de la grosseur d'une noisette, acquit peu à peu le volume et la forme d'un œuf de poule. Le 20 mars 1813, époque à laquelle la malade se présenta dans les salles de l'infirmerie, j'observai les symptômes suivans : tumeur un peu molle, mobile, indolente, que l'on pouvait comprimer sans produire aucun accident, soutenue par une base étroite; en un mot présentant les caractères d'une loupe.

M'étant décidé à l'opération, je circonscrivis la base de la tumeur par une incision circulaire, et procédai de suite à la dissection. Un tissu d'un blanc vif et brillant se fit apercevoir vers la base et fixa mon attention. Cette couleur se reproduisant dans plusieurs points, je pensai que ce pouvait être la dure-mère. Je fis part de mes doutes aux élèves présens. Ayant porté le doigt indicateur dans l'incision, j'acquis la certitude que la base de la tumeur était inscrite dans un cercle osseux formé par l'épaisseur de l'occipital. Je suspendis l'opération, et déclarai aux élèves que je redoutais les plus fâcheux résultats. La malade pansée, remise au lit, n'éprouva rien le premier jour. Le lendemain matin pouls dur, céphalalgie assez violente (saignée du bras, boissons délayantes); bientôt après, vomissemens d'une bile verdâtre, lesquels devinrent de plus en plus fréquens et furent accompagnés d'une grande prostration (calmans, antispasmodiques). Vomissemens opiniâtres, mort le huitième jour de l'opération.

Examen du cadavre. La voûte du crâne enlevée, le cerveau fut scrupuleusement examiné et n'offrit aucune altération. La portion de la dure-mère qui forme la partie postérieure de la tente du cervelet s'engageait dans une ouverture pratiquée dans l'occipital, régulièrement arrondie et de 3 lignes de diamètre. Cette production de la dure-mère était recouverte à sa face externe par un tissu cellulaire dense et très adhérent à cette membrane, dont la face interne renfermait un prolongement du cervelet, en même temps formé par les deux lobes de cet organe, et du volume d'une noisette. Plusieurs foyers de suppuration furent découverts dans la substance du cervelet.

Cette pièce modelée en cire a été déposée dans les collections de la Faculté de médecine. (BOYER. *Traité des mal. chir.* t. V, p. 201.)

Je ne veux point taire qu'il existe un cas de succès obtenu de l'opération de l'encéphalocèle par l'incision. Il est de Jean-Nicolas Held, qui le publia dans sa thèse inaugurale (*Diss. inaug. de herniâ cerebri in adultâ feliciter sanatâ*, Giessen, 1777, in-4°) ; et je le donnerais dans tous ses détails si j'avais cette thèse : mais je ne la connais que par deux extraits que je trouve, l'un dans la bibliothèque de Richter (*Chirurgische Bibliothek*, t. IV, p. 566), l'autre dans un recueil de J.-A.-P. Gesner (*Die Entdeckungen der neuesten Zeit in der Arzneigelahrheit*, t. IV, p. 554).

« Une femme, âgée de dix-neuf ans, avait sur le devant de la tête, et à gauche de la suture frontale, une tumeur du volume d'une pomme de reinette : cette tumeur cédait un peu à la pression et paraissait contenir un liquide. On la prit pour un mélicéris, et on entreprit de l'enlever. La peau ayant été incisée, on reconnut qu'il existait au crâne une ouverture placée au niveau de la fontanelle, et que la tumeur sortait par cette ouverture. Elle était recouverte d'une membrane dans laquelle paraissait contenu un liquide. Cette membrane fut également incisée : il en sortit deux onces de liquide jaunâtre, et la tumeur s'affaissa. On put alors apercevoir à travers l'incision des battemens évidens, et l'on reconnut que ce qui restait de la tumeur était formé par le cerveau, lequel faisait hernie. Immédiatement un pansement à sec fut appliqué, et l'on employa une douce pression soutenue jusqu'à ce que le cerveau fût réduit : par la suite l'ouverture du crâne se ferma complètement, comme le font d'ordinaire les pertes de substances produites par le trépan. La femme se porte bien maintenant, et depuis elle est accouchée de plusieurs enfans. »

Je ne crois pas que ce succès, opposé aux cas qui précèdent, soit assez décisif pour faire adopter l'opération. En effet, la malade avait vécu dix-neuf ans avant qu'elle ne fût pratiquée. Le couteau ne fut porté sur la tumeur que parce qu'on ignorait en quoi elle consistait. On s'arrêta dès qu'on fut arrivé à la portion herniée du cerveau, et l'on suspendit plutôt qu'on n'acheva l'opération. On fut assez heureux pour que la tumeur supportât ultérieurement la compression, ce qui n'est pas à beaucoup près aussi ordinaire que l'ont cru Ferrand et Sallenéuve, la tumeur fut réduite progressivement, et l'ouverture du crâne se ferma. Mais la compression n'aurait-elle pas eu le même résultat sans l'incision ? et cette incision n'a-t-elle pas fait courir sans nécessité, sans utilité, de graves dangers à la malade ? Graves en effet, comme le prouvent du reste les observations qui précèdent. Il me reste à présenter les observations relatives à un autre genre d'opération, je veux dire à la ponction de la tumeur.

TROISIÈME SECTION.

Cette opération paraît être moins dangereuse que les précédentes ; mais elle ne s'applique qu'à un certain ordre de cas, à des cas compliqués, à ceux d'hydro-encéphalocèle ; et alors elle ne tend qu'à combattre la complication de la maladie, elle ne vise qu'à une cure palliative. Si je dis qu'elle paraît être moins dangereuse, ce n'est pas qu'elle soit exempte de gravité ; mais c'est que les cas de succès et d'insuccès se balancent à peu près ; ce qui est fort loin d'être la condition des opérations précédentes.

J'en vais citer plusieurs cas, dont trois suivis de mort, et les autres dans lesquels on a obtenu une demi guérison. C'est par ces derniers que je vais commencer. C'est à Robert Adams de Dublin, qu'on en est redevable ; il les a publiés dans le journal de médecine de cette ville (*Dublin Journal of medical and chemical science*, n° 6).

« A. B., âgée de six ans, forte, bien portante en apparence, était affectée de strabisme des deux yeux. Un peu au dessous de la protubérance occipitale on remarquait une tumeur de la grosseur d'un œuf de poule placé en travers. Cette tumeur faisait saillie au dessous des parties d'où elle semblait prendre racine, et se portait en bas et en arrière vers la nuque. Elle avait un mouvement de pulsation isochrone aux battemens du cœur. Lorsque l'enfant toussait ou se mouchait, elle augmentait de volume, et en même temps elle prenait pour quelques momens une coloration rouge très marquée. Le toucher faisait reconnaître qu'elle était molle et pâteuse : une douce pression ne causait à la malade aucun inconvénient. A l'endroit où elle adhérait au crâne la tumeur offrait un rétrécissement, et, en la soulevant doucement et l'examinant à sa partie inférieure, on remarquait un plissement de la peau qui indiquait un rétrécissement produit par l'anneau osseux par lequel s'est effectuée la hernie. La peau qui la recouvrait était plus mince dans quelques points que dans les autres, et y était un peu transparente. Toute la surface de la hernie était inégale : il semblait que les circonvolutions cérébrales produisaient ces inégalités, et que les deux lobes postérieurs du cerveau formaient la plus grande partie de la tumeur, ce que paraissait indiquer un enfoncement perpendiculaire qui divisait la tumeur en deux parties égales. »

L'auteur vit l'enfant presque aussitôt après sa naissance : la tumeur avait déjà le même volume et la même forme qu'elle offrait plus tard ; mais la peau était plus rouge, plus transparente dans quelques points, et si mince qu'elle se fendit, et parut vouloir se vider d'un liquide transparent qu'elle contenait.

« La déchirure spontanée du sac distendu dans les points les plus amincis paraissait inévitable si on l'abandonnait à la nature, et si l'on ne se décidait à prévenir cet accident et à faire à temps une ponction aux deux parties de la tumeur au moyen d'une aiguille fine, dans des points où la peau était la plus épaisse et la plus saine, par conséquent dans un point où elle pourrait se guérir très vite, après que le fluide contenu dans le sac herniaire serait évacué. Elle fut pratiquée : il s'écoula une demi once de liquide clair et transparent, le sac s'affaissa, et l'on reconnut la présence d'une tumeur de la grosseur d'une noix, évidemment formée par les lobes postérieurs du cerveau. La petite plaie fut pansée avec soin, et l'enfant demeura parfaitement tranquille. Il ne survint pas le moindre symptôme désagréable après cette petite opération. Mais, à notre grand regret, le lendemain nous trouvâmes la tumeur aussi volumineuse et aussi tendue qu'auparavant, et quelques jours plus tard la ponction fut repétée et avec le même résultat. Cette opération fut répétée sept fois avec une aiguille fine et une fois seulement avec une lancette ; dans ce dernier cas seulement, l'opération parut causer un peu de fièvre et un insomnie insolite chez cet enfant. Une fois nous essayâmes, après avoir vidé la tumeur par une simple ponction, d'employer la compression que Salleneuve a tant vantée. Nous l'exerçâmes au moyen de bandelettes d'emplâtre de savon et de diachylum, et d'un bandage un peu serré ; mais pendant la nuit il survint des convulsions, ce qui nous engagea à abandonner la compression et à ne plus faire de tentatives de ce genre.

« Nous vidâmes plusieurs fois encore la tumeur au moyen de la ponction, et peu à peu la peau prit plus de densité et devint capable de résister à l'effort de distension exercée par le liquide. A mesure que l'enfant devint plus âgé et le cerveau plus ferme, les membranes furent moins disposées à la sécrétion de la sérosité. La poche mit plus de temps à se remplir, de sorte qu'il n'était nécessaire de répéter la ponction qu'à de longs intervalles. Enfin la quantité de liquide devint si peu considérable que l'opération ne fut plus nécessaire. Le volume de la hernie n'avait cependant pas diminué, car les parties solides qu'elle contenait étaient constituées par du cerveau, et probablement par une petite portion du cervelet. »

Dans son mémoire, Adams parle encore d'autres succès obtenus par cette méthode ; mais il ne donne pas les observations, il se borne à dire qu'il a obtenu des avantages de la ponction dans plusieurs circonstances.

Hydro-encéphalocèle traitée par la ponction : Mort au bout de 20 jours. Observation publiée par Reiselius dans les Ephémérides des curieux de la nature. Décurie 2, an 2e, 1683, p. 272.

La femme d'un vigneron de Stuttgard, nommé Frédéric Ablas, femme d'une bonne constitution, robuste et bien portante, était grosse de plus de huit mois, lorsqu'un de ses voisins lui mit en plaisantant, autour du cou, un chat qui resta quelque temps accroché à cette partie. Trois semaines après, le 22 mai 1682, elle accoucha d'un enfant vivant et assez robuste, qui portait à la nuque une tumeur semblable à un scrotum humain, divisée à son sommet, à large base, fixée en partie à la nuque, en partie à l'occipital, couverte de poils noirs (cette couleur était celle du chat qu'on lui avait mis au cou) plus grosse que deux noix avec leur écorce placées l'une à côté de l'autre, dure et tendue. La région occipitale était gonflée et offrait une forme plus convexe que d'ordinaire. Chaque fois que l'enfant avait des selles ou urinait, ce qui exigeait des efforts à cause de la viscosité des matières fécales, ou parce que les urines contenaient des graviers, les tumeurs augmentaient de volume et devenaient plus tendues. Comme l'enfant mangeait, tétait, remuait ses membres, et qu'aucun symptôme grave n'existait, les parens, qui étaient dans la pauvreté, ne s'occupèrent pas de la tumeur. Mais lorsqu'ils la virent augmenter de volume ils implorèrent le secours de C. J. Becker, chirurgien du duc de Wurtemberg, et de J. Seb. Schalp. Celui-ci fit le 18 juin une ouverture avec une lancette dans la partie gauche de la tumeur, il en sortit plus de 4 onces d'eau limpide. Cet écoulement fit dégonfler la région occipitale ; les deux tumeurs s'affaissèrent, et une pression exercée sur celle du côté droit fit sortir encore de la sérosité par l'ouverture pratiquée à gauche. Les jours suivans l'écoulement continua. Une vaste ouverture existait entre le frontal, les pariétaux et la suture lambdoïde, et, dans la partie gauche de cette suture, le bord du pariétal faisait saillie et paraissait déprimer le bord correspondant de l'occipital. L'enfant fut très faible pendant trois jours, poussant des cris presque continuels ; cependant il mangeait, tétait, remuait ses membres ; mais au bout de ces trois jours il parut plus vivace. Le ventre était tenu libre par de petits trochisques composés de sucre et de musc, introduits dans l'anus : à l'intérieur on donnait la poudre et l'eau anti-épileptiques. Le 25 juin je vis l'enfant avec S. Reiselius, médecin du duc. Il était gai et remuait ses membres. Les mouvemens continuels de la tête avaient fait tomber l'appareil de la plaie. Les bandes et la charpie étaient imbibés de sérosité ; l'occiput était entièrement dégonflé, mais il avait une forme inégale à cause de la saillie que faisait à gauche le pariétal, et de l'enfoncement de l'occipital. Les tumeurs de la nuque étaient ridées, semblables à des bourses vides ; la peau qui les recouvrait était épaisse et comme charnue. Elles étaient moins grosses et moins aiguës que deux noix privées de leur écorce. Le réapplication du pansement fit pousser des cris à l'enfant. Le 26 et le 27 il fut pris de temps à autre de tressaillemens pendant son sommeil, mais il ne survint pas de convulsions. J. Wepfer de Schaffouse, qui avait été appelé à Stuttgard pour la famille de Wurtemberg, le vit à cette époque.

Mais les forces s'affaiblirent progressivement ; une humeur purulente s'écoula de la tumeur ; il survint des convulsions, et l'enfant mourut le 8 juillet de grand matin.

D'après le désir des parens on fit l'ouverture du crâne, et l'on trouva que la suture sagittale s'étendait jusqu'au grand trou occipital ; les deux pariétaux très livides, très adhérens à la peau ; le gauche était beaucoup plus élevé que le droit surtout au niveau de la suture lambdoïde. Les deux tumeurs complètement affaissées parurent livides, fétides et sphacelées. Elles pouvaient se séparer de la peau, et étaient très molles et faciles à déchirer. Elles étaient formées par la dure-mère distendue, et contenaient dans leur intérieur le cervelet qui faisait hernie ; dans sa partie la plus rapprochée du cerveau, il ne paraissait nullement malade ; mais la portion qui se trouvait en dehors du crâne était sphacelée et diffluente. L'ouverture qui lui livrait passage était confondue avec le trou occipital par lequel sort la moelle épinière. Le cerveau était mou, flasque et baigné de sérosité.

Hydro-encéphalocèle. Évacuation du liquide par la ponction. Mort au bout de dix-sept jours. Par M. E. Horner, professeur adjoint d'anatomie à l'Université de Pensylvanie. Observation publiée dans l'*American journal of the medical science, n. 8, août* 1829, *p.* 530.

Mme H., femme d'un cordonnier de cette ville, fut accouchée à terme le 29 juillet 1829, par le docteur Marsellis, d'un enfant du sexe féminin. Rien d'extraordinaire n'était arrivé pendant la grossesse, si ce n'est que quinze jours environ avant ses couches la mère fit une chute. L'enfant, du volume d'un enfant de huit mois, portait à la région occipitale une tumeur plus grosse que la tête. Je le vis deux ou trois jours après sa naissance. La tumeur avait alors douze pouces de circonférence ; elle était molle et fluctuante, d'une forme sphérique, et unie à la fontanelle postérieure par un collet d'un peu plus d'un pouce de diamètre ; ce collet semblait fibreux au toucher, et paraissait naître dans le crâne, d'où il sortait par la fontanelle. Celle-ci était presque carrée. Immédiatement au dessous de ce pédicule se trouvait un petit kyste contenant une demi once de liquide. Le crâne n'avait guère plus de la moitié du volume ordinaire. Le front était aplati et déjeté en arrière, les yeux et la face proéminens, comme cela s'observe habituellement chez les fœtus anencéphales. La fontanelle antérieure était presque entièrement fermée. L'occiput était également peu développé et aplati, surtout inférieurement. Le pédicule de la tumeur était recouvert par le cuir chevelu ; la tumeur elle-même était revêtue par une peau lisse, très fine, surtout dans quelques points où elle avait l'aspect de cicatrices récentes. Au centre de la tumeur on sentait une masse molle de la grosseur de la moitié du poing, et paraissant sortir de l'intérieur du crâne. La tumeur présentait en plusieurs points des cicatrices ; çà et là existaient des croûtes ; elle était généralement rouge et plus chaude que le reste du corps. L'enfant ne présentait, du reste, rien de particulier : il tétait, criait, agitait ses membres, comme le font les enfans de cet âge. Le toucher ou la pression de la tumeur paraissaient déterminer de la douleur. Les fonctions stomacales et intestinales étaient dans un parfait état d'intégrité.

Toutes ces circonstances réunies me portèrent immédiatement à penser qu'il s'agissait d'un cas d'hydrocéphale des ventricules latéraux du cerveau survenu à une époque où l'ossification du crâne était encore peu avancée, vers le quatrième ou le cinquième mois de la vie intra-utérine ; que la partie postérieure des hémisphères avait été refoulée en arrière, et que, par suite des progrès du mal et du développement naturel de la tête, ils avaient été convertis en kystes remplis de sérosité ; qu'en un mot le caractère de la maladie était le même que dans le spina-bifida. Je me déterminai en conséquence à la traiter par l'évacuation du liquide.

J'introduisis plusieurs jours de suite des aiguilles à acupuncture dans la tumeur, et je fis sortir lentement, par les piqûres, deux ou trois onces de sérosité d'un jaune clair ; cette évacuation diminuait d'abord le volume de la tumeur, mais au bout de vingt-quatre heures elle avait repris sa tension. Enfin le liquide devint trop épais pour pouvoir s'écouler par d'aussi petites ouvertures : j'eus alors recours à ma lancette que je plongeai obliquement de chaque côté de la tumeur, parce qu'il paraissait y avoir deux kystes distincts. Chaque ouverture était environ d'un demi-pouce. Le liquide s'évacua alors facilement. Une fois, qu'il y eut suspension de l'écoulement pendant quarante-huit heures, je recueillis près d'une demi-pinte de sérosité.

En même temps je faisais entretenir la tumeur dans un état continuel d'humidité, au moyen d'un mélange d'eau-de-vie et d'eau, employé comme moyen réfrigérant. Il était évident qu'une inflammation s'était développée, comme le prouvaient l'injection vasculaire des tégumens, la chaleur de la partie, et sa sensibilité à la pression.

Le 10 juillet, l'enfant eut une convulsion de quelques minutes de durée. Le lendemain et les jours suivans le même accident se montra. Le 15, la petite malade cessa de téter ; elle eut ce jour là et le lendemain de fréquentes convulsions avec écume à la bouche et pâleur très grande. Elle mourut le 15 à cinq heures du soir, dix-sept jours après sa naissance.

Autopsie seize heures après la mort. Temps chaud. En disséquant la tumeur, je vis que, comme je l'avais supposé, c'était une hydrocéphale congénitale, qui avait fait saillir les lobes postérieurs du cerveau à travers la fontanelle occipito-pariétale. La dure-mère qui recouvrait la tumeur s'était confondue avec les tégumens : la première, enflammée et fortement injectée, était adhérente dans toute son étendue aux tégumens. Chaque lobe postérieur était transformé en un sac sphérique contenant de la sérosité purulente, et dont la surface interne était ramollie et désorganisée. Du côté gauche un stylet passait facilement de la tumeur dans le ventricule latéral du même côté ; à droite on ne pouvait faire la même chose, le ventricule latéral étant oblitéré par l'adhésion des surfaces contiguës. Les lobes antérieurs et moyens occupaient leur place normale, et n'offraient aucune trace d'inflammation : ils avaient la consistance normale chez un sujet de cet âge; ils étaient unis aux lobes postérieurs par une partie rétrécie qui passait à travers la fontanelle postérieure. Pas d'altération du pont de Varole ni de la moelle alongée. La tête seule fut examinée. »

Enfin Adams dans son mémoire déjà cité, rapporte un cas d'encéphalocèle congénitale où une quantité considérable de sérosité ayant été évacuée par une ponction très étroite, l'enfant sortit aussitôt de l'état de stupeur dans lequel il était plongé; mais le liquide ne tarda pas à se reproduire, et la mort eut lieu le neuvième jour.

ACADÉMIE DES SCIENCES.

Séance du 7 novembre.

Note sur la structure des muscles. — M. Bazin adresse quelques observations sur un mémoire précédemment lu par M. Mandl. Il s'agit des stries blanches et noires signalées par ce dernier. On sait que ces stries résultent du plissement de la fibre musculaire, suivant une hypothèse; ou de l'enroulement en spirale d'une fibre qui serait la fibre primitive, dans une seconde hypothèse. Les rayons lumineux qui traverseront les plis saillans ou les tours de la spirale, et ceux qui éclaireront les intervalles des uns et des autres, produiront nécessairement l'effet de lignes différemment éclairées.

Anatomie. — M. Breschet ne fera pas le rapport sur les mémoires de M. Thomson, attendu que M. Thomson les a déjà fait imprimer, et qu'il demande que ses travaux anatomiques soient remis à la commission du prix Monthyon, mais il y a plus d'un an que M. Thomson a déposé ses mémoires, et ce sont les lenteurs interminables des commissions médico-chirurgicales qui lassent la patience la plus éprouvée, et forcent les auteurs à chercher par l'impression une publicité qu'ils ne peuvent pas obtenir des commissions.

Afrique. — M. le ministre de la guerre écrit à l'Académie pour demander la coopération de ce corps à la formation d'une commission, pour l'exploration scientifique de l'Afrique française. M. le ministre semble, dans cette lettre, prendre l'initiative de cette mesure; et cependant il y a près d'un an que la formation d'une semblable commission a été demandée dans le sein de l'Académie.

CHIMIE OPTIQUE. — *Des propriétés spéciales manifestées par l'acide tartrique*, par M. Biot. (Suite du mémoire précédent.)

Le but de ce second mémoire de M. Biot est d'examiner les effets que produit l'acide tartrique, dans diverses solutions, sur la lumière polarisée. Il en conclut que le lieu géométrique des divers déplacemens de la lumière est non une ligne droite, mais une hyperbole très peu courbée.

ACADÉMIE ROYALE DE MÉDECINE.

(La séance extraordinaire du 2 décembre n'ayant pas été consacrée à la discussion sur l'entrée de l'air dans les veines, nous la renvoyons à un prochain numéro à cause du défaut d'espace.)

Séance du 5 décembre.

M. *Moreau* annonce que M. Duvergier lui a écrit avoir fait il y a quelques années des recherches sur la position relative du cordon ombilical chez les enfans nouveau-

nés, et être arrivé à des résultats semblables à ceux obtenus par M. Moreau. Sur dix-huit enfans, la moitié de la longueur du corps correspondait, terme moyen, à 7 lignes au dessous de l'ombilic.

M. *Marc* appuie l'exactitude des recherches de M. Moreau.

M. *Capuron* pense au contraire que ces recherches n'apprennent rien, et surtout qu'elles ne servent à rien. La position relative de l'ombilic est beaucoup trop variable pour qu'on puisse en rien inférer en médecine légale. La règle établie par Chaussier était donnée par lui comme l'expression de ce qui arrive le plus ordinairement, mais il y reconnaissait de nombreuses exceptions.

On reprend la discussion sur la question de l'entrée de l'air dans les veines.

M. *Amussat* lit un long extrait d'un mémoire qu'il avait préparé avant la lecture du rapport de M. Bouillaud et qui ne fait que reproduire d'une manière beaucoup moins claire et lucide les conclusions tirées par l'honorable rapporteur. Sur quelques points où M. Bouillaud paraissait douter, M. Amussat ne craint pas d'émettre une affirmation positive. Ses conclusions sont les suivantes : 1° La possibilité de l'introduction spontanée de l'air dans les veines situées à un pouce au dessus et au dessous de la clavicule est désormais un fait incontestable. 2° Cet accident est des plus graves, ordinairement il produit la mort en quelques minutes. 3° Il est toujours annoncé par un bruit particulier (un sifflement, un happement ou un glouglou) qu'il n'est pas possible de méconnaître lorsqu'on l'a une fois entendu. 4° L'intensité du phénomène dépend en grande partie de l'étendue de l'ouverture faite à la veine. 5° Les altérations cadavériques toutes spéciales peuvent faire reconnaître l'introduction de l'air dans les veines pendant la vie. Dans ce cas, l'air est intimement mêlé au sang, et leur mélange forme une mousse très visqueuse, colorée en rouge, caractère assez positif pour qu'on puisse en faire l'application à la médecine légale. Le développement de l'air dans le cœur par la putréfaction est chose fort rare, et en tout cas il ne se forme que quelques bulles qui ne se mélangent pas au sang. Lorsqu'après la mort d'un animal on ouvre l'une des veines jugulaires, et que l'on exerce des pressions méthodiques sur les parois de la poitrine de manière à imiter les mouvemens respiratoires, l'air pénètre dans les cavités droites du cœur, mais il se mélange au sang qui conserve ses qualités normales. 6° A la suite de cet accident, de l'air se trouve toujours en notable quantité dans les cavités droites du cœur et dans l'artère pulmonaire. Sa présence dans les cavités gauches ou dans d'autres vaisseaux est un fait trop rare pour qu'on puisse en faire un caractère spécial. 7° La cause de la mort est l'interruption de la circulation pulmonaire. 8° L'introduction spontanée de l'air dans les veines ne reconnaît nullement pour cause la dilatation des cavités du cœur : l'aspiration qu'exerce la poitrine au moment de l'inspiration détermine seule ce funeste accident. 9° L'introduction d'une canule dans la veine favorise l'entrée de l'air et la rapidité de la mort. 10° La mort est beaucoup plus prompte chez les animaux qu'on a préalablement saignés pour les affaiblir, et les mettre dans des conditions à peu près semblables à celles où se trouvent les malades que l'on opère. 11° La position verticale favorise beaucoup l'entrée de l'air dans la veine. 12° La compression de la poitrine et du ventre est inefficace pour empêcher l'accident. 13° La compression du ventre aide à faire sortir l'air qui a pénétré dans les cavités du cœur. 14° Enfin le moyen réellement efficace de combattre les accidens qui en résultent, c'est d'introduire jusque dans le cœur une sonde de gomme élastique et d'aspirer l'air qui s'y trouve.

M. Amussat analyse ensuite les observations qui existent dans la science d'introduction spontanée de l'ai dans les veines chez l'homme pendant des opérations chirurgicales. Ces faits au nombre d'une trentaine sont divisés par lui en quatre catégories. La première renferme les faits irrécusables avec autopsie : elle comprend neuf faits. La deuxième comprend des faits qui offrent également tous les caractères de l'authenticité, mais dans lesquels l'autopsie n'a pas été faite. Huit faits se rangent dans cette catégorie.

La 3ᵉ contient les faits dans lesquels la guérison a eu lieu : il y en a 8 de cette espèce. Enfin la 4ᵉ catégorie comprend les faits douteux.

M. Amussat voit, dans tous les faits de la première catégorie, des caractères qui ne peuvent laisser de doute sur la nature de l'accident. Le bruit entendu, les symptômes observés, les cris de détresse et l'effroi des malades, les résultats de l'autopsie, lui semblent devoir lever tous les doutes. Il termine en insistant sur l'importance de la chirurgie expérimentale. Il pense que les services qu'elle aura rendus pour résoudre la question actuellement en discussion, devront en mieux faire ressortir toute l'utilité.

M. *Gerdy* commence par rejeter loin de lui toute idée d'attaques personnelles contre M. Amussat. Mais il ne peut nullement partager ses opinions. Les faits qu'il a vus comme membre de la commission ne lui permettent pas d'adopter les conclusions qu'il vient d'entendre. Il ne tient compte bien entendu que des expériences qu'il a vues : ce sont celles qu'il peut discuter.

1° Et d'abord il conteste que M. Amussat, par la saignée préalable, mette les animaux dans un état semblable à celui où se trouvent les malades. Quel rapport peut-il y avoir entre une déplétion instantanée des vaisseaux sanguins et la débilité qui résulte d'une maladie longue ? rien assurément de plus différent. Mais laissant même ceci de côté, il n'a pas vu que, dans les expériences où l'on agissait sur des animaux auxquels on avait soustrait une quantité plus ou moins grande de sang, la mort fût plus prompte. Le temps écoulé n'a pas été fort différent, que l'animal fût saigné ou ne le fût pas. Bien plus 3 chiens soumis à cette déperdition de sang n'ont pas succombé malgré qu'on eût tout fait pour faciliter la mort.

2° M. Amussat convient que, pour que le phénomène se produise, il faut agir sur des veines assez volumineuses et assez largement ouvertes. Dans les expériences précitées sur des chiens, l'ouverture de la veine avait en général 2 lignes de diamètre ou 6 lignes de circonférence, chez des chevaux 6 lignes de diamètre ou 24 lignes de circonférence, et cependant il fallait employer les plus grandes précautions pour que l'orifice ne se bouchât pas : encore souvent n'a-t-on pu réussir. Dans aucune expérience on n'a vu l'air s'introduire dans des veines d'un petit calibre. Comment se fait-il donc qu'on se croie autorisé à admettre qu'il ait pu pénétrer dans l'une des veines thoraciques (observation de M. Amussat) ou dans la veine sous-scapulaire, qui avait une ouverture de moins d'une ligne (observation de M. Castara) ? C'est aller au delà de tout ce qui est permis en fait d'induction.

3° Pendant toutes ces expériences il a fallu mettre en usage les plus minutieuses précautions pour faire réussir les expériences. Il fallait maintenir la plaie béante, enlever continuellement le sang spumeux qui s'échappait de la veine, empêcher la formation des caillots, tenir les parties dans la tension, etc. Eh bien, malgré toutes ces circonstances favorables, malgré tous les efforts des expérimentateurs, il est souvent arrivé que l'air n'a pu pénétrer. Il faut donc conclure que cette introduction de l'air est difficile, qu'elle exige un concours de circonstances qui ne se rencontrent jamais dans une opération chirurgicale. Elle n'a pu avoir lieu dans les observations tant citées de M. Castara, de M. Amussat, etc.

4° On aurait dû tenir compte de la perte de sang éprouvée par les animaux ; certainement lorsqu'une veine jugulaire présente une plaie de deux lignes de diamètre, l'hémorrhagie ne peut manquer d'être fort abondante, eu égard surtout à la taille de l'animal (il s'agissait de chiens) et à ce que l'on faisait pour la favoriser. On aurait dû peser les animaux avant et après les expériences ; l'absence de cette précaution leur ôte beaucoup de valeur, puisqu'il n'est pas prouvé que les animaux ne sont pas morts d'hémorrhagie.

5° La présence d'une canule est loin d'avoir l'immense influence que lui attribue M. Amussat. Dans un cas, la mort n'a pu être produite malgré toutes les manœuvres ; en dépit de tous les efforts, l'animal a résisté. Dans un deuxième cas, la mort a été produite il est vrai, mais pas avec toute la rapidité que l'on dit.

6° M. Amussat conclut que la compression du ventre et de la poitrine est sans influence pour prévenir l'introduction de l'air. Mais sur quoi se fonde-t-il pour avancer une assertion aussi positive ? sur une seule expérience; et quelle expérience! On entoure la poitrine d'un chien avec une bande qui se casse à chaque instant, on est obligé de la remplacer par une ficelle, qui même ne reste pas en place et glisse sur le ventre, de manière que l'animal continue à respirer ; et de là on conclut que la compression est sans effet. C'est se montrer bien facile à convaincre ou bien prévenu. La conclusion qu'il y avait à tirer, c'était qu'il n'en fallait rien conclure du tout. Et certes, en l'absence d'expériences plus probantes, le raisonnement ne nous dit-il pas que, si la poitrine ne se dilate pas, l'aspiration de l'air ne peut avoir lieu ?

7° Au lieu de conclure simplement de ces expériences que l'introduction spontanée de l'air est un fait constant dans les veines situées à la base du cou, M. Amussat aurait dû dire que la chose arrive quelquefois lorsqu'on fait tout pour la favoriser. M. Gerdy regarde l'introduction spontanée de l'air comme difficile, et quelquefois même impossible malgré tous les efforts.

8° Le caractère du bruit que l'on prétend si facile à reconnaître est loin d'être probant. Le plus souvent, dans les expériences, il a été tellement faible qu'il fallait approcher l'oreille pour le saisir, et quelques personnes restaient même incertaines sur sa réalité. Il ressemblait dans tous les cas à un *tappement* ou à un *glouglou*. Que trouve-t-on au contraire dans toutes les observations où l'on a soi-disant observé ce phénomène ? Tous les chirurgiens parlent d'un sifflement aigu et prolongé, semblable à celui qui se produit lorsque l'air pénètre sous le récipient de la machine pneumatique. Quel rapport y a-t-il entre ce bruit et celui de *tappement* ou de *glouglou* ? Ainsi ce caractère, sur lequel on s'appuie pour prouver la réalité de l'accident dans les observations de MM. Beauchêne, Dupuytren, Castara, Roux, Amussat, etc., est au contraire tout à fait en opposition avec ce qu'apprend l'observation.

9° L'aspiration de l'air au moyen d'une canule introduite jusque dans le cœur, moyen que M. Amussat préconise, est tout à fait indigne d'arrêter l'attention. Quand dans une opération une veine est ouverte au fond d'une plaie, il sera presque toujours impossible d'apercevoir l'ouverture : ce ne sera donc pas sur elle qu'il faudra compter pour faire pénétrer la canule. Et lorsqu'un chirurgien aura entendu un léger bruit, lorsqu'il croira que l'air a pu pénétrer dans une veine, ira-t-il ouvrir la jugulaire pour introduire sa canule? M. Amussat ne le ferait pas.

M. Amussat. Oui, certainement, je le ferais.

M. Gerdy. Si j'étais votre malade, je vous en saurais peu de gré.

10° L'argument tiré des cris et de l'effroi des malades ne prouve rien, puisque tous les malades sont disposés à l'effroi sans mourir pour cela.

11° Les caractères qu'indique M. Amussat, comme indiquant d'une manière certaine l'entrée de l'air dans les veines pendant la vie, il ne les avait pas données auparavant; par conséquent on ne les connaissait pas et on n'a pu les examiner.

12° Enfin ces caractères que présente le sang après la mort ne semblent pas à M. Gerdy assez certains pour qu'on puisse en faire l'application en médecine légale. Ce serait un malheur que la vie et l'honneur des citoyens dépendissent de faits établis d'une manière si contestable.

Il termine en s'excusant de la chaleur qu'il a mise dans sa réponse : l'amour de la vérité a été son seul mobile. Et, sans nier complètement les observations citées, il croit devoir douter, parce que ce qu'il a vu ne lui semble pas assez bien établi pour entraîner la conviction.

L'improvisation chaleureuse de M. Gerdy, toujours remarquable par sa critique incisive et par sa pressante logique, a été écoutée avec la faveur la plus marquée par l'Académie.

BIOGRAPHIE MÉDICALE.

Notice sur C. A. RUDOLPHI, par le professeur J. MULLER

[*Extrait des mémoires de l'Académie royale des sciences de Berlin pour l'année 1835.*]

Carl Asmund RUDOLPHI, professeur d'anatomie et de physiologie à l'Université de Berlin, et à l'Académie militaire médico-chirurgicale, directeur du muséum et de l'amphithéâtre anatomique, membre de l'Académie des sciences de Berlin, Stockholm, Pétersbourg et Naples, chevalier de l'ordre de l'Aigle-Rouge de troisième classe, et de l'ordre de l'Etoile-Polaire de Suède, naquit le 14 juillet 1771 à Stockholm, où son père était correcteur de l'Ecole allemande. C'est à cette école et au gymnase de Stralsund qu'il reçut sa première éducation. De 1790 à 1794 il étudia à l'université de Greisswald, où il s'adonna avec la plus grande ardeur à l'étude de la botanique. Il conserva toujours le plus profond respect pour les professeurs aux leçons desquels il puisa son instruction, et il n'en parlait jamais qu'avec la plus grande vénération. En 1793 il soutint sa dissertation intitulée : *Observationes circa vermes intestinales*, pour le grade de docteur en philosophie. En 1794 il se rendit à Iéna, y suivit les leçons de Hufeland et de Batsch, et, au printemps de l'année suivante, il fit un voyage à Dresde, Karlsbad, Erlangen, Fulda, Gottingue et dans le Harz, puis retourna à Greisswald, où il soutint, pour le doctorat en médecine, sa dissertation inaugurale, intitulée : *Observationes circa vermes intestinales, pars secunda.* Depuis 1793 il était professeur particulier de la faculté de philosophie de Greisswald ; en 1796 il passa dans la même qualité à la faculté de médecine. Pendant l'hiver de la même année, il vint à Berlin pour se perfectionner dans l'art des dissections, et l'année suivante il fut nommé aide, puis prosecteur de la faculté de médecine. Dans l'automne de 1801, il retourna à Berlin pour y étudier l'art vétérinaire : la chaire de l'institut vétérinaire de Greisswald venait de lui être donnée. Il conserva cette place jusqu'en 1808, qu'il fut nommé professeur titulaire de médecine, place qu'il conserva jusqu'en 1810. C'est dans cette période de neuf années qu'il publia quelques-uns de ses ouvrages les plus importans. En 1802, il fit paraître ses *Mémoires d'anatomie et de physiologie.* C'est au milieu de la profonde affliction que lui causa la perte d'une épouse chérie qu'il composa cet ouvrage : « Que de fois, en écrivant ce livre, n'ai-je pas tressailli et versé d'abondantes larmes au souvenir de celle qui m'avait été sitôt ravie, » dit-il dans une note manuscrite insérée beaucoup plus tard dans son exemplaire de cet ouvrage. Outre quelques nouveaux mémoires, Rudolphi publia dans ce livre des remarques sur des sujets qu'il avait déjà traités. Il s'occupe d'abord des différentes parties de l'œil, et il démontre que le cercle ciliaire ne diffère de la rétine que par

sa structure. Il traite ensuite de l'entrecroisement des nerfs optiques chez les poissons; des ventricules du cerveau: de la structure des dents, des hydatides ; de la respiration des grenouilles; de la structure des villosités intestinales, et enfin des glandes de Peyer. Dans le dernier mémoire, Rudolphi ne s'est point occupé de la structure intime de ces corps peu connus, que seul peut-être alors il était en état de faire connaître. Par son travail sur les villosités intestinales, il se plaça au premier rang des anatomistes qui s'occupent de la structure des tissus. Tout en prouvant que les villosités ne sont pas des vaisseaux, et qu'elles existent en général chez les poissons, ses recherches ont mis au jour l'erreur des anciens relativement aux pores visibles de ces parties. Il a de plus démontré l'existence d'un épithélium sur les villosités, et, par ses recherches sur les variétés d'aspect que peuvent présenter ces organes, il a tracé des limites aux hypothèses des physiologistes. Les opinions qu'il a émises dans cet ouvrage, Rudolphi les conserva toujours. Dans son exemplaire se trouve une note manuscrite ainsi conçue : *Librum duodecim annis elapsis legi, anatomicus duodecies melior actum temporis eram, plurima tamen probo.*

En 1802, Rudolphi fit un voyage dans quelques parties de l'Allemagne, de la Hollande et de la France ; il publia en 1804 des observations sur ce qu'il y avait vu relativement à l'histoire naturelle, à la médecine et à l'art vétérinaire. La relation de son voyage prouve une étonnante richesse de connaissances en botanique, en zoologie, en anatomie pathologique et en thérapeutique; elle est surtout remarquable par la multitude d'observations intéressantes que le savant voyageur a consignées sur les premiers savans d'Allemagne, de Hollande et de France. De tous ses écrits, celui-ci, ainsi que ses additions à l'anthropologie et à l'histoire naturelle générale, et sa physiologie, sont ceux qui donnent aux personnes qui n'ont pas connu personnellement l'auteur, la meilleure idée de son caractère. Qui n'y apprendrait à aimer l'homme au jugement droit et sévère, l'homme impartial, franc, livré tout entier à la recherche de la vérité, que son tact délicat a toujours empêché de se laisser entraîner à ce qui n'est que fantastique et inutile? Que ses jugemens sont bienveillans, et cependant pleins de justesse ! Quel intérêt s'attache à ce qu'il nous dit de ses rapports avec les médecins célèbres de cette époque, Brugmans, Cuvier, Tenon, Richard, Gall, et même avec le bizarre Beireis! La description de ce singulier personnage n'est pas moins amusante que celle que Goethe nous en a laissée. L'ouvrage de Rudolphi est si exact et si complet, qu'il est encore utile à ceux qui veulent étudier les institutions scientifiques des pays étrangers.

Les connaissances de Rudolphi en botanique étaient fort étendues, comme le prouvent les remarques dispersées dans son voyage, plusieurs mémoires spéciaux, et surtout son *Anatomie des Plantes*, publiée en 1807. Mais ce n'est pas à moi, c'est à mon savant ami Link qu'il appartient de dire ce que fut Rudolphi comme botaniste.

Malgré la célébrité qu'il avait acquise par ses travaux sur cette science, en 1810 Rudolphi renonça à l'étude de la botanique. Nommé professeur d'anatomie et de physiologie à l'université de Berlin, directeur du musée et de l'amphithéâtre d'anatomie, membre de la commission scientifique des affaires médicales et membre de l'Académie des sciences, les vingt-deux dernières années de sa vie furent entièrement consacrées à l'anatomie et à la physiologie.

Par son habileté dans la pratique de l'anatomie, aussi bien que par ses ouvrages, Walter s'était placé au premier rang parmi les anatomistes; mais l'anatomie microscopique, à laquelle Rudolphi s'était de bonne heure attaché, lui était restée complètement étrangère.

La simple vue lui avait permis de faire tant de choses

qu'il considérait l'anatomie comme une science arrivée près de la perfection, tandis qu'il reste encore tant de choses à découvrir, même à la simple vue. Walter ne s'était point non plus occupé d'anatomie comparée, et Rudolphi eut à en former une collection pour lui et pour l'université. Avant Rudolphi tout se réduisait aux préparations de l'école vétérinaire et à quelques préparations appartenant à des particuliers. Lorsque le roi acheta la collection de Walter en 1803, elle contenait 3071 pièces, presque toutes d'anatomie humaine. Jusqu'en 1810 sous la direction de Walter, elle s'augmenta de 162 préparations : Rudolphi y ajouta 3964 pièces, et le magasin en contient plusieurs milliers, la plupart déjà préparées, mais qui n'ont pu être disposées à cause de la dépense que cela entraînerait (1). C'est aussi à Rudolphi qu'on doit le musée zootomique; et, quoique cette collection ne puisse encore se comparer pour la partie ostéologique aux musées de Paris et de Leyde, on peut la considérer comme supérieure à toutes les collections étrangeres pour les préparations des parties molles. Pour l'anatomie humaine et pathologique, elle est une des plus complètes. Il faut se rappeler que le muséum n'est un établissement public que depuis 1803, que ce n'est que depuis 1810 que l'anatomie comparée en fait partie, et que nos moyens de l'augmenter sont de beaucoup inférieurs à ceux que l'on possède à Londres, à Paris et à Leyde. Sous ce rapport, les nations maritimes sont dans une position beaucoup plus favorable que nous, et c'est une chose admirable que de voir le jardin des plantes de Paris entretenir huit voyageurs dans les pays les plus éloignés pour compléter ses collections.

Rudolphi se distingua bientôt à Berlin par son talent de professeur et par ses qualités personnelles : ses écrits et ses leçons en firent une des gloires de l'université. L'impulsion qu'il sut donner à l'étude de l'anatomie comparée et pathologique est prouvée par le grand nombre de bonnes dissertations qui donnèrent la description de quelques unes des admirables préparations du muséum, ou qui furent l'occasion d'en faire de nouvelles. On a souvent reproché aux savans d'être peu disposés à faire connaître aux autres leur méthode de travail, et surtout de ne pas favoriser les talens naissans. Sous ce rapport Rudolphi était bien différent. Ses leçons comme ses encouragemens appartenaient à ses élèves. Il était d'un abord facile pour la jeunesse, et les bonnes qualités étaient pour lui la meilleure des recommandations. Sa bibliothèque était ouverte aux gens studieux, aux médecins, aux naturalistes : là il excitait les jeunes gens par ses encouragemens, les guidait par ses conseils, et mettait à leur disposition, avec la plus grande libéralité, ses livres et les nombreux moyens d'instruction que fournissaient le musée anatomique ou sa propre collection. Son enthousiasme pour la science, son amour de la vérité, son caractère noble et plein de délicatesse, son active opposition à tout ce qui avait une tendance vers l'erreur, se montraient là dans tout leur jour. De pareilles qualités chez un professeur font sur l'esprit de la jeunesse une heureuse et durable impression, et pour moi je ne l'oublierai jamais. C'est lui qui a contribué à faire naître

mon penchant pour l'anatomie, c'est lui qui l'a décidé à jamais. Pendant une année et demie que je suis resté sous sa direction, j'ai joui de ses conseils, de son amitié paternelle, des facilités scientifiques que lui donnait sa position. L'intérêt qu'il me portait ne cessa point lorsque plus tard nos opinions furent en désaccord : ce fut avec regret qu'il me vit entrer dans le dédale abstrait de la physiologie sensuelle, mais il applaudit à mes travaux sur l'anatomie des organes des sens, sur l'œil des insectes et des araignées. Les rapports de Rudolphi avec son prosecteur et ses collègues étaient des plus amicaux. On connaît sa conduite pleine d'égards envers Knape, son collègue pour l'anatomie. A la faculté, au sénat, il se distingua toujours par son aptitude aux affaires, par la justesse et la perspicacité de son jugement ; et les grands services qu'il rendit comme membre de la députation des affaires médicales, dont il fit partie peu de temps après son arrivée à Berlin, lui acquirent beaucoup d'influence.

En 1812, Rudolphi publia ses additions à l'anthropologie et à l'histoire naturelle générale. La Biographie de Pallas, les Mémoires sur la classification des animaux d'après leur système nerveux, sur la distribution des corps organisés, sur la beauté relative des deux sexes, peuvent être rangés dans ce qu'il a fait de plus parfait. Dans sa classification des animaux, il partit du principe anatomico-physiologique, et du système organique qui a le plus d'influence sur la forme des autres, du système nerveux. Les vertébrés qui ont un système spinal forment les *notoneura* ou *diploneura*, à cause de l'existence simultanée du système nerveux spinal et du nerf sympathique. Une seconde division porte le nom de *gastroneura* ou *myeloneura*, elle comprend les animaux chez lesquels le cordon nerveux est situé dans l'abdomen. Dans la troisième division se rangent les animaux à ganglions séparés; dans la quatrième enfin ceux dont le système nerveux est actuellement inconnu, *cryptoneura*. Comme beaucoup d'invertébrés ont un système de nerfs de mouvement et de sensibilité, en même temps qu'un système de nerfs de la vie organique, et que les deux systèmes nerveux peuvent exister dans tout le règne animal, le principe de cette classification est très bon, et nous fournit pour les principales divisions des animaux, à l'exception des plus inférieurs, des différences tranchées, faciles à saisir.

Mais c'est surtout par ses travaux sur l'histoire naturelle des entozoaires que le nom de Rudolphi est célèbre. Quand bien même l'histoire des sciences naturelles ne conserverait que les noms de ceux qui ont fait de ces découvertes importantes qui ont servi à en faire découvrir beaucoup d'autres, de ceux auxquels on doit la connaissance des formes et de la structure des classes entières de corps organisés, de ceux qui ont trouvé et heureusement développé les principes de leur classification, Rudolphi serait immortalisé par ses travaux sur les entozoaires. Linné, dans la 12ᵉ édition du *Systema naturæ*, n'en avait fait connaître que 11 espèces; Gmelin dans la 13ᵉ édition, en donna 299 et Zeder 391. Le grand ouvrage de Rudolphi, publié en 3 volumes de 1808 à 1810, contient la description de 603 espèces presque toutes exactement déterminées ; ses travaux surtout pendant son voyage en Italie entrepris dans ce but, les communications de son excellent ami Bremser, les envois que lui firent du Brésil MM. d'Olfers et Natterer, le mirent à même de doubler presque ce nombre dans son *Entoozorum synopsis* qui parut à Berlin en 1819. Cet ouvrage contient 552 espèces bien déterminées et 441 douteuses; en tout 993 espèces.

Rudolphi a fait connaître beaucoup de choses importantes sur l'anatomie des entozoaires, et ce qu'il a dit de la génération équivoque est aujourd'hui ce qu'il y a de plus probant en faveur de cette doctrine. La classification de Rudolphi est encore actuellement celle qui se rapproche de la nature. Bien que l'anatomie ait fait, sur-

<hr>

(1) On comptant les nombreuses préparations faites par Rudolphi, mais qu'il n'a pu placer, et celles qui ont été faites depuis, le nombre des pièces se monte à 11,000, en n'y comprenant que les pièces complètes, et en ne tenant point compte des matériaux du magasin, qui eux-mêmes vont à peu près à 3,000. Les préparations d'anatomie comparée des races humaines se montent à 214, dont 16 squelettes de races non européennes, et 134 crânes de différentes races. La collection ostéologique des animaux vertébrés comprend 434 squelettes complets de mammifères, 336 d'oiseaux, 154 d'amphibies et 279 de poissons. La collection d'anatomie pathologique est surtout riche en monstruosités, en maladies des os et en tumeurs de nature spécifique.

tout depuis les travaux de Mehlis, de remarquables progrès, elle ne nous a pas encore autorisés à distribuer dans les autres classes ces animaux si différens entre eux. Et dans l'état actuel de la science on en est réduit à placer les uns près des autres les groupes naturels des vers d'eau douce, d'eau salée et des vers intestinaux; de sorte que les *annulaires*, les *turbellaires* d'Ehrenberg, les *nématoïdes* de Rudolphi, les *trématodes* du même auteur et les *ténias* se trouvent placés les uns près des autres, sans considérer si l'un de ces groupes, anatomiquement si différens, habitent à l'intérieur ou à l'extérieur des corps animaux. Un point sur lequel je ne puis partager la manière de voir de Rudolphi, c'est sa séparation des *cestoïdes* d'avec les vers vésiculaires. L'examen attentif des tétrarhynques et des anthocéphales, que Rudolphi place parmi les *cystiques*, montre combien elle est peu naturelle. Cette section des vers vésiculaires contient des vers qui n'ont pas entre eux plus de ressemblance que n'en ont en général les vers vésiculaires et les cestoïdes. Les espèces alongées et déprimées de *cysticerque* (*C. fasciolaris*) sont la transition des cestoïdes aux autres vers vésiculaires. La tête du cœnure et de l'échinocoque a la forme de celle des ténias, et celle des tétrarhynques rangés parmi les cestoïdes, a, à la trompe près, de nombreux rapports de ressemblance avec celle de l'échinocoque, quoiqu'ils n'habitent point une vessie et qu'ils ne se terminent pas par une vessie. Wiegmann a déjà remarqué que les cystiques ne sont qu'une répétition des botryocéphales et des ténias, et qu'ils peuvent être considérés comme une forme incomplète de ceux-ci. A mon avis, les cestoïdes et les cystiques ne devraient faire qu'une seule famille dans laquelle ils formeraient deux sections. Ce que l'on sait du développement des ténias est tout à fait en faveur de cette idée. Car d'après Mehlis, beaucoup de ces vers ne sont d'abord formés que de la partie céphalique. L'apparente complication qui résulte de la division en anneaux peut être très marquée ou l'être à peine dans les deux sections. Dans les bothryocéphales, elle résulte de la multiplication des anneaux abdominaux et des parties génitales. Quelques cystiques au contraire, le cœnure et l'échinocoque, paraissent être des animaux réellement composés d'un tronc commun (la vessie) et de plusieurs têtes.....

En histoire naturelle, Rudolphi unissait la méthode de Linnée à celle de Pallas. Ses caractères sont simples, courts et précis comme ceux de l'illustre Suédois; ses descriptions sont basées sur l'anatomie. Dans ses travaux sur les entozoaires, sur la *balena rostrata* et *longimana*, sur la *rana pipa*, dans ses monographies ostéologiques, dans ses mémoires sur les poissons électriques, dont il a fait mieux que ses devanciers connaître les nerfs et les organes, dans ses recherches sur l'orang-outang, sur l'embryon des singes, on retrouve cette heureuse union de l'histoire naturelle et de l'anatomie comparée : cette description caractéristique de la nature se retrouve dans sa physiologie, et ce qu'il dit des races humaines et des propriétés intellectuelles des deux sexes peut être regardé comme un modèle.

La collection de l'Académie des sciences contient une suite de précieux mémoires de Rudolphi. Ceux qui ont rapport à l'anatomie comparée traitent soit d'ostéologie, comme ceux que j'ai cités plus haut, soit de névrologie, comme ceux relatifs à l'anguille et au silure électriques, et les observations sur les nerfs sympathiques, où il décrit une portion du sympathique qui va se distribuer à l'artère vertébrale, distribution seulement indiquée par Sœmmerring : quelques autres ont pour objet la myologie, tel est le travail sur l'anatomie du lion. Parmi ses travaux d'anatomie pathologique, je distinguerai surtout ceux relatifs à l'hydrocéphale et à un fœtus monstrueux qui n'avait que la tête. A l'occasion de ce dernier cas, dont j'avais publié deux ans auparavant un exemple, il mon-

tra, pour la première fois, comment ces êtres privés de cœur accomplissaient leur nutrition, en prouvant que cette tête est toujours unie au cordon ombilical d'un autre fœtus bien conformé, et que ses vaisseaux ne sont que des bouches des vaisseaux ombilicaux, comme cela avait lieu également dans le cas que j'avais vu. Son mémoire sur l'hydrocéphale de l'embryon me paraît encore plus important en ce qu'il fait voir que beaucoup de vices de conformation du cerveau et de la moelle épinière proviennent de la même cause. Je m'étonne que Rudolphi, qui avait rattaché à cette loi-là plusieurs faits d'anatomie pathologique, n'ait pas employé, pour expliquer les monstruosités, la doctrine des destructions secondaires ou des arrêts de développemens. Car, d'un très jeune embryon affecté de rachitisme, et dont la tête est aussi volumineuse que le reste du corps, il n'y a pas loin au développement incomplet de la moitié inférieure du corps et à l'insertion du cordon ombilical sur la tête. Le mémoire sur l'hermaphrodisme se distingue également par sa profonde érudition et son ingénieuse sagacité. Rudolphi examine ce phénomène sous son point de vue le plus général et le suit dans la plupart des classes d'animaux. Il en exclut avec raison les prétendus hermaphrodismes, qui ne sont qu'un arrêt de développement des organes génitaux mâles ou une métamorphose progressive des organes génitaux femelles : il décrit une espèce fort rare d'hermaphrodisme chez l'homme, dans lequel le testicule et le conduit déférent existent d'un côté, tandis que de l'autre on trouve la matrice et la trompe. Ce cas est fort remarquable, quoique je ne puisse pas, comme l'a fait Rudolphi, admettre l'existence d'un ovaire du côté femelle. L'importance que les anatomistes mettent aux dispositions normales, Rudolphi l'attachait aux anomalies de formation du corps de l'homme et des animaux. Il faut le reconnaître; bien qu'on soit disposé à s'exagérer l'importance de ce qui est extraordinaire, les anomalies peuvent nous conduire à la connaissance de la loi qui régit l'état régulier. Cuvier, qui n'avait pas étudié l'anatomie pathologique, ne pouvait s'intéresser aux singularités, et la réponse qu'il fit à Rudolphi un jour qu'à Paris ils s'entretenaient de faits de ce genre : «Mais ce n'est qu'accidentel;» cette réponse est bien caractéristique. Rudolphi l'a consignée dans les notes de son voyage. Il faut du reste avouer qu'à part la théorie des monstruosités pour laquelle les Allemands ont tant fait, les compatriotes de Cuvier ont su plus que les autres appliquer à la pratique médicale l'étude des aberrations de l'état normal que peuvent présenter les corps organisés. Cette intime liaison de l'anatomie avec la pratique médicale devait exister dans un pays où Bichat a posé et développé les lois des tissus dans l'état de santé et de maladie. Du reste Rudolphi avait un zèle égal pour toutes les branches de l'anatomie. Il disait souvent que l'on ne peut être habile dans l'une des parties et y faire d'importantes découvertes sans être versé dans les autres. Des connaissances précises en zoologie lui semblaient indispensables pour les recherches d'anatomie comparée. Il voulait que les anatomistes s'occupassent à la fois d'anatomie humaine, comparée et pathologique, et sa critique ne manquait pas de s'exercer sur ceux que des études incomplètes, des connaissances bornées ou l'ignorance de quelques unes de ces parties de la science conduisaient à l'erreur.

Rudolphi fut un des adversaires de la philosophie de la nature qui, pendant assez long-temps, obtint une certaine vogue. Dans toutes les occasions il combattit avec chaleur un genre d'étude de la nature et de fausse philosophie qui ne pouvait soutenir ses hautes prétentions que grace à son défaut de méthode exacte et à sa tendance au vague des généralités. Les conseils que donne Rudolphi à la jeunesse, relativement à cette philosophie dans sa *Biographie de Pallas*, ainsi que dans son article *Anatomie*, du *Dic-*

tionnaire Encyclopédique des sciences médicales, sont pleins d'intérêt, et ne peuvent manquer d'atteindre leur but. On ne peut douter qu'il n'admit une anatomie comparée fondée sur la connaissance des lois des formations. Dans ses écrits, comme dans ses leçons il admettait que le crâne était formé par deux vertèbres ; mais il critiquait l'abus que l'on a fait de cette idée, qui, pour le dire en passant, n'appartient ni à Goethe, ni à Oken, ni à Duméril, mais à J. P. Frank, qui l'a brièvement émise dans son ouvrage de *Curandis hominum morbis*, 1792, lib. II, p. 42. Si Rudolphi ne s'occupait que rarement d'opinions de ce genre dans ses ouvrages, c'est que la manière arbitraire dont les partisans de la philosophie de la nature avaient trop souvent traité ces sujets l'en avait complètement dégoûté. Il me semble cependant que Rudolphi a peut-être fait trop peu de cas de la connaissance des lois de formation appliquées à l'anatomie. Il n'a jamais fait connaître son opinion sur cette découverte, que tous les embryons ont, dans les premiers temps, des arcs branchiaux au niveau du cou. Il craignait une erreur, et attendit de nouvelles lumières. Pendant longtemps il fit des recherches sur l'incubation. Les résultats n'en furent pas favorables à l'idée des branchies ; mais il vit dans ces recherches beaucoup de choses qui lui démontrèrent de beaucoup plus grands rapports entre l'état fœtal des oiseaux et celui des poissons que l'on ne s'y serait attendu. Il combattit, et avec raison, l'idée que l'homme, dans son développement, passe successivement par tous les degrés du règne animal. L'existence des branchies au cou des embryons humains n'aurait pu contrarier Rudolphi, si, avec l'idée de la succession des degrés d'animalité, il n'avait rejeté en même temps celle de l'unité de plan dans les classes des vertébrés. Je n'ai jamais pu me rendre compte de la manière dont Rudolphi s'expliquait les arcs et les fentes qui existent bien réellement au cou des fœtus. Peut-être avait-il déjà entrevu la réalité, c'est-à-dire que le plan est d'abord le même pour tous les vertébrés, que ce n'est que chez les poissons que persistent des branchies ; et que, chez les autres animaux, ces organes s'atrophient en partie, et concourent en partie à former les cornes de l'os hyoïde. Du reste, Rudolphi n'avait pas d'obstination dans son doute ; et, dès qu'on lui donnait de bonnes raisons, il abandonnait son opinion. Il n'avait jamais pu voir la communication par un canal entre la vésicule ombilicale et l'intestin, probablement parce qu'il n'avait examiné que des fœtus trop âgés. Encore en 1828, il nia l'existence de cette communication. Le professeur Gurlt lui montra la communication d'un diverticulum de l'iléon avec l'ombilic, et le doute commença à entrer dans son esprit.

La tendance de Rudolphi en physiologie était la critique des expériences et des doctrines régnantes. Le temps où il commença ses travaux était un temps de splendeur pour cette science. Après la découverte du galvanisme par Galvani, ce phénomène fut long-temps regardé par les physiciens et par les physiologistes comme un phénomène physiologique ; plus tard, quand on abandonna cette idée, elle fut l'occasion de découvrir l'irritabilité animale, et beaucoup de physiciens et de physiologistes s'élancèrent dans la carrière ouverte par Alex. de Humboldt. La part que prit Rudolphi à ce mouvement, fut de soumettre à l'épreuve de l'expérience l'hypothèse de l'atmosphère sensible des nerfs, et les argumens par lesquels il combattit les preuves tirées des expériences galvaniques n'ont aujourd'hui rien perdu de leur force. Lorsque l'on reconnut que le galvanisme n'est qu'un excitant de l'irritabilité animale, et lorsque les physiologistes eurent obtenu de l'application de cet agent tout ce qu'il était possible d'en retirer, on reconnut que l'on avait trop attendu de cette découverte pour la physiologie ; et, au lieu de faire de nouveaux efforts,

qu'ils croyaient sans résultats possibles, les médecins tombèrent dans le découragement. Combien est affligeant ce spectacle, si on le compare à la période pleine d'espérance où parut l'ouvrage sur l'irritation des fibres nerveuses et musculaires qui avait tracé la marche à suivre.

Rudolphi a donné un abrégé de ses doctrines physiologiques dans ses *Élémens de Physiologie*, dont la première partie parut en 1821, la seconde en 1823, et la troisième en 1828. La dernière, qui devait traiter des sécrétions et de la génération, n'a pas été publiée. On n'a trouvé dans ses papiers qu'un fragment sur la sécrétion urinaire. Vers la fin, ce travail avait perdu pour lui de son attrait, parce qu'il s'agissait de parties de la physiologie qui doivent à d'autres leurs immenses progrès, et que Rudolphi traitait de préférence les points où il pouvait mettre à profit ses propres travaux. Une judicieuse critique des observations des autres, un immense savoir, de nombreux et précieux travaux d'anatomie propres à l'auteur, distinguent cet important ouvrage. Mais, sous le rapport dogmatique, on regrette de n'y pas trouver beaucoup de choses que doivent renfermer les ouvrages de physiologie, des choses même que réclame impérieusement l'état actuel de la science : souvent il a été beaucoup trop court, lorsqu'il n'avait pas à faire d'observations critiques ou à consigner le récit de recherches qui lui fussent propres. Ainsi il n'a pas donné à l'histoire du système nerveux l'importance qu'elle réclame. Enfin le nombre extraordinaire de faits d'anatomie comparée, et les développemens exagérés donnés à quelques points particuliers dont il avait fait l'objet de travaux spéciaux, cachent en quelque sorte les besoins et l'imperfection de la science. Malgré ces défauts, ce bel ouvrage n'en conservera pas moins une grande valeur, alors même que beaucoup de livres plus complets, mais plus vulgaires, seront depuis long-temps oubliés.

L'anatomie et la critique étaient pour Rudolphi les bases de la physiologie ; ses recherches physiologiques les plus précieuses avaient pour but de combattre des opinions reçues. Les expériences physiologiques ne lui semblaient nullement offrir la même certitude que l'anatomie ; aussi ne faut-il pas s'étonner que cet excellent homme, qui, dans toutes les occasions témoignait de la répugnance pour les vivisections, fût l'ennemi irréconciliable des hypothèses et des expériences inexactes. On ne peut s'empêcher de partager sa juste indignation, en voyant quelques physiologistes s'efforcer de faire de la physiologie une science d'expérience, en soumettant sans plan et sans idée le plus grand nombre possible d'animaux à d'horribles tortures, dont ils tirent de si misérables et quelquefois de si faux résultats. Voir l'intérieur d'un animal vivant, ce n'est pas plus apprendre comment il vit que de le contempler à l'extérieur. Rudolphi allait cependant trop loin, lorsqu'il croyait que les expériences sur les animaux vivans ne nous avaient appris que peu de chose. Des expériences sur des points importans ont ici, comme en physique, conduit aux plus importantes découvertes. La distinction des fonctions des racines antérieures et postérieures des nerfs de la moelle ne fut-elle pas d'abord la pensée d'un esprit ingénieux, pensée dont la justesse avait besoin d'être consacrée par l'expérience ? Cependant Rudolphi ne resta pas indifférent aux progrès de la physiologie des nerfs dans ces derniers temps. Par son conseil et sous ses yeux, on fit, en 1823, à l'école vétérinaire un grand nombre d'expériences sur la doctrine de Bell, relativement aux fonctions des nerfs de la cinquième et de la septième paire. Et, quoiqu'il eût commencé par manifester des doutes sur la doctrine de la distinction des fonctions des nerfs spinaux, parce que peut-être il ne croyait pas la physiologie en état de résoudre de pareilles questions, lorsque plus tard des expériences décisives l'eurent convaincu, il se prononça en sa faveur, et déclara que c'était un des plus grands pas qu'ait jamais faits la physiologie. Il évitait de se jeter dans l'étude intime et philosophique des forces vitales ; et, lorsqu'il lui arrivait d'entrer dans le domaine des phénomènes intellectuels, c'était uniquement pour parvenir à la constatation d'un fait considéré sous le rapport de l'histoire naturelle. Parmi les écrits physiologiques les plus généraux, il ne distinguait guère que ceux dans lesquels il croyait reconnaître de la portée et l'empreinte du génie; et, bien qu'il sentît tous les défauts du traité de Reil sur la force vitale et de sa manière de faire dériver tous les phénomènes de la vie du mélange et de la forme, il n'en regarda pas moins ce travail comme un chef-d'œuvre, et il ne parla jamais de Reil qu'avec la plus grande estime.

Ce qui fut pour Rudolphi une source de chagrins, ce furent ses dissidences avec Meckel. Ils avaient l'un pour l'autre la plus grande estime, et ils ne purent cependant s'abstenir de ces tracasseries réciproques, qui, personne ne le sentait mieux qu'eux, attristèrent leur vie tout entière. La manière franche, mais jamais tranchante, dont Rudolphi émettait ses opinions dans ses écrits, lui avait attiré beaucoup de désagrémens ; il s'y serait attendu s'il avait mieux connu le cœur humain et s'il n'avait jugé les sentimens des autres que d'après les siens. Link a dit avec raison de lui qu'il avait trop d'innocence pour faire des hommes le sujet de ses observations, et j'ajouterai que rien ne lui était plus pénible que lorsqu'il reconnaissait qu'il s'était trompé sur leur compte. La robuste santé dont il avait toujours joui avait sensiblement décliné dans ses dernières années. Lorsque je le revis, en 1828, après cinq années, je fus frappé du changement qu'avaient subi ses traits : il avait sensiblement vieilli; mais sa vue s'était conservée parfaite, et il pouvait faire les préparations anatomiques les plus fines, pourvu qu'elles ne demandassent pas une grande sûreté de main. Je me réjouissais de revoir mon vieil ami, mais je craignais que ce ne fût pour la dernière fois. Cependant sa santé se rétablit jusqu'en 1832. Au mois d'août, il fut pris d'une ascite causée par une maladie du foie, et il succomba le 29 novembre de la même année. Ses collections ont été achetées avec la permission du roi : ses entozoaires font partie du musée zoologique, sa bibliothèque fait partie de la bibliothèque royale, ses médailles ont été déposées au musée des beaux arts.

Comme homme, non moins que comme savant, Rudolphi était *integer vitæ scelerisque purus*. On ne pouvait le connaître sans l'aimer et l'estimer, et la plus ombrageuse susceptibilité ne résistait pas à ses manières ouvertes. Ce qu'il cherchait avant tout dans un homme, c'était la droiture, la vérité des sentimens, la franchise du cœur. Lorsqu'il rencontrait ces qualités, il s'y abandonnait tout entier. Ce caractère se montre bien dans ses poésies où il a souvent chanté l'amitié. Je ne puis me rappeler, sans en être ému, ses traits calmes et vénérables, sa gravité bienveillante et l'expression d'énergie et de franchise de son caractère. Si mon ame renfermait quelque chose dont j'eusse à rougir, je n'oserais regarder même son portrait; et, lorsque je veux rappeler les plus nobles souvenirs de ma vie, c'est Rudolphi qui se présente à mon esprit.

(*Nous donnerons, dans un des prochains numéros, la liste complète des écrits de Rudolphi.*)

VARIÉTÉS.

La société de médecine de Munich décernera dans une séance extraordinaire, le 28 octobre 1838, un prix de 20 ducats à celui qui lui enverra la meilleure dissertation sur quelque point de médecine, de chirurgie ou d'accouchement. Les mémoires doivent être adressés dans les formes usitées, avant le 31 juillet 1838, à M. le docteur Ullersperger, secrétaire de la société à Munich (Teresien-Strasse, n° 40). Les dissertations peuvent être écrites en français, en latin ou en allemand. La société se réserve le droit de publier le mémoire couronné.

BIBLIOGRAPHIE.

— Berends Handbuch u. s. w. c'est-à-dire **Manuel de la médecine pratique.** 4° vol., 2° édition revue et corrigée par le docteur Albert. (L'ouvrage aura 10 volumes.)
— E. Blasius et A. Moser, Analecten u. s. w. c'est-à-dire *Analectes de la chirurgie.* T, 1", 1" cahier.
— D. Wagenfels Pathologie u. s. w. c'est-à-dire *Pathologie et thérapeutique du cheval,* 1° partie.

ANNONCES.

TRAITÉ PRATIQUE DE LA PHTHISIE LARYNGÉE, de la laryngite chronique et des maladies de la voix, par *A. Trousseau,* professeur agrégé à la faculté de médecine de Paris, médecin des hôpitaux, et *H. Belloc,* D. M. P. *Ouvrage couronné par l'Académie royale de médecine,* Paris 1837, 1 vol. in-8° accompagné de 9 pl. gravées.   7 fr.
Le même, figures coloriées.   12 fr.

MÉMOIRE SUR LE CALCUL DES PROBABILITÉS APPLIQUÉ A LA MÉDECINE, lu à l'Académie royale de médecine, par Risueno d'Amador, professeur de pathologie et de thérapeutique générales à la Faculté de Montpellier. Paris 1837, in-8°.   2 fr, 50 c.

TRAITÉ PRATIQUE DES ÉMISSIONS SANGUINES, par M. Magistel, docteur en médecine de la faculté de Paris, membre de plusieurs sociétés savantes. Paris, 1837. in-8°.   6 f. 50 c.

DE L'INFLUENCE DES CLIMATS SUR L'HOMME, par le docteur F. Foissac, 1 vol. in-8° de 424 pages.   6 fr.

Tous ces ouvrages se trouvent à la librairie de J. B. Baillière.

RECHERCHES PRATIQUES sur l'inspection et la mensuration de la poitrine, considérées comme moyens diagnostiques complémentaires de la percussion et de l'auscultation, par Eug. J. Woillez, docteur en médecine de la faculté de Paris et ancien élève des hôpitaux; médecin de la maison d'aliénés de Clermont (Oise).

Un vol. in-8°, prix 6 fr., et 7 fr. 50 c. franc de port par la poste.

Paris, Béchet J., libraire, place de l'Ecole de Médecine, n° 4.

LEÇONS SUR LA PHILOSOPHIE CHIMIQUE, professées au collége de France par M. Dumas, recueillies par Bineau, 1 vol in-8°, prix 6 fr., et 7 fr. 50 c. franc de port par la poste.

A Paris, chez Béchet jeune, libraire, place de l'Ecole de Médecine, n° 4.

ERRATA.

Au lieu de : le DOCTEUR BÉNIGNÉ, lisez dans le sommaire du n.° 7 et p. 103, dans le titre du mémoire *sur la cautérisation de l'urètre,* lisez, le DOCTEUR BÉNIQUÉ.

P. 112. 1" lig. 1. 5° col. paragraphe omis :

Causes : refroidissement après avoir eu chaud dans 4 cas; fatigue dans 3 cas ; bière bue, le malade ayant chaud, dans un cas; bain froid, pris le malade ayant chaud, dans un cas; exposition fréquente, etc.

P. 112. 2° col., lig. 25.

Dans la rougeole (9 cas) *au lieu de :* 7 livres 14 onces, lisez : 1 livre 12 onces 1/2.

Un des gérans,
E. LITTRÉ.

PARIS.— Imprimerie et Fonderie de FÉLIX LOCQUIN et COMP. rue Notre-Dame-des-Victoires, 16.

1837. — N. 9.   15 DÉCEMBRE.

L'EXPÉRIENCE,

JOURNAL DE MÉDECINE ET DE CHIRURGIE

PUBLIÉ PAR

MM. DEZEIMERIS ET LITTRÉ.

Ars longa.   *Ubicumque...*

Ce journal paraît tous les cinq jours, les 5, 10, 15, 20, 25 et 30 de chaque mois, par cahier de 16 pages à deux colonnes, grand in-8°, formant à la fin de chaque année deux forts volumes grand in-8°. Le prix d'abonnement est de 9 fr. pour 3 mois, 18 fr. pour six mois, 36 fr. pour un an. On s'abonne, au bureau du journal, chez J.B. BAILLIÈRE, rue de l'Ecole de Médecine, 13 bis, et, dans les départemens, chez les directeurs de poste et aux bureaux des Messageries-Royales et des Messageries Laffitte et Caillard. Les lettres affranchies sont seules reçues

PATHOLOGIE CHIRURGICALE.

MÉMOIRE SUR LA PHLÉBITE A LA SUITE DES AMPUTATIONS,

Par A. Duplay,

Médecin du bureau central.

Quoique des travaux fort intéressans aient été publiés sur les accidens qui succèdent aux grandes opérations chirurgicales et surtout aux amputations des membres ; quoique la plupart des auteurs qui se sont occupés de ce sujet aient rattaché tous ces accidens à l'existence d'une phlébite plus ou moins étendue, certains esprits cependant se refusent encore à reconnaître, dans l'inflammation des veines, le point de départ et le mobile de ces nombreux accidens. La science en effet présente un assez grand nombre d'observations incomplètes, et sur lesquelles peuvent s'appuyer pour raisonner les personnes qui se refusent à admettre l'existence de la phlébite comme la cause des altérations qu'on lui attribue.

Dans tous ces faits, les lésions viscérales sont notées avec exactitude et décrites avec soin ; mais les altérations veineuses sont ou entièrement omises, ou décrites d'une manière tellement incomplète qu'il est impossible d'en tirer aucune induction. Mais, à côté de ces faits incomplets, il en est d'autres dans lesquels il n'y a rien à désirer sous aucun rapport. Ces faits bien observés sont, il faut le dire, beaucoup moins nombreux qu'on ne saurait le croire. Nous avons donc essayé de les réunir, de les comparer entre eux, et d'en tirer quelques considérations utiles. Nous allons commencer par rapporter quelques uns de ces faits qui ne sont pas connus en-

I.

core, et qui par conséquent auront au moins l'intérêt de la nouveauté.

OBS. I. *Tumeur cancéreuse à la jambe gauche. Amputation. Accidens locaux et généraux. Toux. Teinte ictérique de la peau. Mort. Abcès dans les poumons. Epanchement pleurétique à droite. Phlébite de la veine poplitée, des veines lombaires et des veines du bassin.*

Tchu, âgé de 48 ans, boulanger, d'une constitution robuste, vint à l'hôpital Beaujon le 10 janvier 1830, pour être traité d'une tumeur cancéreuse qu'il portait à la partie supérieure de la jambe gauche. L'amputation fut jugée indispensable, et une tumeur qui s'était manifestée au pli de l'aine du côté malade depuis quinze jours, ayant le volume d'un petit œuf de poule, molle, non adhérente, non douloureuse, même à la pression, paraît devoir être regardée comme sympathique, et ne pas constituer une contre-indication à l'amputation. Celle-ci fut donc pratiquée par M. Blandin dans le lieu d'élection de la jambe, le 14 du mois de janvier ; la plaie fut réunie par seconde intention.

Sauf quelques douleurs dans le côté gauche de la poitrine, qui se répétèrent souvent et nécessitèrent une saignée le 23, et un abcès sous-cutané vers l'un des angles de la plaie, abcès qui fut ouvert le 27, tout marcha régulièrement jusqu'au 28 ; la suppuration était de bonne nature ; des bourgeons charnus de bon aspect recouvraient la surface de la plaie ; mais à cette époque la scène changea.

Le 21, à la visite, nous apprenons que le malade a eu la veille un frisson suivi de sueur ; il y a de la douleur dans le côté gauche de la poitrine ; une inspiration profonde ne peut être faite. De ce côté, la percussion est moins sonore que de l'autre côté ; l'expansion pulmonaire est faible ; légère rougeur de la langue ; un peu de fréquence sans chaleur. La suppuration a un peu diminué.

Le 30. L'accès de fièvre s'est répété hier soir ; même état de la poitrine ; langue sèche et un peu rouge ; quelques douleurs dans le ventre ; pas de selle ; pouls peu développé et assez fréquent ; légère altération des traits de la face. La plaie est assez belle, mais la suppuration peu abondante. (*Vésicatoire avec la pommade de Gondret sur le côté gauche de la poitrine.*)

Le 31. Le frisson n'a pas eu lieu hier ; du reste même état général ; la plaie offre un mauvais aspect, les chairs sont pâles, pas de suppuration.

Le 1er février. L'altération des traits de la face est plus prononcée ; le dévoiement se déclare ; le pouls est faible et fréquent.

Le 3. Physionomie abattue, voix faible ; trouble de l'intelligence, persistance du dévoiement ; langue rouge et sèche ; peau chaude ; pouls fréquent et assez plein ; plaie blafarde, sans suppuration ; le frisson a reparu hier soir accompagné de délire ;

9

Le 4. La physionomie s'affaisse de plus en plus ; persistance du dévoiement ; langue rouge et sèche ; matité absolue du côté gauche de la poitrine ; crachats sanglans ; respiration fréquente ; pouls plein et fréquent. Les bourgeons charnus de la surface amputée sont affaissés et livides ; plus de suppuration, sauf une sanie grisâtre que la pression exprime de dessous la peau ; rétraction des chairs.

Le 5. Teinte jaune de la peau ; stupeur profonde ; aggravation de tous les symptômes.

Le 6. Le malade est agonisant à la visite du matin, et meurt dans la journée.

Autopsie faite le 8.—Thorax. Une espèce de kyste à parois semi-cartilagineuses, rempli d'un liquide rouge-brique, adossé au péricarde, au médiastin et au lobe supérieur du poumon, qu'il refoule en dehors et en haut, existe du côté gauche ; çà et là, à la surface du poumon du même côté, on voit des plaques jaunes qui font saillie sous la plèvre pulmonaire ; elles appartiennent à de petites collections de pus autour desquelles le tissu pulmonaire est hépatisé : de ces plaques, comme d'un centre, on voit irradier de petits cordons de même couleur qu'elles, qui se dessinent en serpentant sous la plèvre. Il est à noter que ces petits foyers purulens n'existent qu'à la surface du poumon et particulièrement dans le lobe inférieur. De petites masses de matière encéphaloïde, en grande partie ramollie, sont répandues de place en place dans l'intérieur de l'organe. Ces mêmes altérations se répètent dans le poumon droit ; de ce côté, épanchement pleurétique. Rien du côté du cœur et du péricarde.

Abdomen. Foie sain, rate saine, muqueuse de l'estomac piquetée de rouge. Une plaque de Peyer très développée dans la portion de l'intestin grêle qui va immédiatement s'aboucher avec le cœcum.

La veine poplitée, dont les parois sont épaissies jusqu'à la hauteur de quelques pouces à partir du moignon, est remplie de pus ; les petites veines musculaires qui s'y abouchent en contiennent également. Rien dans les veines fémorales. Des veines lombaires versent du pus dans la veine-cave inférieure ; des veines du bassin remplies de pus versent ce liquide dans les iliaques primitives. (*Dauvin. Theses*, 1829. N° 85.)

Cet homme paraissait être dans des conditions favorables pour que l'amputation dût réussir. La maladie qu'il portait à la jambe n'avait déterminé que très peu de désordre dans les parties molles, et l'état général était loin de présenter des chances mauvaises pour l'opération. Nous verrons que dans l'opération suivante les conditions à l'exception de l'âge un peu avancé de la malade, étaient à peu près les mêmes, et cependant des accidens non moins graves se sont montrés aussi.

Obs. II. *Amputation de la jambe chez une femme âgée de 60 ans, à la suite d'une fracture comminutive. Réunion par première intention. Le 2ᵉ jour, accidens locaux légers qui augmentent les jours suivans. Accidens généraux. Mort le 17ᵉ jour après l'opération. Un abcès dans le cerveau. Un autre abcès dans le cervelet. Pleurésie à droite. Abcès des poumons. Deux abcès dans le foie. Etat sain des veines du moignon. Pus et fausses membranes dans le canal médullaire, pus dans les cellules du diploé.*

Jeanne Valette, âgée de 60 ans, était montée sur un tabouret le 25 juillet 1833 ; elle perd l'équilibre et tombe. Son pied gauche s'embarrasse dans les barreaux, et les deux os de la jambe sont fracturés de telle sorte que le fragment supérieur du tibia déchire les parties molles, et fait une plaie de deux pouces et demi à trois pouces d'étendue. Les désordres sont tels que M. Breschet pratique l'amputation de la jambe par la méthode circulaire. On

applique douze ligatures. Réunion par première intention dans toute l'étendue de la plaie, excepté dans l'angle inférieure où l'on réunit toute les ligatures. (*Tilleul, potion calmante.*) Pendant la nuit, légers élancemens dans le moignon. Le 26 les pièces de l'appareil sont pénétrées de matière sanieuse exhalant une odeur désagréable ; on panse le moignon, et la plaie est réunie supérieurement. Peu de gonflement et de douleur. Le 27, état général excellent (*Bouillon coupé avec eau de poulet*). Pendant la journée, un peu de délire à la suite d'une frayeur qu'éprouve la malade. Les 28 et 29, même agitation, suppuration abondante et fétide, déchirure de la cicatrice et mortification du tissu cellulaire sous-cutané. Le 30, inflammation phlegmoneuse du moignon, application de cataplasmes émolliens qui la font disparaître au bout de trois jours. Suppuration de bonne nature, peu copieuse. Agitation nulle. (*Bouillon, vermicelle, sirop de gomme.*)

Le 7 août, dévoiement considérable. Faiblesse. Petitesse du pouls. (*Eau de riz, lavemens laudanisés.*) Le 8, augmentation de la diarrhée. Frissons violens suivis de chaleur et de sueur. Langue noirâtre, affaissement, somnolence. Le 9, nouveaux frissons, diarrhée, soubresauts des tendons, carphologie. Aspect blafard du moignon, suppuration fétide peu abondante. Le 10, même état. Indifférence, pas de réponses aux questions qui sont faites. Mort le 11, sans aucune douleur dans les membres ni dans les cavités splanchniques ; l'auscultation et la percussion n'avaient rien fait découvrir, jusqu'au 9, ni dans les plèvres ni dans les poumons.

Autopsie 24 heures après la mort. —Crâne. Un abcès gros comme un petit pois existe dans une des circonvolutions de l'hémisphère droit qui avoisinent la grande scissure. Le pus est réuni en un véritable foyer. Dans le lobe droit du cervelet existe un nouvel abcès un peu plus gros, offrant le même caractère, et situé à la face inférieure. Un peu plus en avant, existe une tache purulente dans la grande cavité de l'arachnoïde.

Poitrine. Pus grisâtre assez abondant dans la plèvre droite : on peut en évaluer la quantité à 8 onces. Dans les gouttières postérieures, fausses membranes récentes. Poumons crépitans, excepté à la base où existe l'engouement. A leur partie postérieure et à leur base surtout, on trouve dix ou douze tumeurs blanchâtres formées par du pus plus ou moins concret, qui constituent de véritables abcès. Leur volume varie entre celui d'un grain de chenevis et celui d'une aveline.

Abdomen. Rate, estomac, intestins, reins, vessie utérus, parfaitement sains. *Foie.* Occupé par deux abcès du volume d'un marron d'Inde. L'un d'eux est situé dans le lobe droit, l'autre occupe le lobe gauche et se trouve placé près de son bord tranchant, revêtu seulement par le péritoine. Près de l'abcès du lobe droit il existe un point du tissu du foie qui est induré et infiltré de pus.

Examen du moignon. Les veines sont blanchâtres et oblitérées. A l'extrémité ouverte, l'artère est oblitérée par un caillot qui lui adhère d'une manière très intime. Les os sont baignés par du pus ; mais à l'extrémité du tibia, et sur toute la surface du canal médullaire, existe une fausse membrane lisse. En fendant le tibia longitudinalement, on trouve que tout l'intérieur du tissu spongieux est grisâtre. Le pus est infiltré dans toutes les cellules, et cette infiltration s'étend jusqu'au dessous des cartilages d'incrustation qui ne paraissent nullement altérés. Les articulations sont saines. (Observation recueillie dans le service de M. Breschet, par M. Grisolle, année 1833.)

Dans les observations qui vont suivre, les désordres qui nécessitèrent l'amputation, étaient beaucoup plus profonds que dans les deux observations précédentes. Ces lésions dépendaient ou bien de maladies articulaires chroniques avec lésions profondes des parties molles et des parties osseuses, ou bien de lésions profondes, mais récentes, et pour lesquelles on avait eu recours à l'opération, mais peut-être un peu tard, et lorsque déjà ces lésions avaient déterminé des accidens locaux et des accidens généraux d'une certaine gravité.

Obs. III. *Amputation de la cuisse gauche sur un jeune homme de vingt-trois ans pour une tumeur blanche du genou. Réunion immédiate. Phlegmon au côté interne de la cuisse. Phénomènes généraux assez graves ; hémorrhagie le onzième jour. Mort le douzième. Phlébite de la veine crurale, s'étendant jusqu'à l'iliaque interne. Organes sains. Tubercules dans les poumons.*

Eugène Pointe, ferblantier, âgé de vingt-trois ans, était affecté depuis douze ans d'une tumeur blanche du genou gauche. Pendant tout ce temps, il éprouva des alternatives de mieux et de pis. Trois mois avant son entrée à l'Hôtel-Dieu, gonflement, douleur plus considérable : le malade est forcé de s'aliter. Lors de son entrée à l'Hôtel-Dieu, 26 octobre, il existait non seulement beaucoup de tuméfaction, mais encore de la fluctuation aux deux côtés de l'articulation du genou gauche. Les remèdes employés pendant deux mois n'ayant amené aucun changement, l'amputation de la cuisse fut faite le 26 décembre. Les jours suivans, léger mouvement fébrile : la réunion par première intention ne peut avoir lieu, et la plaie se couvre d'une suppuration abondante et de mauvaise nature. Phlegmon considérable au côté interne antérieur et supérieur de la cuisse, que l'on ouvre le 5 novembre, et qui verse une suppuration abondante. Le 6, suppuration abondante par le moignon et par l'ouverture de l'abcès, soif, sécheresse de la langue. Le soir, en voulant se placer sur le bassin, le malade fait un mouvement brusque : hémorrhagie abondante, dont on se rend maître, cependant. Longue syncope dont le malade revient difficilement, et après laquelle il éprouve un besoin irrésistible de dormir. Douze heures après, il expire.

Autopsie vingt-huit heures après la mort. Une seule ligature existe au côté interne et postérieur du moignon, la plus légère traction la fait tomber. A la partie interne et supérieure de la cuisse amputée, ouverture irrégulière qui communique avec un foyer vide, placé devant l'obturateur interne, entre la face antérieure du grand adducteur, et la face postérieure du moyen adducteur. Ce foyer communique par la partie interne de la cuisse avec le moignon. Les muscles de cette région sont infiltrés de pus. L'artère crurale ne présente rien de particulier. A la naissance de la veine iliaque interne gauche, se trouve dans ce vaisseau du sang mêlé à du pus ; mais cette altération devient plus sensible dans la veine crurale ; la membrane interne est rouge, épaissie, facile à déchirer, et en contact avec une légère couche de pus.

Légère infiltration sous-arachnoïdienne, cerveau et cervelet dans l'état naturel, sérosité dans les ventricules.

Etat sain de tous les organes de la digestion. Le cœur est sain. Les deux poumons contiennent un grand nombre de tubercules. (Legros, obs. recueillie dans le service de Dupuytren, année 1827.)

On ne peut pas attribuer la mort du malade qui fait le sujet de cette observation, à la phlébite trouvée sur le membre amputé. Un accident plus prompt, plus expéditif en quelque sorte, est venu précipiter la fin du malade, que la phlébite aurait problablement amenée d'une manière plus lente, mais aussi certaine. Le fait suivant permet au contraire de suivre l'inflammation veineuse dans tout son développement.

Obs. IV. *Hydarthrose du genou gauche. Résistance à toute espèce de traitement. Pseudo-membrane dans l'articulation et destruction des cartilages. Amputation de la cuisse. Frissons. Accidens locaux. Abcès dans diverses régions. Pus dans une articulation métacarpo-phalangienne, dans des articulations radio-carpiennes, dans l'articulation scapulo-humérale droite. Abcès dans les poumons. Phlébite de la veine crurale.*

Louis Siboy, âgé de 19 ans, menuisier, d'un tempérament lymphatique et d'une assez bonne constitution, n'ayant jamais présenté aucun symptôme d'affection scrophuleuse, entra à l'Hôtel-Dieu, le 14 juillet 1823, pour une hydropisie du genou gauche qui datait de quinze mois. La maladie avait débuté, sans cause connue, par une douleur vive, une tuméfaction considérable de l'articulation avec sentiment de chaleur. On avait fait des frictions sur le genou avec l'alcali volatil ; on avait appliqué un séton au dessus du genou, et le malade avait éprouvé un peu de mieux. Mais bientôt il fut obligé de cesser toute espèce de travail et il entra à l'hôpital. Le genou gauche avait alors doublé de volume ; il était plus chaud que les autres parties du corps, douloureux à la pression, et il offrait une fluctuation des plus évidentes. Il n'y avait pas d'amaigrissement sensible. L'appétit avait diminué, et chaque soir il survenait un petit mouvement fébrile. Pendant quinze jours on employa le repos et des cataplasmes, mais l'on n'obtint aucun soulagement. Le 30 juin, deux vésicatoires furent appliqués, l'un au dessus, l'autre au dessous de la rotule, et leur application détermina des accidens graves du côté des voies urinaires. Le 20 juillet, l'état était à peu près le même. On tente l'emploi des dérivatifs sur le canal intestinal, on donne jusqu'au 10 septembre une once d'huile de ricin tous les trois jours. On remplaça à cette époque l'huile de ricin par une demi-once de sulfate de soude dans une pinte de bouillon de veau aux herbes, et tous les deux jours on donna un bain sulfureux. Le 17 novembre ce traitement n'avait amené aucune amélioration ; et Dupuytren proposa l'amputation au malade. Le même jour elle fut pratiquée. Elle n'offrit rien d'extraodinaire. L'examen du genou fit voir de fausses membranes recouvrant la synoviale, les cartilages en partie détruits, et une ankylose commençante vers la partie externe.

La journée se passa bien : le soir, sirop diacode.

Le 18 et le 19, fièvre légère. Le 20, frisson léger et court, la fièvre continue, saignée de 2 palettes. Le 21, le malade se plaint de sa cuisse et des environs de l'anus ; on incise le bandage circulaire qui semble un peu serré. Le 22, les bords de la plaie sont un peu enflés : la fièvre persiste.

Le 23, second frisson, une demi-heure après avoir été à la garde-robe : la respiration est naturelle, la langue pâteuse, blanchâtre ; Dupuytren ne dépanse pas le malade de peur de renouveler le frisson ; il ordonne une forte application de sangsues, si le frisson reparaît, mais il ne se montre pas de nouveau. La face cependant reste toujours pâle et triste. Le 1 décembre, la suppuration paraît venir d'entre les muscles : elle est très abondante. Nouveau frisson. On enlève la bande circulaire et l'on trouve un foyer situé entre le petit trochanter et l'ischion, il s'écoule beaucoup de pus de bonne nature. Les jours suivans, un abcès se forme vers le premier os métacarpien droit, ainsi qu'une escarre vers le sacrum ; le malade se plaint du genou droit, la plaie est blafarde, la face pâle, le pouls petit, peu régulier, fréquent ; la langue se sèche. On ouvre ces divers abcès, on les panse avec soin, et le malade s'éteint le 15 décembre, six mois après son entrée à l'hôpital et 23 jours après l'opération.

Autopsie le 17 décembre. Habitude extérieure. Cadavre de jeune homme pâle, ayant à la main droite une petite plaie qui communique avec la première articulation métacarpo-phalangienne, enfin ayant le membre supérieur infiltré. Le moignon présente un foyer de pus suivant le trajet des vaisseaux cruraux, et qui, partant de la surface amputée va se terminer à une ouverture faite au pli de l'aine. La veine crurale contient du pus et de fausses membranes; son intérieur est d'un gris noir, ainsi que toutes les parois du foyer. Le *cerveau* est sain, aussi bien que ses membranes. Dans la *poitrine* l'on rencontre des adhérences anciennes très intimes de toute l'étendue des plèvres. Plusieurs petits foyers purulens au sommet et à la base du poumon droit. Un seul au sommet du poumon gauche. Rien de remarquable dans le cœur. Rien dans les organes digestifs. Le foie présente, près de son extrémité droite, trois bandes noires. Les reins sont sains. L'articulation radio-carpienne contient du pus. Au devant de la rotule droite il existe un abcès qui ne communique pas avec l'intérieur de l'articulation. Autre abcès dans les parois du côté droit de la poitrine. Collection purulente dans l'articulation scapulo-humérale droite. (Observation recueillie par M. Senn, interne à l'Hôtel-Dieu, année 1823).

Dans cette observation les désordres qui ont précédé l'amputation sont considérables. L'articulation du genou est le siége de lésions assez profondes. Mais nous allons voir dans les observations suivantes des altérations encore bien plus grandes, et qui, par conséquent ont pu jouer un rôle plus important dans le développement ultérieur de la phlébite.

Obs. V. *Tumeur blanche du genou gauche. Désordre profond de l'articulation. Amputation de la cuisse. Accidens généraux. Accidens locaux. Inflammation érysipélateuse du moignon, frisson. Pus dans la veine crurale, qui est enflammée. Pus dans la veine iliaque et la veine cave. Abcès tuberculeux dans les poumons.*

Semblard, âgé de 29 ans, doreur, entre à l'Hôtel-Dieu le 24 juin 1828, pour être traité d'une tumeur blanche du genou gauche. Sa maladie datait de plusieurs mois : des sangsues, des vésicatoires avaient été employés inutilement. Entré à l'Hôtel-Dieu, on employa de nouveau les mêmes moyens, mais avec un égal insuccès. Plusieurs abcès se formèrent autour de l'articulation, et, quelque temps après, les désordres étaient tels qu'on pouvait imprimer à l'articulation des mouvemens de latéralité. Dès lors on proposa au malade l'amputation, qu'il refusa. Ce fut le 29 septembre seulement que le malade se décida, en voyant qu'il n'y avait aucun changement favorable. L'opération pratiquée par le procédé ordinaire n'offrit rien de particulier, et la réunion par première intention fut tentée. L'examen du membre amputé fit voir que les surfaces articulaires étaient cariées, baignées de pus, et les cartilages diarthrodiaux entièrement détruits, ainsi que les ligamens.

Le soir même de l'opération, le malade a de la fièvre : *on le saigne* ; il survint de la toux. A la levée du premier appareil l'état de la surface amputée était très bon ; mais bientôt le moignon s'enflamma, la peau devint érysipélateuse, du pus se forma en grande quantité dans le fond du moignon, qui fut recouvert de cataplasmes émolliens. Le 7, moins de gonflement, toux, un peu d'expectoration sanguinolente (*petite saignée*). Le 10, l'inflammation du moignon est tout à fait tombée. On applique un bandage roulé, et l'on rapproche avec des bandelettes agglutinatives. La figure du malade s'altère les jours suivans; il y a des frissons irréguliers : il tombe dans la prostration, et meurt le 20 octobre.

Autopsie. Le moignon paraît en bon état ; les parties molles peuvent facilement recouvrir l'os. Une fusée de pus accompagne les vaisseaux jusqu'à trois pouces de hauteur. L'extrémité du nerf est renflée; l'artère crurale est fermée par une lymphe plastique. La veine est béante, elle est remplie par un sang noir mêlé de pus ; ses parois sont très rouges, une couche purulente les recouvre en quelques points inférieurement. Ce mélange de pus et de sang ne se trouve pas seulement dans la veine crurale, mais il existe encore dans l'iliaque externe, et dans la veine cave elle-même à trois pouces de sa bifurcation. *Le système nerveux* ne présente rien de particulier. *L'appareil digestif* et *le foie* sont à l'état naturel. *Poitrine.* Dans chaque poumon, d'ailleurs libre d'adhérences, on trouve çà et là de *gros tubercules* déjà un peu ramollis, au nombre de vingt ou trente. Dans chacun de ces organes, ces *tubercules sont eux-mêmes entourés d'un engorgement sanguin* formant, autour d'eux, une zone dont la couleur foncée diminue à mesure que l'on s'éloigne du centre. Ces engorgemens sanguins sont la suite de la rupture de petits vaisseaux, détruits probablement par suite de l'inflammation de ces tubercules. *Le cœur* est sain, l'appareil urinaire l'est aussi. (M. Heullard, obs. recueillie dans le service de M. Dupuytren, année 1828.)

Nous ne ferons qu'une seule remarque au sujet de cette observation, et elle portera sur les tubercules trouvés dans les deux poumons. Nous pensons qu'il a été commis dans ces cas une erreur que l'on retrouve dans toutes les observations de ce genre recueillies avant que des recherches exactes aient été faites sur les lésions qui accompagnent la phlébite. Jusque-là en effet, sous le nom de tubercules, on confondait et la production accidentelle qui mérite seule cette dénomination, et les abcès pulmonaires qui accompagnent si souvent le développement de la phlébite, quelle que soit la région où elle ait pris naissance. Ce n'est que depuis les recherches exactes sur ce point intéressant de pathologie que l'on a commencé à s'entendre. Ces engorgemens sanguins, qui occupaient la périphérie de ces prétendus tubercules ramollis, nous portent à penser que dans ce cas il s'agissait de véritables abcès métastatiques. C'est en effet par des engorgemens de ce genre que commencent les suppurations si souvent liées à la phlébite: ils en sont le premier degré, et la suppuration s'y établit du centre à la circonférence par suite d'une phlébite capillaire qui détermine la suppuration et l'ulcération des petits vaisseaux. Or nous retrouvons ce dernier caractère au milieu de la description incomplète que l'auteur a donnée des tubercules qui occupaient au nombre de vingt ou trente chacun des deux poumons.

Obs. VI. *Amputation de la cuisse droite. Accidens généraux. Gonflement de la jambe et de la cuisse du côté opposé. Mort le trentième jour. Pus dans la veine fémorale droite et dans la veine-cave jusqu'à l'oreillette droite. Pus dans les veines iliaque et fémorale du côté opposé.*

Jane Strangemore eut la cuisse amputée le 27 septembre 1833 pour une tumeur blanche du genou. Le 28, le pouls, qui avait été à 80, s'éleva à 100, et le soir à 120. Le soir du 28, elle tomba malade et vomit une grande quantité de matière bilieuse. Le 1er octobre, elle est mieux, mais elle est irritable et mal à son aise ; cependant elle n'a ni douleurs ni faiblesse. Le 8, la plaie semble bien, les bords en sont presque cicatrisés. Le 9, elle se plaint de douleurs dans l'autre cuisse et dans l'autre jambe, précisément dans le mollet et dans le talon qui, dès le lendemain, enflent et deviennent sensibles à la pression sans cependant présenter de rougeur. Nouveau vomissement de bile, langue sale. Le 17, presque même état ; faiblesse et vomissemens de bile. Le 25, couleur légèrement jaunâtre. Mort le 27, trente jours après l'amputation.

Autopsie. La terminaison de la veine sur la surface du moignon était détruite par l'inflammation aussi haut que le ligament de Poupart. L'intérieur de la veine portait des marques d'inflammation adhésive. Au dessus, elle contenait une matière purulente, de la lymphe et du sang en partie coagulé. Ces apparences s'étendaient jusqu'à la veine-cave au delà du diaphragme, et des traces d'inflammation étaient sensibles presque jusque dans l'oreillette. L'inflammation était descendue le long de la veine iliaque gauche dans le bassin, et le long de la fémorale jusqu'au pied. A l'aine gauche, la veine iliaque devenant fémorale, était distendue par du pus. Les viscères étaient sains. (*Arnott. Des effets secondaires de l'inflammation des veines. Obs. quinzième.*)

Quoique cette observation soit incomplète sous bien des rapports, elle offre cependant un bien grand intérêt quant à la marche que l'inflammation veineuse a suivie. On voit en effet la phlébite remonter du moignon à la veine iliaque et à la veine-cave, puis redescendre du côté opposé, en suivant une marche centrifuge comme si elle s'attaquait à une artère. Quoique cette marche de la phlébite soit assez rare, on la voit cependant de temps en temps redescendre ainsi après la saignée, le long des veines de l'avant-bras, au lieu de se diriger vers le cœur. C'est ainsi que, dans la phlébite des veines du bassin, à la suite des couches, on la voit, comme dans le fait qui fixe notre attention, remonter dans la veine-cave puis redescendre dans les veines iliaques du côté opposé.

OBS. VII. *Plaie de l'articulation du genou. Arthrite. Destruction de la synoviale et ramollissement des cartilages. Fusées purulentes. Fièvre hectique. Amputation de la cuisse. Phlébite crurale. Abcès dans les poumons.*

Morey, cocher, âgé de 39 ans, homme robuste et d'une bonne constitution, entra à l'Hôtel-Dieu le 23 février 1836 pour une plaie pénétrante de l'articulation du genou gauche. Vers la fin du mois de janvier, cet homme fut renversé par son cheval, et en reçut un coup de pied qui lui fit à la partie externe du genou gauche une plaie presque aussi nette qu'une incision, longue d'un pouce et assez profonde. Il se releva, mais il ne put regagner son habitation. Il survint du gonflement, et le jour même on appliqua vingt-cinq sangsues sur le genou ; des cataplasmes y furent appliqués pendant huit jours que le malade resta couché. A cette époque, n'ayant plus ni douleur ni gonflement, il se leva un peu. Il ne restait plus à la surface de la plaie qu'une petite croûte dure que le malade détacha le dixième jour après l'accident. Aussitôt il sortit une humeur transparente, visqueuse, qu'il nous a comparée à du blanc d'œuf, et que son médecin lui dit être de la synovie. Ce médecin le prévint en même temps du danger qu'il courait ; mais le malade, n'éprouvant pas de douleur, reprit ses occupations, se contentant de couvrir sa petite plaie avec un morceau de diachylum gommé. Le 17 février, il éprouva de la douleur, qui ne fit qu'augmenter et qui s'accompagna de gonflement ainsi que d'un écoulement de synovie trouble, malgré plusieurs applications de sangsues. C'est alors que le malade entra dans les salles de l'Hôtel-Dieu. A cette époque, le genou était volumineux, surtout de chaque côté de la rotule ; la rougeur de la peau était peu vive, la douleur légère, même quand on faisait exécuter des mouvemens au membre. Au côté externe du genou, au bord inférieur de la rotule, existe une ouverture très étroite par où sortent quelques bourgeons grisâtres. Cette ouverture donne écoulement à un liquide visqueux, jaunâtre, trouble, et mêlé de flocons albumineux. Ce liquide est assez abondant. On recouvre le genou d'une couche épaisse d'onguent mercuriel et de cataplasmes : un bandage est appliqué de manière à ce que le membre ne puisse exécuter

aucun mouvement. L'état du malade s'améliore ; cependant comme il exécutait encore des mouvemens, on remplace le bandage par un appareil composé de plusieurs attelles et qui empêchait tout mouvement.

Le 6 mars, sans cause connue, il survint du frisson pendant la nuit et de la chaleur. Le matin, le pouls était encore plein et à environ soixante-dix pulsations. Pendant le jour, le frisson revint, et le soir le pouls était petit, précipité, et à quatre-vingts pulsations au moins ; l'appétit avait entièrement disparu. Epistaxis.

7. La nuit a été beaucoup meilleure qu'on n'aurait pu le prévoir ; le pouls, sans être moins fréquent qu'hier matin, est moins plein. Il y a eu quelques sueurs pendant la nuit. La suppuration de l'articulation est assez abondante, toujours jaunâtre, mais elle me semble mieux liée, plus semblable à du pus que les jours précédens. On agrandit l'ouverture fistuleuse à l'aide d'une incision de deux pouces et demi, qui ouvre latéralement l'articulation dans toute cette étendue.

8, 9, 10. La fièvre débute par de la chaleur et continue toutes les nuits. Le matin seulement il y a un peu de tranquillité ; le pouls bat cent fois à la minute. Point de diarrhée, point de gêne de la respiration ; douleur très légère à l'épigastre, quelques élancemens très éloignés dans le membre affecté. Tous les matins, de deux à trois heures, une épistaxis réveille le malade.

11. Beaucoup de fièvre, chaleur brûlante, sueur, nuit très agitée, deux selles en dévoiement, suppuration plus abondante, pas de douleur locale, pouls à quatre-vingt-quinze, haleine fétide, toux, excoriations au sacrum. (*Pansement de la plaie avec de la charpie, tisane astringente.*)

13. La diarrhée a cessé ; la fièvre est moins forte. L'épistaxis a été moins abondante, ainsi que la suppuration.

15. Le mieux a disparu, suppuration abondante, fièvre violente, quatre selles en diarrhée, sueurs, épistaxis très abondante. On propose au malade l'amputation de la cuisse, qui est pratiquée le lendemain 16 ; on la fait un peu haut dans la crainte de rencontrer quelque fusée purulente. Comme les parties molles sont pâles et flasques, on ne réunit pas par première intention, et on remplit de charpie le cône que forme le moignon.

Le lendemain, cet homme se trouve bien ; il n'est pas allé à la selle ; il n'éprouve aucune douleur locale, et il n'a eu la veille qu'une épistaxis très peu abondante. Son pouls est à quatre-vingt-cinq, et il y a eu encore un peu de moiteur pendant la nuit ; mais les jours suivans la fièvre persiste, le dévoiement revient ; la suppuration fournie par la plaie est excessive, et il en résulte une faiblesse extrême. L'intelligence s'altère, et, sans autre symptôme digne d'être noté, la mort survient dans la nuit du 26 au 27 mars.

Autopsie. Le membre amputé avait été examiné 24 heures après l'opération, et l'on avait pu constater les désordres suivans dans l'articulation et les parties environnantes : à l'angle supérieur de la plaie faite sur les parties latérales de l'articulation, se trouvait une petite fusée de pus qui remontait le long du bord du vaste externe. La cavité de la membrane synoviale était remplie de véritable pus. La portion de la capsule qui correspond au tendon du jumeau interne présentait une perforation par laquelle le pus remontait jusqu'à 3/4 de pouce au dessus des condyles, au milieu du tissu cellulaire. Une autre perforation de cette même capsule communiquait avec un vaste foyer, qui avait disséqué la partie postérieure et interne du tibia, ainsi que les trois quarts de la face postérieure du muscle poplité. Ces divers foyers contiennent un pus crémeux mieux lié que celui de l'articulation. La membrane synoviale est boursouflée et ramollie ; on l'enlève en raclant avec le scalpel, et çà et là elle présente une injection vive. Les cartilages inter-articulaires sont comme macérés ; celui qui occupe le côté interne de l'articulation est fortement injecté de rouge; tous les deux sont ramollis et comme usés. Les os ne présentent pas de changemens appréciables. Les alvéoles des extrémités articulaires contiennent peut-être une plus grande quantité d'huile médullaire qu'à l'état normal, du moins elles en contiennent beaucoup plus que le tissu spongieux de l'astragale du même membre. Il n'y a aucun gonflement appréciable des parties osseuses qui avoisinent l'articulation malade.

Les lésions qui furent trouvées à l'autopsie occupaient principalement la poitrine. On trouva deux ou trois abcès métastatiques à la partie inférieure du poumon droit; point d'autres lésions dans la poitrine. Dans l'abdomen, le foie, la rate et les intestins sont sans lésions appréciables. On ne put ouvrir le crâne.

Le moignon résultant de l'amputation n'offrit de remarquable qu'une inflammation de la veine crurale s'étendant jusqu'à la valvule prochaine, laquelle se trouvait à deux ou trois pouces au dessus de la plaie. Au delà de cette valvule, se trouvait un petit caillot; puis le tissu de la veine reprenait son aspect ordinaire. (*Obs. recueillie par M. Mercier, interne à l'Hôtel-Dieu.*)

Obs. VIII. *Plaie par arme à feu de la main. Phlegmon et abcès à l'avant-bras. Accidens graves. Désarticulation de la main le dix-neuvième jour de l'accident, mort le lendemain. Grand désordre des parties molles de l'avant-bras. Petit foyer purulent sur l'hémisphère droit. Veines brachiales contenant du pus et des caillots adhérens. Tubercules dans les poumons.*

Jacques-François Drols, domestique âgé de 28 ans, d'une taille ordinaire, d'une constitution qui parut bonne, entra à l'Hôtel-Dieu le 6 septembre 1827. Il venait d'être victime d'un accident arrivé presque par sa faute. En voulant chasser des moineaux qui ravageaient son jardin, il se servit d'une arme rouillée et mal chargée, qui lui éclata dans la main. Le pouce fut complètement détaché, ainsi que le premier métacarpien. La paume de la main était intacte, mais sur le dos de la main on voyait, lorsque le malade fut soumis à notre observation, une large plaie déchirée et à lambeaux renversés sur l'avant-bras, qui laissait à nu l'os crochu, le grand os, et le deuxième métacarpien. Cette plaie avait environ quatre pouces de surface; elle était noire, irrégulière, et ne donnait lieu à aucune hémorrhagie, quoique des vaisseaux assez volumineux eussent été ouverts. La main est tenue élevée et recouverte d'une compresse feuilletée enduite de cérat; l'on arrose d'eau fréquemment renouvelée les pièces de l'appareil. Les quatre premiers jours, aucun accident. Le cinquième jour. aspect grisâtre de la plaie, tuméfaction de l'avant-bras qui devient douloureux (30 sangsues, lotions avec le chlorure de chaux). Les jours suivans, un peu d'amélioration, qui est suivie d'un nouveau gonflement de l'avant-bras, et nécessite l'application de 30 nouvelles sangsues. Malgré ce traitement, un abcès se forme sur le dos de la main et s'ouvre à la base de la plaie. En pressant l'avant-bras, du coude vers la main, on fait sortir par la plaie une notable quantité de pus; bientôt l'engorgement s'étend jusqu'à l'épaule et à l'aisselle; la plaie, pansée deux fois par jour, fournit une énorme quantité de pus.

Le 17 septembre, diarrhée abondante, sécheresse et rougeur de la langue, douleur légère à l'épigastre, pouls plein, fréquent, chaleur âcre à la peau. Toux, crachats muqueux, râle sibilant dans toute la poitrine, son naturel de la poitrine. (*Saignées de deux palettes, limonade, diète. Le soir trente sangsues à l'épigastre.*)

Les jours suivans, sécheresse et enduit noirâtre de la langue, sueurs abondantes, suppuration toujours très considérable. La prostration fait des progrès, et, le 24, le malade n'a pas la force d'expulser ses crachats. Anxiété très grande, mouvemens continuels de la mâchoire in-

férieure, que le malade rapproche continuellement de la supérieure; incohérence dans les idées; mouvemens spasmodiques de l'avant-bras et du bras droit, mouvemens continuels et déréglés des membres inférieurs. Vers le soir du 24, le malade a du délire. Le 25, même état; râle sonore dans toute la poitrine; résonnance de la voix; plaintes continuelles.

L'amputation de la main est pratiquée immédiatement par M. Dupuytren, qui, armé d'un simple bistouri, fait sur le dos de la main un lambeau, et pénétrant aussitôt dans l'articulation du poignet, le détache avec rapidité en conservant un lambeau inférieur assez petit, mais aussi régulier que possible. Trois artères qui fournissent du sang sont liées immédiatement. (*Potion antispasmodique, infusion de tilleul et de feuilles d'oranger, potion avec oxymel scillitique, 3 grains.*)

Les accidens, au lieu de se calmer augmentent (*Saignée d'une palette et demie, vésicatoire de cinq pouces carrés sur la poitrine.*) Mort le 26 à midi.

Autopsie 43 heures après la mort. Surface articulaire de l'extrémité inférieure du radius et du cubitus grisâtre et mouillée de pus. La peau qui forme le lambeau inférieur est un peu mâchée à son bord libre. Celle de la partie antérieure est imbibée de pus, et, en examinant avec plus d'attention, on voit cette suppuration fuser au dessus du ligament interosseux, et remonter près de l'articulation supérieure de l'avant-bras; ramollissement et aspect grisâtre des muscles de la partie antérieure de l'avant-bras, état d'intégrité de ceux de la partie postérieure, qui semblent avoir été protégés par le ligament interosseux.

Au sommet de l'hémisphère du côté droit, tout près de la grande scissure, il existe, entre les deux feuillets de l'arachnoïde, un petit épanchement de pus verdâtre d'un pouce carré. La substance cérébrale correspondante est un peu grisâtre, mais sans ramollissement. Le reste du cerveau est à l'état sain.

Léger ramollissement de la muqueuse du grand cul-de-sac de l'estomac, foie volumineux et sain, rate très étendue, cœur volumineux un peu flasque.

Les veines brachiales du côté gauche sont enflammées, les principales sont dilatées et contiennent ou des caillots de sang qui commencent déjà à s'organiser, ou du véritable pus. La tunique interne est épaissie, visiblement enflammée. Elle adhère en quelques points avec les caillots. La veine maxillaire est exempte de lésions, et la phlébite semble s'arrêter à elle. Du reste, ces veines enflammées sont faciles à distinguer des autres, même avant d'être ouvertes : car elles sont cylindriques, pleines, et forment de nombreuses nodosités qui correspondent aux valvules.

Les poumons sont adhérens en quelques endroits aux côtes et au diaphragme par des adhérences celluleuses anciennes. Ils contiennent l'un et l'autre une très grande quantité *de tubercules* presque tous ramollis à leur centre (30 ou 40 dans chaque . Ils sont généralement situés près de la circonférence des poumons. On en trouve aussi dans l'intérieur; mais ils sont plus rares, plus petits, moins ramollis. Le reste du parenchyme pulmonaire est perméable à l'air. Les bronches sont saines.

Les autres organes sont à l'état normal. (LEGROS, *Obs. rec. dans le service chirurgical de l'Hôtel-Dieu*, année 1827.)

Dans ces deux dernières observations, les désordres locaux et généraux étaient très considérables. Si même l'on fait attention au court intervalle qui a existé entre l'opération et la mort du malade, et si l'on compare à ce peu de temps la gravité et l'étendue des lésions veineuses, on sera en droit de penser que cette inflammation existait avant l'opération. Cette supposition se trouve du reste justifiée par ce que va nous présenter l'observation suivante.

OBS. IX. *Plaie d'arme à feu à l'articulation huméro-cubitale droite. Large débridement. Les neuf premiers jours état satisfaisant. Mais alors phénomènes généraux graves. Pourriture d'hôpital. Amputation du bras. Mort le soir même de l'opération. Phlébite des veines du bras. Nombreux abcès des poumons, surtout du droit.*

Jean Fowler, cordonnier, entre à l'Hôtel-Dieu le 5 juin 1832 par suite d'une blessure reçue dans les malheureuses journées de ce mois Cette blessure occupe la partie postérieure de l'articulation humero - cubitale droite un peu obliquement dirigée de dehors en dedans et de haut en bas. La largeur des ouvertures qui permet de porter les yeux jusque dans l'intérieur de l'articulation, la sortie de la synovie, ne permettent de conserver aucun doute sur la lésion de la membrane synoviale. Les ligamens latéraux ont été déchirés, et de plus l'olécrane est fracturé comminutivement. Comme le sujet est jeune, et qu'aucun des vaisseaux ou des nerfs importans n'ont été lésés, M. Dupuytren résolut la conservation du bras. Un large débridement fut opéré, afin de débarrasser l'articulation des nombreux fragmens osseux qu'elle renfermait ou qui étaient implantés dans les parties molles. Le membre fut placé sur un oreiller, et cette plaie pansée comme une plaie simple; une large saignée fut pratiquée Les 8 ou 9 premiers jours, aucun accident, grand espoir d'un succès : mais alors survinrent des frissons et de la fièvre qui furent combattus vainement par les antiphlogistiques. La plaie devient blafarde et verse un pus ichoreux très fétide; les parties molles se recouvrent d'une couche grisâtre, d'une sorte de pseudo-membrane, ainsi qu'on l'observe dans la pourriture d'hôpital. Fièvre, diarrhée, rougeur de la langue, chaleur brûlante de la peau, pouls petit, vif, intermittent, violens frissons, maigreur très considérable, délire. On pratique l'amputation du bras en désespoir de cause, et elle fit voir, ainsi qu'on s'y attendait, *une profonde phlébite du membre* qui était infiltré de pus. Le soir même de l'opération, le malade succomba.

Autopsie. La tête ne présentait pas d'altération notable.

Thorax. Nombreux abcès vers la racine des deux poumons et principalement du droit. Ces abcès, dont quelques uns ont la grosseur d'un œuf, sont pour la plupart circonscrits et environnés d'un tissu crépitant. Au voisinage du plus petit nombre, se trouvent quelques noyaux indurés qui ont, pour l'aspect et la consistance, la plus grande analogie avec l'hépatisation rouge.

Abdomen. Rougeur assez vive du canal intestinal. Les veines du bras contiennent des concrétions polypiformes et du pus : tout le tissu cellulaire intermusculaire est infiltré de ce même liquide. (*Observ. recueillie par* **M. Choisy.** *Service de Dupuytren. Année* 1832.)

L'histoire que nous allons donner de la phlébite à la suite des amputations est le résultat de l'analyse de vingt-cinq observations que nous avons empruntées à divers observateurs. Nous avons cru important de tenir compte avec la plus grande exactitude, et autant que pouvait nous le permettre l'état plus ou moins complet des observations, de toutes les circonstances qui ont précédé l'amputation, qui l'ont accompagnée ou qui l'ont suivie. Nous avons cherché à apprécier la valeur de ces diverses conditions. Mais c'est surtout aux conditions dans lesquelles se trouvaient les parties malades avant l'opération que nous avons prêté le plus d'attention. Nous pensons, en effet, que ce sont peut-être plus

souvent qu'on ne saurait le croire des circonstances de cette dernière espèce qui favorisent le développement de la phlébite dans la partie saine, lorsqu'elle a été séparée de la partie malade.

Sur ces vingt-cinq individus morts de phlébite à la suite d'amputations il y avait dix-neuf hommes et six femmes.

Parmi ces amputations considérées sous le rapport du lieu où elles furent pratiquées, on trouve treize amputations de la cuisse, sept amputations de la jambe, trois amputations du bras, une amputation de l'avant-bras, une désarticulation de la main, et une amputation dans une articulation métatarso-phalangienne.

Parmi les treize amputations de la cuisse, voici les circonstances qui amenèrent la nécessité de l'amputation.

Six fois ce furent des tumeurs blanches de l'articulation tibio-fémorale, et une fois une hydarthrose du genou avec destruction des cartilages articulaires.

Trois fois l'amputation dut être pratiquée pour des plaies pénétrantes de l'articulation, dont deux entre autres étaient produites par des projectiles lancés par la poudre. Dans un cas l'amputation de la cuisse fut pratiquée pour une plaie d'arme à feu de la jambe avec fracture des os, une autre fois pour une périostose dégénérée de la jambe, et enfin une seule fois aussi pour une entorse, compliquée, de l'articulation tibio-tarsienne.

Des sept amputations pratiquées sur la jambe, une fut nécessitée par une fracture comminutive de la jambe, une autre par la luxation et la fracture des os du métatarse, une troisième par une altération profonde de l'articulation tibio-tarsienne ; une quatrième par une gangrène du pied à la suite d'un écrasement de cette partie sous le pied d'un cheval ; la cinquième par une suppuration profonde de la jambe ; la sixième par un ulcère profond ; et enfin la septième par une tumeur cancéreuse de la jambe.

Des deux amputations pratiquées sur le bras, l'une était réclamée par une maladie chronique de l'articulation du coude, l'autre par une lésion profonde de la même articulation, suite d'une plaie d'arme à feu.

Quant à l'amputation de l'avant-bras, elle fut faite pour une tumeur cancéreuse de cette région ; et, quant à la désarticulation de la main, ce fut pour un délabrement énorme de cette partie, par suite de la rupture d'un canon de fusil en mauvais état.

La désarticulation opérée dans la deuxième articulation métatarso-phalangienne avait pour but de remédier à une carie de la phalange correspondante.

Mais il ne suffit pas, dans cette étude de la phlébite, après les amputations, de tenir compte de la maladie qui a nécessité l'opération. Le même mot en pathologie désigne en effet des altérations qui se rapprochent, il est vrai, par des caractères généraux, mais qui souvent diffèrent beaucoup par les caractères de détails. Aussi, est-il important d'examiner avec soin, et de puiser dans chacun des faits dont nous soumettons l'analyse au lecteur, des données exactes sur l'état local des parties affectées que l'on a dû séparer du reste de l'économie, et sur l'état général du malade lorsque l'opération a été pratiquée. Dans quelques uns de ces faits ces données nous manquent, il est vrai; leur importance n'avait probablement pas été sentie par les auteurs qui ont rapporté ces observations.

Dans les treize cas qui nécessitèrent l'amputation de la cuisse, quatre fois les détails manquent sur l'état local de la partie qui fut enlevée, et sur l'état général du malade avant l'opération. L'un de ces cas est celui de fracture, par plaie d'arme à feu, de l'extrémité inférieure du fémur; et, comme l'amputation fut pratiquée immédiatement après l'accident, l'état général était bon et les accidens locaux n'avaient pas encore eu le temps de réagir sur l'économie. L'autre cas est celui de la maladie chronique de l'articulation tibio-tarsienne. Ici les détails auraient été utiles pour bien juger de l'état local et de l'état général.

Enfin, dans le troisième cas il n'y avait qu'une tumeur squirreuse prenant naissance dans le périoste du tibia, et ayant le volume du poing. Le malade avait suivi plusieurs traitemens anti-syphilitiques; mais l'on ne dit rien de particulier sur son état général ni sur l'état des parties molles. Dans le quatrième, qui était une tumeur blanche, les détails manquent entièrement.

Dans les autres cas de tumeurs blanches du genou, l'articulation présentait, dans un cas, de la tuméfaction et de la fluctuation : du reste la maladie datait de douze ans; ce qui semblerait avoir dû amener des lésions profondes dans l'articulation : quant à l'état général du malade, il n'est pas indiqué. Dans un autre, au contraire, l'auteur s'abstient de tous détails sur l'état local, et ne s'occupe que de l'état général, qui, dit-il, n'était pas trop détérioré. Dans les trois autres cas, les désordres ont été notés; il y avait beaucoup de pus dans l'articulation malade, dans les parties molles environnantes; l'économie était influencée d'une manière fâcheuse par ces lésions locales.

Dans le cas d'hydarthrose du genou, il n'y avait encore que des pseudo-membranes sur la synoviale et une destruction des cartilages articulaires sans lésions dans les parties environnantes. Du reste la maladie du genou n'avait pas encore réagi sur l'ensemble de la constitution.

Des deux cas de plaie pénétrante de l'articulation, il y avait, dans un, rupture de la membrane synoviale, *destruction* des cartilages, abondance plus grande d'huile médullaire dans les cellules des extrémités articulaires, et de plus des frissons et des sueurs; l'amputation ne fut pratiquée que deux mois et demi environ après l'accident. Dans l'autre, qui était produite par une balle, la rotule était frac-

turée comminutivement, les cartilages ramollis, la jambe occupée par des foyers purulens, la fièvre intense, et l'amputation ne fut faite que six jours après que la blessure eut été reçue.

Enfin, dans le cas de fracture comminutive de la jambe par une balle, qui nécessita l'amputation de la cuisse, il y avait fracture de la partie supérieure des deux os de la jambe avec présence d'une vingtaine d'esquilles; les chairs étaient réduites en bouillie; les muscles séparés par des foyers purulens; l'artère tibiale déchirée, mais les veines étaient intactes au milieu de ce désordre profond. Du reste l'amputation fut pratiquée à cause de l'hémorrhagie abondante qui survint; l'état général était bon, à part la faiblesse résultant nécessairement de la perte abondante du sang.

Quant aux amputations de la jambe, nous chercherions vainement des renseignemens sur le point qui nous occupe. Dans deux cas elle fut faite sur des sujets bien portans et immédiatement après des fractures graves de la jambe ou des os du métatarse. Dans les autres cas, les maladies qui nécessitèrent l'opération dataient pour la plupart depuis un temps assez long : ce qui laisse supposer qu'il existait peut-être des désordres locaux et généraux.

L'amputation faite dans l'articulation métatarsophalangienne était pratiquée pour une carie de l'orteil correspondant, et manque des détails que nous recherchons.

Quant aux amputations du membre supérieur, dans l'une l'opération avait été nécessitée par une tumeur blanche du coude jugée incurable, mais sur laquelle on ne donne aucun détail pas plus que sur l'état général ; dans l'autre, il y avait eu plaie d'arme à feu de l'articulation, et les désordres étaient graves : l'olécrâne était fracturé comminutivement; la plaie était le siége de la pourriture d'hôpital; il y avait des foyers purulens dans le membre, une infiltration considérable, et une *phlébite* des veines de l'avant-bras. L'état général n'était pas moins grave; il y avait de la fièvre et des frissons. Il existait un vaste ulcère cancéreux à l'avant-bras, dans le cas d'amputation de cette partie; mais on n'indique pas quel était l'état général. Dans le cas de désarticulation de la main, les os du carpe étaient à nu, par suite d'une plaie énorme de cette région. Il y avait un abcès au niveau de la solution de continuité; une fusée purulente qui s'étendait du côté de l'avant-bras; une énorme suppuration, un engorgement inflammatoire qui remontait jusqu'à l'aisselle; de la diarrhée, de la sécheresse de la langue, du délire, et un râle sonore dans la poitrine. Toutes circonstances très graves, et qui peuvent faire supposer que les veines étaient peut-être déjà malades ou fortement disposées à le devenir.

Il résulte de tous ces faits que, 17 fois sur 25, les désordres qui nécessitèrent l'amputation, étaient graves, soit localement, soit généralement; qu'il y avait de vastes suppurations, des altérations plus ou moins profondes des parties molles et des parties osseuses, un trouble plus ou moins profond de l'économie; circonstances que l'on peut apprécier exactement, d'après la description complète qu'en ont donnée les observateurs, ou que l'on peut présumer, d'après la nature, la durée de la maladie, et d'après quelques mots échappés en quelque sorte aux auteurs dans le courant de leur narration.

Dans les huit autres cas au contraire, les accidens locaux étaient peu graves, et l'amputation n'était pratiquée que pour prévenir le développement ultérieur de la maladie; ou bien ces altérations étaient graves il est vrai, mais n'avaient pas pu réagir sur l'économie, car l'amputation était pratiquée presque immédiatement après l'accident qui avait produit la lésion.

Nous observerons aussi qu'une fois seulement l'on put constater sur la partie séparée de l'économie une inflammation des veines, inflammation qui fut retrouvée à la mort du sujet sur le moignon résultant de l'opération. Nous saisirons cette occasion de faire remarquer une lacune immense dans toutes les observations que nous avons analysées avec la plus minutieuse attention; c'est l'absence de tout détail sur l'état des veines, au milieu des désordres nombreux des parties molles décrites avec soin dans un assez grand nombre de ces faits. Et cependant la connaissance exacte de l'état de ces vaisseaux avant l'opération pourrait seule donner la valeur exacte de l'influence de l'opération sur le développement ultérieur de la phlébite. La description de l'état des parties osseuses du canal médullaire, de la substance spongieuse des extrémités articulaires des os, seraient autant de circonstances antérieures à l'opération qu'il serait très important de constater, et qui pourraient contribuer à donner la mesure réelle de l'influence qu'exercent les opérations chirurgicales sur l'inflammation du canal médullaire et des veines esseuses. Nous engageons donc fortement les observateurs à ne négliger aucune de ces circonstances dans l'exposition des faits, car chacune d'elles a une valeur réelle, chacune d'elles peut hâter la solution de certaines questions fort importantes et encore indécises.

Après avoir cherché à constater quel était dans ces cas de phlébite l'état général du malade et l'état du membre amputé, nous avons dû rechercher si dans le procédé opératoire, si dans les circonstances appartenant à l'opération, si dans le mode de pansement, nous trouvions quelques circonstances qui puissent expliquer le développement de la phlébite.

Dans douze des cas soumis à notre analyse, l'amputation fut faite par les procédés ordinaires, et aucune circonstance propre à ces opérations ne les distingua des opérations ordinaires de même nature. Dans sept cas, les auteurs ont cru devoir s'abstenir de toute espèce de détail, et, quoique ce silence semble indiquer qu'ils ont probablement suivi

les procédés ordinaires, on ne saurait cependant en bonne logique l'interpréter d'une manière aussi positive. Dans les six autres cas, une fois l'amputation de la cuisse fut faite à lambeaux et l'on fit la torsion des artères au lieu de leur ligature. Dans deux cas l'on suivit les procédés ordinaires, mais les lambeaux furent taillés dans des parties malades : nous ferons du reste observer que dans chacun de ces cas, et surtout dans l'un d'eux, qui est celui de la désarticulation de la main, l'amputation était faite en désespoir de cause, et le malade était moribond. Dans deux autres cas, des ligatures furent appliquées sur des veines en même temps que sur des artères; enfin, dans un cas d'amputation de jambe, on fit douze ligatures, et dans ce nombre il est bien probable que quelques unes furent appliquées sur des vaisseaux veineux.

Ainsi, dans le plus grand nombre des cas, on ne peut découvrir dans les procédés opératoires l'explication du développement de la phlébite, car ces procédés ne s'éloignaient en rien des procédés que l'on emploie dans les cas les plus ordinaires que l'on met souvent en usage sans avoir à déplorer l'accident qui nous occupe. Et même, dans les cas où quelques particularités ont accompagné l'opération, on est loin de trouver en elles une explication bien certaine du développement de la phlébite. Là ligature des veines bien constatée deux fois, et faite probablement une troisième, nous semble être la circonstance la plus propre au développement de la phlébite consécutive. C'est du reste une opinion soutenue depuis long-temps, et que B. Travers avait adoptée complètement; c'est aussi celle de M. Blandin qui considère la ligature des veines secondaires comme une des causes les plus fréquentes du développement de la phlébite à la suite des amputations. Cependant cette explication si naturelle, basée sur l'analogie et sur ce que l'on voit survenir dans la ligature des vaisseaux veineux pour la cure des varices ou des ulcères variqueux, cette explication est rejetée par certains auteurs. Ainsi M. Hammick, chirurgien en chef du plus grand hôpital de la marine en Angleterre, avance, comme le fait remarquer M. le professeur Breschet dans les notes intéressantes dont il a enrichi la traduction d'Hogdson, qu'il a très-fréquemment lié les veines dans les amputations, et presque toujours impunément.

Notre attention s'est également portée sur le mode de réunion des bords de la plaie, et sur les rapports qu'il pouvait y avoir entre le développement de la phlébite et la réunion de la plaie par première ou par deuxième intention. Sur les vingt-cinq observations qui nous ont servi à étudier la phlébite des amputés, treize fois les bords de la plaie résultant de l'amputation furent rapprochés par des bandelettes agglutinatives, dans le but d'obtenir la réunion immédiatement ou par première intention; deux fois seulement la plaie ne fut pas réunie, et elle fut remplie de charpie; et enfin dix fois les auteurs ont négligé des détails sur ce point, et ont gardé un silence absolu sur la manière dont la plaie avait été réunie. Ainsi, sur quinze cas dans lesquels le mode de réunion de la plaie a été connue, il y en eut treize de réunion immédiate et deux seulement de réunion par seconde intention. Nous nous contenterons de faire remarquer ce fait, sans en tirer de conséquences contre la réunion par première intention. Nous croyons que pour bien juger la question il faudrait mettre en regard un nombre égal d'amputations pratiquées sur les mêmes régions, et avec des circonstances aussi complètement identiques que possible, et dans lesquelles on aurait employé tantôt la réunion immédiate, tantôt la réunion par seconde intention. Mais les faits que possède la science sont loin d'être assez nombreux et surtout assez complets pour que l'on puisse établir cette sorte de parallèle. Il faudrait, pour en donner la solution, un homme placé sur un grand théâtre, et qui, pendant un certain nombre d'années, s'occuperait de la solution de cette question.

Les lésions locales et les lésions générales qui accompagnèrent la phlébite des amputés étaient les suivantes :

Dans tous les cas on a constaté une phlébite, soit bornée au moignon et prenant naissance sur la surface traumatique elle-même, soit existant dans les parties environnantes, et caractérisée par un épaississement plus ou moins considérable de la veine, par des pseudo-membranes et par la présence d'une certaine quantité de pus, soit à l'état de pureté, soit mélangé avec du sang. Dans trois cas, la phlébite n'existait pas seulement aux environs de la surface traumatique, mais elle avait été se manifester sur des veines plus ou moins éloignées. Ainsi, dans un cas d'amputation du bras droit avec suppuration du canal médullaire et phlébite des veines sous-capulaires, l'on put constater à l'autopsie une phlébite de la veine crurale et de la veine saphène du côté gauche. Dans un cas d'amputation dans une articulation métatarso-phalangienne, la veine-porte se trouva contenir du pus; et enfin, dans une amputation de la cuisse, on vit survenir une inflammation de la veine crurale et de la saphène du côté opposé.

Quant aux autres désordres qui accompagnaient la phlébite et qui occupaient le moignon, les détails sont loin d'être satisfaisans dans toutes les observations. Ils manquent complètement dans douze cas; et, à part la description de l'inflammation veineuse, on ne trouve aucun renseignement sur l'état des parties molles ou des parties osseuses du moignon.

Dans un seul cas la cicatrisation était entièrement achevée, malgré l'existence d'une inflammation du canal médullaire et des veines avoisinant le moignon. Dans tous les autres cas la plaie était encore plus ou moins béante. Et même, dans un cas d'amputation de la cuisse, la plaie n'avait pas fait le moindre progrès vers la cicatrisation, quoique la mort ne fût survenue que le vingt-quatrième jour

après l'opération (1). Deux fois la peau était décollée dans une étendue considérable, et en pressant on faisait couler par le moignon une grande quantité de matière purulente. Dans cinq cas l'on voyait des clapiers pénétrant profondément dans l'intérieur du moignon et communiquant avec la surface. Dans trois cas des fusées purulentes considérables remontaient le long des vaisseaux, et les suivaient jusqu'à la partie supérieure du membre amputé, soit que cette suppuration circonscrite ait été déterminée par contiguïté, les vaisseaux ayant été primitivement enflammés, soit au contraire que l'inflammation eût commencé par le tissu cellulaire et se fût ensuite étendue aux vaisseaux eux-mêmes.

Cinq fois les muscles qui avaient été divisés étaient ramollis, comme macérés par la suppuration. Leur aspect était livide, quelquefois ils avaient une teinte noirâtre. Dans un cas surtout ils présentaient cette dernière teinte, et en outre les petites veines qui rampent dans leur épaisseur étaient enflammées et gorgées de pus.

L'os ou les os du moignon étaient dénudés dans trois cas, dans un surtout cette dénudation avait lieu dans une étendue de trois pouces. Dans ces cas ils faisaient saillie au delà des muscles; leur teinte était noirâtre.

Quant à l'état du canal médullaire, on a constaté cinq fois la présence du pus dans son intérieur. Une fois on le trouva recouvert d'une fausse membrane, et deux autres fois la moelle était complètement détruite et remplacée par la suppuration dont on trouvait des traces dans toute la substance spongieuse de l'os, et jusque dans les extrémités articulaires.

Les altérations générales n'ont été constatées que dans vingt-deux cas; on a négligé de les rechercher dans trois cas seulement.

Sur ces vingt-trois cas on a trouvé dix-neuf fois des collections purulentes dans les poumons. Dix fois on a pu en constater après l'amputation de la cuisse, cinq fois après l'amputation de la jambe, et une fois après l'amputation dans une articulation métatarso-phalangienne; une fois après l'amputation du bras, une fois après celle de l'avant-bras, et enfin, une fois après la désarticulation de la main.

Dans 14 cas les abcès pulmonaires occupaient les deux poumons. Neuf fois ils étaient à peu près en nombre égal dans l'un et l'autre de ces organes. Trois fois ils étaient plus nombreux dans un des deux poumons, et sur ces trois derniers cas, deux fois le poumon le plus affecté était celui qui correspondait au membre amputé. Deux fois aussi les rapports dans lesquels se trouvaient les abcès pul-

____

(1) Dans trois cas, la surface du moignon était baignée par une quantité considérable de pus. Dans quatre autres, au contraire, elle était comme desséchée. Une fois seulement, l'on put constater un état gangreneux du moignon.

monaires dans l'un et l'autre poumon, n'ont pas été indiqués. Dans les 5 cas où les abcès occupaient un seul des organes respiratoires, trois fois c'était le poumon correspondant au côté amputé. Quant à l'épanchement purulent qui accompagne la formation des abcès pulmonaires, il n'a été observé que quatre fois dans ces dix-neuf cas.

Les abcès du foie ont été notés bien moins fréquemment que ceux des poumons. Il en existait dans trois cas seulement, deux fois après l'amputation de la cuisse, et une fois après celle de la jambe. De plus dans un cas d'amputation de la cuisse et un cas d'amputation de la jambe on observa cet état qui précède la formation des abcès dits métastatiques c'est à dire des ecchymoses plus ou moins nombreuses. Dans aucun des cas d'opération pratiquée sur les membres supérieurs les lésions du foie ne se sont présentées.

Deux fois la rate s'est trouvée être le siège de ces suppurations qui nous occupent, et dans ces deux cas ce fut à la suite de l'amputation de la cuisse.

Le cerveau a présenté des abcès dans trois cas ; une fois après l'amputation de la jambe, une autre fois après celle de la cuisse, et enfin une troisième fois après la désarticulation de la main.

Dans un seul cas, à la suite de l'amputation de la jambe on a trouvé un épanchement séro-purulent dans l'abdomen ; et dans aucun l'on n'a constaté dans les reins l'existence d'abcès métastatiques.

Des suppurations articulaires ont existé cinq fois ; une fois dans le genou droit après une amputation du bras du même côté ; une fois dans l'articulation scapulo-humérale droite à la suite d'une amputation dans une des articulations métatarso-phalangiennes ; une fois dans les deux articulations coxo-fémorales après l'amputation de la jambe, une fois dans l'articulation coxo-fémorale droite après l'amputation de la cuisse du même côté ; et enfin, du pus fut trouvé dans la première articulation métacarpo-phalangienne du côté droit, dans les articulations radio-carpienne et scapulo-humérale du même côté, à la suite de l'amputation de la cuisse gauche.

Les suppurations dans le tissu cellulaire ont existé dans quatre cas. A la suite de l'amputation du bras, un abcès fut trouvé dans l'épaisseur de la jambe gauche ; il en existait aussi au mollet, sur le dos de la main gauche, au dessus de la clavicule, derrière le sternum, à la suite de l'amputation dans l'articulation métatarso-phalangienne. La cuisse droite renfermait un abcès dans son épaisseur chez un individu qui avait subi l'amputation de la jambe correspondante, et enfin un foyer purulent existait dans le côté droit des parois thoraciques chez un homme qui avait subi l'amputation de la cuisse gauche.

Les symptômes observés chez ces malades ont été de deux sortes, les uns locaux, les autres généraux.

Les symptômes locaux ont été les suivans : une douleur plus ou moins vive dans le moignon, dou-

leur qui dans certains cas se montra presque immédiatement après l'opération, et dans d'autres cas ne se manifesta que le quatrième, le cinquième, ou même le dixième, le douzième et le treizième jour de l'opération. Cette douleur, dans certains cas, était assez forte pour exciter les plaintes du malade, surtout pendant la durée des pansemens même les plus doux.

Dans deux de ces faits, en même temps qu'une douleur plus ou moins vive, on avait observé des mouvemens spasmodiques dans le moignon.

Dans beaucoup de cas, outre cette sensibilité extrême, le moignon présentait une tuméfaction plus ou moins prononcée, de telle sorte que dans certains cas on fut dans la nécessité, pour prévenir un étranglement inflammatoire plus considérable, de relâcher la bande qui enveloppait le membre amputé, ou bien les bandelettes agglutinatives qui en maintenaient les bords rapprochés. Dans certains cas, ce gonflement tenait à la fois du phlegmon et de l'œdème ; dans un seul, il s'accompagnait d'un érysipèle, et dans plusieurs il y avait en même temps augmentation de chaleur dans cette partie.

Dans tous les cas de réunion immédiate, à l'exception de deux seulement dans lesquels les bords de la plaie s'agglutinèrent malgré les progrès obscurs de la phlébite, les lèvres de la solution de continuité se trouvaient écartées lors de la levée du premier appareil, ou bien se séparaient fortement les jours suivans ; il résultait de cette sorte de renversement des bords de la plaie que les muscles faisaient saillie au delà de la peau rétractée, et que les os faisaient saillie au delà des chairs.

Quant à l'aspect de ces parties, les muscles avaient perdu leur teinte rougeâtre pour prendre une teinte grise ; la plaie était pâle, blafarde, et dans un cas couverte d'une couenne grisâtre ; les bourgeons charnus avaient-ils commencé à se développer ils se flétrissaient et devenaient pâles lors de l'invasion des accidens. Dans un cas, outre ces phénomènes, on voyait encore des lambeaux de tissu cellulaire mortifié s'échapper de la plaie.

Quant à la suppuration, elle avait subi dans la plupart des cas des changemens remarquables. Dans certains cas, son abondance plus grande fut le premier symptôme que l'on put observer ; mais alors ses qualités avaient changé ; au lieu d'être bien liée, ou comme crémeuse, elle était séreuse, ou bien sanguinolente, et elle imprégnait abondamment les pièces d'appareil ; dans plusieurs cas, cette suppuration provenait non seulement de la surface du moignon, mais de sa profondeur. Dans un seul, cette matière purulente rassemblée derrière les bords de la plaie superficiellement réunie, donnait la sensation d'une fluctuation obscure au dessous des bandelettes agglutinatives.

Mais le plus ordinairement cette abondance plus considérable de la suppuration diminuait au bout d'un certain temps pour cesser complètement vers les derniers jours de la vie du malade.

La sécheresse de la plaie était souvent un des premiers phénomènes qui se montrassent. La suppuration cessait très promptement dès que les accidens se manifestaient ; mais quelquefois elle redevenait un peu plus abondante quelque temps après l'invasion des accidens ; cependant le pus ne reprenait pas les qualités d'une bonne suppuration , il conservait toujours cette fluidité et cette fétidité que nous avons signalées plus haut.

Dans deux cas fort intéressans, les accidens locaux furent nuls ; la plaie marcha vers la cicatrisation , mais les accidens se manifestèrent sur des endroits plus ou moins éloignés. C'est ainsi qu'à la suite d'une amputation du bras on vit apparaître vers la cuisse du côté opposé, un gonflement douloureux ; et qu'après une amputation d'une cuisse, un engorgement inflammatoire , symptôme d'une phlébite comme dans le cas précédent, envahit la cuisse du côté opposé.

Nous observerons qu'une seule fois sur vingt-cinq on a constaté sur le moignon une sensibilité qui suivait le trajet des vaisseaux du membre amputé.

Quant aux symptômes généraux , ils ont été ceux que l'on observe dans toute espèce de phlébite. Après avoir présenté quelques uns des phénomènes locaux dont nous avons parlé précédemment, les opérés ont été pris de fièvre , le plus souvent d'un frisson violent qui s'est renouvelé plusieurs fois; dans deux cas seulement la scène commença par des vomissemens qui se renouvelèrent aussi à plusieurs reprises ; chez quelques uns, ces premiers symptômes avaient été précédés par de la langueur et de l'abattement. Le pouls dans tous les cas où l'on nota sa fréquence, variait de 114 à 120 ou 130. Dans plusieurs cas il présentait des irrégularités très marquées. La langue qui était humide au commencement ne tardait pas à se sécher, et vers la fin elle était noire et fendillée; souvent au bout d'un certain temps on voyait une diarrhée, des sueurs abondantes qui n'amenaient aucun soulagement et contribuaient seulement à affaiblir le malade. Le faciès s'altérait; des troubles du système nerveux, le délire, les soubresauts des tendons , enfin, la prostration la plus complète, terminaient ordinairement cette scène. Dans six cas seulement , on a noté la teinte jaunâtre de la peau, et dans un cas où du pus fut trouvé dans la veine porte on nota un véritable ictère. Quant aux troubles de la respiration, quoiqu'on ait noté plusieurs fois des crachats sanguinolens, des crachats purulens, on n'a pas généralement noté avec assez de soin les troubles de cette fonction.

La mort dans ces vingt-cinq cas est survenue après l'amputation du premier au quarante-cinquième jour.

Quant au traitement employé dans ces 25 observations, il a consisté à combattre l'inflammation du moignon par des cataplasmes émolliens, à prévenir son étranglement inflammatoire en desserrant les bandes et les bandelettes agglutinatives. Les abcès qui se formaient sur différens points du moi-

gnon ont été ouverts le plus promptement possible. La suppuration était-elle abondante on renouvelait plus fréquemment le pansement. Mais dans aucun cas; pas même dans celui où une traînée de douleur dessinait le trajet des vaisseaux enflammés, on n'a essayé de combattre l'inflammation veineuse par les saignées locales, et cependant l'on sait quels heureux résultats on peut en obtenir, dans les cas de saignée, de ligatures ou d'excision des veines qui sont suivies de phlébite.

Le traitement général a consisté dans les évacuations sanguines générales, répétées dans certains cas à plusieurs reprises. Plusieurs fois aussi les symptômes qui se sont montrés du côté de la poitrine ont été combattus, mais sans succès par les vésicatoires. Dans un cas l'émétique à haute dose a été administré , et le malade en a éprouvé pendant plusieurs jours un soulagement très marqué ; mais les accidens ont repris le dessus, et enfin il a succombé après avoir donné pendant quelques jours l'espoir d'un succès.

ACADÉMIE ROYALE DE MÉDECINE.

SUPPLÉMENT A LA SÉANCE DU 28 NOVEMBRE.

M. Louis, en son nom et au nom de MM. Biett et Jadioux, fait un rapport sur un mémoire du docteur Martins intitulé : *Essai sur les rapports qui existent chez l'homme entre les symptômes de la maladie vénérienne et les affections consécutives de la peau appelées* SYPHILIDES. Frappé du vague qui existe sur ce point de la science, l'auteur a voulu résoudre par l'observation quelques unes des questions en litige. Pour simplifier sa tâche, il a laissé de côté les affections secondaires de la syphilis, telles que les exostoses, les douleurs ostéocopes, les ulcérations de la gorge, pour s'occuper exclusivement des maladies de la peau dites syphilides. A quarante-quatre observations recueillies par lui à l'hôpital Saint-Louis, il en a ajouté seize autres trouvées dans les auteurs. L'analyse de ces soixante observations lui a fourni les conclusions suivantes :

1° La blennorrhagie, considérée comme cause des syphilides, est aux autres symptômes dans la proportion de 1 à 3; mais la blennorrhagie étant trois fois plus commune que les autres symptômes, le rapport devient comme de 1 à 9. En supposant que toutes les blennorrhagies soient syphilitiques, ce qui est bien loin d'être exact, la blennorrhagie donne donc rarement lieu aux syphilides.

2° La durée de la blennorrhagie n'a aucune influence sur la production des syphilides.

3° La complication de la blennorrhagie avec une orchite ou des bubons n'ajoute rien à sa gravité.

4° Les chancres simples comparés aux blennorrhagies vénériennes simples sont suivis de syphilides dans la proportion de 3 à 1 environ.

5° Les chancres accompagnés, précédés ou suivis d'autres symptômes d'infection, comparés aux chancres sans complication, sont évidemment la cause la plus fréquente des syphilides, et cela dans la proportion de 11 à 3.

Les syphilides papuleuses sont les plus communes de toutes, les pustuleuses sont les plus rares chez l'adulte. Tous les genres de syphilides succèdent indifféremment à tous les symptômes primitifs, excepté la syphilide pustuleuse, qui paraît toujours précédée de chancres simples. Plus de la moitié des syphilides affectent en débutant la face ou le cuir chevelu.

Dans l'état actuel de nos connaissances, l'influence du traitement des symptômes primitifs paraît être nulle sur la production des syphilides. Le mercure n'est pas doué d'une vertu prophylactique assez énergique pour mettre un individu à l'abri de la syphilis pendant toute sa vie. Son action est actuelle comme celle des autres médicamens.

Les individus faibles, scrophuleux ou lymphatiques sont plus souvent affectés de syphilides que les autres, dans la proportion de 19 à 13. Dans la moitié des cas de blennorrhagie simple suivie de syphilides, on voit l'affection cutanée apparaître dans un intervalle de quatre ans. De tous les symptômes primitifs, la blennorrhagie est celui qui est séparé des symptômes consécutifs par les intervalles de temps les plus longs.

La moitié des syphilides qui succèdent à des chancres apparaissent dans l'intervalle de sept mois. Après la blennorrhagie, le chancre simple est le symptôme primitif qui est séparé des syphilides par les intervalles les plus longs. La complication des chancres avec le bubon hâte de moitié l'apparition des syphilides. Les chancres compliqués de blennorrhagie sont de tous les symptômes primitifs ceux qui sont suivis le plus tôt de syphilide.

Les syphilides pustuleuses sont celles de toutes qui succèdent le plus tôt aux symptômes d'infection. (Moyenne 7 mois.) Puis viennent les syphilides papuleuses (21 mois); tuberculeuses (5 ans); ulcéreuses (8 ans).

La gravité de la syphilide n'est en rapport ni avec la longueur du temps qui la sépare de l'infection, ni avec la nature ou la complication des symptômes primitifs.

Passé l'âge de 34 ans, les chances d'être affecté de syphilide diminuent d'un tiers au moins. La chaleur favorise l'éruption des syphilides plus que le froid. Une température moyenne de 6°,4, paraît la plus propre à empêcher leur apparition. L'influence de la température se fait ressentir au bout d'un intervalle de temps très court. Enfin le froid et la chaleur artificiels ont les mêmes résultats que la température atmosphérique.

Le rapporteur adresse des éloges à ce travail : il loue surtout la méthode rigoureuse qu'a adoptée l'auteur. Il est à regretter seulement qu'il ait opéré sur un nombre de cas aussi restreint. Tel qu'il est ce travail paraît à la commission mériter pour M. Martin les remercîmens de l'Académie et des encouragemens à continuer ses recherches. Le mémoire de M. Martin sera envoyé au comité de publication.

M. Moreau communique à l'Académie le résultat de recherches qu'il a entreprises sur la distance relative de l'ombilic de la tête et des pieds chez l'enfant naissant à terme. Contrairement à ce qu'a avancé Chaussier et à l'opinion généralement admise, M. Moreau a trouvé que l'ombilic se trouvait placé au dessous du milieu de la longueur totale de l'enfant. Sur 94 enfans venus à 9 mois, 4 seulement présentaient l'insertion ombilicale juste au milieu du corps. Chez les 90 autres elle était au dessous : les extrêmes des variations étaient 1 ligne et 2 pouces, terme moyen 9 lignes. Un enfant de 7 mois présentait l'ombilic juste au milieu du corps. M. Moreau en conclut qu'il faut modifier la règle donnée par Chaussier, règle qui pourrait induire en erreur dans des cas de médecine légale d'une haute importance, où l'honneur de quelques familles peut être compromis.

M. Capuron demande si l'on a bien pris toutes les précautions nécessaires pour qu'aucune erreur n'ait pu se glisser dans les résultats obtenus par M. Moreau. Chaussier avait pris toutes les précautions qu'il avait pu imaginer pour obtenir une grande exactitude : mais la mesure d'un enfant naissant est fort difficile : pour lui il l'a essayée plusieurs fois, et cependant il n'oserait affirmer avoir jamais obtenu un résultat parfaitement exact.

M. Moreau donne des détails sur la manière dont il a procédé. Il donne la description de l'instrument qu'il a employé et qui a la plus grande analogie avec la mesure dont se servent les cordonniers.

M. Gerdy pense qu'il est difficile d'établir des lois fixes dans le développement des organes. Il s'en faut de beaucoup que les règles de formation soient aussi constantes qu'on se l'imagine. Ne voit-on pas quelquefois la peau de la paroi antérieure de l'abdomen se former autour de l'ombilic avant de l'être sur les côtés. Les points d'ossification dont on a prétendu faire au moyen presque infaillible d'apprécier l'âge du fœtus ne sont au contraire que des moyens très fautifs. D'ailleurs les monstruosités qui ne sont que des variétés de développement sont assez communes. M. Gerdy demande qu'on ne se hâte pas d'établir des lois nécessairement fautives.

Séance supplémentaire du 2 décembre 1837.

M. *Capuron* fait un rapport sur les pessaires en caoutchouc du sieur Houin. Après une assez longue discussion le rapport est renvoyé à la commission pour qu'elle prenne connaissance des rapports faits antérieurement sur des pessaires en caoutchouc présentés à l'académie il y a quelques années par Mme Rondet, M. Riquetta, etc.

M. *Bellangé*, médecin à Senlis, donne lecture d'une observation de rage suivie d'une expérience sur la non-transmission du virus rabique par inoculation. L'observation n'est remarquable que par sa prodigieuse diffusion et par la manière *anti-scientifique* dont elle est rédigée. Il s'agit d'une dame mordue à diverses reprises par un chien qui examiné par deux vétérinaires, fut déclaré par l'un atteint de rage, tandis que l'autre affirmait qu'il n'en était rien. Au bout de 45 jours survinrent des accidens que M. Bellangé attribue à la rage tandis que le médecin ordinaire de la dame les attribue à une maladie nerveuse. La malade succombe, le canal digestif est *seul* ouvert et ne présente aucune altération, pas même de rougeur. L'expérience de M. Bellangé consiste à s'être inoculé, avec la pointe d'une lancette, de la salive de la malade, recueillie sur un mouchoir de poche. Il n'en résulte rien que la longue histoire des craintes et des sensations du docteur.

Sur ce fait M. Bellangé bâtit une théorie de la rage qu'il expose en 14 propositions. Les suivantes suffiront pour donner une idée du reste.

1° La rage est une névrose des muscles constricteurs de la glotte : le nom de glottalgie est très convenable pour désigner cette affection ; 2° elle est toujours causée par la terreur; 3° le larynx est le seul siège de cette maladie, etc. Enfin le traitement consiste : 1° à pratiquer la trachéotomie le plus tôt possible; 2° appliquer 3 vésicatoires avec la pommade ammoniacale, 1 à la nuque et 1 de chaque côté du cou, les saupoudrer d'un grain de morphine, que l'on répète de temps à autre ; 3° injecter dans l'estomac, au moyen de la sonde œsophagienne, des liquides frais, glacés, acidulés.

M. Bellangé termine en citant l'extrait d'une lettre d'un médecin auquel il avait communiqué ses idées, et qui lui dit avoir complètement réussi par son traitement chez une jeune fille enragée : cure merveilleuse qui s'est passée près de Hambourg.

Malgré le vif désir de tous les membres de l'Académie, M. Bellangé a refusé de nommer le médecin qui a été assez heureux pour guérir un cas de rage.

Une commission, composée de MM. Ribes, Barthélemy, Gueneau de Mussy, Marc et Dubois d'Amiens, est chargée de faire un rapport sur la communication du médecin de Senlis.

BIOGRAPHIE MÉDICALE.

(Suite de la notice sur Rudolphi. Voir le numéro précédent.)

OUVRAGES DE C. A. RUDOLPHI.

A. Ouvrages de Botanique.

1. Einige botan. Beobacht. — Observations de botanique. Dans le journal de botanique de Schrader, 1799, vol. II, cahier 4, Gottingue.

2. Einige botan. Beobacht. — Observations de botanique. Dans le journal de botanique de Schrader, 1800, vol. II, cahier 1 et 2.

3. Anatom. der Pflanzen. — Anatomie des plantes. Ouvrage couronné par la société des sciences de Gottingue. Berlin, 1807, in-8. avec 6 pl.

B. Ouvrages de Zoologie.

4. Observationes circa vermes intestinales. Gryphiswaldiæ, 1793, in-4.

5. Observ. circa vermes intestinales. Pars 11. Gryphiswaldiæ, 1795, in-4.

6. Beobacht. über die Eingeweidewürmer. — Observations sur les vers intestinaux. Dans les archives de zoologie et de zootomie de Wiedemann, vol. II, cahier 1, Brunswick, 1801.

7. Fortsetzung der Beobacht. — Suite aux observations sur les vers intestinaux. Même journal, vol. II, cahier 2, 1802.

8. Fortsetzung der Beobacht. — Suite aux observations sur les vers intestinaux. Même journal, vol. III, cahier 1, 1802.

9. Neue Beobacht. — Nouvelles recherches sur les vers intestinaux. Même journal, vol. III, cahier 2, 1803.

10. Entoozorum sive vermium intestinalium historia naturalis. Amstelodami, vol. I, 1808; vol. II, p. 1, 1809; vol. II, p. 11, 1810, in-8, cum 12 tab.

11. 1er Nachtrag. — Première addition à mon Traité des vers intestinaux. Dans le magasin pour les nouvelles découvertes dans les sciences naturelles, publié par la société des naturalistes de Berlin, 6e année, Berlin 1814, in-4.

12. Entoozorum synopsis, cui accedunt mantissa duplex et indices. Berolini, 1819, in-8, cum 3 tabul. æneis.

C. Mélanges d'Anatomie et de Physiologie.

13. L'article *Anatomie* dans le Dictionnaire encyclopédique des Sciences médicales, publié par les professeurs de la faculté de médecine de Berlin, tome II. Berlin, 1828.

14. Beitrage zur Anthropologie. — Contributions à l'Anthropologie et à l'Histoire naturelle générale. Berlin, 1812, in-8.

15. Anatom. Physiol. Abhandl. — Mémoires anatomicophysiologiques. Berlin, 1802, in-8. avec 8 planches.

16. Ueber d. Anat. des Loeven. — Mémoire sur l'anatomie du lion, dans les mémoires de l'académie des sciences de Berlin, pour les années 1818, 1819. Berlin, 1820, sciences physiques, p. 131.

17. Resp. C. G. E. Reimann. (Diss. med.) Spicilegium observationum anatomicarum de Hyæna. Berolini, 1811, in-4, cum 1 tab.

18. Anatom. Bemerkungen. — Observations anatomiques (1o sur l'orang-outang : preuve qu'il n'est qu'un jeune pongo; 2o sur le silure électrique), avec 5 pl. dans les mémoires de l'académie des sciences de Berlin pour 1824. Berlin, 1826, p. 131.

19. Ueber den Embryo der Affen. — Mémoire sur l'embryon du singe et de quelques autres mammifères, avec 4 pl., dans les mémoires de l'académie des sciences de Berlin, pour 1828. Berlin, 1831, p. 85.

20. Anatom. Beobachtungen. — Observations anatomiques (1o sur l'occipital du pélican; *pelicanus carbo L.*, 2o remarque sur l'œil; 3o espèce rare d'hermaphrodisme chez un singe *simia capucina L.*), avec 2 pl., dans les Mémoires de l'académie des sciences de Berlin, pour 1816, 1817. Berlin, 1819, p. 111.

21. Einige anatom. Beobacht. — Quelques observations anatomiques sur la *balæna rostrata*, avec 5 pl., dans les mémoires de l'académie des sciences de Berlin, pour 1820, 1821. Berlin, 1822, p. 27.

22. Ueber Balæna Longimana. — Sur la *balæna longimana*, avec 5 pl., dans les mémoires de l'académie des sciences de Berlin, pour 1829. Berlin, 1832, p. 133.

23. Beobacht. aus der vergleich. Anatom. — Observation d'anatomie comparée (1o sur les poissons électriques; 2o sur l'éperon venimeux de l'ornithorynque mâle), avec 3 pl., dans les mémoires de l'académie des sciences de Berlin, pour 1826, 1827. Berlin, 1822, p. 223.

24. Einige Bemerk. uber den Bau der Brüste. — Quelques remarques sur la structure des mamelles, dans les mémoires de l'académie des sciences de Berlin, pour 1831. Berlin, 1832, p. 337.

25. Einige Bemerck. üb. d. Durchkreuz. Quelques remarques sur l'entrecroisement des nerfs optiques chez les poissons, dans les archives de zoologie et de zootomie de Wiedemann, vol. I, cahier 2. Brunswick, 1800.

26. Resp. F. G. Breyer. (Diss. med.) Observationes circa fabricam ranæ pipæ. Berol. 1811, in-4, cum tab.

27. Resp F. C. Massalien, diss. sistens descriptionem oculorum scombri, thynni et sepiæ. Berol. 1815, in-4.

28. Resp. L. Wolff. diss. anat. de organo vocis mammalium. Berol. 1812, in-4, cum 4 tab.

E. Ouvrages sur l'Anatomie de l'homme et sur l'Anatomie générale.

29. Resp. E. M. H. Schwarz, disp. anat. de pilorum structurà. Gryphiæ, 1806, in-4.

30. Resp. C. F. L. Gentzer, diss. anat. musculorum varietates sistens. Berol. 1813, in-8.

31. Resp. Sels. diss. musculorum varietates sistens. Berol. 1815, in-8.

32. Einige Beobacht. über die Darmzotten. — Quelques observations sur les villosités intestinales, dans les archives de physiologie de Reil, tome IV, p. 63, Halle, 1800.

33. Fortsetzung der Beob. üb. die Darmzotten. — Suite aux observations sur les villosités intestinales, *ibid.* p. 339.

34. Diss. de quibusdam oculi partibus. Gryphiæ, 1801, in-4.

35. Resp. J. H. Garger. diss. de ventriculis cerebri. Gryphiæ, 1796, 4.

36. Einige Bemerk. über d. sympath. Nerven. — Quelques remarques sur le nerf sympathique, dans les Mémoires académiques des sciences de Berlin pour 1814-15. Berlin, 1816, p. 161.

37. Prog. de solidorum c. h. partibus similaribus. Gryphiæ, 1809, 4.

38. Resp. J. L. Hald. (diss.) Observationes circa dentitionem. Gryphiæ, 1809, 4.

39. Beitrage zur Geschichte der Zahne. — Addition à l'histoire des dents, dans les Archives de physiologie de Reil, t. III, p. 401. Halle, 1799.

40. Resp. J. G. Fesmer. diss. anat. sistens observationes osteologicas. Berol., 1812, cum 11 tab.

41. Ueber Hornbildung. — Mémoire sur la formation de la corne, dans les Mémoires académiques des sciences de Berlin pour 1814-15. Berlin, 1818, p. 175.

F. Ouvrages de physiologie.

42. Ewtwas üb die sensib. Atmosph. der Nerven. —

Fragment sur l'atmosphère sensible des nerfs, dans' les Archives de physiologie de Reil, t. III, p. 188.

43. Ueb. die sensibleAthmosphære der Nerven.—Sur l'atmosphère sensible des nerfs, dans les Mémoires académiques des sciences de Berlin pour 1812-13. Berlin, 1816 p. 2-8.

44. Dubia contra Galll de organis in cerebro distinctis iisque cranii ope detegendis hypothesim, Nova acta acad. scientiarum imp. Petropolitanæ. T. XIV, Petropoli, 1805.

45. Grundriss der Physiologie. — Élémens de physiologie, vol. I, 1821, vol. II, première partie, 1823, deuxième partie, 1828. Berlin, in-8.

G. Ouvrages d'anatomie pathologique.

46. Uebersicht der bei den Wirbelthier. gef. Steine. — Aperçu sur les calculs trouvés jusqu'à présent chez les vertébrés. Mémoires de l'académie des sciences de Berlin, 1812-13. Berlin, 1816, p. 171.

47. Beschreibung des Gehirns u. s. w. — Description du cerveau d'un enfant, chez lequel manquaient l'œil droit et le nez. Mémoires de l'académie des sciences de Berlin, 1814-15. Berlin, 1818, p. 183.

48. Ueber eine menschl. Missgeburt. — Sur un monstre humain qui n'est formé que d'une portion de la tête et du cou. Mémoires de l'académie des sciences de Berlin, 1816-17 Berlin, 1819, p. 99.

49. Ueber den Wasserkopf. — Sur l'hydrocéphale avant la naissance, avec des remarques générales sur les monstres. Mémoires de l'académie des sciences de Berlin, 1824. Berlin, 1826, p. 121.

50. Beschreib. einer selt. menschl. Zwitterbildung. — Description d'une espèce rare d'hermaphrodisme humain, avec des remarques générales sur les animaux hermaphrodites. Mémoires de l'académie des sciences de Berlin, 1825. Berlin, 1828, p. 45.

51. Ueber d. Fehlen einzel. Theile. u. s. w. — Sur l'absence de quelques parties dans des organismes d'ailleurs bien conformés. Mémoire de l'académie des sciences de Berlin, 1826. Berlin 1829, p. 85.

H. Mélanges d'histoire naturelle et de médecine.

52. Bemerk. aus dem Gebiet der Naturgeschichte, u. s. w. — Remarques sur l'histoire naturelle, la médecine et l'art vétérinaire, faites pendant un voyage dans une partie de l'Allemagne, de la Hollande et de la France. Berlin, première partie, 1804, deuxième partie, 1805, 8.

53. Schwedische Annalen der Medicin. — Annales suédoises de médecine et d'histoire naturelle, vol. I. Berlin et Stralsund, 1800. In-8.

54. Uebersicht der schwed. med. Lit.—Revue de la littérature médicale suédoise pour 1799. Archives du nord, pour l'histoire naturelle, la médecine et la chirurgie, publiées par Pfaff, Scheel et Rudolphi, vol. II, cahier 9. Copenhague, 1801

55. Uebers. der schved. med. Litter. 1800-1.—Revue de la littérature médicale suédoise pour les années 1800 et 1801; dans le même journal, vol. III, cahier 3. Copenhague, 1803.

56. Nordisches Archiv. für Naturkunde u. s. w.—Archives du nord pour l'histoire naturelle, la médecine et la chirurgie, publiées par Pfaff, Scheel et Rudolphi, 1 vol. Copenhague, 1799-1801, in-8, vol. II, III, IV, 1801-5.—Nouvelles archives du Nord, etc. par les mêmes, 1 vol. Francfort-sur-l'Oder, 1807, in-8.

57. Recensionen. — Analyses dans la gazette littéraire de Iéna, Halle et Leipsick, de 1800 à 1810.

58. Articles d'anatomie et de physiologie du Dictionnaire encyclopédique des sciences médicales.

I. Traductions.

59. Schvedische Robbenarten. — Les espèces de chiens de mer de la Suède, traduit de Thunberg. Upsal, 1798.

60. Versuch einer Aufstellung d. Mineralreichs— A. J. Retzius. Essai de classification du règne minéral, traduit par Rudolphi. Leipsick, 1798.

K. Ouvrages non relatifs aux sciences naturelles.

61. Peter Simon Pallas, e biograph. Versuch. — Essai biographique sur P. S. Pallas, avec son portrait. (Extrait des contributions à l'anthropologie et à l'histoire naturelle générale, n°.14.)

62. Index numismatum in virorum de rebus medicis aut physicis meritorum memoriam percussorum. Berol. 1823, in-8 cum effigie Ch. Knape in nummo.

63. Index numismatum etc. Berol. 1825, 8° cum effigie Blumenbach in nummo.

64. Recentoris ævi numismata virorum de rebus medicis etc. Berol. 1829, in-8.

65. Gedichte. — Poésies. Berlin et Greisswald, 1798, 8.

VARIÉTÉS.

M. MAGENDIE ouvrira vendredi 15 décembre, à 11 heures précises le cours de MÉDECINE du COLLEGE DF FRANCE et le continuera le mercredi et vendredi de chaque semaine, à la même heure.

Le professeur traitera pendant ce semestre du sang et des maladies du sang.

La société royale de médecine de Bordeaux avait proposé en 1836 un prix de la valeur de 380 fr. sur la question suivante :

« Déterminer, d'après le rapprochement des faits empruntés à l'anatomie comparée, aux expériences physiologiques et surtout à l'anatomie pathologique de l'homme, ce qu'il y a de positif dans la localisation des fonctions cérébrales. »

Le prix n'a pas été décerné, mais la société a accordé :

1° Une médaille de deux cents francs et le titre de membre correspondant à M. Jules Lafargue, élève interne des hôpitaux de Paris;

2° Une médaille de cinquante francs et le titre de membre correspondant à M. le docteur A. Brière de Boismont, médecin à Paris.

La société propose, pour sujet d'un prix de la valeur de trois cents francs qu'elle décernera dans sa séance de 1838, la question suivante :

« Déterminer en vertu de quelles lois s'opère dans l'organisme vivant la production des gaz. Examiner la composition diverse de ces gaz, et les rapports qui peuvent exister entre leur nature et les circonstances sous l'influence desquelles ils se forment. Exposer en particulier l'étiologie de la tympanite, et en déduire, s'il y a lieu, les conséquences relatives à la thérapeutique de cette maladie. »

Elle propose, pour sujet d'un autre prix de la valeur de trois cents francs qu'elle décernera en 1838, la question suivante :

« Quelle est la meilleure méthode de reconnaitre dans l'air atmosphérique les principes étrangers à sa composition intime, ceux principalement qui proviennent des corps organisés ? Faire l'application de cette méthode en particulier à l'analyse de l'air des marais, des prisons, des hôpitaux et des salles de spectacle. »

Enfin la société propose, pour sujet d'un prix de la valeur de trois cents francs qu'elle décernera en 1839, la question suivante :

« Tracer l'histoire de l'affection granuleuse des reins décrite dans ces derniers temps sous le nom de *maladie*

» *de Bright.* Déterminer, d'après les faits cliniques et
» d'anatomie pathologique, les caractères essentiels et le
» traitement de cette maladie. »

Les mémoires, écrits très lisiblement en latin ou en
français, doivent être rendus *francs de port* chez M. Bur-
guet, secrétaire-général de la société, rue Sondandège,
n° 41, avant le 15 juin de l'année où chaque prix doit
être décerné.

COLLÉGE ROYAL DES CHIRURGIENS DE LONDRES.

Prix pour 1837.

Rechercher la nature et la marche de la suppuration
et de l'ulcération.

Prix pour 1838.

1° Comparer les avantages de la lithotomie et de la lithotritie, et déterminer les circonstances où l'une devrait
être préférée à l'autre.

2° Exposer la structure et le traitement des nœvus et
des autres tumeurs érectiles.

Prix triennal du même collége.

Déterminer les diamètres, la disposition et les modes
de communication des artères et veines capillaires, tant
dans la circulation pulmonaire que dans la circulation
générale. Apporter à l'appui des injections et autres préparations, tant du corps humain que des animaux inférieurs.

ORDONNANCE DU PRÉFET DE POLICE.

M. le préfet de police vient de rendre une ordonnance
qui met en exécution l'arrêté pris récemment par le conseil général des hospices de Paris, concernant l'admission des enfans nouveaux nés à l'hospice des Enfans-
Trouvés.

Cet arrêté est conçu ainsi :

Arrête ;

ARTICLE 1ᵉʳ.

Aucun enfant ne sera , sous quelque prétexte que ce
soit, admis à l'hospice des Enfans-Trouvés que dans le
cas , sous les conditions et dans les formes prévues par
les dispositions ci-dessus visées de la loi du 20 septembre
1792 et du décret du 19 janvier 1811.

ART. 2.

A cet effet, aucun enfant ne sera reçu que sur le vu
d'un procès-verbal d'un commissaire de police, constatant que l'enfant a été exposé ou délaissé, ainsi qu'il est
dit aux art. 2, 3 et 5 du décret du 19 janvier 1811.

Le procès-verbal sera visé par M. le préfet de police :
toutefois , les commissaires de police pourront, pour la
conservation des enfans, les faire recevoir provisoirement à l'hospice, en attendant le visa de M. le préfet.

ART. 3.

Le registre matricule, sur lequel sont inscrits les enfans apportés à l'hospice, sera visé chaque semaine par le
membre de la commission administrative chargé de l'hospice.

ART. 4.

Les femmes enceintes ne seront admises à la maison
d'accouchement qu'autant qu'elles prendront l'engagement de nourrir pendant quelques jours dans l'établissement, et d'emporter, à leur sortie, l'enfant dont elles
seront accouchées.

ART. 5.

Il n'y aura, pour l'allaitement, d'exception que pour
les femmes qui seraient jugées par le médecin hors d'état
de nourrir ou de continuer à nourrir leur enfant.

Il pourra être accordé, sur la fondation Montbyon, des
secours aux femmes qui continueront à nourrir leur enfant, ou qui en prendront soin.

ART. 6.

Les mesures qui précèdent sont applicables, dans tout
leur contenu, aux femmes qui vont accoucher dans les
établissemens placés sous la surveillance du conseil.

ART. 7.

Il sera rendu compte au conseil, à l'expiration de chaque mois, du résultat des dispositions ci-dessus prescrites.

ART. 8.

Il sera écrit une circulaire aux accoucheurs, sages-
femmes, et généralement aux personnes qui s'occupent
des accouchemens, pour leur rappeler les règles prescrites par les lois et réglemens sur l'admission des enfans,
et les peines portées par le code contre l'abandon et le dé-
laissement des enfans.

ART. 9.

M. le préfet de la Seine sera prié d'écrire à MM. ses collègues des départemens de Seine-et-Oise, Seine-et-Marne,
d'Eure-et-Loir, de l'Eur et de l'Yonne, pour les informer des conditions d'admission à l'hospice des enfans
trouvés ou abandonnés.

ART. 10.

M. le préfet de police sera prié de donner à MM. les
commissaires de police et aux autres agens de son administration des instructions pour l'exécution des dispositions ci-dessus.

ART. 11.

Le présent arrêté sera adressé à M. le pair de France ,
préfet du département de la Seine, pour être soumis à
l'approbation de M. le ministre de l'intérieur.

Il sera également transmis en quadruple expédition , à
la quatrième division, deuxième section.

Fait à Paris , le 25 janvier 1837.

Signé DUC DE LIANCOURT , *vice-président.*

BIBLIOGRAPHIE.

DE LA MORVE et du FARCIN CHEZ L'HOMME, par P. Rayer
médecin de l'hôpital de la Charité, médecin consultant du roi, membre de l'Académie royale de médecine, 1 vol. in-4° de 251 pages avec deux planches gravées et coloriées.   9 fr.

NOUVEAUX ÉLÉMENS D'HYGIÈNE, par Ch. Londe, membre de l'Académie royale de médecine, etc. Deuxième
édition entièrement refondue , 2 vol, in-8°, prix 12 fr.
Le tome premier est en vente, le deuxième paraîtra au
15 janvier.

DU MODE DE PROPAGATION DES MALADIES ÉPIDÉMIQUES
réputées contagieuses, et des moyens préservatifs
qu'elles réclament, par A. Bonnet, docteur en médecine, membre et ex-président de la société royale de
médecine de Bordeaux . in-8° de 64 pag.   2 fr.

QUELQUES CONSIDÉRATIONS TOPOGRAPHIQUES ET MÉDI-
CALES sur le choléra de Marseille en 1837, par M. Ducros ainé, médecin en chef de l'Hôtel-Dieu, professeur
de pathologie à l'école de médecine de Marseille, in-
8° de 60 pages.   1 fr. 50 c.

Ces ouvrages se trouvent à la librairie de J. B. Baillière.

Un des gérans,

E. LITTRÉ.

PARIS.— Imprimerie et Fonderie de FÉLIX LOCQUIN et COMP.
rue Notre-Dame-des-Victoires, 46.

1837. — N. 10.   20 DÉCEMBRE

L'EXPÉRIENCE,

JOURNAL DE MÉDECINE ET DE CHIRURGIE

PUBLIÉ PAR

MM. DEZEIMERIS ET LITTRÉ.

Ars longa.   *Ubicumque...*

Ce journal paraît tous les cinq jours, les 5, 10, 15, 20, 25 et 30 de chaque mois, par cahier de 16 pages à deux colonnes, grand in-8°, formant à la fin de chaque année deux forts volumes grand in-8°. Le prix d'abonnement est de 9 fr. pour 3 mois, 18 fr. pour six mois, 36 fr. pour un an. On s'abonne, au bureau du journal, chez J.B. BAILLIÈRE, rue de l'Ecole de Médecine, 13 bis, et, dans les départemens, chez les directeurs de poste et aux bureaux des Messageries-Royales et des Messageries Laffitte et Caillard. Les lettres affranchies sont seules reçues.

OBSTÉTRIQUE.

EXPOSITION RAISONNÉE D'UN CAS D'ACCOUCHEMENT ET DE MONSTRUOSITÉ HUMAINE : PRÉSENTATION D'UN BRAS ET DES INTESTINS PAR UN FOETUS AFFECTÉ D'ÉVENTRATION : VERSION DE L'ENFANT QUI OFFRAIT PLUSIEURS VICES DE CONFORMATION REMARQUABLES : PROMPT RÉTABLISSEMENT DE LA MÈRE.

Par M. le docteur Montault.

Chef de clinique de la Faculté, ancien interne des hôpitaux, etc.

Observation lue à l'académie royale de médecine.

Le 2 mars 1832, la nommée Sellier (Marie-Louise) se présenta à l'Hôtel-Dieu pour accoucher ; je me trouvais alors chargé du service de garde et je la reçus, après avoir constaté l'imminence de l'accouchement. Le col était effacé, la poche des eaux distendait le conduit vagino-utérin ; mais le toucher ne faisait reconnaître aucune partie solide. Cette femme, âgée de 37 ans, journalière, bien conformée, fortement constituée, et ayant tous les signes d'une brillante santé, s'est dite être enceinte depuis neuf mois, avoir toujours bien senti remuer son enfant depuis octobre 1831 jusqu'au jour de sa réception à l'hôpital : elle n'avait point fait de chute, ni reçu de coups sur le ventre ; seulement, dans les trois derniers mois de sa grossesse, elle s'était fatiguée, avait supporté des ouvrages forts, porté du bois qu'elle appuyait sur la région abdominale ; elle avait eu dans l'espace de six ans trois enfans (deux filles et un garçon), facilement mis au monde, bien conformés, qui ont toujours vécu en bonne santé, et dont le père jouit lui-même de

tous les attributs de la santé, de la force et d'une bonne conformation.

La poche des eaux se rompit pendant qu'on transportait la femme Sellier à la salle d'accouchement, et un bras, que je reconnus pour être celui du côté droit, se présenta aussitôt au passage (voy. fig. 1, A) : l'enfant présentait en même temps les surfaces antérieure et latérale droite du tronc ; je fis alors prévenir MM. Ripault et Brun, mes amis et collègues à l'Hôtel-Dieu, autant par prudence que pour les faire assister à un accouchement qui me semblait devoir offrir beaucoup d'intérêt : mais quel ne fut pas notre étonnement lorsque, de retour auprès de la malade, nous vîmes les intestins rouges-livides de l'enfant hors de la vulve (voy. fig. 1, B). Il était environ midi : reconnaissant la difficulté et la complication du cas qui se présentait, nous dûmes alors, l'usage établi dans la maison nous en faisant d'ailleurs un devoir, faire avertir M. Caillard, médecin sédentaire à l'Hôtel-Dieu, pour nous assister de ses conseils. Il arriva peu de temps après ; et, lorsqu'il eut constaté l'état des choses, nous nous réunîmes en consultation. La proposition fut d'abord faite d'envoyer chercher un des chirurgiens de l'Hôtel-Dieu ; mais la femme étant vigoureuse et les douleurs se succédant presque sans interruption, il fut décidé, après une légère discussion, qu'il fallait de suite procéder à la version de l'enfant. Je m'étais donc rangé de cet avis, puisque je fus chargé d'exécuter cette opération manuelle ; mon intention était *d'amener l'enfant par la tête ou par les pieds, suivant que l'une ou l'autre de ces deux extrémités se trouverait plus rapprochée du passage.* J'introduisis la main droite pour tâcher d'abaisser la tête située du côté gauche du bassin, ce que je ne pus effectuer, parce qu'elle était fortement relevée vers le pubis (voy. fig. I, C). Je fis alors des tentatives pour amener les extrémités inférieures avec la main gauche ; je parvins facilement aux genoux : mais, telle était la position des pieds, dont les talons appuyaient sur l'occiput, que je ne pus pour l'instant dégager les extrémités inférieures (voy. fig. I, D) : l'enfant, en effet, couché sur lui-même en arrière, était pour ainsi dire disposé en cercle, justement dans la position que prennent ces bateleurs qui se renversent la tête en arrière jusqu'à toucher le sol près de leurs talons.

M. Caillard et mes collègues firent de même des tentatives inutiles dans le but d'amener les pieds au dehors : alors celui-là réussit, par de fortes tractions exercées sur la fesse droite (voy. fig. I, E), à abaisser le bassin de l'enfant ; il m'abandonna ensuite le soin de dégager les extrémités inférieures, ce qui était devenu très facile. Après que j'eus attiré au dehors la partie inférieure du tronc, la manœuvre ne présenta plus rien de bien remarquable, si ce n'est que je cherchais en vain à dégager le bras gauche (circonstance dont on se rendra facilement compte par le reste de l'observation) ; après avoir tourné la face du côté du sacrum, les surfaces antérieures de l'enfant soutenues par mon avant-bras droit, j'appuyai l'index droit sur le menton, le gauche sur la nuque de l'enfant, et la tête fut extraite : le travail dura deux heures. Le placenta vint entier : son extraction se fit en même temps que celle du fœtus, vu la brièveté du cordon ombilical dont la longueur n'était que de 4 pouces (voy. fig. 2, C). Nonobstant ce cas et les autres circonstances, non seulement la femme Sellier n'éprouva pas de perte, mais les suites de sa couche furent heureuses et naturelles : elle fut prise, le troisième jour, de la fièvre dite de lait ; dès le cinquième elle commença à manger et à se lever, et le douzième jour après l'accouchement elle sortit de l'Hôtel-Dieu en parfaite santé.

Voici maintenant ce que nous a présenté de remarquable le fœtus considéré dans sa conformation tant externe qu'intérieure. Il était du sexe masculin ; il semblait être venu à terme et avoir succombé pendant la durée du travail, puisque le matin même de son entrée à l'Hôtel-Dieu la mère me dit avoir ressenti des mouvemens. Outre la courbure du tronc en arrière dont j'ai parlé plus haut, il en existait une autre du côté gauche, en sorte que l'épaule de ce côté touchait presque la hanche correspondante : cette position paraissait avoir été telle pendant une grande partie de la gestation, puisque, ainsi que nous le verrons plus bas, il existait une courbure de la colonne vertébrale dont la convexité regardait en avant et à droite ; c'est entre l'épaule et la hanche du côté gauche, ainsi rapprochées et presque contiguës, qu'on apercevait un simulacre, un rudiment du bras gauche grêle, court, et terminé seulement par deux doigts (voy. fig. 2, A). L'insertion du cordon ombilical se faisait dans un lieu à peu près également éloigné des deux extrémités du corps de l'enfant (fig. 2, E), ce qui me confirme dans l'opinion que celui-ci était à terme : la paroi abdominale existait normalement depuis le pubis jusqu'à l'insertion du cordon ; mais, depuis cette insertion jusqu'à la première pièce du sternum (qui seule existait), on voyait une large ouverture qui avait donné issue au paquet intestinal lors de la manifestation des

premières douleurs de l'enfantement, et qui laissait facilement apercevoir les organes thoraciques et abdominaux (fig. 2, B), à savoir : le cœur, l'aorte, le thymus très volumineux, les poumons petits et compactes, l'œsophage, l'estomac, et les autres parties du canal intestinal, le foie très développé, la rate, les reins presque réunis sur la ligne médiane. Les médiastins se prolongeaient dans le ventre avec les épiploons : il n'existait point de diaphragme ; cependant du côté droit (qui en général était bien plus développé et mieux conformé que l'autre), la poitrine était fermée inférieurement par la séreuse pleurale, qui remontait ensuite pour se continuer avec le médiastin ; mais on voyait l'œsophage et l'artère aorte passer du thorax dans la cavité abdominale sans traverser aucune cloison ni ouverture. Les viscères de l'abdomen et de la poitrine, que la scissure des parois antérieures de ces cavités laissait apercevoir, paraissaient avoir été recouverts par une membrane mince et transparente, dont la rupture s'était vraisemblablement effectuée au commencement du travail, et qui se confondait insensiblement avec les bords de l'éventration ; elle remontait ensuite le long du cordon pour se continuer avec les membranes *amnios* et *chorion*, dont elle paraissait être un *prolongement* : en effet elle se composait de deux feuillets dont l'externe (amnios) se continuait, sur les bords de l'éventration, avec la peau ; tandis que le feuillet interne par rapport au cordon (chorion) se continuait avec le péritoine. Ce fait, si l'état des *débris* de cette membrane mince ne nous en a pas *imposé*, tendrait donc à faire penser, contre l'opinion de plusieurs anatomistes et physiologistes, que le chorion ne se continue pas avec le derme de la peau.

Ayant assisté chez M. Caillard, médecin sédentaire de l'Hôtel-Dieu, à la dissection de l'épaule de ce fœtus faite par M. Serres en présence de M. Geoffroy Saint-Hilaire, et ayant entendu ces deux célèbres anatomistes regarder comme digne du plus grand intérêt ce qu'ils avaient observé, je crus devoir, sur leur invitation, poursuivre avec ménagement la dissection de ce fœtus, qui était destiné à être conservé dans le muséum d'anatomie pathologique de l'hôpital. La colonne vertébrale, à la fin de la région dorsale et au commencement de la région lombaire, présentait une courbure dont la convexité était tournée en avant et à droite : dans toute son étendue régnait en outre une courbure latérale gauche, en sorte que les côtes gauches étaient rapprochées, remontées et même confondues ; les droites, au contraire, distinctes et abaissées : celles-ci, à part le déplacement, étaient bien conformées, au nombre de douze, se réunissaient par leurs extrémités antérieures pour s'articuler avec l'angle inférieur-droit du sternum ; les côtes gauches, au nombre de sept seulement, venaient se rendre en avant à l'angle inférieur gauche du sternum. La première côte gauche, très large, surtout en arrière, semblait résulter de la réunion ou soudure de plusieurs côtes ; elle était d'une seule pièce : à droite comme à gauche, l'articulation des côtes n'offrait rien de particulier en arrière. — La première pièce du sternum existait seule (fig. 3, A.) Irrégulièrement quadrilatère elle présentait quatre angles : un supérieur-droit articulé avec la clavicule droite ; un inférieur-gauche en connexion avec les côtes gauches (II, fig. 3); enfin, un angle supérieur-gauche s'articulant, d'une part, avec la pièce D (fig. 3), se continuant d'autre part, avec la pièce C; l'extrémité postérieure de l'os D s'articulait en outre avec une pièce E ayant quelque ressemblance avec le scapulum, et en connexion avec les mêmes muscles que cet os. Doit-on regarder la pièce D comme la clavicule, et la pièce C comme la première côte, ou bien celle-ci comme la clavicule, et l'os D comme un prolongement de l'apophyse coracoïde ? L'humérus B s'articulait en haut avec la pièce C, en bas avec les deux petits os GG (fig. 3) qui le séparaient des deux autres II, terminés eux-mêmes par trois phalanges ; je dis par trois phalanges, car les deux doigts de terminaison portaient chacun un ongle (voy. fig. 2, A). Telle était l'articulation de tous les os qui entraient dans la composition de ce membre, que les mouvemens de ses diverses parties se faisaient également bien dans tous les sens. Les deux os II représentent-ils le radius et le cubitus dont les os GG seraient les épiphyses ? Les os GG ne représenteraient-ils pas plutôt l'épicondyle et l'épitrochlée à l'état de cartilaginification ? Ces deux os GG, enfin, ne seraient-ils pas deux os du carpe, les os II deux métacarpiens ? Dans cette dernière hypothèse, les os de l'avant-bras n'existeraient pas, ou plutôt se trouveraient confondus et réunis avec l'humérus B, qui offrait en K une espèce de soudure ou rainure profonde, laquelle rainure n'était, du reste, peut-être qu'un vestige du trou nourricier de l'os.

COMMENTAIRE.

« Persuadé que nombre de personnes plus instruites que moi sauront mettre à profit pour la science ce fait non moins remarquable sous le rapport de l'art des accouchemens que pour les savans qui s'occupent d'anatomie philosophique, je m'abstiendrai aujourd'hui de tout commentaire,» ai-je dit à l'époque où j'ai communiqué ce fait à l'Académie royale de médecine (1) : mes prévisions n'ont point été trompées, et c'est en partie du savant rapport fait à l'occasion de notre travail par M. P. Dubois, et inséré dans les mémoires de l'Académie (2), que nous tirerons les déductions et les ré-

flexions qui suivent, réflexions auxquelles donne lieu le fait précédent envisagé sous le triple rapport *tokologique, anatomique* et *médico-légal.*

1° Sous le rapport tokologique : on a pu voir dans le cours de l'observation que, lorsqu'il s'est agi de terminer par la version l'accouchement de la femme Sellier, mon intention était d'*amener l'enfant par la tête ou par les pieds, suivant que l'une ou l'autre de ces deux extrémités se trouverait plus rapprochée du passage.* Cette question soulève celle de la supériorité de la version par la tête et de la version par les pieds. On sait, en effet, que la version *occipitale* a été très anciennement employée par Hippocrate, Franco, Ambroise Paré, etc., et long-temps avant la *podale* ; que celle-ci, c'est-à-dire la version par les pieds, ne commença guère qu'à la fin du XVIe siècle à obtenir une préférence marquée ; que vers la fin du siècle dernier, M. Flamant, professeur à la Faculté de médecine de Strasbourg, proposa de revenir à la version *céphalique* non seulement dans les présentations du tronc, mais même dans celles de l'extrémité pelvienne, voulant faire revivre le précepte qui prévalut pendant quinze siècles ; enfin, que cette question a été souvent débattue en Alsace, en Allemagne, en France en dernier lieu.

Si nous consultons les auteurs contemporains, nous trouvons que cette question est à peu près aujourd'hui complètement résolue, c'est-à-dire que la version par les pieds doit être la règle, et la version *céphalique* l'exception. C'est ainsi que M. Velpeau réduit (1) les cas de version par la tête aux suivans : lorsque la tête se trouve aux environs du détroit en *position inclinée…* toutes les fois que les pieds sont plus éloignés du détroit que le sommet, et que la tête *semble devoir permettre à la parturition de se terminer ensuite spontanément.* M. Dugès admet plutôt (*Dict. de méd. et de chir. prat.*) la *réduction* occipitale que sa version proprement dite. Enfin, M. P. Dubois arrive à conclure dans son rapport (2) que la version céphalique est *possible* dans les présentations du tronc ; mais qu'alors cette nouvelle présentation céphalique est moins avantageuse que la présentation céphalique naturelle, à cause de l'écoulement de l'eau de l'amnios et du danger de la compression du cordon ombilical ; que pour la faire il faut que le liquide amniotique persiste ; qu'elle exige plus d'adresse et d'habitude que la version pelvienne; enfin, qu'elle n'était point applicable dans le cas présent, ce qu'a démontré l'événement.

Cette version céphalique devait être ici d'autant moins praticable que, d'après une remarque de Klein, les monstres de cette espèce se présentent ordinairement *non par la tête,* mais par l'abdomen,

---

(1) J'ai lu l'observation qui précède dans la séance du 7 août 1832 de cette société savante, après lui avoir présenté le fœtus le 6 mars 1832 : le rapport de MM. Paul Dubois et Moreau, nommés commissaires, n'a été terminé qu'en 1835. Tel est le motif pour lequel ce fait n'a pas eu plus tôt toute la publicité désirable.

(2) 1834, t. 3, quatrième fascicule, p. 430 et suiv. ; — et 1835, t. 4, quatrième fascicule, p. 475 et suiv.

(1) *Traité élémentaire de l'art des accouchemens,* t. 2 première édition, p. 703 et suiv.

(2) Voyez *Mém. de l'Acad. royale de Médec.,* 1834, t. 3, quatrième fascicule, p. 476 et suiv.

la masse des viscères déplacés étant en avant. (Geoffroy fils, *Tératologie*, t. II, p. 291.)

2° Sous le rapport anatomique et d'organogénie nous dirons, pour qualifier le vice de conformation signalé plus haut, qu'il appartient aux monstres célosomes caractérisés par une *éventration avec fissure et hernie thoracique* (Isidore Geoffroy Saint-Hilaire); enfin, qu'il participe, suivant la classification établie par M. Breschet, du deuxième genre (diastémasie) du premier ordre (agénèses), et du premier genre (ectopie) du quatrième ordre (hétérogénèses), des monstruosités. Il y a, en effet, deux anomalies d'organisation dans le cas dont il s'agit : 1° défaut de réunion ou arrêt de développement des parois thoracique et abdominale antérieures ; 2° déplacement des parties contenues.

Le cas le plus remarquable de ce genre, et qui n'est pas sans avoir beaucoup d'analogie avec le cas actuel, est peut-être celui qui a été publié dans un journal américain en 1833 par M. Robinson, d'un fœtus qui, outre l'absence de plusieurs organes importans, aurait manqué de clavicules, de sternum et de cartilages costaux, en sorte que tout l'intérieur de la cavité thoracique était à découvert, *et laissait* apercevoir, situé au côté gauche du rachis, le cœur sans péricarde ; l'abdomen était aussi ouvert jusqu'à l'ombilic. Un autre fait, également remarquable, et qui présente encore sous un autre point de vue de l'analogie avec celui que nous avons observé, est la singulière conformation de ce soldat, observé à Dijon par M. Chaussier (1), chez qui l'absence de l'extrémité inférieure du sternum permettait de constater que le cœur, situé à la partie antérieure et moyenne du thorax, était uniquement recouvert par la peau *mince, unie et sans cicatrice*. Je dis que ce dernier cas offre aussi de l'analogie avec celui du fœtus dont j'ai donné la description : celui-ci présentait en effet, ainsi que nous l'avons dit, les débris d'une membrane mince et transparente, dont la rupture s'était vraisemblablement effectuée au commencement du travail, qui se confondait insensiblement avec les bords de l'éventration, et qui, avant sa rupture, avait sans doute recouvert les viscères abdominaux et thoraciques.

Sans parler des cas de prolapsus ou de hernie du cœur signalés par Lancisi, Morgagni, Sénac, Vaubonais, Martin Martinez, Baudeloque, Chaussier, Breschet, et qui rentrent également dans l'ordre d'anomalies que nous étudions, cherchons quelle en a pu être la cause. Le fait qui nous est propre ne nous apprend absolument rien relativement à l'influence qu'auraient pu exercer des causes soit physiques, telles que la position, soit morales, telles que l'imagination de la mère. Mais laquelle de ces deux anomalies a été primitive, de la division des parois ou de la procidence des organes

(1) Voyez le *Traité clinique des Maladies du cœur* du professeur Bouillaud, deuxième édition, t. 2, p. 557.

contenus ? Faut-il admettre que la division est primitive et résulte du ralentissement de la *force plastique*, du *nisus formativus* (Meckel, Tiedmann, Serres, etc.) ? Est-il plus rationnel de croire avec M. Geoffroy St-Hilaire père, que le déplacement des organes, consécutif à une atteinte portée à l'économie ou déterminé par des brides, est la cause du défaut de réunion ? N'est-il pas enfin plus probable qu'il existe un rapport de *simultanéité* plutôt qu'un rapport de *cause à effet*, entre ces deux genres d'anomalies, et que l'une entraîne presque nécessairement l'autre, puisqu'il est vrai que, jusques vers le commencement du troisième mois de la vie embryonaire (1), l'intestin se trouve rassemblé dans la gaine alors extrêmement ample du cordon ombilical, gaine qui à cette époque tient lieu des tégumens encore incomplets de la paroi antérieure de l'abdomen ?

La présence des lambeaux de cette gaine large et étendue du cordon ombilical dans le fœtus que nous avons observé donnerait donc lieu de croire que, chez lui, l'arrêt de développement remontait aux deux premiers mois de la vie intra-utérine. Cette circonstance anatomique de la persistance de la gaine du cordon se continuant avec les bords de l'éventration nous conduit à une dernière question des plus intéressantes, et qui n'a point été agitée dans le rapport des commissaires de l'Académie ; je veux parler de la structure du cordon ombilical, et de la manière dont il se continue avec les enveloppes du fœtus.

Hippocrate admettait que les membranes du fœtus naissent de l'ombilic : les uns ont voulu que tout le cordon en masse se continue avec le fœtus (Harvey, Burton); d'autres, parmi lesquels, suivant le témoignage de M. Velpeau, nous citerons MM. Roux, Chevreul, de Blainville, ont pensé que le chorion, après avoir enveloppé le cordon, se continue avec le *derme* du fœtus; pour M. Mondini *l'amnios* se continuerait avec le *derme*, et le *chorion* avec les muscles abdominaux; M. Velpeau, qui admettait en 1824, comme Harvey et Burton, que le chorion, l'amnios et le cordon sont un prolongement du ventre de l'enfant, a modifié en 1829 son opinion. Il a écrit à cette époque (2) que la peau et le chorion sont deux parties *indépendantes* l'une de l'autre, puisque, suivant lui, les parois abdominales ne se développent que long-temps après le chorion, qui existe déjà lors du moment de la fécondation : il pense donc qu'on ne peut admettre sa continuation ni avec le derme, ni avec les muscles abdominaux, ni avec leurs aponévroses, ni même avec le péritoine, auquel il l'assimile cependant sous le rapport de la structure. Quant à *l'amnios*, il admet sa con-

(1) Voyez le *Traité de Tératologie* de M. Isidore-Geoffroy St-Hilaire, t. 1, p. 373.

(2) *Traité élém. de l'Art des accouchemens*, première édition, t. 1, p. 242 et suiv.

tinuité avec l'épiderme, après que les parois abdominales sont complètement développées.

Il résulte des intéressantes recherches faites par M. Flourens sur le même sujet, et qu'il a communiquées à l'Académie des Sciences (1), que : 1° dans le fœtus des pachydermes (cochon), des ruminans (veau), des rongeurs (lapin) et des carnassiers (chien), le cordon ombilical est constitué par *cinq* enveloppes continues avec le fœtus, de la manière suivante : la *première*, feuillet externe de l'amnios, avec l'épiderme ; la *deuxième*, feuillet interne de l'amnios, avec le derme ; la *troisième*, feuillet celluleux superficiel, avec le tissu cellulaire sous-cutané abdominal ; la *quatrième*, feuillet celluleux moyen, avec l'aponévrose des muscles abdominaux ; la *cinquième*, feuillet celluleux profond, avec le péritoine. 2° Pour le fœtus humain, il est arrivé aux mêmes résultats sous le rapport du nombre des enveloppes, c'est-à-dire qu'il en a aussi constaté *cinq*, dont deux seraient fournies par le chorion, à savoir : les deux feuillets de l'amnios, une seule enveloppe *celluleuse* et la double gaîne du *chorion* remplaçant les deux enveloppes celluleuses ou sous-amniotiques manquantes.

Si maintenant nous nous reportons à la description anatomique que j'ai donnée de l'enfant monstrueux de la femme Sellier, afin d'en tirer quelque lumière sous le point de vue qui nous occupe, nous trouvons que « les viscères de l'abdomen et de la » poitrine, que la scissure des parois antérieures de » ces cavités laissait apercevoir, paraissaient avoir » été recouverts par une membrane mince et trans-

(1) Voir les comptes-rendus des séances des 10 juillet et 10 août 1835.

» parente dont la rupture s'était vraisemblable- » ment effectuée au commencement du travail, et » qui se confondait insensiblement avec les bords » de l'éventration ; elle remontait ensuite le long » du cordon, pour se continuer avec les membranes » *amnios* et *chorion* dont elle paraissait être un » prolongement ; en effet, elle se composait de deux » feuillets dont l'externe (amnios) se continuait sur » les bords de l'éventration avec la peau ; tandis » que le feuillet interne, par rapport au cordon » (chorion), se continuait avec le péritoine. » Ce fait tendrait donc à confirmer les recherches dont nous avons parlé en dernier lieu, celles de M. Flourens.

3° SOUS LE RAPPORT MÉDICO-LÉGAL. La seule question qui se présente à cet égard est celle de la viabilité de fœtus conformés comme celui qui a été l'objet de ce travail : « leur mort, lorsqu'ils naissent vivans, suit presque toujours de très près leur naissance ; toutefois Méry cite un individu qui a vécu quatorze heures, Gockel un autre qui n'est mort que le deuxième jour, et un troisième sujet aurait même vécu jusqu'au onzième si l'on devait en croire Mercklein. L'état imparfait des muscles de l'abdomen est sans doute une des causes de mort chez ces monstres, dont la respiration, faute d'une portion si importante de son appareil musculaire, est nécessairement et pour le moins très imparfaite. » (Geoffroy fils, *ouvr. cité*. pag. 291, t. 2.) Aussi les auteurs de médecine légale s'accordent généralement pour mettre au nombre des déviations qui excluent la *viabilité*, le défaut d'union sur la ligne médiane de l'abdomen et du sternum, avec hernie considérable des viscères abdominaux et ectopie du cœur.

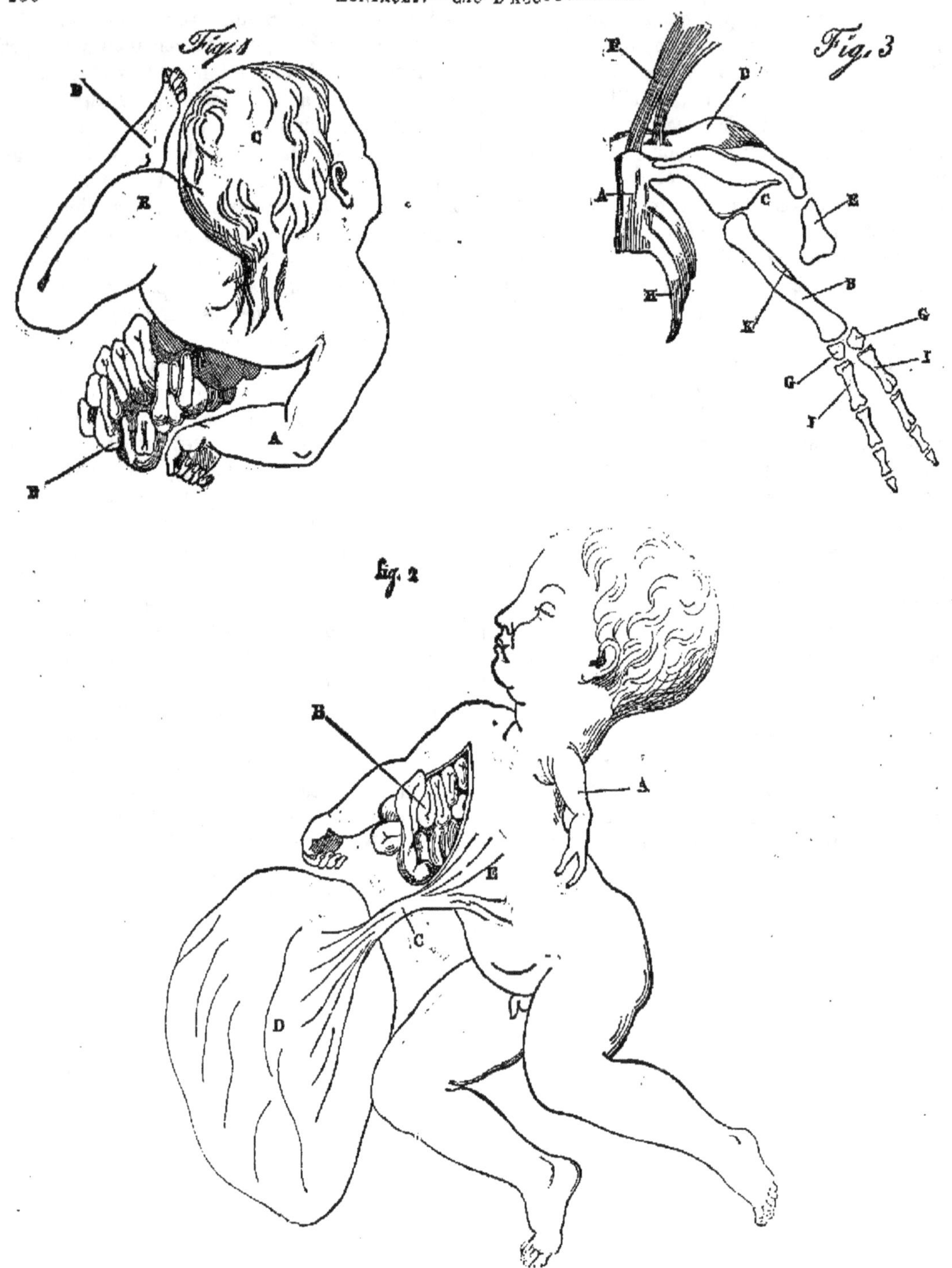

[**FIGURE PREMIÈRE.**

Position de l'enfant dans la matrice au commencement du travail : présentation à la vulve du bras droit A
et du paquet intestinal B.

FIGURE 2.

Configuration générale du fœtus :
A, bras gauche à l'état rudimentaire et anormal ;
B, organes thoraciques et abdominaux faisant hernie
par l'éventration ;
C, cordon ombilical ;
D, placenta.

FIGURE 3.
(*Grandeur naturelle.*)

Disposition des os qui entraient dans la composition de
l'epaule et du membre thoracique du côté gauche : A,
première pièce du sternum. — F, muscle sterno-mastoïdien. — H, côtes gauches.— C, os analogue à la clavicule
ou à la première côte, et articulé avec l'angle supérieur
gauche de la première pièce A du sternum. — D, os analogue à la clavicule ou à un prolongement de l'apophyse
coracoïde, et s'articulant aussi avec l'os A. — E, os analogue au scapulum, et articulé avec la pièce D. — B,
humérus. — K, rainure de l'humérus. — GG, II , os tenant lieu de ceux de l'avant-bras, du carpe et du métacarpe.

CHIRURGIE EXPÉRIMENTALE.

DE PHYSIOLOGIA TENOTOMIÆ EXPERIMENTIS ILLUSTRATA.

Commentatio chirurgica qua ordini medicorum gratioso academiæ Georgiæ Augustæ solemnia hujus universitatis litterarum secularia prima die XVII septembris MDCCCXXXVII agenda gratulatur Fr. Aug. ab Ammon Dresdæ.

PHYSIOLOGIE DE LA TÉNOTOMIE ACCOMPAGNÉE D'EXPÉRIENCES.

§ I. *Définition de la ténotomie.*

La ténotomie est cette opération qui consiste dans la section méthodique d'un tendon. Ce nom qui dérive de Τένων et Τομία, signifie section de tendon. De notre temps, où l'art médical s'est vu enrichi de tant et de si importantes découvertes, on a commencé à avoir recours, pour la guérison de plusieurs affections jusqu'ici réputées incurables, à cette opération, qui s'est trouvée tellement efficace, qu'on peut fonder sur son excellence et sa pratique les plus grandes espérances. Mais elle est encore dans l'enfance et semble manquer surtout d'un fondement physiologique sans lequel, évidemment, il n'y a dans la médecine que doutes et lacunes. J'ai donc cru qu'une dissertation sur la physiologie de la ténotomie que j'ai maintes fois pratiquée sur l'homme et dont j'ai plus minutieusement étudié la nature dans des expériences sur les animaux, ne serait pas sans importance. La marche à suivre est de commencer par l'historique et l'exposé de l'état actuel de la ténotomie, puis d'examiner les différentes opinions des chirurgiens sur la réaction générale subséquente aux blessures des tendons et sur leur guérison Je rapporterai ensuite les expériences que j'ai faites sur divers animaux pour approfondir l'étude de la réaction traumatique des tendons : enfin mon intention est de terminer par l'exposé de mon opinion sur l'importance de la section des tendons malades. J'espère arriver par là à prouver physiologiquement l'utilité de la ténotomie.

§ 2. *Histoire de la ténotomie.*

La ténotomie n'est pas une opération nouvelle : il y a long-temps que des chirurgiens l'ont pratiquée pour guérir les maladies des tendons. Roger Boonhuysen (1) a guéri, par la section du tendon du muscle sterno-cléido-mastoïdien, une inclinaison de la tête. Meekren (2), Tulpius (3), Blasius (4) et Ten Haaf (5) ont suivi cet exemple. Plus tard, néanmoins, cette opération tomba dans l'oubli. Elle en fut tirée par Thilenius (6), médecin distingué ; en effet, vers la fin du siècle dernier il essaya de guérir un pied-bot par la section du tendon d'Achille; ce nouveau moyen réussit. A l'imitation de Thilenius, C. F. Michaelis (7) pratiqua la section du tendon d'Achille, et, dans huit opérations, il obtint toujours les meilleurs résultats. Il en faut dire autant de Sartorius, médecin allemand (8). Alors on oublia de nouveau la ténotomie, ou, pour mieux dire, les chirurgiens ne lui accordèrent pas l'attention convenable. Dix ans plus tard un médecin français, habile orthopédiste, Delpech (9), employa la section des tendons, et surtout celle du tendon d'Achille pour la guérison du pied-équin. Convaincu par ses nouveaux essais de la haute utilité de cette opération, il expérimenta à ce sujet sur l'homme et les animaux avec un talent et une sagacité remarquables, afin de bien connaître les règles et les principes d'après lesquels doit agir l'opérateur. S'il y a quelque chose qui puisse et doive soulever l'indignation, c'est le mépris avec lequel les chirurgiens français traitèrent ce nouveau point de l'art. A peine croirait-on que la France n'eût pas un seul chirurgien qui dai-

gnât examiner la doctrine de ce savant : c'est pourtant ce qui eut lieu, car Dupuytren, l'immortel Dupuytren, qui, pour guérir un torticolis, coupa le faisceau sternal du muscle sterno-cléido-mastoïdien, fit cette opération selon la méthode des chirurgiens hollandais plutôt que de marcher sur les traces de Delpech (10).

Au milieu de cet inconcevable silence des médecins de tous les pays, beaucoup de vétérinaires français expérimentèrent le nouveau moyen : ils coupèrent en effet sur les chevaux, et avec succès, différens tendons affectés de raccourcissement contre nature, de sorte que, peu de temps après, cette manœuvre opératoire non seulement devint célèbre, mais encore reçut les honneurs d'une nouvelle dénomination. Les uns la désignèrent sous le nom français d'*énervation*, ce qui est, à mon avis, parfaitement ridicule, les autres lui donnèrent le nom dérivé du grec de *ténotomie*, terme qui me semble convenable sous tous les rapports et que j'ai mis en tête de ce mémoire. Parmi les médecins vétérinaires qui ont heureusement cultivé cette nouvelle branche de l'art, il faut signaler : Lafosse (11), Bruché (12), Miguel et Debaux (13), Bouissy (14), Delafond (15), Chopin (16), Lorton (17), Casten (18), Viborg et Prinz. La ténotomie, durant ces progrès remarquables dans l'hippiatrique, continua à être méprisée par les médecins.

Enfin, dix ans après Delpech, Strohmeyer, médecin Hanovrien (19), employa la section des tendons pour obtenir la cure du pied-bot, qu'il avait en vain traité lui-même par l'emploi de machines et par d'autres moyens. Ses premières tentatives de ténotomie sur l'homme lui ayant parfaitement réussi, il étudia plus en détail sur les animaux, de concert avec Günther, vétérinaire célèbre du même pays, la réaction traumatique des tendons (20). Alors pourtant, cette opération attira, comme elle le devait, l'attention des médecins, et chacun se joindra à moi pour louer en Strohmeyer son illustre restaurateur.

A son exemple en effet, se sont montrés en Allemagne, Dieffenbach (21), Holscher (22), Elster, Hünger, Léonhard, Ulrich (23) et Zeis, aux expériences desquels j'ajoute celle que j'ai moi-même faites sur l'homme. En France, Vincent Duval, Bouvier (24), Roux (25), et Cazenave ont souvent coupé des tendons, et spécialement le tendon d'Achille pour guérir différens vices de conformation du pied chez l'homme.

D'après cela, comme la ténotomie gagne de jour en jour dans l'opinion, quoiqu'elle ait encore des détracteurs opiniâtres, puisqu'enfin l'on est en droit d'attendre la plus grande efficacité de cette opération dans certaines maladies dont on n'entreprenait pas jusqu'à présent la guérison, la dignité de l'art réclame qu'on en examine la physiologie d'une manière plus particulière.

Je vais d'abord tracer l'histoire des opinions qu'ont émises les praticiens sur l'importance des plaies accidentelles des tendons, tant sous le rapport physiologique que sous le point de vue pathologique; viendra ensuite l'examen critique des expériences faites sur la réaction traumatique dans la ténotomie, Je donnerai en dernier lieu les essais que j'ai faits avec Printz, célèbre professeur d'hippiatrique à l'école vétérinaire de Dresde, sur des chevaux et sur des lapins.

(1) Heilkuren. Nürnberg, 1674, in-4, n. 22-23.

(2) Heel en geneeskostige aanmerkingen. Amsterdam, 1688, c. 33.

(3) Observat. med. Amstelod., 1641, in-8, lib. IV, c. 58.

(4) Observat. med. rarior. Amstelod, 1677, in-8, p. 2.

(5) Abhandlungen aus der Naturgeschichte, Arzneikunde und Chirurgie. Aus den Schriften der Harlemer und anderer holländischer Gesellschaften gesammelt. Leipzig, 1791, B. I, p. 262.

(6) Medizinische und chirurgische Bemerkungen. Frankfort auf M., 1789, p. 335.

7) Ueber die Schwachung der Sehnen durch Einschneidung als ein Mittel bei manchen Gliederverunstaltungen. Hufeland und Himly's Journal, B. VI. 1811, novbr.

(8) Siebold's Sammlung auserlesener und seltener chirurgischer Beobachtungen und Erfahrungen, B. III, p. 258.

(9) Chirurgie Clinique de Montpellier. Paris, 1823, in-4, v. II, p. 2, et Orthomorphie par rapport à l'espèce humaine. Paris, 1828, in-8, tome II, p. 329.

(10) Dr. Ammon. Parallele der deutschen und französischen Chirurgie. Leipzig, 1822, in-8, p. 374.

(11) Hurtrel et d'Arboval. Dictionnaire de médecine vétérinaire. — P. Vatel. Manuel de médecine vétérinaire.

(12) Procès-verbal de l'Ecole vétérinaire de Lyon du 19 septembre 1822.

(13) Observations sur les pieds-bots, dans le *Journal pratique de médecine vétérinaire*, par Dupuy, 1826, mai, p. 202.

(14) Recueil de médecine vétérinaire, 1830, juin, p. 346.

(15) Sur la section du tendon perforant, dans le *Recueil de médecine vétérinaire*, 1832, janvier.

(16) Mémoire et observations sur la section du tendon perforant sur les chevaux bouletés (ténotomie plantaire simple), dans le *Recueil de médecine vétérinaire*, 1835, p. 225.

(17) Observations sur la section des deux fléchisseurs avec excision d'une partie de leur substance (ténotomie plantaire double), dans le *Recueil de médecine vétérinaire*, 1835, mai, p. 240.

(18) Recueil de médecine vétérinaire, 1824, p. 366. — Vatel, Manuel de médecine vétérinaire.

(19) La section du tendon d'Achille comme méthode curative du pied-bot, éclaircie par deux cas, t. XLII, cah. 1. — Du même, Institution orthopédique. Hannover, 1835, in-8, p. 7. Casper's Wochenschrift für die Heilkunde. Jahrgang, 1836. Blasius, Zeitschrift für Chirurgie und Augenheilkunde, B. I. Halle, 1836-1837.

20) La description exacte de ces expériences n'a pas été publiée, quoique Strohmeyer rapporte avoir observé avec Gunther la réunion des tendons coupés à l'aide d'une substance cellulaire. Nous désirons beaucoup que Gunther se décide à insérer ses expériences sur la réaction traumasique des tendons lésés dans sa publication intitulée : *Untersuchungen und Erfahrungen im Gebiete der Anatomie, Physiologie und Thierarzneikunde,* I. Lieferung Hannover, in-8, 1837.

(21) Berliner medic. Zeitung. Jarbgang, 1836 und 1837, in-fol. Berlin, plurib. locis.

(22) Hannoversche Annalen für die gesammte Heilkunde. Hannover, 1836, in-8, B. I.

(23) Casper's Wochenschrift für die Heilkunde. Berlin, in-8. Jahrgang. 1836, p. 546-548.

(24) Bulletin de l'académie royale de médecine publié par les soins de la commission de publication, et rédigé par Pariset, Roche et Bousquet, n. 5 déc. 1836. Paris, Chez Baillière, in-8, p. 200, 304, 408.

(25) *Ibid.*, p. 201.

(26) L. G. Neumann, Von den Krankheiten des Menschen. Berlin, 1834, in-8, III Band, p. 612, et Blasius, l. l.

§ 3. *Histoire des observations et opinions sur la physiologie des tendons blessés.*

Au nombre des chirurgiens qui ont observé les blessures des tendons en général, et en particulier la rupture du tendon d'Achille, ou qui ont le plus écrit à ce sujet sont les suivans : Hippocrate (1), Galien (2), Avicenne (3), Salicet (4), Roger (5), Lanfranc (6), André de la Croix (7), Chalmet (8), Guy de Chaulinac (9), Vesling (10), Laurent Joubert (11), Fortuné Fidel (12), Pierre de Marchettis (13), M. G. Purrmann (14), Séverin (15), Kiesner (16), Félix Wurtz (17), J. C. Kundmann (18), C. Stalpart van der Wiel (19), J. L. Petit (20), Borelli (21), Wagret (22), G. Mauquest (23), Cr. Garengeot (24), Chabert (25), Kulmus (26), Heister (27), Paul Molinelli (28), Abraham Titsingh (29), John Aitkins (30), Erémond et Duval (31),

Bromfield (32), Henkel (33), Alexandre Monro (34), J. Bagieu (35), Antoine Louis (36), Ange Nannoni (37), Jacob van der Haar (38), Laurent Martucci (39), H. Bacheracht (40), J. Warner (41), Etienne Gasparetti (42), F. W. Mühlmann (43), J. Lieutaud (45), Toselti, Pozzi et Petrini (46), D. Vandelli (47), Buechner et Behr (48), J. Kipecke (49), Bezoet (50), Duchanoy (51), Petit (52), Rodbard (53), Fielitz (54), Acrel (55), Evers (56), Jacob van der Haar (57), Ravaton (58), Desault (59), Wardenburg (60), S. Migliavaca (61), F. Bottcher (62), J. Bell (63), van Gescher (64), Wutzer (65), et autres qui ont laissé des observations et des mémoires sur la chirurgie, comme B. Bell, Sabatier, A. G. Richter, Boyer, Delpech, Richerand et S. Cooper.

Si tous ces médecins s'accordent sur la facilité avec laquelle guérissent les plaies des tendons, il en est peu d'entre eux qui traitent avec soin de leur réaction traumatique et de sa nature ; aussi l'ignorance des principes physiologiques a-t-elle, durant plusieurs siècles, causé entre les chirurgiens une singulière divergence d'opinions sur le véritable mode de guérison des tendons lésés. Une opinion, qui a bien autrement exercé l'esprit des médecins, c'est celle qui attribue aux blessures des tendons des effets spasmodiques tels que le trismus et le tétanos. De là vient que jusqu'à nos jours bon nombre de chirurgiens redoutent excessivement la lésion de ces parties, et c'est, je crois, à cette idée sans fondement qu'il faut s'en prendre du mépris dans lequel est si long-temps restée ensevelie la ténotomie. Examinons un peu plus à fond comment cette fausse théorie, qui a de si grandes ramifications, a jeté ses premières racines.

Quelques chirurgiens du dernier siècle tenaient pour fort dangereuses les blessures des tendons ; d'autres assurèrent qu'elles guérissaient très aisément sans fièvre et sans autres symptômes de quelque gravité ; d'autres enfin avancèrent que les lésions des parties tendineuses étaient suivies de spasmes dans les cas où des rameaux nerveux auraient été simultanément blessés.

Paul Barberette nia la sensibilité des tendons, et, avec lui, Meekren, Abraham Titsingh, Alexandre Camerarius, Chabert, John Aitkins et S. Ch. Bohl (66), qui observèrent des guérisons de tendons blessés, sans qu'il y eût un grand appareil symptomatique. Il faut, à côté de ces noms, mettre ceux de G. Heuerman (67) et J. L. Hoin (68), qui firent des expériences sur le tendon d'Achille, et virent toujours les plaies guérir spontanément et sans symptôme, encore bien que les lèvres fussent très écartées. P. Castell (69) ne croit point au danger des blessures qui intéressent les tendons et les capsules articulaires ; Toussaint et Bordenave (70) leur refusent également la sensibilité. Pierre Camper (71) et Mühlmann (72) disent que lorsqu'un tendon est blessé, les symptômes dépendent de la blessure concomitante d'un nerf.

Il faut citer en première ligne Vincent Petrini, qui démontra qu'on pouvait sans crainte disséquer les tendons et les aponévroses, et fit les premières applications de cet art à la chirurgie (73). Ceux qui nièrent encore la sensibilité des tendons sont : Caldani (l. c.), J.-Bapt. Verua (74), Burkhard (75), Staehlin (76), Fr. G. le Vacher (77), J. L. Sichi (78), Arthaud (79), Colomb (80). L. Heister (l. c.) attribue à la contusion ou à la section incomplète d'un tendon le même ensemble de symptômes graves qui suit les blessures où les nerfs ne sont que déchirés, savoir : le spasme, l'inflammation portée à un haut degré et la gangrène ; il affirme d'ailleurs que la rupture complète d'un tendon est sans danger. Alexandre Monro (l. c.) éprouva lui-même la rupture du tendon d'Achille ; mais il ne parle, au sujet de cette blessure, ni de douleurs, ni d'autres symptômes graves.

Cependant on rencontre encore des médecins qui soutiennent que les blessures des parties tendineuses sont graves et dangereuses ; je me contenterai d'en indiquer quelques uns. Paré n'est pas sans redouter les blessures des tendons. Petit (l. c.) cite une double rupture du tendon d'Achille, l'une complète l'autre incomplète, et rapporte que dans cette dernière de tout point, la plus grave, la flexion du pied est douloureuse. Cette opinion est adoptée par Achille Fr. Fontaine et Jacques Fr. Chat de la Sourderie, dont le mémoire a pour conclusion : *On doit donc éviter la section des tendons.* Paris 1742. 4. Laghi (81) accorde la sensibilité aux tendons, ainsi que J-Bapt. Bohadschek et Igna. Radnitzki (82), Grima(83),F r. Martini (84), et Plenk dans le cas où la plaie viendrait à s'inflammer (85).

Il faut encore nommer Boerhaave (86), qui, à l'imitation de Galien (87), enseigne que les tendons naissent des nerfs et que leurs lésions sont aussi funestes que celles de ces derniers auxquels succède si rapidement la distension. Mais je ne puis m'abstenir de remarquer ici que par le mot « distension des nerfs, » les anciens entendaient les spasmes, et que sous la désignation de *neûron*, ils comprenaient indistinctement les nerfs et les tendons. De cet abus d'expression vient, ce me semble, qu'on a faussement attribué aux tendons ce que les pathologistes ont à bon droit établi, de l'importance des blessures des nerfs, et que de nos jours même, les plus célèbres médecins, parmi lesquels il suffira de signaler Cowper, Boerhaave, Goelicke, et Z. Platner ont défendu cette opinion erronée.

D'autres ont embrassé une autre manière de voir.

Bon nombre de médecins du dernier siècle rangent parmi les causes de tétanos les plaies avec déchirement des tendons. Rien ne peut mieux démontrer la fausseté de ce point de vue théorique, que le relevé des observations faites sur la réaction traumatique des tendons, tant dans les cas de blessures accidentelles que dans les vivisections.

Le premier qui fasse mention de la réunion des tendons blessés par l'interposition d'un cal, est Titsingh (l. c.) qui vit de petites lésions de ces parties guérir en peu de jours avec la plus grande facilité; Stalpart van der Wiel observa aussi que les tendons coupés se réunissaient comme les os par une espèce de cal (88) ; Duchanoy (89) vit à l'endroit de la blessure ou de la rupture du tendon d'Achille se former une nodosité, et celle-ci à la longue prendre de la consistance ; Bezoet observa les mêmes phénomènes (90).

Je ne puis passer sous silence ce que Baron (91) raconte de la régénération parfaite du tendon d'Achille à la suite d'une plaie profondément ulcérée. Nannoni (92) rapporte un cas analogue de reproduction du tendon d'Achille. Mohrenheim (93) a suivi trois cas de reproduction du même tendon au moyen de chairs de nouvelle formation qui, peu à peu il est vrai et par des progrès presque insensibles, finissaient par former un cal. Moore dit que ces organes sont reproduits par une substance plus gonflée mais d'un aspect moins éclatant. Autenrieth, Gordon, Prochaska, Boyer et Thompson partagent cette opinion, au dire de Pauli (94), et Thompson dit que les fibres des tendons ainsi régénérées ne sont point disposées parallèlement les unes aux autres, et n'offrent ni reflet nacré ni structure déterminée ; il ajoute que l'ensemble de la cicatrice présente plus d'épaisseur, de manière à former une nodosité. O. Huhn (95) a observé la guérison de tendons blessés et leur reproduction ; mais d'après lui, la cicatrice ou si l'on veut, le nouveau tissu diffère entièrement de l'état normal. Murray (96), rapporte qu'il a vu les tendons coupés se réunir ainsi que les muscles, la matière agglutinative n'étant autre que la lymphe plastique du sang organisée et transformée en un tissu cellulaire très serré. Bichat (97) parle beaucoup de la réunion des parties fibreuses, et en particulier de celle du tendon d'Achille : selon lui, les deux bouts du tendon laissent suinter une matière fibroso-al-

bumineuse qui se condense peu à peu et les joint l'un à l'autre; du reste, cette matière douée de souplesse et d'une sorte de ductilité peut s'alonger et s'étendre. Gendrin (98) a observé, au bout les tendons et des ligamens rompus, sous l'influence d'une inflammation chronique, une masse foliacée; c'est aussi ce que dit John Aitkens au sujet de l'exfoliation de ces parties dans les cas de blessure. J. F. Dieffenbach (99) s'arrête peu à la force plastique des tendons blessés. F. Pauli déjà cité avec éloge, et dont le mémoire fourmille de faits intéressans, les a toujours vus se réunir par l'intermédiaire d'une substance celluleuse, compacte, dépourvue du poli des fibres tendineuses, et dépassant irrégulièrement leur niveau dans l'intervalle des deux bouts, comme le montrent ses observations. Pour les tendons comme pour les autres tissus, les lèvres de la plaie se couvrent de granulations qui servent à les réunir, quoique la toile celluleuse ne soit pas plutôt fournie par les extrémités tendineuses que par les parties voisines plus vasculaires et plus gorgées de sang.

Delpech (101) a observé, après la division des tendons, la substance intermédiaire, mais il croit que l'on doit en les coupant éviter la lésion de la peau; ordinairement dit-il, 28 jours suffisent à l'entière formation de la cicatrice d'un tendon. Que si la peau a été comprise dans la section, l'exfoliation de la substance tendineuse en est la conséquence. Mais tout en enrichissant la ténotomie des préceptes les plus utiles, il ne dit rien sur la marche que suit la formation de ce nouveau tissu fibreux, qu'il a nommé *organisation inodulaire.*

Il a déjà été question des expériences faites en commun par Strohmeyer et Günther (102).

Enfin je n'aurai garde d'oublier les belles expériences tout récemment faites par Duval (103) sur des lapins et des chiens, pour éclairer la physiologie de la ténotomie. Il traite de la nature et de la formation de cette nouvelle substance fibreuse qui s'observe ordinairement après la division des tendons, avec tant d'art et d'intelligence qu'il fait en quelque sorte assister jour par jour le lecteur à la production du phénomène. Rien ne me flatte plus que le rapprochement qui existe entre ce que j'ai moi-même observé sur la réaction traumatique des tendons, et les opinions de Duval : je vais exposer dans le prochain chapitre les observations qui me sont propres, et qui ne sont pas sans importance.

(1) Aphorism. Sect. 6. aphor. 19. sect. 7. aphor. 28. Prorrh. lib. II. De tendinum vulneribus.

(2) Method. medendi lib. 6. De compos. remed. lib. III.

(3) Canon lib. 4. fen. 4. Tract. 4. cap. II.

(4) Chirurgia Venet. fol. 1546. lib. II. cap. IX.

(5) Chirurgia edit. Guid. de Chauliac. Venet. 1499. fol. lib. III, cap. XIII.

(6) Practica, quæ dicitur ars completa totius chirurgiæ, edit Guid. de Chauliac. lib. II, cap. IX. sect. 3, cap. III.

(7) Von den Wunden. tr. 2. lib. II, cap. VIII.

(8) Encherid. chir. Paris, 1546. lib. 4, cap. II.

(9) Chirurgia p. 346., etc.

(10) Observat. et epist. XV.

(11) Annotations sur la chirurgie.

(12) De relationibus medicorum lib. 4.

(13) Tendinis flexoris pollicis ab equo evulsi observatio.

(14) Feldscheerer p. 100. Chirurgia curiosa p. 540.

(15) De efficaci medecina lib. II, c. 123.

(16) De læsione tendinum Lugd. B. 1669, 4.

(17) Von den Wunden, cap. XIV.

(18) Seltenheiten der Natur.

(19) Observat. altera centuria I. pars.

(20) Mémoires de l'Académie des Sciences, a, 1722.

(21) Observat. 2. cent. 2.

(22) Observations, etc.

(23) Traité complet de la chirurgie.

(24) Traité des opérations.

(25) Observat. de chirurgie pratique.

(26) De tendine Achillis disrupto, etc. Gedani 1730, 4. Haller diss. chirurg. vol. III, no. 143.

(27) Chirurgie.

(28) Commentar. Academiæ Bononiens. scient. et art. Bonon. 1731. tom II, p. 1.

(29) Verdanker de Heelkunst. Amsterdam 1735, 4.

(30) Navy Surgeon, etc.

(31) Non ergo secandi tendines. Paris, 1743, 4.

(32) Chirurgical observations and cases. London. 1733, 8.

(33) Dritte Sammlung medic. u. chirurg. Anmerck. Berlin, 1748, 4.

(34) Essays and observations physical and literary read before a society in Edinburgh. Edinb. 1755, 4.

(35) Examen de plusieurs parties de la chirurgie de Paris, 1752. vol. II.

(36) Discours historique et critique. Paris, 1758.

(37) Trattato chirurgico sopre la simplicita di medicar i mali d'atrenenza alla chirurgia, tom. I, Firenza, 1761, 4.

(38) Verhandel, van de Holl. maatschappy. tom. II.

(39) Disp. pres. Ant. Scrinci de puncto aut scisso nervo atque tendine. Pragæ, 1748.

(40) Disp. de morbis ligamentorum, Leidæ, 1750, 4. in Halleri select. pract.

(41) Cases in surgery with remarks. London, 1754, 8.

(42) Osservazioni medico-chirurgiche. Bonon. 1753, 4.

(43) Untersuchung, ob durch die Verletzung der Sehnen und des Beinhautebens unertragliche Schmerzen, Entzündungen, Brand erfolgen können, Konigsberg, 1754, 4.

(44) Cases and practical remarks in surgery, etc., Lond., 1758

(45) Précis de la médecine pratique, Paris, 1759, 8.

(46) Tosetti, lettere sull'insensibilità d'alcune parti degli animali, Rom., 1755, fol.

C. Pozzi, lettera al D. A. Laghi, Firenza, 1755, fol.

S. V, Petrini, sull'insensibilità ed irritabilità di alcune parti degli animali, Rom., 1755, 4.

(47) Epist. de sensibilitate pericardii, periostei, medullæ, duræ meningis et tendinum, Padovæ, 1756.

(48) Disput. de tendinis Achillis soluti sanatione, etc. Hall, 1765, 4.

(49) Diss. de optima tendinis Achillis præcisi vel disrupti cura, Basil, 1757, 4.

50) D. de modo, quo natura solutum redintegrat. L. B. 1765. recus. in Sandifort thesaur. dissert. vol. III, p. 164.

51) A. Roux, journal de méd. chirurg. et pharm. tom. XLIII. Paris, 1775. p. 448.

(52) Traité des maladies des os. tom. II, p. 255.

(53) London medical journal. tom. VIII.

Repertorium chirurg. u. medic. Abhandl. B. 1.

(54) Richters chirurg. Bibliothek, B. 8. p. 510. Ibidemque, Schneider, p. 729.

(55) Chirurgische Vorfälle. Gottingen, 1777. B. 2.

(56) Ueber die durchschnittenen Ausstreckflechsen der Finger, in dessen Ammerk. und Erfahrungen. Gottingen, 1787, 8. mit 4 Kupf.

(57) Auserlesene med., chirurg. Abhandl. u. Beob. Leiptig, 1802. B. II, p. 56.

(58) Pratique moderne de chirurgie. Paris, 1776. vol. 4.

(59) Chirurg. Nachlass. B. 1, Th. II, p. 221.

(60) Von den verschiedenen Verbandarten zur Wiedervereinigung der getrennten Achillessehne, und den Mitteln, sie zu vervollkommen. Gottingen, 1793, 8.

(61) Opusculi chirurgicbi. Ciema, 1794.

Kühn and Weigel's Ital. med. chirurg. Bibliothek. B. 1, H. XII, p. 87.

(62) Abhandl. der Krankheiten der Knochen, Knörpel und Sehnen. Dessau, Konigsberg und Leipzig, 1787, 1789, 1793, 3 Theile, VIII.

(63) Discourse on the nature and cure of wounds. Edinb. 1795,

(64) Abhandlung von den Wunden. A. d. Holland. v. Loffler. Leipzig, 1796, 8.

(65) V. Graefe, Hufeland, Linke, Rudolphi, Siebold, Encyklopæd. Wörterbuch der medic. Wissenschaften. I vol. p. 240.

(66) De insensibilitate tendinum. Regiomont, 1764, 4.

Von der nöthigen Vorsicht bei den in lebendiqen Geschöpfen anzustellenden Erfahrungen von der Unempfindlichkeit der Sehnen. Regensburg, 1767, 8.

Bibliotheca chirurgica st. et op. st. II. de Vigiliis a Creuzenfeld. Vindob, 1781. in 4. 2 vol T. I, p. 329.

(67) Vornehmste chirurg. Operationen, etc.

(68) Journal de médecine. tom. XXX.

(69) Experimenta quibus varias corporis humani partes sentiendi facultate carere constitit. Gottingæ, 1753, 4. recus. in Halleri diss. chirurg. t. II.

(70) Remarques sur la sensibilité de quelques parties — in Mercure de France, 1756. Jan. Lausann, 1758.

(71) Dissert. anatom. lib. I, de brachii humani fabrica et morbis.

(72) l. c.

(73) Sull'insensibilità ed irritabilità di alcune parti degli animali. Rom. 1755, 4.

(74) Collect. Lausann. De vulnerum tendinum, meningum, aliarumque partium innocentia. Lausann, 1753. 12. 3 vol.

(75) Abhandlungen der naturforschenden Gesellschaftin Zürich Zürich, 1761, 8.

(76) Acta Helvet. tom. V.

(77) De læsione aponeurosium, theses anatom. chirurgicæ. Paris, 1764, 4.

(78) De sensibilitate et irritabilitate corporis humani partium. Paris, 1764, in-4,

(79) Diss. sur l'insensibilité. Paris, 1771, in-8.

(80) Lettre sur un cours de physiologie expérimentale, de M. Portal. Paris, 1771, in-8.

(81) Epistola ad Cæsar. Pozzi. Bonon. 1756, in-fol.

Epistola ad J. B. Beccari. Ibid., 1756, in-fol.

(82) Eorum experimenta, quibus consistit, eas partes sensu esse prœditas quibus Hallerus sentiendi facultatem denegat. Pragæ, 1756, in-4.

(83) Mémoire sur la sensibilité des tendons. Paris, 1760, in-12.

(84) Versuch und Erfahrung ueber die Empfindlichkeit der Sehnen. Kopenhagen, 1760, in-8.

(85) Lehrsätze der pract. Arzneikunst, Wien, 1776, 2 vol. in-8.

(86) Prælect. ad institut. medic., § 399, p. m. 374, u. 376, vol. III.

(87) De motu musculor. lib. I, cap. II. De usu part., lib. I, cap. XVII, etc.

(88) Observat. rarior. Cent. post. pars prior, observat. 45, p. 348-52. Leidæ, 1777, in-8.

(89) Jn. A. Roux, Journal de médecine, chirurgie et pharmacie, t. XLIII. Paris, 1775, in-8, p. 448.

(90) Diss. de modo quo natura solutum redintegrat. L. B, 1765, rec. in E. Sandifort thesauri. dissert, vol. III. p. 164, § 71.

(91) Lettere al D. Michaeli Girardi in opuscoli scelti di Milano. t. IX, 313.

(92) Sopra la riproduzione dell'umore vitreo con alcune osservazioni che comprovano la rigenerazione della corda magna; in opuscoli scelti, t. VIII, 4, p. VI, p. 361.

(93) Beobachtungen chirurgischer Vorfälle. Dessau, 1783, in-8. B. II, p. 184.

(94) Commentatio physiologico-chirurgica de vulneribus sanandis. Gottingæ, 1825, in-4, p. 88.

(95) De regeneratione partium mollium in vulnere. Gottingæ, 1787, in-4.

(96) Comm. de redintegratione partium corporis animalis. 1787, in-4.

(97) Anatomie générale.

(98) Description anatomique de l'inflammation et de ses suites.

(99) Diss. nonnulla de regeneratione et transplantatione. Herbipol. 1821, in-8.

(100) Comment. proemio aureo ornata physiologico-chirurg. de vulneribus sanandis. Gotting, 1825, in-4 § 77, § 190 p. 41, p. 3.

(101) Chirurgie clinique de Montpellier. Paris et Montpellier, 1823, in-4, vol. II, p. 228.

Orthomorphie par rapport à l'espèce humaine, t. II. Paris, 1828, in-8, p. 329.

(102) Vide, § 2.

(103) Bulletin de l'académie royale de médecine, etc., n. 2, 15 mars 1837, p. 410 : « Aussitôt qu'un tendon est coupé, les deux bouts se retirent par l'effet de la contraction des muscles. Quelques heures après la section, le tissu cellulaire environnant s'enflamme, vingt-quatre heures plus tard ce tissu baigne dans la sérosité et présente à l'œil l'aspect œdémateux. La peau participe à cet état de turgescence.

« Quelquefois on trouve un amas de matière rouge semblable à un caillot de sang lavé entre les deux bouts du tendon. Du tissu cellulaire de la circonférence des extrémités du tendon partent des filamens qui vont se rendre à une matière fibrineuse et vice versâ. A la vérité, cette substance ne se rencontre pas toujours; mais ce qui est constant, c'est l'état de l'inflammation du tissu cellulaire pendant les sept à huit premiers jours. Trente-six heures après la section, la substance de prolongement existe déjà sous forme de membrane ligamenteuse beaucoup plus développée en haut qu'en bas; ce qui explique l'inégalité des renflemens que l'on sent sous la peau le lendemain et le surlendemain de l'opération. Le troisième et le quatrième jour, le tissu intermédiaire acquiert beaucoup d'épaisseur et devient comme charnu, d'un rouge foncé dans son intérieur, blanchâtre à sa circonférence. Du sixième au huitième jour, ce tissu offre la même forme que le tendon; l'organisation tendineuse de cette substance se fait de l'extérieur à l'intérieur par la condensation des lames celluleuses. Du quinzième au vingtième jour, cette organisation est complète; a couleur rouge n'existe plus, et ce tissu de nouvelle formation est aussi solide et aussi résistant que le tendon lui-même dont il ne diffère que par sa couleur qui est moins blanche, et quelquefois par un peu moins d'épaisseur. »

§ 4. *Exposé des expériences de l'auteur sur la réaction traumatique des tendons divisés, faites sur des chevaux et des lapins.*

Les expériences que j'ai faites sur les animaux, au sujet de la réaction traumatique des tendons coupés, se divisent naturellement en deux séries. La première a rapport aux chevaux, la seconde aux lapins. J'ai été assez heureux pour expérimenter avec le célèbre professeur de l'école vétérinaire de Dresde, Printz, sur des chevaux, animaux dont le système tendineux est très développé. Tantôt je leur coupais moi-même le tendon profond des pieds de devant, tantôt c'était Printz qui faisait l'opération en ma présence. Ce savant m'a fourni l'occasion d'observer les animaux opérés, et d'examiner à loisir, après leur mort, la réaction traumatique des tendons divisés. Les pièces qui, dans ces recherches, nous ont offert quelque chose de nouveau sur ce phénomène, sont conservées dans le musée de l'école vétérinaire de Dresde. Quant aux expériences sur les lapins, je les ai faites avec l'assistance de Zeisius, médecin de la même ville.

I.

Expériences pratiquées sur des chevaux, au sujet de la réaction traumatique des tendons divisés.

1.

Le 25 avril, Printz coupait sur un cheval âgé de 18 ans, le tendon profond du pied de devant du côté gauche. La section du tendon était largement béante. Le cheval après l'opération pouvait marcher en s'aidant du pied malade, mais son mouvement se montrait précipité. Une fièvre traumatique légère s'établit. Dans la matinée du lendemain la jambe offrait une tumeur de peu de volume, mais douloureuse ; la plaie, dont les bords étaient assez écar-

tés, laissa échapper un peu de synovie sanglante provenant des bourses tendineuses.

Le cheval tué au bout de 24 heures, présentait l'état suivant : il se trouva dans la région de la plaie, dans la plaie même au-dessous de la peau et aux environs du tendon coupé, une assez grande quantité de sang coagulé. Les bords du tendon entre lesquels s'était établi un intervalle de près d'un demi pouce, étaient tellement adhérens au caillot de sang, qu'ils en étaient couverts comme d'un involucre. En soulevant la partie du caillot qui adhérait à l'extrémité inférieure du tendon, on voyait celle-ci colorée en rouge à sa surface. L'œil armé d'instrumens convenables ne put distinguer de vaisseaux sanguins dans l'examen qu'on en fit. Il n'y avait pas la moindre trace de lymphe coagulée.

2.

Le 25 avril je coupai un tendon sur un cheval âgé, je crois, de 16 ans (1). Ecartement prononcé des bouts du tendon, hémorrhagie insignifiante ; après la ténotomie le cheval boîtait lorsqu'il se servait du pied malade qui retombait aussi trop tôt. Le second jour après l'opération qui était suivie des signes d'une légère irritation, l'animal fut abattu.

Quand on eut disséqué et enlevé la peau qui avoisinait la plaie, on découvrit une quantité considérable de sang coagulé. En dedans de la gaine du tendon perforant, imprégnée çà et là de sang épaissi, se voyaient les deux bouts de ce tendon, distans d'un pouce environ. A celui d'en haut était fixé un petit coagulum de forme arrondie, et déjà pénétré, si je puis m'exprimer ainsi, de la vie plastique; celui d'en bas présentait des traces d'exsudation lymphatique, mais à un état tout-à-fait rudimentaire.

3.

Sur un cheval âgé de 22 ans, je coupai, le 25 avril, le tendon profond du pied de devant, côté gauche. Après l'opération, fièvre traumatique d'une certaine intensité, qui, cependant, tomba dans la soirée d'une manière graduelle, sous l'influence d'aspersions d'eau fraîche sur la blessure. Le lendemain la jambe était légèrement tuméfiée autour de la plaie, elle-même douloureuse. Le troisième jour, douleur moins vive, présence d'un caillot de sang entre les lèvres de l'incision, écoulement d'un ichor purulent.

Le quatrième jour après l'opération, le cheval était sacrifié. La plaie soumise à un examen minutieux, on voyait le réseau celluleux de la peau et la gaine du tendon perforant couverts de sang coagulé. Il y avait entre les deux parties du tendon coupé un espace d'un pouce et demi à peu près, rempli par la même matière. En l'enlevant avec précaution au moyen de lavages d'eau froide, on apercevait, sur le bout supérieur du tendon, une saillie en pointe, formée de lymphe plastique sanguinolente et sur le bout inférieur, qui affectait une forme conique, une couche assez étendue de lymphe plastique, de telle sorte que l'intervalle entre les deux extrémités du tendon était en partie comblé par cette nouvelle substance organique.

4.

Le 6 mai, Sammt, médecin vétérinaire, coupa le même tendon, toujours au membre antérieur de l'animal, mais du côté droit ; le sujet avait neuf ans. L'incision était à peine béante ; une suture en rapprocha les bords, et le cheval se mit à marcher du pied blessé, comme à l'ordinaire : il le posait hâtivement et en boitant ; alors il s'éleva une fièvre traumatique violente ; le siége de la blessure était douloureux. Le troisième jour après l'opération, gonflement des bords de la plaie, pus de mauvaise nature et grisâtre; le sixième jour le pus,

---

(1) Le tendon profond du pied de devant du côté gauche.

sous l'influence de fomentations aromatiques, prend le meilleur aspect.

Le cheval ayant été tué le septième jour, voici ce qu'offrit à l'observation le tendon coupé :

Les deux bouts terminés en cone étaient moins éloignés que nous ne les avions rencontrés dans les premiers jours qui suivaient la ténotomie; ainsi, écartement peu considérable. Au reste, il y avait un arrangement admirable d'exsudations plastiques filiformes qui, tendues entre les surfaces divisées montraient en quelque sorte l'état rudimentaire d'une réunion complète. Autour du tendon ainsi disposé se trouvait un mélange de sang coagulé et de lymphe plastique, mélange qui revêtait la paroi interne du tendon perforé.

5.

Le 6 du mois de mai, un élève de l'Ecole vétérinaire de Dresde, du nom de Scheffler, coupa sur un cheval de quatorze ans le tendon profond du pied de devant, à droite. Le cheval à peine sorti des mains de l'opérateur s'élança vivement et marcha du pied blessé. Au bout de six jours la plaie était fermée et le mouvement presque naturel.

Un mois après l'animal était mis à mort. Le travail de cicatrisation était complètement achevé, et l'on n'observait dans le voisinage du tendon aucune trace d'inflammation. Le tendon lui-même paraissait tout d'une pièce et la substance intermédiaire se rapprochait singulièrement du reste par son mode de structure. Néanmoin on pouvait reconnaitre les endroits où elle commençait, sa longueur était d'un pouce. Deux mois plus tard, ce tendon conservé jusque là dans de l'esprit de vin, fut incisé suivant sa longueur, afin d'en rendre plus apparente la texture.

6.

Le 28 mars, on amena sur un chariot à l'Ecole vétérinaire de Dresde un cheval âgé de douze ans, qui le cinq du même mois s'était déchiré, dans un violent effort, le tendon profond du pied droit de derrière. La plaie était presque cicatrisée, sauf deux fistules qui pénétraient jusqu'à la gaine du tendon profond. Après un petit nombre de jours et de soins appropriés, la sécrétion des fistules diminua graduellement, et le trois avril, les ouvertures fistuleuses complètement fermées étaient recouvertes de pus desséché. Pourtant, comme le cheval continuait à fléchir la jambe et pouvait à peine l'approcher du sol, on était porté à croire qu'il y ressentait encore de la douleur.

Le 26 avril, on lui inocula l'ozène tuberculeux (morve). Bientôt épuisé par la fièvre qui s'était développée par la contagion, le cheval commença à se servir du pied malade; mais il porta l'extension au delà des bornes habituelles, de sorte que le pied trainait presque à terre.

Le 3 mai, on tua l'animal. Plaie entièrement fermée, cicatrice d'un aspect rouge pâle. En haut, l'extrémité du tendon finissait en pointe, un pouce au dessus des os sésamoïdes; l'autre extrémité, pareillement effilée, allait jusqu'à la base des os du métacarpe. La distance de près de trois pouces, qui se trouvait entre les bouts du tendon, était occupée par un tissu de nouvelle formation, celluleux, solide, d'un rouge tirant sur l'azur et fort adhérent à l'un et à l'autre, de façon que le tendon était plus long qu'à l'état normal. Le musée de l'école vétérinaire de Dresde conserve cette pièce.

II.

Expériences pratiquées sur des lapins au sujet de la réaction traumatique des tendons divisés.

1.

Sur un lapin fort et de couleur grise, je coupai avec l'instrument le tendon d'Achille du pied de derrière gauche; la peau qui couvrait le tendon ne fut pas ménagée. Large écartement des bords de l'incision; hémorrhagie veineuse assez abondante aussitôt après l'opération; elle s'arrête cependant d'elle-même. Le petit animal allait de côté et d'autre, posant doucement et avec précaution la patte blessée. Six jours après, je le tuai pour examiner avec soin l'état de la plaie. La face externe de la peau présentait une ulcération dont les bords étaient collés aux parties subjacentes; les bouts du tendon coupé leur étaient intimement unis par de la lymphe plastique, de façon à ne pouvoir rien conclure de cette expérience pour la question de la réaction traumatique des tendons.

2.

Le tendon d'Achille de l'autre patte de derrière fut également incisé sur le même animal; mais ce fut avec le ténotome introduit sous la peau par une simple ponction, de manière à n'attaquer que le tendon. Il n'y eut, pour ainsi dire, pas d'hémorrhagie, et quant aux mouvemens, l'animal ne s'en fit pas faute. Le lapin tué au bout de six jours, on apercevait au dehors du tendon divisé une exsudation de lymphe puriforme, qui remplissait le petit intervalle formé entre ses extrémités; mais il était on ne peut plus difficile de localiser la source de cette exsudation, soit dans les surfaces tendineuses, soit dans les parties voisines intéressées dans la blessure.

3.

Sur un fort lapin de même couleur que le précédent, je coupai le tendon d'Achille à la patte de derrière du côté gauche, avec un ténotome de petite dimension, et en endommageant le moins possible le point correspondant de la peau. Il n'hésita point à se servir pour marcher du membre sur lequel j'avais opéré. Au bout de douze jours je procédai à l'examen attentif du tendon coupé. La peau était cicatrisée; comme elle adhérait au tendon, je l'enlevai, et je trouvai ce dernier consolidé: ses bouts étaient unis par une substance dense, résistante et de nature presque tendineuse, laquelle avait des adhérences intimes avec les organes voisins, la peau par sa face interne, le tissu cellulaire et l'os lui-même, si bien qu'elle semblait formée par la force plastique de toutes ces parties.

§ 5. *De la marche que suivent les tendons divisés pour se réunir.*

Les tendons coupés se réunissent, c'est un fait mis incontestablement hors de doute, et par les observations recueillies jusqu'ici, et par les expériences dont il a été question dans le chapitre précédent. Mais quelle est la nature, quels sont les moyens de cette réunion organique, telle est la question qui se présente pour arriver à sa solution, je propose les principes suivans :

Si on coupe un tendon, la douleur est médiocre; on n'observe point de spasme. Bientôt les bouts du tendon se rétractent, ce qui produit entre eux un écartement; le raccourcissement est d'ordinaire plus énergique de la part du bout supérieur. La plaie se remplit de sang fourni plus abondamment par la partie supérieure. Ce sang ne tarde pas à se transformer en un coagulum compacte qui se confond avec tous les tissus voisins, et surtout avec les surfaces tendineuses. Déjà l'on voit les extrémités du tendon comme si elles étaient serrées par un fil. Une lymphe plastique plutôt blanche que jaune, suinte de la coupe du tendon, tant des parties situées sous le coagulum que des parties adjacentes; bientôt la vie plastique anime la masse de ce dernier. L'humeur lymphatique exsudée donne naissance en se condensant et s'organisant, à des productions pyramidales et filiformes blanches comme elles; celles-ci constituent les premiers élémens de la nouvelle substance tendineuse; elles vont d'un bout du tendon à l'autre sans qu'on puisse aisément rien préciser sur leurs points de réunion. Cette réunion une fois effectuée, la substance déjà élastique s'accroît de jour en jour, ses parties jusque là pulpeuses prennent de la consistance; avant peu vous voyez au lieu d'une lymphe demi transparente, un tissu fort analogue à un tendon. Ce n'est pourtant pas réellement un tendon : la différence consiste, je ne dirai pas dans le défaut d'uni et de poli qu'offrent les fibres tendineuses, mais dans un aspect sanguinolent, d'abord, et dans une densité plus considérable; plus tard en effet la nouvelle production acquiert la couleur bleuâtre. Elle remplit d'ailleurs les mêmes fonctions que les tendons sains. Je dois seulement faire remarquer que les mouvemens sont plus difficiles dans les premiers temps, ce qui semble tenir à la fois au peu d'élasticité de la nouvelle substance et à l'étendue de ses adhérences avec les parties voisines. La formation de cette masse tendineuse demande peu de temps; je croirais que quatorze jours sont suffisans.

Voilà ce que j'avais à dire de la physiologie de la ténotomie. Qu'il me soit permis d'exposer le fruit que j'attends de cette nouvelle opération.

La ténotomie peut alonger les tendons dont le raccourcissement est une infirmité; c'est en quelque sorte les rendre à la vie et à une vie régulière. On peut donc attendre de cette opération la cure de toutes les affections qui consistent dans la contracture d'un tendon. C'est un espoir déjà changé en une heureuse réalité pour le pied-équin, le pied-bot et le torticolis. Quand l'instrument a tranché le tendon d'Achille et les autres tendons et aponévroses du pied, on ramène celui-ci à angle droit, ce qui lui redonne la forme normale, et soudain la force vitale arrêtée jusque-là par une difformité du membre, peut librement exercer sa divine influence. J'attends, et j'y suis fondé, des secours de la nouvelle opération, les mêmes résultats curatifs dans les cas de contractures d'articulations dépendant des tendons, dans toutes ces maladies données par la naissance ou survenues accidentellement, dont le siège est dans les tendons, les fascias, les aponévroses, et dont la nature consiste dans leur raccourcissement ou leur hypertrophie. Parmi nombre de maladies trop peu connues jusqu'à présent, qu'il me suffise de nommer l'inclinaison du cou apporté en naissant, et la contraction des doigts produite ordinairement par une inflammation aponévrotique. Enfin un nouveau champ vient de s'ouvrir pour la guérison rationnelle des tendons déchirés.

Ainsi que deux progrès importans soient dus à la ténotomie, savoir : la connaissance approfondie des tendons, des fascias et des aponévroses sous le rapport pathologique, chose trop peu étudiée sinon inconnue jusqu'ici; et une nouvelle ressource sûre et vraiment physiologique contre plusieurs maladies.

CHIRURGIE.

DEUX OBSERVATIONS D'ÉPANCHEMENT DANS LE PÉRITOINE, DU, DANS UN CAS, A LA RUPTURE D'UNE POCHE URINEUSE; DANS L'AUTRE, A LA PERFORATION DU RECTUM, RECUEILLIES PAR M. A. THIERRY.

Rétrécissement de l'urètre. — Rétention d'urine. — Fausse route. — Formation d'une poche accidentelle entre la vessie et le rectum. — Inflammation de cette poche. — Épanchement d'urine dans la cavité du péritoine. — Mort.

Emile C*, âgé de trente ans, d'une constitution lymphatique, avait depuis l'âge de dix-neuf ans toujours eu un écoulement par l'urètre, qui s'était reproduit, sous l'influence de causes sans cesse renaissantes, avec plus ou moins d'intensité. Il ne suivit pas avec exactitude les différens traitemens qu'on lui prescrivit. A l'âge de vingt-quatre ans, il éprouva une grande difficulté d'uriner : cette difficulté augmenta dans différens voyages qu'il fit et fut accompagnée de douleurs vives et fréquentes. Le cathétérisme évacuatif lui fut pratiqué quelquefois dans diverses villes de France; le fait a été constaté depuis sa mort.

Il y a quatre ans, nous fûmes appelés, le docteur Subervic et moi, pour lui donner des soins. M. C* urinait sans douleur, mais très difficilement. Cette difficulté était telle qu'il restait quelquefois un quart d'heure pour rendre quelques gouttes d'urine. Prévoyant l'issue fatale de cette maladie si l'on ne rétablissait pas le libre cours des urines, nous tentâmes d'y porter remède. Plusieurs fois et à diverses reprises des bougies et des sondes furent introduites dans le canal de l'urètre; jamais nous ne pûmes pénétrer dans la vessie : à peine avions-nous obtenu quelque avantage, que l'indocilité ou la négligence du malade détruisait le résultat de notre traitement : soumis à toutes les causes qui pouvaient aggraver son état, il n'est pas étonnant que les ressources de l'art aient été infructueuses.

Il y a environ deux mois, il se développa à l'aine gauche de ce malade, qui revenait d'un long voyage, une tumeur assez volumineuse, fluctuante, occupant toute l'étendue de la région inguinale; elle avait l'apparence d'une réunion de bubons enflammés : des sangsues et des cataplasmes furent appliqués. La peau s'amincissant, la fluctuation devenant de plus en plus manifeste, je pratiquai une ponction pour donner issue au pus. Il s'en écoula une très grande quantité, de nature ichoreuse et fétide.

Trois jours après cette ponction, le pus séjournant dans le foyer de l'abcès, le malade était quelquefois pris de fièvre le soir; après nous être consultés avec notre confrère, pensant que ces symptômes pouvaient être déterminés par le séjour du pus dans le foyer, je l'incisai dans toute son étendue, et le fond fut rempli de charpie.

Nous n'avions plus d'inquiétude sur la terminaison de la maladie : il y avait plusieurs jours que la fièvre n'était point survenue; tout faisait espérer un heureux résultat, seulement les urines s'écoulaient toujours avec difficulté.

Le 3 mars 1836, trente jours après le début de l'abcès et le retour de notre malade d'un voyage, les bourses se tuméfièrent, le malade fut pris de hoquet; la plaie de l'aine devint sèche, le pouls petit et fréquent. Notre avis fut qu'un épanchement d'urine pouvait bien s'être fait dans les bourses. Le séjour au lit offrant quelques chances au développement d'un érysipèle, un traitement approprié à cette dernière opinion fut prescrit.

Dans la journée du 3, les urines furent assez rares.

Le 4 à cinq heures du soir elles avaient encore diminué. Il n'y avait point à hésiter; et, revenant à la première opinion, je pratiquai sept incisions profondes au scrotum; il s'en écoula un liquide fétide et urineux.

Dans la soirée du 4, M. Marjolin fut consulté : il approuva notre traitement. Aux boissons rafraîchissantes il ajouta de la glace administrée par petits morceaux, dans l'intention d'éviter le hoquet.

Le 6, le 7 et le 8 le hoquet avait disparu; la maladie semblait avoir dépouillé son caractère de gravité.

Il est bon de dire que le 7 nous avions trouvé l'état si satisfaisant, que nous avions remis le malade entre les mains de son médecin ordinaire; devant nous réunir une dernière fois avec M. Marjolin le 9 au matin.

Ce jour-là, nous nous rendions ensemble à la demeure de notre malade, nous entretenant de l'emploi des larges incisions dans les infiltrations urineuses, lorsqu'on nous annonça sa mort.

Étonnés d'une fin aussi subite, nous demandâmes la

permission de pratiquer l'ouverture du corps pour trouver la solution du problème qui nous embarrassait.

L'autopsie fut autorisée par la famille. Il s'agissait de découvrir la cause d'une mort inattendue.

Les parties qui entourent le scrotum furent disséquées avec soin ; les régions des reins et des aines, qui avaient été le siége d'engorgemens et d'abcès, furent explorées. Le canal de l'urètre fut disséqué dans toute son étendue sans qu'on pût découvrir une crevasse.

Désespérant de trouver la communication par laquelle les urines s'étaient infiltrées, j'ouvris le péritoine. Il s'en écoula une quantité de sérosité, avec des flocons albumineux. Il était facile de reconnaître la présence de l'urine dans le petit bassin entre le rectum et la vessie ; il y avait en outre dans cette partie une masse de fausses membranes assez plastiques.

Nous aperçûmes un petit pertuis frangé dans lequel nous introduisîmes une sonde cannelée en la dirigeant en avant et en bas. Je crus que la sonde avait pénétré dans la vessie ou dans une partie du canal de l'urètre placée immédiatement après le col.

J'ouvris alors la vessie sans trouver la sonde cannelée. L'organe était vide d'urine et applati. Une autre sonde cannelée, introduite dans le col, rencontra la première. Nous étions dans une cavité accidentelle, communiquant dans la vessie par une déchirure faite à cet organe et à la partie postérieure de la prostate, en comprenant la portion de cette glande qui appuie sur le rectum.

Les parois de cette cavité étaient formées, en avant et en arrière, par le tissu cellulaire qui avoisine le rectum et la vessie ; et les parois latérales étaient séparées des vésicules séminales et des canaux déférens par un tissu cellulaire fort dense. Cette poche était organisée depuis long-temps, et elle communiquait dans le col de la vessie à travers une ulcération de la prostate presque cicatrisée ; en arrière, dans le rectum, par une ouverture cachée dans le pli de la muqueuse de cet intestin. Dans l'intervalle qui se trouvait entre la tunique musculeuse et la celluleuse, il y avait une déchirure d'un trajet accidentel imparfaitement cicatrisé, qui donnait à l'urine la facilité de s'infiltrer dans le scrotum à travers les couches aponévrotiques du périnée. En haut, une déchirure très récente permettait à l'urine de s'épancher dans le péritoine.

L'intérieur du canal de l'urètre fut incisé dans toute son étendue : la portion prostatique était assez large ; mais la voie qui communiquait avec la portion spongieuse de l'urètre, formée par les portions membraneuse et bulbeuse, et par une partie de la spongieuse elle-même, était si étroite dans l'étendue de deux pouces et demi, que tout au plus si une forte soie de sanglier aurait pu être introduite d'un bout à l'autre.

D'après l'histoire de la maladie et de l'autopsie de M. C, nous pensons qu'une fausse route déterminée par le séjour des sondes et par des manœuvres inconsidérées de cathétérisme, ont causé un premier désordre très grave, et par suite la formation d'une poche accidentelle communiquant avec la vessie et avec le rectum. L'urine que rendait le malade avant d'aller à la selle était chassée de cette poche par la pression déterminée et par les matières stercorales, appuyant sur elle et sur la vessie dans l'acte de la défécation : ce qui explique les envies si fréquentes d'aller à la selle, précédées d'une expulsion de liquides dont se plaignait ce malade ; aussi disait-il qu'il avait presque toujours le dévoiement, en même temps qu'il était constipé.

Ce qui rend compte également pourquoi les très vives douleurs qu'il éprouvait en urinant cessèrent tout à coup après un voyage où il fut pris d'une rétention d'urine, qui nécessita le cathétérisme ; opération qui probablement causa la fausse route et donna par conséquent, au liquide la facilité de sortir par la voie du rectum.

Nous reportons à peu près à trois ou quatre ans l'origine du premier désordre ; mais nous pensons qu'après son dernier voyage, à la suite d'excès de tous genres, les parties accidentellement et imparfaitement cicatrisées s'ulcérèrent et se déchirèrent.

A la première période d'acuité de la maladie nous rapportons l'abcès profond de l'aine ;

A la seconde, l'infiltration purulente et urineuse des bourses ; et à la troisième, la déchirure du péritoine et l'épanchement de l'urine dans cette cavité. C'est à cette seule cause que nous devons attribuer la brusque interruption de la vie chez le malade.

Perforation du rectum à la suite de l'administration d'un lavement. Epanchement de ce lavement avec matières stercorales dans la cavité du péritoine. Mort.

M. M*, âgé de 73 ans, d'une bonne constitution, affecté depuis long-temps de la pierre, éprouva tout à coup dans la journée du samedi 31 décembre 1836, après avoir pris un lavement avec une seringue, dont le bout de métal était recourbé, des douleurs atroces dans le ventre, accompagnées de tous les signes qui caractérisent les épanchemens de matières stercorales dans la cavité du péritoine.

Des évacuations sanguines locales, des cataplasmes émolliens ne purent en aucune façon entraver la série de symptômes qui se développa à la suite de l'administration de ce lavement. Le malade mourut dans la soirée du même jour.

Vingt quatre heures après sa mort, j'ouvris la cavité péritonéale avec précaution ; il s'écoula une assez grande quantité de liquide fétide, appartenant par sa nature à celui qui se rencontre dans le gros intestin : on y trouvait même quelques portions de matière moulée.

J'ai recueilli à peu près une pinte de ce mélange dans l'excavation pelvienne ; et, après des lavages successifs, j'ai trouvé à sept pouces de l'orifice de l'anus, dans le rectum et à sa surface antérieure, libre dans le petit bassin, et s'appuyant sur la vessie, une perforation de cet intestin, dont les bords étaient frangés et noirâtres ; l'ouverture arrondie était de six lignes de diamètre à peu près.

Chargeant immédiatement la seringue dont se servait habituellement ce malade, et l'introduisant dans l'anus, on voyait, en la vidant, sourdre le liquide par cette perforation, et l'on pouvait constater parfaitement comment l'épanchement s'était opéré.

La vessie contenait deux pierres taillées à facette, et du volume chacune d'un œuf de pigeon. En détachant l'os iliaque d'un côté et divisant le rectum sur la seringue, il était facile de constater que le jet journalier de liquide devait se porter toujours vers la même portion de cet intestin, qui, appuyée sur la vessie remplie par deux pierres, opposait une résistance à la dilatation du rectum très aminci dans cet endroit. L'action de la canule de la seringue, jointe à la présence des calculs dans la vessie et à l'état pathologique de l'intestin rectum, dont les membranes étaient altérées depuis long-temps, explique suffisamment l'origine de la cause qui a déterminé à la longue la perforation de l'intestin.

Depuis quinze ans M. M* se plaignait de la pierre : depuis ce temps il avait fait un usage fréquent de lavemens entiers qu'il s'administrait lui-même.

J'ai réuni ces deux observations qui n'ont qu'un seul point de ressemblance, l'épanchement d'un liquide excrémentitiel dans la cavité péritonéale, suivi d'une mort rapide, pour adresser cette question :

Serait-il possible, serait-il raisonnable, en des cas désespérés d'épanchement instantané dans la cavité du péritoine, d'inciser sur la ligne médiane de l'abdomen et d'introduire dans cette poche séreuse une canule ? Je me propose, par des expériences physiologiques sur les animaux, et par des observations que je pourrai recueillir sur l'homme, de déterminer quels sont les épanchemens dans la cavité péritonéale qui sont les plus dangereux, et la nature de ceux qui causent le plus rapidement la mort.

ACADÉMIE ROYALE DE MÉDECINE.

Séance du 5 décembre.

CONTINUATION DE LA DISCUSSION SUR L'INTRODUCTION DE L'AIR DANS LES VEINES.

M. Amussat a la parole pour répondre à M. Gerdy. On regrette que dans cette réponse M. Amussat ait abandonné la question scientifique pour se livrer presque entièrement à des personnalités quelquefois fort amères contre son adversaire. Il lui reproche de n'avoir pas parlé du rapport de M. Bouillaud, de n'en avoir même tenu aucun compte, et cependant de l'avoir signé comme membre de la commission. Cela prouve que M. Gerdy arrivé avec des idées préconçues n'a pas voulu les changer malgré l'évidence des faits ; aussi a-t-il été continuellement d'une partialité flagrante dans le compte qu'il a rendu des expériences. Et cependant telle est la force de l'évidence, que , sans s'en apercevoir, M. Gerdy redoute plus que personne les dangers de l'introduction de l'air dans le cœur, puisqu'il rejette l'aspiration de cet air au moyen d'une canule, moyen qu'il croit capable d'amener la mort. Les objections faites aux expériences par M. Gerdy ne sont fondées que sur des hypothèses et des opinions préconçues : elles n'ont donc aucune valeur. Le fait de l'introduction de l'air dans les veines n'en est pas moins acquis à la science.

M. Barthélemy, appuyé par M. Rochoux, demande que l'Académie décide que la parole ne sera pas accordée à M. Amussat après chaque orateur, ce qui rendrait la discussion impossible. La question n'est pas entre deux adversaires, c'est une question de science qui doit être discutée : il ne faut pas la laisser dégénérer en une question de personnes. L'Académie adopte la proposition de M. Barthélemy.

M. Bouillaud déclare qu'il ne prendra la parole qu'à la fin de la discussion, afin de la résumer et de défendre son rapport s'il y a lieu.

M. Gerdy demande que M. Amussat veuille bien déposer sur le bureau le manuscrit qu'il vient de lire, afin de pouvoir le consulter et y répondre. On remarque que malgré l'insistance de M. Gerdy, M. Amussat ne dépose point son manuscrit.

M. Blandin, membre de la commission, vient, dit-il, communiquer ses impressions à l'Académie parce que le rapport ne peut que formuler d'une manière générale l'opinion de chacun des membres de la commission. Après avoir rappelé les circonstances qui ont amené la formation d'une commission chargée d'assister aux expériences de M. Amussat et d'en rendre compte à l'Académie, M. Blandin examine ce qu'elle avait à faire. Il y avait évidemment deux choses à déterminer : 1° L'introduction spontanée de l'air est-elle possible dans les veines mammaires ou thoraciques externes, comme M. Amussat prétend que cela est arrivé dans l'observation qu'il a communiquée à l'Académie? 2° Quelles sont les circonstances qui favorisent l'introduction spontanée de l'air dans les veines ? Relativement à la première question, les expériences de M. Amussat ont fourni pour résultat que jamais l'air n'a pu entrer spontanément dans les veines indiquées, chez les animaux, quels qu'aient été les efforts faits pour y parvenir. Quant à la deuxième question, elles n'ont fait que reproduire ce qu'avaient démontré les travaux de Nysten et de M. Magendie, c'est à dire que cette introduction spontanée ne peut avoir lieu que dans les grosses

veines et seulement dans une étendue de 2 à 3 pouces à partir du sommet de la poitrine, que plus loin la chose est impossible, à moins de circonstances particulières, telles que l'introduction d'un tube dans la veine, l'adhérence des parois de la veine à une tumeur indurée de sorte que ces parois ne puissent s'affaisser, enfin tout ce qui peut empêcher la pression atmosphérique de s'exercer au dessous de l'ouverture faite à la veine, et par conséquent d'appliquer l'une contre l'autre les parois de cette veine.

Les expériences ont montré que l'affaiblissement des animaux avait une notable influence sur la rapidité de la mort, fait déjà bien établi par Méry. La position verticale n'a pas paru à M. Blandin avoir une influence aussi incontestable. Le bruit que produit l'air en pénétrant par l'ouverture de la veine a beaucoup d'analogie avec le *lappement* d'un chien. Il varie beaucoup en intensité : jamais il n'est fort, généralement il est très faible, il faut beaucoup d'attention pour le saisir : quelquefois même il échappe tout à fait : toujours il est intermittent et sourd et n'a rien du sifflement aigu et continu comparé par les observateurs au bruit produit par la rentrée de l'air dans la machine pneumatique. M. Blandin est porté à penser que ce bruit de lappement sourd et saccadé n'est pas produit comme on le croit pendant l'inspiration, mais bien pendant l'expiration et qu'il résulte de la sortie de l'air qui reflue du cœur. L'aspiration de l'air reconnaît pour cause principale la dilatation de la poitrine dans les mouvemens inspiratoires, mais la diastole de l'oreillette et du ventricule droits y concourt aussi quoique d'une manière moins énergique. Jamais dans les expériences auxquelles a assisté la commission la mort n'a été instantanée comme cela se voit dans les cas où l'on a prétendu observer l'introduction spontanée de l'air dans le cœur pendant des opérations sur l'homme. Souvent même les animaux se sont rétablis quoiqu'on eût tout fait pour favoriser la mort. On a toujours trouvé dans le cœur l'air intimement mêlé au sang : jamais il n'était réuni en masse, jamais il n'y avait besoin de prendre de précautions pour l'empêcher de s'échapper au moment où l'on ouvrait le cœur : cela est en opposition avec ce que les observateurs ont signalé chez l'homme. Quant à la conduite à tenir pour empêcher l'introduction de l'air ou pour y remédier lorsqu'elle a eu lieu, les expériences faites devant la commission n'apprennent rien ou presque rien. C'est un sujet à traiter de nouveau. On a conseillé de fermer avec le doigt l'ouverture de la veine blessée. Mais les expériences ne justifient pas ce précepte. Chez un chien chez lequel l'air avait pénétré dans le cœur par une large ouverture de la veine jugulaire, on vit l'animal ne présenter aucun accident tant qu'on laissa le flux et le reflux de l'air s'exécuter librement. Mais aussitôt qu'on boucha l'ouverture avec le doigt, l'animal expira. L'absorption de l'air par la veine, abondante d'abord, se ralentit progressivement, de sorte qu'il arrive un moment où ce fluide est rejeté en plus grande quantité qu'il n'est introduit : peut-être alors serait-il inopportun de fermer l'ouverture de la veine, et d'empêcher le cœur de se débarrasser spontanément.

De tout ce qu'il a vu, M. Blandin conclut : 1° que l'introduction spontanée de l'air ne saurait avoir lieu par les veines mammaires ou thoraciques externes, pendant l'ablation d'un sein ; 2° cette entrée spontanée ne peut arriver que tout près du sommet de la poitrine, comme l'avait prouvé M. Poiseuille ; 3° la largeur de la plaie, les cris, les grandes inspirations favorisent cette introduction ; 4° le bruit que produit l'air en entrant dans une veine est un bruit sourd, saccadé, ayant de la ressemblance avec le lappement du chien ; mais ce n'est jamais un sifflement aigu et continu, comme l'ont prétendu quelques personnes ; 5° la cause principale de l'aspiration de l'air est la dilatation des parois de la poitrine à laquelle se joint la diastole du cœur; 6° chez les animaux, la mort n'est jamais immédiate, et souvent elle n'arrive pas malgré tous les efforts de l'expérimentateur; 7° l'air qui a pénétré dans le cœur pendant la vie est toujours intimement mêlé au sang; 8° jamais il n'est en masse de manière à s'échapper au moment où l'on ouvre le cœur; 9° les moyens proposés pour empêcher l'introduction de l'air, ou pour remédier aux accidens qu'elle détermine, ne peuvent être jugés sur les expériences faites devant la commission; ils ont besoin d'être de nouveau soumis à l'expérience pour qu'on puisse savoir à quoi s'en tenir sur leur valeur; 10° enfin la plupart des observations citées comme des exemples de l'introduction spontanée de l'air dans le cœur chez l'homme pendant des opérations chirurgicales, ne réunissent pas les caractères nécessaires pour entraîner la conviction, et ne peuvent être considérées comme des exemples probans de ce genre d'accident.

M. Velpeau, membre de la commission : Quelques personnes se sont beaucoup élevées sur l'inutilité des discussions académiques, qui, disent-elles, n'ajoutent rien à ce que l'on sait déjà. Sans doute il est rare que les discussions fassent marcher la science; mais elles ont au moins le grand avantage de la populariser, et c'est déjà beaucoup. M. Velpeau repousse toute intention d'hostilité personnelle contre M. Amussat; il ne veut qu'exprimer ce qui lui paraît résulter des expériences auxquelles il a assisté. Il rappelle l'état de la science antérieurement au fait de M. Amussat, et plus spécialement les recherches de Barry et de M. Poiseuille, qui ont prouvé que l'introduction spontanée de l'air est possible dans les veines jugulaires, sous-clavières et même axillaires, fait dont M. Bérard aîné a donné la raison anatomique. Or le cas rapporté par M. Amussat était tout à fait en dehors de ce que l'on savait jusque-là. Il y avait donc lieu de s'attendre que les expériences de M. Amussat auraient pour but de prouver la possibilité du fait avancé par lui. Au lieu de cela, qu'a-t-il fait ? Il s'est borné à vouloir prouver ce que l'on savait déjà, et à répéter des expériences bien connues. Toutes les fois qu'il a voulu aller plus loin, ses expériences n'ont pas réussi. Ainsi, sous ce rapport, la science n'a pas fait un pas.

M. Velpeau arrive ensuite à l'appréciation de la valeur des observations données comme des exemples de l'introduction spontanée de l'air dans les veines de l'homme pendant des opérations chirurgicales. Il les analyse rapidement, et montre que toutes, sans en excepter une seule, présentent des circonstances qu'on ne peut concilier avec le résultat des expériences. Sur 27 observations qu'il connaît, 13 n'ont pas amené la mort, et 8 ne sont pas accompagnées d'autopsie; elles ne peuvent, par conséquent, être d'aucune valeur dans la discussion : reste 6 observations incomplètes, mais qui ne sont guère probantes cependant, à cause de leur peu de coïncidence avec les expériences sur les animaux. Tous ces faits ne peuvent donc servir à éclairer la question. M. Velpeau est très disposé à croire qu'effectivement, dans plusieurs de ces cas, la mort a été le résultat de l'introduction de l'air dans les veines : mais c'est là une chose probable plutôt que démontrée ; car presque tous offrent des circonstances en contradiction avec les expériences physiologiques. L'affaiblissement des malades, sur lequel on s'est tant appuyé, n'existait pas dans bon nombre de cas où il s'agissait de tumeurs qui n'avaient exercé aucune influence fâcheuse sur la santé. On a parlé aussi de la canalisation des veines, opérée par l'adhérence de leurs parois à des tissus indurés ; mais il est peu d'observations où cela ait existé, puisqu'il s'agissait de tumeurs molles. On a accusé les cris, les fortes inspirations des malades pendant l'opération ; mais on sait que, généralement, les opérés ne respirent que peu, et que, pour faire cesser les hémorrhagies veineuses qui résultent de ce

défaut de respiration, il faut engager les individus à faire de larges inspirations.

Quant au moyen d'empêcher l'introduction de l'air dans les grosses veines, c'est-à-dire à la compression du tronc veineux au dessous de la plaie, moyen dont on a parlé plusieurs fois, il pourrait sans doute être fort bon ; mais il a l'inconvénient d'être impraticable.

En quel point, en effet, a-t-on à redouter cet accident ? Dans des points très rapprochés de la poitrine, là où la compression est impossible. Quant à l'aspiration au moyen d'une canule de l'air introduit dans le cœur, à quoi peut-elle servir, puisque l'individu est mort avant qu'on ne puisse l'employer? Et, en supposant qu'on eût le temps d'y recourir, ce n'en serait pas moins un moyen fort dangereux, que rien ne justifie.

En somme, la question est plus avancée en ce sens que plus de personnes la connaissent, mais, scientifiquement parlant, elle est restée au même point où elle se trouvait avant les expériences de M. Amussat. Evidemment, cet honorable confrère s'abuse lorsqu'il croit avoir prouvé ce qu'il avait avancé, et il le reconnaîtra probablement plus tard. L'Académie ne doit pas moins lui savoir beaucoup de gré des efforts qu'il a faits pour résoudre cette question difficile.

M. Martin Solon met sous les yeux de l'Académie un cas d'hypertrophie du cerveau avec teinte jaune de la substance cérébrale, trouvée chez un individu affecté d'épilepsie saturnine avec délire. M. Martin Solon a déjà eu occasion de faire huit fois des autopsies de malades ayant succombé à l'épilepsie saturnine : lorsque les malades avaient eu en même temps du délire, il a toujours trouvé cette teinte jaune fort remarquable du cerveau ; quand il n'y avait pas eu de délire, la substance cérébrale conservait sa coloration normale.

BIBLIOGRAPHIE.

AMERICAN journal of the medical sciences n° 40; (août 1837). Il contient les travaux originaux suivans :

1. Mémoire sur le Typhus qui a régné à Philadelphie en 1826, par W. W. Gherhard, deuxième partie.

2. Expériences pour vérifier les opinions de sir Ch. Bell, sur l'anatomie et la physiologie de la moelle épinière.

3. Maladie du rein avec urine albumineuse, par C. Adam.

4. Difformité de la bouche, suite de brûlure, guérie par le procédé de Dieffenbach, par Muller.

5. Cas de morve chez un jeune homme, par Heusten.

6. Rapport sur les cas d'aliénation mentale, traités à l'hôpital des Quakers près de Frankfort, par Porter.

7. Observations sur Smyrne et ses environs, par Horner.

8. Luxation et fracture de l'astragale, réduction impossible, extirpation, amputation, mort, par W. Norris.

9. Cas d'hypertrophie du thymus avec symptômes extraordinaires, suivie de mort, par W. C. Roberts.

10. Cas de cancer de l'estomac avec concrétions calcaires dans le poumon gauche, par Sommer

11. Rapport fait à la société de médecine de Philadelphie sur la cure radicale des hernies par le docteur R. Coates et J. Parrisk.

Un des gérans,
E. LITTRÉ.

PARIS.— Imprimerie et Fonderie de FÉLIX LOCQUIN et COMP. rue Notre-Dame-des-Victoires, 16.

L'expérience 25 Décembre 1837.
fig. 1.

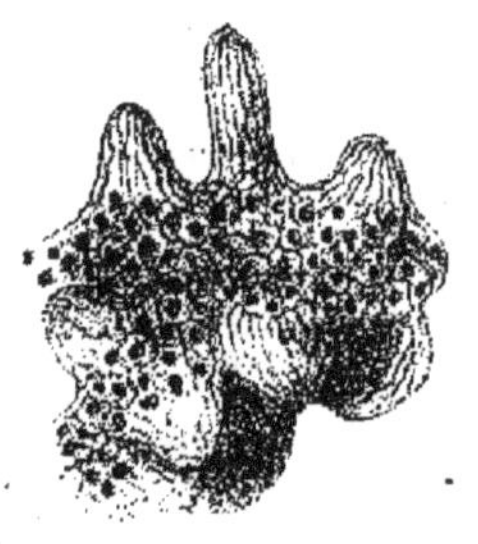
fig. 2.

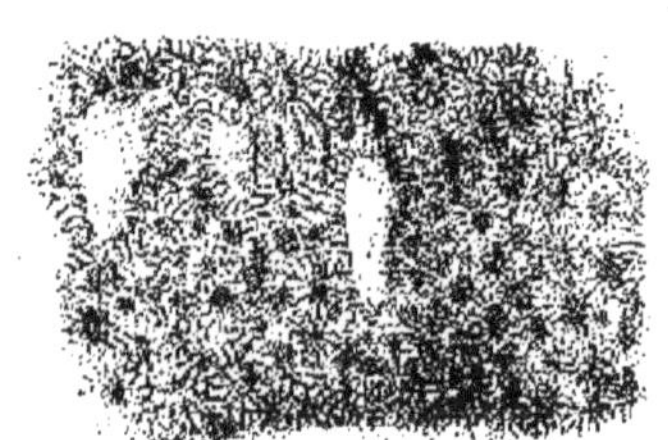
fig. 6.

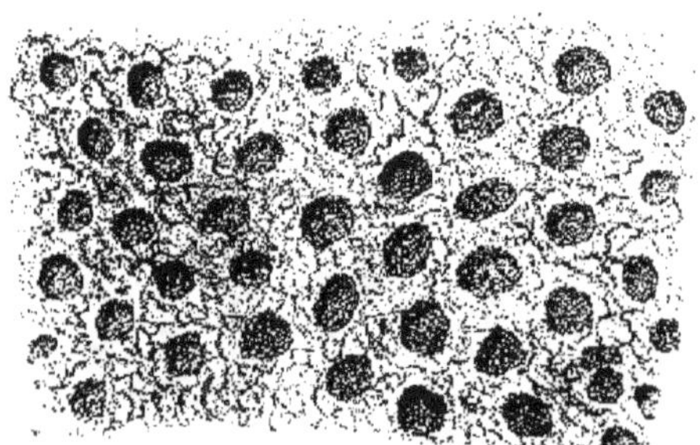
fig. 7.

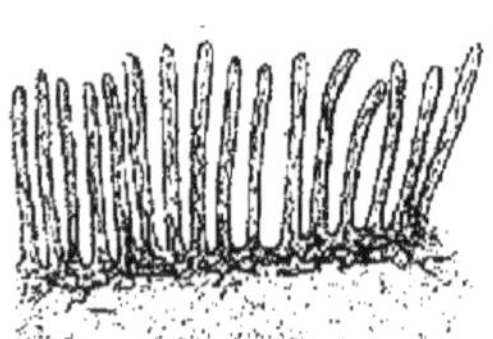
fig. 4.
fig. 3.

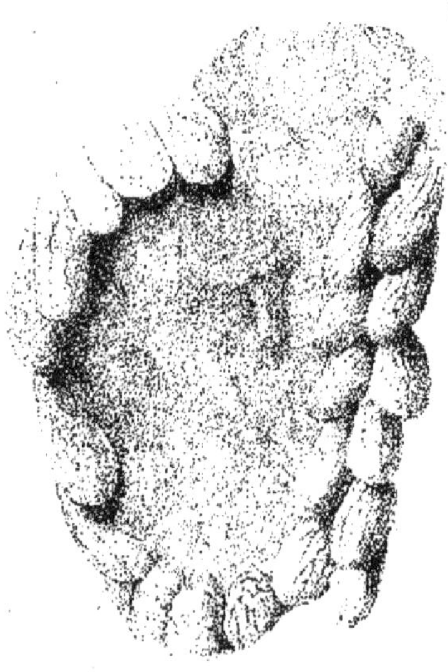
fig. 5.

1837. — N. 11.

25 DÉCEMBRE

L'EXPÉRIENCE,

JOURNAL DE MÉDECINE ET DE CHIRURGIE

PUBLIÉ PAR

MM. DEZEIMERIS ET LITTRÉ.

Ars longa.

Ubicumque...

Ce journal paraît tous les cinq jours, les 5, 10, 15, 20, 25 et 30 de chaque mois, par cahier de 16 pages à deux colonnes, grand in-8°, formant à la fin de chaque année deux forts volumes grand in-8°. Le prix d'abonnement est de 9 fr. pour 3 mois, 18 fr. pour six mois, 36 fr. pour un an. On s'abonne, au bureau du journal, chez J.B. BAILLIÈRE, rue de l'Ecole de Médecine, 13 bis, et, dans les départemens, chez les directeurs de poste et aux bureaux des Messageries-Royales et des Messageries Laffitte et Caillard. Les lettres affranchies sont seules reçues.

ANATOMIE PATHOLOGIQUE.

RECHERCHES ANATOMIQUES SUR LA MEMBRANE MUQUEUSE DU CANAL DIGESTIF DANS L'ÉTAT SAIN ET DANS QUELQUES ETATS PATHOLOGIQUES ;

Par M. Natalis Guillot,

Professeur agrégé à la Faculté de Médecine de Paris, Médecin du bureau central des hôpitaux.

La connaissance de l'état sain d'une partie quelconque du corps humain doit nécessairement précéder toutes les études que l'on peut faire de ses transformations pathologiques : elle est le point de départ de toutes les observations, et elle seule peut dissiper l'obscurité qui couvre les principaux détails de l'anatomie des tissus malades.

Tant que cette connaissance ne sera pas précise, il y aura toujours quelque chose d'important que nous ignorerons dans cet intervalle, difficile à limiter, entre l'état naturel et l'état le plus malade d'un organe.

Lorsque l'on examine une lésion parvenue à son degré le plus grave, cette obligation de connaître l'état antérieur de la partie sur laquelle elle existe peut paraître inutile, et d'ordinaire on ne fait que constater ce désordre sans rien rechercher en deçà ou au delà de sa présence ; mais, si l'on veut connaître les différentes phases qu'elle a parcourues, et les suivre intelligiblement depuis le degré le moins grave jusqu'à celui qui l'est le plus, il est indispensable d'avoir toujours, devant les yeux, ou dans la mémoire, l'organisation naturelle des tissus.

C'est pour cette raison que je vais m'arrêter d'abord sur l'anatomie de la membrane muqueuse du canal digestif dans l'état sain.

Plusieurs travaux, dont les plus importans datent de bientôt plus d'un siècle, ont été entrepris sur cette matière. Lieberkuhn, Hewson, Ludwig, ont successivement fait de cette membrane le sujet de leurs études, qui sont résumées dans les traités ordinaires d'anatomie. Chacun d'eux a fait remarquer que la membrane du canal digestif était villeuse dans une grande étendue de sa surface, et privée de ces villosités dans d'autres portions du canal qu'elle tapisse. Tous ces anatomistes ont décrit avec plus ou moins de clarté l'état de ces villosités ; mais, en somme, leurs travaux sont jusqu'ici ceux qui ont le plus éclairé le sujet qui m'occupe : cependant, tout en reconnaissant l'importance des résultats nés de ces travaux, et quelle que soit aussi la valeur des études faites sur la même matière par Rœderer et Wagler, par MM. Billard, Tonnellé et Lélut, il me semble qu'il reste encore plusieurs lacune à remplir dans les œuvres de chacun de ces anatomistes.

Pour juger convenablement les recherches dont ils nous ont laissé l'histoire, il est nécessaire de faire attention aux procédés dont chacun d'eux s'est servi pour étudier la nature. La connaissance de ce procédé est d'un grand intérêt pour ceux qui recommencent les expérimens d'autrui, et pour celui qui tente d'en essayer de nouveaux.

On a placé généralement l'intestin sous l'eau pour examiner sa membrane interne ; on a promené au dessus de sa surface des verres de différens grossissemens. Aujourd'hui, les uns l'arrachent avec un scalpel ; les autres la déchirent en lambeaux ; et, quand, avant cela, note a été prise de toutes les nuances de coloration que les tissus peuvent présenter et que notre langue peut peindre, l'examen semble complet et parachevé au plus grand nombre des observateurs. Toutes ces manières d'agir ont leur degré d'utilité, je n'en fais aucun doute, et tant d'hommes habiles les ont employées qu'on ne saurait les proscrire absolument ; mais on peut penser qu'aucune d'elles n'est la dernière raison anatomique. L'analyse anatomique s'accommode mal des procédés destructeurs dont le moindre inconvénient est de dénaturer la forme des choses lorsqu'ils ne les ont point effacées.

Le procédé que je propose, et que j'emploie pour l'étude du canal digestif, consiste à injecter avant toute observation une liqueur colorante dans les vaisseaux qui le parcourent ; il a sur tous les autres l'avantage de ne point détruire les tissus, de permettre de continuer lentement les observations que l'on a pu commencer, et de laisser apercevoir plusieurs particularités qui me paraissent entièrement inconnues. Depuis plusieurs années que je prépare ainsi mes observations, je n'ai pas encore eu sujet de m'en repentir ; c'est au surplus une opinion sur la valeur de laquelle le lecteur sera peut-être meilleur juge que moi.

Après une injection préalable d'une membrane muqueuse, je la conserve dans l'huile, et je l'examine à l'aise sous ce liquide. L'œil nu peut servir à l'observateur ; mais je préfère l'usage des verres grossissans.

Ces précautions, faciles à comprendre en peu de mots, me paraissent tellement nécessaires, que je ne pense pas qu'un anatomiste ait le droit d'avoir une opinion bien arrêtée sur l'état anatomique de la membrane muqueuse saine ou malade, s'il ne les a point employées ; j'espère qu'on trouvera la preuve de ce que j'avance ici dans les pages qui vont suivre.

La membrane muqueuse du canal digestif est étendue, depuis l'orifice des lèvres jusqu'à l'anus, sur un réseau vasculaire placé au dessus de la couche musculeuse.

Ce réseau est formé par des troncs qui se répandent en ramifications multipliées au dessous de la membrane muqueuse, après avoir traversé l'épaisseur de la couche musculaire.

On ne soupçonne ce réseau vasculaire qu'après que les vaisseaux ont été pénétrés par la matière colorante ; alors on reconnaît qu'elle occupe la place de la couche nerveuse ou fibreuse des auteurs. C'est la même partie, mais sous un autre aspect, et avec une autre dénomination qui indique mieux sa texture. Les vaisseaux n'ont plus alors cet aspect blanchâtre qui les fait confondre avec des fibres. Lorsqu'on sépare la membrane muqueuse de la couche musculaire en la tiraillant, ou bien lorsqu'on insuffle de l'air entre elles deux, l'injection qui les remplit démontre leur existence, et fait reconnaître en même temps la manière dont ils se comportent.

Il est à remarquer que la couche musculaire, malgré son épaisseur, ne reçoit dans son tissu que fort peu de ramifications vasculaires nées des vaisseaux qui la traversent, et, cela soit dit en passant, elle diffère beaucoup des muscles qui possèdent le mouvement volontaire ; car ceux-ci reçoivent dans l'épaisseur de leurs masses une quantité considérable de vaisseaux.

Cette disposition des vaisseaux dans cette couche musculaire de l'intestin est la raison pour laquelle

cette partie reste toujours incolorée, même dans les injections qui ont le mieux pénétré dans les tissus, ce qui produit un contraste frappant avec la coloration de la membrane muqueuse.

La couche vasculaire est-elle composée d'artères ou de veines ? ou bien, dans quel rapport sont entre eux ces deux ordres de vaisseaux ? Ce sont des questions plus importantes peut-être qu'elles ne le paraissent être, et qu'il convient d'examiner.

La mesure exacte de ces deux ordres de vaisseaux n'est pas possible, il est vrai ; mais on peut parler approximativement de leur quantité relative en remplissant successivement, avec une injection, les vaisseaux artériels et veineux de la même partie.

On doit cependant craindre d'injecter les veines par les artères, et les artères par les veines, si l'on emploie une force trop grande et trop brusque, au lieu de pousser lentement le piston de l'instrument. Mais si l'on a acquis quelque degré d'habileté, les injections comparatives dans les deux ordres de vaisseaux peuvent démontrer les particularités suivantes :

Depuis l'orifice des lèvres jusqu'à l'estomac, ce sont les ramifications artérielles qui composent en grande partie le réseau vasculaire sous-muqueux ; cela est surtout remarquable à la pituitaire, à la langue, au pharynx et même dans l'estomac. On peut constater ce fait par la facilité avec laquelle la matière colorante pénètre ces parties, quand on l'y lance par les artères, tandis qu'on ne peut qu'imparfaitement et difficilement l'y faire parvenir par les veines, et encore faut-il déployer une grande force.

Mais, dans le reste de l'intestin jusqu'auprès de l'anus, ce sont surtout des veines dont les ramifications innombrables composent le réseau sous-muqueux, et c'est par ces canaux que toute liqueur pénètre avec facilité les tissus des boyaux, et se répand rapidement dans toute la membrane muqueuse.

Dans le travail que j'expose en ce moment, il n'est question que des parties sous-diaphragmatiques du canal alimentaire ; et, pour faire comprendre mieux ce que je vais en dire, je vais placer ici deux mots à propos du coup d'œil que présente l'intestin quand on le coupe transversalement.

On y remarque de dehors en dedans :

1° Le péritoine ; 2° la couche musculaire ; 3° le réseau vasculaire ; 4° la membrane muqueuse, dans laquelle se prolonge la plus grande partie des vaisseaux du réseau vasculaire sous-muqueux.

Il faut examiner dans la membrane muqueuse sa surface et l'organisation du tissu qui la constitue.

On sait que l'aspect de sa surface n'est pas partout le même, et que cette différence est due à la présence ou à l'absence de petits organes qu'on désigne sous le nom de villosités.

Ces petites villosités manquent en partie dans l'estomac et en totalité dans le gros intestin ; elles existent au contraire dans l'intestin grêle depuis le pylore jusqu'à la valvule iléo-cœcale.

Sans leur présence, le canal digestif serait glabre dans toute son étendue au lieu de l'être partiellement.

Toute la portion qui est privée de follicules présente au contraire des aréoles, c'est à dire une série de petits trous placés les uns à côté des autres. Ces deux parties si différentes vont être examinées successivement.

La surface aréolaire existe dans toute l'étendue du canal digestif au dessous du diaphragme, quoique les lignes précédentes semblent dire le contraire. Si cette existence n'est pas appréciable partout, c'est que dans des points de l'intestin elle est recouverte par les villosités ; mais dans d'autres endroits ces villosités manquent et ne la dérobent point à la vue.

Elle représente toujours une surface parsemée d'un nombre infini de petites cavités placées les unes à côté des autres et séparées par des reliefs de la membrane muqueuse qui constituent, entre elles, une foule de cloisons.

Cette surface est très nettement visible dans une partie de l'estomac ; elle l'est bien moins à mesure que l'on s'approche de l'orifice pylorique, parce que l'on commence déjà dans la cavité stomacale à observer des villosités ; on remarque aussi, et mieux encore, son organisation dans le gros intestin, depuis l'orifice de la valvule iléo-cœcale jusque dans les environs de l'anus.

Les reliefs des cloisons qui séparent les aréoles et limitent chacune d'elles ne paraissent d'abord formés que d'un tissu homogène privé de conduits vasculaires, et par conséquent n'étant doués d'aucune espèce de circulation. C'est l'effet que produit l'observation de ces parties lorsqu'elles ne sont pas injectées ; mais lorsqu'elles l'ont été, la nature se manifeste sous un tout autre aspect plus curieux.

Une multitude de petits vaisseaux nés du réseau vasculaire sous-muqueux parcourent ces reliefs membraneux, se multipliant et s'anastomosant sans cesse dans toutes les innombrables cloisons qui les constituent. Au premier coup d'œil, la portion de l'intestin que l'on examine alors ressemble à une membrane colorée en rouge ; mais, si l'on promène un verre grossissant à sa surface, on reconnaît que chaque aréole se dessine parfaitement bien avec les cloisons qui la séparent des aréoles voisines : chacune d'elles alors représente une sorte de petit godet dont les parois sont plus vasculaires qu'on ne saurait se l'imaginer. (Pl. 7°.)

Depuis l'orifice pylorique jusqu'à la valvule iléo-cœcale cette surface aréolaire est peu visible, et il y a même des intestins sur lesquels elle l'est si peu, que j'ai cru long-temps qu'elle n'existait que dans le gros intestin ; cependant, dans la plupart des adultes, on peut constater sa présence entre les villosités larges et aplaties du duodénum.

Il est vrai qu'il y a des portions de la surface du canal digestif sur lesquelles on ne saurait la démontrer ; mais ces mêmes parties recueillies dans d'autres individus la laissent apercevoir assez bien pour qu'on puisse la décrire. Son développement ne paraît pas régulier ; mais je l'ai constaté assez souvent pour ne pas craindre de parler de son existence dans l'intestin grêle et surtout dans le duodénum. (Voy. Pl. 2.)

D'ailleurs quelques circonstances pathologiques, dont je m'occuperai un peu plus loin, paraissent dissiper à mes yeux le doute que l'on pourrait avoir chez quelques individus au sujet de la présence de cette surface aréolaire depuis l'orifice pylorique de l'estomac jusqu'au cœcum.

Entre ces deux ouvertures on remarque, lorsque l'on incise l'intestin, une foule prodigieusement serrée de petits prolongemens qui flottent sous l'eau lorsqu'on agite la membrane dans ce liquide. On ne peut que soupçonner au premier examen la surface sur laquelle ces villosités sont implantées ; et, si l'on n'y regarde pas de très près, si l'on n'essaie point à l'aide de plusieurs artifices, de les écarter les unes des autres et de découvrir cette surface, on ne peut reconnaître son existence.

Il faut alors avec un pinceau écarter les unes des autres les villosités, et chercher à les séparer sans les détruire, après avoir suspendu l'intestin dans un liquide, que ce soit de l'eau, de l'alcool ou de l'huile, mais cette dernière liqueur me paraît préférable. On parvient aussi à faire pénétrer la vue jusqu'à la base de ces petits organes, en comprimant l'intestin, placé entre deux verres, au milieu d'une couche d'huile. On peut encore promener un tube à sa surface et chercher à les déranger avec le souffle.

Avec ces artifices, qui ne parviennent souvent pas à démontrer ce que quelques destructions morbides peuvent enseigner avec clarté, on peut quelquefois découvrir dans l'intestin grêle la surface aréolaire, dissimulée par les villosités qui la recouvrent et qui y sont implantées.

Quand on est assez heureux pour arriver à ce résultat, on reconnaît bien vite ces aréoles, et l'on remarque que leur nombre n'est en aucune manière comparable à celui des aréoles du gros intestin ; ce qui doit dépendre de la foule de petits organes qui naissent sur toute cette surface dans l'intestin grêle, et qui y prennent toute la place. Cependant il y a des exceptions particulières à cet égard, et l'intestin d'après lequel a été fait le dessin de la planche deuxième en est une preuve.

La partie villeuse de l'intestin n'existe que sur cette portion aréolaire incertaine ; elle résulte de l'ensemble innombrable des petits organes dont je vais décrire la structure (Pl. 1° et 2°). Chacun d'eux examiné avec une loupe ressemble assez bien à un petit boudin, tantôt cylindrique, tantôt aplati, et souvent renflé à son extrémité libre ; il tient à la surface aréolaire par son autre extrémité. Ces petits organes sont-ils examinés sans injection, ils paraissent alors être d'un tissu entièrement homogène.

Ils sont très hygrométriques, et l'eau et les liquides qu'ils contiennent sont tellement nécessaires à leur existence, qu'ils s'effacent et disparaissent dès qu'on les en a privés : aussi ne peut-on examiner ces organes après la dessiccation de l'intestin.

On ne distingue alors dans leur intérieur aucune trace de vaisseaux ; même lorsqu'une rougeur morbide les colore, ils ne sont percés d'aucune ouverture, et le mot de bouches absorbantes est un fait entièrement imaginaire.

Une injection de ces organes complète la description que j'en viens de faire, et qui est la même à peu près que celle qu'en ont donnée Lieberkuhn, Hewson, Ludwig, etc. ; en y ajoutant les particularités suivantes. Elle fait reconnaître que ces organes ne sont point des vésicules comme Lieberkuhn l'a indiqué, et qu'elles présentent une organisation toute différente de celle que leur supposent Hewson et Ludwig.

Avant l'injection, chaque villosité est flasque et le plus souvent aplatie ; dès que la matière colorante a pénétré dans son intérieur, elle est au contraire dans une sorte d'érection qui permet fort bien d'étudier la structure de chacune d'elles en particulier et d'analyser sa surface et son épaisseur.

Il est bien certain alors que la surface ne présente aucun orifice, et qu'elle limite une enveloppe si délicate que la pensée seule peut lui donner une épaisseur : il est encore certain qu'avec une enveloppe si ténue, les orifices absorbans seraient un hors d'œuvre qui ne favoriserait pas le moins du monde l'absorption. D'ailleurs où conduiraient-ils ?

Au dedans de cette enveloppe sont des prolongemens vasculaires qu'elle recouvre et qui remplissent entièrement la villosité. Ces vaisseaux viennent du réseau vasculaire dont j'ai parlé précédemment, ou plutôt s'y jettent ; car chacun d'eux représente véritablement, suivant l'expression déjà ancienne, et bien juste à mon avis, une petite racine qui plonge incessamment au milieu des matières que contient l'intestin.

La disposition de ces petites radicules vasculaires dans chaque villosité présente tant de différences particulières qu'on ne peut en parler que d'une manière très générale : toutes paraissent se diviser d'autant plus qu'on les examine plus près de l'extrémité libre de la villosité ; toutes communiquent évidemment avec le réseau vasculaire.

La figure que leur ensemble représente dans chaque villosité n'a rien d'uniforme, elle est infiniment variée. Ici un vaisseau central reçoit beaucoup de vaisseaux qui s'étendent sur la circonférence de l'organe, d'autres fois la villosité contient un lacis vasculaire réticulé, ailleurs ce sont des houppes serrées et s'étendant vers la surface libre, d'autres fois les vaisseaux représentent des espèces de vrilles. Quels que soient enfin ces changemens si

multipliés de la forme, du lacis de vaisseaux que contient chaque villosité, il a cependant toujours la même issue, c'est le réseau vasculaire sous-muqueux.

Si l'organisation entièrement vasculaire de chaque villosité est bien démontrée par l'injection des vaisseaux de l'intestin, il reste néanmoins encore quelques problèmes que ce procédé n'a pu faire résoudre.

Il arrive quelquefois qu'un homme est plus utile en marquant ce qu'il n'a pu faire qu'en exposant ce qu'il a fait ; voilà pourquoi, tout en insistant sur l'organisation toute vasculaire de la membrane muqueuse, je vais montrer ce qui manque à ces recherches, parce que ce qui n'a pas réussi dans mes mains pourra peut-être germer sous une intelligence plus exercée que la mienne.

L'organisatison vasculaire de la membrane muqueuse du canal intestinal comprend l'ensemble du réseau vasculaire sous-muqueux, celui du réseau de la couche aréolaire, et celui des vaisseaux de la couche villeuse.

Ce sont, si l'on veut, les mêmes vaisseaux, mais élevés à des hauteurs différentes dans l'épaisseur de l'intestin, et formant ainsi trois portions distinctes. Premièrement, le réseau vasculaire sous-muqueux, réservoir commun de tous les canaux naissant de la surface de l'intestin. Deuxièmement, les vaisseaux qui naissent dans les innombrables cloisons de la couche aréolaire pour se porter de là dans le réseau vasculaire sous-muqueux, qui est placé au dessous d'eux. Troisièmement, les vaisseaux que j'ai décrits dans chaque villosité, et qui, comme ceux de la couche aréolaire, tombent et se perdent dans le réservoir commun.

Dans cet amas singulier de vaisseaux, il y a des veines, des artères et des vaisseaux lymphatiques. Quelle est la disposition de chacun de ces systèmes de canaux, et leur arrangement mutuel ?

Voici les seuls éclaircissemens que j'ai pu recueillir à ce sujet :

Lorsqu'on injecte l'un de ces systèmes vasculaires, il peut arriver que l'on injecte tous les autres en même temps, si on le veut ; ce qui démontre qu'ils communiquent tous ensemble. Mais la liqueur colorante ne pénètre pas également bien par chacun d'eux.

J'ai déjà dit que l'on injectait mieux l'estomac par les artères que par les veines, et qu'il n'en était pas de même des autres intestins : dans toutes les portions post-stomacales, c'est véritablement par le système veineux qu'il faut lancer la liqueur colorante, si l'on désire qu'elle pénètre avec rapidité, et qu'elle emplisse tous les petits vaisseaux sans les détruire. On obtient de cette manière un résultat que l'on n'atteint pas en poussant l'injection par les artères ; car alors le travail est bien plus long, plus incertain, et il est bien rare qu'on ne détruise pas ce que l'on veut voir, par des déchirures malheureuses.

La somme des veines paraît donc être bien plus considérable que la somme des artères dans les intestins placés au dessous de l'estomac. On peut même dire, sans trop d'exagération, comme on l'a déjà dit, que les vaisseaux de l'intestin ne sont que les racines de la veine-porte.

J'ai essayé d'agir par les vaisseaux lymphatiques, mais en vain, à cause de leur ténuité : aucune injection ne peut les pénétrer, excepté celle qui emploie le mercure ; alors on déchire leurs parois au milieu du réseau vasculaire, et il n'est jamais possible d'étudier des parties que détruit le poids du métal.

J'ignore donc totalement l'arrangement mutuel de chacun de ces systèmes de vaisseaux ; et quoique l'on puisse penser que leurs dernières ramifications se confondent, je n'ai jamais su découvrir comment elles se réunissent, et de quelle manière leurs communications se peuvent faire.

Si l'on entre encore davantage dans le détail des particularités de la membrane muqueuse intestinale, on y rencontre, à propos des parties nommées glandes de Peyer et de Brunner, des remarques assez curieuses à faire.

On a donné à ces portions de la membrane muqueuse le nom de glandes, et l'opinion de tous les anatomistes leur accorde la structure qui est particulière à ce genre d'organe. Le caractère de toute espèce d'organe glanduleux est d'être composé de petits culs de sacs d'un arrangement particulier très variable, mais dont le type général ne change jamais.

On appelle aussi très souvent ces organes des cryptes ; mais, en leur appliquant cette dénomination, elle cesse d'avoir une signification précise ; car ce que j'ai dit précédemment de la portion aréolaire de la membrane muqueuse prouve que la partie la plus étendue de cette membrane est entièrement crypteuse, c'est-à-dire composée de petites cavités placées les unes à côté des autres.

L'organisation des prétendues glandes de Brunner et de Peyer n'est en aucune façon, comme je viens de le dire, celle des glandes, et elle ne s'éloigne pas autant qu'on paraît le croire aujourd'hui de l'organisation du reste de la membrane muqueuse dont j'ai déjà parlé.

Ceci peut paraître un paradoxe pour les personnes qui n'ont que l'habitude communément répandue d'inciser un intestin, de le râcler et de l'examiner sans trop de soins ; mais celles qui prendront la peine d'injecter préalablement les vaisseaux qui le parcourent, et qui ensuite feront attentivement l'examen des parties dont je parle, pourront reconnaître sur sa nature les détails que je vais donner.

Parlons d'abord des glandes de Brunner (cryptes, follicules de la partie supérieure de l'intestin grêle).

Lorsque l'intestin est injecté, il est impossible de les apercevoir ; dans quelques intestins il peut y avoir de petits points ou de légers épaississemens de la couche aréolaire qui semblent indiquer la présence de ces parties ; mais ces apparences sont si faibles et si incertaines, que je regarde les prétendues glandes de Brunner comme une erreur anatomique dans l'état sain. Ce qui fait croire à leur existence, ce sont quelques lésions morbides dont il sera plus loin question. Dans l'état de santé, rien n'autorise à regarder la partie supérieure de l'intestin grêle comme pourvue de ces glandules.

Quant aux follicules agminés, aux glandes de Peyer, je n'ai pas du tout la même opinion à leur égard : ce sont des organes qui existent évidemment dans l'intestin ; seulement je ne trouve à reprendre à leur sujet que ce que l'on a dit de leur organisation.

Elle diffère en peu de chose, quoiqu'on ait dit souvent le contraire, du reste de la membrane muqueuse, et elle se compose, comme toutes les autres parties du canal digestif, d'un réseau vasculaire sous-muqueux, d'une couche aréolaire, et de villosités implantées à la surface de cette couche aréolaire.

Cependant une différence notable en apparence fait distinguer ces parties à la surface de l'intestin ; mais on voit qu'elle n'est due qu'à l'épaisseur plus grande de la couche aréolaire : c'est cette seule épaisseur qui fait remarquer les plaques de Peyer ; et sans cette circonstance dans les points qui limitent les plaques de Peyer, l'intestin serait partout semblable à lui-même.

Quelques particularités s'observent encore sur ces organes de Peyer, mais elles sont bien plus difficiles à préciser que cette épaisseur du tissu aréolaire dont je viens de parler : elles paraissent consister, autant qu'on peut le croire après l'examen très difficile de ces sortes de parties, dans un nombre plus considérable de vaisseaux à cet endroit que partout ailleurs, dans l'épaisseur de la couche aréolaire, et dans une forme plus cylindrique et plus alongée des villosités qui la recouvrent ; cependant je n'ose rien affirmer à ce propos. (Pl. 3e.)

Comme ces parties possèdent à mon avis la même organisation anatomique que le reste de l'intestin, elles ne me semblent pas destinées à jouer un rôle physiologique assez grand pour que leurs fonctions soient aussi importantes que paraissent le croire quelques personnes.

En pathologie, elles ne se séparent pas non plus à mon avis des maladies du reste de la membrane muqueuse ; partout, et j'espère le démontrer plus loin, les lésions agissent uniformément, et elles n'ont pas en réalité un siège spécial sur ces organes de Peyer, encore moins sur ceux de Brunner, dont l'existence ne m'est pas encore démontrée.

Si quelquefois la maladie paraît y avoir laissé des traces plus profondes que partout ailleurs, cela ne tient qu'à l'épaisseur de la couche aréolaire : sans cette circonstance les désordres anatomiques ne se remarqueraient pas mieux que partout ailleurs, où souvent on peut les perdre de vue, comme je le démontrerai.

Il me sera plus facile actuellement de m'occuper de la pathologie de l'intestin, et j'aurai d'autant moins de peine à me faire comprendre, que l'on perdra moins de vue ce que je viens d'exposer au sujet de l'anatomie du canal digestif dans l'état de santé.

Si une membrane muqueuse sans aucune altération à sa surface ne laisse pas soupçonner avant une injection la structure que je viens de décrire parce que les aréoles cellulaires affaissées les unes sur les autres sont peu visibles, parce que les villosités flétries et couchées les unes sur les autres ne paraissent que comme des prolongemens de nature homogène sans trace aucune de vaisseaux dans leur épaisseur, combien y a-t-il encore plus de raisons pour que, dans les différentes circonstances où se trouvent les cadavres que l'on examine à la suite de maladies, l'organisation de la membrane muqueuse cesse d'être appréciable?

Les liquides que renferme le canal alimentaire pénètrent après la mort la membrane muqueuse avec laquelle ils sont en contact, et la ramollissent, surtout lorsque la température est élevée; aussi faut-il se hâter de prévenir ces mouvemens de décomposition, sous peine de n'obtenir en injectant les vaisseaux qu'un résultat douteux ou nul.

Les altérations de la membrane muqueuse peuvent être rangées en deux catégories : la première comprend toutes les modifications possibles de la couleur de la surface et de l'épaisseur de l'intestin; la seconde, tous les changemens qui ont pu survenir dans la constitution de son tissu jusqu'à sa destruction complète.

Il est certain qu'un anatomiste peut sans les procédés que j'indique saisir la généralité de ces troubles, je n'ai aucun doute à cet égard : mais je pense que beaucoup de détails peuvent échapper à l'observateur, même à celui qui retient le mieux l'ensemble des faits. Les plus importans sont souvent les plus ignorés, et c'est surtout ce qui arrive journellement dans le cas où l'on examine un intestin sans avoir rempli ses vaisseaux d'une liqueur assez colorée pour être aperçue au travers de ses parois.

Les intestins qui m'ont servi pour l'étude de la membrane muqueuse saine appartenaient pour la plupart à des hommes morts d'une tout autre maladie qu'une affection du ventre ; quelques uns même avaient péri violemment. Dans les études qui vont suivre, j'ai au contraire toujours employé des parties recueillies sur des individus dont la mort était la suite d'une fièvre grave, parce que ce sont les intestins qui présentent les lésions les plus communes et les mieux connues. Je dirai cependant quelques mots des intestins des phthisiques, mais ce ne sera qu'en passant. Mon intention n'est que d'ajouter aujourd'hui à ce que l'on a déjà fait sur les fièvres graves, les observations suivantes, si elles ont assez d'utilité pour qu'on s'en occupe. Plus tard,

j'entretiendrai le lecteur de ce que présente l'intestin étudié par le même procédé dans d'autres maladies. Il convient d'abord d'examiner la coloration de la membrane muqueuse lorsque le sang est accumulé dans son tissu.

La rougeur peut exister seule ou bien accompagnée d'autres lésions dont il sera question plus loin; elle peut être étendue avec une grande égalité de teinte sur une portion plus ou moins grande de la surface intestinale ou n'occuper qu'un espace très limité, et alors se présenter sous l'apparence d'arborisation, et d'autres fois être ce que l'on appelle pointillée.

Lorsqu'on parle de ces colorations par le sang, on va très rarement au-delà de ce simple énoncé. Cependant il me semble qu'il y a quelques remarques à faire à leur sujet. Mais elles ne peuvent être faites qu'après l'injection d'un de ces intestins.

D'abord, la rougeur n'occupe pas toujours la même place dans l'épaisseur de la membrane muqueuse, et ce n'est point une subtilité anatomique, mais, bien au contraire, c'est un fait susceptible de démonstration très évidente, et qui peut prendre place dans l'histoire anatomique des maladies. Il y a d'autres circonstances dans lesquelles toute la membrane muqueuse et le réseau vasculaire sousjacent sont en même temps colorés par le sang; c'est pour distinguer ces diverses particularités que l'injection doit être employée : sans elle il est impossible de rien saisir.

Quoiqu'un intestin soit entièrement coloré par le sang, il ne s'ensuit pas nécessairement qu'il y ait un changement dans le tissu de la membrane muqueuse; en voici la preuve : c'est qu'on peut très bien injecter un intestin extrêmement rouge, très enflammé, comme on le dit. Cette circonstance n'empêche pas toujours la liqueur de pénétrer dans les dernières ramifications vasculaires et de les remplir sans les briser; alors, après cette opération, il n'y a plus moyen de distinguer la membrane muqueuse de celle d'un autre intestin également injectée, mais dont la coloration intérieure était tout opposée, c'est-à-dire très faible. On voit donc qu'on peut ne pas se faire une idée exacte de l'état d'une membrane muqueuse, lorsqu'on se contente de constater sa coloration sans aller au-delà, et sans s'enquérir par un procédé certain si le tissu est sain ou malade.

D'autres fois, dans les mêmes circonstances, la matière colorante pénètre fort bien dans le réseau vasculaire sous-muqueux, s'y étend et remplit les vaisseaux nombreux qui le constituent ; mais elle ne peut aller au-delà, ou bien elle ne pénètre dans la membrane muqueuse que dans des endroits plus ou moins étendus, quelquefois très rarement disséminés.

Alors, au-dessus du réseau vasculaire sous-muqueux que remplit la matière de l'injection, on peut remarquer, suivant les portions du canal digestif que l'on examine, tantôt les aréoles ou petites cavités dont j'ai parlé précédemment, tantôt les villosités de la membrane, qui sont rouges comme auparavant, et que l'injection n'a pu pénétrer.

Si l'on cherche la cause qui peut avoir empêché ces parties de recevoir la matière colorante dans leurs vaisseaux propres, on la trouve dans les changemens que la présence du sang a imprimés à leur tissu; et ce que l'on rencontre alors, en examinant ces parties, peut montrer les caractères principaux de la congestion inflammatoire de l'intestin.

Si l'on regarde en effet avec la loupe une des portions de cette membrane muqueuse, on pourra voir, si c'est le gros intestin, que les parois de chaque alvéole cellulaire sont turgides de sang, et, si c'est l'intestin grêle, que les villosités sont comme de petits boudins pleins de sang extravasé. On conçoit alors pourquoi la matière colorante n'a pu pénétrer ces parties; un obstacle provenant de la congestion des vaisseaux ou de leur rupture, ce qu'il n'est pas facile de savoir, s'opposant à son passage.

Dans d'autres cas de rougeur générale du canal digestif, l'injection ne pénètre pas dans toute l'étendue du réseau vasculaire sous-muqueux. Il y a certaines places où elle n'arrive point, et autour desquelles le moindre effort produit une crevasse au-dessus d'elles : cependant on suit très bien l'injection dans toutes les parties de la membrane muqueuse; de sorte que la couche aréolaire ou les villosités sont injectées, et qu'au dessous d'elles, dans certains endroits, quelquefois de quelques millimètres d'étendue, le réseau vasculaire sous-muqueux n'a pas eu la liqueur colorante. Souvent il se trouve du pus à ces endroits.

Les parties injectées entourent alors des localités dans lesquelles des congestions sanguines partielles constituent des obstacles insurmontables. On reconnaît alors que, malgré la rougeur générale, toutes les portions de l'étendue de la membrane muqueuse n'étaient pas également malades, quoique également colorées par le sang, ce que ne pouvait apprendre l'examen ordinaire de cette partie.

La rougeur partielle ou générale de la membrane muqueuse n'est pas toujours uniteintée; elle peut se présenter répandue à la surface de l'intestin, sous la forme d'un pointillement ou d'arborisations plus ou moins étendues. Ces circonstances, si souvent l'objet des remarques des médecins, qui les considèrent comme des apparences de désorganisation déjà assez grave, peuvent être, après l'injection des vaisseaux, l'objet des remarques suivantes.

Il arrive très fréquemment que l'injection fait disparaître toutes ces apparences, et que l'intestin ne présente plus, lorsque cette opération a été faite, aucune différence qui puisse faire distinguer la portion que l'on examine d'une autre partie prise sur un intestin parfaitement sain.

Alors, quoiqu'on ne soit pas d'abord autorisé à le penser, on reconnaît que, malgré l'arborisation, la membrane muqueuse est parfaitement saine, et que les arborisations ne sont dues qu'à la stase du sang dans les vaisseaux du réseau vasculaire sous-muqueux. Ce qui peut être un phénomène cadavérique comme on en rencontre plus d'un après la mort dans toutes les parties du corps : cela ne veut pas dire au surplus que ces arborisations ne puissent exister en même temps que des lésions dans le tissu de la membrane muqueuse; cela signifie seulement qu'elles ne constituent pas à elles seules un fait pathologique aussi important qu'on paraît souvent le penser.

Ce que j'ai dit tout à l'heure en parlant de la rougeur générale de la membrane muqueuse doit bien faire comprendre ce que l'on observe lorsqu'on injecte une membrane dont la coloration rouge est pointillée.

Quelquefois la liqueur colorante pénètre toutes les parties, et le pointillement disparaît entièrement. Il est certain qu'il n'y a point alors de lésion dans le tissu, car la membrane muqueuse présente tous les caractères de l'état sain.

D'autres fois, l'injection s'arrête aux parties pointillées; et si on veut employer la violence pour la faire avancer lorsqu'on sent la résistance, les vaisseaux se rompent, et la liqueur s'épanche dans les parties environnantes.

Quand l'injection s'arrête aussi près de la surface de la membrane muqueuse, on voit que tous les petits points rouges (le pointillé) sont autant de petites ecchymoses au sommet des follicules ou sur les bords des cellules aréolaires, et que ces petits amas de sang sont les obstacles qui ont empêché la liqueur colorante de continuer son chemin.

Si, lorsque la membrane muqueuse est rouge, il n'en faut pas nécessairement conclure que son tissu soit altéré (quoique ce dernier cas puisse se présenter, et je viens d'en fournir la preuve en parlant de la rougeur pointillée), il ne faut pas le croire davantage au premier coup d'œil, lorsque sa couleur varie entre la teinte ardoisée et le brun. Ceci peut encore paraître extraordinaire; cependant j'ai la certitude, et d'autres que moi le vérifieront, je l'espère, qu'on ne peut décider si le tissu de la muqueuse est désorganisé, à moins toutefois d'un ramollissement général très prononcé, avant d'avoir soumis l'intestin au procédé que j'indique.

Il arrive fréquemment que des intestins, dont la surface ardoisée semble annoncer la désorganisation, reprennent aussitôt, après une injection heureuse, tous les caractères qui se distinguent dans ces parties lorsqu'elles sont saines.

J'ai eu plus d'une fois dans les mains des intestins couverts de taches brunâtres et de plaques ardoisées, et que l'on avait cru, sur une inspection semblable à celle que l'on fait chaque jour, entièrement altérés dans leur structure; et cependant il m'était facile de me convaincre que rien ne pouvait autoriser à les regarder comme malades, excepté toutefois cette coloration.

Un entr'autres venait d'un individu mort violemment; c'était un intestin grêle perforé par une balle de pistolet. Tout le voisinage du trou qu'avait fait ce projectile était d'un brun noirâtre, et je croyais cette partie désorganisée entièrement avant de la soumettre à l'injection ; lorsque cette opération fut terminée, je m'aperçus que je m'étais trompé, et que la partie brune ne différait que par la couleur des parties plus éloignées de la blessure.

Si je tiens à faire adopter cette opinion que les altérations, même les plus graves en apparence, de la couleur de l'intestin ne peuvent faire préjuger ni de l'existence ni de l'étendue de la lésion de leur tissu, et qu'il faut autre chose que ce que l'on fait d'habitude pour avoir une opinion bien solide sur un changement pathologique dans le canal alimentaire, il me paraît aussi très convenable d'appeler l'attention des anatomistes sur cette seconde opinion que je crois aussi juste que la première, c'est que lorsque la membrane muqueuse nous paraît saine au premier coup d'œil, il faut se garder souvent de croire qu'il en soit ainsi ; car une préparation bien faite à l'aide d'une injection peut fort bien enseigner autre chose que ce que l'on s'était imaginé.

La membrane muqueuse qui recouvre l'intestin *peut être* malade et fort altérée dans son tissu sans être rouge, même aux endroits désorganisés, et montrer aux lieux les plus malades une grande décoloration ; ce qui représente, pour beaucoup d'observateurs, l'apparence la plus saine.

Cela n'est pas général, il est vrai ; cependant cela est si peu rare que dans les fièvres graves on s'y trompe, à mon avis, très souvent, et l'on juge alors fort mal à propos du canal digestif avec les moyens grossiers que la pratique met chaque jour en usage.

Dans ces circonstances fort opposées de rougeur et de pâleur, les mêmes désordres paraissent pouvoir se produire, et peut-être ont-ils sur l'économie des résultats analogues. Ces colorations si différentes ne semblent pas avoir une grande influence sur la marche de la désorganisation du tissu, quoiqu'elles puissent coïncider avec elle ; et je ne crois pas qu'on soit fondé à les regarder comme la cause de ces désordres dans les tissus, car il est assez commun de voir en injectant des intestins malades, que les portions les plus rouges ou les plus ardoisées sont en réalité celles où le tissu est le moins du monde changé ou détruit.

Si on injecte une matière colorante dans les vaisseaux de l'un de ces intestins pâles et grisâtres que l'on rencontre quelquefois sur des individus morts pendant le cours d'une fièvre grave, la surface intestinale et le tissu de la membrane muqueuse présentent alors plusieurs remarques à recueillir.

La matière de l'injection pénètre dans une partie *plus ou moins* étendue de la membrane muqueuse ; mais il y a des points tantôt éloignés, tantôt rapprochés les uns des autres, où les vaisseaux qui doivent la contenir se rompent, et où il se fait un petit épanchement qui augmente si on continue à pousser le liquide. Telle est la lésion la plus minime, la première, en quelque façon, que l'on puisse con-

stater dans ces sortes d'intestins. Il ne faut pas croire qu'elle soit due à une impulsion trop violente du liquide, non, car ces parties où se font ces petits épanchemens sont ordinairement couronnées des autres lésions que je vais tout à l'heure analyser ; elles en traduisent aussi bien que possible le premier degré, qui est le principe de la destruction de la membrane muqueuse.

Ces sortes de petits épanchemens artificiels ne se rencontrent pas sur les parties les plus altérées par un changement pathologique, c'est surtout dans leurs environs qu'on peut l'observer ; et comme souvent une membrane muqueuse montre tous les degrés de sa destruction les uns à côté des autres, on peut alors les étudier tous en particulier depuis le premier qui n'est pas, il s'en faut de beaucoup, nettement dessiné, jusqu'aux plus graves.

Ce n'est pas sans raison que j'ai décrit ici cette première période de la destruction de la membrane muqueuse dans des parties que le sang ne colore pas : j'ai voulu avant d'aller plus loin que l'on pût bien comparer ces deux débuts d'altérations qui désormais vont se ressembler, et que l'on pût remarquer la différence qui les sépare alors ; et elle est bien grande puisque dans une circonstance c'est l'accumulation de sang dans les tissus de l'intestin qui paraît précéder tous les désordres, tandis que dans l'autre au contraire l'absence de ce liquide semble être le principe de tout ce qui doit arriver.

Dans ces deux circonstances si différentes il y a une lésion des villosités ou des cloisons aréolaires de la membrane muqueuse, caractérisée dans le premier cas par un petit épanchement sanguin qui arrête l'injection, tandis que dans l'autre aucun épanchement n'indique le changement anatomique qui s'est opéré dans ces parties, puisque l'intestin ne contient pas de sang dans son épaisseur. Mais dès que l'injection est arrivée à l'endroit malade, elle s'y épanche et donne alors la représentation d'un fait qui a quelque analogie quoique très éloignée avec le petit épanchement sanguin qui est un obstacle dans le cas précédent.

Je viens de faire voir qu'aucune des colorations de l'intestin, quel que soit son degré, ne peut indiquer assez sûrement l'état du tissu de la membrane muqueuse pour qu'on puisse s'en rapporter uniquement à leur examen dans les ouvertures de cadavres. Elles peuvent bien se rencontrer avec toutes les lésions de tissu dont je vais actuellement parler, mais elles ne sont pas l'annonce certaine de leur existence ; je n'ai aucun doute à cet égard et je crois que les personnes qui se serviront du procédé que je leur recommande, partageront bien vite mon sentiment. Mais ces injections ne servent pas seulement à montrer l'incertitude où l'on reste en jugeant des lésions de la membrane muqueuse par l'inspection seule de sa couleur, elles éclairent encore l'étude des lésions de son tissu ; c'est ce que j'espère démontrer dans les lignes suivantes.

Je viens de faire voir que les injections des

vaisseaux du canal digestif sont nécessaires à celui qui veut étudier les colorations morbides de la membrane interne; que sans elles on ne peut que se faire une idée vague de la position de ces différentes colorations dans l'épaisseur de l'intestin, et que de plus on ne peut savoir si elles accompagnent ou non une lésion des tissus, quand on les regarde sans le procédé que je préfère.

Je vais essayer de répéter la même démonstration au sujet des destructions de la membrane muqueuse intestinale : il me semble que je parviendrai à faire regarder le même procédé, c'est à dire l'injection préalable de tout intestin comme nécessaire et indispensable à l'observation de tout désordre dans son tissu.

Cette manière de préparer le canal digestif n'empêche pas du reste qu'on ne puisse examiner les autres parties sans les injecter, puisqu'il suffit de prendre la longueur d'un demi-décimètre d'intestin pour y faire pénétrer une liqueur colorante; il est même plus facile d'employer pour cette opération des portions peu étendues que des portions qui dépassent la longueur d'un double décimètre; alors les replis de l'intestin qui se contourne sur lui-même, le poids de la matière colorante, la plus grande force à employer nuisent souvent au succès de ce que l'on se propose de faire.

L'état sain de la membrane muqueuse de l'intestin est tel que je l'ai décrit plus haut au commencement de cet article; sa coloration, comme je viens de le dire, peut être modifiée sans que le tissu soit nécessairement altéré, et elle ne peut rien faire préjuger de ce tissu au premier aspect, à moins d'un ramollissement complet de toute son épaisseur. Ce qui peut faire apercevoir dans plusieurs circonstances les altérations du tissu du canal digestif à moins toute fois qu'elles ne soient dans toute leur gravité, et qu'elles ne soient parvenues à leur dernière période, c'est l'injection d'une matière colorante dans les artères ou dans les veines du tissu de la membrane muqueuse.

Les injections ont de plus un avantage dont il convient de parler avant de rien dire des désordres du tissu. C'est de nous faire connaître certaines particularités que l'on ne remarque sur l'intestin qu'à des époques déterminées de la vie, et que l'on ne soupçonnerait pas sans leur emploi.

Le réseau vasculaire sous muqueux, la couche aréolaire et la couche villeuse constituent l'intestin par leur superposition au dessus du péritoine. Mais ces trois parties que l'on étudie si bien dans les enfans et les adultes subissent des modifications d'autant plus grandes que la vieillesse est plus avancée. C'est surtout dans la couche aréolaire et dans la couche villeuse que ces changemens sont remarquables; non pas dans tous les individus, parce qu'il y en a quelques uns toujours qui jusque dans la vieillesse la plus avancée conservent les privilèges de l'âge mûr, mais surtout dans ceux dont les digestions ne peuvent se faire et se terminent co‑

stamment par des flatuosités, par des déjections lientériques journalières; ce sont des vieillards qui ne peuvent digérer, qui mangent cependant avec avidité et avec le besoin de se repaître, et qui arrivent à la maigreur et à la mort sans qu'on puisse avec raison accuser chez eux un organe d'avoir été le point de départ des symptômes que présente le malade. Lorsqu'on examine leurs cadavres, il n'est pas rare de ne trouver aucun autre désordre que ceux qui résultent d'une agonie plus ou moins longue, ou de ne rencontrer que des lésions qui n'ont pas dû nécessairement causer leur mort; telles que des ossifications des artères, etc. Le canal digestif ne présente rien de remarquable comme on le dit. Il est blanchâtre assez semblable à du parchemin mouillé, quelquefois distendu par des gaz, et lorsqu'on l'incise on ne remarque aucune lésion à sa surface.

Cependant, lorsque quelques unes de ces portions sont injectées, on commence à comprendre qu'il est fort possible que cet organe n'ait plus été capable pendant la vie de remplir ses fonctions; car, quoiqu'il ne soit point malade, si tant est que la vieillesse ne soit point une maladie, il n'est cependant pas semblable à la surface muqueuse d'un adulte.

La couche aréolaire présente alors bien moins de vaisseaux, et se laisse bien moins pénétrer par la matière colorante; souvent même les petites aréoles dont elle est composée s'effacent et s'éteignent, et leurs parois ne sont plus nettes et tranchées comme dans l'adulte. On pourrait dire sans erreur, en les regardant, qu'elles sont usées; car c'est tout à fait l'aspect de cette usure que représente alors leur physionomie.

Il en est de même de la partie villeuse de l'intestin grêle : elle n'est pas aussi tomenteuse, aussi épaisse que dans l'âge adulte; les villosités sont moins longues, moins serrées et moins vasculaires. Au lieu de trouver dans l'intérieur de chacune d'elles ces admirables ramifications vasculaires que l'on admire dans un âge moins avancé, ce ne sont souvent que de rares rameaux vasculaires que l'on y observe; en somme, elles appartiennent à un tissu atrophié qui ne permet que difficilement à l'injection de le pénétrer.

Cette atrophie de la membrane muqueuse des vieillards, qui n'est pas un accident constant, mais qu'il m'est arrivé de rencontrer, s'accompagne aussi de certaines particularités qui ne dépendent peut-être pas de la vieillesse, mais peuvent être le résultat de maladies survenues pendant le cours de la vie. C'est la destruction des villosités sur certains endroits, destruction quelquefois très limitée, d'autres fois assez étendue pour constituer des espèces de places remarquables. A la vue simple, on les considère alors comme des cicatrisations de désordres anciens, et, comme cela peut être, je renvoie leur étude à ce que je dirai plus loin des résultats des lésions du canal digestif dans les adultes.

Les lésions de tissu de la membrane muqueuse du canal alimentaire sont de plusieurs sortes. Les unes ont leur siège dans le réseau vasculaire sous-muqueux, les autres dans la couche aréolaire, les autres dans les villosités, et, dans ces deux dernières portions organiques, on ne doit pas oublier les organes de Peyer et de Brunner.

Je vais essayer de dépeindre successivement les désordres de ces parties lorsqu'elles ont été pénétrées par une injection.

La lésion primitive du réseau vasculaire sous-muqueux appartient éminemment à la maladie tuberculeuse, tandis que celle de la couche villeuse et de la couche aréolaire se rencontre presque généralement dans ce que l'on appelle les fièvres graves, typhoïdes. Les premiers désordres que l'on remarque dans la couche villeuse sont ceux dont j'ai déjà parlé plus haut; ce sont de petites ecchymoses qui arrêtent la matière de l'injection, ou de petits ramollissemens placés à l'extrémité de chaque villosité qui permettent à la matière de s'épancher dans l'intérieur de chaque villosité. Ces désordres, qui ne sont pas appréciables à la vue simple, et avec l'observation ordinaire, deviennent assez faciles à reconnaître, quand on a l'habitude de préparer l'intestin comme j'engage à le faire; et alors on peut constater qu'ils peuvent être extrémement multipliés sur un seul individu. Après eux surviennent des lésions plus remarquables et plus nettement dessinées, mais que l'œil n'aperçoit pas encore dans les recherches quotidiennes, et que l'on peut laisser échapper dans tous les examens cadavériques. C'est la destruction de la villosité, destruction que l'on ne peut constater, lorsqu'elle n'est pas étendue à un grand nombre de villosités à la fois, sans que les vaisseaux de toute la membrane ne soient colorés; car alors les petites villosités se renflent, s'écartent les unes des autres, et l'observation de chacune d'elles, avec un verre grossissant, est rendue très facile.

Quelquefois on ne rencontre que quelques villosités isolément détruites ou malades, de sorte que l'intestin, qui paraît sain au premier coup d'œil, est parsemé de petites places imperceptibles à la vue simple, où il manque quelques uns de ces petits organes dont il serait impossible sans artifice de soupçonner l'absence. Alors, si l'on promène un verre grossissant sur l'intestin que l'on vient d'injecter et que l'on a placé dans l'huile, on aperçoit cette destruction partielle des villosités, et l'on peut changer d'opinion au sujet de quelques intestins que l'on avait lieu de regarder quelques instans auparavant comme parfaitement sains. C'est ce qui m'est arrivé plus d'une fois; aussi actuellement je me garde de déclarer qu'un canal digestif n'est pas malade avant de l'avoir soumis à l'épreuve de l'injection.

D'autres fois des quantités plus considérables de villosités ont disparu, et il y a plusieurs places de l'intestin qui sont glabres (fig. 4° et 5°), et qui en sont tout à fait privées; déjà on pourrait bien apercevoir cette lésion à la vue simple, parce qu'elle est plus considérable que la précédente, mais rarement on la remarque parce qu'elle ne frappe pas bien nettement la vue; mais quoi qu'il en soit, dans aucune circonstance on ne saurait mieux la reconnaître que lorsque les vaisseaux de tout le canal ont été colorés artificiellement.

Souvent, dans ces deux sortes de maladies, on aperçoit des villosités qui ne sont pas encore détruites à côté des endroits sur lesquels elles ont disparu; et chose singulière, c'est que malgré la destruction d'une portion plus ou moins étendue de ces organes, l'injection ne les rompt que très rarement, et ne les traverse généralement pas pour s'épancher dans l'intérieur de la cavité du canal digestif, à moins qu'on ne la pousse avec trop de force. Alors on peut apercevoir que l'extrémité de chaque villosité a seulement été détruite, et que le reste flotte dans l'intestin comme un petit lambeau.

Cette destruction, isolée des villosités de l'intestin, se rencontre surtout lorsque les fièvres graves ne sont pas parvenues à leur dernière période, tantôt sur des intestins colorés par le sang, tantôt sur des intestins qui ne présentent pas une rougeur bien remarquable, et qui, en apparence, ne sont pas malades; d'autres fois aussi, on les observe dans des conduits intestinaux évidemment affectés des désordres plus graves dont je vais parler tout à l'heure, mais alors ce sont seulement ces désordres qui frappent les yeux de l'observateur, et les particularités que j'indique sont méconnues parce qu'on ne sait pas les voir, et les premiers degrés des lésions que l'on étudie restent alors entièrement oubliés.

Mais ce n'est seulement pas de cette manière que commencent les destructions de l'intestin dans les fièvres graves; il y en a encore une autre qui déjà depuis long-temps paraît fixer l'attention des observateurs, mais qui malgré cela n'est pas encore très bien connue.

Tout le monde a entendu parler de l'existence des follicules de Brunner et de leurs lésions dans certaines maladies; tous les observateurs ont porté leur attention sur les lésions de ces sortes d'organes dans les fièvres graves; et il n'est presque personne qui n'ait cru à la vue simple pouvoir constater l'altération qui les détruit. Cependant après une injection de l'intestin grêle, faite surtout en choisissant les parties où ces prétendus organes existent, c'est à dire la partie supérieure, on s'aperçoit que l'on a pu se méprendre sur la nature de ce que l'on découvre à la vue simple.

On remarque alors que sur la surface de l'intestin il y a des portions plus ou moins multipliées, sur lesquelles on observe la réunion de quelques villosités par leur extrémité libre. Quelquefois il n'y a que six ou huit villosités ainsi réunies : cela paraît être le premier degré de la maladie. D'autres fois il y en a davantage ; elles sont inclinées les unes vers les autres, paraissent tenir ensemble par une sorte d'agglutination, et forment déjà à la vue simple une sorte de petit bouton qui a reçu le nom de glande de Brunner.

Dans des intestins entièrement sains on ne rencontre pas du tout cette particularité, et elle n'appartient qu'à des membranes muqueuses malades, et, dans ce cas, elle n'est que le début d'une série de lésions qui s'étendent et se caractérisent d'une manière plus nette dans leurs périodes les plus avancées.

Ces petits groupes de villosités ainsi réunis par une adhérence maladive et répandus irrégulièrement à la surface de l'intestin, sont composés quelquefois d'un nombre assez considérable de villosités, j'en ai compté jusqu'à trente ; mais il est rare alors qu'il n'y ait pas au centre de la petite tumeur qu'ils forment, une certaine quantité de villosités détruites, et de plus, un peu de pus : ce qui peut donner l'apparence d'un canal excréteur.

Dans chacune de ces villosités ainsi agglutinées on peut rencontrer tous les désordres que j'ai signalés précédemment en parlant de la destruction isolée des villosités, c'est à dire qu'on peut y voir de petits épanchemens sanguins dans leur intérieur ; tantôt au contraire c'est l'injection qui s'y épanche parce qu'elle pénètre dans un tissu déjà désorganisé.

Quoi qu'il en soit, ces parties n'offrent en aucune manière l'apparence d'organes glanduleux, et elles doivent être, à mon avis, regardées comme des productions pathologiques. Si cette agglutination des villosités était une chose normale, on la rencontrerait dans tous les intestins, tandis qu'elle est particulière à ceux qui proviennent d'individus affectés de fièvres graves. Le nombre des petits organes ainsi réunis serait le même généralement, et ce ne serait pas seulement lorsqu'il y en a un grand nombre ainsi accolé que commenceraient les désordres les plus graves, c'est à dire la destruction des villosités et la suppuration du centre de la petite tumeur par lesquels a probablement commencé la maladie. La manière dont cette lésion est répandue à la surface de l'intestin est encore une des raisons qui prouvent que c'est réellement une maladie que l'on voit et non un état de choses normal. Tantôt elle est clairsemée dans l'intestin grêle, tantôt au contraire elle est accumulée dans certaines parties, et dans l'une et l'autre de ces circonstances l'agglutination des villosités présente souvent une foule de degrés dans le nombre des petits organes ainsi réunis.

Quoique ces villosités ainsi agglutinées puissent présenter, comme je viens de le dire, quelques unes des altérations dont j'ai parlé tout à l'heure, cependant il arrive aussi qu'on ne les y remarque point. La matière colorante de l'injection pénètre alors dans chacune d'elles, même lorsqu'il y en a quelques unes qui sont détruites ; et s'y comporte comme dans l'état naturel.

Mais, quoi qu'il en soit, il est généralement constant qu'au centre de ces petits amas de villosités malades lorsqu'ils commencent à être volumineux, il y a toujours quelques villosités qui se détruisent ou qui sont détruites. Souvent alors elles sont remplacées par une petite collection purulente ; d'autres fois on aperçoit à la place qu'elles occupaient la couche aréolaire plus ou moins désorganisée sur laquelle elles s'implantaient avant leur destruction.

Il y a de ces petites tumeurs au centre desquelles quelques villosités seules ont disparu ; il y en a d'autres sur lesquelles le centre de destruction s'élargit de plus en plus par la chute de toutes les villosités les plus rapprochées du mal ; il y en a d'autres enfin dans lesquelles toutes les villosités agglutinées ont été détruites, et qui ne sont plus limitées que par les villosités de l'intestin qui paraissent être dans l'état normal.

On aperçoit alors un espace plus ou moins considérable, et généralement visible sans injection de la couche aréolaire qui supportait les villosités détruites ; et ce qu'il y a de remarquable, c'est que, quoique ces sortes de destructions paraissent s'étendre de plus en plus aux villosités voisines, aucune de celles-ci ne paraissent, lorsqu'elles sont injectées généralement, plus altérées que dans l'état normal, et il y a évidemment la transition la plus brusque que l'on puisse se représenter, des parties malades aux parties saines.

Après la chute de ces villosités jamais on ne trouve la couche aréolaire sans altération, cependant on peut souvent remarquer à sa surface les vestiges plus ou moins nombreux des aréoles qui la caractérisent et qui démontrent son analogie complète avec la même surface privée de villosités dans le gros intestin.

La matière de l'injection, qui remplit fort bien les villosités qui sont placées tout autour de ces ulcérations, ne pénètre que par de faibles ramuscules dans la couche aréolaire qui en fait le fond, et souvent même ne la pénètre pas du tout, de sorte que l'on dirait que dans cette surface tous les vaisseaux sont détruits.

Il convient d'examiner en même temps que les lésions dont il vient d'être question, celles dont le siége existe sur les plaques de Peyer.

Tout le monde sait que ces parties du canal intestinal sont désorganisées dans les fièvres graves ; il y a même quelques observateurs très distingués qui paraissent les regarder comme les seuls organes du tube digestif dont on puisse généralement constater la lésion. Nous allons voir jusqu'à quel point cette opinion peut être fondée.

On a vu dans le commencement de ce mémoire que les plaques de Peyer ne sont pas organisées d'une façon tout à fait différente de la structure générale de l'intestin. Comme le reste de ce canal, elles sont composées d'une couche aréolaire et de villosités implantées à la surface de cette couche; seulement les villosités semblent plus grêles et plus déliées, et la couche aréolaire est beaucoup plus épaisse que partout ailleurs, ce qui élève les villosités au dessus du niveau de celles qui entourent la plaque de Peyer. Ce qui distingue aussi ces parties, c'est une vascularité de la couche aréolaire beaucoup plus grande qu'en tout autre endroit, et remarquable surtout, autant qu'on peut en juger, par le nombre de vaisseaux artériels qui s'y rendent et s'y ramifient. Il doit résulter de ces ressemblances anatomiques qu'on ne peut pas rencontrer de grandes différences entre le mode de destruction de ces portions organiques et celui qui est sur les autres endroits de l'intestin; c'est aussi ce que l'on remarque.

Les villosités sont, comme dans le reste du canal digestif, les organes qui se détruisent les premiers; et très fréquemment quand on examine les plaques de Peyer à la suite des fièvres graves, ces villosités qui recouvrent leur surface ont été complètement détruites. Cependant il arrive qu'on en rencontre encore un nombre plus ou moins considérable et quelquefois très minime que la destruction n'a pas atteint, et qui subsistent debout sur la plaque que l'on observe comme pour attester leur existence antérieure.

Au dessous et autour d'elles alors, on voit la partie aréolaire de la plaque de Peyer qui est gonflée et qui ressemble à une masse spongieuse dans laquelle l'injection n'a plus pénétré comme dans l'état normal, quoique cependant, chose singulière, elle continue d'arriver aux villosités qui ne sont pas détruites, et à remplir leurs vaisseaux, quoiqu'elles soient isolées sur une surface malade, et que toute la surface sur laquelle elles reposent et qui les entoure soit désorganisée.

Il ne m'a pas encore été possible de saisir dans ces parties la lésion première qui paraît précéder toutes les autres, comme j'ai cru l'avoir fait dans le reste de l'intestin, parce que, lorsqu'une plaque de Peyer est altérée dans sa structure, on n'observe la lésion dont elle a souffert pendant la vie qu'à un degré toujours très avancé.

L'altération des plaques de Peyer se réduit précisément, comme on le voit, à une destruction des villosités de leur surface, et elle est en cela semblable aux désordres du reste de la membrane muqueuse dans les fièvres graves; seulement il n'est pas possible de savoir si elle débute de même, quoique cela soit très probable.

La destruction de ces villosités des plaques de Peyer et les particularités qui leur succèdent peuvent exister seules, cela est admissible; mais, si j'en juge par mes recherches, cela doit être bien rare, car je ne l'ai jamais vu; et si l'on méconnaît généralement la plupart des désordres de la membrane muqueuse, c'est parce qu'on ne peut souvent les apercevoir avant qu'une injection les ait rendus évidens.

A la disparition de la couche villeuse dans l'intestin grêle et sur les plaques de Peyer, succèdent d'autres désordres qui détruisent à leur tour la couche aréolaire. Je vais tout à l'heure en rendre compte en parlant des lésions que peut présenter cette partie du canal digestif; mais auparavant je veux dire quelques mots, quoiqu'ils n'aient plus de rapport aux fièvres graves, à propos de certains désordres dont le siège est l'orifice pylorique de l'estomac, et touchant lesquels l'injection de cette partie me semble devoir enseigner quelque chose de curieux.

Dans le voisinage de l'orifice pylorique, du côté de l'estomac et du côté du duodénum, la structure de la membrane muqueuse est la même que dans le reste du canal digestif; seulement, à mesure que l'on se rapproche de la cavité de l'estomac, les villosités deviennent plus épaisses, plus larges et plus aplaties; et entr'elles, mieux que partout ailleurs, on remarque la couche aréolaire très bien visible lorsqu'on les écarte les unes des autres.

Le réseau vasculaire que recouvrent cette couche aréolaire et ces larges villosités est remarquable en cet endroit parce qu'il paraît être formé d'un nombre d'artères plus considérable que partout ailleurs; ce que l'on peut juger par la facilité plus grande que l'on a d'injecter cette portion du canal digestif par les vaisseaux artériels.

Il paraît résulter de ce nombre plus grand d'artères à cet endroit une disposition très grande de la membrane muqueuse à s'hypertrophier, c'est-à-dire à s'accroître sous le rapport de son volume et du nombre de ses vaisseaux artériels, caractère propre à toute hypertrophie.

Lorsque les villosités ont été détruites à cet endroit, et qu'elles ont laissé la couche aréolaire à découvert, ce que l'on peut observer dans les affections chroniques de cette portion du canal alimentaire, c'est que la couche aréolaire, au lieu de disparaître à son tour, comme cela arrive dans les fièvres graves lorsque les villosités de l'intestin n'existent plus, se développe au contraire quoiqu'il n'y ait plus de villosités à sa surface, et peut s'accroître considérablement.

Dés vaisseaux artériels, nés de la couche vasculaire, se forment incessamment dans son épaisseur, et se prolongent en constituant à la surface de la membrane muqueuse de nombreuses fongosités; celles-ci remplacent alors les villosités, et présentent plusieurs phénomènes qui méritent encore l'attention de l'observateur quoiqu'on en ait déjà parlé.

Tantôt ces fongosités, dont l'organisation se fait comme je viens de le dire, sécrètent une matière particulière qui n'est que le produit d'une circulation anormale; tantôt elles se détruisent et disparaissent pour faire place à de nouvelles productions de même nature qui leur succèdent, et, peut-être tombant à leur tour, sont remplacées par d'autres formations de vaisseaux; ce que l'on peut constater dans plusieurs affections cancéreuses de l'orifice pylorique dans lesquelles on peut rencontrer ces productions vasculaires dans tous leurs degrés depuis celles qui naissent jusqu'aux plus anciennes prêtes à tomber en détritus.

Dans quelques affections chroniques de l'orifice iléocœcal, il se passe quelque chose d'analogue, c'est-à-dire que tout autour de l'orifice la couche aréolaire de l'intestin cœcum s'hypertrophie de la même manière que la couche aréolaire des environs du pylore, et il est à remarquer que, dans cet endroit, les vaisseaux artériels du réseau vasculaire sous-muqueux paraissent assez abondans, quoiqu'ils soient en moindre quantité qu'à l'orifice du pylore.

Mais dans les autres parties du canal alimentaire, il s'en faut de beaucoup que les choses se passent d'une manière analogue à celle que l'on remarque auprès de l'orifice pylorique, et il est bien peu commun que la destruction de la couche aréolaire ne succède point immédiatement à celle de la couche folliculeuse.

Il s'agit actuellement d'étudier les destructions qui attaquent la couche aréolaire du canal alimentaire.

Les unes suivent les lésions dont j'ai déjà tracé l'esquisse ; elles en sont le résultat naturel et nécessaire. Les autres se passent dans le gros intestin qui ne présente pas de villosités et par conséquent les premiers phénomènes que l'on peut observer se passent alors dans le tissu aréolaire.

C'est encore à l'omission du procédé que je recommande pour étudier l'intestin, qu'est dû l'oubli que font la plupart des pathologistes des désordres du gros intestin dans les fièvres graves, surtout dans leurs périodes les moins avancées ; car ces désordres sont aussi communs que dans l'intestin grêle, et marchent en même temps que ceux que l'on y observe ; mais comme la superficie de ce gros intestin est glabre, ils sont encore bien moins évidens, et ce n'est qu'en employant un artifice que l'on peut les y démontrer, tant que ces lésions n'ont point atteint un degré assez considérable de gravité pour être tout à fait perceptibles.

Les colorations du gros intestin peuvent tromper l'observateur, tout comme celles que présente l'intestin grêle, et l'on peut aussi, en ne prenant qu'elles seules en considération, ne pas du tout savoir si les tissus sont malades ou ne le sont point.

On remarque souvent dans le gros intestin d'un seul individu tous les degrés de désordres dont je vais parler, mais d'autres fois on ne peut apercevoir que les degrés les moins avancés, et dans ce cas surtout une injection des vaisseaux de la membrane muqueuse est nécessaire pour les y apercevoir.

Les premières lésions que l'on commence à distinguer sur cette surface sont toutes bornées aux marges des aréoles cellulaires, et sont analogues à *celles dont j'ai déjà* indiqué l'existence dans les villosités de l'intestin grêle. Tantôt, lorsque la mem-

brane muqueuse est colorée par le sang, ce sont de petites ecchymoses partielles qui ne permettent point à l'injection de pénétrer dans l'endroit qu'elles occupent, d'autres fois ce sont de petits ramollissemens très peu étendus, aussi minimes que les ecchymoses dont je parle, et à la place desquels il se fait un petit épanchement de la liqueur colorante. A ces désordres, qui sont quelquefois fort étendus, succède premièrement la disparition de la cloison qui sépare deux aréoles l'une de l'autre (fig. 6); quelquefois alors on est tout étonné, après avoir injecté les vaisseaux de cette partie du canal digestif, de voir qu'il est un nombre infiniment grand de ces cloisons qui sont ainsi détruites; de sorte que deux aréoles n'en font plus qu'une; ce qu'il était impossible d'apercevoir à la première inspection, et la membrane muqueuse montre alors la maladie que, malgré son degré plus ou moins grand de coloration, rien ne pouvait faire soupçonner.

La destruction des cloisons inter-aréolaires, en s'augmentant incessamment, rend ces lésions plus manifestes à mesure que leur étendue s'accroit, et les différens points malades, finissant par se toucher et se réunir, forment alors des destructions plus ou moins étendues, que l'on peut très bien étudier sans aucune préparation de l'intestin.

On peut faire au sujet de cette couche aréolaire la même remarque que j'ai indiquée en parlant des villosités de l'intestin, c'est que le plus souvent il n'y a aucune transition sensible entre les parties malades et les parties saines qui la limitent. Les aréoles qui sont situées autour de l'ulcération paraissent être généralement dans l'état le plus sain que l'on puisse constater. L'injection pénètre leurs vaisseaux et s'y répand comme dans l'état de santé sans les rompre, et elle ne s'arrête que juste à l'endroit où les parties sont détruites. S'il reste encore une partie de la couche aréolaire à l'endroit où la destruction s'est opérée, c'est elle qui constitue alors le fond de l'ulcération, et elle présente le même aspect que j'ai signalé plus haut en parlant des ulcérations de l'intestin grêle, c'est-à-dire qu'elle ne reçoit que très peu et même généralement point de vaisseaux, et qu'elle est alors remarquable par une pâleur qui la fait contraster avec la coloration des parties voisines.

Lorsque le désordre est arrivé à ce degré, sa marche croissante est extrêmement semblable à celle des ulcérations de l'intestin grêle, c'est-à-dire que la couche aréolaire ne tarde pas à disparaître en entier, le réseau vasculaire peut être assez rapidement détruit à son tour; mais cependant il n'en est pas toujours ainsi, et il peut arriver qu'il se passe un espace de temps assez considérable avant la destruction de ce réseau.

Il peut arriver que, dans cette circonstance, il se fasse une hémorrhagie dans l'intestin : on en connaît des exemples; mais il peut aussi se faire que la destruction du réseau vasculaire soit précédée de quelques particularités dont il sera bon de dire un mot.

Si l'on compare la rapidité avec laquelle se détruisent les différentes parties de la couche aréolaire, on verra que nulle part elle ne disparait avec autant de lenteur qu'aux plaques de Peyer.

A ces endroits, la couche aréolaire, plus épaisse, comme on le sait, parait quelquefois avoir tendance à s'hypertrophier, ce qui peut être dû à la même cause que j'ai indiquée en parlant des orifices pylorique et iléocœcal.

Néanmoins ces plaques ne tardent pas à se détruire soit entièrement, soit dans une seule portion de leur étendue, jusqu'à la couche aréolaire, et, à cette époque, ce que l'on peut observer dans cette couche aréolaire, se remarque dans tout l'intestin.

Le plus souvent cette destruction de la couche aréolaire est précédée de la disparition complète des vaisseaux sanguins qui la constituent, ce qui est rendu manifeste par la manière dont se comporte la matière de l'injection que l'on envoie dans cette partie de l'intestin. Elle se répand tout autour de la partie lésée dans les vaisseaux qui l'avoisinent et la cernent ainsi sans y pénétrer ou en n'y pénétrant que par de très faibles rameaux que l'on cesse d'apercevoir quand la maladie est avancée. De sorte que, malgré qu'il reste encore souvent une portion plus ou moins épaisse de la couche aréolaire, on voit que le réseau vasculaire sous-muqueux est déjà malade et à un degré très remarquable.

Cette disparition de la couche vasculaire sous-muqueuse s'accompagne d'autres fois d'un épanchement de matière purulente dans les mailles de son tissu; mais ce pus ne ressemble pas au pus d'un abcès, il n'est pas accumulé en foyer. C'est plutôt une simple plaque d'une matière blanchâtre, d'une étendue fort peu considérable et qui se distingue difficilement dans la plupart des intestins qui ne sont pas injectés, mais que d'autres fois on aperçoit très visiblement sans cette précaution. Il peut se faire que le réseau vasculaire sous muqueux soit affecté primitivement. C'est ce qui arrive dans le cours des affections tuberculeuses. Alors on peut observer dans cette partie le développement d'une quantité plus ou moins grande de tubercules grisâtres irrégulièrement répandus sous la surface muqueuse de l'intestin.

Lorsque ces productions tuberculeuses existent, les différens désordres qui leur succèdent ne commencent pas par la surface de l'intestin, car très souvent alors, lorsqu'il est injecté, on trouve que la couche aréolaire et la couche villeuse qui sont placées au-dessus du petit tubercule peuvent être entièrement saines. La matière colorante parcourt les vaisseaux comme dans l'état normal, et pénètre le plus souvent, sans rien détruire, jusque dans leurs plus petits rameaux. Cependant lorsque la maladie est avancée, les deux couches de la membrane muqueuse se trouvent détruites. Mais je n'ai pas encore pu suivre les progrès croissans de cette des-truction comme je l'ai fait dans les fièvres graves.

Je ne continuerai pas l'examen des désordres qui succèdent dans l'intestin à ceux que j'ai déjà décrits dans la membrane muqueuse; ces désordres ont été fort bien étudiés sans le secours d'aucun procédé, et tout le monde sait qu'après l'ulcération de la membrane muqueuse, la couche musculaire de l'intestin peut se perforer, et comment à son tour le péritoine ulcéré laisse passer dans la cavité qu'il tapisse les liqueurs que contient le canal digestif, accident généralement mortel. Mon but dans les pages qui précèdent n'était que d'appeler l'attention sur quelques particularités plus difficiles à apprécier que le grand nombre de celles que l'on connait dans la même matière, et ce que je dirais actuellement n'ajouterait rien aux connaissances que le lecteur possède. Ainsi donc je terminerai ici cet opuscule et je désire qu'il ait pu démontrer la vérité des propositions suivantes; savoir :

1° Qu'un réseau vasculaire sous muqueux occupe la place de la couche nerveuse ou fibreuse des auteurs, et que les ramifications nées de ce réseau et prolongées au-dessus de lui, forment presque toute la membrane muqueuse du canal digestif;

2° Que ce réseau est inégalement pourvu d'artères et de veines dans toute son étendue;

3° Qu'il n'est pas possible de démontrer l'existence de glandes à la surface de l'intestin, et que par conséquent le nom de glandes de Peyer et de Brunner doit être rayé de la science.

4° Que les désordres de la membrane muqueuse sont souvent inaperçus parce que l'on n'emploie point le procédé qui souvent peut le mieux les faire reconnaitre;

5° Que ce procédé est l'injection d'une liqueur colorante dans les vaisseaux artériels ou veineux du canal digestif, et qu'il faut indispensablement l'employer pour apprécier sa structure dans l'état normal, et ses désordres dans l'état de maladie.

ACADÉMIE DES SCIENCES.

Séances du 11 et du 18 décembre.

On annonce la mort de M. Tessier, membre de la section d'économie rurale. M. Tessier (Henri-Alexandre), a travaillé, dès sa jeunesse, aux recherches pour le perfectionnement de l'agriculture, et surtout pour l'amélioration des races d'animaux domestiques. Il était déjà avant la révolution membre de l'ancienne Académie des sciences. Depuis, il a été nommé professeur d'agriculture et de commerce aux écoles centrales, docteur-régent de la faculté de médecine de Paris, membre du conseil des arts et du commerce de la Seine, et directeur des bergeries modèles de France. Il a publié une foule d'écrits sur l'agriculture, entre autres des mémoires sur le géroflier des Moluques, les maladies des bestiaux, les maladies des grains, sur les animaux qui ravagent les champs, sur les bêtes à laine; les Annales de l'agriculture de 1798 à 1817; des articles dans l'Encyclopédie méthodique, le Dictionnaire des sciences naturelles, le Cours d'agriculture de l'abbé Rozier, et le théâtre d'agriculture d'Olivier de

Serres. M. Tessier s'est long-temps aussi occupé d'observations sur la gestation des animaux, et a fait faire un grand pas au perfectionnement des laines. Il est mort à l'âge de 93 ans.

PHYSIQUE ET PHYSIOLOGIE VÉGÉTALES. — *Mouvement circulaire des globules du Chara*, par MM. Dutrochet et Becquerel. — Le chara est une plante bien connue des micrographes et des naturalistes par le mouvement de ses globules. Suivant les auteurs, ce mouvement peut être attribué à l'électricité; car les globules dirigés de bas en haut redescendent le long de la paroi opposée, dès l'instant qu'ils rencontrent un nœud ou une ligature qui s'oppose à leur mouvement pour remonter, et ainsi de suite; d'où il résulte un mouvement rotatoire qui a de l'analogie avec celui de l'électricité dans un circuit fermé. Les stries parallèles de globules verts, situées à la paroi interne du tube du chara, paraissent avoir une grande influence sur ce mouvement, puisqu'il s'exerce uniquement selon la direction de ces mêmes stries. Les globules verts ont été considérés comme des couples voltaïques, et leurs séries comme des piles; mais cette hypothèse ne repose sur aucun autre fait que le mouvement rotatoire. Or, on a aujourd'hui des connaissances en électricité qui permettent de s'assurer si c'est là la cause du phénomène.

La chaleur et l'électricité dérivant probablement du même principe, et s'identifiant l'un l'autre dans leur mode d'action, il convenait de rappeler d'abord le genre d'influence que la chaleur exerce sur le phénomène du chara. Or, suivant les observations particulières de M. Dutrochet, la circulation du chara est très lente à zéro; elle s'accélère à mesure que la température monte, et devient très rapide à 18° ou 19° centigrades; elle diminue ensuite, et à 27° elle est extrêmement ralentie. Sous cette même influence, la vitesse augmente peu à peu, et deux heures après elle possède une grande rapidité. Si l'on continue à élever la température d'abord jusqu'à 34°, ensuite jusqu'à 40°, on observe des effets semblables, c'est-à-dire que la plante, après avoir éprouvé une diminution dans la vitesse de la circulation, reprend à peu près cette vitesse. Ce n'est qu'à 45° que le mouvement rotatoire s'élève pour ne plus reparaître. Une variation brusque de 25° arrête également le mouvement qui reprend quelque temps après. En général l'abaissement de température diminue la vitesse de la circulation, tandis que l'élévation de la température, quand elle ne dépasse pas certaines limites, l'augmente. L'électricité produit des effets qui ont de l'analogie avec les précédens, et en diffèrent cependant à certains égards.

Voici comment les auteurs interprètent le mode d'action de l'électricité. Lorsqu'un courant électrique traverse un corps quelconque, il commence par faire perdre à ses molécules leur position naturelle d'équilibre. Si son intensité est suffisante, elles sont séparées et même décomposées; si son intensité est trop faible pour produire ces deux effets, les molécules reprennent peu à peu leur position primitive aussitôt que l'action du courant a cessé. C'est alors que les propriétés physiques du corps redeviennent ce qu'elles étaient auparavant; mais ce qu'il y a de particulier dans le chara, c'est que, après que le courant a produit une dilatation, et par suite une action engourdissante, la force vitale, dont on ignore la nature, fait un effort pour lutter contre la force électrique, avec assez d'avantage pour que les molécules organiques, quoique dérangées de leur position naturelle d'équilibre, recouvrent les propriétés primitives. La force vitale, après avoir fait des efforts qui l'ont épuisée momentanément, reprend ses facultés après un certain temps de repos, une fois qu'elle n'est plus soumise à l'action de l'électricité.

CHIMIE. — *Sur la constitution de quelques acides.* (Note de MM. Dumas et Liebig.) Les auteurs arrivent à cette conclusion que l'acide tartrique sec n'existe pas, et qu'il faudrait admettre un radical composé de seize atomes de carbone, de quatre d'hydrogène et douze d'oxigène, qui, avec huit atomes d'hydrogène, constituent un hydracide d'une nouvelle espèce. Dans toutes les combinaisons de ce radical, l'hydrogène est remplacé en tout ou en partie par ses équivalens métalliques, ainsi que cela se présente dans toutes les substitutions analogues. MM. Dumas et Liebig assurent qu'ils pourraient démontrer sans peine que la constitution des acides citrique, méconique et cyanurique se prêtent à des transformations semblables, et qu'on peut les représenter aussi comme des hydracides.

THÉRAPEUTIQUE. — M. Magendie présente un officier polonais qui, par suite d'une chute de cheval et dans une charge de cavalerie, perdit complètement l'ouïe et la parole. Soumis depuis un an à l'action des courans électriques appliqués directement aux nerfs avec une aiguille de platine, ce jeune homme a maintenant l'ouïe aussi fine qu'avant son accident. L'aphonie a cessé en ce sens que le son vocal est net et plein; mais ce son s'arrête tout à coup et ne se prête point encore à l'articulation des mots; néanmoins, comme son état s'améliore de jour en jour, il y a tout lieu d'espérer une guérison complète.

M. Magendie entre ensuite dans quelques détails sur les heureux résultats qu'il obtient chaque jour de l'emploi des courans électriques dans les maladies des sens, et particulièrement dans les névralgies. Une seule application a suffi dans certains cas pour enlever immédiatement et définitivement la douleur.

M. Becquerel cite l'exemple d'un homme affecté d'une amaurose presque complète, et qui par suite du trajet, au moyen d'aiguilles en platine, du nerf frontal et du nerf sous-orbitaire, a recouvré la vue assez bien pour se conduire sans guide.

PHYSIOLOGIE. — *Organisation, vitalité, germination des globules de lait.* (Mémoire de M. Turpin.) En récapitulant les principaux faits énoncés dans ce mémoire, on doit conclure avec l'auteur :

« 1° Que la matière organique sous l'influence de la vie animale s'organise, se globulise et se vésiculise dans les tissus mammaires;

» 2° Que le globule vésiculaire du lait n'a qu'une vie purement végétale, et qu'il se compose de deux vésicules emboîtées l'une dans l'autre, et dont l'intérieur sécrète l'huile butyreuse;

» 3° Que le globule végète et jouit ensuite de la propriété de se reproduire lui-même par des boutures de ces tiges articulées et par ces séminicules globuleuses;

« 4° Que ce globule germé et accumulé dans les voies lactées occasionne les engorgemens des mamelles. »

Nous devons dire que ces résultats étranges que le microscope a donnés à M. Turpin ont été accueillis avec une certaine incrédulité.

CHIMIE ORGANIQUE.

Recherche du mercure dans la salive écoulée pendant la salivation mercurielle, par Léopold Gmelin, à Heidelberg. (Annalen der Physik und Chemie, vol. XLI, ch. 2, page 438.)

Je suis redevable de la salive employée à ces expériences à mon honorable collègue M. Puchelt, qui l'a fait recueillir avec tout le soin nécessaire dans le service de sa clinique.

Première expérience.

La personne qui a fourni la salive avait été frottée pendant long-temps avec de l'onguent gris, sans prendre du mercure par la bouche ; ce ne fut qu'après que ce traitement par frictions était terminé depuis quelques jours, que la salive fut recueillie pour l'expérience. Elle était brunâtre, trouble, et contenait de gros flocons de mucus. Chauffée au bain-marie elle n'offrit pas d'autre coagulation que la séparation du mucus en flocons consistans : elle ne pouvait donc contenir beaucoup d'albumine. Deux livres de cette salive furent évaporées à siccité, en ajoutant plus tard, et à plusieurs reprises, de l'acide nitrique, puis traitées par l'acide nitrique et évaporées de nouveau, mais non jusqu'à siccité complète. Durant la dissolution du résidu jaune pâle dans l'eau, il se sépara une quantité notable de graisse, solide à froid, se fondant en une huile à une douce chaleur. Peut-être cette graisse est-elle la même que celle que m'a offerte la salive de l'homme sain dans une occasion précédente (Tiedemann et L. Gmelin, *de la Digestion*, page 11), seulement avec l'altération produite par l'acide nitrique. La solution aqueuse, séparée de la graisse par le filtre, donna, lorsqu'on y fit passer un courant d'hydrogène sulfuré, un précipité de soufre à cause de la présence de l'acide nitrique : ce précipité offrit toutefois une coloration jaune brunâtre. Il fut recueilli sur un filtre, lavé, placé dans un verre de montre, évaporé avec de l'acide nitromuriatique, chauffé avec de l'acide hydrochlorique étendu, et puis mis en contact d'après la méthode de Smithson, avec de l'or et de l'étain. Après une action de plusieurs heures, l'or se montra un peu coloré en blanc-gris, mais très légèrement. Une contre-épreuve me donna aussi la conviction que l'étain communique également à l'or sous l'influence de l'acide hydrochlorique pur une semblable coloration grisâtre. L'expérience n'était donc pas décisive.

Deuxième expérience.

La salive qui servit à celle-ci avait encore été rendue durant un traitement de frictions par une autre personne, qui n'avait pas non plus pris de mercure par la bouche. Elle était d'un jaune très pâle, presque incolore, offrant un trouble blanchâtre, et contenait beaucoup de gros flocons blancs de mucus. Elle fut traitée absolument de la même manière que la précédente, sauf la modification indiquée plus bas, que j'apportai à la méthode de Smithson ; elle offrit les mêmes phénomènes, notamment l'absence de coagulation évidente, une grande quantité de graisse jaunâtre, et donna également, par l'action de l'hydrogène sulfuré, un précipité de soufre jaune brunâtre ; après que celui-ci eut été oxidé par l'acide nitromuriatique, et que le résidu évaporé eut été chauffé avec de l'acide hydrochlorique étendu, une petite feuille d'or fut portée dans la liqueur avec un morceau de fil de fer ; en effet, dans une expérience préliminaire, le fer, sous l'influence de l'acide hydrochlorique, ne changea la couleur de l'or et ne l'amalgama d'une manière évidente, que dans le cas de la présence du mercure. Le lendemain matin la feuille d'or était manifestement amalgamée et prenait par le frottement l'éclat de l'argent.

Pour isoler enfin autant que possible le mercure précipité, la feuille d'or fut tassé dans la partie rétrécie d'un tube semblable à celui que M. Berzélius emploie pour séparer l'arsenic du sulfure de ce métal, à l'aide du carbonate de soude et de l'hydrogène, et chauffée jusqu'au rouge dans un courant de gaz hydrogène. Elle reprit promptement sa couleur jaune, et fournit peu à peu dans la partie la plus étroite du tube une très faible couche métallique, mais trop fine toutefois pour qu'on eût pu même, avec la loupe, y apercevoir des globules de mercure évidents.

Comme une partie du mercure pouvait s'être précipitée sur le fil de fer, celui-ci fut soumis à la même expérience, et donna une couche toujours faible, mais cependant bien plus forte, dans laquelle on put manifestement

reconnaître à la loupe des globules de mercure extrêmement petits qui, au bout de plusieurs semaines, se réunirent en des globules plus gros, facilement reconnaissables à l'œil nu.

Cette expérience démontrerait la présence du mercure dans la salive rendue pendant la salivation mercurielle, bien qu'en quantité extrêmement faible. Il faut toutefois prendre en considération qu'une grande partie du mercure a pu être volatilisée durant les évaporations réitérées de la salive, d'abord seule, puis mélangée avec les acides, quoiqu'elles aient été toutes opérées au bain-marie.

VARIÉTÉS.

Dans la séance du 19 décembre 1837 de l'Académie de médecine, on ne s'est occupé que du renouvellement du bureau. M. Moreau a été nommé président, à la presque unanimité. La vice-présidence a été chaudement disputée par MM. Husson et Pelletier : au deuxième tour de scrutin, M. Husson a été nommé. M. Roche a obtenu l'unanimité des voix, moins 2, pour la place de secrétaire annuel. MM. Renauldin sont nommés membres du conseil.

Messieurs les rédacteurs de *l'Expérience*.

Confiant dans la promesse que vous avez faite à vos lecteurs, *comme condition fondamentale de votre œuvre, de présenter le tableau de l'état réel de la science et de l'art, sur toute discussion mise à l'ordre du jour, non tel qu'il se trouve exposé dans les derniers ouvrages écrits sur la matière, mais tel qu'il résulte du rapprochement de tous les matériaux,* je viens appeler vos savantes et laborieuses investigations sur l'influence des climats chauds pour la guérison de la phthisie.

Un travail de ce genre, quels qu'en soient les résultats, ne saurait être publié plus à propos. En effet, peu satisfait du jugement porté, il y a un an, par l'Académie royale de médecine, sur la proposition que j'avais faite aux ministres de l'intérieur, de la guerre et de la marine, de résoudre la question par la voie expérimentale, j'ai cru devoir, par des motifs que chacun appréciera, présenter à la chambre des députés une pétition avec mémoire à l'effet d'obtenir, des ministres de la guerre et de la marine, une enquête dans laquelle les officiers de santé de nos armées, qui ont séjourné quelque temps dans nos possessions de l'Afrique septentrionale, seraient invités à donner leur opinion sur l'opportunité d'un établissement où l'on ferait observer, par des médecins nommés au concours, quatre ou cinq cents phthisiques de tout âge, de tout sexe, de professions diverses, et à tous les degrés de la maladie.

Veuillez agréer, messieurs, mes vœux pour le succès de l'utile entreprise que vous dirigez. A. COSTALLAT.

BIBLIOGRAPHIE.

AGENDA MÉDICAL POUR 1838.

L'agenda a subi cette année de grandes améliorations par la coopération de plusieurs médecins de la capitale, à sa rédaction et spécialement dans l'exactitude des indications.

Prix 3 50, 4 50, 5 50, 8 et 9 fr. selon le genre de reliure.

Chez Bechet jeune, libraire, place de l'École de Médecine, n° 4.

Un des gérans,
E. LITTRÉ.

PARIS. — Imprimerie et Fonderie de FÉLIX LOCQUIN et COMP, rue Notre-Dame-des-Victoires, 16.

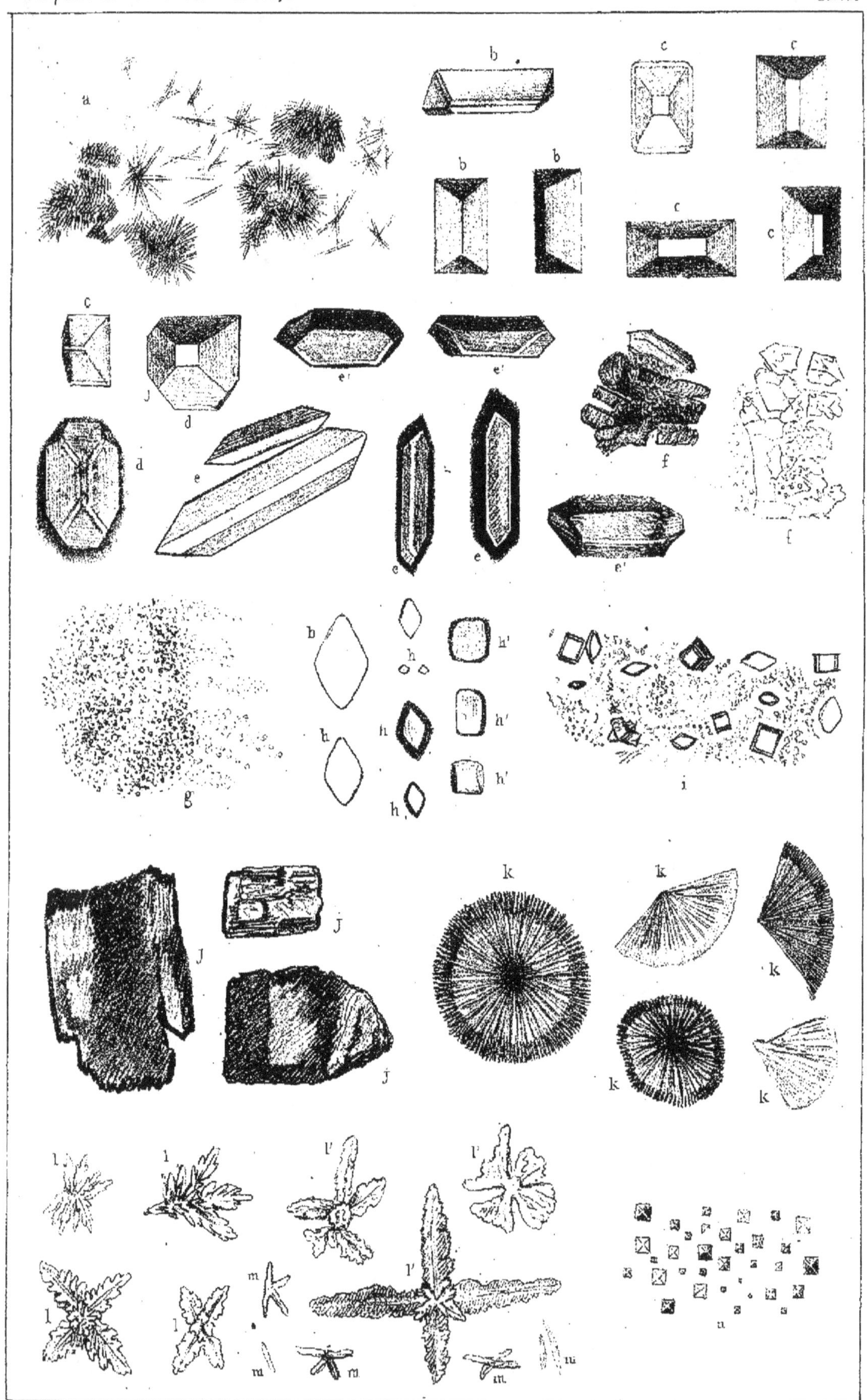

a
b
c
c
b
b
c
c
c
d
d
e'
e'
f
f
d
e
e
e
e'
b
h
h'
h
h'
h
h
h'
g
h
i
J
J
J
j
k
k
k
k
k
l
l
l'
l'
l
l
m
l'
m
m
m
n

L'expérience 30 Décembre 1837.

PL. 1.

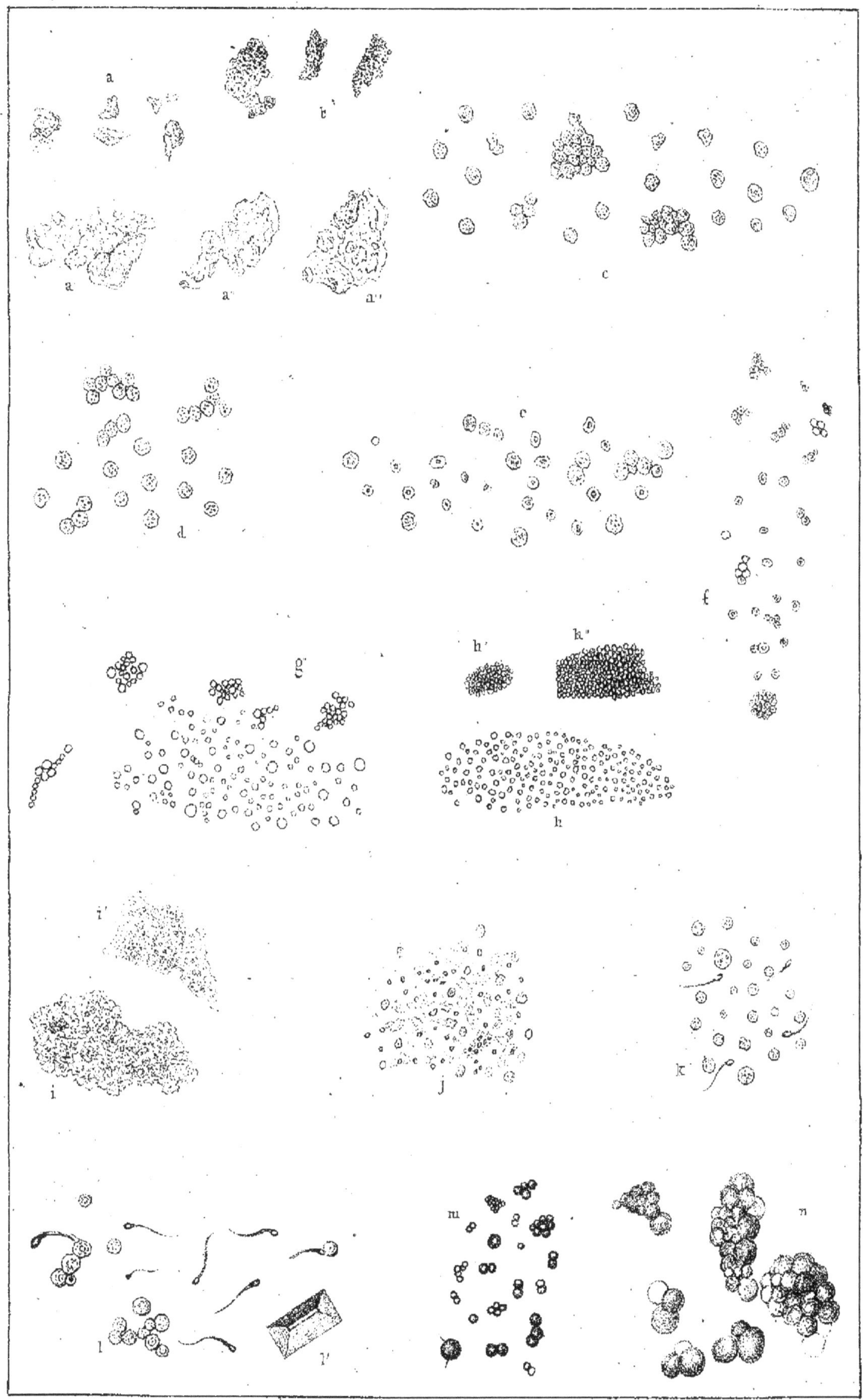

1837. — N. 12.   31 DÉCEMBRE

L'EXPÉRIENCE,

JOURNAL DE MÉDECINE ET DE CHIRURGIE

PUBLIÉ PAR

MM. DEZEIMERIS ET LITTRÉ.

Ars longa.   *Ubicumque...*

Ce journal paraît tous les cinq jours, les 5, 10, 15, 20, 25 et 30 de chaque mois, par cahier de 16 pages à deux colonnes, grand in-8°, formant à la fin de chaque année deux forts volumes grand in-8°. Le prix d'abonnement est de 9 fr. pour 3 mois, 18 fr. pour six mois, 36 fr. pour un an. On s'abonne, au bureau du journal, chez J.B. BAILLIÈRE, rue de l'École de Médecine, 13 bis, et, dans les départemens, chez les directeurs de poste et aux bureaux des Messageries-Royales et des Messageries Laffitte et Caillard. Les lettres affranchies sont seules reçues.

MM. les souscripteurs, dont l'abonnement expire le 31 de ce mois, sont priés de le renouveler, s'ils ne veulent pas éprouver de retard dans l'envoi du Journal.

SOMMAIRE :

SÉMIOLOGIE.

HÔPITAL DE LA CHARITÉ. — SERVICE DE M. RAYER. ÉTUDE MICROSCOPIQUE DE L'URINE, ÉCLAIRÉE PAR L'ANALYSE CHIMIQUE ;

Par M. Vigla, interne.

De tout temps les médecins observateurs ont apporté une grande attention à l'examen de l'urine. Les anciens ont étudié avec beaucoup de soin les propriétés physiques de ce liquide, et les modifications que le temps et le repos lui font subir dans les heures qui suivent son émission. La partie descriptive laisse peu à désirer, et les noms sous lesquels ils ont désigné les différentes apparences que présente l'urine sont encore ceux dont nous nous servons ; mais leurs observations perdent déjà beaucoup de leur exactitude dans les déductions pathologiques ; et les signes prognostiques nombreux qu'ils ont empruntés à l'examen des urines sont, pour la plupart, des erreurs.

Celles-ci ne pouvaient être dévoilées par l'observation clinique et les recherches anatomiques sans jeter un peu de défaveur sur l'étude sémiologique de la sécrétion urinaire ; aussi au commencement de ce siècle était-elle fort négligée dans la pratique et l'enseignement.

Les progrès récens de la chimie, l'application de cette science à l'analyse des produits organiques, promettaient à la médecine de nouvelles observations et surtout des observations plus rigoureuses ; c'est de cette époque que datent les beaux travaux de Fourcroy et de Vauquelin, en France ; de Wollaston et de Prout, en Angleterre ; de Berzelius, en Suède, sur l'urine, les calculs et les altérations de la sécrétion urinaire. Toutefois les médecins prirent peu ou point de part à ces recherches faute de connaissances nécessaires pour les faire avec fruit : des faits importans acquis à la science par les travaux de ces chimistes furent même entièrement négligés et sans influence sur l'étude pratique des maladies des voies urinaires.

Les reins n'étant doués que d'une sensibilité assez obtuse, leurs sympathies étant peu nombreuses et pour la plupart obscures, il suit que presque toute la symptomatologie de ces organes est dans leur produit.

Les caractères physiques de l'urine peuvent, isolément ou combinés, nous faire découvrir un certain nombre de maladies, mais il en est qu'ils ne peuvent nous révéler. L'émission d'un calcul est un signe pathognomonique. Le sang, le pus, le mucus en certaine quantité peuvent être reconnus dans l'urine par la vue seule ; le sperme lui-même, en quantité considérable, pourra l'être par sa consistance, son aspect, son odeur, la couleur trouble de l'urine jointe à quelques autres conditions ; l'odeur [de l'urine pourra faire soupçonner ou confirmer une maladie du foie ; la quantité très exagérée de l'urine, jointe à une pesanteur spécifique considérable, permettra de diagnostiquer en toute sûreté le diabètes sucré. Mais ces caractères seront insuffisans quand les cas précédens seront peu tranchés ; ces apparences deviendront trompeuses : le sperme sera confondu avec le liquide prostatique, et quelquefois le mucus vésical ; des sels seront pris pour du pus ou du mucus ; un mélange artificiel de lait avec l'urine simulera un liquide purulent.

L'insuffisance des caractères physiques oblige donc de recourir aux réactifs chimiques qui donnent des signes plus certains. Les réactifs ont l'avantage d'être d'un emploi facile, et peuvent démontrer la

I.

présence de certaines substances d'une manière rigoureuse. Ainsi, une urine qui, après avoir été filtrée, précipite par l'acide nitrique et la chaleur, contient de l'albumine; l'alcalinité de l'urine est facile à reconnaître par son action sur le papier de tournesol, convenablement rougi par un acide. L'urine qui, à une température un peu élevée, est susceptible de fermentation alcoolique contient du sucre : l'acide nitrique peut servir à démontrer, dans une urine qui ne forme pas de sédiment, la présence de l'acide urique; et, suivant Berzelius, à constater l'existence de la matière colorante de la bile, etc. ; mais, comme le dit le savant suédois, nous ne connaissons malheureusement encore que trop peu de réactifs qu'on puisse employer avec sûreté pour la détermination des matières contenues dans l'urine.

L'analyse chimique des laboratoires est beaucoup plus certaine, mais il est impossible aux médecins d'y recourir habituellement dans les études cliniques ou dans la pratique. Cette analyse exige des connaissances chimiques toutes spéciales. Il faut agir sur des quantités d'urine un peu considérables, et elle devient inapplicable à beaucoup de substances qui, sur le filtre par exemple, se réduisent à un trop petit volume.

Les opérations de l'analyse chimique sont longues ; les études microscopiques les abrègent, et elles les rendent inutiles dans quelques cas ; elles les éclairent toujours et les complètent dans une foule d'autres ; au moins c'est ce que je me suis proposé d'établir dans ce mémoire.

Il était difficile que l'étude de l'urine restât longtemps étrangère à l'impulsion nouvelle donnée aux études microscopiques. Déjà le microscope avait été employé pour la recherche des animalcules spermatiques dans l'urine par M. Donné (1). M. Gluge ayant dit à M. Rayer que le dépôt de l'urine d'un de nos malades, souffrant depuis son enfance dans le rein gauche, dépôt qui offrait l'aspect blanc du pus, n'en contenait pas un atome, et qu'il était entièrement formé par de beaux cristaux, M. Rayer, frappé vivement de ce fait, résolut d'étendre l'investigation microscopique à toutes les parties troubles de l'urine, à tous les dépôts d'apparence si diverses qui s'y forment, aux énéorèmes, aux nuages, aux crémors. Il voulut bien m'associer à ses recherches faites sur une grande échelle dans le service dont il est chargé à l'hôpital de la Charité; et quoiqu'il reconnaisse qu'elles ont besoin d'être complétées et peut-être rectifiées sur quelques points, les résultats que nous avons obtenus, tout imparfaits qu'ils sont, nous ont convaincus que ce nouveau mode d'exploration, éclairé par l'analyse chimique, est indispensable dans un grand nombre de cas pour la sûreté du diagnostic, et qu'il jette le plus grand jour sur les altérations de la sécrétion urinaire.

(1) Donné. — Nouvelles recherches sur les animalcules spermatiques. Paris, 1837.

L'inspection microscopique n'apprend que peu de choses sur l'état de l'urine à peu près transparente ; mais lorsque ce liquide, par des circonstances qui varient à l'infini, cesse de tenir en dissolution les substances salines qu'il contient à l'état naturel, ou que, par des altérations de sécrétion des reins, il se charge de substances étrangères, alors le microscope devient fort utile pour en déterminer un grand nombre. Des sels qui, à la vue simple, ne pourraient être distingués les uns des autres, apparaissent avec des formes cristallines différentes, les matières animales offrent des globules de différentes grosseurs, de formes diverses, des animalcules, etc.

Le sens de la vue ainsi perfectionné nous donne donc des apparences physiques plus parfaites, plus complètes ; il peut apprécier des actions chimiques qui, sans cet instrument, ne nous seraient pas dévoilées ; le champ des réactifs est agrandi ; la formation de nouveaux cristaux permet d'apprécier promptement et sûrement des combinaisons qui révèlent l'existence de tel ou tel corps que l'on ne pouvait jusque-là que soupçonner.

Toutefois il ne faut s'engager qu'avec prudence dans cette nouvelle voie : l'analyse chimique proprement dite, l'analyse des laboratoires doit vérifier les résultats fournis par l'étude et l'analyse microscopiques. Elle est souvent nécessaire pour donner de la valeur à ces résultats. On n'est sûr que telle forme cristalline appartient à tel composé que lorsque le chimiste a extrait le sel lui-même du dépôt dans lequel il a été observé ; et ce fait même ne pourra être pris pour signe diagnostique que lorsqu'il sera établi qu'un autre composé, susceptible d'exister dans l'urine, ne peut se présenter avec les mêmes formes cristallines.

Aussi, dans le cours de nos recherches, avons-nous senti le besoin de recourir bien souvent aux lumières et à l'obligeance de MM. Gulbourt et Quevenne, dont les observations et les analyses chimiques sont venues aider nos études microscopiques, et leur donner une valeur et une exactitude que, sans elles, elles n'eussent jamais offertes.

Ce serait m'écarter de mon sujet que de rappeler les principales précautions qu'exige le genre d'étude auquel nous nous sommes livrés. Je me contenterai de dire que l'urine doit être recueillie dans des vases de verre bien propres ; que ceux-ci doivent être fermés ou placés à l'abri de la poussière ; qu'il est nécessaire d'examiner, dans une même maladie, l'urine de différentes émissions, laquelle n'offre pas toujours la même composition aux différentes heures de la journée ; qu'il est généralement commode de se servir d'une pipette pour puiser aux différentes couches de liquide, sans les mêler ; que les verres dont on se sert pour placer les substances que l'on veut étudier doivent être très propres ; qu'il convient, de temps en temps, d'examiner au microscope les lames elles-mêmes, pour éviter de confondre les images transparentes que donnent les raies qui se font inévitablement sur une glace qui a été essuyée plusieurs fois, avec les images d'autres substances qui existent dans l'urine, et qui ont avec elles quelque ressemblance.

Ici d'ailleurs, comme en toutes choses, il y a une petite éducation à faire, peu longue pour l'étude de l'urine, dont les objets ont en général des formes assez faciles à reconnaître.

Nous nous sommes servis d'un grossissement de 350 fois. C'est, au dire de ceux dont l'opinion fait autorité en pareille matière, un degré de grossissement auquel il est bon de s'arrêter. Au-delà, les images deviennent le plus souvent confuses; l'usage de l'instrument demande une plus grande habitude; et les sources d'erreurs sont plus nombreuses.

Les parties les plus distinctes à l'œil, dans l'urine, par leur couleur, leur masse, leur consistance, devant aussi être les plus reconnaissables au microscope, c'est par leur étude que nous avons commencé : nous avons étudié successivement au microscope les sédimens, les urines troubles, les nuages, les énéorèmes, les crémors qui surmontent quelquefois les urines transparentes, et enfin ces dernières elles-mêmes. Ces différentes portions de l'urine étant formées souvent en tout ou en partie par les mêmes substances, décrire les matières que nous avons trouvées dans chacune d'elles, serait s'exposer à des répétitions fréquentes. Ce serait étudier les composés avant de connaître les élémens. Il nous paraît plus utile de donner d'abord les caractères microscopiques et chimiques de chacun de ces élémens, d'indiquer leurs variétés, leurs déformations, etc. : ce sera l'objet de notre première partie.

Dans une seconde partie, les apparences microscopiques et les caractères chimiques des principaux élémens naturels ou morbides de l'urine étant connus, nous exposerons comment ces élémens se groupent pour former les urines troubles, louches, les sédimens, etc.; soit dans l'urine saine, depuis le moment de l'émission jusqu'à celui où elle a éprouvé une décomposition assez avancée, soit dans l'urine altérée par les maladies des voies urinaires ou par toute autre maladie.

PREMIÈRE PARTIE.

Étude microscopique des élémens naturels ou accidentels de l'urine.

Nous partagerons en deux groupes les substances que nous avons étudiées, à l'aide du microscope, dans l'urine à l'état de santé ou de maladie.

Les substances animales qui se montrent sous forme de globules ou de lamelles et les animalcules spermatiques forment le premier groupe qui comprend : l'épithélium; le mucus; le pus; le sang; et individuellement ses élémens organiques, l'albumine, le cruor et la fibrine ; le sperme ; l'humeur prostatique; le ferment; des globules altérés et indéterminés; des matières grasses et le lait.

Dans un second groupe nous avons réuni l'urée, l'acide urique et les sels de l'urine qui apparaissent le plus souvent au microscope sous forme cristalline, savoir : le phosphate ammoniaco-magnésien neutre, le phosphate ammoniaco-magnésien bibasique , l'urate d'ammoniaque, l'hydrochlorate de soude. Nous ferons quelques remarques sur le phosphate de chaux et sur les matières salines qui apparaissent dans les sédimens de l'urine sous forme de poussière ou amorphes.

Premier groupe.

1° *Epithélium.* L'épithélium, qui existe sur la membrane muqueuse de l'urètre (1), et celui qui tapisse les grandes lèvres et les petites lèvres des parties génitales de la femme, éprouve une desquammation continuelle dans l'état naturel, et à un plus haut degré dans quelques maladies. Au moment de l'émission, et quelquefois pendant son séjour dans la vessie, l'urine se charge d'une certaine quantité de ces lamelles d'épithélium que le microscope peut faire reconnaître.

Au microscope ces petits débris d'épithélium apparaissent en membranes ou plutôt en lamelles excessivement ténues, dont la transparence n'est interrompue que par des lignes très fines qui forment des réseaux de différentes largeurs; quelques points paraissent correspondre à de très petites ouvertures.

Il y a, sous le microscope, de ces lamelles de toutes les grandeurs, depuis celle d'une lentille jusqu'à celle d'une pièce de monnaie d'un franc et même au-delà. Quelques unes paraissent comme plissées, roulées sur elles-mêmes, et ont alors des degrés moindres de transparence. Leur forme est irrégulière, leur circonférence découpée, inégale, déchiquetée, leur couleur blanche tirant un peu sur le gris. (Pl. 1 de a à a'''.)

Ces petits débris d'épithélium peuvent exister dans l'urine sans troubler sa transparence. On les trouve dans ce liquide au moment même de l'émission. Il est très commun de voir ces lamelles en quantité assez considérable dans les nuages très fins qui se forment dans certaines urines quelque temps après qu'elles ont été rendues. On les rencontre aussi le plus souvent dans les sédimens de toute espèce, mêlées à d'autres substances, qui, déposées à leur surface, peuvent changer leur aspect et même les rendre opaques ou en apparence noirâtres. C'est un corps que l'on rencontre assez fréquemment dans l'urine. Chez l'homme, sa présence ne constitue pas un phénomène morbide des reins et de la vessie; chez la femme, les débris de l'épithélium

(1) Lorsqu'on verse l'eau bouillante sur la membrane muqueuse de l'urètre et sur celle du pudendum, l'épithélium devient très apparent. Il n'en est pas de même lorqu'on projette de l'eau bouillante à la face interne de la vessie qui paraît dépourvue d'épithélium, ou en avoir un tellement mince qu'il n'est pas ainsi appréciable.

proviennent quelquefois du pudendum. Dans les cas douteux il faut examiner l'urine retirée de la vessie au moyen de la sonde.

Les lamelles d'épithélium les moins transparentes pourraient être confondues avec celles que forme l'albumine coagulée dans certaines urines : nous dirons, en traitant de cette dernière substance, à quels caractères on peut ordinairement distinguer l'une de l'autre ces deux espèces de lamelles.

Les lames de verre qui servent à recevoir les liquides que l'on soumet à l'inspection microscopique, se raient lorsqu'elles ont été essuyées un certain nombre de fois. Les espaces circonscrits par ces lignes peuvent affecter des formes assez bizarres, qui, plus souvent que toutes autres, rappellent celles d'insectes ailés ; on les distinguera des lamelles dont nous parlons, à leur transparence parfaite dans l'intervalle des raies qui les circonscrivent, et aux caractères mêmes de ces raies qui sont très nettes et très fines.

Nous rapprocherons de ces lamelles d'épithélium d'autres lamelles qui, à un grossissement de 350 fois, offrent le plus ordinairement la grandeur d'un ongle. Moins transparentes que les précédentes, d'un aspect grenu ou ponctué assez serré, d'une belle couleur jaune comme dorée, elles nous ont paru plus distinctes, plus brillantes au moment de l'émission de l'urine qu'à tout autre. (Pl. I. fig. *b*.)

Sans le microscope, les nuages formés par ces débris de l'épithélium ne pourraient être ni reconnus ni distingués de ceux du mucus.

2° *Mucus.* — La membrane muqueuse des voies urinaires est lubrifiée par un mucus qui se mêle à l'urine, et sort avec ce liquide à chaque émission. Suivant Berzelius, une partie de ce mucus y est probablement en dissolution, et c'est à lui que l'urine fraîche en santé (1) doit la propriété de produire toujours une mousse épaisse quand on l'agite.

Le mucus qui sort avec l'urine est rarement visible, parce qu'il a presque la même réfrangibilité qu'elle. Le meilleur moyen de l'obtenir est de filtrer l'urine tandis qu'elle est encore chaude. Le mucus reste sur le filtre en grumeaux isolés, transparens, incolores, insolubles dans l'eau, quoique ayant la propriété d'en absorber une grande proportion, de devenir ainsi transparens, et de prendre une apparence glaireuse. Tels sont, d'après Berzelius et Prout (2), les caractères physiques auxquels on reconnaît le mucus qui existe dans l'urine saine en petite quantité. Pour l'obtenir pur, il faut s'assurer que l'urine dans laquelle on le cherche à l'aide de la filtration, est parfaitement transparente; qu'elle ne tient pas déjà en suspension une certaine quantité d'acide urique ou de phosphates, si elle est alcaline, comme cela a lieu chez quelques personnes dont la sécrétion urinaire est viciée, quoique la santé ne paraisse pas sensiblement altérée.

Il est très commun de voir se former dans l'urine chez quelques personnes, peu de temps après l'émission, un nuage qui reste en suspension dans la colonne du liquide, dont la teinte est blanche avec un reflet légèrement brillant. Ce nuage est souvent formé par du mucus; car il reste sur le filtre, et jouit des propriétés chimiques que nous avons indiquées tout à l'heure comme appartenant à cette substance.

Tel est pour nous le mucus physiologique de l'urine. Or, soit qu'au moyen de la pipette nous l'ayons pris dans l'urine, soit que nous l'ayons recueilli sur un filtre, ce qui est préférable, nous n'y avons point distingué de globules.

Nous avons eu souvent aussi occasion d'observer, dans l'urine des malades atteints d'affections peu graves, des nuages déjà un peu plus denses que ceux que nous venons d'analyser, et dans lesquels nous ne trouvions pas davantage de globules, quoique la goutte du liquide placée sous le microscope fût trouble, et que nous répétassions l'expérience un grand nombre de fois. D'autres fois même, dans des énéorèmes d'une opacité déjà assez prononcée, là où nous nous attendions à trouver des globules de mucus, nous ne rencontrions que des lamelles d'épithélium, ou même des poudres amorphes.

Ces derniers cas, sans être très rares, sont cependant des exceptions. Dans les énéorèmes et les dépôts qui offrent l'apparence ordinaire du mucus rassemblé en quantité un peu considérable, c'est à dire une couche ou une masse blanche ou grisâtre, transparente, assez cohérente, légère et tremblante comme une gelée quand on l'agite, nous trouvons des globules aplatis, circulaires, blancs, à surface chagrinée, sans que le nombre des granulations qui lui donnent cet aspect fût constant et susceptible d'être compté; à circonférence nette, bien déterminée par un cercle légèrement noir (pl. 1, fig. *c*), et qui ne peuvent être distingués de ceux du pus.

Lorsque ces globules sont peu nombreux, ils sont ordinairement isolés. Ils peuvent exister en quantité assez considérable et se réunir en nombre indéterminé, se grouper de différentes manières ; alors on en voit qui sont moins réguliers, déformés, etc. Ces caractères leur sont communs avec ceux du pus. Voyez *Pus.*

Si une goutte de mucus très chargée de globules ne peut être distinguée d'une goutte de pus par une simple inspection microscopique, cette distinction est rendue possible par l'action de l'éther qui, versé sur le pus, dissout la matière grasse, laquelle devient apparente sur la lame de verre après l'évaporation de l'éther.

Les globules du mucus susceptibles d'être détruits par l'ammoniaque sont altérés par les urines alcalines; ils deviennent tout à fait méconnaissables, ou

---

(1) La présence de l'albumine dans l'urine la rend beaucoup plus mousseuse.

(2) Berzélius. — Traité de chimie, traduit par Esslinger, tome VII, page 344. — Prout. — An inquiry on the nature and treatment of diabetes, calculus and other affections of the urinary organs. — Seconde édition, page 39, in-8°, London.

disparaissent complètement lorsque la quantité d'ammoniaque contenue dans l'urine est considérable.

Le mucus que l'on obtient en filtrant l'urine saine, acide, et qui ne contient pas de globules, est le mucus physiologique. Celui qui présente des globules et par ce caractère se rapproche tellement du pus que le microscope ne peut les distinguer l'un de l'autre, doit être considéré comme une sécrétion morbide.

Cependant je dois dire que le mucus sécrété dans l'état naturel par d'autres membranes muqueuses, le mucus nasal par exemple, contient un grand nombre de globules dans des états de la membrane pituitaire qui sont considérés généralement comme normaux ; ce qui conduirait à penser que les globules seraient naturellement en plus grand nombre dans certains mucus, ou que la sécrétion de quelques membranes muqueuses peut être viciée sans symptômes locaux appréciables.

Lorsque l'on examine au microscope une goutte d'urine provenant d'un nuage ou d'un dépôt qui réunit les caractères physiques et chimiques qui ont été assignés au mucus, ou mieux lorsqu'on examine des mucus recueillis sur le filtre, il peut arriver une des trois choses suivantes : 1° le liquide sera parfaitement transparent ; 2° il offrira des lamelles d'épithélium avec ou sans poussière amorphe ; 3° il contiendra des globules circulaires, grenus et plus gros que ceux du sang.

On trouve des globules de mucus dans une foule d'urines acides ou légèrement alcalines, contenant ou non de l'albumine, etc.

Chez l'homme le mélange du sperme ou de l'humeur prostatique avec l'urine y introduit un certain nombre de globules muqueux.

La quantité des globules de mucus n'est pas la même dans toutes les émissions de l'urine qui ont lieu en vingt-quatre heures ; elle varie même le plus souvent, lorsqu'on reçoit en une même émission l'urine dans plusieurs verres.

3° *Pus.* — On a souvent occasion d'observer des urines purulentes ; les pyélites simples et calculeuses, les cystites, les blennorrhagies avec sécrétion de pus, etc., ne sont pas des maladies rares.

Quand le pus est en quantité un peu considérable dans l'urine, il se présente avec des propriétés physiques bien reconnaissables. L'urine trouble au moment de l'émission offre une couleur blanche, laiteuse, s'éclaircit par le repos, et au bout de quelques heures il se forme un sédiment plus ou moins épais, assez consistant, d'un blanc mat comme la cire blanche. Le niveau de cette couche purulente est bien tranché et ne se fond pas avec la dernière couche de l'urine qui la surmonte : celle-ci s'est éclaircie complètement par le repos ; elle est ordinairement pâle, et semble dépourvue d'une partie de sa matière colorante. Quelque considérable que soit la quantité de pus contenue dans l'urine, celle-ci reste acide, ou au moins ne devient pas alcaline

par l'effet du mélange. Elle peut être alcaline au contraire, lorsqu'elle ne contient qu'une petite quantité de pus, s'il existe une néphrite simple, affection qui diminue toujours, ainsi que M. Rayer l'a fait remarquer depuis long-temps, l'acidité de l'urine et la rend même souvent alcaline.

Abandonnée à elle-même à l'air libre, l'urine purulente devient promptement alcaline du deuxième au troisième jour, surtout pendant les chaleurs de l'été, et les phénomènes de la putréfaction se développent avec beaucoup de promptitude.

Le pus, sous l'influence d'une basse température, peut conserver en grande partie, pendant un temps plus ou moins long, son apparence, et former une couche reconnaissable ; mais au moment où l'urine est alcaline, il devient filant, visqueux, et adhère fortement au fond du vase ; caractères qui, joints à l'odeur particulière qu'acquiert l'urine, indiquent le développement et l'action de l'ammoniaque.

Examinée au microscope, au moment de l'émission, une goutte d'urine acide, rendue trouble par le pus, offre une quantité considérable de globules qui la plupart sont réguliers, plus volumineux que ceux du sang, sphéroïdes ; leur circonférence est bien arrêtée et leur surface demi-transparente est blanche, grenue : cette dernière apparence est due à un certain nombre de petits grains grisâtres contenus dans les globules ; grains dont le nombre n'est pas constant, et dont l'arrangement est très variable. (Pl. I, fig. *d*.)

Si, au lieu de prendre une goutte d'urine trouble, on attend que le pus se dépose en nappe, et que l'on veuille examiner une goutte de celle-ci, l'image est confuse ; on ne voit qu'une masse blanche différemment nuancée, presque opaque, nuageuse, à surface inégale, bosselée. Les globules ne peuvent être distingués que sur les bords, et ne peuvent être facilement reconnus que par des observateurs habitués à ces recherches.

Alors, pour avoir des globules nombreux et bien distincts, il suffit de prendre avec une pipette une goutte de la couche d'urine qui est en contact avec le pus.

Tous les globules du pus ne sont pas aussi réguliers que ceux dont nous venons de donner la description. Il y en a de plus petits, quelques uns paraissent déformés, comme éraillés, n'offrent plus que la moitié, les trois quarts d'un cercle : il y en a dont la circonférence paraît échancrée. Sur celui-ci on ne distingue que le cercle de la circonférence ; sur celui-là on ne voit qu'une réunion de quelques petits grains ; là, enfin, de petites masses d'un blanc nuageux indiquent que les globules sont trop nombreux pour être distincts.

Les globules de pus forment aussi des groupes plus ou moins nombreux, et par leur superposition, la surface du plus grand nombre est masquée en tout ou en partie. Ils peuvent aussi être mélangés de matières cristallines ou amorphes, ou d'autres matières animales.

Les globules du pus peuvent exister sans altération dans une urine qui contient du sucre. M. Velpeau ayant remis à M. Rayer une certaine quantité d'une urine trouble d'un malade qui offrait des symptômes d'une maladie chronique de l'appareil urinaire, le dépôt de cette urine parut au microscope entièrement formé de globules purulens. Le liquide fut abandonné à lui-même dans une fiole bouchée, et exposé à la température de l'atmosphère. Le sixième jour, cette urine offrait une odeur alcoolique assez prononcée. Elle était encore acide, et les globules de pus, parfaitement reconnaissables au microscope, n'étaient point altérés.

Lorsque l'urine abandonnée à elle-même, à l'air libre, est devenue spontanément alcaline, et que le pus est déjà visqueux et filant, on peut encore reconnaître des globules le premier jour de ce changement; mais ils sont moins nombreux; ils deviennent plus difficiles à distinguer, et ordinairement il n'en reste plus de bien caractérisés dès le milieu du second jour de l'alcalinité. Au reste, la disparition des globules étant en raison directe du développement de l'ammoniaque, on comprend que ce phénomène doit se produire plus ou moins rapidement suivant une foule de circonstances qui favorisent la putréfaction de l'urine, telle que la température plus ou moins élevée, etc.

La matière visqueuse et filante qui a remplacé le pus n'offre plus à ce moment que des taches blanchâtres, presque opaques, plus ou moins abondantes, disséminées sur la surface transparente du verre, et ne peut être distinguée du mucus filant et sans globules que par sa moindre transparence et la présence d'une matière grasse soluble dans l'éther, et reconnaissable, après l'évaporation de l'éther, aux caractères qui lui sont propres.

Au bout d'un temps assez considérable, de plusieurs mois, la putréfaction est très avancée, et le pus diffluent est mélangé de beaux cristaux.

Il est des cas assez nombreux où du pus existe dans l'urine, sans que par la vue seule on puisse être assuré de sa présence. Le microscope peut faire connaître ces petites quantités de pus en démontrant l'existence des globules purulens ou muqueux dans l'urine. Ce sera du pus ou du muco-pus.

Nous ne connaissons pas encore de caractères microscopiques auxquels on puisse distinguer le globule du pus du globule muqueux. Il m'avait semblé que ces derniers étaient plus petits, le cercle de la circonférence plus noir, plus net, le centre moins grenu, plus transparent; mais j'ai trouvé depuis trop d'exceptions pour persister dans cette opinion. Dans ces cas de doute, il faut recueillir sur un filtre la matière considérée comme muqueuse ou purulente, et si l'analyse chimique démontre dans cette matière une petite quantité d'albumine, de matière grasse, le dépôt doit être rangé parmi les dépôts purulens. Cette expérience peut être faite facilement en petit d'une autre manière. Après avoir mis une goutte d'urine purulente, louche, sur une lame de verre,

si on laisse tomber dessus une très petite gouttelette d'acide nitrique, il se forme sur le champ de petits grumeaux d'un blanc laiteux, et qui ont l'apparence de ceux de l'albumine coagulée. Ces grumeaux, examinés au microscope, paraissent formés par les globules du pus agglomérés, beaucoup moins altérés qu'on n'aurait pu le croire, et enchevêtrés dans l'albumine coagulée. D'un autre côté, si on ajoute une certaine quantité d'éther sur une semblable goutte d'urine purulente, et si, après l'évaporation de l'éther, on examine l'urine au microscope, on voit, indépendamment des globules de pus, surtout vers la circonférence du mélange, un certain nombre de globules plus petits, de différens diamètres, ayant tout à fait l'apparence des matières grasses.

Les globules du pus et du muco-pus, ceux des humeurs séminales ou prostatiques, peuvent se trouver mélangés avec les globules du sang. Il faut de l'attention et beaucoup d'habitude pour apercevoir et apprécier les mélanges de ces diverses espèces de globules.

4° *Sang.* —L'urine peut contenir du sang pur, ou seulement quelques uns de ses élémens organiques, le cruor, la fibrine, l'albumine.

Lorsque du sang fourni par des hémorrhagies des voies urinaires est rendu presque pur ou en caillots, l'examen microscopique de l'urine, superflu pour indiquer la présence du sang, est nécessaire pour déterminer si l'urine contient en outre des globules de pus, des matières cristallines, des animalcules, etc.

A. Cruor. —A l'aide de l'inspection microscopique on peut, dans d'autres cas, reconnaître des globules sanguins dans des urines qui n'offrent point de caillots fibrineux. Ainsi, dans les néphrites albumineuses, l'urine est quelquefois légèrement rosée; cette teinte qui peut ne se présenter que dans le dépôt, le reste de l'urine restant coloré en jaune pâle, indique le passage des globules du sang et de sa matière colorante.

Le microscope nous a fait apercevoir les globules du sang dans plusieurs autres cas où il était en trop petite quantité pour que l'œil pût même en soupçonner la présence : chez un malade qui avait une maladie du foie, et chez une femme en traitement dans les salles de M. Rayer pour une pyélite calculeuse. Dans les maladies chroniques du foie, l'urine étant ordinairement d'une teinte rouge très prononcée, même sans globules sanguins, l'inspection microscopique fut dans le premier cas d'une utilité incontestable.

Dans les urines rougeâtres des individus atteints de la néphrite albumineuse, on voit un certain nombre de globules isolés, ressemblant parfaitement à ceux du sang tiré de la veine, avec leur grosseur naturelle (environ un centième de millimètre), leur forme sphéroïde, déprimée sur deux faces, leur couleur jaune et leur noyau central. Ces globules étaient beaucoup moins distincts lorsqu'ils étaient agglomérés.

Les globules sanguins bien caractérisés n'étaient pas les plus nombreux. Il y en avait dans lesquels on ne distinguait pas le noyau central, mais ils avaient conservé leur couleur jaune. D'autres avaient une forme elliptique. Un certain nombre étaient beaucoup plus petits que ceux dont je viens de parler ; d'autres avaient leur circonférence déchiquetée, etc. , sans être grenus comme ceux du pus ou du muco-pus. (Pl. 1, fig. e.)

Nous avons fait des mélanges artificiels de sang et d'urine, et les globules sanguins se sont présentés à nous, au bout d'un certain temps, avec les apparences que nous venons d'indiquer.

Dans un cas de pyélite calculeuse, l'urine offrait d'autres globules plus gros, sphériques, grenus, blancs, semblables à ceux que l'on trouve dans le pus ou certains mucus : je les ai examinés comparativement avec les plus gros globules observés dans une goutte de sang obtenu du doigt par piqûre, et j'ai cru trouver les différences suivantes : les globules purulens dans les cas de pyélite étaient plus grands que les globules du sang, plus grenus, plus groupés, ces derniers se présentant ordinairement isolés.

Quand la quantité de sang contenue dans l'urine n'est pas très considérable, l'urine reste acide, mais elle devient plus promptement alcaline que l'urine saine.

Les globules sanguins s'altèrent et disparaissent assez promptement dans l'urine, abandonnée à elle-même à l'air libre. Leur forme s'altère ; la couleur jaune paraît persister plus long-temps. Au reste ces résultats sont modifiés par l'acidité ou l'alcalinité de l'urine.

Si on étudie comparativement une gouttelette de sang pur étendue d'eau sucrée, et une gouttelette du même sang dans une urine naturellement très acide, au bout d'un certain temps on voit que les globules du sang mis dans l'eau sucrée ont conservé leur volume et leurs dimensions, tandis que ceux qui ont été dans l'urine éprouvent plusieurs modifications. La plus remarquable, c'est l'irrégularité de leur circonférence, qui souvent apparaît comme crénelée, et toujours plus ou moins déformée. En outre, la dimension de plusieurs de ces globules est évidemment diminuée, et leur tache centrale moins régulière. Toutefois, un assez grand nombre conservent assez long-temps leurs caractères propres. Ces changemens éprouvés par les globules sanguins me paraissent devoir être attribués à l'action de l'acide libre de l'urine. On remarque en outre (toujours en comparant ce mélange avec la gouttelette de sang étendue d'eau sucrée) qu'il existe dans la première des lamelles, avec ou sans globules enchevêtrés, qu'on ne voit pas dans la dernière.

J'ajoute que si on met une gouttelette d'urine sanguinolente sur une lame de verre, et qu'on laisse tomber dessus une très petite gouttelette d'acide nitrique, on voit que les globules sanguins dimi-

nuent de volume, se coercent, s'agglomèrent en quelques points, où on les voit réunis par une lame jaunâtre, obscure, qui n'est probablement que de l'albumine coagulée. Quant à leur circonférence, quoique moins régulière que dans l'état naturel, elle paraît moins déchiquetée que dans le premier cas. Au total, leur apparence ne peut être mieux comparée qu'à celles qu'offriraient au même grossissement les petits globules du ferment.

L'éther n'a pas d'action sensible sur les globules du sang mêlés à l'urine.

Quoique je n'aie observé que dans un seul cas les globules que je vais décrire, je crois devoir en faire ici mention. Je ne les ai vus que chez un seul malade ; mais pendant trois jours, j'ai pu les retrouver dans l'urine des différentes émissions, et ce malade n'avait aucune affection des voies urinaires, au moins appréciable par les symptômes ordinaires.

C'était chez un malade atteint d'une bronchite sibilante légère et sans complication, qui n'a jamais eu aucune maladie des voies urinaires. L'urine était limpide, jaune, transparente ; il s'y formait par le repos un énéorème très léger qui occupait la moitié et même une fois les deux tiers du vase. Il fallait un peu d'attention pour l'apercevoir, tant il était ténu.

Au microscope, une goutte du liquide pris au milieu de l'énéorème fit voir un grand nombre de globules. La plupart avaient moins de la moitié du volume des globules du mucus, quelques uns la moitié ; beaucoup n'avaient que le tiers ou le quart. Généralement ronds, il y en avait d'elliptiques ; le cercle que forme la circonférence était mince et peu noir ; tous étaient parfaitement transparens. Chez ceux qui étaient isolés et bien conformés, on apercevait au centre un autre anneau aussi net que le cercle extérieur. Ce second cercle était visible même dans quelques uns des plus petits, dont la transparence restait encore parfaite. Il y en avait dans lesquels le second anneau manquait, et dans d'autres il était remplacé par un noyau central qui rappelait la forme des globules sanguins dont ils ne se distinguaient alors que par le volume. Leur teinte était en général un peu jaune. (Pl. I, fig. f.)

Nous avons ajouté dans l'urine qui les contenait une assez grande proportion d'éther. Les globules ne se sont pas dissous ; ils étaient visibles vingt-quatre heures après le moment du mélange.

Étaient-ce des globules de sang modifiés par leur mélange avec l'urine ?

B. Albumine. — L'albumine, un des principaux élémens du sang, peut exister dans l'urine par le fait d'un assez grand nombre de maladies ; dans aucune, elle ne s'y trouve d'une manière aussi constante et aussi notable que dans la néphrite albumineuse.

La chimie fournit des réactifs sûrs pour reconnaître la présence de cette matière dans l'urine ; le microscope montre aussi quelques apparences qu'il est bon de connaître.

En étudiant au microscope les parties troubles des urines albumineuses, nous trouvâmes, entre autres objets, des lamelles d'apparence membraneuse, quoique assez minces, que nous regardâmes d'abord comme de l'épithélium ; mais qui, après un examen plus attentif, nous parurent devoir être distinguées de ces dernières, et appartenir à l'albumine coagulée par l'acide libre de l'urine ou à de la fibrine.

Ces lamelles ont des dimensions variables, qui, pour la plupart, peuvent (à un grossissement de 350 fois) être comprises entre celles d'une pièce de cinq sous et une de cent sous. Leur forme est irrégulière, arrondie ou alongée, la circonférence inégale et comme festonnée. Leur couleur est quelquefois blanchâtre, mais plus souvent jaunâtre, légèrement dorée sur un certain nombre (ce qui tient peut-être à des dépôts salins ou d'acide urique à leur surface). La surface de ces lamelles est grenue, aréolaire, ponctuée, demi-transparente. La transparence n'est pas la même sur tous les points : presque complète sur quelques uns, surtout vers la circonférence, elle fait place sur d'autres à une opacité presque entière. Ces derniers points sont très grenus, multiponctués, et forment des espèces d'îlots. (Pl. I, fig. *i*, *i*.)

Ces lamelles nous paraissent pouvoir être distinguées des lamelles d'épithélium aux caractères suivans : transparence moindre, aspect grenu, ponctué, peu régulier. Toutefois, après avoir examiné comparativement un bien grand nombre des unes et des autres, nous devons avouer que si dans les cas tranchés la distinction est possible, il cesse d'en être ainsi dans quelques autres. Dans ces cas douteux, il faut filtrer l'urine, et si la matière qui reste sur le filtre, traitée par les réactifs de l'albumine, en offre les caractères, l'incertitude cessera.

Nous n'avons rencontré ces lamelles albumineuses dans la néphrite albumineuse (maladie de Bright) que lorsque l'urine acide était sensiblement louche. S'y formait-il un léger dépôt blanc, nous les trouvions plus nombreuses et mieux caractérisées. Un des cas qui nous a fourni le plus bel exemple de ce genre était celui d'un malade dont l'urine albumineuse déposait aussi de l'acide urique en grains : nous pensâmes dès lors que, si nous venions à donner un degré d'acidité un peu plus fort aux urines albumineuses transparentes, nous devrions retrouver ces mêmes lamelles albumineuses. Une goutte d'acide nitrique versée dans un tube qui contenait une de ces dernières urines détermina la formation d'un léger nuage dans lequel nous rencontrâmes les mêmes lamelles ; nous obtînmes le même résultat par une légère coagulation à l'aide de la chaleur. Ces expériences furent répétées plusieurs fois, et toujours nous observâmes le même phénomène.

Nous produisîmes ensuite le fait de toutes pièces ; nous prîmes d'une part de l'albumine d'un blanc d'œuf parfaitement transparente ; de l'autre, l'urine d'une personne bien portante : l'urine et l'albumine furent examinées séparément au microscope, trouvées également transparentes. Nous fîmes le mélange dans la proportion d'environ douze parties d'urine pour une d'albumine. Le tout agité se mêla

bien, resta transparent, et le microscope ne fit encore rien voir dans ce mélange ; mais, en ajoutant une ou deux gouttes d'acide nitrique jusqu'à formation d'un léger nuage, le microscope nous fit voir exactement les mêmes lamelles que celles qui ont été indiquées plus haut. De même encore, en déterminant la coagulation de l'albumine par la chaleur, nous eûmes les mêmes apparences.

Il paraît donc qu'il existe souvent dans les urines albumineuses, acides et louches, une petite quantité d'albumine coagulée que le microscope peut faire reconnaître. On sait que ces urines sont ordinairement louches, même légèrement troubles. M. Rayer avait émis depuis long-temps l'opinion que cette apparence était due à des grains d'albumine coagulée, ou à des globules de mucus ou de sang en suspension dans l'urine, et il ne peut plus rester de doutes à cet égard.

La coagulation de quelques portions d'albumine est donc due à l'acide libre de l'urine ; si elle n'a pas lieu dans un certain nombre de cas, cela tient à ce que l'acide libre est alors en moindre proportion. Dans deux cas où les lamelles albumineuses étaient très apparentes, l'urine était notablement acide, et de l'acide urique s'était déposé en grains au fond et sur les parois du vase.

Nous terminerons ces observations sur l'étude microscopique des urines albumineuses par une remarque qui démontre la nécessité de faire marcher de front dans un grand nombre de cas l'inspection microscopique de l'urine et celle des réactifs chimiques. Les urines albumineuses d'une teinte légèrement rougeâtre contiennent quelquefois une si grande quantité de globules sanguins et de globules grenus muqueux que l'inspection microscopique, employée comme moyen unique d'observation, conduirait à penser que ces espèces d'urine sont de nature sanguinolente et purulente. D'un autre côté, l'acide nitrique et la chaleur dont on se sert ordinairement pour reconnaître les urines albumineuses à la formation d'un coagulum plus ou moins considérable, n'indiqueraient point la présence des globules du pus, du sang ou du mucus, et la connaissance de l'urine serait incomplète. En prenant même la précaution de filtrer ces urines avant de les traiter par la chaleur ou l'acide nitrique, la présence d'une matière sur le filtre dans ce cas n'indiquerait pas l'existence des globules de sang et des globules de mucus, puisque l'albumine coagulée pourrait elle-même constituer ce dépôt en partie ou en totalité.

Si on met sur une lame de verre une goutte de ces urines albumineuses rougeâtres, et contenant un grand nombre de globules grenus ou de globules sanguins, et qu'on laisse tomber une gouttelette d'acide nitrique sur l'urine, elle devient immédiatement d'un blanc laiteux ; et si alors on l'examine au microscope, on reconnaît l'albumine coagulée à des lamelles épaisses dans lesquelles un assez grand nombre de globules sont enchevêtrés.

Si, après avoir coagulé ces urines par l'action de la chaleur, on examine au microscope un des grumeaux qu'elle a formés, on distingue également des lamelles d'albumine coagulée, contenant enchevêtrés les mêmes globules qui, en général, paraissent moins grenus qu'avant l'ébullition.

C. *Fibrine.* Dans l'hématurie, lorsque le sang est versé abondamment dans les voies urinaires, on rencontre la fibrine coagulée dans les caillots déposés dans les bassinets, les uretères ou la vessie. Dans ces cas, l'urine offre également les globules du cruor et l'albumine, qui peut être précipitée de l'urine par l'acide nitrique. Nous avons dit précédemment que nous étions disposés à regarder comme de l'albumine coagulée par l'acide libre de l'urine les lamelles que nous apercevions en suspension dans des urines qui contiennent une quantité considérable d'albumine et des globules sanguins. Il faut remarquer cependant qu'il se pourrait que ces lamelles fussent de la fibrine qui ne peut être distinguée de l'albumine coagulée; car, comme l'a remarqué Berzelius, on ne peut citer une seule des propriétés de la fibrine qui ne s'applique exclusivement à l'albumine coagulée. Il se pourrait même que ce fût toute autre matière animale qui, par une cause inconnue, viendrait reprendre une forme lamelleuse dans l'urine. Pour dissiper les doutes, il faudrait filtrer l'urine, et traiter la matière restée sur le filtre par les réactifs propres à caractériser l'albumine et la fibrine.

5° *Matières grasses.* —Lorsque l'on abandonne à elles-mêmes un certain nombre d'urines, au bout de 24 ou 48 heures, il se montre à la surface de plusieurs d'entre elles une petite pellicule (crémor des sémiologistes) quelquefois formée par une matière grasse qui s'est élevée à la surface du liquide, et à laquelle s'attachent d'une manière confuse soit des globules muqueux, soit de l'acide urique, soit des cristaux de phosphate ammoniaco - magnésien neutre.

Si on met sur une lame de verre une petite quantité de la matière d'un de ces crémors, et qu'on laisse tomber à la surface quelques gouttes d'éther, en ayant soin d'incliner alternativement dans différens sens la lame de verre; si, dis-je, après avoir soumis la matière du crémor à l'action de l'éther, on l'examine de nouveau au microscope, il arrive presque toujours que les élémens qui les forment, les globules muqueux et les cristaux, deviennent beaucoup plus distincts, beaucoup plus apparens; et en même temps il parait autour de la petite masse des traces non équivoques de matières grasses entraînées par l'éther et restées après son évaporation.

Il n'est pas rare au reste d'observer des globules de matière grasse dans l'urine, notamment dans les urines albumineuses, les urines purulentes. Ces globules, de dimensions très inégales, ont un aspect particulier, et ont en outre pour caractère d'être dissous par l'éther.

Enfin, les urines dites laiteuses et les urines chy-

leuses contiennent de ces matières grasses en proportion considérable. M. Rayer a vu plusieurs exemples de ces urines dites chyleuses, dont un fort remarquable, également observé par M. Orfila et par M. Caffe (1) qui en a publié la relation.

6° *Sperme.* — Le sperme se trouvant quelquefois en quantité plus ou moins considérable dans l'urine, nous avons cru devoir l'examiner d'abord dans ses réservoirs naturels.

Retiré des vésicules séminales d'un homme de 39 ans, mort d'une phthisie pulmonaire aiguë, le sperme était jaunâtre, demi transparent, paraissant à l'intérieur plus blanc dans quelques points, muqueux, épais, à peine coulant, ayant une odeur fort désagréable qui n'était pas celle du sperme rendu par émission. Examiné au microscope, on y apercevait un grand nombre d'animalcules spermatiques morts, mais isolés, et non réunis en masses considérables, comme nous l'avons remarqué ordinairement sur d'autres cadavres. De plus, il contenait un grand nombre de globules semblables à ceux que l'on trouve dans les urines purulentes ou muqueuses, et une série de globules (pl. I, fig. *k*), moins nombreux que les précédens, semblables pour l'apparence, mais décroissans pour le volume, jusqu'à celui qu'offrirait la tête d'une petite épingle. Les vésicules séminales de ce sujet nous ont paru parfaitement saines; les parois en étaient minces, souples; la face interne lisse, sans injection; le tissu cellulaire ambiant sain : il n'y avait aucune altération de la vessie ni de l'urètre.

De ce fait, et de deux autres qui ont donné le même résultat, on peut conclure qu'il existe dans le sperme des globules de mucus, qui ne se distinguent de ceux des membranes muqueuses que par la présence d'un certain nombre de globules plus petits (peut-être des globules de matières grasses). Il est probable que ces globules sont sécrétés par la membrane muqueuse qui forme la face interne des voies spermatiques.

Les vésicules séminales d'un homme de 60 ans, qui a succombé à la phthisie pulmonaire, contenaient un liquide rougeâtre et visqueux, qui, examiné au microscope, n'offrait pas d'animalcules, et était exclusivement formé de globules semblables aux précédens, et dont un grand nombre n'avaient que de très petites dimensions. Nous ne trouvâmes pas de globules sanguins : ce qui a éloigné le soupçon que nous avions eu que le sperme ne fût coloré par du sang.

Nous n'avons pas eu occasion d'examiner dernièrement de malades ayant des pollutions assez abondantes et assez fréquentes pour constituer un état morbide; mais des faits de ce genre ont déjà été observés complètement, sous le rapport microscopique, par M. Donné et par M. Rayer. Deux malades de M. Rayer, en allant à la garde-robe, rendaient par l'urètre du sperme pur, reconnaissable par

____

(1) Presse médicale.

la grande quantité d'animalcules caractéristiques.

Il suffit d'une très petite quantité de sperme d'adulte sain dans l'urine pour qu'on découvre dans le dépôt, quelque peu considérable qu'il soit, qui se forme dans ce liquide, les animalcules spermatiques; nous nous en sommes assurés plusieurs fois par des mélanges artificiels, et nous avons pu l'observer deux fois naturellement.

Dans un cas, où nous examinâmes le dépôt purulent de l'urine d'un malade atteint d'une cystite, nous vîmes plusieurs animalcules spermatiques vivans (pl. I, fig. *l*). Le malade avait eu une pollution la nuit, et c'était l'urine de la mixtion du matin que nous avions sous les yeux. Pendant le cours de cette cystite, qui fut assez long, nous ne manquâmes pas de retrouver les animalcules lorsque le malade avait eu une pollution ; mais la première fois est la seule où nous les ayons trouvés vivans. Nous priâmes plusieurs malades de nous prévenir lorsqu'ils auraient eu une pollution la nuit, et de conserver l'urine qu'ils rendaient quelque temps après, et nous avons aussi plusieurs fois constaté dans l'urine la présence des animalcules. Sans insister sur ces faits, nous croyons devoir prévenir qu'il faut tenir compte de cette circonstance avant de considérer la présence des animalcules comme un symptôme pathologique.

Il suffit donc d'une très petite quantité de sperme d'adulte sain dans l'urine pour le reconnaître au microscope; la détermination de la présence du sperme sera facile toutes les fois qu'il s'agira de l'urine d'un homme viril.

Si la présence des animalcules dans un sédiment d'urine indique soit le coït, soit une pollution antérieure à l'émission de l'urine, soit une perte séminale involontaire survenue dans d'autres conditions ; si l'apparence physique de l'urine ne suffit pas pour qu'on reconnaisse dans ce liquide d'une manière positive l'existence de la liqueur séminale, il ne faut pas oublier non plus que l'urine pourrait être plus ou moins chargée de sperme, sans offrir d'animalcules à l'inspection microscopique : nous avons constaté que les zoospermes étaient rares dans le sperme contenu dans les vésicules séminales d'un phthisique et dans le sperme d'un autre adulte, et qu'il n'en existait pas dans le sperme d'un vieillard âgé de 60 ans et mort d'une phthisie laryngée. Plusieurs auteurs assurent aussi que le sperme examiné dans plusieurs maladies ne contient point de zoospermes.

A quels caractères le sperme dépourvu d'animalcules pourra-t-il être reconnu dans l'urine? Je ne puis le dire d'une manière positive, absolue. Je remarquerai seulement que le sperme, indépendamment *des animalcules spermatiques*, présente des globules très petits de la dimension des plus petits globules du lait, et d'autres qui égalent les plus gros globules muqueux. Les petits globules, globules gras, sont très nombreux dans le sperme des vieillards. La présence de globules graisseux dans l'u-

riné pouvant dépendre d'autres conditions morbides, ce fait n'aurait de valeur qu'autant que d'autres circonstances indiqueraient que les globules proviennent probablement du sperme.

Ainsi, si l'absence de zoospermes dans l'urine ne prouve pas l'absence du sperme d'une manière absolue, au moins, pour tous les âges et toutes les conditions morbides, il faut reconnaître que, lorsque ce caractère manque, grandes sont les incertitudes. Toutefois l'inspection microscopique et l'aspect, à l'œil nu, des urines qui contiennent du sperme, examinées au moment de l'émission ou du mélange de ces deux humeurs, lorsqu'il est fait artificiellement, peuvent indiquer, avec d'assez grandes probabilités, la présence du sperme sans animalcules, lorsque la quantité de cette humeur est considérable. Ainsi, si une urine est acide et louche dans toute l'étendue de la colonne du liquide, sans nuage isolé et sans dépôt; si, traitée par la chaleur et l'acide nitrique, elle reste louche et sans le devenir davantage, ces caractères, indépendamment de l'odeur qu'exhalent les urines lorsqu'on les évapore, ont une valeur réelle. Sans doute, les urines muqueuses peuvent offrir à peu près la même apparence ; mais, outre qu'elles contiennent ordinairement des globules particuliers, elles deviennent moins louches lorsqu'on les soumet à l'action de la chaleur. Les urines acides qui contiennent de l'acide urique en suspension, et devenues louches par ce fait, s'éclaircissent par l'action de la chaleur, et, au lieu de globules gras ou muqueux, offrent des cristaux ou des matières amorphes au microscope. Les urines alcalines, troubles par le fait seul de leur alcalinité, ne s'éclaircissent pas par l'action de la chaleur, mais elles redeviennent transparentes par l'addition de l'acide nitrique, ce que ne font pas les urines spermatiques. Enfin les urines albumineuses louches se coagulent par la chaleur et l'acide nitrique. Une urine, rendue louche artificiellement par l'addition du lait, donnerait un coagulum par l'acide nitrique et offrirait des globules laiteux; mais les urines chargées de matières grasses offriraient des difficultés que la quantité de ces mêmes matières pourrait aplanir.

7° Humeur prostatique.—L'humeur prostatique ou ses élémens peuvent aussi se rencontrer dans l'urine.

Après avoir incisé la prostate d'un homme adulte profondément et dans sa longueur, nous en avons vu suinter un liquide visqueux et filant, mais à un degré moindre que le sperme et plus blanc que lui. Au microscope ce liquide parut entièrement formé par des globules. Les uns, et c'étaient les moins nombreux, avaient le volume et l'apparence de globules muqueux. D'autres n'avaient que la moitié du volume des précédens, déjà beaucoup plus nombreux, offrant une teinte blanche tirant un peu sur le jaune, sans granulation ni noyau central à leur surface. Mais ce qui formait l'immense majorité, c'étaient des globules très petits offrant depuis le volume qui suivrait celui des derniers jusqu'à ce que l'œil pourrait apercevoir de plus petit (pl. I, fig. j.). Leur circonférence était déterminée par un cercle bien noir et proportionnellement très épais; ce qui faisait que la portion transparente du centre était assez petite dans les plus gros, et devenait invisible dans les plus petits, réduits à des points noirs.

En étendant ce liquide avec une petite quantité d'eau ou d'urine, le cercle noir devenait beaucoup moins épais, la figure des globules beaucoup plus nette, le centre parfaitement transparent, et on en apercevait d'aussi petits que possible, aussi réguliers que les gros, et comme eux sans granulations ni noyaux.

Il n'est peut-être pas superflu de dire que, dans les différens échantillons de ce liquide que nous avons examinés assez long-temps, nous n'avons trouvé aucun animalcule spermatique; ce qui nous garantit la pureté de ce liquide, qui eût pu être mêlé avec du sperme si les canaux éjaculateurs eussent été divisés par le scalpel.

La prostate d'un homme avancé en âge (61 ans), jaune en apparence, nous a donné un liquide moins épais que celui que nous venons d'analyser, mais qui au microscope offrait les mêmes globules.

Ces mêmes globules se sont encore présentés à nous dans la prostate d'un jeune homme de vingt et quelques années, mort de fièvre typhoïde.

Nous n'avons pas encore rencontré dans l'urine une quantité notable de globules semblables à ceux que je viens de décrire. Si je ne me méfiais de mes souvenirs, je croirais les avoir vus mélangés à de petits globules de mucus.

8° *Ferment dans l'urine diabétique.* — « J'ai » trouvé, dit Prout (1), dans l'urine des diabé- » tiques, un liquide blanc comme du lait, exac- » tement semblable au chyle, qui déposait lente- » ment au fond du vase. Dans ce cas, la fermen- » tation vineuse marchait rapidement, la matière » chyleuse agissant apparemment à la manière d'un » ferment. »

Nous avons eu occasion de faire la même remarque. Nous avons vu cette matière dont parle Prout sur les parois du vase destiné à recevoir l'urine d'un jeune malade diabétique, en traitement dans la salle Saint-Michel. Le sédiment formait une couche mince, d'une couleur blanche ; il était onctueux au toucher : traité par l'éther, il ne donnait que peu de matière grasse. Examiné au microscope, il paraissait formé par des myriades de globules parfaitement réguliers, transparens, plus petits que ceux du lait, offrant tous à peu près la même grandeur, du diamètre de un quart à trois quarts de centième de millimètre (la moyenne était la grandeur dominante) (pl. I, fig. *h, h', h''*). J'ajouterai que nous étions, il est vrai, dans la saison chaude de l'année; mais l'urine entrait en fermentation du

jour au lendemain, et nous avions remarqué cette sur-activité sans savoir à quelle cause l'attribuer.

M. Quevenne, ne connaissant pas à cette époque le passage de Prout, se livra à des recherches sur la nature de cette substance, et ne tarda pas à reconnaître et à nous annoncer que cette matière n'était point une matière chyleuse ; que c'était un ferment tout aussi actif que celui de bière et peut-être même identique avec ce dernier. M. Quevenne se proposant, dans un travail général sur le ferment, de faire connaître prochainement la nature de ce corps, nous ne parlerons pas plus au long de ses propriétés.

9° *Lait.* — M. Rayer n'a jamais observé d'urine véritablement *laiteuse.* Des chimistes d'un grand mérite ont fait mention de semblables urines. Berzelius (1) lui-même dit que « l'urine laiteuse a été » quelquefois observée. Cette urine déposait de la » crème et se coagulait par l'ébullition. Le caillot » avait les propriétés du caséum, et l'éther en reti- » rait de la graisse. Cette altération particulière a » été remarquée, tant chez des femmes que chez des » hommes, à la suite de causes internes inconnues, » et même quelquefois sans que la santé en souffrît » d'une manière notable. »

L'artifice d'une femme qui, pour prolonger son séjour dans les salles de l'hôpital, mêlait avec assez d'adresse une certaine quantité de ce liquide à son urine, nous conduisit à étudier cette combinaison au microscope, sans en être prévenus. Cette femme se plaignait de souffrir depuis long-temps dans la région lombaire gauche. L'urine qu'elle présentait à l'examen était trouble, blanche, offrait une apparence semblable à celle d'une urine très purulente, examinée à l'instant où elle vient d'être rendue. Au bout de quelque temps, elle déposait une couche d'un liquide blanc, qui ressemblait encore à celle du pus qui se précipite au fond du vase. Au dessus, l'urine devenait parfaitement transparente.

En examinant ce liquide au microscope (pl. I, fig. *g*.), notre étonnement fut grand de trouver, au lieu de globules purulens, des globules tout à fait différens, beaucoup plus petits, et qui, parmi ceux à nous connus, ne ressemblaient qu'à ceux du lait. Ces derniers examinés, comparativement seuls ou mêlés à l'urine, donnèrent exactement la même image. La fraude, soupçonnée à l'instant même, ne put être reconnue aussitôt; car la malade, que je fis uriner en ma présence, ferma ses rideaux et trouva moyen d'opérer, sans être vue, un mélange semblable au premier, grace à une certaine quantité de lait qu'elle avait en réserve.

M. Donné ayant constaté la présence du caséum dans l'urine que nous le priâmes d'examiner de son côté, l'existence du lait dans cette urine étant complètement démontrée, et ayant à choisir entre un fait très extraordinaire et une fraude qui paraissait encore plus probable, la malade fut sondée sans

<hr>

(1) Prout, ouvr. cité, p. 61.

(1) Berzelius, ouvr. cité, t. VII, p. 403.

en avoir été prévenue à l'avance. Nous retirâmes de la vessie une urine parfaitement naturelle.

Les globules du lait ne sont donc pas altérés par l'urine, au moins au bout de quelques heures, et peuvent être reconnus dans ce liquide. Leur forme régulière, leur transparence parfaite, l'inégalité de leurs dimensions, ne permettent pas de les confondre avec ceux qu'on rencontre dans les urines purulentes ou muqueuses.

Le lait introduit par fraude dans l'urine ne peut être reconnu par la vue seule. L'analyse chimique a des moyens certains; le microscope, aidé des réactifs, offre le même degré de certitude; l'application en est plus prompte, et permet de constater facilement la coagulation du caséum par l'acide acétique et la dissolution des globules gras par l'éther.

10° *Globules noirâtres.*—Il n'est pas rare de rencontrer, dans les urines abandonnées à elles-mêmes, des globules noirâtres, que nous n'avons jamais observés au moment de l'émission de l'urine. On les trouve dans les urines acides et les urines alcalines, mais surtout dans les urines très acides; et lorsqu'ils se sont formés dans une urine acide, celle-ci devenant alcaline, ils ne disparaissent pas même après un temps assez long. Nous les avons vus se montrer dans l'urine abandonnée à elle-même, depuis le deuxième jour jusqu'au vingt et unième jour; et ceux que nous avions observés le deuxième avaient la même apparence au vingt et unième.

Ces globules (pl. I, fig. *m. n.*) peuvent avoir jusqu'à deux centièmes de millimètre, mais ils n'ont ordinairement qu'un centième, et on en voit encore de plus petits. Leur couleur est noirâtre, brillante, peu foncée, ressemblant un peu à la mine de plomb. Leur surface paraît lisse. Leur teinte, uniforme dans les petits, est un peu plus claire au centre des gros. Quand ils existent dans une urine, ils y sont souvent en quantité innombrable. Sur quelques uns on croit distinguer des appendices, mais cette apparence n'est pas la plus ordinaire. Jamais ils n'ont paru doués d'un mouvement propre. On les observe isolés ou en groupes.

Bien qu'ils paraissent susceptibles de se former dans toutes les urines, cependant c'est principalement dans celles qui contiennent beaucoup d'acide urique, amorphe ou cristallisé, qu'on les observe. On peut les trouver dans les dépôts, les crémors, les urines troubles. En général, quand on les voit dans une partie d'urine, crémor ou dépôt, on les trouve dans les autres. Rien à la vue simple ne peut faire reconnaître leur présence dans l'urine. Dans leur formation, le seul fait qui m'ait paru constant, c'est qu'on les observe surtout dans les urines qui déposent beaucoup d'acide urique.

Une personne, très versée dans les études microscopiques, consultée par M. Rayer, avait pensé à un premier examen qu'ils pouvaient être de nature résineuse; mais cette opinion, donnée seulement comme indication de recherche, a été bientôt abandonnée: ils ne se dissolvent pas dans l'alcool, même après 24 heures de mélange. Les expériences suivantes, faites par M. Quevenne, nous ont prouvé que dans deux cas ces petits corps étaient des globules incrustés d'acide urique ou de sels de l'urine. Dans ce cas comme dans beaucoup d'autres l'analyse chimique est venue éclairer l'inspection microscopique.

Un dépôt rose, présentant au microscope des globules noirâtres avec des cristaux de phosphate ammoniaco-magnésique, a été examiné par M. Quevenne.

Ce dépôt, lavé avec de l'alcool à 36° Cartier, n'a pas changé d'aspect à l'œil nu; au microscope, on y voit toujours les globules noirâtres, les cristaux de phosphate ammoniaco-magnésique. Fortement agité, avec trente fois son volume d'eau distillée, ce dépôt diminua de volume, se décolora, et laissa former un dépôt blanc pulvérulent, cristallin, qui, examiné au microscope, parut presque uniquement composé de cristaux tout à fait semblables pour la forme et la dimension à ceux qui ont été reconnus antérieurement dans nos expériences pour du phosphate ammoniaco-magnésien neutre.

On voit parmi ces cristaux des globules épais, dont les uns plus gros présentent l'aspect des globules du mucus, tandis que d'autres plus petits ressemblent à ceux de l'humeur prostatique ou du ferment.

Maintenant on n'aperçoit plus aucun globule noirâtre.

L'eau séparée, encore un peu trouble, de ce dépôt, laisse elle-même former, dans l'espace de sept à huit heures, un autre dépôt blanc, mat, très peu abondant, qui, au microscope, paraît presque entièrement formé des deux espèces de globules indiqués avec quelques cristaux très rares de phosphate ammoniaco-magnésien sans la moindre apparence de globules noirâtres. Il est évident que la matière qui rendait noirs ces globules avait été enlevée par l'eau, puisque, après l'action de celle-ci, on ne voyait plus de globules d'apparence noirâtre. J'ai en conséquence filtré la solution pour l'avoir plus limpide, et l'ai soumise à l'évaporation. Ce liquide, dont la quantité pouvait s'élever primitivement à quarante grammes, réduit à environ cinq grammes, était encore limpide; mais il s'est fortement troublé par refroidissement, et il s'y est formé un dépôt gris. Exposé à l'étuve pour en achever la dessiccation, il a laissé en dernier lieu une légère couche grise-blanche, opaque, cohérente. Ce dépôt, examiné au microscope, paraît composé de grains irréguliers amorphes.

La propriété que possédait ce liquide de mousser fortement et de monter pendant l'ébullition y indiquait une assez grande quantité de matière animale dissoute. Une portion du produit de cette évaporation, traitée à chaud par un peu d'acide nitrique étendu, s'y dissout parfaitement. La solution évaporée à siccité laisse un résidu déjà pourpre sur les bords, maisqui, renversé sur une capsule contenant un peu d'ammoniaque chauffé, contracte une belle couleur pourpre intense dans la presque totalité de son étendue. Un seul espace assez borné reste jaunâtre. La partie pourpre, redissoute dans l'eau, a formé une solution de même couleur qui, au lieu de disparaître comme je devais m'y attendre (puisqu'on trouve indiquée comme une propriété de l'acide purpurique de se décolorer en se redissolvant dans l'eau), persistait encore au bout de 24 heures. Cette circonstance étant de nature à me faire supposer qu'il existait dans le produit obtenu une matière différente de celle qui colore l'acide purpurique, il devenait nécessaire d'examiner le fait avec une grande attention, puisqu'on aurait pu supposer avec vraisemblance que cette matière étrangère était celle qui constituait les globules noirâtres, ou du moins qu'elle entrait pour quelque chose dans leur constitution et leur apparence. Des expériences comparatives ont levé mes doutes à ce sujet. J'ai préparé de l'acide purpurique en faisant agir de l'acide nitrique étendu sur un dépôt formé de paillettes rousses, et reconnu dans une autre circonstance pour être uniquement formé d'acide urique, d'un peu d'ammoniaque et de la matière colorante qui accompagne si souvent l'acide urique lorsqu'il se précipite de l'urine. Par une évaporation complète et très ménagée, j'ai obtenu un beau résidu pourpre intense; repris par l'eau, il m'a donné une belle solution de même couleur, à réaction faiblement acide, que j'ai partagée en trois vases différens. J'ai saturé l'une de ces portions par de l'ammoniaque; j'ai ajouté dans l'autre une goutte d'acide nitrique, et j'ai laissé la troisième telle que je l'avais obtenue et sans aucune addition. Celle qui avait été acidulée par l'acide nitrique s'est décolorée presque instantanément, tandis que la couleur des deux autres paraissait au même degré après 24 heures.

Ensuite j'ai préparé une seconde fois de l'acide purpurique avec les mêmes paillettes rousses. J'ai ménagé l'évaporation avec beaucoup de soin vers la fin, et, quand le résidu a offert une belle couleur pourpre, dans une partie de son étendue j'en ai enlevé une portion que j'ai redissoute dans l'eau séparément. J'ai ainsi obtenu deux solutions roses. A l'une, j'ai ajouté quelques gouttes d'ammoniaque, et la couleur rose n'avait pas complètement disparu douze heures après. L'autre solution, restée telle, sans que l'excès d'acide eût été neutralisé, a perdu sa couleur rose en quelques minutes.

D'après ces expériences, je me suis cru autorisé à conclure : 1° que, dans le produit de l'action de l'acide nitrique sur les globules, il n'existait pas de matière particulière différente de celle qui accompagne ordinairement l'acide purpurique; 2° que le caractère attribué à l'acide purpurique de se redissoudre dans l'eau en perdant sa couleur, ne lui appartient réellement pas; que, lorsqu'il possède cette propriété, il la doit à un excès d'acide nitrique dont on peut le débarrasser, soit par une évapo-

ration ménagée, soit en le saturant par l'ammoniaque.

Une autre portion du dépôt, exposée à l'action directe du feu, répand d'abord des vapeurs légèrement alcalines, brûle à la chaleur rouge, s'enflamme, donne un charbon noir qui ne tarde pas à s'incinérer, et laisse une cendre grise, qui, traitée par un peu d'eau, ne s'y dissout pas, et la rend très peu alcaline. Cette eau ne se trouble pas par le chlorure de platine, et perd un peu de sa transparence par l'oxalate d'ammoniaque; d'où l'on peut présumer qu'un peu de chaux avait été uni, dans le principe, avec l'acide urique. On ajoute au résidu de cendre, non attaqué par l'eau, deux gouttes d'acide chlorhydrique qui le fait disparaître rapidement sans causer d'effervescence : cette solution acide, sursaturée d'ammoniaque, laisse former instantanément un dépôt blanc, floconneux, léger, abondant, que j'ai dû considérer comme formé par du phosphate de chaux.

Le phosphate de chaux, insoluble dans l'eau par lui-même, a pu s'y dissoudre à la faveur de la matière animale ou de l'acide urique, et se trouver entraîné par les eaux de lavage.

Il existait, en outre, avec ces substances, soit à l'état de mélange intime, en faisant corps avec elles, soit à l'état de mélange plus grossier et les environnant, une matière animale dont la présence est également attestée par la propriété que possédait ce liquide aqueux de mousser très fortement, et par la consistance très grande et quelque peu élastique du résidu de l'évaporation.

J'ai dit plus haut qu'après avoir traité le dépôt de l'urine, par l'eau les globules noirâtres avaient disparu, et qu'à leur place j'avais aperçu des globules muqueux et d'autres globules d'un plus petit volume, qui n'étaient pas visibles avant le lavage du mélange. La conclusion naturelle à tirer de ces faits, c'est que les globules se trouvaient enveloppés par la matière saline terreuse, et formaient ainsi le noyau des globules noirâtres, matière formée par un mélange d'acide urique, d'un peu de phosphate de chaux, et d'une trace de chaux probablement unie à l'acide urique.

Désirant rechercher si les corps que nous désignons sous le nom de *globules noirs*, et que nous n'apercevions dans quelques urines acides que plusieurs jours après avoir été abandonnées à elles-mêmes et à l'air libre, avaient toujours la même composition, M. Quevenne les a examinées de nouveau, et il a reconnu que ces corps étaient cette fois composés d'acide urique, de traces de soude, d'une huile jaune aromatique, et d'une très petite quantité de matière animale.

Dans ces nouvelles expériences, il n'a plus rencontré la petite quantité de phosphate de chaux qu'il avait trouvée dans la première analyse.

En examinant de nouveau avec soin les urines acides abandonnées à elles-mêmes, et qui présentaient un certain nombre de ces globules noirs, nous avons remarqué avec M. Quevenne dans ces urines un certain nombre de petits globules blanchâtres de nouvelle formation , ayant pour l'aspect de l'analogie avec les globules de ferment.

Il semblerait donc que si ces globules dits noirâtres peuvent être constitués par des globules de mucus ou de matière grasse, et qui se trouveraient primitivement dans l'urine, ils le sont plus ordinairement par des globules de nouvelle formation incrustés d'acide urique seul, ou mélangés de sels de chaux insolubles.

Nous n'insisterons pas davantage sur ces globules dont M. Quevenne se propose de rechercher plus tard d'une manière particulière le mode de formation.

L'étude de ces globules ne devra pas être négligée dans l'étude de la production de la gravelle et des calculs d'acide urique.

(La suite au numéro prochain.)

EXPLICATION DES PLANCHES.

Grossissement, 350 fois.

PLANCHE 1.

a. Lamelles d'épithélium qui étaient en suspension dans une urine qui paraissait transparente à l'œil nu.

a'. a'. a". Les mêmes lamelles, puisées avec la pipette dans un dépôt d'apparence muqueuse.

b. Lamelles d'une belle couleur jaune analogues aux précédentes, et trouvées dans les mêmes circonstances.

c. Globules observés dans un dépôt muqueux de l'urine.

d. Globules observés dans un dépôt d'urine purulente.

e. Globules sanguins et muqueux dans le dépôt d'une urine légèrement colorée par le sang.

f. Globules jaunâtres transparens, avec et sans noyau, ou anneau central plus petit que les globules normaux du sang.

g. Globules du lait qui avait été mis artificieusement dans l'urine par une malade.

h. h'. h". Globules du ferment développé dans l'urine d'un diabétique. — *h'.* Globules isolés. — *h'. h".* Globules agglomérés.

i. i'. Lamelles d'albumine coagulée observées dans les urines des malades affectés de néphrite albumineuse. (Maladie de Bright.)

j. Globules observés dans l'humeur prostatique.

k. Globules et animalcules observés dans le sperme.

l. Animalcules spermatiques dans le dépôt d'une urine purulente. — *l'.* Cristal de phosphate ammoniaco-magnésien neutre.

m. n. Globules d'apparence noirâtre observés dans les urines très acides abandonnées à elles-mêmes. Ces globules étaient chargés d'acide urique et dans un cas d'un peu de phosphate calcaire. — *m.* Petits globules presque complètement noirs.—*n.* Globules plus gros d'une couleur moins foncée.

PLANCHE 2.

a. Cristaux d'urate d'ammoniaque artificiel, d'après un échantillon préparé par M. Guibourt.

b. c. d. e f. Phosphate ammoniaco-magnésien neutre, cristallisé naturellement dans les urines alcalines. Ses diverses formes cristallines dérivent du prisme rectangulaire droit (quatrième type).

b. b. b. Même sel : prisme rectangulaire droit dont les arêtes des bases sont remplacées par des facettes.

c. c. c. c. c. Même sel : variété de la forme précédente, une facette supérieure au lieu d'une arête.

d. d. Même sel : variété qui ne se distingue de la première que parce que les angles ou les arêtes sont tronqués.

e. e. e. Autre variété de cristallisation du même sel dans laquelle les deux longues arêtes des bases, et les quatre arêtes des parois sont remplacées par des facettes.

e'. e'. e'. Autre variété dans laquelle les arêtes des bases et des parois sont toutes remplacées par des facettes. Le sommet est anguleux ou tronqué.

f. f. Masses cristallines du même sel, confuses.

g. Apparences qu'offrent au microscope les sels non cristallisés (acide urique, phosphate de chaux, etc.); état dit *amorphe.*

h. i. j. Cristallisations diverses de l'acide urique. Le type est le prisme rhomboïdal.

h. h. h. h. Cristaux réguliers d'acide urique plus ou moins complètement transparens, de diverses grandeurs.

h'. h'. h'. Autre variété qui paraît dérivée de la précédente.

i. Principales variétés des cristaux d'acide urique, et état amorphe du même acide réuni.

j. j. j. Sable jaune très fin d'acide urique cristallisé (Gravelle). Grossissement de 260 fois. Cet acide a presque toujours une teinte jaune.

k. k. k. k. k. Acide urique, précipité d'une urine très acide par l'acide nitrique, et qui, dans ce cas, a cristallisé autrement que lorsqu'il cristallise spontanément dans l'urine.

l. l'. m. Phosphate ammoniaco-magnésien bibasique.

l. l. l. l. Phosphate ammoniaco-magnésien bibasique, formée artificiellement dans l'urine rendue très alcaline par l'addition de l'ammoniaque.

l'. l'. l'. Même sel formé naturellement dans une urine devenue promptement alcaline.

m. m. m. m. m. Cristaux rudimentaires du même sel.

n. Sel marin cristallisé en octaèdres dans l'urine. — Nous avons assez fréquemment observé dans les sédimens ou les crémors de l'urine de semblables cristaux dont nous n'avons pas déterminé la nature. La forme cristalline aurait pu faire supposer qu'ils étaient constitués par du chlorure de sodium, si la solubilité de ce sel et la petite quantité qui s'en trouve dans l'urine avaient permis de s'arrêter à cette idée.

PHYSIOLOGIE.

ORGANE DU GOUT.

N. B. Arrivé à la rédaction de la moitié du troisième et dernier volume du *Nouveau système de chimie organique* (2e édition), M. Raspail a senti le besoin de prendre date pour quelques-unes des nombreuses additions qu'il a faites à son ouvrage : nous les publierons successivement dans *l'Expérience.* Nous commençons par sa théorie du goût.

La langue seule est-elle le siège du goût, ainsi que semblaient l'établir les expériences de Boerrhaave et de Leeuwenhoeck? ou bien la topographie du goût s'étend-elle non seulement sur la surface de la langue, mais encore sur les lèvres, les gencives, le palais et même le voile du palais, ainsi que semblaient l'établir, en dernier lieu, les expériences du docteur Vernières? Ces deux opinions reprennent tour à tour faveur, à mesure que les physiologistes cherchent à répéter les essais invoqués par les partisans de l'une ou de l'autre. Il paraîtrait cependant que, sur une question semblable, les opinions ne sauraient être long-temps partagées ; car chacun de nous répète assez souvent, chaque jour, l'expérience. Mais ce n'est pas l'expérimentation qui décide jamais une question physiologique ; c'est l'interprétation qui mène à la solution de la question, en éclairant la marche de l'expérience ; et, sur le sujet qui nous occupe, c'est l'interprétation seule qui est en défaut.

Tout le monde connaît l'expérience de Sulzer : on sait que, lorsque l'on insinue la langue entre deux pièces de monnaie, l'une d'argent et l'autre de cuivre, qui se touchent par un côté, la langue éprouve une sensation de sapidité particulière, sensation qui cesse dès qu'on suspend le contact des deux pièces de métal. La langue ne perçoit jamais les saveurs par un autre mécanisme, et il faudra distinguer deux choses dans le goût : le siège qu'il affecte, et le mécanisme qui le provoque, la sapidité et la saveur. La langue est réellement l'organe unique du goût, mais, pour qu'elle perçoive les saveurs, il faut QU'ELLE SE METTE EN COMMUNICATION AVEC UN ORGANE OU MÊME UN CORPS ÉTRANGER, PAR L'INTERMÉDIAIRE DU CORPS SAPIDE, QUI DOIT ÊTRE A L'ÉTAT LIQUIDE. Dans toute autre circonstance, elle n'agit que comme organe du tact : elle sent, elle ne savoure pas.

En effet, plongez votre langue dans une solution concentrée de sucre, mais de manière que la portion humectée de l'organe ne touche à aucune paroi, ni à celle de la bouche, ni à celle du vase, vous percevrez une impression de froid ou de liquide, mais nullement une saveur. Mais promenez la portion humectée sur les gencives, les lèvres, la voûte du palais, les dents, la barbe même, que dis-je, sur les parois du vase, et dès ce moment vous percevrez la saveur qui caractérise l'eau sucrée. Il vous semblera même alors que la saveur est perçue par toutes les surfaces des parois buccales auxquelles la langue touche ; illusion qui disparaît quand on dépose le corps sapide sur chaque point de ces surfaces, en ayant soin d'en tenir la langue écartée. Le goût ne se manifeste donc qu'à la suite d'une espèce de courant magnétique, déterminé par le jeu d'une espèce de pile à un seul couple, dont la langue serait, pour ainsi dire, le pôle positif, un corps solide quelconque, le pôle négatif, et le liquide sapide le véhicule. Or, comme dans l'acte de la dégustation des liquides, nous sommes obligés de fermer la bouche, pour que le liquide ne se répande pas au dehors, et qu'alors les seuls corps solides avec lesquels la langue puisse se mettre en communication sont les parois des gencives, des dents et plus spécialement de la voûte du palais, nous avons été enclins, dès le premier abord, à rapporter le sentiment du goût au palais (*gustare palato*, expression qui a toujours cette signification chez les anciens), et, en y réfléchissant de plus près, nous avons étendu cette faculté d'abord au pourtour de la langue, et ensuite aux gencives, aux dents, puis aux lèvres ; et il n'est venu dans la pensée de personne d'étendre la topographie du goût jusqu'au menton et surtout jusqu'à la barbe, qui, certes, contribue à la sapidité aussi énergiquement que le palais le plus fin. Il n'est donc pas étonnant que les expérimentateurs aient reculé les limites du goût jusqu'au voile du palais ; car il est impossible de déposer un liquide sapide sur cet organe, qui ne se mette presque aussitôt en communication avec un point quelconque du pourtour de la langue. De là vient encore que l'on a établi que la ré-

gion principale du goût se trouvait sur le pourtour de la langue, et surtout à la pointe de cet organe ; car ce sont là les parties de la langue qui se mettent plus facilement en communication avec les parois environnantes.

Mais, de même que le courant voltaïque s'affaiblit si l'on ne renouvelle, soit le liquide acide dans lequel plonge la pile, soit un élément de la pile ; de même l'impression de saveur passe, si le liquide n'est pas renouvelé, alors même que pour toute autre personne ce liquide aurait conservé ses qualités sapides. C'est pour cela que la langue se promène sur les parois buccales tant que nous cherchons à percevoir la saveur. Nous déplaçons alors et la pile et le liquide ; nous mettons les papilles du goût en rapport avec de nouvelles surfaces ; nous établissons de nouveaux courans. Car la surface de la langue qui perçoit les saveurs n'est pas une unité, mais une agrégation d'une multitude d'organes distincts qui perçoivent chacun pour leur compte ; et la faculté du goût réside tout entière dans chaque papille, qui termine un ramuscule nerveux sur la surface supérieure de la langue. Chacune de ces papilles est un organe du goût qui nous transmet la saveur tout entière. L'énergie de la sapidité vient de l'énergie du corps sapide ; mais l'intensité de la saveur vient du nombre des papilles affectées : elle est la somme de toutes les sensations de même nature, perçues par tout autant d'organes de même structure et de même élaboration.

En sorte que la langue, réduite à un simple moignon rudimentaire, n'en serait pas moins le siège du goût dans une sphère plus restreinte, pourvu que les ramuscules de ses nerfs vinssent s'organiser en papilles à la surface. La sensation ne se manifesterait seulement alors qu'à l'aide d'une plus grande quantité de liquide ; car le moignon lingual ne saurait autrement se mettre en communication avec les parois de la cavité buccale. Mais il suffirait que le volume du liquide fût tel qu'il pût s'étendre du moignon lingual au voile du palais.

En un mot la langue est le siège du goût, en tant qu'elle est le pôle vers lequel se rend le courant d'où la sapidité émane. Nous ne percevons les saveurs qu'en interposant le corps sapide à l'état liquide entre la langue et un autre corps.

RASPAIL.

CHIMIE ORGANIQUE.

Sur l'oxide xanthique de Marcet, par MM. Wöhler et Liebig (Annalen der Physik und Chemie, vol. XLI, cah. 2, p. 393.)

En 1816, M. Langenbeck pratiqua la lithotomie sur l'enfant d'un paysan du Hanovre, âgé de 8 ans. Le calcul retiré était ovoïde, mais aplati et environ de la grosseur d'un petit œuf de poule. Il se brisa en trois morceaux pendant l'extraction ; l'aspect particulier de la cassure engagea M. Langenbeck à faire examiner le calcul par Stromeyer. Ce chimiste déclara, d'après les expériences auxquelles il le soumit, qu'il était formé de l'oxide xanthique de Marcet; mais, si ce n'est dans ses leçons sur la chimie animale, Stromeyer n'a rien livré à la publicité sur ce sujet. Les observations publiées par Marcet sont donc les seules qui soient connues sur cette substance rare (1). Occupés d'ailleurs de recherches sur la nature de l'acide urique, nous ne pouvions faire un examen comparatif plus approfondi de cette substance, qui n'était observée que pour la deuxième fois jusqu'à ce jour. C'est à l'obligeance de M. Langenbeck que nous devons la description de la maladie et de l'opération consignée dans le journal de l'hôpital de 1816, ainsi que les fragmens de ce calcul qui ont servi à nos recherches.

Il ne résulte de l'histoire de la maladie de ce garçon, rien qui puisse indiquer quelque rapport avec la production si rare, à ce qu'il paraît, de cette substance particuliere. L'enfant fut renvoyé complètement guéri quatre semaines après l'opération, et, comme l'ont fait savoir des informations ultérieures, il ne s'est plus montré aucun signe de la formation d'un nouveau calcul.

Le fragment qui existe encore, et qui se trouve dans la collection de M. Langenbeck, peut avoir environ plus de la moitié de la grosseur du calcul entier, et pèse plus de 11 grammes : le calcul était donc bien plus gros que celui décrit par Marcet. Sa surface en partie d'un brun clair, unie et brillante, en partie terreuse et blanchâtre; il a dans sa cassure une couleur de chair brunâtre; il est formé de couches concentriques et séparables, sans texture fibreuse ou cristalline; il a un noyau évident, mais qui, à ce qu'il paraît, ne diffère pas du reste de la masse. Sa dureté est à peu près celle des calculs d'acide urique les plus compactes. Il prend l'éclat de la cire par le frottement et la raclure.

Ses propriétés chimiques sont tout à fait identiques avec celles indiquées par Marcet, et sa réaction la plus tranchée, celle qui le distingue aussitôt des calculs d'acide urique, consiste en ce qu'il se dissout dans l'acide nitrique chaud sans dégagement de gaz, et en ce que cette dissolution laisse, par l'évaporation, un résidu d'un jaune citron vif, qui se dissout dans l'eau avec une couleur jaune rouge claire, et dans la potasse caustique avec une couleur semblable, mais foncée. Le rouge propre caractéristique que donne l'acide urique avec l'acide nitrique, ne peut, en aucune manière être produit avec la substance de ce calcul.

Bien que ce calcul ne soit formé que d'oxide xanthique, celui-ci pouvait cependant renfermer de petites quantités des parties constituantes de l'urine, dont nous cherchâmes à le débarrasser, pour pouvoir le soumettre à une analyse élémentaire exacte. Nous fimes donc dissoudre la poudre dans de la potasse caustique. La dissolution avait une couleur jaune brunâtre foncée, tirant sur le verdâtre, à peu près comme celle de la bile. Elle était presque claire; toutefois elle filtra avec une lenteur tout à fait extraordinaire. Nous fimes passer du gaz acide carbonique lavé dans la dissolution jusqu'à formation de bicarbonate : l'oxide xanthique se sépara alors complètement à l'état d'une poudre blanche. Après le lavage et la dessiccation il forma des fragmens extrêmement durs, d'une couleur jaunâtre pâle, qui prirent, comme le calcul, l'éclat de la cire par le frottement. Il ne contenait aucune trace de potasse, ce qui le distingue aussi essentiellement de l'acide urique; car si l'on sature de gaz acide carbonique la dissolution de ce dernier dans la potasse, il ne se sépare pas d'acide urique pur, mais de l'urate de potasse, qui forme d'abord une masse gélatineuse, transparente, et ne prend l'état pulvérulent que plus tard, tandis qu'une portion notable de ce sel reste en même temps en dissolution dans le bicarbonate formé.

L'acide xanthique ainsi purifié se comporte du reste comme le calcul lui-même. Il possède une certaine affinité, bien que très faible, pour les bases. Il est plus soluble dans l'ammoniaque que l'acide urique; par l'évaporation, la dissolution laisse un résidu jaunâtre, feuilleté, qui contient un peu d'ammoniaque. La dissolution de l'oxide xanthique dans la potasse n'est pas précipitée par le sel ammoniac comme celle de l'acide urique; ce n'est que lorsque le gaz ammoniac, mis en liberté dans la dissolution, se dégage, que l'oxide xanthique se sépare sous forme pulvérulente.

Il ne se dissout dans l'acide nitrique que par la chaleur et sans dégagement de gaz, et avec une lenteur incomparablement plus grande que l'acide urique. Quant à la nature de la substance jaune citrine qui reste après l'é-

vaporation de la dissolution, nous devons réserver sa détermination pour des recherches ultérieures. Le sel ammoniac la précipite avec une couleur jaune de sa dissolution jaune-rouge dans la potasse. Si on mêle à cette dissolution de l'hypochlorite de soude, elle est décolorée en donnant lieu à un dégagement d'azote, après avoir offert, bien que très passagèrement, une coloration très foncée, mélangée de bleu, de brun et de jaune.

L'oxide xanthique est soluble dans l'acide sulfurique concentré, avec une couleur jaunâtre; l'eau ne l'en précipite pas; encore une différence qui le distingue de l'acide urique. Il est insoluble ou très peu soluble dans les acides hydrochlorique et oxalique, et cette propriété le différencie entr'autres de l'oxide cystique.

Dans la distillation sèche, il se comporte comme l'acide urique, en ce sens qu'il donne beaucoup d'acide prussique; mais l'empyreume, qui se développe alors, a une autre odeur animale semblable à celle de la corne distillée. Il se produit en même temps une sublimation de carbonate d'ammoniaque, mais pas d'urée.

S'il pouvait encore y avoir du doute sur la nature particulière de cette substance, ce doute a été complètement dissipé par l'analyse élémentaire. Elle a donné ce résultat intéressant que cette substance a la composition de l'acide urique, moins l'atôme d'oxigène; tous deux peuvent donc être considérés, si on veut, comme deux degrés différens d'oxidation d'un seul et même radical : aussi croyons-nous pouvoir proposer, en place de la dénomination moins systématique d'oxide xanthique, celle d'*oxide urique*.

Voici les nombres donnés par l'analyse répétée avec des résultats concordans:

0,2215gr. d'oxide urique séché à 100° ont fourni 0,599 gr. d'acide carbonique, et 0,112 d'eau.

L'analyse qualitative du mélange gazeux obtenu d'azote et d'acide carbonique, a, dans treize expériences, donné en outre ces gaz dans un rapport proportionnel en volume de 1 : 1 1⁄2. Ainsi l'oxide urique a la composition suivante :

	Trouvé.	Atômes.	Calculé.
Carbone.	39,28	5	39,86
Azote.	39,35	4	36,72
Hydrogène.	2,95	4	2,60
Oxigène.	21,42	2	20,82
	100,00		100,00

La formule de sa composition est donc $C_5 N_4 H_4 O_2$ ou $C_5 N_4 H_4 + O_2$, si l'on veut exprimer celle de l'acide urique par $C_5 N_4 H_4 + O_3$. Il n'est pas d'ailleurs possible de douter que cette substance ne forme quelquefois une partie constituante de l'urine, sans en déposer précisément à l'état de concrétion, et il serait donc d'un grand intérêt d'apprendre à connaître les circonstances dans lesquelles sa production a lieu, vraisemblablement en place de celle de l'acide urique.

VARIÉTÉS.

Dans la séance de l'Académie de médecine du 23, M. Pariset a donné lecture du rapport de la commission chargée de rédiger les instructions que l'Académie doit remettre à M. le docteur Barachin, envoyé en Perse par M. le ministre du commerce, pour y remplir une mission commerciale et scientifique. Ce rapport, très long et très développé, a occupé toute la séance.

M. Husson a annoncé à l'Académie la mort de M. Louyer-Villermay, qui a succombé ce matin à une maladie de quelques jours seulement de durée.

Un des gérans,

E. LITTRÉ.

---

(1) An Essay on the chimical history, and med. treatment of calculous disorders, by Alex. Marcet, London, 1817, page 95.

PARIS.— Imprimerie et Fonderie de FÉLIX LOCQUIN et COMP. rue Notre-Dame-des-Victoires, 16.

1838. — N. 13.   5 JANVIER.

L'EXPÉRIENCE,
JOURNAL DE MÉDECINE ET DE CHIRURGIE

PUBLIÉ PAR

MM. DEZEIMERIS ET LITTRÉ.

Ars longa.   *Ubicumque...*

Ce journal paraît tous les cinq jours, les 5, 10, 15, 20, 25 et 30 de chaque mois, par cahier de 16 pages à deux colonnes, grand in-8°, formant à la fin de chaque année deux forts volumes grand in-8°. Le prix d'abonnement est de 9 fr. pour 2 mois, 18 fr. pour six mois, 36 fr. pour un an. On s'abonne, au bureau du journal, chez J.B. BAILLIÈRE, rue de l'École de Médecine, 13 bis, et, dans les départemens, chez les directeurs de poste et aux bureaux des Messageries-Royales et des Messageries Lafûtte et Caillard. Les lettres affranchies sont seules reçues.

SÉMIOLOGIE.

HÔPITAL DE LA CHARITÉ. — SERVICE DE M. RAYER.
ÉTUDE MICROSCOPIQUE DE L'URINE , ÉCLAIRÉE PAR L'ANALYSE CHIMIQUE;

Par M. Vigla , interne.

(Suite et fin)

Deuxième groupe.

Urée. La recherche de l'urée et de ses proportions dans l'urine, dans les maladies, paraît être d'une grande importance en sémiologie.

Les chimistes ont indiqué un moyen facile de constater la présence de ce principe, et qui consiste à évaporer l'urine à consistance sirupeuse, et à ajouter ensuite à la masse refroidie, une quantité à peu près égale d'acide nitrique peu concentré. On obtient ainsi une masse qui est du nitrate d'urée.

Lorsque l'urine ne contient point d'urée, l'addition de l'acide nitrique ne donne point de précipité solide, et lorsque la quantité de l'urée est peu considérable , le précipité est en proportion.

Le microscope peut abréger cette expérience, et la rendre plus pratique et plus complète. Ainsi, pour constater la présence de l'urée dans l'urine , on verse une goutte d'urine sur une lame de verre; en quelques minutes, l'été surtout, la goutte d'urine s'est suffisamment évaporée pour qu'une gouttelette d'acide nitrique, (lorsque l'urine contient de l'urée), détermine la formation d'un magma ou d'une masse cristalline, blanche et brillante, de nitrate d'urée. L'hiver, la gouttelette d'urine doit être évaporée à une douce chaleur, ce qui a lieu en deux ou trois minutes.

Lorsqu'on soumet au microscope le magma , ainsi

I.

obtenu , il offre une cristallisation confuse; mais les lamelles blanches et brillantes, moins épaisses , présentent toujours distinctement de beaux cristaux, en aiguilles, de nitrate d'urée.

Dans quelques maladies, la présence du mucus, du pus, de l'albumine, du cruor, du sperme, etc. dans l'urine, exigent qu'on ait recours à des procédés plus compliqués pour reconnaître la présence de l'urée et surtout sa proportion. M. Rayer et M. Quévenne faisant de l'étude de l'urée et de ses proportions dans l'urine, en santé et en maladie, l'objet d'un travail particulier, je me borne, ici, à indiquer l'avantage réel qu'offre la chimie microscopique pour accélérer la recherche du nitrate d'urée.

2° *Acide urique.* — A la température du corps, l'acide urique existe ordinairement dans l'urine, à l'état de dissolution ; mais dans une foule de circonstances, dans l'état de santé et à plus forte raison dans l'état de maladie, lorsque la sécrétion de cet acide est augmentée, il précipite de l'urine par le refroidissement.

Dans les sédimens, l'acide urique peut se présenter sous deux formes : amorphe ou cristallisé. Amorphe, il forme les sédimens d'apparences si diverses , rouges, jaunes, etc., qu'on observe dans une foule de circonstances où l'urine est acide, et le dépôt en est abondant dans les maladies du foie, ou dans la dernière période des fièvres intermittentes.

Cristallisé, il constitue la forme la plus ordinaire de gravelle. On le reconnaît alors à des grains rouges qui restent sur le linge quand on fait pisser les malades sur cette espèce de filtre, ou bien il se dépose sur les parois du vase qui a reçu directement l'urine. Je m'empresse d'ajouter que de semblables cristaux existent quelquefois dans des urines très acides au moment de l'émission; notamment dans le rhumatisme articulaire aigu; et que lorsque l'on abandonne à elles – mêmes des urines acides, il se forme presque constamment de semblables cristaux au bout d'un certain nombre d'heures. Le microscope montre des cristaux là où la vue ne pouvait découvrir qu'une poussière amorphe.

13

Sous l'un ou l'autre de ces états, amorphe ou cristallisé, l'acide urique se rencontre dans les urines acides, troubles, particulièrement dans celles dites zumenteuses, dans leurs dépôts, dans leurs nuages et leurs crémors.

a. Acide urique amorphe ou *pulvérulent.* — A cet état, vu au microscope, il paraît composé de petits grains de sable noirs qui peuvent être réunis en très grand nombre et former des masses presque opaques lorsque l'on met sur le verre une couche très épaisse du dépôt. Au contraire, si la couche est mince, on voit de petits grains former des lignes droites ou courbes, brisées, et quelquefois des figures comme des anneaux, des étoiles, que le moindre choc fait disparaître pour donner naissance à d'autres. Il est superflu de dire qu'aucune de ces formes ne se présente plus souvent qu'une autre.

Dans les urines très acides, l'acide urique peut conserver pendant long-temps cette apparence; nous l'avons trouvée la même au 21ᵉ jour du dépôt, dans un cas de maladie du foie.

Le sédiment qui se présente sous cet aspect au microscope, dans une urine acide, ne peut aujourd'hui être confondu avec aucun autre (si on tient compte de l'acidité de l'urine), au moins pour la généralité des cas.

Bien que l'on ne pût douter que les dépôts dans lesquels le microscope faisait voir cette poussière amorphe ne fussent réellement composés d'acide urique, d'après les analyses de semblables dépôts faites par Berzélius, Prout, etc., cependant nous avons pensé qu'il était bon de déterminer de nouveau la composition de l'un des sédimens amorphes examinés au microscope; M. Quévenne, qui s'est chargé de ce travail, a trouvé ce dépôt formé presque en totalité d'acide urique (1).

---

(1) *Sédiment rose d'une urine acide.*

Séparé par filtration et lavé à deux reprises, il se présente sous l'apparence d'un magma de consistance sirupeuse, filant, d'une belle couleur rose. Séché, il offre une poudre rose pâle. Une portion de celle-ci, chauffée avec de l'acide nitrique un peu étendu, donne une solution qui, évaporée à siccité, laisse un résidu jaune. —Ce résidu, exposé à la vapeur de l'ammoniaque légèrement chauffé, prend une belle couleur rouge pourpre. —

Le reste du dépôt, chauffé dans un tube de verre, se charbonne en répandant une odeur désagréable et des vapeurs alcalines. Exposé dans un creuset de platine à une température rouge, il brûle très promptement sans produire de flamme et disparaît presque complètement.

Les parois du creuset restent couvertes d'une légère couche blanche, qui, traitée par l'eau, la rend alcaline sans se dissoudre sensiblement. On verse sur ce résidu salin un peu d'acide chlorhydrique, qui produit une vive effervescence et le dissout complètement; la solution acide parfaitement limpide est sur-saturée avec de l'ammoniaque, qui détermine la formation d'un précipité blanc floconneux.

De ces différens essais, je conclus que le dépôt rose formé dans cette urine était composé en presque totalité d'acide urique, de matière animale, probablement de la

---

b. Acide urique cristallisé. — Les petits grains rouges que l'on rencontre dans les cas de gravelle, vus au microscope, offrent, à un grossissement même peu considérable, des cristaux, des prismes rhomboïdaux, qui, sous le champ de l'instrument, paraissent sous la forme de losanges assez réguliers. Le plus grand nombre offre des formes un peu altérées par la destruction d'un ou de plusieurs angles. Quelques-uns sont agglomérés et leur forme ne peut être reconnue. Tous offrent une belle couleur jaune.

Ces cristaux peuvent rester intacts plusieurs jours dans l'urine où ils se sont formés, probablement tant que celle-ci reste acide. Dans un cas ils n'avaient subi aucune altération au huitième jour.

Il peut se former de ces cristaux dans une urine acide abandonnée à elle-même, et dont le dépôt ne laissait voir le premier jour que de l'acide urique amorphe. Ils se trouvaient alors le plus souvent sur les crémors, ou déposés en poussière très fine incolore, sur les parois du vase. Mais ce fait est loin d'être constant, même dans les dépôts de ce dernier, le plus abondant. Je ne pus en trouver dans une urine acide au dix-neuvième jour.

L'acide urique pur est blanc. Cependant le plus souvent les cristaux bien réguliers ont une couleur jaune. Les chimistes ne sont pas d'accord sur la cause de cette coloration. Prout pense que la coloration de l'acide urique est due à à la matière colorante de l'urine, et dans quelques cas à du purpurate d'ammoniaque ou de soude.

Nous nous sommes assuré que ces grains jaunes d'acide urique ne contenaient pas d'ammoniaque ou à peine des traces.

En les triturant avec de la potasse caustique sèche et en approchant un bouchon imprégné d'acide acétique, il ne formait aucun nuage blanc à la surface du mélange, comme cela eût eu lieu s'il se fût dégagé de l'ammoniaque.

Les cristaux d'acide urique peuvent apparaître dans un même dépôt, parfaitement blancs ou colorés.

Les cristaux de phosphate ammoniaco-magnésien neutre quoiqu'en rapport avec la matière colorante de l'urine se présentent toujours parfaitement blancs.

Il n'est pas rare, dans l'état de maladie, de voir se déposer par le refroidissement de l'urine des grains d'acide urique, sans que les individus soient atteints de gravelle. Ces cristaux ont la même forme et la même couleur que ceux que nous venons de décrire.

Parmi les dégradations des cristaux d'acide urique, il en est qui se sont présentées assez souvent à nous pour que nous ayons cru devoir les représenter, d'autant plus que dans un cas on cherchait

nature du mucus, de phosphate de chaux, de soude, sans doute unie primitivement à l'acide urique, puisque l'urine était acide.

inutilement des cristaux réguliers. Pl. II. fig. *j. j. j.*

L'acide urique peut exister cristallisé dans l'urine sans être reconnaissable à l'œil nu. On peut le rencontrer parfaitement blanc, formant des cristaux transparens. Les plus purs, les plus beaux échantillons que nous ayons observés se voyaient dans l'urine jumenteuse fort acide d'un malade atteint d'une fièvre typhoïde, à laquelle il a succombé. Le dépôt qui contenait ces cristaux blancs ayant été recueilli sur un filtre en a offert de jaunes, irréguliers, et brisés. La forme la plus commune dans ce cas était le prisme rhomboïdal. (Pl. ij. fig. *h*.) Cependant plusieurs cristaux semblaient se rapprocher de la forme cubique. (Pl. II, fig. *h'*).

Les cristaux blancs d'acide urique sont les plus rares; il est beaucoup plus commun d'en rencontrer d'une belle teinte jaune, ressemblant un peu à celle de la topaze, transparens, ou demiopaques.

Ici, comme dans les grains d'acide urique, distincts à l'œil nu, on peut voir successivement dégénérer la forme des cristaux qui finit par n'être plus reconnaissable; cependant ceux-ci apparaissent, en général, avec des formes plus nettes que ceux-là.

Une variété très commune de ces cristaux est celle dans laquelle les deux angles latéraux du prisme rhomboïdal sont émoussés.

Le volume de ces cristaux varie à l'infini. Il en est qui aparaissent extrêmement petits, quoique réguliers, à un grossissement de 350 fois le diamètre (Pl. II, fig. *h*.)

Ils peuvent se grouper de différentes manières et offrir dans un espace très rétréci la plupart des variétés d'aspect, dont ils sont susceptibles Pl. II, fig. *i*).

Dans l'urine qui offre de l'acide urique cristallisé, visible à l'œil nu, on trouve toujours de l'acide urique amorphe.

Nous avons observé une forme de cristallisation de l'acide urique qui s'éloigne beaucoup de celle que nous venons de décrire. L'acide urique avait été précipité par l'acide nitrique d'une urine jumenteuse, préalablement filtrée. Ce sont des rosaces (pl. II, fig. *k*.) d'une belle couleur jaune. De la circonférence, moins transparente que le reste du cristal, partent, sous forme de rayons, une multitude d'aiguilles qui toutes convergent vers un point central.

Dans le plus grand nombre de ces rosaces, le cercle de la circonférence est un peu irrégulier ou bosselé; sur quelques unes, il paraît déprimé dans un sens et régulier dans l'autre.

Dans cette cristallisation, les rosaces entières sont assez rares; la masse est formée de segmens parfaitement réguliers et qui ont, en général, le quart de la surface d'une rosace.

Il est des rosaces dans lesquelles il semble qu'on ait enlevé des fragmens d'un quart, d'un huitième, ou même moins de leur surface.

Le mode de préparation de ces cristaux et leur

couleur jaune, semblaient bien indiquer que ces cristaux étaient de l'acide urique; mais dans une question aussi délicate nous avons cru ne devoir nous en rapporter qu'à l'analyse chimique (2).

3° *Urate d'ammoniaque.* L'urate d'ammoniaque est un sel peu soluble qui se forme, suivant Berzélius, à la surface de l'urine abandonnée à elle-même et dans un état assez avancé de décomposition. Pensant que le microscope nous ferait observer fréquemment ce sel, nous avons étudié sa forme cristalline sur un échantillon préparé par M. Guibourt (Pl. II, fig. *a*). Or nous ne l'avons rencontré que rarement dans les urines devenues ammoniacales par décomposition.

4° *Phosphate ammoniaco-magnésien neutre.* Le phosphate d'ammoniaque et le phosphate de magnésie font partie de la composition de l'urine; mais ils se trouvent en dissolution dans ce liquide, à l'état de sels avec excès d'acide, et sont très solubles. Si par une cause quelconque l'ammoniaque ou la magnésie viennent à être sécrétées en grande abondance, il se forme des sels neutres ou avec excès de base, sels insolubles ou à peine solubles qui se précipitent sous forme de cristaux.

Ces sels peuvent donner naissance à des calculs ou à une espèce particulière de gravelle. Prout a donné le nom de diathèse phosphatique à cette sécrétion morbide.

Nous ne devons nous occuper, ici, que des moyens de la reconnaître, et le microscope nous a rendu, sous ce rapport, un véritable service. Des deux sels que l'acide phosphorique peut former en s'unissant à l'ammoniaque et à la magnésie, le phosphate ammoniaco-magnésien neutre est le seul

(1) *Urine très acide, trouble, jumenteuse, blanchâtre,* ne s'éclaircissant par le repos qu'au bout de plusieurs jours, d'un malade affecté de fièvre typhoïde couché au n° 11 de la salle Saint-Michel. — (Analyse par M. Quévenne.)

Cette urine a été versée sur un filtre le 22 novembre 1837. Le lendemain tout le liquide avait passé, et il restait sur le filtre un dépôt formé par une couche jaune-rougeâtre, qui fut lavé une seule fois pour enlever les dernières parties d'urine. Après ce lavage, le filtre fut retiré de l'entonnoir pour en examiner le contenu.

Toute la surface du filtre est enduite de la même couche jaune-rougeâtre dont nous avons parlé; mais de plus on voit sur la partie la plus déclive, un liquide épais, filant comme du mucus, d'apparence jaunâtre. Un examen plus attentif fait reconnaître que cette couleur appartient à une poudre jaune, logée dans sa substance, et que sa transparence permet de voir, mais qu'il est incolore par lui-même. Le papier de tournesol qu'on plonge dans ce magma est faiblement rougi. En examinant au microscope ce mucus on aperçoit une grande quantité de prismes rhomboïdaux plus ou moins bien cristallisés. Ceux-ci, qui, avant la filtration étaient incolores, isolés et réguliers, se montrent maintenant plus ou moins jaunâtres, pour la plupart agglomérés et souvent brisés. On distingue aussi quelques globules semblables à ceux du mucus, mais en trop petit nombre pour représenter la masse de mucus restée sur le filtre. — Enfin on voit de l'acide urique amorphe et quelque

que nous avons trouvé dans les urines alcalines au moment de l'émission.

Lorsque l'on soupçonne la présence de ce sel, il est important d'examiner l'urine à différentes heures d'un même jour, car celle-ci peut, dans des intervalles assez longs, être entièrement dépourvue de phosphate. L'urine, qui le contient en quantité considérable, est trouble au moment de l'émission, et dépose un sédiment blanc, dans lequel l'œil nu ne reconnaît pas l'apparence cristalline; cette apparence est même assez trompeuse et peut en imposer pour du pus ou du mucus, ce sel étant blanc comme ces substances, et n'ayant pas assez de consistance, assez de fixité pour en être toujours facilement distingué.

L'urine saine, abandonnée à elle-même, dépose au bout d'un temps, qui est loin d'être le même pour toutes, ce même phosphate ammoniaco-magnésien neutre. Effet du développement de l'ammoniaque; ce sel se produit lentement dans les urines très acides, promptement dans les urines neutres à l'époque de l'émission, surtout dans celles qui contiennent du sang, du pus, etc., ou des matières animales qui se décomposent facilement.

Le phosphate ammoniaco-magnésien neutre apparaît dans l'urine sous la forme de cristaux parfaitement réguliers, et qui nous ont paru pouvoir être tous ramenés au même type, à celui du prisme rectangulaire droit; ils offrent un grand nombre de variétés.

Nous avons cherché à les montrer sous différens aspects.

Nous croyons pouvoir rapporter les principales variétés à trois formes principales :

1° Arêtes des bases remplacées par des facettes pl. II, *b*, *c*, *d*).

2° Arêtes des parois et deux arêtes des bases remplacées par des facettes (pl. II, *e e e.*)

3° Arêtes des bases et des parois remplacées par des facettes (pl. II, *é é.*).

A ces trois formes on peut rapporter un grand nombre de variétés. Celles-ci résultent : 1° de la différence dans les dimensions; la longueur l'emportant sur la largeur ou celle-ci sur la première; 2° de la présence d'une arête entre les faces de nouvelle formation, ou d'une facette, l'une ou l'autre pouvant être plus longue que large; 3° de l'état net ou régulièrement tronqué des arêtes qui remplacent les facettes des angles; 4° de la forme anguleuse des bases ou de la section des extrémités, etc.; dispositions qui peuvent exister isolées

lamelles semblables à celles des débris d'épithélium

Une portion de ce dépôt brut chauffée avec une petite quantité d'acide nitrique, étendu de partie égale d'eau, s'y dissout. La dissolution est évaporée à siccité et exposée à la vapeur de l'ammoniaque, légèrement chauffé; la masse prend une belle couleur rouge pourpre, indice de la présence de l'acide urique.

Une autre portion du dépôt est évaporée à siccité, puis traitée à deux reprises par l'éther. Celui-ci décanté et abandonné à l'évaporation, laisse sur le bord de la capsule quelques gouttelettes extrêmement ténues qui, placées et étendues sur un morceau de papier non collé, le rendent transparent et forment une tache jaune qui ne disparaît pas par la chaleur. Il y avait donc, dans le dépôt, une petite quantité de matière grasse; mais elle était assurément trop faible pour avoir pu, par sa seule présence, déterminer l'aspect trouble et jumenteux de l'urine.

Une autre portion du même dépôt soumise à l'incinération, brûle en répandant une odeur animalisée très désagréable et des vapeurs alcalines. Elle laisse un charbon noir peu abondant, qui, étant tenu lui-même pendant assez long-temps à une chaleur rouge, finit par disparaître, et ne laisser qu'une couche très légère de cendre grise. Une portion de celle-ci, traitée par une goutte d'acide chlorhydrique, laisse dégager quelques bulles de gaz qui ne peuvent être que de l'acide carbonique. Le reste de la cendre, traité par un peu d'eau, la rend alcaline, sans y disparaître complètement, même après une assez longue agitation, au moyen d'un petit tube. L'eau qui surnage, décantée, ne précipite pas par le chlorure de platine. De ces deux expériences, j'ai donc dû conclure que la faible partie de matière dissoute par l'eau était du carbonate de soude. La partie de la cendre, non attaquée par l'eau, s'est dissoute très promptement dans une faible quantité d'acide chlorhydrique et l'ammoniaque ajoutée en excès dans cette solution y produit un précipité blanc, floconneux, léger, évidemment dû à du phosphate de chaux.

L'urine séparée par filtration du dépôt a été additionnée d'acide nitrique dans la proportion d'environ un gros pour une once et demie, afin de déterminer la précipitation de l'acide urique, suivant le procédé indiqué par Berzelius. En effet, le lendemain, il s'était formé à la partie inférieure du tube un dépôt rouge, très peu abondant, d'apparence cristalline. Ce dépôt, qui devait être de l'acide urique, examiné au microscope, se présentait sous une forme cristalline bien différente de celle qu'affecte ordinairement cet acide. Cette nouvelle cristallisation apparaissait sous la forme de belles aiguilles dont la réunion formait des rosaces ou des portions de rosaces.

Quoiqu'on ne pût supposer que ces cristaux fussent de l'urate d'ammoniaque, cependant comme ils avaient quelques rapports pour la forme avec des cristaux de ce sel, nous traitâmes ces rosaces par la potasse caustique sèche; en approchant du mélange un bouchon imprégné d'acide acétique, il ne se forma point à la surface, le nuage blanc qui a lieu lorsqu'il se dégage de l'ammoniaque.

Essayés par l'acide nitrique et l'ammoniaque, comme il est indiqué ci-dessus, ces cristaux, ont donné naissance à une belle couleur rouge pourpre qui nous a confirmé dans la pensée que ces cristaux étaient de l'acide urique. En effet nous avons employé le procédé recommandé pour précipiter l'acide urique de l'urine, et d'un autre côté il nous a été démontré que ces cristaux n'étaient point de l'urate d'ammoniaque. Si ce n'était pas de l'acide urique, cristallisé différemment, ce ne pourrait être qu'un corps qui se serait formé par suite d'une lente réaction de l'acide nitrique froid et très étendu sur l'acide urique.

Ainsi, nous avons reconnu, par ces expériences, que les substances qui formaient la portion trouble de cette urine jumenteuse, étaient les suivantes, dont la proportion décroissait, dans l'ordre où je les énumère : 1° Acide urique cristallisé; 2° Mucus, presque sans globules; 3° Phosphate de chaux; 4° Des traces de carbonate de soude trouvées dans le produit de l'incinération et dont la base existait peut-être dans ce dépôt avant la combustion à l'état de lactate ou d'urate; 5° Matière grasse fixe.

ou réunies sur le même cristal. Nous avons représenté les formes qui nous ont semblé se montrer le plus souvent. Indépendamment des variétés de formes, ces cristaux peuvent offrir beaucoup de différences dans leur volume; l'aspect qu'ils présentent tient aussi quelquefois à la manière dont ils sont éclairés.

Beaucoup sont brisés, tronqués, irréguliers et non reconnaissables : d'autres sont coupés dans la moitié de leur longueur.

Ils existent quelquefois en masse si considérable qu'ils ne laissent pas traverser assez de lumière pour que leurs formes soient bien éclairées; mais en général quand ils sont isolés ils sont parfaitement transparens.

Dans ces mêmes dépôts, on voit aussi des masses cristallines confuses, sur les bords desquelles on distingue des portions de cristaux bien formées. (Pl. II., fig. *ff.*)

Ces cristaux sont ordinairement mêlés à une poussière grise amorphe qui paraît être du phosphate de chaux.

Souvent le dépôt qui les contient renferme aussi des globules muqueux ou purulens; car il est commun de voir cette sécrétion accompagnée sinon produite par une inflammation des reins et du bassinet.

La nature de ces cristaux nous a été dévoilée par l'analyse chimique (3). Une des malades qui nous a

fourni l'occasion d'observer ces cristaux a rendu dans l'espace de six semaines neuf calculs formés de phosphate ammoniaco-magnésien.

Ces cristaux peuvent être formés artificiellement en ajoutant à une urine acide une très petite quantité d'ammoniaque. Si on en versait plus, on donnerait naissance à des cristaux de phosphate ammoniaco-magnésien bibasique.

Ces cristaux, tels que nous les avons représentés, ne nous paraissent pas pouvoir être confondus avec d'autres, dans l'urine.

Nous avons eu occasion d'étudier récemment ces cristaux, à plusieurs reprises, dans l'urine de trois malades. L'un d'eux souffrait dans la région lombaire gauche, depuis son enfance, et paraissait avoir une néphrite bien caractérisée. Son urine déposait énormément de ce phosphate, et la quantité de cristaux augmentait sensiblement toutes fois qu'il marchait un peu plus que de coutume ; elle diminuait et disparaissait presque complètement par le repos, l'urine redevenait acide quelquefois pour plusieurs jours, après l'application des ventouses sur les régions rénales. La santé générale était assez troublée. Cet homme n'a été que peu soulagé par un grand nombre de moyens employés contre sa maladie.

Le second malade est une femme dont le rein droit est remplacé par une vaste poche, à parois probablement cartilagineuses. Cette femme a rendu un grand nombre de calculs de ce phosphate, et son urine, ordinairement neutre ou alcaline, dépose un sédiment blanc visqueux, formé par ces cristaux

---

(3) Cette analyse a été faite par M. Guibourt : Le dépôt a été traité deux fois par l'ammoniaque pour dissoudre le mucus. Le précipité débarrassé du mucus a été complètement lavé. Examiné au microscope, il offrait les cristaux précédemment décrits, ayant conservé leur forme et leur transparence, et mêlés à une matière amorphe : les cristaux étant en quantité plus considérable.

Les cristaux, complètement lavés, ont été traités par la potasse caustique : à l'instant même il s'en est dégagé une odeur d'ammoniaque très manifeste, et le papier de tournesol a été entièrement bleui par la vapeur dégagée. Alors les cristaux, examinés au microscope, offraient une apparence toute différente. Beaucoup paraissaient déformés, d'autres avaient conservé leur forme et leurs angles, mais tous étaient devenus nébuleux et difficiles à distinguer de la liqueur ambiante. Ces cristaux avaient éprouvé une altération chimique de la part de la potasse caustique qui en avait dégagé l'ammoniaque, s'était emparé de l'acide, et avait mis à nu une base terreuse qui ne pouvait être que la magnésie. Quel était l'acide ? Sans l'avoir isolé, je puis dire que c'était l'acide phosphorique, car la solution alcaline abandonnée à elle-même sur un verre plat, a formé des cristaux sous forme de lames parfaitement hexaédriques, ou de prismes droits hexaèdres, très courts. Or, cette forme est celle du phosphate de plomb qui doit être isomère avec le phosphate de potasse; je suis donc autorisé à dire que l'acide combiné à la potasse est l'acide phosphorique.

Il reste à prouver la présence de la magnésie. Or, ayant fait bouillir le sel cristallisé avec la solution de potasse caustique; ayant lavé le dépôt insoluble et y ayant ajouté quelques gouttes d'acide sulfurique étendu ; la solution en a été complète et instantanée; le liquide acide a été évaporé dans un creuset de platine et chauffé au rouge pour chasser l'excès d'acide sulfurique. Alors le sel ayant été repris par l'eau a offert l'amertume et les propriétés chimiques du sulfate de magnésie (la plus sail-

lante est de former avec l'ammoniaque un précipité qui se redissout dans un acide, et qui alors ne peut plus être précipité de nouveau par l'ammoniaque.) Il faut observer que le sel, chauffé au rouge, ne s'est pas entièrement redissous dans l'eau, et qu'il est resté un peu de poudre blanche de phosphate de chaux. Je ne pense pas que ce sel fît partie des cristaux, qui doivent être considérés comme du phosphate ammoniaco-magnésien ; je crois plutôt qu'il constituait la matière amorphe dont ces cristaux sont accompagnés.

Le phosphate ammoniaco-magnésien neutre étant moins insoluble que le phosphate de chaux, doit se présenter plus souvent sous la forme de cristaux, dans les urines alcalines.

Les chimistes ayant constaté que le sédiment des urines alcalines est formé de phosphate de chaux et de phosphate ammoniaco-magnésien, et d'un autre côté, l'observation microscopique ne découvrant, dans ces sédimens, qu'une seule espèce de cristaux appartenant évidemment à un seul sel, il suit nécessairement qu'un seul des deux sels sus-nommés est susceptible de cristalliser et ce sel est le phosphate ammoniaco-magnésien.

Il est d'ailleurs facile de s'expliquer la cristallisation du phosphate ammoniaco-magnésien, en considérant que ce sel triple, formé par l'action de l'ammoniaque sur le phosphate de magnésie préalablement dissous, n'est pas lui-même complètement insoluble dans l'eau, et que la lenteur avec laquelle il se sépare du liquide est une circonstance favorable à ce qu'il prenne la forme de cristaux réguliers ; tandis que le phosphate de chaux étant complètement insoluble, doit se précipiter instantanément sous forme amorphe et pulvérulente au moment où l'acidité de l'urine disparaît.

mélés à un plus ou moins grand nombre de globules purulens.

Un troisième malade, dont l'urine offrait de semblables cristaux, vient d'être soumis à notre observation. Traité, il y a plusieurs années, pour un calcul assez volumineux dont il ignore la nature, et qu'il n'a pu encore nous remettre, il n'a jamais été complètement rétabli depuis cette opération. Sa santé est beaucoup plus altérée depuis quelque temps. Il a été sondé par M. Velpeau, qui n'a pas rencontré de calcul dans la vessie. Il est en proie à une nephrite et à une cystite intenses. Son urine très pâle est alcaline, trouble au moment de l'émission, laisse précipiter par le repos un sédiment blanc, visqueux, filant, qui, vu au microscope, parait entièrement formé des globules de pus et des cristaux très réguliers de phosphate ammoniaco-magnésien neutre.

Je ne fais que rappeler que de semblables cristaux se remarquent dans l'urine abandonnée à elle-même et devenue alcaline.

Nous avons été curieux de savoir si les phosphates ammoniaco-magnésiens artificiels offriraient les mêmes cristaux que ceux qui cristallisent naturellement dans l'urine. Les expériences faites à ce sujet par M. Quevenne (4) ont répondu affirmative-

(4) *Expériences de M. Quévenne.*

Phosphate ammoniaco-magnésien bibasique. J'ai préparé d'une part une solution de sulfate neutre de magnésie, et de l'autre, une solution de phosphate d'ammoniaque que j'ai rendue alcaline en y ajoutant quelques gouttes de la même base. Ces deux dissolutions faites à parties égales et très étendues, mêlées ensemble également en même proportion, m'ont toujours donné des prismes ou aiguilles linéaires lancéolées, souvent variables en dimensions à chaque opération, mais toujours de même forme; offrant par exemple une longueur tantôt de $\frac{2}{100}$ de millimètre. d'autres fois pouvant s'élever jusqu'à $\frac{8}{100}$. Quelquefois ces cristaux sont isolés où amoncelés sans ordre; dans d'autres circonstances ils sont disposés de manière à simuler une feuille bipinnée, le pétiole commun étant remplacé par une aiguille plus longue, les pétioles secondaires par des aiguilles de moyenne grandeur, et les folioles par des aiguilles de plus en plus petites.

Ces cristaux, comme on le voit, ne ressemblent nullement pour la forme, à ceux qui se déposaient si souvent des urines alcalines; cependant comme tout devait nous faire supposer que le phosphate si souvent observé dans les urines alcalines était le bibasique, j'ai fait un très grand nombre de mélanges des solutions ci-dessus, et toujours j'ai obtenu des cristaux de même forme, des aiguilles linéaires lancéolées, ne variant que par les dimensions et la disposition.

Toutefois il est une circonstance où il en a été autrement; c'est en rendant très prépondérante la quantité de sulfate de magnésie, par rapport à celle de sous-phosphate d'ammoniaque. Ainsi, j'ai ajouté à une assez grande quantité de la solution du premier sel, une goutte de solution du second, et j'ai produit une cristallisation confuse de forme bizarre, mais dans laquelle on distinguait bon nombre de prismes rectangulaires très courts, absolument semblables à ceux des urines alcalines. On y observait même un phénomène curieux qui a fixé un moment notre attention; on appercevait quelques-uns de ces prismes, à l'état rudimentaire, formés par une

ment; de plus, elles nous ont fait connaître que le sel auquel appartiennent ces cristaux est le phosphate ammoniaco-magnésien neutre; que le phosphate bi-basique cristallise d'une manière différente, et qu'il faut rapporter à ce dernier, les cristaux observés par nous pendant la décomposition de l'urine abandonnée à elle-même, et dont nous n'avions pas encore bien déterminé la nature.

5° *Phosphate ammoniaco-magnésien bibasique.* —Le phosphate ammoniaco-magésien bibasique est un sel très peu soluble qui se forme pendant la décomposition de l'urine; nous ne l'avons jamais rencontré dans ce liquide au moment de l'émission ou peu de temps après. Malgré son peu

réunion de quatre pièces distinctes, enchâssées dans des lignes qui dessinaient parfaitement les formes régulières qu'aurait sans doute possédé le cristal plus tard, s'il eût pris naissance dans un milieu plus favorable à son développement.

Ces prismes rectangulaires formés en dernier lieu, sous l'influence d'un si faible excès d'ammoniaque, devaient appartenir à la variété de phosphate neutre, comme nous allons le voir à l'article suivant.

Phosphate ammoniaco-magnésien neutre. J'ai ajouté à une solution de sulfate neutre de magnésie, une solution également neutre de phosphate d'ammoniaque; presque aussitôt il s'est déposé une poudre cristalline qui, vue au microcospe présentait un nombre assez considérable de prismes rectangulaires, courts, absolument semblables à ceux observés dans l'urine alcaline. On y voyait en même temps un grand nombre d'autres cristaux mal conformés mais cependant la plupart facilement reconnaissables pour appartenir à la forme citée; ainsi, à part la régularité moins grande dans la cristallisation, elle était absolument la même que dans le sel déposé dans l'urine. De même que pour le premier sel, j'ai répété un grand nombre de fois la préparation de celui-ci, et quand j'ai opéré dans les mêmes circonstances, j'ai obtenu les mêmes résultats. Il semble donc bien résulter de là, malgré toutes les prévisions, que les cristaux observés dans les urines alcalines étaient du phosphate d'ammoniaque et de magnésie à l'état neutre, et non pas alcalin.

Cette conclusion présenterait sans doute un autre degré de certitude si le temps m'eût permis d'analyser les sels dont il est ici question, et d'ajouter ainsi aux preuves physiques données par la différence de formes les preuves matérielles et irrécusables fournies par le poids des élémens séparés. Cependant, comme je me suis conformé dans la préparation de ces deux sels aux moyens indiqués par Berzélius; je puis jusqu'à un certain point invoquer le nom de ce savant en faveur de ma conclusion.

Je sais très bien quelle influence l'urine peut exercer sur la cristallisation de certains sels, je sens parfaitement qu'il y a quelque difficulté à expliquer la formation du phosphate ammoniaco-magnésien neutre dans l'urine, tandis qu'on se rendrait compte plus facilement de celle du bibasique. Mais enfin, quand je prépare un sel neutre avec des formes exactement pareilles à celui de l'urine; quand d'un autre côté je me place dans les circonstances indiquées par Berzélius pour produire le sel bibasique, et que j'obtiens un sel cristallisé tout à fait différemment, il est difficile de ne pas en conclure que les choses se passent absolument de la même manière au milieu de l'urine. Toutefois, je dois dire en terminant, que l'analyse seule a le droit de prononcer d'une manière absolue.

de solubilité il peut cristalliser dans l'urine devenue alcaline: mais nous ne l'y avons rencontré que très rarement. La formation de ces cristaux paraît dépendre d'un passage très prompt de l'urine à l'état alcalin ; elle est favorisée, sans que nous puissions expliquer cette dernière circonstance, par la présence d'une assez grande quantité d'acide urique. Une fois nous avons vu ce sel dans une urine purulente, le troisième jour de l'émission ; une autre fois, le quatrième jour, dans une urine qui déposait du mucus et des grains d'acide urique. Nous l'avons bien souvent cherché inutilement à l'aide du microscope, dans des urines qui déposant beaucoup d'acide urique ne devenaient alcalines que le quinzième, le dix-septième, le vingt-unième jour. Alors nous trouvions dans l'urine du phosphate ammoniaco-magnésien-neutre.

Les cristaux de phosphate ammoniaco-magnésien bibasique apparaissent sous la forme à laquelle on a donné le nom générique de feuilles de fougères. (Pl. 1, fig. *l' l' m.*) Les bords sont plus ou moins profondément découpés, les nervures plus ou moins rapprochées, sans être toujours disposées symétriquement. Quant à la disposition de ces feuilles, celles que l'on trouve les plus nettes sont ordinairement unies deux à deux par leurs bases, de manière à figurer les décorations que l'on appelle crachats. On voit ces cristaux sous d'autres formes encore reconnaissables, la ligne médiane restant seule, ce sont de simples aiguilles, les nervures latérales étant disparues ou à peine formées.

Les dépôts dans lesquels nous avons rencontré ces cristaux n'ont pas été soumis à l'analyse chimique ; ils étaient trop peu abondans : mais leur nature ne nous en paraît pas moins certaine à cause de l'alcalinité de l'urine et de leur ressemblance parfaite avec les cristaux que l'on forme artificiellement et que nous avons observés un grand nombre de fois. Dans les urines acides nous n'avons pas observé de cristaux qui leur ressemblassent et qui pussent être confondus avec eux.

Le phosphate ammoniaco-magnésien bibasique peut être formé artificiellement en ajoutant à une urine très acide une petite quantité d'ammoniaque, jusqu'à ce qu'elle forme un nuage blanc qui précipite bientôt, et dans lequel on trouve les cristaux.

Les urines alcalines, toujours plus ou moins troubles, déposent par le repos un sédiment blanc qui analysé par les chimistes a été trouvé composé de phosphate ammoniaco-magnésien et de phosphate de chaux. Ils ont remarqué que ces sels n'y étaient pas en égale proportion, et qu'on pouvait quelquefois à l'œil nu distinguer ces dépôts l'un de l'autre à ce que l'un d'eux ne cristallise pas. Le phosphate de chaux, dans l'urine, est un sédiment amorphe, tandis que le phosphate ammoniaco-magnésien forme un sédiment cristallisé.

Nous avons déjà dit en parlant du phosphate ammoniaco-magnésien que l'existence de ce sel dans l'urine au moment de l'émission était le principal

symptôme d'une affection grave des reins encore peu connue qui, d'après les observations de M. Rayer, se rattache à la néphrite.

6° *Phosphate de chaux.* Ce sel entre dans la composition de l'urine saine, où il est tenu en dissolution par l'acidité de ce liquide, car il est, par lui-même, insoluble dans l'eau. Lorsque l'urine, par une cause quelconque devient alcaline, il précipite abondamment.

Prout et Berzelius pensent que le phosphate de chaux ne forme jamais exclusivement le sédiment d'une urine alcaline. Nous avons cependant observé un cas dans lequel nous n'avons rencontré aucuns cristaux de phosphate ammoniaco-magnésien. Depuis quelques jours nous avions, dans nos salles, un homme dont la physionomie indiquait un état morbide assez grave. En examinant l'urine elle parut trouble et alcaline au moment de l'émission. La pression développait de la douleur dans une des régions lombaires. L'urine, examinée au microscope, au lieu de cristaux que nous nous attendions à trouver, ne fit voir qu'une poussière amorphe. Le sédiment qui se forma au bout de quelques heures était également une poussière blanche amorphe. Le même examen répété les jours suivans donna toujours le même résultat ; c'était du phosphate de chaux (5).

Ce malade fit dans les salles de M. Rayer un séjour de plusieurs semaines, sans qu'on pût obtenir une guérison solide. Les saignées locales faisaient cesser, pour un jour ou deux seulement, l'alcalinité de l'urine et la formation du dépôt de phosphate de chaux ; le malade sortit n'ayant obtenu que peu d'amélioration dans son état.

Le sédiment phosphatique amorphe dont je viens de parler ne pourrait être confondu, au micros-

<hr>

(5) *Dépôt blanc de phosphate de chaux dans une urine alcaline.*

Le dépôt de cette urine, séparé par filtration et lavé, se présente sous forme d'un magma blanc-gris, cohérent, qui, vu au microscope, paraît composé de petits grains, amoncelés ou disséminés, de même couleur ; le papier rouge qu'on y plonge est légèrement bleui. — Desséché à l'étuve, il se présente sous forme d'une couche blanche fendillée, dure et cohérente. L'acide nitrique le jaunit d'abord, puis le dissout, et il laisse par évaporation un résidu jaune, salin, ne donnant aucun indice d'acide urique.

Brûlé dans un tube, il répand des vapeurs alcalines et une odeur animalisée désagréable. Exposé à la flamme de l'alcool sur une lame de platine, il se charbonne au rouge en produisant une flamme jaunâtre peu durable. Ce charbon, long-temps exposé à la température rouge, ne s'est pas incinéré. Il est terne, d'un noir terreux, ne fait pas effervescence avec l'acide chlorhydrique. Mis en contact avec une goutte d'eau, il ne la rend ni acide, ni alcaline. La solution dans l'acide chlorhydrique, séparée du charbon par le repos et additionnée d'ammoniaque, donne un précipité blanc, floconneux, évidemment dû à la présence du phosphate de chaux.

Je conclus donc de ce qui précède, que ce dépôt était uniquement formé par du phosphate de chaux uni à une matière animale, dont les propriétés n'ont pu être étudiées, la quantité totale du dépôt étant beaucoup trop faible.

cope, qu'avec celui de l'acide urique [amorphe, mais celui-ci se trouve dans les urines acides.

7° *Chlorure de soude.* En étudiant au microscope l'urine évaporée, les crémors et les dépôts de toute espèce, il n'est pas rare de rencontrer des cristaux octaédriques qui paraissent devoir être rapportés à l'hydrochlorate de soude (pl. II, fig. *n*). Ces cristaux sont très réguliers. Il y en a de toutes les grandeurs, depuis un et même deux centièmes de millimètre de diamètre jusqu'à ce que l'œil peut apercevoir de plus petit. Ces derniers sont plus nombreux que les premiers.

Les cristaux, dont nous parlons, se trouvent depuis un temps très rapproché jusqu'à un temps très éloigné de l'émission de l'urine, et dans les différentes parties de ce liquide.

Plusieurs fois nous avons observé, dans l'urine peu évaporée, des octaèdres que nous n'avons pu rapporter au chlorure de soude à cause de la solubilité de ce sel.

DEUXIÈME PARTIE.

Application des observations précédentes à l'étude des crémors, des nuages et des sédimens de l'urine.

Nous avons indiqué un grand nombre de substances dont le microscope, seul ou aidé de l'analyse chimique, peut reconnaître la présence dans l'urine. Il nous reste maintenant à examiner comment ces différens élémens se combinent, pour former les urines louches, troubles, jumenteuses, et donner lieu aux diverses apparences des dépôts ou sédimens, des nuages ou énéorèmes, des pellicules ou crémors.

L'urine dans laquelle on se propose d'examiner ces divers dépôts, doit être recueillie dans des vases de verre très propres, et versée dans des tubes étroits, tenus à l'abri de la poussière.

Chez les femmes, l'urine peut se charger de particules étrangères (mucus, sang des règles), en traversant les parties génitales externes; chez l'homme elle peut aussi se charger de matières contenues ou versées dans l'urèthre. Aussi, convient-il quelquefois d'examiner comparativement l'urine rendue naturellement et celle extraite par la sonde.

L'état acide, neutre ou alcalin de l'urine doit être constaté au moment de l'émission.

Si l'on fait uriner le malade dans plusieurs vases dans une même émission, l'urine n'aura pas la même apparence dans chacun d'eux. Berzelius a remarqué depuis long-temps, que si l'on fait uriner une personne dans trois vases, dans une seule émission, le premier contient beaucoup de mucus, le second en contient moins, et le troisième peut ne pas en offrir du tout. Nous avons fait la même observation pour le pus et les substances déposées au fond de la vessie.

Il faut donc examiner chacun des vases comparativement.

L'urine varie à différentes heures et même à différens jours, chez le même malade. Nous l'avons vue être acide et transparente le matin, et trouble et chargée de phosphate de chaux dans la même journée; nous l'avons vue offrir un jour une quantité considérable de pus, devenir limpide les deux jours suivans, et redevenir purulente le quatrième. Ces différences remarquables tiennent quelquefois à ce que l'un des reins étant malade et l'autre sain, un calcul bouche momentanément l'uretère du côté malade, de manière qu'il n'arrive dans la vessie que de l'urine saine.

La conséquence clinique de cette remarque est, qu'il faut examiner l'urine de toutes les émissions, lorsque l'on soupçonne une maladie de l'appareil urinaire.

Le temps qui s'écoule entre le moment de l'émission de l'urine et celui où les crémors, les nuages, les dépôts, sont complètement formés, varie d'une à plusieurs heures, suivant la nature des matières non dissoutes dans l'urine ou qui se déposent par le refroidissement, plus ou moins vite, suivant la température ambiante. Ces changemens se font beaucoup plus rapidement quand le vase ou le tube qui contient l'urine est placé dans l'eau froide.

Il est des urines qui peuvent rester troubles pendant plusieurs jours; mais elles finissent par s'éclaircir, après la formation du dépôt.

Sous le rapport sémiologique, les urines doivent être partagées en deux grandes classes : 1° urines acides; 2° urines alcalines, au moment de l'émission. Cette division permet d'arriver avec plus de facilité à déterminer la composition de leurs parties salines et acides; mais elle n'apprend rien sur l'existence ou l'absence des matières organiques, comprises dans notre premier groupe.

Les différentes parties d'une même urine, telles que les crémors, les dépôts, les sels qui troublent la colonne du liquide, offrent presque toutes la même composition. Cette règle ne s'applique pas seulement aux substances salines, elle est aussi applicable au pus et aux autres substances animales. Toutefois, certaines substances que leur pesanteur spécifique plus considérable entraine dans les sédimens, telles que les animalcules spermatiques, doivent y être presqu'exclusivement recherchées, tandis que d'autres, plus légères, telles que les matières grasses, se trouvent surtout dans les crémors.

On peut observer dans une même urine, un crémor, un nuage et un dépôt; mais ce dernier est alors peu abondant.

Quand il existe un dépôt considérable, et surtout un dépôt acide, l'urine est ordinairement redevenue transparente. Au contraire, les nuages et les énéorèmes, sont en général plus distincts et surtout plus persistans dans les urines où le sédiment se forme lentement ou n'est point encore formé.

Il y a souvent un rapport réel mais non constant, entre la formation et l'abondance du dépôt, et celle d'un crémor dans une même urine.

On peut quelquefois arriver à reconnaître par l'examen attentif et comparé de la couleur, de la consistance, de la densité, de la forme, etc., d'un nuage ou d'un dépôt, l'élément principal qui le forme; mais jamais à la connaissance complète de tous ses élémens; pour cela l'analyse microscopique et chimique est nécessaire.

L'examen à l'œil nu des crémors donne des résultats plus vagues encore que celui des dépôts.

Les urines acides et alcalines peuvent offrir les mêmes substances animales, pus, sang, sperme, etc.; mais les sels précipités ne sont pas les mêmes dans les unes et les autres.

Le nombre des sels des sédimens n'étant pas considérable, on peut arriver assez facilement à les reconnaître. Les sédimens salins de l'urine, soit acide, soit alcaline, ont été divisés par Prout et Berzélius en amorphes et cristallisés. Cette division, fondée sur un des caractères les plus faciles à constater au microscope, est d'une grande utilité pratique.

1o *Nuages, énéorêmes, crémors et sédimens des urines acides.* L'urine examinée dans l'état de santé au moment de l'émission, est parfaitement transparente à la vue; mais au microscope, on peut presque toujours y trouver une certaine quantité de lamelles blanches, et de lamelles dorées, qui, la plupart au moins, sont formées par des débris d'épithélium.

Alors qu'elle est à peine refroidie et encore transparente, si on en verse une goutte sur une lame de verre, et qu'on la laisse évaporer, on aperçoit ainsi quelquefois plusieurs sels solubles de l'urine dont la cristallisation s'opère assez rapidement.

En opérant ainsi, et sans le secours de la chaleur, nous avons reconnu plusieurs fois des octaèdres qui n'étaient probablement autre chose que des cristaux de chlorure de soude.

Les *nuages* et les énéorêmes qui se forment dans les premières heures qui suivent l'émission de l'urine, offrent le plus souvent des lamelles d'épithélium ou des petits grains d'acide urique amorphe.

Dans les précipités de couleur rose et dans les crémors, qui se forment dans l'urine de quelques personnes en santé, c'est aussi de l'acide urique amorphe que le microscope fait voir le plus ordinairement.

Berzélius dit que les crémors de l'urine d'un homme sain, sont formés par l'urate d'ammoniaque. Nous avons examiné plusieurs fois au microscope ces crémors, et nous n'avons distingué qu'une poudre amorphe, formée probablement par ce sel; nous n'y avons pas aperçu la forme de cristallisation que nous a présenté l'urate d'ammoniaque préparé artificiellement.

Suivant les sémiologistes l'urine des vieillards dépose abondamment du phosphate de chaux : nous n'avons pas eu souvent l'occasion d'examiner l'urine à cet âge, mais dans les cas où nous avons pu le faire, nous n'avons pas rencontré ce sel en proportion remarquable.

Quand l'urine d'une personne bien portante est devenue alcaline, après avoir été abandonnée plus ou moins long-temps à elle-même, le léger sédiment, le crémor, qui se forment, la poussière qui se dépose sur les parois du tube, montrent au microscope des cristaux prismatiques rectangulaires de phosphate ammoniaco-magnésien neutre, et du phosphate de chaux amorphe.

Nous n'avons pas rencontré d'urate d'ammoniaque cristallisé dans l'urine saine abandonnée à elle-même, ou nous ne l'avons pas reconnu.

L'urine est plus ou moins acide dans l'immense majorité des maladies. Dans un certain nombre cette acidité devient beaucoup plus prononcée, et se manifeste par le dépôt d'une grande quantité d'acide urique; celui-ci est quelquefois rendu avec l'urine à l'état de cristallisation; c'est le symptôme pathognomonique d'une forme de gravelle.

Le sang et le pus, mêlés à l'urine saine, en certaine quantité, ne lui enlèvent pas toujours son acidité.

Les urines acides sont plus colorées que les urines alcalines. Le degré de coloration (quand celui-ci n'est pas dû à un principe étranger à la composition de l'urine, à la bile, par exemple,) paraît être en rapport avec la quantité de l'acide urique. On voit en général cet acide se déposer en quantité considérable dans les urines qui sont fortement colorées.

Les urines acides, le plus souvent transparentes au moment de l'émission, sont quelquefois troublées par la présence d'une matière organique étrangère à la composition de l'urine, telle que le mucus, le pus, le sang, le sperme, etc., ou par une très grande proportion d'acide urique tenu en suspension. Il est impossible de reconnaître toutes ces substances à l'œil; le microscope peut facilement les faire distinguer par les caractères que nous avons indiqués, dans ce travail.

Les urines troubles, jumenteuses, sont quelquefois, contrairement à l'opinion des sémiologistes, extrêmement acides, et elles offrent alors sous le microscope de beaux cristaux d'acide urique.

Toutefois, les urines acides ne se troublent que quelque temps après leur sortie de la vessie, et leur aspect est ordinairement dû à la présence de matières étrangères dans lesquelles domine l'acide urique.

Certaines urines, transparentes au moment de l'émission, contiennent des grains d'acide urique en suspension. Les grains rouges de cet acide, unis à une matière colorante, sont facilement reconnaissables au milieu de ce liquide; ils se précipitent ensuite au fond du vase, ou s'attachent à ses parois.

Dans des urines acides qui ne déposent que très lentement, on voit se former des nuages et des énéorêmes, dont la nature est facile à reconnaître quand ils sont formés par le cruor du sang, comme dans quelques néphrites albumineuses. Dans cette dernière affection de petits grains d'albumine coagulée peuvent aussi former nuage.

D'autres nuages d'une trame extrémement fine, comme resplendissante, sont formés le plus souvent par des lamelles d'épithélium mélangées d'acide urique amorphe.

Les nuages mobiles qui ont l'apparence d'une gelée presque transparente, contiennent souvent des globules de mucus, ou des grains d'acide urique ou un mucus qui n'offre point de globules et qui n'est reconnaissable que sur le filtre.

Il n'est pas rare de voir les énéorémes comme saupoudrés par une couche d'acide urique amorphe ou en grains. Dans ces derniers cas l'énéoréme, souvent assez dense, offre des globules muqueux, dans la pyélite avec gravelle urique, par exemple.

Les *crémors* et les grains blancs déposés sur les parois des tubes qui contiennent des urines acides, sont, comme les dépôts, ordinairement formés par l'acide urique amorphe ou cristallisé, et par des cristaux octaédriques. On y remarque aussi des globules purulens dans les urines qui contiennent du pus.

Les dépôts ou *sédimens* des urines acides peuvent être formés par de l'acide urique, par des sels, par des matières animales, ou enfin par les uns et par les autres. Cette distinction qui ne peut être faite à la vue seule, peut l'être par l'examen microscopique, aidé des réactifs ou de l'analyse chimique.

Je ne reviendrai pas, ici, sur les apparences trompeuses que peuvent prendre ces matières animales dans l'urine. J'ajouterai seulement que si on peut quelquefois reconnaître ces élémens lorsqu'ils sont uniques, cela n'est plus possible quand le dépôt en contient plusieurs, lorsqu'il est constitué, par exemple, par un mélange de sang et de mucus, de sang et de sperme, de sperme et de pus, avec des sels, etc. On ne saurait trop se prémunir contre les erreurs inséparables d'un premier examen, à l'œil nu, de ces dépôts. Pour le diagnostique et l'analyse de ces sédimens, le microscope est indispensable.

Les substances dites salines des sédimens acides sont, pour la plus grande partie, de l'acide urique uni à une matière colorante et de l'urate d'ammoniaque. Ces sédimens peuvent offrir une foule d'aspects; ils peuvent être roses, cinnabrés, jaunes, semblables à du son délayé, etc. Prout divise les sédimens amorphe, qu'il distingue des sédimens cristallisés, en trois classes : 1· Sédimens *jaunes*. 2· Sédimens *rouges*. 3· Sédimens *œillets*; il admet un grand nombre de variétés et de nuances intermédiaires.

D'après lui, ces sédimens ne sont pas formés par l'acide urique pur, et leur couleur différente est due à des combinaisons particulières de cet acide : dans le premier cas, c'est de l'urate d'ammoniaque qui tire son apparence de la matière colorante de l'urine; dans le second cas, la couleur du sédiment est due à une combinaison de cette même matière colorante et d'une plus ou moins grande quantité de purpurate d'ammoniaque ou de soude, indiquant que l'état inflammatoire joue le rôle le plus important dans la maladie ; dans le troisième cas, la couleur œillet est due exclusivement au purpurate d'ammoniaque, et elle annonce une fièvre générale avec irritation.

Ces sédimens jaunes, rouges, œillets, des urines acides, examinés au microscope ne nous ont offert (abstraction faite des matières animales qu'ils peuvent contenir) que deux apparences : une poussière amorphe ou des cristaux (prismes rhomboïdaux et leurs dérivés) d'acide urique plus ou moins pur, sans que (si l'on excepte les cas où il existait des grains rouges cristallisés, visibles à l'œil nu), on pût présumer d'avance que le dépôt serait amorphe ou cristallisé. J'ajouterai qu'il est assez commun de voir dans ces dépôts des octaèdres tout à fait semblables à ceux du chlorure de soude cristallisé dans l'urine.

Dans ces dépôts, l'acide urique est souvent associé à une certaine quantité de mucus avec ou sans globules visibles au microscope.

Les urines acides abandonnées à elles-mêmes, restent assez long-temps acides, à moins qu'elle ne contiennent abondamment des matières animales, du sang ou du pus. Celles qui contiennent beaucoup d'acide urique, notamment celles qui sont jumenteuses et que l'on tient à l'abri du contact de l'air, ou simplement renfermées dans une boîte, ne deviennent alcalines qu'au bout d'un temps assez long, de huit, neuf à vingt et un jours et même au-delà. Ce changement opéré, le microscope fait voir dans le dépôt, dans le crémor et les grains blancs qui se déposent sur les parois du tube, des cristaux de phosphate ammoniaco-magnésien, neutre ou bibasique, et une poudre amorphe de phosphate de chaux.

C'est principalement dans les urines qui offrent des dépôts très abondans d'acide urique que l'on voit se former les corps noirâtres que nous regardons comme des globules de nouvelle formation enveloppés ou imprégnés d'acide urique et quelquefois d'une petite quantité de phosphate de chaux. Ces petits corps d'apparence noirâtre, se forment du troisième au huitième, dixième, vingtième jours, alors que l'urine est encore acide.

2o Nuages, énéorémes crémors et sédimens des urines alcalines. — Nous ne parlons, ici, que des urines naturellement alcalines au moment de l'émission. Elles sont toujours louches ou troubles, et en général peu colorées.

Au moment où elle est rendue, l'œil ne peu quelquefois distinguer une urine louche par alcalinité, d'une urine qui serait troublée par du pus. Il serait surtout impossible de distinguer, dans la colonne du liquide, les élémens du pus, les cristaux et les poudres amorphes qu'elle pourrait contenir; le microscope seul peut donner ces premières indications.

· On ne voit pas ordinairement se former de nuages ni d'énéorèmes dans les urines alcalines. Pour qu'il y en eût d'apparens, il faudrait qu'ils fussent très épais, la colonne du liquide étant trouble dans toute sa longueur; les matières légères, telles que l'épithélium et le mucus qui forment quelquefois les nuages sont entraînés par les sels insolubles dans leur précipitation.

Par le repos, les urines alcalines deviennent lentement transparentes, et déposent une matière saline dont l'aspect est plus ou moins blanc, plus ou moins brillant, et qui se mêle facilement avec l'urine en l'agitant. Dans ce cas, le sédiment n'est quelquefois formé que par des sels; le microscope fait reconnaître s'ils sont cristallisés ou amorphes; point important, puisque nous n'avons jusqu'ici rencontré que trois sels dans ces dépôts, l'un amorphe, le phosphate de chaux, et deux autres, le phosphate ammoniaco-magnésien neutre et le bibasique, dont nous avons indiqué le mode de cristallisation.

Si le sédiment est formé par du phosphate ammoniaco-magnésien, du phosphate de chaux et du pus altéré par l'ammoniaque, il sera beaucoup plus consistant, visqueux, filant, et ne se mêlera pas avec l'urine. Le pus offre alors des caractères qu'on peut lui donner artificiellement en le mêlant avec une certaine quantité d'ammoniaque. Toutefois, dans les cas où l'urine est très alcaline, si on l'examine au microscope peu de temps après l'émission, on peut distinguer encore des globules qui ont échappé à l'action de l'ammoniaque, mais ils cessent d'être visibles à mesure qu'il se forme une plus grande quantité d'alcali.

D'autres matières animales, telles que le sperme, ou le sang, peuvent se trouver dans les sédimens des urines alcalines. On aura recours, pour les reconnaître, aux moyens que nous avons donnés précédemment.

La composition des crémors et des grains, qui se déposent sur les parois des vases qui contiennent une urine alcaline, diffère peu de celle des sédimens des mêmes urines, au moins sous le rapport des matières salines.

Les cristaux de phosphate ammoniaco-magnésien neutre deviennent de plus en plus abondans et volumineux dans les urines alcalines abandonnées à elles-mêmes.

Je résume, sous forme de propositions, le but et le résultat de ce travail:

1º S'il importe au médecin de reconnaître la nature et la composition des nuages, des crémors et des dépôts que présente l'urine dans les maladies, il est le plus souvent impossible d'acquérir cette connaissance par le seul examen et par l'interprétation des caractères physiques de l'urine, enfin par la méthode employée par les sémiologistes anciens et modernes.

2º Les réactifs chimiques, tels qu'on les emploie ordinairement, ont une grande valeur pour la détermination de quelques substances contenues dans l'urine; mais ils ne peuvent faire reconnaître la présence des animalcules spermatiques, les globules du sang, les globules de certains mucus, les apparences cristallines des sels, etc.

3º L'analyse chimique telle qu'on la fait dans les laboratoires, indispensable pour des analyses rigoureuses et quantitatives des élémens naturels et morbides de l'urine, ne pourra jamais être pratiquée en clinique, comme méthode générale. Il faut qu'elle agisse sur des quantités d'urine considérables; ses procédés sont sûrs, mais longs et difficiles.

4º L'examen microscopique de l'urine, aidé des réactifs, et éclairé par les résultats des recherches antérieures de l'analyse chimique, constitue une méthode assez prompte pour être employée dans les études cliniques.

5º Le microscope, seul, fait reconnaître presque toutes les matières animales par leurs globules, par leurs animalcules propres, etc., et quelques sels par la forme de leurs cristaux; il permet d'étudier des phénomènes physiques et chimiques que l'œil seul ne pourrait distinguer aussi rapidement et aussi nettement en agissant sur des quantités plus considérables d'urine, tels que la formation de cristaux pendant l'évaporation rapide d'une goutte d'urine; la formation du nitrate d'urée dans une goutte d'urine rapidement évaporée et traitée par l'acide nitrique, etc : toutefois la partie chimique de cette méthode, la chimie microscopique devra être contrôlée et vérifiée par la chimie des laboratoires.

6º Enfin, l'étude microscopique et chimique des crémors, des nuages et des sédimens, démontre :

— Que leur composition varie dans les urines acides et alcalines, et qu'ils sont formés de matières organiques (épithélium, mucus, sang etc.), d'acide urique et de sels (1).

— Que des débris d'épithélium, en petite quantité dans l'état de santé, et plus abondamment dans quelques maladies, apparaissent dans l'urine en petites lamelles membraneuses; forme que l'albumine coagulée et peut-être d'autres substances peuvent présenter.

— Que le mucus recueilli dans l'urine ou sur le filtre, peut offrir des globules, de l'épithélium, ou d'autres matières étrangères, ou être parfaitement transparent.

— Que le pus, non altéré, offre des globules qui ne peuvent être distingués par leurs formes des globules muqueux, mais que l'analyse chimique distingue le pus du mucus.

— Que des quantités minimes de cruor, qu'on pourrait à peine soupçonner à l'œil nu, sont indiquées par la présence des globules du sang, qui ne

(1) Le mucus, le pus, le sang, le sperme, l'humeur de la prostate, sont des substances organiques complexes qui contiennent elles-mêmes des sels; mais c'est d'après la considération de leurs matières organiques que nous en avons formé notre premier groupe.

sont que faiblement attaqués par l'urine très légèrement acide.

—Que de petites lamelles se montrent dans quelques urines albumineuses naturellement acides.

— Que le lait, mis artificieusement dans l'urine,
peut être reconnu à ses globules, lorsqu'ils ne sont
pas altérés.

— Que le ferment se montre dans l'urine des
diabétiques sous forme de globules parfaitement
distincts de ceux des autres matières animales.

— Que le sperme, chez l'adulte, peut être découvert dans l'urine par la présence de ses animalcules
propres; qu'il existe des globules dans le sperme;
qu'ils sont très nombreux et les animalcules très
rares dans plusieurs maladies; enfin que chez quelques vieillards il ne contient point d'animacules.

— Qu'il y a dans le liquide prostatique de petits
globules, et des globules muqueux ordinaires.

— Que des globules muqueux et surtout des
globules de nouvelle formation enveloppés ou
imprégnés d'acide urique, et quelquefois de traces
de phosphate de chaux, constituent les globules
noirâtres qu'il est ordinaire de rencontrer dans
les urines fortement acides abandonnées à elles-
mêmes pendant quelques jours.

— Que les sédimens et les crémors des urines
acides sont formés, pour la plus grande partie, par
l'acide urique, qui se présente au microscope sous la
forme pulvérulente, ou en cristaux quelquefois incolores et presque toujours jaunes; que le type
de ces cristaux est le prisme rhomboïdal droit, dont
on observe de nombreux dérivés.

—Que les grains rouges de ce même acide, visibles à l'œil nu, se composent des mêmes cristaux,
en général irréguliers, et toujours colorés.

—Que les sédimens cristallisés des urines alcalines sont formés le plus ordinairement par le
phosphate ammoniaco-magnésien neutre, dont les
cristaux sont des dérivés du prisme rectangulaire
droit, et par une petite quantité de phosphate de
chaux pulvérulent.

—Que les sédimens amorphes des urines alcalines sont formés par le phosphate de chaux pulvérulent.

— Que le phosphate ammoniaco-magnésien bibasique cristallise dans l'urine en feuilles de fougères, et se forme pendant la décomposition de l'u-
rine abandonnée à elle-même.

—Que l'urate d'ammoniaque, préparé artificiellement, cristallise en aiguilles très fines, que nous n'a-
vons point observées dans l'urine.

—Que l'hydrochlorate de soude cristallise dans
ce même liquide en octaèdres réguliers.

———

*Mémoire sur le traitement des fractures en général par le
bandage amidonné, par L. Seutin, docteur en médecine,
en chirurgie et en accouchemens, chirurgien en chef
du grand hopital civil et de l'hospice de la Maternité
de Bruxelles, professeur de clinique chirurgicale, etc.,
etc. (1) Anvers, 1837, in-8° 68 pp. 1 pl.*

Ce mémoire, d'un des chirurgiens les plus distingués
de la Belgique, imprimé par décision de la société de médecine d'Anvers, est digne de la distinction que lui a accordée cette société, et mérite d'être répandu en France,
où l'on n'a connu et apprécié qu'imparfaitement la méthode de M. Seutin pour le traitement des fractures, toutes
les modifications dont elle est susceptible dans l'application, celles qu'il lui a fait subir lui-même, et les succès
déjà extrêmement nombreux qu'il en a obtenus. Il nous
paraît donc utile d'en donner ici un extrait de quelque
étendue. Nous laisserons M. Seutin parler lui-même.

Depuis que j'emploie le bandage amidonné dans le traitement des fractures, plusieurs changemens importans
ont été apportés dans la confection de cet appareil: son
application et son usage ont été étendus à un grand nombre de cas, qui n'avaient point d'abord paru susceptibles
de s'en accommoder.

Des expérimentateurs nombreux ont voulu voir par eux-
mêmes jusqu'à quel point les assertions que j'avais énon-
cées sur cet appareil pouvaient être fondées; et j'ai la satisfaction de pouvoir dire que dans presque tous ces essais
le succès a dépassé les espérances des expérimentateurs: à
l'étranger déjà plusieurs chirurgiens ont mis en pratique
les nouveaux préceptes que j'ai établis concernant le traitement des fractures par le bandage amidonné. En France
M. Velpeau en fait une *application* très étendue. En un
mot, la méthode que je suis commence à vaincre l'espèce de résistance qu'on lui avait opposée d'abord, et à
menacer les anciens moyens d'un oubli plus ou moins
complet. Forte de sa supériorité et de ses avantages,
elle ne demande aux praticiens que les frais d'une expérimentation franche et sincère, et aussitôt qu'on lui accorde cette expérimentation, elle révèle ses qualités avec
un tel caractère de simplicité, qu'elle se passe aisément
de tout raisonnement pour convaincre, et qu'elle n'a plus
besoin pour ainsi dire qu'à faire appel à l'instinct du
chirurgien pour assurer son triomphe.

Mais à mesure que cette méthode fait des progrès,
elle se modifie de tant de manières entre les mains
des divers praticiens, qu'il semblerait qu'elle a perdu de
ses caractères primitifs, et que ces modifications secondaires deviennent tout aussi importantes que les premières.

Il n'en est cependant point ainsi. Il existe plusieurs principes, que j'ai posés, qui distinguent la méthode de toutes
les autres, et qui seront toujours communs à toutes
les modifications possibles; bien plus, ces modifications,
que j'ai toujours regardées comme une des prérogatives
de la méthode, loin de s'écarter de l'idée mère, ne font
qu'en constater la fécondité et l'étendue.

(1) M. le docteur Cunnier nous avait adressé une lettre pour revendiquer en faveur de M. Seutin l'idée de quelques modifications
apportées à sa méthode de traiter les fractures, dont on s'est depuis attribué l'invention. Cette lettre est imprimée, et devait paraître dans le présent numéro de l'*Expérience*. L'auteur a jugé
à propos de l'adresser à un autre journal et de dire que nous
avions refusé de l'insérer dans le nôtre. Cette assertion est fausse.
Elle est faite d'ailleurs en des termes qui semblent avoir pour but
de jeter des soupçons sur notre impartialité. Quand on l'atta-
quera ouvertement nous saurons la défendre; nous n'avons pas
besoin de prendre cette peine aujourd'hui; l'extrait suivant du
mémoire de M. Seutin prouve de reste que nous n'avons jamais
eu l'intention de lui rien enlever, en faveur de qui que ce soit.

Ces considérations, messieurs, m'ont fait penser qu'il serait peut-être bon de faire connaître au public médical la manière dont j'ai procédé dans les diverses expériences que j'ai faites relativement à l'appareil amidonné. Afin de fixer l'opinion des praticiens à ce sujet, j'ai l'honneur de vous donner ici un petit aperçu historique qui pourra servir à éclaircir quelques points encore contestés; je le ferai suivre de quelques considérations qui concernent d'autres points aussi importans, qui se rattachent également à l'emploi du bandage amidonné. Enfin je donnerai un résumé très succinct des observations des fractures qui ont été traitées par cet appareil, dans différens points de la Belgique.

Frappé des inconvéniens qui se rattachent au repos absolu dans le traitement des fractures, je réfléchis en 1834 aux expédiens que l'on eût pu mettre en usage pour permettre la marche aux blessés. L'appareil en plâtre de **M. *Diffenbach*** présente une masse trop compacte, trop fragile même, pour qu'il fût permis d'en espérer, sous ce rapport, quelques avantages ; et cela est si vrai que le chirurgien de *Berlin* lui-même non seulement n'avait point songé à en allier l'emploi à l'exécution de quelques mouvemens de progression, mais encore avait été forcé d'en restreindre l'application aux seules fractures de la jambe, par la considération que le plâtre étalé sur une plus grande surface aurait condamné la partie à une immobilité par trop pénible. J'avais expérimenté la méthode de **M.** *Larrey*, mais les essais que j'en avais faits n'avaient pu non plus me satisfaire, attendu que le bandage de ce célèbre chirurgien présentait aussi une pesanteur totale trop considérable. Je cherchai alors un moyen qui pût satisfaire aux conditions suivantes : 1° Présenter une résistance assez forte et assez appropriée à la nature de la lésion, pour s'opposer efficacement au déplacement des fragmens. 2° Opérer ces effets tout en conservant une légèreté suffisante pour ne point empêcher notablement la marche, et les différens mouvemens du corps.

Bientôt mes idées se fixèrent sur le bandage amidonné; j'en fis l'essai et j'eus la satisfaction de voir, après les premières épreuves, qu'il répondît parfaitement à mes vues. Il était léger ; son poids ne tiraillait nullement les parties molles du membre inférieur quand on plaçait celui-ci dans une position verticale : il était en même temps très solide, ténace et susceptible de résister aux chocs et aux impulsions extérieurs. Dès ce moment je traitai par cette méthode toutes les fractures qui se présentèrent à l'hôpital Saint-Pierre, établissement confié à mes soins, et dans ma pratique civile. Chaque fois le blessé se leva et marcha à l'aide de béquilles, immédiatement après la dessiccation du bandage; plusieurs fois il arriva que des voyageurs furent rendus à leurs occupations, deux ou trois jours après l'application de l'appareil. Des personnes qui s'étaient fracturé un ou plusieurs os du membre inférieur dans des villes éloignées de la capitale, y furent ramenées en poste et sans aucun inconvénient le lendemain de l'accident. A l'hôpital Saint-Pierre, les individus qui présentèrent des fractures simples, furent pansés avec l'appareil amidonné, retenus en observation pendant quelques jours seulement, puis renvoyés dans leurs foyers. Ils revinrent cinq ou six semaines après pour se faire enlever l'appareil, et ordinairement nous les trouvâmes guéris, marchant bien, ne présentant guère de rigidité dans les articulations, et tout disposés à reprendre immédiatement leurs occupations ordinaires. Les consolidations furent même quelquefois si parfaites, que plusieurs blessés nièrent avec opiniâtreté avoir eu une fracture, et que plusieurs chirurgiens de campagne les confirmèrent dans leur incrédulité.

Bientôt la facilité de l'application du bandage amidonné, sa propriété de ne point se déranger, son effica-

cité pour le maintien des fragmens dans une position invariable, son aptitude à subir toutes les modifications que pouvaient exiger les différentes circonstances, me firent songer à étendre son emploi à beaucoup de cas auxquels je n'avais point songé d'abord. J'avais souvent employé avec un succès complet la compression méthodique dès l'invasion des fractures compliquées d'épanchement sanguin considérable, d'entorse, etc. J'avais presque toujours réussi ainsi à faire avorter l'inflammation consécutive dès son début. D'un autre côté, j'avais cru remarquer qu'une des causes les plus fréquentes des accidens fâcheux qui surviennent lorsque les fragmens sont très mobiles, et que la fracture est compliquée de plaies, d'épanchement sanguin, ou d'autres lésions plus ou moins considérables, dépendaient de ce qu'on avait coutume de perdre pour ainsi dire de vue la coaptation pour ne s'occuper que des accidens des parties molles. Je crus donc que mon bandage amidonné pouvait rendre ici de grands services, en ce qu'il pouvait opérer une compression salutaire sur les parties molles, tout en maintenant les fragmens dans une position toujours la même. Je l'appliquai alors dans plusieurs cas de fractures compliquées, le plus souvent je le modifiai dans ces cas de manière à lui faire présenter des ouvertures suffisantes pour l'écoulement du pus : la carcasse du bandage resta aussi long-temps qu'on le jugeait convenable, et les plaies furent pansées à nu comme dans les procédés ordinaires.

Je ne tardai pas à remarquer que l'amidon pouvait remplacer avec le plus grand succès les épingles, parce qu'il est bien plus propre à fixer les bandes dans une position respective permanente, et à obvier à l'inconvénient des godets. Toutes les fois qu'il s'agit d'appliquer un bandage qu'il était convenable de laisser en place pendant long-temps, j'enduisis légèrement les bandes d'une couche d'amidon, qui avait la propriété de les empêcher de glisser sur elles-mêmes, de se relâcher.

C'est ainsi que, pour le bandage roulé contre les varices des jambes, le bandage *Desault*, toutes les sortes de compressions méthodiques, les gantelets, le spica, etc., l'amidon me fût bien souvent infiniment utile. Dans certaines circonstances même, il me permit d'appliquer des pansemens et des bandages assez serrés sur des endroits où, sans lui, il eût été impossible de les maintenir pendant quelque temps par toute autre méthode, par exemple sur le talon, le genou, les mamelles.

A mesure que je mis en usage l'appareil amidonné, j'aperçus la possibilité d'en faire des applications nouvelles : je le mis successivement en usage pour le redressement des pieds-bots, dans certaines tumeurs blanches, dans certaines caries que je voulais guérir par ankylose, contre le tremblement musculaire qui se manifeste dans le moignon à la suite des amputations, etc., etc.

Dès les premières épreuves auxquelles je soumis le bandage amidonné dans le traitement des fractures, j'avais substitué le carton aux attelles ordinaires, pièces plus ou moins lourdes et qui ne peuvent agir sur le membre que par l'intermédiaire de remplissages plus ou moins pesans eux-mêmes. Je mis immédiatement sur le membre une couche de bandelettes séparées, pour éviter le contact immédiat du carton, puis je maintins ce carton par une seconde couche de bandelettes enduites d'amidon, etc. Cependant quand la fracture était simple et que le membre pouvait être facilement levé, sans que le blessé en ressentît trop de douleur, je remplaçai la couche de bandelettes par un bandage roulé. Dans les fractures du membre supérieur et dans toutes celles du membre inférieur chez les enfans, j'employai toujours ce bandage au lieu des bandelettes de *Scultet*.

Un des plus grands avantages de mon bandage amidonné, et qui le distingue à coup sûr de l'appareil inamovible de M. Larrey, consiste selon moi, dans la facilité que l'on a de pouvoir, malgré son emploi, suivre pour

ainsi dire pas à pas la marche des lésions des parties molles, sans que pour cela la coaptation en souffre le moins
du monde. Des ciseaux forts, que j'ai fait construire exprès, me permettent de couper sans aucune difficulté la
partie antérieure de l'appareil, que j'ai soin à cet effet de
rendre la moins épaisse que possible. J'obvie ainsi aux
défauts de la compression si elle est mal exercée, je la
supprime si elle paraît augmenter la stupeur locale, ou si
elle ne peut se rendre maîtresse de la violente réaction
qui survient; je la continue au contraire si l'aspect de la
partie me démontre que les plaintes du malade proviennent de sa pusillanimité ou de son appréhension. Si une
médication locale est jugée nécessaire, je la mets en
usage; j'applique quelquefois alors un morceau de linge
sur la face interne de l'appareil, afin d'empêcher qu'il
ne se salisse par l'emploi des topiques; j'en rapproche
ensuite les deux valves au moyen d'une bande non enduite
d'amidon. En enlevant cette bande tous les jours, on
panse aussi souvent qu'on le juge nécessaire. Mais toujours la partie postérieure du bandage reste, de manière
que la partie correspondante du membre se trouvant em-
boîtée dans le moule qu'il lui présente, les fragmens osseux restent, malgré tous les changemens que l'on opère,
maintenus d'une manière invariable dans la position
que leur a assignée la réduction. Une partie seulement de
l'appareil reste donc inamovible, et suffit à elle seule pour
produire pendant quelque temps tous les bienfaits des
appareils permanens ordinaires, tandis que l'autre se
prête à toutes les médications que d'après les anciennes
méthodes on croyait devoir employer contre les accidens
consécutifs des fractures. Une fois l'incision faite, si aucune indication ne réclame l'application d'un topique
sur le membre, ou réunit les deux valves au moyen d'une
bande roulée enduite d'amidon et on récupère ainsi toute
la solidité primitive. Lorsque le gonflement a disparu et
que le bandage est devenu relativement trop large pour
le membre, j'excise avec mes ciseaux un ruban longitudinal plus ou moins large de la paroi antérieure (1), en la
mouillant un peu. Je moule une seconde fois le carton
sur toutes les inégalités du membre au moyen d'une
bande roulée amylacée.

Mon appareil peut servir en même temps dans les cas
où les partisans de l'ancienne méthode réprouvent l'inamovibilité, et dans ceux où les partisans de la permanence
réprouvent les pansemens réitérés. Le bandage amidonné peut, par les propriétés que je viens de signaler,
rallier les opinions les plus opposées des praticiens sur ce
sujet, calmer ou empêcher les craintes et les inquiétudes
des uns, ou servir la hardiesse éclairée par le tact chirurgical des autres, puisqu'il est en même temps *très mobile*
si on veut le couper, et *très inamovible*, si l'on désire le
laisser en place.

Depuis que j'ai fait connaître en Belgique la méthode
que j'emploie dans le traitement des fractures, l'usage
de l'appareil amidonné y est devenu très familier à un
grand nombre de chirurgiens. Plusieurs praticiens cependant, soit qu'ils soient subjugués par la crainte, soit
que l'empire des anciennes théories et des idées qui ont
régné si long-temps, dominent leur pratique et les empêchent d'adopter les innovations utiles, plusieurs praticiens, dis-je, ont encore de la peine à mettre en usage le
bandage amidonné et à se décider à faire marcher leurs
blessés pendant le cours du traitement. Ceci se conçoit
du reste assez facilement quand on se rappelle toutes les
assertions bizarres, toutes les objections spécieuses qui
ont été depuis quelques années insérées dans les recueils

périodiques de médecine, relativement aux bandages
inamovibles en général.

J'ai donc cru qu'il ne serait pas inutile d'invoquer,
une fois pour toutes, à mon secours l'autorité importante d'une collection nombreuse de faits qui
puissent définitivement ôter toute réplique un peu sérieuse aux adversaires de l'appareil amidonné et réfuter
d'une manière victorieuse toutes les subtilités éblouis-
santes de la théorie. J'ai l'honneur de vous présenter une
collection d'observations de fractures traitées par l'appareil amidonné, et recueillies tant à Bruxelles que dans
les autres villes de la Belgique. Je les ai rédigées ici sous
la forme de résumé, craignant de devenir fastidieux par
une énumération trop détaillée de particularités qui se
présentent presque toujours sous le même aspect. Peut-
être même trouvera-t-on ce résumé trop long malgré sa
brièveté. Mais les praticiens qui n'auront pas le loisir de
le lire en entier pourront se contenter d'examiner simplement les résultats qu'il fournit et que voici :

1°. Parmi les fractures traitées à l'Hôpital Saint-Pierre
ou dans ma pratique civile et dont les observasions ont été
recueillies, on rencontre les cas suivans.

Sept fractures transversales de la cuisse, chez des enfans, guéries sans le moindre raccourcissement.

Une fracture oblique de la cuisse, chez un enfant,
guérie avec un peu de raccourcissement.

Sur six fractures obliques, chez des adultes, cinq ont
été guéries sans raccourcissement et une avec raccourcissement.

Deux fractures de la jambe, chez des adultes, guéries
sans difformité.

Quatre fractures de la jambe, transversales, chez des
adultes, guéries d'une manière parfaite.

Quatre fractures de la jambe, chez des adultes, compliquées de luxation du pied et de forte entorse, d'extravasation sanguine, de gonflement, etc., guéries d'une
manière parfaite.

Deux fractures du péroné, avec luxation du pied, chez
des adultes, guéries parfaitement.

Une fracture simple du péroné chez un adulte, guérie
d'une manière louable.

Une fracture de la rotule, chez un adulte, guérie parfaitement.

Cinq fractures du col chirurgical de l'humérus, chez
des adultes, guéries parfaitement.

Deux fractures de l'avant-bras, chez des adultes, suivies d'une guérison parfaite.

Cinq fractures de l'avant-bras, chez des enfans,
guéries d'une manière régulière et complète.

Une fracture de l'humérus, chez un enfant, guérie parfaitement. Sur quatre fractures de la clavicule, chez des
enfans, trois ont été guéries avec un peu de difformité,
et une sans difformité.

Dix fractures de la clavicule, chez des adultes, guéries
avec la difformité ordinaire à cette fracture.

Trois fractures du radius, chez des adultes, guéries
régulièrement.

Sur deux fractures du radius, chez des enfans, une
guérie régulièrement et une avec une légère courbure
de l'os.

Une fracture du cubitus, chez un adulte, guérie régulièrement.

Une fracture de l'avant-bras, et de l'olécrane, chez un
adulte, guérie radicalement.

Une fracture de l'humérus, chez un adulte, non consolidée par les moyens ordinaires, guérie radicalement.

Une fracture de la jambe (obs. 16) dans le cours du
traitement de laquelle est survenue une affection de
poitrine, qui a enlevé le malade.

Une fracture de la jambe avec écrasement considérable, plaies, etc. (obs. 23) suivie de tétanos et de mort.

<hr>

(1) Quelquefois je me borne à faire chevaucher l'un sur l'autre
les deux bords incisés, après les avoir préalablement amincis,
et les avoir mouillés un peu. L'incision peut aussi se faire à la
partie postérieure, suivant l'indication.

Une fracture comminutive de la jambe (obs. 24), suivie d'un érysipèle phlegmoneux et de mort (1).

Une fracture du tarse (obs. 34), avec plaie contuse, dénudation des tendons, etc., chez un enfant, guérie radicalement.

Une fracture de l'extrémité inférieure du cubitus avec sortie de son apophyse styloïde par une plaie, luxation de la main, etc., (obs. 38) guérie irrégulièrement par la faute de la malade.

Une fracture de la cuisse, chez un enfant scrophuleux, non consolidée au 40° jour (obs. 44).

Une fracture du péroné (obs. 52) avec luxation du pied, et écrasement très considérable, guérie radicalement.

Une fracture de la tubérosité de l'humérus, avec sortie du fragment par une plaie, guérie radicalement (obs. 58).

Une fracture de la jambe, avec érysipèle, déplacement considérable, guérie radicalement (obs. 61).

Une fracture du fémur, non consolidée au moyen des bandages ordinaires, résection de l'extrémité d'un fragment, bandage amidonné, guérison avec ankylose (obs. 66).

Une fracture comminutive des os du tarse (obs. 70), produite par un coup de feu, guérie contre toute espérance en conservant tous les mouvemens de l'articulation.

Une fracture de l'extrémité inférieure de la jambe, avec accidens épouvantables (obs. 71), guérie d'une manière radicale.

Quant à ce qui regarde le temps nécessaire à la consolidation, il résulte des faits cités dans le résumé, que parmi les fractures pour lesquelles on a pris des notes exactes à ce sujet :

Treize ont été consolidées, deux en 5 semaines, une en 9 ; une en 66 jours, une en 42, une en 44, une en 57, une en 62, une en 41, une en 54, une en 28, une en 40, et une en 53 jours.

Dix fractures de la jambe ont été guéries, une en 22, une en 30, une en 31, une en 33, une en 34 jours; une en six semaines et une en 47 jours.

Trois fractures du péroné ont été consolidées, une en 38, une en 40 et une en 42 jours.

Une fracture de la rotule a été consolidée en 2 mois.

Cinq fractures de la clavicule ont été consolidées, une en 17, une en 28, une en 32, une en 38, et une en 42 jours.

Quatre fractures du col de l'humérus ont été guéries, une en 49, une en 51, une en 58 jours, et une en 2 mois.

Une fracture du bras a été guérie en 32 jours.

Sept fractures de l'avant-bras ont été guéries, une en 35, une en 36, une en 39, une en 40, une en 41 jours, et deux en six semaines.

Une fracture de la tubérosité interne de l'humérus a été guérie en 2 mois.

Quatre fractures du radius ont été guéries, une en 33, une en 39, une en 41, et une en 44 jours.

Une fracture du cubitus a été guérie en 38 jours.

En prenant la moyenne proportionnelle, entre tout ce laps de temps nécessaire à la consolidation, qui diffère de beaucoup, comme on le voit, à cause que les conditions d'âge, de tempérament, de dispositions individuelles n'étaient point les mêmes pour toutes les personnes soumises à nos soins, il est facile de voir que la réunion des pièces fracturées se fait tout aussi rapidement et peut-être plus vite au moyen des bandages amidonnés que par toute autre méthode (2).

2° Parmi les cas de fractures appartenant à la clientèle des praticiens belges, qui m'ont envoyé leurs observations on voit que :

Sur trois fractures de la cuisse, dont le genre n'a pas été spécifié, deux sont guéries sans difformité, une avec un léger raccourcissement.

Sur sept fractures obliques de la cuisse, six sont guéries sans raccourcissement, une avec un peu de raccourcissement.

Six fractures du tibia ont été suivies d'une guérison parfaite.

Treize fractures de la jambe ont été suivies d'une guérison parfaite.

Deux fractures du péroné ont été suivies d'une guérison parfaite.

Une fracture du péroné, avec entorse, a été suivie d'une guérison parfaite.

Sur deux fractures du col du fémur, une a été guérie avec un raccourcissement peu considérable, et une sans raccourcissement.

Six fractures de l'humérus ont été guéries sans difformité.

Une fracture du col de l'humérus a été guérie sans difformité.

Quatre fractures de la clavicule ont été guéries avec la difformité ordinaire.

Six fractures de la rotule se sont consolidées sans beaucoup d'écartement.

Une fracture du cubitus s'est consolidée régulièrement.

Quatre fractures du radius se sont consolidées régulièrement.

Cinq fractures très comminutives de la jambe avec contusions fortes, ont été radicalement guéries.

Deux fractures comminutives de la jambe avec sortie des fragmens ont été guéries parfaitement.

Une fracture du tibia avec contusion à la cuisse et avec abcès consécutif, a été guérie au moyen de l'appareil amidonné, employé en même temps comme contentif et expulsif.

Une fracture de la malléole interne et du péroné avec luxation du pied s'est parfaitement consolidée.

Sur deux fractures du péroné et de la malléole interne, une a été suivie de guérison radicale, et l'autre de guérison seulement probable.

Deux fractures de la jambe, produites par le passage d'une roue sur ce membre, ont été parfaitement guéries.

Une fracture de la jambe avec luxation du pied a été parfaitement guérie.

Une fracture double de l'humérus a été guérie d'une manière régulière.

Une fracture de l'avant-bras, suivie d'érysipèle phlegmoneux, a été guérie.

Une fracture du radius avec plaie communiquant avec l'os, a été guérie parfaitement.

Une fracture comminutive de l'avant-bras, avec contusion, sortie d'un fragment, etc., a été guérie avec une courbure anormale du radius.

Dans un cas de fractures nombreuses et compliquées de délabrement énorme, chez le même individu, la guérison a été parfaite.

Dans un cas de fracture de la cuisse, qui avait été consolidée d'une manière vicieuse par les moyens ordinaires, on brisa le cal, et on appliqua le bandage amidonné, qui procura la guérison avec un raccourcissement de trois lignes.

(1) Je suis persuadé que dans ce cas aucun moyen curatif n'eût pu empêcher la mort du malade; si un cas semblable m'arrivait encore aujourd'hui, je n'hésiterais pas à fendre immédiatement le bandage.

(2) Il faut noter que souvent nous aurions pu ôter le bandage bien plutôt que nous ne l'avons fait. Mais nous avons l'habitude de laisser l'appareil quelques jours de plus que le temps nécessaire à la consolidation, afin d'avoir plus de certitude d'une guérison complète.

La plupart des individus dont il vient d'être question, tant dans les observations de mes confrères que dans les miennes, ont pu marcher à l'aide de béquilles, pendant presque tout le cours du traitement. Plusieurs se sont même livrés pendant le traitement à des exercices fatigans; plusieurs ont fait des chutes sans qu'il s'en soit suivi aucun accident. D'autres affectés de délire, imprévoyans ou téméraires, marchèrent sur leurs membres fracturés, sans qu'aucun accident funeste fût le résultat de cette conduite.

Malgré toutes les prérogatives qui sont propres à l'appareil amidonné, ce bandage présente encore, messieurs, une imperfection qu'il serait possible de faire disparaître. Il faut en général 24 heures avant que l'appareil soit entièrement sec, et avant qu'il puisse par conséquent remplir d'une manière parfaite les usages auxquels il est destiné. Dans la pratique civile, il est toujours bien facile de maintenir pendant ce temps les parties dans la position requise, soit en employant les attelles brisées, soit au moyen des attelles munies de leurs remplissages, soit avec des fanons de paille, soit, ce qui vaut mieux suivant moi, avec des attelles de fort carton mouillées très légèrement et appliquées au dessus du bandage. Quand on renouvelle le bandage, il est même inutile de faire garder le repos au blessé jusqu'à la dessiccation, car en entourant le nouvel appareil de la coque formée par l'ancien, l'on ne doit craindre aucun changement de rapport entre les pièces fracturées : c'est un expédient dont je me sers dans ce cas avec avantage. Mais on conçoit que sur les champs de bataille, dans toutes les circonstances où il faut transporter des fracturés immédiatement après le pansement, par des chemins raboteux et avec des moyens de transport plus ou moins rudes, ces moyens ne possèdent pas toutes les perfections qu'on pourrait désirer. La perfection en ce point consisterait à trouver un ingrédient capable de solidifier à l'instant même les pièces de l'appareil.

VARIÉTÉS.

Statistique bibliographique de l'Allemagne médicale en 1836.

Dans le nombre total des livres de médecine publiés en Allemagne en 1836 chaque branche de la science a fourni son contingent dans les proportions suivantes :

Médecine en général.	47
Anatomie	17
Physiologie.	22
Pathologie générale.	2
Thérapeutique générale.	2
Pathologie et Thérapeutique spéciales et médecine clinique.	60
Chirurgie.	25
Ophthalmologie.	8
Maladies de l'oreille.	2
Accouchemens.	9
Maladies des femmes.	3
Maladies des enfans.	5
Psychiatrie.	14
Matière médicale.	21
Toxicologie.	3
Balnéographie.	21
Formulaire.	8
Hygiène et médecine domestique.	79
Médécine légale et police médicale.	15
Homéopathie.	25

On voit d'après ce tableau que si, en Allemagne comme en France, la pathologie et la thérapeutique générales sont les branches de la science sur lesquelles on écrit le moins, les deux pays diffèrent beaucoup quant à celles sur lesquelles on écrit le plus. Il est digne de remarque que l'homéopathie, sur laquelle il parut 64 ouvrages en 1834, nombre qui tomba à 31 en 1835, n'en a plus fourni que 25 en 1836.

Outre 41 journaux, coûtant environ 750 francs, il a paru en 1836, en Allemagne, 424 ouvrages, pouvant coûter 2,650 francs, et formant environ 5,424 feuilles d'impression, avec 493 planches. C'est plus de 15 feuilles à lire par jour. L'année 1836 a produit 60 ouvrages de plus que la précédente, environ 1,354 feuilles de plus, et le prix de la totalité est d'environ 750 francs plus considérable.

L'Allemagne vient de perdre le Nestor de ses bibliothécaires. M. Jérémie David Reuss, premier conservateur de la bibliothèque de l'université de Gœttingue, est mort dans cette ville, le 15 décembre, à l'âge de 87 ans. Né en 1750, dans le duché de Schleswig, il entra en 1782 à cette bibliothèque, passa par tous les emplois subalternes dans cet établissement, et en fut nommé en 1814 conservateur en chef.

Il a publié, entre autres ouvrages bibliographiques, un répertoire d'une haute importance pour les médecins, et qui lui a valu une renommée européenne, c'est le *Repetorium commentationum a societatibus litterariis editorum*, Gœttingue, 1801—20, 16 vol. in-4°.

BIBLIOGRAPHIE.

Mathias-Joseph Bluff, die Leistungen und Forschritte der Medizin in Deutschland *im Jahre 1836, Fünfter Jahrgang*, c'est à dire *Progrès de la médecine en Allemagne dans l'année 1836*, 5ᵉ année, Léipzig, 1837, in-8°.

Depuis 1833, Bluff avait entrepris de donner chaque année un résumé de ce qu'il trouvait de plus intéressant dans les ouvrages, et surtout dans les journaux publiés en Allemagne dans le cours de l'année précédente. Quoique trop bref pour pouvoir tenir lieu de l'étude des sources, ce résumé, fait avec soin, et dans un ordre systématique, avait reçu un accueil favorable. Le volume que nous annonçons ici est le dernier que le public doive attendre du même auteur; car Bluff est mort peu après l'avoir achevé, à l'âge de 32 ans. Le docteur Jean-Jacques Sachs, qui y a mis une préface, se propose, avec le secours de trois de ses confrères, d'en donner une continuation, qui ne se renfermera plus dans le cercle de la médecine allemande, mais qui embrassera en même temps les travaux des médecins de tous les pays.

En tête du résumé des travaux de l'année 1835, Bluff avait mis un mémoire, dont l'objet était de présenter l'ensemble des résultats obtenus des recherches faites depuis une dixaine d'années sur la variole, la varioloïde, la varicelle et la vaccine, il a placé en tête de ce volume un travail de même genre sur l'hydropisie des ovaires. Ce mémoire offre de l'intérêt, et sera reproduit prochainement dans notre journal.

Un des gérans,

E. LITTRÉ.

PARIS. — Imprimerie et Fonderie de FÉLIX LOCQUIN et COMP. rue Notre-Dame-des-Victoires, 16.

1838. — N. 14.   10 JANVIER.

L'EXPÉRIENCE,

JOURNAL DE MÉDECINE ET DE CHIRURGIE

PUBLIÉ PAR

MM. DEZEIMERIS ET LITTRÉ.

Ars longa.   *Ubicumque...*

Ce journal paraît tous les cinq jours, les 5, 10, 15, 20, 25 et 30 de chaque mois, par cahier de 16 pages à deux colonnes, formant à la fin de chaque année deux forts volumes grand in-8°. Le prix d'abonnement est de 9 fr. pour 3 mois, 18 fr. pour six mois, 36 fr. pour un an. On s'abonne, au bureau du journal, chez J.B. BAILLIÈRE, rue de l'École de Médecine, 13 bis, et, dans les départemens, chez les directeurs de poste et aux bureaux des Messageries-Royales et des Messageries Laffitte et Caillard. Les lettres affranchies sont seules reçues.

PATHOLOGIE INTERNE.

DE L'INFLAMMATION CONSIDÉRÉE COMME CAUSE DES AFFECTIONS ORGANIQUES DU CŒUR.

Par M. Legroux,

Médecin du bureau central.

Deuxième article. — Première section.

Dans notre premier article, nous avons démontré que certaines lésions du péricarde, les altérations valvulaires du cœur, les incrustations aortiques, au moins sous certaines formes, étaient le produit de l'inflammation. C'est beaucoup déjà pour l'étiologie des anévrismes du cœur ; car, les plaques blanches et les adhérences du péricarde, etc., les altérations valvulaires, en sont un des élémens les plus communs, une des complications les plus graves. Ce point admis, nous avons à rechercher quelle peut être l'action de l'inflammation sur le tissu même du cœur et son influence sur le développement des anévrismes. Mais, pour arriver à la solution de cette question, nous devons passer en revue l'étiologie communément attribuée à ces maladies, et la soumettre au creuset de l'observation.

Le cœur est l'agent mécanique d'une fonction dont les phénomènes *chimiques* s'accomplissent aux deux extrémités du système vasculaire ; il semble, dès lors, que l'influence des causes physiques doit être toute-puissante dans la production de ses anévrismes. C'est aussi dans ce sens qu'on les considère généralement. C'est par l'exercice répété et exagéré du cœur ; c'est par l'accumulation et le séjour du sang dans ses cavités que l'on explique le développement de ces maladies. Il faut en convenir, l'explication est rationnelle. Mais est-elle bien juste ? C'est ce que l'observation nous apprendra.

Parmi les causes attribuées par les auteurs aux affections organiques du cœur, on remarque, d'une part, toutes celles qui tendent à accélérer ses battemens, l'abus des ingesta stimulans, des spiritueux, du thé, du café ; les exercices violens, les exercices répétés de la voix, les travaux pénibles de certaines professions, telles que celles de boulangers, forgerons, blanchisseuses, etc. ; les veilles prolongées, les passions vives, l'abus du coït, etc. ; d'un autre côté figurent toutes les causes capables d'entraver le sang dans son cours, de l'accumuler et de le retenir dans les cavités du cœur : les retrécissemens d'orifices valvulaires, une étroitesse congéniale de l'aorte, la compression de ce vaisseau, etc.

Mais, comme dans le cours de la vie peu de personnes échappent à l'action plus ou moins intense et prolongée de l'une ou l'autre de ces causes, et qu'en définitive le plus grand nombre est exempt d'anévrismes, on a dû, pour expliquer les immunités, admettre une prédisposition chez ceux qui sont victimes de ces maladies. Mais quelle est cette *prédisposition ?* On ne le dit pas, ou bien on la fonde sur des idées purement théoriques. Il faut, en médecine, souvent se défier des explications trop rationnelles. Elles peuvent avoir un côté vrai, mais souvent elles admettent comme démontré le fait en question. C'est précisément ce qui est arrivé pour les maladies du cœur. Rien de plus logique, en effet, que l'explication de leur mécanisme ; de plus rationnel que leur étiologie ; et cependant combien de faits, signalés parmi leurs causes, se trouvent infirmés quand on remonte à leur origine.

Si, pour leur production, on a beaucoup attribué à l'exagération d'exercice, aux obstacles circulatoires, on a généralement omis l'action des circumfusa, en faveur desquels M. Bouillaud a si vivement et si justement réclamé. C'est néanmoins un point capital dans l'étiologie de ces maladies. Là est l'origine de la plupart d'entre elles ; là se trouve l'explication des causes prédisposantes. C'est ce qui ressortira manifestement des travaux analytiques auxquels nous allons nous livrer.

Avant tout cependant, constatons un fait : c'est

I.   14

que, si l'on considère la série des causes attribuées aux anévrismes du cœur, en y ajoutant celles qui résultent évidemment des intempéries atmosphériques, on peut se demander si l'on n'a pas sous les yeux une étiologie de l'inflammation.

Corvisart, à côté de ces causes innées, qui faisaient remonter jusqu'au fœtus au sein de la mère la prédisposition à la maladie organique dont le cœur devait être atteint à une époque plus ou moins avancée de la vie, Corvisart, dis-je, avait reconnu que les maladies aiguës pouvaient devenir causes d'anévrismes du cœur. Cette grande vérité n'avait point échappé à la sagacité de l'illustre observateur, malgré sa tendance à donner des anévrismes une explication mécanique.

« Les maladies aiguës, dit-il, (*Essai sur les maladies du cœur*, page 381.) deviennent fréquemment causes de maladies organiques, non seulement de la partie qui a été le siège de l'affection aiguë, mais même des organes voisins. C'est ainsi que la frénésie laisse des désorganisations des méaynges et du cerveau, etc....; la pleurésie, des adhérences de la plèvre costale; la péricardite, l'adhérence du péricarde au cœur....... C'est ainsi que la pneumonie peut causer des anévrismes du cœur, qui se développent, soit parce que la libre circulation est empêchée, soit parce que l'inflammation s'étant prolongée sur le cœur lui-même, *cet organe a été affaibli par la maladie à laquelle il a participé.* »

Ainsi Corvisart, qui admet pour le développement des hypertrophies du cœur *l'exercice et l'irritation*, reconnaît que *l'inflammation*, propagée d'un organe voisin, peut *affaiblir* le cœur au point d'en provoquer l'anévrisme. Corvisart aussi a signalé, parmi les causes de cette maladie, les chutes, les coups portés sur le sternum : or, quelle peut être la suite d'une telle violence, si ce n'est l'inflammation ? Mais si les causes signalées par les auteurs sont inflammatoires, il s'agit maintenant d'en déterminer la valeur dans la production des anévrismes du cœur. Consultons l'observation.

Parmi les faits consignés dans l'ouvrage de Corvisart, il y en a 31 qui sont relatifs à des anévrismes avec ou sans lésions valvulaires.

De ces 31 cas, 25 appartiennent à des hommes, et 6 à des femmes. Cette proportion est remarquable, et semble donner aux premiers un triste privilége sur les secondes.

Sur 24 observations de maladies du cœur recueillies par nous, 16 sont relatives à des hommes et 8 à des femmes.

Or, en réunissant ces deux relevés, on aurait 55 observations, dont 41 appartiendraient à des hommes, et 14 seulement à des femmes, ou un quart moins une fraction de ces dernières. Or, comme les professions pénibles sont presque exclusivement exercées par les premiers, il semblerait, d'après cela, que, si les maladies du cœur ont pour ceux-ci une fâcheuse prédilection, cela dépende uniquement des fatigues souvent excessives auxquelles les hommes sont soumis.

On aurait tort cependant de conclure, d'après un aussi petit nombre de faits, que les anévrismes du cœur sont plus fréquens chez l'homme que chez la femme; nous verrons plus loin que d'autres relevés donnent, pour les uns et les autres, une proportion à peu près égale. En admettant néanmoins la différence comme réelle, on devra considérer que les hommes, par leurs professions, leurs habitudes d'intempérance, et l'abus des spiritueux, par leur exposition fréquente aux intempéries atmosphériques, sont bien plus que les femmes exposés aux inflammations, aux maladies fébriles, qui ont sur le cœur une action plus ou moins directe. Il faudrait au reste, pour établir des proportions exactes, que les observations fussent recueillies sur un nombre *égal* d'individus des deux sexes ; encore devrait-on tenir compte de deux circonstances importantes : c'est que, sur une population donnée, les hommes sont en majorité; et que les femmes, ayant, pour la plupart, plus de facilités pour se faire soigner chez elles, vont moins à l'hôpital que les hommes. Du reste, nous allons voir disparaître, dans les relevés suivans, la différence indiquée plus haut.

Sur 40 observations, consignées dans le *Traité des maladies du cœur* de MM. Bertin et Bouillaud, nous en trouvons 19 pour les femmes et 21 pour les hommes.

Le second volume du *Traité des maladies du cœur* de M. Bouillaud, abstraction faite des observations déjà publiées dans l'ouvrage précédent, et de quelques autres trop peu détaillées pour être comprises dans nos relevés statistiques, nous fournit 36 cas d'anévrismes variés du cœur, dont 17 sont relatifs à des hommes et 19 à des femmes : on voit ici l'équilibre se rétablir. Nous croyons cependant que l'on peut admettre un certain privilége pour les premiers; non en vertu des fatigues auxquelles ils sont soumis, mais par suite des causes nombreuses d'inflammations auxquelles ils sont fréquemment exposés. Du reste, la question des professions sera jugée par le relevé suivant, pris sur la réunion de toutes les observations précédemment indiquées, et qui sont au nombre de 113.

HOMMES.		FEMMES.	
Portiers.	2	Couturières.	11
Tailleurs.	2	Fille d'écurie.	1
Imprimeur.	1	Fruitière.	1
Maréchaux-Forgerons.	3	Blanchisseuses.	3
Marchand d'habits.	1	Femme de ménage.	1
Cuisiniers.	3	Giletière.	1
Cochers.	2	Portières.	2
Palfrenier.	1	Domestiques.	3
Carriers.	3	Journalière.	1
Porteur-d'eau.	1		
Courriers.	1	total.	24
Postillon.	1		
Frotteur.	1		
Sellier.	1		
A reporter.	25		

Report.	23
Peintres en bâtimens.	2
Sculpteur en bois.	1
Herboriste.	1
Chaudronnier.	1
Domestiques.	2
Monteur en pendules.	1
Infirmier.	1
Marbriers.	2
Passementier.	1
Tanneur.	1
Menuisier.	1
Tonnelier.	1
Maçons.	4
Cordonnier.	1
Terrassier.	1
Serruriers.	2
Couvreur.	1
Journaliers.	2
Payeur.	1
Parcheminier.	1
Cardeur.	1
Batteur en grange.	1
Porteur.	1
Jardinier.	1
Cultivateur.	1
Anciens militaires.	4
Fondeur.	1
Charpentier.	1
Fruitier.	1
Etudiant en hippiatrique.	1
Total.	67

On voit, d'après ce double relevé, que, sur les 131 observations précédemment indiquées, les professions n'ont été notées que 91 fois, et seulement 24 fois chez les femmes; ce qui permet de supposer que, si l'on en avait tenu un compte exact, on aurait vu s'élever davantage encore le nombre des professions sédentaires.

Parmi les professions indiquées pour les hommes, il est facile de voir que les plus pénibles ne sont pas en majorité : celle du boulanger, signalée par tous les auteurs comme cause d'anévrisme du cœur, ne s'y rencontre pas. Il y a bien 3 maréchaux et 2 serruriers; mais il faut remarquer que ces professions sont de nature à exposer ceux qui les exercent à de fréquentes variations de température.

En considérant cette longue énumération de professions si diverses, il semble que l'on ne doive pas y trouver la source, l'origine des affections organiques du cœur. Néanmoins, toutes ou presque toutes sont manifestement subordonnées à l'action des agens extérieurs, des vicissitudes atmosphériques, dont l'influence est si puissante sur le développement des maladies inflammatoires. On peut conclure de là que, dans l'étiologie des anévrismes du cœur, les professions agissent plutôt par les inflammations auxquelles elles exposent que par le surcroît d'action qu'elles communiquent au cœur. Nous l'avons déjà dit, les ateliers de forgerons ne sont pas pour le cœur une source de lésions organiques, malgré les rudes travaux de cette profession, et, chez les personnes irritables et nerveuses, le cœur peut être impunément agité par de violentes palpitations, pendant des mois et des années. On a donc tort de voir dans les fatigues d'une profession une cause d'anévrisme; il semble même, d'après les professions indiquées pour les femmes, que, s'il en est une prédominante, c'est celle de couturière, profession essentiellement sédentaire et peu pénible pour le système musculaire. Il serait possible que l'habitude de tenir la poitrine courbée en avant pour coudre devînt, à la longue, une cause de gêne et d'irritation pour le cœur; nous devons néanmoins faire une remarque, c'est que bien des femmes reçues dans les hôpitaux, et se donnant comme couturières, ont souvent été livrées à la débauche et aux excès de tous genres; puis, si l'on consulte l'hygiène des professions sédentaires exercées à Paris par des femmes, on verra que souvent la misère et les privations de tous genres en sont le triste apanage; que, livrée aux seules ressources de son aiguille, la femme est mal nourrie, mal logée, mal vêtue, mal chauffée l'hiver, et que, par suite, elle est exposée à diverses causes de phlegmasies, et spécialement aux catarrhes pulmonaires.

Entre toutes les observations que nous avons consultées, aucune n'est relative à des professions qui nécessitent de la part des poumons un violent exercice. Cela tient peut-être à ce que, privilégiés par la fortune, ceux qui usent de leurs organes vocaux ne viennent pas réclamer dans leurs maladies les secours des hôpitaux. Cependant, si l'on considère qu'à Paris les rues fourmillent de charlatans qui chantent ou pérorent des heures entières à grands efforts de voix, et qu'ils n'ont, dans leurs maladies, d'autres ressources que l'hôpital, on est en droit de conclure que l'exercice même exagéré des organes respiratoires n'est point une cause d'anévrismes du cœur.

Il résulte donc de ce qui précède qu'aucune profession ne peut être regardée comme cause de ces maladies, considérée sous le point de vue de l'exercice qu'elle sollicite de la part de l'organe moteur du sang; et que leur action étiologique est entièrement subordonnée aux conditions hygiéniques dont elles sont entourées, et qui sont, en général, favorables au développement de maladies aiguës.

L'influence de l'âge sur la production des anévrismes peut offrir quelque intérêt. Il semble résulter des recherches statistiques de M. Bizot que le volume du cœur augmente à mesure que l'on avance en âge. Cette hypertrophie progressive ne serait-elle pas le résultat de la continuité d'action à laquelle cet organe est soumis? Et si cette continuité d'action a tant de puissance, n'est-il pas rationnel de lui rapporter aussi les diverses espèces d'anévrismes, dans le cas surtout où cette action a été exagérée? A cela je répondrai que les muscles de relation, quoique soumis chez certains individus à un exercice pénible pendant la durée d'une longue existence, loin de s'hypertrophier, subissent chez le vieillard la loi de dépérissement dont tous les organes sont frappés. La continuité d'action ne suffit donc pas pour hypertrophier un organe. J'ajouterai ensuite que l'âge est, en quelque sorte, le thermomètre des maladies fébriles auxquelles tout individu est exposé dans le cours de sa vie : ainsi, par cela même que l'homme est plus âgé, son cœur a plus souvent ressenti les agitations de la fièvre. Il est donc aussi rationnel de rapporter à l'inflammation l'hypertrophie progressive du cœur, qu'à la continuité de son exercice. Quoi qu'il en soit, voici le résultat fourni sous le rapport des âges par les observations précédentes. L'âge n'est indiqué que dans 114 cas sur 131 : il marque l'époque du décès, et non celui de l'invasion de la maladie.

De 5 à 10 ans,	1 cas.	De 40 à 50,	25 cas.
De 10 à 20 ans,	6 cas.	De 50 à 60,	27 cas.
De 20 à 30 ans,	10 cas.	De 60 à 70,	15 cas.
De 30 à 40 ans,	24 cas.	De 70 à 80,	6 cas.
	41		73

Total général. 114.

On voit, d'après ce tableau, que, rares avant la 50ᵐᵉ année, les anévrismes augmentent tout à coup et se maintiennent à peu près dans la même proportion jusqu'à 60 ans; qu'ils diminuent ensuite, parce que le nombre des vieillards va aussi diminuant.

On pourrait inférer de ces relevés que les affections du cœur progressent avec l'âge; mais il y a ici plusieurs rectifications à faire. d'abord, la plupart des observations sur lesquelles nous avons opéré ont été recueillies dans les hôpitaux d'adultes. Cependant les maladies du cœur ne sont pas rares à l'hôpital des enfans, et M. Bouillaud (ouv. cit.) en a rapporté plusieurs exemples qui avaient été publiés dans des recueils périodiques. Ainsi on ne peut tenir aucun compte du chiffre donné plus haut sur la proportion de ces maladies avant la vingtième année. Pour que le résultat fût vrai, il faudrait que les observations eussent été recueillies sur des individus de différens âges, en nombre à peu près égal pour chacun d'eux. Quoi qu'il en soit, et en admettant que les affections du cœur soient plus rares dans l'enfance et la jeunesse que dans les âges suivans, le fait de l'existence de ces maladies chez les enfans n'est pas moins bien établi, et même on peut dire qu'il n'est pas rare. Or, chez les enfans on ne peut accuser les professions pénibles, l'exercice exagéré du cœur. On signale, je le sais, comme cause des maladies de cet organe, l'habitude de faire porter de jeunes enfans par des enfans plus âgés. En vérité, si cette cause était réelle, tous les enfans de la campagne seraient atteints d'anévrismes; car c'est à eux que l'on confie le soin de leurs jeunes frères ou sœurs dès qu'ils sont capables de les porter. Il faut donc rechercher pour les enfans une autre cause que l'exercice exagéré du

cœur pour expliquer les anévrismes de cet organe. Cette cause, pour les enfans comme pour les adultes, c'est l'inflammation.

Le diagnostic des phlegmasies cardiaques, éclairé par les travaux de MM. Louis et Bouillaud, a de nos jours acquis un haut degré de précision. Il n'est plus permis aujourd'hui de négliger l'examen du cœur dans les investigations que nécessitent les maladies fébriles. Eh bien! dans un grand nombre de cas on découvre des phlegmasies qui passaient autrefois inaperçues. Souvent, au milieu d'un appareil fébrile provoqué par une affection rhumatismale, pneumonique ou autre, on voit survenir du côté du cœur des phénomènes qui annoncent l'extension de l'inflammation à cet organe. Souvent aussi le point de départ de l'affection fébrile est au cœur; il n'existe en effet dans aucun autre organe de lésion capable de provoquer la fièvre. Dans les convalescences des maladies aiguës, lors souvent que la fréquence et l'élévation du pouls, la température de la peau, sont descendues au dessous du degré normal, on voit la fièvre se rallumer. Si l'on en cherche avec soin la cause, on la trouve souvent dans une phlegmasie du péricarde et de l'endocarde. En un mot, la péricardite et l'endocardite sont des affections que l'on rencontre fréquemment, soit comme élément, soit comme effet, soit enfin comme cause d'un appareil fébrile. On conçoit, d'après cela, quelle peut être l'influence de l'inflammation sur le développement des anévrismes du cœur; mais, pour bien préciser son importance, cherchons, parmi les observations déjà consultées, quel peut être le nombre des cas dans lesquels on a fait remonter l'invasion de la maladie organique à une affection fébrile, et bien que dans ces observations il existe sous ce rapport de nombreuses lacunes, nous allons voir combien le résultat est favorable à notre thèse.

Sur les 31 observations fournies par Corvisart, nous voyons l'affection organique débuter à la suite de la pneumonie 8 fois, c'est-à-dire plus du quart. Eh bien! pour quiconque examine avec soin l'état du cœur dans les maladies, la pneumonie est une de celles qui se compliquent le plus souvent d'inflammations cardiaques. A côté de la pneumonie nous voyons d'autres causes également susceptibles de déterminer la phlegmasie du cœur. Ainsi, sur les 23 cas restans, on remarque comme antécédens principaux :

Des coups sur la poitrine.	2 fois.
Rhume, effort, fatigue.	1
Rhume avec palpitations.	1
Rhumes répétés.	2
Fatigue, frayeur, dyspnée, et douleur précordiale.	1
Douleurs précordiales.	1
Fatigues excessives.	1
Fatigues et effort.	1
Rhumatisme.	2
A reporter	11

	Report.	11
Dyssenterie et épistaxis.		1
Fièvre intermittente.		1
	Total.	13 cas.

On ne peut méconnaître, dans la relation de cés diversès circonstances, soit dès causes capables de déterminer une phlegmasie du cœur, soit des phénomènes annonçan jusqu'à un certain point l'existence de cette phlegmasie. Ainsi, dans 21 cas sur 31, l'anévrisme du cœur a pris naissance au milieu du trouble fébrile que provoquait une inflammation thoracique rhumatismale ou autre, ou bien il a succédé à l'action d'une cause capable de déterminer une phlegmasie cardiaque.

Pour les 10 autres cas, on trouvera signalés :

Des chagrins.	2 fois.
Chagrins avec émotion vive.	1
Émotion vive.	1
Mauvaise santé habituelle.	1
Antécédens non indiqués.	5

Les chagrins, les émotions vives de l'ame, peuvent bien avoir une certaine influence sur la production des anévrismes ; mais quand on considère combien de personnes échappent à cette cruelle maladie, malgré les peines et les chagrins dont elles ont été longuement affligées, on ne peut véritablement attribuer aux affections morales une bien grande puissance parmi les causes productrices de l'anévrisme, en tant du moins que l'on ne veut voir dans leur mode d'action que la concentration du sang vers le cœur, et la dilatation toute mécanique de l'organe, par suite de l'accumulation du liquide. Une émotion vive, un chagrin profond, agissent comme causes inflammatoires sur le cœur aussi bien que sur l'estomac, le cerveau, etc. On peut, de cette manière, expliquer pourquoi les chagrins, dont tant de personnes sont abreuvées, produisent si peu de maladies organiques du cœur. C'est que, pour déformer un organe et créer des produits nouveaux, il faut autre chose qu'une perturbation de fonction, il faut une perturbation nutritive. On a écrit de belles pages sur les effets désastreux de la tourmente révolutionnaire ; s'il était vrai que, pendant cette terrible époque, les anévrismes du cœur se fussent multipliés, devrait-on en attribuer la cause aux émotions profondes auxquelles elle a donné lieu ? Que de personnes, autrefois dans l'aisance, étaient alors réduites à la misère ; que de personnes, pour échapper à la proscription, ont dû braver l'intempérie des nuits, supporter des fatigues inaccoutumées ; coucher sur la terre humide, etc. ! Ne trouverait-on pas dans les influences extérieures des raisons aussi plausibles pour expliquer la multiplicité des anévrismes du cœur à cette époque de notre histoire, que dans les émotions auxquelles peu de personnes ont pu se soustraire.

Mais il ne suffit pas de remonter aux causes éloignées de la maladie : si l'inflammation a passé sur le cœur ou les organes environnans, elle a dû y laisser des traces plus ou moins profondes. Voyons si l'examen du cadavre appuiera le témoignage des circonstances commémoratives.

Sur les 31 cas puisés dans l'*Essai sur les maladies du cœur*, 29 nous montrent des traces de phlegmasies du cœur ou des organes environnans, les deux cas restans sont compris précisément dans ceux qui reconnaissent une maladie fébrile pour origine de l'anévrisme. Il peut se faire, d'ailleurs, que l'on n'ait pas noté pour elle des reliquats de phlegmasie en apparence peu importans. Voici, au reste, la disposition des produits phlegmasiques dans les 29 cas où ils ont été signalés (1).

Cas d'endocardite seule.		5
— d'endocardite avec péricardite et pleurésie.		2
— d'endocardite avec pleurésie.		2
— d'endocardite avec péricardite.		1
— d'endocardite avec pleurésie et aortite.		2
— d'endocardite avec hydropéricarde.		1
	Total.	10
Cas de péricardite simple.		3
— de péricardite avec pleurésie.		2
	Total.	5
Cas d'aortite avec pleurésie.		7
— d'aortite seule.		1
	Total.	8
Cas de pleurésie simple.		5
— de pleurésie avec hydropéricarde.		1
	Total.	6

En réunissant chacune de ces additions on retrouve les 29 cas précités. On voit en consultant chacun de ces relevés, que les inflammations ont été souvent multiples. En les isolant les unes des autres on trouve

D'endocardite.	10 cas.
De péricardite.	8
D'hydropéricarde.	3
D'aortite.	9
De pleurésie.	18

On ne sera pas étonné de rencontrer autant de cas de pleurésie, en réfléchissant que cette phlegmasie est souvent le point de départ de celles qui frappent le cœur.

Reprenons, maintenant, les observations publiées dans l'ouvrage de MM. Bertin et Bouillaud ; en y ajoutant quelques cas passés inaperçus dans la première recherche, nous en trouvons 50 relatifs à des maladies plus ou moins complexes du cœur. Grand nombre de ces observations, recueillies à diverses époques, manquent de détails sur le point qui nous occupe. Cependant elles nous offrent des résultats assez avantageux.

(1) Nous regardons comme traces d'inflammations les taches blanches, les adhérences partielles ou générales du péricarde, les exsudations pseudo-membraneuses, etc. Les épaississemens, l'opacité, l'état crépu, les adhérences, les productions cartilagineuses ou osseuses de l'endocarde ou de l'aorte ; les adhérences celluleuses des plèvres, etc.

Les circonstances commémoratives ne sont relatées que dans 18 de ces 50 observations. Sur ces 18 cas nous remarquons:

La pleurésie.	2 fois.
La pleurésie avec rhumatisme.	1
La pneumonie.	3
La phthisie.	6
Des catarrhes répétés.	3
L'hémoptysie.	1
Des chutes sur la poitrine.	3
L'un de ces cas appartient aux pneumonies.	
Effort considérable.	1
Misère profonde.	1
Total.	21

dont il faut déduire le double emploi de la pneumonie, suite de chute sur la poitrine. Ajoutons que trois des affections thoraciques avaient été précédées de chagrins profonds. Il est à présumer que, si des notes avaient été recueillies chez tous les malades, sur leurs antécédens, nous aurions vu se multiplier les inflammations, ou les causes d'inflammation; c'est du moins ce que tend à confirmer le relevé suivant.

Sur les 50 observations dont il est question, nous voyons signalées parmi les lésions cadavériques.

1° La péricardite 14 fois, dont 9 sont caractérisées par des adhérences anciennes; 5 par une exsudation pseudo-membraneuse plus récente; 4 de ces dernières sont compliquées d'épanchement. Dans un de ces cas, le cœur est atrophié.

2° Des traces anciennes d'endocardite ou d'aortite 28 fois. De ces 28 cas, 18 mentionnent une altération plus ou moins profonde des valvules du cœur; 3 une lésion de l'endocarde sans affection valvulaire; et 7, une lésion de l'aorte sans lésion de l'endocarde.

3° Sans indication de traces d'inflammations 8 cas. Ces derniers faits ont peu d'importance par eux-mêmes, car nous le répétons, beaucoup des observations publiées dans l'ouvrage que nous analysons sont fort incomplètes sous beaucoup de rapports, et des lésions importantes ont dû souvent être omises.

4° Des traces anciennes de pleurésie (adhérences pulmonaires) ont été rencontrées, sur les 50 cas, 20 fois. La phthisie pulmonaire 8 fois, dont 2 sont également comprises parmi les pleurésies.

Entre les altérations valvulaires, les incrustations aortiques, les adhérences du péricarde et des plèvres, il existe de nombreuses coïncidences.

Ainsi l'endocardite est signalée.	18 fois.
L'aortite.	26
La péricardite.	14
La phthisie.	8
La pleurésie.	20

Nous n'insisterons pas davantage sur ces coïncidences; et nous passons immédiatement aux observations rapportées dans le second volume du *Traité des maladies du cœur* de M. Bouillaud; elles sont au nombre de 36. Voici les antécédens auxquels on peut faire remonter l'invasion de la maladie organique.

1.	Accidens relatifs à la pneumonie ou à la pleurésie.	12 cas.
2.	Phénomènes annonçant une péricardite.	7
	Ils sont confondus avec les précédens.	
3.	Douleur précordiale.	1
4.	Catarrhes aigus, ou catarrhes habituels.	5
	L'un d'eux est déjà signalé avec les pneumonies.	
5.	Rhumatismes.	3
	L'un d'eux est déjà compris dans les affections catarrhales.	
6.	Phlébite.	1
	Déjà signalé parmi les pneumonies.	
7.	Phthisie	1
	Total.	30 cas.
	Dont il faut déduire les coïncidences.	10
	Restent	20 cas

dans lesquels une maladie aiguë, fébrile, a été signalée comme ayant précédé le développement de l'affection du cœur.

A ces circonstances viennent s'en joindre d'autres, qui se confondent, la plupart, avec les précédentes : ainsi on trouve signalés dans ces 36 observations.

Les chagrins ou la mélancolie.	5 fois.
L'âge critique.	2
Une chute sur la poitrine.	1
Fatigues.	4
Abus du coït.	1
Suppression de règles.	1
Couche laborieuse.	1
Courbature.	1
Déviation rachidienne.	1
Hérédité.	2

Plusieurs de ces circonstances sont susceptibles de provoquer une inflammation des organes de la poitrine, ou un état fébrile qui est toujours le produit d'une irritation des organes circulatoires.

Si, pendant la vie, on peut faire remonter le début des affections du cœur à une inflammation, l'examen des cadavres nous montre des productions pathologiques, restées au sein des organes comme un témoignage vivant de ces inflammations. Ainsi nous voyons sur les 36 observations.

1.	Traces d'endocardite isolée, dans	11 cas.
2.	— — unie à la péricardite.	8
3.	— — — à la pleurésie.	6
4.	— — — à la pleurésie et à la péricardite.	7
	Total.	32

Sur les 36 observations, il en reste 4 qui ne sont pas comprises dans ce relevé; nous allons les retrouver dans le tableau suivant :

5.	{ Cas d'aortite simple ou compliquée avec les altérations précédentes. }	19

De ces 19 cas, 3 sont relatifs à des aortites simples, et un autre à une aortite avec traces de pleurésie, lesquels ajoutés aux 32 cas précédens, complètent le nombre des 36 observations.

Nous retrouvons encore ici, entre les adhérences

des plèvres, celles du péricarde, et les taches blanches existant sur cette membrane, les altérations de l'endorcade et de la face interne de l'aorte, et celles du tissu charnu du cœur, des rapports de causalité si intimes, qu'il est impossible de les séparer.

Ajoutons à ces divers relevés le produit de nos 24 observations particulières. Voici les principaux faits qui s'y rattachent :

1° Maladies inflammatoires, qui ont précédé l'invasion, et auxquelles on peut faire remonter le début des affections organiques du cœur.

Rhumatismes.	4 cas.
Affections fébriles non caractérisées.	8
Phthisies.	2
Total.	14

2° Circonstances commémoratives ayant une action moins directe.

Chute d'un lieu élevé.	1
Caractère violent.	4
Chagrins.	2
Hérédité.	2

3° Lésions cadavériques accusant une inflammation ancienne et terminée.

Traces d'endocardite isolée.	1 cas.
— d'endocardite unie à la péricardite.	2
— d'endocardite unie à la péricardite et à l'aortite.	1
— d'endocardite unie à l'aortite.	2
— d'endocardite unie à la pleuréste et la péricardite.	4
— d'endocardite unie à la pleurésie, à l'aortite et à la péricardite.	4
— d'endocardite unie à la pleurésie.	2
— de péricardite simple.	2
— d'aortite simple.	1
— de pleurésie simple.	1
Total.	20 cas.

Il reste quatre cas, dans lesquels il n'a pas été signalé de traces anciennes d'inflammation; peut-être ont-elles échappé à notre attention. Mais admettons qu'elles n'aient pas existé sur le cadavre; n'est-il pas possible qu'une phlegmasie passe sur le cœur sans y laisser de marques; le tissu charnu de cet organe ne peut-il s'enflammer indépendamment de ses membranes? admettons, si l'on veut, quelques exceptions à la règle; il n'en sera pas moins démontré que l'inflammation joue un rôle immense parmi les circonstances antécédentes aux affections organiques du cœur; et surtout parmi les lésions cadavériques qui les accompagnent.

Parmi les professions signalées comme causes de maladies du cœur, il n'en est aucune qui soit prédominante. Mais, comme nous l'avons vu, la plupart des professions exercées par les individus atteints de ces maladies, ont un caractère commun; c'est qu'elles exposent aux intempéries atmosphériques, et aux inflammations. Voyons maintenant, si les autres circonstances commémoratives sont favorables à cette opinion. Pour cela, comprenons

dans un seul tableau les principaux faits signalés dans les tableaux précédens.

Les observations de Corvisart, de MM. Bertin et Bouillaud, celles de M. Bouillaud et les nôtres sont au nombre de 141. Eh bien, sur ce nombre d'individus, on a pu faire remonter la maladie du cœur

1. A des pneumonies ou pleurésies simples ou compliquées de péricardite, etc.	26 fois.
2. A des affections fébriles non caractérisées.	8
3. A des rhumes aigus, ou des rhumes répétés.	12
4. A la phthisie.	9
5. A des chutes, ou des coups sur la poitrine.	8
6. A des douleurs précordiales.	3
7. A des fatigues excessives avec ou sans efforts.	7
8. A des rhumatismes.	9
Quelques cas de rhumatismes sont compris dans les faits précédens.	
9. A la fièvre intermittente.	1
10. A l'hémoptysie.	1
11. A la suppression de règles.	1
12. A l'abus du coït.	1
13. A une couche laborieuse.	1
Total.	87 cas

Ainsi, sur 141 cas de maladie du cœur, on peut faire remonter 87 fois le début de l'affection, soit à une inflammation, soit à une affection fébrile, soit à un accident susceptible de développer une inflammation thoracique etc.; résultat important, si l'on considère que dans la plupart de ces observations, on a eu pour but de constater plutôt des caractères anatomiques ou symptomatologiques, que de remonter aux causes de la maladie. Ce résultat acquerra une valeur nouvelle si l'on réfléchit que grand nombre de phlegmasies de poitrine sont *latentes*, ou du moins ne sont pas accompagnées d'accidens assez graves pour engager le malade à solliciter la présence du médecin; et que les moyens d'investigation, jusque dans ces derniers temps, ont été d'une déplorable insuffisance; si enfin, l'on se reporte aux résultats nécroscopiques qui nous montrent à peu près constamment, soit à l'intérieur, soit à l'extérieur du cœur, soit dans les organes environnans, des traces de phlegmasies anciennes.

Arrêtons-nous un instant, sur chacune des causes signalées.

La coïncidence de la péricardite avec la pneumonie et la pleurésie, est un fait tellement connu qu'avant les travaux de M. Louis sur la première maladie, on en regardait le diagnostic comme fort difficile sinon impossible, parce que ses symptômes étaient confondus avec les symptômes de ces maladies dont elle n'était pour ainsi dire, qu'un épiphénomène. Si l'enveloppe extérieure du cœur participe si souvent à l'inflammation des organes respiratoires, est-il extraordinaire que l'endocarde soit en même temps affecté? La muqueuse bronchique n'est-elle pas souvent affectée quand la plèvre est enflammée? Et dans la pleurésie, à moins d'épanchement considérable qui aplatisse le poumon, n'y a-t-il pas souvent un certain degré de pneumonie ? faut-il s'étonner alors que, dans la péricardite il y ait extension fréquente de la phlegmanie à l'endocarde et au tissu même du cœur ? Corvisart, comme nous l'avons dit, n'a point laissé échapper cette coïncidence du début fréquent des affections organiques du cœur avec les inflammations des organes respiratoires ; mais, préoccupé de ses causes innées et de l'influence des causes physiques, il a expliqué d'une manière trop mécanique l'action de la pneumonie sur le cœur ; tout en reconnaissant, au reste, que l'extension de l'inflammation à cet organe pouvait *l'affaiblir* au point d'amener sa lésion organique. Il serait inutile, je pense, d'insister plus longuement sur ce point : de quelque manière qu'agissent la pneumonie ou la pleurésie, il est constant qu'elles président souvent au développement des maladies du cœur (1).

Nous pourrions en dire autant des catarrhes pulmonaires. Dans leur état d'acuité, ces maladies s'accompagnent de fièvre; l'extension de l'inflammation au cœur est possible. Depuis que mon attention est portée sur l'étiologie des affections du cœur, je n'ai manqué aucune occasion de questionner les individus atteints de ces maladies, sur leurs antécédens, sur l'époque précise du développement des premiers accidens : dans presque tous les cas j'ai pu remonter à une affection fébrile ; et, chez plusieurs *l'invasion de la maladie datait de quelques mois seulement, et remontait à l'époque de la grippe* dont ces personnes avaient été atteintes. Si la grippe, affection catarrhale et fébrile a pu causer la maladie du cœur, pourquoi les catarrhes aigus n'agiraient-ils pas de la même manière ? On dira peut-être que les secousses de la toux en refoulant le sang vers le cœur agissent

(1) Nous venons de recueillir un très bel exemple de pleurésie avec endopéricardite, sur un jeune homme qui est mort le 12 décembre dernier à l'Hôtel-Dieu. Il nous dit qu'il était malade depuis neuf mois seulement ; qu'auparavant il n'avait jamais fait de maladie, ni éprouvé de battemens de cœur. Il y a neuf mois il fut pris de pleurésie à la suite d'un refroidissement. Il a été traité de cette maladie à l'Hôtel-Dieu et à la Pitié. Il a tout le côté gauche de la poitrine malade et sans respiration : il y a un affaissement notable de ce côté ; des battemens de cœur se font sentir depuis quelques mois : il existe à la région précordiale un bruit de scie très marqué au premier temps. Le malade est mort le lendemain de sa rentrée à l'Hôtel-Dieu.

L'*autopsie* nous a montré des adhérences générales du poumon gauche, avec affaissement complet de cet organe : une hépatisation presque générale du poumon droit, qui est farci de granulations grises : quelques onces de sérosité citrine dans le péricarde : quelques plaques blanches sur la face antérieure du cœur ; des pseudo-membranes minces, organisées, recouvrant l'oreillette droite : une teinte opaline de l'endocarde de l'oreillette gauche ; épaississement fibreux de la valvule mitrale, sans insuffisance ; quelques points blancs dans l'épaisseur des valvules aortiques, dont la base, à la hauteur d'une ligne et demie, était épaisse, dure, et fibro-cartilagineuse ; le cœur, légèrement hypertrophié, flasque, sans ramollissement ni décoloration.

mécaniquement sur cet organe : soit, mais il faudrait convenir que cela ne suffit pas, puisque des personnes toussent pendant des années entières sans être affectées de lésion du cœur, il faut donc autre chose qu'une cause mécanique.

La phthisie n'est-elle pas une cause d'anévrisme? En parcourant les observations de phthisie, publiées par M. Louis et d'autres observateurs, on serait tenté de répondre par une négative absolue. Car, dans cette affreuse maladie, le cœur soumis comme tous les autres organes à une loi de dépérissement, de desséchement, d'étisie en un mot, finit par s'atrophier.

Mais son atrophie n'est pas constante, puisque les observations de M. Bouillaud et les nôtres font foi que dans certains cas il s'hypertrophie ? Pourquoi cette hypertrophie en contradiction avec la loi de dépérissement et d'atrophie? il faut une cause sans doute, et une cause puissante. Quelle est-elle ? interrogez le cadavre, et vous verrez à l'extérieur et à l'intérieur du cœur des traces de phlegmasie ancienne; mais pourquoi avec les pleurésies répétées qui accompagnent la fonte des tubercules, la fièvre qui consume les tristes victimes de cette cruelle maladie, pourquoi n'observe-t-on pas plus d'affections organiques du cœur, dans la phthisie? pourquoi, parce que le cœur, et les autopsies l'attestent, s'enflamme rarement alors. Il s'enflamme rarement parce que probablement la marche de cette maladie est lente et progressive, et que les pleurésies sont généralement partielles et progressives. Ainsi la phthisie peut donc être regardée comme une cause d'anévrisme du cœur, mais en ce sens seulement qu'elle peut déterminer l'inflammation de cet organe.

Parlerai-je maintenant des rhumatismes ? Malgré les dissidences qu'a fait naître la généralisation de la cardite rhumatismale, par M. Bouillaud, il faut reconnaître que la péricardite ou l'endocardite manquent rarement dans le rhumatisme fébrile et surtout le rhumatisme mobile, bien qu'elles ne soient pas étrangères au rhumatisme fixe ou non fébrile. Sous ce rapport nos observations de rhumatismes s'accordent parfaitement avec celles de M. Bouillaud. Si les rhumatismes, dans notre relevé, sont en si petit nombre, comparés aux inflammations thoraciques, c'est peut-être que jusqu'ici ce fait n'avait point assez attiré l'attention des observateurs, ou plutôt que le rhumatisme étant une affection plus rare que la pleurésie et la pneumonie, il doit compter pour moins dans l'étiologie des anévrismes du cœur. Nous croyons cependant que des observations subséquentes lui donneront plus d'extension dans l'histoire de ces maladies.

Les coups portés sur la poitrine, les chutes faites d'un lieu élevé, les efforts considérables, sont des causes bien capables de déterminer l'inflammation des organes circulatoires. Cette circonstance se remarque un assez bon nombre de fois dans notre tableau ; et, si l'on veut bien se rappeler la troisième observation que nous avons consignée dans notre travail, on verra qu'une inflammation grave du cœur et de l'aorte a succédé à une chute faite d'un lieu élevé. Il faudrait, au reste, méconnaître toutes les lois de la pathogénie pour refuser à une contusion, ou une secousse violente, une action phlogistique.

Des affections fébriles non caractérisées occupent une place assez importante parmi les circonstances commémoratives.

Les personnes étrangères aux connaissances pathologiques ne peuvent toujours rendre un compte exact des maladies qu'elles ont éprouvées et dont souvent elles ont ignoré la nature. Mais, comme parmi les symptômes d'une maladie, le *phénomène* FIÈVRE est celui qui prédomine en général, ou dont on conserve mieux le souvenir, on doit peu s'étonner de le voir si fréquemment figurer parmi les circonstances anamnestiques. Nous devons ajouter aussi, qu'avant l'application de la percussion et de l'auscultation aux maladies de poitrine, bon nombre de phlegmasies de cette cavité sont restées ignorées, et la fièvre symptomatique, dont elles étaient accompagnées, était regardée comme *essentielle*. Il n'existe plus aujourd'hui de pneumonie ou de pleurésie *latentes*; la péricardite se révèle par des signes certains; et le diagnostic de l'endocardite a peut-être autant de certitude et de précision que celui des autres phlegmasies thoraciques. Il est donc probable qu'à l'avenir on ne verra que rarement figurer *des fièvres indéterminées*, dans l'étiologie des anévrismes du cœur. Nous avons aussi l'espoir fondé que la possibilité de reconnaître l'insidieuse invasion de ces funestes maladies fournira des armes pour les combattre et les arrêter à leur début. Notre dernier chapitre sera consacré à l'exposition des faits thérapeutiques sur lesquels notre espoir se fonde.

Un travail hémoptoïque, une suppression de règles, ont aussi marqué le début de certaines affections du cœur. Il semble qu'il y ait solidarité entre les phlegmasies des organes centraux de la circulation et les hémorrhagies capillaires. Ainsi nous avons vu l'endocardite suivre une suppression de règles : et souvent aussi nous avons constaté des épistaxis dans les cas de phlegmasies cardiaques. Il n'y a rien d'extraordinaire dans les sympathies, qui, sous ce rapport, unissent les diverses parties du système circulatoire.

Après avoir ainsi établi les circonstances au milieu desquelles se développent les affections organiques du cœur, après avoir montré de si nombreuses traces d'inflammation à l'intérieur et à l'extérieur de cet organe, il semblerait que les lésions de son tissu charnu dussent être sous la dépendance de la même cause. Cependant, l'inflammation a dénaturé les valvules du cœur, elles les a rendues impropres à remplir leurs fonctions; elle a rétréci des orifices, et créé des obstacles au cours du sang; elle a limité la systole du cœur en établissant des adhérences

entre les feuillets du péricarde : elle a donc favorisé les stases sanguines, et forcé le cœur à un surcroît habituel d'action : de là les hypertrophies et les dilatations. Rien de plus simple, en effet, que la dilatation hypertrophique du ventricule gauche derrière l'orifice rétréci de l'aorte; celle de l'oreillette derrière l'orifice auriculo-ventriculaire rétréci, etc. Il semble que l'on ne puisse élever aucun argument contre cette explication des faits tant elle est simple et rationnelle. Mais, plus elle a d'importance, plus, aussi, elle mérite un examen sérieux de notre part. Cet examen fera l'objet de la 2ᵉ section de cet article.

CLINIQUE MÉDICO-CHIRURGICALE.

EFFETS DES ÉMANATIONS SATURNINES SUR L'ÉCONOMIE ANIMALE. — LARGE PERFORATION DE LA CLOISON INTERVENTRICULAIRE DU CŒUR SANS SYMPTÔMES DE CYANOSE. — RÉTRÉCISSEMENT SPASMODIQUE DE L'URÈTRE. — NÉVRALGIE RHUMATISMALE DES PAROIS ABDOMINALES SIMULANT UNE PÉRITONITE.

Par M. le docteur Montault.

Chef de clinique de la Faculté, ancien interne des hôpitaux, etc.

Observation I.

Colique de plomb pour la troisième fois. Insuffisance de l'acide sulfurique, de l'alun, de l'huile de croton, de l'acétate de morphine. Traitement de la Charité; le cinquième jour, guérison de la colique et apparition d'accidens nerveux variés, hoquet, tremblement, crampes, frayeur, délire, coma, symptômes épileptiques et hydrophobiques, palpitations, perte de la mémoire, etc.

M. T..., âgé de 34 ans, premier commis dans une manufacture de plombs laminés, d'une forte constitution, d'un tempérament sanguin-bilieux, se livrant immodérément au travail de sa place, au point de rester quelquefois des semaines entières sans sortir de ses bureaux (il s'occupait de la tenue des livres et registres), avait déjà été atteint deux fois de colique métallique traitée et guérie par la méthode de la Charité *modifiée*, lorsque, vers la fin de mars 1836, il éprouva une nouvelle attaque de cette maladie.

Les bureaux dans lesquels travaillait M. T... (le plus souvent depuis le matin jusqu'à minuit) étaient situés dans une maison, au rez-de-chaussée, de la rue des Prouvaires, et avaient jour, ainsi que la cuisine, sur une cour basse et humide, où l'on laissait d'ordinaire exposés à l'air libre des tuyaux de plomb qui, en raison de l'humidité du lieu, ne tardaient pas à se couvrir d'une couche blanchâtre de *carbonate de plomb*; en face et à côté de la cuisine, existaient deux magasins contenant également des lames et des tuyaux de plomb laminés. Si j'ajoute que M. T... prenait ordinairement ses repas dans le bureau même, et qu'il couchait dans la maison, dans une chambre sise au troisième étage, il est vrai, mais donnant sur la cour, où étaient entassés les matériaux de plomb, on conviendra que le séjour de M. T... dans une atmosphère d'émanations saturnines rendait inévitables les accidens auxquels il a été en proie.

Les symptômes de cette troisième colique furent extrêmement graves ; douleurs atroces, nausées ou vomissemens continuels, constipation opiniâtre. Je fis administrer d'abord la *limonade sulfurique* et l'*alun* à haute dose ; mais il fallut bientôt y renoncer, ces substances ne produisant aucune amélioration, et séjournant d'ailleurs à peine dans l'estomac à cause des vomissemens. Je donnai successivement jusqu'à *neuf gouttes d'huile de croton* dans l'espace de quatre à cinq heures, et jusqu'à *trois grains d'acétate de morphine* dans la nuit. Les coliques ne furent point apaisées, et il ne s'en suivit pas d'évacuation alvine.

Je prescrivis donc le traitement de la Charité, au bout du cinquième jour de ce traitement, administré avec la plus grande sévérité, la colique avait complètement cessé ; le malade put même prendre un potage et rester levé quelques instans ; mais, toujours préoccupé par l'idée de son travail et de ses registres, il commit l'imprudence de descendre dans les bureaux en traversant la cour humide où étaient entassés les tuyaux de plomb dont il a été question plus haut, et, dans la soirée, il fut pris de hoquet, puis d'accidens nerveux caractérisés par un tremblement général (des membres supérieurs particulièrement), par des crampes dans les muscles des molets principalement et tellement douloureuses qu'elles arrachaient des cris au malade, de l'embarras dans la prononciation, puis par des troubles de l'intelligence, tels que la perte de la mémoire, la crainte, la frayeur, la défiance, le délire, caractérisés en dernier lieu par des palpitations fort incommodes, une sensibilité excessive de la peau du tronc, des accès *épileptiformes* avec écume à la bouche et convulsions des bras qui étaient du reste écartés des parties latérales du corps, enfin des symptômes *hydrophobiques* (convulsions et horreur à la vue des boissons), et, circonstance sans doute purement accidentelle, j'observai quelques vésicules sur les côtés du frein de la langue.

De concert avec M. Hervez de Chégoin, que je fis alors appeler en consultation, je fis transporter le malade rue de l'Université et de là à Bercy, afin de lui procurer un meilleur air ; mais les accès *épileptiformes* et *hydrophobiques* auxquels il était toujours en proie devenant un sujet de frayeur pour les personnes qui l'entouraient, M. T... fut conduit à la maison royale de santé du faubourg St-Denis, dans le service de M. Hervez de Chégoin, où je continuai à le voir de temps en temps.

Voici quels furent les moyens thérapeutiques successivement mis en usage contre les accidens nerveux décrits plus haut ; un deuxième traitement de la colique de plomb suivant la méthode de la Charité, l'eau de Seltz et le sirop d'éther contre le hoquet, potions calmantes ; laudanum en lavemens et en potions, tisane sudorifique, bains amylacés de plusieurs heures de durée, lavemens avec l'extrait de valériane et le sulfate de quinine, affusions froides sur la tête et les épaules, le sujet étant placé dans un bain à 27° C.

Depuis le milieu d'avril 1836, époque de sa translation à la maison de santé, M. T... éprouva plusieurs accès convulsifs dans les vingt-quatre heures, mais surtout la nuit ; quelques uns furent tellement graves qu'ils faillirent emporter le malade ; le délire continua aussi, et plusieurs fois l'on arrêta M. T... au moment où il ouvrait la fenêtre pour se précipiter. Le 24 avril, il y avait beaucoup de mieux, les accès étaient moins fréquens et moins longs, mais il y avait encore perte de la mémoire, difficulté à parler, assoupissement presque continuel.

Au commencement de mai (six semaines environ après le début de la maladie) : le sommeil et l'embonpoint reviennent un peu, plus de délire, parole plus facile, mémoire seulement affaiblie, encore un peu de tremblement des membres, surtout dans la station debout, quelques crampes par intervalle dans les molets et la région du cœur, point d'accès épileptiques depuis 8 jours, époque à laquelle on a suspendu les bains et les affusions ; le malade mange la demie de pain et boit la portion de vin.

Quelque temps après, M. T... est allé passer la belle saison à Ivry, puis à Enghien, où il fit usage des eaux. J'eus occasion de le voir dans les premiers jours du mois de septembre, sa guérison était complète, il conservait seulement un peu de faiblesse, de pâleur, de tristesse et de propension à se mettre en colère. Aujourd'hui (8 janvier 1837) M. T... satisfait au travail de sa place de premier commis, qu'il a voulu reprendre depuis près de deux mois, dans la même manufacture de plombs laminés que les propriétaires de l'établissement ont transportée rue de Bercy St-Antoine, à cause de l'insalubrité des bureaux et des magasins situés auparavant dans la rue des Prouvaires.

Cette observation peut donner lieu à plus d'un commentaire. Nous nous attacherons à la *cause* des accidens, à leur *forme* symptomatologique, au *traitement* mis en usage pour les mener à bonne fin.

C'est, à n'en pas douter, à l'influence de la poussière grisâtre formée à la surface du plomb laminé et exposé à l'air humide qu'il faut attribuer les accidens éprouvés par M. T..., les circonstances hygiéniques qui l'entouraient déposent qu'il vivait au milieu d'un foyer d'émanations saturnines, dont plusieurs ouvriers de la maison et le directeur lui-même avaient aussi éprouvé les atteintes ; ces mêmes circonstances hygiéniques permettent encore d'établir que les particules de l'oxyde et du carbonate de plomb (composant la couche grisâtre formée à la surface des tuyaux de plomb), répandues dans l'air, ont agi à la fois sur la peau et sur les muqueuses digestive et pulmonaire, et ont ainsi déterminé un véritable empoisonnement.

Voyez ensuite les effets de cet empoisonnement par les émanations saturnines : le système nerveux *cérébro-spinal*, du *grand sympathique* et *fibrillaire ou musculaire* lui-même a été affecté : aussi avons-nous pu observer chez notre malade les accidens nerveux les plus variés, colique, hoquet, tremblement, crampes, embarras dans la prononciation, perte de la mémoire, frayeur, délire, coma, palpitations, accès épileptiques et hydrophobiques, propension au suicide, etc ; tous accidens sur lesquels MM. Tanquerel, Nivet et Grisolle viennent de fixer l'attention (1).

Le traitement qui a triomphé de ces accidens n'a point été antiphlogistique, parce que ces accidens dépendaient d'une cause spécifique.

Observation II.

Palpitations depuis l'enfance ; bruits du cœur secs et âpres et successivement bruit de soufflet au premier temps, bruit de piaulement étouffé, bruit de frottement péricardique ; hypertrophie générale du cœur avec endopéricardite et perforation de la cloison interventriculaire sans cyanose, chez un sujet atteint et mort de pleuropneumonie gauche.

Le nommé Antoni, âgé de 26 ans, cordonnier, d'une faible constitution, d'un tempérament bilieux et lymphatique, à peau blanche et fine, à Paris depuis 5 ans, est entré le 13 janvier 1837 à la clinique de la Charité (salle St-Jean de Dieu), accusant trois jours de durée d'une maladie qui s'était annoncée par des frissons, de la toux, de la douleur dans le côté gauche et des crachats ensanglantés.

Interrogé sur l'état antérieur de sa santé, ce malade répondit qu'il éprouvait des palpitations depuis l'époque de son enfance, qu'il avait eu deux attaques de rhumatisme articulaire aigu quatre ans, et un an avant son entrée à l'hôpital, un érysipèle à la face 18 mois auparavant, et qu'il était sorti depuis peu du service de M. Velpeau, conservant plusieurs ouvertures fistuleuses de la paroi thoracique droite, qui avaient, dit-il, succédé à l'ouverture, faite avec le troicart et le bistouri, d'un abcès qu'il portait depuis 5 ans dans cette région.

État du malade au moment de l'entrée : crachats visqueux, adhérens et rouillés ; respiration accélérée à 40-44 ; anxiété, tendance à la syncope ; voix à demi éteinte ; forte dilatation des ailes du nez ; toux fréquente, augmentant une vive douleur qui existe au côté gauche en dehors ; résonnance mauvaise dans tout le côté gauche, surtout dans la région du scapulum ; soufle et bronchophonie dans la fosse sous-épineuse avec râle crépitant au dessous ; pouls

de 120 à 125, médiocrement développé, peu résistant ; voussure dans la région précordiale ; matité du cœur d'environ 5 pouces carrés ; obscur frémissement vibratoire, perçu au moyen de la main appliquée sur la région du cœur ; palpitations fortes ; les deux bruits cardiaques sont *secs* et *âpres* ; il existe un bruit de soufflet après le 1er temps au dessous du sein ; langue blanchâtre, soif vive, lèvres sèches et crouteuses, ventre tendu et ballonné, moiteur de la peau, une selle liquide par jour.

Le soir de l'entrée on pratiqua une saignée de 4 palettes, qui n'offrit point de couenne à la visite du lendemain, et on appliqua sur le côté gauche de la poitrine 30 sangsues qui coulèrent abondamment pendant la nuit. Le lendemain de l'entrée, M. Bouillaud exposa aux élèves que le cas n'était pas de ceux que l'on doit attaquer par les émissions sanguines *coup sur coup*, et fit la prescription suivante : ventouse scarifiée sur le côté gauche (1 palette et demie), la matin vésicatoire sur le même côté, dans la soirée, violettes, guimauve, sirop de gomme, julep diacode, lavement émollient, diète.

Les jours suivans, le pouls resta petit et fréquent (100-108), les crachats toujours ensanglantés, la faiblesse considérable, les signes fournis par l'auscultation les mêmes ; cependant du 13 au 20 janvier les crachats devinrent albumineux et sans trace de sang, le pouls tomba à 92-96, le malade put se coucher sur le côté gauche, et vu sa grande prostration on donna un peu de bouillon et quelques alimens légers. Le 21, pouls plus ferme et plus fréquent à 100-105, langue sèche et écailleuse, respiration plus accélérée ; les jours suivans la faiblesse augmente, le malade refuse l'application d'un nouveau vésicatoire sur le côté, il succombe le 25 : je dois ajouter que les fistules du côté droit de la poitrine se rouvrirent dans les derniers jours, que l'on entendit un bruit de piaulement étouffé dans le cœur (correspondant au 1er temps) le 19 janvier, et un froissement péricardique (plus superficiel que le frottement qui avait lieu dans le cœur) le 23.

Autopsie faite 38 heures après la mort. Adhérences générales et anciennes de tout le poumon gauche avec les parties environnantes. Ce poumon est hépatisé en rouge dans sa totalité et présente en outre à son sommet quelques noyaux d'hépatisation grise et quelques tubercules crus. Poumon droit emphysémateux à sa base, engoué dans ses deux tiers supérieurs. Adhérences générales et anciennes et épaississement des deux feuillets, pulmonaire et costal, de la plèvre de ce côté ; à la surface externe du feuillet costal, fort épaissi et induré, aboutissent les orifices internes des 3 ou 4 fistules qui existaient à la paroi thoracique droite ; les côtes étaient dénudées et cariées dans les endroits où existaient les fistules.

A peine deux cuillerées de liquide dans le péricarde. Cœur très volumineux ; poids du cœur débarrassé des caillots albumineux et jaunâtres qui distendaient ses cavités, 20 onces ; plaque blan-

<hr>

(1) Voir le journal *Hebdomadaire*, octobre, novembre, décembre 1836 ; et la *Gazette médicale*, N° du 26 novembre 1836.

châtre et teinte blanchâtre ou opaline au devant de la base du cœur; lambeau de fausse membrane molle et récente au devant de la pointe du cœur; hypertrophie générale du cœur avec dilatation de toutes ses cavités et des 4 orifices (l'orifice ventriculo-aortique excepté); point de différence pour le volume, la forme, la couleur entre les cavités droites et gauches; valvule tricuspide épaissie et blanchâtre, ainsi que la face interne du ventricule correspondant; orifice ventriculaire gauche agrandi; dilatation de l'orifice ventriculo-pulmonaire; valvules sigmoïdes de l'artère pulmonaire non épaissies ni indurées, mais ayant des dimensions beaucoup plus considérables que les sigmoïdes aortiques, qui semblent dans l'état normal ainsi que l'orifice qu'elles circonscrivent; valvule mitrale transformée en une toile épaisse, fibreuse et blanchâtre; les tendons qui s'insèrent à ses languettes sont blancs, nacrés et luisans, tout à fait semblables aux tendons des muscles fléchisseurs des doigts; l'ouverture auriculo-ventriculaire gauche très dilatée comme la droite; en haut de la cloison interventriculaire, immédiatement au-dessous des valvules mitrale et tricuspide, ouverture de demi-pouce et plus de diamètre, faisant communiquer ensemble les deux ventricules, à bords lisses et arrondis, paraissant avoir une date ancienne, et peut être congénitale, à peu près complètement obstruée par une portion des caillots jaunâtres qui existaient dans l'un et l'autre ventricule; point de communication des oreillettes entre elles; trou de Botal complètement fermé comme à l'ordinaire par l'adossement de deux lames.

Foie volumineux et jaunâtre remplissant l'épigastre et une bonne partie de l'hypochondre droit, point d'altération à la fin de l'intestin grêle.

Une foule de considérations intéressantes se présentent à l'esprit après la lecture de ce fait. Nous ne parlerons point des tubercules pulmonaires, de l'état scrophuleux, de la carie et de la dénudation des côtes, non plus que de la pneumonie grave et compliquée, offerts par le sujet de cette observation; la communication des deux ventricules due à une perforation de la cloison interventriculaire et sans qu'on ait observé de cyanose, est la particularité la plus remarquable. Les bords mousses et arrondis de cette ouverture de communication, les palpitations éprouvées par le malade depuis son enfance, donnant tout lieu de croire que ce vice de conformation était congénital et résultait de la persistance d'une des conditions de la vie fœtale ou embryonnaire. La plupart des sujets placés dans les mêmes circonstances ont présenté des symptômes de cyanose et sont morts dans un âge peu avancé ainsi que cela résulte des faits analogues publiés dans la dernière édition du traité des maladies du cœur par M. Bouillaud; cependant le sujet dont il s'agit ici avait 26 ans et n'était point cyanosé; la même anomalie a encore été constatée chez un homme de 41 ans (Richerand), chez deux femmes

d'environ 60 ans (Meckel). Nous dirons donc que la communication entre les cavités droites et gauches du cœur ne se trouve pas incompatible avec une existence assez prolongée, toutes les fois qu'elle ne se trouve pas compliquée d'un rétrécissement des orifices du cœur (Louis, Bouillaud) ou que les lésions existantes des valvules sont en quelque sorte en harmonie avec elle et en atténuent les effets, ainsi que cela nous semble avoir eu lieu pour la dilatation des orifices dans le cas que nous venons de rapporter.

Observation III.

Rétrécissement spasmodique de l'urètre et névralgie du col de la vessie promptement améliorés par l'administration des narcotiques (belladone) et des révulsifs.

M. ***, âgé de 60 ans, fortement constitué, n'ayant jamais eu de dartres ni de rhumatismes, mais ayant eu souvent l'habitude de garder pendant longtemps ses urines et de résister ainsi au besoin de les rendre, fut pris subitement dans le commencement de juin 1836 de rétention complète avec spasme et douleurs, suivant la longueur de la verge. Plusieurs médecins et chirurgiens furent successivement appelés; il put être sondé d'abord facilement, puis difficilement; plus tard, on ne put parvenir à la vessie, on essaya les *sondes Mayor*, etc.; mais, après avoir été un peu amélioré, son état alla de mal en pis, et le malade, qui habitait à peu de distance de Paris, y vint chercher, deux mois après, les soins assidus dont il avait besoin (ne pouvant pas uriner seul) et prit domicile chez l'un de ses gendres. Il consulta en arrivant l'un des plus habiles chirurgiens de la capitale, en fait de maladies des voies urinaires, qui jugea, non sans raison sans doute, le malade atteint de *cystite* et peut-être de fausse route; il conseilla l'introduction d'une sonde en gomme élastique qui devait rester en place.

Les choses en étaient là lorsque je fus appelé auprès de M. ***; il souffrait d'une ardeur d'uriner, bien que la sonde placée dans le canal et la vessie ne laissât s'échapper que quelques gouttes d'une urine sanguinolente; il était agité par un tremblement général, poussant des plaintes et des gémissemens; j'enlevai la sonde et fis appliquer un cataplasme laudanisé sur l'hypogastre; c'était dans la nuit du 10 au 11 août 1836, que je fus mandé près du malade : je le revis à cinq heures du matin, il avait été cruellement tourmenté pendant le reste de la nuit de douleur dans la vessie et de l'envie d'uriner. Je retirai quatre ou cinq onces d'une urine sanguinolente non sans difficulté, car la sonde en gomme élastique de moyen calibre dont je me servais était plusieurs fois arrêtée (sans pouvoir ni avancer ni reculer) par un rétrécissement qui me sembla de nature spasmodique.

Ayant dû, en raison de circonstances particulières, rester seul chargé du traitement de la maladie de M. ***, je jugeai qu'il était atteint de névralgie de l'urètre (rétrécissement spasmodique) et du col de la vessie, et qu'il existait en outre une forte inflammation, à la production de laquelle les efforts faits antérieurement avec les sondes d'étain du médecin de Lausanne n'avaient peut-être pas été étrangers. Les moyens que je résolus de mettre en usage furent les suivans : cathétérisme réitéré plusieurs fois dans la journée avec une sonde en gomme (non laissée à demeure) enduite d'extrait de belladone, saignée et sangsues suivant les indications particulières, moyens adoucissans et narcotiques à l'intérieur et à l'extérieur en bains, en fomentations, en injections, soit dans le rectum, soit dans la vessie. En conséquence, le 11 août, dans la journée, trois cathétérismes avec les précautions indiquées plus haut, application de 12 sangsues au périnée, et bain simple ensuite, cataplasme laudanisé sur l'abdomen, lavement et injection laudanisés, tisane d'orge et de chiendent avec le sirop d'orgeat ; le 13, une saignée de trois palettes fut pratiquée au bras et l'on fit une seconde application de sangsues ; les autres moyens furent continués avec une scrupuleuse exactitude jusqu'au 17, époque à laquelle un mieux notable s'était manifesté : l'urine était claire, il n'y avait plus de spasme de l'urètre, la sonde pénétrait facilement.

Dans la nuit du 18 août, le retour des crises nécessita le cathétérisme ; à dater de ce moment le malade prit tous les jours alternativement un bain entier et un bain de siège, un quart de lavement laudanisé matin et soir, et deux fois par jour également on fit dans l'urètre et la vessie une injection mucilagineuse à laquelle furent ajoutées quinze gouttes, et plus, progressivement, de teinture de belladone ; doux purgatifs de temps en temps ; nouveau soulagement ; disparition de la douleur et du spasme. A dater du 22 au 23 août, frictions sur l'hypogastre et les cuisses avec la pommade stibiée ; depuis le 26 le malade urine seul et sans sonde ; on continue les mêmes moyens ; le 6 septembre on applique à l'un des bras un vésicatoire non cantharidé, le 7 la vessie est un peu paresseuse et je pratique le cathétérisme pour la vider complètement. Le 20 septembre le malade est complètement débarrassé, il urine seul et cinq à six fois dans les vingt-quatre heures ; je lui recommande l'usage d'un gilet et d'un caleçon de flanelle, la continuation des frictions stibiées sur le haut des cuisses, et l'introduction tous les six ou huit jours d'une sonde dans le canal.

Six mois après environ, je fus appelé de nouveau auprès du malade plus que jamais tourmenté par un sentiment de cuisson et de brûlure au col de la vessie, et par le besoin de rendre goutte à goutte et tous les quarts d'heure son urine ; il y avait en outre de la fièvre, la langue était chargée : deux saignées du bras, l'application de 50 sangsues au périnée en deux fois, les demi-lavemens et les injections dans la vessie rendus narcotiques et répétés, les fomentations narcotiques sur le ventre,

l'extrait de belladone à l'intérieur, les bains, l'application d'un cautère au bras (le vésicatoire s'étant fermé), procurèrent un peu de soulagement au bout de huit jours. Mais alors la fièvre redoubla, une stomatite *pultacée-crémeuse* se déclara, les urines laissèrent déposer une quantité très considérable de mucus filant (catarrhe vésical), le malade fut pris en outre d'un catarrhe pulmonaire général, et, malgré l'application de sangsues aux mâchoires, l'usage de gargarismes astringens et détersifs, l'administration de la térébenthine en lavement ou dans une émulsion, l'emploi des expectorans, l'application de vésicatoires aux jambes et au devant de la poitrine, tous moyens concurremment ou successivement administrés suivant les diverses indications, le malade succomba le 31 mars. — La nécropsie ne put être faite.

Nous avons livré ce fait à la publicité parcequ'il nous semble présenter un exemple remarquable et du rétrécissement *spasmodique* de l'urètre dont l'existence, on le sait, a été niée jusque dans ces derniers temps, et de la névralgie et du spasme de l'urètre et de la vessie sur lesquels M. Civiale a lu deux mémoires en 1834 et 1835 à l'Académie des sciences(1) et qui ont été décrits dernièrement (1836, Revue Médicale) sous le nom de *névralgie rhumatismale* de la vessie dans un mémoire posthume de Léveillé, ancien médecin de l'Hôtel-Dieu. Nous devons signaler encore les heureux effets de la belladone à l'intérieur et à l'extérieur, moyen qui, dans des cas analogues, a été proposé en lavement, en injection et en fomentation par le docteur Holbrook, (Bull. des sc. méd. t. 1, p. 362), et sous forme d'extrait pour enduire la sonde par M. Will, chirurgien des dispensaires de Londres (Journal des Progrès, t. 1, p. 97). — Quant aux autres symptômes déclarés dans les derniers momens de la vie, il n'est que trop fréquent d'observer leur ensemble chez les vieillards.

Observation IV.

Rhumatisme de la paroi abdominale et colique de cuivre chez un sujet qui avait travaillé au plomb et au cuivre.

Le nommé Lage, âgé de 25 ans, d'une constitution délicate, maigre, tempérament bilieux, nerveux, entra le 12 décembre 1835 à la clinique de la Charité, disant éprouver depuis huit jours des coliques violentes : sa langue était rouge et humide, la soif vive, absence de nausées et de vomissemens ; le ventre un peu tendu, rendant partout un son tympanique, généralement douloureux ; cette douleur qu'augmentait la plus légère pression de l'abdomen diminuait au contraire lorsque le malade se tenait dans la position horizontale, et c'est pour cela que le malade avait les cuisses relevées et flé-

(1) Voyez le journal *Hebdomadaire*; 1834 n° 49 et 1835 n° 82.

chies vers le ventre; constipation; 84 à 96 pulsations artérielles par minute ; chaleur modérée et sécheresse de la peau; respiration *précipitée, haletante,* plus *fréquente que le pouls* , se faisant exclusivement par le jeu des côtes : tel était lors de l'entrée l'état du malade, qui était venu à pied à l'hôpital, difficilement soutenu par un camarade, ayant eu le soin de s'asseoir en route et de marcher le *tronc fléchi en avant.* (Cataplasme laudanisé sur tout le ventre, lavement émollient.)

Le lendemain matin, chaleur modérée et moiteur de la peau; sueur au visage ; pouls à 72 ; le malade souffre un peu moins , et cependant la face est contractée, le sourcil froncé comme dans une violente douleur. On prescrit un bain simple , l'application sur le ventre d'un large vésicatoire volant et camphré, une tisane de lin et de chiendent édulcorée avec le sirop de gomme, un lavement huileux, 2 tasses de bouillon. La nuit suivante la douleur abdominale est encore violente , mais elle a des intermittences ; le troisième jour, elle est fixée dans la région épigastrique ; le pouls varie de 64 à 68 ; la chaleur de la peau, naturelle. (Application d'un grain d'hydrochlorate de morphine à la surface du vésicatoire.) Les jours suivans, le malade se baigne, il souffre de moins en moins, il prend des alimens plus solides, et le cinquième jour après l'entrée, il est tout à fait débarrassé de ce qu'il appelle sa colique; il va tous les jours à la selle facilement, sans dévoiement.

Il nous reste à faire connaître les antécédens de la maladie avant d'en faire ressortir le diagnostic et d'en rechercher la nature. Huit jours avant l'entrée à l'hôpital, ce jeune homme avait été pris subitement de *douleur abdominale vive* sans vomissement , mais avec *coliques , dévoiement* et *épreintes ;* les coliques et le dévoiement diminuèrent successivement; mais la douleur du ventre continua. Nous avons déjà dit que le malade était venu à pied à l'hôpital difficilement, ayant été obligé de s'asseoir en route, et marchant le tronc *fléchi en avant.* Interrogé sur la cause présumée de sa maladie, qu'il avait traitée en buvant du vin chaud tous les jours, il répondit que le jour même où il était tombé malade il était *sorti après avoir eu chaud, et qu'il s'était refroidi;* qu'il avait *travaillé au plomb* neuf mois auparavant, et que depuis six il *travaillait au cuivre.*

Nous croyons voir dans ce fait un exemple de cette affection qui a été signalée sous les noms de rhumatisme de la paroi abdominale antérieure (Chomel); affection nerveuse du péritoine (Gooch), qui est peut-être la même que celle qui est appelée péritonite musculaire par Franck, et que, pour des raisons qu'il serait trop long d'exposer ici, nous nommerons névralgie rhumatismale des muscles de la paroi abdominale. Ce diagnostic nous parait fondé sur la cause de la maladie, sur le caractère de l'exaspération de la douleur qui survenait par la contraction plutôt que par la pression des muscles

abdominaux , sur la guérison rapide sous l'influence d'un traitement surtout révulsif et antispasmodique. Mais le malade avait eu des coliques, du dévoiement et des épreintes au début. Il travaillait depuis longtemps au cuivre, sa langue était rouge, son pouls était un peu fébrile : nous ne pouvons donc ne pas admettre qu'il y avait en même temps complication de colique de cuivre légère, c'est à dire que le rhumatisme de la paroi abdominale était ici compliqué de l'une des nombreuses affections de l'abdomen , avec lesquelles il peut être confondu. Une autre maladie de laquelle il est bien plus important de le distinguer, c'est la péritonite : aussi croyons-nous être utile en consignant ici un second fait de rhumatisme musculaire de la paroi abdominale antérieure qui réunit les principales conditions pathognomoniques de cette affection: invasion subite sous l'influence d'un refroidissement, douleurs rhumatismales antécédentes et erratiques dans les muscles, exaspération de la douleur par la contraction musculaire, absence complète d'appareil fébrile, etc.

Observation V.

Névralgie rhumatismale des muscles de la paroi abdominale antérieure simulant une péritonite, chez un homme sujet depuis long-temps à des fraicheurs , à des douleurs lombaires , et au refroidissement.

Le nommé Janin, âgé de 30 ans, journalier, et le plus souvent occupé au jardinage, ayant constamment travaillé depuis son jeune âge à la terre ou dans les caves , fortement constitué , d'un tempérament sanguin-nerveux, blond , à peau blanche et fine , accoutumé à se faire tirer du sang de temps en temps parce qu'il est exposé aux congestions, sujet depuis une vingtaine d'années à des coliques qui durent quelques heures seulement, et qui disparaissent sans qu'il fasse rien, ayant éprouvé six ans auparavant et pendant trois ans des douleurs lombaires , qu'il attribue à des fraicheurs, s'exposant ordinairement au froid en allant le matin à son ouvrage, fut pris le 21 janvier 1837 de *douleurs subites* et vives dans la région abdominale. Ces douleurs cessèrent au bout de quelques heures , mais elles revinrent le lendemain et continuèrent ensuite, bien qu'il ait pris du sirop diacode , des lavemens de décoction de tête de pavot, des paquets d'une poudre dont il ne peut indiquer le nom, et en dernier lieu, de l'émétique, qui détermina de nombreux vomissemens ; il avait aussi eu une application de 12 sangsues au siège.

Le malade souffrait depuis douze jours lorsqu'il vint à Paris, d'Antoni où il résidait, adressé par son médecin à la clinique de la Charité. Nous le vîmes le 2 février 1837 au soir , et nous constatâmes l'état suivant: rougeur et injection des conjonctives que le malade attribue aux efforts des vomissemens qui ont lieu le matin même; bas du visage jaune, langue rosée et humide, soif modérée , bouche pâteuse , inappétence, douleur générale du ventre, augmentant par la pression la plus légère, mais non pas proportionnellement par une forte pression; abdomen météorisé dans la région sous-ombilicale, rendant partout un son tympanique ; point de garderobe depuis huit jours, pouls à 40-45, fort et médiocrement développé ; rien d'anormal pour la respiration; chaleur de la peau modérée, même à l'abdomen; l'excrétion de l'urine avait été difficile la veille ; céphalalgie sus-orbitaire. Le malade était venu à l'hôpital en partie à pied, en partie en voiture, et il avait été obligé en marchant de se tenir fortement courbé en avant.

A la vue des souffrances du malade, plusieurs personnes qui assistaient à la visite du soir crurent à l'existence d'une péritonite : ce dont il me fut facile de les dissuader, en leur annonçant que la guérison aurait lieu dans quelques jours. A cet effet, je prescrivis le lendemain (en l'absence du professeur Bouillaud, retenu par une indisposition) l'application de 30 sangsues et d'un cataplasme laudanisé sur le ventre, une infusion de mauve et de bourrache, un lavement huileux, un bain, des bouillons. Le quatrième jour de l'entrée à l'hôpital, le malade n'éprouvait plus de douleur ; il sortit le 10 février 1837, conservant aux conjonctives et même aux paupières de larges ecchymoses qu'il persista à rapporter aux efforts de vomissemens produits par l'émétique administré avant l'entrée.

ACADÉMIE ROYALE DE MÉDECINE.

Séance du 5 janvier.

M. le doyen de la Faculté de médecine de Paris écrit à l'Académie pour qu'elle ait à nommer, dans le plus bref délai, les quatre juges et le suppléant qui doivent faire partie du jury pour le concours qui s'ouvrira le 1er février pour la chaire de pharmacie et de chimie organique à la Faculté de Médecine.

L'Académie procèdera, dans la séance prochaine, à la nomination des dix membres parmi lesquels seront tirés au sort les cinq membres qui devront faire partie du jury.

M. *Moreau*, président, remercie l'Académie de l'honneur qu'elle lui a fait en l'appelant au fauteuil. Il s'efforcera de se rendre digne de cette marque de confiance de ses collègues en dirigeant leurs séances avec toute l'impartialité et tout le zèle dont il sera capable. Il compte sur le concours de tous les membres de l'Académie pour adoucir ou atténuer les difficultés de la tâche qu'il a entreprise. Il espère que l'assemblée ne se départira jamais de ce calme, de cette gravité qui conviennent aux discussions scientifiques. Il termine en proposant que l'Académie vote des remercîmens à M. Renauldin, président sortant. (Les remercîmens sont votés par acclamation.)

Après une discussion assez vive, l'Académie décide que l'ordre du jour sera interverti et que la parole sera accordée à M. Serres d'Uzès.

M. *Serres* communique ses idées sur le bégaiement, et sur l'influence que le geste exerce sur la parole. Suivant lui, le bégaiement reconnaît trois causes ou circonstances qui concourent à sa production : 1° le désordre vocal; 2° la difficulté de lutter contre la paresse des muscles faciaux; 3° la faiblesse des muscles accessoires à la respiration. Les deux moyens les plus efficaces pour combattre le bégaiement, sont d'abord le geste, qui régularise et donne de l'intensité à la voix; ensuite l'équisyllabicité des mots, qui atténue ou même fait disparaître complètement le désordre vocal. M. Serres a voulu donner à l'Académie un exemple de ce que peut faire sa méthode : Bègue lui-même, il a fait des recherches sur les moyens de guérir cette infirmité, et a mis en pratique la méthode qu'il a proposée précédemment à l'Académie. Son élocution nette et assez facile donnait une idée avantageuse de son procédé. M. Dubois, d'Amiens, chargé de faire un rapport sur la première communication de M. Serres, annonce qu'il est prêt, et que, très prochainement il fera son rapport.

On reprend la discussion sur l'entrée de l'air dans les veines.

M. *Barthélemy*, membre de la commission, commence par rappeler que cette question est loin d'être nouvelle. Redi, de Heide, Camerarius, Harder, Mery, Spregel, etc., avaient fait des expériences à ce sujet, et avaient constaté que l'introduction de l'air dans les veines pouvait occasionner la mort. C'était d'ailleurs une pratique connue des vétérinaires depuis un temps immémorial : quand ils voulaient tuer un cheval morveux, ils le saignaient à la jugulaire, et injectaient de l'air ; l'animal succombait rapidement. Il regrette que M. le rapporteur n'ait pas traité complètement la question historique; la longueur de son travail, fort remarquable du reste, est probablement la cause de cet oubli. Il aurait dû tenir compte aussi des faits rapportés par Verrier dans le compte-rendu des travaux de l'école d'Alfort en 1800, et par M. Bouley dans le *Journal de Physiologie* 1825.

Passant aux expériences faites par M. Amussat, il examine si ces expériences ont atteint le but qu'on se proposait. Nullement; car que voulait prouver M. Amussat ? que l'entrée de l'air dans les veines s'annonçait par un sifflement particulier, et que la compression brusque de la poitrine était un moyen efficace pour empêcher ou pour combattre les graves accidens résultant de cette introduction. Mais, sans s'occuper le moins du monde de résoudre ces deux points importans, M. Amussat est arrivé avec un plan d'expériences rédigé d'avance et dont il n'a pas voulu s'écarter. Or, ce plan d'expériences ne consistait qu'à répéter ce que l'on savait très bien depuis long-temps et nullement à s'occuper des points en litige. Relativement au premier point, au sifflement qui annonce l'entrée de l'air dans la veine, on ne l'a point entendu, et il ne pouvait l'être en effet ; car, pour que ce sifflement se produise, il faut que l'ouverture faite au vaisseau soit petite et que l'air éprouve une certaine difficulté à passer par cette ouverture. Qu'a-t-on fait dans les expériences auxquelles a assisté la commission? On a fait de grandes incisions, transversales ou obliques, équivalant au moins au diamètre de ce vaisseau. On a favorisé par tous les moyens l'entrée de l'air, par l'élargissement de l'incision, par la position de l'animal, par l'enlèvement du sang qui pouvait se coaguler dans la plaie, en attendant patiemment que le phénomène se produisît. Comme on le pense bien, l'air pénétrait. Eh bien, les animaux ne mouraient pas tout à coup : il fallait attendre quelquefois vingt minutes, une demi-heure, une heure pour que la mort arrivât, et dans quelques cas, malgré tous les efforts, les animaux ne succombèrent point. Il faut noter cependant qu'il s'agissait généralement de chiens affamés et mal soignés, tenus dans un lieu fort malsain. Nul doute que s'ils eussent été convenablement traités, un plus grand nombre encore eussent résisté, d'où résulte que l'introduction spontanée de l'air n'est pas aussi facile, et que le danger n'est pas aussi grand qu'on l'a prétendu.

Les expériences de M. Amussat ont-elles été sans résultat? Non pas; mais il faut les interpréter autrement que ne l'a fait M. Amussat. Il a dit que les mouvemens inspiratoires de la poitrine étaient la seule cause de l'entré de l'air dans les veines, et que le cœur n'avait aucune influence sur ce phénomène. Il n'est pas difficile de démontrer par les propres expériences de M. Amussat que c'est là une erreur, et que le cœur a au contraire une influence très notable. En effet, il prétend que l'introduction spontanée de l'air dans les veines n'est possible que là où l'on remarque le pouls veineux. Or, l'entrée de l'air dans les veines est favorisée par l'abaissement de la colonne du sang, phénomène qui dépend bien certainement de la dilatation et de la contraction alternatives du cœur, puisque les ondulations du vaisseau se répètent plusieurs fois pendant une inspiration, et ne sont d'ailleurs nullement isochrones aux mouvemens respiratoires. Il y a donc véritable mouvement d'aspiration des cavités du cœur. Quant à l'assertion que l'introduction spontanée de l'air n'est possible que dans le rayon du pouls veineux, les expériences ne la justifient pas. La manière dont on a procédé ôte à cette conclusion toute valeur. En effet, lorsqu'il s'est agi d'expérimenter sur des veines un peu éloignées de la poitrine, on faisait une ouverture peu grande, on ne donnait pas au phénomène le temps de se produire, on ne le favorisait par rien, et l'on se hâtait d'ouvrir la veine tout près de la poitrine ; là au contraire tout était calculé pour amener la réussite de l'expérience. Si l'on eût agi de même dans les deux cas, certainement on eût obtenu d'autres résultats. M. Barthélemy a fait de son côté environ quarante expériences sur des chevaux ; il fait observer que sur ces animaux, beaucoup plus tranquilles et plus faciles à maintenir que des chiens, les résultats sont beaucoup plus facilement appréciés. De plus, les chevaux dont il s'est servi étaient affectés de morve, mais du reste vigoureux et bien nourris. L'honorable membre rapporte plusieurs expériences, d'où il résulte que chez des chevaux saignés de la jugulaire à sa partie supérieure, près de la naissance de la veine faciale, chez lesquels la plaie de la saignée avait été laissée béante, l'air a pu s'introduire spontanément ; mais généralement ça n'a été qu'après un temps assez long, et tous les animaux moins un se sont promptement rétablis.

Quant à la compression de la poitrine et à l'aspiration de l'air au moyen d'une sonde introduite dans le cœur, les expériences de M. Amussat ne prouvent absolument rien ; elles ont été et trop peu nombreuses, et faites avec trop peu de soin. D'ailleurs, dans toutes ces expériences, il manquait, comme l'a fait observer M. Roux, un élément important : c'était de savoir d'une manière précise la quantité d'air injecté. M. Barthélemy a fait des expériences à ce sujet : il a expérimenté par insufflation et par injection. Dans le premier cas, il est impossible d'arriver à mesurer exactement la quantité de l'air insufflé ; il faut se contenter d'approximations, et d'ailleurs il faut tenir compte de l'état d'impureté de l'air qui sort des poumons. L'homme qui faisait les insufflations dans ses expériences fournissait trois litres d'air par chaque expiration. Deux de ces expirations, c'est-à-dire six litres d'air, étaient plus que suffisantes pour amener la mort : car celle-ci se produisait quand bien même il y avait déperdition d'une certaine quantité du gaz. Que penser dès lors de ce qu'ont avancé quelques personnes qui prétendent que quarante ou cinquante litres d'air n'ont pu tuer des chevaux ? Il faut que les expériences aient été bien mal faites.

M. Gerdy interrompt l'orateur pour lui faire observer que l'heure est fort avancée, et que, s'il a encore à parler long-temps, il vaudrait mieux remettre sa communication à la prochaine séance.

M. Barthélemy répond qu'il lui reste beaucoup de choses à dire, mais qu'il voudrait terminer dans cette séance du moins ce qui a rapport à la quantité d'air injecté.

M. Bouillaud s'élève contre la manière de faire de M. Barthélemy, qui, membre de la commission, attaque successivement le rapporteur et M. Amussat. Il est singulier qu'on vienne citer des expériences que la commission n'a point vues. Si M. Barthélemy a des faits nouveaux, qu'on nomme une commission pour y assister et en rendre compte à l'Académie.

M. Lisfranc repousse la prétention de M. Bouillaud, qui veut empêcher un membre de la commission de venir apporter dans la discussion les lumières qu'il peut avoir. Si M. Barthélemy a fait des expériences, il a le droit de les rapporter. Il les donne sous sa responsabilité : libre à d'autres de les répéter et de les critiquer. Rien ne saurait empêcher M. Barthélemy de traiter la question comme il l'entend. La parole doit lui être maintenue.

On réclame de toutes parts pour que M. Barthélemy continue. M. Amussat demande la parole. Malgré tous les efforts du président pour rétablir l'ordre, M. Amussat s'obstine à parler sans pouvoir se faire entendre au milieu des cris *à l'ordre*. La séance est levée au milieu du plus violent tumulte, qui fait un contraste quelque peu piquant avec ce qu'a dit le président au commencement de la séance, du calme et de la gravité qui conviennent aux discussions scientifiques.

VARIÉTÉS.

Le bureau et les commissions permanentes de l'Académie royale de médecine sont, pour l'année 1838, composés ainsi qu'il suit :

1° CONSEIL D'ADMINISTRATION. MM. Moreau, président ; Pariset, secrétaire perpétuel ; Roche, secrétaire annuel ; Mérat, trésorier ; Orfila, doyen de la Faculté de médecine. MM. Renauldin, Villeneuve, Boudet, membres du conseil ; Bousquet, secrétaire.

2° ÉPIDÉMIES. MM. Piorry, Gasc, Barthélemy, Louis, Bricheteau, Burdin.

3° VACCINE. MM. Salmade, Forestier, Devilliers, Collineau, Sédillot.

4° EAUX MINÉRALES. MM. Boullay, Bourdon, Patissier, Jourdan, Henri, Chevallier.

5° REMÈDES SECRETS. MM. Martin-Solon, Delsongchamps, Castel, Planche.

6° TOPOGRAPHIE ET STATISTIQUE MÉDICALE. MM. Villeneuve, Londe, Espiaud, Villermé, Nacquart, Bouley jeune.

7° RAGE. MM. Breschet, Ferrus, Honoré, Girard, Marc, Dupuis, Barthélemy, Bouillaud, Pariset.

8° TEIGNE. MM. Marc, Biett, Guersent, Cloquet (Jules), Moreau, Guéneau de Mussy.

9° LITHOTRIPTIE. MM. Baffos, Cloquet (Jules , Breschet, Réveillé-Parise, Roux.

M. le ministre de l'instruction publique, par une circulaire du 30 décembre dernier, adressée à MM. les préfets, prescrit la révision des titres en vertu desquels les officiers de santé, les pharmaciens et les sages-femmes exercent leur profession dans les départemens. Un grand nombre d'entre eux n'ont que des titres entachés d'illégalité. Il importe de mettre un terme à cet abus. Cette révision des titres doit remonter jusqu'à l'année 1834 inclusivement, époque à laquelle eut lieu une révision semblable.

Un des gérans,

DEZEIMERIS.

PARIS. — Imprimerie et Fonderie de FÉLIX LOCQUIN et COMP. rue Notre-Dame-des-Victoires, 16.

1838. — N. 15.   15 JANVIER.

L'EXPÉRIENCE,

JOURNAL DE MÉDECINE ET DE CHIRURGIE

PUBLIÉ PAR

MM. DEZEIMERIS ET LITTRÉ.

Ars longa.   *Ubicumque...*

Ce journal paraît tous les cinq jours, les 5, 10, 15, 20, 25 et 30 de chaque mois, par cahiers de 16 pages à deux colonnes, formant à la fin de chaque année deux forts volumes grand in-8º. Le prix d'abonnement est de 9 fr. pour 3 mois, 18 fr. pour six mois, 36 fr. pour un an. On s'abonne, au bureau du journal, chez J.B. BAILLIÈRE, rue de l'Ecole de Médecine, 13 bis, et, dans les départemens, chez les directeurs de poste et aux bureaux des Messageries-Royales et des Messageries Laffitte et Caillard. Les lettres affranchies sont seules reçues.

PATHOLOGIE INTERNE.

DE L'INFLAMMATION CONSIDÉRÉE COMME CAUSE DES MALADIES ORGANIQUES DU CŒUR;

Par M. Legroux,

Médecin du bureau central ;

(Deuxième article. — 2ᵉ Section.)

Quelle est la puissance des obstacles circulatoires dans la production des affections du tissu charnu du cœur?

Pour résoudre cette question nous allons soumettre les observations précédentes à une analyse nouvelle. Mais, auparavant, examinons un peu le mode d'action des causes physiques, des obstacles circulatoires.

1° Une étroitesse trop grande de l'aorte donne lieu, dit-on, à l'anévrisme du cœur, par le surcroît d'exercice qu'elle lui impose. J'admets cette cause ; mais est-il bien sûr que les effets soient constans, et bon nombre d'aortes étroites, annexées à un cœur peu volumineux, n'ont-elles pas souvent passé inaperçues. C'est un point qui mérite des recherches nouvelles. Au reste, les anévrismes du cœur, avec étroitesse aortique, sont accompagnés, dans la plupart des cas, de traces de phlegmasie.

A une cause physique, agissant d'une manière constante, il faut un effet physique. L'étroitesse de l'aorte, comme les rétrécissemens valvulaires, en forçant la contraction du cœur, doivent, si la cause est toute puissante, produire l'anévrisme de l'organe. S'il y a des cas exceptionnels, il faut, de toute nécessité, admettre, pour la production de l'ané-

vrisme, une cause adjuvante à l'obstacle circulatoire.

L'orifice aortique est-il rétréci, ou insuffisant, ce qui revient au même, ou à peu près, pour la stase sanguine, le ventricule gauche forcé à un surcroît d'énergie devra s'hypertrophier et se dilater. Par cela même qu'il ne pourra se dégager qu'incomplètement, il y aura aussi reflux ou stase dans l'oreillette, et par suite hypertrophie et dilatation de cette cavité. Le sang entravé dans son cours, à l'orifice aortique, sera retenu, non seulement dans les cavités gauches, mais aussi dans le poumon et le cœur droit, qu'il engorgera et que par suite il dilatera. Si la cause physique est toute puissante, l'hypertrophie générale du cœur sera la conséquence nécessaire d'une étroitesse aortique, ou du rétrécissement de l'orifice de ce vaisseau. Comme cette cause physique (la stase du sang dans les cavités du cœur) a une force d'expansion, qu'elle tend à maintenir écartées les parois de ces cavités, il est évident que celle dont les parois seront les plus minces et les plus faciles à dilater sera celle aussi, qui, toutes choses égales d'ailleurs, devra subir la dilatation la plus prompte et la plus étendue. Il ne paraît pas moins évident que, toutes choses étant encore égales d'ailleurs, la cavité située immédiatement derrière l'orifice rétréci, sera celle qui aura à supporter le plus d'efforts pour vaincre l'obstacle circulatoire, celle, par conséquent, dont la lésion sera la première et la plus profonde. Si l'obstacle circulatoire est intermédiaire aux cavités du cœur, s'il a son siège à l'un des orifices auriculo-ventriculaires, ou bien à l'artère pulmonaire, la dilatation ou l'hypertrophie ne devront porter que sur les cavités situées derrière lui. Puis, comme les cavités situées en avant reçoivent moins de sang, qu'elles sont soumises à moins d'efforts, elles devront s'atrophier : c'est la conséquence rigoureuse des lois de la physique appliquées au mécanisme des anévrismes du cœur. Enfin si l'on veut admettre que les adhérences générales du péricarde, en limitant la systole du cœur, favorisent l'accumulation du sang dans ses cavités, augmentent l'énergie de ses contractions et, par suite,

I.   15

en déterminent la dilatation hypertrophique, il faudra, la même cause physique agissant également et de la même manière sur toutes les cavités à la fois, que la dilatation soit générale ; en même temps les cavités les plus faibles, celles qui sont douées de moins d'énergie pour vaincre l'obstacle apporté au rapprochement de leurs parois, devront nécessairement éprouver la dilatation la plus considérable. C'est, je le répète, une conséquence nécessaire des lois de la physique, et les choses doivent se passer de cette manière, si véritablement l'anévrisme du cœur n'est qu'un effet physique d'un obstacle circulatoire.

Mais si cette maladie peut se développer sans obstacle circulatoire, si, derrière un rétrécissement valvulaire, une ou plusieurs cavités restent saines, tandis qu'une autre, la plus éloignée même, subit la dilatation, si derrière cet obstacle, la cavité dont les parois sont les plus vigoureuses se dilate, tandis qu'une autre à parois plus minces résiste, si, devant un obstacle, une cavité se dilate au lieu de se rétrécir, si enfin, dans les cas d'adhérences générales du péricarde, le cœur est tantôt atrophié, tantôt sain, si, d'autrefois, il n'offre de lésion que dans une ou plusieurs cavités, les autres restant intactes, et si les cavités lésées sont indifféremment les gauches ou les droites, les oreillettes ou les ventricules, alors que toutes sont soumises à l'action de la même cause, il faudra nécessairement admettre l'existence d'une cause adjuvante, pour expliquer ces variations dans l'action des causes physiques. Une analyse nouvelle des faits précités nous fournira les documens nécessaires à la solution de cette question.

Sur les 31 observations consultées dans l'*Essai sur les maladies du cœur*, il y en a

1° Sans obstacle circulatoire,   6.

Dans ces cas la lésion est mal définie, ce qui d'ailleurs est peu important.

2° Avec obstacle circulatoire,   21.

Mais dans 15 cas, sur ces 21, il n'y a tantôt qu'une seule cavité, d'autres fois deux, qui sont dilatées : et c'est indifféremment à gauche ou à droite ; une cavité ventriculaire ou auriculaire.

3° Dans ces 31 cas, nous voyons *des dilatations* après une insuffisance 4 fois, précisément dans des circonstances, ou, d'après les seules lois de la physique, et de la contractilité de tissu, les cavités auraient dû se rétrécir.

4° Enfin des adhérences générales du péricarde, seules ou compliquées, avec un rétrécissement.   7 fois.

Nous indiquerons plus loin la variété de lésions qui accompagnent ces adhérences.

Sur 48 observations (1), publiées dans le *Traité des maladies du cœur* de MM. Bertin et Bouillaud, il y en a

1° Avec hypertrophie simple ou excentrique, mais sans obstacle circulatoire aux orifices,   21.

Dont 3 avec adhérences générales du péricarde et 4 avec insuffisance non indiquée, mais possible, et que nous reportons aux cas avec obstacles circulatoires : ce

qui réduit le nombre des anévrismes sans obstacle à 14.

Notons que, dans ces 14 cas, il y en a 4 avec mollesse et flaccidité de la fibre du cœur. Circonstance sur laquelle nous reviendrons par la suite, et qui est assez commune dans la péricardite aiguë.

2° Cas d'hypertrophies simples ou excentriques, précédant un obstacle circulatoire,   11

   Auxquels nous ajoutons les cas d'insuffisance douteuse ,   4

   Ceux d'adhérences générales du péricarde au nombre de   8

   Ceux d'insuffisance valvulaire bien caractérisée ,   1

   Ceux d'étroitesse aortique ,   1

   Ceux , enfin , qui sont caractérisés par une altération valvulaire sans indication de rétrécissement ,   5
                         ———
             Total.   30

Mais parmi ces 30 cas, dans lesquels nous avons rangé ceux là même qui n'offraient que des obstacles douteux , nous voyons :

3° L'hypertrophie excentrique *après* l'obstacle circulatoire,   3 fois.

   Avec épanchement péricarditique comprimant le cœur,   1

Le ventricule gauche dilaté en même temps que l'origine de l'aorte, sans rétrécissement ou insuffisance notable; bien que, dans quelques cas l'orifice aortique soit dilaté 5 fois.

Ainsi dans 9 cas il existe des dilatations sans obstacle circulatoire, ou même après un obstacle : ce qui porte à 23 le nombre des anévrismes que l'on ne peut expliquer par une cause physique. Et encore il faut noter que, pour le siège de l'anévrisme, derrière les obstacles circulatoires, on retrouve, ici, les mêmes variétés que dans les observations de Corvisart.

Les 35 observations (1) analysées dans le second volume du *Traité des maladies du cœur* de M. Bouillaud, nous offriront des résultats non moins concluans. Sur ces 35 cas, en effet, nous en voyons :

1° Avec hypertrophie simple excentrique ou concentrique, sans obstacle à la circulation ,   13

2° Avec hypertrophies variées , précédant un obstacle ,   19

De ces 19 cas, 5 appartiennent à une insuffisance valvulaire; 5 à un rétrécissement avec insuffisance ; et 9 à un rétrécissement. 11 fois sur ces 19, la déformation occupe les cavités droites seulement; 6 fois, les cavités droites et gauches en même temps; et deux fois seulement, les cavités gauches sans les droites. Et notez que l'obstacle au cours du sang a son siège presque exclusif aux orifices du cœur gauche, tandis que la dilatation affecte les cavités droites de préférence. Il y a, d'ailleurs , pour un même obstacle, variété dans le siège de la lésion et dans le nombre des cavités affectées.

Ce n'est pas tout : parmi ces 19 cas nous voyons

3° L'hypertrophie excentrique *après un rétrécissement valvulaire,*   5 fois.

   La dilatation après insuffisance ,   2

D'où il résulte que, si l'obstacle circulatoire a produit la dilatation des cavités situées derrière lui, une autre cause a provoqué, malgré lui, celle de la cavité qui lui succède. Il est remarquable, au reste, que la dilatation d'un orifice s'opère souvent

---

(1) L'analyse précédente du même ouvrage nous a fourni 50 observations : deux ont été omises dans ce relevé parce qu'elles n'offraient pas de détails suffisans.

(1) 34 de ces observations ont été comprises dans les précédentes analyses qui portaient sur 36 cas : deux de ces derniers ont été omis parce qu'ils manquaient de détails ; un autre a été ajouté.

en même temps que celle des cavités auxquelles il est interposé : ainsi les orifices auriculo-ventriculaires entre les ventricules et les oreillettes; l'orifice aortique, entre le ventricule gauche et l'aorte dilatés. Cela suppose que les valvules ne sont pas adhérentes entre elles; néanmoins elles peuvent être déformées. Mais il serait absurde, s'il y a insuffisance valvulaire, de rapporter à cette seule cause la dilatation de la cavité qui précède l'orifice malade; tandis que la cavité qui le suit est également dilatée; cette triple dilatation de deux cavités et d'un orifice intermédiaire ne peut être l'effet que d'une même cause; et, certes, ce n'est pas un obstacle circulatoire.

Nos observations particulières sont au nombre de vingt-six, elles nous fournissent le résultat suivant, sous le rapport des obstacles circulatoires :

1° Hypertrophies sans obstacles circulatoires à l'intérieur ou à l'extérieur du cœur. 12 cas.

Dont 4 avec mollesse du tissu de l'organe.

2° Avec rétrécissement ou insuffisance valvulaire isolée. 9 cas.

— Réunis avec des adhérences générales du péricarde. 2

Total. 11.

Ce qui donne avec les 12 précédens 23 cas; les trois observations restantes sont comprises dans les adhérences générales du péricarde sans lésion valvulaire.

3° Dilatations de cavités avant obstacle circulatoire. 11 cas.

Dilatation après obstacle et dans les mêmes cas. 5 fois.

Dilatation de toutes les cavités situées derrière l'obstacle sur les 11 cas. 6 fois.

Dilatation d'une ou deux cavités rapprochées ou éloignées de l'obstacle, les autres restant saines. 5 fois.

Les résultats des adhérences générales du péricarde seront examinés plus loin. Ces cas sont au nombre de 5, dont 2 sont compris avec les rétrécissemens.

Résumons les faits précédens, en les réunissant dans un même tableau; ils sont au nombre de 139.

Dans ces 139 cas, l'anévrisme du cœur s'est montré,

1° Sans obstacle circulatoire. 52 fois.

2° Avec obstacles circulatoires intérieurs ou extérieurs. 87 fois.

3° Précédant un obstacle valvulaire. 73 fois.

4° Après un obstacle valvulaire. 25 fois.

Il faut se rappeler, enfin, que dans les cas où l'anévrisme précède le rétrécissement d'un orifice, il occupe tantôt la cavité située derrière cet orifice, tantôt la plus éloignée, tantôt une seule cavité, tantôt plusieurs.

Il résulte de cette analyse que plus du tiers des anévrismes s'est opéré sans obstacle physique au cours du sang. Et que l'on ne vienne pas nous dire: l'obstacle, dans ces cas, n'était pas au cœur, mais sur le trajet du système vasculaire, en un point indéterminé. Pure hypothèse, et qui ne fait que reculer la difficulté sans la résoudre : car en admettant l'existence d'un pareil obstacle, situé je ne sais où, son effet serait de ralentir la circulation, de retenir le sang dans toutes les cavités du cœur, ou du moins dans un des côtés du cœur, et alors il devrait y avoir

hypertrophie générale ou hypertrophie d'une moitié de l'organe : je dis hypertrophie d'une moitié, parce que l'obstacle ne pouvant se trouver que sur le trajet de la grande ou de la petite circulation, je veux bien admettre encore que ses effets s'arrêtent au cœur gauche ou au cœur droit. Mais alors, comment expliquer la dilatation du ventricule indépendamment de celle de l'oreillette, et réciproquement? Du reste, jusqu'à ce que l'on nous ait montré cet obstacle hypothétique, nous sommes en droit de le rejeter. Il résulte également de cette analyse qu'un obstacle valvulaire, si puissant qu'on le suppose, est cependant incapable, sans cause adjuvante, de produire l'anévrisme, puisque derrière lui nous voyons des cavités intactes à côté de cavités malades; et celles-ci peuvent être, indifféremment, les plus rapprochées ou les plus éloignées de l'obstacle; les plus fortes, comme les plus faibles. Quelle est donc cette cause adjuvante, sans laquelle les rétrécissemens valvulaires sont insuffisans pour produire les dilatations et l'hypertrophie du cœur? Quelle est-elle, sinon celle qui a laissé des traces vivantes de son passage sur les deux faces du cœur, et les organes environnans?

Les adhérences générales du péricarde ont-elles pour la production des anévrismes du cœur une puissance plus étendue que les rétrécissemens valvulaires? M. le docteur Beau, ancien interne de l'hôpital Necker, a présenté à l'institut, le 26 mars 1836, un mémoire fort remarquable sur cette matière (1). Cet observateur distingué ne doute nullement que cette lésion anatomique ne soit une cause puissante d'hypertrophie et de dilatation du cœur. Nous allons le suivre sur le terrain de l'observation.

Cependant avant tout, nous devons présenter quelques considérations sur le mode d'action que peuvent avoir les adhérences générales du péricarde sur le cœur.

Ces adhérences, en fixant la fibre musculaire au feuillet externe du péricarde, doivent s'opposer au mouvement de systole du cœur. Mais ce mouvement doit être plus limité en avant qu'en arrière et sur les côtés, parce qu'antérieurement le péricarde est fixé au sternum; que sur les côtés, ou en arrière, il est libre ou simplement uni à des parties molles plus ou moins extensibles et disposées à céder à la contraction du cœur; tandis que l'inflexibilité du sternum ne lui permet pas de suivre ce mouvement de retrait en arrière. Il est même assez remarquable que la voussure de la région précordiale persiste lorsque les adhérences sont établies (2); tandis que, lors de la résorption des épanchemens pleurétiques, le côté de la poitrine

<hr>

(1) *Archives générales de médecine.*

(2) Nous avons cependant eu depuis peu, l'occasion de constater un affaissement marqué de cette région dans quelques cas de péricardite terminées par des adhérences.

s'affaisse. Cependant le mouvement de systole du cœur, en attirant à lui la portion de paroi thoracique avec laquelle les adhérences sont établies, devrait amener l'affaissement de la région cardiaque, lorsque l'épanchement du péricarde est résorbé et que les adhérences sont établies. Si la chose n'a pas lieu, cela ne peut dépendre que d'une seule cause. C'est que le sternum est la partie la moins mobile de la paroi thoracique, et que, soutenu par les côtés comme par autant d'arcs-boutants, il ne peut se porter en arrière; c'est ainsi, que les extrémités costales ne subissent qu'un faible déplacement dans l'inspiration, tandis que la partie moyenne des côtés est au contraire soumise à un mouvement étendu d'élévation et d'abaissement. De là vient la différence entre les résultats des adhérences des plèvres et du péricarde sur les parois de la poitrine. Mais dans ce dernier cas, la voussure persiste généralement; cela tient à ce que les produits organisés de la péricardite ont augmenté le volume du cœur. Mais, par cela même que le sternum résiste, inflexible aux adhérences du péricarde, celles-ci doivent d'autant plus s'opposer à la contraction du cœur; augmenter par conséquent l'énergie de ses contractions, favoriser l'accumulation du sang en s'opposant au mouvement de systole, et, partant, si les adhérences ont la valeur qu'on leur attribue, provoquer l'hypertrophie excentrique du cœur.

Mais, comme la partie antérieure de l'organe formée par les cavités droites, est celle qui a le plus de résistance à vaincre, celle qui doit agir le plus énergiquement, il s'ensuit, si la cause est réelle, que l'hypertrophie devra porter sur les parties antérieures plus que sur les postérieures, sur les cavités droites plus que sur les gauches.

Enfin, comme les adhérences générales du péricarde agissent sur toute l'étendue du cœur, toutes les cavités de l'organe soumises à l'influence d'une même cause physique devront éprouver le même genre d'altération, dont les degrés seront en rapport avec l'intensité d'action de la cause physique.

Si les résultats ne sont pas tels, ou à peu près, que nous venons de les indiquer, si même ils sont contradictoires, on ne pourra plus, dès-lors, attribuer aux adhérences du péricarde une puissance absolue dans la production des anévrismes, et l'on sera forcé, pour cette lésion comme pour celle des valvules, de recourir à la coopération d'une cause adjuvante.

Le cœur a été justement partagé en droit et en gauche; c'est en effet un organe double, adossé à son congénère. Mais chaque cœur a deux cavités, ce qui donne quatre cavités pour tout l'organe. Si l'on veut bien apprécier l'influence des adhérences générales du péricarde dans la production des anévrismes du cœur, on doit tenir compte des cavités saines comme des cavités malades. Car si les dernières offrent un argument en faveur de la toute puissance des adhérences péricardiques, les premières le neutralisent ou le détruisent. Ce n'est pas tout encore; parmi les faits invoqués par M. Beau, à l'appui de son opinion, il en est qui présentent une altération valvulaire, un obstacle intérieur joint à l'obstacle extérieur; ou bien des lésions congéniales, telles que communications de ventricules, etc., qui viennent compliquer la question, et qui devraient être éliminées par cette raison; car, pour juger la part que peuvent avoir les adhérences du péricarde dans la production des anévrismes, on ne doit faire usage que de cas simples et non de cas complexes. Voyons maintenant les résultats de l'observation.

Le livre de Corvisart renferme sept observations d'adhérences générales dont voici le relevé :

1. Dilatation de toutes les cavités,   2 cas.
2. — des ventricules, les oreillettes étant saines, 1
3. — des oreillettes, les ventricules étant sains, 1
4. — des cavités droites, les gauches étant sains, 1
5. Etat sain,   1
6. Etat non indiqué,   1

Total. 7

Le *Traité des maladies du cœur* de MM. Bertin et Bouillaud renferme onze cas d'adhérences. Dans un cas, l'adhérence est partielle, le cœur est sain. Les autres nous offrent le résultat suivant :

Dans trois il y avait coïncidence réunie d'endocardite et d'aortite.

Adhérences générales avec

1. Etat sain de cœur,   1 cas.
2. Atrophie générale,   1
3. Dilatation du ventricule gauche, atrophie des cavités droites, état de l'oreillette gauche non indiqué,   1
4. Dilatation considérable des cavités gauches, atrophie du ventricule droit, intégrité de l'oreillette,   1
5. Dilatation du ventricule gauche, l'état de l'oreillette n'étant pas indiqué, atrophie du ventricule droit,   1
6. Dilatation des cavités droites avec rétrécissement du ventricule gauche son oreillette n'étant pas notée,   1
7. Dilatation de l'oreillette droite, les autres cavités étant saines.   1
8. Dilatation des deux ventricules, l'état des oreillettes n'est pas indiqué.   1
9. Dilatation générale mais très légère,   1
10. Dilatation du ventricule gauche seulement, les autres cavités n'étant pas indiquées.   1

Total, 10

Le *Traité des maladies du cœur* de M. Bouillaud nous fournit sept nouveaux cas d'adhérence du péricarde, dont six sont cités par M. Beau :

Le 1er est relatif à des adhérences partielles, avec hypertrophie des ventricules, de l'oreillette droite et atrophie de l'oreillette gauche. Les autres sont relatifs à des adhérences générales.

1. Avec dilatation de toutes les cavités,   1 cas.
2° Avec hypertrophie concentrique du ventricule gauche, les autres cavités étant saines.   1
3° Avec très légère dilatation du ventricule droit seulement.   1

3

Report.   3

4° Dilatation des cavités droites, hypertrophie, concentrique du ventricule gauche, oreillette gauche non indiquée.   1

5° Hypertrophie non précisée.   2

Total.   6

Dans nos observations particulières, nous avons sept cas d'adhérences générales :

1° Avec dilatation du ventricule gauche, les autres cavités étant saines.   1

2° Avec dilatation des deux ventricules, les autres cavités étant saines.   2

3° Avec dilatation des cavités droites, les gauches étant saines.   1

4° Avec dilatation de toutes les cavités, excepté l'oreillette gauche.   1

5° Avec dilatation de toutes les cavités.   1

6° Avec dilatation du ventricule gauche, atrophie de l'oreillette, intégrité des cavités droites.   1

Total.   7

Le premier volume de la *Clinique médicale* de M. Andral offre cinq cas d'adhérences générales avec :

1° Intégrité du cœur.   1

Les adhérences sont pseudo-membraneuses.

2° Adhérences celluleuses, hypertrophie indiquée sans détails.   1

3° Adhérences membraneuses de plus d'un pouce d'épaisseur : cœur et vaisseaux sains.   1

4° Adhérences celluleuses, rétrécissement aortique, hypertrophie des ventricules.   1

5° Dilatation considérable de l'oreillette droite, les autres cavités étant saines.   1

Total   5

Les six observations publiées dans les *Archives*, et citées par M. Beau à l'appui de son opinion, n'offrent pas moins de variété dans les lésions, ainsi qu'on va le voir.

1er *fait*. Adhérences générales du péricarde avec absence de cloison interventriculaire : hypertrophie des ventricules seulement.   1

2° Adhérences générales, *insuffisance des valvules aortiques*, dilatations des ventricules, surtout du gauche.   1

3° Adhérences générales, *absence de cloison*, hypertrophie des ventricules.   1

4° Adhérences générales, hypertrophie non spécifiée.   1

5° Adhérences générales, cœur sain.   1

6° Adhérences générales, état du cœur non indiqué.   1

Total.   6

Ajoutons à ce relevé les six observations publiées par M. Taschereau, et citées également par M. Beau.

Adhérences générales avec

1° Epaississement des parois du ventricule gauche.   1

2° Légère dilatation de l'oreillette droite ; ventricule un peu petit, cavités gauches saines.   1

3° Cavités droites dilatées, gauches saines.   1

4° Cœur sain.   1

4

Report.   4

5° Cavités droites légèrement dilatées, gauches saines.   1

6° Cœur sain.   1

Total.   6

M. Beau cite encore d'autres observations, une entre autres de M. Lobstein, avec dilatation générale; d'autres de M. Dundas, qui nous ont paru peu détaillées, et peu concluantes, enfin, il rapporte, au commencement de son mémoire, cinq observations qui lui sont personnelles, et qui offrent toutes une *dilatation générale et proportionnelle des cavités du cœur*. Il fait ressortir, avec raison, cette proportion dans les cavités du cœur, car comme il le dit lui-même : « la traction que le cœur avait subie s'était exercée sur tous les points de sa surface, » toutes les cavités avaient prêté de la même quantité, à peu près. » M. Beau reconnaît que la cause physique à laquelle il rapporte les développemens du cœur, agissant à la fois sur toutes les parties de l'organe, doit les altérer toutes dans une proportion à peu près égale.

Les choses se passent-elles donc ainsi ? rappelons les faits que nous venons d'analyser.

Nous avons cité 52 observations d'adhérences générales du péricarde, en y comprenant celle de M. Lobstein et les 4 de M. Beau.

De ces 52 faits il n'y en a que 13 avec dilatation générale et encore plusieurs de ces cas sont-ils du nombre de ceux qui ne font qu'indiquer l'hypertrophie, sans spécifier le siège ou l'étendue, et que nous avons, malgré cela, rangés dans cette catégorie, pour n'éluder aucune difficulté ; dans le reste des cas, la dilatation est irrégulièrement répartie entre les ventricules et les oreillettes, les cavités gauches ou droites, et cela indistinctement, et sans que l'on puisse trouver la cause physique de cette différence, sans que l'on puisse dire, en ne considérant que les adhérences, pourquoi telle cavité se dilate, telle autre reste intacte ; pourquoi la cavité dilatée chez le premier, reste saine chez le second, et réciproquement. Si maintenant, nous voulions faire un tableau comparatif de l'état des cavités du cœur dans les cas d'adhérences générales, nous devrions considérer chacune des cavités isolément et non l'organe tout entier ; car si l'on veut connaître la valeur étiologique de ces adhérences, il ne faut pas se borner à noter les cœurs affectés dans une de leurs parties, mais il faut indiquer les parties qui ont échappé à l'action de cette cause physique, bien qu'elle s'exerçât sur elles de la même manière que sur les autres.

D'abord, en opposition aux 13 cas dans lesquels on a constaté une affection générale de l'organe, nous pouvons en signaler neuf, dans lesquels le cœur est resté sain. Nous pouvons ajouter encore que, contrairement à l'action excentrique des adhérences sur les parois du cœur, on a signalé six fois l'atrophie ventriculaire, et quatre fois celle d'une oreillette. Ce qui est singulièrement en contradiction avec le mode d'action des adhérences ; puis enfin divisant le cœur en quatre cavités, nous aurons pour nos 52 cas, 208 cavités.

De ces 208 cavités, 100 sont indiquées comme étant affectées d'anévrismes, sur ces 100 cavités malades, il y a 58 ventricules et 46 oreillettes ; ces dernières, cependant, dans le rapport de cause à effet devraient prédominer. Si l'on ne voulait tenir compte que des cas simples, et non de ceux où d'autres obstacles circulatoires viennent se joindre aux adhérences générales du péricarde : si, en outre on retranchait du nombre des cavités malades celles que nous y avons ajoutées par simple présomption, lorsque l'observation ne relatait qu'une hypertrophie, sans indication de siège ou d'étendue, on réduirait d'un tiers au moins le nombre des cavités malades, et cette réduction pourrait grossir de quelques faits le nombre des cavités saines ; mais nous l'acceptons tel qu'il se présente.

Les cavités saines sont au nombre de 95, en y comprenant 5 oreillettes et un ventricule supposés sains, parce que la maladie des autres cavités sur les mêmes cœurs avait été précisée ; sur ces 95 cavités saines, il y a 40 ventricules et 55 oreillettes, le reste des cavités nécessaires pour compléter les 208, ou n'a pas été convenablement indiqué, ou se trouve dans les cas d'atrophie.

Il résulte donc de ce relevé, que les adhérences générales du péricarde, regardées comme causes physiques des anévrismes du cœur, manquent leur effet dans la moitié des cas au moins ; qu'en agissant également ou à peu près sur toutes les cavités de l'organe, elles amènent la dilatation de l'une, laissant sa voisine intacte, bien que toutes deux aient été soumises à la même traction, et par suite au même surcroît d'exercice ; que la dilatation porte sur la cavité la plus vigoureuse, celle dont la contraction puissante doit vaincre plus facilement la résistance qu'elle éprouve de la part des adhérences, aussi bien que sur les cavités à parois plus minces, et sur lesquelles par conséquent les adhérences ont une action physique bien plus prononcée. Que conclure de tous ces faits ? Évidemment la seule conclusion possible, c'est que les adhérences générales du péricarde peuvent bien rationnellement favoriser le développement des anévrismes du cœur, mais non les déterminer. Que si on veut leur accorder une part dans l'étiologie de ces affections, cette part ne pourra être que secondaire, parce que 1° l'état sain de toutes les cavités du cœur coïncide aussi fréquemment avec ces adhérences que la dilatation générale de l'organe ; 2° parce que la dilatation générale ou partielle peut s'établir fort bien sans obstacle circulatoire d'aucune nature ; 3° enfin parce que les adhérences générales du péricarde, cause physique agissant à la fois sur toutes les cavités du cœur, laissent intactes celles qu'elles auraient dû le plus facilement dilater, à côté d'autres cavités sur lesquelles elles avaient moins d'action, et qui cependant se sont di-

latées. Il faut donc aller à la recherche d'une cause plus puissante que les obstacles circulatoires ; une cause dont les effets puissent s'accorder avec toutes les anomalies et les contradictions que l'on peut reprocher aux causes physiques ; mais auparavant nous ajouterons aux relevés précédens une analyse des observations publiées par M. Hope, dans son traité des maladies du cœur (1).

Cet ouvrage renferme trente et une observations, dont trois sans autopsie cadavérique, et que nous avons omises pour cette raison. Notre analyse porte donc sur 28 cas

Relatifs à des hommes. . . . 19

— à des femmes. . . . 9

Nous ne reviendrons pas sur les circonstances qui peuvent faire varier la proportion des maladies du cœur, suivant le sexe ; nous ajouterons néanmoins que sur 428 cas de maladies organiques du cœur, observées à la clinique interne de la faculté et signalés par Leroux, dans son ouvrage sur les généralités de la médecine pratique (2), 344 appartiennent à des hommes et 84 seulement à des femmes. Mais comme le fait judicieusement remarquer l'auteur de cet ouvrage, on ne peut tenir aucun compte de cette disproportion, car l'hospice clinique ne renfermait que 40 lits, dont 26 pour les hommes et 14 seulement pour les femmes ; encore ceux-ci étaient-ils destinés de préférence aux personnes affectées de maladies particulières au sexe féminin. Cependant, il nous paraît assez probable, au résumé, que les affections organiques du cœur sont plus fréquentes chez les hommes que chez les femmes, nous en avons plus haut donné les motifs.

L'âge des malades observés par M. Hope est généralement peu avancé, de sorte que l'on ne peut attribuer à la vieillesse les altérations valvulaires ou aortiques.

Ainsi, de 8 à 10 ans, il y a 2 cas.
de 10 à 20 ans,   0
de 20 à 30 ans,   7
de 30 à 40 ans,   7
de 40 à 50 ans,   6
de 50 à 60 ans,   3
de 60 à 73 ans,   2
———
Total,   27 cas.

Dans un cas, l'âge n'est point indiqué.

Les professions nous offrent dans ce relevé les mêmes variétés que dans les précédens. Nous voyons dans les cas où elles sont notées des

Carrossiers,   1
Jardinier,   1
—
2

(1) N'ayant eu cet ouvrage en ma possession qu'après la terminaison de mon travail, je n'ai pu placer l'analyse dans l'ordre qu'elle aurait dû occuper. Je n'ai pas dû l'omettre cependant, parce qu'il importait de faire voir qu'à Londres comme à Paris, les résultats de l'observation matérielle sont les mêmes, quelles que soient les doctrines qui président à son interprétation.

(2) Paris, 1826.

	Report.	2
Groom,		1
Colporteur,		1
Portier,		1
Ancien militaire,		1
Cuisiniers,		2
Domestique,		1
Vannier,		1
Tailleur,		1
Fruitier,		1
Total,		12

Il n'est pas question des professions exercées par les femmes : il est probable qu'elles étaient pour la plupart sédentaires. N'est-il pas évident au reste que toutes celles dont nous venons de donner l'énumération ne sont pas des plus fatigantes. N'est-il pas évident aussi que la plupart d'entre elles ont, dans leurs conditions hygiéniques, des circonstances favorables au développement des phlegmasies ?

Les circonstances commémoratives ont une grande valeur dans les observations de M. Hope. Après avoir exposé les symptômes de la maladie, l'auteur en assigne avec soin le point de départ. Ainsi, la maladie a débuté :

1° Par de la toux,   6 fois.
Dans un de ces cas, on signale des chagrins avec perte d'appétit; dans un autre, des chagrins avec dyspnée; dans un troisième, la respiration était habituellement courte : dans un quatrième, l'impression du froid sur le corps précède le développement des accidens.

2° Par la dyspnée,   4 fois.
Une fois la dyspnée est accompagnée de palpitations; une autre fois de douleur au cœur; dans un cas l'attaque a été subite.

3° Par des palpitations et une hémophytie,   1 fois.
Il existait des tubercules dans les poumons.

4° Par un rhumatisme,   4 fois.
L'un des rhumatisans avait la respiration courte anciennement; un autre a eu une hématémèse.

5° Coup de pied de cheval,   1 fois.

6° Coup sur la poitrine, respiration courte, impression du froid, suppression de règles,   1 fois.

7° Chute sur le cœur,   1 fois.

8° Efforts violens, dont un en prenant un point d'appui sur le ventre,   2 fois.

9° Douleur au cœur après impression du froid.   1 fois.

10° Impression du froid sur le corps,   2 fois.
Dans un cas cette cause a agi après un accouchement laborieux.

11° L'ivrognerie est notée,   1 fois.

           Total,   24 fois.

L'époque de l'invasion, pour les cas où elle est notée, remonte à 15 jours dans 1 cas.

à 1 mois dans	1
à 2 mois dans	3
à 3 mois dans	2
à 6 mois dans	3
à 8 mois dans	1
à 9 mois dans	2
à 1 an dans	2
à 1 1/2 dans	2
à 2 ans dans	2
à 3 ans dans	1
à 6, 8, 10 ou 14 ans dans	4
Total,	24 cas.

On voit, d'après ce résumé, que l'impression du froid sur le corps, les rhumatismes, les violences exercées sur la poitrine, les affections catarrhales, etc. sont les circonstances principales qui ont marqué le début de la plupart des maladies du cœur, dans les observations rapportées par l'auteur anglais. Dans presque tous les cas, l'invasion de l'affection cardiaque est bien précisée, et si, chez plusieurs individus, il existait depuis long-temps une dyspnée habituelle, on peut voir que le développement des phénomènes *anévrismatiques* a été provoqué par l'une ou l'autre des causes indiquées plus haut.

Treize d'entre eux sont relatifs à des affections organiques du cœur, dont le début ne remonte pas au-delà de neuf mois, 7 au-delà de trois ans, et 4 seulement à une époque plus reculée.

Il ressort évidemment de ce qui précède que le développement des maladies du cœur ne doit pas être attribué à la fatigue d'une profession pénible; mais que leur point de départ est presque toujours une inflammation qui a pu porter son action sur le cœur.

Les altérations cadavériques sont d'ailleurs parfaitement concordantes avec les circonstances commémoratives. Ainsi, dans la plupart des cas, il est fait mention soit de péricardites, ou d'endocardites, soit d'aortites, plus ou moins anciennes. C'est ainsi que sur les 28 observations on voit :

1° L'aorte dans un état plus ou moins avancé de dégénération,   10 fois.
Il est presque exclusivement question de l'origine de cette artère; par conséquent l'aortite n'a pas dû passer sans influencer le cœur,

2° L'altération plus ou moins profonde des valvules aortiques   7 fois.
toutes, excepté une, comprises dans les cas précédents,

3° La lésion plus ou moins avancée de la valvule mitrale,   7 fois.
toutes, hors une, compliquées de l'une ou l'autre des altérations précédentes.

4° L'épaississement, état cartilagineux, etc. de la valvule tricuspide,   4 fois.
dont une seulement est comprise dans les cas précédents.

Il résulte de cet exposé, déduction faite des coïncidences, que, sur les 28 cas rapportés par M. Hope, l'inflammation a laissé des traces, plus ou moins profondes, sur l'endocarde de l'un ou l'autre côté du cœur, et sur les membranes aortiques dans quinze cas. Il est à noter que dans plusieurs il n'est pas fait mention de l'état des tuniques interne ou externe du cœur, ni des organes environnans.

A ces 15 cas on pourrait en ajouter un 16° faisant mention d'une concrétion polypeuse suppurée et adhérente, et un 17° relatif à une altération cartilagineuse de l'artère coronaire.

A l'extérieur du cœur, les lésions sont moins nombreuses. Mais il est bon de savoir que l'on n'a tenu aucun compte des plaques blanches du péricarde.

1° Des adhérences générales sont signalées.   5 fois.
2° Une exsudation pseudo-membraneuse avec
ou sans épanchement   3 fois.
                                                    ___
                    Total   8

de ces huit cas, six sont compris dans les précédents
Il reste neuf cas, dans lesquels il n'est fait aucune
mention de lésion à l'intérieur ou bien à l'extérieur
du cœur. De ces neuf cas, il en est quelques uns
relatifs à des adhérences pleurales, à un emphysème pulmonaire avec bronchite intense, à des hydrothorax. Sans
vouloir mettre des suppositions à la place des faits, nous
pouvons dire que, si l'on avait donné plus d'extension à
la description des altérations cadavériques, nous aurions
eu certainement à signaler plus de lésions inflammatoires
anciennes.

Il s'agirait maintenant de connaître l'influence des
obstacles valvulaires ou autres sur le développement
des anévrismes. Ici, encore, nous regrettons de nombreux détails anatomiques ; les déformations valvulaires ne sont pas toujours suffisamment définies ;
de sorte qu'il nous a paru difficile d'obtenir, de ces
observations, des notions bien précises sur la valeur
des obstacles circulatoires dans la production des
diverses espèces d'hypertrophie. Nous voyons, dans
quelques cas, une dilatation considérable, précéder
le rétrécissement valvulaire bien caractérisé ; mais
dans d'autres, il y a entre l'obstacle et la cavité malade, une ou deux cavités saines ; ce qui les fait
rentrer dans les conditions des observations de
Corvisart, etc. Il y a aussi quelques dilatations en
sens inverse des obstacles.

Quant aux adhérences générales du péricarde,
que l'on remarque dans cinq cas, elles sont accompagnées dans quatre de dilatations des deux ventricules ; et d'un seul dans le cinquième. Les oreillettes
ont échappé à l'action de cette cause physique. Il
est bon de noter que deux cas de péricardite récente
sans complication d'altération valvulaire n'en sont
pas moins accompagnés d'anévrisme des cavités
du cœur, bien qu'il n'existe aucune adhérence entre
les feuillets du péricarde, par conséquent aucun
obstacle physique intérieur ou extérieur. Les faits
de cette nature ne sont pas rares.

Après avoir démontré l'impuissance des causes
physiques pour la production des anévrismes du
cœur, et admis la nécessité d'une cause adjuvante,
qui seule peut donner lieu à ces maladies, il nous
reste à rechercher la nature de cette cause, et à
déterminer sa valeur. Quelle est-elle ? C'est ce que
nous tâcherons de préciser dans un prochain article.

ANATOMIE MICROSCOPIQUE

ET

CHIMIE ORGANIQUE.

*Examen critique de la thèse de M. LECANU sur
le sang humain, par le docteur Al. DONNÉ.*

Les études chimiques de M. Lecanu sur le sang
humain sont un travail important ; elles méritent
une attention particulière, surtout de notre part, et
comme médecin, et comme nous étant nous-même
occupé du même sujet, qui fait encore tous les
jours l'objet de nos investigations, quoique sous un
autre point de vue. Nous ne doutons pas que ce
travail ne soit fréquemment consulté, et il est destiné à servir de point de départ à d'autres recherches. Il nous a donc paru utile de ne pas laisser
passer sans examen et sans critique quelques points
capables suivant nous de propager des idées peu
exactes sur la constitution du sang.

Nous commencerons par rendre une entière justice au mérite des recherches de M. Lecanu, et nous
n'avons pas la prétention de lui contester les résultats curieux qu'il a obtenus par l'analyse chimique.
Peut-être l'auteur s'exagère-t-il un peu les services
que l'on doit attendre de l'étude élémentaire du sang
faite par cette méthode ; mais ce n'est pas là ce dont
je veux m'occuper en ce moment ; et il ne m'appartiendrait pas d'établir la discussion sur les nouveaux principes découverts par M. Lecanu dans le
sang, sur la matière colorante qu'il paraît avoir isolée dans un plus grand état de pureté que ses prédécesseurs, sur la proportion de fer beaucoup plus
forte qu'il y signale, etc. Je me hâte d'arriver aux
points qui m'intéressent davantage et que je suis le
plus à même d'apprécier.

S'il est maintenant un fait qui nous semble bien
établi, c'est l'état dans lequel se trouve la fibrine
dans le sang. Après avoir considérablement différé
d'opinion sur ce point, après avoir considéré cet
élément, tantôt comme étant à l'état solide et en
suspension dans le sérum, en un mot, comme constituant les particules décrites sous le nom de globules du sang, tantôt comme n'étant autre chose
que l'albumine condensée, il est maintenant démontré pour la plupart des observateurs que la fibrine est bien réellement dissoute dans le sang vivant, d'où elle se précipite à l'état solide après sa
sortie des vaisseaux. Ce fait, dont nous devons spécialement la confirmation aux expériences de Muller, est assurément le plus important dont on ait
enrichi l'histoire du sang depuis un certain nombre
d'années, relativement surtout à la physiologie et à
la pathologie de ce fluide. Il est venu changer nos
idées sur la formation et la constitution du caillot ;
il a éclairé le mode de production de la couenne ;
il a enfin nettement distingué le rôle que jouent les
globules dans ces divers phénomènes jusque là mal
interprétés. Avant l'expérence du Muller, on pensait en effet que le caillot était le résultat de l'agglomération des particules solides suspendues dans le
sang, et on considérait les globules sanguins comme
ses principaux élémens ; quant à la couenne, il
était difficile de s'en rendre raison d'une manière
satisfaisante, et sa formation était l'objet d'une foule
d'hypothèses, parmi lesquelles la plus raisonnable la
faisait dépendre d'une sorte de coagulation spontanée de l'albumine. L'analogie remarquée par
tous les expérimentateurs entre la fibrine et l'albu-

mine fortifiait cet opinion ; car l'on avait toute espèce de raisons de croire que ces deux substances, d'une composition presque identique, n'étaient réellement qu'une simple modification l'une de l'autre. Cette analogie, fortement soutenue par M. Raspail, vient d'être rapprochée encore par M. Denis.

Tel est l'état actuel de la science sur ce point : il était nécessaire de le rappeler avant d'arriver aux chapitres de la thèse de M. Lecanu que je vais passer en revue.

M. Lecanu était parfaitement au courant des travaux du professeur Muller : il consacre même un article spécial à l'exposition de ses expériences et de sa doctrine ; il expose en détail la manière d'obtenir la fibrine totalement dépourvue de globules, et même il ne fait aucune objection à l'opinion qui en découle naturellement. A la lecture de ce chapitre, nous ne doutions pas qu'il n'adoptât pleinement la manière de voir du physiologiste allemand ; d'après cela, nous pensions qu'il aurait corrigé ses anciennes analyses du sang, en déduisant la quantité de fibrine du caillot dans l'estimation de la proportion des globules ; aussi avons-nous été fort surpris, quand il traite des globules sanguins, de le voir procéder absolument comme il avait fait dans ses premiers travaux, confondant la fibrine et les globules, comme si le caillot n'était réellement formé tout entier que par la réunion de ces derniers ; il dit même positivement, pag. 55, que toutes les matières contenues dans le sang existent en dissolution, excepté *la fibrine*, l'hématosine et une partie de l'albumine, qu'il regarde comme constituant les globules, et *par suite le caillot.*

Il n'est pas possible comme on voit d'être plus affirmatif, et de différer plus complètement de l'opinion de Muller, d'adopter un résultat plus diamétralement opposé aux expériences de ce physiologiste, après les avoir rapportées sans objection dans un chapitre précédent. Or, ce qui nous surprend, ce n'est pas que M. Lecanu soit d'une opinion contraire à celle de Muller, ce n'est pas qu'il n'ait pas cru devoir adopter ce que nous regardons pour notre part comme un fait très exact et très important, et comme l'un des plus grands progrès que l'on ait faits dans la connaissance de la constitution élémentaire du sang ; mais il nous semble que les expériences du professeur Muller et l'opinion qu'elles établissent méritaient une discussion approfondie et un jugement motivé.

M. Lecanu aurait dû, suivant nous, attacher d'autant plus d'importance à bien expliquer son opinion en pareille matière, que déjà, dans un ouvrage publié depuis ses premiers travaux sur le sang, et dans lequel ils sont mentionnés, une observation analogue à celle que nous lui faisons lui a été adressée relativement à ses estimations de la quantité des globules sanguins. Voici comment s'exprime à ce sujet Burdach, dans sa physiologie, que M. Lecanu cite en plusieurs endroits de sa thèse. « Prévost et Dumas étant partis de la supposition que la fibrine

du sang provient des globules, leurs résultats ont besoin d'une nouvelle correction. En effet, ce qu'ils appellent la quantité des globules doit être nommé la somme des globules et de la fibrine auparavant dissoute. Moyennant cette correction, les nombreuses évaluations quantitatives de ces physiciens conservent leur valeur. Il est nécessaire aussi de la faire subir aux analyses de Lecanu sur la quantité des globules dans les divers tempéramens et chez les deux sexes. Des expériences tout à fait nouvelles sont nécessaires pour déterminer la quantité de la fibrine dans le sang des divers animaux. Le meilleur moyen pour cela est le fouettement de ce liquide.» Ce sont ces expériences que nous regrettons que M. Lecanu n'ait pas faites dans le travail important qu'il a entrepris ; une telle lacune est fâcheuse dans un ouvrage destiné, comme nous le disions, à être fréquemment consulté par les médecins, et à servir de base à d'autres travaux du même genre.

Il était d'autant plus nécessaire de relever cette manière de considérer le caillot et les globules, qu'il ne s'agit pas ici d'une simple discussion théorique ; l'auteur n'arrive pas seulement à des formules telles que celles-ci : « Dans l'hémoptysie et la scarlatine, le sang contient proportionnellement plus de globules et moins d'eau qu'à l'état normal, » ou bien : « Dans les diabètes, l'ictère, les fièvres typhoïdes , les affections du cœur, la chlorose, le sang contient proportionnellement moins de globules et plus d'eau qu'il n'en contient à l'état de santé. » Ces propositions déjà trop générales et trop affirmatives sont terminées par cette espèce de résumé : «D'une manière plus générale, dit M. Lecanu, au dernier paragraphe de sa thèse, dans la pléthore et les maladies inflammatoires , la proportion des globules est plus forte, et la proportion d'eau plus faible qu'à l'état de santé. Contrairement, dans l'anémie et les maladies adynamiques , la proportion des globules est plus faible, la proportion d'eau plus forte qu'à l'état de santé. De là l'explication des avantages que présentent, dans le premier cas , les saignées, les applications de sangsues, la diète des alimens solides, l'emploi des alimens peu azotés, des boissons délayantes, rafraîchissantes, etc.; dans le second cas, un traitement diamétralement opposé , une alimentation azotée, des boissons stimulantes, fortifiantes, etc. » Nous ne concevons pas trop d'après cela comment M. Lecanu peut dire , à propos de l'examen du sang typhoïde que M. le professeur Bouillaud lui a fourni, que *l'expérience chimique justifie pleinement les prévisions de la pratique médicale.* M. Bouillaud n'accorderait certainement pas que le sang des fièvres typhoïdes étant pauvre en globules, on doive s'abstenir de saigner dans cette maladie, administrer des boissons stimulantes, une alimentation azotée, etc.

M. Lecanu me fait l'honneur d'adopter l'opinion que j'ai exprimée dans une thèse, relativement à la constitution des globules sanguins; je les considérais alors comme étant formés d'un léger canevas de fibrine, contenant dans ses mailles de l'albumine et de la matière colorante ; quoique ma manière de voir soit légèrement modifiée aujourd'hui, après beaucoup d'observations assidûment continuées depuis plusieurs années, elle n'est pas contraire aux conséquences que M. Lecanu en déduit ; au lieu de considérer les globules rouges du sang comme constitués par une trame celluleuse, je les regarde comme de petites outres formées d'une membrane analogue à la fibrine, et remplies d'hématosine et d'un liquide albumineux, remplaçant chez les mammifères le noyau solide existant dans le sang des trois autres classes ; mais, de ce qu'il entre de la fibrine dans la composition des globules sanguins, il ne s'ensuit pas que toute la fibrine du sang leur appartienne, et que la plus grande partie de cette substance n'existe pas en dissolution dans le sang. Les dernières expériences de M. Denis viennent bien confirmer mon opinion fondée sur l'analyse microscopique ; la fibrine paraît véritablement entrer dans l'organisation des globules sanguins et être un de leurs élémens. M. Denis ayant traité les globules sanguins extraits du caillot par la pression, en les mélangeant avec une solution saturée de sel marin ou de nitrate de potasse, a obtenu des lambeaux de fibrine à la surface du liquide : ayant examiné cette matière au microscope, au moment même où elle se montre, je l'ai trouvée composée des vésicules globulaires, vidées et décolorées ; mais cette fibrine n'est là qu'en très minime quantité, et celle qui forme le caillot a comme nous l'avons démontré une tout autre origine. Lorsqu'on bat du sang au sortir de la veine pour en retirer la fibrine, on ne retrouve pas moins de globules dans ce sang défibriné et, pour le rappeler en passant, M. Lecanu ne devait avoir aucune crainte de déchirer les globules sanguins par l'agitation, car ces petits corps sont doués d'une grande résistance, et on peut battre le sang, le malaxer, le triturer sans les altérer ; les globules sortent intacts de toutes ces épreuves. Nous n'admettrons donc sous aucun rapport sa huitième proposition dans laquelle il énonce « que le caillot représente, quoique déformés ou déchirés, les globules du sang » ; la plus simple inspection microscopique après la défibrination du sang suffit pour contredire cette proposition, et c'est là ce qui montre l'inconvénient de ne pas avoir recours à cette méthode quand il s'agit des globules des fluides organiques.

Il me reste à dire quelques mots de l'examen qu'a fait M. Lecanu du sang dans divers cas pathologiques.

M. Lecanu a fait l'analyse de ce fluide dans les maladies inflammatoires et dans la pléthore, dans la fièvre continue, le scorbut, le diabète, l'ictère, le choléra, la fièvre typhoïde, les affections du cœur, la chlorose, etc. Dans toutes ces circonstances, l'analyse lui a donné pour résultat une augmentation et une diminution dans la proportion des globules du sang. Nous avons vu précédemment qu'il faut en-

tendre ici une augmentation et une diminution dans la proportion de *la fibrine et des globules réunis* ; mais peu importe en ce moment. Ce que nous voulons établir, c'est que si la chimie ne peut arriver qu'à signaler des différences dans les proportions relatives de quelques élémens du sang, dans des maladies aussi diverses par leur nature et leur gravité, ce résultat peut être intéressant, et nous sommes loin de le dédaigner : il mérite que d'habiles chimistes y appliquent leurs facultés ; mais à coup sûr il ne faut pas croire que ce soit dans de telles modifications que résident l'essence et le caractère des maladies, et surtout il faut bien se garder de tirer de là des conséquences trop directes et trop immédiates en faveur d'une doctrine et d'une méthode de traitement. En n'envisageant les maladies que du point de vue des *altérations des fluides* et en particulier du sang ; si dans le rhumatisme ou la pneumonie, dans la fièvre typhoïde, la chlorose, le choléra, l'ictère, les hydropisies cachectiques et les affections organiques du cœur, on ne trouve qu'un peu plus ou un peu moins de globules et de fibrine, il est évident que ce n'est là qu'une des moindres circonstances dans des états si divers dont quelques uns affectent l'économie profondément ; ce n'est qu'un côté très étroit de cette grande et importante question. Il ne faut pas oublier que la fibrine, l'albumine, la matière colorante, les sels, le fer, etc., ne constituent pas le sang par leur simple mélange ou par une sorte de combinaison chimique, et nous devons sans cesse nous rappeler que le sang est un fluide vivant, un véritable organe jouissant de toutes les propriétés de la matière actuellement organisée, dont les lois échappent encore à nos procédés d'analyse. Nous ne nous flattons même pas avec M. Lecanu qu'il arrive jamais « qu'un puissant génie parvienne à former de toutes pièces, aux dépens de notre fluide nourricier, nos solides et nos liquides, qu'il les voie se produire sous ses yeux, et nouveau Cuvier assiste en quelque sorte à leur création moléculaire. »

Le sang éprouve des modifications et des altérations, non seulement dans la proportion de ses élémens, mais ces élémens eux-mêmes peuvent subir des changemens que l'état actuel de la chimie ne permet pas d'apprécier, parce que rien n'est moins bien défini que ces élémens, et que personne, par exemple, ne peut dire au juste ce qu'est l'albumine et ce qu'est la fibrine. Cet examen exige pour le moment des moyens plus délicats, non destructeurs de l'organisation, tels que ceux que le microscope met à notre disposition. Si on examine le sang autant que possible dans son état de vie, sans le dénaturer et avant d'en avoir fait un produit chimique, on découvre dans la constitution des globules des altérations tout à fait indépendantes de leur proportion ; la couleur, la netteté, la transparence, le mode de réunion et les adhérences entre eux de ces petits organes sont notablement changés. C'est ainsi, par exemple, que, dans quelques cas de chlorose, de fièvre typhoïde, de gangrène et d'hydropisie cachectique, le sang m'a présenté de profondes modifications : au lieu d'offrir des globules bien nets et réguliers, se détachant par leur couleur et leurs contours bien définis, formant ensuite par leurs adhérences des séries linéaires régulières, semblables à des chapelets, ou plutôt à des piles de monnaie renversées, dans la chlorose les globules sont souvent d'une telle pâleur et d'une telle transparence, qu'ils ne paraissent former aucun relief à la surface du verre ; dans la fièvre typhoïde ils ont fréquemment une apparence visqueuse, se tenant les uns aux autres par leurs extrémités et s'alongeant en pointe, puis se déformant rapidement, et ne présentant bientôt plus que des agglomérations confuses ; dans un cas de gangrène, les globules que j'ai décrits sous le nom de globules blancs, étaient notablement changés et gonflés ; enfin, j'ai cité un cas d'hydropisie cachectique dans lequel la proportion des globules blancs était considérablement augmentée, et où les globules sanguins proprement dits étaient aux-mêmes dans un état de désorganisation telle, qu'on ne les voyait plus former aucun arrangement régulier, et que bientôt on ne distinguait plus aucune trace de globules circonscrits, au milieu de leurs agglomérations confuses.

Je me garderai bien de généraliser dès à présent les faits trop peu nombreux et surtout trop isolés les uns des autres que j'ai recueillis par cette méthode d'investigation et en examinant le sang à sa sortie même des vaisseaux ; je n'en parle aujourd'hui que pour faire comprendre ma pensée, et laisser entrevoir quel champ de découvertes les altérations de fluides ouvrent à nos recherches ; je suis loin encore une fois de vouloir rabaisser l'importance des analyses chimiques proprement dites, mais je ne crois pas les méthodes actuelles applicables à l'étude des substances *organisées*, parce que toute organisation est détruite dès le moment qu'elle est mise en contact avec un réactif chimique : je n'aurais besoin pour prouver ce que j'avance, que de rappeler les résultats fournis par l'analyse des produits morbides. On sait qu'entre les mains des chimistes cette analyse a toujours donné les mêmes élémens pour la plupart des produits morbides, dont la nature est si différente aux yeux du pathologiste. Que peut-on attendre de méthodes qui ne trouvent entre la matière cancéreuse, tuberculeuse, scrofuleuse ou fibreuse, d'autre différence qu'un peu plus ou un peu moins d'albumine et de fibrine ? Que conclura-t-on de pareils faits pour la physiologie et la pathologie ?

Je prendrai pour terminer, dans la thèse même de M. Lecanu, un autre exemple de l'impuissance de la chimie appliquée à la connaissance des substances organisées. A propos de l'analyse du sang des menstrues faite par M. Denis, dans lequel ce chimiste a signalé la présence d'une certaine quantité de mucus, M. Lecanu dit que ce sang paraît consister uniquement en un mélange de sang artériel et de mucosités, dont la proportion varie selon les circonstances du moment et l'état individuel permanent. Loin de contester l'exactitude de l'analyse chimique, je l'adopte au contraire entièrement, et je ne doute pas que M. Denis n'ait effectivement trouvé une certaine proportion de matière plus ou moins analogue à ce que l'on désigne dans les traités de chimie sous le nom général de mucus, quoiqu'il y ait des mucus de diverse nature ; mais on sent que la question qui nous intéresse est de savoir d'où provient ce mucus, quelle est sa nature, s'il existe véritablement dans le sang des règles, ou bien s'il n'est là qu'accidentellement, s'il constitue un de ses élémens, et enfin si le sang des organes génitaux n'en contient pas à d'autres époques que celles de la menstruation. Voilà véritablement ce qu'il importe de savoir pour la physiologie.

L'analyse pourra tout au plus en prenant toutes ses précautions répondre à une ou deux de ces questions avec beaucoup de difficulté et d'une manière peu précise.

Si au contraire nous examinons sous le microscope le sang des menstrues, nous ne le trouverons composé de trois élémens distincts : 1° de globules sanguins ; 2° de globules muqueux ; 3° de squammes épidermiques. Les globules sanguins sont reconnaissables à leur forme, à leur couleur et à la manière dont ils se comportent avec les réactifs ; ainsi ils disparaîtront dans l'eau et seront instantanément solubles dans l'acide acétique. Les globules muqueux au contraire sont insolubles dans l'eau et surtout dans l'acide, ainsi que les squammes épidermiques. Or, nous savons que le col de l'utérus sécrète une grande quantité de mucus contenant de nombreux globules muqueux, et que le mucus vaginal est au contraire rempli des grandes squammes épidermiques que nous avons figurées dans notre mémoire sur les divers mucus des organes génitaux ; nous concluons donc de là que le mucus trouvé dans le sang des règles ne lui appartient pas en propre, mais qu'il provient du col de l'utérus et du vagin, et qu'il se mélange avec lui à son passage ; aussi trouve-t-on ordinairement le même mucus dans le sang venant de la matrice et s'écoulant par le vagin, soit que ce à l'époque menstruelle, ou dans toute autre circonstance, comme dans le sang des lochies après les couches. Nous concevrons également, d'après cela, comment on a pu, dans quelques circonstances, trouver le sang des règles acide ; le mucus fourni par le vagin étant lui-même très acide, il est tout naturel qu'il communique cette propriété au sang auquel il se mélange en grande quantité, comme cela arrive chez quelques femmes.

Nous croyons utile de rappeler quelquefois aux chimistes, aux physiologistes et aux médecins que la chimie ne peut nous faire connaître que la composition des produits de l'organisation ; en bornant là ses prétentions, elle rendra de grands et incontestables services à la science de l'organisation, surtout entre des mains aussi habiles que celles de l'auteur du mémoire que nous venons de passer en revue, tandis qu'elle répandrait de fausses idées et ferait marcher dans une voie étroite et bornée si elle s'attachait à la matière actuellement organisée en tant qu'organisation, et si elle croyait nous révéler sa nature en mettant sous nos yeux les produits immédiats de sa composition.

CHIRURGIE.

Note lue à l'Académie des Sciences par M. le docteur Béniqué.

Depuis le jour où j'ai été conduit à étudier les rétrécissemens de l'urètre, un point important dans cette question n'a cessé de me préoccuper beaucoup. J'avais donné une nouvelle méthode pour introduire les sondes et les bougies dans la vessie : l'expérience m'a prouvé que ces innovations peuvent dans beaucoup de cas trouver d'utiles applications; mais elles sont loin de renfermer la solution complète du problème.

L'urètre a la forme d'un cône dont la base est dirigée vers la vessie, et le milieu, qui est la partie de ce canal la plus étroite et la plus sensible, s'oppose à ce que, par des instrumens cylindriques, on rende aux rétrécissemens le diamètre qu'ils avaient avant la maladie.

Depuis bien des années on a fait des tentatives nombreuses pour limiter la dilatation à l'étendue de la coarctation. Parmi elles une idée toujours reprise et toujours abandonnée depuis près d'un siècle m'a paru renfermer les élémens d'une solution assez rationnelle. Un tube membraneux est introduit vide dans le rétrécissement, puis distendu par une injection. Trois objections principales ont fait rejeter ce moyen de la pratique.

1° Difficulté d'agir sur le rétrécissement qui étranglait l'enveloppe et formait au dessus et au dessous de lui des ventres beaucoup plus nuisibles qu'utiles ; 2° danger de produire une trop grande extension ; 3° impossibilité de maintenir les liquides dans le sac membraneux à travers lequel ils s'échappaient rapidement.

Réponse. 1° Rien n'est plus simple que de forcer un tube membraneux gonflé par un liquide à agir sur un point déterminé : il suffit de le soumettre à une forte extension dirigée suivant la longueur. Dans ce cas, toute l'impulsion se portera sur le milieu de l'espace compris entre les deux ligatures ; on devra seulement mettre ce point en rapport précis avec le rétrécissement ; 2° la crainte d'exagérer la dilatation est chimérique, les tubes organiques sont doués d'une élasticité assez limitée. Dans ce cas particulier, l'alongement que je leur ai fait subir a épuisé cette propriété dans un sens, et il est facile de préciser le diamètre au delà duquel le tube, malgré sa résistance, se déchirera plutôt

que de céder; 3° la troisième objection était insoluble à l'époque où elle a été émise; mais depuis lors les sciences, improprement nommées accessoires à la médecine, ont fait d'importans progrès. M. Dutrochet nous a appris que des lois précises règlent le transport des liquides à travers les substances poreuses qui les séparent. Injectez l'enveloppe membraneuse avec un liquide dense, et elle empruntera aux liquides ambians beaucoup plus qu'elle ne leur donnera. La dilatation persistera donc ; bien plus, elle sera augmentée. Mais ce qui me frappa surtout, c'est que cet appareil fournit le moyen de diriger sur la partie malade un médicament soluble quelconque, pourvu qu'il ne s'oppose pas aux courans endosmotiques. Il suffit de l'associer, en proportions variables, selon son énergie et l'effet que l'on veut produire, au liquide dense qui lui servira de véhicule.

De cette manière se trouvent réunies une dilatation mécanique des plus rationnelles et une médication appropriée à la maladie que l'on veut combattre.

Ce procédé me paraît ouvrir une voie nouvelle au traitement des rétrécissemens en général. Son importance se fera surtout sentir lorsqu'ils seront formés par un organe très sensible, malade ou ulcéré, tels que la prostate et le rectum.

Enfin, si je veux produire une simple dilatation mécanique, je me borne à doubler l'enveloppe membraneuse d'un tube de caoutchouc infiniment mince et presque diaphane.

ACADÉMIE DES SCIENCES.

Séance du 2 et du 8 janvier.

Du fluide nerveux et du fluide magnétique. — M. Becquerel lit l'extrait d'une lettre de M. Prévost, de Genève, lequel annonce être parvenu à aimanter des aiguilles de fer doux en les plaçant très près des nerfs, et perpendiculairement à la direction dans laquelle il supposait que le courant électrique devait y cheminer. L'aimantation a eu lieu au moment où, en irritant la moelle épinière, on détermine une contraction musculaire dans l'animal

Sur la constitution microscopique du sang, par M. DONNÉ. (Commissaires: MM. Biot, Magendie, Dumas, Turpin.)

L'auteur commence par insister sur la nécessité d'observer le sang immédiatement après sa sortie des vaisseaux, afin de pouvoir se faire une juste idée de la constitution des globules. Il annonce que cette méthode d'observation lui a permis de découvrir dans la nature des globules du sang des différences et des caractères demeurés jusqu'à ce jour inaperçus, et qu'il résume en ces termes :

1° Il existe dans le sang trois espèces de particules solides appréciables au microscope, ainsi que l'ont reconnu plusieurs observateurs : ce sont les globules sanguins proprement dits, rouges, circulaires, aplatis et offrant un point obscur à leur centre, les petits globules attribués au chyle, et les globules blancs, sphériques, légèrement chagrinés, un peu plus gros que les rouges et sans apparence de noyau central ; ces derniers globules existent en beaucoup plus grande quantité qu'on ne l'avait dit jusqu'à présent, et la propriété qu'ils ont d'adhérer au verre et d'être insolubles dans l'eau, permet de les séparer des globules rouges pour l'observation microscopique.

2° Ces globules blancs sont sphériques dans les animaux qui ont les globules rouges circulaires, et elleptiques chez ceux dont les globules sanguins proprement dits ont cette forme.

3° La proportion des globules blancs varie considérablement dans certaines maladies, et je les ai trouvés particulièrement dans un cas d'hydropisie cachectique en nombre vingt fois plus grand au moins que dans l'état normal.

4° Les globules sanguins proprement dits sont également susceptibles d'éprouver des modifications profondes dans leur aspect, dans leur constitution, leur netteté, l'arrangement qu'ils prennent entre eux, etc.; mais ces altérations, ainsi que celles des globules blancs, ne peuvent s'observer que sur du sang pris pendant la vie, au moment même de sa sortie des vaisseaux.

5° Les altérations que le sang subit dans les maladies ne portent donc pas seulement, comme les analyses chimiques l'établissent ordinairement, sur la proportion différente entre les derniers élémens de ce fluide, tels que la fibrine, l'albumine, la matière colorante, etc., etc., les globules sont aussi le siége de modifications organiques que l'analyse microscopique permet seule jusqu'à présent d'apprécier.

Analyse du sang par M. Letellier. — Dans un second mémoire sur la constitution du sang, M. Letellier établit que la quantité de fibrine obtenue du même sang est la même, quel que soit le procédé qu'on emploie. Quand cette quantité ne dépasse pas 16 pour 1000 du sang, elle se distribue également dans toutes les parties du caillot. Il y a deux variétés de fibrine : l'une, en masses filamenteuses formées de globules à peine perceptibles ; l'autre, en gros globules isolés les uns des autres. La quantité de fibrine ne paraît en rapport ni avec les âges, ni avec les sexes, ni avec les tempéramens; mais elle paraît toujours plus considérable dans le sang artériel et dans les oiseaux, par sa plus grande production : dans les maladies inflammatoires avec fièvre et chez les femmes privées de leurs règles, par son manque d'emploi. La quantité de fibrine augmente ou diminue rapidement dans les saignées successives, mais non dans la même saignée. Dans l'hématose, en même temps qu'il y a formation d'acide carbonique, il y a absorption d'oxigène, et par conséquent diminution du volume de l'air. Par l'action de l'oxigène l'enveloppe rouge des globules du sang est dissoute, et le globule fibrineux central, mis à nu.

Ainsi les globules du sang sont formés d'un noyau central fibrineux et d'une enveloppe rouge. La fibrine filamenteuse ne sert pas d'enveloppe aux globules; mais elle est suspendue à part dans le sang vivant. Ses variations de quantité sur le même individu ne suivent pas celles des globules; elle perd par la dessiccation un peu plus des deux tiers, un peu moin des trois quarts de son poids. Le sang privé de fibrine a une densité plus considérable que quand il a sa fibrine. Il n'y a pas de caractère chimique certain pour distinguer la fibrine de l'albumine concrète. La couenne inflammatoire, par ses propriétés physiques, se rapproche plus de la fibrine que de l'albumine. Quand on l'a lavée, elle a perdu la moitié de son poids dépendant du sérum interposé: et la dessiccation ne lui fait plus perdre alors que les deux tiers de sa pesanteur. L'apparition de la couenne inflammatoire n'est pas en rapport avec la quantité d'albumine du sang : mais elle a lieu dès qu'il y a plus de 15 parties de fibrine humide pour 1000 de sang, et elle ne se forme plus dès qu'il y en a moins de 10. Toutes les autres conditions des saignées ne sont qu'accessoires à sa formation.

NOTICE SUR G.-R. TREVIRANUS,

PAR LE PROFESSEUR TIEDEMANN.

[*Extrait du* 3° *Cahier des* Beitraege zür Aufklaerung der Erscheinungen und Gesetze des organ. Lebens, *c'est à dire, Additions pour l'éclaircissement des phénomènes et des lois de la vie organique*, Brème, 1837, in-8°].

C'est avec la plus profonde douleur que je prends la plume pour dire un dernier adieu à un ami bien cher que la mort a ravi trop tôt à la science, à ses travaux, à sa famille et à ses amis. Je satisfais en même temps au vœu émis par ses p'us proches parens que j'exprimasse les sentimens de profonde estime que j'avais conçus pour lui, moi qui depuis vingt ans entretenais avec cet homme célèbre les relations scientifiques et amicales les plus intimes et qui ai pu apprendre à chérir en lui l'homme excellent non moins que le savant distingué.

Gottfried Reinhold Treviranus était d'une famille originaire des provinces rhénanes, mais qui s'était fixée dans le nord de l'Allemagne, et qui a donné le jour à plusieurs prédicateurs célèbres. Il naquit le 4 février 1776, à Brème, où son père était commerçant. C'est au gymnase de cette ville qu'il reçut sa première éducation. Il s'attacha surtout aux mathématiques, dans lesquelles il fit en peu de temps de rapides progrès. Il montra également beaucoup de dispositions pour la physique ainsi que pour les sciences naturelles en général. C'est ce penchant qui décida le jeune Treviranus pour l'étude de la médecine, à laquelle il s'appliqua avec un zèle extrême, à l'Université de Gœttingue, de 1793 à 1796. Dans ce monde nouveau pour lui, la science qui s'occupe de la connaissance des êtres vivans eut pour lui un attrait particulier. Déjà au mois d'août 1795, il avait envoyé à Reil un mémoire sur *la force nerveuse*, qui est inséré sans nom d'auteur dans le 1er volume des *Archives de physiologie*.

Le 24 septembre 1796, Treviranus soutint sa dissertation inaugurale *de emendandâ Physiologiâ*, puis il retourna immédiatement dans sa ville natale pour y pratiquer la médecine. A peine y fut-il établi qu'il fut nommé professeur de mathématiques et de médecine au lycée, établissement d'instruction intermédiaire au gymnase et à l'université. Peu de temps après, il épousa Elisabeth Focke, dont il eut à pleurer la perte moins de trois ans après leur mariage.

Treviranus se distingua bientôt par sa science profonde; sa bonté et sa dignité sans charlatanisme auprès de ses malades lui acquirent la confiance et l'estime de ses concitoyens. Tout le temps que lui laissaient ses occupations médicales, il le passait à lire les ouvrages les plus importans et à étudier la structure et les phénomènes de la vie des animaux et des végétaux. Ce n'était que dans l'intérieur de sa famille et au milieu de quelques amis intimes qu'il prenait quelque loisir. Pendant l'été, il passait quelques semaines dans une petite maison de campagne qui lui appartenait, et s'y livrait tout entier à la contemplation et à l'étude de la nature. Une vie tranquille, exempte de bruit où il pût s'adonner tout entier à ses travaux, était pour lui le comble du bonheur; aussi les voyages avaient-ils pour lui peu d'attraits. Il n'en fit que deux dans sa vie : en 1810 il vint à Paris, et en 1829 il se rendit à la réunion des naturalistes et des médecins allemands à Heidelberg. Après la réunion j'eus l'avantage de faire avec lui, sur les bords du Rhin, une excursion qui l'intéressa beaucoup.

C'est ce genre de vie et une incessante activité qui nous expliquent comment Treviranus, quoique médecin fort occupé, pouvait être aussi versé dans la littérature de l'anatomie et de la physiologie comparées, branches si riches en ouvrages d'une haute importance. En 1797, peu de temps après son retour de l'Université, il publia la première, et en 1799 la deuxième partie d'une collection de mémoires sur différens sujets de physiologie, sous le titre de fragmens physiologiques. En 1800, il fit connaître dans le premier volume des *Archives des sciences naturelles et médicales*, de Pfaff et Scheel, ses précieuses recherches sur l'influence du galvanisme et de quelques agens chimiques sur la vie végétale, ainsi que ses recherches sur l'action de l'opium et de la belladone sur les poumons des amphibies, avec quelques remarques sur l'irritation galvanique. Pendant son séjour à Gœttingue, il conçut le plan d'un grand ouvrage, qui, prenant la physiologie du point où l'avait laissée Haller, la conduirait jusqu'à nos jours. Le premier volume de cet ouvrage parut en 1802 sous le titre de *Biologie, ou philosophie de la nature vivante, pour les naturalistes et les médecins*; mais il s'arrêta au sixième volume. Cet ouvrage mérita à son auteur une grande réputation par le nombre immense de faits rassemblés avec la plus vaste érudition, par la sagacité avec laquelle il a su en tirer des conséquences, ainsi que par la clarté avec laquelle il a développé des vues générales nouvelles sur la vie.

En 1810 Tréviranus publia des *Recherches sur la physiologie des insectes et des poissons*, qui se trouvent dans le troisième volume des *Annales de la société des sciences naturelles de Wetteravie*. Alors parurent aussi ses belles *Recherches sur la structure des Arachnides*, avec cinq planches, dont il avait fait lui-même les dessins. En 1817 il publia avec son frère Louis Chrétien Tréviranus, ses *Mélanges d'anatomie et de physiologie*. Le premier volume est orné de seize planches, dont il a fait non seulement les dessins, mais dont il a même gravé les quatre dernières, parce qu'il était mécontent de l'ouvrage du graveur, ce qui est d'autant plus remarquable qu'il n'avait jamais appris le dessin ni la gravure. Cette collection, si riche en travaux importans, s'arrêta au quatrième volume. A son travail de *Protei anguinei enceph to*, qui se trouve dans le quatrième volume des *Nouveaux mémoires de la société royale de Gœttingue*, sont jointes deux planches, dont les dessins et les belles gravures sont son ouvrage.

En 1820 il commença avec son frère et moi la publication du *Journal de physiologie*; les cinq volumes qui ont paru contiennent beaucoup de mémoires dus à sa plume. En 1828 parut le 1ᵉʳ cahier de ses *Additions à l'Anatomie et à la Physiologie des organes des sens*, ouvrage magnifique qui ne fut pas continué à cause des frais considérables qu'entraînait sa publication. De 1831 à 33, Tréviranus publia en deux volumes, sous le titre de *Lois et Phénomènes de la vie organique*, un ouvrage qui forme un abrégé concis de la *Biologie*, avec addition des nombreuses découvertes qu'ont amenées les rapides progrès de la science pendant les trente années qui s'étaient écoulées depuis la publication du 1ᵉʳ volume de la *Biologie*. Ce qu'il n'a pu traiter ici qu'en abrégé, il se réservait de le développer dans ses *Additions pour l'éclaircissement des lois et des phénomènes de la vie organique*, dont trois cahiers ont paru.

Tréviranus, homme sans ambition, qui aimait et cultivait la science pour elle-même, qui s'adonnait sans arrière pensée à la recherche de la vérité, vivait dans un temps qui, sous le rapport des sciences aussi bien qu'en politique, était riche en révolutions. En médecine se succédaient rapidement les systèmes les plus opposés, le brownisme, la théorie de l'irritation, la philosophie de la nature, le magnétisme animal, l'homœopathie qui, tour à tour ou simultanément s'efforçaient d'exercer une influence reformatrice. Il ne se laissa dominer par aucun de ces systèmes: versé dans l'histoire de la philosophie et de la médecine, il savait à combien d'erreurs se laisse entraîner l'esprit entreprenant de l'homme, une fois qu'il est dans une fausse direction; il faisait peu de cas des réformateurs, chez lesquels il ne voyait souvent qu'ignorance alliée à l'égoïsme et à la vanité la plus présomptueuse.

Tous les écrits de Tréviranus prouvent un esprit droit et rigoureux, un raisonnement juste et sévère. Par suite de ses profondes études sur le cadavre et par ses immenses connaissances des travaux de ses prédécesseurs, il n'était jamais partial ni exclusif; jamais il ne publiait comme des découvertes des choses connues depuis long-temps. Dans toutes ses recherches il s'efforçait d'analyser exactement les phénomènes de la vie, puis, par des expériences ingénieuses et soigneusement disposées, il s'efforçait d'apprécier leurs rapports de causalité. Cette méthode, dont il sut ne pas s'écarter, le mit sur la voie de découvertes importantes à la fois par leur exactitude et leur portée.

Ce n'était jamais que sur des faits bien établis qu'il étayait ses considérations générales et ses théories. Aussi la constante application de ces principes a-t-elle mérité à tous ses travaux un incontestable mérite aux yeux des physiologistes, non seulement en Allemagne, mais à l'étranger. Il a aussi contribué pour beaucoup à faire abandonner la fausse direction où s'étaient engagés pendant un temps les naturalistes et les médecins allemands, séduits par le prestige d'une fausse philosophie, aussi contraire à l'étude des sciences fondées sur l'observation de la nature, qu'au véritable esprit philosophique, tendance funeste qui jeta le ridicule et le mépris sur les œuvres de ceux qui s'y livraient. Le nom de Tréviranus restera honoré dans l'histoire de l'anatomie et de la physiologie pour les nombreuses découvertes que l'on doit à son talent d'observation et à son infatigable activité, aussi bien que pour l'originalité et la sagacité qu'a déployées son esprit en fondant ses théories sur la vie.

Depuis 1832, Tréviranus était souvent malade. Il était sujet à des rhumes fréquens et à des étouffemens fort pénibles. Au printemps de 1832 il eut un crachement de sang. Au mois de juin il m'écrivit : « Je sens que mes »poumons ne sont plus en bon état : aussitôt que mes oc-»cupations me le permettront, j'irai à la campagne trou-»ver mes chênes, au milieu desquels je me porte toujours »bien. »Pendant l'automne dernier, à sa maladie se joignirent de l'insomnie et de fréquentes intermittences du pouls, qui lui étaient fort incommodes. A cette époque, il m'écrivit au sujet de son état: « Je ne peux me louer »beaucoup de l'état où je me trouve. Au printemps, les »deux années précédentes, j'ai eu des hémoptysies, qui »n'ont pas reparu, il est vrai, cette année; mais, depuis qua-»tre semaines, de fortes congestions vers la poitrine m'ont »fort incommodé. Elles reviennent encore de temps à »autre. Par une diète sévère, par un exercice modéré à »l'air libre et tempéré, je me trouve passablement; mais »la fatigue, la chaleur ou un froid vif me causent une »toux spasmodique, et de la gêne de la respiration. En »pareilles circonstances, je ne puis espérer de rester en-»core long-temps sur la terre. Cependant cette idée n'a »que peu d'influence sur mon esprit, je puis travailler »sans trop de peine : aussi mon humeur n'en est-elle nul-»lement affectée. »

Malgré sa maladie, il fut occupé pendant l'hiver à préparer le travail que nous publions ici, et il en a fait, non seulement les dessins, mais encore les gravures. Ces gravures lui coûtèrent beaucoup de peines et d'efforts, et il témoigna souvent à sa fille, qui, depuis la mort de sa femme, était sa compagne fidèle et chérie, combien il sentait que ses yeux, autrefois si bons, avaient perdu. A peine l'ouvrage était-il imprimé, que la grippe qui régnait sur toute l'Europe vint le forcer à se mettre au lit. Là, il s'occupa encore de la dernière correction des planches, et il la termina par ces mots : « Que je suis heureux d'avoir terminé cet ouvrage. » Quelques jours après s'ouvrit un abcès au poumon qu'il portait depuis long-temps, et le 16 février 1837 il expira doucement et sans douleur.

Le décès de cet excellent homme, qui pendant quarante ans mérita comme médecin l'affection et l'estime de ses concitoyens, et qui comme savant était la gloire de son pays, éveilla la sympathie des hommes les plus célèbres de l'Allemagne. Sous tous les rapports, il était bien digne de ces témoignages de haute estime, par l'élévation d'son esprit, que la méditation, la science et l'incessante recherche de la vérité avaient en quelque sorte purifié, et par les rares qualités de son noble caractère. Il avait vécu comme un sage, et s'était élevé au dessus des vanités du monde. Maître de lui, aucune passion basse n'était venue troubler son calme philosophique, son ardent amour pour les hommes et la nature. Aussi a-t-il pu quitter ce monde avec la conscience de ne laisser derrière lui ni une inimitié ni un chagrin dont il fut la cause. Tréviranus était donc également remarquable comme homme et comme savant. Toutes les faiblesses qui sont trop souvent les compagnes de la science, la présomption, la vanité, l'envie, lui étaient inconnues. Simple, modeste sans prétention, indulgent, il savait rendre pleine justice au mérite des autres. Ses œuvres en font foi, et tel je l'ai trouvé pendant une liaison qui a duré plus de vingt ans. Ses parens, ses amis intimes, pouvaient seuls connaître cette imperturbable égalité de caractère qu'il ne cherchait nullement à faire remarquer.

Ami chaud et excellent, son cœur partageait les joies comme les chagrins de ses amis. Dans l'automne de 1831, il eut à déplorer la mort d'une parente à laquelle il était fort attaché : en même temps sa fille tomba gravement malade. Il m'écrivait à cette époque, au sujet de la perte que je venais de faire d'une fille chérie : « Oui, mon ami, » la vie serait un triste présent, si derrière le rideau il n'y » avait un grand mystère. Pour une heure de bonheur » que de jours d'affliction, pour une seule espérance rem- » plie, combien en est-il de trompées ! Ayons foi à ce mys- » tère, et que notre cœur ne succombe pas à la douleur : » les ombres de ceux que nous chérissons sont toujours » près de nous sous une forme plus pure ! »

Puisses-tu maintenant, cher et excellent ami, avec lequel j'ai passé des heures si douces à mon cœur, si pleines de jouissances pour mon esprit, puisses-tu avoir trouvé, conforme à tes pressentimens, le mystère caché derrière le rideau de la vie ! c'est le seul et dernier vœu que je t'adresse. Oui, ton ombre sera près de moi, sous une forme plus pure, tant que battra mon cœur.

Heidelberg, 30 mars 1837.

OUVRAGES DE G. R. TRÉVIRANUS.

1° *Dissertatio inauguralis medica de emendandâ physiologiâ*, in-8 Gœtting. 1796.

2° *Ueber Nervenkraft und ihre Wirkungsart*. Sur la force nerveuse et son mode d'action. Dans le deuxième cahier du premier volume des Archives de physiologie de Reil.

3° *Physiolog. Fragmente* : Fragmens de physiologie, 2 vol. 8° Hanovre 1797-90.

4° Sur l'influence du galvanisme et de quelques agens chimiques sur les végétaux dans les Archives du nord pour l'histoire naturelle et la médecine, publiées par Pfaff, Scheel et Rudolphi, 1er vol. Copenhague 1800.

5° Recherches sur l'action de l'opium et de la belladone sur les poumons des reptiles, avec quelques remarques sur l'irritation galvanique, même journal, 18 0.

6° *Biologie oder Philosophie der lebenden Natur*. Biologie ou philosophie de la nature vivante, 6 vol. 8°, Gœttingue 1802-22.

7° *Resultate einiger Untersuchungen uber der innern Bau der Insekten*. Résultats de quelques recherches sur la structure interne des insectes, dans les Annales de la Société des sciences naturelles de Wetteravie, 1er vol. deux°. cahier. Francfort, 1809.

8° *Ueber den innern Bau der Arachniden*. Sur la structure interne des arachnides, avec 5 pl. 1 vol. Nuremberg, 1812.

9° *De protei anguinei encephalo et organis sensuum disquisitiones zootomicœ cum figuris*. 1 V. 4°, Gœttingue,

1819. Ce travail est inséré dans le quatrième vol. des nouveaux Mémoires de la Société royale de Gœttingue.

10° Avec son frère L.-G Treviranus : *Vermischte Schriften anatom. u physiol. Inhalts*. Mélanges d'anatomie et de physiologie, 4 vol. 4°, avec 39 pl. Gœttingue et Brême, 1816 à 1821.

Cet ouvrage, presque en entier de G.-R. Treviranus, contient de lui les mémoires suivans :

Premier vol. publié à Gœttingue en 1816.

A. Mémoires sur la structure interne des insectes aptères.

B. Mémoires sur différens sujets : 1° Sur la lumière du *lampyris splendidula*. 2° Observations sur le système nerveux de la grenouille, et sur quelques parties de cet animal jusque là inaperçues. 3° Recherches sur l'influence du système nerveux sur la circulation du sang. 4° Sur les élémens organiques des corps animaux (ce Mémoire est traduit dans le tome 21 du Journal complémentaire du Dictionnaire des sciences médic. 1825) 5° Sur les vaisseaux et les fluides formateurs des plantes. 6° Découverte du mode de propagation des conferves oscillatoires.

Deuxième vol. Brême, 1817.

1° Suite des Mémoires sur la structure interne des insectes aptères.

2° Des organes de nutrition et du siège du sens de l'odorat chez les insectes, et des fonctions de la vessie natatoire des poissons, publié précédemment dans les Annales de la Société de Wetteravie pour les sciences naturelles, trois. vol. prem. cahier, p. 147. Hinau, 1812.

Troisième vol. Brême, 1820.

1° Sur les différences de forme et de situation des organes cérébraux dans les différentes classes du règne animal. Traduit dans le Journal complém. du Diction. des sc. médic. tomes 17, p. 216, et 18, p. 235, 1824.

2° Sur le rapport réciproque des différentes parties du cerveau et du système nerveux, dans les différens degrés de l'échelle animale. Traduit dans le Journal complémentaire, t. 14, p. 303, 1823.

3° Sur les organes cérébraux, les nerfs de la vie végétative et sensitive et leurs rapports réciproques. Trad. dans le Journal complém. t. 16, p. 113, 1828, et dans les Archives de médecine, 1823, t. 2, p. 392 et 556.

4° Sur l'hippocampe. Traduit dans les Archives de médecine, t. 3, p. 230.

5° Sur les nerfs de la cinquième paire, considérés comme nerfs des sens. Traduit dans le Journal complémentaire, t. 15, p. 207, 1823, et par extrait dans les Archives de médecine, t. 3, p. 240, 1823.

6° Additions à l'anatomie comparée et à la physiologie des organes des sens. Traduit dans le Journal complém. t. 16, p. 331, 1828.

Quatrième vol. Brême, 1821.

1° Sur la relation organique des animaux inférieurs aux animaux supérieurs, et sur les mouvemens automatiques des élémens organiques de certains organes des mollusques bivalves.

11° *Beitrœge zur Anat. und Physiol. der Sinneswerkzeuge*. Additions à l'anatomie et à la physiologie des organes des sens chez l'homme et les animaux, prem. cahier (organes de la vue), grand in-fol. avec 4 pl. Bremen, 1828.

12° Sur la nature de la phlegmatia alba dolens, dans les Annales cliniques de Heidelberg, vol. 5, p. 592. Traduit par extrait dans le Bulletin de Férussac, sciences médicales, t. 22.

13° *Die Erscheinungen und Gesetze des organischen Lebens*. Des phénomènes et des lois de la vie organique, 2 vol. 8°, en trois parties, 1831 à 1833.

14° *Beitrœge zur Aufklœrung der Erscheinungen und Gesetze des organischen Lebens*. Additions pour l'éclaircissement des phénomènes et des lois de la vie organique, trois cahiers, 1835-37.

Premier cahier. Sur la texture vésiculeuse du cristallin

de l'œil comme cause de la faculté de voir des objets simples à différentes distances, et sur la structure interne de la rétine.

Deuxième cahier. Nouvelles recherches sur les élémens organiques des corps animaux et leur composition.

Troisième cahier. Nouvelles recherches sur la théorie de la vue et sur la structure interne de la rétine de l'œil.

15° Avec son frère et Tiedemann, *Zeitschrift fur Physiologie*. Journal de physiologie, publié aussi sous le titre de : *Untersuchungen ueber die Natur des Menschen, der Thiere u. der Pflanzen*. Recherches sur la nature de l'homme, des animaux et des végétaux, 10 numéros ou 5 vol. 4°. Heidelberg et Darmstadt. 1824-1835.

Les Mémoires que G. R. Treviranus a fournis à ce journal sont les suivans :

Premier vol.

Premier cahier, 1824.

Sur les organes génitaux et la reproduction des mollusques, avec 5 pl. Traduit dans le Journal complément t. 21, p. 202 et 307; 1825, et par extrait dans le Bulletin universel de Férussac : sciences naturelles, t. 5, p. 285. 1825.

Deuxième cahier, 1825.

Sur l'adhérence des ovaires aux trompes dans quelques familles d'animaux mammifères. Traduit dans le Journal complément. t. 24, p. 135, 1826, et par extrait dans le Bulletin de Férussac, sciences naturelles, t. 8. p. 260.

Sur la structure interne du limaçon de l'oreille des oiseaux. Traduit par extrait dans le Bulletin de Férussac, sciences naturelles, volume 9, page 87, 1826.

Deuxième volume.

Premier cahier, 1826.

Additions pour la connaissance plus complète des organes génitaux et de la reproduction des poissons. Traduit par extrait dans le Bulletin de Férussac, sciences natur. t. 9, p. 355, 1826.

Observations critiques sur des opinions, des théories et des découvertes physiologiques (sur l'œil de la taupe, sur la description du système nerveux des guêpes, donnée par Home, dénonciation d'un plagiat anatomique). Traduit par extrait dans le Bulletin de Férussac, sciences médicales, t. 9, p. 293, 1826.

Deuxième cahier, 1827.

Sur les organes urinaires et génitaux mâles des tortues et spécialement de l'*emys serrata*. Traduit par extrait dans le Bulletin de Férussac, sciences naturelles, vol. 11, p. 334, 1827.

Troisième volume.

Premier cahier, 1828.

Sur le cerveau et les organes des sens de l'opossum (didelphis virginiana). Traduit par extrait dans le Bulletin de Férussac, sciences naturelles, t. 15, p. 141, 1828.

Sur la préparation de la cire par les abeilles.

Sur la circulation des crustacées. Traduit par extrait dans le Bulletin de Férussac, sciences naturelles, t. 14, p. 383, 1828.

Suite aux remarques sur la reproduction des anodontes. Traduit par extrait dans le Bulletin de Férussac, t. 14, p. 370, 1828.

Sur la structure interne de l'aphrodite hérissée. Traduit par extrait dans le Bulletin de Férussac, sciences naturelles, t. 21, p. 165, 1830.

Sur l'existence d'individus sans sexe chez les hyménoptères et surtout les abeilles. Traduit par extrait dans le Bulletin de Férussac, sciences naturelles, t. 21, p. 178, 1830.

Quatrième volume.

Premier cahier, 1831.

Recherches sur les organes respiratoires des animaux nférieurs.

Sur les hémisphères postérieurs du cerveau des oiseaux, des reptiles et des poissons, avec 4 pl.

Sur les puissances actives du sang chez l'homme et les animaux.

Sur le système nerveux du scorpion et des araignées, avec 1 pl.

Deuxième cahier, 1832.

Sur la génération des sangsues.

Observations et tables pour l'élucidation de la structure et de l'action des organes du toucher chez les animaux, avec 2 pl.

Sur le cœur des insectes, son adhérence aux ovaires et sur un vaisseau ventral des lépidoptères.

Sur la structure du nigua (*acarus americanus* L. *acarus nigua*. de Geer.), avec 2 pl.

Sur les rapports anatomiques des ancyles fluviatiles (*ancylus fluviatilis*), avec 1 pl.

Cinquième volume.

Premier cahier, 1833.

Sur l'anatomie du nerf facial dans le labyrinthe de l'oreille des oiseaux.

Deuxième cahier, 1835.

Planches pour l'explication du Mémoire sur la génération des sangsues.

Sur les corps organiques du sperme des animaux, et son analogie avec le pollen des plantes, avec 2 pl.

Sur la génération du *lombric de terre*.

VARIÉTÉS.

Les jeunes Égyptiens envoyés à Paris par le vice-roi d'Egypte pour y faire leurs études médicales, et qui y sont maintenant reçus docteurs, se sont présentés à la dernière séance de l'Académie de médecine pour prendre congé de l'assemblée au moment de leur départ. Ils ont demandé que l'Académie voulût bien leur remettre une série de questions concernant les particularités médicales de l'Egypte, annonçant qu'ils se feraient un devoir d'en chercher la solution aussitôt leur arrivée dans leur pays; cette offre a été acceptée avec empressement, et l'on a chargé le secrétaire perpétuel de rédiger une série de questions qui seraient remises aux jeunes docteurs égyptiens.

Les concurrens pour la chaire de pharmacie et de chimie organique vacante à la faculté de médecine de Paris, sont MM. Baudrimont, Bussy, Le Canu, Cottereau et Dumas.

BIBLIOGRAPHIE.

Leçons sur les maladies des yeux, faites à l'hôpital de la Pitié, par M. L. J. Sanson, professeur de clinique chirurgicale à la Faculté de Paris : recueillies et publiées sous sa direction, par ses élèves, Celphi, Bardinet et J. B. Pigné, interne des hôpitaux etc., etc. Paris, Ebrard, 1838. In-8', livraisons 1-4.

Essai sur l'histoire de la médecine belge avant le 19e siècle; par C. Broeckx, docteur en médecine, et en l'art des accouchemens, secrétaire de la société de médecine d'Anvers, membre correspondant de la société de médecine de Gand, etc., ouvrage couronné et publié par la société de médecine de Gand, orné de quatorze gravures sur cuivre. Gand, 1837, in-8°.

Un des gérans,

DEZEIMERIS.

PARIS. — Imprimerie et Fonderie de FÉLIX LOCQUIN et COMP, rue Notre-Dame-des-Victoires, 16.

1838. — N. 16.   20 JANVIER.

L'EXPÉRIENCE,

JOURNAL DE MÉDECINE ET DE CHIRURGIE

PUBLIÉ PAR

MM. DEZEIMERIS ET LITTRÉ.

Ars longa.   *Ubicumque...*

Ce journal paraît tous les cinq jours, les 5, 10, 15, 20, 25 et 30 de chaque mois, par cahiers de 16 pages à deux colonnes, formant à la fin de chaque année deux forts volumes grand in-8°. Le prix d'abonnement est de 9 fr. pour 3 mois, 18 fr. pour six mois, 36 fr. pour un an. On s'abonne, au bureau du journal, chez J.B. BAILLIÈRE, rue de l'Ecole de Médecine, 13 bis, et, dans les départemens, chez les directeurs de poste et aux bureaux des Messageries-Royales et des Messageries Laffitte et Caillard. Les lettres affranchies sont seules reçues.

ÉPIDÉMIOLOGIE.

DU TYPHUS QUI A RÉGNÉ A PHILADELPHIE PENDANT L'ANNÉE 1836, ET DES DIFFÉRENCES QUI EXISTENT ENTRE CETTE MALADIE ET LA FIÈVRE TYPHOÏDE OU DOTHINENTERIE,

Par W. W. Gerhard ,

Médecin de l'hôpital de Philadelphie.

Iʳᵉ partie. — ANATOMIE PATHOLOGIQUE.

(*The American journal of the medical sciences*, n. 38, février 1837.)

Pendant un séjour de deux ou trois ans que j'ai fait à Paris, j'ai étudié avec beaucoup de soin la maladie connue en France sous les noms de *fièvre typhoïde*, *d'affection typhoïde*, *de dothinenterie*, maladie qui est identique au *typhus mitior* ou *fièvre nerveuse* des Anglais, et qui est la seule fièvre endémique à Paris. Elle est aujourd'hui si bien connue, ses symptômes ont été si parfaitement décrits, que cette maladie peut servir de type, auquel on ramène les affections encore mal définies... J'avais depuis long-temps le désir d'étudier les fièvres les plus communes dans les états du centre de l'Amérique du nord : la position géographique de Philadelphie nous met à même d'observer les fièvres propres aux états du nord ainsi que celles qui appartiennent aux états du midi. Les relations commerciales de notre ville sont si étendues, et les moyens de transport si multipliés et si rapides, que nous recevons dans nos hôpitaux des malades dont l'affection a débuté sur les côtes de la Caroline du nord, de la Virginie, ou même de l'Alhama et de la Louisiane. Peu de villes offraient, par conséquent,

plus d'avantages que Philadelphie pour l'étude à laquelle je voulais me livrer. Pendant les trois dernières années pendant lesquelles j'ai été attaché aux plus grands hôpitaux, je n'ai pas perdu de vue ce sujet d'études, et j'ai déjà publié, dans le *Journal américain pour les sciences médicales*, année 1835, des cas de dothinenterie, ainsi que de fièvres rémittentes et intermittentes.

La fièvre typhoïde, ou dothinenterie, n'est point une maladie rare à Philadelphie, quoiqu'elle y soit moins commune qu'à Paris. Dans le mémoire indiqué plus haut, j'ai établi l'identité des caractères anatomiques et des symptômes pour la fièvre typhoïde de Philadelphie et de Paris. J'ai également montré qu'ici, comme à Paris, la maladie attaquait spécialement les individus qui n'habitaient la ville que depuis peu de temps, et qu'ils tombaient malades à bord des vaisseaux ou au milieu de circonstances qui amenaient un changement brusque dans leurs habitudes ou dans leur manière de vivre. C'étaient presque tous des jeunes gens : un très petit nombre avait dépassé vingt-cinq ans. Ce sont là autant de circonstances qui ont une grande influence dans le développement de la fièvre typhoïde de Paris.

J'étudiai ensuite les phénomènes de nos fièvres rémittentes et intermittentes de mauvais caractère, si fréquentes sur les côtes méridionales et dans les districts marécageux de nos environs. Dans ces fièvres, les glandes de Peyer et les follicules intestinaux n'étaient nullement altérés, tandis que l'estomac, le foie et la rate étaient toujours malades. Si la mort survenait dans les premiers quinze jours, le foie et la rate étaient ramollis et augmentés de volume ; mais si la maladie avait suivi une marche plus chronique, ces organes étaient hypertrophiés et indurés : c'était là le premier degré de ces affections chroniques du foie qui s'observent chez les individus affectés pendant long-temps de fièvres intermittentes et rémittentes, et qui déterminent si fréquemment l'ascite. Je fis de nombreuses autopsies d'individus qui avaient succombé à cette forme pernicieuse de fièvres intermittentes et rémittentes pendant l'été de 1835, et plus encore pendant l'épidémie de 1836, année pendant laquelle ces maladies ont été extraordinairement meurtrières dans les états du sud. Les résultats de ces nécropsies ont confirmé ceux que j'avais déjà obtenus et ont montré que les follicules de l'intestin grêle étaient exempts d'altération, et que c'est dans l'estomac, le foie et la rate qu'il faut chercher la lésion anatomique de la maladie.

La fièvre bilieuse et la fièvre jaune peuvent probablement être rapportées à la même classe que la fièvre rémittente pernicieuse; mais dans la fièvre jaune, l'altération paraît plus profonde dans l'estomac; d'où résulte le vomissement noir, qui est un symptôme caractéristique de la maladie. La fièvre rémittente, avec prédominance des lésions du foie et trouble de la sécrétion biliaire, est commune chez nous, tandis que la fièvre jaune est très rare, et ne revient d'une manière épidémique qu'à de si longs intervalles, que je n'ai pu en voir qu'un petit nombre de cas.

Le typhus, si commun en Angleterre et surtout en Irlande, ne s'accompagne point d'ulcération ou de lésions des glandes de Peyer, ou du moins, lorsque ces lésions existent, elles sont purement accidentelles, ou ne forment qu'une complication qui ne s'observe point dans le cours ordinaire de la maladie. D'après ce qu'en ont dit les auteurs qui en ont traité, il paraîtrait qu'il n'y a pas de lésion constante, et que les poumons sont, plus souvent que les autres organes, le siège d'altérations pathologiques. Ce que j'ai vu de cette variété de fièvre se borne à l'examen des maladies traitées à l'infirmerie d'Edimbourg dans le service de feu le professeur Grégory. Mes observations n'ont été ni suffisamment prolongées ni assez vastes, pour que je puisse faire autre chose que de renvoyer aux écrits des médecins qui ont eu les plus fréquentes occasions d'étudier cette affection. La lésion des glandes de Peyer est maintenant bien connue des médecins anglais; mais ils commettent souvent cette erreur de la regarder comme une simple complication ou comme une modification de leur typhus. Au moins je ne me rappelle pas en ce moment que personne ait positivement établi que ces deux maladies sont distinctes, avant la note publiée par le docteur Lombard de Genève, dans le *Journal de médecine de Dublin*, numéro de septembre 1836.

Le seul moyen que cette question soit irrévocablement résolue, c'est que les médecins anglais publient une série d'observations recueillies avec soin, et donnent un détail exact des symptômes et des lésions pathologiques. D'après les connaissances que nous possédons, on peut conjecturer que les deux maladies sont tout à fait différentes sous le rapport des symptômes, des caractères anatomiques, du traitement et du mode de transmission. Le typhus des Anglais nous paraît identique à la maladie qui fait l'objet de ce mémoire, et qui a été désignée successivement par les noms de *typhus gravior*, *fièvre des prisons*, *des vaisseaux*, *des camps*, *fièvre tachetée*, *fièvre pétéchiale*. La dé-

nomination de *typhus mitior* des anciens auteurs nous paraît synonyme de celle de *fièvre typhoïde*, ou *dothinenterie* des médecins français.

En Amérique il y a eu plusieurs épidémies de fièvre plus ou moins semblable au typhus anglais. Quelques unes de ces épidémies ont été bornées aux états de la nouvelle Angleterre, où elles étaient connues sous les noms de *fièvre tachetée*. Elles ont été décrites par North, Hale et autres. Quelques épidémies de même caractère ont pris une plus grande extension, ont attaqué la plupart des états du centre, et y ont causé de grands ravages, tant dans les villes que dans les campagnes. C'est au milieu d'épidémies de ce genre que beaucoup de médecins distingués de Philadelphie ont succombé, entre autres les professeurs Rush, Wistar et Dorsey. Nous n'avons aucune relation des épidémies de typhus qui ont régné plusieurs fois de 1812 à 1820, ou du moins aucune relation suffisamment exacte, pour nous mettre à même de les distinguer de toutes les autres. Les médecins qui pratiquaient à cette époque avaient bien étudié l'affection; mais l'analyse exacte des symptômes n'était pas encore en usage, et leur expérience fut perdue pour leurs successeurs. Cela est si vrai, que, bien qu'un célèbre médecin de Philadelphie ait assuré que la maladie épidémique de 1736 était la même que celle de 1812 et des années suivantes, un autre praticien fort distingué, mais qui n'avait pas d'expérience personnelle relativement à cette dernière épidémie, les considéra comme différentes, et pensa que l'ancienne épidémie était une inflammation pulmonaire peu intense.

Le docteur Parrish, l'un des praticiens les plus expérimentés de Philadelphie, qui, dans l'hiver de 1812 à 1813, a vu un très grand nombre de malades de toutes les classes, et qui obtint des succès remarquables dans le traitement de cette maladie, pense que les deux épidémies sont tout à fait identiques. Lorsqu'en 1836 il vit quelques malades à l'hôpital, à une époque où la maladie ne s'était pas encore étendue aux classes aisées, il reconnut immédiatement son véritable caractère.

Dans les dix dernières années il n'y avait pas eu d'épidémies de ce genre à Philadelphie. En 1827, beaucoup d'émigrans irlandais furent affectés de fièvre typhoïde avec ulcérations dans l'intestin grêle, et, pendant plusieurs années successives, il a régné des épidémies plus ou moins graves de fièvre rémittente et intermittente; mais elles se développaient ordinairement aux environs, et ne gagnaient que rarement la partie centrale de la ville. On a pu observer parfois des cas de fièvre avec caractère comateux ou typhoïde; mais ce n'était généralement qu'une forme de la fièvre rémittente pernicieuse, ou elles survenaient pendant l'hiver et se compliquaient de pneumonie. L'inflammation pulmonaire formait alors la première période de la maladie, qui plus tard revêtait ces symptômes de stupeur et d'adynamie, qui lui ont mérité le nom de pneumonie typhoïde. J'ai eu souvent occasion d'observer de ces cas pendant les années 1828, 29, 30, à l'infirmerie de la Maison de charité.

En 1833, il y eut à Boston une épidémie de dothinenterie extraordinairement grave et meurtrière. Elle fut étudiée par J. Jackson et quelques autres médecins, et ils prouvèrent que, sous le rapport des symptômes et des lésions anatomiques, la maladie était la même que celle de Paris. Quelques uns des médecins de Boston sont portés à regarder leurs épidémies antérieures comme de même nature ; mais cette opinion nous paraît plus que douteuse. Au reste, depuis 1833 la fièvre typhoïde y est restée comme affection sporadique fort commune, plus fréquente même qu'à Philadelphie.

Dans l'hiver de 1835 à 1836, il y eut à l'hôpital de Philadelphie un nombre extraordinaire de gangrènes du poumon, tandis que les pneumonies franches furent peu nombreuses. Pendant l'automne il y avait eu plusieurs cas de dothinenterie ; mais plus tard on n'en observa que fort peu. Pendant l'hiver nous rencontrâmes de temps à autre une forme de fièvre rarement observée dans nos hôpitaux. Elle était caractérisée par une chaleur brûlante de la peau, des soubresauts des tendons, du délire, une profonde stupeur et une prostration extrême. Mais il n'y avait point de diarrhée, et presque pas de lésions de fonctions du canal digestif. C'était la maladie qui plus tard prit le caractère épidémique. D'abord nous ne pûmes bien reconnaître à quelle maladie nous avions affaire, et nous la confondions avec la bronchite ou la pneumonie typhoïdes, à cause de la complication de symptômes pulmonaires avec les symptômes de la fièvre. Tous les malades guérirent sous l'influence d'un traitement légèrement excitant et tonique, à l'exception d'un seul qui succomba à une vaste escarre au sacrum et à une gangrène du poumon.

Au commencement du mois de mars, les cas de fièvre devinrent plus nombreux. Comme ils arrivaient par groupes venant du même quartier et quelquefois de la même maison, cette circonstance attira l'attention. Parmi les premiers admis se trouvaient sept nègres, tous habitant la même cave dans la partie basse de la ville. Les symptômes n'offrirent chez tous les sept que peu de différence et à l'autopsie de deux d'entre eux qui succombèrent, on ne trouva pas de lésions anatomiques assez graves pour rendre compte des symptômes.

Aussitôt que des malades de ce genre entrèrent à l'hôpital, je résolus de noter avec soin les altérations pathologiques que l'on rencontrerait chez ceux qui succomberaient, d'étudier les symptômes de l'affection et d'apprécier l'influence des agens thérapeutiques. J'entrepris ce travail dans le but d'obtenir des notions plus exactes sur le caractère d'une épidémie qui s'est montrée probablement plus d'une fois en Amérique, et qui paraît endémique en Angleterre et en Irlande. Il était surtout essen-

tiel de savoir s'il existait réellement quelque différence fondamentale entre la maladie qui régnait cette année et la dothinenterie que l'on observe constamment en Amérique sous forme sporadique. Mon collègue et ami le docteur Pennock, qui était chargé d'une moitié des salles de médecine de l'hôpital de Philadelphie, voulut bien recueillir de son côté des observations ; mais les autopsies et les cas douteux furent toujours vus par nous deux. Le docteur Pennock a recueilli un grand nombre d'observations et m'a permis de les ajouter aux miennes ; ses faits ont d'autant plus de valeur qu'il avait étudié avec un très grand soin la dothinenterie à l'hôpital de la Pitié à Paris. Nos recherches ayant été faites de concert, et nos opinions, relativement aux symptômes et au traitement de la maladie, ayant été fréquemment comparées ensemble, ce mémoire est presque sous tous les rapports l'expression des résultats obtenus par nos travaux combinés.

Une partie des malades fut traitée par le docteur Pennock. Je n'ai sur eux d'autres renseignemens que ceux que fournissent les registres des salles ; mais ces malades appartiennent presque tous à la dernière période de l'épidémie, époque où nous possédions déjà une masse considérable de documens.

Plusieurs des observations manquent de détails relativement au début de la maladie, parce que souvent les malades, à leur entrée à l'hôpital, n'étaient pas en état de rendre compte de ce qu'ils avaient éprouvé antérieurement. Les autopsies furent toujours faites avec le plus grand soin. L'intestin grêle surtout fut examiné avec une attention scrupuleuse ; mais nos occupations multipliées, et l'ennui de mettre par écrit des descriptions toujours à peu près les mêmes, nous ont empêchés de les recueillir toutes par écrit. Cependant nous en avons recueilli en détail un très grand nombre dans lesquelles la nature des lésions est notée, et nous avons toujours pris beaucoup de soins pour reconnaître les altérations et l'intégrité des organes. Nous sommes sûrs que rien d'important n'a pu nous échapper, et qu'en particulier l'état des follicules intestinaux a été vérifié avec la plus scrupuleuse exactitude. Nos faits sont assez nombreux pour que beaucoup de questions importantes relatives à cette forme de fièvre continue puissent être complètement résolues ; car, quoique peu de nos faits soient aussi complets que je l'aurais désiré, on peut tirer de quelques uns d'entre eux ce qui manque aux autres ; il n'en est pas d'assez incomplets pour manquer de tous les détails à la fois, et tous peuvent donner une idée assez exacte de l'affection à l'une des périodes de la maladie.

Dans nos investigations, nous avons toujours eu soin de comparer les faits que nous observions avec ce que l'on sait de la fièvre typhoïde, ou dothinenterie, et il sera facile au lecteur d'établir une distinction entre deux maladies qui diffèrent par leur traitement, leurs symptômes, leur durée et leurs caractères anatomiques.

Il existe beaucoup de confusion dans la synonymie de cette affection : mon intention n'est pas d'entrer dans la discussion de leur nomenclature. Qu'il me suffise d'établir qu'en me servant des mots *typhus, typhus gravior, fièvre tachetée, ou pétéchiale*, j'entends parler de la maladie qui forme l'objet de ce mémoire, tandis que, sous la dénomination de *fièvre typhoïde, dothinenterie, typhus mitior*, j'entends la maladie décrite par MM. Louis, Chomel, etc., et caractérisée par l'altération des plaques de Peyer.

Le nombre des malades atteints de typhus, admis à l'hôpital, a été de 214, dont 120 hommes et 94 femmes. Nous ne comprenons pas dans ce nombre quelques malades qui, entrés pour d'autres maladies, contractèrent plus tard dans les salles la maladie régnante : on peut estimer le chiffre total à 230 ou 250. La grande majorité de ces 214 malades étaient des nègres ou des mulâtres : 147 contre 67 blancs. La maladie commença parmi les hommes de couleur et les atteignit en beaucoup plus grand nombre que les blancs, qui habitaient le même quartier et qui étaient soumis presque aux mêmes influences.

Plusieurs parties de la ville et des districts environnans fournirent des malades : mais le plus grand nombre venait du quartier situé entre Lombard-Street et Shippen, et entre la rue No 5, et la rue N° 8. Ce quartier populeux devint presque un foyer d'infection. C'est là qu'habitent les gens les plus pauvres et le plus livrés à l'intempérance. C'est le faubourg Saint-Marceau de Philadelphie. Les ruelles les plus sales et les plus encombrées fournirent le plus de malades. Ainsi Small-Street et St-Mary's-Street, avec les nombreuses cours et ruelles qui en partent, eurent beaucoup plus de malades que d'autres rues habitées par des habitans aussi misérables et aussi déréglés, mais où existait moins d'encombrement. Toutes les rues ne furent pas attaquées en même temps. Shippen et Small-Streets fournirent les malades au commencement, tandis que *Saint-Mary's-Street*, qui en donna plus tard un nombre très considérable, n'en présentait presque point, et n'en eut qu'un mois plus tard. L'affection parut de bonne heure dans la prison d'Arch-Street ; mais, comme les prisonniers venaient pour la plupart du quartier infecté, il est possible que la maladie y ait été importée par ceux qui furent enfermés étant déjà atteints du typhus. Vers la fin de l'épidémie, on vit venir beaucoup de malades des faubourgs du nord, et pendant toute sa durée il y eut quelques cas disséminés provenant de différens quartiers de la ville, et même quelques uns venaient de la campagne, sans qu'il y eût d'autres malades dans les maisons qu'ils habitaient. Il n'y eut cependant que peu de cas dans la partie centrale de la ville, habitée généralement par des gens riches, bien nourris et bien logés.

Classe des individus affectés. Les premiers malades appartenaient, à peu près exclusivement, à la classe du peuple la plus misérable et la plus déréglée : c'étaient surtout des journaliers. A cette classe appartenaient les nègres qui, tous presque sans exception, les hommes surtout, faisaient abus des liqueurs spiritueuses. Les femmes n'avaient pas de profession, ou étaient des domestiques sans place. A mesure que la maladie s'étendit aux différentes parties de la ville, elle s'attaqua à des gens exerçant des professions variées, entre autres un médecin fort honorable qui succomba. L'extension de la maladie aux personnes dans une position élevée se fit remarquer dans la clientèle de plusieurs médecins en réputation à Philadelphie : ils n'en avaient pas encore vu un seul cas, que l'épidémie avait déjà été observée depuis plusieurs mois à l'hôpital : ce ne fut que plus tard qu'ils la rencontrèrent dans leur pratique.

Mode de propagation de la maladie. L'origine est aussi inconnue que celle de la plupart des épidémies : comme cela arrive d'ordinaire, elle attaqua les individus plongés dans la misère et l'intempérance, entassés dans des chambres de petite dimension. Elle apparut aussi dans des points différents et éloignés de plusieurs milles du foyer de l'infection, sans qu'il fût possible de découvrir des communications directes entre ces lieux et le quartier infecté. Il y avait donc une cause générale qui étendait son influence jusque dans les environs de Philadelphie. Mais, outre la cause épidémique qui semblait produire le plus grand nombre des cas, la maladie fut évidemment propagée par contagion directe chez beaucoup de malades. Ceux qui arrivèrent dans les premiers temps de l'épidémie venaient par groupes à la fois, quelques uns de la prison, d'autres, par familles entières, de la même chambre ou de la même maison. A cette époque je fis des visites dans les maisons de ce quartier, comme membre d'une commission du conseil de salubrité, et nous trouvâmes des maisons complètement vides, parce que les habitans en étaient tous morts ou se trouvaient à l'hôpital. D'autres fois c'étaient tous ou presque tous les habitans d'une même chambre qui étaient malades. Il était rare de rencontrer un individu gravement atteint, sans qu'il y en eût d'autres dans la même maison.

Les preuves de la contagion furent plus directes et plus positives à l'hôpital de Philadelphie. Trois des infirmières en chef, et environ une douzaine de filles de service, outre un bon nombre de malades affectés d'autres maladies, furent atteints par l'épidémie. Des trois infirmières en chef, deux étaient attachées aux salles destinées aux nègres, où se trouvait le plus grand nombre de malades affectés de typhus, et la troisième à une salle de blancs où il y avait plusieurs cas de même nature. Un seul infirmier, attaché à une salle où étaient rassemblés bon nombre de malades, échappa à l'épidémie ; mais plusieurs de ses infirmiers et de ses malades en furent attaqués. Deux médecins résidens, faisant le service dans la même salle où les malades étaient rassemblés en plus grand nombre, furent très sérieusement atteints. D'un autre côté, aucun des infirmiers attachés à cette partie de l'établissement où il n'y eut que peu ou point de typhus ne fut affecté, et le nombre des malades atteints dans les salles de chirurgie, ou dans celles des aliénés, ne se monta pas à plus de six. Les salles où l'on reçut les malades du typhus ne contenaient guère que le tiers ou le quart de la population totale de l'hôpital, et cependant le nombre d'individus qui y furent pris de la maladie a été au moins quadruple de ce qu'il fut dans le reste de l'établissement. La maison de charité et la Maison de travail, qui sont séparées de l'hôpital par un espace d'au moins 40 pieds, fournirent cinq ou six cas, c'est-à-dire à peu près autant qu'en aurait donné le même nombre de pauvres dans une partie quelconque du voisinage.

Le nombre des infirmiers qui furent atteints fut en proportion exacte du nombre des malades que renfermait la salle. Ainsi, dans les salles des nègres (hommes et femmes), et dans la salle de médecine N° 1, occupée par les blancs, à peine un infirmier échappa. Dans les autres salles, un petit nombre seulement fut affecté. Dans les salles de chirurgie et dans celles d'aliénés, aucun ne fut malade. Le contagium, quel qu'il fût, existait généralement dans l'air, mais quelquefois il paraissait combiné à la sueur âcre et chaude des malades. Dans quelque cas il y eut communication directe d'homme à homme. Ceci fut établi par le témoignage d'un infirmier et d'un homme de service, tous deux fort intelligens, et au dessus de toute espèce de crainte de la maladie avec laquelle ils étaient familiers. L'infirmier, qui était occupé à raser un homme qui mourut quelques heures après son entrée, respira son haleine qui avait une odeur nauséeuse; une heure après il fut pris de nausées, de céphalalgie, de tintemens d'oreilles. De ce moment le typhus commença et prit un caractère très dangereux. L'homme de service, en soulevant un malade qui était sur le point d'expirer, sentit sur sa peau la sueur âcre de ce malheureux, et fut pris immédiatement des symptômes du typhus. (Chez deux autres infirmiers la maladie reconnut également pour cause le contact: mais, comme c'étaient des hommes moins intelligens, je me suis abstenu de citer leurs cas qui me semblent plus douteux). Les salles où furent placés les malades atteints du typhus étaient vastes et bien ventilées. Nous étions d'abord portés à regarder la maladie comme non contagieuse; mais, aussitôt que nous eûmes acquis la preuve du contraire, on prit des mesures pour éloigner les malades qui n'en étaient pas encore atteints, et si la maladie avait duré plus long-temps, on aurait adopté une véritable quarantaine locale. Les cadavres ne transmettaient pas la contagion, ou son influence était facilement combattue par des circonstances favorables. Le docteur Pennock et

moi, ainsi que plusieurs médecins résidens, fûmes occupés presque chaque jour, pendant le plus fort de la maladie, à faire de longues et minutieuses autopsies, sans être atteints par le typhus.

Il est clairement prouvé que la fièvre thyphoïde ou dothinenterie n'est point contagieuse. M. Louis m'a dit que depuis long-temps qu'il étudie cette affection il n'a pas vu un seul cas prendre naissance dans un hôpital. Moi-même je n'en ai vu qu'un seul. Le contraste qui existe entre les deux maladies sous ce rapport est frappant.

Age des malades. A l'exception de l'enfance, tous les âges furent également exposés à contracter la maladie; mais les enfans en furent rarement atteints. Sur environ 200 enfans de l'Asile qui font partie de l'hôpital, pas un seul ne fut atteint; et dans la visite que je fis dans le quartier affecté, je ne trouvai que peu d'enfans attaqués par le typhus. Excepté l'enfance, l'âge paraît sans influence. Ainsi, sur 66 blancs, 35 avaient moins de 35 ans et 31 étaient au dessus de cet âge. Et, si nous ajoutons à ce nombre les infirmiers et les malades atteints dans l'hôpital, nous augmentons la proportion des individus qui avaient plus de 35 ans. Les nègres donnèrent une plus forte proportion de jeunes gens, quoiqu'il y eût parmi eux des malades fort âgés; mais ceci s'explique par le grand nombre de nègres jeunes employés comme journaliers et habitant la partie de la ville infectée, tandis que le nombre des individus âgés est fort peu considérable parmi eux. Une autre raison encore, c'est l'habitude qu'ont les nègres de se dire plus jeunes qu'ils ne sont, ce qui tient à leur ignorance de la valeur des nombres et de l'époque précise de leur naissance. Nous ne pouvions donc les faire entrer dans notre calcul sans nous exposer à tomber dans l'erreur. Qu'il nous suffise de faire remarquer la différence d'âge que présentent les malades affectés du typhus et ceux atteints de dothinenterie. Cette dernière maladie ne se remarque jamais au dessus de 35 ans, et la moyenne pour Paris et Philadelphie est 22 ans et demi et 22 ans. (Voyez Louis, *Recherches sur la fièvre typhoïde* et le *Journal américain de* 1835.)

Le sexe n'a que peu d'influence sur la disposition à contracter le typhus. Nous avons reçu 120 hommes et 94 femmes; ce qui est la proportion relative de nos malades ordinaires, et ce qui se rapproche de ce qu'on observe dans la fièvre typhoïde à laquelle les hommes paraissent un peu plus exposés que les femmes.

Le changement de manière de vivre n'a pas eu d'importance appréciable: nos malades habitaient presque tous Philadelphie depuis plusieurs années, et quelques uns y étaient depuis extrêmement long-temps. Leur nourriture et leur manière de vivre n'avaient éprouvé aucun changement. La maladie ne fut pas, comme la dothinenterie, presque entièrement bornée aux individus nouvellement établis en ville.

Usage des liqueurs fortes. La plus parfaite tempérance n'était pas une sauve garde quand on était exposé à la contagion, comme l'a prouvé l'exemple des deux médecins sédentaires et de plusieurs autres. Cependant, comme la grande majorité de nos malades étaient notoirement livrés à l'intempérance, il semblerait à la première vue que l'intempérance fût une puissante cause prédisposante de la maladie; mais les journaliers font tous un abus plus ou moins grand des liqueurs fortes; de sorte que le nombre des malades affectés du typhus, qui étaient des ivrognes, n'était pas sensiblement différent de ce qui s'observe pour les autres maladies aiguës. La plupart des femmes ne s'adonnaient pas à l'ivrognerie.

Saison de l'année. L'épidémie commença au mois de mars et continua jusqu'en août. Plus tard il y eut quelque cas épars. L'été fut cette année extraordinairement frais; le printemps et l'hiver furent très froids. On remarqua qu'à mesure que l'été s'avança et que parut une épidémie de dysenterie, le typhus changea de caractère et revêtit un nouveau symptôme, la diarrhée, qui avait manqué jusque-là.

Professions. Nos tables ne nous donnent pas à ce sujet tous les renseignemens nécessaires, et il ne faudrait pas s'en rapporter à elles. Le nombre de malades entrés à l'hôpital pour une maladie aiguë, et appartenant à une classe d'ouvriers un peu élevée, est fort peu considérable : il fallait que ces individus eussent été auparavant réduits à la misère par leur intempérance. La plupart des nègres étaient employés comme journaliers. Les classes les plus pauvres, quelle que fût leur occupation, étaient évidemment plus exposées à la maladie que les classes aisées, ce qui tenait peut-être à ce que les individus des classes misérables habitaient des lieux mal aérées et encombrés; car il n'y en avait guère qui eussent réellement éprouvé le manque d'alimentation suffisante.

Couleur. La proportion des morts parmi les nègres hommes fut beaucoup plus considérable que parmi les blancs. Pour ces derniers elle fut de 1 sur 4 $\frac{1}{3}$. Pour les nègres, de 1 sur 2 $\frac{12}{3}$. Le contraire avait lieu pour les femmes: 1 femme blanche mourut sur 4 $\frac{3}{5}$, 1 négresse seulement sur 6 $\frac{1}{5}$. Ces deux résultats paraîtraient contradictoires si d'autres causes ne les expliquaient.

Age. Sur 22 malades, 11 hommes et 11 femmes, nègres et blancs, âgés de moins de 20 ans, pas un ne mourut. La jeunesse était donc une sauvegarde contre le danger de cette maladie, et avait dans ce cas le même avantage que contre la plupart des autres causes de mort. De 20 à 30 ans pour les femmes, la mortalité fut d'une sur 5 $\frac{1}{5}$, et pour les hommes de près d'un sur 4. Il faut rappeler que la plus grande proportion des morts de cet âge appartenait aux nègres, qui se donnent comme plus jeunes qu'ils ne sont, surtout les hommes qui, moins souvent que les femmes, se trouvent en position de connaître leur âge. Parmi les blancs, la mortalité de

20 à 30 ans ne fut que d'un douzième; mais parmi les femmes elle fut d'un quart. Par conséquent, en tenant compte de la cause d'erreur que j'ai signalée, nous n'aurons qu'une faible différence en faveur des femmes au dessous de 30 ans. Au dessus de cet âge, la proportion des morts fut pour les femmes d'environ une sur 5. Nous noterons plus tard l'influence du traitement sur la mortalité.

Anatomie pathologique. Le docteur Pennock et moi nous fimes un grand nombre d'autopsies de malades qui succombèrent au typhus. Pendant tout le cours de l'épidémie, à peine si nous négligeâmes une seule ouverture de corps quand la chose ne fut pas impossible; soit parce que les parens avaient réclamé les corps, soit parce que la putréfaction était survenue presque immédiatement après la mort. Sur environ 50 autopsies, on n'observe qu'un seul cas (et encore le diagnostic était douteux) où se rencontrât un état anormal des glandes de Peyer. Dans ce cas, où de la diarrhée avait existé, les plaques elliptiques de l'intestin grêle étaient rouges et un peu saillantes; mais il n'y avait ni ulcération ni épaississement du tissu sous-muqueux, ni dépôt de matière jaune puriforme dans ce tissu. L'altération des plaques ressemblait à celle que l'on rencontre quelquefois dans la variole, la scarlatine ou la rougeole, plutôt qu'à celle qui caractérise la dothinenterie. Dans tous les autres cas, les glandes de Peyer étaient dans le plus parfait état d'intégrité, aussi bien que la membrane muqueuse environnante, qui offrait beaucoup moins d'injection vasculaire que l'on n'en rencontre souvent dans différentes maladies qui n'affectent pas positivement l'intestin grêle.

Les glandes mésentériques furent toujours trouvées de volume normal, variant, comme dans l'état normal, du volume d'un grain de maïs à une dimension 3 ou 4 fois plus forte. À l'exception d'une légère teinte livide qui leur était commune avec les autres tissus, elles n'offraient rien de particulier ni dans leur consistance ni dans leur couleur.

Dans la moitié des cas la rate avait son aspect normal : dans l'autre moitié elle était ramollie, mais non augmentée de volume : une fois sur 5 ou 6, elle était à la fois ramollie et augmentée de volume.

Ainsi, la triple lésion des plaques de Peyer, des ganglions mésentériques et de la rate, qui constitue le caractère anatomique de la dothinenterie, n'existait point dans le typhus épidémique, malgré tout le soin qu'on mit à la chercher. Même on fit la remarque que dans cette affection l'intestin grêle était plus exempt de lésions que dans aucune autre maladie fébrile. On fit la même observation pour le gros intestin, au moins jusqu'au moment où les chaleurs de l'été étant survenues, quelques cas épars présentèrent de la diarrhée en même temps que régnait une dysenterie épidémique : ceux de ces cas qui se terminèrent par la mort nous offrirent du ramollissement et d'autres signes d'inflammation de la membrane muqueuse du colon.

La non-existence dans le typhus des lésions pathognomoniques de la dothinenterie semble prouver que ces deux maladies ne sont pas plus identiques que ne le sont la pneumonie et la pleurésie. Quoique, sous quelques rapports, les deux affections soient analogues et même semblables, la différence radicale des lésions anatomiques est au moins aussi tranchée que la distinction que l'on peut établir entre les symptômes. Il est certes assez singulier que l'on ait pu dans ces derniers temps confondre deux maladies qui étaient regardées comme tout à fait distinctes par quelques uns des anciens médecins. Les symptômes distinctifs et la différence du traitement avaient été extrêmement bien indiqués par Huxham.

Nous donnerons maintenant une série de recherches anatomiques faites aux différentes périodes de la maladie. Quelques-unes des observations sont complètes : il en est d'autres dont nous ne publions que la partie relative aux lésions anatomiques.

1re Observation. Un mulâtre, de forte constitution, entré au mois de juin 1836, pour une maladie chronique du cœur et pour des douleurs rhumatismales, fut atteint dans l'hôpital de la maladie régnante et mourut le 4e jour.

Autopsie 15 heures après la mort. Cadavre fortement musclé; pas d'infiltration, raideur cadavérique modérée.

Tête. Sang plus foncé et plus abondant que d'ordinaire à la surface externe de la dure-mère et dans les sinus. 2 onces de sérosité dans la cavité de l'arachnoïde. La pie-mère n'offre pas d'injection : les gros vaisseaux sont seuls remplis de sang : substance cérébrale ferme, humide mais pâle : parties centrales très pâles. Un gros ou deux de sérosité dans chaque ventricule latéral : cervelet et parties adjacentes fermes et pâles.

Cou. Pharynx pâle : larynx légèrement injecté : trachée fortement injectée dans toute son étendue.

Thorax. Plèvre droite sèche, offrant une forte injection au-dessus du diaphragme, injection qui s'étend à la plèvre aortique et pulmonaire. Dans ces points là séreuse est revêtue d'une couche mince de fausses membranes ayant l'épaisseur d'une feuille de papier, d'une couleur jaunâtre et facile à détacher de la membrane sous-jacente. Le lobe inférieur du poumon droit est d'un rouge obscur, ne contenant pas d'air, n'offrant point de granulations lorsqu'on l'incise, dense mais point friable, se rapprochant plutôt de la splénisation de la pleurésie que de l'hépatisation de la pneumonie. Les autres lobes sont rosés, fermes, sans infiltration. Les bronches sont rosées et à l'état normal excepté dans le lobe inférieur où elles sont rouges et contiennent une sérosité foncée. La plèvre gauche n'offre pas d'injection, non plus que d'épanchement, le poumon est grisâtre, facilement compressible. Pas de sérosité dans le péricarde. Le cœur est moitié plus volumineux que le poing du sujet. La cavité du ventricule gauche a à peu près ses dimensions normales, mais ses parois ont 14 lignes d'épaisseur, sont d'un rouge foncé et très fermes. Les colonnes charnues en sont très prononcées : la valvule mitrale est épaisse par un dépôt cartilagineux dans son épaisseur : les valvules semi-lunaires de l'aorte raccourcies, cartilagineuses, de forme irrégulière, de manière à ne pouvoir ni ouvrir ni fermer complètement l'orifice. *Abdomen.* L'estomac distendu contient un mucus blanchâtre : la membrane muqueuse a presque disparu dans la moitié car-

diaque : elle est remplacée par un détritus grisâtre : les autres tuniques sont amincies et ramollies. Dans la portion pylorique, la muqueuse est mamelonnée, irrégulièrement amincie, d'une couleur rouge bleuâtre, sans injection vasculaire. L'intestin grêle contient des matières liquides comme d'ordinaire, il est revêtu à sa face interne d'une couche de mucus blanchâtre, et n'offre ni injection ni ramollissement. Les ganglions mésentériques sont fermes et d'un petit volume : le gros intestin contient des matières fécales ; sa muqueuse est pâle : le foie un peu volumineux, plus pâle et un peu moins consistant que d'habitude. La rate est plus molle mais sans être plus grosse que dans l'état normal. Reins foncés mais fermes. Vessie contractée.

Remarques. Dans ce cas, nous ne rencontrons que des lésions fort légères, un ramollissement partiel de la muqueuse du grand cul-de-sac de l'estomac. Le malade était mort quatre jours après le début de l'affection. C'est le cas de mort le plus prompt que nous ayons observé parmi les individus qui jouissaient auparavant d'une bonne santé. Mais plus d'un malade épuisé par une affection chronique, la phthisie par exemple, fut pris des symptômes du typhus et y succomba dans les vingt-quatre heures. En pareil cas il ne restait pas de traces de l'affection qui avait produit la mort.

L'observation suivante est donnée en entier : c'est une description bien complète des symptômes et des altérations pathologiques.

2e Observation. Symptômes précurseurs pendant quatre jours. — Début de la maladie par des frissons, de la céphalalgie frontale, des douleurs erratiques, de l'endolorissement des muscles — Pétéchies le quatrième jour — Type de fièvre rémittente. — Mort le douxième jour. — Autopsie.

Marguerite Walters, âgée de vingt-quatre ans, employée comme infirmière dans la salle des femmes pendant le mois précédent. L'été dernier elle a eu une fièvre intermittente compliquée de névralgie très-intense, mais sa santé s'était parfaitement rétablie : elle était robuste et bien portante, lorsque le 13 mars elle éprouva de l'endolorissement des muscles, un peu de mal de gorge, des douleurs dans les articulations, de la constipation, de la faiblesse, de l'insomnie, des douleurs lancinantes dans la tête, des bourdonnemens d'oreilles, symptômes auxquels se joignait un appétit vorace : cet état dura quatre jours, mais ne l'empêcha pas de se livrer à ses travaux. *Le 17 mars* à l'heure de la visite (dix heures du matin) elle présentait l'état suivant : embonpoint considérable, intelligence obtuse, décubitus indiquant une grande prostration, peau chaude, horripilations, douleur vive à la tête et à la nuque, endolorissement des membres inférieurs, anxiété et agitation des traits, soupirs fréquens, regard languissant, sensibilité très-vive des yeux à la lumière, face rouge, langue humide, revêtue d'un léger enduit jaunâtre, haleine exhalant une odeur désagréable, anorexie, nausées, amertume de la bouche, soif vive, appétence pour les boissons froides et acidulées, pas de mal de gorge, déglutition facile, constipation, pas de taches ni d'éruption sur le corps, pouls irrégulier à 68, de volume et de force moyenne, respiration à 40, pure et s'effectuant dans tous les points de la poitrine. *(Six ventouses sèches à la nuque et au dos, sinapismes aux pieds. Potages. Eau minérale.)*

18 mars, huit heures du soir. Délire tranquille, mais pas de sommeil pendant la nuit, intelligence obtuse, peau chaude et sèche avec céphalalgie intense le matin, couverte de sueur le soir avec diminution de la céphalalgie, face injectée, langue humide, couverte d'un enduit blanchâtre, soif vive, éruption herpétique aux lèvres, anorexie, un peu de tympanite mais pas de douleur à la pression du ventre, pouls irrégulier, intermittent, à environ 68, mou, plus faible que la veille, respiration irrégulière, à 50 ce matin, à 52 maintenant. (15 *ventouses sèches ont été appliquées sur la poitrine le matin, lavemens émolliens, toutes les heures 1 once de potion effervescente, boissons froides, pédiluves stimulans, 1|8 de grain de sulfate de morphine toutes les deux heures jusqu'à production de sommeil, du sagou pour aliment.*)

21 *mars.* La malade a bien dormi depuis plusieurs nuits, après avoir pris de petites doses de sulfate de morphine. On a observé des exacerbations de la fièvre à des intervalles irréguliers, mais surtout dans l'après-midi. L'expression de la figure indique l'absence d'intelligence. les yeux sont à demi fermés, la bouche ouverte, l'intelligence obtuse, l'ouïe dure, somnolence, céphalalgie moindre, endolorissement musculaire et douleurs dorsales et articulaires diminuées, teinte violacée de la face, peau chaude, douce, disposée à la transpiration, langue sale recouverte d'un enduit jaune brunâtre, à travers lequel font saillie les papilles, soif, désir des boissons froides et acidulées, persistance de l'appétit, pas de nausées, constipation, tympanite avec douleur à la pression, urine d'une couleur rouge foncée, sans flocons, semblable à un mélange d'eau et de sang, rendue sans douleur ni cuisson Pouls à 72. régulier, faible, d'un petit volume. Respiration costale, à 28 inspirations par minute. La percussion du thorax fournit un son clair en avant; en ce point la respiration est expansive, accompagnée du râle sibilant et sonore. En arrière, dans les deux tiers inférieurs, la percussion donne un son obscur, la respiration y est très faible ou presque nulle : dans l'inspiration forcée on entend un râle sous crépitant. Le cou, la poitrine, l'abdomen et les bras sont couverts de taches d'une à trois lignes de diamètre; les plus petites sont colorées en rose, les plus grandes sont violacées ; les premières disparaissent dès qu'on les presse, les plus grandes au contraire s'effacent plus difficilement et reparaissent plus lentement. (*Tirer 4 onces de sang par des ventouses appliquées aux tempes et à la nuque. Toutes les deux heures un julep, avec 15 grains de carbonate d'ammoniaque. Toutes les heures 1 once de mixture effervescente. Eau minérale. Lotions rafraîchissantes sur tout le corps. Lavement émollient frais. Pour la nuit, 15 grains de poudre de Dower, bouillon, petit lait coupé avec du vin.*)

22 *mars.* On n'a tiré que 2 onces de sang, à cause de la faiblesse de la malade. Sommeil de quatre heures pendant la nuit. Intelligence moins obtuse ; peu de céphalalgie, pas de bourdonnemens d'oreilles, excepté lorsque la malade se met sur son séant ; yeux injectés ; la langue se nétoie au centre; soif vive ; mal de gorge, rougeur et tuméfaction du pharynx et des amygdales, gêne de la respiration; pas de nausées ; évacuations alvines naturelles pour leur odeur et leur coloration ; le ballonnement du ventre persiste, mais la pression ne détermine pas de douleur; peau plus chaude que dans l'état normal ; un peu de moiteur à la poitrine ; taches d'une couleur plus foncée, ne disparaissant pas aussi facilement que la veille lorsqu'on les comprime. Pouls à 88, de volume moyen : respiration costale, 20 inspirations par minute. (*5 grains de carbonate d'ammoniaque toutes les heures ; application rubéfiante au cou; lotions ; glace ; limonade, oranges; huîtres et bouillon; petit lait coupé avec du vin; opiat pour le soir.*)

4 *heures du soir*. Pouls à 100, régulier, dépressible; face très injectée; peau chaude; taches plus nombreuses et plus faciles à faire disparaître , mais reparaissant aussitôt ; pas d'augmentation de la céphalalgie; langue couverte au milieu d'un épais enduit blanchâtre ; pas de douleur par la pression de l'abdomen : lavement frais et lotions; on cesse l'usage des stimulans; pendant la soirée, la peau devient douce et humide.

23 *mars.* Le sommeil de la nuit a été bon, pas de délire. A 7 heures du matin, la peau est moite, le pouls de force

et de vitesse modérées, mais à une heure de l'après-midi elle est chaude, la face vultueuse, les yeux injectés; tendance au coma ; hébétude des traits; langue sèche, couverte d'un enduit brunâtre ; lèvres fendillées ; dents fuligineuses ; soif vive; pas de nausées ; les pétéchies commencent à s'effacer. Pouls à 114, petit, saccadé ; vibration des carotides, surtout à droite; respiration costale à 28. (*Emulsion avec 15 gouttes d'huile essentielle de térébenthine toutes les heures, 6 grains de sulfate de quinine en lavement toutes les deux heures, et 3 grains toutes les heures pendant la rémission de la fièvre. Sinapismes aux pieds et sur le ventre. Même régime.*)

Il ne survint que fort peu de changemens pendant les trois jours suivans; la malade était dans un état de prostration extrême. Chaque jour il y avait dans l'après-midi une exacerbation des symptômes fébriles et une rémission dans la matinée. Par momens la peau devenait moite; mais elle était habituellement chaude et sèche. Les pétéchies qui avaient pâli le 24 reparurent plus nombreuses le 26, et couvrirent tout le corps. Intelligence très obtuse et très confuse ; caractère d'imbécilité des traits; les yeux sont à demi fermés et la bouche ouverte. L'emploi de la poudre de Dower et des parégoriques procure un sommeil tranquille. Il y a une surdité presque complète. Le pouls varie de 100 à 120, il est petit et dépressible; la respiration costale fournit de 20 à 26 inspirations par minute ; l'air pénètre dans les poumons, excepté en arrière. En avant, du râle muqueux et sibilant masque le murmure vésiculaire ; il y a de la toux, mais légère et sans expectoration. Déjections alvines d'un jaune brun, moyennement consistantes; l'urine est d'une couleur plus naturelle qu'auparavant.

Le même traitement fut continué : pendant la rémission on employait les toniques et les stimulans que l'on remplaçait pendant l'exacerbation par des lavemens mucilagineux ou salins et des diaphorétiques.

Le 28 mars le temps étant froid et humide, une partie du tuyau de la cheminée de la salle s'étant écroulée on ne put faire de feu. Le bruit qu'exigèrent les réparations occasionna à notre malade un mal de tête des plus atroces et du délire : l'exacerbation de l'après-midi fut extrêmement violente , et accompagnée de convulsions. Dans la soirée (7 heures et demie) la peau était chaude mais moite, pas de céphalalgie ni de délire : pouls à 120. Respiration à 26, costale et abdominale à la fois. L'administration de 15 grains de poudre de Dower procura un sommeil profond de 2 heures. L'infirmière rapporte que vers le matin il est survenu des frissons , la peau est devenue froide, les lèvres , les joues et les extrémités ont pris une teinte violacée, et que vers 7 heures la réaction s'est établie.

29 *mars* 11 heures du matin. Température du corps naturelle : peau moite. Ouïe très dure , pas de céphalalgie, un peu de bourdonnemens d'oreilles : facultés intellectuelles obtuses : gémissemens continuels : parole lente, difficulté dans l'articulation des mots. Langue nette et humide à la pointe, couverte à sa base d'un enduit brunâtre peu adhérent : 2 évacuations alvines de consistance de purée : un peu d'appétit , soif vive : abdomen distendu par des gaz : urine un peu trouble mais n'offrant pas cette coloration rouge qu'elle avait précédemment. Pouls à 120, petit, régulier, très dépressible : ondulations des vaisseaux du cou surtout à droite. Respiration à 28, irrégulière. (*Vin de Porto, petit verre. 4 grains de quinine en solution toutes les heures : un lavement de bouillon avec 10 grains de quinine toutes les 2 heures et demie. Une demi-once d'émulsion térébenthinée toutes les heures. Bouillon.*) 8 *heures du soir*. Les stimulans ont été discontinués depuis 2 heures à cause de la réaction qui est survenue. Hoquet de peu de durée. Vers 7 heures mouvemens convulsifs qui ont duré 10 minutes et auxquels a succédé un vomissement. Déjections alvines fré-

quentes et aqueuses : les lavemens ne peuvent être gardés. Pouls à 124 très faible, ondulant. Les traits sont sans expression : la malade répond cependant lorsqu'on répète plusieurs fois les questions : gêne de la déglutition ; respiration à 40 : râle trachéal : râle muqueux dans la poitrine surtout à droite. La malade se refroidit peu à peu et la mort survint à 11 heures du soir.

Autopsie 36 heures après la mort. Le cadavre ne présente pas d'émaciation : une couche de graisse d'un demi-pouce d'épaisseur couvre le devant de l'abdomen. Les jambes, les cuisses et le ventre sont couverts de taches pourprées, semblables à celles du purpura hæmorrhagica : pétéchies sur les bras et sur la poitrine : l'abdomen est gonflé et résonne à la percussion.

Tête. Sinus longitudinal plein de sang et contenant des caillots peu consistans et d'une couleur jaune. Les grosses veines de la dure-mère sont pleines de sang, et les artères contiennent un peu de sang noir et fluide. L'arachnoïde et la pie-mère sont injectées de sang d'un bleu noirâtre : pas d'épanchement de sérosité entre les méninges. La première s'enlève de dessus la substance corticale sans la déchirer. La substance corticale du cerveau est pâle et offre sa consistance normale : la substance médullaire est ferme et d'une teinte violacée peu intense : lorsqu'on l'incise horizontalement, la surface de la section est sablée de points noirs qui sont les orifices des vaisseaux coupés. Environ un gros et demi de sérosité transparente dans chaque ventricule. Le cervelet d'une couleur et d'une consistance normales. La pie-mère qui le revêt est moins injectée que celle du cerveau.

Thorax : adhérences anciennes du poumon droit près de sa base. Pas d'épanchement de sérosité dans les cavités pleurales. Le lobe inférieur des deux poumons est dense presque imperméable à l'air, modérément congestionné, friable mais non hépatisé. Lorsqu'on déchire le tissu de cette partie des poumons, on lui trouve l'aspect de la rate. En arrière les lobes supérieurs sont engorgés, friables : antérieurement au contraire le tissu des poumons est ferme, difficile à déchirer, crépitant et très peu congestionné. Les bronches, d'une couleur livide, contiennent un peu de liquide séro-muqueux: leur membrane muqueuse lorsqu'on la détache est transparente et nullement épaissie: le larynx modérément injecté, pas de gonflement de la membrane interne. La trachée est d'une couleur rouge foncée, sa muqueuse d'une consistance normale : le cœur a un volume naturel, son tissu est flasque, assez friable : valvules saines : dans le ventricule droit existe un coagulum assez mou. Un peu de sang noir dans le ventricule gauche. Pas de caillot dans l'aorte qui contient un peu de sang noir offrant des globules d'un aspect huileux. La veine cave ascendante non plus que la fémorale ne contiennent de caillot, on y trouve du sang noir épais, semblable à de la mélasse pour la consistance et la couleur, et parsemé de globules huileux très petits.

Abdomen. — *Estomac* distendu par des gaz et contenant plusieurs onces d'un liquide jaune-clair. Dans la partie du grand cul-de-sac, où existe le liquide, la muqueuse offre une injection noire disposée par plaques, et dans les mêmes points un ramollissement marqué : dans les autres points elle conserve son aspect et sa consistance naturels. La membrane muqueuse du *duodenum* est colorée en jaune foncé. *L'intestin grêle* dans presque toute son étendue est pellucide, et à peine y aperçoit-on des vaisseaux sanguins : on y rencontre cependant quelques ecchymoses. La muqueuse qui recouvre ces épanchemens est, comme dans tout l'intestin, de consistance normale, et donne des lambeaux de 6 à 10 lignes. Une de ces ecchymoses, qui est située dans l'iléon, a plusieurs pouces de long. En enlevant la muqueuse, on constate que le sang est épanché dans le tissu cellulaire sous-muqueux. Glandes de Peyer

saines, point saillantes, difficiles à apercevoir. Follicules de Brunner à l'état normal. *Le gros intestin* contient des fèces de couleur brunâtre et de consistance ordinaire. La muqueuse qui le revêt est parfaitement saine, ainsi que les follicules. *Le foie* a son volume naturel: sa surface, d'une couleur fauve, est tachetée par des ecchymoses; sa structure est granuleuse, friable; ses vaisseaux sont remplis par un sang noir fluide, contenant des particules huileuses. *Vésicule biliaire* pleine de bile foncée et granuleuse. *Rate* d'un volume double de celui qui lui est naturel, ramollie, presque diffluente. *Reins* de volume normal : les cônes d'une couleur plus foncée qu'à l'ordinaire, mais de consistance normale. *La vessie* vide d'urine est tapissée de mucus blanchâtre. La muqueuse est modérément injectée. *Utérus* normal.

Remarques. La fièvre dans ce cas eut d'abord un type rémittent, et pendant les deux derniers jours il fut évidemment intermittent. La mort survint pendant la période de froid, et la température froide de la salle contribua sans aucun doute à amener ce résultat funeste. L'état du cœur n'explique pas l'irrégularité du pouls au commencement et la régularité qu'il offrit ensuite. Les ecchymoses du foie et de l'intestin grêle présentent une grande analogie avec les vibices de la peau, et dépendent probablement de la même cause. La présence du sang noir dans le système artériel, et la friabilité des poumons, sont les caractères pathologiques saillans de cette maladie: ils se rapprochent beaucoup des altérations anatomiques qu'on trouve dans la mort par asphyxie, et semblent prouver que, dans les deux affections, le sang traverse les poumons sans subir de changement.

3e *Observation. Symptômes précurseurs pendant 5 jours. Maladie débutant par de la céphalalgie, des douleurs musculaires et erratiques. Fièvre rémittente, pétéchies, vibices, prostration très grande. Mort le quatorzième jour. Autopsie. Poumons friables. Glandes de Peyer saines. Sang noir dans le système artériel.*

Suzanne C., âgée de 24 ans, adonnée à l'intempérance, entra à l'hôpital le 27 mars. Elle était sortie de prison pendant l'hiver, et avait eu à souffrir du froid et des privations de tous genres. Sa santé avait été bonne jusque-là, à l'exception d'une syphilis contractée il y a un an. Elle était malade depuis seize jours, et, quoiqu'elle fût très prostrée, sa mémoire était assez nette pour qu'elle pût déterminer la date de l'apparition des différens symptômes. Le 10 mars, après avoir éprouvé depuis cinq jours de la lassitude, de la perte d'appétit et de l'insomnie, elle fut prise de vives douleurs dans les mollets, les genoux, les cuisses et le ventre. Le 19, mal de gorge, soif vive, mais pas de gêne de la déglutition. Le 20, douleurs intenses aux tempes et dans le globe des yeux, accompagnées de vertiges. Le 23, douleur aiguë à la région lombaire. De la constipation existait depuis deux semaines, lorsque le 22 il survint plusieurs évacuations alvines abondantes, fétides, de couleur foncée. Le mal de gorge disparut spontanément au bout de deux jours, mais les vertiges et les douleurs locales ont continué sans beaucoup de changement.

État présent, 27 mars. Taille élevée: embonpoint considérable; yeux bleus; cheveux châtains; décubitus facile sur les deux côtés; expression anxieuse des traits; peau sèche, d'une température naturelle; coloration violacée de la face; intelligence un peu obscurcie; bourdonnemens d'oreilles, mais pas de céphalalgie; langue sèche, recouverte à son centre d'un épais enduit brunâtre, rouge sur les bords; dents fuligineuses; soif très vive, désir des boissons froides; pas de mal de gorge, ni de gêne de la déglutition; abdomen distendu, résonnant à la percussion dans les régions du colon et de l'estomac; pression douloureuse dans la région lombaire gauche; pas de consti-

pation ; urine peu abondante, très colorée, rendue sans
douleur ni cuisson. Pouls à 150 par minute, régulier,
modérément développé, se déprimant avec la plus grande
facilité. Les carotides et les vaisseaux du cou, surtout du
côté droit, donnent des pulsations visibles. L'impulsion
du cœur est nulle, mais ses bruits sont distincts à la région précordiale : au niveau des valvules existe un bruit
de souffle. La percussion de la poitrine fournit antérieurement un bruit clair au dessous des deux clavicules,
obscur à droite au dessous de la deuxième côte. La respiration de ce côté est soufflante et accompagnée de rhoncus sibilant ; à gauche, dans la région claviculaire, on
trouve aussi du râle sibilant très fort, parfois sous-crépitant ; à la région précordiale il est mêlé de râle muqueux.
En arrière, la percussion donne un son sourd dans toute
l'étendue de la poitrine, surtout dans le tiers moyen. La
respiration est très faible, excepté à la racine des poumons, où elle est rude. La voix est argentine. 30 inspirations permanentes. Respiration plutôt abdominale que
costale. Toux légère ; crachats jaunâtres, un peu visqueux ;
pas de douleur à la pression du larynx.

La surface du corps est couverte de deux espèces de
taches : les unes, d'une couleur rouge obscur, varient du
volume d'une tête d'épingle à celle d'une pièce de 10 sous,
ne disparaissent pas par la pression et sont recouvertes de
petites squammes : c'est une éruption de nature syphilitique. La malade assure qu'elle avait complétement disparu avant la maladie actuelle. Les autres taches, de couleur violacée, d'un diamètre d'une ligne un quart à un
pouce, disparaissent par une pression long-temps continuée, reparaissent lentement, ne font pas saillie au dessus du niveau de la peau et ne sont pas recouvertes de
squammes : elles sont nombreuses surtout sur la poitrine.
(Teinture de quinquina composée, 1 gros toutes les deux
heures. Solution de quinine, 2 grains toutes les heures.
Potion effervescente. Sinapismes aux cuisses. 1/8 de grain
de sulfate de morphine toutes les heures jusqu'à production de sommeil. Bouillon.)

28 *mars*. Après avoir pris 1/4 de grain de morphine, la
malade a eu un sommeil troublé, le premier qu'elle a goûté,
dit-elle, depuis le 21. Pas de délire pendant la nuit. 2 déjections alvines de matières visqueuses jaunâtres, inodores.
A 3 heures du matin, exacerbation fébrile qui a cessé à 8
heures, et qui s'est terminée par une légère moiteur de la
peau, mais sans sueur marquée. 11 *heures du matin*. La
peau est chaude et souple. Figure très rouge ; yeux injectés et larmoyans ; la vue est trouble, surtout lorsque la
malade se met sur son séant ; dureté de l'ouïe ; pas de
céphalalgie ; bourdonnémens d'oreille que la malade
compare au bruit du marteau d'un forgeron ; langue
moins sale, à bords plus nets que la veille, d'une couleur
violacée. Pouls vibrant et plus fort, à 138 ; 20 inspirations
par minute. Respiration costo-abdominale ; un peu de
toux ; expectoration offrant les mêmes caractères qu'hier.
(Même traitement. Ventouses sèches sur la poitrine. Vésicatoire de 4 pouces sur 6 à placer à la nuque.)

29 *mars*. Hier, la fièvre a commencé à midi et a duré 4
heures. La peau était excessivement chaude, la soif intense ; la malade désirait de la glace. Excitation intellec-
tuelle, mais pas de délire ; après l'accès on n'observe pas
de transpiration. A 11 heures du soir nouveau paroxysme,
mais moins violent que celui de l'après-midi. Délire pendant la nuit. Le vésicatoire a bien pris. Ce matin la peau
est chaude et souple, mais point humide. Les taches sur
le tronc et les membres sont plus nombreuses : les bras et
les mains sont marbrés de blanc et de rose foncé qui
disparaît par la pression et reparaît lentement. Les taches
ne forment pas d'élevures et varient en étendue depuis le
diamètre d'une tête d'épingle jusqu'à un demi-pouce.
Ouïe très dure ; yeux injectés ; pupilles contractées, insensibles à l'action de la lumière ; figure rouge, langue
moite, violacée, offrant un enduit jaunâtre à son centre ;

pas de gonflement des amygdales, sensation de chatouillement dans la gorge, pas de gêne de la déglutition. Pouls
à 142, respiration à 30. (Prescription : Solution d'acétate
d'ammoniaque, une demi-once toutes les heures. Saupoudrer le vésicatoire avec de la quinine. Sinapismes aux
mollets. Cesser la quinine lorsque la peau est chaude.
Pour régime du bouillon, des œufs et du vin.)

30 *mars*. Il y a eu de la fièvre hier dans l'après-midi,
mais pendant la nuit elle a été peu forte. Insomnie,
gémissemens continuels, mais pas de délire. 2 évacuations
alvines de couleur jaunâtre, de bonne consistance, sans
odeur. Ce matin, à 10 heures et demie, la peau a presque
sa température naturelle ; la circulation capillaire est extrêmement languissante. Les taches qui étaient hier de
couleur lilas sont maintenant d'un violet foncé, et ne disparaissent pas à la pression. La langue est sèche, couverte
d'un enduit brunâtre. La surdité est plus marquée. L'intelligence est languissante : les réponses sont lentes, mais
justes. Pouls à 120, régulier, petit, extrêmement faible.
15 inspirations par minute. Les carotides battent avec
force. (*Prescription* : Frictions sur les membres avec un
liniment composé de parties égales d'huile de térébenthine et de teinture de cantharides. Emulsion térébenthinée. Petites doses de punch à l'eau-de-vie. Même régime.)
La mort eut lieu à cinq heures de l'après-midi.

Autopsie 18 heures après la mort. Pas d'émaciation. Rigidité cadavérique très forte. Abdomen très volumineux,
résonnant à la percussion. Tronc et extrémités couverts
de pétéchies et de vibices comme pendant la vie : celles
des membres sont d'une couleur violette foncée, surtout
celles des jambes, où elles sont en grand nombre et où
elles offrent un demi-pouce de diamètre.

Cerveau. Les vaisseaux de la pie-mère contiennent une
petite quantité de sang noir ; le sinus longitudinal rempli
par un caillot peu consistant, de couleur jaunâtre ; pas
d'épaississement ni d'opacité de l'arachnoïde. Les vaisseaux de la pie-mère sont injectés de sang noir : pas d'é-
panchement dans le tissu cellulaire sous-arachnoïdien.
Substance corticale pâle ; substance médullaire un peu
violacée, mais de consistance normale. Chaque ventricule contient environ un gros de sérosité. Le cervelet est
sain.

Thorax. Les poumons n'adhèrent pas aux parois. La cavité de chacune des plèvres contient environ 4 onces de
sérosité rougeâtre. Le gauche, revenu sur lui-même, ne
crépite pas à la pression et est extrêmement friable. Le
droit, congestionné, surtout à son lobe moyen, infiltré de
sérosité sanguinolente, friable à la pression, mais n'offrant
pas une texture granulée. La membrane muqueuse des
bronches est rouge, mais de consistance normale, ainsi
que celle du larynx. La muqueuse du pharynx est tuméfiée et de couleur violacée. Les amygdales présentent de
nombreuses cicatrices, au dessous desquelles existent des
concrétions calcaires. Cœur petit, offrant des parois d'é-
paisseur et de consistance normales. Valvules saines.
Caillots peu consistans dans les cavités droites. Quelques
gouttes de sang noir dans le ventricule gauche. L'aorte
contient du sang noir et quelques caillots.

Abdomen. Epiploon très chargé de graisse. Estomac et
intestin grêle distendus par des gaz. La membrane muqueuse de l'estomac offre sur le trajet de la grande courbure un piqueté rouge fort abondant ; mais sa consistance
est normale, excepté le grand-cul-de-sac, où elle est
moindre que dans l'état naturel. L'intestin grêle contient
des matières fécales vertes.

La muqueuse est normale et fournit des lambeaux de
six à huit lignes. Glandes de Peyer saines. Les follicules
de Brunner ne sont pas développés. Cœcum et côlon
parfaitement sains, ainsi que le foie, qui a son volume
normal. Bile épaisse, filante, de couleur très foncée.
Rate offrant le double de son volume naturel, diffluente.
Reins dans l'état normal. La vessie ne contient qu'un

peu de mucus faiblement coloré. Pancréas et utérus tout à fait sains.

Remarques. Dans ce cas, aussi bien que dans le précédent, la fièvre présentait le caractère rémittent ; il y avait également présence du sang noir dans le système artériel ; les poumons étaient plus friables et plus imperméables à l'air : le cerveau présentait une congestion passive de quelques uns de ses gros vaisseaux ; les méninges n'étaient le siège d'aucune altération.

4° *Observation. Symptômes précurseurs, anorexie, lassitude, constipation. Début de la maladie pur des nausées, des vomissemens, de la céphalalgie frontale et du mal de gorge. Délire, prostration extrême, pétéchies sur les gencives et sur les lèvres. Mort le 29° jour. Poumons friables, sang noir dans le système artériel. Plaques de Peyer saines.*

Bush, négresse âgée de 20 ans, blanchisseuse, entra à l'hôpital le 6 mars 1836. Elle avait passé l'hiver dans une petite cave humide et mal aérée, dans laquelle logeaient aussi quatre nègres, et où elle eut beaucoup à souffrir du froid et de la privation de nourriture. Elle était malade depuis trois semaines. Elle avait éprouvé d'abord de la lassitude, de la faiblesse générale, de la perte d'appétit, et plus tard des nausées et des vomissemens. Le troisième jour, étant occupée à laver du linge, elle fut prise d'une violente céphalalgie frontale. Dans la soirée il survint du mal de gorge, avec gêne de la déglutition qui disparut spontanément au bout de trois ou quatre jours. Il existait en même temps des tintemens d'oreilles, de la surdité et une soif des plus vives. Depuis le début il y avait de l'insomnie et de la constipation. (*Prescription : Lavement avec l'huile de térébenthine. 1/8 de grain de sulfate de morphine toutes les heures, jusqu'à production de sommeil.*) Le lavement amena une selle et la malade s'endormit après avoir pris 3/8 de grain de morphine.

Le 7 mars elle était dans l'état suivant: Décubitus dorsal, peau chaude et sèche ; la poitrine et le ventre sont couverts de taches foncées, de deux à quatre lignes de diamètre, ne faisant point de saillie ; expression anxieuse des traits ; l'intelligence est obtuse ; la malade répond lentement, mais avec justesse, lorsqu'on fixe fortement son attention sur un sujet ; gémissemens continuels ; injection des conjonctives, pupilles extrêmement contractées et insensibles à l'action de la lumière ; douleurs dans les globes oculaires ; céphalalgie frontale ; pas de bourdonnemens d'oreilles, mais surdité à gauche ; langue humide, recouverte d'un léger enduit, rouge sur ses bords, à papilles saillantes ; gencives rosées, parsemées de points d'une couleur pourpre foncée ne disparaissant pas par la pression ; dents fuligineuses ; soif très-vive ; léger mal de gorge avec gêne de la déglutition, mais sans tuméfaction des amygdales ; anorexie, ventre dur, un peu tendu, donnant un son clair à la région du cœcum ; douleur à l'épigastre, Le volume du foie, exploré par la percussion, n'offre pas d'augmentation. Pouls à 150, faible, filiforme, saccadé, très dépressible ; soubresauts des tendons. Respiration costale, courte, comprimée, irrégulière, donnant 66 inspirations par minute (elles ne furent comptées qu'après l'interrogatoire de la malade). La percussion de la poitrine fournit un son clair sous les clavicules, un peu obscur dans les deux tiers inférieurs du côté droit, où la respiration est régulière, mais faible, tandis qu'à gauche elle est expansive et s'accompagne de rhoncus sonore. En arrière, la percussion donne un son mat, surtout à gauche : la respiration y est très faible, avec râle sibilant à gauche. Près de la racine des poumons, la voix est très claire, mais sans résonnance ; la sensibilité de la région précordiale empêche d'y pratiquer la percussion. Pas d'impulsion du cœur ; le deuxième bruit est plus fort que le premier ; bruit de souffle au niveau des valvules. (*Traitement:* Ventouses sèches au devant de la poitrine. Large vési-

catoire entre les épaules. Lotions rafraîchissantes sur la tête ; toutes les heures une émulsion avec 5 grains de camphre et 15 gouttes d'huile de térébenthine ; pour boisson de la limonade vineuse ; bouillon ; pour le soir du sulfate de morphine, et dans le cas où la peau deviendrait fraîche, 2 grains de sulfate de quinine toutes les heures).

8 mars. Hier la malade a pris 29 grains de quinine dans la journée. L'usage du camphre a été suspendu dans l'après-midi. Le vésicatoire n'a pris que partiellement. Sommeil agité avec délire. Hocquet et jactitation continuelle pendant la nuit. Aujourd'hui, l'expression de la figure a quelque chose de hagard et d'inquiet. Gémissemens continuels, mais pas de délire. L'ouïe est très obtuse. La malade porte constamment sa tête d'un côté à l'autre. Elle ne peut tirer la langue hors de la bouche. Langue humide et rose à sa pointe, recouverte à sa base d'un enduit brunâtre fort épais ; ses papilles sont saillantes. La peau est sèche, d'une température naturelle. Pouls à 144, moins saccadé. Soubresauts des tendons moins forts. 30 inspirations par minute, ne s'accompagnant pas de dilatation des narines. Urines rares, d'un rouge foncé, comme sanglantes. (*Traitement :* 2 grains de sulfate de quinine toutes les heures. Julep camphré et térébenthiné toutes les trois heures. Lavement de bouillon. Vin pur. Pour le soir de la morphine.) Pendant la journée il survint des vomissemens qui furent arrêtés par l'administration d'un huitième de grain de créosote toutes les heures.

9 mars. Sommeil tranquille, sans délire ni gémissemens. *9 heures du matin.* Décubitus dorsal avec flexion des jambes sur les cuisses. Prostration complète. Augmentation de la surdité. Mouvemens continuels de la tête. Convulsions des lèvres. Paupières à demi fermées. Globe oculaire dans une agitation continuelle. La malade ne parle pas. Les dents, fortement serrées et recouvertes d'un enduit brunâtre, ne permettent pas de voir la langue. Les lèvres, sèches et brunes à leur face externe, sont couvertes de taches à leur face postérieure. Pouls à 132, régulier, filiforme, très dépressible. Respiration à 36, plutôt costale qu'abdominale, rude à droite et en avant, pure à gauche. Moins de soubresauts des tendons. Tuméfaction des deux bras, que l'on ne peut mouvoir sans causer de vives douleurs. (*Prescription :* Saupoudrer de quinine la surface du vésicatoire. Lavement de bouillon avec 10 grains de camphre. Continuer le reste du traitement.) La malade s'affaiblit graduellement : à 8 heures du soir elle perdit connaissance : il survint des convulsions, et elle expira à 10 heures le 29° jour de la maladie.

Autopsie 36 heures après la mort. Pas de maigreur ni d'infiltration des membres. Le corps est couvert de vibices de 2 à 6 lignes de diamètre ; elles sont surtout très nombreuses sur le ventre et sur les cuisses.

Tête. Les vaisseaux de la dure-mère contiennent du sang noir mêlé de gaz. Dans le sinus longitudinal se trouvent du sang liquide et des petits caillots jaunâtres. Une large plaque osseuse existe entre l'arachnoïde et la pie-mère de la partie antérieure du cerveau. Les gros vaisseaux de la pie-mère sont gorgés de sang noir, tandis que les petits paraissent vides. Pas de sérosité dans le tissu cellulaire sous-arachnoïdien. L'arachnoïde est transparente ; les membranes n'adhèrent nullement à la substance grise, qui offre sa couleur et sa consistance normales. La substance blanche a également sa consistance ordinaire, mais elle a une très légère teinte violacée : à la coupe on voit le sang s'échapper par un grand nombre d'orifices de vaisseaux divisés. Les ventricules contiennent chacun environ un gros de sérosité. Les corps striés, les couches optiques, le cervelet et les parties centrales ne présentent aucune altération appréciable. L'arachnoïde de la base du cerveau est très légèrement opaque.

Thorax. Les poumons sont libres. La cavité des plèvres contient environ une once de sérosité sanguinolente de chaque côté. Poumon droit. Le lobe supérieur et la partie antérieure des autres lobes sont crépitans; à leur partie postérieure ils sont engoués et friables. Les bronches sont rouges, mais leur membrane muqueuse est transparente et de bonne consistance. La partie inférieure du poumon gauche est dense, friable, imperméable à l'air, mais elle n'est point hépatisée. Lobe supérieur sain antérieurement. Au dessous de la plèvre, on rencontre des deux côtés huit ou dix ecchymoses. Le cœur a le double de son volume normal. Pas d'adhérences entre le cœur et le péricarde, qui contient une once de sang. Les parois du cœur ont leur épaisseur habituelle, mais elles sont un peu molles. Les valvules sont saines. Dans les deux côtés, ainsi que dans l'aorte, existent de petits caillots entourés de sang noir et liquide. Le sang de la veine-cave inférieure est épais, noir et oléagineux.

Abdomen. Estomac et intestins distendus par des gaz. La muqueuse de l'estomac offre une coloration ardoise-foncée, excepté au grand cul-de-sac où elle est un peu ramollie. Près de l'orifice pylorique elle est épaisse et mamelonnée et donne des lambeaux de 18 lignes. L'intestin grêle est sain dans toute sa longueur, excepté vers son milieu, où existent de nombreuses taches pourprées dues à des ecchymoses dans le tissu cellulaire sous-muqueux. La membrane muqueuse est dans un état d'intégrité parfaite. Les glandes de Peyer et de Brunner sont tout à fait saines. La rate offre son volume et sa consistance normales. Le foie n'est point augmenté de volume. Il est d'une couleur fauve en dehors, et un peu ramolli.

Les trois dernières observations ont été recueillies avec un soin extrême par le docteur Pennock, et nous les donnons comme des exemples des lésions anatomiques et fonctionnelles que présentait la maladie dans les cas funestes. Comme c'est là un sujet fort important; je rapporterai encore deux observations, dans lesquelles les symptômes sont relatés plus brièvement.

5e *Observation. Mort dans la quatrième semaine. Stupeur très grande. Éruption abondante de pétéchies. — Sang noir dans le cerveau et dans les poumons, et ecchymoses dans les intestins. — Glandes de Peyer saines. — Ramollissement du grand cul-de-sac de l'estomac et augmentation de volume de la rate.*

Jacob, né en Allemagne, âgé de 38 ans, exerçant la profession de chimiste, est en Amérique depuis 4 ans et a constamment habité Philadelphie. Il n'y avait pas d'autre malade que lui dans la maison où il demeurait. Il ne se rappelle presque rien des détails de sa maladie, si ce n'est qu'il a eu des frissons et des vomissemens et qu'il est malade depuis 3 semaines.

Le 8 avril, lendemain de son entrée, je le trouvai dans l'état suivant : C'est un homme fort et bien musclé. Il est couché sur le dos dans un état de stupeur continuel. Yeux injectés, pupilles petites, mais point contractées. Face hébétée, d'une coloration livide. Intelligence très obtuse, réponses lentes et peu précises. Mémoire faible. Céphalalgie légère. Vue confuse. Tintemens d'oreilles continuels, ouïe dure. Sommeil profond pendant une partie de la nuit. Soubresauts des tendons des poignets et des jambes. Toute la surface du corps est couverte d'une éruption semblable, pour la couleur, à la rougeole, formant des taches régulières et point élevées au dessus du niveau de la peau; elle ne disparaît pas complètement à la pression. Sueur depuis 6 ou 7 heures du matin. Avant, la peau était chaude sèche et rude. Langue sèche et râpeuse. Abdomen sensible à la pression, contenant peu de gaz. Une selle colorée en jaune foncée à la suite d'un lavement. L'appétit est à peu près conservé. Soif très vive. Pouls à 140, petit, s'arrêtant par une pression légère. Respiration un peu stertoreuse. Percussion sonore dans toute l'étendue de la poitrine. Râle muqueux et sonore abondant,

(Vésicatoire de 7 pouces sur 5 entre les épaules, le laisser appliqué pendant 5 heures. Sinapismes affaiblis aux jambes et aux poignets. Punch au lait. Teinture de quinquina de Huxham une demi-once toutes les 2 heures, dans une tasse d'eau. 5 grains de camphre toutes les 6 heures. Bouillon fourni par 2 livres de bœuf. Dans la soirée du 7 il avait pris 5 grains de camphre toutes les deux heures, une potion effervescente et un lavement camphré. A trois heures de l'après-midi le vésicatoire avait pris : l'intelligence était plus nette.)

9 *avril.* Il n'y a eu que peu de sommeil pendant la nuit. Pétéchies plus pâles; dents fuligineuses; quelques mouvemens convulsifs de la peau, soubresauts des tendons. Céphalalgie, pas de délire, intelligence moins obtuse, appareils des sens dans le même état que la veille. Pouls plus fort et plus plein, à 140; pas de frissons; un peu de sueur pendant la nuit. Ni selles ni vomissemens. Soif vive, l'appétit paraît bon. (Huit onces coupées avec du lait. Huit onces de vin coupé avec de l'eau de gruau. Teinture de quinquina administrée à des intervalles plus longs. Camphre comme la veille ; bouillon. Lotion avec l'oxycrat.) Dans la soirée le coma augmenta, la face devint gonflée et livide. (Sinapismes, etc.) Mort le 10 à 7 heures du matin.

Autopsie 27 *heures après la mort.* Habitude extérieure. Embonpoint assez prononcé. Pétéchies livides, mais plus pâles et moins nombreuses que pendant la vie. Les tégumens des parties postérieures du corps d'une couleur livide foncée. Rigidité des membres.

Tête. Beaucoup de sang noir à la face externe de la dure-mère. Sang noir coagulé dans tous les sinus. Les grosses veines gorgées de sang. Injections des petits vaisseaux : arachnoïde humide à sa surface. Les ventricules contiennent environ 2 gros de sérosité : substance cérébrale de bonne consistance, mais plus humide qu'à l'ordinaire. La portion médullaire est marbrée d'une teinte violette : les ouvertures des vaisseaux incisés laissent s'écouler du sang noir. Cervelet et pont de Varole fermes et non injectés, mais d'une teinte bleuâtre.

Cou. Pharynx de couleur violacée. Larynx moins livide que le pharynx.

Thorax. Le péricarde contient plusieurs onces de sérum sanguinolent. Le cœur est volumineux, pâle et très flasque, un léger effort suffit pour le déchirer. Sa surface interne est d'une couleur rouge foncée, qui s'étend aux valvules et qui est plus marquée dans les parties déclives; pas de fausses membranes ou d'épaississement de l'endocarde. L'aorte, les carotides et les iliaques contiennent du sang noir fluide : leur membrane interne est colorée en rouge foncé. Il existe un peu de sérosité rougeâtre dans les plèvres : les poumons sont d'un rouge livide à leur partie inférieure qui est engorgée de sang liquide, mais qui ne sont point friables. Les bronches offrent la même coloration que les poumons; mais elles ne sont pas épaissies.

Abdomen. Péritoine pâle : estomac distendu, contenant dans son tiers cardiaque du mucus blanchâtre: en ce point les parois sont si molles que la moindre pression suffit pour les déchirer, elles ont un aspect nacré, en quelques points la muqueuse n'existe plus. Partout ailleurs cette membrane a une coloration ardoisée, un aspect mamelonné, est épaissie et très résistante.

Les vaisseaux capillaires sont finement injectés. L'intestin grêle n'est point distendu, et contient un mucus jaune verdâtre. La muqueuse est pâle, excepté dans le quart inférieur, qui offre une teinte rouge foncée générale. (Ecchymose.) Les glandes de Peyer sont de la même couleur que le reste de l'intestin ; elles ne sont pas plus saillantes qu'à l'ordinaire, et ont leur aspect parfaitement normal. Les follicules isolés ne sont pas visibles. Le gros intestin contient quelques matières fécale. La muqueuse qui le revêt n'offre ni injection, ni changemeadpét'niseur ou de consistance. Foie de bonne consistance, de volume moyen, ne présentant rien de remarquable. Elle visqueuse. Rate ramollie, de plus de 6 pouces de long, de couleur foncée. Les reins sont dans leur état normal. Ganglions mésentériques petits et fermes. L'estomac contenait beaucoup de liquide, qui rougissait fortement le papier de tournesol.

Remarques. Ce malade entra, à la période la plus avancée de la maladie et avec des symptômes très graves. L'odeur qui s'exhalait par la peau et la respiration était très fétide, et l'un des infirmiers contracta directement la maladie en le soutenant dans son lit. Après la mort, les lésions que nous trouvâmes furent le sang fort noir et dissous, infiltré dans les tissus comme dans une éponge; et, à en juger d'après la couleur livide de la face, le même état du sang existait pendant la vie. La décomposition du cadavre avait déjà commencé, quoique l'autopsie eût été faite 27 heures après la mort par un temps frais. Une autre lésion intimement liée à l'état des fluides, c'était le ramollissement du grand cul de sac de l'estomac et l'acidité du liquide qu'il contenait. Les glandes intestinales et mésentériques furent, comme à l'ordinaire, trouvées parfaitement saines; mais la rate était augmentée de volume et ramollie. La lésion principale était donc un état de liquidité du sang et une coloration plus foncée de ce fluide, qui s'était infiltré dans les parties les plus déclives. Le traitement stimulant que nous avions adopté avait paru promettre quelque succès; mais le malade ne tarda pas à tomber dans une prostration encore plus marquée.

VIe OBS. — *Fièvre survenant à la suite d'une débauche et durant 18 jours.* — *Prostration très grande, stupeur, etc.* — *Pneumonie à droite et ramollissement de la portion cardiaque de l'estomac.*

Holmes, nègre, âgé de 22 ans, employé à décharger des vaisseaux, vivait avec quatre autres nègres dans une petite cave. Le 12 mai, il but très largement, et le 13 il éprouva les symptômes suivans : douleur dans les lombes, le bassin et les membres, frissons de peu de durée, mais revenant fréquemment; peau très sèche, pas de sueur; léger délire; vue confuse, ouïe bonne, tintemens d'oreilles; pas de nausées ni de vomissemens; constipation; urine rouge, de quantité ordinaire.

Entré le 30 mai. La langue chargée; forte céphalalgie pas d'injection des yeux; vue confuse; ouïe bonne, un peu de tintemens d'oreilles; douleurs dans le dos et les membres; pas de frissons; peau chaude et aride. Pouls à 106, assez faible. Intelligence en bon état. (Mixture effervescente. Ventouses à la nuque. Mixture saline avec un grain de tartre stibié. Lotions avec l'oxycrat. Eau de gruau. Limonade.) Les ventouses diminuèrent un peu les symptômes cérébraux.

21 mai. Intelligence beaucoup plus obtuse; prostration plus marquée; pas de céphalalgie; réponses confuses; légers vertiges; vue et ouïe bonnes, pas de tintemens d'oreilles; tremblement général; yeux plus injectés; langue humide sur ses bords, sale à son centre; mauvais goût dans la bouche; soif vive; pas d'appétit; un vomissement; deux ou trois selles par jour; pas de sensibilité de la peau; point de douleurs dans le dos ou dans les membres; peau chaude et sèche. Pouls à 108, régulier, ondulant, mais résistant. (Une demi-once d'une potion composée de 5 onces et demie d'acétate d'ammoniaque et d'une demi-once d'esprit d'acide nitrique dulcifié à prendre toutes les deux heures. Lotions. Applications froides sur la tête. Lavement d'eau de graine de lin. Eau de gruau. Bouillon léger.)

23 mai. Il y avait beaucoup plus d'obtusion de l'intelligence et d'insomnie; un vésicatoire fut placé derrière le cou. Pendant la nuit il y eut du délire; peau visqueuse, mais fraîche.

25 mai. La prostration était extrême; la peau brûlante. Délire pendant le jour. Un vésicatoire fut placé sur tout le cuir chevelu. Depuis la veille au soir le malade prenait 5 grains de carbonate d'ammoniaque et 17 gouttes d'huile de térébenthine toutes les heures. Cette prescription fut continuée le 25.

26 mai. L'intelligence était plus claire, la soif plus vive; le malade prenait des alimens avec plaisir. Pouls faible, à 128. Langue et dents fuligineuses; prostration plus marquée.

27 mai. On prescrivit la teinture de quinquina de Huxham, le carbonate d'ammoniaque et les lavemens camphrés. Vésicatoires aux cuisses.

28 mai. Yeux moins injectés; parole embarrassée. Le malade se sent mieux; la stupeur continue, mais il comprend et répond aux questions qu'on lui adresse. Peau moins brûlante; extrémités fraîches; soif intense; langue brunâtre; bouche sèche; constipation. Pouls à 120, assez faible. (Même traitement. 16 onces de vin. Bouillon. Eau de gruau. Cataplasme chloruré sur l'abdomen.)

29 mai. Moins de stupeur; pouls à 120, moins faible; respiration accélérée; toux fréquente; quelques soubresauts de tendons; langue moins fuligineuse; température de la peau naturelle; une selle. Même traitement.

30 mai. L'intelligence est beaucoup plus nette, mais la prostration est extrême. Pas de céphalalgie, pas de soubresauts des tendons; vue presque naturelle; langue moins brune et moins sèche; la peau de tout le corps est d'une température plus basse que dans l'état normal; très peu de délire; sommeil assez bon; soif, un peu d'appétit; une selle; pouls à 120, moins faible; pas de toux. Même traitement. La mort arriva le 31 au matin.

Autopsie 36 heures après la mort. Rigidité générale, pas d'émaciation ni d'infiltration.

Tête. Les sinus de la dure-mère contiennent un peu de sang noir; arachnoïde humide. Près de 2 onces de sérosité à la base du crâne. Pie-mère facile à détacher; les grosses veines sont distendues par du sang noir, mais il n'y a pas d'injection des petits vaisseaux. Substance corticale violacée; cette teinte s'étend à la substance médullaire qui laisse échapper de nombreuses gouttes de sang noir. Le cerveau a partout une bonne consistance. 2 gros de sérum limpide dans les ventricules. Cervelet et protubérance fermes, un peu livides.

Cou. Larynx et pharynx sans injection ni ramollissement.

Thorax. La plèvre gauche ne contient pas de sérosité; elle est onctueuse au toucher. Le poumon gauche est élastique, grisâtre, perméable à l'air; ses bronches sont pâles et saines. La plèvre droite ne présente ni épanchement ni adhérence. Les lobes supérieur et moyen du poumon droit sont élastiques et de couleur grise, mais le lobe inférieur et la partie inférieure du lobe supérieur sont lourds, imperméables à l'air, d'un rouge foncé, et d'un aspect un peu granulé. Les bronches sont rouges et contiennent du mucus épais et rougeâtre. Le péricarde est comme la plèvre, onctueux au toucher. Le cœur a sa coloration ordinaire; les valvules sont saines à l'exception d'un léger dépôt cartilagineux dans la valvule mitrale; cœur volumineux, flasque mais difficile à déchirer; caillot dans les cavités droites entouré de sérum; un peu de sang liquide à gauche; aorte pâle et vide.

L'estomac est distendu par un liquide grisâtre. Dans la moitié cardiaque, la membrane muqueuse a une coloration d'un blanc sale traversée par de larges veines bleues; elle offre son épaisseur ordinaire, mais elle est très ramollie. Dans le reste de son étendue, cette membrane a une couleur ardoisée; elle est un peu mamelonnée, mais elle n'est point épaissie, et présente sa consistance normale. L'intestin grêle contient, comme à l'ordinaire, du mucus verdâtre; sa membrane muqueuse est partout pâle et de bonne consistance. Glandes de Peyer visibles, mais très peu saillantes, parfaitement saines. Les follicules séparés sont invisibles. Glandes mésentériques petites et consistantes. Le gros intestin contient des fèces liquides ; sa muqueuse est pâle et ferme. Foie plus foncé qu'à l'ordinaire et un peu mou. Bile abondante, d'aspect normal. Rate solide, de quatre pouces de long. Reins sains. Vessie contractée.

Remarques. Dans ce cas, il y avait une inflammation étendue du poumon droit, inflammation qui contribua probablement à accélérer la mort du malade. L'estomac présentait également la couleur ardoisée si fréquente dans l'inflammation chronique de sa muqueuse, et sa portion cardiaque était ramollie, quoique le cadavre eût été ouvert seulement 36 heures après la mort. On ne s'attendait pas à une terminaison funeste. Le malade était certainement mieux, et la maladie aurait eu une issue heureuse si l'inflammation pulmonaire n'était survenue et n'avait pris un grand accroissement peu de temps avant 1 a mort. L'épuisement extrême du malade empêcha d'examiner convenablement la poitrine pendant les deux derniers jours ; jusque-là on n'y avait trouvé que les signes ordinaires de la bronchite, du râle sonore, sibilant et muqueux.

J'avais préparé pour la publication une observation de dothinenterie et une autre de fièvre rémittente, ou, comme on l'appelle dans les états du Sud, de fièvre congestive. Ces cas furent observés l'été dernier, pendant que régnait le typhus épidémique. Les lésions anatomiques ne diffèrent point de celles que j'ai décrites en 1834 dans le journal américain. Dans la dothinenterie, il y avait inflammation et ulcération des glandes de Peyer, ainsi que lésion des ganglions mésentériques et de la rate. Dans le cas de fièvre rémittente, les lésions se bornaient au ramollissement et à l'augmentation de volume de la rate et du foie et à l'inflammation de la muqueuse de l'estomac.

Comme ces observations ajouteraient encore à l'étendue de ce mémoire, je renvoie le lecteur à mon travail publié en 1834. Dans la dernière partie de ce travail, je ferai voir que ces maladies différaient du typhus par leurs symptômes non moins qu'elles n'en diffèrent par leurs lésions anatomiques. Je comparerai les symptômes de ces différentes affections. Ici je n'ai voulu m'attacher qu'aux altérations anatomiques, qui sont aussi différentes dans chacune de ces maladies que les pustules de la variole le sont de l'éruption de la rougeole. Les caractères anatomiques de ces différentes fièvres sont tout à fait spéciaux, et il est aussi impossible de substituer la lésion des follicules de l'intestin grêle observée dans la fièvre typhoïde, aux altérations organiques du typhus, qu'il le serait de transformer l'éruption de la rougeole en pustules varioliques.

Nous verrons dans un second article si les symptômes sont aussi distincts et aussi caractéristiques dans ces différentes fièvres, qui, par une confusion de mots, sont si souvent confondues entre elles.

THÉRAPEUTIQUE.

DE LA COMPRESSION DES ARTÈRES COMME MOYEN THÉRAPEUTIQUE, ET PARTICULIÈREMENT DE LA COMPRESSION DES CAROTIDES.

Nous recevons de M. le docteur Allier fils, de Marcigny (Saône-et-Loire), une lettre qui contient trois cas de l'emploi de ce moyen thérapeutique. Ces trois observations sont trop intéressantes pour que nous ne nous empressions pas de les publier. Si nous y mettons cet empressement, ce n'est point parce que ce sont autant de faits qui viennent confirmer ce que nous avons dit de l'efficacité de la compression des artères dans beaucoup de maladies. Nous croyons à la *grande puissance*, mais non à la *toute-puissance* de ce moyen. M. Allier a vu des cas dans lesquels il a échoué ; qu'il ait la complaisance de nous les faire connaître, et nous ne mettrons pas moins d'empressement à les livrer à la publicité ; car nous sommes de ceux qui cultivent la science et recherchent la vérité pour elles-mêmes, et qui seraient bien fâchés qu'on leur supposât le désir de voir estimer une méthode thérapeutique à plus haut prix qu'elle ne mérite, par cela seul qu'ils l'auraient inventée, ou qu'ils auraient employé leurs efforts à la faire connaître et à la propager.

Voici les observations de M. Allier, c'est lui-même qui va parler.

Douleur névralgique intermittente du lobule de l'oreille droite, guérie par la compression de la carotide primitive du même côté.

Madame..... 40 ans ; menstrues régulières ; constitution sèche ; tempérament nerveux ; habite un pays dans lequel les fièvres d'accès sont endémiques. Elle n'a jamais été atteinte de névralgie. Au mois de juillet 1837, elle fut prise d'une fièvre tierce simple, dont les symptômes offraient si peu d'intensité, que cette maladie fut d'abord abandonnée à elle-même. Le quatrième accès, dont la durée fut de cinq heures, fut accompagné d'élancemens névralgiques, bornés au lobule de l'oreille droite. La compression de cette partie, qui n'offrait aucun changement appréciable aux sens, amoindrissait la sensibilité morbide. La violence de la douleur était telle que la malade poussait des gémissemens et demandait avec instance qu'on lui excisât le lobe auriculaire. Cette partie fut enveloppée de compresses continuellement imprégnées d'une solution concentrée d'extrait de belladone. Immédiatement après l'accès, une potion contenant 12 gr. de sulfate de quinine et 1 gr. d'extrait gom. d'opium, fut administrée pendant l'apyrexie. L'accès suivant ne reparut point ; seulement la douleur névralgique se reproduisit avec la même violence et eut la même durée. 24 gr. de sulfate de quinine associés à 2 gr. d'opium n'eurent aucune influence sur la névralgie qui remplaça comme précédemment l'accès fébrile et avec la même intensité. Le jour suivant, le fébrifuge élevé à la dose de 34 gr. fut également sans résultat. Cette médication, encore une fois renouvelée sans avantage, fut alors discontinuée. Une demi-heure avant le retour présumé de la douleur, je pratiquai moi-même la compression de la carotide du côté malade. Tous les quarts-d'heure, je l'interrompais durant 4 à 5 minutes. La douleur revint, mais avec un caractère de simple fourmillement tout à fait supportable et ne fut que passagère. La compression confiée à des mains intelligentes fut ainsi réitérée deux fois à l'heure accoutumée de l'invasion de l'accès névralgique qui dèslors disparut complètement et sans retour.

Névralgie du nerf orbito-frontal, puis du rameau supérieur du nerf honteux, guérie par la compression successive de la carotide et de l'aorte abdominale.

M. de..... 45 ans, tempérament nerveux, livré aux travaux de cabinet, rongé de soucis domestiques, était sujet depuis long-temps à une névralgie sus-orbitaire droite. Cette affection se montrait deux ou trois fois dans le courant de l'année, et cédait presque toujours dans les 24 heures à l'emploi de l'extrait de belladone en frictions sur les parties souffrantes. Sur la fin du 1er septenaire d'une fièvre typhoïde, qui se termina d'une manière heureuse, le malade éprouva des douleurs aiguës, lancinantes, revenant par intervalle et comme par secousse électrique. Elles avaient leur point de départ au trou sourcilier droit, et de là elles s'irradaient vers le front, la tempe, la paupière supérieure et l'angle nasal des paupières. Elles s'accompagnaient de mouvemens convulsifs dans les muscles correspondans. Elles augmentaient sous l'influence du bruit et de la lumière. Elles étaient d'une violence telles qu'elles arrachaient de sourdes plaintes au patient. La belladone, dont l'emploi jusque-là avait toujours été suivi d'un prompt succès, échoua complètement. L'administration méthodique des autres stupéfians, les pilules de Méglin, les saignées locales, l'acupuncture, n'eurent aucun résultat. Après sept jours de douleurs, exacerbantes, entrecoupées de courtes rémissions et rebelles aux moyens thérapeutiques connus, on en vint à la compression de la carotide primitive droite. Ce moyen, employé presque toute une matinée et interrompu de quart d'heure en quart d'heure durant cinq à six minutes chaque fois, amena d'abord une espèce de somnolence avec engourdissement, puis la cessation totale des douleurs; mais aussitôt des éclairs d'élancémens éclatèrent avec violence sur la région dorsale de la verge molle et pendante. Ces douleurs profondément énervantes s'étendirent du pubis au gland et ne suivaient point la crête de l'ilium et le cordon des vaisseaux spermatiques. Une heure après, la compression de l'aorte abdominale fut employée presque sans interruption pendant

trois quarts d'heure. Seulement, de temps à autre, on diminuait la pression exercée avec la main, pour ne rendre qu'incomplète l'oblitération du vaisseau. Bientôt la douleur s'éteignit graduellement et ne se montra nulle part. La fièvre typhoïde continua de parcourir ses périodes; et nonobstant une hémorrhagie intestinale grave, le malade fut entièrement rétabli au bout de deux mois.

Emploi de la compression des deux carotides dans un cas d'hydrophobie communiquée.

Je fus appelé pour donner mes soins au domestique d'un propriétaire cultivateur sur la fin de novembre 1837. Je le trouvai dans l'état suivant: figure animée; regard farouche; délire fugace; visions fantastiques; expuition fréquemment renouvelée d'une assez grande quantité de fluide salivaire; impulsion irrésistible à des actes de fureur; sentiment de gêne indéfinissable à la gorge; extrème difficulté de la déglutition qui s'accompagne de mouvemens convulsifs. Par intervalles il survient des exacerbations pendant lesquelles la dyspnée est extrème et les convulsions générales portées à un effrayant degré de violence; le pouls est petit, fréquent, irrégulier, la peau chaude, couverte d'une sueur profuse (*horribile visu!*). La vue de l'eau, l'impression de la lumière, le bruit le plus léger, le courant d'air qui s'échappe par la porte qu'on ouvre sur lui, suffisent pour renouveler avec une intensité croissante ces attaques convulsives. A ces exacerbations qui se suivent rapidement succède une fatigue extrème et un calme de courte durée, pendant lequel les facultés intellectuelles se rétablissent.

Le résultat des renseignemens que j'obtins, fut que ce jeune homme, âgé de 24 ans, d'une constitution vigoureuse, avait été mordu depuis trois mois à la main droite par un chien étranger; qu'à cette époque quelques chiens du voisinage, après avoir donné des signes de tristesse, avaient abandonné la demeure de leurs maîtres; que confiant dans l'efficacité d'un remède qu'un habitant de la campagne tenait de ses pères, et qu'on distribuait dans sa famille de temps immémorial, contre la rage, il s'était empressé de réclamer l'administration intérieure de ce *précieux spécifique*; et qu'il avait vu, non sans une vive satisfaction, sa morsure qui ne fut pansée qu'avec du cérat, se cicatriser dans un laps de temps très court.

J'appris, en outre, que huit ou dix jours avant la manifestation de l'horrible scène dont j'étais témoin, il s'était plaint d'anorexie, d'un malaise général indicible, de quelques constrictions passagères aux tempes, et qu'il avait été en proie à des terreurs paniques. Je ne trouvai à la paume de la main, près de l'éminence hypoténar, qu'une cicatrice irrégulièrement linéaire et entrecoupée d'un demi-pouce d'étendue; à la partie correspondante de la région dorsale de la main se trouvait une autre cicatrice un peu moins étendue. Ces deux cicatrices étaient sans boursouflement et ne se sont point rouvertes à l'apparition des symptômes rabiques. Tout en déclarant le caractère et l'incurabilité de l'affection, je proposai la saignée, que les parens rejetèrent. Me rappelant l'efficacité de la compression des carotides dans des cas d'épilepsie, je comprimai simultanément ces deux artères au début d'un paroxysme convulsif, sans en prévenir les assistans. A l'instant même les convulsions cessèrent, et l'hybrophobe tomba dans une espèce d'anéantissement. La famille effrayée ne me permit pas de continuer et de reprendre l'emploi méthodique de ce moyen thérapeutique puissant. Les accidens éclatèrent avec une nouvelle violence, et le malade succomba le lendemain, 48 heures après l'invasion des premiers symptômes.

La compression des carotides n'a pas encore été, que je sache, employée dans cette terrible affection; ses effets ont été trop évidens dans le cas que je viens de relater, pour qu'on ne regarde point comme une chose importante de constater par de nouvelles expérimentations son influence définitive sur le tétanos rabiéique ; il est vrai de dire que, par l'emploi de ce moyen, on n'attaque point le mal dans sa source, on ne détruit point l'intoxication ; mais qui sait si en anéantissant, par la compression des carotides, les funestes effets de cet empoisonnement, les convulsions, on ne préviendrait point la terminaison fatale de cette affreuse maladie, puisque ces convulsions amènent la mort soit par asphyxie, soit par l'épuisement du système nerveux.

Les deux premières observations, outre qu'elles sont remarquables par l'efficacité de la compression, qu'on ne peut révoquer en doute, offrent des névralgies qui n'ont peut-être pas encore été signalées. Il est bien entendu que je ne veux pas parler ici de la névralgie sus-orbitaire.

Je ne dois point dissimuler que j'ai rencontré quelques névralgies contre lesquelles les moyens ordinaires, ainsi que la compression, ont complètement échoué. Pour ne pas être conduit à donner une importance trop exagéré à un moyen thérapeutique sinon nouveau, du moins nouvellement exhumé, il serait utile, je pense, de tenir compte de ces cas négatifs qu'on cherche trop souvent à ensevelir dans l'oubli. Je me propose, pour ma part, de vous adresser prochainement un résumé fidèle de ces cas malheureux.

L. ALLIER, fils, D. M. P.

BIBLIOGRAPHIE.

Lenhossek (Mich. von) die Wuthkrankheit nach den bisherigen Erfahrungen, etc., c'est-à-dire : *Traité pathologique et thérapeutique de la rage*, d'après les observations connnes jusqu'à ce jour. Pest et Leipzig, 1837, in-8

Andreae. Grundriss der allegem. Augenheilkunde. Esquisse d'ophthalmologie générale. Magdebourg, 1" part. 1834, 2" part. 1837.

Sefert. Ueber die Bronchio-pneumonie. Sur la bronchio-pneumonie des enfans naissans et à la mamelle. Berlin. 1837.

Siabenhaar. Encyclopædischer Handbuch der gerichtlichen Arzneikunde. Compendium encyclopédique de médecine légale. 1" vol., 1" cahier. Leipzig, 1837, publié avec la collaboration des docteurs Flachs, Lehmann, Martin et Schmalz.

Sammlung auserlesener Recepte der neuesten Zeit. Nebst den neuesten Erfahrungen des In-und Auslandes in der gesammten medicinischen, chirurgischen und geburtshilflichen Praxis. Unter Mitwirkung von prof. J. B. Freidreich zu Weissenburg herausgegeben von d . Karl Wenzel. Achtes Baendchen. Erlang, 1837, in-8. — Neuntes Baendchen. Ibid, 1837.

De perityphlitide. Dissertatio in auguralis medica quam... publico examini submittit auctor Carolus Frider. Wilhelmi. Heidelberg, 1837, in-8. — L'auteur traite, sous ce nom, des abcès de la fosse iliaque droite.

Observations de Pharmacie, de Chimie et d'Histoire naturelle pharmaceutique, par M. Guibourt, pharmacien, professeur à l'école de pharmacie, etc., et M. Béral, pharmacien, membre de la société de pharmacie, etc. Paris, 1838, in-8°, 124 p.
— Ces observations se rapportent, pour la plupart, à des articles plus ou moins défectueux du nouveau *Codex* français dont elles constituent une sorte d'examen critique. Elles doivent être prises en considération, car les auteurs ont signalé dans le Codex la fréquente substitution de composition deux ou trois fois plus actives ou plus faibles à celles qui sont généralement usitées, substitution faite sans discussion, sans examen préalable, sans rien qui avertisse que le médicament est changé ; ce qui n'est pas toujours sans danger.

Supplément au Traité sur les Gastralgies et les Entéralgies, ou Maladies nerveuses de l'estomac et des intestins, par J. P. T. Barras, docteur en médecine, etc. 1 vol. in-8. Prix, 5 fr. 6 fr. 50 c. *Franc de port par la poste.*
A Paris, chez Béchet jeune, libraire, place de l'Ecole de Médecine, 4.

Traité d'Anatomie chirurgicale et de Chirurgie expérimentale, par J.-F. Malgaigne, professeur agrégé de la faculté de médecine de Paris, chirurgien du Bureau central des hôpitaux, etc., etc. Paris, J.-B. Baillere. 1838, in-8, 2 vol. prix : 14 francs.

Traité pratique des maladies vénériennes, ou Recherches critiques et expérimentales sur l'inoculation appliquée à l'étude de ces maladies, suivi d'un résumé thérapeutique et d'un formulaire spécial, par Ph. Ricord, docteur en médecine, chirurgien de l'hôpital des vénériens, etc., 1 fort vol. in-18. Prix : 9 fr. Paris, à la librairie des sciences médicales de Just Rouvier et E. Le Bouvier, rue de l'Ecole-de-Médecine, 8.

Un des gérans,

DEZEIMERIS.

PARIS.— Imprimerie et Fonderie de FÉLIX LOCQUIN et COMP. rue Notre-Dame-des-Victoires, 16.

1838. — N. 17.   25 JANVIER.

L'EXPÉRIENCE,

JOURNAL DE MÉDECINE ET DE CHIRURGIE

PUBLIÉ PAR

MM. DEZEIMERIS ET LITTRÉ.

Ars longa,   *Ubicumque...*

Ce journal paraît tous les cinq jours, les 5, 10, 15, 20, 25 et 30 de chaque mois, par cahiers de 16 pages à deux colonnes, formant à la fin de chaque année deux forts volumes grand in-8°. Le prix d'abonnement est de 9 fr. pour 6 mois, 18 fr. pour six mois, 36 fr. pour un an. On s'abonne, au bureau du journal, chez J.B. BAILLIÈRE, rue de l'Ecole de Médecine, 13 bis, et, dans les départemens, chez les directeurs de poste et aux bureaux des Messageries-Royales et des Messageries Laffitte et Caillard. Les lettres affranchies sont seules reçues.

PATHOLOGIE CHIRURGICALE.

EXAMEN CRITIQUE DES MÉTHODES DIRECTES DE TRAITEMENT DES FISTULES VÉSICO-VAGINALES.— EXPOSITION D'UN NOUVEAU PLAN D'OPÉRATION;

Par G. Jeanselme.

Lorsque les fistules vésico-vaginales existent au bas-fond de la vessie, qu'elles sont d'une date ancienne et qu'il y a perte de substance, sont-elles au dessus des ressources de l'art ? Peut-on espérer d'en triompher par les moyens connus? Telle est la double question qui, depuis long-temps, est à l'ordre du jour dans le monde chirurgical, et qui cependant n'a pas encore reçu une solution satisfaisante. Des opinions diverses ont été établies sur des théories plus ou moins hasardées, le génie chirurgical a mis à contribution toutes ses ressources; mais comme on est bien convaincu à l'époque actuelle que la théorie la plus ingénieuse ne reçoit pas un accueil favorable si elle n'est sanctionnée par des faits, on a publié des observations. Or, je crois qu'un examen attentif de ces observations répandra un grand jour sur cette question.

Quoiqu'il n'entre pas dans mon plan de présenter l'histoire détaillée des fistules vésico-vaginales, je ne puis me dispenser de présenter quelques considérations générales sur cette maladie.

Lorsqu'on réfléchit au nombre de femmes qui sont atteintes de fistules vésico-vaginales, et aux conséquences douloureuses et dégoûtantes de cette maladie, on est tout étonné qu'on s'en soit si peu occupé avant le siècle actuel.

Avant J. L. Petit, en effet, aucun auteur n'avait rien dit de précis sur cette affection; ce célèbre chirurgien n'en parle lui-même que d'une manière très superficielle. Ce silence doit être attribué sans doute à l'idée généralement répandue alors que la cure radicale de cette maladie est au dessus des ressources de l'art. J'en trouve d'ailleurs la preuve dans le fait suivant cité par Petit : une dame atteinte d'une fistule vésico-vaginale à la suite d'un accouchement laborieux, vint le consulter à Paris. Petit assemble les sommités chirurgicales de la capitale : la réunion leur paraît être la seule indication curative; cependant on ne trouve aucun moyen capable de la procurer. Un seul propose la suture, mais il recule devant les difficultés de l'opération. On décide alors qu'il n'y a à employer que des moyens palliatifs (1).

Desault et Chopart, qui se sont acquis une si grande réputation dans le traitement des maladies urinaires, insistent si peu sur l'affection qui nous occupe qu'on serait tenté de croire que déjà toutes les ressources de l'art avaient fait défaut, et que la chirurgie n'avait plus que des moyens palliatifs à opposer aux fistules vésico-vaginales. Ces deux chirurgiens parlent, il est vrai, de certains succès; mais nous ne devons point nous en occuper ici ; ils trouveront leur place dans l'examen du procédé de Desault.

Si jusqu'au XIX° siècle les chirurgiens se sont peu occupés des fistules vésico-vaginales, il n'en est pas de même de nos jours. Depuis vingt ans environ, l'attention a été éveillée sur ce point de pathologie; la chirurgie a multiplié ses moyens d'investigation; de jeunes praticiens sont venus payer tribut à la science; des mémoires ont été publiés, des thèses ont été soutenues; mais, il est bien pénible de le dire, le succès n'a pas encore secondé les efforts de l'art, du moins pour les fistules du bas-fond de la vessie avec perte de substance et d'une date ancienne. C'est ce que l'examen attentif des faits publiés jusqu'à ce jour prouvera d'une manière incontestable. Je vais me trouver en opposition avec des hommes que la science honore; cette idée m'a arrêté bien long-temps. Certes, si les

(1) *Traité des malad. chirurg.,* tome III, p. 87.

moyens chirurgicaux qu'on emploie dans le traitement des fistules vésico-vaginales n'étaient qu'impuissans, ce travail n'aurait aucune valeur, et ma critique pourrait paraître toute personnelle. Mais il n'en est pas ainsi : je citerai des faits qui prouvent que ces moyens ont plus ou moins de dangers; nous trouverons même des cas de mort, sans parler de ceux qu'un funeste amour-propre tient cachés. Je déclare donc une fois pour toutes que, dans la discussion à laquelle je vais soumettre les observations qui ont été publiées, je ne consulte aucun autre intérêt que celui de la science et de l'humanité.

Pour mettre de l'ordre dans ce travail, je crois devoir exposer en peu de mots les différens modes de traitement des fistules vésico-vaginales; chacun d'eux sera suivi des observations qui s'y rapportent. Par là on pourra porter un jugement sur la plus ou moins grande valeur qu'on doit accorder à chacun de ces moyens, et sur les dangers divers auxquels chacun d'eux expose. Il est évident que je ne pourrai pas donner en entier toutes les observations, je n'en présenterai qu'un résumé; mais ce résumé sera suffisant. D'ailleurs, j'aurai toujours soin d'en indiquer la source. Je porterai principalement mon attention sur les causes de la fistule, sur sa date, sa position, sa direction, ses dimensions, et sur la plus ou moins grande perte de substance. Considérées sous ces différens points de vue, certaines observations que l'on a beaucoup vantées perdront une grande partie de leur valeur. En effet, toute perforation de la cloison vésico-vaginale n'est pas incurable. Chacun sait, et des faits le prouvent incontestablement, qu'une perforation par instrument tranchant, sans perte de substance et d'une date récente, peut guérir. Le docteur Faure a consigné dans les *Annales de médecine pratique* de l'école de Montpellier un fait de ce genre; la science en possède d'autres. On sait encore qu'une fistule, placée au col de la vessie, n'est pas incurable; Dupuytren en a triomphé plusieurs fois par la cautérisation. Mais qu'on ait guéri par les moyens connus, comme quelques chirurgiens le prétendent, des fistules, suite d'un accouchement laborieux, d'une date ancienne, ayant leur siège au bas-fond de la vessie et avec perte de substance, c'est ce que l'examen scrupuleux des faits ne prouve point. Pour toutes les observations qui ont été publiées, il me sera facile de prouver que, ou la guérison ne s'est pas maintenue, ou le succès a été annoncé trop tôt, ou la fistule avait son siège au col de la vessie. L'observation seule de Delpech semblerait être une exception; mais je présenterai des considérations qui enlèveront à ce fait une grande partie de sa valeur.

Avant tout, je déclare que je regarde comme nul et non avenu tout fait qui n'a pas été publié avec tous ses détails. C'est le seul moyen d'élaguer toutes les questions de personne. En effet, il ne suffit pas de dire j'ai guéri, j'ai vu guérir, on a guéri des fistules vésico-vaginales du bas-fond de la vessie; il faut présenter les observations avec tous leurs dé-

tails pour que le public puisse juger de leur valeur. C'est pour avoir ajouté une trop grande confiance à ce qu'on est convenu d'appeler des *on dit*, qu'une foule d'erreurs se sont glissées dans la science.

Avant que M. Vidal de Cassis eût proposé l'oblitération du vagin, le traitement des fistules vésico-vaginales ne comprenait qu'une seule méthode; c'était la méthode directe. Ce jeune chirurgien a donc ouvert une nouvelle voie, et c'est à lui que l'on doit les divisions du traitement de l'affection qui nous occupe en deux méthodes principales : la première, dite *directe*, est celle par laquelle on agit sur l'ouverture elle-même; la seconde, appelée *indirecte*, est celle par laquelle on dirige les moyens plus ou moins loin de la partie lésée. On ne possède encore qu'un procédé de cette seconde méthode, c'est celui de M. Vidal (de Cassis).

La méthode *directe* comprend plusieurs procédés que nous allons examiner successivement. L'oblitération de la fistule est ici le but que se propose le chirurgien. Or deux voies sont ouvertes pour obtenir la réunion des solutions de continuité des parties molles : la suppuration et l'agglutination immédiate des parties. De là deux procédés bien distincts : la réunion *médiate ou secondaire*, et la réunion *immédiate* ou *par première intention*. Les moyens connus pour atteindre le premier but sont le *procédé de Désault* et la *cautérisation*. Les moyens dont on se sert pour obtenir la réunion *immédiate* sont la *suture*, le rapprochement des lèvres de la perforation par les moyens unissans et *l'élytroplastie*.

1° *Procédé de Désault.* — Ce procédé consiste à placer dans la vessie par l'urètre une sonde d'un grand calibre, dont les yeux sont bien percés, et à introduire dans le vagin soit un tampon de linge, soit une espèce de doigt de gant garni de charpie, soit un morceau de linge ou de toute autre substance approchant de la forme cylindrique et enduite ou de gomme élastique ou de cire. Quel que soit celui de ces corps, dit Désault, il doit remplir le vagin sans le distendre (1).

Lorsqu'on a observé quelques fistules vésico-vaginales anciennes, que l'on a considéré l'état calleux des lèvres de la plaie, on est tout étonné qu'un chirurgien comme Désault ait écrit qu'il avait guéri par un moyen si simple une maladie qui de nos jours résiste à tant de traitemens d'une énergie bien supérieure. S'il avait limité l'efficacité de son procédé aux fistules de l'urètre et du col de la vessie, et si dans les fistules du bas-fond il s'était contenté de le donner comme moyen palliatif et adjuvant, tous les chirurgiens auraient été de son avis, en rejetant toutefois l'usage du tampon qui

---

(1) L'idée du tamponnement du vagin remonte jusqu'à Hippocrate, qui voulait qu'on fît le tampon avec de la chair de bœuf qu'on taillerait en forme de cylindre et qu'on renouvellerait tous les jours.

produit un résultat tout autre que celui que Desault se proposait d'obtenir. En effet, le but de ce chirurgien, dans l'emploi de ce corps, était de rapprocher les lèvres de la fistule en écartant ses deux angles. (Il est inutile de dire qu'il ne faisait usage du tamponnement du vagin que dans les cas de fistules de forme arrondie ou transversale). Or, que l'on introduise dans le vagin d'une femme atteinte de fistule un bâton de cire molle d'un volume assez considérable pour remplir ce canal, et on trouvera sur sa surface en le retirant un relief qui indique l'écartement des lèvres de la plaie. On sait que M. Lallemand se sert de ce moyen pour déterminer d'une manière précise l'écartement des bords de la fistule. De plus, comme l'observe fort bien le chirurgien de Montpellier, ce corps gêne les fonctions du rectum, comprime et distend des parties éminemment sensibles.

Lorsque j'ai lu dans les œuvres chirurgicales de Desault (tome III page 299). « En suivant ce procédé, nous sommes venus à bout de guérir de ces fistules urinaires et vaginales très anciennes, à travers lesquelles nous pouvions porter le doigt dans la vessie. » Je me suis livré à la recherche d'observations tendant à prouver cette assertion ; mais je n'en ai point trouver dans les ouvrages de Desault. Le sujet en valait pourtant la peine. Quelque intéressantes que soient les nombreuses observations dont ce chirurgien a doté la science, je ne pense pas que celles qui constateraient de pareils succès offrissent un moindre intérêt. Je ne puis m'empêcher de le dire, ce silence est pour moi la preuve que Desault n'a jamais été bien convaincu des succès dont il parle. Cependant Chopart, qui partage l'opinion de Desault sur les moyens à opposer aux fistules vésico-vaginales, sans entrer dans plus de détails, présente deux observations que nous allons examiner.

Iʳᵉ Obs. (1) Le sujet est une dame âgée de 22 ans, atteinte d'une fistule vésico-vaginale à la suite d'un accouchement laborieux. Il est dit que la fistule pouvait avoir trois lignes d'étendue, qu'elle était située au *col* de la vessie, et qu'elle présentait une forme alongée et une direction transversale. Cette dame, après avoir fait usage dans sa province pendant une année entière de pessaires de différentes formes, après avoir dilaté pendant ce temps son urètre avec des bougies tantôt pleines, tantôt creuses, désolée de ne pas trouver d'amélioration dans son état, vint à Paris se confier aux soins de Desault. On lui fait garder une position horizontale, on dilate son canal avec des sondes de plus en plus volumineuses et fixées de manière qu'elles dépassent constamment l'ouverture fistuleuse. Il est dit qu'après trois mois de ce traitement la fistule s'est *presque* totalement fermée, que l'urine a repris son cours par l'urètre, et qu'il n'en sort *quelques gouttes* par le vagin que pendant la marche : Chopart termine cette observation en disant : « Cette dame, de retour dans son pays, a continué encore quelque temps l'usage de la sonde ; elle est devenue enceinte deux fois et est accouchée heureusement : elle *paraît* parfaitement guérie de sa fistule. »

(1) Chopart, *Traité des maladies des voies urinaires*, t. I, p. 448.

Il serait fastidieux de m'arrêter longuement sur cette observation dont la valeur est d'ailleurs jugée par tous les chirurgiens. Comment en effet accorder quelque confiance à un succès dont le chirurgien lui-même n'est pas certain ? Car les dernières paroles de Chopart décèlent assez ses doutes. D'ailleurs la fistule siégeait au col de la vessie et avait une petite étendue, et personne n'élève des doutes sur la possibilité de guérir ces sortes de lésions. Il est même probable que la cautérisation aidée de la sonde en aurait triomphé. On sait que de pareils succès n'étaient pas rares dans le service de Dupuytren à l'Hôtel-Dieu. Pourquoi Chopart qui dit avoir été témoin de guérisons remarquables obtenues par son illustre collègue, ne nous a-t-il pas laissé de préférence un de ces succès ? Je laisse au lecteur le choix de la réponse.

IIᵉ Obs. (p. 482). Le sujet est une femme âgée de 27 ans, atteinte d'une fistule vésico-vaginale à la suite d'un accouchement laborieux qui nécessita l'emploi du forceps. Je n'entrerai pas dans les détails de cette observation ; qu'il me suffise de dire que la fistule était située au bas fond de la vessie, qu'il y avait une perte de substance telle, que le doigt pouvait être introduit dans la vessie à travers l'ouverture anormale. Le procédé échoua complètement. La malade sortit quelque temps après de l'hospice dans le même état que lors de son entrée.

Chopart parle ensuite de deux autres cas semblables qui se présentèrent à l'hospice du collège de chirurgie. Le procédé échoua encore ici, dit ce chirurgien, parce que l'ouverture fistuleuse située *derrière le col* de la vessie offrait une trop grande perte de substance.

Desault et Chopart ne sont pas les seuls qui aient senti les avantages des sondes dans le traitement des fistules urinaires. Tous les chirurgiens savent que le contact de l'urine avec les bords de la fistule est un obstacle à leur agglutination, et partant que la sonde, en détournant l'urine, doit être d'un grand secours. Mais il y a loin de là à cette assertion toute hypothétique, qu'avec ce procédé on guérit de grands délabremens de la paroi vésicovaginale. On a parlé de certains efforts de la nature ; mais, je le demande, peut-on raisonnablement compter sur un pareil secours dans ces circonstances !

M. Velpeau, dans son *Traité des Accouchemens* (tome 2, page 627, 2ᵉ édit.), dit que M. Blundell, dans ses leçons (*The Lancet*, 1828, vol. 1, p. 334), cite l'exemple d'une large fistule vésico-vaginale heureusement guérie. Mais voyons de quelle valeur est ce fait. Je crois devoir le donner textuellement : « Une femme du voisinage ayant été délivrée après beaucoup d'efforts et par l'emploi du levier, je trouvai, en l'examinant avec soin quelques jours après l'accouchement, qu'il y avait au *col* de la vessie une fistule par laquelle on pouvait facilement introduire deux doigts dans la vessie. Ayant dû plus tard, sur une assignation judiciaire, faire un rapport sur l'état des parties, je fus fort étonné, quelques semaines après mon premier examen, de trouver, à ma grande satisfaction, que, par l'emploi du catheter et d'un traitement général , la plaie s'était si complètement fermée qu'il n'y avait pas même de traces de cicatrisation. Je ne dois pas oublier de dire, ajoute M. Blundell, que cette cure est due à l'habileté de mon confrère M. Gaitskel de Rothertile. »

Je ne sais pas jusqu'à quel point de pareils faits doivent être pris en considération. Toujours est-il qu'on comprend difficilement qu'une perforation de la cloison vésico-vaginale, à travers laquelle on peut introduire deux doigts, puisse en quelques semaines être si complètement fermée qu'il ne reste plus de trace de cicatrisation. D'ailleurs, comme c'était encore ici un cas de fistule du col de la vessie, je ne pousserai pas plus loin mes réflexions.

M. Velpeau parle aussi (*oper. cit.* page 626) d'une guérison citée par Peu. (*Prat. des Accouch.*, page 384.) Mais il suffit d'aller à la source pour se convaincre que la science ne peut pas compter sur de pareils faits.

En résumé, le procédé de Desault est un moyen palliatif; c'est même un adjuvant nécessaire des autres procédés dans les cas de fistules du bas-fond. On pourrait même attendre de lui la guérison de certaines fistules de l'urètre et du col de la vessie; disons toutefois qu'en y ajoutant la cautérisation, la guérison serait plus sûre et se ferait moins longtemps attendre. Mais on se bercerait d'une espérance vaine, si on croyait pouvoir guérir par ce procédé des fistules du bas-fond de la vessie d'une date peu récente. Cependant, je dois le dire , ce procédé est loin d'offrir les dangers qu'on a à redouter dans l'emploi des autres moyens ; il apporte toujours du soulagement aux souffrances de la malade. D'ailleurs n'est-il pas le plus souvent la seule et dernière ressource de malheureuses femmes qui ont épuisé tous les moyens chirurgicaux ?

Je dois mentionner ici une modification que M. J. Cloquet a apportée à ce procédé. Ce chirurgien, persuadé que le contact continuel de l'urine avec les lèvres de la fistule est un des plus grands obstacles à leur agglutination, s'est servi d'un siphon inspirateur pour pomper l'urine dans la vessie. Mais, comme on le comprend facilement , quelque moyen que l'on emploie, on ne parviendra jamais à soustraire les bords d'une fistule située au bas-fond de la vessie du contact absolu de l'urine.

2° *Cautérisation.* — Le but que se propose le chirurgien par la cautérisation est de provoquer sur les bords de la fistule un degré d'inflammation suffisant pour en procurer l'adhésion. Le nitrate d'argent, le cautère actuel, le nitrate acide de mercure , sont les seules substances que je sache avoir été employées. Comme le plus souvent il n'est pas facile de cautériser convenablement les lèvres de la fistule, vu la profondeur de la lésion, les chirurgiens ont employé divers moyens pour vaincre autant que possible cette difficulté. Ainsi Dupuytren

portait le nitrate d'argent fixé à l'extrémité d'une tige métallique ou d'une pince à anneau. M. Lallemand, de Montpellier, a imaginé pour porte-caustique une espèce de bague plate et à ressort qu'on peut fixer solidement sur l'extrémité du doigt indicateur , à cause de l'élasticité dont elle est douée. Un morceau de nitrate d'argent est enchâssé dans le chàton de cette bague. M. Flamand a aussi inventé un instrument commode ; il est composé de deux tiges, réunies dans leur milieu par une goupille; l'une de ces tiges est armée du caustique, l'autre porte une gaîne pour le cacher : on fait sortir le caustique de dessous la gaîne en exécutant un petit mouvement de bascule. M. Ehrmann, de Strasbourg , s'est servi dans l'emploi du nitrate acide de mercure d'un pinceau placé dans une grosse canule de gomme élastique.

L'application du cautère actuel réclame évidemment plus de précautions. Delpech conseille avec beaucoup de raison de ne porter le fer rouge que sur la circonférence vaginale de la solution de continuité.

Quelque ingénieux que soient les procédés de cautérisation dont je viens de parler, il n'en est pas moins vrai qu'il est toujours très difficile de cautériser convenablement une fistule vésico-vaginale. Le lieu caché de la lésion rend facilement compte de cette difficulté.

La cautérisation a été employée par plusieurs chirurgiens dans le traitement des fistules vésicovaginales. Elle compte même plusieurs succès dans des cas de fistules de l'urètre ou du col de la vessie. Ces résultats heureux se conçoivent très bien; en effet , au moyen des sondes , on peut soustraire les bords de la fistule au contact de l'urine, et dès lors on ne voit pas pourquoi cette lésion ne céderait pas à l'usage des caustiques. J'ai déjà dit que de pareilles guérisons n'étaient pas rares dans la clinique de Dupuytren. Mais qu'il s'agisse d'une fistule du bas-fond de la vessie avec perte de substance et d'une date ancienne, la scène change alors de face.

Dupuytren et Delpech sont les seuls qui ont prétendu avoir obtenu des succès de ce genre. Certes, l'autorité de ces deux célèbres chirurgiens est d'un grand poids ; mais doit-on pour cela s'interdire tout examen ? Je ne le pense point. Dans des questions théoriques, il n'est pas donné à tous de suivre le génie; mais les questions de fait sont à la portée de tout le monde. Examinons donc les observations sur lesquelles ces deux chirurgiens ont basé leurs succès.

Dupuytren se servait tantôt du nitrate d'argent, tantôt du fer rouge. Il était dirigé dans l'emploi de ces moyens par les considérations suivantes : Lorsque les bords de la fistule n'étaient pas épaissis, indurés, qu'ils n'étaient pas très éloignés l'un de l'autre, l'action du nitrate d'argent lui paraissait suffisante; mais si les bords étaient durs , épais, calleux, s'ils étaient très écartés, l'action de ce caustique ne lui paraissait pas assez énergique, et il faisait usage du fer rouge. En procédant ainsi, on n'est point étonné que le célèbre chirurgien de l'Hôtel-Dieu ait obtenu des guérisons complètes de fistules de l'urètre et du col de la vessie. Mais de là aux guérisons de fistules du bas-fond, il y a un abîme qu'aucun procédé n'a encore évidemment franchi.

Je lis dans plusieurs travaux sur le sujet qui nous occupe que Dupuytren a guéri plusieurs de ces fistules par la cautérisation. Ce chirurgien lui-même a annoncé à l'Académie de médecine plusieurs succès de ce genre obtenus dans sa clinique. Mais, il faut le dire, ce ne sont là que des allégations sans preuves, qui ne peuvent avoir aucune valeur scientifique.

Dernièrement on a admis dans une thèse un succès obtenu par Dupuytren, et on s'est fondé sur ces paroles de M. Sanson (1) : « Nous avons vu guérir par Dupuytren, après trois cautérisations de feu, une incontinence complète d'urine occasionnée par une perte de substance disposée en forme de fente longitudinale qui partait de l'urètre, dont la paroi inférieure était complètement détruite, et s'étendait jusqu'au bas-fond de la vessie.» Certes, la probité scientifique de M. Sanson ne saurait être mise en doute ; cependant un pareil fait, pour avoir de la valeur, doit être publié avec tous ses détails. Un ancien élève de Dupuytren dit avoir cette observation dans ses cartons ; ce serait se rendre utile à la science que de la publier. D'ailleurs M. Sanson ne dit pas que la fistule comprenait le bas-fond de la vessie ; elle s'étendait, dit-il, *jusqu'au bas-fond.*

Un fait qui m'a frappé, et qui a confirmé mes doutes sur les succès de Dupuytren, c'est que dans les nombreux comptes-rendus de la clinique de ce chirurgien, on n'ait publié que deux observations de fistules vésico-vaginales ; nous verrons bientôt de quelle valeur sont ces observations. On doutait cependant alors, comme on doute encore aujourd'hui, de ces guérisons remarquables. La meilleure réponse à tous ces doutes c'était de publier les observations avec tous leurs détails. Certes, les faits cliniques du grand chirurgien ont eu assez de retentissement. Je ne puis m'empêcher de le dire encore ici, ce silence est pour moi la preuve morale que Dupuytren n'a jamais guéri de fistules du bas-fond de la vessie et d'une date ancienne. Mais n'entrons pas dans plus de détails, les faits vont parler assez haut.

Iʳᵉ OBS. (*Journal hebd.*, t. V, p. 255, 1829. M. Paillard). Le sujet est une femme âgée de 30 ans environ. Entrée une première fois à l'Hôtel-Dieu, elle fut *complètement* guérie par plusieurs cautérisations avec le fer rouge ; mais par une imprudence de la part de la malade, la cicatrice encore tendre qui réunissait les bords de la fistule se rompit, et la lésion de continuité se reproduisit. La malade rentra dans le service de Dupuytren, où elle fut soumise au même traitement. Il est dit que la fistule était située *au col* de la vessie, et qu'elle affectait une direc-

(1) *Nouveaux élémens de pathol. méd. chir.*, t. V, p. 294.

tion transversale. La cautérisation fut pratiquée le 13 octobre 1829, avec un cautère en forme de *haricot* et rougi à blanc. M. Paillard s'exprime en ces termes : « Dès cet instant, les urines cessèrent de s'écouler par la fistule ; le gonflement inflammatoire qui est survenu s'y est opposé, et au moment où nous rédigeons cette observation, elles n'ont pas encore repris leur cours par cette ouverture anormale. Nous aurons soin d'informer nos lecteurs si de nouvelles cautérisations ont été nécessaires ou si une seule a suffi pour obtenir une guérison.»

Une pareille observation ne saurait satisfaire l'esprit le moins sévère ; elle ne constate pas même une guérison de fistule du col de la vessie, car la cautérisation a été pratiquée le 13 octobre, et l'observation a été publiée le 7 novembre. Or, on sait qu'il faut un temps plus long pour pouvoir proclamer un succès durable. En outre, pourquoi donner si peu de détails ? Quelle peut être la valeur d'une observation dans laquelle on se borne à dire : la cautérisation a lieu, et dès cet instant les urines cessent de s'écouler par la fistule ? D'ailleurs la dernière phrase n'indique-t-elle pas clairement que la fistule n'était pas guérie le 7 novembre ? C'est en vain que j'ai cherché les nouveaux détails promis par M. Paillard. Il me semble qu'on aurait pu choisir un fait d'un autre ordre pour pouvoir dire dans les réflexions qui sont à la suite de cette observation : « La cautérisation avec le fer rouge a réussi *très souvent* entre les mains de Dupuytren contre des fistules vésico-vaginales longitudinales, très étendues, de l'urètre, du col et du *bas-fond* de la vessie, et même contre ces fistules lorsqu'elles affectaient une direction transversale, et qu'elles étaient grandes et déterminées par une perte de substance considérable. » Ceci n'a pas besoin de commentaire.

IIᵉ OBS. (*Lancette française*, 1829, n. 65-83). Le sujet est une femme âgée de 28 ans, qui entra à l'Hôtel-Dieu, le 25 mars 1829, pour une fistule vésico-vaginale, suite d'un accouchement laborieux. Le 27 mars, **Dupuytren** introduisant le doigt dans le vagin, reconnaît une légère perte de substance derrière le col de la vessie, et à l'aide du spéculum, il vit distinctement en cet endroit une fente dont le diamètre transversal était de trois lignes, et l'antéro-postérieur d'une ligne et demie. On touche deux fois les bords de la fistule avec un cautère rougi à blanc ; une sonde est laissée à demeure dans la vessie. Le 29, l'urine coule avec la même abondance. Cette première partie de l'observation a été publiée le 31 mars. Le 12 mai de la même année, la *Lancette* la termina en ces termes : « La malade dont il a été question (n. 65) a subi depuis le 28 mars deux nouvelles cautérisations avec le fer rougi à blanc. La troisième seule a produit quelque changement dans l'état de la fistule ; une quatrième cautérisation a été pratiquée le 28 avril. L'urine ne sort plus que *goutte à goutte.* Dès lors, Dupuytren regarde la malade comme guérie. Ce pronostic s'est confirmé. La malade rend maintenant toutes les urines par l'urètre. Il n'en coule plus une seule goutte par le vagin ; la cure est radicale.

Que conclure d'une observation publiée avec si peu de détails ? Le 28 avril l'urine coulait encore goutte à goutte par la fistule et douze jours après on annonce la cure radicale. C'est, i me semble, un peu trop se hâter. C'est là une source d'erreur que nous aurons à constater bien souvent. On conçoit en effet que, si l'ouverture anormale est petite, le gonflement produit par la cautérisation puisse l'oblitérer pour quelque temps ; mais ensuite le gonflement disparaît, les chairs reviennent sur elles-mêmes et l'écoulement de l'urine se reproduit. On prétend même que cette femme est allée redemander quelques mois plus tard de nouveaux secours dans un autre hôpital. Mais il m'a été imposssble d'éclaircir ce fait puisqu'on n'a pas donné le nom de la malade. D'ailleurs, pour en revenir à mon sujet, était-ce bien réellement une fistule du bas-fond ? Le doigt suffit-il pour déterminer sûrement le siège précis de la lésion ? Il est au moins permis de rester dans le doute.

Telles sont les seules observations de la clinique chirurgicale de l'Hôtel-Dieu que je sache avoir été publiées. J'ai pris des informations auprès de plusieurs jeunes chirurgiens qui ont été internes de Dupuytren, et tous m'ont répondu qu'ils avaient vu guérir par le chirurgien de l'Hôtel-Dieu des fistules du col de la vessie, mais jamais des fistules du bas fond.

Delpech, d'après les recherches qu'il avait faites sur le tissu fibreux (corps inodulaire) qui forme la base des cicatrices, pensa tirer parti de la propriété qu'a ce corps de se retirer à la suite des brûlures. La cautérisation, d'après lui, pourrait bien amener le rapprochement des bords de la fistule et par suite son oblitération, de la même manière que s'opèrent les cicatrices, suite de brûlure, les coarctations de de l'anus, de la vulve et des autres ouvertures naturelles. C'était là, comme on le sait, une théorie ingénieuse que le chirurgien de Montpellier avait à cœur. Si, à cette première idée, nous joignons le brillant des détails qui était tant du goût de Delpech, nous ne serons point étonnés qu'il nous ait laissé une observation des plus circonstanciées.

Il est des faits qui, pour être bien compris, se refusent à toute espèce d'analyse : l'observation de Delpech est de ce genre. Je désirerais pouvoir la rapporter textuellement ; mais cela me conduirait évidemment trop loin. On la trouvera dans le Mémorial des hôpitaux du midi.

Je ne saurais trop engager le lecteur à lire cette observation. Il ne s'agit de rien moins que d'une fistule du bas-fond de la vessie avec une perte de substance assez considérable pour admettre le doigt indicateur sans le moindre effort, existant depuis 30 ans, et radicalement guérie en moins de cinquante jours par deux cautérisations avec le fer rouge et une avec le nitrate d'argent. Certes, c'est là un succès dont on ne trouve pas d'analogue, je dirai presque un prodige. Mais comme les prodiges sont rares en chirurgie, ce fait doit être examiné avec le plus grand soin, d'autant plus que la cautérisation a échoué un grand nombre de fois contre des fistules qui étaient dans des conditions beaucoup moins défavorables.

Il est fâcheux qu'un pareil fait ne se soit pas présenté dans un hôpital, là où le public médical est à même de porter un jugement définitif. Je ne dois pas toutefois m'armer d'une circonstance qui était indépendante de la volonté du chirurgien ; mais il faut que je dise ici toute ma pensée ; elle m'est en grande partie suggérée par le doute que des chirurgiens de Montpellier, que des élèves mêmes de Delpech ont manifesté sur ce brillant succès. Qu'on lise attentivement l'observation, et l'on sera certainement pénétré de cette idée. Delpech, en publiant ce fait, n'a-t-il pas été entraîné par la théorie sur les *inodules* ? On connaît toute la puissance d'une idée préconçue ; et chacun sait combien le professeur de Montpellier tenait à la sienne. Certes, ce n'est pas là une supposition sans fondement. Tous les détails de cette observation sont pour ainsi dire calqués sur cette idée prédominante. Delpech semble donner ce fait plutôt comme une preuve à l'appui de la théorie, que comme une guérison de fistule vésico-vaginale. Je tiens d'un élève particulier de Delpech, que je pourrais citer, qu'en 1829, le professeur de Montpellier regardait les fistules vésico-vaginales du bas-fond de la vessie avec perte de substance comme une maladie incurable. Plusieurs fois il avait exprimé cette idée dans ses leçons cliniques. Mais ne nous bornons pas à ces considérations générales, et voyons si certaines particularités de l'observation ne viendront pas confirmer nos doutes. La première cautérisation a été pratiquée le 2 mai 1830. Les quatre jours suivans une sonde placée à demeure dans la vessie soutire de *grandes quantités d'urine, tandis qu'il n'en passe presque pas dans le vagin.* Le cinquième jour le contraire a lieu, la sonde ne soutire presque pas d'urine ; le liquide sort par le vagin. Durant les douze jours suivans on observe une amélioration progressive. Une seconde cautérisation est pratiquée le dix-septième jour, et la sonde soutire la totalité des urines pendant trois jours. Elles reparaissent ensuite au vagin pendant six jours. Il est dit enfin que le trente-troisième jour après la première opération, il ne passait plus rien par le vagin, lors même que la malade faisait des mouvemens dans son lit ou qu'elle toussait, cependant l'ouverture n'était fermée que par l'application mutuelle de ces plis ; lorsqu'on les écartait on faisait encore couler l'urine. Ceci n'est pas très clair ; car, si les lèvres de la fistule n'étaient pas adhérentes, il est peu probable que, dans les efforts de la toux, les urines ne trouvassent pas un passage à travers l'ouverture. Le quarante-quatrième jour la fistule ne donne plus passage qu'à un stylet à bouton. On cautérise avec le nitrate d'argent et le succès est complet. Voilà à peu près tous les détails qui ont rapport à l'écoulement de l'urine par la fistule, tout le reste se rapporte à la formation de la cicatrice, à ses coarctations, à la théorie enfin du tissu inodulaire.

Je n'entrerai pas dans de plus grands détails.

En somme, je me crois en droit de rester dans le doute sur un pareil succès. D'ailleurs, en admettant même la réalité, que pourrait-on en conclure ? Existe-t-il un seul chirurgien qui osât espérer de triompher par la cautérisation seule d'une fistule du bas-fond de la vessie datant de 30 ans, et capable d'admettre le doigt indicateur ? Je ne le pense point.

3° *Suture*. — Roonhuysen est le premier qui a proposé la suture, pour maintenir en contact les bords de la fistule, préalablement avivés (1). Pour aviver les bords de l'ouverture anormale, on s'est servi du nitrate d'argent, du fer rouge et de l'instrument tranchant. Il n'est pas indifférent de faire usage de l'un ou de l'autre de ces moyens. J'ai indiqué plus haut les règles qui doivent diriger le chirurgien dans l'emploi des deux caustiques. Quant à la préférence à accorder aux caustiques ou à l'instrument tranchant, je ne crois pas qu'il y ait à balancer, du moins lorsque l'ouverture est grande. On sait en effet que les caustiques donnent une plaie moins favorable à la réunion immédiate ; ils détruisent les tissus en formant une escarre qui ne tombe qu'après un certain temps, et qui laisse une surface qui suppure. Tous les chirurgiens conviennent de ce fait ; mais aussi que de difficultés pour raffraîchir convenablement avec l'instrument tranchant, vu la profondeur de la lésion. (Il est inutile de dire que j'entends toujours parler des fistules du bas-fond de la vessie.) M. le professeur Sanson a pourtant vaincu ces difficultés par un procédé très simple. En septembre 1836, ce chirurgien ayant à traiter une fistule vesico-vaginale du bas-fond de la vessie, résolut de pratiquer la suture. Dans l'idée que, dans ce procédé opératoire, l'imperfection du raffraîchissement des bords de la fistule par l'instrument tranchant avait une grande part dans les insuccès, il élargit, avec le lithotome double l'urètre de la malade, et, introduisant par là son doigt dans la vessie, il ramena en dehors la fistule et put ainsi rafraîchir convenablement les bords. L'opération fut pratiquée avec cette aisance et cette habileté qu'on connaît à M. Sanson. La malade était dans des conditions favorables; mais le succès ne répondit pas à un si ingénieux essai. Huit jours après, la malade était dans le même état qu'avant l'opération. Certes, après un pareil revers, je doute qu'on puisse encore fonder des espérances sur la suture dans les cas dont nous parlons. Mais n'anticipons point, et passons en revue les faits qui ont été publiés.

La suture a été employée de différentes manières par les chirurgiens.

En 1802, M. Lewzisky ayant à traiter un fistule vésico-vaginale située transversalement vers la région latérale moyenne et droite du vagin, d'un pouce environ d'étendue, et dont les bords durs et épais étaient écartés l'un de l'autre de deux à trois

(1) M. Frogé (*Thèses*, Paris 1835, n° 95).

lignes, se proposait d'obtenir une cure radicale par la suture. On pourra voir dans la dissertation de ce chirurgien le procédé ingénieux qu'il se proposait de mettre en usage, lorsque la malade fut obligée de partir (1).

En 1812, M. Nœgele proposa trois moyens pour pratiquer la suture. Ils sont consignés dans un mémoire inséré dans le Répertoire d'anatomie pathologique (tome 5). Il est dit, dans ce mémoire, (page 152), que M. Nœgele a obtenu des succès ; mais les observations n'ayant pas été publiées, nous ne devons point nous en occuper.

M. Deyber a aussi employé la suture. Ce chirurgien la regarde comme un des moyens les plus efficaces pour obtenir l'oblitération des fistules vésico-vaginales. Il donne, dans un mémoire inséré dans le Répertoire d'anatomie pathologique (tome 5), deux observations, dont la première doit être examinée avec soin, puisqu'on a prétendu y trouver un cas de guérison radicale.

1re Obs. — A. M. F. âgée de 27 ans, est atteinte d'une fistule vésico-vaginale à la suite d'un accouchement laborieux. Le vagin est oblitéré en partie et transformé en une espèce de cul-de-sac, ayant à peine deux pouces de longueur, et au fond duquel se trouve une petite ouverture qui donne passage a l'urine. L'usage de la sonde, des bains répétés et le repos soulagent la malade sans porter aucune amélioration dans la fistule. Le 4 décembre 1826, cinq mois environ après l'accident, M. le professeur Flamant agrandit l'ouverture dont je viens de parler avec le lithotome de Lombard et en avive les bords avec un bistouri boutonné. Le doigt introduit dans la vessie par cette ouverture ne rencontre ni le col de la matrice, ni la partie supérieure du vagin. Une sonde est placée à demeure dans la vessie, et un tampon de charpie est introduit dans le vagin. Le 8 janvier 1827, la fistule est dans le même état. M. le professeur Erhmann pratique ensuite deux cautérisations avec le nitrate acide de mercure; mais c'est en vain, le 5 février rien n'était changé. M. Erhmann après avoir donné un mois de repos à la malade, pratique la suture le 8 mars; à l'aide du *speculum* dilatateur à trois lames, il reconnaît que la fistule a une direction transversale et une longueur d'environ dix lignes. Immédiatement après l'opération, on place une sonde à demeure dans la vessie. Le 10 on remplace la sonde d'argent par une sonde de gomme élastique; l'urine suinte entre la sonde et l'urètre. Le 13 les ligatures sont expulsées par le liquide émollient qu'on injecte dans le vagin pour calmer les douleurs. Les fils sont intacts, preuve évidente que les chairs ont été coupées. Le 18, l'urine suinte toujours; la sonde devient insupportable. Le 19, la malade peut garder son urine pendant un quart d'heure. Le 2 avril elle passe trois quarts d'heure sans uriner. Le 6 M. Deyber examine la malade avec M. Erhmann. Le jet d'urine est assez considérable, mais inégalement dirigé; chaque émission est suivie de quelques douleurs dans la vulve. Depuis le 25 jusqu'au 30 du même mois, l'urine et les matières fécales sont mêlées de sang. Dans les premiers jours du mois de mai on voit une petite dépression qui *semble* être l'orifice d'un petit canal; mais on ne peut pas y introduire un stylet. Le 7 mai la malade quitte la clinique *parfaitement contente*, et pouvant retenir son urine pendant plus de deux heures. M. Deyber termine par cette phrase : « J'ai appris depuis qu'elle pouvait retenir son urine plus long-temps. »

(1) Dissertation sur la fistule vésico-vaginale (*Thèses.* Paris, 1802. n° 174.)

Cette observation est incomplète sous plusieurs rapports. Le siège de la fistule n'est pas indiqué d'une manière précise. Les détails sur l'écoulement de l'urine par la fistule après les différentes opérations sont certainement insuffisans. D'ailleurs l'observation ne dit pas que la malade est sortie guérie, mais qu'elle a quitté l'hôpital *parfaitement contente*. Ce contentement peut très bien s'expliquer par l'amélioration qu'elle a éprouvé dans son état ; mais de là à une cure radicale il y a loin. Ce qui prouve en outre que la malade n'est pas sortie guérie, ou du moins que le chirurgien était dans le doute, ce sont les dernières paroles de M. Deyber. De plus, nous trouvons encore ici le vice capital qui détruit toute la valeur d'observations de ce genre ; la malade a quitté trop tôt la clinique. Quelques jours ne suffisent pas pour proclamer un succès.

La seconde observation que donne M. Deyber est un cas de fistule du col de la vessie. Le procédé de Desault, la cautérisation et la suture, échouèrent tour à tour. La malade sortit de l'hôpital sans être guérie.

Le docteur Malagodi, de Bologne, a publié dans le *Raccoglitor Medico* (6 juillet 1829) une observation de fistule vésico-vaginale qui eut un grand retentissement. Les *Archives générales de médecine* (tom. 21, pag. 126), la *Revue médicale* (tom. 3. 1829) et la *Gazette de santé* (15 août 1829) en ont parlé avec plus ou moins de détails. Le sujet de cette observation est une nommée Marie Reggiani, âgée de 22 ans, qui vint à Bologne, auprès de M. Malagodi, pour se faire traiter d'une fistule vésico-vaginale longitudinale, survenue à la suite d'un accouchement laborieux, et par l'ouverture de laquelle un doigt pouvait pénétrer facilement dans la vessie. Il est dit que cette femme avait employé inutilement pendant huit mois tous les moyens suggérés par l'art. Le 28 août 1828, M. Malagodi, après avoir raffraichi les bords de la solution de continuité avec le bistouri, les maintint en contact avec 3 points de suture. Pendant deux jours l'urine passe en entier par la sonde qui avait été placée à demeure dans la vessie ; mais le troisième jour il en passe une certaine quantité par la fistule. Les deux tiers postérieurs de l'ouverture anormale se sont seuls cicatrisés. On tente la réunion du tiers antérieur par la cautérisation, et il est dit qu'après trois semaines environ on obtint une amélioration sensible. Le docteur Montebugnoli, qui avait assisté à l'opération, continua pendant quelques semaines encore l'emploi du caustique, et la malade fut complètement guérie vers le commencement de janvier.

Pour peu qu'on y réfléchisse, il sera facile de se convaincre que cette observation ne peut avoir *aucune valeur* scientifique *déterminée*. En effet, il n'est pas dit un mot du siège de la fistule, de l'écartement de ses bords. On ne sait pas non plus depuis quand l'urine avait cessé de passer par la

fistule lorsque le succès a été proclamé. Tous les détails portent sur le mode opératoire. Cela mis de côté, l'observation de M. Malagodi se réduit à ceci : J'ai guéri par la suture une fistule vésico-vaginale ; trois jours après les deux tiers postérieurs se sont réunis immédiatement, et j'ai obtenu ensuite la réunion du tiers antérieur par la cautérisation. Or, je demande si la science peut compter sur des faits si brièvement racontés ?

M. Dugès, de Montpellier, a publié en 1831, dans la *Gazette médicale* de Paris (n° 44) une observation intéressante sous plusieurs rapports. Elle prouve que la suture est non seulement une opération difficile et infidèle, mais encore dangereuse. Deux fois M. Lallemand avait déjà tenté inutilement de réunir les bords de la solution de continuité par son ingénieux instrument. La suture entre les mains de M. Dugès ne fut pas plus heureuse ; elle faillit même devenir funeste à la malade. M. Lallemand pratiqua ensuite deux nouvelles tentatives, en avivant les bords de la fistule avec le fer rouge, et en les affrontant avec ses crochets après la chute des escarres, mais rien ne réussit. M. Dugès termine en disant : La femme est aujourd'hui absolument comme avant toutes ces opérations, si même la solution de continuité n'est pas plus grande.

Le professeur de Montpellier donne à la suite de cette observation un moyen palliatif très ingénieux auquel il soumit la malade. Mais, comme l'observe fort bien ce chirurgien, cet appareil nécessite des précautions et un assujétissement auquel la généralité des femmes ne peut pas se soumettre.

En 1829, M. le professeur Roux tenta, à l'hôpital de la Charité, la suture sur une malade qui succomba le dixième jour de l'opération. L'observation a été publiée par M. J. C. Sabatier dans le *Journal hebdomadaire* (tome 4, page 241. 1829). Ce fait vient à l'appui de ce que j'ai dit en commençant ; car il est évident ici que la terminaison funeste trouva sa source dans l'opération elle-même.

Tels sont les faits que je sache avoir été publiés. Si maintenant nous jetons un coup d'œil sur ces observations, nous voyons qu'il n'y a pas un seul cas authentique de guérison de fistule du bas-fond de la vessie ; que chez tous les malades, des accidens plus ou moins graves sont survenus à la suite de l'opération. Je ne m'arrêterai pas à rechercher la cause de tous ces revers ; mon dessein est de constater des faits. Si, d'un autre côté, l'on réfléchit à tous les insuccès, aux cas même funestes que l'amour-propre tient cachés, on y pensera peut-être à deux fois avant de tenter de nouveau ce moyen. D'ailleurs ce procédé, bien loin d'apporter de l'amélioration dans la lésion, ne fait le plus souvent qu'agrandir l'ouverture anormale. C'est ce que j'ai observé sur une fille publique qui était dans le service de M. Velpeau, à la Charité, en 1836. Cette malheureuse, sur laquelle on avait déjà pratiqué plusieurs fois la suture, me dit que son état empirait après chaque opération. C'est là d'ailleurs un fait qui se comprend très bien.

4° *Moyens unissans.* — Convaincus de l'insuffisance du procédé de Desault, du peu de chances de guérison qu'offre la cautérisation seule dans plusieurs cas, et des dangers auxquels expose la suture, des chirurgiens se sont occupés de trouver un procédé au moyen duquel on peut tenir en contact, sans points de suture, les bords de la fistule préalablement avivés. M. Lallemand, de Montpellier, Dupuytren et M. Laugier ont proposé chacun un instrument pour atteindre ce but. Mais, je me hâte de le dire, l'idée première appartient à M. Lallemand. Les instrumens de Dupuytren et de M. Laugier ne sont même que des modifications de celui de M. Lallemand. Comme le but principal de ce travail est d'examiner les faits qui ont été publiés, je n'ai à m'occuper que du procédé de M. Lallemand. M. Sanson dit, il est vrai (1), que l'instrument de Dupuytren a eu un succès. Mais notons que c'était dans un cas de fistule urétro-vaginale. M. Laugier m'a dit n'avoir pas encore essayé le sien sur le vivant.

L'instrument de Dupuytren est plus simple que celui de M. Lallemand ; mais, comme l'observe fort bien M. Sanson (ouv. cité, p. 299), il ne peut être employé que contre des fistules situées sur le trajet de l'urètre ou sur le col de la vessie. L'instrument de M. Laugier fait honneur à ce jeune chirurgien. C'est une modification ingénieuse qui pourrait trouver une heureuse application dans les fistules longitudinales.

C'est en 1825 que M. Lallemand conçut l'idée de la sonde-érigne. Le mémoire qu'il publia à cette époque fit dans le monde chirurgical une impression d'autant plus vive, que l'auteur donnait un succès pour la première application de son instrument. C'est ce mémoire qui, on peut le dire, éveilla l'attention des praticiens sur le point de thérapeutique qui nous occupe.

Il n'entre pas dans mon plan de présenter la description de la sonde-érigne et les moyens de s'en servir. On pourra consulter pour cela le mémoire de M. Lallemand, publié dans les *Archives générales de médecine* (tome 7, 1825). Je ne discuterai pas non plus sous le point de vue théorique les avantages et les inconvéniens de ce procédé : d'autres l'ont fait avant moi. Je dois me borner à l'examen des faits publiés ; je ne pense pas que cette étude soit inférieure à la première :

1re OBS. — Quoique ce fait porte sur une fistule du *col* de la vessie, lésion à l'égard de laquelle je suis loin de contester la possibilité d'une cure radicale, je crois cependant devoir l'examiner avec soin. C'est le premier coup d'essai de la sonde-érigne de M. Lallemand (Mémoire cité). Le sujet est une dame Martin de Marseille, âgée de trente ans, atteinte, en février 1824, d'une fistule vésico-vaginale à la suite d'un accouchement laborieux. Traitée dans sa province, par la cautérisation et l'usage des sou-

des, elle obtint une amélioration notable ; mais après trois mois, le chirurgien lui ayant déclaré que sa maladie était incurable, elle vint à Montpellier se confier aux soins de M. Lallemand. Le chirurgien de Montpellier, à l'aide de son porte-empreinte, reconnaît que la fistule, située à *quatorze lignes* du méat urinaire, occupe *précisément le col de la vessie*, qu'elle représente une fente transversale très étendue, dont les bords durs et calleux sont presque en contact. Après deux cautérisations avec le nitrate d'argent, M. Lallemand procède le 24 juin à l'application de sa sonde-érigne. Le 10 juillet, l'exploration de la fistule donne une diminution d'un tiers de chaque côté. Le 12, seconde application de l'instrument. Le 17, la malade rend après beaucoup d'efforts une selle dure et copieuse sans qu'il passe une seule goutte d'urine par le vagin. Le 22, le jet d'urine est plus rapide et plus long qu'avant la maladie. Le 25, la malade peut suspendre volontairement le cours des urines, sans que rien passe par la fistule. Mais le 28 la malade est au désespoir ; une certaine quantité d'urine a passé par le vagin, quelques gouttes filtrent encore à travers la fistule. Le 29, nouvelle cautérisation et *immédiatement* après l'incontinence d'urine cesse et ne reparaît pas après la chute de l'escarre. L'observation est ainsi terminée : « Mme Martin reste encore un mois à Montpellier pour un ongle rentré dans les chairs, ne prend aucune précaution et part sans avoir rien observé de nouveau. » Quelques jours après M. Lallemand reçoit de la malade une lettre dans laquelle elle lui apprend qu'en arrivant, elle a senti quelques gouttes d'urine passer par le vagin. Une seconde lettre lui indique que l'urine ne s'échappe par le vagin que pendant son émission naturelle par le canal, mais que c'est si peu de chose qu'elle se regarde comme guérie. M. Lallemand apprend enfin que depuis deux mois Mme Martin est absolument dans le même état qu'avant son accouchement.

Dans le cas où ce fait serait un succès hors de doute, il ne détruirait en rien ma proposition, car la fistule occupait *précisément* le col de la vessie ; elle était située à 14 lignes du méat urinaire. Prenant note de ce chiffre, il nous servira pour une des observations suivantes. Je ne m'arrêterai point aux doutes que plusieurs chirurgiens de Montpellier ont émis sur la cure radicale de madame Martin ; on est même allé jusqu'à dire que cette dame est venue redemander des soins aux chirurgiens de la capitale. Ce ne sont là que des allégations, et je sais que M. Lallemand les a démenties ; mais ce que je ne puis passer sous silence, ce sont les paroles de M. Serres (*Traité de la réunion immédiate*, p. 542) : « Tout semblait annoncer que madame Martin était parfaitement guérie, lorsque M. Lallemand a su qu'il passait encore un peu d'urine par la fistule. Loin de chercher à cacher cet accident (chose que feraient tant d'autres), il nous a *autorisé* à donner à ce fait toute la publicité possible. Si d'abord il a été question de la guérison, c'est qu'au moment où la malade quitta Montpellier, la plaie était réellement cicatrisée, et que depuis son départ de cette ville elle-même avait plusieurs fois écrit et annoncé que la guérison s'était maintenue. *Il n'en était pas ainsi.* » Maintenant comment accorder ces paroles avec le langage que tient M. Lallemand dans son second mémoire publié en 1835 dans les *Archives générales de médecine*

---

(1) *Élémens de path. méd. chirurg.* t. 5, p. 298.

où il dit répondre par un second succès aux doutes qui ont été émis sur la guérison complète de la dame Martin ? Je laisse au lecteur le choix d'une explication. Pour moi, la seule chose qui me paraisse évidente dans ce fait, c'est que la fistule s'est considérablement rétrécie, mais qu'elle n'était pas radicalement guérie lorsque mad. Martin a quitté Montpellier. M. Lallemand n'a constaté la guérison radicale que sur le rapport de la malade, et je ne sache pas que ce soit là *un moyen* infaillible. D'ailleurs, je le répète, c'était une fistule du *col* de la vessie. J'ajouterai, pour être tout à fait juste, qu'en octobre 1837 M. Lallemand, étant à Paris, a dit de la manière la plus formelle à M. Velpeau que la dame Martin était positivement guérie ; et que, par sa méthode, il avait guéri 7 ou 8 malades sur 14 ou 15. Je tiens ces détails récens de M. Velpeau lui-même, qui m'engage à les consigner ici. Mais, je le répète, les observations n'ont pas été publiées, et je me vois forcé de ne pas m'en occuper, quelque grande que soit la confiance que j'aie aux assertions du chirurgien de Montpellier.

2° *Obser.* — (Thèse de M. Frogé. p. 34). — Le sujet de cette observation est une nommée Marie Carrier de Gabriac (Aveyron), âgée de 27 ans, atteinte d'une fistule vésico-vaginale à la suite d'un accouchement laborieux. Delpech trouvant la perte de substance trop considérable refusa de l'opérer. Cette femme se confia ensuite aux soins de M. Lallemand qui appliqua deux fois la sonde-érigne sans succès. Je ne rendrai pas compte des accidens qui survinrent et qui d'après M. Frogé doivent être rapportés au procédé opératoire. Qu'il me suffise de dire que la malade mourut quelques mois après.

3° *Obser.* (Frogé. p. 39). — Marie Cartier de Podenzac Gironde), âgée de 26 ans, est atteinte d'une fistule vésico-vaginale à la suite d'un accouchement laborieux. Un an après l'accident, le 5 février 1834, elle entre à l'hôpital Saint-Éloi. La fistule est située à quelques lignes en arrière du col de la vessie. Elle a une direction transversale et huit lignes au plus d'étendue. L'urine passe en entier par la fistule, mais avec des intermittences de 4, 5 et même quelquefois 6 heures. Du 10 au 16 du même mois M. Lallemand pratique plusieurs cautérisations avec le nitrate d'argent. La malade peut garder plus long-temps ses urines. Le 17 les bords de la fistule étant rouges et gonflés on applique la sonde-érigne. Les lèvres de la plaie sont exactement affrontées par les crochets de l'instrument. Pendant quelques jours les urines s'écoulent facilement par la sonde. Mais le 26 elles reprennent leur cours par le vagin. M. Frogé termine ainsi cette observation : Cette pauvre femme sortit de l'hôpital dans les premiers jours du mois de mars 1834, perdant sans cesse les urines par le vagin.

4° *Observ.* — (Arch. gén. de méd., tome 7., 1835). Le sujet est une nommée Françoise Sepon. Lorsqu'elle vint se confier aux soins de M. Lallemand la fistule datait d'environ deux ans ; il est dit que son bord antérieur était à un pouce quatre lignes de l'ouverture extérieure de l'urètre, et qu'elle avait la forme d'un croissant à concavité tournée en avant. Sa direction était à peu près transversale ; dans l'espace d'un mois on pratique cinq cautérisations avec le nitrate d'argent et immédiatement après on applique la sonde-érigne. Un mois après la malade est parfaitement guérie. Cependant M. Lallemand garde encore Sepon dans l'hôpital pendant deux mois pour bien s'assurer du succès. Un an après il revoit la malade et s'assure que la guérison ne s'est pas un seul instant démentie.

Voilà un fait qui ne peut être révoqué en doute ; voilà un succès qui renferme en lui toutes les conditions requises, et qui donne au procédé de M. Lallemand une place distinguée dans le traitement des fistules vésico-vaginales. Mais détruit-il ma proposition d'une manière évidente ? Je ne le pense point. M. Lallemand ne dit pas que la fistule avait son siège au bas fond de la vessie ; il se borne à dire qu'elle était située à 1 pouce 4 lignes (16 lignes) du méat urinaire. Or, nous avons vu dans l'observation de la dame Martin que la fistule, placée à 14 *lignes* du méat urinaire, occupait *précisément* le col de la vessie. La différence est assez minime pour croire qu'ici aussi elle avait son siège au col de la vessie. D'ailleurs nous avons vu que dans les cas bien reconnus de fistules du bas fond, la sonde érigne a constamment échoué. N'oublions point, et ceci ne saurait trop être répété, que je ne m'occupe que des faits qui ont été publiés. Certes, les insuccès dans ces cas ne dépendent pas de l'imperfection de l'instrument, mais plutôt de circonstances qui sont en dehors de tous les procédés, et qui tiennent au siège même de la lésion.

En résumé, l'instrument de M. Lallemand peut être employé avec beaucoup de chances de succès dans les fistules du col ; mais il ne compte pas encore de succès bien avéré de fistule du bas fond de la vessie avec perte de substance et d'une date ancienne.

5° *Élytroplastie.* — L'autoplastie a rendu depuis plusieurs années de grands services à la chirurgie. Ce mode opératoire, diversement modifié, a déjà trouvé une foule d'applications heureuses, et son domaine s'étend chaque jour. Pour ne parler que de ce qui a rapport à mon sujet, on sait que sir A. Cowper, dans un cas de fistule urinaire avec perte de substance, prit sur le scrotum une portion de peau qu'il adapta aux bords de la fistule, et la guérison eut lieu. (*Surgical essays.* vol. 2, p. 291.) Une observation semblable a été publiée par M. Earle. (*Transactions philosophiques.*) On sait en outre que depuis quelques années M. Velpeau a écrit que son mode opératoire dans les fistules laryngo-pharyngiennes pourrait trouver une application dans les fistules des voies urinaires. L'idée donc de placer entre les bords de la fistule préalablement avivés un lambeau de chair replié sur lui-même et destiné à y être maintenu jusqu'à sa fusion complète avec la plaie, en un mot, l'idée première de l'élytroplastie appartient à M. Velpeau. Mais, je me hâte de le dire, M. Jobert est le premier qui se soit emparé de cette idée et qui en ait fait l'application. C'est à ce titre que l'élytroplastie doit être considérée comme appartenant à ce chirurgien.

Le mémoire que publia M. Jobert en mars et avril 1836 dans la *Gazette médicale de Paris* fit une certaine impression. Le procédé opératoire était ingénieux, l'auteur mentionnait des succès ; c'étaient là deux élémens de vie. Cependant des esprits judicieux et sévères, sur lesquels le brillant et la nouveauté n'ont pas de prise, examinèrent avec soin les observations, et ne balancèrent point à émettre des doutes qui certainement ne portaient aucune atteinte à la bonne foi scientifique du chirurgien. Nous verrons bientôt jusqu'à quel point ces doutes étaient fondés. Je n'entrerai pas dans les détails du manuel opératoire; je ne discuterai pas non plus les avantages et les inconvéniens de ce procédé qui, mal envisagé, a été pour les uns un objet de reproches outrés, et pour les autres le sujet des plus brillans éloges. Sans entrer dans de grandes explications sur ce point, je crois pouvoir résumer ainsi l'opinion de la plupart des chirurgiens : ce procédé peut trouver une application heureuse dans les fistules du col de la vessie; mais pour les fistules du bas fond, il ne présente pas plus de chances de succès que les procédés que nous avons déjà examinés. D'ailleurs ce jugement est basé sur les observations mêmes de M. Jobert. Ici, comme toujours, je ne m'occuperai que des faits qui ont été publiés. S'il est vrai, comme on me l'a dit, que M. Jobert compte un succès dans sa pratique civile, je ne doute pas que ce chirurgien en fasse part au public; mais, jusqu'à cette époque, il m'est permis de le regarder comme non avenu.

Je dois dire ici toute ma pensée: pénétré après une lecture attentive des observations de leur peu de valeur, j'avais résolu de visiter les malades pour pouvoir présenter au lecteur, une conviction pleine et entière, mais ayant été rebuté dans une première démarche, je ne sais par quel motif, j'ai cru devoir me borner à accepter les faits tels qu'ils sont, d'autant plus qu'ils ont été publiés par M. Jobert lui-même.

Ire Obs. (*Gazet. méd.* 9 avril 1836). Le sujet est une nommée Eugénie Efe. Le procédé élytroplastique échoua une première fois. Cette femme rentra à l'hôpital le 4 février 1835, pour y être opérée de nouveau. Le jour de l'opération n'est pas indiqué, mais en comparant les dates, on voit qu'elle a dû être pratiquée vers la fin de mars. Le 8 mai, M. Jobert reconnaît qu'une certaine quantité d'urine coule par un angle de la fistule. Cet angle est cautérisé avec le nitrate d'argent; il est dit que cette cautérisation fut renouvelée *plusieurs* fois à 8 jours d'intervalle. Mais les urines s'écoulent avec un peu plus de facilité qu'avant la cautérisation. On pratique un point de suture, et l'observation est ainsi terminée: « Aujourd'hui, deux mois après l'opération, cette femme ne présente plus de traces de son infirmité. »

Il est vraiment étonnant que M. Jobert ait présenté un fait si peu concluant pour servir de base à son procédé opératoire. En effet il n'est pas dit un mot de la cause, du *siège*, de la date, de la direction, de la forme et de l'étendue de la fistule. Ce ne sont pourtant pas là des détails superflus; leur omission dans une observation de ce genre détruit nécessairement toute sa valeur scientifique. Et, il faut que je le dise, j'en suis d'autant plus surpris que, dans l'observation qui suit, M. Jobert entre dans tous ces détails. Ces quelques mots seraient

certainement suffisans, si les doutes que quelques chirurgiens ont émis sur ce succès n'avaient pas provoqué de la part de M. Jobert des affirmations publiques; allons donc plus avant. Si nous rapprochons les différentes dates, nous voyons que plus d'un mois après l'opération, l'urine coule encore par un angle de la fistule. Les cautérisations qui sont pratiquées ensuite, à huit jours d'intervalle, donnent un total de près d'un mois, et il est dit que l'urine coule avec plus de facilité par la fistule qu'avant les cautérisations. Donc deux mois environ après l'opération les urines s'écoulaient encore par la fistule. M. Jobert pratique ensuite un point de suture et termine en disant qu'*aujourd'hui, deux mois après l'opération*, la fistule est complètement guérie. Je laisse au lecteur le soin d'apprécier ces dates. Toujours est-il que la malade est sortie trop tôt de l'hôpital, et qu'on ne peut pas être certain d'un succès complet et durable en si peu de temps.

Cette observation est donc évidemment incomplète et n'aura une valeur scientifique déterminée que quand M. Jobert sera entré dans plus de détails.

IIe Obs. C'est ici un cas malheureux, et l'on ne peut que féliciter M. Jobert d'en avoir fait part au public et de l'avoir présenté avec tous ses détails. Les revers sont aussi utiles à la science que les succès. Il est vraiment déplorable que l'amour-propre les tienne trop souvent cachés. M. Jobert dit, il est vrai, que les accidens graves qui conduisirent la malade au tombeau ne doivent point être attribués à l'opération elle-même, mais à ce qu'elle a été pratiquée alors que la malade était dans des conditions défavorables. C'est là une idée que l'on est toujours disposé à accepter de la part de l'inventeur d'un procédé opératoire; mais le fait existe, libre à chaque chirurgien de l'expliquer à sa manière.

IIIe Obs. Le sujet est une nommée Gabrielle Morel, âgée de 28 ans. Cette femme avait déjà été soumise à plusieurs traitemens : la cautérisation entre les mains de M. Velpeau, le procédé de M. Lallemand mis en usage par un chirurgien de la capitale, l'élytroplastie pratiquée par M. Jobert, avaient échoué successivement. Cependant cette malheureuse femme vint se confier une seconde fois aux soins de M. Jobert, qui l'opéra de nouveau le 20 janvier 1836. Il est dit que la fistule, après toutes ces opérations, s'est considérablement agrandie. C'est maintenant une large perte de substance, de format arrondie, capable de recevoir l'extrémité du pouce, et située *seulement à une quinzaine* de lignes de l'orifice de l'urètre.

Je ne détaillerai pas ici les accidens qui survinrent chez la malade et les moyens qu'employa le chirurgien pour s'en rendre maître. Qu'il me suffise de rapporter les dernières paroles de l'observation. « L'opérée se trouve maintenant à une époque de traitement assez avancée pour qu'on puisse regarder la guérison comme positive et durable. Ce n'est pas là, il faut l'avouer, un langage franchement affirmatif; il laisse au contraire des doutes, et ces doutes sont certainement fondés, si on fait attention que cette note a été prise le 5 mars, et que l'opération a été pratiquée le 20 janvier. L'observation dit, il est vrai, que la fistule était située seulement à une quinzaine de lignes du méat urinaire ; mais par quel moyen s'est-on assuré de cette position ? C'est ce qui est passé sous silence. D'ailleurs nous avons déjà vu que M. Lallemand, dans l'observation de la dame Martin, dit que la lésion située à 14 lignes du méat occupe *précisément* le col de la vessie ; il est très probable que la fistule de Gabrielle Morel occupait la même place. On le voit donc dans le cas où cette guérison se serait maintenue, ce que l'observation ne dit pas ; il resterait toujours au moins des doutes sur le siège de la lésion. M. Jobert ne peut donc pas se baser sur ce fait pour dire qu'il a guéri par son procédé des fistules du bas-fond de la vessie. Je dois ajouter que j'ai consulté plusieurs chirurgiens et plusieurs élèves ; les uns m'ont répondu par la négative, d'autres par des *doutes.*

M. Jobert a depuis employé de nouveau son procédé à l'hôpital St-Louis sans succès. En janvier 1837, M. Roux a aussi pratiqué cette opération sans que la malade en ait éprouvé le moindre soulagement. Je ne prétends pas dire par là que ce procédé ne réussira jamais : ce que je voulais prouver, c'est que M. Jobert n'a pas encore publié un succès authentique de guérison radicale de fistule du bas-fond de la vessie, et je crois avoir atteint mon but.

M. Velpeau, convaincu du peu de chances de succès qu'offrent tous les moyens précédemment étudiés dans les cas de fistules du bas-fond de la vessie, a voulu fournir ici, comme dans une foule d'autres circonstances, son contingent de lumières. Ce professeur imagina un procédé de cystoplastie par soulèvement de lambeau. Cette opération consiste à prendre sur la paroi postérieure du vagin un lambeau taillé en forme de pont ; trois fils, passés sous cette espèce d'arche avivée et à travers les lèvres de la fistule, la font saillir dans la vessie, de telle sorte qu'elle adhère encore à la cloison rectovaginale par deux piliers qui se trouvent comme étranglés par la suture des bords de la fistule faite en dessous. Deux bords du lambeau peuvent adhérer à la fistule par l'effet même de l'avivement de l'incision, et les deux autres doivent le faire par l'inflammation adhésive provoquée par la cautérisation. C'est là un procédé ingénieux, malheureusement il a eu jusqu'ici le sort de bien d'autres.

Dans une autre circonstance, M. Velpeau a voulu faire adhérer simplement la fistule à la paroi rec - vaginale en l'y fixant par des points de suture et des adhérences inodulaires sollicitées par des cautérisations. Si cette première idée avait obtenu le résultat que ce chirurgien en attendait, il aurait pu peut-être ensuite détacher cette sorte de pièce et rendre le vagin à ses fonctions primitives.

Tels sont les principaux procédés de la méthode directe dans le traitement des fistules vésico-vaginales. Je pense avoir prouvé par un examen attentif des faits publiés qu'aucun de ces procédés ne ompte de guérison bien avérée de fistule du bas-

fond de la vessie avec perte de substance, et d'une date ancienne.

Divers auteurs, M. Velpeau entre autres (*Traité des Accouchemens.* 2ᵉ édit. t. 2), citent plusieurs cas de guérison ; mais, en allant à la source, il est facile de se convaincre que, dans la plupart des cas, ce sont des fistules du col de la vessie ; et, dans les autres, les chirurgiens se sont contentés de donner le résultat sans aucune espèce de détails. Or, j'ai dit en commençant que je ne m'occuperais que des faits publiés avec détail. Et qu'on ne dise pas que c'est là une exigence déplacée. N'avons-nous pas vu que c'est sur l'examen de ces détails que nous avons rejeté plusieurs observations que l'on regardait comme des cas de guérison. Maintenant je dois aller au devant d'une objection qu'on ne manquera pas de faire à ce travail : De ce qu'il n'existe pas dans la science d'observations authentiques de cure radicale de fistules du bas-fond de la vessie, s'en suit-il que cette maladie n'a jamais été guérie ? Une simple affirmation d'un chirurgien consciencieux n'a-t-elle pas plus de force qu'une foule de détails donnés par un homme d'une moralité scientifique plus ou moins suspecte ? Je ne conteste pas la justesse de ce raisonnement ; mais je le demande, en partant de ce principe, ne faudrait-il pas avant tout déterminer la moralité scientifique de chaque chirurgien ? Or, qui voudrait se charger de ce travail ? Mieux vaut sans doute ne considérer que les faits tels qu'ils ont été publiés ; c'est le seul moyen de ne blesser personne, et de ne pas accorder à un homme un encens dont il pourrait bien ne pas être digne.

Méthode indirecte.

Procédé de M. Vidal (de Cassis). — Jusqu'ici nous avons vu tous les efforts de l'art échouer constamment ; c'est à dire que l'oblitération complète des fistules vésico-vaginales du bas-fond de la vessie avec perte de substance et d'une date ancienne, a été impossible, et devait l'être. Quelle difficulté en effet pour aviver convenablement les bords de l'ouverture anormale, pour les mettre et les maintenir en contact ? Comment espérer une bonne cicatrisation sur des tissus sans cesse baignés par l'urine ? En supposant que des adhérences se fassent, la dilatation de la vessie les détruit. Admettons même les cas les plus heureux, ceux où la cicatrisation sera assez solide, la vessie, ne contenant plus d'urine depuis long-temps, est tellement revenue sur elle-même, qu'elle ne constitue plus une cavité. Il est inutile de dire que j'entends ici parler des cas où la perte de substance est considérable, et où la fistule est ancienne. Ce sont ces considérations qui ont porté M. Vidal à chercher dans une *méthode indirecte* ce que la méthode *directe* n'avait pas fourni. Avant d'entrer dans quelques détails sur les avantages et les inconvéniens de cette méthode, je crois devoir dire un mot sur son origine.

En 1833, M. Vidal, chargé d'un service à l'hôpital du Midi, y trouva une femme qui portait au bas-fond de la vessie une large ouverture qui donnait un libre passage au doigt indicateur. Ce chirurgien se proposait de tenter la suture ; mais en ayant été empêché par l'indocilité de la malade, il pratiqua une très forte cautérisation avec le nitrate d'argent. Pendant l'opération, les aides ne purent pas se rendre maîtres des mouvemens de la malade, et la cautérisation porta, non seulement sur les bords de la fistule, mais encore sur la partie correspondante de la paroi postérieure du vagin. Un gonflement considérable survint ; la paroi postérieure du vagin vint s'appliquer contre la paroi antérieure, et la malade vit pendant vingt jours ses urines couler par l'urètre. Mais, en voulant explorer les parties pour constater ce qui s'était passé dans le vagin, le chirurgien détruisit par mégarde les adhérences ; il coula du sang, et la malade sentit une vive douleur. La fistule se reproduisit. Toutefois, un fait aussi important ne fut pas perdu pour M. Vidal, qui entrevit tout un nouveau système de traitement des fistules vésico-vaginales. Ce chirurgien communiqua ce fait à la Société médicale d'émulation, et fit part des espérances qu'il avait conçues.

Dans cette application fortuite de la paroi postérieure du vagin contre la fistule, se trouve le germe premier de la cystoplastie et des derniers procédés qui ont été tentés ; mais tous se rattachant à la méthode directe, M. Vidal n'y songea que pour les rejeter. Si en imitant l'accident en question, on voulait appliquer la paroi postérieure du vagin contre la fistule, il resterait au dessus un cul de sac dans lequel les règles s'accumuleraient. Les autres cystoplasties tombent dans les inconvéniens des méthodes directes. Il fallait donc laisser la fistule, et faire pour elle à peu près ce qu'on a fait pour les anévrismes, c'est à dire s'éloigner de la lésion. M. Vidal eut donc l'idée d'oblitérer le vagin pour faire de ce canal un diverticulum de la vessie. De cette manière, la paroi postérieure du conduit vulvo-utérin devenait le bas-fond du réservoir urinaire. Cette entreprise était hardie ; elle a dû étonner ; et les hommes qui veulent arrêter la science là où leur esprit s'arrête ont traité légèrement une innovation qui peut avoir une grande influence sur le traitement des fistules.

On serait dans une erreur bien grande si on pensait que l'auteur de ce procédé a eu l'intention de le proposer dans tous les cas de fistules du bas-fond de la vessie. M. Vidal désire qu'on ne le tente que quand tous les autres auront échoué. Ce chirurgien va même plus loin, il veut que la malade en fasse elle-même la demande à plusieurs reprises. Il est vrai de dire que chez une jeune personne, par ce procédé, on abolit les fonctions génitales ; mais qu'on réfléchisse à toutes les conséquences douloureuses et dégoûtantes de cette infirmité, qu'on se représente le tableau hideux de ces malheureuses,

et cette opération qui, au premier coup d'œil paraît cruelle et si opposée à une saine chirurgie, se présentera sous un aspect moins défavorable. Certes, je suis bien persuadé qu'il n'est pas de femme qui, en proie à toutes les conséquences de cette infirmité et ayant vu échouer tous les efforts de l'art, ne fît sans peine le sacrifice qu'exige cette opération. J'ai vu, dans le service de M. Velpeau, dans le cours de l'été de 1836, une jeune femme dont l'état était si malheureux qu'elle demandait qu'on la délivrât de son infirmité ou qu'on lui donnât la mort. Qu'on ne croie pas que c'était là le désir d'un instant de désespoir : tous les matins c'était la même demande.

Que l'on reste dans le doute sur les suites de l'opération, cela se conçoit. L'expérience n'est pas encore venue sanctionner complètement et définitivement ce procédé ; cependant je citerai bientôt un fait qui donne des espérances.

On a fait à ce procédé des objections plus ou moins spécieuses ; ainsi on a dit que le sang des règles formant des caillots pourrait donner naissance à des calculs : mais déjà il a été constaté que les règles sont sorties avec les urines par l'urètre. On a objecté encore qu'on n'obtiendrait que très difficilement l'oblitération complète du vagin, surtout à la partie correspondant à l'urètre ; cette objection est, il est vrai, une des plus fortes. On sait, en effet, que l'urètre est creusé dans la paroi antérieure du vagin, et que, par conséquent, dans ce point, il n'y a pas assez de tissu pour une cicatrisation solide. Cependant le fait que je citerai bientôt prouve que la réunion avait eu lieu sur tous les points, mais aussi verrons-nous que ce fut là qu'eut lieu la déchirure. Pour tous les autres points de l'ouverture vulvaire, je ne pense pas que la cicatrisation éprouvât de grands obstacles : car, en plaçant convenablement la malade, en introduisant dans la vessie une sonde, ou plutôt un siphon inspirateur, on n'aurait pas à redouter le contact de l'urine avec la plaie, contact qui, comme on le sait, est le principal obstacle à une bonne cicatrisation. Je ne pousserai pas plus loin cette discussion, qui, après tout, ne peut être définitivement jugée que par des faits.

C'est en 1833 que M. Vidal tenta l'oblitération du vagin à l'hôpital du Midi. Ce chirurgien, après avoir largement avivé l'orifice externe du conduit vulvo-utérin, en maintint les bords en contact par trois points de suture. Les fils furent enlevés le sixième jour. Les urines, mêlées au sang des règles, sortirent par l'urètre sous forme de jet. MM. Bérard et Guerbois virent la malade et applaudirent à un succès si inespéré. Mais l'élève interne voulut sonder la malade, et la sonde imprudemment dirigée vers la cicatrice détruisit les adhérences, et les urines reprirent leur cours par le vagin.

Ce fait, il est vrai, n'est pas définitivement concluant ; mais il ne laisse pas de donner des espérances. La cicatrice, quoique encore nouvelle, devait avoir cependant une certaine force pour empêcher la sortie des urines par le vagin quelle que fût la position de la malade, et surtout pour permettre des jets d'urine par l'urètre.

Si les chirurgiens en avaient agi comme M. Vidal, la science ne serait pas encombrée d'une foule d'observations de peu de valeur. Le chirurgien aurait pu en effet faire sortir la malade après l'examen qu'en avaient fait MM. Bérard et Guerbois, et ce fait aurait pu être regardé comme un succès complet. M. Vidal pense que les observations de guérison de fistules vésico-vaginales ne doivent être livrées à la publicité que quand le sujet a été revu trois mois après l'oblitération supposée.

En terminant ce travail, je répéterai ce que M. Vidal dit toutes les fois qu'il s'agit du traitement des fistules vésico-vaginales : Il n'existe aucune observation bien détaillée, bien authentique de guérison complète de fistules du bas-fond de la vessie avec perte de substance, et d'une date ancienne. La méthode *directe* est fondamentalement vicieuse dans ces cas. La méthode *indirecte* ne compte non plus aucun succès ; mais elle fait espérer des résultats qui changeront probablement l'état de la science sur ce point de médecine opératoire. Il ne faut donc pas désespérer de guérir cette dégoûtante infirmité. On ne devra pas abandonner à leur malheureux sort des femmes dont l'état est un objet de pitié.

ACADÉMIE DES SCIENCES.

Séance du 15 janvier.

Pression supportée par le sang contenu dans les vaisseaux. De la défibrination du sang. — M. Magendie présente à l'Académie le 3ᵉ volume de ses leçons professées au collège de France, sur les *Phénomènes physiques de la vie.*

Dans cette série de leçons, l'auteur s'est surtout proposé d'apporter de la précision et même des mesures exactes dans l'appréciation des phénomènes de la circulation du sang. Il a employé, à cet effet, l'instrument récemment imaginé par M. Poiseuille, et approuvé par l'Académie.

La pression que supporte le sang contenu dans les vaisseaux artériels ou veineux, les variations qu'offre cette pression par le volume du liquide sanguin, sa température, son mélange avec l'eau tiède, l'eau froide, l'infusion de café, l'alcool faible, etc., ont été successivement examinées sous ce point de vue, et l'on a reconnu qu'à l'exception de l'eau chaude, toutes ces liqueurs augmentent sensiblement la pression que supporte le sang : cette augmentation s'explique par le mode d'action que ces divers liquides exercent sur la fréquence et l'intensité des contractions du cœur.

En suivant ce procédé, on est arrivé jusqu'à mesurer en millimètres de mercure dans le tube de l'instrument, les effets des sensations vives, agréables ou douloureuses, ce qui se comprend aisément par les changemens subits que les émotions fortes excitent dans les mouvemens du cœur.

M. Magendie cite ensuite plusieurs singuliers résultats d'expériences relatifs à la fibrine que contient le sang

dans la proportion minime de un millième à deux millièmes. Tant que cette substance existe dans le sang et qu'elle conserve la propriété de se coaguler, la circulation persiste normale dans les vaisseaux capillaires ; mais dès que la fibrine est artificiellement soustraite du sang, ou qu'à l'aide d'un réactif elle est rendue incoagulable, aussitôt le passage du sang dans les infiniment petits vaisseaux s'embarrasse, le liquide s'extravase, les tissus s'imbibent, s'engorgent, et finissent par offrir des lésions désignées par les pathologistes sous le nom de *lésions locales* qui, dans certains cas déterminés, ne seraient que la conséquence de l'altération primitive du sang : l'étude des modifications du sang doit donc entrer pour beaucoup dans les recherches relatives aux maladies où il existe de graves lésions locales.

M. Serres demande la parole à l'occasion de cette communication.

« Je demande, dit M. Serres, à faire quelques observations sur la cause assignée par notre honorable collègue, aux fièvres graves désignées sous le nom de *fièvre typhoïde, entéro-mésentérique, entérite folliculeuse, dothinentérite,* etc.

» Ces maladies, bien anciennement décrites, bien anciennement connues d'après l'ensemble de leurs phénomènes, le sont beaucoup moins relativement à leur cause, ou, pour me servir d'une expression plus logique, relativement à leur point de départ. La médecine ancienne en avait placé la cause dans l'altération des humeurs, et plus spécialement dans celle du sang ; depuis la publication de notre ouvrage sur la fièvre entéro-mésentérique (1), la médecine moderne leur a assigné, pour point de départ, les lésions qui se rencontrent sur l'intestin grêle et les ganglions mésentériques. La constance de ces lésions, la subordination des phénomènes de la maladie au degré où elles sont parvenues, ne laisse aucun doute sur le rapport qui lie entre eux ces deux ordres de faits, dont les uns sont primitifs, les autres consécutifs.

» On sait que la lésion de l'intestin grêle consiste dans un développement insolite des plaques de Peyer, qui, simplement tuméfiées dès l'origine, s'injectent et se couvrent de vaisseaux capillaires dans un degré plus avancé ; plus tard enfin, la membrane muqueuse est détruite, et l'ulcération qui en est la suite, peut aller jusqu'à perforer toutes les membranes intestinales. Avec ces divers états de l'intestin, coïncident des altérations correspondantes des ganglions mésentériques, qui, engorgés dans le premier temps, deviennent rouges et durs dans le second, de manière à se rapprocher, par leur consistance, de la structure du rein ; enfin, dans la troisième période morbide, ces ganglions se ramollissent et suppurent.

» Or, à chacun des temps de cette altération pathologique, correspond un groupe particulier de symptômes morbides, de telle sorte que si les malades succombent, on peut, d'après le groupe de symptômes, déterminer le degré où l'on trouvera l'altération, comme pendant la vie on peut présumer l'altération, par le degré où sont parvenus les symptômes. La conséquence immédiate et pratique de ces faits est donc qu'en modifiant le point de départ de la fièvre grave on modifie les symptômes ; or, c'est de cette manière que nous avons constaté sa guérison, lors même que les plaques de Peyer avaient été profondément ulcérées.

» Que chez un chien dont le sang a été défibriné ces lésions intestinales se développent, c'est un fait curieux ; mais il y a loin de là à conclure que la défibrination du sang est la cause première des fièvres graves chez l'homme. Les conséquences pratiques que l'on pourrait déduire de cette conclusion m'obligent à entrer ici dans quelques détails.

(1) *Traité de la fièvre entéro-mésentérique*, par MM. Petit et Serres. Paris, 1813.

» Il est bien vrai que dans les fièvres le sang est défibriné ; mais il n'offre ce caractère qu'à un degré déjà fort avancé de la maladie. Souvent, dès son début, une pleurésie, une pneumonie la complique, et dans ces cas le sang, loin d'être défibriné, est au contraire plus fibriné que dans l'état normal. Cette fibrination exagérée du sang arrête-t-elle la marche de la maladie ? Suspend-elle le développement des plaques de Peyer et l'engorgement des ganglions mésentériques ? Nullement ; une expérience malheureusement trop fréquente nous apprend, au contraire, que presque toujours ces complications rendent les fièvres graves mortelles.

» Je le répète, je ne récuse nullement les résultats observés chez les chiens, c'est leur application à l'homme que je voudrais prévenir avant que toutes les conditions en aient été exactement appréciées. En attendant, je dois faire remarquer que les altérations intestinales et mésentériques, qui constituent le caractère fondamental des fièvres graves, ne se manifestent pas dans les maladies où la défibrination du sang a été observée chez l'homme.

» Ainsi, tous les médecins savent que la chlorose, chez la femme, est caractérisée par la défibrination du sang, or, si les malades succombent après un temps plus ou moins long de la durée de la maladie, ils succombent sans présenter les symptômes des fièvres graves, et sans que le canal intestinal en offre les traits caractéristiques. Il en est de même du scorbut : tout le monde sait que le scorbut a été placé en tête des maladies cachectiques, précisément à cause du peu de fibrine que contient le sang des scorbutiques, condition qui chez eux rend les hémorrhagies si dangereuses. Or, les scorbutiques n'offrent à aucune époque les symptômes typhoïdes, et personne, que je sache, n'a observé sur eux les caractères anatomiques de fièvre entéro-mésentérique. Ce que je viens de dire de la chlorose et du scorbut se remarque également dans les affections rachitiques, dans les anémies succédant aux longues hémorrhagies, dans les varioles confluentes, ainsi que dans d'autres état morbides dont il serait trop long de présenter ici le catalogue.

» On conçoit que si, des faits qui précèdent, je déduisais la conclusion que la défibrination du sang est complètement étrangère à la production des fièvres graves, je tomberais moi-même dans l'erreur que je demande que l'on évite. Tel n'a pas été le but de ces observations. Leur but est de bien faire sentir, au contraire, que si les résultats fournis par l'expérience en pathologie paraissent contradictoires à ceux obtenus par les expériences sur les animaux, il est vraisemblable que l'un de leurs élémens principaux nous échappe dans les deux cas. La science doit donc enregistrer ces deux ordres de faits, afin de les étudier comparativement, et pour chercher à déterminer par leur comparaison l'influence qu'exercent sur le développement des fièvres graves, les altérations des solides et des fluides ; car c'est dans l'alliance de cette double voie de recherches que la médecine peut espérer de se rapprocher de la solution des problèmes si importans dont elle s'occupe. »

» M. Magendie répond qu'il conçoit parfaitement que son confrère n'admette pas les conséquences qu'il croit pouvoir déduire de ses expériences, puisque ces conséquences sont formellement en opposition avec les opinions généralement admises ; mais ce qui est positif, c'est qu'en modifiant artificiellement le sang, on voit se développer à point nommé, à heure fixe, pour ainsi dire, de lésions dont le mécanisme se trouve ainsi parfaitement connu, et que la médecine sera ainsi plus apte à guérir.

Animalcules considérés comme cause efficiente du cancer. MM. Bauperthery et Adet de Roseville adressent une note sur ce sujet. En examinant au microscope, disent-ils, les élémens de la matière cancéreuse, nous y avons trouvé constamment des animalcules en très grand nombre, des lames de tissu cellulaire, des débris de vaisseaux lympha-

tiques, des globules graisseux, des globules sanguins peu nombreux, dont quelques uns étaient altérés dans leur forme et presque tous dentelés sur leurs bords ; enfin des débris de vaisseaux sanguins et de petits cristaux.

Les animalcules s'étant constamment rencontrés en très grand nombre dans tous les cancers qu'ils ont observés, tant à l'état de crudité qu'à celui de ramollissement, les auteurs se croient autorisés à en conclure que c'est à la présence de ces êtres qu'on doit attribuer la présence du cancer, comme on attribue à celle de l'acarus le développement de la gale.

MM. Duméril, Turpin et Bory Saint-Vincent ont été chargés d'examiner ce travail.

Modification du bandage amidonné pour les fractures des membres inférieurs. M. Lafargue de Saint Emilion écrit relativement à une modification dans l'appareil à fracture employé par MM. Seutin et Velpeau. Pour obtenir une plus prompte solidification, il propose l'emploi d'un mélange par parties égales, d'empois ordinaire et de plâtre pulvérisé.

MÉMOIRE SUR LES GAZ CONTENUS DANS LE SANG ET SUR LA THÉORIE DE LA RESPIRATION ; PAR LE DOCTEUR MAGNUS, DE BERLIN.

(Extrait des *Annal. der Physik und Chemie* de Poggendorf. 1837.)

La présence de gaz dans le sang est encore aujourd'hui une des questions de physiologie les plus controversées, malgré les nombreux travaux dont elle a fait le sujet. D'un côté, Humphry Davy, Vogel, Brande, Home et Bauer, Scudamore, Collard, de Martigny, et plus récemment Reid Clanny, de Sunderland, ont reconnu dans le sang de l'acide carbonique libre ; de l'autre, John Davy, Strohmeyer, Bergmann et Muller, Mitscherlich, Tiedemann et Gmelin n'ont pu y constater la présence d'aucun gaz. On voit que ce n'est pas faute de noms célèbres que la question est restée indécise. Mais dans l'état actuel des choses les noms ne suffisent pas, et de nouvelles recherches sont devenues indispensables.

Le docteur G. Magnus a entrepris sur ce sujet important de nombreuses expériences, qu'il a continuées pendant plusieurs années, d'abord en commun avec le docteur Bertuch, puis seul après la mort de celui-ci. C'est le résultat de ce travail dont nous donnons ici un extrait.

Voici comment M. Magnus a procédé : il faisait passer de l'hydrogène à travers une dissolution de potasse caustique pour le priver de l'acide carbonique qu'il aurait pu contenir ; puis, quand il ne déterminait plus de précipité dans l'eau de chaux il le faisait passer à travers du sang veineux contenu dans un flacon mis en communication avec un autre destiné à retenir la mousse formée par le gaz, ce deuxième flacon communiquant avec un troisième qui contenait de l'eau de chaux. Le gaz hydrogène, après son passage dans le sang, traversait l'eau de chaux ; et dans toutes les expériences faites avec du sang humain ou du sang de cheval, il donna lieu à un précipité assez abondant. En faisant passer dans le même appareil de l'azote, de l'oxigène ou de l'air atmosphérique à travers du sang, on obtient le même résultat. On ne peut donc mettre en doute que l'acide carbonique n'existe tout formé dans le sang veineux.

M. Magnus tenta ensuite d'extraire ce gaz au moyen de la machine pneumatique. Pour cela il se servit du même appareil que précédemment, sauf que du troisième flacon partait un tube qui se rendait à la machine pneumatique. Il ne se manifestait d'abord aucun phénomène apparent ; mais quand le manomètre était descendu d'un pouce, l'eau de chaux se troublait, surtout si l'on avait le soin de ne faire le vide que lentement.

Quant à la quantité d'acide carbonique que contient le sang, M. Magnus estime qu'elle équivaut au cinquième du volume du sang employé. Au bout de 6 heures il a obtenu

Sang humain	*Acide carbonique*	
de 66,8 c. c.	0,033 grammes	= 16,6 c. c.
59,8	0,025	= 12,8
62,9	0,044	= 22,2

Au bout de 24 heures, le sang n'ayant pas encore de mauvaise odeur, il a recueilli :

Sang humain	*Acide carbonique*	
de 66,8 c. c.	0,0495 grammes	= 24,9 c. c.
59,8	0,0475	= 23,9
62,9	0,0675	= 34,0

En se servant de gaz oxigène ou d'air atmosphérique au lieu d'hydrogène, les résultats ont été à très peu près identiques.

Si l'acide carbonique existe tout formé dans le sang veineux, sa séparation dans les poumons s'effectue par un phénomène analogue à celui qui se produit quand un liquide qui contient un gaz quelconque en absorbe un autre en laissant dégager le premier : et alors à l'acide carbonique expiré se ra substituée une quantité correspondante d'oxigène, d'après la loi de Dalton sur l'absorption des gaz par les liquides.

Il fallait donc retrouver l'oxigène dans le sang artériel, ce qui présentait de nombreuses difficultés. Le professeur T. W. L. Bischoff de Heidelberg, qui a publié tout récemment un travail assez étendu sur la théorie de la respiration (1), et qui, aidé par M. Gmelin, avait constaté la présence de l'acide carbonique dans le sang veineux, assure n'avoir trouvé aucun gaz dans le sang artériel. M. Magnus, par une série d'expériences très longues et très minutieuses est arrivé aux résultats suivans : 1° l'acide carbonique n'est pas le seul gaz que contient le sang veineux : il y existe également de l'azote et de l'oxigène : 2° le sang artériel contient également ces trois gaz mais en proportion différente ; 3° le sang artériel renferme plus d'oxigène proportionnellement à son acide carbonique, que le sang veineux. En effet dans ce dernier l'oxigène n'est guère que le quart ou le cinquième de l'acide carbonique, tandis que dans le sang artériel il équivaut au tiers et même presque à la moitié : 4° le sang artériel du veau est plus riche que les autres en oxigène, tandis que le sang veineux du même animal en contient moins. Cela dépendrait-il de ce que chez les individus jeunes la quantité d'acide carbonique formée serait moindre que chez les adultes ? 5° la quantité totale des gaz obtenus dans ces expériences paraît équivaloir au dixième ou au huitième du sang employé. Du reste l'auteur fait observer que ces proportions ne peuvent encore être regardées comme parfaitement exactes, les expériences n'ayant pas toutes duré le même temps, n'ayant pas été conduites avec la même rapidité; et enfin n'ayant pas toutes été conduites jusqu'à la fin. Mais le rapport de l'oxigène à l'acide carbonique étant resté invariable, on peut le considérer comme tout à fait exact.

M. Magnus, cherchant ensuite à faire de ces faits une application à la théorie de la respiration entre dans de longs développemens sur les travaux d'Allen et Pepys, et s'efforce de montrer que beaucoup de faits inexplicables jusqu'ici peuvent être ramenés à la loi de Dalton sur l'absorption des gaz par les liquides. Malheureusement c'est là discuter sur le possible et non pas sur la réalité. La question théorique, qui doit toujours s'appuyer sur les faits, n'a donc que peu à gagner à la discussion dans laquelle M. Magnus est entré.

(1) Commentatio de novis quibusdam experimentis chimico-physiologicis, ad illustrandam doctrinam de respiratione institutis. Heidelberg, 1837, in-4.

QUELQUES EXPÉRIENCES SUR LA REVACCINATION,

L'auteur a pratiqué la revaccination chez 685 sujets, enfans ou adultes. L'époque de la première vaccination remontait chez ces sujets à un temps qui variait de 4 à 36 ans: aucun n'avait été affecté de varioloïde ou de variole. A la suite de la revaccination, pas un seul n'a été atteint par le virus variolique, bien qu'ils y aient été plusieurs fois exposés. Sur ces 685 revaccinations, l'opération fut sans aucun succès chez 113 individus, chez 145 l'éruption fut tout à fait normale, et plusieurs fois même le vaccin fourni par les pustules servit avec succès à vacciner pour la première fois de très jeunes enfans : chez les 427 autres il ne se forma que des pustules anormales : ainsi la proportion des

revaccinations aux insuccès a été	=	1 : 0,16
aux succès incomplets	=	1 : 0,62
aux succès complets	=	1 : 0,22

Parmi les individus soumis à la revaccination, il y avait 523 enfans au dessous de 15 ans, et 162 adultes. Il n'y avait que 12 enfans sur les 113 individus revaccinés sans succès : tous les autres étaient des adultes. Au contraire, parmi les 427 sujets qui présentèrent une fausse vaccine, les enfans étaient au nombre de 386, et les adultes de 41 seulement. Les enfans étaient pour 125 dans le nombre de 145 personnes chez lesquelles la seconde vaccine avait été normale : il n'y avait que 20 adultes dans cette catégorie. Le rapport de l'enfance à l'âge adulte a donc été :

pour la revaccination	: : 523 : 162	= 1 : 0,30
pour les insuccès	: : 12 : 101	= 1 : 8,41
pour les succès incomplets	: : 386 : 41	= 1 : 0,10
pour les succès	: : 125 : 20	= 1 : 0,16

d'où il résulte que la revaccination réussit beaucoup plus chez les enfans que chez les adultes, et que l'organisme des enfans paraît plus sensible à l'action du virus variolique que celui de l'homme adulte; que, par conséquent, c'est surtout chez les enfans que la revaccination est nécessaire, tandis que les adultes sont enquelque sorte à l'abri par le fait seul de leur âge.

Chez plusieurs individus revaccinés, le docteur Neumann a répété 3 ou 4 fois l'opération après un an ou deux : celles-ci furent sans résultat, bien que la première revaccination eût réussi presque complètement. Il a aussi vacciné un grand nombre d'enfans qui ne l'avaient pas encore été, mais qui avaient eu, 6 ou 9 mois auparavant, une varioloïde : dans aucun cas la vaccine ne prit. Enfin il vaccina aussi quelques personnes qui, 30 ou 40 ans auparavant, avaient eu la variole. Mais il n'y eut de succès que dans trois cas.

L'auteur conclut de ses recherches que la revaccination met à l'abri au moins pendant deux ans, de toute maladie variolique. C'est à de nouvelles recherches à nous apprendre si cette action préservative ne dure pas plus longtemps, et s'il ne faudrait pas recourir après un certain temps à une seconde revaccination.

(*Wochenschrift für die gesammte heilkund*,
  n° XXXIV, 1837.)

Un des gérans,

DEZEIMERIS.

PARIS.— Imprimerie et Fonderie de FÉLIX LOCQUIN et COMP.
rue Notre-Dame-des-Victoires, 16.

1838. — N. 18.   30 JANVIER.

L'EXPÉRIENCE,

JOURNAL DE MÉDECINE ET DE CHIRURGIE

PUBLIÉ PAR

MM. DEZEIMERIS ET LITTRÉ.

Ars longa.   *Ubicumque...*

Ce journal paraît tous les cinq jours, les 5, 10, 15, 20, 25 et 30 de chaque mois, par cahiers de 16 pages à deux colonnes, formant à la fin de chaque année deux forts volumes grand in-8°. Le prix d'abonnement est de 9 fr. pour 3 mois, 18 fr. pour six mois, 36 fr. pour un an. On s'abonne, au bureau du journal, rue de la Sourdière 21, chez J.B. BAILLIÈRE, rue de l'Ecole de Médecine, 13 bis, et, dans les départemens, chez les directeurs de poste et aux bureaux des Messageries-Royales et des Messageries Laffitte et Caillard. Les lettres affranchies sont seules reçues.

AVIS.

A partir du 1ᵉʳ février le bureau du journal l'Expérience sera transferé rue de la Sourdière, n° 21.

SOMMAIRE :

DONNÉ : Observations sur l'étude microscopique de l'urine. — Analyse de l'ouvrage de M. Woillez, sur l'inspection et la mensuration de la poitrine. — Académie de médecine. — Hydrocéphale traitée par la ponction.

CHIMIE MICROSCOPIQUE.

RÉFLEXIONS SUR LE MÉMOIRE DE M. VIGLA, INTERNE DE M. RAYER, AYANT POUR OBJET *l'Etude microscopique de l'urine, éclairée par l'analyse chimique* (1).

Par M. Donné,

Voir les numéros 12 et 13 de l'Expérience.

Il m'est, je crois, permis de m'applaudir en voyant un interne des hôpitaux, sous la direction d'un médecin habile et renommé, entrer dans une voie de recherches que j'ai peut-être contribué à tracer, dans laquelle mon plus grand désir est d'attirer de nouveaux observateurs, mettant bien moins le succès de mes efforts dans quelques faibles travaux que dans la propagation d'une méthode que je crois féconde en résultats utiles et précieux pour la science. J'aurais voulu n'avoir que des éloges à donner à ce premier essai, et j'eusse été heureux de pouvoir le citer comme exemple et comme modèle ; la science à laquelle j'ai voué tous mes soins eût gagné à ce concours de travaux, et surtout à cet accord entre des observateurs rivaux. L'observation microscopique parvient à peine à inspirer quelque

(1) La place que nous donnons à la critique de M. Donné est une preuve de l'indépendance et de l'impartialité qui distingueront toujours notre publication : nos colonnes seront toujours ouvertes à toute discussion sérieuse, à laquelle la science ait quelque chose à gagner. *N. du R.*

I.

confiance aux médecins, et je crains bien, par la contradiction, de replonger dans l'incertitude et dans le doute ceux qui commençaient à lui accorder quelque crédit. Aussi, ai-je long-temps hésité à répondre au mémoire de l'interne de M. Rayer, et, par intérêt pour des études que j'affectionne, j'aurais gardé le silence s'il n'y avait eu plus d'inconvéniens encore à laisser passer sans examen des erreurs qui viennent obscurcir l'un des plus beaux sujets de recherches microscopiques.

Je n'aurais eu aucun effort à faire pour m'abstenir en cette circonstance, mon intérêt personnel n'étant nullement engagé dans cette question. La priorité m'est acquise sur la plupart des faits du mémoire que nous allons passer en revue, par la communication que j'ai faite sur le même sujet à la Société philomatique, dans sa séance du 25 novembre dernier. L'auteur du mémoire actuel n'ayant aucun intérêt non plus à me gagner de vitesse, il est à regretter qu'il se soit un peu trop pressé de mettre au jour le fruit de ses investigations dans un champ trop nouveau pour lui.

Sans vouloir exagérer les difficultés des études microscopiques, on peut croire que, pour acquérir l'habitude de manier le microscope, se mettre au courant d'une multitude de procédés indispensables à l'observation, pour appliquer ces connaissances à des recherches originales, et enfin pour contrôler les expériences microscopiques par l'analyse chimique, il faut un peu plus de temps que l'auteur n'a pu en donner à ces minutieuses études. Peut-être ai-je été assez heureux pour aplanir quelques unes des difficultés qu'il a rencontrées au début de ses recherches : mon microscope, installé tous les matins pendant plusieurs mois sur la table de la salle St-Michel, n'a pas été réservé pour moi seul ; mais, en dépit des circonstances les plus heureuses, M. Rayer, n'ayant eu un instrument à sa disposition qu'au mois d'octobre dernier, je ne puis concevoir qu'en moins de trois mois il ait pu espérer conduire à bonne fin une si longue entreprise.

L'étude des sédimens des urines est, comme je le disais tout à l'heure, l'une des plus intéressantes

18

et en même temps des plus satisfaisantes que l'on puisse faire au microscope ; je suis donc fâché d'être obligé de dire que, loin de l'avoir *éclairée* par l'analyse chimique, cette question se trouve singulièrement obscurcie dans le mémoire de l'interne de M. Rayer, à tel point qu'il faut déjà connaître la matière à fond pour suivre l'auteur à travers la confusion dont il l'a environnée : je doute que les lecteurs aient pu se faire une idée bien nette, d'après ce travail, des caractères des divers sédimens et des moyens de les distinguer ; il serait même très difficile, ce mémoire à la main, de se diriger dans les recherches qu'exige l'analyse des substances variées qui se déposent dans les urines.

Qu'entend-on d'abord par étude microscopique *éclairée* par l'analyse chimique ? Si l'on voulait dire par là que l'on a appliqué à l'étude des substances soumises à l'inspection microscopique les connaissances de la chimie, ce serait parfaitement bien, et l'on ferait ce que font maintenant les meilleurs micrographes, en portant, comme l'a dit M. Raspail, le laboratoire chimique sur la platine du microscope. Malheureusement ce n'est pas là ce qu'a fait l'auteur ; il s'est imaginé qu'il arriverait beaucoup plus sûrement à la solution des difficultés, en faisant analyser les matières qu'il ne pouvait pas reconnaître par les procédés microscopiques ; mais au moins fallait-il que ces recherches fussent exécutées avec ensemble, par une seule et même main, capable de vérifier et de contrôler les résultats de l'une et de l'autre méthode : au lieu de cela, il est évident qu'un travail de ce genre, entrepris par des chimites inhabiles au microscope, et par des micrographes peu initiés à la chimie et même peu exercés aux observations microscopiques elles-mêmes, ne pouvait fournir que des résultats incohérens et souvent erronés ; c'est l'inconvénient presque inévitable des associations scientifiques hétérogènes, où l'on prend de plusieurs mains sans pouvoir soi-même vérifier les faits.

Voué comme je le suis aux observations microscopiques, il m'était impossible de laisser passer sans discussion un travail tel que celui-ci, construit sur de mauvaises bases et d'après un plan vicieux ; car, si l'analyse microscopique ne pouvait pas, je ne dis pas faire mieux, mais employer de meilleures méthodes et des procédés plus exacts, elle offrirait peu de ressource et mériterait un médiocre intérêt.

J'étais sur le point de publier le résultat de mes observations sur les sédimens dans un tableau dont j'ai communiqué les élémens à la Société philomatique, ainsi que je l'ai dit, et dans lequel je présente un résumé concis des caractères essentiels des diverses substances qui se déposent dans les urines, avec des figures en regard, toutes calquées avec le plus grand soin à la chambre claire ; mais, ayant eu connaissance du travail qui se préparait dans le service de M. Rayer, je me suis empressé de suspendre la publication de mon tableau, afin de le rendre plus complet, en profitant, s'il y avait lieu, des recherches de cette réunion de chimistes et de micrographes ; ce retard ne m'aura pas été inutile, par la discussion dans laquelle il va me faire entrer et à laquelle mon travail ne pourra que gagner.

Pour mettre de l'ordre et de la clarté dans l'étude des matières contenues dans l'urine, il faut nécessairement distinguer celles qui se déposent naturellement, soit qu'elles fussent tenues en suspension, soit qu'elles se précipitent au bout d'un certain temps, de celles qui restent en dissolution, et que l'on ne peut obtenir à l'état solide que par l'évaporation ou par l'action de quelque réactif chimique : les premières seules constituent les sédimens proprement dits et forment un chapitre à part, un autre devant être réservé pour l'étude beaucoup plus longue et plus difficile des matières en dissolution. Cette distinction est fondée sur des considérations pratiques et scientifiques : en effet, à l'exception de quelques substances, telles que l'albumine et l'urée, que le médecin peut facilement découvrir par des procédés très simples, quoique dissoutes dans l'urine, les matières solides composant les sédimens sont les seules qui frappent ses yeux et qu'il lui soit permis de distinguer sans se livrer à l'analyse complète de l'urine, travail long et difficile que l'état actuel de la chimie permet à peine d'entreprendre d'une manière satisfaisante. En un mot, les matières déposées dans l'urine étant pour ainsi dire en dehors de la composition chimique de ce fluide, leur étude ne demande que des moyens à la portée de tout médecin éclairé ; elle est tout à fait pratique et chimique ; tandis que l'analyse des principes dissous reste jusqu'à présent dans le domaine de la chimie des laboratoires. Il est donc bien important, pour l'intelligence du praticien, de ne pas confondre ces deux classes de matières, ou, si l'on vient à parler des unes et des autres, de l'en prévenir soigneusement, afin qu'il ne perde pas son temps à rechercher dans les sédimens des matières qui n'en font pas partie et qui demandent d'autres procédés pour être découvertes.

Sous ce rapport, il ne devrait être question dans un travail comme celui de l'interne de M. Rayer, ayant évidemment pour objet les sédimens, ni de l'urée, ni du phosphate ammoniaco-magnésien *neutre*, dont l'auteur n'a admis la cristallisation dans l'urine que par un inconcevable oubli des principes et des faits. L'albumine elle-même doit être renvoyée au chapitre des principes en dissolution, comme le fait Prout, car je n'admets pas jusqu'ici qu'elle soit coagulée par quelques urines, comme le dit M. Rayer ; je n'ai du moins jamais rencontré de fait semblable, et M. Rayer n'a pas pu mieux que moi coaguler directement l'albumine par une urine quelconque sans y ajouter de l'acide nitrique ou sans la chauffer. Les caractères sur lesquels il s'est fondé pour attribuer à l'albumine coagulée les parties solides qu'il a rencontrées dans des urines naturellement albumineuses sont tout à fait insuffisans, pour ne pas dire plus.

Si, d'une part, on a compris dans ce mémoire des objets qui ne devaient pas en faire partie, d'une autre on en a négligé quelques uns qui lui appartenaient essentiellement. Par exemple, il n'a pas été question de la présence de la matière colorante de la bile dans les sédimens, et cette substance offre assurément l'une des plus jolies analyses microscopiques à faire. Passons maintenant en revue, dans l'ordre où elles sont traitées, les différentes substances examinées dans ce mémoire.

Premier groupe. — Substances organisées.

Epithélium. Je suis le premier qui ait décrit et figuré avec soin, à propos de la sécrétion du vagin, les squammes épidermiques que l'on rencontre dans certains mucus; j'ai même établi deux classes bien tranchées dans les membranes muqueuses, fondées sur la nature de leur épithélium et sur le caractère chimique de leur sécrétion. Dans la première, j'ai rangé celles qui se rapprochent essentiellement de la peau sous ces deux rapports, ayant par conséquent un épiderme formé d'espèces d'écailles imbriquées, et sécrétant un liquide acide comme la sueur, dans lequel nagent une grande quantité de lamelles provenant de la desquammation de l'épithélium. Les membranes de cette catégorie méritent d'être considérées comme des replis de la peau, quoiqu'elles ne communiquent pas toujours directement avec elle ; une partie de la bouche et l'estomac, le vagin et la vessie ont des muqueuses de cet ordre. Afin d'éviter les périphrases, je les nommerai dorénavant membranes épidermiques ou acides.

Les membranes de la seconde classe se distinguent par une organisation et une sécrétion toutes différentes ; c'est à leur surface que l'on observe les cils vibratiles dont MM. Purkinje et Valentin ont donné une histoire fort étendue, et qui n'existent pas sur les premières. L'épithélium de cette classe de muqueuses ne donne pas naissance, par sa desquammation, à des pellicules comme les membranes épidermiques. J'ai montré qu'en se désagrégeant cet épithélium se sépare en fragmens égaux et de même forme, ayant une sorte de tête ou partie renflée portant les cils vibratiles, et terminés par un prolongement allant en s'amincissant de plus en plus comme une espèce de queue. En observant un morceau de membrane muqueuse nasale arraché sur l'homme pendant la vie, chacun de ces fragmens, lorsqu'ils se détachent au bout de 6, 12 ou 24 heures, est doué de mouvemens, et s'agite dans l'eau comme le ferait un véritable infusoire, une monade ou une vorticelle. Ce mouvement cesse lentement, et ces particules immobiles se désagrègent encore, perdent leur prolongement caudiforme, se réduisent à un état globulaire, et l'on n'a plus en effet ous les yeux que de véritables globules muqueux.

Je ne prétends pas que ce soit là l'origine de tous les globules du mucus proprement dit, je n'en sais rien encore ; mais cela suffit pour établir la différence d'organisation des deux ordres de membranes. Il faut ajouter que ces dernières sécrètent un mucus alcalin, tandis que celui des premières est acide, ainsi que je l'ai dit. La muqueuse nasale, celle des bronches, d'une partie des intestins, celle de l'urètre chez l'homme et chez la femme, et celle du col de l'utérus, sont des membranes à épithélium vibratile et à sécrétion alcaline; je les désignerai sous le nom de membranes vibratiles ou alcalines.

On voit maintenant pourquoi j'ai dû entrer dans ces détails; ils étaient nécessaires pour faire comprendre de quelles parties proviennent les squammes que l'on rencontre dans les urines et qui contribuent à former les nuages. Dans le mémoire que nous réfutons, on attribue ces lamelles, dont la figure ne peut d'ailleurs donner aucune idée, à la muqueuse urétrale, tandis qu'elle n'en fournit pas, cette muqueuse ayant jusque par delà le col de la vessie un épithélium vibratile et nullement composé de squammes épidermiques. On ne trouve de ces squammes, d'abord petites et augmentant de diamètre à mesure qu'on avance, que dans la vessie, après avoir franchi le col. La muqueuse vésicale n'est pourtant pas entièrement recouverte de squammes épidermiques : cette membrane paraît participer jusqu'à un certain point à l'une et à l'autre organisation; car dans presque tous ses points on trouve un mélange des deux espèces de débris muqueux ; mais, pour ce qui est de l'urètre, l'épithélium de ce canal est identique dans toute son étendue, et l'on y rencontre à peine quelques lamelles épidermiques probablement échappées de la vessie.

Indépendamment de la dissection, on peut s'assurer presque instantanément de ce que j'avance ici. En recueillant à part la première portion d'urine d'une émission, et l'observant à l'œil nu, on y aperçoit de petits filamens blancs nageant dans le liquide et gagnant bientôt la partie la plus déclive; le reste de l'émission ne présente plus rien de semblable. Ces filamens ne sont autre chose que le mucus urétral entraîné par le premier flot d'urine. Si l'on saisit ces filamens à l'aide d'une aiguille pour les placer sur une lame de verre et les examiner au microscope, on les trouve composés de particules alongées renflées à une extrémité et terminées à l'autre en forme de queue, et propres aux muqueuses vibratiles. Ces particules sont réunies entre elles par une matière visqueuse transparente, et mêlées seulement de quelques squammes très rares.

Dans le léger nuage au contraire qui ne tarde pas à se former dans la plupart des urines, on aperçoit un grand nombre de ces squammes au milieu desquelles se trouvent ordinairement des globules muqueux. Je donnerai, dans mon tableau des sédimens, la figure et la mesure exacte de ces diverses parties, ainsi que leurs caractères distinctifs.

J'établis donc comme un fait positif que les squammes épidermiques des énéorèmes proviennent de la vessie et non de l'urètre, ainsi que le dit l'auteur du mémoire ; il n'est donc pas nécessaire, « dans les cas douteux, d'examiner l'urine retirée » de la vessie au moyen de la sonde. » Quant aux globules muqueux au contraire, ils peuvent être fournis en même temps par la muqueuse urétrale et par celle de la vessie, non seulement dans l'état normal de ces deux membranes, mais surtout dans l'état pathologique ; l'épithélium des membranes muqueuses proprement dites (vibratiles, alcalines) ne se transforme pas en épiderme squammeux, tandis que l'on voit fréquemment l'épithélium des membranes analogues à la peau devenir véritablement muqueux, et sécréter un mucus dans lequel les globules muqueux l'emportent même en nombre sur les squammes épidermiques.

Toutes les particules organisées suspendues dans l'urine, telles que les squammes épidermiques, les globules muqueux et même les zoospermes, peuvent se recouvrir et comme s'incruster des matières salines de ce liquide ; cette circonstance donne à ces particules différens aspects que je décrirai plus loin, en indiquant les moyens propres à distinguer la nature de ces diverses matières.

Mucus et pus. — « La membrane muqueuse des » voies urinaires est lubrifiée par un mucus qui se » mêle à l'urine et sort avec ce liquide à chaque » émission... C'est à lui que l'urine fraîche, en santé, » doit la propriété de produire toujours une mousse » épaisse quand on l'agite.... Or, soit qu'au moyen » de la pipette nous l'ayons pris dans l'urine, soit » que nous l'ayons recueilli sur un filtre, ce qui est » préférable, nous n'y avons point distingué de » globules.... D'autres fois, dans des énéorèmes » d'une opacité assez prononcée, là où nous nous » attendions à trouver des globules de mucus, nous » ne rencontrions que des lamelles d'épithélium ou » même des poudres amorphes. »

. L'auteur ne dit pas de quel point de la muqueuse urinaire provient, suivant lui, le mucus dont il s'agit ; nous venons de voir que les squammes ne peuvent être fournies que par la vessie, tandis que les globules muqueux peuvent venir également de cet organe et de l'urètre. Quant aux globules muqueux et aux squammes dans les nuages de l'urine, si on ne les a pas toujours rencontrés, c'est que l'on n'a pas su employer des moyens convenables à leur recherche ; car je n'ai jamais vu manquer l'une ou l'autre de ces particules organisées dans les nuages de l'urine saine ou malade. Mais il faut pour les trouver des procédés particuliers, des petits tours de main, si je puis dire ainsi, qu'une longue pratique du microscope peut seule apprendre.

Il arrive en effet très souvent, lorsqu'on met une goutte de substance très fluide, comme celle des énéorèmes, entre deux lames de verre (et l'on est obligé de procéder ainsi pour l'examen microscopique, car une goutte de liquide mise immédiate-

ment sous le microscope est toujours tremblotante et obscurcit les lentilles par l'évaporation), que les particules solides fuient sur les bords au moment où l'on place la seconde lame, et on ne les retrouve plus au milieu du liquide restant : on évite cet inconvénient en plaçant un grain de poussière de bois entre les deux verres, de manière à conserver un certain espace entre elles et à empêcher la capillarité de s'exercer sur toute la masse de la gouttelette ; et, dans le cas où l'on n'a trouvé que des *poudres amorphes*, si l'on avait traité la liqueur par l'acide nitrique, on aurait vu cette *poudre* se dissoudre à l'instant, et les globules, et surtout les lamelles, apparaître avec leur forme caractéristique légèrement contractée.

Je ne veux pas dire que le mucus soit entièrement constitué par des globules ou des squammes organisés, et qu'il n'existe pas dans cette matière un autre élément amorphe et inappréciable au microscope ; j'ai signalé ce fait pour le mucus utérin, qui, chez les jeunes filles, lorsque le col est parfaitement sain, forme un flocon limpide et transparent, filant entre les doigts, semblable à l'albumine de l'œuf, et dans lequel on ne rencontre aucune trace de particules organisées et solides. Cette matière se trouve dans tous les mucus, dont elle forme peut-être la base, et c'est elle qui lie entre eux les globules et les squammes qui ne sont peut-être là qu'accidentellement ; mais, pour ce qui est des nuages des urines, je n'en ai jamais trouvé de complètement privés de globules ou de squammes épidermiques, en prenant le soin de laisser parfaitement déposer la matière.

Je ne puis donc pas admettre, dans ce cas, « que » le mucus privé de globules soit le mucus phy- » siologique, et que celui qui en renferme doive » être considéré comme une sécrétion morbide. » J'oppose à cette loi la présence dans toutes les urines d'une certaine quantité de mucus globulaire provenant de l'urètre, et de mucus squammeux provenant de la vessie.

Mais voici un objet plus important et plus grave ; l'auteur croit pouvoir distinguer les globules de mucus de ceux du pus par l'action de l'éther. « Cette » distinction est rendue possible, dit-il, par cet » agent, qui, versé sur le pus, dissout la matière » grasse, laquelle devient apparente sur la lame de » verre après l'évaporation de l'éther. » Il y a long-temps que moi et d'autres avons songé à ce moyen, et multiplié les expériences dans ce but : ce caractère serait excellent si le pus seul contenait de la matière grasse et que le mucus n'en renfermât pas ; mais par malheur, non seulement ce principe est commun à ces deux matières, mais il existe aussi dans l'urine elle-même, en sorte que la présence de cette matière grasse rendue sensible par l'éther ne prouve absolument rien. Dira-t-on qu'elle est en plus grande quantité dans le pus que dans le mucus ? C'est vrai ; mais j'affirme qu'il est impossible d'apprécier de telles proportions sur quelques globules au microscope : au reste, l'auteur ne dit rien de semblable, et il s'exprime d'une manière absolue. S'il avait traité les différens mucus de l'économie et l'urine elle-même par l'éther, il se serait assuré que ces liquides contiennent de la matière grasse : au reste, je trouve de quoi le convaincre dans son propre travail : « Lorsqu'on abandonne à » elles-mêmes un certain nombre d'urines, dit-il » au paragraphe des matières grasses, au bout de 24 » ou 48 heures, il se montre à la surface de plusieurs » d'entre elles une petite pellicule, quelquefois for- » mée par une *matière grasse*, qui s'est élevée à la » surface du liquide.... Si l'on traite par l'éther la » matière de ce crémor, on voit paraître des traces » non équivoques de *matières grasses* entraînées » par cet agent et restées après son évaporation. » Puisqu'il reconnaît l'existence de la graisse dans un certain nombre d'urines non purulentes, comment veut-il que ce principe serve de caractère distinctif au pus contenu dans ce fluide ?

Sang. Je ne ferai, à propos du sang, qu'une observation, applicable d'ailleurs à tout le reste du mémoire, c'est qu'il ne suffit pas, comme le fait presque constamment l'auteur dans le cours de son travail, de considérer les différens objets au microscope pour les distinguer. Il ne sait pas manier les réactifs chimiques sous l'objectif, et ne paraît pas se douter de toutes les ressources qu'offre l'observation microscopique combinée avec les moyens chimiques ; c'est là ce qui l'arrête à chaque instant, et lui fait commettre beaucoup de fautes. Il recule devant les moindres difficultés, et se croit obligé de confier à des mains étrangères qui l'égarent des questions appartenant essentiellement à l'analyse microscopique. D'autres fois, au contraire, il accorde une confiance exagérée à la simple inspection ; c'est ainsi, par exemple, que pour le sang il décrit des globules dont l'aspect s'éloigne beaucoup de la forme normale : « Etaient-ce, demande-t-il, des » globules de sang modifiés par leur mélange avec » l'urine ? » Il ne résout pas cette question, et personne en effet ne pourrait y répondre avec les seuls élémens qu'il fournit. Il fallait nous dire comment ces globules se comportaient avec l'acide acétique, l'acide nitrique et l'ammoniaque. Sachant que les globules sanguins se dissolvent immédiatement dans l'acide acétique et l'alcali, qu'ils sont au contraire insolubles dans l'acide nitrique, et y prennent une forme annulaire, tandis que des globules muqueux de toute espèce sont également insolubles sous le microscope dans l'acide acétique, et que l'ammoniaque ne les fait pas, à beaucoup près, disparaître aussi rapidement que les globules sanguins, nous aurions eu des chances d'arriver à la vérité.

Albumine. J'ai dit que je n'admettais pas jusqu'à présent la coagulation de l'albumine par l'urine, d'abord parce que je ne l'ai jamais rencontrée dans les urines naturellement albumineuses, et ensuite parce qu'en mettant directement de l'albumine dans l'urine, cette substance ne se coagule pas tant

que l'on n'y ajoute pas d'acide nitrique ; mais, en supposant le contraire, et en admettant avec M. Rayer que certaines urines albumineuses offrent un précipité pulvérulent d'albumine coagulée, je ne comprends pas comment on a pu confondre un instant cette substance avec les lamelles d'épithélium. Celles-ci sont toujours limitées, d'un diamètre qui ne dépasse pas 1/20 de millim. quand elles ne sont pas altérées ; leur forme est constante, quoique irrégulière ; elles flottent dans le liquide sans se désagréger, etc. Les petites masses d'albumine coagulée, au contraire, n'ont pas de forme déterminée, et on peut les fractionner par de légers mouvemens imprimés aux lames de verre. Il me paraît évident que l'auteur a pris de véritables squammes épidermiques incrustées de matières salines pour de l'albumine ; il s'en serait facilement assuré en traitant par une petite dose d'acide ; il aurait vu les granulations salines se dissoudre, et les squammes apparaître intactes et même plus nettement dessinées par l'action de l'acide sur elles. A cette occasion, j'insisterai sur la nécessité de mesurer exactement les objets microscopiques. Pourquoi ne pas profiter des moyens si simples et si parfaits dont nous pouvons disposer maintenant pour prendre des mesures exactes, au lieu de s'en tenir à des expressions vagues ? Je demande, par exemple, quelle idée on peut se faire de la grosseur d'un objet « dont les dimensions varia- » bles peuvent, à un grossissement de 350 fois, être » comprises entre celles d'une pièce de cinq sous » et une de cent sous ? »

Sperme. A propos de sperme, il est peu intéressant pour la science de rappeler à l'auteur que c'est moi qui lui ai fait voir les zoospermes vivans dans le dépôt purulent de l'urine d'un malade à la suite d'une pollution ; je ne reviens sur ce fait que pour répéter l'observation que je fis alors. L'urine tuant instantanément les animalcules spermatiques, tandis que le pus ne leur nuit pas, comme je l'ai démontré dans mon mémoire sur les pertes séminales, il est probable que, dans la circonstance dont nous parlons, les zoospermes avaient été préservés contre l'action délétère de l'urine par la substance purulente au milieu de laquelle ils étaient plongés. J'ai peut-être aussi quelque droit à réclamer d'avoir signalé la présence des zoospermes dans l'urine après toute espèce d'émission de liqueur séminale, le premier flot d'urine entraînant ce qui reste toujours du fluide spermatique dans l'urètre ; d'où suit la nécessité de tenir compte des circonstances antérieures lorsqu'il s'agit de diagnostiquer une perte involontaire de sperme. Mais je me hâte d'abandonner ces questions toutes personnelles pour revenir aux points scientifiques.

Ferment. Je ne dirai qu'un mot des globules du ferment trouvés dans l'urine d'un diabétique, pour ne pas laisser oublier que c'est à M. Cagniard-Latour que l'on doit la connaissance de ces particules organisées dont le rôle paraît si important dans l'acte de la fermentation.

Au lieu de se borner à dire « que ces globules for-
» maient un sédiment blanc, onctueux au toucher;
» que, traités par l'éther, ils donnaient un peu de
» matière grasse; qu'ils étaient réguliers, transpa-
» rens, plus petits que ceux du lait », (lesquels ? Il
y a dans le lait des globules de toutes les grosseurs,
depuis un millième jusqu'à un cinquantième de
millimètre), l'auteur aurait pu ajouter les caractères
plus précis dont je lui avais parlé, qui distinguent
ces particules de tous les autres globules de l'organisation ; elles sont en effet insolubles dans les acides, dans les alcalis et dans l'éther.

Remarquons aussi en passant que c'est une mauvaise expression que celle de « un quart à trois
» quarts de centième de millimètre ». Une fraction
de fraction, cela n'est pas clair et ne laisse pas une
idée nette à l'esprit ; c'est comme si l'on disait : le
quart ou les trois quarts de la moitié. Pourquoi ne
pas dire de suite ; un quatre centième ou un cent
trente-troisième de millimètre ? Ce serait plus cor-
rect et plus intelligible, et ce langage aurait l'avantage d'être celui de la science. En général, l'auteur
ferait bien de renoncer à ces expressions de « grand
» comme l'ongle, gros comme une lentille ou une
» tête d'épingle ». On sait qu'au microscope les dimensions apparentes dépendent un peu de l'habitude et de la différence de l'organe visuel ; telle
personne voit un cheveu gros comme un manche à
balai avec un grossissement de 300 fois, tandis que
le même objet n'apparaît à une autre que comme
une plume à écrire. Le micromètre, au contraire,
est à l'usage de tout le monde.

Lait. — C'est une histoire très curieuse que celle
de l'urine laiteuse observée dans le service de
M. Rayer. L'auteur du mémoire a supprimé quelques détails que l'on sera bien aise de retrouver ici.
L'inspection microscopique ayant fait découvrir
dans cette urine des globules analogues à ceux du
lait, le cas parut intéressant, et on recueillit l'observation avec grand soin. J'examinai cette urine à
mon tour et j'y trouvai également de nombreux globules ayant toutes les propriétés de forme, d'aspect
et de composition de ceux du lait. Je ne m'en tins
pas à ces caractères qui pouvaient à la rigueur appartenir à une autre matière grasse suspendue dans
l'urine. Pour le lait, le caractère essentiel est l'existence du caséum ; je traitai par l'acide acétique et
j'obtins en effet un précipité caillebotté ne pouvant
plus laisser de doute ; je fus dès lors convaincu qu'il
y avait supercherie. En effet, pour trouver dans l'u-
rine non seulement les élémens du lait, mais pour
que ces élémens y existent sous la forme qu'ils prennent dans les mamelles, et que les globules soient
calibrés comme par les vaisseaux galactophores, il
faudrait pour ainsi dire admettre que le rein fût
transformé en glande mammaire. Quoi qu'il en soit,
j'avertis de mes soupçons M. Rayer qui déjà avait
conçu des doutes semblables; sur mes instances
l'on se décida à sonder immédiatement la malade. On sait que l'on retira une urine parfai-

tement transparente, et que la malade avoua sa
supercherie. M. Rayer voulut bien me dire que
sans moi on eût beaucoup risqué de publier l'observation ; que, du reste, elle n'en méritait pas moins
de faire partie du grand chapitre des maladies simu-
lées.

La substance de ce que je viens de rapporter se
trouve presque tout entière dans le mémoire de l'interne de M. Rayer ; mais les faits y sont autrement
présentés, et, quoique je ne tienne nullement à la
découverte de cette supercherie, j'étais bien aise,
dans la circonstance actuelle, de faire connaître la
part que j'y avais prise.

Au reste, il semblerait que si l'auteur n'a pas été
tout à fait juste à mon égard, cela lui ait porté malheur ; car il commet en cette occasion une erreur
que l'on ne sait comment s'expliquer. « Au bout de
» quelque temps, dit-il, cette urine déposait une
» couche d'un liquide blanc qui ressemblait à celle
» du pus qui se précipite au fond du vase ; au des-
» sus, l'urine devenait parfaitement transparente. »
Comment a-t-il pu écrire cette phrase ? En supposant qu'il n'ait pas bien observé ce fait et qu'il ait
négligé de répéter l'expérience, n'aurait-il pas dû
se rappeler que la partie grasse du lait ne peut pas
tomber au fond du vase, et que, par sa pesanteur
spécifique plus légère que l'urine, elle se réunit nécessairement à la surface ? Quant au caséum, il n'est
pas coagulé par l'urine et ne se précipite pas non
plus en grumeaux, de sorte qu'il arrive précisément
le contraire de ce que dit l'auteur quant au mélange du lait avec de l'urine. Par le repos, il se forme
une couche blanche à la surface ; la colonne de liquide reste trouble dans toute son étendue , EX-
CEPTÉ A LA PARTIE INFÉRIEURE OÙ ELLE S'É-
CLAIRCIT SENSIBLEMENT ; c'est là ce que présentait
l'urine de la malade en question. L'expérience est
facile à faire ; tout le monde peut la répéter, et se
convaincre que les choses se passent rigoureusement ainsi.

Globules noirâtres. — Je n'entrerai pas dans de
longs développemens à propos de ces petits corps ;
mais je ne puis pas les passer entièrement sous silence.

Indépendamment des globules muqueux, des
squammes épidermiques, des globules de sang, etc.,
que l'on trouve dans l'urine, on y trouve quelquefois des corpuscules particuliers, tantôt noirs et tantôt d'un brun rougeâtre : les premiers sont les plus
remarquables par leur forme souvent bizarre. Au
premier aspect on les prendrait volontiers pour des
animalcules infusoires ; ils se composent quelquefois de deux sphères accolées ensemble et munies
de nombreux appendices. Ces corps sont solubles
dans l'acide nitrique; mais il reste après la dissolution des parties opaques une sorte de trame conservant la forme du corpuscule. L'ammoniaque et
l'éther ne les attaquent pas, et ils m'ont paru résister également à l'action de l'acide acétique. Par
ce rapport et par l'aspect des espèces de granula-

tions cristallines dont ils sont formés, on pourrait peut-être les rapprocher de l'oxalate de chaux.

Quelques corpuscules de couleur brune se dissolvent dans l'ammoniaque et se comportent à peu près comme une matière résineuse ; d'autres ne sont évidemment que des globules ou des squammes incrustés des sels de l'urine. A l'aide d'un acide on dissout les sels, et l'on voit apparaître intacts les globules ou les lamelles servant de base à ces incrustations.

Ce serait peut-être ici le lieu de montrer, à propos de l'analyse de M. Quévenne, combien la chimie des laboratoires est impuissante à reconnaître la nature des particules répandues au milieu de matières organiques complexes et mêlées de substances organisées. Il me serait facile de prouver que M. Quévenne n'a pas pu extraire et isoler la matière des globules noirs dont la quantité était certainement impondérable, quoique appréciable au microscope ; qu'il a entraîné une partie des sels de l'urine dans ses diverses opérations, et qu'il a eu affaire à des portions de ces sels tout à fait indépendantes des globules dont les plus gros n'ont pas plus de 1/25 de millimètre. Mais je vais avoir, dans la seconde partie, des occasions si directes de fixer l'opinion sur la valeur des analyses chimiques à l'aide desquelles on prétend avoir éclairé l'étude de l'urine, que, dans la crainte d'étendre indéfiniment cet article déjà bien long, je passe immédiatement à l'examen de cette seconde partie.

Deuxième groupe. — Matières salines, acide urique et urate d'ammoniaque. On n'est pas encore parfaitement d'accord sur l'état dans lequel se trouve l'acide urique dans l'urine. Berzélius pense qu'il y existe libre, et Prout, quoi qu'en dise l'auteur du mémoire, est d'avis qu'il y est en général combiné avec l'ammoniaque. Cette question offrait une si belle occasion de montrer l'avantage de l'analyse microscopique, que j'espérais la voir résolue dans le mémoire, comme elle me paraît décidée par mes propres expériences. Mais non seulement l'auteur n'a su tirer aucun parti des procédés microscopiques, mais il s'en est rapporté à une analyse qui ne prouve nullement ce qu'elle veut prouver ; aussi est-il arrivé à un faux résultat. Suivant lui, « l'acide urique est à l'état libre dans l'urine, » et il s'y présente sous la forme cristalline et sous » la forme pulvérulente : l'urate d'ammoniaque au » contraire se rencontre très rarement dans ce li- » quide. »

Eh bien, la vérité est que l'acide urique qui se dépose dans l'urine est toujours cristallisé, le plus souvent en belles lames rhomboïdales parfaitement transparentes, et d'autres fois en beaux cristaux colorés en jaune probablement par la matière colorante de l'urine ; ces derniers sont formés de la réunion de plusieurs cristaux diversement groupés, en rosaces ou autrement. Les granulations pulvérulentes que l'auteur a prises pour de l'acide urique sont, suivant moi, de l'urate d'ammoniaque, que

l'on trouve abondamment dans un grand nombre d'urines acides ou alcalines. L'observation confirme l'opinion de Prout, qui pensait que la plus grande partie de l'acide urique est combinée dans l'urine à l'une des bases, soude, chaux, et surtout ammoniaque. Beaucoup d'urines de personnes bien portantes laissent déposer ce sel, mêlé parfois de quelques cristaux d'acide urique pur, et il suffit de la moindre circonstance, d'une tasse de café par exemple quand on n'en a pas l'habitude, pour amener un sédiment abondant presque entièrement formé d'urate d'ammoniaque.

Commençons par les expériences de l'auteur, avant de citer les nôtres.

D'abord l'analyse de M. Quévenne ne prouve nullement que le dépôt qu'il a examiné contint plutôt l'acide urique libre que combiné à une base. Qu'obtient-il en effet? Les réactions de l'acide urique par l'action de l'acide nitrique et par la combustion des vapeurs ammoniacales qu'il attribue à la présence des matières animales ; l'urate d'ammoniaque ne se comporterait pas autrement.

Mais pour rejeter l'existence de l'urate d'ammoniaque, l'auteur s'appuie surtout sur la préparation de ce sel par M. Guibourt, dans laquelle ce chimiste l'a obtenu cristallisé en aiguilles. N'ayant que très rarement rencontré dans l'urine des aiguilles analogues, il croit pouvoir en conclure que l'urate d'ammoniaque ne se trouve pas souvent dans ce liquide.

On voit que c'est toujours la même manière de procéder, et de s'arrêter avec confiance à la forme cristalline, sans soumettre la matière à d'autres expériences plus concluantes. Or, il suffit de la moindre habitude d'observer des cristallisations microscopiques pour savoir que la forme de ces très petits cristaux est loin d'être constante et caractéristique; elle n'est telle que pour quelques substances parmi lesquelles nous citerons, non pas même d'une manière rigoureuse et absolue, l'acide urique et le sel marin. Mais, pour ce qui est des cristaux en aiguilles, la plupart des sels peuvent prendre cette forme dans les cristallisations microscopiques. En outre, nous avouerons que nous ne comprenons pas comment M. Guibourt a pu obtenir l'urate d'ammoniaque en aiguilles, tandis qu'il est toujours en poussière amorphe, soit qu'on le prépare directement, soit qu'on le retire de l'urine ; c'est ainsi que Berzélius l'a observé, et c'est aussi sous cette forme que nous l'avons constamment obtenu dans nos préparations. Nous sommes donc autorisé à nous en tenir jusqu'à présent à l'opinion généralement admise.

Voici maintenant comment on parvient à distinguer l'acide urique de l'urate d'ammoniaque, indépendamment de la disposition cristalline : l'un et l'autre se dissolvent avec effervescence dans l'acide nitrique concentré ; mais si l'on agit avec un acide faible quelconque, par exemple avec l'acide nitrique étendu de 8 à 10 parties d'eau, l'action est bien différente, suivant que l'on opère sur l'acide urique ou sur l'urate d'ammoniaque : l'acide faible est sans effet sur le premier, tandis qu'il décompose le sel, en dégage l'acide urique, que l'on voit en quelques minutes cristalliser sous ses yeux en petits losanges, d'abord presque imperceptibles, mais s'accroissant à vue d'œil, et présentant bientôt une foule de lames rhomboïdales parfaitement transparentes et caractéristiques ; c'est même là un des phénomènes microscopiques les plus curieux à observer. Je me suis assuré par ce procédé que les dépôts pulvérulens, si communs dans les urines, sont ordinairement composés en grande partie d'urate d'ammoniaque. S'ils étaient formés d'acide urique, comme le dit l'auteur, on ne concevrait pas qu'ils se rencontrassent dans des urines alcalines, comme cela se voit en effet.

Mais l'acide urique et l'urate d'ammoniaque se distinguent encore par une autre propriété importante propre à confirmer celles-ci, et à l'aide de laquelle il est facile de les séparer l'un de l'autre. Ce caractère repose sur un fait remarquable de différence de solubilité des deux substances : une fois l'acide urique précipité naturellement de l'urine où il était un moment avant en dissolution, on ne peut plus le redissoudre dans cette urine par l'élévation de la température ; l'urate d'ammoniaque au contraire se redissout très bien par une faible chaleur.

Ainsi, après avoir constaté à l'œil nu la présence des grains rougeâtres d'acide urique dans une urine, et au microscope celle des lames rhomboïdales dont se composent ces grains, on s'assure que l'ébullition ne dissout pas sensiblement ces cristaux ; quant au précipité pulvérulent au contraire, que l'on veut considérer comme de l'acide urique amorphe, et que je prétends être formé d'urate d'ammoniaque, il disparaît entièrement à la chaleur : il est évident d'après cela que ce ne sont pas là deux substances identiques. Maintenant, si l'on recueille le sédiment pulvérulent sur un filtre, qu'on le lave à l'eau distillée et qu'on le sèche dans le vide, le résidu traité à froid par la potasse dégage de l'ammoniaque appréciable au papier réactif et par les vapeurs qu'il forme avec l'acide hydrochlorique.

On sait que certaines urines transparentes se troublent par l'addition d'une petite quantité d'acide nitrique, et que le précipité se redissout dans un léger excès du même acide ; par la chaleur, le liquide reprend également sa transparence. Quelques personnes ont faussement attribué cet effet à la présence du mucus vésical ; ces urines n'en contiennent souvent que des traces, et elles se comportent de même après avoir été filtrées. D'autres chimistes l'expliquent, avec plus de raison apparente, par la décomposition de l'urate d'ammoniaque en dissolution, sous l'influence de l'acide nitrique ; l'acide urique serait d'abord précipité à l'état solide

par la première portion d'acide nitrique, et redissous ensuite dans un excès.

M. Martin-Solón m'a remis plusieurs échantillons de ces urines dont il s'est particulièrement occupé dans un travail qu'il va publier ; ces urines étaient limpides et légèrement acides : une goutte d'acide nitrique, hydrochlorique, ou même acétique, déterminait un abondant précipité, que la) chaleur ou un excès du même acide redissolvaient. Eh bien ! suivant ce que j'ai exposé, ce précipité n'était pas dû à de l'acide urique mis en liberté, mais à de l'urate d'ammoniaque. En effet, en opérant sous le microscope, voici ce que l'on observe : l'urine, soumise à l'examen, est transparente et ne présente que de rares lamelles épidermiques ; en la traitant par l'acide nitrique, on voit, au point de contact de l'urine et de l'acide, se former un précipité composé de granulations pulvérulentes tout à fait semblables à celles de l'urate d'ammoniaque, et non les lames rhomboïdales propres à l'acide urique ; mais, au bout d'un certain temps, à mesure que par l'effet de la capillarité l'acide nitrique arrive davantage, les granulations d'urate d'ammoniaque sont à leur tour décomposées, et l'on voit naître à leur place des losanges d'acide urique : plus tard, la liqueur ne présente plus que des cristaux de ce genre, qui se dissolvent eux-mêmes dans une suffisante quantité d'acide nitrique ; en même temps la liqueur s'éclaircit complètement.

Comment peut-on s'expliquer cette précipitation de l'urate d'ammoniaque par l'effet d'un peu d'acide ? Ce fait est probablement analogue à bien d'autres du même genre que l'on connaît en chimie ; l'acide vient changer les conditions dissolvantes de l'urine à peu près comme l'alcool change celle de l'eau à laquelle on le mêle, ou bien l'urate était peut-être tenu en dissolution à la faveur de sa combinaison avec quelques uns des autres sels de l'urine, et l'acide venant rompre cette combinaison, l'urate se précipite, parce que, de sa nature, il est peu soluble ; au reste, peu importe la théorie, voilà les faits.

Si le précipité était formé par l'acide urique, il ne se redissoudrait pas par une faible élévation de température, tandis que cet effet se conçoit très bien, comme nous l'avons vu, de la part de l'urate d'ammoniaque.

Au reste, ayant recueilli le précipité sur un filtre, l'ayant lavé et séché, puis traité à froid par la potasse, il a dégagé de l'ammoniaque sensible à l'odorat, au papier réactif et à l'acide hydrochlorique.

Phosphate ammoniaco-magnésien. On connaît deux phosphates ammoniaco-magnésiens : le phosphate neutre et le phosphate avec excès de base ; le premier est très soluble, cristallise en aiguilles, et ne peut exister que dans les liqueurs acides ou tout au plus neutres, puisque, dès le moment où il y a un léger excès d'alcali, il passe à l'état de phosphate basique. Ce dernier sel, décrit sous le nom de phosphate ammoniaco-magnésien bibasique, est au contraire un sel très peu soluble, cristallisant, soit en aiguilles, ou plutôt en petites feuilles de fougère étoilées, soit en beaux prismes droits rhomboïdaux, suivant que la cristallisation se fait rapidement ou lentement : ce sel, comme on le conçoit, ne peut exister dans une liqueur acide, parce que, dès qu'il y a un léger excès d'acide, il passe à l'état de sel neutre; aussi, quoique très peu soluble dans l'eau, se dissout-il instantanément dans les acides les plus faibles, même le vinaigre, parce qu'il se transforme, comme nous le disons, en sel neutre extrêmement soluble. Cette théorie est on ne peut plus simple, et elle repose sur les faits et les principes les plus positifs de la chimie.

Il résulte de là que le phosphate ammoniaco-magnésien bibasique est le seul que l'on trouve dans les urines alcalines, et c'est lui qui se présente sous la forme de beaux cristaux prismatiques plus ou moins variés, mais dérivant tous du prisme droit rhomboïdal. Quant au phosphate ammoniaco-magnésien neutre, il n'existe que dans les urines acides, et, comme il est très soluble, on ne le rencontre pas cristallisé, à moins que l'on ne fasse évaporer l'urine; et alors, en évaporant l'urine qui en contient, dans le vide, sur une lame de verre jusqu'à parfaite dessiccation, on obtient une belle cristallisation nacrée qui, observée au microscope, ne rappelle plus la disposition des feuilles de fougère, comme le phosphate basique. Ce sont de longues aiguilles portant, sur un de leurs côtés seulement et perpendiculairement, de petits échelons, de sorte que, plusieurs aiguilles étant ainsi placées les unes à peu de distance des autres, et réunies par de petites lignes horizontales, on a sous les yeux des espèces d'échelles très élégantes.

Par l'analyse microscopique, rien n'est plus facile que de distinguer le phosphate ammoniaco-magnésien bibasique de tous les autres sels de l'urine. D'abord, la forme de ce sel est déjà un bon caractère; mais il ne faut pas en rester là, parce que la forme seule, en fait de cristallisation microscopique, peut tromper, et surtout parce qu'en s'en tenant à ce seul caractère, il est impossible de faire passer sa conviction dans l'esprit des autres. C'est ainsi que l'auteur du mémoire a figuré dans sa pl. 2, fig. c, un cristal paraissant plutôt appartenir au chlorure de sodium qu'au phosphate ammoniaco-magnésien : comme il n'a soumis ces cristaux à aucun réactif chimique, nous restons encore dans le doute.

Il faut donc, après avoir examiné et dessiné les cristaux en question, les traiter sous le microscope par un acide faible, on les verra se dissoudre tous avec la plus grande facilité, et bientôt il n'y en aura plus aucune trace dans le liquide (il pourra se produire des lames rhomboïdales d'acide urique aux dépens de l'urate en dissolution ou en suspension, mais on les reconnaîtra de suite). Si l'on ajoute alors de l'ammoniaque, on verra reparaître une multitude de cristaux, soit en feuilles de fou-

gère, soit en petits prismes diversement agencés et entrecroisés, dont on ne peut donner une idée exacte sans le secours de figures. Ces cristaux ne sont autre chose que le même phosphate ammoniaco-magnésien bibasique reproduit par l'action de l'ammoniaque.

Dans la première opération avec l'acide, on avait fait passer ce sel à l'état de sel neutre très soluble, et dans la seconde, en lui rendant de l'ammoniaque, on obtient de nouveau le sel avec excès de base, et insoluble.

Si l'on examine avec soin les petits cristaux en feuilles de fougère et les petits prismes entrecroisés, on ne tarde pas à y retrouver l'origine de beaux prismes droits rhomboïdaux du phosphate basique que l'on obtient quand la cristallisation s'opère avec lenteur. Les petites étoiles qu'on a sous les yeux sont dues en effet à la réunion de plusieurs petits prismes diversement accolés et groupés, et constituant ce qu'en termes de minéralogie on appelle des macles.

Ce que je viens d'exposer n'est pas le résultat de mes seules recherches, c'est tout simplement ce que nous enseigne la chimie appliquée à l'analyse microscopique. Voyons maintenant ce que l'auteur a fait de ces principes, et comment il a éclairé l'étude microscopique en cette circonstance.

Renversez complètement ce que nous venons d'établir; attribuez au phosphate ammoniaco-magnésien neutre ce qui appartient essentiellement au phosphate avec excès de base et réciproquement; supposez que le premier reste neutre en présence d'un alcali libre, et que le second ne se forme pas dans une liqueur contenant tous les élémens propres à sa production, et vous arriverez précisément à la conclusion de l'auteur; c'est à dire qu'il a pris le phosphate ammoniaco-magnésien basique, sel insoluble, cristallisant en beaux prismes, le seul que l'on trouve à l'état solide dans les urines alcalines, pour le phosphate neutre, sel très soluble, ne se rencontrant jamais cristallisé dans ce liquide, ne donnant par l'évaporation que des cristaux en aiguilles, et par dessus tout ne pouvant pas même exister dans une liqueur alcaline! Comment est-il arrivé à un résultat si contraire à tous les principes et à tous les faits? C'est ce qu'il est curieux d'examiner, d'autant mieux que cela donne exactement la mesure de la valeur des procédés par lesquels il prétend éclairer l'étude microscopique de l'urine.

Toute cette théorie de l'auteur est fondée sur la comparaison de la forme des cristaux que l'on trouve dans les urines alcalines avec celle des cristaux obtenus par M. Quévenne dans la préparation directe du phosphate ammoniaco-magnésien basique. Ce chimiste n'ayant réussi à produire, en suivant le mode de préparation indiqué par Berzélius, c'est à dire en mêlant une solution de sulfate neutre de magnésie à une solution alcalinisée par l'ammoniaque de phosphate de cette base, que « des prismes ou ai-
» guilles linéaires lancéolées imitant quelquefois

» des feuilles bipennées, etc.», et ces cristaux ne lui paraissant avoir aucune ressemblance avec les beaux prismes des urines alcalines, il en a conclu que ces deux sels ne pouvaient être le même, et que l'un étant (celui de la préparation directe) sûrement le phosphate basique, l'autre (celui des urines) devait être le phosphate neutre. Et il n'est venu à la pensée ni du micrographe, ni du chimiste, que la différence des cristaux pouvait bien ne tenir tout simplement qu'à la différence des circonstances de la cristallisation, et non à celle de la nature des substances. Et pourtant il était facile de s'assurer du fait; l'expérience consistait tout simplement à élever modérément la température du liquide contenant le sel basique obtenu directement ou par le mélange de l'ammoniaque avec l'urine, de manière à en dissoudre une certaine quantité, puis à laisser refroidir. On aurait trouvé alors, à la place des aiguilles lancéolées, de beaux cristaux prismatiques aussi gros et aussi réguliers que ceux des urines alcalines. Il s'agissait de permettre au sel de cristalliser lentement par le refroidissement de la liqueur, au lieu de le précipiter brusquement soit par l'ammoniaque dans l'urine, soit par la préparation immédiate; il fallait enfin imiter ce qui se passe naturellement dans les urines alcalines au moment de l'émission, qui passent lentement de la température du corps à celle de l'atmosphère, ou dans les urines devenant ammoniacales par leur séjour au contact de l'air. C'était là tout le secret, et l'on voit qu'il n'était pas nécessaire de renverser pour cela les lois de la chimie.

Il est impossible de concevoir comment l'auteur n'a pas été éclairé en cette circonstance par l'analyse, que lui a faite M. Guibourt, du phosphate ammoniaco - magnésien des urines; il suffisait du premier paragraphe de cette analyse pour avertir l'auteur et le remettre dans la bonne voie s'il n'avait pas marché trop rapidement. «Le dépôt», dit M. Guibourt, qui n'avait pour but que de déterminer la nature de l'acide et la base, «a été traité deux fois » par l'ammoniaque pour dissoudre le mucus..... » (Il est bon de prévenir en passant que l'ammoniaque ne dissout pas tous les élémens du mucus, car les lamelles de l'épithélium sont insolubles dans ce réactif.) «Examiné au microscope, il offrait les cris- » taux précédemment décrits, ayant conservé leur » forme et leur transparence... etc... » (Prismes rectangulaires droits.) Comment après cela l'auteur a-t-il pu conserver le moindre doute sur la composition de ce sel? Comment a-t-il pu supposer que si c'eût été du phosphate ammoniaco-magnésien neutre, il ne fût point passé à l'état basique dans cet excès d'ammoniaque? Par cela seul que les cristaux ne changeaient ni de forme ni d'aspect, qu'ils paraissaient être les mêmes avant et après l'opération, il aurait dû au moins soupçonner qu'ils étaient primitivement avec excès de base, et qu'ils constituaient bien réellement le phosphate ammoniaco-magnésien neutre.

Phosphate de chaux. — Ni l'examen microscopique, ni l'analyse chimique, telle qu'elle a été faite dans le cas que l'on rapporte comme ayant offert le phosphate de chaux, ne prouvent que l'on ait eu positivement affaire à ce sel. D'une part, on n'a pas constaté au microscope la présence de la chaux, ce qui est assez facile, et je n'admets nullement que l'on ne puisse pas confondre par la simple vue la poussière amorphe du phosphate de chaux avec les sels d'acide urique, l'urate d'ammoniaque par exemple. D'une autre part, l'analyse chimique a bien constaté la présence de la chaux, mais elle n'établit nullement la nature de l'acide, et, pour un phosphate, il est indispensable d'obtenir le phosphore ou l'acide phosphorique. Cette opération ne présente pas de grands obstacles. Tout ce que dit l'analyse des caractères du sel en question s'appliquerait aussi bien à un sulfate qu'à un phosphate de chaux; il ne me paraît même pas impossible que l'on ait eu à traiter dans cette opération un urate calcaire.

Chlorure de soude ou plutôt de sodium. — J'ai fait à l'égard de ce sel, dans le courant de l'examen auquel je viens de me livrer, la seule observation que j'avais à présenter. C'est que, parmi les cristaux de phosphate ammoniaco-magnésien figurés par l'auteur, il en est au moins un qui me paraît devoir être rapporté au sel marin. Toutefois j'ajouterai que je suis étonné de ne pas trouver dans ses planches la figure du chlorure de sodium, telle qu'elle est modifiée par l'urée et qu'on la trouve dans l'urine évaporée et quelquefois dans les sédimens. La modification apportée par la présence de l'urée dans la cristallisation de plusieurs sels, et en particulier du sel marin, est un fait si connu que l'on n'aurait pas dû l'oublier dans un semblable travail.

Me voici enfin parvenu au terme de la longue et pénible tâche que je me suis imposée par zèle et par amour de la vérité. Je souhaite que ces réflexions critiques soient utiles à la science, sans nuire à personne; c'est le seul but que je me suis proposé.

RECHERCHES PRATIQUES SUR L'INSPECTION ET LA MENSURATION DE LA POITRINE, CONSIDÉRÉES COMME MOYENS DIAGNOSTIQUES COMPLÉMENTAIRES DE LA PERCUSSION ET DE L'AUSCULTATION.

Par M. Eug. Woillez.

1 vol. in-8°, 1837.

Plusieurs médecins distingués avaient déjà employé la mensuration et l'inspection de la poitrine, comme moyens de diagnostic des maladies des organes qu'elle renferme. Mais aucun ne les avait employées sur une grande échelle, aucun n'avait encore bien décrit la forme normale et physiologique de la poitrine, comparée à celle qui est souvent le résultat d'une maladie. M. Eug. Woillez, ancien élève des hôpitaux de Paris et médecin de la maison d'aliénés de Clermont (Oise), s'est chargé de combler cette lacune de la science. Il a divisé son livre en deux parties bien distinctes. Dans la première, il se contente d'exposer les faits tels qu'il les a observés ; et dans la seconde, qui n'est qu'un résumé général de la première, il traite des connexions que ces faits ont présentées entre eux, et des conséquences qu'on peut en tirer. La première partie est sans contredit la plus intéressante. Elle renferme une foule de faits marqués au coin de l'observation la plus consciencieuse, et qui doivent jeter un jour nouveau sur le diagnostic des maladies de poitrine.

Après quelques considérations physiologiques préliminaires sur les rapports et la connexion des organes thoraciques et abdominaux, soit entre eux, soit avec les parois de la poitrine, l'auteur divise encore la partie de son livre qu'il consacre à l'exposition des faits en deux parties bien distinctes, l'exposition des faits physiologiques et celle des faits pathologiques. La première de ces parties est de la plus grande importance pour l'appréciation rigoureuse des faits de la seconde. Elle est consacrée à bien faire connaître la configuration physiologique de la poitrine, et surtout les déformations générales ou partielles qu'elle peut présenter chez les individus qui n'ont jamais été atteints d'aucune maladie des organes qu'elle renferme.

L'auteur commence par décrire ce qu'il entend par une poitrine bien conformée. Pour lui, la poitrine est régulièrement conformée, lorsque toutes ses parties présentent entre elles une symétrie parfaite, coïncidant avec l'existence d'un diamètre transversal évidemment plus développé que l'antéro-postérieur. Il a ensuite recherché avec beaucoup de soin toutes les modifications qui, dans l'ordre physiologique, altéraient cette configuration régulière. Ces modifications n'ont pas pour la plupart été décrites par les auteurs, et comme un grand nombre sont trop légères pour être regardées comme de véritables déformations, M. Woillez les désigne sous le nom générique d'hétéromorphies, de ἕτερος, autre, et μορφή, forme. Il les divise en générales et partielles, et commence par ces dernières.

Les hétéromorphies de la région sternaire sont d'abord étudiées. Il en a trouvé dix-sept cas sur les cinquante-deux individus qui forment la masse des faits physiologiques. Elles n'existaient pas toutes isolées sur les mêmes parties. Dix étaient formées par une exagération de la saillie normale qui se trouve au niveau de la réunion des deux premières pièces du sternum ; neuf autres par une dépression de la partie inférieure de ces os, et enfin une dernière par une déviation à droite de sa partie inférieure. Toutes ces différentes modifications, de même que toutes celles qui seront décrites comme physiologiques, n'étaient accompagnées d'aucun trouble dans les fonctions des organes thoraciques.

Vingt-quatre sujets ont ensuite présenté une saillie anormale de l'un des côtés de la face antérieure de la poitrine. Cette saillie a été beaucoup plus fréquente à gauche qu'à droite, 23 fois sur 24. Elle était produite dans l'immense majorité des cas par une exagération de la courbure des côtes. Chez certains sujets cependant, l'embonpoint trop considérable rendait l'appréciation douteuse, et la saillie pouvait aussi bien être attribuée à une hypertrophie des parties molles de ce côté. Le maximum de relief se trouvait au niveau de la région précordiale. Chez tous ces sujets, la percussion n'offrait d'anormal qu'un son plus obscur que dans le reste de la poitrine au niveau de cette région. Cette différence dans le son produit par la percussion n'existait pas dans le seul cas d'hétéromorphie semblable du côté droit que l'auteur a observée.

La partie antérieure de la poitrine a encore été quelquefois le siège de modifications anormales partielles, simples ou doubles, et symétriques dans ce dernier cas, ou produites par la saillie d'une seule côte. Cette anomalie a toujours été produite par la deuxième côte qui s'insère au sternum, au niveau de la saillie anormale de ces os.

La partie postérieure de la poitrine a offert dans six cas une déviation latérale du rachis, à droite dans cinq cas, et à gauche dans un seul. Les saillies relatives de tout un côté ont été beaucoup plus fréquentes, et ont présenté une disposition inverse de celle de la partie antérieure, c'est-à-dire qu'elles se sont rencontrées bien plus souvent à gauche qu'à droite ; 24 fois sur 28. Le maximum de relief existait des deux côtés au niveau de l'angle des deux côtes et allait, en diminuant insensiblement, se perdre dans les confins du côté sur lequel il existait.

Dans un second article, M. Woillez s'attache à décrire les hétéromorphies sous le rapport de leur multiplicité sur la même poitrine, et à faire connaître les connexions accidentelles, ou de dépendance mutuelle, qui peuvent exister entre elles. Il rapporte un grand nombre d'observations, de l'examen desquelles il résulte que, sauf quelques cas de déviation de la colonne vertébrale avec saillie du côté du dos correspondant à leur convexité, et ceux relatifs au relief anormal du cartilage de la deuxième côte de chaque côté, réunis par une saillie transversale du sternum, il n'est pas un seul fait dans lequel on puisse regarder comme dépendantes l'une de l'autre deux ou plusieurs hétéromorphies partielles réunies sur la même poitrine. Cet article peut au reste se résumer dans les propositions suivantes :

Les hétéromorphies qui ont existé le plus souvent réunies sur la poitrine étaient les plus fréquentes isolées.

Dans les cas où une hétéromorphie rare a été réunie à une autre ou à d'autres, celles-ci étaient fréquentes isolées.

Enfin, dans aucun cas deux hétéromorphies rares ne sont rencontrées sur le même individu.

Les anomalies générales de la configuration thoracique sont ensuite décrites avec beaucoup de soin; sur soixante-treize cas d'hétéromorphies physiologiques observés par l'auteur, un seul a présenté cette espèce. Nous la retrouverons bien plus fréquente parmi les faits pathologiques, et surtout chez les phthisiques. Mais n'anticipons pas. Cette anomalie consiste en un rétrécissement considérable du diamètre transversal, rétrécissement qui peut rendre le diamètre antéro-postérieur plus considérable. Chez l'individu qui fait le sujet de l'observation, la poitrine semblait avoir cédé à une double pression latérale. Le sternum proéminait en avant, et les régions latérales antérieures paraissaient très étroites de dedans en dehors. Le malade présentait d'autres hétéromorphies partielles, et, entre autres, une déviation latérale de la colonne vertébrale produisait une saillie postérieure du côté de la convexité, et une saillie antérieure du côté opposé.

Le chapitre second est consacré à faire connaître les résultats de la mensuration circulaire de la poitrine à l'état physiologique. M. Woillez établit, comme premier fait, que chez les individus bien conformés ou présentant des hétéromorphies des deux côtés symétriques entre elles, comme celles du sternum, et les saillies de la deuxième côte de chaque côté, qui par conséquent n'avaient aucune influence sur les résultats de la mensuration, établit, dis-je, «que le côté droit de la poitrine a été presque dans tous les cas plus développé que le gauche; rarement les deux côtés ont été égaux, et jamais le côté gauche ne s'est trouvé plus étendu que le droit». Mais lorsqu'il existe une saillie générale ou partielle du côté gauche seul, les résultats de la mensuration peuvent être modifiés au point de rendre ce côté plus développé que le droit. Le contraire a lieu lorsque les saillies occupent le dernier côté.

La comparaison de tous les faits qui précèdent a donné les résultats suivans. Les deux côtés ont été égaux dans treize cas; le côté droit a été plus développé dans quarante-huit; le contraire a eu lieu dans cinq seulement. Tout ce que nous avons dit précédemment doit suffisamment expliquer ce résultat.

Nous allons maintenant suivre l'auteur dans l'examen des faits pathologiques. Il ne les groupe pas comme les précédens en prenant pour base les configurations variables de la poitrine, mais il réunit ensemble tous ceux qui appartiennent à une même maladie. Il passe d'abord en revue quelques faits de pleurésie aiguë; il reconnaît trois périodes dans la marche de cette maladie; l'une pendant laquelle l'épanchement se forme sans produire de dilatation sensible de la poitrine; la seconde pendant laquelle l'épanchement peut devenir assez considérable pour dilater la poitrine d'une manière appréciable, au moins à la mensuration; lorsque l'inspection seule serait encore négative; et, enfin, la troisième pendant laquelle l'épanchement est résorbé. Les parois thoraciques reviennent sur elles-mêmes et peuvent se rétrécir d'une manière évidente. A l'appui de cette dernière opinion, qui n'est pas nouvelle, mais à laquelle M. Woillez a donné tous les caractères d'une vérité démontrée, il cite seize faits de pleurésie guéris depuis un temps plus ou moins long. La plus grande partie de ces sujets ont offert une dépression du côté anciennement affecté, évidente au moins à la mensuration. Je crois, avec l'auteur, que les propositions suivantes découlent naturellement de l'examen consciencieux des faits.

Les dépressions pathologiques de la poitrine, suite de pleurésies, ont existé en avant et en dehors du côté droit, et du côté gauche en arrière. Très rarement elles ont occupé le côté postérieur droit, ou le côté gauche antérieur.

La mensuration a fait quelquefois reconnaître un rétrécissement pleurétique trop léger pour que l'inspection seule pût l'indiquer. Mais ses résultats sont plus rigoureux dans les cas de pleurésie droite guérie que dans ceux de pleurésie gauche, attendu que l'étendue physiologique du côté gauche n'a rien de fini, et ne permet pas par conséquent d'apprécier rigoureusement un rétrécissement réel, mais faible de ce côté.

Enfin il est très probable que les signes du rétrécissement pleurétique deviennent de moins en moins sensibles à mesure qu'on s'éloigne de l'époque de sa production.

Passant ensuite à l'examen des maladies des voies respiratoires, la bronchite, le catarrhe pulmonaire, et la pneumonie, l'auteur trouve que ces maladies n'ont exercé aucune influence sur la production de quelques hétéromorphies qui existaient chez les sujets qui en étaient atteints, et qu'il regarde comme physiologiques. Mais il n'en est pas de même de quelques cas de pleuro-pneumonies guéries depuis un temps indéterminé, et qui sont venus confirmer les lois que M. Woillez a reconnues présider à la production des rétrécissemens pleurétiques.

L'un des chapitres les plus importans de cette partie de l'ouvrage, est sans contredit celui qui est consacré à l'examen de vingt-quatre faits d'emphysème pulmonaire. Je ne suivrai pas l'auteur dans les longs et intéressans détails qu'il donne sur chacun d'eux. Je me contenterai de quelques considérations générales. Ces faits sont très remarquables en ce sens qu'aucun des sujets qui les ont fournis n'avait la poitrine régulièrement conformée. Ils ont présenté, il est vrai, des hétéromorphies très variées; mais cette circonstance doit déjà faire présumer que quelques unes étaient véritablement pathologiques. L'auteur se livre ici à une discussion très intéressante pour parvenir à reconnaître quelles sont ces dernières, et arrive aux conclusions suivantes. Sur vingt-deux cas d'hétéromorphie partielle de la région antérieure, dix-neuf se trouvaient à gauche et trois seulement à droite. Parmi ces saillies, quelques unes ne se sont présentées que dans les cas d'emphysème, et doivent être regardées comme spéciales à cette maladie. L'auteur les désigne sous les noms de saillies *sous-claviculaire* et *post-clavi-culaire*. Leur nom seul indique leur situation et leur forme. Les vingt-deux sujets déjà cités ont présenté cinq exemples de chacune d'elles. Elles n'ont jamais existé isolées, et ont toujours coïncidé avec l'existence des saillies générales du côté correspondant. Les trois cas de saillies du côté antérieur droit étaient évidemment dus à la maladie ; d'abord parce que la percussion et l'auscultation fournissaient à leur niveau tous les signes de l'emphysème, et ensuite parce que les saillies physiologiques semblables sont très rares. Des saillies peu nombreuses qui existaient à la partie postérieure ont toutes été reconnues comme véritablement physiologiques.

Enfin deux sujets seuls ont offert une déformation générale de la poitrine, qui avait une configuration globuleuse, avec un diamètre antéro-postérieur plus étendu que le transversal. Cette déformation était évidemment pathologique, car elle coïncidait avec l'existence d'un emphysème porté au plus haut degré.

De tout ce qui précède, on peut conclure, je crois, que dans l'immense majorité des cas, l'emphysème, sensible par l'emploi de la percussion et de l'auscultation, s'accompagne de saillies partielles ou générales de la partie antérieure de la poitrine.

Il existe des saillies produites par l'emphysème qui sont spéciales à cette maladie, et qu'on ne peut confondre avec les saillies physiologiques.

Enfin la moyenne de l'étendue circulaire des deux côtés de la poitrine n'est pas sensiblement plus forte chez les sujets atteints d'emphysème que chez les sujets sains. Cette dernière conséquence découle des données fournies par la mensuration.

L'auteur passe ensuite en revue quarante faits de phthisie pulmonaire au premier et au deuxième degré. Sept seulement ont présenté une poitrine régulièrement conformée ; dix-neuf ont offert des hétéromorphies partielles des différentes régions de la poitrine, hétéromorphies qui offraient tous les caractères des anomalies physiologiques. Enfin quinze avaient une poitrine globuleuse, à diamètre antéro-postérieur plus développé que le transversal, en un mot altéré dans sa forme générale. Cette dernière anomalie existait le plus souvent conjointement avec des hétéromorphies partielles physiologiques. Nous verrons dans le résumé général quelles conséquences l'auteur tire de cette proportion énorme d'altérations générales de la forme de la poitrine chez les phthisiques.

La mensuration a fourni chez les phthisiques une moyenne moindre de l'étendue circulaire de la poitrine que dans les cas physiologiques, et elle a été encore moindre chez ceux dont la forme générale de la poitrine était altérée que chez les autres.

L'examen de la poitrine dans cinq cas d'hypertrophie du cœur bien caractérisée n'a fait reconnaître aucune saillie au niveau de la région précordiale.

Il n'en a pas été de même dans deux cas d'anévrisme de la crosse de l'aorte, dont l'un présentait une saillie fixée au niveau du cartilage de la deuxième côte, et l'autre un soulèvement intermittent isochrone à la systole du cœur, coïncidant avec une saillie anormale physiologique de la région sterno-mamelonnaire gauche.

Le développement pathologique du foie, de la rate, et de la partie du tube digestif, qui est en rapport avec la base de la poitrine, au niveau des hypochondres, peut-il modifier la forme de la poitrine ou ses dimensions physiologiques ? M. Woillez se prononce pour l'affirmative, et appuie son opinion de quelques faits peu nombreux, il est vrai, mais bien concluans. Il pense cependant que la question exige des observations plus nombreuses pour pouvoir être résolue d'une manière définitive.

Ici se termine la première partie de l'ouvrage de M. Woillez. La seconde, sans être aussi importante, n'est cependant pas dénuée d'intérêt ; elle renferme quelques discussions intéressantes qui jettent un jour nouveau sur les questions qu'elles embrassent. Elle renferme surtout quelques rapprochemens curieux entre les diverses hétéromorphies que nous avons déjà étudiées et les causes produites, rapprochemens qui peuvent être d'un grand secours pour le diagnostic de certaines maladies de poitrine.

L'auteur suit dans cette partie le même ordre que dans la première. Sur 197 individus, dont les observations font la base de cet ouvrage, tant parmi les faits physiologiques que parmi les pathologiques, 41 seulement ont offert une poitrine bien conformée. Cette disposition se retrouve plus fréquemment de 15 à 30 ans que dans la suite ; elle est d'autant plus rare que la profession des sujets qu'on examine exige plus d'activité musculaire ; elle ne s'est rencontrée chez aucun des gauchers que l'auteur a observés ; enfin, elle est bien plus fréquente parmi les sujets qui sont parfaitement sains du côté de la poitrine que parmi ceux qui ont eu quelque maladie des organes qu'elle renferme.

M. Woillez revient ensuite sur chacune des dernières espèces d'hétéromorphie qu'il a décrites dans la première partie de son livre, et cherche à reconnaître quels rapports ont existé entre chacune d'elles et l'âge, la profession, les habitudes, le degré de force et d'embonpoint des individus qui les ont présentées. Tous les gauchers qu'il a rencontrés ont présenté une hétéromorphie spéciale, c'est à dire une saillie du côté gauche de la partie antérieure de la poitrine, produite par le développement anormal des parties molles. L'auteur combat l'opinion émise par la plupart des auteurs, que les déviations de la colonne vertébrale, à droite ou à gauche, entraînent une saillie correspondant à sa convexité. Ces déviations sont plus fréquentes à l'âge de la puberté, ou de 16 à 30 ans, que dans les autres âges de la vie ; ce qui tendrait à faire croire qu'elles ont une influence fâcheuse sur sa durée.

A propos des anomalies générales de la configuration de la poitrine, qui ont presque toutes été observées chez des phthisiques, M. Woillez se demande si cette hétéromorphie doit être regardée comme cause ou comme effet de la phthisie pulmonaire. Après une discussion intéressante, il s'arrête à l'opinion que cette configuration de la poitrine doit être regardée comme une des causes prédisposantes les plus actives de la phthisie, sans expliquer toutefois d'une manière rigoureuse quel est son mode d'action sur les poumons.

Il serait trop long de suivre l'auteur dans les détails dans lesquels il entre à propos de chaque espèce d'hétéromorphie. Les discussions par lesquelles il cherche à élucider les diverses questions qui naissent de son sujet sont trop intéressantes pour que j'essaie de les tronquer pour les faire entrer dans le cadre étroit de cet article. D'ailleurs j'ai déjà fait connaître la plus grande partie des résultats qu'il a obtenus. Je me contenterai donc de rapporter les conclusions de l'auteur. Je ne crois pas pouvoir mieux finir cet article. « Que le médecin, qui voudra employer comme moyens de diagnostic des maladies de la poitrine l'inspection ou la mensuration, prenne bien garde de ne pas attribuer à la maladie ce qui n'est que physiologique ; qu'il cherche donc à bien connaître la configuration physiologique de cette cavité, et alors ces deux moyens acquerront de l'importance à ses yeux. Ils deviendront les auxiliaires obligés de la percussion et de l'auscultation, et une observation ne lui paraîtra complète que lorsqu'elle réunira les données fournies par ces quatre moyens explorateurs, dont la réunion, on ne saurait trop le dire, augmente réciproquement l'importance.

E. Lisle, élève des hôpitaux.

ACADÉMIE ROYALE DE MÉDECINE.

Séances des 9, 16, 20 et 23 janvier.

Les deux premières séances ont été remplies par des scrutins pour la nomination de dix membres, parmi lesquels devaient être tirés au sort les quatre juges et le suppléant pour le concours de Pharmacie et de Chimie organique qui va s'ouvrir à la Faculté de médecine de Paris. Le choix de l'Académie s'est porté sur MM. Robiquet, Pelletier, Caventou, Mérat, Bouillay, Delens, Soubeiran, Martin Solon, Planche et Boutron-Charlard. Le sort a désigné, pour faire partie du jury, MM. Boutron-Charlard, Caventou, Mérat et Robiquet ; M. Delens, suppléant.

M. Chervin communique à l'Académie une note qui lui a été adressée de la Nouvelle-Orléans sur une épidémie de fièvre jaune, et sur l'efficacité du sulfate de quinine dans cette maladie.

La séance supplémentaire du 20 janvier, qui avait été indiquée pour la continuation de la discussion sur l'entrée de l'air dans les veines, a été occupée par de très nombreux rapports faits par M. Castel au nom de la commission des remèdes secrets. La commission demande qu'aucun de ces prétendus inventeurs de drogues douées de propriétés presque miraculeuses, suivant leur dire, ne soit admis à profiter des dispositions favorables de l'art. 10 du décret du 4 février 1810.

Au moment où l'on discute sur l'ordre du jour, une indisposition subite de l'un des membres de l'Académie, M. Dupuy, fait lever la séance.

A la séance du 23 janvier, le président annonce que M. Dupuy est à peu près rétabli. On reprend la discussion sur l'entrée de l'air dans les veines.

M. Barthélemy, qui n'avait pas terminé ce qu'il avait à dire à la séance du 2 janvier, a la parole.

Pour ne pas prolonger la discussion, l'orateur se dispense de faire un résumé de ce qu'il a dit il y a trois semaines ; il se borne à rappeler qu'au moment où il a été interrompu, il rendait compte à l'Académie des expériences qu'il avait faites pour apprécier la quantité d'air nécessaire pour amener la mort chez un cheval ; que deux insufflations, faites par un homme dont chaque expiration était à peu près égale à 3 litres 1/4, avaient été plus que suffisantes pour tuer presque instantanément l'animal ; mais comme l'air expiré contient de l'acide carbonique, et comme cette altération de l'air pouvait compliquer le phénomène, M. Barthélemy a procédé par injection, au moyen d'une vessie garnie d'un robinet et d'un ajutage qui venait s'adapter exactement à la canule introduite dans la veine, de sorte qu'il ne pouvait y avoir aucune déperdition de gaz. L'injection durait cinq à six secondes. Au moyen de cet appareil, un litre d'air fut injecté chez trois chevaux auxquels une saignée venait d'être pratiquée. Les animaux ne tombèrent pas, mais il survint des troubles manifestes du côté de la respiration ; troubles qui furent de courte durée : au bout d'une heure les animaux étaient parfaitement rétablis, et mangeaient comme à l'ordinaire. Évidemment ils n'avaient couru aucun danger.

Les trois mêmes sujets furent soumis à une injection de deux litres d'air. Les symptômes se développèrent promptement ; ils furent plus graves que la première fois ; mais les animaux ne tombèrent pas : au bout de deux heures, ils étaient revenus à leur état ordinaire. Quatre chevaux furent soumis à une injection de trois litres d'air ; ils ne tombèrent pas d'abord. Les symptômes se montrèrent promptement, puis ils prirent successivement plus de gravité. Les animaux tombèrent au bout de 20, 30 et 60 minutes ; puis il y eut un amendement progressif, et deux heures plus tard, il ne restait aucune trace de l'opération à laquelle les chevaux avaient été soumis. Quatres litres d'air furent injectés dans la veine jugulaire de sept chevaux ; six tombèrent immédiatement, et la mort survint dans un intervalle qui variait de 3 à 7 minutes. Le septième, qui a résisté, était un animal remarquable par sa taille et par l'ampleur de sa poitrine, circonstances dont il faut tenir compte, car tous les animaux soumis aux expériences étaient de taille et de force moyenne. M. Barthélemy pense que le peu de capacité de la poitrine, ou les maladies du poumon qui rendent une partie de cet organe impropre à la respiration, doivent rendre les animaux moins capables de résister à l'introduction de l'air dans les veines. Ce même cheval, qui avait supporté une injection de quatre litres d'air, a succombé rapidement à une injection de six litres.

Puisqu'il faut quatre litres d'air pour amener la mort chez un cheval dont le poids moyen est de 450 kilogrammes, ne pourrait-on pas par induction évaluer la quantité d'air nécessaire pour tuer un homme à deux tiers de litre, quantité de beaucoup supérieure à celle qui s'est introduite dans les cas publiés comme exemples de mort par suite de l'introduction spontanée de l'air dans les veines.

Entre les deux moyens proposés par M. Amussat pour remédier aux fâcheux effets résultant de l'entrée de l'air dans les veines, il faut établir une grande différence. L'un, en effet, la compression brusque de la poitrine, ne peut être nuisible, et quelquefois il peut offrir des avantages ; non pas que l'on puisse espérer de vider par ce moyen le cœur de l'air qu'il renferme, mais du moins il en fera sortir une partie, et diminuera d'autant le danger. Il ne faut donc pas le rejeter. Au contraire, le second moyen proposé par M. Amussat, l'introduction d'une sonde dans la cavité du cœur pour aspirer l'air qui y a pénétré, pratique à laquelle ce chirurgien a tant de confiance qu'il a affirmé qu'il n'aurait pas hésité à l'employer si sa malade ne fût revenue à elle, et qu'il mettrait en usage si l'occasion s'en présentait, ce moyen est dangereux et inutile; il repose sur une base fausse, sur une opinion erronée.

1° Ce moyen est inutile et inapplicable; car chez l'homme pendant une opération, le vaisseau ouvert l'est presque toujours dans une trop petite étendue pour qu'on puisse le reconnaître. Les accidens étant instantanés, pendant que l'on sera à la recherche de la veine ouverte, le malade périra. En supposant qu'on la trouve à temps, ira-t-on élargir l'ouverture, c'est à dire augmenter le danger, et cela sur de simples suppositions que l'air a pu pénétrer ? Lorsqu'on ne trouvera pas l'ouverture du vaisseau, en mettra-t-on un autre à découvert pour y introduire la sonde? mais si l'air a pu pénétrer précédemment, qui l'empêche de pénétrer encore en plus grande quantité pendant le temps qu'on perd en recherches et en manœuvres? D'ailleurs tout cela exige du temps, beaucoup de temps, et ne dites-vous pas que la mort survient presque instantanément? En admettant que l'ouverture qui a laissé entrer l'air n'ait pu être reconnue, et que l'on ait introduit la sonde jusque dans le cœur, à quoi servirait d'aspirer le gaz contenu dans cet organe, puisque l'air retiré par aspiration rentrerait par la première ouverture restée libre ?

2° Ce moyen substitue un danger réel et des plus redoutables à un danger hypothétique. Cette proposition est si simple qu'elle n'a presque pas besoin de développemens. Ne ressort-il pas des expériences faites devant la commission qu'aucun bruit constant et reconnaissable n'accompagne l'entrée de l'air ? Or, ce signe manquant, comment reconnaître d'une manière positive que les accidens tiennent à cette cause? Avant d'agir, il faudrait cependant avoir au moins cette certitude.

3° Enfin, cette pratique est fondée sur une opinion erronée. Nysten attribuait la cause de la mort dans ce cas à la non-contractilité du cœur, à cause de l'expansibilité de l'air qui passe d'un milieu froid dans un milieu plus chaud; aussi dit-il que l'air ne pénètre pas dans les veines, non plus que dans le côté gauche du cœur. D'abord l'expansibilité de l'air ne peut être que fort peu considérable, la différence de température entre l'atmosphère et le cœur n'étant pas très grande, et même en été étant presque nulle : dans les cas d'insufflation, l'air était à peu près à la même température que le cœur, et cependant ses effets ne sont pas moins terribles. Il n'est point exact de dire que les cavités droites du cœur soient distendues par l'air : ordinairement on n'en trouve qu'une petite quantité, et les parois du cœur, loin d'être distendues, sont quelquefois flasques. M. Barthélemy a même vu chez des animaux, qu'il avait tués brusquement par l'introduction de l'air dans la veine jugulaire, le cœur droit être rempli par un caillot volumineux et dense, qui s'étendait dans les veines et même dans l'artère pulmonaire : l'air s'était disséminé dans les vaisseaux. D'ailleurs, si au lieu d'air on injecte de l'eau, on obtient le même résultat, et l'on ne dira pas que l'eau agit en distendant le cœur par son expansibilité. La raréfaction de l'air, non plus que son accumulation dans le cœur, n'existent donc pas.

Ce n'est point non plus par arrêt de la circulation que la mort arrive. Il est vrai que dans les expériences faites sur de petits animaux, il est le plus souvent à peu près impossible de s'assurer de l'état de la circulation, à cause du tremblement général et de l'anhélation extrême des animaux. Chez les chevaux la chose est en général plus facile. Dans les expériences faites par M. Amussat, bien souvent la respiration avait complètement cessé, l'animal était considéré comme mort, qu'à l'autopsie on trouvait encore le cœur exécutant quelques mouvemens, faibles, irréguliers, il est vrai, mais persistant encore après que la respiration et les fonctions cérébrales s'étaient arrêtées. Chez les chevaux, on peut sentir le pouls continuer à battre, même lorsque la respiration ne s'exécute plus. Si, chez un cheval soumis à l'injection d'air, on explore les veines jugulaires, on les trouve distendues par le gaz, résonnantes à la percussion : au bout de quelques minutes, elles s'affaissent et cessent de fournir un bruit sonore; c'est que le gaz a pénétré ailleurs, ce qui n'aurait pas lieu si la circulation était interrompue. Chez des animaux morts quelques minutes après l'injection, M. Barthélemy a trouvé la veine-porte et les veines mésentériques remplies d'une mousse sanguine : la circulation n'avait donc pas été arrêtée. Autre preuve plus décisive encore. Il opère la section de la queue chez un cheval ; immédiatement le sang jaillit avec force : il pratique dans la veine jugulaire une injection de 4 litres d'air, aussitôt suspension pendant quatre ou cinq secondes du jet de sang : l'animal tombe, et le jet de sang reparaît plus gros et plus fort que jamais; à mesure que l'animal s'affaiblit, le jet diminue de volume et ne s'arrête quelquefois qu'à la dernière inspiration, quelquefois même qu'après la dernière inspiration ; dans un cas il a persisté une minute après que tout mouvement respiratoire avait cessé. Ces expériences prouvent d'une manière évidente que la circulation n'est point suspendue comme le croyait Nysten. Le moyen proposé par M. Amussat pour remédier aux accidens causés par l'introduction de l'air dans le cœur repose donc sur une erreur.

De tout ce qui précède, M. Barthélemy croit pouvoir conclure : 1° que la question de l'entrée de l'air dans les veines n'est pas nouvelle, et qu'il y a deux siècles qu'on a commencé à s'en occuper; 2° que, dans ses expériences, M. Amussat s'est constamment tenu à côté de l'objection faite, c'est-à-dire que dans le cas qu'il a présenté à l'Académie, la mort ait été le résultat de l'entrée de l'air dans les veines, et que cette introduction soit toujours annoncée par un sifflement particulier; 3° que M. Amussat a prétendu à tort que le cœur droit était étranger à l'entrée de l'air dans les veines; 4° qu'il n'est pas exact de dire que l'air ne puisse s'introduire spontanément que dans les régions où l'on observe le pouls veineux; 5° enfin que, des deux moyens proposés par M. Amussat, l'un peut être utile, mais que le second est à la fois inutile, dangereux et fondé sur une opinion erronée.

M. Dubois (d'Amiens) trouve que la discussion a suivi une marche contraire à celle qu'elle aurait dû suivre. On a perdu de vue le rapport fait au nom de la commission. Les membres de cette commission sont venus successivement parler contre le rapport qui ne devrait cependant être que l'expression de l'opinion de la majorité. Cet état de choses pourrait entraîner d'interminables discussions. On ne discute plus un rapport, mais à l'occasion d'un rapport. M. Dubois passe rapidement en revue le travail de M. Bouillaud. Il adopte dans son examen la division établie par celui-ci, en deux parties, l'une historique, l'autre expérimentale.

A propos de la partie historique, M. Dubois reproche au rapporteur d'avoir attribué à Nysten ce qu'il a appelé les rudimens de l'auscultation. Il fallait remonter beaucoup plus haut. On sait que Corvisart et Bayle appliquaient l'oreille sur la région du cœur pour percevoir ses battemens, mais il faut remonter beaucoup plus haut. C'est à Harvey qu'appartient l'honneur d'avoir clairement indiqué qu'on pouvait entendre les battemens du cœur au moyen de l'oreille posée sur la région cordiale. M. Dubois cite le passage où se trouve indiqué ce fait, et bien qu'il n'ait pas fixé l'attention des modernes, les opposans à la doctrine de Harvey s'en étaient servis comme de texte pour leurs plaisanteries contre ce grand homme.

Passant à la deuxième partie du rapport de M. Bouillaud, l'orateur rappelle les circonstances qui ont amené la nomination de la commission. Parmi les propositions avancées par M. Amussat, quelques unes ont été reconnues exactes, d'autres fausses, d'autres n'ont pas été vérifiées : dans cet état de choses, le rapport lui paraît rédigé dans un sens trop favorable à M. Amussat, et ne pas exprimer l'opinion de la majorité de la commission. La conclusion finale de ce rapport, que l'Académie décide que M. Amussat a bien mérité de la science, ne lui semble pas devoir être mise aux voix.

M. Bouillaud répond qu'il n'a pas dit que Nysten fût le premier qui ait eu l'idée de l'auscultation : il savait très bien que Corvisart et Bayle connaissaient ce moyen : il faudrait remonter à Hippocrate pour en trouver la première idée.

M. Castel entre dans de longues considérations physiologiques, pour la plupart étrangères à la question. L'honorable académicien parle au milieu de l'inattention générale.

HYDROCÉPHALE CONGÉNIALE TRAITÉE PAR LA PONCTION PLUSIEURS FOIS RÉPÉTÉE;

Par le docteur DUGAS.

Le sujet était un enfant mâle, né sans accident, et qui jouit en apparence d'une bonne santé pendant le premier mois A cette époque on remarqua que la tête augmentait de volume plus rapidement qu'elle ne le fait d'ordinaire. Plus tard, les os du crâne s'écartèrent, les yeux devinrent spasmodiquement dirigés en bas, et, à quatre mois, l'enfant fut pris de légers mouvemens spasmodiques de tout le corps, qui, au bout de quelques jours, se changèrent en convulsions : du reste, il paraissait très bien, et avait conservé son embonpoint. Il n'avait été soumis à aucun traitement. La circonférence de la tête avait 21 pouces, et l'on pouvait sentir la fluctuation au niveau de la fontanelle antérieure, qui était soulevée par le liquide accumulé. Tel était l'état des choses lorsque le docteur Dugas vit l'enfant le 25 juin : il avait des convulsions qui duraient depuis plusieurs heures. Il fut convenu avec le docteur Antony, qui se trouvait présent par hasard, que l'on donnerait issue à une partie du liquide ; mais n'ayant pas d'autre instrument sous la main, le docteur Dugas fit la ponction avec une aiguille à cataracte, qu'il fit pénétrer à un pouce de profondeur, à l'angle du côté gauche de la fontanelle. En retirant l'aiguille, il s'écoula une once et demie de sérosité limpide et jaunâtre, et on ne put en faire sortir davantage. La tête fut entourée d'un bandage. Les convulsions continuèrent deux ou trois heures après l'opération.

Le 5 juillet l'opération fut répétée avec le même instrument ; puis une ventouse fut placée sur la piqûre : par ce moyen, deux onces de liquide furent retirées.

Le 12 août, la tête avait beaucoup augmenté : on se servit, pour la ponction, d'un petit trocart très fin, fait exprès pour cette occasion. Cet instrument donna issue à sept onces de fluide.

Le 29 août la tête est encore plus volumineuse qu'avant la précédente opération. On retire onze onces de liquide.

Le 12 septembre, la tête paraît remplie, mais non distendue par le liquide. On enlève quatorze onces de sérosité.

Le docteur Dugas fit la remarque que les convulsions cessèrent peu de temps après la première opération, et ne revinrent qu'à un très faible degré peu de temps avant la troisième et la cinquième ponction, bien que la masse du liquide épanché ait toujours été en augmentant. Jusqu'au 15 octobre, la santé de l'enfant resta bonne ; mais

alors il devint triste et tomba dans un état de stupeur qui alla en augmentant. Il cessa de prendre le sein. Le 16 il était dans un état comateux et resta deux jours sans rien prendre. Après qu'on eut retiré par la ponction quatorze onces de liquide, il reprit connaissance et avala plusieurs cuillerés de lait. Il expira tranquillement le 18 octobre deux jours après la septième opération.

Jamais ces opérations n'avaient été suivies de la moindre accélération du pouls ou de la moindre prostration. Le seul effet appréciable était la diminution de la tuméfaction et de la disposition aux mouvemens spasmodiques. L'iode, le calomel, la compression, etc., furent prescrits, mais ne furent jamais employés par suite des préventions de la mère qui ne voulait pas, disait-elle, tourmenter son enfant inutilement. Après plusieurs des opérations, le liquide fut soumis à la chaleur sans se coaguler aucunement.

Autopsie. Le crâne fut ouvert longitudinalement en fendant le tissu membraneux qui unissait les deux portions du frontal et les deux pariétaux. Le cerveau était dilaté comme une espèce de sac, et s'appliquait parfaitement aux membranes. Il était rempli d'un liquide qui ne se vida que lorsqu'on eut fait une ponction à la substance cérébrale. Les circonvolutions étaient complètement déplissée, et les parois du sac que formait le cerveau n'avaient qu'une à deux lignes d'épaisseur. Les corps striés et les couches optiques n'étaient point affectés. Le troisième ventricule était à peu près dans l'état normal. La voûte à trois piliers, le septum lucidum, non plus que le plexus choroïde, ne purent être retrouvés. On ne put reconnaître le corps calleux, quoique la substance cérébrale formant les parois du sac eût conservé la consistance normale à cet âge. Le cervelet était sain ainsi que la moelle alongée et les nerfs encéphaliques. Les membranes ne présentaient rien de particulier que l'absence du sang dans les vaisseaux de la pie-mère. La surface interne du sac formé par le cerveau ressemblait beaucoup à la muqueuse de l'estomac à l'état sain. Dans quelques points existaient des petites masses semblables à du mucus épais : quelques unes étaient jaunâtres, d'autres brunes, d'autres semblables à de la crème ou à du pus épais. Les plaques jaunâtres existaient à la partie inférieure de la portion du sac correspondante aux lobes antérieurs du cerveau, et avaient quelque analogie avec la matière que l'on rencontre après la résorption des épanchemens apoplectiques. On commença par inciser l'hémisphère gauche, et, après l'évacuation du liquide, on aperçut une espèce de septum longitudinal séparant les deux ventricules ; mais il était lacéré : il semblait formé par de la substance grise, presque pulpeuse, de sorte qu'on ne put en faire un examen satisfaisant. Peut-être n'était-ce que de cette matière floconneuse dont nous avons parlé plus haut. En examinant la partie du sac correspondante aux ponctions faites pendant la vie, on put reconnaître distinctement dans la substance cérébrale les cicatrices des sept perforations : en ce point les membranes adhéraient au cerveau et entre elles. Le fluide contenu montait à soixante-quatre onces : il était limpide et légèrement citrin.

(*Southern med. and surg. journ.*)

Dans notre prochain numéro, nous donnerons un mémoire de M. Raspail, que nos arrangemens typographiques nous ont seuls empêchés d'insérer jusqu'ici.

Un des gérans,

DEZEIMERIS.

PARIS.— Imprimerie et Fonderie de FÉLIX LOCQUIN et COMP, rue Notre-Dame-des-Victoires, 16.

1838. — N. 19.   5 FÉVRIER.

L'EXPÉRIENCE,

JOURNAL DE MÉDECINE ET DE CHIRURGIE

PUBLIÉ PAR

MM. DEZEIMERIS ET LITTRÉ.

Ars longa,   *Ubicumque...*

Ce journal paraît tous les cinq jours, les 5, 10, 15, 20, 25 et 30 de chaque mois, par cahiers de 16 pages à deux colonnes, formant à la fin de chaque année deux forts volumes grand in-8°. Le prix d'abonnement est de 9 fr. pour 3 mois, 18 fr. pour six mois, 36 fr. pour un an. ON S'ABONNE, AU BUREAU DU JOURNAL, RUE DE LA SOURDIÈRE, 21, chez J. B. Baillière, rue de l'Ecole de Médecine, 13 bis, et, dans les départemens, chez les directeurs de poste et aux bureaux des Messageries-Royales et des Messageries Laffitte et Caillard. Les lettres affranchies sont seules reçues.

PATHOLOGIE.

ANESTHÉSIE SATURNINE, OU PARALYSIE DU SENTIMENT PRODUITE PAR LE PLOMB; (1)

Par L. Tanquerel des Planches.

Nous l'avons déjà dit en parlant de la paralysie saturnine du mouvement, le plomb peut porter uniquement son influence stupéfiante sur le principe de la sensibilité des organes de la vie de relation, sans que pour cela ils cessent d'entrer en action d'après des déterminations volontaires. Cette espèce de paralysie, que nous appelons *anesthésie saturnine*, peut être bornée à la peau, ou s'étendre aux parties sous-jacentes; d'autres fois, ce sont les organes des sens, comme la vue, qui perdent la faculté de transmettre au *moi* les impressions qu'ils éprouvent de la part des agens extérieurs.

Nous allons passer successivement en revue chacune de ces variétés de paralysie du sentiment.

Nous ne connaissons pas une seule observation d'anesthésie superficielle ou profonde produite par le plomb, qui ait été rapportée par les auteurs. Quelques uns, comme nous le verrons plus tard, ont seulement indiqué et non décrit l'amaurose saturnine.

Nous ne reviendrons pas sur l'*étiologie*; tout ce

(1) Ce mémoire est extrait d'un ouvrage manuscrit sur les maladies saturnines, que nous avons adressé à l'Institut de France au mois de mars 1837.

Les préparations de plomb, introduites dans l'économie à l'état moléculaire, peuvent y manifester leur influence délétère par quatre maladies, ou formes d'empoisonnement différentes, qui toutes dépendent de l'action directe de ce poison sur les deux grands systèmes nerveux, qui animent les organes des vies intérieure et de relation. Ainsi, lorsque le plomb vient à porter son atteinte pernicieuse sur le grand sympathique, la colique se montre. Est-ce l'encéphale qui est affecté par la substance toxique, il en résulte une affection que nous désignons sous les noms d'encéphalopathie saturnine. Si la moelle et ses prolongemens sont frappés par le poison, on verra apparaître soit la paralysie, soit l'hyperesthésie des membres et du tronc. Enfin le plomb peut non seulement traduire son action toxique sur l'organisme par la lésion des solides, mais encore par l'altération des liquides, c'est ce que nous prouve l'ictère saturnin.

I.

que nous avons dit des causes de la paralysie du mouvement se rapporte parfaitement à l'anesthésie.

Seulement nous dirons ici, sans rentrer dans aucune discussion à cet égard, que dans 19 cas d'anesthésie saturnine qui se sont présentés à notre observation, 9 malades étaient doués d'une forte constitution, 2 d'une faible constitution, et 8 d'une constitution moyenne. Tous étaient des hommes. 8 malades étaient âgés de 30 à 40 ans, 4 de 40 à 50, 2 de 50 à 70, 3 de 20 à 30, et 2 de 15 à 20. 9 de ces individus se sont trouvés affectés d'anesthésie en été, 5 au printemps, 4 en automne et 2 en hiver. 7 de ces malades travaillaient à la fabrication de la céruse, 3 à celle du minium, 6 exerçaient la profession de peintre en bâtimens, 1 fabriquait des cartes d'Allemagne, 1 travaillait au plomb de chasse, 1 était fondeur. Quant au temps, que chacun de ces hommes a travaillé aux préparations saturnines avant de contracter l'anesthésie, il a varié suivant les professions. Ainsi les cérusiers et les ouvriers de minium ont travaillé beaucoup moins de temps que les peintres en bâtimens, et surtout que le fabricant de cartes, l'ouvrier au plomb de chasse et le fondeur.

L'anesthésie apparaît moins fréquemment que la paralysie; car nous n'avons observé que 19 cas de la première, tandis qu'il nous a été donné de rencontrer 50 fois la dernière.

Sur 19 cas d'anesthésie saturnine : 1° La maladie occupait 4 fois la profondeur des organes où elle siégeait ; 2° 6 fois la perte de la sensibilité se trouvait bornée à la peau ; 3° Enfin 9 fois l'œil était le siège de l'affection ; il avait perdu la faculté de percevoir les rayons visuels.

Dans nos 10 cas d'anesthésie superficielle et profonde, 3 fois il y eut paralysie du mouvement des muscles correspondans à l'anesthésie, 3 fois l'abolition de la motilité et de la sensibilité occupait des points différens; enfin 4 fois la perte de la sensibilité existait seule.

Nous n'avons rencontré qu'un malade nous offrant la coïncidence de l'amaurose et de l'anesthésie de la peau d'un membre.

1° *Anesthésie des membres et du tronc.*

a. Anesthésie profonde.

C'est celle qui occupe toute ou presque toute l'épaisseur de la partie où elle siège. Ainsi, si un membre se trouve atteint de cette maladie, la peau, le

19

tissu cellulaire et les muscles ne ressentent plus les excitations du dehors.

Il est bien difficile de pouvoir s'assurer si les parties situées au dessous de la peau ont perdu leur sensibilité. Cependant, si l'on enfonce des corps très fins dans les tissus, comme des aiguilles, des épingles, ils déterminent de la douleur là seulement où il y a encore conservation de la sensibilité. L'électro-puncture, la pression, le froissement, des tiraillemens, enfin la position forcée des membres dans des situations gênantes, déterminent de la douleur à l'état normal dans les muscles, laquelle douleur est différente de celle qu'on détermine vers la peau à l'aide des mêmes moyens. Si donc il arrive que le malade n'ait pas conscience de ces dernières manœuvres, exercées immédiatement sur les parties situées sous la peau, alors on pourra croire que les muscles ont perdu leur sensibilité.

Les vaisseaux, les cartilages et les os n'étant point en apparence sensibles à l'état normal, ne peuvent nous faire comprendre par la négation de phénomènes physiologiques s'ils sont affectés dans cette maladie.

L'anesthésie des membres et du tronc, considérée en général, abstraction faite de la cause, n'a point été étudiée avec autant de soin que la paralysie. Aussi les auteurs, quand ils parlent de l'abolition de la sensibilité dans une maladie quelconque, se bornent-ils à dire d'une manière générale que la peau pincée, excitée de toutes les manières, n'a donné aucun signe de sentiment, sans mentionner l'état de la sensibilité des parties sous-jacentes et les moyens de le constater. C'est cette obscurité qui nous a engagé à entrer dans quelques détails relatifs au siège de l'anesthésie saturnine.

Dans deux cas de cette variété d'anesthésie produite par le plomb, il y avait intégrité du mouvement des parties devenues insensibles. Les malades se plaignaient seulement d'un engourdissement dans les points privés de sentiment. Chez l'un d'eux la perte de la sensibilité occupait une partie de la région deltoïdienne. Le second malade se trouvait affecté de paralysie du mouvement de la cuisse, et il y avait anesthésie de la jambe.

Les deux autres individus atteints d'anesthésie profonde avaient perdu le mouvement des muscles correspondans aux points devenus insensibles. Chez l'un de ces malades, l'abolition de la motilité occupait toute l'étendue du membre supérieur; l'insensibilité commençait aux doigts et allait se terminer à la réunion du tiers moyen avec le tiers supérieur du bras. Chez l'autre malade, il y avait paralysie des muscles intercostaux et de l'appareil vocal, en même temps qu'anesthésie du cou et des parois thoraciques, jusqu'à l'appendice xyphoïde; à partir de ce point jusqu'au bas-ventre, la peau et les tissus sous-jacens avaient acquis une exagération de sensibilité, accompagnée de contractions spasmodiques.

b. Anathésie superficielle ou cutanée.

La peau se trouve seule avoir perdu la sensibilité. On peut s'en assurer en mettant en usage les moyens que nous avons conseillés pour découvrir si la sensibilité des parties sous-cutanées est abolie; ces manœuvres prouvent bientôt que les muscles, etc., répondent facilement aux impressions extérieures.

Les muscles situés au dessous de la peau, privée de sensibilité, ont tantôt conservé leurs mouvemens, et tantôt ils l'ont perdu.

Deux fois nous avons observé l'anesthésie à la peau du ventre; il y avait persistance du mouvement des muscles abdominaux, et chez l'un des malades une colique violente.

Dans un troisième cas d'anesthésie superficielle, on observait la paralysie du mouvement du muscle triceps brachial, et la perte de la sensibilité cutanée de la face dorsale des doigts auriculaire et musculaire, ainsi que des parties correspondantes du métacarpe et du carpe; cette anesthésie se terminait à la moitié interne du doigt médius, au delà de laquelle le sentiment subsistait normal.

Chez un quatrième malade, chose curieuse! existait une paralysie du mouvement d'extension du poignet et des doigts, avec conservation du sentiment à la face dorsale de la main et des doigts; tandis que le mouvement de flexion du poignet et des doigts était conservé, et la face palmaire de la main privée complètement de sensibilité.

Une fois nous avons vu l'anesthésie superficielle marcher avec une hyperesthésie profonde. Cette double maladie saturnine occupait le cou et tout le côté palmaire du membre supérieur.

Enfin, chez un sixième malade, l'anesthésie cutanée était accompagnée d'hyperesthésie des parties sous-jacentes et de paralysie du mouvement des muscles correspondans. Ces trois affections saturnines siégeaient aux membres inférieurs.

Description de l'anesthésie des membres et du tronc.—Le plus ordinairement cette anesthésie débute tout à coup, sans être annoncée par des prodromes. Quelquefois, cependant un léger engourdissement la précède.

Tantôt elle survient au milieu d'une colique de plomb; plus souvent elle apparaît quelque temps après l'arrivée de la paralysie du mouvement; enfin, elle peut être précédée d'hyperesthésie, c'est-à-dire d'une maladie saturnine tout à fait opposée.

L'anesthésie saturnine, de même que la paralysie du mouvement, est toujours partielle, c'est-à-dire bornée à une étendue plus ou moins limitée du tronc et des membres. L'anesthésie envahit tantôt quelques points du ventre, de la poitrine et du cou; tantôt ce sont les membres que cette affection frappe. Nous disons *quelques points,* car ces régions ne perdent en général leur sensibilité que dans une portion de leur étendue. Nous avons vu 6 fois sur 10 l'anesthésie siéger simultanément à gauche et à droite de la ligne médiane.

Cette maladie a plusieurs degrés ; elle est incomplète ou complète. Un de ses caractères pathognomoniques, surtout lorsqu'elle est bornée à la peau, c'est de se déclarer à son plus haut degré très promptement, dans l'espace de quelques heures, d'un jour ; d'être très mobile, de changer de place et d'étendue d'un moment à l'autre, et enfin d'avoir une durée, qui rarement dépasse 8 à 15 jours. Elle est continue, et cependant quelquefois elle disparaît subitement pour reparaître bientôt après. L'anesthésie profonde est moins mobile que celle qui se trouve bornée à la peau. Lorsque l'anesthésie profonde marche vers la guérison, la peau et les tissus sous-cutanés paraissent recouvrer en même temps leur sensibilité. Quelquefois cependant la peau est encore privée de la faculté de sentir, lorsque les muscles, etc., ont déjà conscience des excitations qu'on dirige sur eux.

Lorsque la paralysie et l'anesthésie existent en même temps, elles peuvent siéger dans les mêmes parties, ou bien occuper des points différens dans un même membre. Dans quelques cas même ces deux maladies envahissent deux régions opposées, par exemple, l'une la face palmaire, l'autre la face dorsale des membres supérieurs. L'anesthésie disparaît habituellement avant la paralysie.

Dans le cas de complication d'hyperesthésie saturnine, l'anesthésie ne peut être que superficielle, et l'exagération de la sensibilité doit siéger dans les parties sous-cutanées ; ou bien ces deux affections occupent des points différens du corps.

Enfin, on peut voir réunies dans une même région l'anesthésie de la peau, l'abolition du mouvement des muscles, et l'hyperesthésie des masses musculaires, des os, etc.

L'anesthésie des membres et du tronc ne survenant habituellement qu'après que le malade s'est trouvé un temps assez long en contact avec les préparations saturnines, on rencontre ordinairement avec cette affection les signes de l'action générale du plomb sur l'économie, tels que la teinte jaune de la peau, de la conjonctive et des urines, l'amaigrissement, la coloration brunâtre des dents et la teinte ardoisée des gencives. Dans toutes nos observations d'anesthésie, nous avons remarqué cette coïncidence de phénomènes d'infection générale et primitive produite par le plomb.

Dans l'anesthésie saturnine, on n'observe du côté du centre nerveux cérébro-spinal aucun phénomène morbide immédiat appréciable à nos sens, à moins qu'il n'y ait concomitance d'encéphalopathie saturnine. Il n'y a point non plus de réaction fébrile.

Le diagnostic de cette affection présente rarement de l'incertitude.

L'anesthésie apparaissant, chez un ouvrier qui manie le plomb, avec d'autres maladies saturnines,

circonscrite à une petite étendue de la peau ou des parties sous-jacentes des membres et du tronc, sans lésion matérielle des nerfs ou des centres nerveux, n'offre aucune ressemblance avec la perte de la sensibilité symptomatique de quelque lésion matérielle de l'appareil de l'innervation ; ensuite sa marche, sa disparition prompte, etc., tout concourt à lever les incertitudes du diagnostic.

Caractères anatomiques. — Deux fois nous avons eu l'occasion de faire des autopsies d'individus morts avec une anesthésie saturnine, nous n'avons rencontré aucune altération dans le système nerveux, capable de rendre compte des phénomènes, qui avaient signalé cette maladie.

Siège et nature.— Les travaux des physiologistes modernes sur les fonctions de la moelle épinière doivent nous éclairer, en l'absence de l'anatomie pathologique, sur le siège du travail morbide, qui détermine çà et là une diminution ou une abolition de la sensibilité. Puisque, au dire de tous les savans qui se sont occupés d'expériences pour constater les propriétés du cordon rachidien, ce centre nerveux renferme en lui, dans des points distincts, la puissance de la sensibilité et de la motilité, la partie, qui préside au sentiment doit être supposée atteinte par le poison dans le cas d'anesthésie saturnine. Que ce soient les cordons postérieurs, la substance grise ou blanche de la moelle, qui président à la sensibilité de nos organes, toujours est-il que cette partie de ce centre nerveux, placée dans tel ou tel endroit, et qui est distincte de celle qui donne le mouvement, se trouve lésée.

Mais, puisque nous ignorons la nature intime de ce centre nerveux, supposé altéré, et que son action nerveuse dans ses opérations échappe à notre intelligence, à plus forte raison ne pouvons-nous pas connaître l'altération immédiate que le plomb exerce sur le système nerveux de la sensibilité, lorsqu'il produit l'anesthésie. En vain voudrions-nous soulever le voile, qui cache à nos yeux ce travail de combinaison hétérogène, pour en pénétrer les mystères ; nous n'en pouvons juger que les effets.

Traitement. — L'anesthésie saturnine disparaît quelquefois par les seuls efforts de la nature ; dans d'autres cas, les parties devenues insensibles, ont besoin d'éprouver une excitation capable de leur rendre la faculté d'être impressionnées par les corps extérieurs. Pour arriver à ce résultat, on peut employer plusieurs médications.

D'abord, nous conseillons, comme dans les autres maladies saturnines, l'administration d'un ou plusieurs bains sulfureux, afin de détacher de la peau le plomb, qui plus tard, sans cette précaution, serait peut être absorbé. Ce traitement, à lui seul, a suffi pour guérir l'anesthésie dans certains cas ; car le sulfure de potasse, employé dans les bains, est un excitant de la peau, ainsi que des parties sous-jacentes.

Si cette médication ne réussit pas, on peut employer les frictions, les épispastiques, les irritans de diverses espèces, l'urtication même, les sudorifiques, les révulsifs cutanés, les vésicatoires, les cautères, les moxas, promenés à la périphérie du corps, ou le long de la colonne vertébrale.

Enfin, lorsque le mal résiste à tous ces essais, ce qui est très rare, on doit avoir recours à des moyens plus efficaces, tels que l'électro-puncture et la strychnine.

Pendant l'administration de ces médicamens, il est bon d'opérer une action révulsive sur le canal intestinal, au moyen des purgatifs drastiques, quand bien même il n'y aurait ni colique saturnine, ni constipation à combattre.

2°. *Anesthésie des organes des sens.*

AMAUROSE SATURNINE.

La paralysie de la rétine, c'est-à-dire de la sensibilité spéciale de l'œil, qui reconnaît pour cause l'action du plomb, n'a pas été étudiée avec plus de soin que les autres espèces de paralysies saturnines. et cependant les ophthalmologistes allemands, ayant établi et décrit longuement un grand nombre d'amauroses de différentes espèces, uniquement d'après la considération des causes aussi variées que nombreuses qui peuvent leur donner naissance, ne devaient pas, ce semble, passer légèrement sur celle produite par les préparations de plomb. Cette cause leur a offert sans doute moins d'intérêts que les autres, dont ils ont fait la base de leurs divisions.

D'un autre côte, les auteurs, qui ont écrit sur la colique de plomb ont mentionné l'amaurose saturnine, sans entrer dans aucun détail à ce sujet, se bornant la plupart du temps à énoncer le fait sans le décrire : peut-être aussi que ces derniers n'ont pas décrit cette espèce d'anesthésie de la retine, parce que cet accident a passé inaperçu pour eux au milieu d'autres symptômes encéphaliques, produits également par le plomb. Aussi n'ont-ils noté en général l'existence de l'amaurose que lorsqu'elle existait seule, ou lorsqu'elle avait précédé l'arrivée de l'encéphalopathie saturnine.

Nous allons d'abord indiquer les faits d'amaurose saturnine qu'on trouve épars çà et là dans les auteurs et les recueils périodiques.

Henry *Smet* ou Smétius, savant médecin du 16e siècle, a vu quatre amauroses survenir à la suite de coliques, *probablement saturnines* ; il ne fait que les rappeler. « Chez la femme de l'apothicaire » Wippelius Paul, dit-il, de violentes douleurs de » coliques autour et au dessous de l'ombilic, causè- » rent, durant trois jours, un tel affaiblissement de » la vue, qu'elle ne pouvait pas même distinguer » les lumières d'avec les ténèbres. » Il nous apprend ensuite, et cette circonstance mérite d'être remarquée : « qu'après d'autres accès de colique, la même » malade eut les jambes et les bras paralysés. Le » même accident (idem cæcitatis ex simili iliaco » affectu) arriva à deux autres individus, à *Jean*

» *Daunius,* vitrier et peintre, et à *Jacques Kreu-* » *ninger,* garçon apothicaire ; mais l'amaurose » dura moins long-temps. » *Smet* revient un peu plus loin sur ce dernier malade, il dit : « La violence » de la colique détermina la perte complète de la » vue ; le malade eut bientôt une attaque d'épilep- » sie ; dès qu'il en fut revenu, il prit des pilules qui » le purgèrent, et il recouvra la vue par la grace » de Dieu. » (*Miscellanea medica cum th. Erasto Bruneo, etc., communicata*, Francfort, 1611, in-8°, p. 446 et suiv.)

M. Montanceix a publié un mémoire sur l'emploi du sulfate d'alumine dans la colique métallique, où il a consigné un fait d'amaurose survenue au commencement d'une encéphalopathie saturnine, pendant le cours d'une colique violente. Mais l'auteur passe assez légèrement sur la maladie, qui nous occupe en ce moment. (Arch. génér. de méd. t. XVII, p. 373.)

Un auteur anonyme a publié, dans le Journal général des hospices civils et militaires n° 20, un cas de colique métallique compliquée d'amaurose et de surdité, qu'il avait observé dans le service de M. Chomel. Ce fait est rapporté avec des détails suffisans, pour servir à la description de l'amaurose.

M. Andral, dans la *Clinique,* cite un cas de colique de plomb dans lequel on observa, comme trouble de la vision, une diplopie qui disparut avec les symptômes abdominaux.

M. Rognetta, dans un mémoire intitulé : *Recherches sur les causes et le siège de l'amaurose. Revue méd.,* t. IV, p. 32, cite ce passage d'une thèse d'un auteur allemand : « Un jeune peintre, » très colérique, grand buveur, très constipé, con- » tracte dans ses ateliers la colique métallique. De- » puis cet accident, il ne voyait pendant long- » temps que la moitié de chaque objet qu'il regar- » dait ; ces symptômes d'hémiopie se dissipèrent » avec la guérison de la colique de plomb. »

Postérieurement à la première édition de l'article *Amaurose saturnine* de notre thèse sur la paralysie de plomb, M. Duplay a publié un cas d'amaurose saturnine dont l'observation a été recueillie avec beaucoup de soin. (*Arch. gén. de méd.,* t. v, année 1834.)

M. Grisolle, dans sa thèse sur la colique de plomb, imprimée en 1835, dit qu'il a observé trois cas d'amaurose saturnine double ; mais il n'en rapporte pas les observations.

Nous avons eu l'occasion d'observer 9 fois cette maladie. Dans 7 cas, l'amaurose est survenue avec une attaque d'encéphalopathie saturnine ; dans 2 cas seulement, elle s'est montrée sans être accompagnée d'accidens cérébraux.

L'amaurose saturnine peut être l'unique expression symptomatique de l'empoisonnement par les préparations saturnines ; dans d'autres cas, ce qui est le plus ordinaire, elle apparaît avant, en même temps, ou après le développement des autres maladies de plomb, ou même plus ou moins long-temps après leur entière guérison. Toutes nos observations d'amaurose saturnine prouvent cette proposition générale.

M. Trousseau nous a dit avoir vu à l'hôpital de Tours un malade affecté d'amaurose saturnine, qui n'avait jamais eu de colique de plomb. Cependant il travaillait depuis dix ans dans la fabrique de blanc de céruse et de minium de M. Pécard Tachereau. Le traitement de la Charité parvint à enlever cette anesthésie de la rétine.

Le docteur Marende, dans sa dissertation inaugurale sur la colique de plomb, parle d'une surdité et d'une amaurose, qui avaient précédé l'apparition de la colique.

La colique, et surtout l'encéphalopathie, sont les maladies de plomb avec lesquelles s'associe le plus souvent l'amaurose. Mais la fréquence et la violence de ces affections, lorsqu'elles se déclarent les premières, ne semblent pas avoir d'influence sur le développement de la paralysie de la rétine.

En réunissant nos 9 observations avec celles des auteurs au nombre de 7, en tout 16, on trouve que l'amaurose a été primitive à toute autre forme de l'empoisonnement saturnin, 5 fois, et 11 fois consécutive. Dans ces derniers cas, la colique ou l'encéphalopathie étaient violentes 6 fois, et modérées 5 fois.

Description. — Dans 8 cas, la colique et la maladie cérébrale saturnines apparaissaient pour la première fois. Dans 5 cas, il y avait eu plusieurs attaques de ces maladies antécédentes. Enfin dans 3 cas, il n'y a eu aucune autre maladie saturnine primitive ou consécutive.

Le plus ordinairement, 12 fois sur 16, l'amaurose saturnine apparaît brusquement, sans être annoncée par aucun phénomène spécial. Dans trois cas elle a été précédée de céphalalgie frontale. Enfin dans une autre circonstance elle est survenue lentement, sans que le malade fût averti de l'invasion de cette affection par autre chose que par l'affaiblissement croissant de la vue.

Dans quelques heures, l'anesthésie saturnine de la rétine acquiert le plus communément son summum d'intensité; dans un espace de temps très court, le malade ne peut plus distinguer le jour d'avec la nuit. Une seule fois nous avons vu cette affection mettre huit jours à se développer complètement.

On ne connaît pas d'exemple d'amaurose d'un seul œil. Elle peut être complète ou incomplète. Dans le premier cas, celui de cécité complète, si l'on examine l'œil, on rencontre une dilatation considérable de la pupille, et une immobilité absolue de l'iris, que ne peuvent vaincre toutes les excitations de lumière dirigées vers l'organe de la vue. Le fond de l'œil est noir; les membranes et les humeurs ont conservé leur transparence. Nous n'avons jamais pu constater cet état particulier signalé par Weller, et qu'il donne comme le caractère de l'amaurose succédant à un empoisonnement par les préparations de plomb, c'est-à-dire une turgescence des vaisseaux sanguins de la conjonctive et de la sclérotique, avec sentiment de plénitude dans l'œil (Weller, t. 11, p. 26). Ce prétendu caractère pathognomonique de l'amaurose saturnine ne se trouve pas non plus indiqué dans les autres faits que nous avons rapportés. MM. Duplay et Grisolle ont recherché ce symptôme, sans pouvoir le rencontrer.

Lorsque la maladie est incomplète, ce qui est le cas le plus rare, les malades distinguent la lumière des ténèbres; ils croient apercevoir les objets à travers un nuage épais. Chez quelques uns, tous les objets qu'ils fixent semblent prendre une coloration blanche. La pupille médiocrement dilatée conserve encore de la mobilité; en un mot, l'iris est encore un peu contractile.

Assez souvent les yeux sont affectés d'amaurose à des degrés divers. Ainsi, tantôt sur l'un de ces organes on voit la pupille si élargie que l'on n'aperçoit plus de traces de l'iris; tandis que la pupille de l'autre œil paraît seulement le tiers, la moitié, etc., plus dilatée que dans l'état normal. Nous avons même observé des cas où la pupille du même œil était inégalement dilatée dans sa circonférence, de sorte qu'elle n'avait plus sa forme circulaire. Du reste, la forme irrégulière de l'opercule oculaire varie d'un moment à l'autre. Dans le cas d'amaurose double à des degrés différens, il est assez commun d'observer un léger strabisme.

Dans deux cas d'amaurose complète, la pupille se trouvait fortement resserrée et immobile. Une fois cette ouverture était inégalement dilatée; l'iris se contractait un peu à l'approche d'une bougie, et cependant le malade ne paraissait pas apercevoir cette lumière.

Nous n'avons jamais vu abolis les mouvemens de l'œil dans cette maladie. Le regard est insignifiant; les yeux restent fixes le plus souvent, sans se diriger vers aucun objet.

Nous n'avons point non plus avec l'amaurose saturnine observé de paralysie des mouvemens de la face, ni d'anesthésie de la peau de cette région, ainsi que des membranes muqueuses oculaire, olfactive, ou bucco-pharyngienne.

Si l'amaurose n'est point accompagnée d'encéphalopathie saturnine, alors le malade tout effrayé, ayant conscience de sa position à laquelle il était loin de s'attendre, se lamente, pleure, etc.; du reste, il n'éprouve habituellement aucune souffrance vers l'œil ni dans la tête.

La marche de l'amaurose saturnine est en général rapide, comme son invasion. Elle dure quelques heures, quelques jours, puis disparaît tout à coup. Dans quelques cas rares, elle s'en va lentement, dans l'espace d'un mois; une seule fois on l'a vue dit-on subsister des années entières. Le terme moyen de la durée semble être 4 à 6 jours.

Lorsque l'anesthésie de la rétine se déclare au milieu d'une colique de plomb, celle-ci disparaît assez souvent, quelquefois brusquement, ou progressivement, pendant que l'amaurose continue sa marche comme si elle était seule. On a vu des coliques violentes se calmer tout à coup au moment de l'arrivée d'une cécité amaurotique.

Ce que nous venons de dire de la colique, relativement à la marche simultanée de cette affection et de l'amaurose, s'applique parfaitement bien à l'hypéresthésie saturnine.

Quant à la paralysie et à l'anesthésie du tronc et des membres, produites par le plomb, ces deux affections survivent presque constamment à l'amaurose.

L'amaurose se développe indistinctement pendant le cours de toutes les variétés de l'encéphalopathie saturnine, auxquelles elle survit, mais à un degré beaucoup moindre, pour cesser enfin complètement un ou deux jours, et même un mois après : ce dernier cas est fort rare.

Il est des cas où l'amaurose, après être arrivée subitement à son summum d'intensité, semble disparaître tout à coup, et cependant le malade n'est qu'incomplètement guéri ; la guérison marche dès lors lentement, et se fait long-temps attendre avant d'être complète.

Lorsque le retour de la vue commence à succéder à l'amaurose, ou que celle-ci est partielle dès son début, l'iris offre des expansions inégales, variables d'un jour à l'autre ; le malade distingue les objets comme coupés en deux parties, dont une seule lui apparaît, ou dont il ne peut distinguer tantôt que le centre, et tantôt que la circonférence ; aussi son coup d'œil se prolonge bien au delà de l'objet, de peur que ne l'embrassant pas dans toute son étendue, il ne lui échappe ; ce qui fait qu'à une certaine distance il ne distingue pas bien ce même objet. Quand il regarde sur un livre, il ne voit que les lettres qui commencent ou finissent un mot, mais point celles qui se trouvent au milieu.

Lorsque l'amaurose se déclare seule, isolée de tout accident cérébral saturnin, quatre fois sur seize, elle se développe moins rapidement, et met plus de temps à disparaître complètement.

Une fois nous avons vu un malade, à peine guéri d'amaurose saturnine, en être de nouveau frappé sans s'être exposé depuis la guérison au contact du plomb.

Nous n'avons jamais vu d'amaurose saturnine ne pas guérir complètement : un seul cas consigné dans la science prouverait que cette maladie pourrait subsister toute la vie ; mais ce fait n'est pas probant, car dans cette circonstance on a dirigé dès le commencement contre l'anesthésie saturnine, le traitement employé ordinairement dans le cas d'amaurose vulgaire, et on n'a pas mis en usage les médications qui réussissent si bien habituellement à enlever cette affection spécifique. (*Lancette Française*, t. 1, p. 331 ; 12 mai 1829.) (1) Cependant nous n'osons admettre comme tout à fait démon-

<hr>

(1) Les commémoratifs de cette observation nous semblent indiqués avec trop peu d'exactitude pour affirmer qu'il s'agit d'une amaurose saturnine. La coïncidence de la suppression des règles et de la cécité laisse beaucoup de doutes dans notre esprit sur la nature de cette amaurose.

trée cette interprétation, car nous avons vu, très rarement il est vrai, les maladies saturnines les plus facilement curables, la colique et l'hyperesthésie, subsister indéfiniment des mois, des années entières, sans qu'aucun traitement pût les anéantir. La paralysie de la rétine offre d'autant plus de chances de guérison prompte, que la maladie a débuté brusquement et que la marche a été rapide. Quant au contraire l'affection s'est développée lentement, on voit la vue mettre beaucoup plus de temps à se rétablir. Nous n'avons pas observé que l'amaurose incomplète guérit plus rapidement que celle qui est complète. Celle qui s'accompagne d'accidens cérébraux guérit en général plus promptement que l'autre.

Le *diagnostic* de l'amaurose saturnine peut présenter des difficultés, que nous n'essaierons pas d'atténuer, pour rendre notre tâche plus facile. Si un individu qui travaille aux préparations de plomb est attaqué d'une ou plusieurs maladies saturnines, et surtout d'encéphalopathie ; si en même temps avant, pendant, ou après l'arrivée de ces affections diverses, il vient à perdre tout à coup la vue, alors on pourra croire que l'amaurose a été produite sous l'influence de l'intoxication saturnine. Cette croyance se fortifiera par la marche ultérieure de la maladie, qui disparaîtra brusquement 1, 2, 5 jours après son apparition. D'autres considérations fortifieront encore cette certitude du diagnostic ; par exemple le malade, avant de se trouver en contact avec le plomb, n'avait jamais été atteint d'amaurose, ni lui ni ses parens, etc. L'amaurotique, aussitôt que le retour de l'intelligence a lieu, désespéré d'avoir perdu tout à coup la vue, sans que rien antécédemment pût lui faire craindre cet accident, se lamente, pleure, etc. Toutes ces données suffiront amplement pour affirmer que l'on a affaire ici à une amaurose succédant à un empoisonnement par les préparations de plomb.

Mais s'il arrive qu'une ou plusieurs de ces circonstances manquent, alors, dans l'absence de renseignemens précieux, le clinicien pourra se trouver embarrassé. Supposons par exemple que, chez un ouvrier plombier, une amaurose se déclare avant toute autre maladie saturnine, et qu'elle n'en soit point non plus suivie. On n'aura pour établir le diagnostic que la profession du malade, l'instantanéité de l'invasion, et la terminaison heureuse et rapide de la maladie à l'aide du traitement habituellement usité contre la colique de plomb, qu'on emploiera peut-être ici empiriquement, comme un remède efficace contre toutes les autres affections saturnines. Le praticien aura mis en usage ce traitement dans l'intention de rechercher la nature de l'amaurose, se fondant sur cet antique adage : *morborum naturam ostendit curatio.*

Pour compléter ce diagnostic, et pour être certain qu'on a affaire à une amaurose produite par le plomb, il suffit d'apprendre que le malade n'a point été soumis à d'autres causes capables de pro-

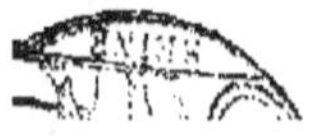

duire la cécité, et que précédemment à sa profession de plombier il n'a point été privé accidentellement de la vue.

Enfin il peut se faire que, chez un homme employé à manier le plomb, une amaurose se développe lentement, et qu'elle dure un ou plusieurs mois sans arriver à parfaite guérison, quoique traitée par des purgatifs, des vomitifs, etc., en un mot par tous les médicamens qui font la base du fameux traitement dit de la Charité. Ici la profession seule peut nous servir comme antécédant, pour r qualifier l'espèce d'amaurose. Mais les individus qui travaillent le plomb sont soumis à toutes les autres influences extérieures qui peuvent occasionner la goutte sereine. Par conséquent, ici on peut bien avoir affaire à *une amaurose vulgaire*. Pour trancher la difficulté, il faudrait pouvoir, à l'aide de la physionomie seule de l'amaurose, dire si elle est de nature saturnine.

Ainsi donc, la question se réduit à savoir si l'anesthésie de la rétine, produite par le plomb, a une expression symptomatique spéciale, comme la cause qui lui a donné naissance.

Nous n'avons jamais vu d'amaurose saturnine avec conservation entière des mouvemens de l'iris, sans dilatation ou resserrement de la pupille. Cette particularité a été observée dans certaines autres amauroses. Dans le cas d'amaurose saturnine presque toujours la pupille se trouve considérablement et inégalement dilatée dans toute sa circonférence, et cette dilatation singulière varie avec une rapidité étonnante. La forme de l'opercule oculaire est sujet à moins d'aspects singuliers et instantanés dans les autres amauroses. On observe des rechutes, aussitôt la guérison obtenue, dans la cécité amaurotique saturnine; ce qui n'a pas lieu pour celle dite *vulgaire*.

Dans le cas de paralysie de la rétine produite par le plomb, le fond de l'œil est noir, et il y a une transparence parfaite des milieux que les rayons lumineux doivent traverser pour arriver à la rétine; tandis que souvent, dans l'amaurose non toxique, la couleur du fond de l'œil est verdâtre, grisâtre, jaunâtre, nébuleuse, rougeâtre, brillante, blanchâtre, etc.; ces changemens paraissent être le résultat d'une altération de la rétine : (*Marjolin, Langenbeck; Kieser, Beer*, etc.)

On n'a point observé de douleur tensive, siccative, etc., dans le globe oculaire augmentée par le mouvement et l'exposition aux rayons lumineux dans le cas d'amaurose saturnine; ces circonstances au contraire se présentent assez fréquemment dans celle qui dépend de toute autre cause. L'ophthalmie interne et chronique, l'iritis, le glaucôme, l'hydrophthalmie et la cataracte compliquent assez fréquemment l'amaurose vulgaire; rien de tout cela n'a été observé dans l'anesthésie de la rétine due au plomb. Enfin jamais on n'a observé d'amaurose saturnine d'un seul œil, et toujours cette maladie est curable : on sait que le contraire arrive souvent dans celle dite *vulgaire*.

Cet exposé rapide du diagnostic comparatif de l'amaurose saturnine et de l'amaurose vulgaire nous prouve que, dans un petit nombre de cas, où l'on est obligé de juger de la nature de la paralysie de la rétine uniquement par sa physionomie, il est possible même de distinguer si elle est due aux émanations saturnines, ou si on doit rapporter son origine à toute autre cause. Mais, pour vaincre dans ces circonstances rares toutes les difficultés, il ne faut négliger aucun point de l'expression symptomatique de la maladie, quelque peu important qu'il puisse paraître d'abord; car, associé à d'autres d'un plus grand poids, il servira à les fortifier.

Pour terminer ce qui a rapport au diagnostic de l'amaurose saturnine, nous sommes encore obligé de parler de ces coliques, à cause mystérieuse, dont les anciens ont fait de si nombreuses descriptions, et qui se compliquaient parfois d'amaurose.

Félix Plater, médecin du 16e siècle, cite le fait suivant : « Au milieu de violentes coliques, qui sont
» suivies de vomissemens, une femme fut prise
» tout à coup de convulsions et d'une amaurose si
» complète, qu'elle ne pouvait pas même apercevoir la flamme d'une lumière placée devant ses
» yeux ouverts. Au bout de trois jours, elle recouvra la vue. Quelques années après, un nouvel
» accès de colique causa de nouveau des convulsions et une cécité complète; la vue se rétablit
» encore. Depuis lors, les mêmes accidens se répétèrent presque tous les ans, et finirent par entraîner la malade au tombeau. » (*Felicis Plateri observat.*, lib., p. 110. Bâle, 1680, in-8.)

Le même auteur a été témoin d'un autre fait de ce genre; mais dans ce cas la malade resta complètement aveugle. « J'ai vu, dit-il, une autre dame
» de distinction qui devint aveugle à la suite de
» coliques et de convulsions. Aucun moyen ne put
» la guérir de cette affection, et elle resta aveugle
» jusqu'à sa mort.

J. F. Hildefius, cité par Schenk (*Observationum medicarum rariarum*, etc., 1 volume, Francfort, in-folio), a vu aussi une femme devenue aveugle dans un violent accès de colique, qui recouvra la vue au bout de trois jours, après avoir été purgée.

Lucas Schroeck le fils a inséré dans les *Éphémérides des curieux de la nature*, l'observation suivante : « Un homme d'Augsbourg, d'environ
» 30 ans, éprouva, en 1683, après de nombreux
» écarts de régime, commis durant un assez long
» voyage, de violentes coliques, avec constipation
» opiniâtre et perte de la vue. Un pharmacien lui
» administra, sans aucun avantage, deux lavemens
» et d'autres remèdes à l'intérieur et à l'extérieur.
» Après quelques jours de tourmens, le malade me
» fit appeler le 15 octobre, me conjurant de lui
» donner quelque remède qui pût lui relâcher le
» ventre. Je prescrivis la potion suivante : résine
» jalep, gr. vj ; pulv. cornach. gr. xij ; inf. laxat.
» de manne ʒ j. Je fis appliquer en même temps
» sur le ventre un cataplasme émollient. Deux heu-

» res après, il y eut une évacuation très abondante
» de matières extrêmement fétides. Elle fut suivie
» d'une lypothymie, et, quelques heures après,
» d'un violent accès d'épilepsie, qui cessa bientôt
» pour ne plus revenir. La cécité était toujours
» complète, quoique les yeux ne présentassent
» d'autre lésion apparente qu'une couleur plus
» foncée, et une largeur plus considérable des pu-
» pilles. Ce malade était fatigué par des flatuosités.
» Le lendemain, j'eus de nouveau recours aux éva-
» cuans. Ce ne fut pas sans succès, car le 17 octobre
» au soir le malade commençait à apercevoir la
» lumière, et le 19 il eut entièrement recouvré la
» vue et la santé. »

« Un sergent, dit Nebilius (*Miscell. nat. curios.*
» decur. III, ann. II, obs. LXXXII), et que son in-
» tempérance rendait fort sujet à des douleurs
» d'entrailles, étant en quartier d'hiver, fut pris de
» violentes coliques avec une constipation opiniâ-
» tre. Un chirurgien lui administra un purgatif
» drastique, qui ne procura pas la moindre évacua-
» tion, et qui augmenta les douleurs. Quelques
» grains d'opium, donnés vers le soir, calmèrent
» un peu les souffrances; mais elles reprirent toute
» leur intensité à l'approche du jour. Je prescrivis
» aussitôt un lavement émollient et carminatif,
» mêlé avec quelques onces d'huile de lin, qui fut
» sans résultat et qu'on répéta le soir. Le malade
» avait pris dans l'intervalle une décoction de rai-
» sin, dans laquelle on avait fait infuser des folli-
» cules de sené. Le soir, en arrivant près du ma-
» lade, j'apprends qu'il avait perdu la vue à tel
» point, qu'il n'apercevait même pas une chandelle
» qu'il approchait de ses yeux. Je les examine et
» n'y vois rien de remarquable que la dilatation des
» pupilles........ Je fis à l'instant préparer deux au-
» tres lavemens émolliens, avec addition d'une
» grande quantité d'huile. Ils furent administrés à
» une heure d'intervalle, et amenèrent d'abondantes
» évacuations; dès lors le malade commença peu à
» peu à revoir la lumière, et la colique et l'amau-
» rose cessèrent complètement à la fois. »

On trouve une observation analogue de D. D.
Trew, dans le *Commercium litterarium ad rei
medicæ incrementum, etc.,* Nuremberg, 1737,
tome VII, p. 187.

Tous ces faits de colique accompagnés de troubles de l'innervation, et d'amaurose, nous paraissant devoir être attribués au plomb, dont on n'aura
pas su découvrir l'influence étiologique dans ces
cas. En effet, maintenant on n'observe plus de ces
cécités; et les auteurs qui les ont observés ne connaissaient pas celles qui sont produites par les émanations saturnines. Ensuite, en lisant toutes les observations que nous venons de rapporter, on est
frappé de l'absence de tous renseignemens étiologiques. Dans le silence des auteurs sur ce point important, et puisque ces modifications particulières
du système nerveux, qui se produisent sous l'influence des émanations de plomb, telles que colique,

encéphalopathie et amaurose saturnines, ne s'observent pas aujourd'hui spontanément, et indépendamment de cette cause, il faut convenir qu'ici nous
n'avons pas de diagnostic différentiel à établir entre
des amauroses qui semblent reconnaître la même
origine.

Quant à l'amaurose qui se déclare, dit-on, pendant le cours de quelques coliques végétales, l'absence absolue de renseignemens positifs fournis sur
cette espèce d'anesthésie de la rétine nous empêche
de dire en quoi elle peut ressembler, et en quoi elle
diffère de l'amaurose saturnine. Ni les ouvrages publiés sur cette maladie, ni les renseignemens qui
m'ont été fournis par les médecins habitans des
contrées où règne la colique végétale, n'ont pu me
donner les élémens de l'expression symptomatique
de l'amaurose, qui, dit-on, se déclare à la suite de
ces coliques.

Peut-on confondre l'amaurose saturnine avec celle
occasionnée par les émanations de fosses d'aisance,
ou bien avec cette espèce de goutte sereine que Beer,
Scarpa, Schmucker et Richter signalent sous le
nom d'*amaurose gastrique sympathique*? Indépendamment des circonstances diagnostiques fort
importantes, puisées dans les causes de ces différentes amauroses, nous répéterons que l'anesthésie
de la rétine due au plomb apparaît quelquefois
sans colique, le plus souvent accompagnée d'accidens cérébraux spéciaux, et qu'enfin il n'existe
point chez elle de larmoiment fréquent et involontaire, particularité qu'on observe fréquemment
dans les deux autres espèces d'amaurose.

Tout ce qui précède nous porte à conclure que
l'amaurose saturnine doit être classée à part dans
une des divisions des amauroses. En effet, la cause
spécifique, toxique, imprime ici un caractère vraiment particulier à la maladie.

Caractères anatomiques. — A l'autopsie des
individus qui sont morts avec une amaurose toxique, on n'a trouvé aucune altération anatomique,
ni dans la rétine, ni dans le nerf optique, ni dans
le cerveau. Cette proposition est basée sur trois autopsies que nous avons faites avec le plus grand
soin, sans pouvoir découvrir la plus légère lésion.
C'est donc une maladie dépendante de l'action stupéfiante du plomb sur la rétine, qui se traduit par
une pure et simple altération de fonctions, sans lésion matérielle d'organes.

Traitement. — L'indication principale dans le
traitement de l'amaurose saturnine consiste à exciter la sensibilité de la rétine. Pour obtenir ce
résultat, il faut avoir recours à des excitans et des
dérivatifs énergiques.

Ainsi on peut commencer par appliquer des
vésicatoires à la nuque, derrière les oreilles, sur
les tempes, les régions sourcilières, dont on multiplie les applications. Les frictions avec la pommade
stibiée, lessétons, les cautères, les moxas et les vésicatoires scarifiés, sont des moyens également mis en
usage dans ces différentes régions. On conseille

aussi de cautériser le sinciput avec la pommade ammoniacale.

L'amaurose saturnine, lorsqu'elle disparaît promptement pendant qu'on administre toutes ces médications, ne leur doit point habituellement sa guérison ; car livrée aux seuls efforts de la nature, elle disparaît souvent également. Tel est du moins le résultat de nos propres observations. Mais, lorsque l'anesthésie de la rétine dure depuis quelque temps, ces médicamens sont infructueux; alors il faut avoir recours à d'autres moyens plus énergiques, qui, agissant immédiatement sur l'œil, contribueront d'une manière directe au rétablissement de la vue. La strychnine, par exemple, a été employée par nous avec avantage, suivant la méthode endermique. On donne cet alcali végétal d'abord à la dose d'un sixième ou d'un huitième de grain ; et l'on augmente successivement la dose, suivant les phénomènes qu'on observe, jusqu'à 1 gr. 1/2 à 2 grains. L'application de la strychnine se fait à l'aide de deux petits vésicatoires placés aux tempes, au front, à la région sourcilière, et même derrière les oreilles.

L'électricité et le galvanisme doivent encore être rangés parmi les moyens qu'on peut appliquer presque immédiatement sur le système nerveux de l'œil pour y réveiller la sensibilité spéciale éteinte. C'est ordinairement l'électro-puncture qui réussit le mieux. Pour cela on implante les aiguilles sur le nerf frontal, à la sortie du trou sourcilier, et dans le nerf sous-orbitaire à sa sortie du trou de ce nom : on met ensuite ces aiguilles en contact répété avec les deux pôles d'une pile voltaïque peu énergique. Ces premiers essais méritent d'être renouvelés fréquemment et d'une manière continue, d'autant plus que les piqûres de ces nerfs n'entraînent en général aucun accident.

Stoll recommande, dans le cas d'amaurose survenant dans la colique de plomb, l'opium et le camphre : *Amaurosin in colicâ pictorum*, dit-il, *opium et camphora tollit*. Nous avons employé deux fois ce moyen sans succès sensible.

Nous proscrivons en général le traitement antiphlogistique dans l'amaurose toxique ; ce moyen, loin de ramener la sensibilité de la rétine, nous a semblé augmenter la cécité et éloigner le temps de la guérison.

En même temps que l'on emploie ces divers moyens, il est bon de faire usage de purgatifs drastiques, tels que ceux du traitement de la Charité, l'huile de croton tiglium, etc.; les bons effets qu'ils procurent ici résultent en général de l'excitation qu'ils occasionnent sympathiquement sur le système nerveux de l'œil.

Il faut avant tout, pour assurer le succès du traitement qu'on met en usage, éloigner le malade des émanations qui ont déterminé l'amaurose et guérir les autres maladies saturnines concomitantes

Comme il arrive que les individus qui ont été attaqués une première fois d'amaurose saturnine se trouvent dans les conditions les plus favorables pour contracter de nouveau cette maladie, il serait bon, après la guérison, que les ouvriers renonçassent pour toujours aux occupations qui les ont privés d'un des organes les plus importans aux besoins de la vie.

IDENTITÉ DE LA LUMIÈRE, DE LA CHALEUR, DE LA COULEUR, DE L'ÉLECTRICITÉ, DU MAGNÉTISME, DE L'AFFINITÉ, DE L'ATTRACTION, ET DE LA GRAVITATION, EN ELLES-MÊMES;
LEURS DIFFÉRENCES NE RÉSULTANT QUE DE LA DIFFÉRENTE STRUCTURE DES ORGANES DU CORPS HUMAIN DESTINÉS A EN PERCEVOIR LES IMPRESSIONS ;

Par M. F. V. Raspail.

UNITÉ UNIVERSELLE.

Je prie mes lecteurs de se défendre, en commençant, contre la première impression que devra produire, sur leur esprit, l'ambition apparente de ce titre. Qu'ils ne cherchent à en faire justice qu'après avoir bien pesé toutes les déductions, qui vont être le sujet de cet extrait, malheureusement trop succinct, d'une partie de notre troisième volume actuellement sous presse. Qu'ils n'adressent surtout aucun reproche aux rédacteurs de cette feuille, pour avoir accordé le privilège de l'insertion à un article, qui, au premier abord, paraît avoir des rapports si éloignés avec les sujets compris dans le programme de leur feuille. Car, il n'est pas un journal scientifique à qui un semblable reproche n'eût pu être fait aussi légitimement, s'il nous était arrivé de nous adresser de préférence à ses rédacteurs principaux. Dans un journal de Physique et de Chimie, notre article eût paru du domaine de l'anatomie et de la physiologie, comme dans un journal médical, il paraîtra sans doute, au premier abord, du domaine de la chimie et de la physique; en sorte qu'en se montrant trop rigoureux sur le chapitre des lignes de démarcation, qui séparent les diverses sciences entre elles, telles qu'on les professe aujourd'hui, il s'ensuivrait que cet article n'aurait droit de paraître dans aucun ; ce qui serait contraire aux lois impérissables de l'hospitalité, qui prescrit que l'étranger pour tout le monde, soit cependant abrité par quelqu'un. Nous demandons l'hospitalité pour ces idées ; nous prenons date pour elles ; nous les mettons sous la sauvegarde de la publicité ; nous les exposons d'avance à l'attention et à la critique ; afin que, lorsque le livre paraîtra, nul n'ait la ressource de nous accuser de les avoir prises ailleurs que dans notre livre ; ce qui est une précaution urgente par le temps qui court.

La meilleure forme qu'il convienne de donner à la démonstration d'une théorie entièrement nouvelle, c'est la forme historique, c'est-à-dire celle qui fait passer le lecteur par la filière des faits et

des inductions, par laquelle a passé l'auteur lui-
même. C'est celle que nous allons adopter ici.
Qu'on ne se récrie pas de nous voir débuter par
la théorie atomistique.

1° La théorie atomistique admet, en principe, que
tous les corps de la nature sont composés d'atomes
égaux en volume, mais différens de pesanteur,
selon les diverses espèces de corps. Ainsi, l'atome
de l'oxigène, égal en volume à l'atome de plomb
pèserait treize fois moins que celui-ci ; en sorte
qu'un volume du premier pesant 100, le même volume du second pèserait environ 1294 ou 1300.
Sur quoi se fondait la théorie, pour admettre ce
principe ? 1° Sur l'interprétation d'une expérience
directe ; 2° sur l'application des résultats de cette
expérience, à tous les phénomènes qu'il n'était pas
en son pouvoir d'évaluer aussi directement.

2. L'interprétation était arbitraire ; la voici : prenons un litre d'hydrogène d'un côté et un litre
d'oxigène de l'autre ; le poids du premier sera au
poids du second, dans le rapport de 6,24 à 100, ou
environ de 1 à 16. Jusque-là l'expérience est directe ; mais disait la théorie : en admettant que le
même volume de deux gaz se compose du même
nombre d'atomes, il s'ensuivra que nous pourrons
assurer que l'atome de l'un est moins pesant que
l'atome de l'autre, et que le poids de l'atome de
l'un est au poids de l'atome de l'autre, dans le
même rapport que le poids du litre de l'un est au
poids d'un litre de l'autre.

3. Or, de toutes les interprétations du phénomène, celle-là était certainement la moins satisfaisante pour l'esprit ; et à chaque instant, on se trouvait dans la nécessité d'étayer, par un bout ou
par un autre, l'édifice que l'on avait construit
sur cette base.

4. En effet, le volume d'un gaz varie en raison de
la température à laquelle on l'observe, et en raison
de la pression qui pèse sur lui. Or, quand l'élévation de la température aura augmenté le volume,
ou que la pression l'aura réduit, la théorie y
comptera toujours le même nombre d'atomes ; ainsi
un volume de deux litres ne renfermera pas plus
d'atomes, à ses yeux, que le volume d'un litre du
même gaz, dès qu'elle se sera assurée que c'est en
élevant la température ou en diminuant la pression
qu'elle a produit ce changement dans la substance.
Mais cependant, voilà un cas où le même volume
possède un nombre d'atomes différent ; si en effet
vous admettez 100 atomes dans un litre de gaz, et
que par la chaleur vous dilatiez ce volume jusqu'à
deux litres, chacun de ces deux litres ne renfermera nécessairement plus que 50 atomes ; or,
puisque le nombre d'atomes est dans le cas de varier dans le même volume d'un gaz d'une espèce
donnée, pourquoi le même volume rempli d'un gaz
d'une autre espèce devrait-il être considéré, comme
composé invariablement du même nombre d'atomes que le premier ? On répondra sans doute que

c'est parce qu'on a soin d'observer les deux à la
même température et sous la même pression. Mais
cette réponse est fondée sur un principe théorique,
qui est que la pression et la température exercent
exactement la même influence sur toutes les espèces
de gaz ; que le même degré de chaleur les dilate,
et le même poids les comprime au même degré.

L'expérience prouve qu'au dessus d'un certain degré, cette loi disparait ; cependant, en l'admettant
comme suffisamment vérifiée dans les degrés inférieurs, et comme ne se démentant pas dans les
degrés supérieurs, cela ne prouverait qu'une seule
chose, qui est qu'une fois ayant revêtu la forme
gazeuse, toute substance oppose à la pression la
même résistance, et offre pour la chaleur la même
capacité ; mais cela ne démontrerait pas qu'en se
dégageant, tous les gaz placés dans les mêmes circonstances barométriques et thermométriques, fussent composés du même nombre d'atomes ; et il
nous serait encore plus permis d'admettre : 1° que
le volume de l'atome de l'un est plus grand que le
volume de l'atome de l'autre, et 2° que l'atome a le
même poids dans toutes les substances ; seulement
que les atomes diffèrent par l'étendue qu'ils occupent dans l'espace. Nous allons adopter cette opinion ; suivez-nous dans les inductions qui vont nous
y amener.

5. Jetez une goutte d'eau sur une lame de fer
rouge, creusée de manière à ne pas en laisser échapper ; la goutte d'eau s'arrondira, tournera sur elle-
même avec une vitesse incommensurable, et elle
se tiendra à distance de la lame, tant que la lame
rougira. Quelle est la puissance qui tient cette
sphère liquide à distance de la lame de fer ? Évidemment la chaleur. Quelle est la puissance qui
lui imprime ce mouvement de rotation, sur un axe
parallèle à la lame de fer ? Evidemment encore la
chaleur. La chaleur soulève et la chaleur met en
mouvement de rotation. Mais remarquez que la
sphère liquide est enveloppée d'une atmosphère
qui exerce proportionnellement la même puissance ; car, de même que la chaleur dégagée de la
lame de fer écarte et lance dans l'espace la bulle
d'eau, de même l'atmosphère de la bulle d'eau lan-
cera dans l'espace, tout petit corps, avec lequel vous
chercherez à l'atteindre. Quelle est encore cette
puissance répulsive qui forme atmosphère autour
de la bulle d'eau ? La chaleur. Mais la chaleur n'est
pas un être de raison, un nom sans corps et qui
agisse à distance, sans intermédiaire ; c'est une matière comme une autre, avec la différence qu'elle
ne se prête pas à nos évaluations pondérales ; mais
la chaleur pénètre un corps, et dans bien des cas
elle en est tellement absorbée, que le corps ne
transmet pas toute la quantité qu'il en a reçue. La
chaleur se combine avec le corps, et se combine
aussi intimement avec lui, qu'un acide se combine
avec une base ; on dit alors que le calorique est
latent.

6. Cherchons à nous représenter les formes cris-

tallographiques , si je puis m'exprimer ainsi , que peut revêtir cette intime combinaison ; car enfin toute combinaison doit avoir une forme , et , tout latent qu'il est, le calorique ne laisse pas que d'augmenter le volume du corps avec lequel il se combine. Or nous venons de voir que la chaleur écarte les molécules des corps, qu'elle les tient à distance; le calorique *latent* augmente le volume, et tient par conséquent les atomes des corps à distance également. Mais la chaleur enveloppe la goutte d'eau d'une atmosphère, forme une enveloppe circulaire à la sphère ; et si la sphère liquide se divisait en d'autres gouttelettes, chacune d'elles s'envelopperait d'une atmosphère de chaleur proportionnelle , comme le fait la sphère, dont les autres ne seraient qu'un démembrement. Mais si tout ce qui environne cette bulle d'eau se trouvait à la même température qu'elle , elle ne perdrait rien de son atmosphère de calorique , et pourtant elle conserverait , par rapport à la lame de fer et des corps environnans, la même distance; ce serait alors , sans rien changer aux conditions du phénomène , un cas de *calorique latent*, c'est-à-dire qu'un corps serait tenu à distance d'un autre, par une couche d'une substance, que nous nommons chaleur ou *calorique rayonnant*, toutes les fois qu'il nous est possible de la recueillir.

7. Or, cette substance qui formerait enveloppe, a ici évidemment la propriété d'arrondir en sphère la bulle liquide ; si la bulle se subdivisait en bulles de plus petit volume , ces bulles seraient également rendues sphériques, en se revêtant d'une enveloppe analogue. Si chacune de celles-ci se subdivisait en d'autres bulles d'un diamètre plus petit, chacune de ces troisièmes s'arrondirait et s'entourerait d'une enveloppe sphérique. Continuez ainsi jusqu'à ce que la subdivision soit impossible, vous serez nécessairement arrivé à l'atome par rapport à nous ; et cet atome ne sera à son tour qu'une sphère entourée d'une enveloppe de chaleur, comme l'ont été successivement toutes celles dont il est une dernière subdivision.

8. Mais la bulle d'eau n'est visible pour nous que sous un certain volume ; il n'est pas donné à nos yeux de l'apercevoir lorsqu'elle dépasse les limites de la vision ordinaire de l'homme. Lors donc que toutes les molécules aqueuses se seront subdivisées de manière à dépasser cette limite, enveloppées qu'elles seront chacune par une couche isolante de chaleur, l'eau prendra le nom de *vapeur; le liquide se sera *vaporisé*; il sera devenu gaz plus ou moins permanent , c'est-à-dire que chacun de ses atomes, en s'enveloppant d'une couche isolante, se sera placé à une distance des autres telle, que notre vision n'aura plus le moyen d'en saisir la masse et d'en découvrir l'existence.

9. Si l'on pèse alors comparativement un volume de liquide et un volume de vapeur, non seulement la différence en poids sera énorme, mais encore cette différence variera en raison de la température à laquelle la vapeur se maintiendra. Plus la vapeur sera échauffée, moins elle sera pesante , c'est-à-dire moins sous le même volume elle renfermera d'atomes, c'est-à-dire plus les atomes seront distans entre eux, c'est-à-dire, en un mot, plus la couche isolante de chacun d'eux sera épaisse.

10. Le fluide calorifique tend à se mettre en équilibre : les corps moins échauffés enlèvent du calorique aux corps plus chauds; de même que la goutte d'eau avait enlevé à la lame de fer rougie , du calorique, avec lequel elle s'est transformée pour nous en vapeur, de même , et par le même mécanisme, une plaque de glace approchée de la masse de cette vapeur , lui enlèverait assez de calorique, pour devenir liquide, et puis vapeur à son tour : mais alors la couche isolante de chaque atome de la vapeur primitive diminuerait de toute la quantité dont s'envelopperait chaque atome de la glace pour passer à l'état liquide, et puis à l'état de vapeur ; et cet échange ne s'arrêterait , que lorsque l'une des deux masses n'aurait plus rien à emprunter à l'autre, c'est-à-dire lorsque les atomes de l'une et de l'autre seraient tenus à une égale distance les uns des autres , enveloppés qu'ils seraient par une couche de chaleur de même épaisseur. Dans ce cas, un thermomètre qu'on aurait la précaution de placer au centre de cet échange calorifique, cesserait d'indiquer la moindre chaleur. Pour l'observateur le calorique serait devenu *latent*.

11. Arrêtons-nous un instant à ce point comme à un repère. Je prends un volume de vapeur d'eau, j'en rapproche les molécules, en enlevant à chaque atome, une épaisseur de sa couche isolante de calorique; en continuant cette soustraction , et en rapprochant par ce mécanisme les atomes entre eux, je rends la masse PEU A PEU visible à mes yeux, je la fais passer successivement par la forme de brouillard de plus en plus épais, puis de liquide de plus en plus dense, puis de solide de plus en plus dense à son tour, et cela *actuellement*, sans pouvoir préciser le degré, où cette condensation croissante serait dans le cas de s'arrêter ; en sorte que l'atome du solide que je tiens dans les mains peut encore être considéré comme étant enveloppé d'une couche isolante de calorique , dont je pourrais constater l'existence, si j'approchais de sa masse un thermomètre descendu à un degré plus bas. Dans l'état météorologique actuel, nous ne pouvons pas pousser très loin ce rapprochement des molécules de l'eau; mais pourtant, en le continuant par la pensée, et en suivant de l'esprit la progression que l'expérience directe nous a permis de suivre des yeux, il est facile de comprendre qu'à un certain terme de la progression , une masse d'eau pourrait prendre le poids spécifique, la dureté, l'opacité du plomb et de l'or. La science s'arrête à ce qu'elle peut reproduire , elle étudie le monde actuel avec les instrumens et les conditions qu'elle peut réaliser; c'est ce qui fait que ces inductions deviennent effrayantes, quand on s'aperçoit qu'on les pousse auss

loin qu'on le peut. Ne nous effrayons pas; nous n'avons pas la prétention de dire qu'avec de l'eau l'homme actuel, dans le monde actuel, soit jamais en état de faire du plomb ou de l'or. Nous ne nous occupons ici que du creuset de la nature. Mais enfin ne nions pas que si nous venions à soustraire, à chaque atome de l'eau, assez de calorique, pour rapprocher tous ses atomes, à une distance telle qu'un volume d'eau eût le même poids que le même volume de plomb, nous aurions un corps de la même dureté, de la même opacité, de la même pesanteur spécifique que le plomb; enfin que, pour rendre ensuite liquide cette eau plombiforme, il nous faudrait lui communiquer, un aussi grand nombre de degrés de chaleur au dessus de sa température, que nous en communiquons au plomb, au dessus de la température habituelle de l'atmosphère actuelle, pour le faire entrer en fusion. Cela seul nous suffit, et cela ne saurait être nié.

12. Mais voilà deux substances hétérogènes et distinctes dans nos catalogues, et pourtant dont les atomes peuvent être supposés du même volume et de la même pesanteur, identiques enfin, et qui, en se rapprochant plus ou moins, c'est-à-dire en se dépouillant d'une épaisseur plus ou moins grande de leur couche isolante, sont dans le cas d'engendrer deux corps entièrement différens par tous les caractères, qui servent à faire distinguer systématiquement les corps. Ce que nous venons d'établir, à l'égard d'un corps, par rapport à l'un, est dans le cas de l'être, avec un égal succès, par rapport à tous les autres. (Nous laissons ici un instant de côté les caractères tirés des réactions et des combinaisons, caractères qui ne sont pas plus permanens que les autres, et dont nous nous occuperons plus bas.)

13. Posons donc en principe que la chaleur rayonnante ne diffère de la chaleur latente, que comme l'eau, qui coule et tend à se mettre au niveau, diffère de l'eau qui est en repos, et que rien ne sollicite à se mettre en mouvement. Le calorique surtout est la chaleur en équilibre; c'est l'état des atomes qui, par des échanges mutuels, se sont tous enveloppés d'une couche de même épaisseur, et se trouvent ainsi tous à la même distance les uns des autres. Mettez en contact, avec cette masse, dont le calorique est actuellement latent, une autre masse abaissée à une température inférieure, le calorique latent du premier deviendra calorique rayonnant : le calorique n'est latent que par rapport à la constitution atmosphérique, dans laquelle nous faisons l'observation.

14. Il y a, entre l'atome et le calorique, une espèce d'attraction; en d'autres termes, le calorique ne saurait rien laisser d'interposé entre ses diverses sphères qu'elle n'enveloppe aussitôt: cette tendance ne saurait se satisfaire, que par le mouvement de l'atome, autour de la couche isolante, dont est enveloppé l'atome contigu. La couche isolante attire à elle et meut autour d'elle-même l'atome

qu'elle tend à envelopper pour rétablir l'équilibre. Ainsi, la goutte d'eau qui tombe sur la poussière se range en sphère, sur laquelle on voit courir les molécules terreuses, jusqu'à ce que la surface liquide ne laisse plus de place pour de nouvelles molécules. Lorsque l'équilibre est rétabli, les deux atomes qui s'étaient attirés sont tenus à distance, et ils semblent se repousser, si la couche isolante augmente de nouveau en épaisseur chez les deux; plus ils sont éloignés par leurs couches réciproques, plus ils semblent se repousser.

15. Que le corps le plus chaud attire le plus froid; voici une expérience que j'ai répétée avec la plus grande attention, et qui le démontre d'une manière péremptoire; sous une cloche de verre, que l'on suspende, à un fil de coton, une aiguille horizontale, composée d'une paille à chaque bout de laquelle on aura insinué une épingle à insectes (une épingle en laiton, remarquez-le bien), la tête en dehors; que l'on ménage au dessous de la cloche une ouverture qui permette d'introduire un fer rouge à la hauteur de l'une des extrémités de l'aiguille; quand l'aiguille sera au repos, qu'on introduise doucement le fer rouge à la hauteur de l'aiguille, mais à deux ou trois centimètres de l'une de ses extrémités, on verra peu à peu l'aiguille s'approcher du fer rouge, et, si l'on recule le fer rouge, on promènera l'aiguille dans cette direction; si tout à coup on passe le fer rouge du côté opposé à la direction qu'on a imprimée à l'aiguille, mais en ayant soin de tenir le fer chaud très près de l'extrémité mise en mouvement, on en ralentira le mouvement; bientôt elle s'arrêtera, puis l'extrémité rebroussera chemin et reviendra du côté du fer chaud. Si on place le fer chaud inférieurement à l'une des extrémités de l'aiguille au repos, on l'abaissera d'une quantité appréciable, si le volume du fer chaud est considérable; car, ici on aura à vaincre la résistance de la moitié de l'aiguille qui forme contrepoids. Et, ici les courans de chaleur ne sauraient être considérés comme la cause du phénomène; ainsi qu'on pourra s'en assurer en variant de mille manières différentes l'expérience. Par la même raison, un corps froid, un morceau de glace attirera l'extrémité de la même aiguille: car en cette circonstance, c'est l'aiguille à la vérité qui sera le corps chaud; mais l'aiguille étant mobile, et la glace fixe, c'est l'aiguille qui devra se mouvoir; en effet, ce doit être toujours l'objet mobile qui doit s'approcher de l'autre qu'il aspire, ou dont il est aspiré.

16. Ces phénomènes sont bien plus sensibles encore, quand on remplace les épingles de laiton par des aiguilles d'acier non aimantées ; mais nous avons voulu éviter toutes les réminiscences d'aimantation par la chaleur.

17. Or, lorsque le corps qui communique son calorique sera sphérique, l'atome attiré sera mu, et sur lui-même et autour de la sphère communicante; mais, par suite des attractions des molécules

qu'il traverse, il suivra une résultante circulaire, qui sera un écliptique par rapport aux deux pôles de la sphère. Placez une boule d'aimant naturel dans un globe en papier, ayant deux ou trois millimètres de plus en diamètre que la boule d'aimant, si vous approchez du globe une petite perle d'acier, elle s'y tiendra attachée ; mais si vous mettez en mouvement rotatoire la boule d'aimant incluse dans le globe de papier, vous verrez la boule d'acier rouler sur son axe, et se mouvoir par l'écliptique autour de la rotation de l'aimant. Vous avez là l'image de la rotation des atomes autour de l'atome enveloppé de la couche isolante la plus épaisse.

18. Mais supposons l'atome enveloppé de la couche isolante la plus épaisse, environné d'atomes en certain nombre qu'il rencontre dans son chemin, et qui tous tendent à lui soustraire une quantité de chaleur, pour arriver à se maintenir tous en équilibre ; tous ces atomes seront attirés autour de l'atome le plus riche en chaleur ; ils se mouvront autour de lui, jusqu'à ce que l'équilibre soit rétabli ; et dès lors repos, et chacun conservera la place qu'il occupe, jusqu'à ce qu'une rencontre semblable vienne déranger cet équilibre, par de nouvelles soustractions ou de nouvelles additions de calorique. Or quelle disposition offriront-ils au repos ? Celle d'un atome central, entouré de tout autant d'atomes, que la périphérie respective de leurs couches isolantes aura permis d'en admettre autour de l'atome central ; alors il y aura combinaison, et le système cristallographique de la combinaison sera le résultat de l'arrangement des atomes d'un même nom, autour de l'atome central, qui aura échangé avec eux sa couche isolante de chaleur.

19. Nous voici arrivé au renversement complet de la théorie atomistique actuelle : elle admet des atomes de différent poids ; nous les admettons tous de même poids, et plus ou moins volumineux que les autres. C'est le poids obtenu par l'analyse qui nous donnera le nombre des atomes d'une combinaison : par exemple, au lieu d'admettre que l'eau soit formée de deux volumes d'hydrogène, pesant chacun 6,24, et d'un volume d'oxigène pesant 100, nous admettons que l'eau est composée d'un atome central d'hydrogène, et de 8 atomes d'oxigène, rangés comme des satellites autour de l'hydrogène. Le protoxide de plomb sera composé d'un atome d'oxigène et de douze atomes de plomb, rangés autour de l'atome de l'oxigène, comme autour d'un noyau ; d'où le dodécaèdre par la cristallisation.

Dans les oxides l'oxigène occupera toujours de cette façon le centre ; mais, dans les acides, il se trouvera à la circonférence du radical. Un atome d'azote enveloppé de trois atomes d'oxigène = acide nitrique ; un atome de carbone enveloppé de trois atomes d'oxigène = acide carbonique, le générateur de tous les acides organiques ; un atome de soufre enveloppé de trois atomes d'oxigène = l'acide sulfurique radical. Mais les acides peuvent dissoudre leur radical, comme ils dissolvent les radicaux d'une autre espèce ; de là : 1° l'acide sulfurique ordinaire = acide sulfurique radical, plus un atome de soufre ; 2° acide hyposulfurique = acide sulfurique radical, plus deux atomes de soufre ; 3° acide sulfureux = acide sulfurique radical, plus trois atomes de soufre. Il en sera de même des acides nitrique, nitreux, hyponitreux, etc., et le nombre de ces composés n'est certainement pas arrêté à celui de nos catalogues. De même que les acides dissolvent leur radical, de même les oxides à l'état liquide pourront dissoudre un, deux, trois atomes du leur ; de là les divers degrés d'oxidation des corps inscrits au catalogue : et il sera possible que le peroxide de plomb soit l'oxide radical, composé d'un atome central d'oxigène et de six atomes périphériques de plomb, et que le protoxide soit un mélange de ce peroxide et de plomb métallique. Il serait trop long d'entrer ici dans le détail des preuves et des applications de ces principes.

19. Tant que l'atome composé sera environné d'un certain nombre de couches isolantes, il sera à l'état liquide ; mais lorsque les corps ambians lui auront soustrait un certain nombre de ces couches isolantes, il apparaîtra à l'état solide, il sera refroidi, inerte, et en repos. Or, pour arriver à ce état, il est possible que certains de ses atomes périphériques cèdent, dans un moment donné, plus de leurs couches isolantes que les autres. Cette circonstance altérera la régularité de leurs dispositions respectives, un atome périphérique pouvant être attiré vers un point plutôt que vers un autre. De là les innombrables variations de la même espèce de cristallisation, selon qu'elle a lieu dans tel ou tel milieu, sous telle ou telle influence, à un tel ou tel autre degré de température. Aussi voit-on que, dans le laboratoire, il nous est impossible de reproduire certaines formes de cristaux, enfouis dans les couches géologiques du globe. Je citerai plus tard des exemples de cristallisations, à qui on peut imprimer une direction plutôt que telle autre, et cela mécaniquement ; car une combinaison atomistique formée d'après la théorie ci-dessus doit jouir d'une certaine élasticité, qui lui permette d'être tiraillée plutôt dans un sens que dans un autre.

20. Les couches isolantes en effet sont élastiques. Comprimez un gaz, le piston est repoussé : comprimez de l'eau, il en sera de même. C'est que chaque couche a de sa nature une invincible propension à la disposition sphérique, qu'elle tend à reprendre dès que la compression cesse.

21. Mais il est un degré où elle ne saurait plus se prêter à la compression ; il faut alors qu'elle s'échappe au dehors, pour se combiner avec les corps ambians non comprimés, et qui peuvent lui faire place. On dit dans ce cas que le choc échauffe le corps frappé ; on devrait dire, ce qui n'est certes pas synonyme, que le choc dégage de la chaleur du corps soumis au choc ; chaleur que nous recueillons soit avec un instrument, soit avec nos orga-

nes de tact. La compression progressive produit, sur un corps à calorique latent, le même effet que le contact d'un corps froid ; comprimez un gaz, vous le dépouillez d'une certaine quantité de couches isolantes, vous en dégagez de la chaleur, vous le transformez peu à peu en liquide, puis en solide ; vous faites cristalliser l'acide carbonique, en dépouillant ses atomes, de toute la quantité de couches, qui les isolaient assez, pour imprimer à la masse la forme gazeuse. Mais, si vous faites cesser la compression, sans abaisser la température, le corps solide reprendra aux corps ambians toute la quantité de couches isolantes qui lui suffisent pour devenir gazeux. *La dilatation produit du froid*, dira-t-on, *et la compression échauffe* ; c'est-à-dire que, par la dilatation, l'atome reprend aux corps ambians les couches isolantes, qu'il leur avait cédées par la compression.

22. Les molécules des corps vivans ne sont en définitive que des atomes chimiques. Elles se comportent, à l'égard des couches isolantes, exactement comme ceux-ci ; elles se combinent avec la chaleur, et le résultat de cette combinaison est une impression de chaud, quand nos organes reçoivent, et de froid, quand un corps ambiant se met en équilibre, au moyen des couches isolantes de nos molécules organisées. Nous mesurons pour ainsi dire les degrés de chaleur, par l'amplitude d'écartement de nos molécules organisées ; et lorsque cet écartement est excessif et menace de détruire les rapports, nous en sommes avertis par la souffrance ; souffrance de brûlure, quand les molécules organisées s'enveloppent tellement de couches isolantes, qu'elles ne sauraient plus se rapprocher dans leur première disposition ; souffrance de froid, quand elles se rapprochent tellement, en se dépouillant de couches isolantes, qu'elles ne sauraient plus reprendre les distances nécessaires à leur élaboration, si cet état se prolongeait.

22. La nature a varié la structure de nos sens, non pas pour nous faire apprécier la souffrance, à l'instant où elle est inévitable, mais pour nous donner les moyens de l'apprécier à distance, et de la fuir, avant d'en être atteints. Or, si elle ne nous avait donné qu'un seul sens (*celui du toucher*) pour juger du dégagement de calorique, nous serions exposés à chaque instant à nous jeter dans l'incendie qui nous dévorerait ou sous le choc qui nous briserait. Le tact nous avertit du dégagement de la chaleur jusqu'à tel degré. Mais il est un degré où nous avons un sens pour la juger à distance ; ce sens, c'est la vue ; et l'impression qui résulte de la combinaison spéciale des molécules de notre œil avec les couches isolantes qui émanent d'un corps vers lui, c'est le sentiment de la lumière.

23. La lumière se manifeste, quand la masse des couches isolantes qui partent d'un corps, est suffisante pour impressionner notre œil, c'est-à-dire quand, dans un temps donné, il arrive à l'œil une quantité donnée de couches isolantes émanées d'un

corps. Nous n'avons pas de lumière plus brillante que celle qui provient de la combustion de l'hydrogène ; car l'hydrogène est l'atome qui est enveloppé du plus grand nombre de couches isolantes, et qui partant, en se rapprochant d'un autre atome intimement, en cède le plus à la fois. Combinez l'oxigène et l'hydrogène par la compression, vous dégagerez la plus vive lumière ; car par la compression vous en rapprocherez tellement les atomes, que les couches isolantes de l'hydrogène seront forcées de s'échapper en grand nombre à la fois.

24. La substance de notre œil est, si je puis m'exprimer ainsi, la moins combustible de toutes les substances de notre corps. La chaleur que perçoit ma main, mon œil y est à peine sensible ; il lui faut la lumière pour l'impressionner, mais la lumière à distance.

25. Ainsi nous avons un sens pour apprécier la chaleur qui se communique au contact, nous en avons un autre pour apprécier la chaleur excessive qui se dégage à distance ; mais par la même raison nous en avons un autre, pour apprécier la chaleur qui se dégage par suite d'un choc. Le *tact* perçoit la chaleur communiquée ; l'*œil* la chaleur dégagée par suite d'une intime combinaison de substances riches en couches isolantes ; l'*oreille* perçoit la chaleur dégagée par suite d'une violente compression ; puis le *tact* se modifie pour percevoir la chaleur que lui cèdent les solides, (*toucher*), celle que lui cèdent les liquides, (*goût*), celle que lui cèdent les vapeurs permanentes ou gaz, et non permanentes ou vapeurs proprement dites, (*odorat*). Partout sensation, synonyme de combinaison de la même substance impondérable et éthérée, avec des molécules organisées, tantôt d'une manière, tantôt d'une autre.

26. Mais les molécules lumineuses (*couches isolantes*) n'arrivent pas toujours, et sous le même angle et avec la même rapidité à notre œil ; et notre œil a été organisé pour apprécier, pour ainsi dire, l'ouverture de l'angle, sous lequel elles nous arrivent, ouverture qui dépend de leur vélocité. La différence des couleurs est dans la structure de notre œil et non en elles-mêmes. Nous avons démontré ailleurs que nous voyons avec notre œil, comme on regarde avec une lentille, par un point qui est le foyer de la vision ; mais l'ouverture de la pupille ne pouvant se dilater que dans certaines limites, il faut nécessairement que le point voyant varie de distance, sur l'axe de l'œil, avec la grandeur ou l'éloignement des objets. Eh bien ! il est facile de prouver, par l'expérience, que la dilatation de la pupille est en raison de la coloration ; en sorte qu'en divisant l'aire de la pupille ou du cristallin, en couches concentriques, on pourra se convaincre que la vision du rayon blanc a lieu par la couche centrale, celle du jaune par la suivante, celle du bleu par la suivante, celle du rouge par la suivante, la plus externe de toutes. La sensation du noir a lieu, quand les rayons déviés par la cornée transpa-

rente, arrivent au delà de la couche externe. Aussi remarquera-t-on que jamais, toutes choses égales d'ailleurs, la pupille n'est plus dilatée, que lorsqu'on fixe une surface rouge, et que jamais elle n'est plus rétrécie que lorsqu'on fixe une surface blanche; dans ces deux cas il y a gêne. Aussi remarque-t-on que les couleurs les moins pénibles à voir sont la verte ou la bleue, qui tiennent la pupille également éloignée du rétrécissement et de la dilatation extrême. Observez que je n'attaque ici ni le système de l'ondulation ni celui de l'émission ; je les concilie, en les déplaçant, et en transportant la question tout entière dans l'œil qui voit. Les phénomènes de diffraction, de réfraction, de réflexion et des anneaux colorés, s'expliquent d'une manière aussi lucide et aussi mécanique, si je puis m'exprimer ainsi.

26. Nous avons trop vu de choses dans le monde, parce que nous avons oublié de nous y compter. Nous avons trop cherché au dehors de nous et pas assez au dedans de nous.

27. Chaleur, calorique latent, lumière , sont une et même chose par rapport à elles-mêmes, choses différentes par nos sensations.

28. Continuons : Comment apprécions-nous l'électricité dégagée des corps ? par la bluette et par le choc. Comment apprécions-nous les courans électriques ? par la déviation d'une aiguille. Comment le magnétisme ? par la déviation d'une aiguille aimantée.

29. Voyons si , avec la chaleur seule latente ou rayonnante et les mêmes instrumens, nous ne sommes pas dans le cas de reproduire , par la pensée , les mêmes phénomènes.

30. Vous faites passer, par le frottement, les couches isolantes d'un corps dans un autre, qui lui-même ne saurait les transmettre instantanément à aucun autre. Ces couches isolantes s'y pressent de plus en plus. Mais si par un point quelconque vous leur ouvrez un passage, elles s'y élancent avec une explosion qui vient de la dilatation, avec une lumière qui vient de la masse qui s'en échappe à la fois vers notre vue. Vous comprimez le gaz oxigène et le gaz hydrogène dans un vase, ils s'échappent par un bec à étroite ouverture, en une flamme aussi dévorante que celle de l'électricité ; car les deux gaz se dépouillent tout à coup d'une épaisseur considérable de couches isolantes.

30. L'électricité se manifeste sur nos sens par la bluette et son choc. Mais, si on présente à ce dégagement de couches isolantes un corps suspendu ; il sera attiré aussi ; si c'est une aiguille suspendue, elle sera déviée (15), d'autant plus que cette aiguille sera plus mince et d'un métal plus perméable et plus susceptible de se combiner ou de livrer passage aux couches isolantes qui se dégagent.

31. Nous avons vu que la chaleur seule dévie une aiguille quelconque, mais surtout une aiguille d'acier, c'est à dire la chaleur que nous dégageons dans nos appartemens. Mais la chaleur atmosphérique a aussi ses affluves et ses courans, et ces courans doi-

vent se porter nécessairement de l'équateur, où la chaleur est à son comble, vers le nord, pour de là venir continuer ou s'amortir. Placez une aiguille sur un point du globe, qui ne soit pas traversé par un courant de calorique ! Or ces courans ; à part les accidens de terrain, étant en général parallèles aux longitudes , l'aiguille prendra nécessairement la direction vers le pôle, et puis sous le pôle elle prendra une direction croisée. En effet il ne faut pas confondre les courans de l'air avec les courans de chaleur et de lumière, qui devancent, avec la rapidité de l'éclair, les courans de l'air. Donc, partout où vous suspendrez une aiguille horizontale d'un métal plus perméable qu'un autre à la chaleur, il faudra qu'elle prenne la direction du courant de chaleur qui émane de la zone torrride , il faudra dans nos climats, qu'elle se dirige du sud au nord.

32. Electricité, magnétisme, courant voltaïque, mêmes choses en elles-mêmes; choses différentes selon les instrumens que nous employons pour les constater.

33. Lumière $=$ mouvement ; ténèbres $=$ repos , refroidissement et inertie, $=$ équilibre de tous les atomes, égalité de volume et de distance.

34. Nulle combinaison chimique ne saurait avoir lieu sans un échange de couches enveloppantes , qui fait que l'atome qui en possède le moins emprunte à celui qui en possède le plus. Mais, par suite de la sphéricité de la substance éthérée, cet emprunt ne saurait avoir lieu sans que l'atome moins riche décrive un mouvement rotatoire autour de l'atome plus enveloppé, en suivant l'écliptique (17), c'est à dire que nulle combinaison ne saurait avoir lieu sans liquéfaction; et, dans l'état actuel de l'univers, nulle liquéfaction ne peut avoir lieu sans un mouvement harmonieux et continuel , car, dans quelque vase que ce soit, clos ou couvert, les couches ambiantes de l'air cèdent ou empruntent des couches enveloppantes au liquide.

35. Ainsi, soit une combinaison liquide ; je me représente un atome enveloppé de la couche la plus épaisse, devenant le centre d'un mouvement général pour les atomes moins enveloppés ; et si ceux-ci ont été préalablement des atomes plus riches à l'égard de certains autres, et que partant ils soient devenus des centres de mouvement à leur tour , nous aurons, en continuant la supposition, un système central autour duquel tourneront des systèmes secondaires, autour de chacun desquels tourneront des systèmes tertiaires , autour desquels tourneront des systèmes quaternaires , et ainsi de suite, jusqu'aux limites de la capacité ; et le mouvement durera jusqu'à ce que l'équilibre soit rétabli entre tous les systèmes, par l'égalité de la couche dont se sera enveloppé chacun d'eux ; et le mouvement deviendra désormais impossible, dès que chacun d'eux aura perdu la couche qui l'enveloppait : la masse sera alors refroidie et glacée.

36. La fixité des proportions d'une combinaison n'existe qu'à l'état de repos et de refroidissement,

les proportions du dissolvant avec le corps dissous sont indéfinies, tant que le corps est en dissolution. Ainsi on peut combiner une quantité donnée de sucre avec des masses indéfinies d'eau.

37. Nous venons de décrire, dans un bocal, le système du monde ; pour en faire l'application, il ne s'agit que d'agrandir le tableau et de donner à l'atome une plus grande puissance. En effet, les couches isolantes enveloppent les masses, comme l'atome, et doivent reproduire sur ces masses les mêmes effets que sur l'atome ; ce que l'on comprendra plus facilement si nous traduisons la phrase par celle-ci : La chaleur se comporte avec les masses en vertu des mêmes lois qu'avec les atomes. Mais la chaleur, telle que nous venons de la concevoir envahit tout l'espace ; elle se répartit donc dans l'espace, en vertu des mêmes lois que dans le plus étroit de nos vases. Supposons une masse centrale qui soit enveloppée d'une couche infiniment plus épaisse qu'une autre masse ; celle-ci sera attachée nécessairement à la périphérie de celle-là, elle tournera autour d'elle comme autour d'un centre attractif, et le centre lui-même pourra tourner autour d'une autre masse plus centrale ; mais il imprimera, en tournant sur lui-même, un mouvement de rotation sur elle-même ou diurne à la masse secondaire, qui se sature à ses dépens, et ce mouvement diurne et annuel se répétera jusqu'à ce que la masse secondaire et la masse centrale, possèdent toutes les deux la même épaisseur sur leur couche enveloppante. A ce moment, repos et distance; et si alors il arrive à la fois à chacune d'elles une nouvelle et égale épaisseur de couches enveloppantes, la distance qui les sépare augmentera, et elles sembleront se repousser.

38. Nous venons de formuler la loi qui fait mouvoir l'atome chimique autour de l'atome, la lune autour de la terre, les satellites autour de leurs planètes, et toutes les planètes autour du soleil ; planètes, satellites d'un soleil qui se meut comme elles autour d'un soleil dont il est un des satellites, et ainsi de suite, jusqu'à cet infini que nos organes ne sauraient atteindre, et que notre pensée trouve partout où elle creuse. En formulant la loi du présent, nous avons formulé la loi d'avenir, la fin du petit atome, sur lequel nous rampons et que nous avons l'orgueil d'appeler notre monde ; atome qui se rapproche de plus en plus de l'atome autour duquel il se meut, et tend à se mettre de plus en plus en équilibre. Pauvres petits cirons qui nous appelons hommes, ne tremblez pas ; pour voir un pareil résultat, il faudrait durer quelque temps sur la terre, et nous n'y vivons qu'un jour. Mais ce repos ne sera pas éternel, et il ne sera même qu'une association nouvelle participant d'un même mouvement. Notre système planétaire, alors que toutes les planètes auront atteint leur équilibre, notre système sera un système pour ainsi dire combiné, un atome composé, une combinaison achevée, qui jouera, à l'égard des autres centres de mouvement, le rôle d'une seule et unique planète, et dont toutes les molécules seront dans le cas de s'isoler de nouveau un jour, de se redissoudre, pour ainsi dire, dans les couches éthérées, pour tendre de nouveau à se rapprocher, soit entre elles, soit avec d'autres, et produire ainsi de nouvelles combinaisons, et former un nouveau système aussi harmonieux et aussi peu durable que le premier.

39. Le centre peut être conçu ainsi très froid, quoiqu'il répande de la lumière ; car la lumière étant due à la couche isolante qu'une compression quelconque fait échapper, il est évident dans cette hypothèse que le corps qui l'envoie se refroidit au lieu de s'échauffer.

40. Unité ! ame de la nature ! ame immortelle qui te meus sans cesse et ne meurs jamais ! unité, qui organise l'infini aussi facilement qu'un atome, et en vertu de la même volonté ! pour qui rien n'est petit et rien n'est grand ; mais, tout, depuis le grand jusqu'à l'infiniment petit, est la répétition de la même chose ! toi qui ne crées pas, mais qui combines, et qui produis des milliards de milliards de combinaisons avec la même substance ! que ta science est sublime de simplicité ; que ta simplicité est effrayante de profondeur ! Où fuir pour l'échapper ! Jusqu'où faut-il s'élever, pour embrasser d'un coup d'œil tout ton ouvrage ! Mes yeux sont incapables de te voir, tu ne m'en as donné que pour fixer la terre ; mais je possède un œil pour embrasser l'espace, et cet œil c'est ce *moi* qui se flatte quelquefois de te comprendre et de te regarder face à face ; et alors cette harmonie universelle me donne la clé de ce mouvement intestin qui tourbillonne sur la terre, et dans lequel auparavant tout me paraissait désordre et confusion. Il me semble que je gravite plus calme vers le repos qui m'attend, moi atome à mon tour, en me rendant compte de la sorte de ces chocs qui me heurtent, de ce bruit qui m'assourdit, de cette fange qui me dégoûte. Unité, je viens de toi, je vais à toi, j'ai été, je suis, et je serai toujours en toi, alors que je passerai d'un point à un autre !

Résumé. — Les bornes de cette feuille ne nous permettraient pas de donner une plus grande étendue à l'exposition de ce système ; et nous prions une seconde fois nos lecteurs de nous pardonner la hardiesse de la forme, en faveur du laconisme que nous sommes forcés de nous imposer. Mais je ne sache pas de phénomène astronomique, physique, physiologique, chimique et mécanique, dont on ne puisse rendre compte, sans avoir besoin du moindre calcul, à la faveur de cette seule hypothèse, qui du reste est basée sur l'expérience directe.

On explique avec un bonheur inattendu, de cette manière, toutes les anomalies que présentent les diverses questions relatives aux machines à vapeur.

Nous entrerons dans de plus grands développemens dans la partie de notre ouvrage qui est consacrée à l'exposition de cette théorie ; nous n'avons eu en vue par cette note que de préparer l'esprit de nos lecteurs, et surtout de prendre date. Nous y démontrerons peut-être que la combustion du bois n'est pas due à un autre phénomène qu'à celui du chalumeau à compression d'oxigène et d'hydrogène ; que jamais un corps ne diminue de volume sans perdre de son calorique latent et sans dégager de la chaleur ; que jamais il n'augmente de volume sans absorber du calorique ; et nous ferons sentir, encore mieux que nous ne l'avons fait jusqu'à présent, en quoi l'organisation diffère de la cristallisation, et en quoi elle s'en rapproche. Je ne saurais répondre actuellement aux objections que ces idées sont dans le cas de faire naître, le temps me presse. Mais je n'en prie pas moins les personnes qui en auraient quelques unes à présenter, à me les faire parvenir, par l'intermédiaire de l'éditeur de l'*Expérience*; je leur en serai reconnaissant.

Un des gérans,   DEZEIMERIS.

PARIS.— Imprimerie et Fonderie de FÉLIX LOCQUIN et COMP. rue Notre-Dame-des-Victoires, 16.

L'EXPÉRIENCE,

JOURNAL DE MÉDECINE ET DE CHIRURGIE

PUBLIÉ PAR

MM. DEZEIMERIS ET LITTRÉ.

Ars longa.					*Ubicumque…*

Ce journal parait tous les cinq jours, les 5, 10, 15, 20, 25 et 30 de chaque mois, par cahiers de 16 pages à deux colonnes, formant à la fin de chaque année deux forts volumes grand in-8°. Le prix d'abonnement est de 9 fr. pour 3 mois, 18 fr. pour six mois, 36 fr. pour un an. ON S'ABONNE, AU BUREAU DU JOURNAL, RUE DE LA SOURDIÈRE, 21, chez J. B. Baillière, rue de l'École de Médecine, 13 bis, et, dans les départemens, chez les directeurs de poste et aux bureaux des Messageries-Royales et des Messageries Laffitte et Caillard. Les lettres affranchies sont seules reçues.

ÉPIDÉMIOLOGIE.

DU TYPHUS QUI A RÉGNÉ A PHILADELPHIE PEN-
DANT L'ANNÉE 1836, ET DES DIFFÉRENCES QUI
EXISTENT ENTRE CETTE MALADIE ET LA FIÈVRE
TYPHOIDE OU DOTHINENTERIE :

Par M. Gerhard,

Médecin de l'hôpital de Philadelphie.

Deuxième partie. SYMPTÔMES; DIAGNOSTIC; TRAI-
TEMENT.

(*American Journal of the medical sciences*, n° 40, août 1837).

Dans le compte que nous allons rendre des symptômes du typhus épidémique, notre intention n'est pas de les soumettre tous à une analyse numérique exacte. Nous décrirons chacun d'eux, mais nous ne donnerons les rapports de nombre que pour ceux qui ont de l'importance dans le diagnostic. Nous devons rappeler cependant que ceux même dont la fréquence relative n'a pas été donnée en chiffres, ont été soigneusement notés et attentivement examinés un à un. On ne peut donc avoir à craindre d'inexactitude dans l'appréciation de leur fréquence relative ou dans leur description.

Extérieur. Une éruption d'un caractère particulier parut sur la peau chez 32 malades, sur 36 de race blanche chez lesquels ce symptôme a été recherché. Des 4 malades qui ne le présentèrent pas, l'un mourut le septième jour de la maladie, les autres présentèrent de légers symptômes qui disparurent au bout de quatre ou cinq jours. Cette éruption s'observa aussi, quoique moins distinctement, chez les mulâtres; et l'on peut croire que la couleur de la peau empêche seule de l'apercevoir chez les nègres. Cette éruption consistait en pétéchies, qui, dans 6 cas seulement, ressemblaient aux taches rosées de la dothinenterie. Les pétéchies avaient la forme de petites taches rouges ou violettes, variant pour la grandeur depuis un simple point jusqu'à un diamètre d'une ligne à une ligne et demie. Elles ne faisaient pas de saillie au dessus du niveau de la peau, et n'avaient pas la forme circulaire ou lenticulaire des taches rosées. D'abord d'un rouge clair, les pétéchies se distinguaient difficilement des taches typhoïdes; mais le deuxième ou le troisième jour, elles prenaient la teinte foncée ou violette de l'éruption propre au typhus ; quelquefois elles étaient presque noires.

L'éruption des pétéchies doit donc être regardée comme un symptôme caractéristique ; car elle existait dans presque tous les cas où on la recherchait. En effet, elle fut tout aussi constante que dans la rougeole ou la scarlatine; car, pour les cas dans lesquels on ne la trouve pas, ou bien la mort survint avant l'époque où apparaissent d'ordinaire les pétéchies, ou bien la maladie était éphémère, en quelque sorte avortée, et guérit avant d'avoir parcouru des périodes régulières.

Les pétéchies apparaissaient du sixième au huitième jour de la maladie, et disparaissaient du quatorzième au vingtième jour. Mais le moment de leur disparition variait beaucoup, et la diminution graduelle de leur coloration nous faisait quelquefois éprouver de la difficulté à en préciser l'époque. Dans quelques cas, l'éruption pâlissait sans disparaître complètement, et reprenait ensuite sa coloration. Cette soudaine décoloration de l'éruption coïncidait avec une dépression des forces et était souvent un signe fâcheux. Après la mort, une petite ecchymose violacée, dans l'épaisseur de la peau, indiquait la place des pétéchies les plus larges, tandis que les petites ne laissaient aucune trace. La marche régulière de l'éruption prouve l'étroite analogie qui existe entre le typhus et quelques maladies éruptives, et spécialement la rougeole et la scarlatine.

Il y a une différence bien tranchée entre l'éruption pétéchiale et les taches rosées de la fièvre typhoïde. Dans cette affection, l'éruption est peu abondante, et existe rarement ailleurs que sur l'abdomen et la poitrine, tandis que dans le typhus épidémique elle est presque générale et s'étend aux membres aussi bien qu'au tronc. Je ne puis dire d'une manière positive si les deux éruptions peuvent se rencontrer simultanément chez le même individu. Dans la fièvre typhoïde, les taches conservent leur couleur rosée, et ne prennent que rarement une teinte livide ou violacée, comme les pétéchies du typhus. Il est certain que dans un petit nombre de cas les pétéchies les plus larges ressemblaient complètement aux taches rosées, et qu'il fallait beaucoup d'attention pour ne pas les confondre.

L'éruption de sudamina, ou de petites vésicules transparentes siégeant au cou et aux aines, a été observée dans le typhus épidémique, mais plus rarement que les pétéchies : elle était aussi moins fréquente que dans la fièvre typhoïde.

Chez les blancs, la peau offrait encore d'autres changemens. Un symptôme que nous avons retrouvé dans tous les cas, c'est une couleur rouge foncée et livide de la face, s'étendant à presque toute la surface du corps : quelquefois cette coloration était violacée. Elle coïncidait avec une injection très forte de la conjonctive qui apparaissait en même temps, mais qui persistait plus long-temps. La conjonctive n'offrait jamais cette rougeur brillante que l'on observe dans les maladies du cerveau ou du globe oculaire lui-même. L'expression était triste, et les vaisseaux avaient une couleur rouge foncée, au lieu de la coloration d'un rouge vif qui leur est habituelle. L'injection de la face et des yeux était si constante dans les cas où la maladie était bien développée, qu'elle pouvait servir en quelque sorte de symptôme pathognomonique. Elle était ordinairement plus marquée chez les individus pléthoriques. Vers la fin de la maladie, la coloration rouge se changeait graduellement en une teinte cendrée qui persistait jusqu'à l'entière guérison du malade.

L'*émaciation* était nulle dans les premières périodes, elle n'était même très appréciable que lorsque la maladie était sur son déclin. Si les autres symptômes ne présentaient pas d'augmentation, l'amaigrissement pouvait être considéré comme un signe favorable et indiquant la convalescence prochaine. Les individus forts, corpulens, étaient en général plus gravement affectés que les individus maigres, et succombaient en plus grand nombre. Aussi, dans la grande majorité des autopsies, nous avons noté l'extrême abondance du tissu graisseux.

Les *forces* des malades présentaient un grand affaiblissement presque dès le début. Ainsi l'homme dont nous avons parlé dans la première partie de ce mémoire éprouva évidemment une prostration des forces dès le premier moment où il fut attaqué de la maladie qu'il contracta par contagion directe. D'autres malades pouvaient continuer à marcher. Mais aucun ne put continuer, sans une extrême difficulté, à se livrer à ses occupations habituelles, et cela seulement dans les premières périodes de l'affection. Mais cette prostration du début ne fut ja-

mais aussi complète que celle qui survient plus tard lorsque la fièvre commence à diminuer. La prostration secondaire est beaucoup plus marquée, et se distingue par le froid des extrémités et par la faiblesse et la fluctuation du pouls. Par elle-même, la prostration indiquant la diminution de l'état fébrile, n'est point un signe fâcheux; mais il faut la surveiller; car si elle va trop loin, elle cause souvent la mort des malades. Cette prostration secondaire fut en général combattue avec succès par un traitement approprié.

Les *symptômes cérébraux* étaient certainement des plus caractéristiques du typhus. Ils apparaissaient de bonne heure et persistaient avec plus ou moins d'intensité pendant tout le cours de la maladie : nous allons les examiner chacun en particulier.

Stupeur. On l'observait en même temps que la prostration. Elle avait été reconnaissable chez nos malades dès qu'avaient paru les premiers symptômes. Souvent elle était légère, mais un peu d'attention suffisait pour la faire reconnaître. Elle allait en augmentant jusque vers la période moyenne de la maladie, où elle présentait toute son intensité. Elle ne cessait complètement que lorsque les forces des malades étaient revenues. Ordinairement on en retrouvait quelques traces pendant la convalescence. Rarement la stupeur se changeait en coma, excepté dans les cas funestes; aussi le coma était-il un signe des plus défavorables. Pourtant, lorsqu'il n'était pas très profond, nous l'avons vu parfois annoncer moins de danger que dans les maladies ordinaires.

Les *vertiges et les troubles de la vue* étaient aussi parmi les premiers symptômes. Ainsi, dans la plupart des cas où ils furent notés, ils survinrent dès le premier jour, et même dans d'autres cas tout à fait au début. Le même symptôme existe dans la dothinenterie, mais à un degré plus faible et d'une manière moins constante. Dans le typhus, il paraît de si bonne heure et il est si marqué, qu'il imprime à la physionomie des malades un caractère particulier.

Les *bourdonnemens d'oreilles*, unis d'ordinaire à une surdité incomplète, étaient presque constans. Quelquefois ils n'existaient que d'un côté, mais plus souvent des deux côtés à la fois. La surdité est beaucoup plus marquée que dans la fièvre typhoïde. Cependant les malades peuvent entendre lorsqu'on élève beaucoup la voix. Il reste fréquemment des tintemens d'oreilles et un peu d'étourdissement après que les autres symptômes ont disparu.

Le *sommeil* était toujours troublé dans les premières périodes, quoique les malades fussent dans un état de somnolence presque continuelle. Mais ils n'avaient pas de sommeil profond. Il ne revenait que lorsque le malade guérissait ou tombait dans un état de stupeur complète. Comme dans la dothinenterie, il y avait somnolence, mais en même temps absence presque complète de sommeil réparateur.

L'intelligence était altérée dès le début. Dabord la lésion des facultés intellectuelles était si légère qu'il fallait un observateur attentif pour la reconnaître : mais, dès que la fièvre s'était bien développée, il y avait confusion de l'intelligence et presque toujours délire. Ce n'est que dans un petit nombre de cas que le délire manqua : il n'était bruyant que dans la proportion d'un cas sur vingt. Dans la très grande majorité, il était tranquille et incohérent. Lorsque la fièvre était à son summum, il devenait plus tranquille encore, et était remplacé par une stupeur profonde ou par du coma. Il ne cessait complètement qu'après l'établissement de la convalescence. Même après la guérison entière, l'intelligence était plus affaiblie que dans les maladies ordinaires, et ce n'était qu'avec une extrême lenteur qu'elle revenait à son état ordinaire.

Les symptômes nerveux, qu'on regarde en France comme appartenant à la forme ataxique de la dothinenterie, existaient à un degré plus ou moins marqué chez tous les malades qui survécurent aux deux ou trois premiers jours de la maladie : chez ceux qui succombèrent d'aussi bonne heure, la mort fut causée par le simple affaissement des forces et par la stupeur concomitante. Mais, du 3e au 7e jour, des désordres variés du système nerveux se manifestaient. Ces symptômes étaient les suivans : il y avait exaltation de la sensibilité de la peau dans toute son étendue, à moins que la stupeur ne fût assez profonde pour rendre le malade insensible, ou à peu près aux impressions du dehors. La pression était si douloureuse que nous fûmes conduits d'abord à attribuer à une maladie des organes intérieurs la vive sensibilité qu'on déterminait à l'épigastre, tandis qu'un examen plus attentif nous fit reconnaître que cette sensibilité anormale était la même sur toute la surface du corps et qu'elle était évidemment extérieure. La sensibilité de la peau était précédée par des douleurs musculaires qui diminuaient à mesure que la peau devenait plus sensible.

Dans aucun cas nous ne constatâmes de paralysie avant qu'il n'y eût de coma ; quelquefois, où il semblait y avoir paralysie, nous constatâmes qu'elle n'était qu'apparente, et que ce symptôme tenait à l'extrême prostration.

Les *soubresauts des tendons* aux avant-bras furent observés dans 3 cas sur 4 : dans les cas les plus graves, ils gagnaient les muscles de la face et des jambes. Lorsqu'ils existaient à la face, les angles de la bouche étaient rapidement tirés d'un côté ou de l'autre, ce qui donnait une singulière expression aux traits. Dans les cas les plus graves, presque tous les muscles du corps étaient affectés de soubresauts, et causaient au malade un tremblement général, semblable à celui qui résulterait d'un frisson intense. Ces cas n'étaient cependant pas nécessairement funestes, quoique ce signe fût d'un fâcheux augure, infiniment moins cependant que dans la fièvre typhoïde. Les contractions spasmodiques des muscles n'étaient pas permanentes : on n'observa, par conséquent, dans aucun cas, de la rigidité permanente. Les muscles de petite dimension étaient beaucoup plus affectés que les muscles volumineux.

Symptômes abdominaux. Dans la fièvre typhoïde de France, les symptômes du côté de l'abdomen sont les premiers et les plus saillans. La diarrhée est constante et paraît dès le début : son intensité est en relation assez exacte, mais point, invariable avec l'étendue de l'altération des follicules intestinaux. Comme cette altération existe toujours, la plupart des auteurs l'ont regardée comme la cause de la diarrhée, bien que celle-ci tienne en partie à l'irritation du gros intestin. Dans le typhus épidémique, le canal intestinal était dans un état remarquable d'intégrité : vers la fin de l'épidémie seulement il parut affecté, et seulement alors la diarrhée devint un symptôme fréquent. Ceci ne s'observa que vers le milieu de l'été, que le temps devint chaud et que la dysenterie régna d'une manière générale. De l'existence d'une épidémie de dysenterie, et de l'absence de lésions anatomiques distinctes et constantes, nous fûmes amenés à conclure que la diarrhée n'était qu'un symptôme accidentel, en un mot qu'elle n'était nullement caractéristique du typhus, mais qu'elle pouvait apparaître pendant son cours comme dans une pneumonie ou toute autre maladie fébrile. Les malades ne semblèrent jamais succomber à l'intensité de la diarrhée, qui fut en général combattue promptement et sans difficulté.

L'appétit avait ordinairement disparu dans les périodes avancées de la maldie : chez les blancs il était nul dans le commencement. S'ils prenaient de la nourriture, c'était machinalement, parce qu'on la leur offrait, et nullement parce qu'ils la désiraient. Les nègres conservaient plus généralement leur appétit : quelques uns demandaient des alimens et en mangeaient leur quantité habituelle. Comme l'anorexie était loin d'être constante, il est évident que dans le typhus ce symptôme est de beaucoup moindre importance que dans la fièvre typhoïde, dont elle constitue un des premiers et des plus importans phénomènes. Les nausées ou les vomissemens étaient très rares, à ce point que je trouve à peine ces symptômes notés dans un seul cas. La soif était vive, et persistait dans les cas graves, tant que les malades conservaient suffisamment leur connaissance pour ressentir le besoin de boire. Elle disparaissait quand survenait le coma profond. Dans la convalescence elle cessait graduellement.

La *forme de l'abdomen* présentait toutes les variétés possibles. Le plus souvent il était un peu tendu : mais il était fréquemment rétracté, ou conservait sa forme naturelle. Il y avait ordinairement du doute sur le degré de sensibilité du ventre à la pression, parce que les malades confondaient la douleur résultant de la sensibilité exagérée de la peau avec celle qui pouvait être déterminée dans les viscères.

L'*urine* examinée très attentivement n'offrit d'autre chose digne de remarque que la rareté des dépôts rouges-briquetés, ou des changemens si communs dans le cours des fièvres.

Les *symptômes thoraciques* étaient de deux sortes : ceux qui étaient presque essentiels à la maladie et qui manquaient rarement, et ceux qui n'étaient qu'accidentels et que souvent l'on ne rencontrait pas pendant tout le cours de l'affection. Dans les premières périodes la respiration vésiculaire dans toute la partie antérieure de la poitrine était faible, et imparfaite en arrière. En même temps la percussion donnait un son mat, et à l'autopsie nous trouvions un engouement pulmonaire, qui apparaissait dès le début : souvent il y avait du râle muqueux ou sous-crépitant. Mais ce symptôme n'était nullement constant, et nous l'observâmes infiniment plus fréquemment au début de l'épidémie, pendant l'hiver, que chez les malades entrés vers la fin de la maladie, pendant l'été. L'engouement pulmonaire cessait en même temps que la coloration rouge livide de la face et paraissait tenir à la même cause. Le râle sibilant, que l'on entend ordinairement dans la dothinenterie, était rare dans le typhus. La pneumonie était la lésion accidentelle la plus fréquente, lésion plus commune en hiver qu'en été : cette pneumonie ne différait de l'inflammation ordinaire du poumon que par la plus grande abondance d'un gros râle muqueux, et le peu de développement de la respiration bronchique et du râle crépitant fin : rarement aussi elle s'accompagnait de douleur. Quelquefois il n'y avait pas de pneumonie, mais les tuyaux bronchiques étaient évidemment enflammés et la respiration faisait entendre les râles caractéristiques de la bronchite. Cette dernière affection s'observa surtout pendant le temps froid, alors que régnait un catarrhe épidémique. Elle était en quelque sorte le pendant de la dysenterie qui ne parut que pendant la saison chaude. Tant que dura l'épidémie catarrhale, la bronchite fut quelquefois le premier symptôme; ce qui rendit pendant un temps le diagnostic fort obscur. Il ne devenait clair que lorsque les symptômes cérébraux apparaissaient, et que la stupeur ainsi que l'injection des yeux indiquaient que la maladie avait un caractère plus sérieux.

Une *phthisie*, dans un cas, commença pendant le cours du typhus et parcourut rapidement ses périodes : mais la phthisie était beaucoup moins fréquente à la suite du typhus qu'à la suite de la dothinenterie. Dans le cas dont je parle, le malade était un jeune homme, de faible complexion, qui probablement portait déjà les germes de l'affection tuberculeuse. Lorsqu'il existait une phthisie antécédente, l'influence du typhus sur cette maladie était fort douteuse, à moins que le mal ne fût très avancé. Quelques phthisiques succombèrent au typhus le 2ᵉ ou le 3ᵉ jour de la maladie. Mais en général les sujets tuberculeux ont paru y être moins exposés que d'autres individus à en juger par le petit nombre de nos phthisiques qui contractèrent la maladie. Quoique les malades atteints de typhus fussent placés dans les mêmes salles que les phthisiques, le nombre de ceux qui furent affectés a été extrêmement restreint. Cette immunité comparative fut d'autant plus remarquable qu'un grand nombre de malades en traitement pour des affections du cerveau ou du cœur furent victimes de l'épidémie. Il nous semble même que les maladies du cerveau (la paralysie suite d'hémorrhagie) favorisaient sensiblement le développement du typhus.

Les *battemens du cœur* étaient remarquablement faibles, quoiqu'ils s'entendissent dans l'étendue ordinaire. Cette faiblesse des mouvemens du cœur est notée par beaucoup d'auteurs qui ont écrit sur la fièvre typhoïde. Elle est presque un symptôme constant. Elle était surtout remarquable alors que le pouls radial était petit et dépressible. Chez les malades déjà affaiblis par une maladie antérieure la faiblesse des battemens du cœur et du pouls était extrême dès le commencement, et constituait quelquefois le symptôme le plus saillant. Ces cas se terminaient ordinairement d'une manière funeste.

Le *pouls* était habituellement plus fréquent que dans la fièvre typhoïde. Dans 30 cas, pris au hasard dans la masse des observations, cas qui se terminèrent par la guérison, le pouls variait de 70 à 140 par minute. On avait toujours noté le pouls le matin et quelquefois le soir, de sorte que la moyenne était un peu inférieure à ce qu'elle eût été si on l'avait toujours compté plusieurs fois par jour. Parmi ces 30 malades, le maximum de la fréquence du pouls était au dessous de 100 dans 4 cas, de 100 à 110 dans 6 cas, de 110 à 120 dans 11 cas et au dessus de 120 dans 9 cas.

Dans 10 cas pris au hasard parmi ceux qui ont eu une issue funeste, le pouls variait de 68 à 150. Un seul malade présentait un pouls au dessous de 90, et ce malade mourut le 2ᵉ ou le 3ᵉ jour de la maladie, avant que la fièvre n'eût pris tout son développement. Ce malade, du reste, était déjà affaibli par une affection chronique ancienne. Le maximum de la fréquence du pouls fut au dessous de 100 chez un malade, de 110 à 120 chez un autre : mais chez les huit autres, c'est à dire dans les quatre cinquièmes des cas, il était au dessus de 120. Nous pouvons par conséquent regarder un pouls qui donne plus de 120 pulsations le matin comme un signe défavorable, quoiqu'il ne soit pas nécessairement de funeste augure.

L'exacerbation du soir était bien marquée et coïncidait avec l'augmentation de la chaleur de la peau. Le pouls était quelquefois lent : quand la peau était fraîche et le malade très faible, cette lenteur du pouls indiquait une prostration des forces circulatoires et était ordinairement un signe funeste. Mais en général la circulation était active et le pouls fréquent. La fièvre était évidemment continue, mais elle s'accompagnait d'exacerbations revenant tous les soirs. Chez la plupart des malades, le pouls était facilement dépressible et presque toujours très faible, au moins dans les périodes avancées où se trouvaient nos premiers malades, au moment de leur entrée. Dans quelques cas il était large; mais mou et dépressible dès le commencement. Dans un petit nombre de cas où il existait en même temps une inflammation locale, le pouls revétit à peu près le caractère qu'il a dans les maladies inflammatoires ordinaires. L'ondulation particulière dans les mouvemens de l'artère radiale, qui est si fréquente dans la fièvre typhoïde, était rare dans le typhus. Quand la fièvre diminuait, le pouls tombait rapidement, et il restait extrêmement faible pendant l'état de collapsus qui accompagnait les premiers temps de la convalescence. A l'approche de la mort le pouls était aussi très faible, mais il ne tombait d'une manière ni aussi brusque ni aussi rapide.

La *température* du corps était au dessus de l'état normal, comme dans les autres maladies fébriles : elle offrait quelques particularités plus marquées dans le typhus que dans les autres affections analogues. Au lieu de la chaleur souvent humide de la dothinenterie, dans le typhus nous observions une sécheresse de la peau, qui communiquait à la main la sensation d'aridité si souvent signalée par les auteurs sous le nom de chaleur mordicante. Ce caractère était si marqué, que les élèves diagnostiquaient souvent la maladie par ce seul signe. Il y avait quelquefois de la transpiration; mais ce cas était rare, et cette transpiration n'était jamais abondante avant l'approche de la convalescence : la chaleur de la peau diminuait vers la fin de la maladie, et, au lieu de revenir seulement au degré normal, elle tombait sensiblement au dessous. Ce refroidissement du corps coïncidait avec la faiblesse du pouls et réclamait un traitement tonique.

Il était un autre symptôme lié à l'état de la peau, je veux parler d'une *odeur* particulière qu'exhalaient les malades. Cette odeur était piquante, ammoniacale, et même fétide dans les cas les plus graves, surtout chez les individus gras et pléthoriques; elle ressemblait dans quelques cas à celle qu'exhalent les matières animales en putréfaction, et cela pendant plusieurs jours avant la mort. Les malades qui exhalaient l'odeur la plus forte nous ont paru communiquer la maladie plus facilement que les autres. Plusieurs infirmiers contractèrent évidemment le typhus en soignant ces malades infects. Après la mort, les cadavres de ces individus se putréfiaient très rapidement; mais avant que la décomposition fût bien établie, ils exhalaient une odeur moins fétide que pendant la vie. Ce sont les cas de ce genre qui ont mérité à cette fièvre le nom de *putride.*

Le *sang* tiré aux individus atteints de typhus a toujours fortement fixé l'attention : même dans la dothinenterie il présente des modifications plus marquées que dans la plupart des maladies. Mais dans le typhus pétéchial, le changement d'aspect est bien plus notable encore. Nous l'avons examiné à différentes périodes de la maladie, lorsqu'une extrême prostration ne s'opposait pas positivement à l'emploi de la saignée. Dans le début, le sang était noir, non couenneux, et formait un caillot volumineux, mais mou et de couleur foncée. A une époque plus avancée, il présentait chez quelques malades l'état de dissolution décrit par beaucoup d'auteurs comme caractéristique du typhus ou des fièvres putrides. Lorsque nous avons rencontré l'état de dissolution du sang, les malades étaient faibles, et ne pouvaient supporter une soustraction de plus de 2 ou 3 onces de sang sans tomber en syncope. Malgré cet état du sang, seulement 3 ou 4 malades sur 100 présentaient les escarres et les ulcérations au niveau du sacrum ou des trochanters, qui sont si fréquentes dans la dothinenterie ou fièvre nerveuse. Peut-être cette absence d'escarres tenait-elle à la plus courte durée du typhus. Au moins le fait est curieux à noter. Ce n'est guère que dans 2 ou 3 cas que l'on eut à noter les vibices ou larges taches violacées; bien entendu qu'on ne pouvait les reconnaître chez les nègres. Mais, à en juger par le petit nombre de fois où elles furent remarquées chez les blancs, on peut croire qu'elles étaient rares chez tous les malades.

Nous ne pouvons mieux faire connaître les symptômes qui se présentaient dans les cas dont la terminaison était heureuse, qu'en insérant ici quelques observations. Le dernier de ces trois malades est à peine guéri (avril 1837) d'une fièvre sporadique, dont nous voyons de temps à autre des exemples dans notre hôpital. Tous les trois avaient contracté le typhus dans la maison, et jouissaient d'une bonne santé lorsqu'ils furent exposés à la contagion.

7ᵉ *Observation.* Le docteur **F.**, un des médecins résidans de l'hôpital, remplissait ses fonctions avec beaucoup de zèle et passait beaucoup de temps dans une salle où se trouvaient plusieurs malades affectés de typhus. Au moment où il fut atteint, les malades étaient pour ainsi dire accumulés dans cette salle. Le docteur **F.** n'était dans la maison que depuis peu de temps : il avait une robuste constitution et une excellente santé.

Vers le 1ᵉʳ juillet, il sentit décliner ses forces et son appétit : mais, quoiqu'il ressentît un malaise général, il n'avait d'autre douleur locale qu'une céphalalgie frontale sourde et profonde. Il n'y avait pas de trouble des fonctions digestives. Le 7 il se trouva mieux et prit beaucoup d'exercice avec l'espoir d'éviter une maladie sérieuse.

Le 8 il fit son service le matin : mais pendant qu'il était dans la salle il fut pris de frisson et de nausées. Il attribua ces symptômes à un furoncle qu'il avait à la main droite entre le pouce et l'indicateur. Le 9 il se plaignit de céphalalgie, de malaise épigastrique et de fièvre; il appliqua un cataplasme sur sa main et prit dix grains de calomel avec un grain d'ipécacuanha. Au bout d'une heure il survint des nausées et des vomissemens, et après avoir bu de l'eau chaude en abondance, il rendit beaucoup de bile verte. Le lendemain il prit une dose de poudre de Sedlitz qui procura cinq évacuations. Dans la soirée il essaya de reprendre ses occupations, mais sa faiblesse le força d'y renoncer. Du 9 au 14 la fièvre diminuait le matin et augmentait le soir, de manière à faire croire au malade qu'il était affecté d'une fièvre rémittente ordinaire. Il prenait une potion gazeuse et ne se nourrissait que d'alimens farineux fort légers.

Le 14. Agitation pendant la nuit, à peine de sommeil, vomissement le matin, mais non accompagné de malaise. A 2 heures de l'après-midi le pouls était large et un peu fort, la peau chaude et sèche, la langue un peu sale, les yeux injectés ; agitation et expression générale de malaise. 20 sangsues furent appliquées sur l'abdomen ; l'écoulement sanguin entretenu par des fomentations, continua jusqu'au lendemain matin. (Mixture saline, une demi-once avec 1/24 de grain d'émétique en poudre toutes les deux heures) le soir il y avait du mieux, mais le malade était très faible ; pas de douleur; pouls à 96, compressible, d'un volume modéré. Peau chaude et sèche : six selles liquides, mais sans douleurs. La diarrhée cesse après l'administration d'un lavement contenant 30 gouttes de laudanum. On remarquait éparses sur le ventre quelques taches rosées, légèrement saillantes et disparaissant par la pression.

Le 15. Le malade a bien dormi. Pas de céphalalgie, mais étourdissemens dans la position verticale. Suffusion des yeux : ni tintemens d'oreilles, ni surdité : anxiété des traits : anorexie : une seule selle. Langue pâle, recouverte d'un enduit blanchâtre : soif, sécheresse de la gorge, fétidité de l'haleine : la peau exhale une odeur semblable, mais moins forte : petite toux sèche. Pouls à 98 : peau chaude et sèche : sur le ventre et les membres existent un grand nombres de taches rosées peu ou point saillantes au dessus du niveau de la peau et disparaissant à la pression. (Toutes les 2 heures une demi-once d'acétate d'ammoniaque. Potion gazeuse. Lotions sur toute la surface du corps avec une solution étendue de chlorure de soude. Placer autour du lit du chlorure de chaux.)

Le 16. Sommeil troublé par des rêves effrayans : les sens dans le même état : affaiblissement de l'intelligence et de la mémoire. Suffusion des yeux : coloration violacée du visage : anorexie moindre : la langue comme la veille, ainsi que la soif. Abdomen un peu tympanisé : peau chaude mais à peine aride. Pétéchies plus nombreuses et offrant une teinte plus violacée que la veille. Pouls à 100, comme le jour précédent. Une selle de matières consistantes, provoquée par l'administration d'un lavement contenant un peu de chlorure de chaux. Urine rougeâtre, nuageuse. (Même traitement : eau de gruau pour boisson.)

Le 17. Les pétéchies sont plus larges et plus livides sur les bras. Pas de sudamina ni de taches rosées. Prostration extrême : expression anxieuse et triste des traits du visage : trouble de la vue : sensibilité de la peau naturelle : délire et insomnie. Pouls à 112. (Répéter les lotions chlorurées toutes les heures. Cataplasme chloruré sur l'abdomen : même traitement.)La nuit suivante pas de sommeil : agitation et délire, céphalalgie fort pénible. (On fait sur la tête des applications froides : sinapismes aux pieds : 1/8 de grain de sulfate de morphine. Ces prescriptions furent faites par un ami du malade.)

Le 18. L'injection des yeux et l'obtusion de l'intelligence avaient encore augmenté : mais il avait dormi quelques heures après avoir pris de la morphine. (Même traitement : deux lavemens froids.)

Le 19. Les pétéchies commencent à disparaître : la peau est moins chaude. Pouls à 120, de volume modéré. Mémoire plus nette : fonctions abdominales naturelles : sensation de brûlure à l'estomac après avoir pris l'acétate d'ammoniaque. (Remplacer ce médicament par la potion gazeuse et un lavement froid chaque 3 heures.)

Le 20. Diarrhée arrêtée par un lavement opiacé. Eau minérale au lieu du purgatif précédemment employé. La peau est devenue plus humide. Pouls moins fréquent : il est à 96 : les pétéchies ont complètement disparu : la

figure a cet aspect hagard et amaigri qui existe dans la convalescence de la maladie. Le malade demande des alimens qu'on lui accorde, ainsi qu'un peu de vin : on lui fait prendre chaque jour quelques grains de sulfate de quinine. Malgré un peu de diarrhée, la convalescence s'établit franchement : vers la fin il se forma un petit abcès fort douloureux au périnée.

Remarques. La durée de cette maladie a été de 19 jours, depuis le début jusqu'à la convalescence. En même temps que le docteur F., nous avions un élève qui fut pris au milieu de la plus parfaite santé : il fut traité plus activement ; il fut saigné largement par un de ses confrères avant que la fièvre fût à son maximum, et on employa ensuite les émissions sanguines et locales. Néanmoins la maladie fut plus longue et plus grave que celle du docteur F. Je ne prétends pas assurer que les saignées aient aggravé le mal, mais seulement qu'elles furent sans puissance contre lui. La céphalalgie qui dans ce cas était intense fut soulagée par la saignée : mais, à en juger par notre expérience, une soustraction de sang moins abondante, quelques ventouses à la nuque, par exemple, auraient rempli le même but, sans abattre les forces du malade. Le docteur F. ne fut soumis à aucune émission sanguine, à l'exception de 20 sangsues à l'épigastre qu'il s'appliqua dans le début de la maladie.

Une des particularités de cette septième observation, c'est l'odeur extraordinairement fétide qui s'exhalait de la peau. Elle était beaucoup plus forte que dans la plupart des cas que nous avons observés ; et, quoique le malade fût placé dans une chambre vaste et bien ventilée, l'odeur de la perspiration cutanée conserva son extrême fétidité jusqu'à ce qu'on eût employé largement les chlorures en lotions et qu'on en eût fait placer à demeure dans l'appartement. Après sa guérison, le malade conserva une perte complète de la mémoire : il n'avait aucun souvenir de ce qui s'était passé à compter des quatre ou cinq premiers jours de la maladie. L'émaciation fut très légère jusqu'au moment où la convalescence s'établit. Probablement elle ne se fit pas remarquer plus tôt à cause de l'injection capillaire de la face. La peau devint pâle et prit une teinte grise lorsque l'émaciation fut très prononcée.

Bien qu'aucun des remèdes prescrits n'ait enrayé le cours de la maladie, nous en avons cependant retiré quelques avantages positifs. Les lotions chlorurées diminuèrent la chaleur et la fétidité de la peau ; peut-être purent-elles contrebalancer le principe contagieux de la maladie. La diarrhée fut combattue par une petite quantité de laudanum, qui fut administrée avec assez de précautions pour ne pas empirer les symptômes cérébraux, ou supprimer complètement les évacuations intestinales ; mais les médicamens qui eurent les effets les plus avantageux, ce sont les toniques, et surtout la quinine, dont on fit usage au moment où l'appareil fébrile cessait. Le purgatif pris au commencement ne parut exercer aucune influence au delà de son effet immédiat.

Le collègue du docteur F., qui était exposé à la contagion dans la même salle, fut également atteint du typhus, mais sous une forme très bénigne. Il eut des pétéchies, de la prostration, du vague de l'intelligence, etc., mais tout cela si légèrement qu'à peine y eut-il besoin d'un traitement particulier. Je rapporte ce cas comme un exemple de la variété plus bénigne de la maladie. Il est cependant caractéristique et ne peut être confondu avec une dothinenterie.

8e Observation. Le doct. J., un des médecins sédentaires, était indisposé depuis trois jours lorsqu'il fut attaqué d'une manière décidée. Le matin il se portait bien, à l'exception d'un peu de langueur, qui ne l'empêchait pas de se livrer à un exercice plus fort que d'habitude. Dans la soirée il perdit l'appétit et éprouva quelques nausées. Le 6 août il rentra chez lui avec une augmentation de fièvre, de la céphalalgie, des douleurs dans les lombes et dans les membres, de la chaleur et de la sécheresse de la peau, et un pouls modérément fort et développé; la langue était un peu chargée : anorexie; pas de nausées ni de trouble des sens. (Il prit quelques grains de pilules bleues, puis de rhubarbe; potion gazeuse, eau glacée, applications froides sur la tête; pédiluve.)

Le 7. Sommeil interrompu pendant la nuit. Céphalalgie: la mémoire et l'intelligence sont naturelles. Point de trouble des sens : expression de tristesse de la figure. Pouls à 85, plus petit et plus faible que la veille. Langue humide, chargée ; soif assez marquée; pas d'appétence pour les alimens; constipation. Peau chaude, sèche; pas d'éruption bien marquée. Dans la soirée, augmentation de la céphalalgie : pouls à 64, irrégulier. (Deux évacuations causées par une dose de poudre de Sedlitz. Sinapismes aux pieds, qui diminuèrent la céphalalgie.)

Le 8. Quelques pétéchies irrégulières sur l'abdomen et les membres. Peau un peu injectée, surtout à la face. Suffusion des yeux; état presque naturel des fonctions sensoriales. Félidité de la transpiration modérée. Peau aride, d'une chaleur intense par momens. Insomnie, un peu de délire pendant la nuit. L'intelligence paraît peu affectée; le malade ne peut cependant raisonner sur un sujet quelconque, ni écrire des caractères lisibles; mais la prostration des forces ne s'étend guère aux muscles volumineux. Langue humide et rose. Quoiqu'il n'y ait pas d'appétit, la soif est légère. Abdomen un peu tympanisé; pas de toux. (Fomentations sur l'abdomen. Lotions chlorurées, potion gazeuse, eau de gruau.)

Plus tard, le pouls ne s'éleva jamais au dessus de 80. Les pétéchies disparurent complètement du 12 au 13. Quelques soubresauts des tendons pendant deux ou trois jours. Pas de diarrhée. Retour de l'appétit le 14, et le 18 il était assez bien pour entreprendre un voyage.

Remarques. Pendant toute la maladie, l'expression des traits et l'intelligence étaient dans l'état où on les trouve chez un malade qui a pris une dose trop forte d'un médicament narcotique, ou, pour nous servir d'une expression dont se servait plus tard le docteur J., il lui semblait qu'il était un peu ivre. Une autre particularité de ce cas, c'est que le malade voulait toujours déguiser ce qu'il éprouvait, et affirmait qu'il était parfaitement bien. On ne pouvait confondre ce cas avec une dothinenterie légère, car dans la fièvre typhoïde bénigne on n'observe jamais une prédominance aussi marquée des symptômes cérébraux. Si nous ajoutons à cela l'éruption cutanée et l'odeur caractéristique de la transpiration, le diagnostic devient facile. Ces cas légers de typhus sont tout aussi bien caractérisés que les cas graves, et il y a peu de chances d'erreur.

L'observation suivante indique les caractères de la maladie, alors qu'elle ne régnait plus d'une manière épidémique. C'était toujours une maladie dangereuse, mais en général on en triomphait facilement en plaçant le malade dans des circonstances hygiéniques favorables, et par l'emploi d'un traitement approprié.

9ᵉ *Observation.* John, âgé de 31 ans, entra dans les salles de médecine le 18 avril 1837. Il était employé depuis trois semaines comme infirmier dans les salles destinées aux nègres. Lorsqu'il fut attaqué de la fièvre, il était en bonne santé et ne faisait d'excès d'aucun genre. Depuis plusieurs années il n'avait eu d'autre maladie qu'une affection vénérienne. Le 11 ou le 12 avril il se sentit mal à l'aise et se plaignit de céphalalgie, d'étourdissemens, de tintemeus d'oreilles et de troubles de la vue. Il n'avait ni frissons ni douleurs lombaires. Le 13 il se trouva extrêmement faible, mais continua à remplir son emploi. Jusqu'au 15, il ne survint rien de nouveau : mais ce jour-là il apparut de la fièvre, une toux légère, de l'insomnie et des sueurs; deux selles par jour.

Le 19, il était dans l'état suivant : Injection de la face;

suffusion des yeux, céphalalgie légère, prostration moins grande. Intelligence nette, mais il existe du délire pendant la nuit. La sueur a une odeur piquante. Depuis la veille une éruption s'était formée sur toute la surface du corps : c'étaient des taches d'un rouge livide, peu élevées au dessus du niveau de la peau, ne disparaissant pas à la pression, et de la grandeur d'une piqûre de puce. Point de sudamina. Langue rouge, un peu sèche, couverte d'un léger enduit. Le pharynx est d'un rouge vif. Pas de ballonnement du ventre, non plus que de douleur dans cette région : soif, anorexie; deux selles. Pouls à 112, non dépressible. Respiration haute, à 30 par minute. Expectoration de salive aqueuse. En arrière la poitrine résonne des deux côtés; mais le son est un peu moins clair à droite qu'à gauche. Dans tout le poumon droit la respiration est faible et s'accompagne de râle muqueux. (Acétate d'ammoniaque; limonade; eau de gruau; lotions chlorurées.)

Le 20, il y a de la diarrhée : quatre selles dans la journée. Délire tranquille et augmentation de la stupeur. Quelques soubresauts des tendons des muscles des avant-bras : spasmes des muscles de la face. Pas de changement pour les autres symptômes. (Même traitement : y ajouter une potion gazeuse et quelques cuillerées de bouillon.)

Le 21, les pétéchies étaient plus pâles : les plus larges, qui d'abord avaient une coloration rosée, sont maintenant d'un rouge-livide. Cinq évacuations alvines. Pouls à 120, mou et dépressible. Depuis la veille au soir que des ventouses sèches ont été appliquées à la nuque, l'intelligence est plus nette. Jusqu'au 24 les symptômes restèrent au même point. Ce jour-là le malade était dans un état de prostration plus complète, et de somnolence continuelle. La langue sèche, brune, fendillée, mais sans enduit. Deux lavemens avec 10 gouttes de laudanum, donnés le 23, avaient fait disparaître la diarrhée. Pouls à 104, mou et tremblottant. Pétéchies presque effacées. (La potion gazeuse fut remplacée par du soda-water; et l'on ajouta aux autres prescriptions du petit-lait avec addition de 4 onces de vin.)

Le 25, l'appétit était meilleur, et, quoique la diarrhée eût un peu reparu, les autres symptômes s'étaient améliorés. Le pouls était descendu à 85, et le 26 à 90 : les symptômes cérébraux seuls n'avaient éprouvé aucun amendement. La langue était rouge et lisse, se nettoyant par plaques irrégulières. (On prescrivit 10 gouttes d'huile de térébenthine à prendre toutes les 2 heures.) Le lendemain il y avait une amélioration marquée du côté de l'intelligence, et une augmentation de l'appétit. Le pouls était à 76 et peu résistant. Il y avait deux ou trois selles dans la journée, bien que le malade fût évidemment en convalescence. Le 28, on remplaça tous les autres remèdes par quelques grains de sulfate de quinine, et *le 3 mai*; le malade avait repris assez de force pour se promener dans la salle.

Remarques. La durée de ce cas ne fut que de 14 jours, beaucoup moins que la moyenne. Il fut traité comme nous traitions tous les cas ordinaires. Il n'y eut pas lieu d'employer de moyens plus actifs que l'acétate d'ammoniaque et les lotions chlorurées, jusqu'au moment où les symptômes accidentels prirent assez de gravité pour réclamer un traitement spécial. Ainsi la diarrhée fut aisément combattue par le moyen d'une faible dose d'opium administrée en lavement, et elle ne reparut que d'une manière très légère.

Le laudanum ne fut donné qu'à la dose de 10 gouttes, pour éviter d'ajouter aux symptômes cérébraux par l'effet narcotique de l'opium, et de supprimer trop brusquement la diarrhée. Malgré cette précaution, il y eut une augmentation temporaire de la stupeur.

L'huile de térébenthine eut un bon effet évident : le docteur Wood, de cette ville, l'emploie beaucoup à cette époque de la maladie où la langue commence à se nettoyer.

Dans ce cas, comme dans celui du docteur F., il y eut de la diarrhée. C'était une raison pour publier ces cas. Bien que dans la dothinenterie la diarrhée soit presque constante et qu'unie aux symptômes cérébraux elle fournisse un des caractères différentiels les plus importans, dans le cas présent la nature de l'éruption, l'odeur de la peau et l'intensité des phénomènes cérébraux levèrent tous les doutes que l'on n'eut pas affaire au véritable typhus.

Diagnostic. Nous voici arrivés à la partie la plus, importante et jusqu'à un certain point la plus embrouillée de notre sujet. Nous avons à résoudre les deux questions suivantes : 1° Existe-t-il un caractère diagnostique bien tranché entre le typhus que nous décrivons et la fièvre typhoïde de Paris, qui n'est pas rare en Amérique ? 2° Le diagnostic entre le typhus et certaines fièvres rémittentes automnales accompagnées de prostration extrême et d'autres phénomènes typhoïdes, peut-il être établi d'une manière certaine (1) ?

Si nous étudions les symptômes du typhus et de la fièvre typhoïde, nous voyons que cette dernière maladie n'est pas propre à certaines saisons; qu'elle affecte des individus d'un âge donné, et ayant subi des changemens dans leur manière de vivre. Elle existe quelquefois en même temps que règne une épidémie de fièvre rémittente automnale ou de typhus. Je l'ai observée dans ces deux circonstances, mais j'ai toujours trouvé des symptômes qui la distinguaient de l'une et de l'autre affection épidémique. Il ne pouvait y avoir de doute sur l'exactitude du diagnostic, car c'était à l'hôpital que je le portais devant un grand nombre d'élèves et de médecins, qui pouvaient vérifier les faits et corriger l'erreur si elle avait existé.

Je fais cette remarque pour montrer que les caractères distinctifs de ces affections ne permettent pas de les confondre dans la pratique. Il n'était pas très difficile d'acquérir cette précision de diagnostic, puisque tous les bons élèves y arrivaient sans peine. Il est vrai que dans le début le typhus et la fièvre typhoïde ont beaucoup de ressemblance. Mais elle n'est pas plus grande que celle qui existe au début entre une fièvre typhoïde et une variole, maladies que j'ai vu confondre par les observateurs les plus expérimentés. Quand la première période du typhus est passée, la maladie devient facile à reconnaître. Même de très bonne heure avant qu'elle ait revêtu ses caractères propres, il y a d'ordinaire quelque chose qui peut éclairer sur sa nature.

1° La dothinenterie est habituellement une maladie sporadique, quoiqu'elle puisse quelquefois revêtir la forme épidémique. Dans ce dernier cas, les symptômes en sont si bien marqués, qu'ils ne peuvent jamais laisser le moindre doute, excepté peut-être dans un petit nombre de cas du commencement de l'épidémie. Or, le typhus est très rare-

ment sporadique, et si l'on en voit quelques cas isolés, ils sont toujours liés à une épidémie et la suivent, comme on a vu des cas isolés de choléra long-temps après la grande épidémie de 1832.

2° Le typhus est évidemment une maladie contagieuse. Dans l'épidémie de 1836, il l'a été tout autant que la variole. Je puise ma conviction intime de la nature contagieuse du typhus dans l'observation étendue que j'ai pu en faire comme médecin d'hôpital, et dans les recherches et visites que j'ai dû faire comme membre du conseil de santé. La dothinenterie n'est certainement pas contagieuse dans les circonstances ordinaires, quoiqu'il y ait tout lieu de croire qu'elle le devient dans quelques épidémies. Sous ce rapport, elle est au typhus dans la même relation que la rougeole à la variole.

3° Les symptômes du début dans les deux maladies diffèrent principalement par le degré plus marqué de la stupeur, de l'hébétude et de la prostration dans le typhus; phénomènes qui contrastent avec la céphalalgie modérée et le peu de gravité des troubles des sens dans la dothinenterie. Cependant on rencontre de temps à autre, peut-être une fois sur vingt ou trente cas, des symptômes communs en apparence aux deux maladies. Il en est de cela comme du diagnostic de la rougeole et de la scarlatine, dont on rencontre quelquefois des cas douteux qui laissent dans l'incertitude le médecin le plus expérimenté. Dans 2 ou 3 cas sur 300, les symptômes du typhus et de la fièvre typhoïde nous ont paru se confondre ; mais c'étaient là des cas où la maladie était très bénigne, et où par conséquent les caractères étaient moins tranchés que lorsqu'elle était plus grave. Dans la pratique, ces cas sont trop rares pour causer des difficultés.

Les cas les plus graves de dothinenterie ont quelquefois beaucoup de ressemblance avec le typhus; mais cette ressemblance est bornée aux symptômes présentés par le malade dans la période la plus avancée de la maladie, et ne s'étend pas à la succession de ces symptômes; car si l'on observe ces cas de fièvre typhoïde à une époque peu avancée, ils sont certainement mieux caractérisés que les cas plus légers : et, bien que les symptômes survenant pendant un seul jour puissent induire en erreur, la comparaison de leurs changemens successifs mettra toujours sur la voie.

Quand la maladie est complètement développée, les caractères sur lesquels on peut baser la distinction des deux affections sont les suivans : 1° la suffusion des yeux qui se présente dans tout ou presque tous les cas de typhus, unie à la coloration violacée de la face; 2° la stupeur extrême et l'affaissement de l'intelligence, bien remarquable, alors même qu'il n'y a pas de délire; 3° dans le typhus, il n'existe pas de symptômes constans du côté de l'abdomen : la poitrine ne donne d'abord que de l'obscurité du son à la percussion, et de la faiblesse de la respiration en arrière à l'auscultation; 4° si à ces symptômes nous ajoutons l'éruption de pétéchies,

<hr>

(1) **Nous** supprimons ici un assez long passage sur la valeur du diagnostic en général. La longueur de cet article nous oblige à ne conserver que ce qui est relatif au sujet du mémoire.   (*Note du Trad.*)

qui est à peu près constante chez les blancs, il reste à peine la possibilité d'une erreur. Dans la fièvre typhoïde, nous considérons, comme caractères distinctifs la prostration, la somnolence, le développement lent des symptômes nerveux qui ne sont pas aussi marqués que dans le typhus. Les symptômes abdominaux sont la tympanite, les douleurs du ventre et la diarrhée; on entend dans la poitrine du râle sibilant, et enfin il existe à la peau une éruption de taches rosées et de sudamina.

Il n'est pas nécessaire d'insister sur le diagnostic du typhus et des fièvres rémittentes automnales. La saison particulière dans laquelle ces dernières prennent naissance, leur marche et leur mode de terminaison, diffèrent d'une manière trop tranchée de ce qui a lieu dans le typhus pour admettre qu'on puisse se tromper, à moins d'apporter dans son examen une extrême inattention.

Quelques cas rares de pneumonie, surtout chez les ivrognes et les individus affaiblis par d'autres causes, ont une grande ressemblance avec le typhus. Le diagnostic en serait extrêmement difficile, n'était l'éruption de pétéchies; dans ces cas, en effet, la stupeur est quelquefois considérable, et la suffusion de la face et des yeux presque aussi forte que dans le typhus. Si dans ces cas nous n'avons aucuns renseignemens sur le début de la maladie, nous pouvons quelquefois être induits en erreur. Mais il ne serait pas aussi facile de confondre une pneumonie, simple complication du typhus, avec une pneumonie franchement inflammatoire. Dans quelques cas de ce genre, les signes physiques sont moins utiles qu'on ne pourrait le croire : car la pneumonie que l'on reconnaît par l'auscultation peut n'être que secondaire. Ni la bronchite ni l'angine ne ressemblent au typhus, à moins qu'elles ne surviennent épidémiquement.

Prognostic. Quand un malade entrait à une période peu avancée de la maladie, et que sa constitution n'avait pas été altérée par des maladies antérieures ou des excès, nous annoncions avec beaucoup d'assurance qu'il guérirait. L'évènement justifiait généralement notre opinion, comme le prouveront les résultats du traitement. Le typhus n'est donc pas une maladide très meurtrière, bien qu'il soit toujours dangereux. Sa mortalité n'est pas plus forte que celle de la dothinenterie ou de la pneumonie. Quand la stupeur était très prononcée, au point de ressembler au coma, le prognostic était presque toujours funeste : mais lorsqu'elle était telle qu'on pouvait fixer l'attention du malade, ne fût-ce que pour un instant, soit en l'excitant, soit en lui parlant très haut, on pouvait espérer une terminaison favorable. Il nous a été impossible d'établir un rapport entre les soubresauts des tendons, ou les troubles des sens et de la sensibilité, et le danger plus ou moins grand de la maladie. L'affection pulmonaire a été en général modérée, et par conséquent on n'en a pas tenu compte dans les calculs : mais toute pneumonie bien dessinée devenait

une complication grave, et chez un de nos malades ce fut la cause de la mort. Le prognostic était extrêmement défavorable, lorsque la prostration, si fréquente vers la fin de la maladie, paraissait, au commencement ou pendant son cours, avant la cessation des phénomènes fébriles.

Le prognostic varia suivant les périodes de l'épidémie. Il en fut sous ce rapport du typhus comme du choléra et des autres épidémies dont le caractère est dangereux. Dans le commencement, les phénomènes cérébraux furent plus violens qu'ils ne le devinrent plus tard, et notre prognostic fut plus grave, en proportion de la plus forte mortalité. Mais ensuite, lorsque la maladie fut moins répandue, elle prit un caractère plus bénin, et alors nous pouvions annoncer la guérison de presque tous nos malades. C'est ce que ne doivent pas oublier ceux qui auront occasion d'observer de semblables épidémies. Si elles sont limitées et de courte durée, on paraîtra avoir obtenu dans leur traitement de grands succès; tandis que si la maladie revêt une forme plus grave, on devra s'attendre à beaucoup de désastres.

Traitement (1). — Outre les agens thérapeutiques proprement dits, il est des précautions générales plus ou moins applicables au plus grand nombre des maladies, indispensables surtout dans le typhus. Ce sont des précautions toutes hygiéniques : comme leur utilité est incontestable, nous commencerons par en dire quelques mots.

1° L'épidémie de Philadelphie en 1836 prouve clairement que le typhus est une maladie contagieuse. D'ailleurs sa nature contagieuse est admise par presque tous les auteurs qui l'ont observée. Il faut donc dès le commencement prendre des précautions pour la complète séparation des malades affectés du typhus d'avec ceux qui sont atteints d'autres affections. Si le nombre des cas de typhus est peu considérable, on peut être moins sévère dans l'application de ce précepte, et s'en tenir à la ventilation soutenue des salles et à l'entretien d'une propreté absolue. Le principe contagieux ne se répand qu'à une petite distance des malades, et est facilement enlevé par une ventilation active. Nous fîmes usage des chlorures de chaux et de soude, placés en abondance autour des lits; et, bien qu'ils ne pussent remplacer l'air pur, ils ont certainement présenté de l'utilité, et ont servi à neutraliser en grande partie les exhalaisons fétides que répandaient les malades. Il est inutile de dire qu'on ne doit admettre dans l'appartement que le nombre de personnes strictement nécessaires pour donner des soins au malade ; cette mesure a le double avantage d'empêcher la propagation de la maladie et de conserver à l'air de la chambre sa pureté.

Dans la pratique, nous ne devons pas perdre de vue ces précautions, et bien que le typhus ne règne pas, les praticiens de la campagne doivent se les rappeler ; car on verra de nouveau des épidémies partielles de typhus, qui, si on agit sans prudence, atteindra un grand nombre d'individus qui sans cela y eussent échappé. Nous insistons d'autant plus sur ce précepte, que les discussions relatives à la non-contagion de la fièvre jaune ont détourné l'attention des praticiens du caractère conta-

(1) Nous passons encore ici sous silence les considérations sur l'action des médicamens sur les maladies en général, et sur chacun des symptômes en particulier. (*Note du trad*

gieux de quelques affections fébriles. Mais, comme nous avons des preuves claires et évidentes de la nature contagieuse du typhus pétéchial, il serait à la fois absurde et criminel de négliger les mesures hygiéniques appropriées.

2° Nous allons étudier maintenant l'influence de chaque agent thérapeutique sur la marche de la maladie et sur chaque symptôme en particulier.

Les *émissions sanguines* par les ventouses furent les seules employées dans la très grande majorité des cas. Nous nous en abstenions au commencement de l'épidémie, parce que tous nos malades arrivèrent à l'hôpital à une période avancée de leur affection, époque où elles n'étaient nullement nécessaires, et même où, vu l'état de prostration des individus, elles auraient pu avoir de grands dangers. Vers le milieu et à la fin de l'épidémie bon nombre de personnes attachées à l'établissement et jusque-là en bonne santé nous donnèrent l'occasion d'essayer les émissions sanguines. Jamais elles n'enrayèrent la maladie, et même, chez le malade qui fut le plus largement saigné (20 onces) vers le deuxième ou troisième jour de l'affection, elle eut une durée fort longue et une gravité plus grande. C'était un infirmier robuste, qui se trouvait par conséquent dans les meilleures circonstances pour l'emploi de ce moyen. A une époque moins avancée de l'épidémie, nous avons employé la saignée chez un mulâtre vigoureux, qui avait contracté la maladie dans l'hôpital où on le traitait pour une affection vénérienne légère. J'étais présent lorsqu'on le saigna et je remarquai qu'il se trouva mal dès qu'on eut retiré cinq ou six onces de sang. Ce liquide était noir et sans consistance. Le malade succomba. Un troisième malade, entré le troisième jour de l'affection, fut saigné jusqu'à syncope (16 onces). Il y eut soulagement du mal de tête et diminution de la stupeur. Mais la céphalalgie et les symptômes cérébraux les plus intenses, tels que la stupeur, le délire, etc., reparurent, et le malade n'entra en convalescence que le vingt-sixième jour. Un quatrième individu, dont la maladie était compliquée de bronchite, fut saigné le septième jour, puis le neuvième, outre une ou deux applications de ventouses. La bronchite parut améliorée, ainsi que les symptômes cérébraux ; mais ceux-ci revinrent le lendemain aussi intenses qu'auparavant. Chez les hommes, nous n'employâmes que rarement la saignée, parce que le nombre des malades arrivant dans nos salles pendant la première période de la maladie, fut peu considérable, et que nous regardions la période avancée de l'affection ou la prostration extrême au début comme des contre-indications formelles de la saignée.

Chez les femmes, les résultats de la saignée ont été à peu de choses près les mêmes. Dans aucun cas la maladie ne fut arrêtée par ce moyen : sa durée ne fut pas même abrégée. Il est un autre fait qui doit nous empêcher de recourir à la saignée dans la plupart des cas ; c'est qu'elle n'est applicable qu'aux cas légers ou de moyenne gravité. Dans les cas très graves, il existait une prostration extrême, de sorte que la moindre perte de sang épuisait les malades.

Les avantages de la saignée étaient les suivans : au début, c'est-à-dire avant l'éruption des pétéchies, elle amenait ordinairement une diminution de la céphalalgie, des troubles du système nerveux, et du malaise général éprouvé par le malade. Mais le pouls n'en était que peu affecté ; elle n'avait non plus que peu d'influence sur la chaleur et la sécheresse de la peau. Ce sont-là des avantages suffisans pour nous faire admettre l'utilité de la saignée dans les cas de typhus qui s'accompagnent d'un pouls fort et fréquent et de symptômes d'inflammation cérébrale ou thoracique, pourvu que le médecin les observe dans le premier septénaire. Plus tard la saignée devient un moyen d'une utilité fort douteuse, et, en règle générale, on doit y renoncer. La saignée est inadmissible dès le commencement chez les individus qui réagissent difficilement, et qui semblent prostrés par l'impression directe de la maladie.

Nous ne sommes pas encore bien convaincus de l'efficacité de la saignée pour prévenir la formation de ces congestions internes si fréquentes à la fin du typhus. L'explication qu'on a donnée de ses avantages plusieurs médecins anglais, paraît fondée plutôt sur la théorie que sur l'observation.

Les saignées locales ont beaucoup moins d'inconvéniens que les saignées générales. Comme elles ne donnent qu'un écoulement de quelques onces de sang, elle n'amènent que peu d'affaiblissement et peuvent par conséquent être prescrites dans beaucoup de cas où la phlébotomie serait inadmissible. Toutefois on doit bien se garder des émissions sanguines locales abondantes qui pourraient affaiblir les malades : il faudrait, pour y recourir, des indications précises. Nous les considérons comme un moyen fort utile, car dans la majorité des cas nos malades furent soulagés par l'application de ventouses à la nuque. Mais elles n'avaient d'efficacité que dans la première période de la maladie : vers le milieu elles étaient à peu près sans effet et devenaient complètement nuisibles lorsque la fièvre commençait à tomber.

Les ventouses sèches furent employées plus souvent encore que les ventouses scarifiées. Nous ne les appliquâmes d'abord qu'à la nuque : plus tard nous les employâmes sur les différentes régions de la colonne vertébrale, surtout entre les épaules. D'abord nous en fîmes peu de cas : mais comme nous ne remarquâmes jamais qu'il en résultât de mauvais effets autres que la fatigue inévitable de leur application, nous les employâmes plus fréquemment, au point qu'elles constituèrent une de nos prescriptions les plus ordinaires. Nous les ordonnions quand la stupeur et l'injection des yeux étaient très marquées, bien que le pouls fût peu accéléré, ou même au dessous de son taux normal. La stupeur fut évidemment diminuée par les ventouses pour le moins dans la moitié du cas, et elles eurent un bon effet dans à peu près la moitié des autres. Presque toujours elles calmèrent notablement les symptômes nerveux, les soubresauts et l'insomnie. Parfois cette amélioration ne fut que temporaire, et les symptômes reprirent leur intensité première. Mais d'autres fois le sommeil devint profond et les soubresauts cessèrent pendant plusieurs heures.

Des ventouses sèches en grand nombre, laissées en place 20 ou 30 minutes, à la nuque ou entre les épaules, m'ont toujours paru un moyen plus puissant contre les troubles nerveux qui n'ont pas pour cause une inflammation, que ne le seraient des ventouses scarifiées. Je les ai employées largement contre les symptômes apoplectiques des fièvres intermittentes pernicieuses, et cela avec le plus grand succès : j'y ai recours en toute confiance comme à une des plus puissantes ressources que nous possédions contre les dérangemens de l'action nerveuse.

Les *vésicatoires* à la nuque furent employés chez un très grand nombre de malades. Dans un petit nombre de cas ils furent aussi appliqués aux cuisses ; mais ce n'étaient guère que des cas désespérés où tous les traitemens devaient échouer. Les vésicatoires appliqués derrière le cou eurent pour effet, sur six cas, de diminuer une fois notablement les symptômes cérébraux, deux fois leur influence fut douteuse, les trois autres fois tout à fait nulle. Jamais leur application ne fut suivie d'une aggravation des symptômes cérébraux. Il ne survint pas de gangrène de leur surface, comme cela est fréquent dans la dothinentérie ; rarement elle devenait le siége d'altérations ou présentait quelque chose de particulier. De ces résultats peu satisfaisans nous pouvons conclure que les vésicatoires n'ont que peu de titres à être rangés parmi les remèdes du typhus.

Les sinapismes furent plus utiles que les vésicatoires. Ils offraient de grands et incontestables avantages dans la période de prostration qui survient au déclin de la fièvre, et contribuèrent indubitablement à sauver la vie à plusieurs de nos malades. Nous les avons aussi trouvés utiles pour diminuer la stupeur et la prostration pendant la maladie, aussi bien que pour ranimer les forces des malades que l'on amenait à l'hôpital exténués faute de soins ou par suite de la fatigue que leur avait causée le transport d'une partie éloignée de la ville ; mais lorsque la fièvre était forte et la peau très chaude, les sinapismes avaient un effet infiniment moins avantageux que lorsque la peau était fraîche et que le malade était très affaibli.

Les linimens stimulans, surtout les linimens térébenthinés, seuls ou unis aux linimens savonneux ou à la décoction de cantharides, ne furent prescrits que dans certains états particuliers. Nous les avons trouvés avantageux dans la période de prostration, lorsque la fièvre avait cessé, et dans quelques cas nous avons continué leur application pendant plusieurs heures. Ces linimens étaient aussi employés chez les malades affaiblis par la fatigue du trajet de leur demeure à l'hôpital. Quant aux autres cas, ils n'étaient ni nécessaires ni indiqués.

La chaleur sèche, appliquée au moyen de sable chaud, était mise en usage toutes les fois que la température des extrémités tombait beaucoup au dessous de ce qu'elle devait être normalement : elle ne remplissait qu'une indication passagère.

Les lotions avec de l'eau froide ou tiède furent usitées dès le commencement de l'épidémie, et elles le furent constamment lorsque l'expérience nous eût convaincus des grands avantages qu'elles présentent. Quelquefois nous ajoutions à l'eau des chlorures ou des alcalis, mais le plus souvent nous nous en tenions à l'eau simple. Lorsque la peau était chaude et sèche, nous prescrivions l'eau froide ; mais lorsqu'il existait une légère transpiration, il était plus prudent d'employer de l'eau chaude, comme nous le faisons dans d'autres affections fébriles. Nous avons remarqué qu'au moyen des lotions nous pouvions régulariser en quelque sorte la température du corps, et modérer jusqu'à un certain point les symptômes cérébraux.

L'application sur la tête de linges imbibés d'eau froide, ou même de glace pilée, n'avait pas d'influence sur la maladie, et n'en avait même que peu sur le délire, excepté quand il était bruyant et incohérent, comme cela arrive dans les inflammations ordinaires des membranes du cerveau. En pareil cas les applications froides étaient utiles et suspendaient quelquefois les symptômes. Elles avaient pour effet ordinaire de diminuer la céphalalgie lorsqu'elle était intense, et de procurer un sommeil profond et tranquille.

L'influence des remèdes internes est plus difficile à apprécier que celle des remèdes externes, et leur action sur la marche générale de la maladie est enveloppée de tant d'obscurité, que nous ne pouvons essayer de l'analyser exactement. Le lecteur partagera probablement notre avis lorsque nous dirons que, dans une maladie de cette nature, nous ne pouvons espérer que des remèdes amènent un changement soudain dans l'action morbide et le rétablissement de la santé.

Emétiques. Les médicamens de cette classe sont recommandés par beaucoup d'auteurs au commencement des grandes épidémies. Nous les avons employés dans un grand nombre de cas, non pas dans l'intention d'expulser le produit d'une sécrétion morbide ou d'agir sur le foie, car l'estomac et le foie étaient dans un état d'intégrité : mais nous cherchions à déterminer une perturbation générale de l'économie qui pût changer la disposition morbide, et ainsi arrêter la fièvre. Dans ce but nous prescrivîmes de l'ipécacuanha à plusieurs malades tout à fait au début avant l'éruption de pétéchies, et

avant même que la stupeur fût très marquée, dans aucun cas nous ne restâmes convaincus que la maladie eût été arrêtée net. Il est vrai que parmi les cas ainsi traités, il y en eut 2 ou 3 fort légers dans lesquels la maladie ne prit pas tout son développement, mais cela arrive que les malades aient pris ou non un émétique : et parmi ceux auxquels ce traitement fut appliqué, il y en eut plusieurs de très gravement affectés. Ces effets douteux des émétiques nous faisaient hésiter à les employer encore : cependant si le cas était léger et s'il y avait quelque indication, nous nous déciderions à prescrire l'ipécacuanha : dans les cas graves, il pourrait être dangereux.

Les purgatifs jouissent de tant de vogue parmi les médecins anglais et américains que l'on peut bien croire qu'on les a administrés dans le typhus. En 1831 quand j'étais à Édimbourg on traitait par les purgatifs salins et le tartre stibié une maladie épidémique que je crois être un typhus pétéchial léger. Nous les prescrivîmes dans l'épidémie de 1836 ; mais bien qu'employés de bonne heure ils parussent soulager un sentiment de malaise existant dans l'abdomen, jamais ils n'amenèrent une cessation rapide des symptômes ou même une diminution bien notable du trouble du cerveau ou du tube intestinal. Nous n'avons pas persisté dans leur emploi, de sorte que nous ne pouvons établir quel fut positivement leur effet. Nous pouvons dire d'une manière générale qu'ils nous semble devoir être classés parmi les remèdes d'une utilité douteuse que l'on pourra employer dans d'autres épidémies, s'il n'existe pas de contr'indications précises. Nous savons toute l'importance que l'on attache aux purgatifs dans les maladies fébriles de cette espèce, et nous ne nions pas qu'ils n'aient pu être utilement employés par beaucoup de praticiens : nous dirons seulement que dans nos mains, ils n'ont pas eu des effets assez marqués pour que nous puissions les classer parmi les remèdes d'une efficacité non équivoque. Au début de la maladie, lorsque les forces du malade ne sont pas épuisées, ils sont sans inconvéniens.

Les diaphorétiques étaient employés par nous d'une manière habituelle. Nous étions dirigés par deux raisons : la première de diminuer par la transpiration la chaleur de la peau, et l'autre de ne mettre en usage que des médicamens peu énergiques à une époque de la maladie où l'on est dans le doute de savoir si l'on doit agir ou abandonner la cure aux efforts de la nature. Les diaphorétiques que nous prescrivions étaient variés : c'étaient des potions gazeuses, des mixtures salines et surtout l'acétate d'ammoniaque. Ces remèdes n'eurent jamais d'autre inconvénient que d'amener parfois un peu de diarrhée. L'acétate d'ammoniaque agit rarement comme laxatif et à une action légèrement stimulante : c'est par conséquent une des substances les plus convenables de cette classe. Les diaphorétiques ont-ils une action puissante sur le typhus ? Si nous consultons nos impressions nous dirons qu'ils nous ont paru diminuer l'intensité de la fièvre et concourir avec les lotions à modérer la chaleur. Ces avantages probables et leur innocuité nous ont engagés à les employer dans la majorité des cas.

Nous avons eu souvent occasion de faire usage des *toniques.* Ils étaient d'une incontestable utilité vers la fin de la maladie, quand la force et la fréquence du pouls commençaient à tomber, et que la chaleur diminuait. Nos notes s'accordent en général sur ce point, et prouvent que les toniques avaient non seulement une influence graduelle et permanente sur l'appétit et les forces des malades, mais que leur action était immédiate. L'amélioration était quelquefois si rapide qu'on pouvait l'apprécier d'un jour à l'autre, et que souvent il y avait augmentation notable des forces et de l'appétit. Les bons effets de la médication tonique sont parmi les plus satisfaisans que nous ait donné notre méthode de traitement. Les malades qui viennent d'échapper à la violence de la maladie ont besoin d'une médication fortifiante : c'est le moyen d'éviter une mortalité très considérable.

Le tonique auquel nous avons le plus souvent eu recours est le sulfate de quinine en solution, donné à la dose de douze grains dans les vingt-quatre heures. Nous le préférions à cause de son peu de volume et de sa solubilité. Le docteur Parrish a recommandé la teinture composée de quinquina de Huxham, au début et à la fin du typhus. Nous l'avons souvent prescrite et avec de bons effets généralement. Cependant quelquefois son emploi eut des inconvéniens, tels que d'irriter l'estomac et d'augmenter la fièvre. L'infusion ou la décoction de quinquina acidulée avec l'élixir du vitriol, nous paraît une préparation très convenable, quoique nous en ayons fait peu d'usage. Les autres toniques végétaux que nous avons prescrits dans des circonstances assez rares, ne nous ont rien offert de particulier.

Les préparations *alcoholiques* furent employées par nous dans le commencement de l'épidémie plus largement que par la suite. Cette différence tient à l'état de prostration extrême dans laquelle se trouvaient les malades, qui tous arrivaient à une époque avancée de leur maladie après avoir eu à souffrir du manque de soins, et aussi au trouble plus grand des forces vitales qui caractérisa le début de l'épidémie : peut-être aussi cédions-nous aux conseils de médecins qui avaient observé les épidémies précédentes et qui avaient trouvé la médication stimulante la plus utile. En général c'était le vin que nous prescrivions, rarement l'eau-de-vie : dans un petit nombre de cas, ce fut du porter. Il nous est difficile d'apprécier exactement les effets du vin pendant la période moyenne du typhus : au commencement et à la fin, il avait évidemment des avantages marqués.

Au début nous ne le prescrivions que dans certaines circonstances. Lorsque le malade était déjà faible, le typhus déterminait une extrême prostration et quelquefois amenait la mort sans que les phénomènes fébriles s'établissent comme à l'ordinaire. Ces cas ressemblaient à certains cas de rougeole dans lesquels l'éruption est peu distincte, mais des phénomènes généraux caractérisés par une asthénie profonde. En pareille circonstance, le vin coupé avec de l'eau ou du petit-lait, avait un avantage immense.

Dans la dernière période de la maladie le vin, le porter et même dans quelques cas l'eau-de-vie étaient administrés avec succès. Il est difficile de se faire une idée de l'extrême faiblesse dans laquelle se trouvaient nos malades convalescens d'un typhus grave. La peau était fraîche, le pouls faible et vacillant, et il restait un peu de délire tranquille et un abattement extrême. Le vin uni à la quinine et à une alimentation réparatrice produisait en pareil cas un effet presque magique. La nourriture substantielle et les toniques étaient nécessaires pour relever les forces abattues du malade, mais l'avantage que procurait le vin était bien plus marqué et plus immédiat.

La quantité de vin donnée en vingt-quatre heures variait de quatre à seize onces : six à huit onces était la dose ordinaire. Les praticiens ont remarqué que l'on obtient d'une dose modérée de vin tous les bons effets qu'on peut en retirer. Nos observations nous ont conduits à un résultat semblable et nous n'avons dépassé la quantité de huit onces par jour que dans des cas exceptionnels pour combattre une prostration extrême. La quantité que l'on en administrait dans ce but n'était pas limitée ; on continuait jusqu'à ce que les forces du malade fussent relevées. Dans les hôpitaux on n'a guère à s'occuper de la qualité du vin, mais dans la pratique civile, il faut préférer les vins d'Espagne forts et généreux. Au commencement de l'épidémie nous ne remarquâmes aucun mauvais effet provenant du vin : s'il y en eut, ils furent tellement masqués par les symptômes propres de la maladie

que nous ne pûmes les reconnaître. Mais lorsque la fièvre devint plus forte et la prostration moins prononcée, le vin nous offrit moins d'utilité. Nous en restreignîmes alors l'emploi aux périodes de prostration dans lesquelles il était indispensable. Vers le milieu de la maladie, on le remplaçait avec avantage par des diaphorétiques légers. Nos observations peuvent servir à expliquer la divergence d'opinions qui existe parmi les médecins sur les avantages du traitement du typhus par le vin pur. Ceux qui le recommandent au début ont eu affaire à des cas graves accompagnés d'une grande dépression des forces: ils en ont presque toujours retiré de bons effets. S'il ne réussissait pas à rétablir les forces et à enrayer la maladie, il produisait du moins une diminution temporaire de quelqu'un des symptômes les plus saillans. Il n'est dangereux que lorsqu'il y a congestion du cerveau ou inflammation aiguë des poumons. A l'exception de ces deux circonstances, le vin ne présente pas d'inconvéniens et dans plusieurs périodes du typhus on le trouvera tout-à-fait indispensable.

Les *stimulans diffusibles*, tels que l'éther, la préparation anodine d'Hoffmann, furent employés dans le but de stimuler la circulation et de dissiper une dépression temporaire des forces. La liqueur d'Hoffmann était ordinairement unie à l'acétate d'ammoniaque. Quelques-uns de ces stimulans furent prescrits fréquemment.

Le *carbonate d'ammoniaque* a été souvent employé dans le traitement du typhus. Nous nous conformâmes à l'usage, surtout au commencement de la maladie. Bien que nous connaissions ses propriétés stimulantes énergiques, surtout quand il y a complication d'une affection des voies respiratoires, nous fûmes déçus dans son emploi. Il était fort infidèle dans ses résultats et n'avait aucune action sur le délire tranquille du typhus. Aussi vers la fin de l'épidémie, nous en fîmes peu d'usage.

Le *camphre* fut certainement un de nos remèdes les plus actifs et les plus utiles. Nous en faisions un grand usage dans les cas graves, surtout lorsqu'il y avait prédominance des symptômes nerveux ataxiques, et nous n'eûmes pas à nous en repentir. En général il produisait une diminution très notable de quelques-uns des symptômes les plus saillans et les plus fatigans pour les malades. Nous le donnions en émulsion à la dose de 5 grains toutes les 2 heures, ou en lavement à la dose d'un scrupule. L'effet immédiat était la diminution des soubresauts et des tremblemens, et quelquefois même du délire. Dans quelques cas un lavement avec un gros de camphre faisait immédiatement cesser les soubresauts pour quelques heures : ils reparaissaient ensuite avec toute leur intensité première. Néanmoins c'était un palliatif utile qui, comme la plupart des remèdes de ce genre, était fort utile pour maintenir l'équilibre dans l'économie jusqu'à ce que la maladie ait parcouru toutes ses périodes. Le camphre agissait souvent comme calmant lorsque les troubles du système nerveux avaient fait disparaître le sommeil.

L'*opium* et ses préparations fut employé par nous dans un grand nombre de cas. Le docteur Pennock en a été plus satisfait que moi. Quand l'insomnie avait été continuelle et fatigante, que les malades étaient épuisés par l'agitation nerveuse à laquelle ils étaient en proie, un faible dose de morphine procurait ordinairement du calme et du sommeil. Cet effet était si marqué, que nous fûmes entraînés à prescrire l'opium dans des cas où n'existaient point les circonstances convenables pour son administration. Nous n'en observâmes aucun mauvais effet, et quelquefois nous en retirâmes de si bons résultats, que nous n'hésitons pas à le classer parmi les remèdes d'une efficacité positive. Il ne faut point l'employer à haute dose, car les malades atteints du typhus sont certainement plus sensibles à son action qu'on ne l'est dans d'autres maladies : 1/8 ou 1/6 de grain était la dose ordinaire : elle suffisait pour procurer du sommeil. Les opiacés sont évidemment contre indiqués lorsqu'il existe beaucoup de stupeur accompagnée de suffusion des yeux et de la face.

L'énumération que nous venons de faire des principaux remèdes employés pourrait suffire pour faire connaître notre méthode ordinaire de traitement : pour en donner une idée plus nette, nous donnerons en quelques mots la description des moyens qu'il nous paraissait convenable de mettre en usage dans les circonstances ordinaires. Au début, les saignées locales diminuent la céphalalgie et les autres troubles locaux qui peuvent exister. La saignée générale ne peut être qu'un moyen exceptionnel. Plus tard, le malade devra être tenu à un régime composé de farineux et d'un peu de bouillon. On modèrera la chaleur de la peau par des lotions froides ou tièdes, avec de l'eau, ou mieux une solution chlorurée. Comme boisson ordinaire, on prescrira des potions gazeuses et d'autres boissons douces : si les forces du malade viennent à manquer, on les remplacera par des diaphorétiques plus stimulans : le vin et les autres stimulans seront mis en usage, s'il y a beaucoup de prostration. Lorsque la fièvre tombera et que la peau deviendra fraîche, on y ajoutera de la quinine et une alimentation réparatrice. Les émétiques, les purgatifs et les vésicatoires utiles pour combattre quelques symptômes en particulier, n'ont pas répondu à notre attente comme méthode générale de traitement.

Nous perdîmes peu des malades que nous pûmes traiter dès le commencement de leur maladie : mais la mortalité fut considérable parmi ceux qui n'arrivèrent à l'hôpital qu'à une époque avancée, et bon nombre parmi eux étaient moribonds lorsque nous les vîmes. Dans cette catégorie nous perdîmes environ 1 individu sur 3. Le meilleur moyen d'apprécier la mortalité est d'examiner ce qui s'est passé pour les employés de la maison qui furent atteints du typhus : il en mourut 2, ce qui fait 1 sur 7. De ces deux personnes, l'une était avancée en âge, affaiblie et paralysée; l'autre, une jeune femme, était d'une bonne santé, mais elle fut affectée dès le commencement de l'épidémie, alors que la maladie était très grave, et que nous n'étions pas encore bien arrêtés sur les bases de notre traitement. Nous avons donné l'observation de cette malade dans la 1re partie de ce mémoire. La mortalité n'est donc pas très forte, lorsque les circonstances sont favorables. Elle devient très grande lorsque le défaut de soins, une mauvaise nourriture, l'encombrement, une constitution détériorée et surtout le caractère grave de l'épidémie se trouvent combinés.

La durée de la maladie, après son entier développement, variait de 11 à 28 jours. Dans quelques cas elle fut plus longue, mais alors il y avait une lésion organique qui s'était développée pendant le cours de la maladie et qui persistait après que celle-ci avait disparu. La durée moyenne, en laissant de côté les cas terminés par la mort ou par la gangrène des parties sur lesquelles les malades appuyaient, ou compliqués de maladie de la poitrine fut de dix-neuf jours et demi. A peu près la moitié des cas se terminèrent du 19e au 21e jour inclusivement. Dans les cas dont la durée fut moindre que la moyenne, les sujets avaient moins de 20 ans, en sorte que la jeunesse a pour effet de diminuer non-seulement la gravité, mais encore la durée du typhus. Au dessus de 20 ans, l'âge paraissait sans influence sur la durée de l'affection.

La durée des cas entrés à l'hôpital au début de la maladie, fut moindre que pour ceux qui arrivèrent après la première semaine. Cela dépendait-il du défaut de soins, des mauvais modes de traitement, ou bien de ce que les malades qui arrivaient tard étaient ceux qui se rétablissaient plus lentement chez eux, c'est ce que nous ne pouvons démontrer. Nous pensons que la différence tient en grande partie au défaut de traitement médical et à l'absence des choses nécessaires à la vie, car beaucoup de

ces cas de longue durée étaient réellement peu graves.

Les conclusions générales applicables au traitement sont : que bien qu'on ne puisse arrêter le typhus pétéchial dans son développement, une fois qu'il a commencé, on peut en abréger la durée, en diminuer la mortalité et en mitiger les symptômes par un traitement convenable.

Nota. Nous avons oublié d'indiquer à l'endroit opportun, que la suppuration des ganglions lymphatiques était très rare, au plus dans la proportion d'un cas sur cent.

ACADÉMIE ROYALE DE MÉDECINE.

Séance de 30 janvier.

L'ordre du jour est la continuation de la discussion sur l'entrée de l'air dans les veines.

M. Roux commence par réclamer l'attention et la bienveillance de l'Académie pour les développemens un peu longs dans lesquels il devra entrer. Sa position dans ce débat est tout exceptionnelle : seul de tous les chirurgiens dont les observations ont été citées, il est présent et peut répondre aux critiques qui lui ont été adressées. Il est vrai qu'on n'a pas nié ces faits, mais on a reproché aux chirurgiens qui les ont fait connaître de s'en être laissé imposer par des apparences trompeuses. C'est donc, dit-il, dans l'intérêt de la science que je veux rétablir la manière dont les choses se sont passées, et rendre à ces faits leurs caractères réels. Je commencerai par les deux faits que j'ai vus; j'examinerai ensuite ceux publiés par d'autres chirurgiens; je terminerai par quelques mots sur plusieurs des opinions émises dans cette enceinte.

Les personnes qui ont attaqué la réalité de l'introduction spontanée de l'air dans les veines pendant les opérations, ont prétendu qu'on s'en était laissé imposer par d'autres accidens qui avaient déterminé la mort; mais il y avait une tâche à remplir, c'était d'indiquer de quelle nature pouvaient être ces accidens : c'est ce que l'on n'a pas fait. Les principaux accidens qui peuvent arriver pendant une opération, et amener plus ou moins rapidement la mort, se réduisent à 4 : 1° l'effusion d'une grande quantité de sang, d'où résulte l'anémie; 2° l'asphyxie par suite de l'entrée d'un corps étranger dans les voies aériennes; 3° une perturbation profonde du système nerveux et du cerveau; 4° enfin la syncope. M. Roux passe rapidement en revue les signes de ces différens accidens, et montre que, dans aucun cas, un chirurgien attentif ne peut les confondre avec les symptômes résultant de l'entrée de l'air dans les veines.

M. Roux entre ensuite dans le détail des circonstances qui ont accompagné les deux faits qui lui sont particuliers. Le premier remonte au mois de septembre 1832. Il s'agissait de l'extirpation d'une tumeur du cou, s'étendant de l'apophyse mastoïde jusque sur les côtés du larynx et du pharynx. La tumeur avait été détachée dans presque toute sa circonférence, et ne tenait plus que par un pédicule lorsque la veine jugulaire interne fut piquée : immédiatement on a entendu un sifflement qu'il ne faut pas comparer à celui qui se produit lorsque l'air entre sous le récipient de la machine pneumatique : le sifflement qui annonce l'introduction de l'air dans une veine est beaucoup plus faible; il est caractéristique de cet accident. La malade poussa immédiatement un cri perçant, elle tomba dans un état d'anéantissement complet, il y eut suspension des mouvemens du cœur. Cependant, au moyen d'aspersions d'eau froide sur la surface du corps, on parvint, au bout de quelques minutes à faire revenir la malade. Mais le retour à la vie s'accompagna de symptômes bien différens de ceux qui accompagnent la syncope ordinaire. Les mouvemens du cœur devinrent très forts et très rapides, la figure se colora vivement; il y eut une excitation générale fort remarquable, symptômes qui se dissipèrent graduellement. La mort arriva le septième ou huitième jour. Les notes prises au moment de l'autopsie par M. Puydebat, interne du service, portent que l'on ne trouva pas d'air dans les vaisseaux du cerveau ; que les poumons étaient emphysémateux et crépitaient très fortement. Dans les cavités gauches existait du sang liquide, au milieu duquel ou trouvait quelques bulles d'air. L'aorte ne présentait rien d'anormal. Les cavités droites étaient remplies par des caillots sanguins; il n'y avait pas de traces de bulles d'air.

Dans le deuxième cas il s'agit d'un malade qui avait éprouvé une très forte brûlure de tout le bras. Il était arrivé au sixième ou septième jour de son accident, lorsque M. Roux entreprit de faire l'amputation du membre dans l'articulation scapulo-humérale. Il se servit du procédé de Desault. A peine le lambeau postérieur était taillé, que l'on entendit le sifflement caractéristique de l'entrée de l'air dans les veines : aussitôt le malade perdit connaissance. L'opération fut terminée avec la plus grande rapidité ; mais déjà le malade était mort. Toutes les tentatives pour le rappeler à la vie furent inutiles. Dans ce cas on ne put déterminer d'une manière positive quelle avait été la veine blessée; il est probable que c'est la scapulaire commune. L'autopsie fut faite avec grand soin. Toutes les précautions furent prises pour recueillir le gaz qui distendait les cavités droites du cœur. L'analyse chimique démontra que c'était de l'air atmosphérique. Il ne peut donc rester le moindre doute sur la cause de la mort.

M. Roux passe ensuite aux faits rapportés par d'autres chirurgiens. Assurément il en est qui ne méritent aucune confiance, et où les opérateurs s'en sont laissé imposer par d'autres accidens. Il en est d'autres, au contraire, dont on ne peut contester la réalité. Il serait trop long de les analyser de nouveau : c'est une tâche qu'a déjà remplie M. Velpeau. Mais toutes les objections faites contre ces observations sont bien futiles. Un des reproches qu'on leur a faits, c'est de manquer de détails suffisans. Cela s'applique surtout aux premiers faits observés; et, comme il s'agit ici d'un accident inattendu, rapide dans ses effets, est-il étonnant que le chirurgien n'ait pas conservé assez de sang-froid pour analyser minutieusement chaque symptôme? Alors que cet accident était inconnu, qu'on n'y avait pas encore réfléchi, est-il étonnant qu'on n'ait pu donner une description bien détaillée de ce qui était arrivé? Un reproche qui a été adressé à ces faits, c'est de se ressembler entre eux. Il faut avouer que c'est là un bien singulier reproche : ne serait-il pas plus juste s'il en était autrement? Puisqu'il y a cause identique, pourquoi y aurait-il différence dans les effets? On a objecté que les résultats des nouvelles expériences concordaient mal avec les faits publiés, et que les choses ne se passaient pas chez les opérés comme on prétendait qu'elles se passaient chez les animaux ; mais il résulte des expériences mêmes de la commission, qu'il y a des différences dans les résultats, suivant les espèces d'animaux sur lesquels on agit. On a objecté également que la mort, instantanée chez l'homme, ne l'est pas chez les animaux. Mais il faut se rappeler que l'air insufflé par la bouche est plus délétère que celui que l'on injecte directement: l'état d'impureté de l'air altéré par la respiration pourrait rendre compte de cette différence. Or, serait-il impossible que l'air altéré des salles d'opérations, encombrées en général d'un grand nombre de spectateurs, agît d'une manière plus délétère et plus instanta ? C'est là une conjecture que je ne fais qu'avec les plus grandes réserves. En définitive, il existe un certain nombre de faits probans qui mettent hors de doute la réalité de l'introduction spontanée de l'air dans les veines pendant des opérations chirurgicales. Les doutes que l'on voudrait faire planer sur ces faits seraient de nature à inspirer aux chirurgiens trop de sécurité, et les dispenserait en quelque sorte de l'attention et des précautions nécessaires pour éviter cet accident.

M. *Roux* examine ensuite quelques unes des opinions émises par différentes personnes dans cette discussion, 1° On a demandé quelle était la force qui attire l'air et le fait pénétrer dans le cœur? Suivant les uns, ce sont les seuls mouvemens de dilatation de la poitrine; suivant d'autres, la dilatation du cœur exerce aussi une action aspirante. Ces deux causes existent bien réellement; elles peuvent agir concurremment ou indépendamment l'une de l'autre. C'est peut-être à la participation plus ou moins grande de chacune d'elles qu'il faut attribuer la variété des faits. 2° Dans quelles limites s'exerce l'action absorbante de la poitrine et du cœur? On a voulu la borner à la région où s'observe le pouls veineux. Mais il est une considération importante que l'on a complètement perdue de vue. C'est que les individus soumis à une opération sont dans un état violent de spasme et d'agitation, et que les mouvemens de la poitrine et du cœur ne s'exercent point d'une manière régulière : le cercle dans lequel peut avoir lieu l'introduction spontanée de l'air dans les veines se trouve agrandi. Ainsi cette absorption, qui dans l'état normal ne s'exerce point à l'épaule ou à la partie supérieure du cou, devient possible dans ces parties à la faveur de ces troubles. D'un autre côté, il est bien difficile, pour ne pas dire impossible, de déterminer quelle est la force d'aspiration que doit exercer le cœur pour agir au loin. Il faut du reste la réunion de circonstances accessoires tout à fait indispensables à la production du phénomène. Telle serait, par exemple, la dilatation accidentelle des veines. On a plusieurs fois parlé de la faiblesse comme cause prédisposante à l'entrée de l'air dans les veines. Mais c'est là une vue *à priori*; car, dans la plupart des cas, les sujets étaient forts et vigoureux. 3° Les opinions émises sur la cause immédiate de la mort sont peut-être trop exclusives. La théorie de Bichat, qui est généralement abandonnée aujourd'hui, n'est effectivement fondée ni sur l'observation ni sur l'expérience. Voici comment Bichat fut conduit à l'émettre. On apporta à son amphithéâtre un cadavre, à l'ouverture du crâne duquel on trouva du gaz dans les vaisseaux du cerveau. Bichat annonça que cet homme avait dû succomber à l'entrée de l'air dans les veines. En allant aux informations, on apprit que cet homme avait succombé assez rapidement et qu'il était cordonnier. Ces données suffirent à Bichat pour expliquer la mort. Dans les efforts auxquels cet homme se livrait par suite de son état, l'air avait pénétré dans les veines pulmonaires, puis s'était répandu dans les artères et surtout dans les artères du cerveau. Telle était la source de sa théorie, qu'il n'étaya d'aucune expérience. Les théories successivement émises par MM. Magendie, Leroy d'Étiolle, Piédagnel, Mercier, etc., sont toutes trop exclusives; et s'il fallait choisir, ce serait encore celle de M. Mercier qu'il faudrait préférer. La mort peut survenir de plusieurs manières : 1° par syncope ou par suspension des mouvemens du cœur : dans ce cas les malades sont comme foudroyés, la mort est instantanée; 2° par le poumon et par la suite de gêne de la respiration, lorsque la mort met quelques heures à se produire, 3° enfin lorsque les malades ne succombent qu'au bout de quelques jours, c'est à l'impression délétère sur les organes de l'air circulant avec le sang, qu'on doit attribuer la mort.

Quant aux deux moyens proposés pour remédier aux accidens résultans de l'entrée de l'air, celui proposé par M. Amussat, la compression brusque de la poitrine, est tout à fait inutile; il n'y a aucun fonds à en faire. L'introduction d'une sonde dans le cœur serait préférable, mais malheureusement ce moyen est bien rarement praticable.

Conclusions. 1° Il existe des faits qui démontrent la réalité de l'introduction spontanée de l'air dans les veines pendant les opérations chirurgicales. 2° L'aspiration de l'air est produite par la dilatation de la poitrine et du cœur. 3° Il existe toujours des circonstances accessoires qui favorisent cette introduction. 4° Il peut arriver quatre accidens différens pendant les opérations, mais aucun ne peut tromper un observateur habile et attentif, et lui en imposer pour l'entrée de l'air dans les veines. 5° La présence dans le cœur d'une grande quantité d'air produit des accidens instantanés. 6° La mort peut survenir à trois époques différentes et de trois manières différentes. 7° Les veines du système de la veine cave supérieure sont les seules qui puissent présenter cet accident : mais il est impossible de déterminer rigoureusement les limites de la région dangereuse. 8° On ne saurait montrer trop de réserve et prendre trop de précautions contre ce terrible accident. 9° On ne possède d'autres ressources contre lui que contre la syncope, seulement qu'il faut les employer avec plus d'activité et de persévérance. Dans le cas où il existerait une ouverture large et visible, l'introduction d'une sonde dans le cœur pour aspirer l'air qui s'y trouve accumulé serait un moyen probablement utile.

M. *Rochoux* blâme la marche qu'a suivie la discussion. Chacun est venu dire son opinion, comme s'il n'existait pas de rapport d'une commission nommée par l'Académie. En la nommant, on voulait éviter l'inconvénient dans lequel justement on est tombé. Il demande qu'on discute le rapport et qu'on ne vienne pas parler à l'aventure sur le sujet en discussion.

M. *Ségalas* veut relater le résultat de quelques expériences qu'il a eu occasion de faire. Une seule fois il a vu l'entrée spontanée de l'air déterminer chez un chien une mort instantanée. La veine cave contenait du sang spumeux et le cœur droit était dilaté par de l'air. Dans les cas de ce genre, la mort arrive par suspension de la circulation : l'air mélangé au sang ne peut traverser les capillaires du poumon, le cœur droit distendu par le gaz ne peut revenir sur lui-même. Dans ce cas l'air agit, comme les substances insolubles dans le sang, l'huile par exemple. L'analogie doit faire admettre la possibilité de l'entrée spontanée de l'air chez l'homme ; de même qu'on ne doit point rejeter comme inadmissibles les cas de mort immédiate par cette cause, puisque chez un animal elle a pu les produire.

M. *Ségalas* a vu chez des animaux tués par l'introduction de l'air dans les veines, chez lesquels le cœur avait complètement cessé de battre, les mouvemens se rétablir dès qu'on évacuait une partie de l'air par une piqûre faite à la jugulaire. Cette expérience qu'il a souvent répétée, a toujours donné les mêmes résultats. Ce n'est donc pas parce que le sang arrive plus au cœur gauche que l'animal périt, mais bien parce qu'il y a obstacle mécanique à la contraction du cœur droit. Il en résulte que le moyen proposé par MM. Magendie et Amussat offre de grands avantages puisque en même temps qu'on retire l'air on rétablit les mouvemens du cœur.

L'expérience prouve que l'affaiblissement des animaux et la position verticale disposent les animaux à ressentir plus promptement et plus énergiquement les effets de l'introduction de l'air dans le système sanguin, probablement en favorisant l'accumulation du gaz dans les vaisseaux du cerveau : d'où découle le précepte de placer les malades dans la position horizontale.

On a voulu arguer de la différence que présentent les opérations pratiquées sur l'homme et sur le chien, et on a dit que si le chien résistait quelque temps à l'entrée de l'air dans ses veines à plus forte raison l'homme, qui est beaucoup plus gros et plus fort, devait-il être capable de supporter cet accident. Cette conclusion n'est pas rigoureuse. La proposition opposée serait plus vraie. Le chien a le sang beaucoup plus plastique que l'homme, et il offre beaucoup plus de résistance aux causes de destruc-

tion que n'en possède l'homme. C'est donc en faveur du chien que la différence existe.

Conclusions : 1° l'entrée spontanée de l'air dans les veines est réelle ; 2° elle a produit chez un chien la mort instantanée, ce phénomène est donc possible également chez l'homme ; 3° la mort arrive par la distension de l'oreillette et du ventricule droit, par l'air qui ne peut traverser les capillaires du poumon ; 4° la mort est plus prompte dans la position verticale : il faut donc placer horizontalement les opérés qui offrent les symptômes de cet accident.

GROSSESSE EXTRA-UTÉRINE. — GRAVES DANGERS DE LA MALADE. — RUPTURE DE LA TUMEUR AU DEHORS. — GUÉRISON.

Observation recueillie par le docteur J.-B. BÉRARD.

Madame Gaillard, âgée de trente-sept ans, d'un tempérament sanguin, d'une constitution délicate, mère de plusieurs enfans, et ayant eu trois fausses couches, la dernière il y a environ trois ans, était affectée depuis lors de spasmes nerveux tous les deux ou trois mois ; la crise passée, la malade reprenait ses occupations ordinaires et n'éprouvait du reste aucune indisposition. Le 24 octobre 1837, je fus appelé auprès d'elle pour un de ces spasmes auxquels elle était si sujette ; celui-ci fut suivi de violentes douleurs à la région hypogastrique qui cédèrent promptement à l'application de quinze sangsues et à l'emploi de quelques bains émolliens. La malade était rétablie depuis quelques jours, lorsque le 5 novembre des douleurs violentes l'assiégèrent de nouveau, les crises nerveuses se succèdent fréquemment, la nuit est agitée et sans sommeil. Le toucher vaginal me présenta le col utérin beaucoup plus développé et plus sensible qu'il n'était le jour où je vis madame Gaillard pour la première fois ; l'hypogastre est tendu, sensible à la pression et une tumeur considérable, douloureuse, arrondie, existe dans la fosse iliaque droite. Le 11 et le 12 novembre, les douleurs deviennent intolérables ; les spasmes, les syncopes se succèdent à chaque instant, la malade se jette çà et là sur son lit sans pouvoir trouver une position convenable, ni le moindre soulagement ; ses souffrances sont telles qu'elle en est parfois comme aliénée. Les sangsues, les bains et demi-bains émolliens, les injections et les lavemens calmans, avaient complètement échoué jusque-là. Dans cette triste situation, je ne pus dissimuler aux parens toutes mes craintes et les résultats fâcheux de la maladie ; en conséquence un chirurgien, M. le docteur Thierry fils, fut appelé en consultation. Nous pratiquâmes de nouveau, M. Thierry et moi, le toucher vaginal ; la matrice était descendu et son col était fortement porté en avant, derrière le pubis ; le poids de la tumeur qui était tombée dans l'excavation pelvienne avait causé cette ante-version. Le toucher anal nous présenta la tumeur du volume de la tête d'un enfant occupant entièrement la cavité recto-vaginale au point d'intercepter le passage des matières fécales, tout en provoquant chez la malade le désir de la défécation. Cette tumeur nous présenta évidemment de la fluctuation. Nous jugeâmes convenable d'y faire une ponction exploratrice avec le trois-quarts. Les circonstances étaient graves et le danger pressant, M. Thierry la pratiqua à l'instant sur la paroi postérieure et supérieure du vagin, presqu'au dessous du col utérin. L'instrument atteignit le foyer de la tumeur, mais le putrilage épais qu'elle contenait ne put se faire jour à travers la canule, il ne s'en écoula qu'une certaine quantité de sang qui soulagea néanmoins la malade. Le lendemain de cette opération, 14 novembre, au matin, tous les symptômes alarmans que nous avons décrits reparurent avec la même intensité. Je pratiquai une saignée de quatre palettes, la malade n'en fut point soulagée sur le moment, mais le soir on vint m'annoncer qu'en faisaint un léger mouvement, elle avait senti, tout-à-coup, sortir du vagin un flot de liquide puriforme sanguinolent, d'une odeur infecte et qu'à l'instant même elle avait éprouvé un grand soulagement.

Le lendemain nous examinâmes, M. Thierry et moi, le produit de cet écoulement, nous distinguâmes des corps organisés, des membranes, des poils et des fragmens osseux. L'écoulement de cette espèce de putrilage infect persista encore jusqu'à la fin du mois de novembre ; la malade vit disparaître progressivement sa douleur et son insomnie, l'appétit revint peu à peu, la matrice reprit sa position normale, et toutes ses fonctions s'étant rétablies, madame Gaillard se trouvait tout à fait hors de danger le 5 décembre, un mois après l'apparition des accidens.

De tous ces faits nous dûmes conclure :

1° Que la cause de tous les accidens devait être rapportée à une grossesse extra-utérine datant de plusieurs années.

2 Que le kyste fœtal, soit qu'il fût adhérent à la trompe ou à l'ovaire du coté droit, ou à tout autre annexe de l'utérus, soit qu'il fût libre et flottant dans le bassin, était tombé en dernier lieu, par son accroissement et son propre poids, de la région iliaque droite dans l'excavation recto-vaginale.

3° Que la rupture spontanée du sac de la tumeur avait pu être avancée par la saignée qui amena une détente générale, et que le détritus puriforme qui se fit jour au dehors avait suivi probablement le trajet du trois quarts.

4° Enfin, que la guérison inattendue de la malade doit être bien plus attribuée aux efforts de la nature qu'à ceux de l'art : car le kyste fœtal s'ouvrant presque toujours à l'intérieur, amène inévitablement la mort.

RÉCLAMATION.

Monsieur le Rédacteur,

Le journal l'*Expérience*, dans son numéro du 25 janvier dernier, renferme un article de M. Jeanselme, auquel il m'importe de répondre quelques mots.

Sans discuter si l'élytroplastie appartient plutôt à M. Velpeau qu'à moi, je me bornerai à *affirmer de nouveau publiquement* que j'ai obtenu par cette méthode la guérison radicale de fistules vésico-vaginales. Cette assertion, soumise en ce moment à l'appréciation de l'Académie royale de Médecine, sera, j'espère, justifiée sous peu, de manière à ce qu'il ne soit plus permis aux hommes de bonne foi de la mettre en doute.

J'attends de votre impartialité, Monsieur, l'insertion de ces quelques lignes, et je vous prie d'agréer l'assurance de ma parfaite considération.

JOBERT.

Monsieur et très honoré confrère,

Ferais-je en vain appel à votre impartialité (parce que je n'habite ni Paris ni une ville étrangère excusez-moi de le dire) en vous priant de vouloir bien reproduire dans un prochain numéro de l'*Expérience* l'ancienne lettre ci-jointe? Elle fut écrite il y a sept ans par notre bien regrettable confrère le docteur Fourcade, et publiée alors dans la *Lancette française*, tome IV, page 188. Cependant, le rédacteur de cette feuille même, en reprenant plusieurs fois depuis, le sujet de la lettre en question, a montré l'avoir oubliée, à moins qu'il ne lui convînt de la tenir pour advenue, ce que je ne veux pas croire.

Quoi qu'il en soit, un article de votre dernier cahier

venant lui rendre un véritable à propos, je vous serais fort obligé de vouloir bien en profiter pour tirer cette lettre de l'oubli qui l'engloutit, et de daigner la reproduire dans votre excellent journal, en attendant que je trouve enfin le loisir de songer à mettre au net, pour le communiquer textuellement, le mémoire dont elle parle, auquel sont annexés plusieurs dessins d'anatomie pathologique.

Je suis, etc.,

BÉDOR, D. M. P.

Troyes 2 février, 1883.

PONCTION DU CRANE DANS L'HYDROCÉPHALE ; GUÉRISON.

Observation due à M. Bédor, de Troyes.

A M. le rédacteur de la LANCETTE.

Monsieur,

Aux deux cas de ponction du crâne dans l'hydrocéphale, que vous rapportez dans le n° 39 de votre journal, je vous prie de joindre le suivant, qui leur est antérieur de date, et qui prouve que l'Angleterre n'a pas seule le privilége des guérisons en ce genre. Il s'agit d'un enfant de quatorze mois affecté d'hydrocéphale, à qui le docteur *Bédor*, de Troyes, a pratiqué *neuf fois* la ponction du crâne. La première opération, faite le 12 décembre 1827, donna issue à près d'un litre de sérosité limpide, et fut suivie de la cessation du strabisme et de la diminution des autres symptômes de compression, tels que l'affaissement, la somnolence et l'hémiplégie à gauche avec rétraction de la cuisse de ce côté. Les autres ponctions, faites à des intervalles plus ou moins éloignés, fournirent une moindre quantité de liquide, et amenèrent chaque fois une amélioration sensible. Enfin la dernière ponction, qui fut pratiquée quatre mois après la première, laissa l'enfant dans un état très satisfaisant. Plus d'un an après il mourut d'une pneumonie aiguë. L'examen du cerveau montra un développement plus grand du ventricule droit avec amincissement des parois. La supérieure formait un infundibulum au fond duquel existaient trois points fistuleux, traces évidentes des ponctions. De plus longs détails sur ce fait intéressant, qui m'a été communiqué par son auteur, trouveront leur place dans un mémoire dont il doit faire l'objet.

Agréez, monsieur, etc.,

FOURCADE, D. M. P.

Le concours pour la chaire d'hygiène de la Faculté de médecine de Paris est terminé : M. Hipp. Royer-Collard a été nommé. La lutte du scrutin s'est établie entre MM. Guérard et Royer-Collard. Ce dernier l'a emporté d'une voix sur son compétiteur.

Errata du n° 19 de *l'Expérience*. Article Anesthésie saturnine, page 293, première colonne, cinquième alinéa, transportez le mot *description* à l'alinéa suivant.

Un des gérans, DEZEIMERIS.

PARIS.— Imprimerie et Fonderie de FÉLIX LOCQUIN et COMP. rue Notre-Dame-des-Victoires, 16.

1838. — N. 21.   15 FÉVRIER.

L'EXPÉRIENCE,

JOURNAL DE MÉDECINE ET DE CHIRURGIE

PUBLIÉ PAR

MM. DEZEIMERIS ET LITTRÉ.

Ars longa.   *Ubicumque...*

Ce journal paraît tous les cinq jours, les 5, 10, 15, 20, 25 et 30 de chaque mois, par cahiers de 16 pages à deux colonnes, formant à la fin de chaque année deux forts volumes grand in-8°. Le prix d'abonnement est de 9 fr. pour 3 mois, 18 fr. pour six mois, 36 fr. pour un an, 40 fr. pour l'étranger. ON S'ABONNE, AU BUREAU DU JOURNAL, RUE DE LA SOURDIÈRE, 21, chez J. B. Baillière, rue de l'Ecole de Médecine, 13 bis, et, dans les départemens, chez les directeurs de poste et aux bureaux des Messageries-Royales et des Messageries Laffitte et Caillard. Les lettres affranchies sont seules reçues.

MM. les souscripteurs, dont l'abonnement expire le 15 de ce mois, sont priés de le renouveler, s'ils ne veulent pas éprouver de retard dans l'envoi du Journal.

SOMMAIRE:

OVOLOGIE.

QUELQUES [RECHERCHES SUR LA STRUCTURE DES MEMBRANES DE L'OEUF DES MAMMIFÈRES,

Par M. le professeur Breschet,

Membre de l'Institut,

Et M. Gluge,

Docteur en médecine à Bruxelles.

.... Non ex libris, sed ex dissectionibus, non ex placitis philosophorum, sed fabricâ naturæ discere et docere Anatomen profitear.

G. HARVEII. *Exercitat. anatomicæ.*

La structure des membranes de l'œuf des mammifères est digne d'intérêt, non seulement sous le rapport de l'histoire des développemens organiques, mais aussi sous celui de l'anatomie générale. On ignore complètement la composition des tissus dont l'existence est temporaire ou bornée à la durée de la vie intra-utérine, et qui diffère des tissus dont l'existence n'a pour limites que celles de notre propre vie. En un mot, on ne sait pas s'il y a analogie de structure entre les membranes de l'œuf, et les autres tissus du corps qui jouissent de la faculté de se reproduire. Ces questions une fois posées, nous avons cherché à y répondre.

Nos observations ont été faites avec le microscope de Schick, et le grossissement n'a pas été porté au delà de 250 à 300 fois. Nous avons fait nos recherches sur les membranes de l'œuf de l'homme, du singe, de la vache et du chien.

1. *Chorion.* — Cette membrane ne contient aucune trace de fibres, le plus grand grossissement n'a pu en faire apercevoir. La masse organique est constituée par de petites molécules étroitement apposées les unes auprès des autres. Cette matière est parsemée de globules blanchâtres, plus grands que ceux du sang humain. Quelques uns de ces globules sont à surface unie, les autres contiennent un grand nombre de petits grains dans une masse uniforme. Les globules offrent une grande régularité et se détachent facilement des autres masses. Des filamens qui se ramifient, et qui n'atteignent pas un diamètre de 1/100 de millimètre, sont dispersés dans la masse ; nous n'osons dire si ce sont des vaisseaux.

2. *La partie de la membrane du chorion* qui se prolonge sur le cordon ombilical offre une structure tout à fait analogue au reste de cette même tunique. La matière gélatineuse (*gélatine de Wharton*), contenue dans la masse du cordon, est pourvue d'un tissu cellulaire, dont les fibres primitives ont un plus grand diamètre que celles du tissu cellulaire ordinaire. Les contours n'en sont pas aussi nets, et l'on y reconnaît encore les caractères d'une formation récente.

On sait que, suivant Uttini et Fohmann, cette masse-gélatiniforme est une substance albumineuse contenue dans les vaisseaux lymphatiques ; mais nous n'avons pu reconnaître ici si les fibres du tissu cellulaire, qui sont répandues dans cette substance, offrent l'apparence d'un canal vasculaire. Des injections avec des matières colorantes ne pourraient rien prouver ; car l'état particulier du tissu cellulaire favorise trop les extravasations et les épanchemens, etc.

3. *Les granulations*, que nous avons examinées sur le cordon ombilical du veau, sont formées seulement par des couches superposées d'une matière comparable, d'après ses caractères extérieurs, aux couches de l'épiderme ou de l'épithélium.

On voit sur ces parties des cellules hexagones contenant des globules parfaitement semblables à

21

ceux que nous avons trouvés dans le chorion. Ces cellules sont exactement placées les unes à côté des autres et se correspondent par leurs angles. Ce qui leur donne une régularité fort remarquable.

4. *L'amnios* offre exactement la même structure que celle que nous venons de décrire dans le chorion. On ne saurait l'en distinguer à l'aide du microscope. La quantité des couches superposées constitue la différence visible à l'œil nu dans les deux membranes. La liqueur renfermée dans l'amnios contient des particules irrégulières et des cristaux.

La structure presque uniforme des membranes de l'œuf offre un rapprochement assez curieux avec les couches de l'épiderme de la peau ou de l'épithélium des membranes muqueuses de beaucoup d'animaux. M. Valentin a décrit les cellules hexagones de l'épiderme des batraciens, qui se détachent sans cesse sous forme de mucus. L'un de nous, M. Gluge (1), a examiné l'épiderme des oiseaux, et le mucus qui se sépare de la surface du corps des sangsues et de celui des batraciens. L'épiderme des oiseaux offre les cellules hexagones, contenant à leur centre un globule d'une surface unie; la même structure appartient à l'épiderme de la baleine, où les couches constituant les cellules sont fort nombreuses. L'épiderme des sangsues au contraire n'a pas de cellules, mais il est formé d'une matière homogène parsemée de globules, qui ressemblent à ceux qu'on trouve dans les membranes de l'œuf. Ils offrent en grande partie une surface unie et contiennent de petits grains dans leur intérieur. Nous croyons signaler un fait assez curieux dans cette ressemblance entre les membranes de l'œuf, l'épiderme, l'épithélium. Tous ces tissus sont fort simples, sans organisation proprement dite bien distincte, et semblent résulter d'une dessiccation régulière d'un liquide sécrété; chez tous il existe une destruction et une reproduction continuelles.

Nous avons encore porté notre attention sur quelques autres points de structure microscopique qui ont rapport à notre sujet.

Ainsi nous avons examiné de nouveau les villosités du chorion de *l'œuf humain*, qui ont été déjà décrites par l'un de nous (2), et en général nous croyons pouvoir affirmer l'exactitude de tout ce qui est consigné dans le travail que nous citons. On ne saurait donner une meilleure idée de ces villosités du chorion de l'œuf humain, qu'en les comparant à des villosités intestinales, qui, au lieu d'être simples, seraient *rameuses*.

Toute la différence entre les villosités de l'intestin et l'espèce de chevelu *rameux* ou arboriforme de la surface du chorion de l'œuf humain, ne consiste que dans cette circonstance d'une tige simple chez les premières, et d'une tige avec des embranchemens chez les dernières. Quant à la structure des unes et des autres, il nous a été im-

possible de la découvrir, car elle est aussi simple que celle du chorion lui-même ou de l'épithélium intestinal, et les fonctions de ces deux ordres d'organes doivent avoir la plus grande analogie, celle d'absorber des liquides destinés à la nutrition.

Dans l'utérus de la vache, nous avons trouvé un tissu recouvrant la couche musculaire, et qui n'a pas encore été décrit comme appartenant à cet organe, c'est le *tissu élastique* qui présentait des fibres cylindriques, formant des ramifications dont l'arrangement produit un réseau. Par cette disposition, unique jusqu'ici parmi les tissus connus, ces fibres constituent un organe à la fois résistant et élastique, qui sous ce rapport peut être comparé, d'après les fibres dont nous parlons, aux ligamens jaunes des vertèbres, aux ligamens cervicaux des grands ruminans, et au tissu jaune des bronches. La seule différence que nous ayons trouvée dans le tissu élastique de l'utérus est que le diamètre de ses fibres est moindre que celui des autres *tissus élastiques*. La découverte de ce tissu dans l'utérus nous paraît être de quelque importance pour expliquer la force et la résistance de cet organe, son élasticité ou sa contractilité si manifestes, bien que les parois de l'utérus de la vache n'aient pas une épaisseur assez grande pour qu'on puisse les comparer à celle de l'utérus de la femme. Lobstein avait rapproché le tissu de l'utérus du tissu fibreux jaune, mais il n'avait pas anatomiquement reconnu l'existence de ce tissu jaune élastique. Cependant les fibres réputées musculaires n'en existent pas moins, et leur présence a été également constatée par nous dans l'utérus de la vache. Elles sont cylindriques et offrent un diamètre presque double de celui du tissu cellulaire. Ces fibres sont étroitement placées les unes auprès des autres, et forment des faisceaux si bien unis entre eux qu'il est très difficile de les isoler.

Dans un autre mémoire, nous parlerons de la structure de l'allantoïde, de la vésicule ombilicale et du placenta.

PATHOLOGIE INTERNE.

DE LA GANGRÈNE DU POUMON.

Par M. Jules Fournet,

Interne des hôpitaux de Paris, lauréat, (médaille d'or) de l'école pratique, lauréat, (médaille d'or) des hôpitaux etc.

Les quatre observations de gangrène du poumon qui suivent, les considérations qui les accompagnent et celles qui résument ce travail, ont pour but de faire ressortir dans l'histoire de cette affection certains points restés plus ou moins obscurs jusqu'ici, que nos observations paraissent devoir éclaircir. Je ne cite ici que les faits qui autorisent les diverses propositions par lesquelles se termine le travail, et je néglige ceux qui ne feraient que rentrer dans le commun des faits de ce genre.

---

(1) Bulletin de l'Académie de Bruxelles, décembre 1837.

(2) M. Breschet et M. Raspail. Voyez le répertoire d'anatomie, etc.

Les considérations pratiques qui résument nos observations ont pour but spécial l'étiologie, le traitement, la symptomatologie de la gangrène du poumon, et en particulier la recherche des causes qui déterminent quelquefois l'absence des deux seuls symptômes caractéristiques de cette affection, c'est à dire l'odeur gangréneuse de l'haleine et des crachats, et les caractères spéciaux offerts par l'expectoration.

1re OBSERVATION. *Nombreuses hémoptysies survenues en peu de jours. A leur suite et à la suite des symptômes fébriles déterminés par un excès de travail et de régime, gangrène du poumon. Emploi des chlorures à hautes doses. — Guérison parfaite.*

Un homme de 40 ans, nommé Fauguey, faisant l'état de tailleur, entra à l'hôpital de la Pitié le 26 avril 1836. Sa constitution était forte ; il offrait tous les attributs du tempérament sanguin ; sa poitrine était bien développée.

Depuis son enfance, Fauguey avait habituellement l'haleine courte ; s'il montait un escalier un peu vite, il entrait bientôt dans un état d'essouflement qui semblait s'accroître chaque année. A vingt-sept ans il éprouva tous les signes d'une pneumonie. En huit jours il fut guéri ; c'était la seule affection de poitrine qu'il avait eue dans toute sa vie.

Le 22 avril, quatre jours avant son entrée à l'hôpital, à la suite d'un excès de travail et de régime, il avait été pris tout à coup de tous les signes d'une forte courbature accompagnée de fièvre et de céphalalgie. Dans le mois qui suivit ces premiers symptômes, il se déclara de la toux et un peu de crachement de sang. Ce sang, au rapport du malade, était mêlé assez intimement à des matières muqueuses. Les symptômes continuèrent les mêmes pendant deux jours. Le malade s'efforça de travailler ; mais son état s'aggravant, il se condamna à la diète, au repos, et bientôt se vit forcé d'entrer à l'hôpital. Il n'avait ressenti aucune trace de point de côté. Depuis le premier jour il avait le dévoiement.

Le 26 avril au soir, jour de son entrée, je le trouvai dans l'état suivant : décubitus dorsal ; faiblesse assez grande ; peau d'une chaleur assez vive : pouls développé, résistant, battant 96 fois par minute ; 24 respirations ; une expansion pulmonaire assez incomplète à la partie postérieure droite, inférieurement surtout ; une sensation d'humidité très marquée dans le peu d'expansion que l'oreille pouvait saisir ; un peu d'obscurité dans le son de cette partie : tels étaient les seuls phénomènes morbides offerts par l'auscultation et la percussion. Toux sèche, par quintes, et très fatigante ; expectoration abondante, muqueuse dans quelques unes de ses parties, spumeuse dans d'autres, mais remarquable, dans la plus grande partie de sa masse, par une coloration rouge brune, déterminée par du sang rendu presque pur, mais altéré dans sa coloration. C'était surtout après les efforts d'une quinte de toux que le malade rendait par simple expulsion plutôt que par expectoration, le sang brunâtre dont je viens de parler. Il n'y avait rien dans son expression faciale qui rappelât cet appareil de symptômes si graves qui accompagnent quelquefois la gangrène du poumon ; rien non plus dans son haleine, ni dans les crachats, qui rappelât l'odeur gangréneuse. Il avait un dévoiement abondant sans coliques.

Le lendemain matin, 27, il était mieux sous le rapport de l'état général et de la respiration. Celle-ci était descendue à 12 ; le pouls restait à 96. (Une bouteille d'eau de Sedlitz ; pédiluve ; bouillons et soupes.)

Tout à coup, dans la nuit du 27 au 28, il fut pris d'un point de côté au dessous du mamelon droit. Depuis ce moment sa toux était devenue très fréquente et très forte ; la peau très chaude ; l'oppression assez grande ; la portion rouge-brunâtre des crachats avait beaucoup augmenté, était même devenue à la fois très foncée et très visqueuse, ce qui la faisait ressembler à de la colle-forte ; ses caractères étaient d'ailleurs tout à fait différens de ceux de l'expectoration pneumonique ; on n'y remarquait encore aucune odeur gangréneuse distincte. Un peu de râle muqueux s'était joint aux signes déjà observés à la partie postérieure inférieure droite de la poitrine. Le pouls commençait à prendre de la mollesse : il était à 100 pulsations. (Dix selles liquides, eau de Sedlitz ; saignée de cinq palettes ; bouillons.)

Le 29 et le 30 avril le malade rendit en assez grande quantité du sang brunâtre, tel que celui que nous avons décrit plus haut, et de même, par un simple effort d'expulsion. On constata ces jours-là une diminution encore plus grande de la respiration du côté droit de la poitrine. On porta le diagnostic probable d'une apoplexie du poumon droit, avec congestion sanguine considérable autour du point hémorrhagie. (30 sangsues à l'anus ; saignée de deux palettes ; bouillons.)

Le 1 mai, le point de côté avait cessé ; le pouls avait repris de la consistance et était à 88 seulement, la respiration à 28 ; mais les symptômes locaux du côté droit postérieur de la poitrine étaient les mêmes ; une sueur abondante épuisait le malade, et la veille il avait eu une hémoptysie plus abondante que celles éprouvées jusque-là. (Potion gommeuse avec 20 gouttes d'eau de Rabel, saignée de trois palettes ; lavemens laudanisés, sinapismes aux jambes.)

Le 2 mai au matin, après une hémoptysie abondante éprouvée la nuit, le pouls était redevenu très mou. La respiration était remontée à 36, et le malade était dans un état de grand affaissement physique et moral. (40 gouttes d'eau de Rabel ; limonade citrique.)

Les jours suivans, le malade continua à offrir les mêmes symptômes, et eut encore de nouvelles hémoptysies. Le 4, le point de côté reparut. Le 6, son affaiblissement était fort considérable. Le pouls devint de plus en plus large et mou les jours suivans, et se maintint entre 100 et 104 ; la respiration resta à peu près fixe à 36 ; les symptômes locaux de la poitrine persistèrent ; un bruit rauque, sonore, alternait quelquefois avec le râle muqueux en arrière, à droite. L'expectoration conserva toujours les caractères remarquables décrits au commencement de l'observation ; mais il vint s'y en joindre un autre fort important, non observé jusqu'à cette époque de la maladie : ce fut l'odeur gangréneuse ; après chaque expectoration, l'haleine répandait la même odeur, à un degré faible d'abord, mais qui augmenta beaucoup en peu de jours. Le 6 mai une nouvelle saignée fut pratiquée (trois palettes).

Dès le moment où l'haleine et les crachats fournirent une odeur gangréneuse, je remplaçai l'eau de Rabel, qui avait été portée sans aucun résultat apparent à la dose de 90 gouttes, par le chlorure d'oxide de sodium. Je l'employai sous deux formes : 1° à l'extérieur, répandu çà et là sur les draps du malade ; 2° à l'intérieur, à la dose de 20 gouttes d'abord, uni à une potion gommeuse de 6 onces. La dose en fut augmentée de 10 gouttes chaque jour, jusqu'à ce qu'on en fût arrivé à 200 gouttes.

Les crachats prirent les jours suivans une odeur tellement fétide, que toute la salle, quoique fort grande, en était infectée. L'haleine était plus fétide encore. L'expectoration était sous forme d'un liquide épais, couleur chocolat ; de nouvelles hémoptysies eurent lieu, et puis disparurent tout à fait. Un peu de râle muqueux, d'autant plus humide que les phénomènes généraux et l'odeur gangréneuse étaient à leur maximum, fut constamment le seul symptôme qui se joignit à la diminution très grande de la respiration et à l'obscurité du son de la partie postérieure droite. Nous n'entendîmes jamais aucune trace de râle crépitant ni de respiration bronchique Les crachats ne furent jamais chargés de détritus pulmonaire reconnaissable. Jamais le râle de gargouillement ne se fit entendre.

A partir du 29 mai, l'état du malade commença sensiblement à s'améliorer, et les jours suivans cette amélioration fut toujours croissante. L'odeur gangréneuse disparut graduellement ; déjà, le 26 mai, elle n'était presque plus sensible. Les crachats diminuèrent de quantité, et passèrent successivement par des nuances de couleur qui les ramenèrent à l'expectoration ordinaire du malade. L'odeur de gangrène persistait encore un peu, que l'expectoration était simplement catarrhale. Les forces se relevèrent ; on suivit l'abaissement successif du chiffre de la respiration et du pouls. Celui-ci fut remarquable par son retour à une bonne résistance sous le doigt ; les sueurs, qui avaient été fort abondantes pendant le maximum de la maladie, disparurent également par degrés successifs. Le râle muqueux persista long-temps dans la partie postérieure inférieure droite, après que l'odeur gangréneuse et les caractères des crachats eurent cessé ; mais à son tour il se dissipa graduellement. Le malade n'avait, pendant la période du maximum d'intensité des symptômes précédens, présenté qu'à un degré médiocre cet affaissement extrême, cette prostration profonde des forces physiques et morales, qu'on voit quelquefois coïncider avec la gangrène du poumon. Le chlorure fut toujours parfaitement bien supporté. Le malade lui-même semblait se complaire dans ce médicament, qui cependant était loin de lui être agréable au goût.

Nous le gardâmes long-temps encore après sa guérison, pour être bien sûr qu'elle était solide. Il sortit parfaitement bien, le 18 juillet. 1838

En somme, nous avons ici l'exemple d'un malade qui fut pris, à la suite d'un excès de régime, des symptômes qui ont été donnés comme ceux de l'apoplexie pulmonaire, chez lequel de fréquentes hémoptysies se succédèrent plusieurs jours de suite, qui, au quinzième jour environ du début de ces symptômes, offrit dans la nature et dans l'odeur de son expectoration et de son haleine, dans l'ensemble des phénomènes généraux et dans quelques phénomènes locaux, tels que le râle muqueux, des signes incontestables de gangrène du poumon ; un homme chez lequel la mollesse et la consistance du pouls parurent être liées d'une manière assez intime avec l'accroissement et le décroissement des symptômes de gangrène du poumon, chez lequel la maladie, que l'on pouvait considérer comme existant à un degré élevé, eut pour symptôme principal, pendant au moins vingt jours, l'odeur gangréneuse, et qui, malgré les conditions désavantageuses dans lesquelles il se trouvait, obtint une guérison parfaite à la suite de l'emploi des chlorures à hautes doses (200 gouttes à l'intérieur dans une potion de 4 onces ; environ 1/2 litre répandu sur les linges qui entouraient le malade).

2° **Observation.** *Gangrène subite de la base du poumon gauche. Perforation de ce poumon. Signes de l'hydropneumothorax. Absence d'odeur gangréneuse de l'haleine et des crachats. Absence de tout caractère spécial de l'expectoration. — Mort. Autopsie.*

Une jeune fille de 15 ans, nommée Schmitt, d'une constitution grêle, d'une petite taille, d'un caractère fort impatient, à tempérament essentiellement nerveux, entrée le 25 février 1835 à l'Hôtel-Dieu, dans le service de M. Récamier, me fut montrée par mon collègue, M. Roger, interne de ce service.

Entièrement sourde depuis quatre années, elle portait du côté gauche une carie de l'apophyse mastoïde. C'était là la cause de son entrée à l'hôpital.

Le 2 mars, cinq jours après son entrée, elle se plaignit tout à coup, sans cause connue, d'une excessive douleur à la région précordiale. On crut à une péricardite ; cependant, ni la percussion, ni l'auscultation, appliquées au cœur et aux poumons, ne donnèrent aucun résultat anormal. La même douleur persista pendant trois jours avec la même intensité. (Trois saignées furent pratiquées, et un vésicatoire appliqué sur la région précordiale.) Le 5 mars la douleur s'étendit sur le côté gauche de la poitrine, et on constata dans ce côté les signes d'un épanchement pleurétique. (Un vésicatoire fut appliqué sur cette partie de la poitrine.)

Les jours suivans, la fièvre, le point de côté, la difficulté de respirer diminuèrent ; le 10 mars, un peu de bruit de frottement pleurétique dans la région thoracique antérieure gauche.

Le 12 mars, une douleur très vive apparue de la veille au côté droit de la poitrine, se transporta tout à coup à la base du côté gauche. Le pouls extrèmement petit s'éleva à 100, mais en conservant assez bien sa consistance normale. La peau devint sèche, d'une chaleur brûlante ; la face très amaigrie ; la dyspnée excessive ; une sonorité presque tympanique, ayant son maximum d'intensité à la région précordiale, occupait la plus grande partie de la région thoracique antérieure gauche, et s'étendait un peu sur le côté et en arrière ; un peu de caractère amphorique de la respiration et du tintement métallique de la voix furent constatés dans le même côté de la poitrine. On constata avec soin que l'expectoration conservait son aspect normal, et n'offrait aucune trace de l'odeur gangréneuse. Il en était de même de l'haleine.

On prit soin, les jours suivans, de constater les mêmes faits, les uns positifs, les autres négatifs. La petite malade tomba dans une grande prostration ; elle perdit connaissance le 15 mars, et mourut le 16 au matin.

Autopsie faite 28 heures après la mort.

On constatait à la simple vue que le côté gauche de la poitrine était dilaté. La percussion y déterminait un son tympanique. Un troisquart y fut plongé à travers une petite masse d'eau, et il s'en échappa immédiatement une grande quantité de gaz, dont on constata l'odeur fétide gangréneuse putride à un haut degré.

Dans le côté droit de la poitrine, on remarquait sur quelques points de la surface du poumon une fausse membrane récente. Le poumon lui-même était parfaitement sain dans toute son étendue.

A gauche, un épanchement *extrêmement considérable* refoulait le cœur à droite. Le liquide de cet épanchement était d'un jaune verdâtre, puriforme, tenant en suspension des débris de fausse membrane, mais remarquable surtout par son excessive fétidité. Le poumon gauche, fortement aplati, occupait le fond de la gouttière vertébrale et se trouvait réduit au volume du poing de la petite malade. L'insufflation de ce poumon, faite avec toutes les précautions convenables, démontrait l'existence d'une perforation de son tissu du côté de la base. L'air, en sortant par cette petite ouverture, soulevait un lambeau ramolli, d'un gris noirâtre, frangé, sorte de voile qui s'élevait et s'abaissait alternativement dans l'inspiration et l'expiration simulée. En incisant le poumon au niveau de cette perforation, on arrivait dans un foyer gangréneux, d'un pouce environ de diamètre, rempli par un détritus putride d'un brun-noirâtre, et d'une odeur extrèmement fétide. Le tissu pulmonaire circonvoisin était ramolli, d'un noir-brunâtre, marbré de brun et de gris, et réduit en une sorte de pulpe, où il était cependant encore possible de reconnaître la texture vasculaire de l'organe. A mesure qu'on s'éloignait de ce foyer gangréneux, le poumon prenait ses caractères naturels. Toute sa surface était recouverte d'une fausse membrane récente. Ni l'un ni l'autre n'offraient aucune trace de tubercules.

Une pleurésie intérieure violente, d'abord localisée à gauche, puis étendue à droite, puis ensuite se rejetant à gauche avec une nouvelle intensité ; accompagnée d'abord de tous les symptômes d'un épanchement considérable, et parmi eux, de matité, puis offrant tout à coup cette matité remplacée par une sonoréité tympanique, et avec le nouveau symptôme une aggravation subite et très grande de l'état général de la malade : tels sont en abrégé la marche et les symptômes de la maladie. Un foyer gangréneux assez étendu occupant la base du poumon gauche, accompagné de perforation de l'organe, d'épanchement pleurétique assez considérable pour réduire le poumon au volume du poing de la malade ; l'infection gangréneuse du liquide épanché ; la communication du foyer gangréneux avec le système bronchique : telles sont les altérations rencontrées après la mort. Cependant on s'est bien assuré pendant la vie qu'il n'y avait aucune trace d'odeur gangréneuse ni des crachats ni de l'haleine, aucune modification survenue dans les caractères de l'expectoration.

On doit penser que ce qui a fait manquer deux signes aussi importans de la gangrène du poumon, c'est l'excessive compression dont cet organe était le siège, compression qui permettait encore au peu d'air que l'expiration faisait pénétrer dans le poumon de passer dans la plèvre par l'ouverture gangréneuse, mais qui s'opposait à ce que cet air fût rejeté à l'extérieur par l'expiration et apportât avec lui l'odeur du foyer gangréneux qu'il avait traversé. En effet, le lieu tout à fait déclive de la perforation du poumon en contact seulement avec le liquide épanché dans la plèvre, la disposition si légère de l'espèce de valvule placée à l'orifice de cette perforation, la compression exercée sur le poumon par le double épanchement, toutes les circonstances combinées entre elles de manière à ce qu'un peu d'air pût pénétrer dans la plèvre du dehors au dedans, mais qu'aucune bulle ne pût ressortir du dedans au dehors, expliquent naturellement l'absence de l'expectoration et de l'haleine gangréneuses. Peut-être cette explication, si naturelle ici, s'applique-t-elle également à un certain nombre de faits du même genre qui ont été cités par les auteurs.

Quant à la question de savoir si la pleurésie n'est ici qu'un résultat de la gangrène et de la perforation du poumon, ou si elle l'a précédée, la première de ces deux opinions est rendue bien plus probable que la seconde par la marche qu'ont présentée les accidens.

3ᵉ OBSERVATION. *Ancienne tuberculisation des poumons. Gangrène subite du poumon le plus altéré par la tuberculisation. Absence d'abord, puis apparition des signes caractéristiques de la gangrène. Dès le début, hydro-pneumothorax. Pas de traitement spécial.—Mort. Autopsie.*

Une femme de 37 ans, domestique, nommée Lefrançois, entra dans le service de M. Bailly, à l'Hôtel-Dieu le 26 janvier 1835, et me fut montrée par mon collègue M. Tonnelier, interne de ce service.

Cette femme, d'une assez faible constitution, couchait habituellement, depuis son enfance, dans une chambre fort étroite et fort humide. Depuis 8 ans elle était restée presque continuellement sujette à un rhume, qui graduellement, avait acquis plus d'intensité et de persistance ; depuis deux mois, le rhume s'était accompagné de douleurs dans le côté gauche de la poitrine, d'oppression, de sueurs assez abondantes et de dévoiement. Sa constitution s'était affaiblie dans la même proportion. Ses occupations habituelles l'exposaient à respirer souvent des vapeurs de charbon.

C'est dans ces conditions que la malade entra à l'Hôtel-Dieu.

Le lendemain de son entrée, on constata dans la région antérieure gauche de la poitrine, une respiration extrêmement faible, un ronchus sibilant assez marqué, un bombement plus considérable que du côté opposé, et une sonoréité tympanique. Les crachats étaient visqueux, assez spumeux, quelques uns plus épais et opaques. Le pouls marquait 80. Aucune odeur de gangrène ne se faisait encore sentir.

L'état de la malade resta le même les jours suivans.

Mais le 31 janvier, on constata qu'en arrière de la poitrine, du côté gauche, au niveau de l'angle inférieur de l'omoplate, la percussion rendait un son mat, et que l'auscultation faisait entendre pour seul bruit un peu de ronchus sibilant. La toux était par quintes, convulsive comme dans la coqueluche. La malade avait rendu 6 onces à peu près de crachats opaques, dont quelques parties striées de noir brunâtre, assez semblables à de la boue, représentant une sorte de détritus, répandaient une odeur infecte que l'on reconnaissait aussitôt pour être celle de la gangrène du poumon. L'haleine de la malade présentait la même fétidité. La respiration était à 40 par minute. Le pouls à 100 très dépressible. La face un peu cyanosée ; l'état général de la malade, son expression faciale, n'offraient cependant qu'un tableau médiocrement graves. (Orangeade, 5 pots la malade avait une soif très vive) ; 1/2 bol de vin vieux ; dégagement de chlorure autour de la malade par le procédé de Guiton-Morveau ; la vemens.)

Les 1ᵉʳ et 2 février le pouls était descendu à 95 et la respiration à 33. Les crachats un peu moins fétides contenaient un petit lambeau lenticulaire, livide, qu'on reconnaissait pour appartenir à une escarrhe gangréneuse du poumon.

On continua le même traitement.

Le 3, le pouls était descendu à 75, et la malade était dans de bonnes conditions quant à son état général. Un peu de gargouillement et de pectoriloquie était entendu à la partie postérieure gauche, là où les jours précédens on avait constaté de la matité et une absence à peu près complète de la respiration. On remarquait que l'odeur gangréneuse de l'haleine augmentait beaucoup quand la malade avait toussé, quand elle avait fait quelque mouvement, ou bien qu'elle avait respiré un peu plus fort. Déjà les crachats semblaient s'être chargés un peu de l'odeur de chlore.

Chacun des symptômes précédens fut en s'affaiblissant les jours suivans. Le 11 février, on notait que l'état général de la malade, quoique jamais il n'eût été bien grave, était beaucoup mieux, que la voix était beaucoup moins retentissante en arrière à gauche ; que la matité y était moins grande, la pectoriloquie moins distincte, et l'odeur des crachats plus chlorurée et moins gangréneuse, en même temps que leur masse était moins considérable, plus aérée et d'une teinte moins grise. Le 14 un vésicatoire fut appliqué à la partie postérieure gauche de la poitrine, et renouvelé le 19. Depuis quelques jours le dévoiement avait cessé.

On avait augmenté successivement la dose de vin vieux : l'emploi des chlorures à l'extérieur continuait toujours.

Le 24 le mieux continuait. On fit appliquer un vésicatoire sur la partie postérieure gauche.

Le 26 février, pour la première fois, la malade se plaignit d'une petite douleur au sacrum, qu'elle ressentait, dit-elle, depuis sept à huit jours. L'examen de cette région y fit découvrir une escarrhe qui paraissait profonde, et qui offrait environ un pouce de diamètre. Le pouls était à 90 ; des sueurs abondantes affaiblissaient beaucoup la malade. (A la prescription ordinaire on ajouta une décoction de quinquina à la dose de 2 gros dans 2 livres d'eau.)

Les jours suivans l'odeur gangréneuse des crachats et de l'haleine reparurent à un haut degré. La matité de la partie postérieure gauche, la pectoriloquie reprirent leur première intensité de même que le ronchus déjà noté. Le pouls devint large et dépressible, la respiration remonta à 40 par minute, la malade s'affaibli rapidement et le 6 mars elle succomba.

L'*autopsie* en fut faite environ 24 heures après.

L'escarrhe du sacrum s'était agrandie beaucoup dans les derniers jours. On s'assura qu'elle pénétrait jusqu'à l'os. La peau des régions trochantériennes commençait à s'escarrhifier. Le vésicatoire de la région thoracique postérieure gauche offrait également un aspect gangréneux ulcéré.

On constata avec les précautions convenables, que la portion antérieure gauche de la poitrine devait à un épanchement d'air *fétide* la sonorité presque tympanique qu'on y avait constatée pendant la vie. Toutefois, cet épanchement d'air était peu considérable. La plèvre gauche renfermait environ une pinte et demie d'une sérosité trouble, grisâtre, fétide, et tenant en suspension des flocons, des lambeaux pseudo-membraneux, qui offraient la même couleur. Une fausse membrane, de teinte livide, recouvrait toute la surface pleurétique de ce côté. Le poumon adhérait en arrière à la partie thoracique, il n'était que fort peu refoulé par le double épanchement d'air et de liquide que nous venons d'indiquer.

Le poumon gauche étant enlevé de la poitrine et examiné séparément, on trouvait la partie postérieure creusée d'une cavité deux pouces de diamètre, séparée de la surface de la plèvre par la seule épaisseur de la fausse membrane, qui mettait *actuellement* obstacle à la libre communication du système bronchique avec l'intérieur de la plèvre ; cet obstacle, selon toute apparence, n'avait pas existé dans le commencement, puisqu'un peu d'air fétide s'était épanché dans le plèvre. Ce foyer gangréneux était anfractueux, et renfermait un lambeau de tissu pulmonaire flottant, noirâtre, adhérant encore par un pédicule et entouré d'un détritus brunâtre, d'une odeur gangréneuse extrêmement forte. Le tissu pulmonaire qui formait les parois de cette caverne était d'autant plus grisâtre et ramassé, qu'on s'approchait davantage de la surface interne de celle-ci. On s'assura que plusieurs bronches assez volumineuses venaient s'ouvrir directement dans l'intérieur de cette caverne. Plusieurs autres foyers gangréneux, les uns communiquant avec le précédent, les autres isolés, occupaient différens points de l'épaisseur de ces poumons.

Quelques cavernes tuberculeuses, entourées de tuber-

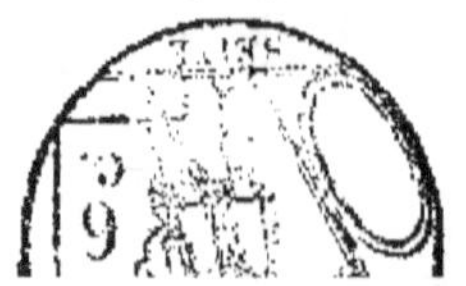

cules en travail de ramollissement, se remarquaient dans le même poumon.

Quelques tubercules crus, le plus grand nombre ramollis, étaient les seuls caractères anormaux offerts par le poumon droit.

La trachée artère offrait dans toute son étendue, à son extérieur, une coloration verdâtre très prononcée.

Dans cette observation, nous voyons la gangrène pulmonaire entée sur une affection tuberculeuse. Nous la voyons se manifester exclusivement sur le poumon qui présentait au degré le plus avancé la dégénérescence tuberculeuse. Un point de côté et des symptômes de pleurésie furent les précurseurs de l'odeur gangréneuse de l'haleine et des crachats. Cette odeur ne se manifesta que quelques jours après le début des symptômes. Cette apparition tardive de l'odeur gangréneuse et de l'aspect spécial des crachats, le début subit et antécédent des symptômes de l'hydropneumothorax, prêtent à penser que, dans cette observation comme dans la précédente, le foyer gangréneux s'était fait jour dans la plèvre, avant de se faire jour dans les bronches. Au contraire, chez la malade de l'observation première, il avait communiqué avec le système bronchique et point avec la plèvre. L'absence de toute odeur gangréneuse chez le malade de l'observation 2e, coïncidant avec une rapide perforation de la surface des poumons ; d'autre part, l'odeur gangréneuse si marquée chez celui de l'observation première, avec absence de tout symptôme du côté de la plèvre, autorise à admettre, sous le point de vue de son mode de propagation, deux formes de gangrène du poumon, l'une qui envahit son tissu de dedans en dehors et va se jeter dans les bronches ; l'autre qui gagne de dehors en dedans et va se jeter dans la plèvre. Dans ce dernier cas, on concevrait pourquoi l'odeur gangréneuse pourrait manquer. Au reste, le siège primitif du foyer gangréneux, plus ou moins rapproché du centre ou de la périphérie du poumon, a probablement beaucoup d'influence sur la manifestation de ces deux formes différentes de la gangrène du poumon.

Il ne paraît pas, d'après les résultats de l'examen anatomique, que le foyer principal, ni même le foyer secondaire de la gangrène observée chez notre malade, aient pris naissance dans des cavernes tuberculeuses. Leur siège était bien positivement dans des portions non tuberculisées du poumon. Toutefois, s'il y avait indépendance entre ces deux affections, sous le point de vue du siège, il ne paraissait pas moins y avoir entre elles quelque rapport ; car les foyers gangréneux se rencontraient exclusivement dans le poumon gauche, et ce poumon était celui dont l'affection tuberculeuse était incomparablement plus avancée.

Néanmoins, nous ne pouvons qu'avec réserve admettre le rapport précédent, puisque le rapport est nul dans les autres trois observations, et dans la plupart de celles publiées par les auteurs. Nous admettrons avec moins de réserve, chez cette malade en particulier, une disposition spéciale à l'affection grangréneuse; nous y sommes autorisés par la marche rapide de l'escarrhe du sacrum, par l'escarrhe commençante des trochanters, sur lesquels cependant elle ne s'appuyait que fort peu, et par l'aspect ulcéré et gangréneux que le vésicatoire a revêtu dans les derniers jours.

Chez la malade de l'observation précédente, nous avons cru pouvoir expliquer par la compression du poumon, l'absence de l'odeur gangréneuse de l'haleine et des caractères spéciaux des crachats. Nous trouvons ici la confirmation de cette pensée; en effet, les circonstances de communication du foyer avec la plèvre, et avec les bronches; de pleurésie et de pénétration d'air dans la cavité pleurétique, sont exactement les mêmes dans les deux cas, quant à leur nature, mais différentes quant à leur degré, ce qui explique la différence du résultat : chez la petite malade de l'observation 2°, l'air qui avait, en très petite quantité, pénétré dans les plèvres après avoir traversé le poumon, ne pouvait s'en échapper à cause de l'énorme compression dont les organes étaient le siège, et alors rien n'apportait à l'extérieur l'odeur du foyer gangréneux. Chez la malade de cette dernière observation, au contraire, la médiocrité de l'épanchement, le jeu inspiratoire et expiratoire conservé dans l'organe, l'oblitération de l'orifice intérieur de la fistule gangréneuse par une fausse membrane nouvellement formée, étaient autant de circonstances qui permettaient à l'air que l'inspiration avait introduit dans le poumon, de porter avec lui dans l'expiration l'odeur dont il s'était imprégné en traversant les foyers gangréneux. Le même raisonnement s'applique à l'expectoration; aussi offrait-elle chez cette dernière malade, les caractères spéciaux qu'elle présente dans la gangrène du poumon. Il y a plus, c'est que pendant les premiers jours, cette dernière malade, se trouvant exactement dans les mêmes conditions que la première, a offert les mêmes résultats; car la fistule gangréneuse n'étant point alors oblitérée par une fausse membrane, comme par la suite (ce que prouve l'épanchement de l'air dans la plèvre), les phénomènes qui plus tard se sont montrés à l'extérieur (expectoration et expiration d'un air fétide), avaient eu lieu d'abord dans la plèvre. En effet, dans les premiers jours, alors que l'on constatait les signes de l'hydropneumothorax, les crachats n'avaient encore aucun caractère particulier, et ni eux ni l'haleine n'offraient d'odeur gangréneuse. Les deux phénomènes se produisaient alors de dehors en dedans, et la plèvre en était le foyer, comme le prouvent les caractères offerts par le liquide et le gaz épanchés chez l'une et chez l'autre malade.

En un mot, résumons l'esprit de ces faits. On voit que les deux phénomènes caractéristiques de la gangrène des poumons, l'aspect des crachats et leur odeur, ainsi que celle de l'haleine, peuvent : 1° ou bien se produire exclusivement dans la plèvre, et

alors les phénomènes restent, jusqu'à l'autopsie, inappréciables à l'observateur; c'est le cas où l'air que l'inspiration a fait pénétrer dans le poumon ne peut point ressortir par l'expiration; 2° ou bien se produire à l'extérieur, et alors être sensibles à l'observateur; c'est le cas où l'air qui s'est imprégné dans le foyer gangréneux, et les matières putrides qui s'écoulent de ce foyer, trouvent un libre passage jusqu'à l'extérieur, soit que le foyer ne pénètre point dans l'intérieur de la plèvre, soit qu'il ait avec elle une communication libre, ou bien que son orifice interne, comme dans le cas de notre dernière observation, se trouve oblitéré par une fausse membrane.

Ce n'est là d'ailleurs qu'une des causes possibles de l'absence de l'odeur gangréneuse des crachats et de leurs caractères particuliers; à côté d'elle, comme occupant un rang élevé, il faudrait placer celle que j'indiquais tout à l'heure, c'est à dire l'absence de communication du foyer gangréneux avec les bronches.

Ici comme dans les observations précédentes, nous avons pu constater un rapport assez intime entre le caractère de fréquence et de mollesse du pouls, et l'existence d'une gangrène du poumon; les symptômes de la gangrène se dissipant, le pouls avait repris sa consistance; les symptômes apparaissant plus intenses, le pouls a repris sa flaccidité. Dans ce fait, comme dans le précédent, les symptômes généraux, les caractères du facies ont offert moins de gravité qu'on n'est en général porté à le croire.

4° OBSERVATION. *Pneumonie de tout le poumon droit et bronchite générale suivant une marche extrêmement rapide et se terminant par la gangrène d'une partie du poumon hépatisé. — Mort. Autopsie. — Rapprochement entre la symptomatologie et l'anatomie pathologique.*

Félix Barol, serrurier, âgé de trente-cinq ans, d'une très forte constitution, d'un tempérament sanguin très prononcé, fut admis le 28 mai 1836 à l'hôpital de la Pitié dans le service de M. Andral. Jamais il n'avait été malade.

Le 23 mai, c'est-à-dire cinq jours avant son entrée, il tomba de sa chaise sur le sol, perdit connaissance pendant quelques heures, et éprouva, en se réveillant de cet état de coma, un malaise général et un sentiment de brisement douloureux dans la partie antérieure et inférieure droite du thorax. Dans la nuit du 24 au 25 une fièvre très forte précédée de frissons vint s'y joindre. Le lendemain, un point de côté très fort à droite, une oppression très grande et une expectoration sanguinolente compliquèrent les premiers symptômes. Dix sangsues sur le côté douloureux et de la tisane pectorale, forment les seuls moyens employés.

Le soir de son entrée on remarqua les symptômes suivans : animation très grande de la face; pâleur jaunâtre très marquée autour des orifices faciaux; expression générale d'un très grand abattement; très grande dyspnée; cinquante-deux respirations par minute; mouvemens convulsifs du thorax; râle trachéal très bruyant; odeur de gangrène du poumon extrêmement prononcée répandue dans un grand rayon autour du malade; expectoration assez abondante, formée par un liquide brun-verdâtre et visqueux, non âcré, ressemblant assez au jus de pruneaux très épais, d'une odeur excessivement fétide de même que l'haleine. A droite, en avant, un peu en haut, on n'entendait plus, pour toute trace de bruit respiratoire, qu'un gros râle *d'un timbre un peu caverneux*, qui masquait tout autre bruit; en arrière et en haut du même côté, on entendait en outre une bronchophonie assez intense, et la percussion fournissait de la matité. Des râles sonores et sibilans très bruyans occupaient les autres points de la poitrine. Le pouls était à 148 et remarquable par sa mollesse. Le malade portait dans l'ensemble de son état général, dans l'expression de son facies, un cachet de haute gravité qui frappait l'observateur. (Saignée de cinq palettes; look blanc pectoral; tisane pectorale.) Le lendemain, à une heure du matin, le malade était mort.

Autopsie 33 heures après la mort.

A l'exception d'un peu de flaccidité pour le cœur et de congestion sanguine à la partie déclive du poumon gauche, ces deux organes n'offraient rien de remarquable. La presque totalité du poumon droit, surtout ses lobes supérieur et moyen, était transformé en un tissu solide, friable, dans lequel on retrouvait les caractères de l'hépatisation rouge et de l'hépatisation grise; cette dernière était dans quelques points tellement avancée, que le tissu pulmonaire était là près de se convertir en abcès; mais en outre de ces deux formes d'hépatisation, on remarquait dans quelques parties de la portion périphérique de l'organe, que le parenchyme pulmonaire était converti en un tissu d'un gris ardoisé, extrêmement friable, floconneux, se réduisant à la moindre pression, en un détritus brunâtre, ou bien tombant en lambeaux à la moindre traction. Cette portion du tissu pulmonaire répandait une odeur gangréneuse extrêmement forte: en un mot, c'était un foyer de gangrène pulmonaire. Dans un seul point ce foyer gangréneux était creusé d'une petite caverne capable de loger une amande, et pleine du détritus que je viens d'indiquer. Le foyer gangréneux occupait exclusivement la portion périphérique de l'organe; il était immédiatement sous-jacent à la plèvre. Celle-ci était devenue friable, mais sa continuité n'était pas interrompue; aussi aucun épanchement n'avait-il eu lieu dans la plèvre. C'est à peine si l'on remarquait quelques traces de pleurésie, tant avait été rapide la mort du malade. Les bronches du poumon gauche offraient leur muqueuse seulement rouge. Celles du poumon droit offraient à leur intérieur une teinte verdâtre, brunâtre, surtout dans le voisinage de la portion gangrénée.

Ici la gangrène du poumon a succédé à une pneumonie fort intense, fort étendue, et compliquée de bronchite générale fort aiguë. La constitution éminemment sanguine du malade, l'absence de tout secours efficace pendant plusieurs jours, jointes aux circonstances précédentes, rendent raison de ce mode de terminaison de la pneumonie, et en même temps servent à expliquer la rapidité si grande de la marche de l'affection. Ici la gangrène était tout à fait périphérique, et cependant l'ordre de son envahissement successif avait été tel que le foyer gangréneux s'était mis en communication avec les bronches, et pas encore avec la cavité pleurétique. Cette circonstance assez remarquable tendrait à donner quelque valeur à l'admission de deux formes de gangrène pulmonaire, l'une dont la marche envahissante s'accomplirait plutôt de dedans en dehors, l'autre de dehors en dedans. Nous avons dit plus haut que le premier de ces deux cas pourrait quelquefois expliquer l'absence de l'odeur et de l'aspect spécial des crachats, tandis que dans le second on devait au contraire observer de bonne heure l'un et l'autre de ces deux signes. En effet, l'odeur gangréneuse et l'aspect spécial des crachats existaient ici dès le premier jour de l'observation des malades. J'ai dit plus haut que dans le premier cas, l'irruption de la maladie ayant lieu vers la plèvre, les premiers symptômes observés devaient être ceux de la pleurésie ou de l'hydropneumothorax. Ce sont en effet là la marche suivie et le résultat obtenu, chez les malades des observations 2 et 3. J'ai dit que, dans le second cas, la maladie, par sa tendance à faire irruption vers les bronches, devait fournir de bonne heure les caractères attachés à l'odeur et à l'aspect des crachats, et peu ou pas du tout les symptômes tenant à l'affection de la plèvre. Or, telle a été en effet la marche suivie, tel a été le résultat observé, chez les malades des observations 1 et 4. Ainsi, indépendamment de la considération du siège du foyer gangréneux, siège plus ou moins rapproché ou éloigné de la plèvre, on est porté à penser que l'apparition plus ou moins tardive de la prédominance de l'un des deux groupes de symptômes que je viens de rappeler, pourrait bien dépendre, dans quelques circonstances, d'une tendance qu'aurait la maladie à se propager dans tel sens plutôt que dans tel autre.

Chez le malade de cette dernière observation, l'appareil symptomatique général a été extrêmement grave; mais la complication de bronchite générale fort intense et de pneumonie de tout le poumon, pneumonie déjà passée à l'état de suppuration, ne laisse à la gangrène que peu de droits à la propriété de cet appareil symptomatique.

Le pouls a offert, comme chez nos trois autres malades, un caractère de mollesse tout particulier. Un râle, à timbre un peu caverneux, correspondant assez bien au point où l'on a trouvé ensuite une petite caverne gangréneuse, est le seul symptôme local qui appartienne en propre chez ce malade à la gangrène du poumon.

RÉSUMÉ GÉNÉRAL.

Ces quatre observations nous autorisent, par l'intérêt qu'elles présentent, à passer en revue plusieurs points de l'histoire de la gangrène du poumon, et à y rattacher quelques considérations.

1° Laennec dit dans son Traité de l'Auscultation médiate (1): « On peut à peine ranger la gangrène » du poumon au nombre des terminaisons de l'in-» flammation de cet organe, et encore moins la re-» garder comme un effet de son intensité. » Laennec rapporte, pour preuve de son opinion, que cette affection se rapproche bien plus par sa nature des maladies essentiellement gangréneuses, telles que l'anthrax, etc., que des maladies de nature dite inflammatoire.

(1 Edition de M. Andral, vol. 1, page 549.

Ne prenons les mots *nature inflammatoire*, *nature gangréneuse*, que dans leur acception ordinaire, c'est à dire n'y voyons que l'expression abrégée du mode d'origine, de la symptomatologie et de la marche des maladies auxquelles ils servent de type, et nous serons portés à croire que Laennec avait été un peu exclusif dans l'opinion que nous venons de rapporter. On convient qu'indépendamment de toute prédisposition générale, ce que l'on appelle l'inflammation d'un tissu peut, lorsqu'elle est portée à un degré excessif, et qu'elle affecte une marche rapide, se terminer par la gangrène. Pourquoi donc n'en serait-il pas des poumons comme des autres organes ? Le tissu cellulaire, tissu essentiellement flasque, extensible, est dans ce cas ; rien ne s'oppose anatomiquement à ce qu'il en soit de même du tissu pulmonaire. — Les muscles, les aponévroses, dira-t-on, peuvent exercer sur le tissu cellulaire interstitiel une compression qui favorise la gangrène ; mais lorsque tout un poumon est hépatisé, et que la phlegmasie continue sa marche avec une grande intensité et une excessive rapidité, le poumon est alors comprimé par les parois thoraciques, et les conditions sont égales. Pourquoi le résultat ne serait-il pas le même ? Évidemment c'est là la conséquence à laquelle conduit la théorie, et la pratique prouve dans le même sens, car chacune des circonstances que je viens de supposer est historique chez notre malade de la 4ᵉ observation. D'une part, tout conduit chez lui à cette pensée que la gangrène est une conséquence de l'excessive intensité et de la rapidité de la marche de la pneumonie ; et, d'autre part, tout exclut chez le même individu l'idée d'une prédisposition aux maladies de nature dite gangréneuse.— *Ce n'est donc point se hasarder que de dire, sur la foi d'un pareil fait, que la gangrène du poumon peut être rangée au nombre des terminaisons de l'inflammation de cet organe, et être considérée comme étant, dans certains cas, un effet de son intensité et de la rapidité de sa marche.*

Mais il est évident que *dans beaucoup de cas* la gangrène du poumon paraît se rattacher à cette classe particulière d'affections que l'on a désignées dans leur ensemble sous le nom de *gangréneuses.* Telle est, par exemple, la gangrène du poumon survenue chez notre malade n° 2. Je dis *dans beaucoup de cas,* parce qu'il me semblerait convenable de se réserver une troisième classe dans laquelle on rangera provisoirement un certain nombre de faits qui n'appartiennent positivement ni à l'une ni à l'autre des classes précédentes. Tels seraient certains cas de gangrène partielle du poumon ne coïncidant point avec une pneumonie, indépendante également de toute manifestation gangréneuse sur tout autre point du corps et survenue dans certaines conditions de constitution et de santé qui éloignent la pensée d'une prédisposition à la gangrène ; car, pourquoi ranger ces faits-là parmi les affections de nature gangréneuse, par

la seule raison que leur étiologie échappe à l'analyse.

2° *a* Même dans la gangrène partielle du poumon Laennec avait admis (1) « qu'il existe une prostration des forces et une anxiété qui ne sont nullement en rapport avec le peu de gravité des symptômes locaux. » Nous avons recherché avec soin chez nos malades cette circonstance de la symptomatologie de la gangrène du poumon ; elle n'a point été observée, ou seulement à un degré assez médiocre chez les trois premiers ; il est au moins douteux que chez le quatrième la prostration et l'anxiété qui existaient dussent être attribuées à la gangrène du poumon, attendu que l'extrême intensité de la bronchite générale, l'extrême étendue de la pneumonie, la rapidité de leur marche, peuvent à bon droit réclamer leur part à ces symptômes. Ne les voit-on pas exister à ce même degré dans les mêmes circonstances, alors que l'autopsie ne constate aucune trace de gangrène du poumon ? La règle posée à ce sujet par Laennec nous paraît un peu trop générale. On s'exposerait sans doute à des erreurs de diagnostic si l'on attachait à ces symptômes, *extrême prostration, extrême anxiété,* une valeur trop spéciale ; les erreurs seraient faciles dans les cas surtout où des symptômes plus caractéristiques, tels que l'odeur gangréneuse et l'expectoration spéciale, viendraient à manquer.

b La mollesse toute spéciale du pouls, unie à la fréquence, a été constante dans nos quatre observations ; elles confirment tout à fait sous ce rapport ce que Laennec a dit de ce symptôme. Il paraît vraiment avoir une assez grande valeur.

c Malgré une auscultation faite avec soin sur tous les points de la poitrine, et notamment sur ceux où l'autopsie a démontré ensuite le siège de l'affection, nous n'avons pu saisir chez aucun de nos malades *le râle crepitant* donné comme signe par Laennec (2). Il est vrai que lui-même a pris soin d'avertir qu'il était moins constant que dans la pneumonie ; mais ici nous ne l'avons jamais entendu. A sa place, nous avons pu entendre, à différentes périodes de l'affection, un ronchus sonore tout particulier, un râle muqueux humide, et un râle caverneux ou de gargouillement. Le premier appartenait à la première période, et les autres aux périodes subséquentes de la maladie. La pectoriloquie, la respiration amphorique et le tintement métallique ont marqué, comme le dit très bien Laennec, un degré encore plus avancé de l'affection, et vis à vis des parties atteintes de gangrène nous avons eu de la résonnance bronchophonique de la voix, mais pas de caractère bronchique lorsque la maladie était sans complication de pneumonie.

d Les hémoptysies qui quelquefois viennent

(1) *Loco citato* page 557.
(2) *Loco citato,* page 554.

compliquer la gangrène du poumon , les caractères spéciaux offerts par l'expectoration , les douleurs éprouvées par les malades dans l'intérieur de la poitrine , ont été très bien indiqués par Laennec (1). Le malade de notre première observation est un exemple remarquable de ces hémoptysies. Je joindrai à ce que Laennec a dit à ce sujet, les caractères particuliers que présente le sang de ces hémoptysies : il est d'un brun un peu noirâtre ; il est comme altéré dans sa composition ; ce qui ferait penser qu'il est fourni , au moins en partie, par la portion gangrénée de l'organe.

Le siège de la gangrène paraît exister plus souvent dans les portions périphériques que dans les portions centrales de l'organe ; peut-être la spécialité de ce siège donne-t-elle la raison des douleurs, sous la forme surtout de *point de côté*, qu'éprouvent les malades atteints de gangrène du poumon. On conçoit que placés ainsi au voisinage de la plèvre les foyers gangréneux doivent souvent déterminer des symptômes de pleurésie , c'est ce qui a eu lieu chez nos quatre malades.

3° Il résulte des considérations auxquelles nous ont amené quelques unes des observations précédentes, et que nous avons placées à la suite de chacune d'elles, que l'on peut se croire autorisé à reconnaître deux formes de gangrène partielle du poumon : l'une qui se propage de la périphérie des poumons vers leur centre, et qui a de la tendance à faire irruption dans le système bronchique plutôt que dans la cavité des plèvres ; l'autre, au contraire, qui paraît surtout diriger vers cette dernière son envahissement successif, et qui détermine dans l'intérieur même de la plèvre les phénomènes que la première manifestait au dehors : ces phénomènes sont l'introduction dans la cavité pleurétique d'une certaine quantité de gaz fétides et de détritus gangréneux ; ils sont pour la plèvre ce que les caractères spéciaux de l'expectoration et l'odeur gangréneuse de l'haleine sont pour l'extérieur.

4° Il résulte des mêmes considérations que ces deux formes distinctes dans la marche et le mode d'envahissement successif de la gangrène du poumon , doivent plus souvent être attribués au siège plus ou moins central, plus ou moins périphérique du foyer gangréneux qu'à une *tendance spéciale* de la maladie à diriger son envahissement vers un point plutôt que vers un autre.

5° L'observation n° 2 nous a offert un cas fort remarquable de gangrène des poumons, sans odeur gangréneuse des crachats ni de l'haleine, sans caractères spéciaux de l'expectoration. A ce propos nous avons cru devoir rechercher les causes de l'absence de symptômes aussi importans ; parmi les causes, nous avons été amenés à citer les suivantes : 1° la compression du tissu pulmonaire par un épanchement d'air et de liquide, ou de liquide seulement, dans la plèvre ; compression telle, qu'une

petite quantité d'air introduite par l'inspiration, traverse le foyer gangréneux et vient se perdre dans la cavité pleurale, sans pouvoir être ramenée à l'extérieur par l'expiration. Notre observation 2° se trouve exactement dans ce cas, et le même mécanisme rend compte de l'absence des crachats caractéristiques. Alors il y a communication entre le système bronchique et le foyer gangréneux, mais les phénomènes caractéristiques de la gangrène restent concentrés dans la cavité pleurétique, et par cela même sont dérobés à l'observation extérieure ; 2° la non communication du foyer gangréneux avec le système bronchique ; alors ni l'air de l'expiration ni les crachats ne peuvent se charger de l'odeur et des caractères spéciaux au détritus gangréneux. Nous avons eu chez deux de nos malades la preuve et la contr'épreuve de la première de ces deux causes ; ce sont les malades des observations 2 et 3.

Il n'est donc plus douteux, autant par l'explication que par les faits déjà cités et celui que j'ajoute, qu'un malade peut succomber à une gangrène pulmonaire sans avoir offert les deux seuls signes pathognomoniques de cette affection. Quand ils sont observés, ces signes n'apparaissent ordinairement qu'au bout de plusieurs jours du début de la maladie ; ce fait est constant chez ceux de nos malades qui ont présenté ces phénomènes. Cela est dû , sans aucun doute, à ce que le foyer gangréneux ne se met pas tout de suite en communication avec les bronches, ou que même il tarde assez longtemps à y faire irruption. Les choses ont lieu ainsi chez le malade de notre première observation. De là sans doute le début obscur et la marche insidieuse que l'on attribue à cette affection (1). Toutefois, si un malade d'une très bonne santé ordinaire chez lequel on aurait toute raison d'éloigner la pensée d'une tuberculisation, qui serait pris subitement, comme notre petite fille de l'observation 2, des signes d'un hydropneumothorax avec perforation du poumon ; et cela, avec ou sans l'appareil de symptômes généraux décrits par Laennec comme propres à la gangrène du poumon, sauf les deux signes caractéristiques de cette affection ; ne pourrait-on pas avec infiniment de probabilité admettre l'existence d'une gangrène du poumon ? Dans le cas de notre malade numéro 2, le diagnostic fut ainsi posé et se trouva juste. Quelle autre cause en effet qu'une tuberculisation du poumon, ou bien un abcès succédant à une pneumonie partielle, lobulaire, pourrait amener ces résultats ? Or, j'ai supposé qu'il n'était point question du premier cas ; quant au second, il est tellement rare, que le fait de diagnostic que j'exprime n'en resterait pas moins l'expression de la plus grande généralité des cas.

5° Laennec rapporte avoir vu guérir des malades atteints de gangrènes assez étendues des pou-

(1) *Loco citato*, page 557.

(1) *Loco citato*, page 557.

mons. Notre première observation est un beau cas de guérison à ajouter à ceux déjà observés. Ainsi le pronostic de la gangrène partielle des poumons n'est point absolument mortel. S'il y a quelque rapport entre l'étendue de la gangrène des poumons et la durée de la maladie, le nombre et la quantité des hémoptysies, le degré de l'odeur gangréneuse de l'haleine et des crachat s, et le rapport est assez logique, nous devons penser que la gangrène des poumons que nous avons eu à traiter chez le malade de l'observation 2ᵉ était d'une étendue assez considérable, et cependant le rétablissement du malade a été parfait.

Devons-nous attribuer cette guérison assez remarquable aux doses élevées de chlorure qui ont été employées? On est porté à le croire quand on considère la gravité ordinaire de la gangrène des poumons et le rapport assez exact qui a existé entre l'accroissement successif des doses du médicament et l'amélioration successive du malade. D'ailleurs, peu de médicamens s'harmonisent mieux que celui-ci avec la nature de l'affection qu'ils ont à combattre. Nous avons porté la dose de chlorure d'oxide de sodium jusqu'à 200 gouttes à l'intérieur et un demi-litre à l'extérieur, dans les 24 heures.

OBSERVATION DE LUXATION INCOMPLÈTE DE L'HUMÉRUS
Recueillie par M. RENDU, interne des hopitaux.

La luxation incomplète de l'humérus décrite par Astley Cooper, qui la regarde comme très commune, admise par Dupuytren, MM. Laugier et Malgaigne, etc., est cependant niée encore par quelques auteurs.

Bien plus, parmi les chirurgiens qui admettent sa possibilité, il en est qui, par luxation incomplète, entendent le déplacement incomplet de toute l'extrémité supérieure de l'humérus, et non pas seulement celui de la surface articulaire. Pour M. Sédillot il y a luxation complète, aussitôt que toute la partie sphérique a quitté la cavité glénoïde. La luxation incomplète, telle que l'avait décrite A. Cooper, et celle rapportée par M. Laugier, seraient des luxations complètes, toute la partie sphérique de l'os ayant perdu ses rapports avec la cavité articulaire de l'omoplate. Nous croyons pouvoir démontrer à l'aide d'une pièce recueillie dans le service de chirurgie de l'Hôtel-Dieu, que la luxation incomplète peut s'observer. Et ici par luxation incomplète nous entendons une luxation partielle de la tête articulaire de l'humérus, luxation dans laquelle cette même tête articulaire aux trois quarts sortie de la cavité glénoïde se trouverait encore en rapport avec cette cavité par un quart environ de sa surface.

Vers les premiers jours de janvier 1837, il entra à l'Hôtel-Dieu, salle Ste Jeanne, un homme de petite stature, de faible complexion, âgé de 62 ans. Renversé par une voiture dont une des roues lui passa sur le genou du côté droit. cet homme venait se faire traiter à l'Hôtel-Dieu pour une fracture comminutive de l'extrémité inférieure du fémur droit.

Depuis 12 ans il est affecté d'une luxation de l'extrémité supérieure de l'humérus du côté droit. Cette luxation est caractérisée par une dépression du moignon de l'épaule, une saillie de l'acromion, et une tumeur arron-

die qui soulève le grand pectoral au dessous de la moitié externe de la clavicule. Le bras du côté de la luxation est légèrement porté dans l'abduction et dans la rotation en dehors, de telle sorte que l'épicondyle regarde directement de ce côté. Lorsqu'on cherche à rapprocher le bras du corps, il s'opère dans l'épaule un mouvement de bascule par lequel l'angle inférieur de l'omoplate élevé et rapproché de la colonne vertébrale, l'angle supérieur et externe avec lequel s'articule l'humérus, se déprime et se porte en bas. L'abduction quoique limitée est cependant plus facile.

Il est impossible au malade de porter la main à son front, il peut au contraire la porter assez facilement derrière le tronc. Les mouvemens de rotation du bras en dedans et en dehors sont nuls ou à peu près nuls.

Le membre du côté malade mesuré depuis l'apophyse coracoïde jusqu'à l'épicondyle n'a pas paru plus long que celui du côté sain mesuré pareillement. Cet homme d'ailleurs ne pouvait se servir que faiblement de son bras, qui du reste, n'était pas plus amaigri que celui du côté gauche.

Ce malade étant venu à succomber, nous examinâmes avec soin l'état de l'articulation scapulo-humérale. La peau, qui ne présentait rien de particulier, fut séparée de la couche musculeuse sous-jacente. Le muscle deltoïde était aplati mais non atrophié, les fibres avaient parfaitement conservé leur structure musculaire. Les muscles grand et petit pectoral étaient soulevés par une tumeur dure et irrégulièrement arrondie, au devant et en dedans de laquelle se trouvait le paquet des vaisseaux et des nerfs soulevé et porté plus en avant.

Le nerf circonflexe, nullement comprimé, contournait le col chirurgical de l'humérus pour venir se rendre à la face interne du deltoïde.

Ces diverses parties, telles que peau, muscles, vaisseaux et nerfs ayant été enlevées, voici ce que l'on aperçut: Au dessous de l'acromion et de la moitié externe du ligament coraco-acromien, existe une dépression au fond de laquelle se remarque l'extrémité externe des muscles sus et sous-épineux. Ces deux muscles d'ailleurs n'ont subi aucune altération dans leur structure. Au dessous de la moitié interne du ligament coraco-acromium et de l'apophyse coracoïde elle-même existe une surface osseuse légèrement inclinée de haut en bas et de dedans en dehors, et située sur un plan un peu antérieur à celui de l'extrémité de l'apophyse coracoïde. C'est la moitié externe de l'extrémité supérieure de l'humérus, sur laquelle se remarquent deux éminences un peu arrondies (grosse et petite tubérosité), séparées l'une de l'autre par une gouttière verticale dans laquelle se trouve logé le tendon de la longue portion du muscle biceps. En dedans et un peu en arrière de cette surface osseuse qui dépasse d'un demi-pouce environ le bord interne de l'apophyse coracoïde, se trouve une éminence arrondie, régulière, recouverte par la portion externe du muscle sous-scapulaire. Les fibres de ce muscle n'ont éprouvé aucune altération et conservent leur aspect musculeux. Le muscle sous-scapulaire détaché de dedans en dehors de la fosse qu'il occupe, contourne la surface arrondie déjà indiquée, et vient s'insérer à la plus interne des deux tubérosités que nous avons dit exister sur la surface osseuse sous-coracoïdienne; en un mot, à la petite tubérosité de l'humérus. Le muscle sous-scapulaire ainsi relevé de dedans en dehors, on aperçoit une capsule fibreuse parfaitement intacte et appliquée sur une surface lisse et arrondie. Cette capsule incisée verticalement dans sa partie moyenne laisse apercevoir une surface arrondie encroûtée de cartilage dans presque toute son étendue, (tête articulaire de l'humérus) au pourtour de laquelle s'insère cette même capsule: du côté de l'omoplate les insertions se font en dehors du rebord interne de la cavité glénoïde. Les surfaces osseuses écartées l'une de l'autre laissent apercevoir la cavité glénoïde déformée et augmentée, d'étendue dans tous les sens. Toute cette cavité est en contact avec des surfaces osseuses et articulaires. Elle présente une concavité dans le sens vertical, est concave au contraire transversalement. La concavité est surtout prononcée dans la moitié supérieure de cette cavité, et à la réunion du tiers postérieur ou externe avec les deux tiers antérieurs ou internes. La portion de l'humérus qui s'articule avec cette cavité glénoïde présente une surface assez irrégulière, convexe dans le sens vertical, concave transversalement. En un mot, cette articulation est en tout semblable à une articulation par emboîtement réciproque.

Cette portion articulaire de l'humérus encroûtée de cartilage, est formée par le quart postérieur de la tête articulaire, par une partie de la rainure qui sépare la tête articulaire de la grosse tubérosité, et enfin par la moitié postérieure et interne de cette même tubérosité. Elle est séparée de l'ancienne tête articulaire par un rebord saillant légèrement ondulé et inégal. La dépression de cette surface articulaire de nouvelle formation qui correspond à la saillie que nous avons indiquée sur la cavité glénoïde, est formée aux dépens de la rainure qui, dans l'état normal, sépare la tête de l'humérus de sa grosse tubérosité. La saillie au contraire de la cavité glénoïde qui s'emboîte dans la gouttière, correspond au bord postérieur et externe de la surface articulaire de l'omoplate. Toutefois une partie de ce bord s'est déprimé et élargi pour fournir un point d'appui à la portion de la grosse tubérosité devenue articulaire.

De cette description, il résulte que cette luxation était une luxation sous-coracoïdienne incomplète, dans laquelle la tête articulaire de l'humérus s'est trouvée portée en dedans et en ayant sous le muscle sous-scapulaire par un mouvement de rotation du bras en dehors. Le quart postérieur de cette surface articulaire de l'humérus s'est trouvé en rapport avec la cavité glénoïde de l'omoplate ; la partie supérieure de la rainure qui sépare la tête de l'humérus d'avec la grosse tubérosité a été en contact avec le bord postérieur de la cavité glénoïde. La partie la plus interne de la grosse tubérosité s'est aplatie, recouverte de cartilage, et est devenue articulaire. Du côté de l'omoplate toute la cavité glénoïde n'a pas cessé d'être une surface articulaire. Le bord postérieur de cette cavité tout en conservant un relief très prononcé s'est étendu en arrière de manière à fournir un point de contact à la partie de la grosse tubérosité devenue articulaire.

Quant à la saillie observée sous les muscles pectoraux, cette saillie était produite par la portion de l'extrémité supérieure de l'humérus sur laquelle se remarquent la grosse et la petite tubérosité séparées par la coulisse bicipitale.

Il est facile maintenant de se rendre compte de l'impossibilité de certains mouvemens auxquels cet homme ne pouvait se livrer, et d'expliquer les phénomènes observés pendant la vie. Le moignon de l'épaule était aplati et l'acromion faisait une saillie très prononcée. C'est qu'aussi la tête de l'humérus se trouvant portée en dedans au dessous de l'apophyse coracoïde, laissait une dépression là où normalement elle forme une saillie. Par le fait même de ce déplacement de la tête de l'humérus en dedans et en avant, le creux sous-claviculaire était bombé, et la tête osseuse soulevait les pectoraux.

L'apophyse coracoïde, contre la face inférieure de laquelle vient arc-bouter la tête de l'os, empêche l'adduction du membre, et explique son abduction. Par le fait même de la luxation, le bras étant dans la rotation en dehors, la nouvelle articulation qui, comme nous l'avons dit, est une articulation par emboîtement réciproque, s'oppose à la rotation du membre en dedans. Les mouvemens d'adduction ne pouvant s'opérer dans l'articulation, l'épaule y supplée par sa mobilité.

La forme de l'articulation explique l'impossibilité où était le malade de porter la main à son front, et, quand on cherche à faire exécuter ce mouvement à l'humérus, on voit la partie supérieure de la tête osseuse venir arc-bouter contre la face antérieure de l'apophyse coracoïde.

Les mouvemens du bras en arrière sont plus faciles, aucune saillie osseuse ne venant presser contre cette même apophyse coracoïde.

Le peu de laxité de la capsule et la forme des surfaces articulaires rendent compte de l'impossibilité de la rotation du bras en dedans ou en dehors.

Bien que nous n'ayons pu constater aucun raccourcissement, il nous paraît impossible cependant qu'il n'y en ait pas eu, l'extrémité supérieure de la tête de l'humérus dépassant de quelques lignes le bord supérieur de la cavité glénoïde.

Telle est l'observation que nous avons recueillie et décrite avec soin. Nous sommes entrés dans des descriptions qui pourront paraître longues et fastidieuses : mais la rareté de ces sortes de luxations et l'impossibilité où l'on est souvent de pouvoir examiner les parties malades, nous ont paru des motifs suffisans pour entrer dans de longs et minutieux détails.

OBSERVATION SUR UN CAS D'ABSENCE DU NERF OLFACTIF.

Par M. Presat,

Docteur en médecine, ex-interne des hôpitaux, élève lauréat de de l'École pratique, etc.

(*Extrait de sa thèse soutenue à la faculté de médecine, le 18 décembre 1837.*)

Renaud, Étienne, âgé de cinquante-neuf ans, veuf, né à Caen, département du Calvados, marchand de bois, demeurant quai d'Austerlitz, n. 31, puis rue des Maçons-Sorbonne, n. 11.

Entré le 29 juin 1833 à la section des aliénés de Bicêtre, est mort le 4 août 1833.

Renaud est arrivé présentant tous les symptômes d'une phthisie très avancée : le son est mat des deux côtés de la poitrine ; la respiration vésiculaire s'entend à peine ; râle muqueux çà et là, sans gargouillement ; souffle prononcé dans les bronches : on ne peut constater l'existence de cavernes. La dyspnée est grande, la face bouffie et blafarde ; maigreur générale avec œdème des extrémités inférieures ; le pouls est filiforme ; les battemens du cœur ne présentent rien d'irrégulier ; ils sont sonores ; sueurs abondantes la nuit ; toux presque continuelle ; expectoration difficile, légèrement purulente ; un peu de diarrhée.

Le malade exprime bien ses souffrances et est fort docile aux prescriptions. Sa faiblesse extrême et son état de phthisie, joints à l'impression morale produite par le changement de lieu, empêchent qu'on ne puisse constater chez lui des désordres intellectuels bien marqués.

En l'amenant, ses parens donnent sur sa vie antérieure les détails suivans : Renaud a toujours été fort actif, usant de tout avec excès. Son caractère doux et facile n'a changé que depuis ses malheurs.

Depuis plusieurs années il tousse, se plaint de la

poitrine, et dans les trois dernières années, il a été presque toujours malade.

Son père et sa mère sont morts dans un âge assez avancé ; le père à la suite d'une chute, la mère par une fluxion de poitrine.

Son frère aîné, pour lequel il avait une grande affection, est mort fou dans une maison d'aliénés ; son frère cadet et sa sœur sont fort singuliers, très hypocondriaques, très portés à se tourmenter et à craindre pour eux le sort de leurs frères aînés.

Ses deux enfans, garçon et fille, de vingt-deux et dix-huit ans, sont en bonne santé. La femme est morte en 1832, par suite du chagrin de ses affaires.

Renaud avait à Caen l'entreprise de boulangerie des hôpitaux de la ville ; il fut obligé de l'abandonner par manque de fonds assez considérables, et vint à Paris, en 1820, fonder, sur le quai d'Austerlitz, deux établissemens, l'un de marchand de bois, l'autre de marchand de vins, qui furent prospères pendant une dixaine d'années. La révolution de 1830 commença à mettre le désordre dans ses affaires ; de mauvaises spéculations l'entraînèrent dans des pertes considérables ; il fut obligé de vendre ce qu'il possédait pour payer une partie de ses dettes, et ne garda qu'une seule maison dans laquelle il habitait, et sur laquelle ses créanciers mirent hypothèque.

Renaud, sans état, sans espérance de se relever jamais de ces pertes successives, tomba dans le découragement et dans une mélancolie profonde, dont il ne sortait que pour entrer dans de violentes colères. Le chagrin de la mort de sa femme, l'abus des liqueurs alcooliques, vinrent aggraver sa fâcheuse position, et commencèrent à ébranler sa raison. Quand on lui parlait de ses affaires, il prétendait qu'il avait été volé, trompé par des fripons, qu'il ne devait rien à personne, qu'il était riche et n'avait pas besoin de travailler. Ses créanciers, fatigués d'attendre, le forcèrent de quitter sa maison et la mirent en vente.

Ce dernier coup aliéna entièrement l'intelligence déjà chancelante de Renaud. Dès lors, il fit mille folies, il devint plus difficile et plus méchant que jamais. Se croyant une fortune de plusieurs millions, il allait partout faire les dépenses les plus extravagantes, commandant chez les restaurateurs des dîners de quarante à cinquante personnes, envoyant à son logis chevaux, voitures, meubles, marchandises de toute espèce, puis rentrait chez lui pour tout briser et battre ses enfans.

Sa famille le fit mettre d'abord dans une maison de santé à la campagne ; il s'en échappa plusieurs fois, et, comme il était impossible de l'y garder, on l'amena à Bicêtre.

Après six semaines d'agonie pour ainsi dire, il mourut le 4 août 1833.

Autopsie, trente-six heures après la mort.

Le cadavre est décharné, d'un jaune terreux, peu infiltré. Les plèvres costales adhèrent dans toute leur étendue aux plèvres pulmonaires ; elles ont presque deux lignes d'épaisseur ; elles sont jaunes, lardacées, dans quelques endroits cartilagineuses. Les deux poumons sont farcis de tubercules ramollis, sans cependant former de collections ; point de cavernes ; une inflammation manifeste accompagne les tubercules de la base du poumon droit. Il y a peu d'eau dans le péricarde ; le cœur, assez volumineux, a huit pouces d'épaisseur du côté gauche, et cinq du côté droit. Le foie est considérable, pâle, exsangue, gras. Quelques ganglions mésentériques sont engorgés et présentent la grosseur d'une noisette. Point d'ulcération ni de tubercule dans les intestins ; le gros intestin seul présente une légère rougeur.

Le crâne a pour diamètre antéro-postérieur cinq pouces quatre lignes, pour diamètre transversal quatre pouces neuf lignes ; l'épaisseur des os du crâne, de trois lignes en arrière, n'a que deux lignes, deux lignes et demie en avant et sur les côtés. La dure-mère adhère fortement aux glandes de Pacchioni le long de la grande faux cérébrale. La cavité de l'arachnoïde contient beaucoup de sérosité très limpide. Le feuillet viscéral est légèrement épaissi, blanchâtre. Le cerveau, peu revenu sur lui-même, est d'une consistance normale. Tout d'abord en examinant l'origine des nerfs, on s'apperçoit que les nerfs olfactifs manquent entièrement. Les sillons qui les logent ordinairement sont recouverts par la pie-mère et l'arachnoïde ; on enlève ces membranes, et on s'assure que les nerfs ne sont pas cachés dans la profondeur des sillons. Le sillon droit est d'une étendue presque normale, dix-sept lignes ; le sillon gauche n'a que dix ou onze lignes. On n'apperçoit nulle trace de bulbe ni de racine, soit interne, soit externe. A l'extrémité postérieure des lobes antérieurs, le mamelon ou renflement pyramidal (pyramide grise) qu'on considère comme donnant naissance à la racine grise du nerf olfactif, est très développé, et son sommet est acuminé. Les lobes antérieurs du cerveau, parfaitement sains à leur partie postérieure, ne donnent point lieu de croire à une destruction de ces nerfs et de leurs origines. Les autres paires encéphaliques sont saines et entières.

Les os ethmoïdes présentent aussi des anomalies : sur le côté gauche de l'apophyse crista - galli, on voit une dépression analogue à celle destinée à loger le bulbe du nerf ; sur le côté droit, on ne remarque rien de semblable. La face supérieure de l'ethmoïde n'est point criblée de trous comme à l'ordinaire ; un seul trou existe du côté gauche, à côté des fentes ethmoïdales remplies par le filet nasal de la cinquième paire. La dure-mère, qui revêt l'ethmoïde, est saine et présente à gauche un petit tube membraneux qui s'engage dans le seul trou qui existe. On examine, avec attention, le filet nasal de la branche supérieure de la cinquième paire, des deux côtés : on peut le suivre à son entrée dans le crâne par le trou orbitaire interne et antérieur ; là, soulevant la dure-mère qui tapisse les côtés de l'apophyse crista-galli, on le voit, au dessous de cette membrane, se porter d'avant en arrière et pénétrer dans les fosses nasales par la fente ethmoïdale. La membrane pituitaire ne présente ni cicatrice ni ulcération. Suivie dans ses ramifications aux différentes parties de la tête, la cinquième paire ne présente pas plus d'altération que dans son origine et son ganglion.

Cette absence des nerfs olfactifs bien constatée, je cherchai à connaître les phénomènes physiologiques qui avaient pu l'accompagner.

Pour cela, tous les membres de la famille de Renaud furent interrogés tour à tour, séparément, pressés de mille questions souvent contradictoires pour faire jaillir la vérité, et tous se sont parfaitement accordés sur les détails suivants :

Renaud n'a jamais eu d'olfaction proprement dite ; dès son enfance il ne pouvait percevoir aucune odeur, ni bonne, ni mauvaise ; ce qui lui attirait souvent les espiègleries de ses camarades. Les odeurs fortes et irritantes avaient seules de l'action sur lui ; il avait même la sensibilité interne du nez très développée : le tabac, la poussière, le poivre, le faisaient éternuer violemment : tous les corps étrangers, tels que les barbes de plumes, morceaux de bois ou de paille, sel, vinaigre, moutarde, introduits dans les narines, étaient sentis à l'instant même et déterminaient de la douleur ; et un jour qu'il approcha de son nez un flacon d'éther, il ne distingua aucune odeur, mais il versa des larmes en abondance, disant que cela l'avait piqué comme s'il avait eu du sel dans le nez.

Quant aux autres sens, ils n'avaient jamais présenté d'altération. Il conserva jusqu'à sa mort une finesse d'ouïe remarquable ; il avait le goût très délicat et était très difficile sur le choix des alimens ; sa vue seule s'était affaiblie vers les dernières années de sa vie.

Cette observation montre évidemment que Renaud manquait de la sensibilité spéciale du nez par l'absence des nerfs olfactifs, mais qu'il jouissait dans toute son intégrité de la sensibilité générale, fournie par la cinquième paire, qui, comme je l'ai déjà dit, ne présentait dans tout son trajet ni anomalie ni altération.

Or ces deux sensibilités, si distinctes dans cette observation, ont-elles été reconnues par les auteurs qui se sont occupés des organes des sens ? doivent-elles être attribuées à une seule espèce des nerfs qui se rendent aux narines, ou chacune à un nerf différent ? sont-elles nécessairement liées entre elles, de manière que l'odorat puisse persister ou être modifié avec la lésion de l'une ou de l'autre ?

Telles sont les différentes questions que je me propose de traiter.

(Dans le travail qui suit, M. Pressat traite avec beaucoup de soin chacune de ces questions : nous regrettons de ne pouvoir donner en entier ce travail remarquable.)

OBSERVATION DE DÉFAUT DE SIMULTANÉITÉ DES BATTEMENS DU COEUR,

Par M. PRESSAT.

Au n. 2 de la salle Saint-Léon, le 2 mai 1835, Lenfant, âgé de cinquante-quatre ans, conducteur d'omnibus, homme fort et d'une complexion sanguine, se plaint depuis dix-huit mois de respiration courte, de catarrhes fréquens, d'œdème aux extrémités, de palpitations sans douleur à la région précordiale. Il a eu une hémoptysie il y a vingt ans, à la suite d'un coup dans la poitrine. Le 30 avril 1835, sans cause appréciable, nouvelle hémoptysie, dont l'expuition se fait en crachats noirâtres.

État antérieur. — Ni douleurs rhumatismales, ni hémorrhoïdes, ni dartres ; la gale une seule fois, à Flessingue ; une seule gonorrhée.

État actuel du 2 mai. — Pommettes injectées, face violacée, point d'épistaxis ni de céphalalgie ; soif : un peu d'appétit ; point de nausées ni vomissemens ; ventre volumineux avec commencement d'ascite, membres inférieurs infiltrés, point de dévoiement, plutôt constipation. Pouls petit, très irrégulier, donnant, à la minute, cent seize pulsations pendant vingt-huit inspirations ; son mat de la région précordiale dans une assez grande étendue ; battemens du cœur irréguliers, avec impulsion, sans bruit spécial, s'entendant dans tout le côté droit antérieur de la poitrine, et point en arrière ; simple choc à la carotide. Demi-orthopnée ; percussion sonore en avant des deux côtés, respiration pure et assez forte sous la clavicule droite, plus faible à gauche : râle sonore sec en arrière, très fort des deux côtés.

Il a été saigné le 30 avril ; il l'est de nouveau le 2 mai.

Le 4, le pouls, irrégulier, donne cent quarante pulsations à la minute, pendant vingt inspirations. (Chiendent nitré.)

Le 6, même état (frictions scillitiques ; potion antispasmodique ; trois pilules de digitale d'un grain chacune).

Le 9, un nouvel examen fait découvrir des symptômes qui se sont développés depuis l'entrée du malade ou qui ont échappé à la première inspection : c'est le défaut de simultanéité dans les battemens du cœur : tout à fait à gauche, on n'entend que deux bruits, un sonore et l'autre sourd, mais avec impulsion et irrégularité ; on peut les rapporter au cœur gauche : tout à fait à droite et dans toute la région droite, deux bruits assez normaux que l'on peut rapporter au cœur droit : enfin, entre ces deux régions, dans un lieu fort limité qui correspondrait aux cloisons inter-ventriculaire et inter-auriculaire, on entend, l'un après l'autre, quatre bruits distincts qui se succèdent rapidement, comme les coups des batteurs de plâtre, sans interruption ; tandis qu'à droite ou à gauche, on n'entend que deux bruits, suivis d'un repos plus ou moins long. Quelquefois ces quatre bruits sont moins distincts, sans qu'on puisse en deviner la cause par l'état apparent du malade, on n'entend que trois bruits suivis d'un moment de repos qui tiendrait lieu du quatrième. Souvent aussi, à droite et à gauche, on peut entendre les bruits des deux cœurs, mais ils ne sont pas aussi distincts que sur la ligne intermédiaire que j'ai indiquée, et sur laquelle il faut ausculter pour les saisir facilement tous les quatre.

Le 15 mai, le malade, se trouvant soulagé, demande sa sortie.

CAS DE GUÉRISON DE PHTHISIE PULMONAIRE,

Par M. PRESSAT.

Un jeune Allemand de 28 ans, couché au n. 61 de la salle Saint-Antoine, à l'hôpital Saint-Antoine, dans le service de M. Guérard, en l'année 1836, présentait tous les signes évidens d'une caverne du poumon du côté droit : crachats de matière tuberculeuse ; son très manifeste de pot fêlé et vide ; à l'auscultation, souffle caverneux et pectoriloquie plus ou moins évidente, selon l'expectoration ; dépression de la région sus et sous-claviculaire. Le malade n'avait jamais craché de sang ; il ne suait que rarement et n'avait point de dévoiement ; il avait conservé assez d'embonpoint, et la respiration était libre et sonore du côté gauche.

Un séton lui fut appliqué du côté malade ; on lui donna une nourriture abondante, et, six mois après, il prétendit être guéri et voulut reprendre ses travaux. Il sortit au mois de juin 1836.

Au mois d'octobre 1837, il demanda à passer l'hiver à l'hôpital, parce qu'il n'avait plus d'ouvrage ; M. Guérard, curieux de l'examiner, l'admit dans son service : le malade assura qu'il s'était bien porté toute l'année ; qu'il avait bien quelquefois la respiration un peu gênée, mais pas assez pour ne pas travailler ; que ses pieds n'avaient jamais enflé. On constata les mêmes phénomènes que j'ai indiqués, mais moins marqués. Il mourut inopinément d'une attaque d'épilepsie quelques jours après son entrée.

A l'autopsie, on trouva au sommet du poumon droit une caverne propre à loger le poing, tapissée d'une membrane fibro-celluleuse, très épaisse, et tout à fait lisse à sa partie interne ; autour, existaient quelques plans cellulo-fibreux, indiquant les cicatrices de petites cavernes ; il en aurait été de même de la grande excavation, si le malade n'eût été emporté par une maladie toute différente de celle dont il avait été affecté.

ACADÉMIE ROYALE DE MÉDECINE.

Séance de 30 janvier.

SUITE DE LA DISCUSSION SUR L'ENTRÉE DE L'AIR DANS LES VEINES.

Après une discussion sur l'ordre à suivre, M. Gerdy obtient la parole.

M. *Gerdy* se propose de repousser les attaques dirigées contre lui par M. Amussat dans la séance du 5 décembre. M. Gerdy reprend une à une chacune de ces accusations et montre qu'elles ne sont nullement fondées.

« M. Amussat a constamment dit et voulu persuader aux autres que je n'admettais pas l'entrée spontanée de l'air dans les veines, que je la rejetais complètement, tandis que je n'ai pas cessé de lui répéter que je ne la mettais pas en doute, que j'y croyais tout aussi fermement que lui. N'en avais-je pas parlé dans ce sens dans l'article *Circulation* que j'ai inséré dans la 2e édition du Dictionnaire de médecine ; n'en avais-je pas parlé dans ce sens dans cette enceinte au mois de juillet dernier, et mon opinion ne se trouve-t-elle pas consignée dans le bulletin de l'Académie ? Mais ce que j'ai dit, c'est que les observations présentées comme des exemples irréfragables d'introduction spontanée de l'air dans les veines pendant une opération chirurgicale, ne sont pas assez circonstanciées pour lever tous les doutes et entraîner la conviction. N'était-ce pas donner une preuve que je croyais à la possibilité de cet accident, que de proposer un moyen de le prévenir ?

« On a voulu me mettre en opposition avec le rapport que j'ai signé comme membre de la commission : c'est là une tactique bien habile. » M. Gerdy explique à quelles circonstances tiennent les légères dissidences qui existent entre le rapporteur et la plupart des membres de la commission. C'est à la présence continuelle de M. Amussat, à son incessante intervention dans toutes les questions que la commission avait à traiter, dans ses prétentions d'être considéré comme membre de la commission et de pouvoir être à la fois juge et partie, c'est dans la répugnance que chacun des membres avait à heurter de front un honorable collègue qu'il faut en chercher la cause.

« Au reste les dissidences qui existent entre moi et M. Bouillaud sont beaucoup moins grandes que celles qui divisent M. le rapporteur et M. Amussat.

» Ce dernier m'a reproché d'avoir cité à faux les expériences dont j'ai parlé dans ma première improvisation. C'est là un reproche grave, que je repousse de toutes mes forces. Mes notes étaient exactes, je l'affirme, je les ai collationnées sur le journal rédigé par la commission.

» Un autre reproche que m'a adressé M. Amussat, c'est d'avoir de la haine pour la méthode expérimentale. Non, Messieurs, je n'ai jamais eu de haine pour cette méthode ; je l'ai employée lorsqu'elle m'a paru propre à fournir de bons résultats ; mais je ne crois pas qu'elle soit la seule bonne, et que sans elle on ne puisse rien faire de bien : je crois qu'on a beaucoup observé, et que c'est à tort que beaucoup de savans s'imaginent que la médecine ne saurait faire de progrès que par la méthode expérimentale. C'est là une grave erreur ; il appartiendrait à l'Académie de Médecine de combattre une semblable tendance : ce serait là un sujet digne de fixer l'attention de l'Académie. »

M. *Gerdy* réfute ensuite quelques unes des objections présentées par M. Roux, et termine en adressant à M. Amussat quelques conseils.

M. *Bouillaud* déclare que les procès-verbaux sont la fidèle peinture des faits que la commission a eus sous les yeux, quelle que soit la personne qui les ait dictés.

M. *Amussat* explique qu'il n'a pas voulu attaquer l'honneur de M. Gerdy, et qu'il ne l'accuse pas d'avoir altéré les expériences, mais seulement de les avoir rendues à sa manière : comme, par exemple, d'avoir fait ajouter aux résultats que l'animal avait été tenu dans telle position, que la patte avait été maintenue écartée, la plaie débarrassée du sang, etc.

L'Académie prononce la clôture de la discussion.

M. *Bouillaud* déclare qu'en sa qualité de rapporteur il est prêt à résumer la discussion : mais, afin d'être plus court, il désirerait que la parole ne lui fût donnée que dans la séance prochaine. —Accordé.

M. Boullay, au nom de la commission des eaux minérales, fait un rapport sur la composition d'une eau minérale provenant d'une source située à Greoulx, sur la propriété du sieur Guibert. Cette eau, qui l'année dernière fut trouvée très riche en principes sulfureux, ne contient pas cette année un atome de soufre.

On demande qu'on attende pour proposer au gouvernement d'autoriser le sieur Guibert à exploiter la nouvelle source. Vu l'heure avancée, on renvoie à la prochaine séance pour statuer sur ce sujet.

VARIÉTÉS.

Résultat des revaccinations pratiquées en 1836, par le docteur Aggens, médecin de Toenning, dans le duché de Schleswig.

L'auteur a pratiqué la revaccination pendant l'année 1836 chez 962 personnes. L'opération réussit complètement chez 822 personnes : chez 68, les pustules ne présentèrent pas un développement convenable, et chez les 72 autres, elles manquèrent tout à fait. L'opérateur faisait toujours 6 piqûres. Dans quelques cas, dès le lendemain de la vaccination on voyait apparaître des pustules caractéristiques qui avaient pris tout leur développement le cinquième ou sixième jour ; d'autres fois leur marche était plus lente. En général, l'auteur remarqua une réaction beaucoup plus forte dans le système lymphatique qu'à la suite d'une première vaccination. Déjà deux heures après l'opération les adultes ressentaient une sensation particulière de brûlure le long du bras et dans l'aisselle. Pendant la période de suppuration il survenait un gonflement du bras et même un peu de fièvre. Mais jamais les pustules résultant de la revaccination ne présentèrent cette belle coloration perlée des boutons d'une première vaccine : mais ils étaient toujours d'une teinte tirant sur le gris. Enfin, ils avaient une marche beaucoup plus rapide dans leur dernier stade. Chez beaucoup d'individus, les pustules présentèrent beaucoup de différence pour leur volume et leur marche, comme si les plus grosses avaient devancé les plus petites. Dans quelques cas où il ne se forma pas de pustules caractéristiques, on remarqua autour de la piqûre un cercle rouge de la grandeur d'un taler, et quelquefois dans l'intérieur, mais point sur la piqûre même, il se développa des vésicules remplies de sérosité. Une seule fois chez une dame, une première revaccination ayant été sans succès, le docteur Aggens la répéla, mais elle échoua également.   (*Pfaff's Mittheilungen.*)

Résultats des revaccinations pratiquées dans l'armée prussienne pendant l'année 1836, publiés par le docteur Schlesier.

Cette année, 42,124 individus ont été revaccinés. 32,635 portaient des cicatrices de vaccine antérieure. Chez 6,545 ces cicatrices étaient douteuses ; il n'y en avait pas chez 2,840. Dans les revaccinations de cette année, il y eut des pustules régulières chez 18,136 individus, irrégulières chez 9,440. Chez 14,048, l'inoculation ne réussit point d'abord, mais en la répétant elle réussit sur 1,569, et resta sans succès dans 8,205 cas. Le nombre des pustules varia chez les différens individus de 1 à 30. Parmi ceux qui eurent des pustules régulières, 7,311 eurent de 1 à 5 pustules ; 5,647 de 6 à 10 ; 4,418 de 11 à 20, et 760 de 21 à 30.

Parmi les individus revaccinés en 1836 ou antérieurement, 14 furent pendant cette année affectés de varicelle et 8 de varioloïde. Mais il n'y eut pas un seul cas de variole franche.

L'inoculation fut en général pratiquée avec du vaccin frais pris aux bras de jeunes enfans. Quelquefois on fut obligé de prendre du vaccin fourni par des adultes. Rarement on employa du vaccin conservé. Les chirurgiens des différens corps sont partagés d'opinion quant à la plus ou moins grande efficacité du vaccin pris chez les enfans ou chez les adultes : mais l'expérience directe a paru montrer très peu de différence dans leur propriété de produire des pustules.

Si l'on compare les résultats obtenus en 1836 avec ceux des années précédentes, on paraît conduit à cette conclusion que la susceptibilité de contracter une nouvelle vaccine et conséquemment la variole, augmente chaque année. De 42,124 individus revaccinés en 1836, il y a eu 18,136 cas de succès. En 1833, 48,478 personnes revaccinées ne fournirent que 15,269 succès ; en 1834, sur 44,454 revaccinations, 16,679 succès ; et en 1835, sur 39,192 revaccinations, 15,315 réussites. Les succès ont donc été aux revaccinations dans la proportion de 31 pour cent en 1833, de 37 en 1834, de 39 en 1835, et de 43 en 1836.

En 1833, la première revaccination fut sans succès chez 4,161 sujets ; mais répétée chez eux, elle réussit chez 784 ; sur 6,830 cas non suivis de succès en 1834, la répétition de l'opération réussit chez 866 ; en 1835, chez 9,411 elle réussit 1,405 fois ; et en 1836, 1569 fois sur 9,744 individus.

(*Medicinische Zeitung*, n. 21. 1837).

Résultats de la revaccination dans l'armée danoise. La revaccination introduite dans l'armée danoise comme le meilleur moyen de diminuer les ravages de la variole, a fourni en 1835 le résultat suivant :

Age.	succès.	insuccès.
1—10 ans	33	1
10—20 —	216	82
20—25 —	2175	995
25—30 —	191	76
30—40 —	123	43
40—50 —	18	8
	2756	1208

Bidrag til Bornekoppernes og vaccinationens historie i Danmark, etc., uf J. C. W. Weudt M. D. Kiobenhaven 1836 ; c'est-à-dire contributions à l'Histoire de la variole et de la vaccine en Danemark, avec des observations sur les dernières épidémies de petite vérole.

Le concours pour la chaire d'hygiène vacante à la Faculté de médecine de Paris par le décès de M. Deyeux, est commencé depuis quelques jours. Les concurrens sont, MM. Baudrimont, Bouchardat, Bussy et Dumas. M. Cottereau s'est retiré.

Valentin. *Repertorium fur anatomie and physiolgie* ; c'est-à-dire Répertoire d'anatomie et de physiologie, 2ᵉ année 1827, 2 livraisons.

Cette publication est une revue des principaux travaux relatifs aux sciences anatomiques et physiologiques, qui paraissent en Europe et en Amérique. L'auteur y joint le résultat de ses propres travaux.

Un des gérans,   DEZEIMERIS.

PARIS.— Imprimerie et Fonderie de FÉLIX LOCQUIN et Compᵉ rue Notre-Dame-des-Victoires, 16.

1858. — N. 22.   20 FÉVRIER

L'EXPÉRIENCE,

JOURNAL DE MÉDECINE ET DE CHIRURGIE

PUBLIÉ PAR

MM. DEZEIMERIS ET LITTRÉ.

Ars longa.   *Ubicumque...*

Ce journal paraît tous les cinq jours, les 5, 10, 15, 20, 25 et 30 de chaque mois, par cahiers de 16 pages à deux colonnes, formant à la fin de chaque année deux forts volumes grand in-8o. Le prix d'abonnement est de 9 fr. pour 3 mois, 18 fr. pour six mois, 36 fr. pour un an, 40 fr. pour l'étranger. ON S'ABONNE, AU BUREAU DU JOURNAL, RUE DE LA SOURDIÈRE, 21, chez J. B. Baillière, rue de l'École de Médecine, 13 bis, et, dans les départemens, chez les directeurs de poste et aux bureaux des Messageries-Royales et des Messageries Laffitte et Caillard. Les lettres affranchies sont seules reçues.

PATHOLOGIE INTERNE.

ANATOMIE PATHOLOGIQUE DE L'APPENDICE DU COECUM,

Par Frédéric Merling (1).

Ire SECTION. — *Absence complète de cet appendice.*

Aucun fait détaillé n'ayant été publié jusqu'à ce jour sur cette anomalie de l'organisation, qui consiste en l'absence totale ou partielle de l'appendice vermiforme, il ne saurait être inutile, dans une dissertation anatomico-pathologique sur ce sujet, de donner du moins l'énumération des cas qu'on en a mentionnés. Ils paraissent se réduire aux suivans :

Massa (2) dit avoir vu plusieurs sujets qui n'avaient point d'appendice cœcal; il croyait que cet appendice disparaissait lorsque l'intestin cœcum était complètement développé.

Morgagni (3) dit que non seulement l'appendice n'existe pas chez beaucoup d'animaux, mais qu'il

(1) Diss. inaug. med. sistens processus vermiformis anatomiam pathologicam, cum II tabul. in lapide incisis. Heidelberg, 1836, in-4. — Quelques observations publiées dans ces derniers temps dans divers journaux prouvent qu'on ne connaît pas assez les faits que la science possède sur ce sujet. Nous avons cru, en conséquence, qu'il pouvait être utile de traduire la thèse suivante d'un élève de Tiedemann, qui les a presque tous rassemblés, en en ajoutant un certain nombre de nouveaux que lui avait communiqués son illustre maître.

(2) Massa, Anat. p. 12., cité par Portal, Hist. de l'anat., tom. I, p. 352. — M. Merling ajoute que Portal partageait l'erreur de Massa ; mais Portal ne dit point cela.

(3) Morgagni advers. anat., t. III, p. 22; et epist. XIV, n° 62.

I.

manque aussi quelquefois chez l'homme, ainsi que Fontana l'a observé.

J. Hunter (1) rapporte qu'à l'ouverture du corps d'un homme de quarante ans, mort d'une hernie inguinale droite, on trouva le cœcum formant par sa distension une tumeur sphéroïde du volume d'une tête d'enfant, remplissant le sac herniaire, et ne présentant nul vestige d'appendice vermiforme.

Haller (2) et Delius (3) surtout, ont observé des cas qui se rapportent à notre sujet, puisqu'ils ont vu l'appendice cœcal tantôt manquer complètement (4) tantôt n'exister qu'à l'état rudimentaire (5), ou former plus souvent encore un simple tubercule.

Autenrieth (6) cite un cas dans lequel le cœcum, n'offrant aucun vestige d'appendice, remplissait le sac d'une hernie inguinale, et un second cas analogue, observé chez une femme hydropique, où une hernie inguinale droite contenait le cœcum, lequel était d'un volume médiocre, et ne présentait pas trace d'appendice.

Meckel (7), en disséquant le cadavre d'une femme, trouva le cœcum et toutes les parties adjacentes dans l'état normal ; mais il n'y avait point d'appendice cœcal.

Dans ses recherches sur les abcès de la fosse iliaque Puchelt (8) rapporte le cas d'un jeune étudiant mort de cette maladie, dont le corps présenta à l'autopsie les particularités suivantes : le péritoine était parfaitement sain ; mais la partie postérieure du colon ascendant, vers son milieu, était adhérente aux muscles. En rompant cette adhérence, on mit à découvert l'entrée d'un abcès de la grosseur d'un œuf d'oie. A partir de cette ouverture, un trajet fistuleux,

(1) Philos. transact.

(2) Haller, Element physiol. t. VII, p. 118.

(3) Delius Amœn. med. deo. II, p. 92.

(4) Bartholin centur. 1, histor. 63. Sal. Alberti post orat. p. 167. Philos. transact. n° 459. Absence d'appendice. Delius præf ad œcon. fascic. II. Kaltschmidt de variis pn. in sect. rep.

(5) Sal. Alberti.

(6) Dans Tritschler, Diss. inaug. med. chir. sistens obs. in hernias precipuè intestini cœci. Tubingue 1806.

(7) Patholog. anatomie. t. I, p. 599.

(8) Heidelberg. klinische annalen, t. VIII, n° 4, p. 535

se dirigeant en dehors sur la marge de la crête iliaque, venait s'ouvrir extérieurement en une fistule stercorale; l'os iléon était carié; les muscles iliaque, interne et psoas étaient ramollis, suppurés, noirâtres. A peine existait-il vestige de l'appendice vermiforme; le colon transverse était abaissé; les autres viscères étaient sains.

(On peut ajouter à ces faits cités par Merling le cas communiqué par Fursteneau à l'Académie des Curieux de la nature (1), et celui publié par le docteur Gaübe dans le magasin de Rust (2).)

II⁰ Section. — *Occlusion ou adhérence complète de l'appendice cœcal.*

L'occlusion ou l'adhérence de l'appendice doit être placée à côté de son absence totale, puisqu'elle en est l'équivalent relativement aux fonctions qui lui sont propres. Je regrette de ne connaître qu'un très petit nombre de faits qui se rapportent à cette section.

Haller (3) a vu deux fois l'appendice cœcal transformé en une sorte de ligament.

Baillie (4) l'a trouvé plusieurs fois fort ténu et oblitéré.

Fleischmann (5), dans un cas rapporté plus loin avec plus de détail, l'a vu filiforme dans une partie de sa longueur et sans cavité.

Tiedemann (6) enfin l'a trouvé complètement oblitéré et adhérent au cœcum dans toute son étendue.

III⁰ Section. — *Longueur et largeur anormales de l'appendice cœcal.*

Quoique les anomalies de longueur et de largeur de l'appendice cœcal ne puissent être par elles-mêmes considérées comme des maladies, j'ai cru néanmoins ne pas devoir les passer sous silence, d'autant plus que l'excès de longueur de cette partie a donné lieu assez fréquemment à des maladies graves et même mortelles, comme le savent les médecins instruits, et comme il sera démontré plus loin.

Ruysch (7) rapporte un cas de longueur excessive de l'appendice cœcal. Le même auteur dit avoir vu cet appendice acquérir un volume tout à fait inusité. *Les Actes des curieux de la nature*, vol. 1, obs. 71, contiennent un fait tout semblable.

Valsalva (8) a rencontré l'appendice du cœcum long de huit travers de doigts et gros comme une plume d'oie.

Autenrieth (1) a observé un appendice vermiforme de 4 pouces de long et du volume d'un intestin grêle.

Baillie (2) en a vu un de 5 pouces, et Sœmmering (3) un de 6 pouces de longueur.

Lesser (4) dit l'avoir rencontré très long et très gros chez un militaire mort du typhus.

Welge (5) l'a trouvé long d'un quart d'aune et formant de nombreuses circonvolutions.

Reinmann (6), sur le cadavre d'un vieillard de 75 ans l'a vu long de 6 pouces et large de plus de 2 pouces.

Crelle (7) cite un cas où il était plus long et plus large que d'ordinaire, au point de recevoir dans sa cavité le bout du doigt médius.

Cuvier (8) l'a vu long de 6 pouces.

Tiedemann m'a communiqué trois cas d'hypertrophie de cet appendice. Dans le premier, il avait 6 pouces 3 lignes de long et 3 lignes de large vers son sommet qui était contourné et couvert d'un très grand nombre de petites glandes. Dans le deuxième cas, l'appendice contourné en spirale avait 6 pouces 9 lignes de long sur 3 lignes de large : enfin dans le troisième cas, l'appendice, long de 5 lignes, offrait à son origine 7 lignes de large, vers son milieu 6 lignes et à son sommet 4 lignes.

Mais l'appendice du cœcum peut pécher par défaut tout aussi bien que par excès de longueur.

Morgagni (9) rapporte qu'il a rencontré l'appendice très court et réduit au tiers de son volume.

Baillie et Sœmmering (10) l'ont vu long d'un pouce et large d'une ligne et demie; Meckel, d'un demi-pouce de longueur et très mince.

Otto (11), chez un homme de 25 ans, l'a trouvé semblable à ce qu'il est chez le fœtus.

Andral (12) dit l'avoir quelquefois rencontré d'une exiguïté extrême.

Fleischmann (13) rapporte 2 cas; dans l'un desquels l'appendice avait 1/2 pouce de long sur une 1/2 ligne de large : dans le second, l'anomalie portait non seulement sur la grandeur, mais aussi sur la configuration. L'appendice long d'un pouce, de forme triangulaire, large d'un pouce à sa base, à l'endroit où il naît du cœcum, se terminait vers l'intestin grêle par un sommet formant un filament

(1) Act. acad. nat. curios. t. IX, obs. 5, p. 16.
(2) Rust. Magazin für die gesammte Heilkunde, t. XIX, p. 361.
(3) Elément. physiol. t. VII, p. 118.
(4) Anat. pathol.
(5) Leichenöffnungen.
(6) Ce cas était inédit; Merling l'a fait connaître par une planche qui dispense d'une description, Pl. II, fig. 1.
(7) Ruysch, obs. anat. chir. 92.
(8) Morgagni, epist. 29 § 16.

(1) Tritschler, p. 23.
(2) Baillie. Anat. pathol.
(3) Sœmmering. Anatomie, p. 352.
(4) Lesser Entzund. n. Verschwär. der Verdauungsorgane. 1830. p. 147.
(5) Welge. in Roose's Beitrage zur offent. u. gericht. A. K. p. 71.
(6) Reinmann. Nov. act. nat. eur. t. I, obs. 71 p. 294.
(7) Crelle. Nova acta. t. IX, obs. 58 p. 226.
(8) Cuvier, Anat. comp. t. III, 480.
(9) Morgagni, epistol. 7.
(10) Baillie et Sœmmering. Pathol. anatom.
(11) Otto. Seltene Wahrnehmung, p. 125.
(12) Andral, Anat. pathol.
(13) Fleischmann. Leichenöffnungen, p. 93.

solide et surmonté par un petit corps d'un quart de ligne de diamètre.

Tiedemann a vu un appendice long de 4 lignes, qui, rétréci à sa base, se terminait par une extrémité obtuse et globuleuse de 2 lignes de diamètre : il en a observé un autre de 9 lignes de long sur 1 ligne ou 1 ligne 1/2 de large et d'une forme très anfractueuse ; dans un troisième cas l'appendice avait 2 pouces 1/2 de long sur 4 lignes de large : il avait la longueur d'un travers de doigt dans un quatrième cas.

IVᵉ Section. — *Déplacement de l'appendice vermiforme.*

Sans nous occuper des changemens de position légers, sans nous occuper surtout de ces déplacemens beaucoup plus graves, dans lesquels il y a adhérence aux parties voisines et étranglement, ce qui formera le sujet d'un chapitre à part, nous ne traiterons ici que des déplacemens simples de l'appendice.

1ⁿ *Déplacemens dans la cavité abdominale.*

Santorini (1) rapporte un cas dans lequel l'appendice placé entre le muscle psoas et la concavité du foie, était perpendiculaire à la direction du cœcum.

Haller (2) vit quatre fois l'appendice vermiforme descendre dans le bassin avec le muscle psoas ; et chez un enfant âgé seulement de quelques semaines, il vit cet appendice logé dans le sillon du foie et placé parallèlement à la vésicule biliaire.

Vosse (3) l'a vu chez une femme accompagner le muscle psoas et descendre dans le bassin.

Blasius (4) rapporte un cas où il existait dans le côté gauche de l'abdomen avec le cœcum et le commencement du colon.

2ᵉ *Invaginations de l'appendice vermiforme.*

Lettsom (5), Blumenbach (6) et Sœmmering (7) ont observé l'invagination de l'appendice dans le colon ; il paraissait logé avec lui dans la courbure sygmoïde.

3º *Hernie de l'appendice du cœcum.*
a. Hernies congénitales.

Sœmmering (8) cite le cas d'un enfant nouveau-né, chez lequel l'appendice vermiforme existait seul dans une hernie congénitale, avec le testicule auquel il adhérait.

Hesselbach (9) a trouvé l'appendice dans une her-

(1) Santorini, Obs. anat. t. IX, § 9.
(2) Haller, Elem. physiol, t. VII, p. 117-118.
(3) Vosse, Diss. de intestino cœco ejusque append. Gœtting. 1819.
(4) Blasius, Obs. med. p. 9.
(5) Lettsom. Philos. trans. t. 76, p. 205.
(6) Blumenbach, a. a. O. V. 3, p. 327.
(7) Sœmmering. a. a. O. p. 90.
(8) Sœmmering dans sa traduction de Baillie, p. 123.
(9) Hesselbach uber leisten u. schenkelbruche. 1816.

nie inguinale droite chez deux enfans, l'un de dix semaines et l'autre plus jeune ; dans les deux cas l'appendice adhérait à la paroi postérieure du sac herniaire.

Fleischmann (1) a rencontré chez un enfant mort deux jours après sa naissance, l'appendice situé à la partie inférieure du sac péritonéal. L'appendice, long d'un pouce sur deux de large, remplissait complètement la cavité du sac herniaire ; son extrémité, un peu contournée, était placée au dessus du testicule avec lequel elle était en contact. Ce cas est en outre fort important, parce qu'il réfute l'opinion de Scarpa sur le mode de formation de ce genre de hernie congénitale. Il croit en effet qu'en pareil cas l'appendice vermiforme est toujours adhérent au testicule. Or, le cas de Fleischmann ne rentre point dans cette manière de voir, bien qu'il s'agisse évidemment d'une hernie congénitale, comme le prouve la brièveté de la vie de l'enfant et l'absence de toute cause extérieure. L'adhérence au testicule n'est donc pas une condition nécessaire à la production des hernies congénitales.

Schwencke (2) rapporte une opération d'entéro-épiplo-sarcocèle pratiquée chez un jeune homme de 20 ans, chez lequel on trouva une adhérence de l'appendice cœcal au testicule. Le même auteur raconte que dans un autre cas il n'a trouvé autre chose dans le sac herniaire que l'appendice vermiforme adhérent au testicule, en sorte que cette adhérence simulait un cirsocèle.

b. *Hernies non congéniales.*

Morgagni a trouvé l'appendice vermiforme ayant son aspect normal dans une hernie inguinale droite chez un homme de 30 ans.

Amyand (3) rapporte avoir rencontré l'appendice vermiforme fortement adhérent à une portion d'épiploon dans une hernie scrotale qu'un enfant de 11 ans portait depuis les premières années de sa vie.

Tritschler (4) cite également 5 cas dans lesquels on ne trouva autre chose que l'appendice cœcal dans des hernies du côté droit.

Taramelli (5) a trouvé dans une hernie inguinale l'appendice cœcal quadruplé de volume. Dans ce cas, la hernie avait été évidemment formée par l'appendice seul ; ce qui est beaucoup plus rare que les cas où il accompagne le cœcum dans le sac herniaire. Le 15 mai 1835, on reçut à l'hôpital de Milan une servante âgée de 35 ans, présentant tous les symptômes d'une hernie étranglée. La malade portait depuis long-temps cette descente qui, étranglée depuis deux jours, formait une tumeur du volume d'un œuf de poule, dure et douloureuse. Il y

(1) Fleischmann, Leichenoffnungen, p. 94.
(2) Schwencke. uber die Bruche. Leipzig. 1865.
(3) Amyand, cité dans la dissert. de Tritschler, p. 35.
(4) Tritschler in dissert. p. 30.
(5) Taramelli Annali univers. di medic. 1885.

avait tous les symptômes de l'étranglement, à l'exception des vomissemens. Deux saignées, des cataplasmes, des bains ayant été vainement employés, l'opération fut pratiquée le soir. Le sac, qui ne contenait que peu de sérosité, était rempli par l'appendice vermiforme quadruplé de volume; l'étranglement siégeait à sa base. Cette femme ne tarda pas à sortir guérie.

Il y a plusieurs années qu'entra à l'hôpital de chirurgie de Heildeberg un carrier qui n'avait jamais eu de hernie, mais qui présentait tous les signes d'un étranglement, lequel paraissait siéger au niveau de la région inguinale droite. Aucune tumeur à l'extérieur ne fournissait l'indication d'opérer. Malgré tous les soins, le malade succomba le lendemain de son entrée. A l'autopsie, on trouva un étranglement de l'appendice vermiforme dans le canal inguinal ; il y avait gangrène de l'appendice.

Puchelt a recueilli l'observation suivante : Une fille de 30 ans portait depuis quelque temps une hernie crurale sans en ressentir aucune incommodité. Tout à coup et sans cause externe, cette hernie s'étrangle ; cet état se distinguait de l'étranglement inflammatoire par le peu de douleurs que causait le toucher de la tumeur, par le petit nombre de vomissemens et par la suspension incomplète des selles. On eut recours à l'opération ; mais il fut inutile d'ouvrir le sac herniaire, l'appendice vermiforme qui le remplissait étant rentré dans l'abdomen par suite de manœuvres très simples. On peut conclure de ce fait que l'étranglement de l'appendice vermiforme s'accompagne de symptômes moins graves que lorsqu'il s'agit d'autres portions du canal intestinal (1).

Vᵉ SECTION. — *Adhérences avec les parties voisines , et étranglement de l'intestin grêle par l'appendice cœcale.*

Bien que les adhérences de l'appendice vermiforme aux parties voisines soient toujours le résultat de l'inflammation, et qu'elles coïncident plus fréquemment avec les déplacemens, comme d'ordinaire elles produisent des étranglemens de l'intestin, nous avons cru devoir en traiter à part.

Sandifort et Jean Dœveren ont quelquefois rencontré l'appendice vermiforme étranglant une partie de l'intestin.

Moreau (2) rapporte un cas d'adhérence chez une jeune fille morte d'étranglement interne. L'extrémité de l'appendice adhérait fortement au mésentère, et formait une espèce de bride par laquelle une portion de l'iléon était étranglée.

Marteau (3) a rencontré un étranglement mortel

du jéjunum produit par l'appendice vermiforme adhérent au mésentère.

Mono (1) et Scarpa (2) ont rencontré sur le cadavre le colon embrassé par l'appendice vermiforme qui avait contracté adhérence avec un repli du mésentère. Lobstein (3) a vu un cas de ce genre.

Kloekhof (4) rapporte un cas dans lequel le sommet de l'appendice, uni au cœcum, formait une anse dans laquelle l'intestin grêle avait été étranglé.

Copland cite un cas en tout semblable au précédent (5).

Tiedemann a trouvé l'appendice cœcal fort diminué de longueur, adhérent dans toute sa longueur au cœcum : dans un second cas c'était avec l'intestin grêle qu'il adhérait dans toute son étendue. Enfin dans un troisième cas, l'adhérence avait lieu avec le gros intestin.

VIᵉ SECTION. *Corps étrangers dans l'appendice cœcal.*

A l'entrée de l'appendice vermiforme existe un repli valvulaire de la membrane muqueuse qui, dans l'état normal, permet au mucus de l'appendice de passer dans le cœcum, mais qui ne laisse rien passer du cœcum dans la cavité de l'appendice. Dans des conditions particulières encore mal connues on voit des corps étrangers, tels que des matières fécales, des aiguilles, des vers lombrics, etc., pénétrer dans l'appendice, et y déterminer quelquefois par leur contact irritant des altérations très dangereuses, comme on le verra par la liste des cas que nous allons indiquer. Commençons par ceux dans lesquels il n'existe pas d'accidens pendant la vie.

Santorini (6) a quelquefois trouvé l'appendice rempli de matières fécales.

Crelle (7) rapporte le fait suivant : Ayant ouvert l'abdomen pendant que nous examinions la cavité de l'intestin, notre attention fut attirée par l'appendice vermiforme du cœcum, qui non seulement était plus long et plus volumineux que d'habitude, mais encore qui contenait dans son intérieur un corps dur. En l'examinant avec plus de soin, nous reconnûmes qu'il était assez ample pour recevoir facilement le bout du petit doigt : sa cavité était remplie par des matières fécales ayant la forme de petites boules. Ce fait me paraît faire connaître la fonction de cet organe : chez le fœtus qui ne rend

---

(1) Cette conclusion ne nous semble pas rigoureuse. Il s'agit, dans le cas cité, d'un engouement, et non pas d'un véritable étranglement. C'est à cette différence qu'il faut attribuer le peu de gravité des accidens. Probablement l'opération eût pu être évitée.   *Note du Trad.*)

(2) Moreau, Journ. de méd. et de chir. t. 82, p. 82.

(3) Marteau, Journ. de médec. et de chir., v. 32, p. 325.

(1) Monro, Essays of a soc. in Edimb., v. II.

(2) Scarpa. Sull' Ernie. Milan, 1809.

(3) Lobstein, Anat. pathol.

(4) Kloekhof. Sammlung fur packt. Aerzte. v. I. p. 184.

(5) La science possède un bon nombre de cas d'étranglement interne produit par des adhérences de l'appendice cœcale. Il serait sans intérêt de les reproduire ici : qu'il nous suffise de dire que M. Merling eût pu facilement en signaler un bien plus grand nombre de cas. Nous renvoyons nos lecteurs à la thèse de M. Bonnet 1830, n° 246.

(6) Portal, Hist. de l'Anat., p. 346.

(7) Crelle, Act. nat. curios., v. IX. obs. 58, p. 220.

point des matières fécales, elles s'accumulent dans sa cavité : cette opinion est surtout confirmée si nous faisons attention à l'état du reste du canal intestinal : la portion droite du colon et son arc transverse étaient très dilatés, tandis que le colon descendant et l'S iliaque du colon étaient petits et contractés au point d'égaler à peine le diamètre d'un intestin grêle : le passage des matières étant empêché par cette contraction spasmodique de la fin de l'intestin, une partie de ces matières s'était introduite dans l'appendice vermiforme et y avait été retenue.»

Sœmmering (1) a vu l'appendice complètement rempli par un ver lombric : chez un enfant, il a rencontré dans la même partie une petite pierre qui l'avait un peu distendue.

Himly (2) conserve un calcul de la grosseur d'un pois, trouvé dans l'appendice vermiforme. Pour l'aspect, il était semblable aux calculs salivaires; mais vu sa petitesse, on ne put en faire l'analyse chimique.

Lestres (3), a également trouvé dans le même point une concrétion calculeuse qui avait pour noyau une aiguille.

Blackdder (4) rapporte un cas dans lequel on trouva dans l'appendice une petite pierre, bien que pendant la vie le malade n'eût jamais ressenti la moindre douleur dans la fosse iliaque droite.

L'inflammation de l'appendice cœcal déterminée par la présence de corps étrangers, s'annonce par des symptômes plus graves que l'inflammation simple du cœcum. Elle s'accompagne toujours d'un grand danger. En général dès le début, il existe une constipation opiniâtre, des vomissemens fréquens, et vers la fin des vomissemens avec coliques atroces et même rejet de matières fécales par la bouche. La péritonite se développe promptement, des adhérences s'établissent entre l'appendice et l'un des points de la cavité péritonéale : enfin la gangrène finit par s'en emparer.

James Copland (5) en rapporte 4 cas accompagnés des symptômes indiqués ci-dessus. Dans un cas, il existait des concrétions presque entièrement formées par de la cholestérine. Dans trois de ces cas, la membrane péritonéale qui revêt le cœcum était seule enflammée : dans le quatrième, l'inflammation était bornée à sa membrane interne. Autour des concrétions, les parois de l'appendice étaient gangrénées.

Blackadder rapporte le cas d'un malade mort avec des symptômes abdominaux très graves, chez lequel on trouva un ver lombric dans la cavité de l'appendice.

Parkison (1) cite le fait d'un malade, chez lequel une petite quantité de matières fécales endurcies détermina l'inflammation, la suppuration et la perforation de l'appendice.

Thierry, dans un cas fatal d'ileus a trouvé cet organe rempli de matières fécales et enflammé.

Amyand (2) a trouvé dans un sac herniaire l'appendice cœcal rempli par des matières fécales épaisses et par une aiguille : les parois étaient tellement altérées et charnues, qu'à première vue on ne pouvait le prendre pour l'appendice du cœcum hypertrophié. L'aiguille l'avait déjà perforé et était en voie de se faire jour au dehors.

Waldron après une péritonite mortelle, trouva dans l'appendice une petite concrétion calculeuse.

Iliff (3) a fait connaître les faits suivans, qui sont très importans : Appelé dans la soirée près d'un enfant de 12 ans, il le trouva au lit depuis six jours à la suite d'une longue route; mais depuis une heure il avait de fortes coliques. Le lendemain, aucune évacuation alvine n'ayant eu lieu, on lui prescrivit un peu de rhubarbe et de magnésie, et des fomentations sur le ventre. Vers le soir, il y eut une selle; mais les douleurs ne furent pas diminuées; loin de là, des vomissemens se joignirent à du dévoiement. Ces symptômes ainsi que les douleurs persistèrent les cinq jours suivans; le sixième, une potion gazeuse n'amena pas de meilleurs résultats; le septième, il y avait eu la nuit une selle, et dans la matinée trois selles de matières jaunes et liquides. La langue était humide et blanche, le pouls faible, à 128; il y avait des frissons avec d'horribles coliques. On prescrivit douze sangsues sur le ventre, des fomentations, et, toutes les deux heures, un mélange d'antimoine, de calomel et d'opium. Vers le soir, les douleurs diminuèrent, les selles et les vomissemens s'arrêtèrent, le pouls à 140 devint de plus en plus faible. Iliff, appelé vers le milieu de la nuit, trouva le malade déjà mort. A l'autopsie, on observa beaucoup de lymphe coagulée à la surface du péritoine, et environ une chopine de liquide purulent dans l'abdomen. L'appendice vermiforme, d'une couleur foncée, contenait dans le tiers de sa longueur un abcès au milieu duquel existait une petite pierre du volume d'un grain de moutarde. L'examen attentif des autres parties du cadavre ne fit rencontrer d'autre cause de mort que l'inflammation déterminée par cette petite pierre.

Iliff rapporte un cas semblable qu'il observa quelques années après, et dans lequel les symptômes furent à peu près les mêmes. Après la mort, on trouva dans l'appendice un calcul de la grosseur d'une petite fève.

C'est en 1829 qu'il observa le troisième cas. Dès le début, on employa tous les moyens propres à combattre l'inflammation. La douleur occupait surtout

(1) Sœmmering. Traduction de Baillie, p. 12.

(2) Himly. Voy. Diss. de intest. cœco ejusq. proc. vermif. a. G. von dem Busch, p. 45. Gœtt. 1824.

(2) Lestres. Auserlesene Abhandl. aus d. philosophic. Transact. v. II, p. 91.

(4) Blackadder. Edimb. med. et surg. Journ. v. 22, p. 19.

(5) J. Copland. Appendice à sa trad. de la Physiolog. de Richerand. 1829, p. 391.

(1) Parkison in medico-chirurgic. Trans. v. III, p. 57.

(2) Amyand. Voyez la dissert. de Tritschler, p. 35.

(3) Iliff. London medic. et surg. Journal. Avril 1832.

la fosse iliaque droite. Après la mort, on rencontra dans l'appendice vermiforme une pierre du volume d'une petite fève.

Il y a plusieurs années qu'un cas semblable a été observé à la clinique de Heidelberg. Chez un jeune homme d'une constitution scrophuleuse, affecté de carie vertébrale, on vit se développer graduellement tous les symptômes d'une inflammation, puis d'un vaste abcès dans la fosse iliaque droite. Cet abcès s'étant fait jour au dehors, il en sortit une grande quantité de pus mêlé de matières fécales, et contenant des pépins de melon. Au bout de quelques semaines, l'abcès se ferma ; mais le malade étant mort quelques mois plus tard de sa carie vertébrale, on reconnut à l'autopsie que l'appendice vermiforme avait été le siège véritable de l'inflammation et de la perforation ; il adhérait intimement à la cicatrice de l'abcès, et présentait des traces évidentes d'une inflammation antérieure. Rien de semblable n'existait dans les autres viscères.

A ce cas, je dois en joindre un autre que m'a communiqué mon ami Hoffacker. Il s'agit d'un jeune homme qui avait eu précédemment la syphilis. A la suite d'un excès de table suivi d'un refroidissement, il survint un abcès de la fosse iliaque avec inflammation de l'appendice cœcal, qui marchèrent avec la rapidité ordinaire, et amenèrent la mort du malade. L'autopsie fit rencontrer, outre les signes de l'inflammation du cœcum et du commencement du colon, l'appendice vermiforme de couleur noirâtre, rempli, comme un boudin, dans la moitié de son étendue, par des matières fécales dures. Il y avait perforation tout à la fois au sommet et à la base, en sorte que les matières pouvaient sortir librement. Le reste du canal intestinal était sain.

De ces faits, on peut conclure que l'inflammation ayant son siège primitif dans l'appendice vermiforme, reconnaît le plus souvent pour cause la présence de corps étrangers introduits dans sa cavité; que ceux-ci, pénétrant bientôt jusqu'au péritoine, déterminent l'exsudation d'une lymphe albumineuse, l'adhésion du péritoine à l'appendice, et peuvent même amener la gangrène de ces parties

VIIe Section. *Inflammation de l'appendice cœcal non causée par des corps étrangers.*

Bien que, comme nous venons de le voir, l'inflammation de cet organe dépende très souvent de la présence de corps étrangers, elle peut naître indépendamment de cette cause.

Les symptômes de cette inflammation sont tout à fait semblables à ceux qui résultent de la présence de corps étrangers. Dès le début on observe de la douleur, de la tuméfaction, bornées d'abord à la fosse iliaque droite, mais plus tard s'étendant plus ou moins dans le reste du ventre : il s'y joint ordinairement une constipation opiniâtre, de violentes coliques, de la fréquence, de la petitesse, de la concentration du pouls, de la chaleur de la peau,

de la sécheresse de la langue, une soif insupportable, de l'engourdissement ou des douleurs dans la cuisse droite, de la rétraction du testicule du côté droit. Il s'y joint également des vomissemens, qui souvent deviennent stercoraux. La figure se grippe, et du troisième au sixième jour la mort survient.

Les faits suivans serviront de preuve à ce que j'avance.

Heister(1) a vu une inflammation avec suppuration de l'appendice déterminer les symptômes indiqués.

Louyer Villermay(2) décrit deux cas dans lesquels la maladie, qui avait présenté les mêmes symptômes, se termina d'une manière funeste. On ne put reconnaître de cause à l'affection.

Tiedemann a rencontré, dans la cavité de l'appendice enflammé, environ 2 gros de lymphe coagulable d'un blanc sale, et de consistance ténace : l'ouverture était oblitérée, et l'appendice avait deux travers de doigts de longueur, sur un travers de doigt de largeur dans toute son étendue.

Mon ami Hoffacker m'a communiqué l'observation suivante :

Au mois de novembre 1830 il fut appelé près d'un jeune étudiant, qui avait eu précédemment une affection syphilitique, mais qui présentait les symptômes d'un abcès de la fosse iliaque, développé sous l'influence d'un refroidissement, d'excès de table et d'une prédisposition déjà ancienne aux inflammations intestinales (il avait eu plusieurs fois des entérites). Sous l'influence d'un traitement convenable les symptômes diminuèrent rapidement, de sorte que le 14 décembre on avait l'espoir d'une parfaite guérison. Malheureusement, ce jour-là, le malade s'étant lavé imprudemment les mains, la tête et les pieds avec de l'eau froide, il ressentit le soir de petites douleurs dans le ventre ; elles augmentèrent bientôt et prirent un tel degré d'activité, que le malade expira vers les 4 heures du matin avec tous les signes d'une perforation intestinale. A l'autopsie on trouva un assez grande quantité de gaz fétide dans le péritoine : cette membrane rouge adhérente dans certains points au mésentère et aux circonvolutions intestinales ; ces adhérences étaient assez faibles ; dans le petit bassin un liquide jaune foncé, mêlé de flocons purulens. Il y avait inflammation violente du commencement du colon et de tout le cœcum. Elle s'était propagée à l'appendice qu'elle avait détruit en très grande partie; son pédicule d'un pouce de long, rongé par le pus, le laissait s'écouler librement dans la cavité abdominale. Tous les autres organes étaient sains. Évidemment dans ce cas il y avait eu d'abord abcès de la fosse iliaque qui avait fini par enflammer le cœcum et son appendice, et avait successivement détruit et enfin perforé les parois de ce dernier.

A ces cas il faut joindre les cas d'adhérence indi-

(1) Heister. Wahrnehmungen, v. I. n° 3.
(2) Louyer-Villermay. Archives génér. de méd. tom. V. p. 246.

qués plus haut, car elles étaient sans aucun doute la suite d'inflammations aiguës ou chroniques. C'est ici que je crois devoir également consigner une observation recueillie récemment à l'Amphithéâtre de Heidelberg. En ouvrant l'abdomen d'un cadavre, nous trouvâmes, à la partie inférieure, des adhérences membraneuses solides des organes entre eux et avec le péritoine. L'appendice vermiforme de longueur normale, mais dirigé transversalement vers la fosse iliaque gauche, paraissait uni au gros intestin par une bride. Un examen plus attentif nous fit reconnaître d'une manière évidente que ce n'était point une simple bride, mais un canal étroit qui faisait communiquer l'appendice vermiforme avec la cavité du gros intestin. Un stilet introduit par l'ouverture cœcale de l'appendice pénétrait sans difficulté dans l'intestin, et réciproquement de l'intestin dans l'appendice. La surface interne de ce canal était revêtue par une membrane en tout semblable à celle qui revêt l'intérieur du canal intestinal.

Le docteur Pommer Esche (1) rapporte le cas suivant : Un homme de 42 ans, de forte constitution, peintre en bâtiment, qui avait eu la colique de plomb, souffrait depuis quelque temps de coliques très fortes dont les accès se terminaient le plus souvent par une attaque de goutte. Vers le milieu d'août, à la suite d'un refroidissement et d'excès de table, il fut repris de ses douleurs abdominales qui, au lieu d'avoir leur siège comme à l'ordinaire au niveau de l'ombilic, existaient dans la région cœcale. La pression était douloureuse, il y avait des envies de vomir et d'aller à la selle, mais point de fièvre. Le docteur Pommer prescrivit des sangsues, de l'huile de ricin, un lavement et des frictions avec l'huile de jusquiame : il se fit spontanément une petite ouverture qui amena du soulagement. Le lendemain matin la douleur au lieu d'être intermittente était devenue continue et si violente que le moindre mouvement était insupportable. Le pouls devint fréquent, petit et intermittent. On prescrivit une forte saignée, du calomel, du laudanum et un vésicatoire au mollet : ces moyens diminuèrent la douleur et procurèrent un peu de sommeil vers le matin; mais le malade ne se trouva pas mieux. Le lendemain matin il expira. En rendant le dernier soupir, il vomit un liquide d'un rouge brunâtre.

L'autopsie fit voir les parois de l'appendice vermiforme d'un gris brun, squirrheuses, comme formées de petites tumeurs dures, confondues les unes avec les autres. Tout près du cœcum l'appendice présentait une ouverture arrondie, de la grandeur d'un pois, à bords durs et inégaux. Dans la cavité du péritoine, lequel n'était qu'un peu injecté, existaient çà et là des pseudo-membranes à demi solides, et une grande quantité de liquide qui provenait évidemment du mélange des matières intestinales avec l'épanchement o péritnéal. Les autres organes étaient sains.

(1) Medizinische Zeitung. 1837. n° 27.

VIIIe SECTION. — *Ulcérations de l'appendice vermiforme.*

J'aurais voulu rapporter ici plusieurs observations d'ulcération de l'appendice cœcal, mais je me vois forcé de me borner aux deux suivantes que j'ai pu observer moi-même. La première est relative à un homme mort de phthisie pulmonaire. Dans ce cas la surface interne du cœcum était parsemée d'ulcérations, surtout autour du point d'origine de l'appendice, dont la membrane interne était tellement détruite par les ulcérations, qu'à peine pouvait-on en trouver une petite partie non affectée. La tunique charnue du cœcum et de l'appendice était considérablement hypertrophiée. A la terminaison de l'intestin grêle on trouvait des masses tuberculeuses du volume d'un pois, qui faisaient saillie en dehors et en dedans de l'intestin. Du reste, l'appendice presque dans toute son étendue, adhérait à une anse intestinale.

Le deuxième cas existait aussi sur le cadavre d'un phthisique, dont le reste du canal intestinal était parfaitement sain. La muqueuse de l'appendice vermiforme présentait seule 8 ou 10 ulcérations de la grandeur d'une lentille. Ces ulcérations bornées à l'appendice sont beaucoup plus rares que celles qui existent en même temps dans le cœcum.

Le défaut de faits me force à terminer ici mon travail. J'espère que les observations rassemblées dans cet opuscule pourront fixer l'attention des médecins sur les altérations de cet organe, auxquelles jusqu'à présent on n'a prêté que peu d'attention, et dont on n'a recueilli que peu de faits.

TENTATIVE DE SUICIDE PAR L'ENFONCEMENT DANS LE CRANE D'UNE TIGE DE FER DE TROIS POUCES ET DEMI DE LONG SUR TROIS LIGNES DE LARGEUR EXTRACTION DU CORPS ÉTRANGER; GUÉRISON. EXPÉRIENCE POUR APPRÉCIER LE TRAJET PARCOURU PAR L'INSTRUMENT.

Observation recueillie

Par M. J. Fournet.

Interne des hôpitaux, lauréat (médaille d'or) des hôpitaux et de l'Ecole pratique.

Le 10 juin 1834, à 9 heures 1|2 du soir, on conduisit à la chambre de garde de l'hôpital Saint-Antoine un homme de 65 à 68 ans, ouvrier en chaises; ayant depuis quelques années l'intelligence un peu troublée, mais seulement sur certaines choses, de manière à conserver l'usage complet de ses facultés pour la presque totalité des actes de sa vie. Plus tard, quand il fut guéri de l'accident qui l'amenait à l'hôpital, il nous raconta tout le détail des circonstances dans lesquelles cet accident avait eu lieu. La netteté avec laquelle il l'exposa, sa manière d'être toute particulière, les circonstances racontées par sa femme, la bonne intelligence qui régnait entre eux, les informations que prit la police, tout concourut à établir l'exactitude de la narration, quelque extraordinaire qu'elle fût.

Le 10 juin, dit-il, ennuyé de vivre, et ne sachant comment se débarrasser de la vie, il prit de la main gauche l'un des petits ciseaux dont se servent les menuisiers en chaises pour percer leurs mortaises, et il s'en appuya le tranchant sur le milieu du crâne; puis, la main droite armée d'un maillet de bois, il se mit à frapper à coups redoublés sur le manche de l'instrument, jusqu'à ce que celui-ci, arrêté par le rebord en fer qui sépare le manche de la lame, ne put pas pénétrer plus avant. Il s'était assis sur une chaise pour accomplir son dessein. Quand l'instrument eut pénétré aussi loin que possible, il perdit connaissance, et dès ce moment ignora ce qui se passa. Le maillet, en lui tombant des mains, et le malade lui-même en tombant de sa chaise, avaient fait assez de bruit sur le plancher, pour que sa femme, inquiétée par ce bruit, montât de l'étage placé au dessous. Elle trouva son mari étendu par terre, ayant la tête surmontée d'un long morceau de bois qui y était fixé: c'était le manche de l'instrument. Elle fit effort pour le réveiller de l'espèce de coma dans lequel il était, et parvint à le faire tenir debout. Cela étant, elle le conduisit près du banc de menuisier, lui fit courber la tête, serra fortement sous la main de fer qu'on nomme valet de banc, le manche de l'instrument fixé sur sa tête, et alors, dans le but de le retirer, elle se plaça derrière le patient, l'attira brusquement à elle par les épaules, et parvint en effet à le dégager; mais l'instrument était resté dans le crâne; sa tige extérieure seulement avait abandonné le manche de bois qui l'enveloppait; celui-ci était resté sous le valet de banc, et la tête du malade était alors surmontée d'une tige de fer au lieu d'un cylindre de bois.

C'est dans cet état qu'il nous fut amené à l'hôpital, sept heures environ après l'accident, d'après les calculs de sa femme. C'était chose fort curieuse que cette tige de fer de 3 pouces de long, pyramidale, comme un gros clou, qui lui ressortait précisément du milieu du sommet de la tête, dans une direction parfaitement verticale; elle s'y trouvait tellement fixée qu'on faisait suivre à la tête tous les mouvemens qu'on imprimait à cette tige. La plaque de fer servant de limite entre le manche et la lame de l'instrument, était placée au dessous des tégumens; on sentait avec le doigt qu'elle s'était logée un peu dans l'épaisseur de la paroi osseuse du crâne. Le malade était venu de son pied, seulement soutenu sous les bras; il put se rendre de la même manière, à travers une assez longue cour, dans la salle qui lui fut destinée. Il répondait très bien aux questions qui lui étaient adressées, mais avec lenteur et pesanteur d'esprit, mais avec expression d'un état de demi-hébétude. Lui-même se plaignait d'un mal de tête indéfinissable, d'un sentiment de lourdeur extrême de cette partie; il aimait à rendre cela, en

disant qu'il ne sentait point sa tête. Cet état de demi-hébétude augmenta beaucoup en peu d'instans; toutefois l'intelligence, la sensibilité, la motilité, restaient parfaitement intactes. J'étais de garde ce jour-là. L'indication était formelle pour l'extraction du corps étranger; je me disposai immédiatement à faire l'*extraction directe*. Ce moyen, s'il réussissait, était évidemment préférable au trépan; mais, prévoyant les difficultés que l'on pourrait éprouver, et le danger de toute commotion cérébrale, je me rappelai avoir lu dans Ambroise Paré que, dans une circonstance pareille, il s'était servi d'un étau, pour retirer au duc de Guise un fragment de lance engagé dans le crâne; j'eus recours au même moyen.

Le malade étant assis sur un siège un peu bas, l'occiput appuyé contre le bord d'une table solide, ayant la tête maintenue dans une complète immobilité par des mains qui se croisaient de l'un et de l'autre côté, je montai sur la table; après avoir serré très fortement dans l'étau la tige de l'instrument, je saisis l'étau à deux mains, et j'exerçai sur lui une traction verticale, uniforme et continue, afin de ne déterminer aucun ébranlement du cerveau; la tête du malade retenue par les mains croisées autour de la tige de l'instrument, ne pouvait suivre le mouvement d'ascension imprimé à celui-ci. Ce ne fut qu'après avoir employé toute la force dont j'étais capable dans cette position avantageuse, que tout à coup l'instrument lâcha prise et sortit du crâne. Le malade était resté impassible pendant l'opération; la tête avait été fort heureusement maintenue dans une immobilité complète. Aussitôt une assez grande quantité de sang s'échappa de la plaie. Ce sang était noir, épais; pendant l'expiration il s'échappait par une sorte de flux et rentrait dans le crâne pendant l'inspiration sous forme de reflux. Sans aucun doute il était fourni par le sinus longitudinal supérieur; en effet, la position de l'instrument était telle qu'il avait dû nécessairement le traverser. Pendant tout le temps de son écoulement, que nous favorisions autant que possible, le malade sortit un peu de l'état d'hébétude, de demi-torpeur dans lequel il se trouvait. Il nous dit lui-même que le sentiment de lourdeur cérébrale, qui avant l'extraction de l'instrument se trouvait surtout localisé au dessus de l'œil droit, s'était dès ce moment répandu uniformément et presque subitement dans toute la tête. Jusque-là, faible, petit, comprimé, le pouls prit alors de la fréquence et de la plénitude. Le sang du sinus veineux de la dure-mère s'arrêta après avoir fourni deux palettes. Le malade marcha jusqu'à son lit; là nous lui pratiquâmes une saignée de quatre palettes, et on lui appliqua douze sangsues sous chaque oreille. Au bout de peu de temps, un frisson très fort se déclara, et après deux heures de durée, fut remplacé par une très grande réaction fébrile. Le pouls était fréquent, large, dur, vibrant, la face très animée. Les réponses du malade commençaient à prendre la forme du délire, mais n'y eut aucun phénomène ni du côté des sens, ni du côté de la sensibilité, ni du côté du mouvement. (Compresse d'oxicrat sur le front, sinapismes aux jambes, potion avec une once et demie de sirop diacode.)

Le lendemain de son entrée, 11 juin, état suivant: Pouls large, fort, très fréquent: rougeur et turgescence de la face; assoupissement qui a l'air d'être profond, et duquel cependant le malade est facilement réveillé; si alors on l'interroge, il dit lui-même n'éprouver pour tout mal qu'une très grande pesanteur de tête. Aucune lésion ni des sens, ni de la sensibilité, ni des mouvemens; un peu de sérosité sanguinolente s'écoula de la plaie au moment où l'on en fit l'examen. On put constater avec le doigt qu'il y avait dépression de la lame externe de la paroi cranienne, dépression produite par le disque de fer qui séparait la lame de l'instrument de sa tige. (M. Bérard aîné fit la prescription suivante: saignée le matin de quatre palettes, compresses d'oxicrat sur le front, diète, saignée de quatre palettes encore le soir.)

Le 12 juin au matin on constata le même état fébrile que la veille; de plus, un délire loquace très marqué et une persistance absolue de la pesanteur de tête que le malade avait accusée jusque-là. Aucun symptôme nouveau n'était encore survenu du côté des autres sections du système nerveux. (4 sangsues derrière chaque oreille, glace sur la tête, petite lait, sirop de coings, saignée de 4 palettes, potion gommeuse avec opium et extrait de bella-donne.)

Le 13, le 14 et le 15, les symptômes persistèrent dans le même état. La fréquence et la plénitude du pouls restèrent très grandes, malgré les abondantes émissions sanguines subies par le malade. Le 15 au soir, on revint à une nouvelle application de sangsues au dessous des oreilles.

Le lendemain, le délire du malade avait déjà beaucoup diminué; il cessa tout à fait les jours suivans et avec lui la turgescence sanguine et l'expression fébrile du facies.

Le 29, on put mettre le malade au 1/4. La petite plaie de la tête suppurait abondamment et n'offrait d'ailleurs rien de remarquable.

Le 24 il était en pleine convalescence; la seule chose en lui qui attirait l'attention, était une grande loquacité, une extrême vélocité de paroles, qui se rapportaient seulement à la forme particulière de son trouble ordinaire de l'intelligence.

Peu de jours après il sortit parfaitement guéri, emportant seulement avec lui sa singularité habituelle d'esprit et de caractère.

Le fait de ce malade parut tellement extraordinaire à M. Bérard, à M. Kapeler, à M. Guérard, à M. Mailly, chirurgiens et médecins de l'hôpital St-Antoine, qu'ils résolurent de connaître, au moins approximativement, quelles avaient dû être les parties du cerveau intéressées dans le trajet parcouru par l'instrument.

Pour cela nous fîmes pénétrer dans le crâne d'un cadavre, exactement au même point, dans la même direction, à la même profondeur que chez le malade, le même instrument que nous avions retiré de sa plaie. M. Bérard disséqua lui-même avec beaucoup de soin toutes les parties parcourues, et nous reconnûmes qu'il avait traversé la suture interpariétale, coupé le sinus longitudinal supérieur, glissé sur un des côtés de la faux du cerveau dans l'intervalle des deux lobes cérébraux, en déchirant légèrement leur surface interne; qu'il s'était placé entre la partie antérieure de la tente du cervelet et la partie antérieure du corps calleux sans léser notablement ce dernier; qu'ensuite il avait éraillé fort légèrement l'éminence vermiforme supérieure de cet organe; et qu'enfin, au terme de son trajet, il était venu se placer à la partie postérieure des tubercules quadrijumeaux, en appuyant légèrement sur eux, mais sans leur faire subir la moindre altération.

Tout portait à penser qu'il avait dû en être ainsi sur le malade, car il est difficile de penser que le corps calleux, que les tubercules quadrijumeaux eussent été lésés par l'instrument, sans que des symptômes beaucoup plus graves que ceux observés, ne se fussent déclarés.

Il eût été impossible, comme on voit, à l'anatomiste le plus habile, de faire parcourir dans l'intérieur du crâne, à un instrument de ce volume et de cette longueur, un trajet plus innocent que celui dirigé par la main aveugle du hasard et de la démence. Qu'on suppose une déviation de quelques lignes dans la direction primitive de l'instrument, et le résultat bien probablement eût été tout autre. C'est l'esprit plein de cette pensée, et préoccupé de l'importance des organes cérébraux placés au voisinage du trajet de l'instrument, qu'on avait pris tant de précautions pour éviter le moindre ébranlement du cerveau, pour obtenir l'extraction verticale du corps étranger, pour ne le point faire vaciller à droite ou à gauche; car les plus petits mouvemens de latéralité, la plus petite secousse imprimée à l'extrémité extérieure du levier, se serait beaucoup multipliée à son extrémité intérieure, et la contusion, le déchirement de la substance cérébrale en eussent été les conséquences inévitables. La trépanation, en dehors même des chances défavorables qu'elle apportait avec elle, était manifestement moins applicable à la circonstance que l'extraction directe: comme premier inconvénient elle obligeait à placer au moins trois à quatre couronnes; ensuite, dans l'enlèvement du corps étranger, elle exposait beaucoup plus que l'extraction directe à la contusion et au déchirement du cerveau, par l'extrémité cérébrale de l'instrument. M. Bérard, quand on lui raconta le lendemain les circonstances qu'on vient de lire, adopta cette opinion et loua le parti que nous avions pris. Sous ce rapport, on trouve dans ce fait un enseignement pratique important pour les cas du même genre. L'instrument engagé dans le crâne, l'avait été par une force très grande sa longueur était considérable, il adhérait extrêmement aux parois du crâne, et cependant l'extraction directe a rempli, beaucoup mieux que le trépan, et l'indication et le but proposés. Mais le mode et les précautions employés pour cette extraction me semblent d'une très haute importance.

Nous ne pouvons douter ici que le sinus longitudinal supérieur ait été blessé. Au lieu de concevoir des craintes sur son hémorrhagie, autrefois si redoutée, on l'a considéré comme une heureuse circonstance, on l'a favorisée, et au bout de peu de temps elle s'est arrêtée d'elle-même, ayant fourni tout au plus deux palettes de sang. Si on l'eût redoutée, et qu'on eût exercé la compression, peut-être serait-il survenu une hémorrhagie intérieure grave, et à la suite d'accidens funestes de compressions. Pourquoi la blessure du sinus inspirerait-elle des craintes plus vives, et un mode de conduite différent, dans les opérations qui se pratiquent sur le crâne, ou dans toute autre circonstance? Ne devrait-on pas attendre pour exercer la compression qu'il y eût nécessité absolue, nécessité démontrée?

Les précautions qui ont été prises, en répétant sur le cadavre la blessure faite sur le vivant; la nature des symptômes observés, qui se rapportaient exclusivement à une *méningite* légère; la négation de tout phénomène du côté des sens, de la sensibilité, et des mouvemens; le résultat si heureux et si rapide auquel on est arrivé; tout confirme la pensée que chez notre malade l'instrument avait parcouru le même trajet que sur le cadavre. Considéré en lui-même, ce fait est déjà fort curieux; mais néanmoins il n'a pas le caractère de certitude, qui pourrait nous permettre d'en tirer quelques inductions physiologiques, il est à peu près stérile sous ce rapport. Cependant, il nous prouve que la sensibilité organique, même prise à sa source, dans le cerveau, peut se séparer dans certaines conditions et dans certaines limites, du principe moteur de notre organisme. Ces deux facultés peuvent, par un mouvement *prolongé,* agir en sens inverse l'une de l'autre, quoique instituées pour être toujours congénères. Car il a fallu que notre homme frappât plusieurs fois sur son instrument, pour se l'enfoncer dans le crâne au point où il l'était; lui-même nous a dit avoir frappé à *coups redoublés.* Mais cette désharmonie, cette opposition subite entre deux facultés faites pour ne jamais se séparer dans leur but, ne peut point à ce qu'il paraît, dépasser une certaine limite; car bientôt anéanties l'une par l'autre, elles ont en quelque sorte disparu toutes deux dans la perte de connaissance que le malade a éprouvée. La démence paraît être essentiellement la condition dans laquelle peut se manifester une désharmonie si choquante, entre deux facultés liées entre elles si intimement par les lois naturelles de l'organisme; car notre malade était en démence, et on m'a raconté qu'un cas à peu près semblable a été observé chez un fou de Bicêtre. D'autres fous ont offert des exemples se rapprochant de

ceux-ci. On en a vu s'enfoncer des aiguilles en grand nombre dans le cœur et cela successivement. Cependant l'histoire nous apprend que l'ame, agitée par de grandes passions, peut trouver dans l'énergie momentanée de son vouloir, la force suffisante à cette désunion de deux facultés aussi naturellement amies. Quoi de plus rapproché en effet, que le tableau des mouvemens imprimés par une grande passion et le tableau de la démence!

En supposant réel le trajet de l'instrument indiqué par l'expérience faite sur le cadavre, les méninges auraient à peu près seules supporté son action compressive et de déchirement; or nous n'avons eu en effet, comme consécutifs, que des phénomènes de simple méningite, le mouvement, la sensibilité, les sens sont restés parfaitement intacts. Serait-ce que la substance cérébrale pourrait assister impunément aux troubles fonctionnels, suscités par la lésion des membranes qui la recouvrent? Serait-ce que les organes cérébraux, voisins du trajet de l'instrument, n'ont aucun rapport avec les fonctions restées intactes? Mais cette dernière chose ne saurait être la même d'après les expériences des physiologistes, ni pour le corps calleux, ni pour les tubercules quadrijumeaux. Faut-il donc en revenir à la première opinion? mais il faudrait, avant de l'admettre, dans les troubles fonctionnels que l'on observe, pouvoir faire la part exacte de ce qui appartient aux méninges et de ce qui appartient à la pulpe cérébrale: or, dans l'état actuel de la science, cette exacte distinction n'est point possible; le vague dans lequel ce fait nous laisse à cet égard en est une nouvelle preuve.

Les changemens brusques survenus dans la symptomatologie, immédiatement après l'extraction du corps étranger; la persistance et l'accroissement de ces changemens dans le même sens, pendant l'écoulement du sang du sinus, portent à penser que le sentiment de grande pesanteur de tête, que l'état de demi-hébétude du malade, avec un pouls petit, concentré, se rapportent à la compression exercée par le corps étranger et par la congestion sanguine qu'il appelait autour de lui. Ceci, d'ailleurs, se trouve d'accord avec la symptomatologie indiquée par les auteurs, et en est une confirmation. Nous trouvons encore dans ce fait une preuve éclatante, de la différence des résultats produits par une compression brusque, exercée sur la périphérie des organes cérébraux, ou dans l'épaisseur même de leur pulpe. Quelques gouttes de sang épanchées au milieu de la substance cérébrale, entraînent à leur suite de graves accidens; et ici, un corps étranger volumineux, engagé selon toute apparence dans les interstices seulement des organes cérébraux, produit des accidens incomparablement moindres.

Huit à neuf heures après l'accident il se déclara du frisson, un mouvement fébrile intense et du délire. Ces phénomènes suivirent ensuite une marche croissante, revêtirent tout à fait le caractère de ceux de la méningite, et puis eurent leur période ordinaire de décroissement. Devons-nous les considérer à leur début, comme indiquant le moment où a commencé ce que l'on est convenu d'appeler le mouvement phlegmasique? si cela est, l'époque de ce début est une chose utile à signaler.

L'ancien aphorisme qui recommande de saigner beaucoup dans les plaies de tête, a été fidèlement observé chez notre malade. Cinq saignées lui ont été pratiquées, et trois applications de sangsues lui ont été faites à la base du crâne ; le résultat a pleinement confirmé la confiance accordée à l'aphorisme.

ANALYSE CHIMIQUE DES CONCRÉTIONS MORBIDES DES ARTÈRES.

(Tiré du Repertorium für Anatomie und Physiologie 2ᵉ vol. 2ᵉ cahier, pag. 263, in-8ᵉ, 1837.)

A la surface interne de l'aorte thoracique d'un homme de moyen âge existaient les premières traces d'une ossification commençante: c'étaient des taches irrégulières, blanches, et qui tranchaient bien nettement par l'éclat de leur coloration blanche sur le tissu jaune de l'artère : si l'on plaçait dans de l'eau distillée des portions du vaisseau malade, et qu'on raclât les taches blanches de manière à ne pas déchirer la membrane fibreuse, ce qui était très facile, on voyait l'eau prendre un aspect laiteux. Le produit pathologique était formé uniquement par une agglomération de globules ronds ou arrondis, quelquefois même un peu inégaux, d'un diamètre de 0,000125 à 0,000150 de pouce de Paris, blancs, ne présentant pas de noyau central et que l'on pouvait très bien comparer à des globules de lait. Par leur agrégation en masse, ils formaient seuls les taches irrégulières indiquées plus haut, sans qu'aucun autre élément solide entrât dans leur composition.

Ces globules étaient tout à fait insolubles dans l'eau ; mais ils y restaient très long-temps en suspension, surtout lorsqu'ils y étaient en grande quantité. Ils se dissolvaient au contraire très rapidement dans l'acide hydrochlorique concentré. En ajoutant de l'eau à la solution incolore, il se faisait un précipité d'une matière blanche, granuleuse, organique. Si l'on traite la solution dans l'acide hydrochlorique par l'ammoniaque caustique en excès, et qu'on la neutralise ensuite avec l'acide oxalique, il se produit un trouble très marqué dans le liquide, et au bout de 36 heures on obtient un précipité blanc d'oxalate de chaux. Le chlorure de barium produit un faible nuage lactescent, que l'addition d'un excès d'acide hydrochlorique ou d'eau ne fait pas disparaître, comme cela a lieu avec une faible quantité d'acide sulfurique. Lorsque toute la chaux a été précipitée, le phosphate de soude ne fait reconnaître la présence d'aucune terre

alcaline, pas même de la magnésie. A la chaleur rouge, le liquide débarrassé de la chaux ne fournit qu'une faible trace de charbon. Le sublimé est sans action sur la solution récente dans l'acide hydrochlorique. Après avoir bouilli plusieurs fois avec du carbonate de potasse, elle se trouble par l'addition du sublimé. L'ébullition avec l'acide sulfurique donne naissance à un liquide jaune-rougeâtre qui se trouble lorsqu'on le neutralise, soit par un alcali caustique, soit par un carbonate alcalin. La potasse caustique détermine à cause de la présence de la chaux un précipité blanc qui ne se produirait pas naturellement par l'ébullition prolongée. Si après avoir filtré on neutralise par l'acide hydrochlorique le liquide clair et incolore que l'on a obtenu, et qu'on le fasse bouillir, il se produit un précipité blanc, floconneux. Les globules sont très solubles dans l'acide acétique. Neutralisée par la potasse, la solution se comporte comme celle qui a lieu avec l'acide hydro-chlorique. Le cyanure ferruré de potasse est sans action sur elle, mais elle est attaquée par le cyanate ferruré de potasse. Les globules sont composés de chaux, d'une petite quantité d'acide sulfurique, et d'une matière organique particulière qui a de la ressemblance avec l'albumine. Il est probable que la chaux forme une combinaison saline avec un acide (qui n'est ni l'acide hydrochlorique, ni le phosphorique, ni l'oxalique), que la petite quantité de l'objet à analyser n'a pas permis de reconnaître.

On examina comparativement les concrétions de l'artère pulmonaire d'un adulte. Bien qu'elles fussent toutà fait blanches, elles donnèrent avec l'acide hydrochlorique concentré une solution d'un beau rouge carmin, et laissèrent en même temps dégager beaucoup d'acide carbonique. L'intensité de la couleur augmentait en proportion de la quantité de concrétions qu'on y ajoutait; elle finit par devenir d'un brun foncé. La solution ainsi concentrée dans l'acide hydrochlorique ne fournit point de précipité par l'addition de l'eau : l'alcool rectifié et l'éther restèrent sans action sur cette solution concentrée ou étendue d'eau. Par la potasse caustique ou l'ammoniaque, il se formait un précipité floconneux fort abondant, d'une couleur d'un blanc jaune sale, très volumineux, et qui, après quelques heures, se déposait complètement. Le liquide clair et limpide qui surnageait, et qu'un excès d'ammoniaque rendait alcalin, fournissait par l'évaporation une petite quantité de matière blanche qui, à une haute température, ne donnait que des traces de charbon.

Le précipité produit par l'ammoniaque était formé de grumeaux blancs irréguliers constitués par l'agrégation de globules très petits. Ils formaient des grumeaux plus petits dans le précipité donné par la potasse. Le précipité ammoniacal, soumis à une haute température, ne laisse pour résidu qu'un sel calcaire et une petite quantité de charbon. Le précipité était très soluble, même à froid, dans l'acide acétique concentré, et donnait un liquide clair et incolore qui, malgré son acidité, se troublait fortement, et précipitait par l'acide oxalique. La teinture de noix de galle le troublait aussi d'une manière notable, et le cyanate ferruré de potasse donnait lieu à un précipité vert, soluble dans l'eau. Outre les sels de chaux, l'ammoniaque précipitait une petite quantité de matière ressemblant à l'albumine.

La solution hydrochlorique précipitée par l'ammoniaque était incolore, et n'éprouvait aucun changement par l'ébullition. Par une douce évaporation, elle donnait pour résidu une quantité assez notable d'un corps blanc, non hygroscopique, assez facile à carboniser et à incinérer. La solution aqueuse devenait d'un jaune sale par la teinture de noix de galle, verte par le cyanate ferruré de potasse, d'un blanc jaunâtre par le cyanure de potasse et de fer : l'hydrochlorate de platine, l'hydrochlorate de mercure, le sous-acétate de plomb, le sulfate de cuivre, le chlorure de barium, le sulfate d'alumine ne donnaient lieu à aucun précipité de nature organique.

Les cendres résultant de l'incinération de ces concrétions n'étaient qu'en partie solubles dans l'eau, et contenaient beaucoup de chaux, très peu de magnésie, mais pas de traces d'alumine, de fer ou de manganèse. Elles contenaient aussi de l'acide sulfurique en quantité notable, une trace d'acide hydrochlorique, et une quantité assez grande d'acide phosphorique, sans compter la grande quantité d'acide carbonique qui s'était dégagé lorsqu'on avait traité la concrétion par les acides.

On fit un autre examen comparatif avec une concrétion qui existait dans un goître. Elle contenait, outre du carbonate de chaux et de magnésie, beaucoup d'hydrochlorate et de sulfate de chaux.

Une véritable concrétion osseuse ne fournit que peu de carbonate et d'hydrochlorate, mais beaucoup de phosphate de chaux et de magnésie, et pas la plus légère trace d'acide sulfurique, de fer ou de manganèse.

REVUE DES JOURNAUX FRANÇAIS.
Revue médicale française et étrangère.
N° de janvier 1838.

Ce numéro contient les articles originaux suivans :

1° *Discours sur les diathèses morbides qui ont successivement affecté les peuples de l'Europe* ; par le professeur Hecker, de Berlin. 2° *Mémoire sur les causes générales des syphilides, et en particulier sur les rapports qui existent entre ces affections cutanées et les symptômes primitifs de la maladie vénérienne;* par le docteur Martins. (Nous avons donné une analyse de ce mémoire dans notre numéro du 15 décembre.) 3° *Extension, massage, et percussion cadencée dans le traitement des contractures musculaires* ; par M. Récamier. Ce mémoire nous paraît assez intéressant pour le reproduire presque en entier. Nous insérons à peu près textuellement les faits donnés par M. Récamier.

« 1er FAIT. — Je fus, il y a dix-huit ans environ, consulté par un père de famille de province, âgé de cinquante-cinq ans, qui, depuis quatre ans et demi, était cloué sur son lit par une douleur du côté droit du cou, de l'épaule et du bras droit, tellement atroce que le moindre mouvement lui arrachait des cris aigus. Divers moyens adoucissans et calmans avaient été inutiles, ainsi que les bains tièdes et divers dérivatifs. Je conseillai sans plus de succès différens antispasmodiques, différens linimens, les pilules de Méglin, etc. Cette résistance me fit douter du caractère névralgique de cette douleur : je ne pus savoir s'il y avait tension des muscles pendant les paroxysmes. Je conseillai la percussion en cadence faite avec la main sur la partie douloureuse, d'une manière élastique. La femme du malade saisit si parfaitement la manière d'employer ce moyen, d'abord avec douceur et ensuite avec force, qu'en peu de temps le malade fut délivré de cette atroce douleur ; il put quitter son lit et reprendre ses fonctions de juge de paix à Liancourt, je crois. Deux mois après, il vint à Paris me remercier : mais je ne pus constater directement à quel genre d'affection locale j'avais eu affaire. Je pris cependant note de ce fait, précédé de plusieurs autres plus ou moins analogues.

» 2e FAIT. — Une jeune fille, de petite stature, bien réglée depuis l'âge de treize ans, éprouva à dix-huit ans une pleurésie dont elle fut traitée à l'Hôtel-Dieu de Paris en 1836. Au commencement de 1837, étant retournée à Crepières, son pays, elle mit les mains dans l'eau froide pour laver du linge. Les règles, qui étaient diminuées de quantité depuis plusieurs mois, diminuèrent encore davantage. Il survint de l'oppression, du malaise et de la dyspnée, qui l'obligèrent à venir réclamer de nouveaux soins à Paris. Au mois de mars 1837, étant rentrée à l'Hôtel-Dieu, on lui fit appliquer des sangsues aux parties sexuelles : mais alors le bras, l'avant-bras, la cuisse et la jambe gauches devinrent d'une raideur inflexible, avec rétention d'urine et difficulté très grande d'aller à la garde-robe. La saignée, des calmans, des antispasmodiques en boissons, en lavemens, en applications externes, furent inutilement employés, et cette jeune personne resta deux mois entiers dans cette situation de raideur des membres gauches, avec rétention des urines et des matières stercorales. Fatigué de l'opiniâtreté de la constipation et de la rétention d'urine, qui obligeaient à la sonder deux fois par jour, j'examinai l'état du rectum. Cet intestin ne contenait pas de matières endurcies, mais son sphincter était très serré ; je le dilatai : la douleur que je causai cessa immédiatement et les garde-robes devinrent plus faciles. Ce premier résultat me conduisit à masser le col de la vessie contre le pubis au moyen d'un doigt porté dans le rectum, et la rétention d'urine cessa comme la constipation. Ces deux succès me firent alors rapprocher la contracture des membres gauches de celle des sphincters, et je résolus de vaincre avec mesure la résistance des muscles contractés depuis si long-temps d'une manière permanente, en agissant comme dans les crampes ordinaires. L'examen plus attentif des membres affectés m'y fit reconnaître une sorte d'hypertrophie musculaire athlétique relativement au volume de la personne. Je commençai par le bras, et ce ne fut pas sans de grandes difficultés que je surmontai peu à peu, tantôt par des efforts continus, tantôt par des efforts en cadences, la résistance qu'opposaient les muscles extenseurs de l'avant-bras à sa flexion, les muscles des doigts à leur extention, et ceux de l'épaule et du bras au mouvement de cette partie sur l'épaule. A force de patience, le bras fut fléchi, la main ouverte et le bras éloigné du corps; alors, saisissant la main, j'agitai le membre en imitant le mouvement du sonneur de cloche. Aussitôt cette jeune fille recouvra et conserva la liberté du mouvement du bras gauche, non sans avoir éprouvé les douleurs les plus vives pendant les efforts qu'avait demandés l'opération, mais avec la circonstance qu'elles cessèrent instantanément aussitôt que la résistance musculaire eut été vaincue. Je m'occupai alors de la jambe et de la cuisse; mais il ne fallut pas moins que la force de trois personnes pour fléchir peu à peu le genou et ensuite la cuisse sur le bassin; puis on agita le membre inférieur comme on avait fait pour le bras, et la malade récupéra immédiatement et si bien la liberté de mouvemens, qu'elle se leva, marcha et fit du service dans la salle pendant le temps qu'elle y passa encore avant de retourner dans son pays.

» Elle a eu une récidive à la fin de novembre passé, mais beaucoup plus facile à dissiper.

» 3e FAIT. — Au printemps de 1837, un jeune homme de quinze à seize ans fut amené chez moi, la tête fixée contre l'épaule gauche, depuis deux mois environ, par la contracture des muscles du côté gauche du cou. Les muscles contractés furent étendus peu à peu, la tête agitée avec précaution, et l'enfant s'en retourna guéri, sans que son torticolis ait reparu. Les douleurs vives de l'extension des muscles cessèrent à l'instant où elle fut terminée.

» Plus tard, il s'est déclaré chez ce sujet des symptômes épileptiques, puis des symptômes d'une phthisie pulmonaire, à laquelle il a succombé.

» 4e FAIT. — Dans le même temps, une jeune fille de onze ans, délicate, lymphatique, toussait depuis une rougeole qu'elle avait eue quatre mois auparavant, et portait un torticolis très douloureux à droite. L'extension fut faite: les douleurs cédèrent ainsi que le torticolis, mais sans avantage ni dés-

avantage pour l'affection de poitrine, dont elle tient la disposition de sa mère.

» 6e FAIT. — Une jeune dame de vingt-cinq ans souffrait cruellement, depuis deux ans, de l'anus, et surtout en allant à la selle. Elle accusait des hémorrhoïdes. Je reconnus de petites fissures et une contracture très forte du sphincter. La cautérisation simple, avec peu de dilatation du sphincter, fut suivie d'une grande augmentation de douleurs; la dilatation complète, accompagnée de douleurs très-vives, qui cessèrent immédiatement comme chez la jeune fille du deuxième fait, fut immédiatement suivie de soulagement. La guérison a été complète après une seconde dilatation.

» — Un homme de quarante-cinq ans me fut amené par M. le docteur Catois, au sujet de douleurs violentes à l'anus, et surtout en allant à la selle. Ses souffrances duraient depuis deux ou trois ans environ. De très légères fissures furent reconnues avec une constriction très raide du sphincter de l'anus : la dilatation fut opérée à deux reprises, sans autre moyen, et la guérison a été radicale depuis sept ou huit mois.

» D'autres cas analogues ont montré les mêmes résultats.

» 7e FAIT. — Il y a plusieurs années que je fus mandé pour une dame de quarante-cinq ans, que je trouvai dans les tortures d'une colique nerveuse atroce et apyrétique. Elle se roulait dans son lit et jetait les hauts cris. L'ayant fait placer en supination, j'étendis mes deux mains ouvertes sur son ventre, et je commençai une compression graduée, sous l'influence de laquelle l'atrocité des douleurs diminua immédiatement. La même chose m'était déjà arrivée auparavant. Je fis approcher la femme-de-chambre, et après l'avoir fait monter sur un tabouret auprès du lit, je la fis doucement asseoir sur le ventre de sa maîtresse, dont les douleurs cessèrent peu à peu. Elles recommencèrent pendant la nuit suivante : la malade sonna sa femme de chambre, qui les dissipa immédiatement par la compression, et elles ne reparurent plus.

» Dans d'autres cas, j'ai employé avec succès une ceinture faite avec une serviette ou avec une petite nappe de table, selon le volume de la personne, et en ajoutant, au besoin, un coussin sur le ventre.

» Dans d'autres circonstances de coliques nerveuses apyrétiques, j'ai pu distinguer, à travers les parois abdominales, les circonvolutions intestinales comme des serpens. Alors j'ai non seulement comprimé, mais palpé largement avec précaution, c'est à dire massé le ventre et les intestins, et leur état de contraction a cessé ainsi que les douleurs. Cela fut très remarquable sur une dame de trente-neuf ans, il y a peu de mois.

» 8e FAIT. — Consulté, il y a quelques années, pour des douleurs hypogastriques vives, et cependant apyrétiques, par une dame de trente-deux ans, j'examinai l'utérus, dont l'orifice se trouva dans l'état sain; je reconnus des inégalités sur la partie postérieure de cet organe, en l'examinant par le rectum. L'organe saisi entre ma main gauche, placée sur l'hypogastre, et le doigt de la main droite placé dans le rectum, je palpai les inégalités utérines dont je viens de parler, et je fus étonné de les sentir successivement disparaître, tandis que la malade, qui d'abord avait souffert davantage, m'annonçait qu'elle ne souffrait plus. Ces bosselures ayant été ainsi dissipées trois ou quatre fois, les douleurs cessèrent de reparaître. Des irrigations vaginales ont été employées avec de l'eau simple tempérée ; des lavemens d'eau tempérée, un régime simple, une ceinture et une garniture pour comprimer un peu le siège avec un coussinet, ont été les moyens accessoires.

» 10ᵉ FAIT. — Il y a quelques années, le docteur Parent-Duchâtelet m'adressa à l'Hôtel-Dieu une demoiselle de trente ans environ, affectée depuis plusieurs mois d'un hoquet permanent et apyrétique, dont les secousses spasmodiques étaient si violentes, qu'elles agitaient et soulevaient les membres et le corps de la personne. Cette affection spasmodique avait résisté aux calmans, aux antispasmodiques et aux divers moyens qui avaient été employés par M. Parent depuis le commencement de la maladie. Je fis placer un petit coussin sur le ventre, qui fut ensuite comprimé avec un bandage de corps. Aussitôt la compression du ventre établie, le hoquet et les secousses spasmodiques du ventre et des membres cessèrent, et la malade retourna chez elle guérie, avec la simple obligation de porter une ceinture pendant long-temps.

» J'ai cru devoir relater ici ce fait, quoiqu'il n'appartienne pas aux contractions permanentes du diaphragme, à cause des inductions qu'on en peut tirer pour certains spasmes cloniques.

» 11° FAIT. — Je fus mandé à Versailles, au printemps de 1837, par une dame âgée de cinquante ans environ, traitée par M. le docteur Bataille. Elle souffrait d'une manière atroce depuis plusieurs mois ; un grand nombre de moyens calmans, dérivatifs, etc., avaient été inutiles. En examinant la malade, qui passait son temps dans un fauteuil, je trouvai que les muscles de la partie postérieure du cou, très contractés, étaient le siège des douleurs atroces qu'éprouvait cette dame depuis quatre mois environ. Le massage fut aussitôt commencé, et, au prix de douleurs violentes instantanées, la malade fut laissée sans souffrance. Elle a eu de simples ressentimens depuis..

» 12ᵉ FAIT. — Mademoiselle F., âgée actuellement de vingt ans, fut traitée, en 1834 de diverses indispositions chlorotiques par M. le docteur Colson ; de Beauvais. Les préparations ferrugineuses, les bains frais, les frictions stimulantes, un bon régime et la gymnastique des grandes fermes, furent employés avec succès. Dans le mois de mai 1835, ayant mis les mains dans l'eau très fraîche pour laver, elle éprouva du malaise, une éruption faciale, fugace, puis une incurvation du tronc à gau-

che, de manière à lui faire faire un angle de 45 degrés avec l'axe vertical du bassin ; et, dans le même temps, l'épaule droite remontait presqu'au niveau de la tête, avec serrement très fort de l'avant-bras droit contre le bras. Tel était l'état de la jeune personne, lorsqu'elle fut vue à Paris par M. Andral, par M. Marjolin, je crois, par M. Colson et par moi. On avait employé des sangsues et des ventouses sur l'épine dorsale, des bains, etc., sans avantage, sur une jeune personne forte et bien constituée. Un traitement gymnastique, des fumigations, de nouvelles sangsues, de nouvelles ventouses, des embrocations et un régime approprié furent convenus et restèrent sans résultat, ainsi que les antispasmodiques qui furent employés.

» Plus tard, elle fut confiée aux soins de M. Jules Guérin, à la Muette, où elle essuya d'abord un rhumatisme aigu très long, et d'où, après quinze mois environ, elle sortit à peu près dans l'état où elle était entrée. Plus tard elle alla passer huit mois à Morlaix, chez M. Humbert, et en revint dans l'automne passé, l'avant-bras collé au bras droit, l'épaule du même côté remontée d'une étrange manière, et le tronc incliné à gauche, c'est à dire à peu près dans la même situation qu'auparavant.

» C'est après son retour de Morlaix, que, de concert avec M. le docteur Colson, et forts de l'observation de la jeune fille qui fait le sujet du deuxième fait, nous commençâmes le même traitement.

» La jeune malade éprouva des douleurs très fortes par l'extension graduée de l'avant-bras droit combinée avec le massage du biceps : la volonté semblait avoir perdu son empire sur ce muscle, dont la contracture pendant plus de trois ans pouvait avoir fini par altérer la structure ; l'extension et le massage des muscles de l'épaule droite et du tronc à gauche lui causèrent au contraire un soulagement remarquable sans la faire souffrir ; l'épaule resta abaissée, et récupéra aussitôt la liberté de ses mouvemens. Il en fut de même du massage et de l'extension des muscles du côté gauche du tronc, qui se redressa immédiatement ; mais l'extension du biceps brachial resta d'abord incomplète.

» Depuis lors, M. Colson, de concert avec le docteur Guillet, a fait continuer cette gymnastique pour l'avant-bras droit surtout, avec un tel succès que cette jeune personne a repris peu à peu ses anciennes habitudes, tandis qu'auparavant elle vivait comme séquestrée, dans l'état de déformation où la retenait la contracture des muscles du côté gauche du tronc, de l'épaule et du bras droit.

» Il est probable que le retard qu'a éprouvé le succès complet de ce traitement est dû à l'ancienneté de la contracture, remontant au mois de mai 1835, c'est à dire à près de trois ans et demi, au moment où je lui ai fait, avec M. Colson, l'application de l'extension musculaire et du massage.

» On doit remarquer que la jeune personne qui fait le sujet du deuxième fait avait, comme celle qui fait le sujet de celui-ci, mis ses mains dans l'eau froide quelques jours avant l'explosion des accidens de contracture musculaire.

» 13e FAIT. — Le 20 décembre dernier, je fus mandé en consultation rue de P..., avec MM. Chevreux et Lisfranc, pour une dame âgée de trente-quatre ans, mère de plusieurs enfans. D'après le rapport qui fut fait par M. Chevreux, la malade avait éprouvé quelques mois auparavant des accidens hystériques, à la cessation desquels il se développa d'abord une douleur violente à la région coccygienne, et ensuite à la région cervicale et occipitale, avec des retours paroxystiques prolongés et accompagnés de souffrances atroces qui lui arrachaient des *hurlemens*. A travers ces scènes de douleur désespérantes, on eut à combattre des accidens inflammatoires épisodiques dans l'utérus et ses dépendances; la malade a été vue depuis lors en consultation par MM. Andral et Chomel.

» L'histoire de la médication présente l'emploi des antiphlogistiques, des saignées générales et locales, des bains de diverses sortes par immersion et par effusion, des dérivatifs, des vésicatoires, des cautères, de la méthode endermique et de la méthode narcotique portée jusqu'à 75 grains d'extrait d'opium en 24 heures, en augmentant de 4 gr. par heure, et cela sans narcotisme. Mais l'application de 4 gr. d'extrait de datura stramonium sur un vésicatoire du cuir chevelu fut immédiatement suivie d'une sidération narcotique des plus graves, contre les accidens de laquelle M. le docteur Chevreux eut à lutter depuis le matin jusqu'au soir, par la saignée, les sinapismes, les diffusibles, etc., la malade n'ayant récupéré la connaissance que tard dans la soirée, époque où finit cette espèce d'agonie dont tout le bénéfice fut la suspension des douleurs coccygiennes et occipitales pendant huit jours, après lesquels elles recommencèrent avec plus de furie qu'auparavant. Il est remarquable qu'après cette époque 1/16 de grain d'extrait de datura stramonium à l'intérieur détermina de nouveaux accidens de narcotisme. Depuis, de très petites saignées, des adoucissans et des bains formaient toute la base du traitement, lorsque je fus demandé en consultation le 20 décembre dernier. Après avoir entendu les détails très circonstanciés dont je viens de donner un simple résumé, et après avoir examiné la malade, je proposai le plan de conduite suivant comme moyen d'étudier la maladie.

» 1° Une ceinture hypogastrique avec une garniture pour comprimer et soutenir doucement le coccyx et le podex au moyen d'un coussinet.

» 2° Des lavemens antispasmodiques avec l'assafœtida seul ou avec le camphre, ou avec le castoréum, et peut-être quelques gouttes de laudanum.

» 3° Des pilules de musc seul, ou avec le camphre et l'assa-fœtida.

» 4° Le sulfate de quinine en quarts de lavemens, dans de la purée d'amidon, seul ou associé aux antispasmodiques et au laudanum, si la périodicité se dessinait plus clairement.

» 5° L'électro-puncture.

» 6° Le massage et l'extension des muscles qui se trouveraient en contraction dans les paroxysmes de douleurs.

» Comme je tâchais de faire entendre à MM. Chevreux et Lisfranc sur quoi je me fondais pour proposer ce dernier moyen, on accourut dans l'appartement où nous étions réunis pour nous annoncer que la malade était prise d'un de ces paroxysmes qui duraient ordinairement plusieurs heures, trois ou quatre au moins. Nous nous rendîmes aussitôt auprès de la malade, dont les cris ou plutôt les hurlemens nous avertirent de reste de la violence de ses souffrances. Sa tête était renversée en arrière, et ses traits décomposés par les convulsions et les contorsions de la douleur. Ayant reconnu la contraction violente des muscles de la partie postérieure du cou jusqu'à l'occiput, au dos et aux épaules, je priai M. Lisfranc de fixer l'épaule gauche de la malade en avant, et M. Chevreux d'en faire autant de la droite. Alors, d'une main je portai la tête en avant, tandis que de l'autre je massai les muscles contractés. Ayant fléchi la tête en avant avec de grands cris de la malade, je suspendis la manœuvre pour juger de la manière dont se comportait la douleur. La malade alors cessa de crier et annonça qu'elle était soulagée : le sourire remplaça même les convulsions de la douleur comme témoin irrécusable du soulagement. Je repris le massage et fis exécuter quelques mouvemens à la tête, après lesquels l'attaque fut terminée.

» Voilà donc une attaque douloureuse, ordinairement de plusieurs heures, réduite à quelques secondes, ou si l'on veut à une minute ou deux. Depuis le 20 décembre jusqu'au 7 janvier courant, il n'y a plus eu de violentes attaques ; aucune n'a résisté au massage ; et la malade, très soulagée, est décidée à continuer le plan convenu avec son médecin ordinaire. Elle n'avait point éprouvé de rémissions semblables, d'après son rapport et celui de M. Chevreux, depuis le commencement de la maladie. Il est clair que cet amendement étant dû à des moyens qui ne s'usent pas facilement, on peut espérer qu'au lieu de diminuer il ira en augmentant. »

De ces faits, M. Récamier conclut: 1° qu'on doit distinguer, pour le traitement, les spasmes ou contractures musculaires qui ne partent pas du système nerveux, mais constituent une lésion directe des fonctions contractiles des muscles; 2° que, dans les contractures musculaires idiopathiques, dans les torticolis, dans les dyspnées, dans les coliques spasmodiques, dans les spasmes permanens des sphincters, etc., l'extension, la compression et le massage cadencé semblent devoir suffire au traitement, comme à celui des crampes ordinaires; 3° enfin que la section des muscles dans les torticolis et les contractures anales doit être rarement nécessaire, hors les cas de dégénérescence fibreuse ou de défaut congénital de longueur convenable de ces organes.

Depuis que le rédacteur de la *Revue*, M. Cayol, a en connaissance de ces faits, il a fait quelques expériences du massage cadencé avec un succès remarquable, notamment dans un cas de constriction de l'anus et dans un cas de gastralgie.

ACADÉMIE ROYALE DE MÉDECINE.

Séance du 13 Février 1838.

FIN DE LA DISCUSSION SUR L'ENTRÉE DE L'AIR DANS LES VEINES.

M. BOUILLAUD annonce qu'il s'attachera à résumer aussi brièvement que possible toute la discussion et à réfuter les objections qui lui ont été faites. L'ordre qu'il suivra dans cet exposé sera celui adopté dans le rapport de la commission : car ce travail n'est pas, comme on l'a prétendu, propre au rapporteur ; il a été fait en commun ; le plan et la rédaction lui appartiennent seuls.

Il est à remarquer que chacun des orateurs a posé la question à sa manière : et il en est résulté qu'on l'a presque toujours rétrécie. Le rapport s'est placé à un point de vue plus large et plus utile. On a cherché à étudier le mécanisme de l'entrée spontanée de l'air dans les veines, les altérations qu'il produit dans les vaisseaux, les accidens qu'il détermine, les moyens propres à prévenir cette introduction, et à remédier aux accidens qu'elle produit, et enfin les inductions que l'on peut tirer des expériences sur les animaux relativement à l'entrée spontanée de l'air dans les veines chez l'homme pendant des opérations chirurgicales.

1° *Mécanisme de l'introduction spontanée de l'air dans les veines.* Le rapport avait dit que la principale cause de l'entrée de l'air dans une veine ouverte est l'aspiration, exercée par les parois de la poitrine pendant l'inspiration mais que cette cause n'est pas la seule, et que la dilatation des cavités du cœur a une certaine influence sur la production du phénomène. L'attaque dirigée à ce propos contre le rapport par M. Barthélemy n'est donc nullement fondée : la commission est absolument du même avis que M. Barthélemy.

2° *Altérations qui résultent de l'entrée de l'air dans les veines.* Chez les chiens et les chevaux on a toujours trouvé les cavités droites distendues par de l'air libre ou mêlé au sang : chez les chevaux il y en avait également dans les cavités gauches, dans l'aorte et dans les vaisseaux du cerveau. Le rapport a voulu expliquer cette différence en disant que chez les chevaux les capillaires des poumons étaient plus larges que chez les chiens, et se laissaient plus facilement traverser par l'air mêlé au sang. Mais ce n'est là qu'une simple hypothèse à laquelle on n'attache que peu d'importance.

3° *Accidens déterminés par l'entrée de l'air dans les veines.* Le signe qui annonce d'une manière certaine cette entrée de l'air, est un bruit tout particulier qui chez les chiens ressemble à un lappement, chez les chevaux à un bruit de glouglou ou de gargouillement. M. Gerdy a nié ce fait : il a dit que ce bruit n'avait pas toujours lieu, que plusieurs personnes n'avaient pu l'entendre. Mais qui a dit que lorsque ce bruit n'existait pas, le phénomène se produisait ? Le bruit indiqué est bien réellement un caractère, en quelque sorte pathognomonique, de l'entrée de l'air. Il est facile à entendre, et ne peut être confondu avec aucun autre.

Le rapport avait déjà signalé qu'il résultait des expériences faites devant la commission par M. Amussat, que

le danger de l'introduction spontanée de l'air dans les veines était moindre qu'on ne l'avait cru jusqu'ici, puisque dans ces expériences on n'avait pas vu de ces morts foudroyantes dont on a tant parlé. MM. Gerdy et Dubois d'Amiens n'ont donc fait que reproduire ce qu'avait dit à ce sujet le rapporteur.

Comment arrive la mort? De deux manières : 1° par la distension des cavités du cœur par l'air qu'elles renferment et l'impossibilité où elles sont de se contracter 2° Par l'altération que l'air fait subir au sang. Les doutes que M. Barthélemy a élevés sur cette explication de la manière dont la mort se produit, ne sont pas étayés sur des expériences assez probantes pour faire changer d'opinion ; qu'il continue ses expériences, et il n'obtiendra pas toujours les mêmes résultats.

4° *Moyens propres à prévenir l'entrée de l'air et à remédier aux accidens qui en résultent.* C'est un point de la question que les expériences n'ont point éclairé : le rapport l'avait déclaré d'une manière positive ; la thérapeutique et la prophylactique de l'introduction spontanée de l'air dans les veines réclament de nouvelles expériences.

5° *Inductions à tirer des expériences sur les animaux, relativement à l'impossibilité de l'introduction spontanée de l'air dans les veines chez l'homme pendant certaines opérations chirurgicales.* Malgré l'extrême réserve avec laquelle il faut conclure des animaux à l'homme, il est certaines inductions en quelque sorte forcées. Si l'air peut s'introduire spontanément dans les veines d'un chien, pourquoi ne s'introduirait-il pas également dans les veines d'un homme, dans des circonstances pareilles ? Avec les faits que l'on possède déjà on ne peut mettre en doute la possibilité de l'accident. Quant à la cause de l'instantanéité de la mort chez l'homme, tandis qu'elle est si lente chez le chien, c'est là un problème resté sans solution. Mais on doit enregistrer le fait et le constater.

La conclusion finale du rapport est d'adresser à M. Amussat les remercimens de l'Académie. On a dit que les faits qui ressortaient de ces expériences étaient déjà connus ; mais s'ils étaient connus ils étaient sujets à contestation ; désormais ils sont irrévocablement acquis à la science. »

L'Académie adopte la conclusion du rapport, ainsi formulée : « Soit sous le rapport des nombreuses expériences qu'il a pratiquées en présence de la commission, soit sous le rapport de l'infatigable zèle dont il a fait preuve, notre collègue, M. Amussat nous paraît avoir bien mérité de la science et de l'Académie, et nous proposons à cette compagnie de lui exprimer, par l'organe de son président, des remercimens et sa haute satisfaction. »

M. Boullay, au nom de la commission des eaux minérales, fait un rapport sur la composition de l'eau minérale de Pougues.

ANNONCES.

DE LA RÉTENTION D'URINE et d'une nouvelle Méthode pour introduire les bougies et les sondes, etc. ; par le docteur BÉNIQUÉ, ancien élève de l'école polytechnique et des hôpitaux civils de Paris. 1 vol. in-8. Paris, 1838. Méquignon-Marvis père et fils, libraires-éditeurs, 13, rue du Jardinet.

ÉTUDES SUR LE SYSTÈME NERVEUX ;

Par M. JOBERT DE LAMBALLE,

Chirurgien de l'Hôpital Saint-Louis, etc., etc.

1 vol. in-8. Paris, 1838. Devénois, éditeur, boulevard Saint-Martin, 18.

Un des gérans, DEZEIMERIS.

1838. — N. 23.   25 FÉVRIER.

L'EXPÉRIENCE,

JOURNAL DE MÉDECINE ET DE CHIRURGIE

PUBLIÉ PAR

MM. DEZEIMERIS ET LITTRÉ.

Ars longa.   *Ubicumque...*

Ce journal paraît tous les cinq jours, les 5, 10, 15, 20, 25 et 30 de chaque mois, par cahiers de 16 pages à deux colonnes, formant à la fin de chaque année deux forts volumes grand in-8°. Le prix d'abonnement est de 9 fr. pour 3 mois, 18 fr. pour six mois, 36 fr. pour un an, 40 fr. pour l'étranger. ON S'ABONNE, AU BUREAU DU JOURNAL, RUE DE LA SOURDIÈRE, 21, chez J. B. Baillière, rue de l'Ecole de Médecine, 13 bis, et, dans les départemens, chez les directeurs de poste et aux bureaux des Messageries-Royales et des Messageries Laffitte et Caillard. Les lettres affranchies sont seules reçues.

PATHOLOGIE INTERNE.

DE L'HYDROPISIE DE L'OVAIRE D'APRÈS LES OBSERVATIONS MODERNES.

Par le docteur M.-G. BLUFF (1).

« De toutes les maladies qui affectent spéciale-
» ment la femme, la plus commune, sans aucun
» doute, est l'hydropisie de l'ovaire. On devrait
» croire, d'après cela, que l'art a mis en usage pour
» la combattre les moyens les plus variés ; mais si
» nous exceptons les différentes tentatives d'extir-
» pation, faites surtout par les chirurgiens anglais
» et américains, nous voyons qu'il en est tout au-
» trement ; car nous nous bornons en général aux
» diurétiques, quoique nous sachions , par avance ,
» qu'ils né conduisent à aucun résultat satisfaisant
» lorsque l'hydropisie tient à une altération orga-
» nique, et encore moins lorsqu'elle affecte l'ovaire.
» Il est cependant des cas dans lesquels la nature
» a contre toute espérance amené la guérison. »

La citation précédente, que nous avons emprun-
tée à *Meissner* (*Schmitt's Jahrb.*, vol. V, pag. 343),
représente l'état actuel de nos connaissances sur
l'affection la plus fréquente à laquelle la femme
est exposée ; et, si nous réfléchissons sur le passage
suivant de *Boerhaave* (Aph. § 1223) : « Hydrops ovariorum ut plurimum steriles annosasque mulieres
occupat, difficulter cognoscitur et vix sine inciso
cadavere curatur verè nunquam, sed transit sæpè
in ascitem », il nous sera facile de voir que, depuis
l'époque où écrivait ce praticien, nous n'avons pas
fait un pas. *Van Swieten* (Comment. ad § 1223)

(1) Traduit de l'ouvrage intitulé : *Die Leistungen und Fortschritte der medizin in Deutschland im Iahre 1836.* Leipzig, 1837.

I.

disait : « Numerosi tales casus passim apud observationum medicarum scriptores et collectores occur-
runt. » Depuis lui, le nombre s'en est considérablement accru , et aujourd'hui il ne sera peut-être
pas sans quelque utilité de rassembler ces faits
épars, et de voir si de leur rapprochement ne pourra
pas sortir quelque lumière capable d'éclairer le
diagnostic, et si, parmi les modes de traitement mis
en usage jusqu'à ce jour, il n'y en aurait pas un qui
offrirait plus de chances que les autres.

La plupart des observations que nous possédons
sur ce sujet sont, les unes d'une prolixité fatigante,
les autres , quoique détaillées, sont incomplètes.
Nous croyons atteindre plus sûrement le but que
nous nous proposons, en réunissant dans une première série les cas qui se sont terminés heureusement, et dans une seconde ceux dans lesquels les
malades ont succombé. Nous tâcherons d'asseoir
le diagnostic d'après l'ensemble des signes que nous
rencontrerons ; nous exposerons les causes probables ; nous nous efforcerons de fixer la thérapeutique de cette affection ; enfin nous examinerons les
opinions qui ont été émises par les praticiens les
plus modernes.

I. *Hydropisies de l'ovaire terminées par la guérison.*

1. Une femme, mère de plusieurs enfans ;
croyait, quoique parfaitement réglée, être enceinte
de 6 mois, parce que son ventre acquérait de jour
en jour un volume plus grand , elle croyait même
sentir les mouvemens de l'enfant ; mais enfin, voyant
au bout de 9 mois que rien n'indiquait un accouchement prochain, elle consulta le docteur *Ring*,
qui reconnut une hydropisie de l'ovaire. Il prescrivit un purgatif, puis une solution de tartre stibié
avec addition d'huile de genièvre ; plus tard , une
décoction de quinquina avec addition de teinture
de quinquina et d'huile de genièvre, et tous les quatre jours un purgatif. Le traitement fut commencé
en octobre, et en décembre la tumeur avait disparu.
La malade ne tarda pas ensuite à devenir enceinte.
(*Ring, Edimb. med. comm.* vol. VIII, cah. 1, p. 21.)

2. Une femme, affectée d'hydropisie de l'ovaire, entend dans l'abdomen, qui était distendu d'un seul côté, un bruit subit à la suite d'un mouvement brusque; elle compare ce bruit à celui que produit de l'eau en ébullition : aussitôt tout son ventre est régulièrement distendu. Le liquide qui s'était épanché dans la cavité abdominale est résorbé par les forces seules de la nature, et la malade guérit complètement. (*Spalding*, *New Engl. Journal*, vol. V, 1816.)

3. *Lizars* (*Obs. sur l'extirpation de l'ovaire malade*, 1826) trouva l'abdomen d'une femme de 38 ans distendu comme dans une grossesse de 8 mois; il existait une tumeur, semblable à celle que pourrait produire une grossesse extra-utérine, mobile d'un côté à l'autre, et placée au devant d'une seconde tumeur immobile. Les régions lombaires et sacrées étaient le siège de douleurs assez vives; la respiration était gênée. Les douleurs reparaissaient plus vives tous les mois et duraient un ou deux jours. Les menstrues étaient régulières, mais faibles; les mercuriaux et les diurétiques n'avaient produit aucun soulagement. *Lizars* pratiqua la gastrotomie, plaça une ligature autour du pédicule de la tumeur qui était implantée sur le ligament large de l'utérus, et enleva l'ovaire gauche. L'ovaire du côté droit était aussi un peu tuméfié et adhérent. Le fil de la ligature fut ramené dans la plaie des parois de l'abdomen; quelques points de suture furent faits; il survint une hémorrhagie et des vomissemens, et cependant la malade guérit.

4. Une femme non mariée, âgée de 34 ans, portait dans les régions hypogastrique et iliaque droite une tumeur indolente. Elle fait une chute; des douleurs se déclarent, augmentent de jour en jour; la tumeur prend du volume, l'émission des urines devient difficile; la menstruation est supprimée. L'abdomen est plus volumineux que dans une grossesse de neuf mois; il est dur et résistant. *Lizars* pratique la gastrotomie; le volume des vaisseaux répandus sur l'enveloppe de la tumeur le détermine à faire seulement une ponction; la tumeur est de nature cartilagineuse, il pratique une seconde ponction plus bas que la première; il s'écoule du sang. La plaie est pansée convenablement et la malade guérit. (*Lizars*, loco citato.)

5. *Macdonnal* (*Siebold's Journal*, vol. V, cah. 2) fit la gastrotomie et l'extirpation de l'ovaire droit qui était affecté d'hydropisie. Il contenait 15 livres d'un liquide gélatineux, son kyste pesait 7 livres 1⁄2; la malade guérit très bien, quoique les intestins, qui avaient fait hernie pendant l'opération, fussent restés 25 minutes hors de l'abdomen.

6. Une négresse, âgée de 33 ans, et qui avait eu deux enfans, sentit une tumeur du côté droit de l'abdomen; cette tumeur augmentait journellement : elle devint cependant encore mère de trois enfans, et la tumeur finit enfin par envahir tout l'abdomen. Chaque fois qu'elle se tenait debout, et surtout à l'époque de ses règles, il survenait des douleurs vives qui s'étendaient jusqu'aux cuisses. *Smith* prescrivit des purgatifs et une diète sévère; quelque temps après il fit une incision entre l'ombilic et la crète de l'os des îles, ouvrit le péritoine, puis la tumeur, car elle lui parut trop volumineuse pour pouvoir être extirpée. Il s'écoula plusieurs pintes de liquide et la tumeur s'affaissa. Elle s'appuyait sur l'utérus : une ligature fut passée autour de son pédicule et de la trompe de Fallope; la tumeur fut incisée à 3⁄4 de pouce de la ligature. Le liquide qui s'était épanché dans l'abdomen s'étant écoulé, on fit cinq points de suture; des envies de vomir se manifestèrent et furent combattues par l'opium; on prescrivit des lavemens laxatifs et un purgatif. Le troisième jour on jugea convenable de pratiquer une saignée. La plaie se cicatrisa rapidement. L'ovaire droit extirpé parut squirrheux.

7. *Chrissmann* (*Journ. de Graefe*, vol. XII, cah. 1) extirpa un ovaire gauche du poids de 6 livres. Il fit à travers la peau, le tissu cellulaire et les muscles, suivant la direction de la ligne blanche, une incision qui partait de l'apophyse xyphoïde et s'étendait à la symphyse des pubis : puis il ouvrit le péritoine : il s'écoula quelques onces de sang; des aides retenaient les viscères dans la cavité abdominale : l'opérateur détacha du péritoine une tumeur inégale, du volume de la tête d'un enfant, passa une ligature autour du ligament large, et coupa la tumeur à un pouce de la ligature : l'utérus et l'ovaire parurent sains. Malgré toutes les précautions que l'on prit, les intestins firent saillie à travers la plaie; on les fit rentrer, la plaie fut réunie par quelques points de suture. L'opération entière n'avait duré qu'un quart-d'heure. Toutes les 2 heures on fit prendre à la malade une cuillerée d'émulsion nitrée, et lorsque le frisson survint, on prescrivit, entre les heures où la malade prenait son émulsion, 5 ou 6 gouttes de teinture d'opium; on fit prendre en outre de l'eau d'orge sucrée. Au sixième jour, on leva le premier appareil, et au bout de six semaines la guérison était complète. Plus tard cette femme est devenue enceinte et est accouchée d'un garçon bien portant.

8. *De Galenzowsky*, professeur à Wilna (*Lawicki Diss. de laparatomiâ*, Vilnæ, 1828. *J. de Graefe*, vol. XII, cah. 4), opéra une tumeur de l'ovaire droit. Son incision fut pratiquée sur la ligne blanche, mais en cet endroit la tumeur était très adhérente; elle fut ouverte et le liquide qu'elle contenait fut évacué; la tumeur était formée par l'ovaire droit qui était squirrheux, son intérieur était celluleux. On porta dans l'ouverture faite à la tumeur un plumasseau de charpie; quatre points de suture furent pratiqués aux parois de l'abdomen; on appliqua aussi quelques bandelettes de diachylon; la malade, qui était âgée de 27 ans, guérit très bien.

9. Une femme de 34 ans était affectée d'hydropisie de l'ovaire droit; à quatre reprises différentes, on avait retiré 5 mesures de liquide. Le docteur *Ber-*

nard passa un séton à travers la tumeur et les tégumens de la région lombaire. Tous les jours on appliqua 12 sangsues ; à l'intérieur on prescrivit du calomel et de la poudre d'antimoine. Des douleurs se manifestèrent dans la tumeur, mais se dissipèrent sous l'influence de sueurs abondantes. La malade guérit complètement et n'eut pas de récidive. (*Notice de Froriep*, 1830, n° 578. Extrait du journal anglais *The Lancet*.)

10. Le docteur *Ritter* (Oest. Jahrb., vol. 11, n° 2) fit l'extirpation d'un ovaire pesant 38 livres chez une femme de 31 ans qui était devenue cinq fois mère. L'extirpation eut lieu dix-huit semaines après son dernier accouchement. La plaie était cicatrisée neuf semaines après l'opération. A cette époque la guérison était complète.

11. Le docteur *Samel* (*Hufel. Journ.* oct. 1830) fit, avec un trocart, une ponction dans un ovaire droit dégénéré, d'une femme âgée de 42 ans et qui n'était pas réglée ; il sortit 38 livres d'un liquide purulent, inodore et ayant la consistance du miel. A l'aide de la canule du trocart, on insuffla de l'air, une inflammation adhésive se déclara et la malade guérit.

12. *Burdach* (*Truckmüller, Journ. de Graefe*, vol. IV) a observé une hydropisie de l'ovaire du côté gauche, chez une femme de 20 ans, mariée depuis trois ans, mais n'ayant pas eu d'enfant. Cette femme, soulevant un fardeau pesant, sentit craquer quelque chose dans son ventre, et après un écoulement, de quelques jours, d'un liquide séreux par les parties génitales, la tumeur disparut et ne se renouvela pas. Un an et demi après la femme n'était pas encore devenue enceinte.

13. Une femme âgée de 45 ans, d'une faible constitution, qui jamais n'avait été enceinte, mais toujours abondamment réglée, fut prise de fièvre rhumatismale ; dans le cours de cette affection, elle éprouva des douleurs dans l'aine droite, et découvrit, quelque temps après, dans cette région, une tumeur grosse comme le poing, dure, indolente. Quelques années plus tard une péritonite survint, et la tumeur prit un accroissement rapide et acquit bientôt le volume de la tête d'un adulte ; la respiration devint gênée, et plusieurs fois la malade fut menacée de suffocation. *Truckmüller* ouvrit l'abdomen avec la potasse caustique, fit une incision à l'ovaire affecté d'hydropisie, mais le liquide que contenait la tumeur était trop épais et ne s'écoulait point par la plaie ; on opéra, peu après, son évacuation à l'aide d'une seringue : tous les jours on vidait la tumeur et on la remplissait avec une décoction d'écorce de chêne. Elle diminuait de jour en jour, et au bout de quinze jours elle avait perdu la moitié de son volume. Huit semaines après l'opération, elle était réduite au volume d'un œuf de poule. Bientôt la plaie se cicatrisa et la malade reprit ses occupations ordinaires. Un an plus tard elle mourut d'une dégénérescence squirrheuse de la rate ; l'autopsie ne fut pas faite.

14. Une femme âgée de 39 ans, constamment ré-

glée, mère de plusieurs enfans, sentit une tumeur dans la région de l'ovaire droit ; bientôt il survint des faiblesses dans les membres inférieurs, des palpitations, des syncopes ; une diarrhée séreuse avec coliques atroces se manifestèrent ; les forces s'affaiblissaient considérablement ; l'utérus était très élevé, et son orifice tellement entr'ouvert que le doigt pouvait pénétrer jusqu'à l'entrée de sa cavité. *Berthold* exerça une compression de jour en jour plus forte sur l'ovaire à l'aide d'un bandage de corps, et au bout de quatre ans la malade était guérie. (*Berthold. Allgem. med. zeitung.* 1834, n° 43.)

15. Une femme voyait peu à peu disparaître ses règles ; l'utérus et l'ovaire droit étaient à l'état normal, mais l'ovaire du côté gauche se tuméfiait chaque jour, et avait fini par acquérir le volume de la tête d'un adulte ; il comprimait fortement le vagin, chassait l'utérus du bassin, et le faisait saillir au dessus de la branche horizontale des pubis. La fièvre hectique s'était déjà déclarée, lorsqu'une ouverture se forma à la paroi latérale gauche du vagin qui était devenue douloureuse ; tout le liquide qui se trouvait dans l'ovaire s'écoula par cette ouverture ; la tumeur disparut ; l'ouverture se ferma rapidement, les règles se rétablirent et la malade fut parfaitement guérie. (*Veitenkampf, Zeit. v. ver. für Heilk. in Preuss.* 1836, n° 18.)

II. *Hydropisies de l'ovaire terminées par la mort.*

16. Une femme âgée de 27 ans, enceinte pour la première fois, fait une fausse couche ; l'hémorrhagie qui survient l'affaiblit considérablement. Une tumeur parait dans le côté gauche du ventre ; elle augmente bientôt, de manière à envahir toute la cavité abdominale. On pratique la paracentèse, et la femme redevient enceinte. La sécrétion urinaire diminua bientôt, la ponction fut répétée quatre-vingts fois de 1757 à 1783 ; dans ce laps de temps on retira 6,631 pintes de liquide. Une fois, une seule ponction donna 108 pintes ; dans le cours d'une année on en retira 495 pintes, et dans sept semaines 95. La malade buvait peu, et dans les quatorze dernières années de sa vie, elle remarqua que la tumeur augmentait notablement plus en hiver qu'en été. — A l'autopsie, on trouva que l'ovaire gauche était converti en un énorme kyste, dont l'enveloppe, qui était très mince, offrait à sa surface externe une foule de points d'ossification. Tous les autres organes, et notamment l'ovaire droit et l'utérus, étaient sains. Les viscères abdominaux étaient refoulés en haut ; la cavité thoracique était rétrécie. La vessie était contractée ; les reins et les uretères étaient à l'état normal. (*Meadows Martineau, Philos. trans.* vol. 74.—*Merkw. Krankheitsgesch.* vol. I, p. 161.)

17. Une fille de 22 ans croyait être enceinte parce que son ventre se tuméfiait et que ses règles étaient supprimées ; cependant neuf mois s'écoulèrent, sans

que rien annonçât l'accouchement; une foule de remèdes furent administrés, mais sans résultat. On sentait dans l'abdomen une tumeur ronde et mobile. *Johnson* fit la ponction, et la renouvela deux mois après. La malade mourut, et l'autopsie fit rencontrer l'ovaire droit pesant 9 livres, et rempli de liquide avec beaucoup d'hydatides. L'ovaire du côté gauche était sain. (*Edimb. med. comm.* vol. VII, p. 265.)

18. Une femme de 40 ans, mariée depuis 3 ans et qui jamais n'avait été enceinte, éprouva dans la région lombaire droite de la douleur, des battemens, des élancemens; elle eut aussi de la fièvre, tantôt tous les jours, tantôt tous les trois jours. Le coït était toujours douloureux et les règles supprimées. Au bout d'un an, l'abdomen et les extrémités inférieures se tuméfièrent, les urines devinrent rares, et les règles se supprimèrent; dans la région hépatique se manifesta une tumeur dure, avec un sentiment obscur de fluctuation. Les diurétiques firent diminuer l'œdème des jambes, mais la tumeur de l'abdomen resta à peu près la même; la malade employa, en vain, les purgatifs et les anthelminthiques. On pratiqua la paracentèse, sans trouver d'abord aucun liquide. Mais, ayant agrandi l'ouverture, la pression sur l'abdomen fit sortir une masse gélatineuse avec des fausses membranes; elle pesait environ huit livres. Cette évacuation fut renouvelée le lendemain, et procura l'évacuation d'une certaine quantité du même liquide; on prescrivit à l'intérieur du quinquina, de la digitale, de la crème de tartre, etc. Il survint bientôt de la fièvre hectique, et la malade mourut. L'autopsie fit voir un épanchement purulent et gangrèneux dans la cavité abdominale; les deux ovaires étaient changés en tumeurs, formées de grandes cellules membraneuses et ovalaires. (*Osiander, Neue Denkwürdigkeiten.* vol. II, 1799, p. 186.)

19. Une femme qui n'avait pas encore 30 ans avait, dans les 12 années précédentes, accouché deux fois. Dans sa jeunesse, elle avait porté des corsets très étroits; ses règles étaient pénibles et peu abondantes; chacune de ses couches avait été facile. Cinq ans après son mariage, elle fut souvent prise de tuméfaction à l'abdomen, mais cet accident disparaissait après de vives douleurs, suivies de pertes sanguines. Après plusieurs crises analogues aux douleurs qu'éprouve une femme enceinte, il survint à droite de l'ombilic un point douloureux, et, malgré les diurétiques que l'on mit en usage, l'abdomen devint volumineux, des coliques se déclarèrent et ne cessèrent qu'après l'arrivée des règles: lorsque ces dernières s'arrêtaient, le col de l'utérus restait entr'ouvert. Bientôt survinrent des vomissemens, une soif ardente, des douleurs dans la jambe droite, et la malade mourut. A l'autopsie, on trouva une ascite et un kyste adhérent à l'ovaire droit et à l'utérus; la trompe de Fallope était dilatée et contenait une grande quantité d'hydatides. L'ovaire du côté gauche était aussi dilaté. (*Joerdens, Journal d'Hufeland,* vol. II.)

20. Une femme, qui jusqu'à l'âge de 68 ans, s'était toujours bien portée et qui n'avait jamais été enceinte, mourut à l'âge de 70 ans d'une squirrhe du pancréas. A l'autopsie, on trouva que l'ovaire du côté droit était converti en cellules contenant beaucoup d'hydatides, et adhérait intimement avec la trompe de Fallope. L'ovaire du côté gauche offrait à sa surface quelques hydatides, mais il était sain. L'utérus était augmenté de volume, et contenait une concrétion osseuse. (*Allgem. med. Annale,* novembre 1807.)

21. Une femme avait accouché trois fois; la menstruation devint irrégulière sans cause connue. Bientôt survinrent des pertes de sang, une tuméfaction de l'abdomen, le sentiment d'un corps pesant qui lui tombait dans le ventre, et qui allait d'un côté à l'autre, enfin des accidens du côté des voies urinaires. Plus tard du délire se manifesta et la malade mourut. L'ouverture du corps fit reconnaître une hydropisie de l'ovaire droit, et un squirrhe de l'ovaire gauche et de l'utérus. (*Journal d'Hufeland,* vol. XV, cah. 1.)

22. *Kelch* (*Journal d'Hufeland,* vol. XV, cah. 2) trouva, chez une femme de 26 ans qui n'était pas mariée et qui avait eu un enfant, l'ovaire droit du poids de 30 livres et contenant 21 livres de sérosité : il était divisé en plusieurs compartimens et contenait des hydatides. L'ovaire droit squirrheux était adhérent au ligament large et au rectum. L'utérus qui était refoulé à droite, était sain.

23. *Helmann* (*Journal de Siebold,* vol. II, cah. 3) vit l'abdomen d'une jeune fille de 17 ans se développer pendant six ans; en levant un fardeau, elle sentit craquer quelque chose et une grande quantité de liquide s'échappa par le vagin. Pendant les neuf années qui suivirent, le ventre resta parfaitement libre. Au bout de ce temps, l'hydropisie reparut, tantôt tous les trois mois, tantôt tous les mois et demi. On pratiquait la paracentèse : cette opération fut pratiquée 71 fois; chaque fois on retirait, dans le principe, de 9 à 12 mesures de liquide, plus tard de 18 à 20. En sorte qu'en somme on lui en retira 1201 mesures (ces mesures contiennent environ une demi-pinte). La malade mourut; l'autopsie démontra que l'ovaire droit était gros comme le poing, converti en une masse squirrheuse et enveloppé d'une membrane très résistante.

24. *Adelmann* (*Journal de Siebold,* vol. IV, cah. 1) trouva à l'autopsie d'une femme qui était devenue trois fois enceinte, que l'ovaire droit contenait 214 livres d'un liquide brunâtre et infecte; l'organe lui-même était converti en une masse pesant 9 livres, et divisé en deux loges. L'ovaire gauche était un peu stéatomateux. La maladie parut se rattacher à une suppression de règles.

25. Le professeur *Mayer* (*Journal de Graefe,* vol. IX, cah. 4) observa un cas d'hydropisie congénitale de l'ovaire, chez une enfant qui mourut de convulsions dix-sept jours après sa naissance. Les

glandes mésaraïques étaient tuméfiées et l'utérus normal. Les deux ovaires étaient convertis en deux kystes qui contenaient quinze ou seize cellules remplies de sérosité, avec dépôt sédimenteux. Mayer regarde ce cas comme un arrêt dans le développement des ovaires, qui étaient restés à leur état primitif.

26. Une fille de 25 ans éprouve tout à coup, pendant la nuit, une vive douleur dans l'abdomen, qui paraît céder à l'emploi de l'opium ; un mois après elle reparaît, et le ventre est tuméfié. Ces accidens reviennent tous les mois et sont accompagnés de vomissemens ; la tumeur augmente tous les jours, mais elle est moins volumineuse le matin que le soir ; les règles sont peu abondantes quoique régulières ; la malade paraît être enceinte de six à sept mois. *Lizars* (*loco citato*) pratique la gastrotomie, et enlève, après avoir passé une ligature autour de son pédicule, gros comme le doigt et long de deux pouces, l'ovaire, qui est adhérent aux parois de l'abdomen, au colon et à la crête iliaque. Il trouve dans son intérieur sept livres d'un liquide brunâtre. La malade mourut quarante-huit heures après l'opération des suites d'une gangrène qui était survenue ; l'autre ovaire était sain ; la trompe de Fallope était rouge et tuméfiée.

27. Une femme de 30 ans aperçut, quelques semaines après être accouchée de son second enfant, une tumeur au côté gauche de la partie inférieure de l'abdomen. Cette tumeur était du volume d'un œuf d'autruche, conique et mobile. Cette tumeur augmenta rapidement et fit croire à la malade qu'elle était enceinte : elle accoucha effectivement ; car, à la suite d'une douleur vive, la tumeur s'ouvrit et le liquide qu'elle contenait s'épancha dans l'abdomen, et la matrice qui jusqu'alors avait été refoulée vers le côté droit reprit sa position normale. La sécrétion urinaire était considérablement augmentée et ce liquide avait acquis une couleur très foncée. La tumeur se vida de nouveau et le liquide épanché dans l'abdomen fut évacué par les urines. Une autre grossesse étant survenue, l'accouchement ne put avoir lieu à cause du volume de la tumeur. La paracentèse fut pratiquée, et la malade mourut. (*Mighell Amer. Journ.*, nov. 1829.)

28. Une femme de 25 ans, mariée depuis quatre mois, était affectée du ver solitaire ; elle éprouva de vives douleurs et son ventre se tuméfia ; le toucher fit reconnaître, vers la partie postérieure du vagin distendu et très sensible, une tumeur arrondie, mais pas de grossesse. On fit une ponction qui donna issue à six *quarts* (mesure d'une pinte et demie) de liquide, et une seconde ponction en fit sortir deux *quarts*. Il survint de la fièvre, des syncopes, des vomissemens, et la malade mourut. A l'autopsie on trouva l'ovaire droit converti en tumeur, remplie de cellules qui contenaient un liquide albumineux. L'ovaire gauche, gros comme une orange, contenait un kyste pileux. L'analyse chimique du liquide que renfermait l'ovaire droit, fit découvrir

sur 30 onces, 15 onces d'albumine, 6 drachmes 20 gr. de matière animale, 8 gr. de phosphate alcalin, des traces de phosphate de chaux et de fer. (*Andrée*, communiqué par *Ran, Gem. Zeitung für Gebursth.* vol. IV, cah. 9).

29. Une femme âgée de 40 ans, voyant son ventre se tuméfier et ses règles suspendues, crut être enceinte ; le développement de l'abdomen la mit en danger de suffocation. L'ovaire affecté d'hydropisie fut ouvert par la paracentèse ; il en sortit 26 onces d'un liquide clair, transparent, légèrement jaune ; la diarrhée et la fièvre hectique enlevèrent bientôt la malade. L'autopsie fit rencontrer l'ovaire gauche squirrheux et pesant 15 livres. L'utérus et l'ovaire droit étaient sains. (*Teschmacher*, *Gen. san. ber. der rhein. Méd. coll.* pour 1830).

30. Une jeune femme n'ayant jamais eu d'enfans, et qui avait toujours été bien portante, se plaignit de douleurs dans l'abdomen, qui était tuméfié ; bientôt après on trouva qu'il était le siège d'une tumeur qui autorisait à croire à une grossesse : mais au bout de trois mois le ventre était aussi développé qu'au huitième mois d'une grossesse. La malade mourut. Le ventre offrait évidemment de la fluctuation et une tumeur située à gauche de l'ombilic. A l'autopsie, il s'écoula une grande quantité de liquide jaunâtre, et la tumeur, qui était du volume de deux têtes d'enfans, avait refoulé les intestins en arrière et les recouvrait. Cette tumeur rénitente, fluctuante, offrait à sa surface des saillies arrondies, de grosseur variant depuis le volume d'un pois jusqu'à celui d'un œuf d'oie, blanches, jaunes, brunes et brunâtres. Cette tumeur qui pesait 12 liv. était formée par l'ovaire droit, dont les trois quarts étaient convertis en une poche qui contenait trois *quarts* à trois *quarts* et demi d'un liquide brunâtre, couleur de chocolat, et dont l'autre quart était formé par des cellules cartilagineuses. Les trompes étaient du volume du doigt, brunes, relâchées et flasques ; la droite avait un tiers de plus de longueur qu'à l'état normal, et adhérait à la tumeur ; l'ovaire gauche était un peu distendu et contenait quelques hydatides. L'utérus était mou, flasque et légèrement tuméfié. Ces cellules de la tumeur contenaient, les unes une masse graisseuse, les autres du liquide, quelques unes une substance granuleuse, et quelques autres une matière complètement solide ; en sorte qu'on pourrait, en les comparant, tracer le tableau suivant des produits anormaux qu'elles présentaient : 1° Liquide transparent et visqueux, 2° liquide transparent et albumineux ; 3° liquide albumineux, trouble, couleur de chocolat ; 4° liquide visqueux, pâteux, brun ; 5° liquide gluant, savonneux ; 6° graisse d'un jaune sale ; 7° graisse jaune foncée ; 8° masse stéatomateuse jaune ; 9° tissu squirrheux jaune parsemé de granulations cartilagineuses ; 10° masses cartilagineuses libres ; 11° masses cartilagineuses adhérentes. (*R. Froriep, Notiz.* 1832, n. 747.)

31. Une femme de 47 ans, fut apportée paralysée et sans connaissance à la Charité de Berlin,

On apprit qu'elle était sujette aux congestions et que ses règles étaient suspendues depuis trois ans. Le pouls était fréquent, dur et plein. On prescrivit une saignée, un lavement de vinaigre, des sinapismes, des purgatifs et des applications froides sur la tête; la malade mourut le troisième jour. A l'autopsie, on trouva une congestion cérébrale et un caillot de sang dans le cerveau; adhérence des poumons à la plèvre; cœur volumineux, couvert de graisse; l'utérus volumineux, épaissi, induré; orifice de la matrice largement dilaté transversalement; la trompe droite formait un kyste à parois minces et néanmoins résistantes, contenant 10 onces de liquide. La trompe gauche était repliée sur elle-même et formait de petites tumeurs isolées, dont la plus grosse était du volume d'un œuf de pigeon: les franges avaient disparu; la paroi intérieure de l'utérus était unie à sa paroi postérieure par des fausses membranes. Les orifices utérins et ovariques des trompes étaient oblitérés par suite de l'inflammation de la muqueuse. (*R. Froriep, Journal für Heilk. in Preuss.* 1834, n. 1.)

32. Une femme de 37 ans, bien portante, qui avait accouché quatre fois et toujours facilement, perdit son dernier enfant quelques jours après sa naissance. Son lait se supprima, et dès lors elle éprouva dans l'ovaire gauche des douleurs sourdes; bientôt se manifesta dans la région de cet organe une tumeur mobile qui fut vainement combattue par une foule de moyens. La malade mourut, à la suite d'un violent accès de fièvre, de vomissemens et d'une constipation opiniâtre. A l'autopsie, on trouva l'ovaire droit, sa trompe et l'utérus sains; l'ovaire gauche formait une tumeur volumineuse marbrée à sa surface, enveloppée d'une membrane fibreuse; dans son intérieur, on trouva un liquide purulent, de la consistance du miel, et contenant des hydatides. (*Müller, Würt. Med. Conv.* 1834. n° 21.)

33. Une personne de 32 ans, dont le premier accouchement s'était achevé très facilement, et le second avec beaucoup de peine et à l'aide du forceps, sentit depuis ce dernier accouchement une douleur au côté gauche de l'abdomen, où se développa graduellement une tumeur qui disparut à deux reprises, à la suite d'une tuméfaction générale de l'abdomen; mais elle se reproduisit bientôt et acquit rapidement un certain volume. Elle s'étendait de la crête iliaque jusqu'à l'ombilic; elle était indolente, cartilagineuse, inégale à la surface. L'utérus était sain, la sécrétion urinaire pénible. Les frictions mercurielles et les résolutifs n'apportèrent aucun changement. On employait les émolliens, lorsqu'il survint tout à coup des douleurs très vives, des crampes, des syncopes, qui apparurent à diverses reprises: la tumeur s'affaissa, l'abdomen se distendit et devint fluctuant; la malade fut prise de vomissemens et mourut. *Autopsie:* l'abdomen est rempli d'un liquide séreux mêlé de lymphe; l'ovaire gauche forme trois tumeurs arrondies et remplies d'une matière visqueuse; on retrouve une po-

che membraneuse, déchirée, vide, c'était celle qui s'était ouverte dans l'abdomen. (*Weiglein... Anthol. med.,* fév. 1834.)

34. Une femme de 46 ans, qui n'était plus réglée depuis deux ans, avait eu 4 enfans; son dernier accouchement datait de 16 ans, lorsqu'elle éprouva des tiraillemens douloureux dans l'abdomen qui se tuméfia. En levant un fardeau pesant, elle sentit une douleur vive dans la région de l'aine, de l'engourdissement dans les jambes; elle eut des coliques et des vomissemens bilieux. Ces accidens reparaissaient de temps en temps, et c'est dans une de ces crises que la malade succomba. A l'autopsie, on trouva l'ovaire droit changé en un sac elliptique, fibreux, de 9 pouces de diamètre, contenant une matière visqueuse mélangée de poils, et des masses d'un jaune pâle, cristallisées. (*Weiglein... Anthol. med.,* fév. 1834.)

35. Une femme de 50 ans reçut une pierre dans la région iliaque; la douleur vive qui se manifesta fut combattue par des sangsues, des cataplasmes émolliens et des bains; il survint une tumeur qui en deux ans prit un énorme développement, envahit tout l'abdomen et parut formée de plusieurs lobes. La paracentèse donna issue à deux ou trois livres d'un liquide sanguinolent: on renouvela l'opération plusieurs fois, et à la quatrième survint une péritonite qui enleva la malade. A l'autopsie, on trouva dans l'abdomen douze livres d'un liquide analogue à celui qu'on avait retiré pendant la vie; l'ovaire gauche ne formait plus qu'une masse squirrheuse, ramollie, en partie en céphaloïde, contenant beaucoup de cellules qui renfermaient des liquides de diverse nature. (*Lemaire, Rev. méd.,* fév. 1835.)

36. Une femme de 52 ans, mariée depuis 18, eut un enfant qui naquit six semaines avant terme, fut atteinte d'une hydropisie enkystée de l'ovaire, qui disparut tout à coup par suite d'un épanchement du liquide dans l'abdomen: elle ne tarda pas à reparaître et acquit le volume qu'a l'utérus dans une grossesse de 9 mois; la tumeur se déchira de nouveau et la malade mourut. La paracentèse eût probablement retardé la mort. (*Paetsch, Casper's Wochenschrift,* 1835, n° 21 et 22.)

37. *Groth* pratiqua la gastrotomie dans un cas d'hydropisie de l'ovaire gauche, vida une partie du liquide contenu dans la tumeur, agrandit la plaie faite à l'abdomen, et enleva la tumeur après avoir passé une ligature autour de son pédicule, qui avait 3⁄4 de pouce de diamètre, et qui était implanté sur la trompe de Fallope. La plaie de l'abdomen fut réunie par des points de suture, mais le malade mourut seize heures après l'opération qui avait été pratiquée sur l'avis de *Meissner.* A l'autopsie, on trouva 2 livres de sang dans l'abdomen; l'ovaire extirpé était composé de diverses cavités spacieuses, qui contenaient en partie de l'albumine, en partie de la gélatine rougeâtre, et en partie des masses charnues. (*Pfaff's Mittheilungen,* 1835, 11.)

38. Une femme de 36 ans, qui avait accouché quatre fois, eut, après sa dernière couche une tumeur dans l'abdomen. L'enfant étant sevré, les règles reparurent, mais une fois seulement, et la tumeur augmenta. Les ressources de la médecine n'eurent aucun résultat; une ponction par le trocart ne donna lieu à aucune évacuation. Un an plus tard, la fluctuation devint manifeste, et cependant la ponction n'eut pas plus de résultat que la première fois. Plusieurs mois après, l'ombilic formait une saillie au dessus du niveau de l'abdomen qui avait alors 5 pieds de circonférence : on fit une incision qui n'eut aucun succès; il en fut de même d'une ponction faite sur la ligne blanche. La malade mourut. A l'autopsie, on trouva implantée sur l'ovaire, par un pédicule de 2 pouces de large, une masse stéatomateuse de 4 pieds 6 pouces de longueur 3 pieds 4 pouces de largeur, pesant 40 livres, à l'extérieur de laquelle se trouvait une poche contenant 3 ou 4 livres d'hydatides ; l'intestin grêle était refoulé en haut et en arrière et le colon était rejeté en haut ; l'épiploon était petit et ratatiné ; le foie, l'estomac et la rate étaient sains, mais refoulés vers la poitrine ; dans la tumeur elle-même on trouvait de la graisse, du suif, des tissus charnus, tendineux et cartilagineux. L'auteur de cette observation regarde cette altération comme résultant d'une fécondation incomplète, et demande si les moyens qui auraient ramené les règles n'auraient pas empêché ce pseudofœtus de se développer. (*Erythropel. Holsch.*, Ann. I, IV, p. 705.)

III. *Diagnostic de l'hydropisie de l'ovaire.*

Lizars, qui a soumis l'extirpation de l'ovaire à des règles fixes, dit que l'hydropisie de cet organe peut être seulement présumée et jamais diagnostiquée avec confiance ; et, malgré les observations nombreuses publiées jusqu'à ce jour, nous devons malheureusement convenir que si le diagnostic de cette affection a gagné quelque chose, il est loin de présenter un degré de certitude convenable. Nous ne trouvons pour cette maladie aucun signe pathognomonique, et le diagnostic ne peut être assis que sur des données très complexes et sur l'étiologie, et encore cette dernière est-elle souvent très obscure.

D'après les observations que nous venons de rapporter, les phénomènes suivans peuvent diriger le diagnostic de l'hydropisie de l'ovaire (*hydrops ovarii, hydrovarion*). Neumann (*Spec. path. med. thérap.*, vol. II, § 415, p. 635) dit : « Avant que la » femme soit prise d'hydropisie de l'ovaire la mens- » truation éprouve pendant long-temps des déran- » gemens notables; et d'autres preuves font recon- » naître que déjà depuis long-temps cet organe » avait subi quelque autre altération. » Des phénomènes, précurseurs de cette affection, se sont rencontrés dans la majeure partie des cas (n°s 4, 11, 13, 17, 19, 21, 29, 30, 34) ; dans quelques cas seulement (n°s 1, 3, 14, 18, 26) la menstruation est restée normale. Du reste, ce phénomène est sujet à

beaucoup de variations ; le plus souvent les règles s'arrêtent pendant un certain temps : une fois (n° 13) elles coulèrent abondamment; deux fois (n°s 16, 36), une métrorrhagie abondante survint à la suite de fausses couches, et précédèrent le développement de la maladie.

Une tumeur apparaissant de temps en temps dans l'abdomen (n° 19), est remplacée par une saillie permanente qui ne survient jamais subitement, et qui se développe dans la profondeur de l'abdomen au niveau de l'ovaire (n°s 2, 6, 14, 15, 16, 27, 30, 32, 33, 35, 38), sous la forme d'une tumeur plus ou moins régulière, plus ou moins rugueuse, avec douleurs dans la jambe du côté malade (n° 19), tuméfaction de ce membre (*Vanswieten, Comment. ad* § 1225), tuméfaction des deux membres inférieurs (n° 18), lassitudes dans la cuisse (n° 14), engourdissement dans les jambes (n° 34); tiraillemens dans la région lombaire (n° 34); la tumeur augmente de jour en jour et détermine le développement de l'abdomen, qui est plus marqué du côté malade, mais qui devient général et régulier du moment où la tumeur s'ouvre et que son contenu s'épancha dans la cavité du péritoine (n°s 3, 6, 16, 17, 18, 19, 21, 23, 26, 29, 34, 35). Dans le cas seulement rapporté par *Mitchell.* (*Med. recorder*, oct. 1824), l'hydropisie de l'ovaire *gauche* s'était portée tout entière du côté *droit*, où il formait une tumeur très mobile; dans ce cas le diagnostic était très difficile.

Cette tuméfaction de tout l'abdomen donne, plus ou moins, aux malades, l'aspect de femmes arrivées au sixième (n° 1), septième (26), huitième (3, 30), et même au neuvième (n°s 4, 27) mois de la grossesse ; quelques unes, voyant leur ventre se tuméfier et leurs règles se supprimer, croyaient être enceintes (n°s 1, 3, 17, 19, 29); une même croyait (n° 1) sentir les mouvemens de son enfant. Nous trouvons à ce sujet de grandes contradictions. (Voyez *Stark*, *Arch. fur Geburtsh.* vol. 1, cah. 1). Siebold (*Manuel des maladies des femmes*, vol. 1, § 927), donne comme moyen de diagnostic, une tumeur inégale, se développant plutôt d'un côté que de l'autre, dans la région de l'aine, assise sur l'os iliaque, et se développant dans la direction de l'ombilic et augmentant lentement ; absence des mouvemens du fœtus, de modifications dans la partie vaginale de l'utérus et dans les mamelles; enfin la présence des signes qui indiquent en général une hydropisie. Il est évident que ce diagnostic repose sur des données fausses; car il ne peut être appliqué à beaucoup de cas ; ainsi, dans une des observations que nous avons citées, au bout de trois mois la tumeur avait déjà acquis le volume qu'a l'utérus dans une grossesse de huit mois (n° 30) : dans ce cas donc la marche de la tumeur avait été plus rapide que dans le cas de grossesse; l'inégalité est quelquefois peu prononcée, surtout s'il y a (ce qui arrive assez souvent) en même temps une ascite. Dans l'hydropisie, le museau de tanche n'est pas exempt d'altérations, comme nous le verrons plus bas; quelques malades éprouvent aussi des élancemens dans les mamelles. *Robert, Manuel de Burns*, pag. 145.) *Vater* (*Haller disp. med.*, IV, pag. 4) a même observé une sécrétion de lait dans un cas d'hydropisie de l'ovaire. D'après *Carus* (*Gynœkologie*, § 545), les mamelles doivent s'affaisser dans les cas d'hydropisie de l'ovaire, tandis que suivant *Haase* (*Chron. Krankh.*, vol. III, 1, § 373, pag. 501) l'apparition de cette maladie est quelquefois précédée du développement de ces organes. Le mouvement de l'enfant, que ne sent pas le chirurgien, mais que la malade croit très bien sentir (nº1), sont encore un sujet d'erreur. L'état général de la malade, que l'on dit devoir être celui qui caractérise les hydropisies, ne saurait encore servir à rien ; car cet état hydropique ne se manifeste que lorsque la maladie est très avancée ; et d'ailleurs l'hydropisie enkystée de l'ovaire n'a en général que bien peu d'influence sur l'économie, et lorsque cette influence se fait sentir, ce n'est que dans le cas où la maladie est très ancienne. Le seul caractère positif qui puisse faire distinguer la grossesse de l'hydropisie de l'ovaire, nous a été fourni dans ces derniers temps par l'auscultation ; car il est démontré aujourd'hui que dans la grossesse il est facile d'entendre, de très bonne heure, deux sortes de pulsations ; mais jusqu'à ce jour on peut à peine distinguer cette affection de la grossesse extra-utérine et notamment de la grossesse tubaire, surtout si l'hydropisie était tubaire. La rétroversion de l'utérus pourrait en imposer ; cependant un examen attentif par le vagin mettrait à l'abri de toute erreur.

La tumeur est souvent mobile (nᵒˢ 3, 17, 21, 27, 32), tantôt égale à sa surface, tantôt rugueuse et inégale (33, 35), quelquefois molle (32), quelquefois dure (13, 21) ; *Weiglein* pense que la tumeur est égale et régulière lorsqu'elle est formée par un kyste, inégale au contraire lorsqu'elle est composée de plusieurs kystes. Quelquefois elle n'est pas douloureuse (4, 13, 33) ; dans quelques cas elle devient subitement le siège d'élancemens (26, 33), surtout lorsqu'elle est le résultat de causes mécaniques, de coups, de pression, etc. (4, 18) ; quelquefois ces douleurs prennent un type régulier et apparaissent à chaque époque des menstrues (3, 6, 26) ; tantôt la tumeur reste long-temps stationnaire et tantôt elle prend un accroissement rapide (4, 30), on la voit dans quelques cas se développer plus vite dans l'hiver que dans l'été (16), de même qu'à la suite de quelque maladie concomitante, d'une péritonite par exemple (13). Quoique *Neum ann* (*loco citato*, § 476, pag. 731) prétende que le plus souvent la fluctuation est très sensible, cependant on la rencontre rarement (38), et c'est avec raison que *Burns* la regarde comme un signe incertain. L'hydropisie de l'ovaire occasionne assez souvent une douleur dans tout l'abdomen (2, 3, 13, 30), quelquefois des douleurs semblables à celle du travail de l'accouchement (19), et le coït est parfois douloureux (18). La soif est tantôt peu vive (16), tantôt très ardente

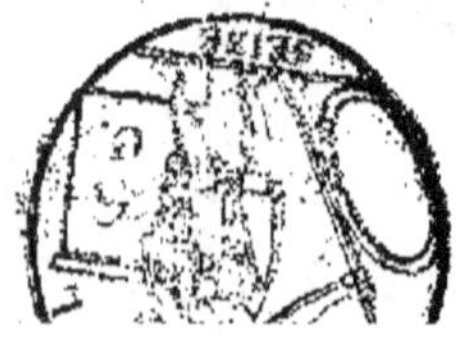

(19). La sécrétion de l'urine est quelquefois moindre (16, 18) et les rétentions assez fréquentes (4, 21, 33) ; il en est de même du dévoiement (14), des vomissemens (19, 26, 32, 34), par suite de la compression des plexus nerveux, des crampes (33, 34), des syncopes (14, 33), de la gêne dans la respiration par suite du refoulement du diaphragme (3, 13, 16, 29, 38), de l'affaiblissement général (14) de la fièvre (18, 32), et de la fièvre hectique (15, 18) qui se termine par la mort. Quelquefois la tumeur exerce une compression sur le vagin (15), sur la vessie, comme dans un cas rapporté par *Portal* ; l'ombilic est refoulé (38), les viscères sont chassés en arrière (30) et en haut (38). *Neumann* (*loco citato*, § 475, p. 729) a vu un kyste hydatique partant de l'ovaire droit et croisant obliquement l'abdomen ; il avait refoulé le diaphragme, déplacé non seulement tous les viscères de l'abdomen, mais encore le poumon gauche et le cœur étaient refoulé dans la cavité droite de la poitrine. Il n'est pas rare de voir l'utérus refoulé en haut (14) ou sur l'un des côtés (15, 22, 27), le museau de tanche distendu selon sa largeur (31), et même entr'ouvert (14, 19).

La complication la plus fréquente de l'hydropisie de l'ovaire est l'ascite (19, 30) ; déjà *F. Hoffmann* avait dit : «*Feminis sœpe intumescunt ovaria, cui vitio ascites supervenire solet.* » *Bosch* (*Med. and phys. Journal*, t. VIII, pag. 444) rapporte un cas dans lequel les deux ovaires pesaient 102 livres ; on trouva en outre 16 mesures de liquide libre dans l'abdomen : une observation de ce genre a été publiée par *French* (*Mem. of med. soc.* vol. I, pag. 234), l'ovaire malade s'étendait de l'os iliaque au diaphragme, la malade avait un appétit dévorant. Les autres complications sont : adhérences étendues des viscères (28), leur oblitération (34). Une complication importante, c'est la grossesse ; parce que l'hydropisie peut avoir une certaine influence sur l'accouchement (27). C'est ainsi que *Neumann* (*Introd.*, vol. II, pag. 72) fut obligé, avant que le travail commençât, de faire une ponction par le vagin ; la malade mourut six mois après. *Baudelocque* (*Art des Accouchemens*, § 1966) rapporte un fait semblable. Dans celui de *Langley* (*Lond. Journ.*, vol. VI, n. 140), la tête du fœtus avait refoulé dans le bassin l'ovaire affecté d'hydropisie ; la tumeur empêchait l'accouchement de se faire ; elle se déchira et l'enfant fut facilement extrait. Nous ne regarderons pas la suppression des règles comme une complication, mais bien comme un effet de la maladie. *Neumann* (*loco citato*, p. 730, § 475) dit : «Il est difficile de trouver dans le corps humain un organe qui soit plus souvent affecté que l'ovaire. Le plus grand nombre de suppressions des règles reconnaît cette maladie pour cause ; et c'est cette maladie qui est la source d'une foule de stérilités.»

Quant à l'âge auquel on rencontre cette maladie, *Boivin* et *Dugès* (*Traité prat. des maladies de l'utérus et de ses annexes*, t. II.) pensent que l'enfance et la vieillesse en sont exemptes; mais *Neumann* (*loco citato*, § 477, p. 732.) l'a rencontrée sur le cadavre d'enfans de 8 ans ; le professeur *Meyer* l'a vue au moment de la naissance (25), et nous avons rapporté des cas dans lesquels les malades étaient âgées de 40 ans (18, 29), 42 (11), 45 (13), 46 (34), 47 (31), 50 (35), 52 (36), et 68 ans (20). *Macfarlane* (*The Lancet*, 1832, sept.), qui dans l'espace de 15 ans a observé 40 cas d'hydropisie de l'ovaire et fait 14 autopsies de cette affection, donne le tableau suivant : deux malades avaient moins de 30 ans ; quatre entre 30 et 40 ; cinq entre 40 et 50 ; trois au dessus de 50. D'après cette observation, on pourrait aussi se fixer en partie sur la fréquence de cette affection , quoique nous ayons encore trop peu de faits pour poser des règles fixes sur ce point. Quoi qu'il en soit , le plus grand nombre des cas que nous avons cités tombent entre 30 et 50 ans (3, 6, 9, 10, 11, 13, 14, 18, 19, 20, 27, 29, 31, 33, 34, 35, 36, 38). *Berends* (vol. v, p. 119) pense que cette maladie affecte plus particulièrement les personnes âgées qui n'ont pas eu d'enfans; *Neumann* croit aussi qu'elle est rare chez les femmes qui ont eu beaucoup d'enfans : mais ils sont évidemment dans l'erreur ; car parmi nos observations nous ne trouvons que six malades qui n'aient pas eu d'enfans (12, 13, 18, 20, 28, 30); nous en trouvons au contraire trois (16, 22, 36) qui ont eu un enfant , douze qui en ont eu plusieurs (1, 6, 10, 14, 19, 21, 24, 27, 32, 33, 34, 38). Nous pourrions donc émettre la proposition inverse à celle de *Berends* et de *Neumann* ; car nous trouvons que les femmes qui ont eu le plus d'enfans sont celles qui sont le plus exposées à cette affection. *Sprengel* (*Pathologie*, vol. III, § 654) est encore dans l'erreur quand il avance que cette affection, est plus fréquente chez les religieuses et chez les femmes non mariées ; car nous ne trouvons que quatre malades non mariées (3, 17, 22, 23) , tandis que nous en trouvons dix-sept qui sont mariées (1, 2, 6, 10, 12, 14, 15, 18, 19, 24, 27, 28, 29, 30, 32, 36, 38). *Burns* (*loco citato* , p. 145.) dit au contraire que l'hydropisie de l'ovaire est plus fréquente chez les femmes que chez les filles.

Enfin, il nous reste à examiner la question de savoir si l'hydropisie affecte plus souvent l'ovaire droit que le gauche , et nous verrons ensuite comment se comporte l'ovaire sain et l'utérus. Dans les observations citées plus haut, nous trouvons l'affection dix-sept fois du côté *droit* (4, 6, 8, 11, 14, 17, 18, 19, 20, 21, 23, 24, 28, 30, 31, 34, 36), et treize fois du côté gauche (3, 5, 7, 12, 15, 16, 22, 27, 29, 32, 33, 35, 37). *Macfarlane* a rencontré l'hydropisie quatre fois à *droite*, sept fois à *gauche* , et trois fois des deux côtés. Dans le cas de *Stark*, que nous avons indiqué précédemment , c'était l'ovaire *droit* qui était malade. Chez une femme de 32 ans, qui trois fois était accouchée d'enfans morts, et qui constamment avait éprouvé du côté du vagin un sentiment de pesanteur, *Zwinger* trouva une hydropisie de l'ovaire *droit* ; il contenait 60 livres d'un

liquide jaune (*Acta acad. C. Leop*, vol. xix, p. 213). *Gastellier* (*Journ. de méd. chirurg. et pharmac.*, nov. 1815) rapporte trois cas d'hydropisie du côté *droit* ; dans un autre cas (*Lond. med. and phys. Journ.*, août 1815) nous trouvons que l'ovaire *droit* contient 52 livres de liquide. *Edwards* (*Edimb. med. and surg. Journal*, mars 1818) rapporte un cas d'hydropisie de l'ovaire *droit* qui fut guérie par les diurétiques ; *Make* (*Mitchell med rep.* i , 4.) en relate un semblable. *Habersham* (*Americ. med. record.*, t. vi.) ponctionna plusieurs fois l'ovaire *droit* ; la dernière fois il s'écoula du pus , et la malade mourut. *Édouard Lariverand* (*Schmitt's Jahrb.*, vol. iv, p. 89) parle d'une hydropisie de l'ovaire *droit* observée dans le service de *Piorry*, à l'Hôtel-Dieu.

D'un autre côté, *Reisel* (*Acta A. C. Leop.*, vol. xx, p. 52) a vu chez une femme âgée de 32 ans , qui avait eu cinq enfans, une hydropisie de l'ovaire *gauche* ; le droit était sain. Chez une fille de 17 ans, *Kœnig* (*M. N. Z. f. Geb.* i. 1.) a vu une énorme hydropisie de l'ovaire *gauche*. *Muller* (*Wurt. med. conv.*, 1834, n° 21) a observé chez une femme de 37 ans, qui avait eu quatre enfans, l'ovaire *gauche* très volumineux, converti en une masse hydatique et purulente. Enfin *Cleghorn* (*Burns,* p. 147) a rencontré les deux ovaires malades , bien que le droit ait été pris le premier. *Hofer* (*Journ. de Graefe*, vol. iii, cah. 3) a trouvé les deux ovaires dégénérés, et pesant ensemble 13 livres 3 gros ; la malade, âgée de 41 ans, croyait être enceinte.

Wardrop (*the Lancet*, novemb. 1827) trouva l'ovaire *gauche* d'une fille scrofuleuse, âgée de 20 ans, converti en une masse cendrée, lymphatique, caséiforme , tandis que l'ovaire droit était très dur. Dans les cas que nous avons cités plus haut, l'ovaire qui n'était pas affecté d'hydropisie était 7 fois complètement sain (7, 15, 16, 17, 26, 29, 32); dans 11 cas, ils étaient malades tous les deux (3, 18, 19, 20, 21, 22, 24, 25, 28, 30, 31). C'est aussi ce qui avait lieu dans le cas de *Rosch* que nous avons indiqué ; il y en avait un de squirrheux dans les obs. n°ˢ 21, 22, et dans celle de *Starck*.—*Ledran* pensait que l'hydropisie de l'ovaire commençait toujours par le squirrhe, et n'en était qu'un symptôme ; nous avons trouvé une fois l'ovaire stéatomateux (24) ; une autre fois, il contenait des cheveux ; une autre, des fragmens osseux (28), etc. Si nous résumons ces faits, nous verrons que l'opinion généralement adoptée que l'hydropisie affecte plus souvent l'ovaire gauche est erronée; car, sur 54 cas, nous trouvons la maladie 31 fois à droite et 23 fois à gauche. Il n'est pas sans intérêt de dire que *Meckel* (*Anat. pathol.*, vol. ii, p. 272) pense que l'on rencontre plus souvent des poils et des concrétions osseuses dans l'ovaire droit, tandis que le gauche est plus souvent pris d'hydropisie ; mais, dans 7 cas de dépositions pileuses ou osseuses, rapportés par *Mayer* (*Journ. de Graefe*, vol. xvii, p. 3), leur siège avait lieu trois fois à gauche, deux fois à droite, et le siège des deux autres n'est pas indiqué. Ainsi donc, l'hydropisie de l'ovaire est plus fréquente à droite ; mais, presque toujours, l'autre ovaire est le siège de quelque altération. Il s'en faut que l'utérus lui-même en soit toujours exempt ; dans 7 cas, nous l'avons trouvé sain (7, 15, 16, 25, 29, 32, 33) ; dans 3 cas, il était hypertrophié (20, 30, 31) ; 2 fois squirrheux (12, et dans le cas de *Starck*). En général, l'ovaire et l'utérus ont, sous le rapport des affections, une assez grande connexion ; quand l'un est pris d'une maladie chronique, l'autre s'affecte bientôt. (Voyez à ce sujet *Elsaesser. Description d'une dégénérescence remarquable de l'utérus et des ovaires ; Neue Denkschr. der phys. med. Ges. zu Erlangen*, vol. I, p. 223.)

IV. *Etiologie.*

La cause déterminante de l'hydropisie de l'ovaire est souvent une violence mécanique qui porte sur cet organe ; cependant *Burns* (p. 144) fait remarquer avec raison que la maladie elle-même n'est pas une hydropisie, mais une altération organique dont l'hydropisie n'est qu'un symptôme. Le liquide a son siège tantôt entre la membrane séreuse et la membrane fibreuse, et tantôt dans l'intérieur de l'organe. Dans ce dernier cas, la maladie est donc le produit de la fibreuse ; mais il faut alors que cette membrane soit dégénérée, car à l'état normal les membranes fibreuses ne sécrètent pas.

Nous trouvons que l'hydropisie de l'ovaire peut être produite par des vêtemens trop étroits (19), par le choc d'une pierre (35), par un coup (18). *Velter* (*Rev. méd. française*, 1825, t. III) a vu, à la suite d'un coup sur l'abdomen chez une femme de 25 ans, l'ovaire droit dégénérer en une masse sarcomateuse de 56 livres. Un refroidissement à l'époque des règles paraît avoir quelque influence sur la production de l'hydropisie. *Burns* (p. 148) dit avec raison : « A l'époque de la menstruation, toute douleur dans la région de l'ovaire, autre que celles auxquelles est accoutumée la personne qui l'éprouve, doit éveiller l'attention. Que la malade soit mariée ou non, on ne doit jamais la négliger, surtout lorsqu'elle est suivie de constipation, ou qu'elle survient après un refroidissement. » Dans 2 cas (13, 36), nous l'avons vu survenir à la suite d'une fausse couche et d'une métrorrhagie ; une fois après un accouchement difficile terminé par l'application du forceps (33) ; une fois à la suite de la suppression des lochies (2) et de la sécrétion du lait (32) ; dans 4 cas après l'accouchement (24, 27, 32, 38). *Paletta* (*Exercit. pathologicœ*, t. II) regarde les affections morales, la pression sur l'utérus pendant la gestation, les efforts dans les accouchemens difficiles, pendant lesquels les ovaires sont comprimés par la tête de l'enfant, comme autant de causes d'hydropisies ovariques. L'abstinence du coït, chez les femmes qui le désirent ardemment, détermine une vive congestion des ovaires, et les congestions de ces organes paraissent les prédisposer à l'hydropisie.

On a prétendu que la stérilité était une cause d'hydropisie future de l'ovaire ; mais nous avons vu plus haut que c'était une erreur. Il serait beaucoup plus juste de dire que la stérilité est due à la même cause que l'hydropisie de l'ovaire, c'est à dire à une dégénérescence de cet organe. *Douglas* (*Philos. trans.*, vol. I, p. 229) a trouvé, dans un cas d'hydropisie de l'ovaire, une oblitération de la veine ovarique, et regarde cette affection comme la cause de l'hydropisie. *Ayre* (*sur le mode de formation et le traitement, etc.*) croit que l'hydropisie de ces organes tient à une irritation inflammatoire de la séreuse qui les recouvre ; mais, dans le plus grand nombre des cas, cette affection paraît tout à fait passive, analogue à une exsudation. *Meckel* croit avec raison que ces dégénérescences sont le résultat d'un trouble dans la faculté génératrice des ovaires, trouble dû à une irritation des organes génitaux. *Berthold* (*Allgem. med. Zeitung*, 1834, n° 43) pense que la cause principale de l'hydropisie de l'ovaire repose dans une surexcitation du système ganglionnaire abdominal, et qu'en dehors de cette cause il n'y en a qu'une seule qui puisse la produire, c'est une vive irritation des organes génitaux sans grossesse. *Truckmuller* a émis la même opinion.

Considérée sous ce point de vue, la maladie qui nous occupe ne serait qu'une fécondation incomplète (38), alors même qu'il n'y aurait pas eu de coït, comme dans les cas que nous avons rapportés, dans lesquels la maladie avait attaqué de jeunes filles. Le cas d'hydropisie ovarique congénitale, rapporté (25) plus haut, est considéré par *Meyer* comme un arrêt de développement.

V. *Terminaisons de l'hydropisie de l'ovaire.*

Si on considère la position de l'ovaire, on est porté à croire que la guérison de son hydropisie ne peut-être obtenue que par les secours de l'art ; cependant, si nous examinons les faits, nous voyons que le plus grand nombre de guérisons est dû à la force médicatrice de la nature. C'est ainsi que nous avons vu quelquefois le kyste qui contient le liquide se déchirer avec un bruit que la malade perçoit (2, 12, 23), et le liquide s'épancher dans l'abdomen (2, 12, 23, 27, 33, 36) dont toute la cavité paraît être régulièrement distendue (2, 27, 33). Dans ces cas, le liquide est tout entier résorbé, ou disparaît d'une manière insensible (2) à la suite d'une augmentation notable dans les sécrétions naturelles (27). Nous avons vu aussi que la mort était quelquefois le résultat de ces déchirures du kyste (36). Le liquide épanché se fraie aussi une route par le vagin (12, 15, 23), ainsi que l'a observé *Monro* (*Med. essay*, vol. V, page 770) dans un cas où l'hydropisie fut prise pour une grossesse ; l'autopsie faite plus tard fit voir que l'hydropisie avait son siège dans l'ovaire gauche. On a observé aussi des cas dans lesquels le kyste avait contracté des adhérences avec l'intestin, qui s'étant peu à peu perforé, avait livré passage au liquide. C'est ce qui eut lieu dans une observation de *Monro* (p. 773), où il est probable que l'ovaire adhérait au colon ; c'est aussi ce que nous trouvons dans le fait relaté par *Neumann* (*Med. and phys. Journ.* t. II, p. 20.)

Les efforts de l'art sont presque toujours inutiles lorsqu'ils se bornent à des moyens internes ; cependant les diurétiques (1, 19 et les cas rapportés par *Marc* et *Edwards*) ont procuré quelques guérisons; mais le même avantage est obtenu par les mercuriaux (3, 33) et la ponction. Dans un cas (9) les diaphorétiques ont eu le même succès. Les plus heureux résultats sont dus à la médecine opératoire, et, quoique la paracentèse n'ait été qu'un traitement palliatif, cependant nous trouvons des cas (11, 13) dans lesquels elle a procuré une guérison durable. Nous trouvons un cas de guérison par la compression (14). Si nous songeons aux heureux résultats du bandage compressif employé par Récamier, dans les cas de cancer du sein (*Journ. de Siebold*, t. XIV, cah. 2) nous devons fonder quelques espérances sur ce mode de traitement lorsqu'il est appliqué au début de la maladie. Mais les succès les plus beaux sont dus à l'extirpation que nous voyons amener sept fois une heureuse terminaison (3, 4, 5, 6, 7, 8, 10).

Quant à ce qui a trait à la durée du traitement dans les cas de succès, nous trouvons : deux mois pour les diurétiques (1); huit semaines pour la paracentèse ; de six à neuf semaines pour l'extirpation et quatre ans pour la compression. Dans beaucoup de cas, surtout lorsque la tumeur s'est vidée dans l'abdomen, nous trouvons une récidive ; c'est aussi ce qui a eu lieu pour la ponction (23, 27, 33, 36). Assez souvent la guérison a été suivie de grossesse (1, 7, 16, 27). En sorte que cette affection est loin d'amener nécessairement la stérilité, comme le pensait *Maygrier*. Il est important de noter que, dans 3 cas, la mort eut lieu après la guérison, par suite d'une affection squirrheuse développée dans un autre organe : squirrhe de l'utérus (2) ; squirrhe de la rate (13) ; squirrhe du pancréas (20) ; ce qui indique assez évidemment que, dans quelques cas du moins, l'hydropisie ovarique n'est que le symptôme d'une affection générale.

Lorsque la maladie, abandonnée à elle-même, se termine par la mort, on voit survenir de la fièvre (32, 33), des vomissemens (32, 33), une constipation opiniâtre (32), des crampes (25), de la paralysie et des syncopes (31), du délire (21). Le cours de la maladie est, le plus souvent, très lent. Elle dura, dans les cas observés par *Macfarlane*, 2 fois, 4 ans ; 3 fois, 8 ans ; 1 fois, 9 ans ; 4 fois, 11 ans ; enfin 13 fois, 17 ans. Dans un cas observé par *Van Swieten*, et rapporté dans les *Mémoires de l'Académie de chirurgie* (t. II, p. 258), on voit une fille arriver à l'âge de 84 ans, quoique affectée, depuis plus de 50 ans, d'hydropisie de l'ovaire.

A l'autopsie, les dégénérescences de l'ovaire consistent en tumeurs dont le volume varie depuis celui d'un pois jusqu'à celui de la tête d'un adulte (23, 7, 33, 17, 15). Souvent elles présentent un vaste kyste auquel en adhèrent d'autres plus petits; de sorte que l'on serait porté à croire qu'ils étaient primitivement tous du même volume, et que le développement de l'un d'entre eux a arrêté celui des autres. Le poids de l'ovaire a été trouvé de 7 à 214 livres (26, 24). Le liquide qu'il contenait a varié entre 3 quarts et 1201 mesures (23). Dans un cas (16) des ponctions réitérées 80 fois ont donné issue à 6631 pintes de liquide : 495 livres dans un an : 108 livres en une seule fois : 95 livres s'étaient amassées dans l'espace de sept semaines. Cette énorme quantité de sérosité rappelle naturellement le diabètes.

Blasius (*Comm. de hydrope ovariorum profluente*, 1834) divise les hydropisies de l'ovaire en : hydatiques, enkystées et celluleuses. Il nomme *hydrops profluens*, l'hydropisie dans laquelle le kyste ovarique vient s'ouvrir, à travers la trompe, dans l'utérus et le vagin, ainsi que nous l'avons vu plus haut (12, 15, 23). Nous trouvons encore deux cas qui se sont terminés de la sorte, l'un chez une femme de 25 ans, et qui était dû à une inflammation ; l'autre, chez une femme de 50 ans, et qui paraissait être la suite d'une vie déréglée. Ces faits pourraient être rangés parmi les cas d'hydromètre : mais il en est d'autres dans lesquels il est impossible de conserver le moindre doute. *Huhnerwolf* (*Acta. A. C. Leop.* vol. XIX. obs. 95) fit l'ouverture d'une femme qui était accouchée une fois, chez laquelle l'ovaire et la trompe étaient tellement remplis d'hydatides qu'il était impossible de distinguer ces deux organes. *Thomas* (*med. chir. trans.* vol. XIII, part. 2) trouva chez une personne qui, depuis 12 ans, était affectée d'hydropisie de l'ovaire, et qui plusieurs fois avait subi la paracentèse, l'ovaire gauche remplissant toute la cavité du bassin. *Morgagni* (*Epist.* 39) rapporte un cas dans lequel un ovaire affecté d'hydropisie, et pesant 14 *livres*, remplissait toute l'excavation pelvienne. *Harless* (*Ann. d. ausl. med.* vol. II, cah. 2) a vu une fois l'ovaire gauche et l'utérus pesant ensemble 25 livres. *Wesener* (*Journ. de Hufeland.* août 1825) en a vu un de 30 livres ; *Torteusohn* (*med. chir. Bibli.* 1774) un de 42 livres ; *Pultenay*, un de 56 livres ; *Van-den-Buch* (*Journ. de med. chir. littér.* vol. II, cah. 1, p. 181) un de 102 livres ; *Croker* (*London, med. rep.* avril 1818) a trouvé un ovaire gauche de 5 livres, qui remplissait toute la cavité abdominale. *Himhof* (*Hal. disp. pract.* vol. IV, p. 381) parle d'une hydropisie de l'ovaire du poids de 42 livres ; *Willi* (*Hal.* p. 447) en cite un de 100 livres ; *Sampson* (*Phil. trans.* vol. I, p. 140) un de 112 livres ; *Muller* (*Collect. chir. de Siebold, obs,* 3) un de 140 livres ; *Gaitskell* (*Lond. med. rep.* vol. V) décrit un cas dans lequel l'ovaire atteignit, dans l'espace de huit ans, 6 pieds de circonférence. A l'autopsie, on trouva qu'il pesait 160 livres. *Heidrich* rapporte que, chez une femme qui depuis plusieurs années était affectée d'hydropisie ovarique, il pratiqua 299 ponctions, et évacua 3,289 *quarts* (*Diss. sistens casum memoral.* Berlin 1823). *Fort* (*med. comm.* p. 223) retira 2785 mesures en 49 ponctions. *Martineau* (*Phil. trans.* vol. LXXXIV, p. 471) retira 6831 mesures en 80 ponctions : une seule en fournit 108 mesures. *Hunter* rapporte qu'il a retiré plus de 3640 *quarts* chez une malade de ce genre. Ces faits montrent quelle énorme distension peut acquérir l'ovaire avant de se déchirer; ils montrent aussi l'abondante sécrétion dont il est susceptible.

Quant à ce qui a trait au kyste, *Boivin* et *Dugès* disent que ses parois sont partie fibreuses, partie musculeuses, le plus souvent d'un blanc grisâtre, assez riches en vaisseaux sanguins, sillonnées de veines dilatées, et souvent adhérentes aux organes voisins. *Kretschmar* (*Grundriss einer Physik des Lebens*, 1821) a trouvé ce kyste offrant à sa surface une foule de saillies et d'enfoncemens. *Burns* et *Morand* ont vu son intérieur rempli par une foule de petites tumeurs. *Macfarlane* dit que, dans un cas, l'ovaire était converti en un grand sac humide ne contenant que de la sérosité; que, dans 9 cas, il était divisé en kystes de divers volumes; que, dans 12 cas, il était adhérent aux organes contenus dans le bassin, savoir : 3 fois aux parois de l'abdomen, aux intestins et à l'épiploon; dans deux cas, il n'y avait pas d'adhérences. *Dubreuil*, (*Journ. Hebd.* 1835, n₀ 22) a remarqué dans une hydropisie ovarique une membrane brunâtre et séreuse, une membrane grise et fibreuse, une musculeuse, et une pseudo-membrane interne qui avait quelque analogie avec la membrane caduque. Les parois du kyste étaient épaissies, les vaisseaux qui se trouvaient à leur surface considérablement dilatés ; on trouvait constamment deux veines pour une artère.— Dans les observations que nous avons citées, nous avons vu que le sac était, le plus souvent, multiloculaire (8, 18, 20, 22, 24, 28, 30, 35, 37), contenant des hydatides (17, 18, 19, 20, 22, 30, 32, 38); une fois (3) il était divisé en deux poches; une fois couvert de tumeurs du volume d'un pois à un œuf d'oie, blanches, jaunes, bleuâtres et brunes (30); marbré (32); dans deux cas (16, 33) ses parois étaient très minces et membraneuses ; dans 2 cas (32, 34) elles étaient fibreuses. Nous avons vu que l'ovaire était lardacé (23), solide (23), stéatomateux (28), encéphaloïde (35), souvent squirrheux (6, 8, 29, 35); cartilagineux (4, 30, 33), couvert à sa surface de plaques osseuses (16). Le kyste seul pesait de 7 livres 1/2 (5) à 12 livres (30).

Quant au contenu du kyste, nous avons vu qu'il présentait toutes les productions possibles, depuis des hydatides jusqu'à des cheveux et des os. Mme *Boivin* dit qu'il contient un liquide transparent, blanc, sanguinolent, couleur de chocolat, ou une matière pultacée; que quelquefois tous les kystes de la même tumeur contiennent une matière identique; et que, d'autrefois, quelques uns d'entre eux ne contiennent que de l'air. *Autenrieth* (*Arch. de Reil.* vol. VII) rapporte plusieurs cas de kystes qui contenaient des hydatides, des cheveux et des dents, et d'autres cas dans lesquels l'ovaire était converti en une masse charnue. Dans le cas rapporté par *Neumann* (*Spec. therap* vol. II, § 475, p. 629), nous voyons un kyste ovarique formé de plusieurs poches dont, les unes contiennent un liquide limpide, d'autres un liquide séro–sanguinolent, quelques unes une matière caséeuse, et les autres une matière stéatomateuse, jaune, solide. Dans les observations que nous avons rapportées, le contenu des kystes a varié beaucoup. Nous l'avons trouvé de densités différentes dans le même kyste (30, 34, 35, 37, 38); liquide (3, 4, 20); solide (30); cristallisé (34); granuleux (30); stéatomateux (34); mélicérique (11, 13, 32, 37); gélatineux (5, 18, 37, 38); lymphatique (12, 33); clair (29); sédimenteux (25); albumineux (28, 37); purulent (32); visqueux (33, 34); graisseux (30, 38); sanguinolent (35); pseudo-membraneux (18); charnu (37, 38); tendineux (38); cartilagineux (38); pileux (34); jaune pâle (29, 30, 34); rougeâtre (37); brun (24, 27, 30); inodore (11); infect (24). — L'analyse chimique n'a pas été faite dans tous ces cas; *John* (*Chem. Unters*, vol. v) l'a faite une fois, et a trouvé que le liquide contenait principalement de l'albumine.

VI. *Pronostic.*

D'après ce que nous avons dit, le pronostic de cette affection est d'autant plus défavorable que les efforts de la nature sont le plus souvent impuissans. Quant à ce qui est des tentatives de l'art, les médicamens internes ne nous laissent que peu à espérer, et cette opération a été assez souvent couronnée de succès. Abandonnée à la nature, l'hydropisie de l'ovaire est le plus souvent mortelle, quoique seulement au bout d'un temps très long, comme cela a lieu dans les maladies d'organes qui ne sont pas absolument indispensables à l'économie.

VII. *Thérapeutique.*

Nous avons déjà parlé de l'inefficacité des traitemens internes; ce qui tient sans doute à ce que l'hydropisie de l'ovaire est essentiellement liée, dans le plus grand nombre des cas, à une affection organique de cet organe. Un traitement méthodique dirigé contre cette dernière, s'il était employé de bonne heure, laisserait encore quelque espoir ; c'est ainsi que nous voyons les frictions mercurielles, le calomel et le tartre stibié à l'intérieur avoir, sinon guéri, du moins notablement amélioré une hydropisie de l'ovaire droit avec rétroversion de l'utérus (*Siebold*, dans son journal, vol. VIII, cah. 2). Dans un cas d'hydropisie des deux ovaires dont une femme de 30 ans était atteinte, *Jahn* (*Med. conv.* 1830, n. 18) fit avec succès des frictions d'iode et de mercure;

l'iode dans cette affection devrait avoir du succès ; on ne saurait méconnaître que l'ovaire a une certaine analogie avec la glande thyroïde, et l'on sait combien est efficace l'iode dans les engorgemens de ce dernier organe. *Cunningham* (*Mitchill. Med. rep.* vi sér., vol. 1, 2) a guéri un cas d'hydropisie de l'ovaire avec le sulfate de fer ; *Mace* et *Lathrop* (*Id.*, vol, iii) ont obtenu le même résultat par les préparations de fer. *Most* (*Encyclop.* i, pag. 766) dit avoir obtenu de bons succès par le mélange suivant :

Rec. Ext. de ciguë ,	drag. 1.
Ext. de bellad.	drag. ß.
Eau de laurier cerise.	once ß.
Teinture de digitale,	once ß.
Vin d'antimoine ,	drag. ijß.

dont il faisait prendre 25, 30 à 50 gouttes par jour pendant plusieurs mois.

Les diurétiques ont été plus généralement préconisés ; la malade de Willi (*loco citato*) a été guérie par ce moyen ; *Levrat-Pérotton* (*Trans. méd.*, av. 1833) a guéri une malade par les diurétiques unis à l'opium ; il se servit de racines d'asperges , d'écorce de sureau, de scorsonère en décoction le matin, d'un lavement fait avec une infusion de sureau et du calomel ; à l'intérieur, d'opium , de scille , de digitale et de sel de nitre : cependant nous devons dire avec *Hunter* (*Med. obs. and inq.*, t. ii, pag. 41) que dans le plus grand nombre des cas , les diurétiques sont sans résultat.

C'est avec raison que *Burns* rejette les vomitifs ; cependant *Percival* (*Samml. Auserl. abs. für Pr.* A. ii, 1) en a vu de bons résultats. D'après nos observations, les remèdes ont eu quelques bons effets : les purgatifs (1, 6, 18), la crème de tartre (1, 18), le genièvre (1), la digitale (18), les anthelmintiques (18), le calomel (9), le quinquina (1, 18), la diète (6), les sangsues (9). On a employé avec succès les fomentations et les cataplasmes (*Monro, Méd. ess.* vol. iv), les applications onctueuses (*Hamilton, on Merc. med.*, pag. 202), les bains chauds et le sulfate de chaux. *Searle* (*Journal de Johnson*, 1824) croit avoir prévenu la récidive par la compression exercée après la paracentèse. L'évacuation du sac par une ouverture, a amené quelque soulagement, mais le mal s'est reproduit (13, 9, 11, 16, 17, 18, 23, 29, 35). *Murray* (*Edimb. Journal*, avril 1828) rejette ce moyen comme exposant des organes importans à être lésés , comme dans le cas de *Morgagni* (*De sedib. et caus. morb. epist.* 47). Quoi qu'il en soit, si cette évacuation n'est qu'un moyen palliatif, elle donne aux moyens internes le temps d'agir et quelquefois elle a amené une guérison durable. La ponction par le vagin doit être rejeté (*Carus Gynœkol*, liv. i, § 550), cependant nous l'avons vu réussir une fois (28).

Dans le plus grand nombre des cas, la ponction de l'abdomen a été répétée plusieurs fois ; dans d'autres cas on a cherché à produire une inflammation adhésive des parois du sac par l'insufflation, les injections, une canule à demeure, des bourdonnets, etc. Pour l'efficacité de ce dernier moyen nous trouvons l'autorité de *Carus* (*loco cit.*, § 550), *Burns* (pag. 151, 11, 13) ; pour la canule à demeure, *Portal* (*Cours d'anat.* v. pag. 554) ; pour les bourdonnets, *Houston* (*Philos. trans.* vol. xxxiii, p.5) ; pour l'établissement d'une fistule après la ponction, *Voisin* (*Rec. périod.* t. xvii, p. 381) ; pour la paracentèse, *Hedenus* (*Journal de Hufel.* juill. 1814), *Loeffer* (*Id.* 1824), *Siedler* (*Magaz. de Rust.* t. ii, 2), *Mende* (*Krankh. d. Weib.* ii, pag. 221), *Neumann* (*Lond. med. Repos*, avril 1815), *Seibert* (*Oest. med. Jahrb.* ii, 2), *Krüger Hansen* (*Journal de Graefe.* iii, 3). Cependant la paracentèse détermine de la fièvre (28, 29), de la péritonite (35), des syncopes (28), de la diarrhée (28, 29), des vomissemens (28). *Ledran* a vu persister une fistule (*Mém. de l'acad. de chirurg.*, t. iii, pag. 431) ; la mort en a été aussi le résultat, *Denman* (*Introd.* i, pag. 422), *Voisin* (*Rec. périod.* vii, pag. 362), *Delaporte* (*Mém. de l'acad. de chirurg.* iii, pag. 152).

Bien que nous ayons vu d'heureux résultats de la ponction, elle a trouvé de nombreux adversaires, *Berends* (*Vorles.* v, pag. 119) ; *Marc* (*Dict. des scienc. méd. art.* Ovaire) ; *Hévin* (*Revue méd.*, mai 1836) ; *Trukmüller* (*Journ. de Graefe.* 21, iv), *Hopfer*, (*même Journal.* xii, 1), et *Martini*, (*Magaz. de Rust.* 27, iii). Un de ses principaux défenseurs, *Neumann* (*Spec. ther.* ii. § 478, p.733), dit : « On doit, il est vrai, répéter souvent cette opération ; mais il est impossible d'extirper l'ovaire lorsqu'il a contracté de nombreuses adhérences avec tous les organes de l'abdomen.»

Les adhérences ne sont pas aussi nombreuses qu'on le pense en général, nous n'en voulons pour preuve que les observations de *Dzondi* (*L'Eskulap.* ii, 1) ; de *Macfarlane*, (*The Lancet.* sept 1832) de *Daval* (*Salzb. med. chirurg. Zeit.* 1829, n° 75) ; de *Royer* (*Comment. de ovarii hypertrophiâ*).

Dans quelques cas cependant les adhérences ont été telles, que l'on a été obligé de vider le kyste et de le laisser en place : *Granville*, (*Lond. med. and. Philos. Journal*, n° 5, sér. vol. i) ; *Lizars*, (*Edin med. and. surg. Journ.*, oct. 1824).

L'ouverture de l'abdomen est loin d'avoir le degré de gravité qu'on lui a attribué ; c'est ce que nous voyons dans une foule d'observations, autres même que celles que l'on a pratiquées pour extraire l'ovaire. *Wy* (*Vermis. Schrift.* 1786, pag. 152) ; *Schmucker* (*Chirurg. Wahrneh.* pag. 228) ; *Cooper* (*Edimb. med. and. surg Journ.* v, pag. 129) ; *Schnuhr* (*Journal de Schnuhr.* 1836, n° 42).

EXAMEN MICROSCOPIQUE DES GRANULATIONS DES REINS ;

Par le docteur G. Valentin ,

Professeur à l'université de Berne.

(Extrait du Repertorium für Anatomie und Physiologie.
2ᵉ volume, 2ᵉ cahier, pag. 290. 1837.)

On ne peut mettre en doute que l'altération des reins décrite par Bright ne soit en rapport direct avec la quantité d'albumine que contient l'urine. Jusqu'à présent l'on n'a pas expliqué d'une manière satisfaisante la raison de cette relation. L'examen microscopique peut donner à ce sujet des éclaircissemens utiles.

Chez un enfant de 13 ans, affecté depuis long-temps d'anasarque et d'ascite, et chez lequel l'urine contenait, tantôt beaucoup , d'autres fois très peu d'albumine, on trouva, outre des épanchemens dans la cavité abdominale et thoracique, des granulations très marquées du rein , lequel était arrivé au cinquième degré de la maladie. Les deux reins étaient très volumineux : ils avaient 3 pouces 9 lig. dans leur plus grande longueur, et près de 2 pouces dans leur plus grande largeur. L'augmentation de volume n'était pas partielle, mais affectait également tout l'organe qui ressemblait pour la grosseur à un rein bien injecté. A la surface externe on voyait les taches d'un gris-cendré , disséminées au milieu de la substance corticale colorée en jaune. L'examen microscopique montrait que tandis que les canaux droits (conduits urinifères) de la substance tubuleuse étaient vides ou ne contenaient qu' une petite quantité d'une substance très liquide, les conduits flexueux de la substance corticale étaient presque entièrement remplis par une matière d'un jaune-grisâtre, qui les injectait en quelque sorte et les rendait très visibles. Si l'on examinait une couche très mince de cette substance corticale au microscope avec un grossissement un peu fort et une vive lumière, on reconnaissait les belles circonvolutions des conduits urinifères. Leur diamètre, dans la substance corticale, était, en moyenne, de 0,003500 de pouce, et dans la substance tubuleuse de 0,005400 de pouce. Dans les circonvolutions des canaux non plus que dans la substance qui les séparait, on ne voyait rien d'anormal. Un des reins fut injecté très finement ; mais la distribution non plus que le diamètre des vaisseaux sanguins, ni les corpuscules de Malpighi n'offraient le moindre changement.

La substance jaune-grisâtre qui remplissait les conduits urinifères flexueux, était composée de particules granulées, irrégulières, de volume variable, de petits corps moléculaires et de globules jaunes d'une forme ronde. Les canaux urinifères droits contenaient les mêmes élémens seulement en quantité beaucoup moins grande.

Chez ce sujet les testicules étaient remarquablement petits (9 lignes de longueur), et contenaient des globules granulés de 0,000400 de diamètre et de très petits globules doués d'un mouvement moléculaire fort actif. Le diamètre des vaisseaux séminifères était de 0,002000 de pouce. Dans l'épididyme il n'existait presque que des globules granulés , les petits corps doués de mouvement s'y rencontraient en très petit nombre. Le diamètre du conduit déférent à son milieu était de 0,00600 de pouce.

Si je ne me trompe, il résulte de cet examen que dans ce cas, les reins ne sont que le réceptacle de l'urine, modifiée dans sa composition, que ce n'est qu'à l'œil nu qu'ils peuvent sembler altérés , et que c'est dans le sang même qu'il faut chercher désormais la cause de la modification éprouvée par le liquide sécrété : ne sait-on pas de la manière la plus positive que l'urée se sécrète ailleurs que dans les reins ?

ACADÉMIE ROYALE DE MÉDECINE.

Séance du 13 Février 1838.

Après la lecture du procès-verbal M. Maingault demande qu'il soit adressé des remercîmens à M. Barthélemy pour les expériences nombreuses et importantes qu'il a faites pour éclairer plusieurs points de la question de l'entrée de l'air dans les veines.

M. *Barthélemy* désire qu'il ne soit pas donné de suite à la proposition de M. Maingault. S'il a pu faire quelque chose d'utile, c'est dans ces résultats mêmes qu'il trouve sa récompense.

M. CHERVIN signale à l'Académie un abus qui s'est introduit, à son insu sans doute. Autrefois toutes les pièces, composant la correspondance de l'Académie, étaient communiquées aux journalistes, qui rendent compte des séances. Depuis la publication du bulletin de l'Académie, on a refusé cette publication. Or cette mesure, inutile à la prospérité du bulletin , est fort préjudiciable à l'Académie, puisque les opinions des membres se trouvent continuellement travesties.

M. le président, qui fait tous ses efforts pour empêcher M. Chervin de faire sa motion, l'assure que le conseil d'administration s'en occupera.

M. MAURY fait un rapport sur un travail de M. Dubourg, intitulé ; *Notice sur une Épidémie d'éruptions cutanées anormales accompagnées de métastase funeste sur les poumons.* Dépôt aux archives, remercîmens à l'auteur ; insertion de son nom sur la liste des candidats aux places de correspondans.

M. RENOU fait un rapport sur deux observations de gangrène spontanée, guéries, envoyées par M. Lannelongue. Dépôt aux archives : remercîmens à l'auteur.

M. RENOU fait un rapport sur le bandage *gypso-amylacé* proposé par M. Lafargue de Saint-Emilion. Le rapporteur blâme la modification apportée au bandage inamovible par M. Lafargue, modification qui consiste dans l'addition de parties égales de plâtre à l'amidon, employé par M. Seutin. On ne saurait trop s'élever contre l'empressement que l'auteur a mis à communiquer à l'Académie sa prétendue découverte ; moins de huit jours après l'emploi qu'il en faisait pour la première fois , il a écrit deux lettres. Il semble que l'intérêt de la science demandait qu'on se hâtât beaucoup moins.

M. *Velpeau* fait remarquer que ce bandage présente un

vice des plus palpables. Le plâtre rend insoluble la matière solidifiante, de sorte que lorsqu'on veut enlever l'appareil on éprouve beaucoup de difficultés.

Le rapporteur fait passer sous les yeux des membres de l'Académie, un bandage inamovible trouvé par M. Sédillot, lors de la prise de Constantine, au bras d'une femme arabe. Il se compose de treize nervures de feuilles de palmier d'environ deux à trois lignes de largeur, maintenues au moyen de lanières de peau de mouton ; au reste, ce bandage assez grossier ne paraît être qu'une modification d'un bandage inamovible, que M. Renon a eu occasion d'observer pendant l'expédition d'Egypte. Un Arabe qui servait dans l'armée française, s'étant cassé la jambe, le médecin de sa tribu lui appliqua un appareil inamovible composé d'un bandage roulé en toile solidifié par un mélange de gomme arabique et de farine de graine de lin, et de plus, un grand nombre de petits bâtonnets artistement disposés autour du membre. Cet homme n'avait pas cessé un seul instant de faire son service.

M. Roche fait observer qu'on ne peut mettre en doute l'origine arabe du bandage inamovible. Tous les chirurgiens militaires qui ont été en Espagne, savent qu'il est connu comme méthode vulgaire, et qu'on n'en emploie même pas d'autre.

M. Gerdy fait observer que l'on détourne trop facilement le mot *méthode* de sa véritable signification, pour l'appliquer aux plus légères modifications d'un procédé connu ; en sorte que le nombre de ces méthodes devient infini. Le mot méthode doit être réservé pour les modifications considérables, ne rentrant dans aucune des méthodes connues. Ainsi M. Seutin a employé le bandage inamovible et a prouvé que les malades pouvaient marcher avec des fractures des membres inférieurs. Voilà une méthode. Maintenant qu'on emploie le blanc d'œuf, l'amidon, la dextrine ou le plâtre, ces modifications ne peuvent constituer au plus que des procédés.

M. Velpeau rappelle que, relativement au bandage inamovible, M. Larrey, et surtout M. Hippolyte Larrey, dans sa dissertation inaugurale, avait très bien exposé l'historique de cette méthode de traitement. Il ne voit aucun inconvénient à substituer le mot *procédé* ou *sous procédé* au mot *méthode*. Car toutes ces modifications se tiennent. Le blanc d'œuf employé par M. Larrey, rappelle le bandage de Moscati : l'amidon dérive du blanc d'œuf, etc.

M. Rochoux fait un rapport sur un mémoire de M. Ricord relatif à l'épididymite blennorrhagique et sur une lettre de M. Bouvier sur le même sujet.

DE L'INSUFFISANCE DES VALVULES DE L'AORTE. *Par le docteur* **P. W. Henderson.**

Dans ce mémoire, l'auteur passe en revue l'état de nos connaissances relativement au diagnostic de cette affection, tel que l'ont successivement perfectionné les travaux de MM. Corrigan, Hope, Guyot, Charcelay, M. Adam et Watson. Aux signes déjà indiqués par ces médecins, le docteur Henderson en ajoute un nouveau : « L'augmentation de l'intervalle qui sépare la systole du cœur du pouls des artères éloignées, la radiale par exemple... »
« Le retard, dit le docteur Henderson était si considérable que le pouls radial alternait exactement avec la systole ventriculaire ou coïncidait avec l'intervalle des deux battemens du cœur. J'ai examiné beaucoup d'individus affectés de différentes maladies du cœur, et je n'ai trouvé cette particularité dans le pouls que chez ceux qui présentaient des signes d'insuffisance des valvules aortiques. »

Voici d'après le docteur Henderson, les signes les plus certain de cette affection :

« 1° Pulsations visibles ou mieux soulèvement remarquable des artères de la tête et des membres supérieurs : ce symptôme est très ordinaire, mais on ne peut le considérer comme pathognomonique parce qu'il ne se rencontre pas toujours à un degré suffisamment marqué, et qu'il peut résulter d'une hypertrophie considérable du ventricule gauche) c'est à cette cause que M. Guyot l'attribue dans les cas d'insuffisance des valvules) ; il peut aussi être causé par une simple excitation nerveuse (Corrigan). Et la véritable cause n'est point révélée par :

2° Le bruit de souffle et de frémissement qui accompagne la diastole des artères, comme le veut le docteur Corrigan. En effet, le bruit de souffle peut résulter d'une simple irritation (Hope), et le frémissement manque souvent dans les cas d'insuffisance. Ces phénomènes peuvent aussi tenir à une disproportion entre le ventricule dilaté et l'orifice de l'aorte, ou à des végétations des valvules.

3° Un bruit de soufflet remplaçant le deuxième bruit du cœur, ayant son maximum d'intensité sur le trajet de l'aorte et des principales branches, est un signe de l'insuffisance des valvules aortiques, excepté dans ces cas rares d'anévrysme de l'aorte sousternale, qui peuvent donner naissance à deux bruits. Le son musical ou le roucoulement à la place du deuxième bruit, n'a jusqu'à présent été noté que dans les cas d'insuffisance de ces valvules. Le bruit morbide coïncidant avec la diastole du cœur, que ce soit un bruit de souffle ou un bruit sonore, peut contrairement à l'opinion du docteur Hope, être très fort dans le cas d'insuffisance des valvules. Quelquefois cependant il n'existe pas de bruit pareil.

4° L'existence d'un intervalle anormal entre la contraction du cœur et le pouls des artères éloignées, semble devoir être un signe important de l'insuffisance des valvules aortiques. Si des recherches ultérieures prouvaient que ce phénomène est constant, il lèverait les difficultés que présente le diagnostic différentiel de l'insuffisance.

5° La plénitude habituelle du pouls et les flexuosités des artères sont des conséquences naturelles de l'hypertrophie considérable du ventricule gauche, hypertrophie que, depuis Haller, on sait être le résultat de l'insuffisance des valvules semi-lunaires.

(*Edimburgh medical and surgical journal.* octobre 1837.)

DE L'AORTITE, CONSIDÉRÉE COMME L'UNE DES CAUSES DE L'ANGINE DE POITRINE, AVEC DES OBSERVATIONS SUR LA NATURE ET LE TRAITEMENT DE CETTE MALADIE. *Par le docteur* **Corrigan**, *médecin de l'hôpital de Jervis-Street, à Dublin.*

L'objet de ce mémoire est de prouver 1° que l'inflammation de l'origine de l'aorte peut produire le groupe de symptômes auquel on a donné le nom d'angine de poitrine, et qu'elle doit par conséquent être rangée parmi les causes de cette formidable affection ; 2° de faire connaître l'histoire et le traitement de l'aortite. Dans ce but l'auteur rapporte trois séries de faits : Dans la première, les malades sont morts pendant la période aiguë de la maladie ; la deuxième est consacrée aux cas dans lesquels la maladie, qui ne fut pas combattue par un traitement convenable, dura un temps assez long pour produire des altérations anatomiques ; enfin dans le troisième série se trouvent rangés les faits dans lesquels les malades ayant présenté tous les syptômes observés dans les deux séries précédentes il y a tout lieu de croire à l'existence de l'affection et dans lesquels d'ailleurs le traitement dirigé d'après cette supposition, a obtenu un plein succès.

La première série contient deux cas empruntés l'un à Portal, l'autre à Bouillaud : il s'agit de malades morts subitement d'un accès de dyspnée suffocante et de palpitations ; à l'autopsie desquels on trouva des signes évidens d'une inflammation récente de l'origine de l'aorte. L'auteur y joint deux cas observés par lui. Voici l'un de ces cas :

« Glynn, âgé de quarante-quatre ans, se plaignait depuis trois mois de faiblesse générale, et d'une toux accompagnée d'accès de d yspnée, qui survenaient pendant qu'il marchait ou se livrait à son travail, et qui le forçaient de s'arrêter. Il éprouvait aussi dans la poitrine des douleurs aiguës semblables à celles qui résulteraient de déchiremens. Lorsqu'il prenait quelque exercice, il lui survenait des palpitations.

« L'examen physique de la poitrine donnait une matité considérable à la région précordiale, avec des battemens du cœur tumultueux et peu distincts : la respiration était puérile : pas d'autre signe de maladie. Cinq jours après son entrée le malade fut pris de symptômes cérébraux, efforts de vomissement, délire, puis stupeur ; il mourut le lendemain.

« A l'autopsie on trouva un peu de liquide dans le péricarde, et une hypertrophie générale du cœur, marquée surtout du côté gauche. La membrane interne de l'aorte, immédiatement au dessus des valvules, était d'un rouge vif, et était fortement soulevée par un épanchement de lymphe rouge et en apparence organisée, qui s'était fait entre elle et la membrane fibreuse du vaisseau. La rougeur intense et la tuméfaction de cette portion du vaisseau contrastait singulièrement avec la pâleur et le poli de la surface qu'il présentait un peu plus loin.»

Il n'y a qu'un cas dans la 2ᵉ série qui ait présenté pendant la vie les symptômes d'une maladie du cœur et de l'angine de poitrine. L'autopsie montra une cartilaginification avec perforation des valvules semi-lunaires de l'aorte; et la membrane interne de ce vaisseau présentait, depuis sa naissance jusqu'à sa crosse, d'innombrables dépôts de matière athéromateuse.

La troisième série contient deux cas que l'auteur suppose être des exemples d'inflammation de l'aorte, et qui furent guéris par le traitement employé dans cette hypothèse. Nous donnons textuellement l'un de ces cas :

« En février 1835, M. D. eut une attaque très grave de rhumatisme aigu, et, pendant le cours de la maladie, éprouva de fréquens accès d'une dyspnée qu'on crut spasmodique. Je le vis dans la convalescence. Il ne souffrait plus guère des douleurs articulaires, mais il y avait de très forts battemens de cœur, avec bruit de souffle peu distinct : le moindre exercice amenait des palpitations violentes. Je lui fis connaître, mais inutilement, le danger qu'il courait : il était si complètement persuadé que les symptômes du côté du cœur était purement nerveux, qu'il fut impossible de le décider à tout autre traitement que celui dirigé dans cette supposition. Dix-huit mois plus tard il vint me consulter : ses lèvres étaient livides, ses pieds œdematiés ; il éprouvait de violens et fréquens accès de dyspnée. Il redoutait de se coucher, et le moindre exercice, surtout la marche en montant, déterminait des paroxysmes de palpitations et de dyspnée. Les organes abdominaux étaient sains. La poitrine résonnait bien à la percussion, la respiration était partout naturelle, peut-être même un peu puérile. Les battemens du cœur se sentaient dans une grande étendue, et donnaient une forte impulsion : il y avait un léger bruit de soufflet à la région précordiale : pouls petit, à 85 : tels étaient les symptômes le 4 août 1836. Des sangsues furent appliquées à la région précordiale : on donna trois fois par jour dix grains d'un mélange de calomel et de magnésie : on prescrivit l'abstinence complète de vin et d'antispasmodiques excitans. Un séton fut placé au dessous de la mamelle.

« Au bout de quatre jours la bouche fut affectée par le mercure : il y avait déjà un mieux surprenant. La respiration était facile, les accès de dyspnée avaient cessé, le sommeil était devenu possible dans la position horizontale.

«Le 22 je rappelai la salivation. Le malade retourna chez lui et depuis ce temps il n'a plus eu aucun de ses redoutables symptômes. En octobre 1837, j'ai eu occasion de le revoir : il se porte très bien, quoi qu'il ait pris une part très active à deux des élections les plus contestées du royaume. »

Le deuxième cas fut traité exactement de la même manière.

De ces faits, le docteur Corrigan tire les conclusions suivantes :

« 1° Dans quelques cas de ce que l'on nomme angine de poitrine, les accès de dyspnée, de suffocation, l'angoisse, etc., qui constituent le paroxysme de cette affection, et que l'on regarde le plus souvent comme nerveux, sont réellement des symptômes d'aortite ou d'inflammation de l'origine de l'aorte.

» 2° Le traitement approprié en pareil cas consiste en émissions sanguines locales, en révulsifs et dans l'emploi du mercure, moyens que l'expérience nous a appris être les plus utiles pour s'opposer à l'effusion ou pour amener la résorption de la lymphe coagulable.

» 3° La connaissance de la nature de la maladie qui ressort de nos observations nous encourage à employer notre traitement et à persévérer dans son emploi, même lorsque la maladie dure déjà depuis long-temps, et dans des cas où, sans cette connaissance, nous aurions désespéré des malades, par la supposition qu'il aurait existé une altération organique incurable.

(*The Dublin Journal of the Medical science,*
november 1837.)

BIBLIOGRAPHIE.

Treatise on the diseases of the rectum, by James Syme ; c'est-à-dire Traité des maladies du Rectum, par James Syme, professeur de Clinique chirurgicale à l'Université d'Edimbourg, 1 vol. in-8°, 1837.

Institutes of Surgery, by sir Charles Bell ; c'est-à-dire Leçons de Chirurgie, par sir Charles Bell, professeur de Chirurgie à l'Université d'Edimbourg, 1ᵉʳ fascicule, 1 vol. in-8°, 1837.

A Medico-Legal treatise on Homicide, by external violence, by Alexander Watson ; c'est-à-dire Traité Médico-Légal sur l'Homicide par violence extérieure, par Alexandre Watson, chirurgien de l'Infirmerie Royale d'Edimbourg. 1 vol· in-8°, 1837.

On the nature et treatment of the Diseases of the Heart. by J. Wardrop. De la nature et du traitement des maladies du cœur, avec des vues nouvelles sur la physiologie de la circulation, par J. Wardrop, professeur de Chirurgie, ancien Chirurgien du roi, 1ʳᵉ partie. 1 vol. in-8°, 1837.

Out fines of comparative anatomy, by R. Grant ; c'est-à-dire Elémens d'Anatomie comparée, par R. E. Grant, professeur d'Anatomie comparée à l'Université de Londres. 4ᵉ partie, contenant les organes digestifs et les systèmes chylifère et sanguin. 1 vol. in-8°, 1837.

Un des gérans,   DEZEIMERIS.

PARIS.— Imprimerie et Fonderie de FÉLIX LOCQUIN et COMP.
rue Notre-Dame-des-Victoires, 16.

1838. — N. 24.   28 FÉVRIER.

L'EXPÉRIENCE,

JOURNAL DE MÉDECINE ET DE CHIRURGIE

PUBLIÉ PAR

MM. DEZEIMERIS ET LITTRÉ.

Ars longa.   *Ubicumque...*

Ce journal paraît tous les cinq jours, les 5, 10, 15, 20, 25 et 30 de chaque mois, par cahiers de 16 pages à deux colonnes, formant, à la fin de chaque année deux forts volumes grand in-8°. Le prix d'abonnement est de 9 fr. pour 3 mois, 18 fr. pour six mois, 36 fr. pour un an, 40 fr. pour l'étranger. ON S'ABONNE, AU BUREAU DU JOURNAL, RUE DE LA SOURDIÈRE, 21, chez J. B. Baillière, rue de l'Ecole de Médecine, 13 bis , et, dans les départemens , chez les directeurs de poste et aux bureaux des Messageries-Royales et des Messageries Laffitte et Caillard. Les lettres affranchies sont seules reçues.

OPHTALMOLOGIE.

COMPTE-RENDU DES LEÇONS CLINIQUES DE M. VELPEAU SUR LES MALADIES DES YEUX;

Par Gustave Jeanselme.

Le professeur de clinique doit, il est vrai, s'occuper d'une manière toute spéciale des faits isolés qui se présentent dans son service ; mais aussi, lorsqu'il y a dans ses salles un nombre suffisant de malades pour embrasser une branche de la pathologie, il doit saisir cette occasion d'en traiter en détail, surtout s'il croit pouvoir entourer le sujet de quelques considérations nouvelles. C'est ce qu'a fait M. Velpeau l'année dernière pour les *tumeurs blanches* (1) ; c'est ce qu'il se propose de faire cette année pour les maladies des yeux. Chacun sait que c'est là une matière de la plus grande importance et qui demande encore de grands éclaircissemens, quoiqu'une foule d'auteurs s'en soient occupés d'une manière spéciale. L'étude de différentes affections morbides d'un organe, faite au lit des malades, offre des avantages qu'on ne trouve certainement pas et qu'on ne peut pas trouver dans les meilleurs ouvrages et dans les leçons faites dans l'amphithéâtre des écoles.

Le zèle que mettent plusieurs docteurs et une foule d'élèves à suivre ces leçons, en est une preuve ; et je trouve dans cet empressement un sur garant que cette publication sera favorablement accueillie par les praticiens (2).

(1) J'ai publié ces leçons dans les *Archives* de 1837. Sept. et octob.

(2) M. Velpeau fait ses leçons spéciales le mercredi et le samedi de chaque semaine, immédiatement après la visite des malades.

Si on réfléchit aux tissus nombreux qui entrent dans la contexture de l'œil , on ne sera pas étonné de la multiplicité de maladies dont cet organe peut être le siège. L'œil, en effet, résume, à lui seul, à peu près tout l'organisme. Là se trouvent les élémens cellulaire, musculaire, vasculaire, fibreux, séreux, nerveux ; un appareil de sécrétion et d'excrétion ; de plus, des tissus particuliers sans analogues dans l'économie : la choroïde, la rétine, le cristallin, le corps vitré. Or il est évident que tous ces tissus doivent avoir ici leurs affections particulières comme dans toutes les autres régions du corps. Les maladies des yeux doivent donc être très nombreuses ; et ce serait tomber dans une erreur funeste que de vouloir en restreindre trop le cercle.

Par les fonctions qu'il remplit, l'œil est un organe si important, qu'on ne doit point être surpris qu'il ait tant occupé les auteurs. Aussi l'étude de ses maladies constitue-t-elle une des spécialités les plus anciennes et les plus répandues.

On a prétendu, et l'on répète chaque jour, dit M. Velpeau, que les Français n'ont qu'une part minime à réclamer dans les travaux sur le sujet qui va nous occuper. Un coup d'œil rapide sur l'historique de l'ophtalmologie détruira en partie cette erreur. Ce qu'il y a de vrai, c'est qu'on ne trouve peut-être pas autant de traités spéciaux récens en France qu'en Allemagne, par exemple. Mais chacun sait qu'en médecine, comme dans toutes les autres sciences , ce n'est pas le nombre d'auteurs qui a force de loi, mais bien la justesse des idées émises.

Du temps de Galien, on connaissait un grand nombre de maladies des yeux. Cet auteur dit qu'une foule de médecins s'en occupaient déjà d'une manière spéciale. Ceci ne doit point étonner; car à cette époque, toutes les branches de la médecine étaient exploitées par des spécialistes. Il y avait des oculistes , des auriculaires, des lithotomistes , des médecins de poitrine, des médecins d'abdomen, etc., et, qu'on me pardonne le mot, c'est dans ce gâchis qu'on voudrait nous ramener aujourd'hui.

Depuis Galien jusqu'au sixième siècle, on ne trouve aucun travail important sur les maladies des yeux ; mais à cette époque la France donna l'éveil

Guillemeau est en effet le premier qui, dans un traité intéressant, ait classé les maladies de l'œil, dont il éleva le nombre jusqu'à cent treize, et qu'il désigne par des noms particuliers presque tous empruntés aux Grecs. Depuis ce temps-là aussi, tous les pathologistes français ont donné dans leurs traités, une place plus ou moins grande aux affections des yeux. Mais ce n'est que vers la fin du dix-septième siècle et dans le siècle dernier, que l'on voit apparaître les noms qui ont fait époque dans la science. C'est d'alors, en effet, que datent en France les travaux de Saint-Yves, de Maître Jan, de Daviel, de Brisseau, de Guérin, de Janin, des Pellier, des Wenzel, des Demours; en Italie, ceux de Scarpa; en Allemagne, ceux de Richter, de Beer, de Schmidt, de Himly; en Angleterre, ceux de Woolhouse, de Wathen, de Ware, etc. Jusque-là, on le voit, la France a ses représentans ophtalmologistes, et leurs travaux peuvent être comparés de tous points à ceux des étrangers. Aussi les contempteurs de la chirurgie française accordent-ils notre prééminence pour le dix-huitième siècle; mais, ajoutent-ils, quels sont les hommes de l'époque actuelle que vous pouvez opposer aux Allemands Jüngken, Ammon, Rosas, Jæger; aux Anglais Wardrop, Saunders, Travers, Mackensie; aux Italiens Fabini, Quadri, Flarer? Il faut en convenir, nous ne pouvons pas présenter un aussi grand nombre d'ophtalmologistes *pur sang*, qu'on me pardonne cette expression. Mais, je le demande, est-il de rigueur d'être décoré du titre d'oculiste pour avoir des notions exactes sur les maladies des yeux? L'étude de ces affections n'est-elle pas du domaine général de la pathologie, et tout bon chirurgien ne doit-il pas posséder cette branche de la science comme toutes les autres? Les spécialités absolues, je dois le dire, ne doivent plus jouir d'une certaine réputation parmi les gens du monde. Bientôt elles ne seront plus, il faut l'espérer, que du domaine du charlatanisme. L'opinion a déjà fait de grands progrès sur ce point. Il est évident du reste que je n'entends parler ici que des spécialités dont toutes les connaissances se bornent à la branche de la pathologie à laquelle ils ont voué leur avenir; car il n'est pas un homme de science qui n'ait son sujet de prédilection.

Au surplus qu'on parcoure les recueils périodiques français et les traités de chirurgie, et on trouvera certainement plusieurs articles que les ophtalmologistes les plus renommés ne désavoueraient pas. N'avions-nous pas, il y a peu d'années encore, Demours fils et Ferlenze? N'avons-nous pas MM. Wenzel fils, Guillet, Tadre, Gondret, Bourjot, Andrieux, Stœber? MM. Carron du Villard, Furnari, Rognetta, bien que d'origine italienne, ne professent-ils pas chez nous les doctrines françaises? Parmi les chirurgiens, Boyer, Dupuytren, MM. Roux, J. Cloquet, Sanson, Laugier, Marjolin, valent-ils moins que ceux de l'Allemagne et de la Grande-Bretagne? Quant à moi, me sera-t-il permis de le dire, je m'occupe depuis long-temps des maladies des yeux.

J'ai publié dès 1820 et 1825 plusieurs travaux sur ce sujet. En 1831, j'en ai fait, à l'hôpital de la Pitié, le sujet d'une série de leçons spéciales, alors que ceux qui nous accusent n'y songeaient guère. Les journaux de cette époque en ont publié quelques unes.

Je ne suis entré dans ces détails que pour montrer que la France n'a rien à envier sur ce point de pathologie, à l'étranger. Ce sujet demanderait d'ailleurs des développemens dans lesquels je ne puis pas entrer en ce moment. Qu'on soit juste envers la France, et je serai volontiers généreux envers les autres nations.

Comme, dans ces leçons, mes idées ne seront pas toujours conformes à celles qui règnent à l'étranger, je crois devoir présenter en peu de mots les doctrines qui dominent ailleurs. Je vais me trouver en opposition avec des hommes recommandables, dont plusieurs même sont de mes amis; mais tout sentiment doit se taire devant l'intérêt de la science et le bien de l'humanité.

L'école qui domine actuellement, et dont M. Stœber a subi quelque peu l'influence, est celle de Beer. La doctrine des élèves de cet oculiste repose sur deux principes qui doivent nous arrêter un instant. Le premier, qui sert de base au système, est celui-ci : Les maladies des yeux doivent être classées d'après le système naturel, c'est à dire d'après leurs caractères physiques. Ce mode de classification, qui n'est autre chose que celui des botanistes, a paru nouveau dans son application à la médecine en général. Mais qu'on lise la nosologie de Sauvages et l'on verra s'il était nécessaire d'aller à Vienne ou à Berlin pour en venir là. Il en est de même de celle de Pinel. N'est-ce pas d'ailleurs là le système de tous les solidistes, de toute l'école de M. Broussais? Beer, il est vrai, n'appliquait ce principe qu'à l'étude des maladies des yeux; mais M. Jæger l'a étendu à toute la pathologie. C'est ce système qu'il oppose à celui des physiologistes et organiciens français.

Le second principe, qui, dans l'école dont je viens de parler, n'est que le complément du premier, consiste dans ce qu'ils appellent la *nature* de la maladie. De là des ophtalmies scrofuleuses, rhumatismales, catarrhales, etc. etc. Ceux d'entre vous, messieurs, qui suivent mon service depuis quelque temps, doivent déjà s'être aperçus que c'est là une erreur évidente. Certes, je ne prétends pas qu'une constitution scrofuleuse, un vice syphilitique, n'exercent pas de l'influence sur les maladies de l'œil; cet organe n'en est pas plus à l'abri que les autres. Mais soutenir qu'une maladie des yeux revêt tels ou tels caractères, parce que le sujet est sous l'influence de telle ou telle affection générale, prétendre juger de la constitution des individus par cela seul que la maladie de leurs yeux offrira tels ou tels symptômes, c'est là une erreur que l'observation attentive des malades démontre chaque jour de la manière la plus évidente. Examinez en effet les malades qui se trouvent actuellement dans nos salles; plusieurs d'entre eux vous présenteront la réunion des caractères que l'école allemande assigne à telle ou telle affection de l'œil réputée spéciale; un très petit nombre cependant de ces sujets est en proie à ces affections générales indiquées par l'école de Beer. Ceux que ces faits ne convaincraient pas entièrement, pourront d'ailleurs faire une expérience plus directe. Rien ne leur est plus facile en effet que de faire naître sur leurs yeux, par des moyens très simples, une ophtalmie revêtant les caractères de l'ophtalmie dite catarrhale, par exemple. Je le dis donc par anticipation, la distinction des ophtalmies en scrofuleuses, rhumatismales, catarrhales, etc., telle qu'on veut l'établir aujourd'hui, est erronée. Ces affections générales se comportent à l'égard des maladies des yeux comme à l'égard de toutes les autres. L'erreur de Beer et de ses disciples consiste ici en ce que l'on juge de la constitution par l'aspect seul de l'œil, tandis qu'il faut juger de l'œil par la constitution. On vous montre l'image renversée : mon dessein, à moi, est de la remettre à sa place; permettez-moi cette figure, elle rend parfaitement ma pensée.

Il n'y a donc pas, à proprement parler, d'ophtalmie scrofuleuse, rhumatismale, etc., comme l'entend un des représentans de l'école allemande parmi nous. Les doutes que quelques uns d'entre vous pourraient encore avoir sur ce point seront d'ailleurs dissipés avant la fin de ces leçons. Je combattrai ce principe, non seulement parce qu'il était faux, mais encore parce qu'il embrouille le sujet qui, il faut en convenir, l'est déjà bien assez par lui-même.

Au demeurant, après avoir fait de longues et sérieuses réflexions sur le sujet qui nous occupe, après avoir recueilli une foule d'observations au lit des malades(1), je crois pouvoir dire que l'étude des maladies des yeux doit être soumise aux mêmes règles que celle de toutes les autres branches de la pathologie.

Avant tout, nous étudierons les maladies des yeux sous le point de vue le plus général, et à l'état seulement d'inflammation franche.

Je divise les maladies des yeux en trois classes principales : 1º Maladies des paupières; 2º Maladies du grand angle; 3º Maladies de l'œil lui-même.

Les maladies du grand angle ayant été suffisamment étudiées dans ces derniers temps, je ne m'en occuperai point ici. J'en ai d'ailleurs traité assez au long (*Méd. opérat.* — *Diction. de méd.*). En outre, dans ce que j'aurai à vous dire sur les maladies du globe oculaire, je mettrai de côté toutes les dégénérescences. Je ne m'occuperai, en un mot, dans ces entretiens, que de ce que les auteurs ont désigné sous le nom général d'ophtalmie.

(1) Chaque année il se présente à la Charité près de mille sujets affectés de maladies des yeux.

Maladies des paupières.

Les maladies inflammatoires dont les paupières peuvent être le siège ont reçu le nom de *blépharites*.

La *blépharite* présente des nuances diverses, d'après le tissu qui se trouve affecté primitivement, et d'après le degré d'acuité de l'inflammation. Il est inutile de répéter que, pour le moment, je mets de côté la constitution du sujet et les causes spécifiques diverses des maladies.

Les paupières, considérées dans leur ensemble, présentent une face externe ou cutanée, une face interne ou muqueuse, et un bord libre. Entre les deux faces existe un tissu dont l'arrangement doit être bien connu si on veut se rendre compte des affections inflammatoires dont il peut être le siège. On pourrait donc admettre une blépharite *externe*, une blépharite *moyenne*, une blépharite *interne*, et une blépharite du bord libre; mais c'est avec raison que les pathologistes ne comprennent pas les deux premières variétés de la blépharite sous le titre d'ophtalmies. Cependant, comme l'inflammation prend là une physionomie particulière, qu'on ne rencontre dans aucune autre région du corps, si ce n'est au prépuce et au scrotum, je ne puis me dispenser d'en dire quelques mots.

Si l'inflammation est bornée à la face externe des paupières, elle s'y comporte comme au prépuce; c'est tout simplement une affection érysipélateuse ou érythémateuse, que l'on doit traiter par les moyens ordinaires. Cette affection, à l'état simple, sans complication aucune, est si légère que je me borne à vous la signaler.

Mais il n'en est pas de même, si c'est le tissu intermédiaire qui est le siège de l'inflammation. Dans ce cas, en effet, les rapports intimes et immédiats des tissus enflammés, avec la face interne des paupières, donnent trop souvent naissance à la blépharite proprement dite, pour qu'on ne prenne pas toutes les précautions pour arrêter la maladie dans son principe. Cette affection se présente ici sous deux aspects principaux : tantôt elle est circonscrite, tantôt elle est diffuse et à l'état d'érysipèle phlegmoneux. Dans ces deux cas, le meilleur moyen de la *juguler* et de prévenir les accidens consécutifs qu'il est facile de prévoir, est de faire des scarifications et de les multiplier suivant le degré de diffusion de la maladie. Je n'entrerai pas dans plus de détails sur ces deux affections qui, je le répète, méritent à peine le nom d'ophtalmie. Je me hâte d'arriver aux maladies de la face interne et du bord libre des paupières, que l'on désigne sons le nom de *blépharite* proprement dite.

Cette affection présente quatre nuances principales, suivant son point de départ. Ainsi je l'appelle *blépharite muqueuse* quand l'inflammation est bornée à la conjonctive. Si elle a son siège dans les glandes de Meibomius, je lui donne le nom de *blépharite glanduleuse*. J'admets, comme variété de cette seconde nuance, la blépharite *diphtéritique*. La troisième nuance est encore peu connue ; l'inflammation paraît être concentrée ici dans les follicules muqueux : c'est ce qui me l'a fait désigner sous le nom de *blépharite granuleuse*. J'appelle enfin *blépharite ciliaire* celle qui a son siège à la base des cils. A ces quatre nuances principales nous devons ajouter la *blépharite purulente*.

Il ne faudrait pas croire, pourtant, que ces nuances diverses sont toujours séparées, qu'elles existent toujours isolément. Le plus souvent, au contraire, on les trouve réunies deux à deux, quelquefois même les quatre premières existent ensemble, sur le même œil. Mais chacune de ces nuances se présente avec des caractères si tranchés qu'il n'est pas permis de les confondre. Nous verrons d'ailleurs que ces distinctions exercent une assez grande influence sur le pronostic et sur le traitement de la blépharite en général.

1° *Blépharite muqueuse*. C'est la *conjonctivite palpébrale* des auteurs. Lorsque l'inflammation n'envahit pas la totalité de la conjonctive, on l'observe sous forme de plaques, égales ou inégales, d'un rouge plus ou moins prononcé. Dans tous les cas, les symptômes principaux qui la caractérisent sont les suivans : les malades commencent par éprouver des picotemens plus ou moins vifs dans la région affectée, et une sensation analogue à celle que produiraient des graviers interposés entre la conjonctive oculaire et la face interne des paupières. En renversant la paupière en dehors, on distingue une foule de petits vaisseaux entrecroisés de mille manières, et dont la rougeur et le volume ne sont point les mêmes sur tous les points. Ainsi, ces vaisseaux sont d'autant plus fins, et leur rougeur est d'autant moins prononcée qu'on les examine plus près du bord libre des paupières. Leur mobilité, la facilité avec laquelle on peut les faire rouler pour ainsi dire sur les autres tissus, indiquent assez qu'ils rampent sur la surface libre de la membrane muqueuse. Ne perdons point de vue ces trois derniers caractères, ils nous seront d'un grand secours pour établir le diagnostic différentiel.

On conçoit, en outre, que les fonctions de la conjonctive doivent être dérangées ; souvent en effet il y a augmentation dans la sécrétion du mucus. C'est là, sans doute, ce qui a porté les Allemands à gratifier cette affection du titre de blépharite *catarrhale*. D'après ce que j'ai dit en commençant, je ne m'arrêterai point, pour le moment, à montrer le vague d'une pareille dénomination. Pourquoi vouloir rendre spécifique un caractère que l'on observe sur les sujets les plus sains et que l'on peut d'ailleurs produire à volonté ? Le mucus, d'un aspect clair et limpide, dans certains cas, suinte en plus ou moins grande quantité sur le bord libre des paupières dont il peut même excorier la surface. Quelquefois, cependant, il est d'une couleur grisâtre, comme purulent, et s'accumule en une

espèce de peloton dans le grand angle. Quelquefois aussi la membrane muqueuse, boursouflée, épaissie, vient former une espèce de bourrelet près du globe oculaire. C'est là une des variétés du *chémosis*.

Tantôt la sécrétion de la conjonctive est supprimée ou diminuée. Cette membrane est alors sèche et luisante, c'est ce que plusieurs auteurs indiquent sous le nom d'*ophtalmie sèche*, de *taraxis*.

Cette première nuance de la blépharite est, sans contredit, la moins dangereuse. Soumise à un traitement convenable et bien dirigé, il est rare qu'elle persiste au delà de 8 à 10 jours.

2° *Bléphlarite glanduleuse*. J'ai déjà indiqué le siège qu'occupe ici l'inflammation. Examinons maintenant quels sont les signes qui la caractérisent.

Le picotement qu'éprouvent les malades est moins vif ici que dans le cas précédent ; et il ne se fait sentir que vers le bord libre interne des paupières. C'est aussi dans cette région que les malades ressentent une légère sensation de gravier ; il leur semble que de petits grains de sable sont arrêtés sur le bord. On n'observe pas ici, comme dans la *blépharite muqueuse*, des plaques réticulées, mais une espèce de ruban transversal ayant sa convexité tournée en arrière. La vascularisation présente aussi des caractères particuliers. Les vaisseaux sont situés moins superficiellement ; ils sont fixes et immobiles ; la rougeur est d'autant plus prononcée qu'on approche davantage du bord libre des paupières ; ce qui se conçoit facilement, puisque c'est là qu'est le siège principal de l'inflammation.

Mais le caractère pathognomonique de l'espèce de blépharite qui nous occupe en ce moment, est dans le produit de la sécrétion des glandes de Meibomius. C'est une matière visqueuse, plus ou moins consistante, facile à se concréter, ne s'écoulant plus avec facilité hors de l'œil, s'arrêtant en grande partie sur le bord palpébral. C'est là que, solidifié pendant le sommeil, ce mucus colle les deux paupières, de telle sorte que le malade en s'éveillant ne peut pas ouvrir son œil, et est obligé de l'humecter avec de l'eau chaude. Quelquefois on néglige de prendre cette précaution ; et il est rare alors que quelques cils ne soient pas sacrifiés dans ces tiraillemens répétés ; de là de petits abcès et de légères ulcérations. Lorsqu'on a quelque habitude des malades, il est facile d'observer sur le bord libre interne des paupières un petit bourrelet qui dépend évidemment du développement des glandes de Meibomius.

Le plus ordinairement la blépharite *glanduleuse* n'est accompagnée ni de photophobie ni de larmoiement. Quoique cette affection soit moins légère que la précédente, ce n'est pas cependant une maladie grave. Ce qui la distingue sous ce rapport, c'est la facilité avec laquelle elle récidive. Aussi le chirurgien doit-il faire tous ses efforts pour en triompher, lorsqu'elle est encore à l'état aigu.

Il arrive quelquefois que le bord libre du ruban, dont j'ai parlé plus haut, se couvre d'une couche blanchâtre plus ou moins épaisse. C'est là la variété que je désigne sous le nom de blépharite *diphtéritique* ou *couenneuse*. Ces deux dénominations indiquent assez quelle est ici la nature du mal. Cette couche pseudo-membraneuse offre assez souvent à la surface libre de petits grains d'une couleur argentine. Une remarque importante à faire ici, c'est que c'est là toujours une complication plus ou moins défavorable. Aussi, lorsqu'elle existe, le chirurgien doit-il s'attendre à voir la maladie résister long-temps au traitement le mieux dirigé.

3° *Blépharite granuleuse.* Cette troisième nuance n'a pas été décrite à part par les auteurs. On s'est borné à l'indiquer comme une conséquence de l'ophtalmie *catarrhale* ou *purulente.* Elle offre pourtant des caractères qui ne permettent pas de la confondre avec les autres nuances de la blépharite. Elle existe à l'état aigu et à l'état chronique. Nier le premier de ces deux états, serait se refuser à l'évidence. D'ailleurs, pourquoi les follicules de la membrane muqueuse oculaire ne seraient -ils pas sujets aux mêmes maladies que dans les autres membranes de même nature, la muqueuse intestinale par exemple? Quoi qu'il en soit, les symptômes suivans, qui caractérisent cette affection, ne permettent pas de douter qu'elle ait son point de départ dans les follicules muqueux.

La conjonctive, examinée avec soin, offre une foule de granulations d'une ténuité extrême : ces petits corps que, eu égard à leur arrangement, on pourrait en quelque sorte comparer aux papilles de la langue, sont d'abord écartés les uns des autres; mais bientôt ils se rapprochent et forment une espèce de réseau étendu sur la membrane muqueuse. Ce réseau granuleux est sillonné d'une foule de petits vaisseaux qui s'entre croisent en tous sens et dont la rougeur est peu prononcée. Cette vascularisation disparaît même parfois, en grande partie, après quelques jours; les granulations persistent alors seules. C'est là un symptôme précurseur du passage de la maladie à l'état chronique.

Les malades éprouvent peu de souffrance; la sensation de gravier est différente de celle de la blépharite *muqueuse;* ce n'est plus une sensation de grains d'un certain volume, mais plutôt d'une poussière très fine.

Un symptôme important à noter, c'est que, lorsque l'inflammation est intense, les paupières se boursouflent, revêtent un aspect fongueux et prennent un développement tel, que le globe oculaire se trouve caché par elles ; et on est tout étonné en les relevant de trouver celui-ci à l'état parfaitement sain. Lorsque la maladie occupe la paupière supérieure et que l'inflammation est peu intense, il est assez difficile de la reconnaître, vu la difficulté qu'on éprouve à relever cette portion du voile oculaire; on y parvient cependant, en tirant vers le bord externe de l'arcade sourcilière le bord libre de la paupière, et en faisant basculer en avant son

cartilage tarse pendant que le malade regarde en bas.

La sécrétion de la conjonctive est ici peu abondante. Son produit est demi-visqueux et présente une certaine consistance.

Cette affection, comme je vous le dirai bientôt, oppose à tous les moyens thérapeutiques une ténacité qu'on ne rencontre point dans la blépharite muqueuse.

4° *Blépharite ciliaire.* — C'est une des nuances d'ophtalmie que les auteurs ont désignée sous les noms de *psorophtalmie,* de *teigne des paupières.* Des hommes, qui veulent tout expliquer, ont prétendu trouver dans cette affection un symptôme de la gale; mais c'est là une assertion tout à fait hypothétique, que l'expérience dément chaque jour. Cette maladie est assez commune, et vous en avez observé un assez grand nombre de cas dans notre service, pour que vous ne puissiez plus conserver le moindre doute à ce sujet; d'ailleurs nous en avons encore deux exemples dans la salle Sainte-Vierge. Je vous engage à les bien observer. Aussi je passe outre.

Cette espèce de blépharite, dont les auteurs ont négligé de donner une description soignée, est digne de fixer toute notre attention ; car, outre les conséquences très désagréables, qui en sont ordinairement la suite lorsqu'on ne la traite pas convenablement dès le début, elle peut encore donner lieu à des affections propres de l'œil, comme je vous le montrerai bientôt. C'est surtout dès le principe qu'il est essentiel de la bien reconnaître; car plus tard elle est d'une ténacité extrême; le plus souvent même elle résiste à toute espèce de moyens.

Tout se borne d'abord à une légère démangeaison et à un peu de rougeur sur le bord libre externe des paupières. Il n'y a pas de sensation de gravier, point de photophobie ni de larmoiement. Les fonctions de l'œil ne sont point troublées. Tels sont les prodromes de la maladie. On ne se douterait pas certainement que c'est là le début d'une affection très rebelle aux moyens thérapeutiques, et qui peut avoir des conséquences plus ou moins graves pour l'organe de la vision. Aussi les malades ne s'en occupent-ils pas. Mais bientôt la base des cils se couvre de petites écailles d'une couleur jaunâtre, que les malades font tomber en frottant leurs yeux. On observe alors à leur place de petites exulcérations, qui se recouvrent bientôt d'une croûte mince qui tombe de nouveau, et ainsi de suite. Ces petites ulcérations fournissent une matière gluante, visqueuse, d'un brun grisâtre, qui se fixe aux cils et les colle les uns aux autres, de telle sorte que la réunion de plusieurs de ces poils entre eux forme des espèces de petits pinceaux; ce qui donne à l'œil un aspect tout particulier. Plus tard, si la maladie n'est point arrêtée, les cils, déracinés pour ainsi dire par les progrès des ulcérations, tombent un à un et l'œil finit quelquefois par être entièrement privé de ces organes protecteurs : on conçoit que ce doit être là une cause permanente de kératite, de conjonctivite, etc. C'est alors qu'on observe sur le bord libre externe des paupières un petit bourrelet longitudinal, d'un rouge plus ou moins foncé.

Tels sont les symptômes que présente la blépharite *ciliaire*, lorsqu'elle existe à l'état simple sans complication aucune. Cependant, je dois le dire, elle se combine presque toujours avec la blépharite *glanduleuse*; et alors il existe deux nuances qu'il est bon de connaître. Ces nuances sont fondées sur la prédominance de l'une ou de l'autre de ces deux affections. Ainsi, lorsque c'est l'inflammation des bulbes ciliaires qui domine, outre les caractères que je viens d'énumérer plus haut, le bord libre externe des paupières est boursouflé, soulevé en dedans; les cils prennent alors une direction vicieuse vers le globe oculaire; de là un *entropion* dont on ne peut se rendre maître qu'en pratiquant une opération. Si c'est au contraire l'inflammation des glandes de Meibomius qui l'emporte, les symptômes se présentent dans un ordre inverse. C'est alors le bord libre interne de la paupière qui est boursouflé et soulevé en dehors, les cils sont vicieusement dirigés en avant, et si leur chute a lieu, le bord palpébral présente une surface de 2 à 3 lignes de largeur. C'est cette nuance qu'on observe particulièrement chez les vieillards, et qui a reçu le nom d'*yeux d'anchois*.

5° *Blépharite purulente*. C'est à tort que les auteurs ont confondu cette maladie avec l'*ophtalmie purulente* proprement dite. Envisagée sous ce dernier point de vue, l'ophtalmie purulente offrirait trois nuances principales : 1° ophtalmie purulente des *nouveaux nés*; 2° ophtalmie d'*Égypte*; 3° ophtalmie *blennorrhagique*. Nous ne devons point admettre ici cette division. En effet, les deux dernières nuances ne portent pas plus sur les paupières que sur l'œil; elles ont d'ailleurs des symptômes si différens de la première, que je ne dois point m'en occuper maintenant; elles trouveront mieux leur place quand nous nous occuperons des affections propres de l'œil. La première nuance au contraire doit être placée ici, puisqu'elle a son siège spécial dans les paupières.

Blépharite purulente dite des nouveaux nés. — L'étymologie de cette dénomination est facile à deviner. Il ne faudrait pas croire, cependant, que cette affection ne survient jamais chez les adultes. Je l'ai observée à la Pitié sur un sujet de 12 ans. Cette maladie s'observe le plus ordinairement du troisième au quinzième jour de la naissance; quelquefois cependant elle ne se montre que plus tard, après un mois, deux mois même.

Quoique j'aie dit, en commençant, que je ferais d'abord abstraction des causes spécifiques des ophtalmies, je ne puis passer sous silence ici ce qui a été dit de celles de la blépharite purulente des nouveaux-nés. Quelques personnes ont pensé que le contact sur la conjonctive de la matière gonorrhéique ou simplement leuchorréique, répandue

dans le vagin de la mère, jouait ici le principal rôle. J'avoue que je ne puis pas admettre cette étiologie; du moins n'est-elle pas la seule? Combien d'enfans, en effet, sont atteints de blépharite *purulente*, sans qu'on puisse croire que la mère soit affectée de gonorrhée? On n'a pas fait attention, je crois, en généralisant cette cause supposée, que l'enfant vient au monde les yeux fermés et les paupières en quelque sorte repliées sur elles-mêmes.

On a donné aussi, comme cause de la blépharite purulente, une atmosphère viciée, l'accumulation des sujets dans un même lieu, une mauvaise nourriture, la malpropreté, etc. Ce sont là, sans contredit, des causes plausibles. Mais peut-on supposer qu'elles soient les seules, lorsqu'on observe cette maladie dans les classes les plus élevées de la société et chez des enfans entourés de conditions hygiéniques qui ne laissent rien à désirer? La cause principale nous échappe ici, il faut le dire, comme dans une foule d'autres circonstances.

Une autre question se présente maintenant : la blépharite *purulente* doit-elle être classée parmi les maladies contagieuses? Je dois l'avouer, je ne possède pas assez de faits pour me prononcer définitivement sur ce point important. Il est vrai qu'on observe cette maladie chez des enfans qu'on ne présume pas avoir eu de communications avec les malades. Mais aussi est-on bien sûr que les objets de pansement ne sont point infectés? C'est là, à mon avis, une question qui demande des développemens, dans lesquels je ne puis pas entrer ici.

Les caractères principaux de la blépharite purulente, dite des nouveaux nés, sont les suivans : Au début, le petit malade supporte difficilement la lumière; il éprouve, dans l'œil, une démangeaison qu'il indique assez en portant continuellement les mains aux yeux. Le bord libre des paupières est rouge, un peu tuméfié, et recouvert d'une couche mince de matière gluante et blanchâtre, qui se réunit en une sorte de peloton vers le grand angle de l'œil. C'est là le premier degré de la maladie. C'est alors qu'il faut employer tous les moyens suggérés par l'art pour l'arrêter; il en est encore temps. Le chirurgien doit se tenir en garde contre un début en apparence si bénin. Bientôt, en effet, la conjonctive palpébrale s'enflamme, la sécrétion devient de plus en plus abondante; le produit de cette sécrétion est d'abord liquide et clair : c'est la période que les auteurs appellent *Hydorrhée*. Peu de jours après, le liquide devient plus consistant et trouble (*phlegmatorrhée*); enfin, il prend une couleur verdâtre et l'aspect purulent; c'est la période que les auteurs désignent sous le nom de *pyorrhée*. C'est alors que la conjonctive palpébrale s'épaissit considérablement; les paupières se tuméfient; la supérieure vient recouvrir l'inférieure, sans qu'il soit le plus souvent possible de la relever. Si on peut dans ces cas voir la conjonctive palpébrale, on la trouve couverte de granulations qui lui donnent un aspect fongueux. Le liquide purulent

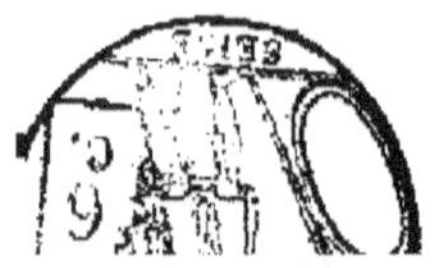

qui ruisselle sur la face, excorie la peau des malades. Il n'est plus possible alors de méconnaître la nature de la maladie.

Une observation importante à noter, c'est qu'au milieu de tout ce désordre des paupières, l'œil reste le plus souvent à l'état sain : c'est là une des circonstances qui doivent faire séparer la blépharite purulente des nouveaux nés, des deux autres ophthalmies purulentes dont j'ai parlé plus haut.

Un fait noté par les auteurs, et dont je dois vous dire un mot, c'est que lorsque l'œil est envahi par l'inflammation, lorsqu'il y a fonte purulente de cet organe, les malades peuvent facilement ouvrir les paupières ; tandis que, lorsque l'œil est à l'état sain, les voiles membraneux sont fortement appliqués l'un contre l'autre. On a cherché à se rendre compte de ce fait, de plusieurs manières. Ne pourrait-on pas en trouver la raison en ce que, dans le premier cas, la rétine se trouvant privée de la cornée transparente n'est plus impressionnée par les rayons lumineux, tandis que, dans le second, cette toile nerveuse ne pouvant supporter la lumière, réagit sur les muscles qui tiennent alors les paupières fortement serrées l'une contre l'autre ? Tels sont les caractères principaux que présentent les différentes espèces de blépharite. Je ne vous présente pas ici leur diagnostic différentiel ; il est suffisamment indiqué dans la description de chacune de ces affections.

Avant de vous parler du traitement, je crois devoir vous dire quelques mots des combinaisons diverses de ces maladies et des conséquences que chacune d'elles peut avoir.

Si vous avez bien compris ce que j'ai dit jusqu'ici, des différentes nuances de la blépharite, il vous sera facile de voir que ces maladies doivent être souvent combinées l'une avec l'autre sur le même sujet. Le siège de ces lésions est en effet trop rapproché pour qu'il puisse en être autrement ; aussi n'insisterai-je pas sur ce sujet. Qu'il me suffise de dire que la blépharite *muqueuse*, la blépharite *granuleuse* et la blépharite *glanduleuse* sont souvent combinées ; que c'est à la blépharite *muqueuse* que se joint la blépharite *purulente*, et qu'il est rare que la blépharite *ciliaire* persiste quelque temps, sans que la blépharite *glanduleuse* ne vienne la compliquer.

Outre ces combinaisons diverses, ces maladies ont aussi des conséquences particulières à chacune d'elles et qu'il est bon que vous connaissiez. Ainsi, la blépharite *ciliaire*, lorsqu'elle persiste quelque temps, cause la chute de cils ; de là une difformité désagréable, et de plus une cause permanente d'affections propres de l'œil, comme je l'ai déjà dit. C'est à la blépharite *glanduleuse* qu'on doit rapporter ces petites tumeurs qu'on observe sur le bord libre des paupières, telles que le grêlon, l'orgeolet, et les différentes espèces de kystes. La blépharite *granuleuse*, en donnant lieu à ces fongosités dont j'ai déjà parlé, cause quelquefois des dégénérescen-

ces diverses de la paupière : elle est en outre une cause permanente de kératite chronique. On comprend, d'un autre côté, que la blépharite *muqueuse* puisse envahir la conjonctive oculaire, et donner lieu, par là, à une conjonctivite proprement dite.

Je n'entrerai pas dans plus de détails sur ces conséquences qu'il est d'ailleurs facile de prévoir, et je me hâte de passer au traitement.

Traitement des différentes sortes de blépharite.

Jusqu'ici nous avons fait abstraction de la constitution des sujets, et des causes spécifiques de la maladie ; nous suivrons la même route pour le traitement. Parcourons donc les différens moyens que la thérapeutique met à la disposition du chirurgien contre chacune de ces affections, lorsqu'elles existent à l'état d'inflammation franche. Je dois dire avant tout que, dans ces diverses affections, les moyens indirects, tels que : émissions sanguines, bains, révulsifs, etc., ne doivent être considérés que comme des adjuvans utiles et même nécessaires dans certains cas, mais qu'il ne faudrait pas espérer d'eux seuls une cure radicale. Qu'on ne dise pas que c'est là une idée conçue *a priori*. Mon opinion là-dessus est basée sur une foule d'expériences dont plusieurs d'entre vous ont été témoins. Ces moyens calment sans doute les symptômes de la maladie dans certains cas et aident à la guérison, mais ils sont le plus souvent incapables de la produire. Ce sont là des maladies externes locales, et le traitement direct, c'est à dire les topiques, est le seul qui puisse les arrêter définitivement. Je me propose, au reste, de résumer toute la thérapeutique des ophthalmies à la fin de ces leçons.

Blépharite muqueuse. Les meilleurs remèdes à opposer à cette première nuance sont, sans contredit, les topiques astringens, et, parmi ces topiques, ce sont les collyres liquides qui doivent avoir la préférence. On comprend facilement la raison de ce choix. Plusieurs collyres astringens ont été tour à tour vantés ; il en est trois pourtant dont l'efficacité m'est plus généralement démontrée ; ce sont ceux avec le nitrate d'argent, le sulfate de zinc et le sulfate de cuivre. J'ai essayé un grand nombre de fois chacun de ces moyens, et j'avoue qu'ils ont tous produit des résultats avantageux. Cependant le nitrate d'argent m'a paru d'une efficacité plus prompte. Aussi est-ce presque le seul que vous me voyiez employer maintenant. Ceux qui suivent mon service connaissent assez les avantages précieux de ce collyre pour que je me dispense de vous en parler au long. La formule que j'ai adoptée pour l'administration de ce remède, varie suivant l'acuité de l'inflammation ; je commence ordinairement par un demi grain, un grain même dans une once d'eau distillée, et j'augmente progressivement cette dose jusqu'à 6, 8, et même 10 grains. Ce traitement réclame cependant des précautions, que le chirurgien doit bien connaître ; car c'est pour les avoir négligées que des praticiens n'ont pas accordé à ce moyen la confiance qu'il mérite. Cette remarque peut s'appliquer d'ailleurs à une foule d'autres moyens thérapeutiques.

Il faut s'assurer, avant tout, que le pharmacien a ponctuellement suivi l'ordonnance. Dans les hôpitaux surtout, on doit être en garde sur ce point. Voici, en outre, ma manière de procéder dans l'emploi de ce collyre. J'en instille une ou deux gouttes deux ou trois fois par jour. Pour que le liquide se trouve en contact avec tous les points de la muqueuse enflammée, je fais pencher la tête du malade en arrière, j'arrose largement les paupières, j'instille le liquide; la douleur fait aussitôt fermer les paupières au malade; j'applique alors mes doigts devant l'orbite et j'ordonne de mouvoir l'œil. J'agis de la même manière pendant trois ou quatre jours, en augmentant la dose de nitrate d'argent, si c'est nécessaire. Je laisse reposer le malade pendant deux jours, et je recommence de la même manière. C'est pendant cet intervalle que le plus souvent on observe un mieux très prononcé. Aussi voit-on quelquefois les gens du monde accuser le remède d'avoir arrêté ou retardé leur guérison. Mais le chirurgien consciencieux doit faire peu de cas de ces reproches. En se conduisant ainsi, il est rare que la maladie, telle que nous l'envisageons maintenant, persiste au delà de huit à dix jours. Vous avez même dû observer dans nos salles des cas où l'inflammation a disparu du jour au lendemain.

Je dois ajouter pourtant, pour rendre le traitement de cette affection aussi complet que je le puis, que si le sujet est sanguin, s'il y a de la céphalalgie et de la rougeur au visage, il faut avoir recours aux émissions sanguines comme moyens adjuvans.

Blépharite glanduleuse. Ici les pommades astringentes devraient être préférées aux collyres; car ces liquides ne pourraient pas séjourner assez long-temps sur le mal. Les pommades astringentes dont on fait usage contre cette nuance de la blépharite sont les pommades dites de Janin, de Lyon, de Régent, de Desault, la pommade au précipité blanc, et la pommade au nitrate d'argent. Il n'est pas indifférent, pourtant, de faire usage de l'un ou de l'autre de ces moyens, dans tous les cas. Un très grand nombre de faits m'ont permis d'arriver aux conclusions suivantes : Si la blépharite *glanduleuse* revêt la forme *diphtéritique*, c'est la pommade au précipité blanc qui mérite la préférence (un gros de précipité par once de graisse). Si le liseré, le ruban dont j'ai parlé en décrivant cette nuance, est rouge, luisant, c'est aux pommades de Janin, de Lyon, de Régent, de Desault, qu'il faut avoir recours; s'il existe de légères excoriations sur le bord libre interne des paupières, la pommade au nitrate d'argent doit être préférée; enfin si ces excoriations sont très visibles, on doit faire usage du crayon de nitrate d'argent.

Vous avez dû vous convaincre un grand nombre de fois, en suivant cet hôpital, que le traitement ainsi modifié a une grande efficacité sur la maladie

qui nous occupe. Toutefois, il faut que vous soyez bien convaincus que la blépharite glanduleuse est souvent très tenace, et qu'elle oppose une très grande résistance au traitement le mieux dirigé. Prévenus de cette circonstance, vous vous garderez bien de promettre aux malades une trop prompte guérison.

Blépharite granuleuse. C'est sans contredit la nuance la plus rebelle à toute espèce de traitement. Nous en avons encore deux exemples dans la salle Sainte-Catherine, et vous avez pu voir que le traitement le mieux dirigé n'a pas pu encore en triompher. Toutefois, il faut le dire, nous en avons guéri plusieurs; mais toujours aussi la guérison s'est fait long-temps attendre. La ténacité de cette maladie rend facilement compte de tous les moyens qu'on a employés contre elle. Aussi, je ne m'arrêterai point à vous donner la nomenclature des topiques astringens que la thérapeutique met ici à la disposition du chirurgien. J'ai essayé les principaux, et il vous sera plus utile, je crois, de vous présenter le résultat des expériences dont plusieurs d'entre vous ont été témoins.

Les collyres au sulfate de zinc m'avaient paru d'abord mériter de la confiance : j'ai donc essayé ce moyen; mais je me suis convaincu que c'est un remède peu efficace, et j'y ai totalement renoncé. J'ai ensuite eu recours aux collyres au nitrate d'argent à une dose assez élevée; je suis allé quelquefois jusqu'à 8, 10 grains même dans une once d'eau distillée, et vous avez pu voir que nous n'en avons obtenu que de très faibles résultats. Le plus souvent, il est vrai, les symptômes ont été calmés en partie; quelquefois même la maladie a paru céder totalement; mais bientôt elle a reparu comme auparavant. C'est donc encore un moyen qui ne mérite pas ici une très grande confiance. J'ai fait usage ensuite, un grand nombre de fois, des collyres de sous-acétate de plomb, de sucre de saturne (5, 6, 15 grains même pour 4 onces d'eau), de sublimé corrosif (1 1/2 grains par once), de calomel (1 gros par verre); j'ai employé aussi le laudanum sous toutes les formes, le collyre, dit de Dupuytren, les pommades de Janin, de Desault, de Régent, etc., l'oxide de bismuth en poudre, un mélange, par parties égales, de calomel et de sucre pulvérisé; mais, il faut que je le dise, aucun de ces moyens ne m'a paru le plus souvent modifier la maladie. C'est alors que j'ai eu recours aux caustiques en nature : j'ai d'abord essayé le nitrate d'argent, en crayon, sur une femme à l'hôpital de la Pitié, en 1831. La maladie datait de plusieurs mois, et avait son siège principal à la paupière supérieure; la conjonctive, considérablement épaissie, était couverte de fongosités avec granulations. Je cautérisai légèrement 4 ou 5 fois, à six ou huit jours d'intervalle, la surface enflammée, et j'obtins une guérison radicale. Mais je me hâte d'ajouter que depuis lors, ce même caustique a échoué bien souvent entre nos mains. Quoi qu'il en soit, il est bon que vous sachiez que l'emploi de ce moyen exige des précautions. Le crayon doit être légèrement promené sur la surface muqueuse; et on doit en cesser l'usage dès qu'on a fait naître une couche blanchâtre; car si on allait plus avant on causerait inévitablement une déperdition de substance : de là une cicatrice, un entropion et toutes ses conséquences. C'est pour échapper à cet inconvénient, qu'il n'est pas toujours facile d'éviter, que j'ai fait usage de la même manière du sulfate de cuivre ou de fer, dont l'action n'est pas aussi active. Je me suis, plusieurs fois, bien trouvé de l'emploi de ces deux derniers moyens. Mais souvent aussi ce remède n'a pas modifié sensiblement la maladie.

J'ai eu recours aussi à tous les moyens indirects : j'ai employé un grand nombre de fois les vésicatoires à la nuque, aux tempes, sur les apophyses mastoïdes, aux bras, aux jambes, sur l'orbite même; tout cela n'a paru exercer aucune influence sur la maladie. Les émissions sanguines, les purgatifs (mercuriaux, colchique, résines, sels de toute espèce) rien ne m'a réussi. J'ai mis à contribution l'iode sous toutes les formes, en lotion, en teinture, en collyre, à l'extérieur, à l'intérieur, mais toutes ces tentatives ont été vaines. Le remède qui m'a paru le mieux convenir est un mélange de soufre et de calomel. Je me suis plusieurs fois assez bien trouvé de ce moyen, mais aussi bien souvent il a été d'une efficacité douteuse.

Vous le voyez; cette affection réclame encore de nouvelles recherches thérapeutiques.

Au demeurant, voici la marche que vous pourrez suivre dans le traitement de cette maladie. Lorsqu'elle est encore à l'état aigu, vous pourrez espérer d'en triompher par les astringens. Vous débuterez par une ou deux saignées, suivant la constitution du sujet; vous administrerez aussi quelques purgatifs. Vous essaierez d'abord pendant six à huit jours les collyres au nitrate d'argent, en y ajoutant la pommade de la même substance, si le bord libre de la paupière se trouve pris. Lorsque, après cette époque, la maladie ne paraît pas modifiée, il ne faut plus rien en attendre, et passer aux autres moyens indiqués plus haut. Si les collyres et les pommades n'ont pas d'efficacité, il faut en venir à la cautérisation avec le crayon de nitrate d'argent, de sulfate de cuivre ou de fer. Si vous savez passer convenablement d'un de ces moyens à l'autre, vous pourrez triompher de cette maladie. Soyez bien convaincus, toutefois, que c'est là une affection très rebelle, qui semble assez souvent se moquer de tous les moyens que la thérapeutique met à la disposition du chirurgien.

Blépharite des nouveaux-nés. Quoique cette nuance de la blépharite soit sans contredit la plus grave de toutes, il ne faudrait pas croire cependant qu'elle oppose la même résistance aux moyens thérapeutiques. On trouve dans la thèse de M. Gélusseau l'exposé des divers médicamens dont on se sert à l'Hôpital des Enfans. Pour moi, je n'ai jamais été chargé du service de cet hôpital; mais j'ai eu assez souvent occasion de voir cette maladie pour savoir à quoi m'en tenir sur les moyens qu'elle réclame. On a beaucoup vanté les émissions sanguines locales, les cataplasmes émolliens, les vésicatoires, les purgatifs; ce sont là sans contredit de bons moyens, mais on ne doit les employer qu'à titre d'accessoires: c'est encore ici des topiques, et des topiques seuls, aidés d'un bon régime, que l'on peut espérer une cure radicale, du moins dans le plus grand nombre des cas. Parmi cette dernière classe de médicamens, la solution de nitrate d'argent, et mieux encore, lorsque cela est possible, la cautérisation de la surface enflammée avec le crayon de cette substance, m'ont paru devoir mériter une grande confiance. Le gonflement des paupières est quelquefois si prononcé, qu'il est impossible de les écarter pour instiller la solution; dans ces cas, je me sers d'une petite seringue dont j'introduis l'extrémité près de l'angle de l'œil. Cependant on doit faire tous ses efforts pour mettre en évidence la surface interne des paupières; alors on promène légèrement sur elles le crayon de nitrate d'argent. C'est ce dernier moyen qui m'a souvent procuré d'heureux résultats.

Lorsque la maladie existe à l'état chronique, une compression méthodiquement faite et aidée des moyens précédemment indiqués m'a paru un excellent moyen.

Il est inutile d'ajouter qu'il faut prendre ici tous les moyens de propreté, et placer les malades dans un lieu parfaitement salubre, lorsque cela est possible.

Je n'ai qu'un mot à vous dire du traitement de la *blépharite ciliaire.* Cette affection réclame à peu près les mêmes moyens que la blépharite *glanduleuse.* Ce sont donc les pommades qui doivent ici mériter la préférence. Celle au nitrate d'argent, celles de Janin, de Desault, de Régent, m'ont assez souvent réussi. N'oubliez pas cependant que c'est surtout au début de la maladie qu'on peut espérer d'en triompher. Nous reviendrons d'ailleurs sur ce sujet à la fin de ces leçons.

EXPOSÉ ANALYTIQUE DES PRINCIPAUX TRAVAUX PUBLIÉS SUR LE MOUVEMENT CILIAIRE OU VIBRATOIRE (1).

(Extrait de la Physiologie de Muller, vol. 2, 1re part., p. 7.)

Historique.

De Helde, Leeuwenhoek, Baker, Swammerdam, Baster, avaient déjà observé ce phénomène chez les Mollusques,

(1) Nous croyons faire une chose utile en insérant ici ce travail. Le phénomène dont il traite est si peu connu, que nous avons saisi l'occasion de donner à nos lecteurs l'analyse des principaux travaux publiés en Allemagne et en Angleterre, sur ce point de physiologie.

Les principaux Mémoires à consulter sont les suivans : Purkinje et Valentin, *dans les archives de Muller.* 1834, p. 391. 1835, p. 159. Purkinje et Valentin, *De phænomeno generali et fundamentali motûs vibratorii continui in membranis,* etc. *Vratisl.* 1835, 4°. Sharpey, *dans le Journal de Médecine et de chi-*

mais sans en connaître la cause. De Heide et Leeuwenhoek savaient qu'il existe des courans dans les branchies des Moules : Swammerdam, Leeuwenhoek, avaient remarqué le mouvement de rotation que présente l'embryon dans l'œuf des Mollusques. Plus récemment, les courans réguliers des branchies de ces animaux ont été décrits avec soin par Erman (*Mémoires de l'Académie de Berlin.* 1816, 1817) et Sharpey (*Journal de Médecine et de Chirurgie d'Édimbourg*, t. 34), et la rotation de l'embryon par Carus (*Nova acta naturæ curiosorum*, XVI). Steinbuch et Meyen ont décrit les cils des bras des Polypes à aigrettes. Gruithuisen les a découverts chez les Planaires et chez une Planorbe. (*Salzburg medicinisch Zeitung.* 1818, IV, 286. *Nova acta naturæ curios.* IX.) Grant, le premier, a reconnu les cils, comme cause de la rotation de l'embryon des Mollusques dans l'œuf, et de l'œuf ou plutôt, de l'embryon des Polypes. Parmi les autres invertébrés, les mouvemens ciliaires ont été rencontrés par Ehrenberg dans tout le groupe des animaux qu'il nomme Turbellaires (gordius, némertes, planaires, etc.), à la surface du corps et dans l'intestin des Rotifères et des Naïades. Le même observateur a parfaitement décrit les diverses dispositions des cils chez les Infusoires. Steinbuch a fait les premières observations relatives à ce phénomène chez les animaux vertébrés. Il découvrit le mouvement de l'eau dans les branchies des Batraciens, mais il n'en connut pas la cause, et chercha en vain les cils. Gruithuisen les distingua sur la queue du têtard. Sharpey décrivit ce phénomène, non seulement dans les branchies de ces animaux, mais encore sur toute la surface de leur corps. De semblables observations furent faites sur les branchies par Huschke, Raspail et moi. Mais c'est à Purkinje et à Valentin qu'il faut rapporter l'honneur d'avoir découvert que ce phénomène dépend de l'oscillation d'appendices ciliaires, non seulement chez les Batraciens, comme chez les invertébrés, mais qu'il se produit aussi, avec la même intensité, à la surface de quelques membranes muqueuses des Reptiles, des Oiseaux et des Mammifères, et qu'il dépend des mêmes causes. Cette découverte parut d'abord dans les *Archives* de Muller ; 1834; puis, dans leur grand ouvrage intitulé : *De phœnomeno generali et fundamentali, etc. Vratisl*, 1835, in-4°, ils décrivirent le phénomène dans toute sa perfection, chez presque toutes les classes d'animaux. Ils n'ont pu jusqu'à présent le trouver chez les poissons, où j'ai cependant constaté son existence. Je ne ferai qu'emprunter à cet ouvrage les faits les plus importans, en y ajoutant quelques remarques qui me sont propres.

A. *Organes sur lesquels s'observe le mouvement ciliaire.*

Le mouvement ciliaire a été observé chez différens animaux, sur le tégument externe, dans l'intestin, dans les voies respiratoires et enfin dans les organes de la génération

1° *Tégument externe.* — Le mouvement ciliaire se voit sur le tégument externe des Infusoires, des Coraux, des Acalèphes; sur le manteau des Moules, sur toute la surface du corps des Gastéropodes pulmonés terrestres et aquatiques, et des Turbellaires d'Ehrenberg. Chez les animaux supérieurs le mouvement ciliaire ne se remarque à la surface que chez les embryons et les très jeunes têtards des Batraciens. Tout à fait dans les commencemens, la surface entière du corps offre le mouvement vibratoire, comme l'ont vu Sharpey, Purkinje et Valentin ; mais plus tard, le phénomène se borne à quelque partie toujours fort petite de la surface du corps, en sorte qu'on ne le voit plus qu'à la base de la queue et sur les côtés de la

tête. Après la formation des extrémités, il n'y a plus de mouvement ciliaire à la surface du corps.

2° *Canal intestinal.* — Chez les Reptiles, le mouvement ciliaire n'existe qu'à la partie supérieure de ce conduit, comme Purkinje et Valentin l'ont indiqué : on le trouve à la surface de la muqueuse de la bouche, de la trompe d'Eustache et du pharynx, et, chez les Tortues, jusqu'à fin de l'œsophage. D'après ces observateurs, il cesse dans l'œsophage des Serpens, à l'endroit où commencent les plis longitudinaux de la membrane interne de l'estomac ; chez les Tortues ce mouvement s'arrête d'une manière plus brusque encore. Chez les Mammifères et les Oiseaux, la muqueuse buccale, pharyngienne et œsophagienne, ne présente pas ce phénomène.

Chez les Mollusques, Purkinje et Valentin ont vu le mouvement ciliaire dans toute l'étendue du canal intestinal, même dans les conduits biliaires : chez les Rotifères et les Naïades, Ehrenberg l'a observé à la surface interne de l'intestin, et Sharpey, dans l'estomac et le cœcum des Astéries, dans l'intestin des Annélides, dans l'estomac des Actinies. C'est encore à ce phénomène qu'il faut rapporter les mouvemens des globules signalés par Meyen et Lister dans le canal intestinal des Polypes. (LISTER, *Philos. Transact.* 1834.)

3° *Appareil respiratoire.*—La muqueuse du larynx, de la trachée artère et des bronches, est, chez tous les animaux qui respirent de l'air, le siège de mouvemens ciliaires. Chez les Mammifères et les Oiseaux, ils commencent à la glotte : car la bouche et le pharynx n'en présentent pas la moindre trace. Chez les Oiseaux, ils se remarquent non seulement à la surface interne du conduit aérien et de ses divisions, mais encore jusque dans les vésicules pulmonaires, d'après l'observation de Purkinje et Valentin.

Le mouvement ciliaire existe à la surface des branchies externes des larves des Reptiles nus, mais les branchies internes ne le présentent point. Chez les têtards de Grenouille qui sont à leur deuxième période de développement, on ne l'observe point, comme l'avait déjà dit Sharpey. Il ne se voit pas non plus sur les branchies des Poissons; ce qu'avait indiqué le même observateur. On peut cependant l'entrevoir à la surface des branchies externes de l'embryon du Requin et de la Raie.

Il est très manifeste dans les branchies des Mollusques et même dans les appendices branchiaux des Mollusques bivalves, tandis qu'on ne le voit pas, d'après les observations de Purkinje et de Valentin, à la surface interne des poumons chez les Limaces pulmonaires, non plus que sur les branchies des Écrevisses proprement dites. Steinbuch avait déjà reconnu le mouvement ciliaire sur les bras des Polypes à aigrettes. Henle et moi en avons constaté la présence sur les branchies des Sabelles.

4° *Cavité nasale.* — Le phénomène est très marqué dans la cavité nasale, fait qu'ont découvert Purkinje et Valentin. Ce n'est pas seulement dans la cavité nasale proprement dite que ce phénomène existe : chez les Reptiles, les Oiseaux et les Mammifères, les deux observateurs cités l'ont reconnu à la surface de la muqueuse qui revêt les sinus frontaux et maxillaires, et même la trompe d'Eustache. Bien que la muqueuse nasale se continue dans le canal et dans le sac lacrymal, on n'y retrouve pas le mouvement ciliaire, non plus que sur la conjonctive; ce qui est contraire à ce qu'on devait attendre : car le mouvement ciliaire, s'il eût existé dans ces parties, aurait servi à expliquer le passage des larmes dans le sac lacrymal. La cavité nasale des Poissons présente le mouvement ciliaire d'une manière évidente.

5° *Organes de la génération.* — Chez les animaux vertébrés, le mouvement ciliaire n'existe que dans les organes génitaux femelles, suivant Purkinje et Valentin. On l'observe à la surface interne des trompes ovariennes, de l'utérus et du vagin chez les Mammifères, mais pas dans le très jeune âge. Même pendant la grossesse, on le trouve sur les parties de l'utérus qui ne sont point recouvertes par le chorion. Chez les Oiseaux et les Reptiles, il existe aussi jusqu'à l'extrémité des oviductes. J'ai constaté le phénomène chez les Mammifères, les Oiseaux et les Reptiles. Peut-être, chez ces derniers le mouvement ciliaire commence-t-il à l'ouverture abdominale de l'oviducte, pour faire pénétrer l'œuf dans ce conduit ; car c'est encore pour nous un problème que de savoir comment, chez la grenouille et la salamandre, l'œuf parvient dans l'ouverture de l'oviducte, qui est placé plus haut et ne peut venir embrasser l'ovaire. Il serait possible que, dans ce cas, la membrane interne de l'oviducte se renversât par l'ouverture abdominale, et que sa surface vibratile vînt se mettre en contact avec l'ovaire ou avec les œufs tombés dans la cavité péritonéale. Chez les Poissons, le mouvement ciliaire existe également à la surface des organes génitaux femelles. Chez la Carpe, on le voit d'une manière très évidente dans le conduit excréteur de l'ovaire jusqu'à l'ouverture génitale externe.

Chez les Mollusques, Henle l'a trouvé dans les organes génitaux femelles, à savoir sur l'organe que Cuvier désigne comme l'ovaire des Limaçons, et à la surface interne des cavités de l'ovaire des Moules. Les organes génitaux mâles ne présentent jamais le mouvement ciliaire chez les animaux vertébrés ; même chez les invertébrés, on ne l'a point rencontré sur les organes positivement reconnus comme appartenant à l'appareil génital mâle.

6° *Organes urinaires.* — Chez les vertébrés, le mouvement ciliaire manque complètement dans les organes urinaires. Purkinje et Valentin disent qu'il existe dans ce qu'on nomme le sac calcaire des Limaçons, organe dont le conduit excréteur vient s'ouvrir près de l'anus, et qu'on regarde comme le rein de cet animal à cause de l'acide urique qu'il contient. Henle y a vu également le mouvement vibratile. Chez les Moules bivalves, d'après Purkinje et Valentin, on le trouve à la surface interne de l'organe sacciforme de Bojanus, qui s'ouvre près de l'entrée de l'ovaire, et que quelques personnes regardent comme le rein, mais que l'on peut considérer comme le testicule, tant qu'on n'aura pas déterminé d'une manière positive, un autre organe comme le testicule de ces animaux.

On voit, d'après cet aperçu, que le mouvement ciliaire est un phénomène général du règne animal, mais qu'il a une extension variable dans les différentes classes. Il est rare qu'il existe sur toute la surface du corps, comme chez les Mollusques, les Turbellaires et chez l'embryon et les toutes jeunes larves des Batraciens. Il est constant dans les organes olfactifs des animaux qui respirent de l'eau ou de l'air, ainsi que dans les organes génitaux femelles ; il existe généralement dans les organes respiratoires, à l'exception des branchies des Poissons et des branchies internes des têtards de Grenouilles ; il est rare dans le canal intestinal ; on ne le rencontre dans l'œsophage que chez les Mollusques, et dans la bouche des Amphibies ; il manque tout à fait sur les organes urinaires et sur les organes génitaux mâles, chez les animaux vertébrés. Aucune classe n'est privée de ce mouvement : Purkinje et Valentin croyaient qu'il manquait chez les Poissons: mais ces animaux le présentent aussi bien que les autres classes. Il est vrai qu'on ne le trouve pas dans les branchies, mais il existe évidemment sur la muqueuse des cavités nasales et des organes génitaux femelles.

C'est ce phénomène qui détermine le mouvement rotatoire des embryons dans l'œuf de beaucoup d'animaux, et même de quelques œufs (véritables embryons) de plusieurs animaux inférieurs, Rotifères et Coraux. Cavolini a observé ce mouvement des œufs chez les Gorgones, Tilesius chez les Millépores, Grant chez les Campanulaires, les Gorgones, les Marophyllies, les Eponges et les Plumulaires dont les œufs, retirés de leur capsule et placés dans

l'eau, exécutent des mouvemens très évidens. Rapp a observé les cils sur les œufs des Corines. Grant les a découverts sur les embryons des Gastéropodes, chez lesquels ils déterminent le mouvement de rotation qu'on remarque dans l'œuf.

E. Phénomènes du mouvement ciliaire.

Le mouvement ciliaire ne peut être reconnu chez la plupart des animaux qu'au moyen d'un fort grossissement. Pour l'observer, il faut séparer un très petit lambeau de membrane muqueuse vibratile, l'humecter avec un peu d'eau et le recouvrir d'une lame de verre très mince, qui l'étale complètement et rend son bord bien net. Avec les lentilles objectives n° 1, 2, 3 du microscope de Schick, on reconnaît tout de suite le mouvement ciliaire sur le bord du lambeau : on voit d'abord un mouvement d'ondulation, puis on s'aperçoit que les petites particules suspendues dans l'eau, les globules muqueux, se meuvent le long de la surface dans une direction constante et déterminée. A un plus fort grossissement, on reconnaît quelquefois les cils eux-mêmes, mais rarement d'une manière bien distincte, à cause du mouvement très rapide qu'ils exécutent. Souvent l'effet de ce mouvement des cils est si intense que l'on est obligé de presser son observation, de peur que le fragment de membrane muqueuse ne s'échappe en dehors du champ de vision du microscope. Pour étudier l'influence du mouvement ciliaire sur la direction des liquides et des corpuscules en contact avec les parois des organes, on se sert avec avantage de poussières très fines ajoutées à l'eau. Dans les branchies des Moules et des larves de Salamandre, ce mouvement est tellement fort, que si on coupe dans l'eau de petites portions de ces organes, elles tournent d'une manière régulière.

La direction uniforme du mouvement des cils détermine à la surface des muqueuses des courans réguliers, que les travaux de Sharpey, de Purkinje et Valentin ont fait connaître dans la plupart des organes. Les courans qui se produisent dans les branchies des Moules, des larves de Salamandre, et sur le corps des jeunes larves de Grenouilles, ont été très bien décrits par Steinbuch.(*Analecten neuer Beobachtungen and Untersuchungen fur die naturkunde.) Fürth. 1802.*

Purkinje et Valentin ont reconnu que, chez une poule, les courans étaient dirigés de dehors en dedans dans le conduit respiratoire, et de dedans en dehors dans la trompe ovarique; ce qui fait douter que ce mouvement ait pour usage de faire parvenir le sperme jusqu'à l'œuf. Sharpey a examiné le courant sur le cornet inférieur des fosses nasales du lapin : il était dirigé d'arrière en avant, vers l'ouverture de la narine. Dans le sinus maxillaire, la direction du courant était vers l'ouverture. Dans la cavité buccale des Batraciens, jusque vers la fin de l'œsophage, il est dirigé d'avant en arrière ; et chez un lézard, à l'ouverture postérieure des fosses nasales, le courant de la paroi interne était dirigé vers l'ouverture nasale, et celui de la paroi externe en sens contraire, tandis que chez le crapaud il n'y a qu'un seul courant, dirigé de la cavité nasale vers la bouche.

C. Organes du mouvement ciliaire.

Il résulte des recherches de Purkinje et Valentin, que les organes du mouvement vibratoire sont des cils très fins et très transparents, longs de 0,000075—000908 de pouce, plus épais à leur base qu'à leur extrémité, du moins c'est ce que j'ai vu sur des membranes muqueuses. Sur des branchies d'un nouveau genre d'Annelides de la mer Baltique, voisin des Sabelles, les cils avaient la forme de massue. Du reste, bien que l'existence des cils soit en général assez facile à constater, il est souvent très difficile de déterminer leur forme. Je les ai vus d'une manière très évidente chez des Anodontes, sur les branchies de quelques Annélides, dans la bouche des Grenouilles, dans la trompe ovarique du Lapin et de la Grenouille, chez des Poissons, dans le conduit aérien des Oiseaux et des Mammifères, et je ne puis m'expliquer comment L. Chr. Treviranus n'a pu les y rencontrer. La surface des membranes muqueuses qui présentent le mouvement vibratile est recouverte, d'après Purkinje et Valentin, de petits cils microscopiques, parallèles, unis par une matière glutineuse. Cependant, on rencontre une couche de cils semblables sur la muqueuse de l'intestin jéjunum de la Tortue, organe où n'existe pas le mouvement ciliaire. Si nous avons bien compris ces observateurs, ces appendices filiformes seraient constitués par de petits cylindres placés perpendiculairement à la surface de la muqueuse. De semblables cylindres microscopiques existent, d'après l'observation de Henle, d'une manière très fréquente et presque régulière même, dans les conduits biliaires de l'homme, disposition qui est très commune chez les animaux. Ils sont rassemblés par couches, de sorte que si on les examine de côté, on voit que leurs extrémités forment une surface plane. Ces petits cylindres des voies biliaires ont, d'après Henle 0,0171 de ligne d'épaisseur. Ils sont beaucoup plus gros que les cils des membranes muqueuses, et si ces derniers sont placés sur ces petits cylindres, chaque cylindre devra en porter plusieurs. Une seule fois Henle a rencontré des corps semblables dans la vessie et il est plus que probable que c'étaient bien les cils indiqués par Purkinje et Valentin. Henle a examiné chez l'Huître les cils isolés et il a reconnu qu'à la partie supérieure de chaque petit cylindre, existait un ou plusieurs cils vibratiles. Une fois il a rencontré un globule à la partie basilaire du cil, à l'endroit où il s'insère. Gruithuisen avait aussi observé chez les Planaires les cils isolés, et avait reconnu qu'ils n'en continuaient pas moins à vibrer après leur séparation. Les travaux d'Ehrenberg ont fait connaître d'une manière très exacte, les appendices ciliaires des infusoires. Dans les grandes espèces des genres *stylonychia* et *kerona*, il a vu que la base de chaque cil a la forme d'un bulbe, et il a reconnu qu'une légère torsion du bulbe sur son point d'appui, détermine les oscillations circulaires de l'extrémité libre des cils, au moyen desquelles chaque cil décrit un cone dont le sommet est au bulbe. Chez les Infusoires Polygastriques, Ehrenberg a vu souvent les cils répandus sur toute la surface du corps; quelquefois on n'en voit nulle part; d'autres fois ils n'existent qu'autour de la bouche. Lorsqu'ils revêtent toute la surface du corps, Ehrenberg a observé que leur distribution était très régulière : ils forment des rangées distinctes qui affectent ordinairement une direction longitudinale; mais souvent aussi elles sont transversales. Purkinje et Valentin ont quelquefois rencontré cette disposition régulière, que leurs observations sur le caractère ondulatoire du mouvement rendait vraisemblable. Ehrenberg a entrevu chez ces animaux de petits muscles longitudinaux et obliques. Les organes rotateurs des Rotifères ne diffèrent pas essentiellement, d'après Ehrenberg, des organes du mouvement vibratoire. L'*hydatina senta* a 17 organes rotateurs disposés circulairement, et composés chacun de six appendices ciliaires fixés à un muscle arrondi. Ces muscles sont entourés d'une gaine et composés de deux faisceaux de fibres fixés à deux extrémités opposées de l'enveloppe extérieure. (*Mémoires de l'Académie de Berlin*, 1830.) L'organe rotateur de ces animaux est donc composé de plusieurs organes semblables, séparés les uns des autres, qui ne produisent pas l'illusion d'un mouvement circulaire comme chez les Rotifères à organes rotatoires composés. Dans son second mémoire publié en 1831, il a fait connaître beaucoup de variétés dans la forme des organes rotatoires.

D. *Nature du mouvement ciliaire.*

Lorsqu'on étudie la nature du mouvement ciliaire, les premiers points qui se présentent à connaître sont la durée de ce phénomène et sa connexion avec les autres phénomènes de la vie. Sa durée, après la mort de l'animal, est pour le moins égale à celle de l'irritabilité des parties, et souvent beaucoup plus longue. Chez les Grenouilles et les Lézards, d'après Purkinje et Valentin, il dure une à deux heures, et sur une Emys d'Europe qu'on avait décapité, il se prolongea de neuf à quinze jours après la décapitation; les muscles conservèrent leur irritabilité pendant sept jours. (Chez une Tortue d'eau douce, plusieurs jours après la section de la moëlle alongée, nous avons vu exister encore le mouvement réfléchi (excito-moteur de Mars hall-Hall) et les extrémités se contracter lorsqu'on les pinçait.) Chez les Oiseaux et les Mammifères le mouvement ciliaire dure trois quarts d'heure à quatre heures, d'après Purkinje et Valentin. La lumière est sans influence sur ce phénomène : il n'en est pas de même de la chaleur. Il persiste sur une partie provenant d'un Oiseau ou d'un Mammifère, et plongée pendant un moment dans de l'eau à 65° R. Une plus longue immersion le détruit. Chez les mêmes animaux, le mouvement persiste, sur une partie plongée dans de l'eau à 10° R.; il s'arrête si l'eau est à 5° R. L'étincelle électrique ne détruit pas le mouvement ciliaire chez l'*unio*; une pile galvanique de 30 couples, n'agit qu'au point de contact des pôles, par suite de la décomposition chimique qui s'y produit. L'acide hydrocyanique, l'extrait d'aloes, et de belladone, le cachou, le musc, l'acétate de morphine, l'opium, la salicine, la strychnine, la décoction de piment annuel, même en solution concentrée, ne détruisent pas le mouvement ciliaire. Les sels à base alcaline, terreuse ou métallique, les alcalis, les acides, l'arrêtent plus ou moins rapidement, suivant leur degré de concentration. Le sang entretient très long-temps ce phénomène : mais le sérum du sang des vertébrés arrête à l'instant le mouvement ciliaire des Moules : la bile a aussi une action destructive. C'est une chose très remarquable que les substances qui agissent sur le système nerveux, les narcotiques, par exemple, soient sans action sur le mouvement ciliaire : car cela prouve que ce phénomène est indépendant du système nerveux. Purkinje et Valentin ont tué des Pigeons et des Lapins avec de l'acide hydrocyanique ou de la strychnine, soit en l'injectant dans le gosier, soit en le déposant à la surface de plaies récentes : jamais ils n'ont observé la moindre modification dans le mouvement ciliaire. Ils avaient cependant la précaution de n'ouvrir les animaux que lorsque toute convulsion avait cessé et lorsque les membres, soumis à une irritation un peu forte, ne présentaient plus de mouvements automatiques. Pour plus de sûreté, l'expérience fut faite en même temps sur un animal de même espèce et de même âge, tué par hémorrhagie. Les seules différences que l'on observa furent de celles qui tiennent à l'individualité, à l'âge et à l'espèce des animaux mis en expérience. L'ivresse resta également sans résultat. (Archives de Muller, 1835, p. 159.) Ces dernières expériences sont évidemment moins probantes que les premières, dans lesquelles la substance vénéneuse avait été appliquée immédiatement sur la surface vibratile ; car des Grenouilles, tuées par des narcotiques, conservent long-temps encore leur irritabilité musculaire et nerveuse pour les excitants appliqués localement, tandis que, lorsqu'une substance narcotique est appliquée directement sur des muscles et des nerfs, ils perdent aussitôt leur irritabilité en ce point. Le cœur seul fait exception à cette loi : l'application sur sa surface externe de solution d'opium et d'extrait de noix vomique, ne l'empêche pas de continuer à battre, tandis que le même poison introduit dans sa cavité, lui fait perdre à l'instant sa contractilité.

Nous ne pouvons regarder la petitesse des organes ciliaires, comparée au volume des fibres nerveuses primitives, comme un argument contre la dépendance où est ce phénomène du système nerveux : car les fibres musculaires sont, par elles-mêmes, beaucoup plus fines que les fibres nerveuses, telles qu'on les voit ordinairement dans les nerfs, et la distribution de ces fibres dans les muscles est si rare, les intervalles des muscles entre les terminaisons des fibres nerveuses, sont si grands, que le phénomène de l'action nerveuse sur les muscles ne peut s'expliquer que par une action à distance. Il est d'ailleurs certaines parties (autres que les muscles) dans lesquelles se rencontrent des divisions des fibres nerveuses plus fines que les fibres primitives des branches et des rameaux nerveux. Le docteur *Schwann* a vu et m'a fait voir sur le mésentère d'un crapaud, les fibres nerveuses fournissant des divisions excessivement déliées et formant, à de longs intervalles, de très petits renflemens fusiformes (probablement appartenant au grand sympathique.)

La durée du mouvement vibratile, après l'application locale de substances narcotiques, prouve, d'une manière satisfaisante, la spécialité de ce phénomène, et montre qu'il n'est point sous la dépendance immédiate du système nerveux : ce n'est pas non plus un argument de peu d'importance que la présence du mouvement ciliaire à la surface de l'œuf des Coraux, qui forme un corps ovalaire constituant l'embryon vivant, mais non encore développé. Justement l'étude des organismes les plus inférieurs est ici des plus intéressantes ; nous y trouvons à étudier et le mouvement ciliaire de l'embryon non développé des Coraux, et le mouvement ciliaire des organes rotateurs des Rotifères. Le premier se produit sur des membranes qui n'ont pas encore de structure propre; également il se développe à la surface des muqueuses des animaux supérieurs; il n'est point détruit par la strychnine et les autres narcotiques. Au contraire le mouvement ciliaire des organes rotateurs résulte d'une action musculaire évidente, il est soumis à la volonté, par conséquent toujours dépendant du système nerveux : aussi est-il détruit par la strychnine, comme l'a prouvé Ehrenberg.

Nous avons maintenant à résoudre les questions suivante : Le mouvement ciliaire résulte-t-il, dans tout le règne animal, de la contraction en quelque sorte musculaire d'un tissu contractile très fin placé à la base des cils, comme dans les organes rotateurs, des Rotifères? Ce tissu contractile des organes rotateurs, découvert par EHRENBERG, forme-t-il un système particulier, dont la structure microscopique se retrouve jusque sur les muqueuses vibratiles des animaux supérieurs, de manière que, bien que les autres tissus des animaux supérieurs aient une structure plus grossière, on retrouve cependant chez ces animaux, dans la structure des organes ciliaires, la texture délicate et l'anatomie des Infusoires? ou le mouvement des organes rotateurs des Rotifères ne forme-t-il qu'une même catégorie avec les mouvemens musculaires de tous les animaux supérieurs ? Le mouvement ciliaire des autres animaux est-il dans son essence tout à fait différent du mouvement musculaire? Je ne puis m'empêcher de citer ici, relativement au mécanisme du mouvement ciliaire des organes rotateurs, les propres expressions d'EHRENBERG : « Si on examine ces petits animaux lorsqu'ils commencent à mouvoir leurs organes rotateurs
» on voit toujours un mouvement d'allongement et de
» retrait, une véritable préhension des cils, mouve-
» ment qui aussitôt se transforme en un mouvement
» de rotation, bien différent du premier. On voit en-
» core le mouvement de préhension, si l'on ajoute de
» la strychnine à l'eau qui contient ces animaux : cette
» substance les fait périr dans un état tétanique, et arrête
» progressivement le mouvement des organes rotateurs,
» Dans ce cas le mouvement particulier de rotation cesse

» le premier. » EHRENBERG a cherché à expliquer le phénomène de la manière suivante : « Chaque cil parti-
» culier est mis isolément en mouvement, par le mus-
» cle situé au dessous de lui, et des faisceaux muscu-
» laires se rendant à plusieurs cils, et peut-être à tous les
» cils de la même rangée, peuvent leur imprimer un
» mouvement simultané et identique. Si maintenant un
» autre faisceau musculaire, placé sur le côté opposé de
» la base renflée du cil, vient à entrer en action, si ses
» fibres sont fixées à des hauteurs différentes sur les cils,
» et si elles agissent alternativement, il se produira un
» mouvement de balancement dans quatre directions,
» qui fera décrire à l'extrémité de chaque cil un mouve-
» ment circulaire ; le cil, dans son entier, décrira un cône
» dont le sommet correspondra à sa base. Pendant ce
» mouvement, si on regarde un peu ou tout à fait de côté
» les organes qui l'exécutent, ils seront alternativement
» plus rapprochés et plus éloignés de l'œil, et dès lors se
» verront tantôt plus tantôt moins distinctement. Cette
» alternative dans la netteté avec laquelle on voit les cils
» isolés pendant leur mouvement à la fois conique et cir-
» culaire, me semble, continue EHRENBERG, être la cause
» du mouvement de rotation général, car il doit en ré
» sulter une illusion, une certaine vitalité apparente dau-
» tout le cercle. »

Un argument en faveur de l'opinion d'Ehrenberg, que des muscles produisent le mouvement circulaire des cils, se trouve dans l'action des muscles de l'œil chez les animaux supérieurs, chez lesquels des muscles droits font exécuter un mouvement circulaire au globe oculaire fixé par un pédicule. Dans le fait, l'influence de la volonté des Rotifères sur leurs appareils rotateurs, et le jeu de l'appareil musculaire décrit par Ehrenberg, ne laissent guère de doute que ce genre de mouvemens ne rentre dans la catégorie des vrais mouvemens musculaires ; mais quel rapport a-t-il avec le mouvement ciliaire des membranes muqueuses, qui n'est ni soumis à l'influence de la volonté, ni modifié par l'empoisonnement des animaux au moyen de substances narcotiques? D'après les observations d'Ehrenberg, la strychnine ramène au repos les organes rotateurs, tandis que, comme tous les autres narcotiques, elle est sans influence sur les membranes muqueuses. Comment expliquer le mouvement ciliaire des œufs des Coraux? Dépend-il d'un reste de l'énergie vitale communiquée au germe dans l'ovaire ? Dure-t-il quelque temps, lorsqu'on sépare une portion de l'œuf, comme cela a lieu pour les fragmens des membranes muqueuses des animaux supérieurs? Faut-il mettre leurs phénomènes de vitalité sur la même ligne que les mouvemens des capsules de l'œuf des Cercaires, observés par Bojanus et de Baer. Il est beaucoup plus vraisemblable que ces œufs sont des embryons déjà vivans, mais non encore développés. Quoiqu'il en soit, il nous paraît important d'établir une distinction bien tranchée entre les mouvemens ciliaires des organes rotatoires des Rotifères et ceux des membranes muqueuses : les premiers sont intermittens et volontaires, les seconds ne sont soumis ni à l'action de la volonté ni à celle du système nerveux. Dans les organes rotateurs, le cil est un instrument passif, il y a un appareil musculaire actif. Pour le mouvement ciliaire des membranes muqueuses et de la surface du corps des infusoires, on ne connaît pas encore de muscles : on ne sait pas si le cil se meut et se recourbe, ou s'il n'agit que comme une espèce de rame, mise en mouvement par le tissu contractile placé à sa base. Meyen a vu que les cils isolés des *leucophris*, exécutaient encore des mouvemens ; d'un autre côté, il est chez les animaux d'autres organes, agissant comme des espèces de rames, qui, par leurs mouvemens involontaires et continus, ont beaucoup de ressemblance avec les cils, mais qui en diffèrent par leur forme, et dont les mouvement ne peuvent guère s'expliquer que par la présence à leur base d'un tissu contractile. Les *Beroes*, d'après Grant, présentent sur la ligne médiane de leur corps des bandes longitudinales, étendues de la bouche à l'anus. Chaque bande est composée de quarante petites plaques, qui sont destinées à se mouvoir. Elles sont composées de fibres parallèles réunies par une membrane. Il faut aussi rappeler ici les plaques mues par des muscles, toujours agitées, assez grosses pour être aperçues à l'œil nu, qui existent sur le ventre du *gammarus pulex* et d'autres crustacés inférieurs. Les mouvemens de ces organes sont produits par des muscles ou par un autre tissu contractile, comme ceux des cils des membranes muqueuses. Voici tout ce qu'on peut établir à ce sujet:

1° Que le mouvement ciliaire des membranes muqueuses dépend peut-être d'un tissu contractile inconnu ;

2° Que ce tissu se trouve, soit dans le cil même, soit à sa base ;

3° Que ce tissu, par sa contractilité, a des rapports avec le tissu musculaire et les autres tissus contractiles ;

4° Que ses propriétés se rapprochent de celles du tissu du cœur, qui n'est pas soumis à la volonté, et de celles des muscles des feuillets oscillatoires des Crustacées, et qu'ils offrent des mouvemens, presque continus à rythme semblable.

5° Que, comme le tissu musculaire du cœur, il produit encore des mouvemens long-temps après qu'une partie a été séparée du tout.

6° Que ce tissu se distingue du tissu musculaire en ce que ses mouvemens ne sont pas détruits par l'application des substances narcotiques.

7° Et que le mouvement ciliaire se développe dans quelques circonstances chez les embryons non développés des Coraux, chez lesquels il est peu probable qu'il existe une organisation compliquée.

Le défaut d'influence des nerfs pour la production du mouvement ciliaire rapproche ce phénomène du mouvement d'oscillation de certaines plantes, et spécialement des Oscillatoires. Des recherches ultérieures apprendront usqu'à quel point ce rapprochement est exact. Quoiqu'il en soit, toujours est-il qu'il existe dans les membranes muqueuses vibratiles, un agent qui règle l'action de ces organes microscopiques, puisque l'observation a montré les cils agissant régulièrement par rangée. Ici existe une puissance qui domine l'individualité des cils isolés, et quand même on pourrait expliquer le mouvement par séries, l'ondulation, par l'implantation de plusieurs cils sur une même ligne contractile, on observe un certain affaissement et une certaine exaltation de la vitalité de grandes stries d'une membrane vibratile, phénomène qui doit avoir des causes générales. J'ai vu sur les branchies d'une nouvelle espèce d'Annelide, voisine des *Sabelles*, très commune dans l'eau de la mer à Copenhague, de grandes lignes de cils rester sans mouvemens pendant un certain temps, puis tout à coup se mouvoir avec activité, phénomène dont les analogues sont assez fréquens dans le règne végétal, et qui par conséquent ne doit pas nécessairement s'expliquer par des variations dans l'influx nerveux.

L'explication des courans produits par le mouvement ciliaire présente aussi de grandes difficultés. Une simple oscillation des cils d'un côté à l'autre, ne peut imprimer au liquide aucune direction. Un mouvement dans lequel chaque cil décrit un cône, comme Purkinje et Valentin l'ont rencontré généralement, ne peut produire qu'un mouvement circulaire dans le liquide. Pour que les mouvemens circulaires puissent déterminer un courant dans une direction déterminée, il est nécessaire que les cils oscillent et se recourbent dans un sens déterminé, comme Purkinje et Valentin l'ont vu souvent, et comme je l'ai presque constamment rencontré. Mais dans ces cas, le courant restait le même pendant le redressement des cils aussi bien que pendant leur flexion.

RECHERCHES SUR QUELQUES POINTS DE L'HISTOIRE DE LA VARIOLE, ET NOTAMMENT SUR LE TRAITEMENT ABORTIF. *Thèse soutenue à la faculté de médecine de Paris, le 29 décembre 1837, par* M. GARIEL, *docteur en médecine, lauréat des hopitaux, etc.*

Il y a quelques années que M. Gariel fit, sous la direction de M. Serres, des expériences sur ce qu'il appelle le traitement abortif de la variole. En 1835, il consigna dans un travail, inséré dans les *Archives générales de Médecine,* le résultat de ses premières recherches, et il annonça que les préparations saturninées et mercurielles avaient la propriété de faire avorter les pustules varioliques.

Depuis cette époque, M. Gariel a continué ses expériences, et il s'est assuré que le mercure seul jouit de la propriété d'arrêter le développement des pustules, et que ce n'est que parce qu'il avait été induit en erreur sur la nature des préparations employées, qu'il a été conduit à attribuer au plomb cette remarquable propriété. Aujourd'hui, il a recueilli cinquante observations, et c'est de leur analyse et de leur étude attentive qu'il a tiré les conclusions suivantes, consignées dans sa dissertation inaugurale.

« 1° Les préparations mercurielles, en général, déterminent l'avortement des pustules varioliques.

» 2° Aucune autre substance ne produit le même effet. (Nous avons expérimenté comparativement, dans les mêmes cas que les préparations mercurielles, les diverses préparations de plomb, l'emplâtre de ciguë, le diachylon, le charbon porphyrisé, etc.)

» 3° Lorsque les préparations mercurielles sont appliquées la veille ou le jour de l'éruption, elles empêchent les pustules de se développer : lorsqu'elles sont appliquées du quatrième au sixième jour de l'éruption, elles font rétrograder la suppuration d'autant plus sûrement et d'autant plus promptement, que leur application a suivi de plus près l'éruption.

» 4° Cette suppression du travail suppuratif, loin de rendre la maladie plus dangereuse, paraît la simplifier et diminuer l'intensité des symptômes généraux.

» 5° L'application d'emplâtres mercuriels sur la face prévient la formation des cicatrices plus ou moins profondes qui ont lieu dans tous les cas de variole légitime.

Manière d'employer les préparations mercurielles.

« Lorsque nous nous sommes servis de l'emplâtre de Vigo, nous avons eu soin de le ramollir à l'aide d'une douce chaleur, et de ne l'appliquer que lorsqu'il adhérait fortement aux doigts, sans l'étendre préalablement sur un linge ; car, en suivant ce dernier procédé, il se forme entre la peau et l'emplâtre une croûte blanchâtre qui semble s'opposer à son action. L'application méthodique de l'emplâtre de Vigo est toujours suivie de l'arrêt de développement des pustules varioliques, qui sont souvent remplacées par des sudamina.

» L'onguent napolitain a été employé à la dose de 2 gros matin et soir : les frictions étaient faites, cinq minutes chaque fois, pendant trois ou quatre jours.

» Les pustules sont-elles déjà développées lorsqu'on commence l'emploi des frictions, on les voit diminuer progressivement de volume, s'acuminer et disparaître, pour faire place à de petits tubercules roses, peu saillans et formés par les cinq ou six granulations du derme, qui, dans l'état normal de l'éruption, constituent la pustule variolique : ces tubercules s'usent par desquammation, par exfoliation de l'épiderme.

» Pour employer le protochlorure de mercure, nous l'avons associé à l'axonge quantité suffisante pour faire une pâte épaisse : comme la peau des variolés est plus chaude que dans l'état naturel, si l'on s'en rapportait, pour explorer la consistance de l'emplâtre, à la chaleur développée par la paume de la main, il en résulterait que cet emplâtre, trop liquide, ne serait pas maintenu, et que son application inexacte serait suivie d'insuccès. Dans les cas où nous l'avons expérimenté, la peau a conservé sa couleur normale; il n'y a eu ni développement de pustules ni apparition de sudamina, ni soulèvement de l'épiderme.

« Dans les cas où nous avons employé les trochisques de minium (qui, comme on sait, contiennent près d'un sixième de leur poids de deutochlorure de mercure), ils étaient porphyrisés et unis à quantité suffisante d'axonge. Nous avons observé que leur mode d'action était tout à fait différent de celui des préparations précédentes. Ils n'agissent pas seulement sur les pustules varioliques, mais encore sur la peau qui leur est intermédiaire. Ils soulèvent l'épiderme en totalité, probablement comme légers escarrotiques. Lorsqu'on les applique pendant la période d'invasion ou les deux premiers jours d'éruption, les pustules ne se développent pas: lorsqu'on les applique du quatrième au huitième jour, au moment où les pustules sont remplies de pus, la suppuration devient diffuse, par un mécanisme dont je crois avoir expliqué la cause.

» La pommade de trochisques de minium n'a besoin d'être en contact avec la peau que pendant six à huit jours. »

M. Gariel a joint à sa thèse quatre observations de variole traitée par différens moyens. Nous regrettons que ces observations soient trop longues pour être reproduites dans notre journal, nous nous contenterons de citer textuellement la quatrième, elle pourra donner une idée de la marche de la maladie traitée par les moyens abortifs.

IV° OBS. — *Variole confluente. — Jeune fille non vaccinée.* (*Trochisques de minium; protochlorure de mercure.*) = Braigy (Élisabeth), âgée de quinze ans, ouvrière en aiguilles, est entrée à l'hôpital de la Pitié le 5 octobre 1835.

Cette jeune fille, dans la nuit qui suit le jour de son entrée, est prise d'un délire très violent. — Saignée de douze onces; vingt sangsues aux apophyses mastoïdes; sinapismes aux extrémités inférieures.

6 octobre. Décubitus dorsal; yeux hagards; perte de la parole; mouvemens involontaires, rapides et violens, etc.; symptômes de méningite aiguë. (On ne peut avoir de renseignemens sur le début de la maladie.) — Glace sur la tête.

7 octobre. Apparition des premiers boutons varioliques à la face et aux extrémités; ils sont à peine saillans; grand nombre de taches rouges, intermédiaires aux boutons. Continuation du délire; pouls sans plénitude; 85 pulsations. — Application de l'emplâtre de trochisques de minium sur toute la face, à l'exception de la lèvre supérieure et des paupières. Je recouvre en outre le front d'une compresse que je fixe aux cheveux au moyen d'une solution gommeuse; sur le reste de la figure, l'emplâtre est à découvert.

8 octobre, deuxième jour de l'éruption. Délire pendant la nuit; la malade a enlevé toute la couche de pommade en contact avec ses joues; la pommade appliquée sur le front et protégée par une compresse reste seule en place. En dehors des ailes du nez existent deux plaques blanchâtres, remplies de sérosité; sur les joues et la lèvre inférieure, aucun bouton ne s'est développé; l'épiderme est légèrement soulevé; la peau y présente une couleur rose uniforme; les paupières et la lèvre supérieure sont couvertes de boutons dont l'aréole est très vive; boutons nombreux à la voûte palatine. Les boutons de la poitrine et des extrémités commencent à devenir saillans; yeux douloureux, impressionnables à la lumière; dents sèches; angine; peau moite; 96 pulsations. — Application, sur la partie externe du bras droit, d'un emplâtre large comme la paume de la main, composé de protochlorure de mercure et d'axonge.

10 octobre, quatrième jour de l'éruption. Je soulève la compresse qui recouvre l'emplâtre du front et mets la peau à nu; l'épiderme est entièrement soulevé; il est

terne, grisâtre; quatre pustules à suppuration diffuse paraissent contenues dans son épaisseur; je réapplique la compresse qui adhère encore aux cheveux par la partie supérieure. L'épiderme des joues s'est séché: il a pris une couleur luisante un peu sale, et ressemble à un parchemin fin; les pustules de la lèvre supérieure et des paupières ont pris du développement; leurs cupules bien dessinées contiennent une sérosité trouble. Sous la pommade de protochlorure de mercure appliquée au bras droit, aucune pustule ne s'est développée; la peau y a conservé une couleur blanche, naturelle, extrêmement remarquable. Tout à l'entour, les pustules très nombreuses sont rouges et enflammées. — Je réapplique cet emplâtre.

12 octobre. Pustules cristallines très nombreuses aux mains; le liquide qu'elles contiennent est purulent.

14 octobre, huitième jour de l'éruption. L'épiderme des joues s'est fendillé; il commence à s'enlever dans quelques endroits; l'épiderme de nouvelle formation est rose et lisse, sans traces de tubercules; l'épiderme du front a pris une couleur brunâtre; il a plus de ressort, plus d'élasticité que celui des joues; il ne s'est pas fendillé, ne présente pas de sillons. Les pustules situées au niveau des articulations radio-carpiennes sont aussi confluentes que possible; elles sont très bombées, pleines de pus, et semblent bientôt devoir se rompre. Angine intense; céphalalgie. — Douze sangsues aux apophyses mastoïdes; quelques mouchetures aux articulations des poignets, dans les points où les pustules sont le plus confluentes.-

16 octobre. Les parties où l'on a pratiqué les mouchetures sont noirâtres, très gonflées, et sensibles au moindre contact. Les pustules du bras sont en pleine suppuration; sous l'emplâtre de protochlorure de mercure il n'y a ni pustules, ni tubercules, ni soulèvement de l'épiderme; la peau a conservé sa couleur naturelle; sur les paupières, il y a plus de vingt pustules de chaque côté; sur les joues, de nouveaux fragmens d'épiderme soulèvent et mettent à découvert l'épiderme de nouvelle formation, rose, lisse, et n'ayant pas ce brillant, cette espèce de vernis que l'on remarque sur la figure des individus convalescens d'une variole confluente; la céphalalgie a cessé; yeux rouges, douloureux; dents sèches; langue humide; 104 pulsations.

17 octobre. Sudamina nombreux sous l'emplâtre de protochlorure de mercure. Je n'en découvre sur aucune autre partie.

27 octobre. Les pustules des poignets et de la face dorsale des mains ont donné lieu à une croûte très large et très épaisse, mélanosée; sous les pustules croûteuses de la poitrine qui sont tombées, existent des cicatrices rouges, profondes: l'ancien épiderme des joues et du front est presque entièrement tombé. La modification obtenue est telle, qu'il est impossible de reconnaître la place qu'occupait chaque pustule, ou même de déterminer s'il en a existé. »

Le mode de traitement indiqué par M. Gariel a été mis en usage depuis quelque temps dans plusieurs hôpitaux de Paris, et notamment à l'Hôpital des Enfans malades, dans le service de M. Baudelocque. Les résultats obtenus confirment pleinement les conclusions de M. Gariel. Il est cependant une circonstance que ce médecin n'a pas notée, et qui a été signalée par plusieurs observateurs, MM. Baudelocque et Nonat entre autres. C'est l'existence d'une éruption vésiculeuse tout à fait semblable à celle qu'on désigne sous le nom d'hydrargyrie, et qui paraît tenir à l'influence du mercure sur l'économie. Du reste, aucun autre symptôme mercuriel n'a été signalé, et cette affection a toujours été très légère.

CORRESPONDANCE.

A MESSIEURS LES RÉDACTEURS DU JOURNAL L'EXPÉRIENCE.

Paris, le 22 février 1838.

Messieurs,

Dans l'intérêt de la presse médicale toute entière, dans l'intérêt *bien entendu* de l'Académie royale de médecine et surtout dans l'intérêt de la science, j'ai demandé mardi dernier que tous les documents qui parviennent à ce corps savant soient communiqués à messieurs les rédacteurs des journaux, comme cela se pratique à l'Académie royale des sciences, et comme cela à eu lieu à l'Académie de médecine elle-même pendant l'année qui a précédé la publication du bulletin de ses séances.

Depuis fort tous temps, non seulement l'Académie royale de médecine ne donnait aucune communication de sa correspondance à messieurs les journalistes, mais elle employait tous les moyens en son pouvoir pour que les mémoires lus dans son sein ne fussent point communiqués aux journaux, pour y être analysés d'une manière exacte et convenable. L'Académie prenait ces mesures, à la vérité peu en harmonie avec le but de son institution, dans le seul intérêt de ses *mémoires*, ouvrage dont la publication se fait nécessairement long-temps attendre et qui, par sa nature même, ne peut avoir qu'une circulation limitée.

Les choses se passaient ainsi, lorsque, il y a environ deux ans, sur la proposition de notre honorable collègue, M. Double, le conseil d'administration de l'Académie décida qu'à la fin chaque séance, la correspondance du jour serait mise à la disposition de messieurs les journalistes. Par suite de cette sage mesure les *comptes-rendus* des séances de l'académie éprouvèrent une grande amélioration. Ils furent rédigés avec plus d'exactitude, plus de netteté et plus de précision que par le passé, et le public médical eut des notions claires et exactes sur les communications scientifiques que reçoit hebdomadairement ce corps savant.

On avait qu'à s'applaudir de cette tardive, mais heureuse innovation, lorsque, au mois d'octobre 1836, le conseil d'administration résolut, de sa propre autorité, de faire paraître un *Bulletin des séances de l'Académie*, et à dater de ce jour, les communications qui étaient faites à messieurs les journalistes furent supprimés. On rétablit en faveur du *Bulletin* le monopole qui avait long-temps existé en faveur des mémoires de l'académie, et absolument en pure perte.

Les membres honorables qui composaient alors le conseil ne réfléchirent pas que si le monopole entraine généralement après lui des conséquences graves, c'est surtout lorsqu'on l'applique aux sciences, et particulièrement aux sciences médicales, qui ont pour but le soulagement de l'humanité toute entière.

L'objet des corps savants étant de favoriser la propagation des lumières, ils doivent faciliter les moyens propres à rendre cette propagation aussi rapide, aussi sûre, aussi exacte et aussi étendue que possible. Or, ces moyens sont les journaux : mais pour que les journaux puissent répandre des nouvelles scientifiques vraiment profitables, il ne faut point leur interdire l'accès des documents dans lesquels ces nouvelles se trouvent ; il ne faut point les mettre dans le cas de donner à leurs lecteurs des renseignements superficiels, incomplets, ou même erronés.

C'est ce que l'Académie des sciences a bien senti ; aussi donne-t-elle à messieurs les journalistes toutes les facilités qu'ils peuvent désirer pour rendre un compte exacte et approfondi de ses séances, et de plus elle leur fait remettre gratuitement un exemplaire de son *compte rendu hebdomadaire*. La science gagne à cette manière vraiment

libérale de procéder et l'Académie aussi ; car tout corps savant, qui restreint la publicité, porte atteinte à sa considération et même à son existence. Si les travaux de l'Académie des sciences sont connus de tout le monde civilisé, cela est dû évidemment à toutes les facilités qu'elle accorde aux journalistes pour rendre compte de ses séances. D'ailleurs il ne faut point oublier que les auteurs adresseront toujours de préférence le fruit de leurs veilles, là où ils seront sûrs de trouver une plus grande publicité.

Le conseil d'administration de l'Académie de médecine a craint de nuire au succès de son bulletin en communiquant, comme par le passé, les pièces de sa correspondance aux journalistes. Une pareille crainte ne me paraît point fondée, vu que le bulletin est une publication tout à fait spéciale que les journaux de médecine ne sauraient remplacer, de même qu'elle ne saurait tenir lieu de ces journaux.

Mais, dans la supposition que les facilités que je réclame pour messieurs les journalistes seraient préjudiciables au bulletin Académique, je pense qu'il n'y aurait point à hésiter : l'intérêt de la science doit l'emporter sur l'intérêt privé, et le premier corps médical de France doit voir les choses de plus haut que ne l'a fait son conseil de 1836.

En 1835, l'Académie des sciences se décida aussi à publier un bulletin de ses séances, sous le titre de *compte-rendu* ; mais elle n'en a pas moins continué à communiquer sa nombreuse correspondance à messieurs les rédacteurs des journaux. L'Académie de médecine voudrait-elle se montrer moins libérale que notre premier corps savant ? Je ne le pense pas. Je suis même persuadé qu'en y réfléchissant un peu, M. le président sentira qu'il aurait fort bien pu me permettre de développer ma proposition, qui, quoiqu'il en dise, intéresse vivement la science.

Au surplus, cette proposition, qui a été fortement appuyée par mon honorable collègue, M. Dubois (d'Amiens), a été renvoyée au conseil d'administration par l'Académie, et il est à croire que ce conseil ne voudra pas assumer la responsabilité de la décision illibérale et antiscientifique qui fut prise par le conseil de 1836, et qui enleva aux journalistes la faculté qu'ils avaient de consulter la correspondance de l'Académie.

Enfin, si le conseil d'administration rejette ma proposition, je pense qu'il voudra bien exposer, devant l'Académie, les motifs de son rejet et le public jugera.

Je vous prie, messieurs les rédacteurs, d'avoir la bonté de publier cette lettre dans votre estimable journal.

Agréez, etc.

CHERVIN,
D. M. P.

On the presence of air in the organs of circulation, by J. R. Cormack ; c'est-à-dire de la présence de l'air dans le système circulatoire : par le docteur Cormack, Mémoire couronné par l'Université d'Edimbourg, in-8°, 1837.

Cases of hydrosis or hydrotic fever, by Lever : observations d'hydrosis ou fièvre sudatoire, par Lever. in-8° 1838.

Transactions of the medical society of the state of New York ; c'est-à-dire : Transactions de la société de médecine de l'état de New York. 3° vol. 1837.

The philosophy of health etc., by Southwood Smith ; c'est-à-dire la philosophie de la santé ou exposé de la constitution physique et mentale de l'homme, considérée sous le rapport de la longévité et du bonheur, par le docteur Southwood Smith. 2° vol. 1837.

Un des gérans,   DEZEIMERIS.

PARIS.— Imprimerie et Fonderie de FÉLIX LOCQUIN et COMP,
rue Notre-Dame-des-Victoires, 16.

1838.— N. 25.   5 MARS.

L'EXPÉRIENCE,

JOURNAL DE MÉDECINE ET DE CHIRURGIE

PUBLIÉ PAR

MM. DEZEIMERIS ET LITTRÉ.

Ars longa.   *Ubicumque...*

Ce journal paraît tous les cinq jours, les 5, 10, 15, 20, 25 et 30 de chaque mois, par cahiers de 16 pages à deux colonnes, formant à la fin de chaque année deux forts volumes grand in-8°. Le prix d'abonnement est de 9 fr. pour 3 mois, 18 fr. pour six mois, 36 fr. pour un an, 40 fr. pour l'étranger. ON S'ABONNE, AU BUREAU DU JOURNAL, RUE DE LA SOURDIÈRE, 21, chez J. B. Baillière , rue de l'Ecole de Médecine, 13 bis, et, dans les départemens , chez les directeurs de poste et aux bureaux des Messageries-Royales et des Messageries Laffitte et Caillard. Les lettres affranchies sont seules reçues.

CHIMIE ORGANIQUE.

ESSAI PHYSIOLOGIQUE SUR LE PUS ET LA GRANULATION ,

Par le docteur Gueterbock.

(Mémoire ayant obtenu la médaille d'or.)

Berlin 1837

Préface.

L'examen du pus, qui jusqu'ici a été fait légèrement, m'ayant paru de la plus haute importance à l'époque où nous sommes, je m'en étais occupé dès le mois de juillet de l'année dernière, lorsque le mois suivant la Société des médecins proposa cette question : « La nature du pus n'étant point encore assez connue, une étude physiologique et chimique de cette substance est depuis long-temps à désirer. Maintenant, cette étude doit être dirigée de manière à tenir compte des substances animales élémentaires, et aussi des parties constituantes du sang, puis indiquer et développer non seulement les propriétés chimiques du pus en général, mais encore celles qui sont particulières à sa partie fluide et à ses globules. De plus, soumettre à l'observation microscopique les granulations des plaies, et rechercher comment elles s'accroissent et sécrètent le pus durant le travail de cicatrisation; déterminer ensuite s'il est possible, le mode de formation des globules du pus dans l'exsudation de ce liquide; signaler la différence chimique qui se trouve entre le pus ordinaire et le pus des scrofules, la matière tuberculeuse et le mucus. La Société des médecins jugeant trop difficile la comparaison du pus avec la matière puriforme fournie dans les diverses dyscrasies, il suffira d'in-

I.

diquer comment ces fluides se comportent avec les réactifs acides et alcalins. » Plein de goût déjà pour ce sujet, je m'en occupai avec un zèle encore plus actif, et mon travail a été recompensé par le prix.

L'ouvrage que j'ai entrepris, réunit au plus haut degré l'importance et la difficulté; aussi , malgré mes soins et mon activité, je n'ai pu l'embrasser dans toute son étendue. J'ai rencontré en effet plus d'obstacles que je ne m'y étais attendu. Et d'abord il m'a fallu étudier plusieurs matières à peine effleurées jusqu'ici; encore l'examen erroné qu'on en avait pu faire a-t-il plutôt retardé mes recherches qu'il ne les a facilitées. Après cela, ce n'était pas sans de grandes difficultés que je parvenais à me procurer ces substances elles-mêmes : L'hôpital de la Charité ne m'a fourni qu'une médiocre quantité de pus, j'en ai obtenu davantage d'un médecin qui par humanité se consacre aux soins des indigens. Jamais toutefois je n'ai pu traiter le pus par les moyens chimiques, au moment même où il était recueilli sur les plaies. J'ai eu plus de peine encore à trouver du mucus pur, et de véritables crachats phthisiques. Enfin, sauf quelques cas exceptionnels dans lesquels j'ai vu moi-même le malade d'où provenait la substance que j'examinais, j'ai dû, m'en rapportant aux paroles d'autrui, me contenter de quelques mots sur la cause et la marche de la suppuration ou de la maladie.

Néanmoins, ayant autant que possible surmonté ces obstacles, je crois que mon travail ne sera pas perdu, et j'espère que ces recherches seront, sinon dès à présent, au moins lorsqu'elles auront été poursuivies avec ardeur, d'une très grande utilité pour la physiologie et pour la médecine elle-même.

Le pus que j'ai traité par des moyens chimiques était tiré de l'homme, soit d'abcès, soit de plaies simples; presque toujours c'était du pus de bonne nature, et toutes les fois que je n'indiquerai pas positivement le contraire, c'est de cette espèce de pus que j'entendrai parler.

Une seule fois j'ai eu l'occasion d'observer la granulation sur l'homme; mais je l'ai bien souvent étudiée sur les chevaux, que je pouvais, grace au

25

célébre Gertwig, soumettre à mes expériences dans l'école vétérinaire.

Le microscope que j'ai employé pour mes premières recherches avait été rectifié dans les ateliers de Frauenhofer par le célèbre Pistor, qui plus tard m'en fit lui-même un nouveau. J'ai fait la plupart de mes observations à un grossissement de 200 et 300 fois.

J'ai divisé ma dissertation en cinq chapitres, ainsi qu'il suit:

Chap. I. De la suppuration et du pus en général.
     II. Analyse microscopique du pus.
     III. Analyse chimique du pus.
     IV. Caractères diagnostiques du pus.
     V. De la granulation.

CHAPITRE I.

De la suppuration et du pus en général.

Toute inflammation se termine par résolution, exsudation, suppuration ou gangrène. Mettons de côté toutes les autres terminaisons de l'inflammation, pour nous occuper exclusivement de la suppuration. Ce travail de la nature ne se rencontre pas chez tous les animaux ; le plus souvent on l'observe chez l'homme ainsi que chez les mammifères, on ne le trouve plus chez les oiseaux, et rarement chez les amphibies et les poissons. Nous ne savons encore rien de la suppuration dans les degrés inférieurs de l'échelle animale. Quoiqu'on ne puisse refuser aux mammifères le phénomène de la suppuration, j'ai vu avec étonnement qu'il n'avait pas lieu sur quelques uns des lapins que j'ai blessés ou auxquels j'ai passé un séton, et j'ai trouvé la plaie recouverte d'une croûte et la mèche sans traces de pus. Malgré les expériences antérieures (1) qui établissent l'absence de la suppuration chez les oiseaux, pour me convaincre de ce fait singulier, j'ai expérimenté sur un pigeon. J'ai donc fait sur un des côtés du thorax une petite incision dans laquelle j'ai inséré un pois ; au bout de quatre jours, la plaie était desséchée et le pois n'offrait rien à sa surface. Alors, faisant une ouverture pareille sur l'autre côté du thorax, j'y ai fixé une petite boule de précipité rouge, (on sait que c'est la substance qu'emploient de préférence les chirurgiens pour provoquer la suppuration) ; cependant, deux jours après l'opération, j'ai trouvé la plaie à peine humectée et la petite boule de précipité rouge renfermée dans un sac membraneux, mais n'ayant subi aucun changement (2). J'avais terminé ces expériences quand Hertwig m'apprit qu'il avait obtenu le même résultat, et

n'avait jamais vu la suppuration chez les oiseaux, quoiqu'il eût employé une foule de moyens d'irritations, et jusqu'au fer chaufféàblanc. La suppuration que Gendrin (1) et Kaltenbrunner (2) croient avoir observée dans les membranes natatoires de la grenouille, Emmert (3) ne l'a pu produire par aucun moyen dans les mêmes parties. Le célèbre physiologiste Müller m'a raconté qu'il avait essayé, mais en vain, de provoquer la suppuration sur des anguilles.

Toutes les parties du corps humain, les vaisseaux sanguins et lymphatiques eux-mêmes (fait maintenant suffisamment démontré) (4) peuvent entrer en suppuration, mais il faut nécessairement qu'il y ait eu d'abord inflammation.

Il en est, parmi eux je citerai Andral (5), qui ne croient pas qu'une inflammation préalable soit de rigueur pour la formation du pus ; mais cette opinion ne peut tenir contre celle des autres, qui est beaucoup plus vraisemblable. Maintenant en effet, l'on sait que, dans les cas cités à l'appui de cette manière de voir ; et où, très peu de temps après une blessure ou un accouchement, on a trouvé, sans qu'il y eût eu des symptômes inflammatoires, de grandes collections purulentes dans les poumons, le foie et d'autres organes, il y avait constamment inflammation des veines. Quoique dans un petit nombre des cas de cette nature on ne trouve pas la phlébite des gros troncs, cependant on doit croire, ce me semble, que le pus entrant mêlé au sang dans les vaisseaux capillaires, et le diamètre de ses globules dépassant celui des plus petits de ces vaisseaux, il y détermine l'inflammation et la suppuration qui produit ces abcès multipliés (6).

La suppuration est la sécrétion morbide d'un liquide auquel on donne le nom de pus. Jusqu'au siècle dernier, on a porté sur cette action vitale un jugement bien différent. Bugmann (7) a longuement

(1) Ces expériences sont consignées, au dire de Hertwig, dans une dissertation éditée à Bonn, et que je n'ai pu jusqu'ici me procurer.

(2) S'il y avait eu suppuration, la causticité de ce corps aurait sans aucun doute causé une destruction telle, que le pigeon, animal des plus délicats, aurait succombé ; loin de là il vécut et mangea comme dans l'état de santé.

(1) Anatomische Beschreibung der Entzündung und ihrer Folgen in den verschiedenen Geweben des menschlichen Kœrpers. Aus dem franzœsischen übersetzt von J. Radius. Leipzig, 1829, Bd. 2. p. 394.

(2) Expériences sur le sang et les vaisseaux dans l'inflammation. Munich, 1826, avec neuf planches.

(3) Observations microscopiques sur les parties transparentes des animaux au sujet de l'inflammation. Dissert. inaug. Berlin, 1835.

(4) Magendie, Précis de Physiologie, t. II, p. 218.

(5) Gundriss der Patholog. Anat. aus dem franzœsischen von Becker. Leipzig, 1829, Bd. II, p. 317.

(6) J'ai vu, dans l'établissement clinique des Eufans Malades dirigé par l'illustre Barez, un cas fort remarquable. Un enfant s'étant piqué la main avec un couteau, un abcès parut d'abord en cet endroit ; il y en eut ensuite à l'épaule du même côté, puis à l'autre épaule, puis aux deux pieds et à la jambe, sans qu'on aperçût, pour ainsi dire, de symptômes d'inflammation. Une fièvre violente s'alluma, bientôt survint un délire calme, et l'enfant mourut. On trouva beaucoup de pus dans tous les points que j'ai nommés, mais les grosses veines n'étaient point enflammées, et il n'y avait point d'abcès dans les viscères.

(7) Dissertation sur la pyogénie, ou les moyens qu'em-

réfuté les idées bizarres qui ont été émises alors ; je n'en parlerai que sous le point de vue historique.

Hippocrate , Galien (1) et la plupart des auteurs anciens ont cru que le pus était produit par une certaine transformation des sucs, favorisée par la chaleur, par une espèce de coction. Nous voyons que cette opinion fut en vigueur durant tout le moyen-âge, jusqu'à la renaissance.

Plus tard, Boerhaave (2) fait provenir le pus de liquides exsudés et de particules solides réduites par l'attrition et se putréfiant très aisément.

Grashuis (3) proposa une nouvelle opinion, faisant naître le pus de la graisse fondue et liquéfiée par l'inflammation, qui concourt principalement à sa formation.

Pringle (4), Gaber (5) et Nicolas Romayne (6) pensèrent que le pus est formé hors des vaisseaux , et que ce n'est que le sédiment qui se dépose par la putréfaction dans le sérum soumis à l'évaporation.

Haen (7) et Quesnay (8) prétendirent prouver que le pus est engendré dans les vaisseaux et n'est autre chose que la couenne inflammatoire.

Ensuite Simpson de St-Andrews (9) eut le premier l'idée que la suppuration était une sécrétion ; cette doctrine, mieux développée plus tard par Morgagni (10), et enfin positivement établie par Hunter (11), est maintenant, je crois, la seule qui soit regardée comme véritable.

Comme toutes les sécrétions, la suppuration dépend aussi du système nerveux, ainsi que le démontre à *priori* l'observation du changement opéré par les vives impressions de l'ame dans les plaies qui cessent de sécréter du pus de bonne nature. Afin d'appuyer de preuves expérimentales la démonstration de ce phénomène, Schroeder van der Kolk (12) coupa sur un chien les nerfs crural et ischiatique d'un seul côté, puis blessa les deux pattes ; celle du côté sain offrait de la suppuration et des granulations, tandis que sur celle de l'autre côté la plaie resta pâle, et se couvrit d'une croûte sans aucun signe d'inflammation.

Le pus est un liquide jaunâtre, de consistance et d'odeur variable, tantôt visqueux et gluant , tantôt fluide , quelquefois sans odeur, quelquefois d'une odeur fétide. Aussi Pearson (1) en distingue quatre espèces : à savoir, le pus crémeux, le pus grumeux, le pus séreux et le pus muqueux ; d'autres ont ajouté de nouvelles espèces fondées sur des distinctions de peu d'importance. Si le pus est très fluide et exhale une odeur fétide , on le dit de mauvaise nature, ou bien on le désigne sous le nom d'ichor.

Le pus sécrété par une plaie simple, celui qu'on trouve dans la plupart des abcès , est dit louable et de bonne nature ; il est médiocrement liquide et visqueux, offre tout d'abord une odeur *sui generis* que lui fait perdre le refroidissement, et est doué d'une saveur douceâtre. J'ai trouvé qu'il avait une pesanteur spécifique de 1,030 (j'expérimentais sur du pus provenant d'un abcès de l'épaule) ; Pearson l'a dit de 1,031 à 1,033) il est donc spécifiquement plus léger que le sang et plus lourd que le sérum du sang , puisque le sang pèse lui-même de 1,0527 à 1,057, et son sérum de 1,027 à 1,029. Selon Hunter (2), le pus qui offre ces qualités n'entre que difficilement en putréfaction. Donné (3) indique aussi ce caractère que j'ai moi-même constaté dans mes expériences, du pus de bonne nature s'étant trouvé sans odeur après avoir passé six jours dans un vase fermé. Ce même pus, quand je l'ai employé à mes recherches, s'est montré neutre, au lieu que les autres variétés rougissaient ordinairement le papier bleu de tournesol. Toutes les fois que j'ai examiné à l'hôpital de la Charité le pus encore adhérent aux plaies et aux ulcères, j'ai vu avec étonnement qu'il était alcalin ; et il en était ainsi , non seulement du pus louable fourni par les plaies simples, mais encore de celui des ulcères carcinomateux, des plaies compliquées de nécrose et de pourriture d'hôpital ; des ulcères scrofuleux et des bubons syphilitiques. Le fluide sécrété dans la gonorrhée se comportait de même avec les réactifs, tandis que j'ai toujours vu acide celui des flueurs blanches, sauf un cas où il était mélangé de sang menstruel, et ramenait au bleu le papier rougi. Il est inutile de faire remarquer que les plaies et les ulcères observés étaient simplement pansés à sec avec de la charpie ou bien lavés à l'eau tiède. Mais je ne suis pas encore parvenu à découvrir pourquoi le pus perd si rapidement son alcalinité ; je ne sais si l'on doit s'en prendre à l'acide acétique qui se forme durant la putréfaction et la fermentation des corps.

Le pus examiné au microscope m'a offert des globules presque toujours plus gros que ceux du sang ; globules qui le composent en grande partie, lui donnent sa couleur jaune, et dont la forme et les autres propriétés seront développées dans le chapitre suivant. Si on y verse de l'eau, on le rend trouble, la plupart des globules gagnent le fond du

---

ploie la nature pour la formation du pus. Groning, 1785. Uebersetzt in d. Neuen Sammlung der auserlesensten und neussten Abhandlungen für Wundærzte 13 tee Stück.

(1) Propriétés des médicamens simples, liv. v.
(2) Van Swieten, Comment. liv. I.
(3) Mémoires de l'Acad. de chir. t. IV, p. 152.
(4) Appendix to the diseases of the army, p. 81.
(5) Mémoires de l'Acad. de Turin, t. II.
(6) Dissertation inaugurale sur l'origine du pus ; 1780. Edimb.
(7) Rat. Med., t. I. p. 60.
(8) Mémoires de l'Acad. R. de chir. de Paris, t. I.
(9) Discussions médicales, 1722.
(10) Pyogénésie, ou Essai de la formation du pus. Edimb. 1763.
(11) A treatise on the blood, inflammation and gun-shot wounds. London, 1794.
(12) Observat. anat. pathol. 1826, p. 14.

(1) Philosoph. Transact. of the Royal Society of London 1810, part. 2.
(2) L. c, p. 434.
(3) L'Institut, n° 171.

vase!, le reste surnage, tenu en suspension dans la liqueur. Mais, si l'eau contient des sels neutres, comme de l'hydrochlorate de soude ou d'ammoniaque, les globules se précipitent plus tôt, et la liqueur au dessus d'eux devient plus transparente; fait déjà noté par l'esprit observateur d'Hippocrate(1).

D'après Brugmann (2) et Autenrieth (3), le pus, au moment de sa sécrétion, serait plus fluide et plus clair. Brugmann croit en effet que la liqueur qui s'échappe d'une plaie qu'on vient d'absterger est un pus fluide que l'évaporation rendra plus semblable au pus ordinaire, et que, dans un ulcère, les vaisseaux lymphatiques jouent le rôle de l'évaporation. Pour Autenrieth, il prétend, et son opinion parait plus naturelle, que ce liquide donne naissance à de très petits globules qui s'accroissent et s'épaississent progressivement; mais que la production de ce phénomène exige le contact du liquide et des surfaces en suppuration. Quoique le microscope m'ait toujours montré des globules dans le liquide que fournit une plaie immédiatement après avoir été lavée et épongée, et que je pense que la liqueur plus transparente que l'on aperçoit est uniquement produite par l'irritation consécutive à l'abstersion de la plaie et aux frottemens exercés à sa surface, je n'en crois pas moins que le pus exsude clair et fluide des vaisseaux sanguins, mais que ses globules qui ne préexistent point dans le sang se forment au moment même de la sécrétion, comme cela a lieu pour le lait, le mucus et toutes les autres sécrétions. Gendrin (4) fait venir les globules du pus de ceux du sang qui, selon lui, se débarrasseraient de leur cruor, et se transformeraient par un accroissement graduel en globules du pus. Que si le microscope nous montre du pus mélangé de sang, il l'explique par un changement partiel des globules; changement que, pour mon compte, je ne conçois nullement.

Dernièrement Donné (5) a fait dans le même sens de nouvelles expériences bien importantes, si toutefois elles sont authentiques. En effet, si, dit-il, on mêle ensemble une partie du pus louable et de bonne nature et neuf parties de sang pris au moment où il jaillit de la veine, il se forme un caillot comme dans le sang pur; mais, au bout d'un certain temps, six, douze ou vingt-quatre heures, ce caillot se liquéfie; et si la proportion du pus au sang est moins considérable, la liquéfaction du caillot se fait moins attendre. Ce mélange est-il soumis au bout de six heures à l'inspection microscopique, on voit déjà les globules sanguins ayant perdu de leur couleur et de leur régularité, et le lendemain on ne trouve à leur place que des globules de pus. L'auteur fait

remarquer que cette expérience ne réussit qu'autant qu'on emploie du pus bien frais et du sang encore à l'état fluide. Voici maintenant les conséquences qu'il a tirées de ses expériences : le pus nait du sang et n'est que ce sang modifié; par là s'expliquent la rapidité de la suppuration et les vastes collections de pus qui se forment dans certaines affections; enfin la fluidité du sang dans plusieurs fièvres malignes peut provenir du mélange du pus; j'ajouterai que ce serait un nouveau moyen de dissoudre la fibrine du sang(1). Jusqu'ici je ne puis me prononcer avec certitude sur l'exactitude des expériences publiées par Donné. En effet, quoique j'aie mêlé trois fois et dans les proportions indiquées du pus de bonne nature avec du sang n'ayant point encore subi la coagulation, et que je n'aie jamais vu le caillot se dissoudre ni les globules se transformer, cependant le pus dont je me servais ayant été recueilli depuis plus de vingt-quatre heures, je ne sais s'il faut s'en rapporter au résultat de mes expériences. J'ai été forcé de remettre à un autre temps de nouveaux essais sur ce sujet, n'ayant pu jusqu'ici me procurer l'occasion d'avoir en même temps du pus frais et du sang non coagulé. Toutefois, lors même que l'exactitude des expériences de Donné serait constatée, je ne me rendrais pas aux conclusions qu'il en tire; car, ainsi que je le démontrerai plus bas, la différence du pus au sang ne consiste pas seulement dans les propriétés de leurs globules, mais bien aussi dans leur nature chimique; de sorte que du pus, ses globules étant changés, ne sera pas encore du sang. Au reste, jusqu'à ce que des faits l'aient démontré, je regarde comme invraisemblable la transformation des globules du sang, et surtout celles de leurs noyaux en globules du pus, puisque les globules du pus sont deux fois plus volumineux que les premiers, et huit fois plus que les seconds (2). Quoique les mêmes motifs fassent contester la résorption des globules du pus en nature ou leur passage dans le torrent circulatoire, néanmoins la résorption du pus n'est pas douteuse; car, pour ne rien dire des cas où nous voyons le pus en entier être résorbé, les recherches sur les granulations prouveront clairement que le pus, ainsi que toutes les autres matières animales, peut être résorbé.

CHAPITRE II.

Analyse microscopique du pus.

Le pus, quelle que soit sa nature et de quelque lieu qu'il provienne, peut toujours se séparer en

---

(1) Coac. prænot., n. 455, Lyon.

(2) L. c., p. 277.

(3) Handbuch der empirischen menschl. Physiologie. Tübingen 1802. Bd. II, p. 119.

(4) L. c., p. 405.

(5) Annales des sciences naturelles, 2° série, t. VI. Juillet 1836.

(1) Grasmeyer prétend aussi (*Abhandlung vom Eiter.* Gœttingen 1790 p. 48.) qu'on peut dissoudre, à l'aide d'une chaleur douce et d'un mélange de pus, la fibrine qu'on trouve dans le cœur d'un cadavre; cependant j'ai essayé de répéter cette expérience, mais sans aucun succès.

(2) Ayant trouvé dans les globules du pus le noyau formé de grains, moitié plus gros il est vrai que ceux des noyaux des globules sanguins, je ne sais si l'on ne pour

deux parties: une liquide, et une substance insoluble dans ce liquide, qui y est seulement suspendue, le rend trouble, et lui donne sa couleur jaunâtre; quelque papier que l'on emploie, le filtre ne peut entièrement séparer ces deux portions. Toujours j'ai vu le produit de la filtration trouble, et le filtre venant à s'obstruer, le pus étendu d'eau ne tardait pas à se putréfier. Mais si on le laisse reposer longtemps dans un vase, on voit surnager une liqueur jaunâtre qui n'est guère, comme je le démontrerai, que de l'albumine.

En examinant au microscope la partie tenue en suspension, on la trouve composée de globules, non plus égaux comme ceux du sang, mais tout à fait différens les uns des autres. Au dire de Thomson (1), Senac le premier parla des globules du pus; dans la suite Hunter (2) les démontra et les décrivit avec plus de soin. Mais tous les auteurs qui ont traité du pus, et il n'y a d'exception à faire que pour Kaltenbrunner (3), n'ont parlé que d'une espèce de globules nageant dans le pus. Pour moi j'ai toujours vu dans le pus des globules de volumes entièrement différens, dont les plus gros ont seuls été décrits par les auteurs, par Gruithuisen (4) lui-même, et par E. H. Weber (5); et, quoique ces derniers soient de beaucoup les plus nombreux, il est cependant incontestable qu'il en nage entre eux de plus petits. La proportion des globules et de la portion liquide varie selon la nature du pus, de façon que plus il contient de globules, plus il est visqueux et louable, et vice versâ.

Les principaux globules sont presque ronds et sphériques, ce que l'on constate facilement lorsqu'ils nagent avec vitesse dans de l'eau en évaporation. Ils diffèrent légèrement de forme et de volume, les uns étant assez bien arrondis, les autres (et c'est le plus petit nombre) étant irréguliers, ou bien offrant des bords anguleux ou crénelés, la plupart rugueux à leur surface à peu près comme des mûres, de manière à simuler au premier coup d'œil de petits grains superposés à d'autres plus considérables. J'ai même vérifié cette dernière particularité sur du pus fraîchement recueilli sur une blessure simple du doigt. Les globules du pus sont plus transparens, plus pâles et deux fois plus gros que

rait s'appuyer de ce fait pour renouveler la théorie de Gendrin.

(1) Thomson über Entzündung aus d. Engl., herausgegeben von Krukenberg, Halle, 1820, p. 490.

(2) L. c., p. 428.

(3) L. c., p. 16. Kaltenbrunner dit avoir vu nager dans le pus des grenouilles des corpuscules et des granules; cependant il affirme n'avoir rencontré dans le pus humain pur et garanti du contact de l'air, que des granules d'égal volume.

(4) Naturhistorische Untersuchungen über den Unterschied zwischen Eiter und Schleim. München, 1809, p. 2.

(5) Hildebrandt's Handbuch der Anatomie des Menschens, 4e Aufl, v. E. H. Weber, Braunschweig, 1830, Bd. I, p. 163.

ceux du sang. Je leur ai trouvé en effet un diamètre de 0,0004 à 0,0005 " et plus pour quelques uns, tandis que d'après E. H. Weber (1), ceux du sang n'ont que 0,0002'. C'est donc entre ces globules que nagent des granules beaucoup plus ténus, la plupart très inférieurs en volume à ceux du sang, et fort peu les égalant.

A présent je vais étudier plus en détail les globules qui font la plus grande partie du pus. Ils se sont présentés à moi avec la même forme, soit dans l'eau distillée, soit dans l'eau sucrée, soit dans l'albumine, soit dans la partie liquide du pus lui-même. Mais, en les laissant davantage dans l'eau distillée, ils changent peu à peu de forme, leurs bords s'éclaircissent, le milieu au contraire devient plus opaque; aussi l'on croirait que ce n'est plus le même corps : ces changemens sont également produits par l'alcool. L'acide acétique les modifie notablement : d'abord la périphérie devient transparente, plus tard elle se dissout, et il ne reste que les derniers granules. Si, d'après l'observation de ce phénomène, on cherche à pénétrer plus intimement la nature des globules, on les trouve formés de deux parties, l'une est la coque ou involucre, l'autre est le noyau. La première devient transparente dans l'alcool, elle se dissout, et quelquefois instantanément, dans l'acide acétique. Cet effet n'est point produit par les acides sulfurique, nitrique et hydrochlorique. Pour l'autre corps que j'ai nommé le noyau, il se compose de granules très apparens après la dissolution de l'enveloppe par l'acide acétique. Ces derniers granules, que j'ai parfois aperçus dans les globules délayés dans l'eau, ont tout au plus 0,0001 " de diamètre, on les trouve isolés ou enchaînés les uns aux autres par deux ou par trois. Sur plusieurs d'entre eux, j'ai aperçu une dépression centrale. Il suffit de la trituration et de quelques mouvemens de secousse pour rompre l'enveloppe d'un certain nombre et mettre à nu les granules qui constituent le noyau. Kaltenbrunner (2) a observé dans le pus soumis au contact de l'air des granules réunis deux ou trois ensemble.

Pour étudier la nature chimique des globules, j'ai lavé avec soin une petite quantité de pus, de manière à isoler parfaitement les globules du reste du liquide; cette opération réussit rarement, parce que d'ordinaire le pus fait avec l'eau une émulsion, et que, comme je l'ai déjà dit, le filtre ne peut séparer les globules de la liqueur. Toutefois dans un petit nombre de cas, et entre autres, en me servant de pus fourni par une plaie faite sur un cheval; j'ai vu les globules se précipiter très facilement, et le liquide surnageant rester parfaitement clair. Alors, ayant minutieusement lavé les globules et versé dessus de l'acide acétique concentré, je les filtrai. Les enveloppes des globules furent dissoutes dans le filtre. Par l'addition d'hydrocyanate ferruré

(1) L. c., p. 155.

(2) L. c., p. 18.

de potasse, il se forma un sédiment ; le reste neutralisé par du carbonate de potasse, fut d'abord troublé, puis se précipita ; d'où je conclus que la coque des globules doit être rangée au nombre de ces substances que Berzélius (1) appelle albumineuses, et qui précipitent par la dissolution d'hydrocyanate ferruré de potasse. Les acides ne dissolvent point les granules qui composent les noyaux des globules. Sont-ils comme les noyaux des corpuscules du sang, solubles dans la dissolution de potasse caustique, c'est ce que je ne puis encore assurer, quoique cela me semble très vraisemblable ; en effet, ce liquide, et même le carbonate de potasse concentré, rend les globules du pus plus transparens et moins aisés à distinguer ; puis, au bout d'un certain temps, quelques uns disparaissent, et on retrouve çà et là des débris de leurs enveloppes ainsi que leurs granules.

J'ai cru qu'il ne serait point inutile de rechercher la forme et la grosseur des globules du pus dans les différentes classes d'animaux et de les comparer aux corpuscules du sang dans les mêmes animaux ; mais j'ai déjà dit qu'il n'y a pas de suppuration chez les oiseaux, en outre ; dans le petit nombre de cas où on l'a observée chez les amphibies et les poissons, la forme et le volume des globules n'ont point été rigoureusement déterminés ; ces considérations m'ont fait renoncer à cette entreprise. Le cheval est le seul mammifère dont j'aie examiné le pus au microscope ; les globules m'en ont paru semblables à ceux du pus de l'homme.

Le pus une fois étudié séparément, on peut ensuite comparer ses globules aux corpuscules analogues des autres fluides animaux. J'ai trouvé que ceux du mucus, qui leur ressemblent beaucoup, sont seulement plus irréguliers et inégaux, et aussi bien moins nombreux ; mais , quoique E. H. Weber (2) prétende qu'ils sont moitié plus petits, je puis établir, d'après des observations souvent répétées, que la plupart sont aussi gros et que même quelques uns les surpassent en volume. Du reste, de même que les globules du pus, ils renferment un noyau composé de granules. Quelquefois j'ai vu les globules qui nagent dans la salive avoir la même forme et le même volume, d'autres fois au contraire , je les ai trouvés deux et trois fois plus grands. Mêlés à l'eau ils ne tardent pas à se gonfler et à se décomposer. Enfin, outre la différence de volume, il en existe encore une de propriétés chimiques, entre les corpuscules du sang et les globules du pus, puisque l'eau et l'acide acétique dissolvent l'enveloppe des premiers, celle des seconds n'étant soluble que dans l'acide acétique.

CHAPITRE III.

Analyse chimique du pus.

Malgré toutes les recherches auxquelles on s'est

livré sur la nature du pus, malgré toutes les tentatives faites dans le but de distinguer le pus du mucus, nous n'avons encore , comme l'a dit Berzélius (1), aucune analyse chimique de ce liquide. Aussi, mettant de côté toutes ces vaines tentatives et ce que je serais tenté d'appeler les minuties de la chimie, je me suis contenté de tenir compte des principes animaux du pus, et j'ai entrepris de le diviser en ses divers élémens, comme cela a été fait précédemment pour l'étude d'autres substances organiques, et si heureusement en particulier pour le sang.

Pour faire sur le pus la même analyse chimique que celle qui a été faite sur le sang, j'ai essayé de séparer par la filtration la partie liquide des globules qu'elle tient en suspension ; mais , après avoir employé plusieurs filtres non seulement j'ai toujours vu la liqueur filtrée, trouble, et le microscope m'y a montré les diverses espèces de globules, mais encore les pores du papier s'obstruaient et elle entrait en putréfaction. Ce moyen ayant constamment échoué, j'ai suivi un autre procédé d'analyse. Mais avant de le développer je dirai en peu de mots ce que m'ont appris mes premières tentatives.

En faisant chauffer du pus filtré, j'y ai toujours vu naître des flocons, quelle que fût sa nature et de quelque lieu qu'il vînt ; l'alcool, l'acide hydrochlorique et l'acide nitrique ont amené de même la coagulation : d'où il suit que le pus contient de l'albumine ; mais elle ne s'y trouve pas en aussi grande proportion que dans le sérum du sang, car le coagulum produit par la chaleur n'est point compacte(2): je n'ai pu d'ailleurs préciser davantage les termes de cette proportion, le filtre laissant toujours la liqueur trouble, ainsi que je l'ai déjà dit, et celle-ci se putréfiant avant la fin de l'opération. L'albumine du pus n'est, pas plus que celle du sérum, précipitée par l'éther sulfurique ; ce réactif, que Gmelin a été le premier à employer, et qui a été approuvé par le cébre Müller (3), suffit donc pour la distinguer du blanc d'œuf. En effet, si l'on agite de l'éther sulfurique avec le produit liquide de la filtration du pus , il lui enlève une grande quantité de graisse ; mais la liqueur restante n'en précipite pas moins par la chaleur, et contient par conséquent l'albumine qui n'a pas éprouvé de changement.

Le pus filtré se trouble par l'addition de l'acide acétique, et bientôt il précipite, surtout si l'on chauffe. La dissolution d'alun y produit une foule de gros flocons. La nouvelle substance qui entre avec l'albumine dans la composition du pus s'en sépare par le procédé suivant: On les précipite toutes deux par l'alcool rectifié : une grande partie du sédiment formé est insoluble dans l'eau, c'est l'albumine ; l'autre portion qui s'y dissout contient en outre une légère quantité d'albumine qui (si la liqueur n'est pas très étendue) précipite par la cha-

<hr>

(1) Thierchemie, p. 42.
(2) L. c., p. 163.

<hr>

(1) Thierchemie, p. 598.
(2) Müller's Physiologie, 2te Aufl., p. 113.
(3) Physiologie, 2te Aufl, p. 124.

leur et est séparée au moyen de la filtration. Le liquide ainsi obtenu précipite par l'acide acétique et le précipité ne se redissout pas dans un excès d'acide. Il en est de même du précipité produit par la dissolution d'alun, qui est insoluble dans les sels neutres et dans l'alun. L'alun précipitant cette substance, même des solutions étendues que l'acide acétique ne fait que troubler, peut servir à la faire reconnaître beaucoup plus aisément.

Une seule goutte d'acide hydrochlorique jaunit aussitôt la liqueur, une seconde lui rend sa clarté première, et cette solution légèrement acide ne précipite pas par l'hydrocyanate ferruré de potasse [1]. Cette matière précipite de nouveau par l'alcool, et l'eau la redissout; cependant elle est soluble dans l'alcool étendu. Ces réactions démontrent bien évidemment que cette nouvelle substance n'est ni la matière caséeuse ni la chondrine découverte par Müller [2]. En effet, quoique ces trois corps précipitent par l'acide acétique et l'alun, ils se comportent différemment avec un excès de réactifs; car la matière caséeuse donne par l'acide acétique un précipité soluble dans un excès de cet acide, tandis que le précipité fourni par la chondrine et par notre substance tirée du pus ne peut s'y redissoudre; après cela, la chondrine forme, quand on la traite par la solution d'alun, un précipité soluble dans un excès d'alun et dans les autres sels, au lieu que le caséum et la matière du pus dont il s'agit forment de la même manière un précipité [3] que ne redissout pas un excès d'alun. Ce qui la distingue surtout de la matière caséeuse avec laquelle elle a beaucoup de rapport (car, pour la chondrine, elle s'en éloigne encore en ce que l'ébullition prolongée ne la transforme pas en gélatine), c'est la manière dont elle réagit avec la solution d'hydrocyanate ferruré de potasse. Les autres réactions avec les solutions de noix de galle, d'acétate de plomb et de sulfate de cuivre, qui la précipitent également, me semblent moins importantes. Je nommerai *pyine* (du nom grec du pus), cette nouvelle substance d'une nature particulière, afin de la désigner par un seul mot, et parce que c'est dans le pus que je l'ai d'abord rencontrée, bien que je l'aie ensuite observée dans un mucus sans aucun mélange de pus, et dans la matière tuberculeuse.

Voulant recueillir de la pyine dans son état premier et en plus grande quantité, puis rechercher les autres principes du pus, j'ai cessé d'étendre d'eau ce liquide, ce qui le rend très putrescible, et j'ai essayé une autre methode d'analyse.

1. J'ai donc commencé par filtrer du pus à chaud avec de l'alcool rectifié; après cette opération, j'ai vu se former par le refroidissement un dépôt con-

sidérable de matière blanche, que j'ai reconnue être de la graisse à ce qu'elle rendait, à une température modérée, le papier transparent, et brûlait avec une flamme jaune.

(*a*). Ce sédiment, qui ne cristallisait pas, fondait à soixante degrés environ, et brûlait en dégageant de l'ammoniac et laissant un résidu charbonneux. Alors, faisant évaporer l'alcool, j'ai chauffé cette matière grasse avec une dissolution de potasse caustique. La liqueur est restée trouble, la matière blanche nageant à sa surface: en la faisant bouillir avec de l'eau, elle est devenue un peu plus transparente; mais le refroidissement l'a de nouveau rendue opaque. Il suit de là que cette matière extraite du pus par l'alcool bouillant contient de l'azote, qu'elle est saponifiable en petite proportion, et que le reste, qui ne se saponifie point, ne peut être regardé comme de la cholestérine, puisqu'en effet celle-ci, quoique soluble dans l'alcool bouillant et ne se saponifiant pas par la potasse, précipite toujours par le refroidissement, sous forme de cristaux foliacés [1].

(*b*) Après avoir filtré la solution alcoolique d'avec cette matière adipeuse, et l'avoir fait évaporer à une chaleur douce, j'ai versé de l'eau distillée sur la masse restée à sec, et la filtration l'a séparée du reste.

(α) Le liquide filtré était d'une couleur jaune paille, et rougissait le papier bleu de tournesol. L'infusion de noix de galle et la solution d'acétate de plomb faisaient naître un précipité dans la liqueur sur laquelle la solution de sulfate de cuivre était sans action [2]; d'où je conclus qu'il y a de l'osmazôme dans le pus. Outre cette matière, il y avait dans le même extrait un acide organique probablement uni à de la soude pour former un sel légèrement acide, puisque les cendres du pus m'ont donné du carbonate de soude. La teinture oxidée d'hydrochlorate de fer étendue d'eau a rougi le liquide, réaction qui n'indique pas l'acide lactique, comme on le croit encore, mais seulement l'acide acétique, selon que m'a dit l'avoir prouvé H. Rose par de *nouvelles* expériences. Mais, comme l'osmazôme se rencontre toujours avec l'acide lactique [3], il est vraisemblable que cet acide organique se trouve aussi dans le pus, quoiqu'on n'y puisse démontrer positivement sa présence par aucun réactif.

(β) J'ai ensuite examiné la substance qui, soluble dans l'alcool à froid, ne l'était pas dans l'eau distillée. C'était de la graisse précipitant presque toute dans la solution alcoolique à deux ou trois degrés au dessous de zéro; elle n'est saponifiable que dans une petite proportion. Je crois que la graisse se trouve en nature dans le pus, parce que plus d'une fois le microscope m'en a fait voir les globules, et que le papier à filtrer est devenu transparent par places.

---

(1) Pour éviter toute erreur et ne point trouver de précipité par la solution d'hydrocyanate ferruré de potasse, je rappellerai que la solution que l'on traite doit être avant l'expérience privée d'albumine par l'ébullition.
(2) Poggendorf's Annalen. Bd. XXXVIII, p. 305.
(3) L. c., p. 476.

(1) Berzelius Thierchemie, p. 185.
(2) Mitscherlich jun, in Müller's Archiv. 1836, p. 308.
(3) Mitscherlich jun, in Müller's Archiv. 1837, p. 114.

§ 2. Vient maintenant l'examen des substances qui, insolubles dans l'alcool à chaud comme à froid, étaient restées sur le filtre. Après l'évaporation de l'alcool à une chaleur douce, j'ai versé dessus de l'eau distillée, et j'ai filtré. Le liquide obtenu tenait en dissolution (1) : 1° une albumine particulière, comme l'indiquait le coagulum formé par l'alcool et redissous dans l'eau bouillante (2); 2° cette substance d'une nature particulière, dont j'ai déjà fait mention en lui donnant le nom de pyine, substance facile à distinguer, surtout par ses réactions avec l'acide acétique et l'alun.

Ces matières étant repassées au filtre, il resta sur le papier l'albumine coagulable par l'alcool et ne se redissolvant pas dans l'eau, dont j'ai déjà parlé précédemment, les globules et les glanules nageant dans le pus, et pareillement insolubles dans l'alcool et dans l'eau, dont j'ai donné la description dans le chapitre précédent.

Après cette analyse des matières organiques, faite avec toutes les précautions qu'indique la chimie organique de nos jours, il reste à examiner les parties salines. Dans ce but, j'ai fait évaporer du pus, et l'ai brûlé ensuite à la lampe de Berzélius dans une capsule de platine.

La masse incinérée consistait en sels anorganiques mêlés d'un peu de charbon. Après y avoir joint de l'eau, puis filtré, j'y ai plongé un papier de tournesol rougi, que j'ai retiré bleu ; d'où j'ai conclu que le pus ne devait son acidité qu'à un acide organique. Le liquide ainsi filtré m'a donné les acides suivans : d'abord l'acide phosphorique ; en effet l'hydrochlorate de baryte a formé un précipité soluble dans l'acide hydrochlorique, sauf une petite portion dont l'insolubilité décèle la présence d'un peu d'acide sulfurique. Ensuite, j'ai constaté l'existence d'acide nitrique par l'emploi de la solution de nitrate d'argent qui a formé un précipité abondant et insoluble dans l'acide nitrique. Enfin il y a de l'acide carbonique que je n'ai guère pu apprécier, parce qu'une incinération trop vive et trop prolongée fait perdre aux carbonates alcalins leur acide qui *se dégage à l'état d'oxide de carbone* (3). Ces quatre acides sont principalement combinés avec la soude, et aussi avec une petite proportion de potasse, comme le prouve le léger précipité formé par le chlorure de platine ; l'acide oxalique permet encore d'y découvrir un peu de chaux. Il est donc probable que la combinaison de ces acides et de ces bases, donne lieu dans le pus aux sels suivans : des hydrochlorates de soude, de potasse et de chaux, du phosphate de soude, du sulfate de soude, et enfin un sel de soude avec un acide organique (sans doute l'acide acétique et lactique), puisque tous ces acides organiques donnent par la combustion de l'acide carbonique.

Reste alors à étudier chimiquement cette autre partie des cendres insoluble dans l'eau distillée : j'ai versé dessus de l'acide nitrique, et la solution, neutralisée par de l'ammoniaque caustique, ayant précipité en blanc, puis en jaune par le nitrate d'argent, j'ai vu qu'elle renfermait un phosphate, et les réactions suivantes me font conclure que sa base était de la chaux et de la magnésie. En effet, après avoir ajouté du carbonate d'ammoniaque jusqu'à ce que la liqueur bleuît le papier rouge, j'ai obtenu un précipité blanc de carbonate de chaux, et ce précipité enlevé, j'en ai obtenu un autre par l'addition du phosphate de soude, surtout en faisant chauffer, ce qui indique de la magnésie (1). La cendre contient en outre un peu de carbonate de chaux, puisque, si l'on précipite les phosphates par l'ammoniaque caustique, et qu'on filtre la liqueur, elle se trouble par l'acide oxalique ; cependant, pour la même raison que celle déjà indiquée, on ne pouvait découvrir l'acide carbonique. Il fallait rechercher en dernier lieu si le pus contient du fer et, quoique plusieurs auteurs (2) l'aient trouvé, et que Preuss (3) l'ait même donné comme le signe différentiel du pus et du mucus qui en serait dépourvu, je ne l'ai pu cependant découvrir, ni par l'ammoniaque caustique liquide, ni par l'hydrocyanate ferruré de potasse, mais seulement et en très petite proportion par l'hydrosulfate d'ammoniaque. Il y a aussi dans le pus des traces de silice, déjà signalées par Pearson.

J'ai entrepris d'ajouter à ces recherches une analyse quantitative du pus ; cependant, comme le liquide fourni par la filtration est toujours trouble, mélangé de globules, et très promptement putrescible, j'ai été réduit, négligeant l'albumine, à n'établir avec soin que les proportions des principes solubles dans l'alcool bouillant, dans l'alcool froid et dans l'eau, et celle des parties salines et de l'eau que renferme le pus. Mais une telle analyse des matières organiques, dans laquelle on ne peut déterminer la proportion des principales de ces matières étant de peu d'intérêt, il me paraît suffisant de donner l'analyse quantitative d'une seule espèce de pus, quoique la proportion des principes élémentaires de ce fluide varie selon sa nature.

Voici les résultats que j'ai obtenus en traitant du pus fourni par un abcès du sein.

Parties de pus	100
Eau	86,1
Graisse soluble seulement dans l'alcool bouillant	1,6
Parties solubles dans l'alcool à froid (graisse et osmazôme)	4,3
Parties insolubles dans l'alcool, soit à chaud,	

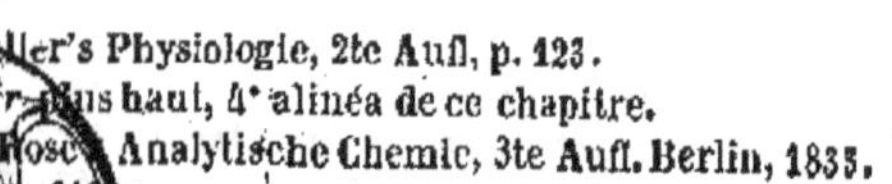

___

(1) Müller's Physiologie, 2te Aufl, p. 123.
(2) Voir plus haut, 4° alinéa de ce chapitre.
(3) H. Rose, Analytische Chemie, 3te Aufl. Berlin, 1833. Tome I, p. 319.

(1) H. Rose, *loc. cit.*, p. 37.
(2) Brugmann, *loc. cit.*, p. 131.—Pearson, l. c.
(3) Analyse chimique des tubercules crus du poumon. Dissert. inaug. 1835. Berlin, p. 42.

soit à froid (albumine, pyine, globules et grains du pus)   7,4
    Perte   0,6

____

Dans le même nombre de parties de ce même pus   100
    J'ai trouvé, parties salines   0,8
    Dont, solubles dans l'eau,   0,7

Savoir : beaucoup d'hydrochlorate de soude,

et très peu de { phosphate } { sulfate } { carbonate } de soude / hydrochlorate de potasse / hydrochlorate de chaux

et solubles dans l'acide nitrique   0,1

Savoir :   phosphate de chaux
           phosphate de magnésie
           carbonate de chaux
           et quelques traces de fer.

Après avoir recherché et exposé avec tout le soin que j'ai pu y apporter les élémens du pus, il me reste à les comparer à ceux du sang. Les substances communes à ces deux fluides sont : l'albumine, l'osmazôme, l'acide lactique et les matières inorganiques; mais le fer entre pour beaucoup plus dans la composition du sang que dans celle du pus. D'un autre côté, le pus nous a offert une nouvelle substance, la pyine, dont on ne trouve pas de traces dans le sang. Celui-ci contient d'ailleurs deux principes étrangers au pus, je veux dire la fibrine et l'hématine ou matière colorante du sang. Ce qui distingue la fibrine de toutes les autres substances organiques, c'est qu'elle se condense spontanément dès qu'elle n'est plus en contact avec des parties vivantes (1). Le pus frais, tiré d'un abcès, est fluide et homogène, à moins qu'il ne soit mélangé de sang. Mais la fibrine compose-t-elle en totalité ou seulement en partie les globules du pus, ou bien n'est-elle pour rien dans leur formation, c'est une question que je n'ose trancher (2). J'ai conclu que le pus ne

renferme pas d'hématine, de ce que l'alcool ne retire aucune trace d'albumine. Ces recherches suffisent pour montrer combien le pus diffère du sang.

CHAPITRE IV.

Caractères diagnostiques du pus.

Sauf un petit nombre d'exceptions, dans toutes les expériences faites pour distinguer le pus des substances analogues, on n'a tenu aucun compte de sa composition. Aussi la plupart sont-elles mauvaises, ou du moins insuffisantes. Ces essais, consignés même dans les ouvrages les plus récens, sont réellement indignes du temps où nous vivons. Il est étonnant qu'au lieu de s'occuper d'une analyse chimique du pus et de la comparaison rigoureuse de ses élémens avec ceux des autres substances, on ait préféré perdre son temps et sa peine à de futiles expériences. Du reste, ces études font toujours voir l'importance de la connaissance du pus pour la médecine.

Mais, avant d'exposer les moyens que j'ai trouvés pour distinguer le pus, j'ai cru convenable de faire subir un examen critique à tous ceux qui ont été préconisés jusqu'ici comme servant à le faire reconnaître d'avec les autres substances animales, et spécialement le mucus.

1. Anciennement on reconnaissait le pus différent du mucus à ce que celui-ci surnageait dans l'eau, tandis que, disait-on, le pus allait au fond. Quoique simple, cette expérience n'est point si à dédaigner que l'ont voulu plusieurs écrivains, et, jointe à d'autres caractères, elle peut fixer l'attention du médecin, surtout si l'on fait dissoudre dans l'eau les sels que j'ai indiqués plus haut, comme facilitant la précipitation des globules; c'est pourquoi Hippocrate(1) lui-même ordonne au malade, pour reconnaître le pus, de cracher dans l'eau de la mer.

2. Darwin(2) a proposé quatre caractères. D'abord, dit-il, l'acide sulfurique dissout le pus et le mucus; celui-ci est condensé en gros flocons qui nagent dans la dissolution, celui-là au contraire précipite sous forme de sédiment; pour moi je n'ai point observé cette différence. — Ensuite, l'acide nitrique dissout également le pus et le mucus, et l'eau précipite la première dissolution, tandis qu'elle ne fait que troubler la seconde. Mais, comme l'acide nitrique ne dissout ni le pus ni le mucus, l'expérience est parfaitement nulle. Les essais tentés par An-

---

1 Müller's Physiologie, 2. Aufl, p. 125.

(a) J'ai vainement tenté plusieurs expériences pour distinguer la fibrine coagulée des substances analogues, et particulièrement de l'albumine; voici toutefois ce qu'elles m'ont appris : J'ai, d'après les conseils de Berzélius (*Thierchemie,* p. 39), versé de l'acide acétique concentré sur de la fibrine tirée du sang de bœuf, et sur du blanc d'œuf coagulé par la chaleur, tous les deux bien lavés, afin de les faire se gonfler; mais à peine l'eau bouillante a-t-elle pu dissoudre de ces deux substances de quoi former un léger dépôt par l'hydrocyanate ferruré de potasse. Étonné cependant de voir tous les chimistes dire, d'après Berzélius, que la fibrine et l'albumine sont solubles dans l'acide acétique, je répétai souvent cette expérience, employant quelquefois de l'acide acétique étendu, mais j'obtins toujours le même résultat. Que, si ces expériences sont fondées, nous retombons, au sujet de ces deux corps élémentaires, dans une confusion et une obscurité qui nous appellent à de nouvelles recherches. La fibrine et l'albumine se dissolvent aisément, surtout à chaud, dans les dissolutions même fort étendues de potasse caustique; ces solutions se comportent de la même manière avec tous les réactifs. L'eau oxigénée elle-même, que Berzélius (*Loc. cit.* p. 67.) prétend la seule différence entre ces substances, parce qu'elle serait décomposée par la fibrine, et non par l'albumine, ne me semble pas propre à

faire reconnaître ces corps dans des fluides composés de plusieurs élémens, puisque la plupart des matières peuvent la détruire.

(1) *Voy.* chap. I.

(2) Experiments establishing a criterion between mucaginous and purulent matter and an account of the retrograde motions of the absorbent vessels of animal bodies in some diseases. Lichfield, 1780, 8 vol. — Uebersetzt in der Sammlung auserlesener Abhandlungen zum Gebrauch für prakt. Aerzte Bd. VI, p. 231.

dral (1) sont dans ce dernier sens. — Maintenant, ajoute Darwin, le pus et le mucus se dissolvent dans la solution de potasse caustique, mais le premier seul est précipité. Mes expériences ne peuvent pas confirmer cette assertion. — Enfin il dit que le sublimé corrosif ne coagule que le mucus, fait impossible *à priori*, puisque le pus contient de l'albumine et que ce corps précipite très bien par le sublimé.

Le jugement des expériences de Darwin s'accorde avec celui qu'en a porté Salmuth (2) après les avoir répétées.

3. Brugmann (3) après avoir fait l'éloge des moyens proposés par Darwin, et les avoir declarés positifs, en ajoute un nouveau. Le pus, dit-il, avant d'entrer en putréfaction, se montre acide, ce qui n'a pas lieu pour le mucus qui en outre n'exhale aucune odeur. J'ai également constaté ce changement du pus qui, alcalin tant qu'il est en contact avec la plaie ou l'ulcère qui le sécrète, reste ensuite quelque temps neutre, pour passer enfin à l'état d'acidité. J'ai dans différens cas constaté son acidité, et au bout de quelques heures seulement et au bout de cinq jours (4). Ce signe doit être jugé insuffisant, puisque beaucoup de substances, avant de subir la fermentation putride, donnent de l'acide acétique (5). L'odeur ne peut non-plus passer pour un caractère distinctif, le pus de bonne nature étant dépourvu d'odeur comme le mucus.

4. Hunter (6) a le premier observé que le pus coagule par l'addition d'une solution concentrée de sel ammoniac, réaction déjà confirmée par d'autres écrivains (7), qui selon lui distingue le pus de plusieurs autres liquides animaux. J'ai vu, en répétant cette expérience, que le pus ainsi traité prenait un aspect gélatineux. Mais Pearson (8) avait déjà remarqué avec justesse que c'était là, non pas une coagulation, mais bien un épaississement produit par les solutions salines concentrées qui absorbaient l'eau du pus, et qu'en effet les solutions de sels neutres étendues ne produisaient plus ce phénomène; que d'ailleurs la chaleur précipite l'albumine de ce mélange: cette opinion étant conforme aux expériences que j'ai faites, j'y souscris sans restriction. En effet l'hydrochlorate d'ammoniaque est sans action sur le pus filtré et sur ses globules pris séparément; d'où il suit que ce phénomène n'est

point particulier à la sérosité du pus, comme le prétendait Hunter.

5. Vient une autre expérience de Hynefeld (1), dans laquelle il emploie le même réactif que Hunter. Mais je ne sais quelles étonnantes conséquences il en veut déduire. Il soutient en effet que, la substance de la méduse à oreilles chauffée avec la solution d'hydrochlorate d'ammoniaque s'y dissolvant, et le pus traité de la même manière se précipitant, on peut par ce moyen séparer le pus du mucus. Mais le mucus sécrété par les membranes est insoluble dans la solution, soit concentrée soit étendue, d'hydrochlorate d'ammoniaque. Ce procédé est donc entièrement à rejeter.

6. Grasmeyer (2) a proposé pour reconnaître le pus le moyen suivant : Prenez la substance que vous voulez étudier, broyée avec de l'eau tiède, et mêlez-la à une certaine quantité d'une solution complètement saturée de carbonate de potasse. (Il conseille environ douze parties d'eau pour une de la substance.) Le pus traité par ce procédé se change bientôt, ce qui n'a pas lieu avec le mucus, en une masse gélatineuse transparente et visqueuse; la transformation est d'autant plus rapide que le pus est de meilleure nature. Cette expérience m'a bien réussi, mais j'ai obtenu le même résultat en me servant du mucus pur sécrété par la gorge, mêlé à une moindre proportion d'eau. En effet, la masse gélatineuse est très probablement produite par les enveloppes de globules de pus et de mucus, et peut ainsi se former également dans le mucus, quoique plus difficilement. En voilà assez pour démontrer l'insuffisance de ce moyen.

7. Voici un caractère différentiel du pus et du mucus proposé par Gruithuisen (3) : Si vous versez du pus et du mucus dans de l'eau distillée, et qu'après avoir mis ces deux liqueurs dans des vases clos avec un léger tissu de soie, vous les exposiez à la lumière et à une température de 97 à 106° Fahr., vous y voyez naître des infusoires, mais ils sont de natures différentes. Ainsi les infusoires du mucus, cent fois plus gros que ceux du pus, nagent très rapidement, tandis que ceux-ci, d'une forme lenticulaire, se meuvent avec lenteur. Que si, ajoute-t-il, en versant de l'eau dans la matière dont vous ignorez la nature, vous ne voyez paraître ni les infusoires du mucus, ni ceux du pus, c'est que vous avez affaire, n'en doutez pas, soit à du pus muqueux, soit à du mucus puriforme; et les animalcules que vous offre le liquide et qui ressemblent à ceux du mucus et du pus, peuvent être regardés comme des produits mixtes de ces deux espèces, ainsi que ceux

---

(1) L. c. — p. 231.

(2) Dissertation sur les caractères du pus, soutenue pour le grade de docteur en médecine et chirurgie, Gotting, 1783. — Uebersetzt in d. neuen Sammlung des auserlesensten und neuesten Abhandlungen für Wundærzte, 11 tes Stück.

(3) L. c. — p. 215.

(4) *Voy.* chap. I.

(5) E. H. Weber, L. c. — p. 70.

(6) L. c. — p. 421.

(7) Home's Abhandlung über die Eigenschaften des Eiters. Uebersetzt in der Sammlung auserlesener Abhandlungen zum Gebrauch für prakt. Aerzte, Bd. XII, p. 682.

(8 L. c.)

(1) Physiolog. Chem. des menschl. Organismus, 1827, t. II, p. 171.

(2) Abhandlung vom Eiter und den Mitteln, ihn von allen ihm æhnlichen Feuchtigkeiten zu unterscheiden. Gotting, 1790, pg. 59. —

(3) Naturhist. Untersuchungen über den Unterschied zwischen Eiter und Schleim durch das Mikroskop. München, 1809.

qu'on rencontre dans les fleurs blanches. J'ai cru inutile de recommencer cette expérience, Ehrenberg [1] ayant démontré qu'on ne peut reconnaître de formes constantes aux animalcules de ces infusions, et que l'infusion de la même substance produit tantôt un animalcule et tantôt un autre.

8. Preuss [2], d'après des recherches chimiques, indique, comme nouveau signe, de brûler la matière expectorée, de traiter les cendres par l'acide hydrochlorique étendu d'eau, et d'y chercher le fer au moyen de la solution d'hydrocyanate ferruré de potasse; si sa présence y est constatée, il y a du pus ou de la matière tuberculeuse, sinon c'est du mucus pur. Mais j'ai déjà fait remarquer que le pus contenait infiniment peu de fer, et qu'on ne pouvait le découvrir par l'hydrocyanate ferruré de potasse; ainsi, quoique le mucus ne renferme pas de fer, ce moyen ne me paraît pas convenable dans les cas douteux.

9. Je me suis déjà [3] prononcé sur le genre de différence que E. H. Weber a établi entre le pus et le mucus; on a pu voir, d'après mes observations, que le microscope ne montre aucune différence caractéristique entre ces deux liquides.

10. Donné [4] indique de nouveaux caractères pour faire reconnaître le pus mêlé au sang, même en petite proportion. Le sang pur, dit-il, est rendu transparent par l'addition de l'ammoniaque caustique qui dissout ses globules; mais, s'il contient la plus petite quantité de pus, il se change en une masse filante, et, si la quantité de pus est plus considérable, il devient presque gélatiniforme. Plus tard [5], revenant de cette opinion, parce que le sang pur se prend lui-même en gelée par le mélange d'ammoniaque caustique, il donne un autre moyen de découvrir le pus dans le sang; le voici : Le sang ne présente-t-il que ses globules propres, il est pur; y découvre-t-on avec le microscope d'autres globules plus gros que les siens, il n'y a alors qu'ajouter de l'ammoniaque liquide caustique, qui ne dissout point les globules du pus. Mes expériences démontrent aussi que les globules du sang sont solubles, et ceux du pus insolubles dans ce liquide : on peut donc s'en servir pour découvrir le pus dans le sang; mais j'ai indiqué une distinction plus simple des globules de ces deux fluides, puisque l'eau dissout les enveloppes des globules du sang, et ne produit point la même action sur le pus. Ailleurs [6] il dit que, par l'addition de l'ammoniaque caustique, le mucus vient seulement visqueux, tandis que le pus se change en une gelée consistante ; pour mon compte, ayant répété cette expérience, je n'ai trouvé aucune différence.

11. Après la découverte faite par Eberl [1] du liquide artificiel fondant les alimens, et dont Müller et Schwann [2] ont étudié plus en détail les caractères, on crut avoir trouvé un nouveau signe distinctif du mucus ; cependant ces recherches n'ont point amené à pouvoir démêler le pus d'avec le mucus.

Après avoir ainsi passé en revue et pesé tous les moyens donnés jusqu'ici pour distinguer le pus du mucus, je vais rapporter en peu de mots les différences que j'ai trouvées entre ces deux fluides, et les moyens qui me semblent les plus convenables pour les découvrir : le mucus pur sécrété par les fosses nasales, le larynx, les bronches et le rectum, ne m'a jamais présenté d'albumine, excepté dans un cas où la matière du coryza, durant l'épidémie de l'influenza, se troubla par la chaleur, tandis que dans le même temps le mucus catarrhal, et un peu plus tard celui même des fosses nasales, ainsi que le mucus sécrété par l'intestin rectum (où se trouvaient les vers appelés oxyures), n'éprouvèrent pas le moindre changement. Cette exception tient je crois, à ce que les narines, irritées et excoriées par le besoin fréquent de moucher et des frottemens répétés, étaient devenus le siège d'une légère suppuration. D'un autre côté, je suis convaincu que le mucus contient de la pyine. Je n'y ai point du tout rencontré d'osmazôme. Enfin je n'ai pu en extraire par l'alcool, de matière grasse. Voilà donc bien des différences, entre le pus et le mucus, et je ne sais s'il y en a de plus convenable pour l'usage journalier que cette réaction, si aisée à apprécier, de l'albumine et de la matière grasse. Mais comme dans certains cas morbides (l'œdème pulmonaire par exemple), il peut se sécréter un pus mélangé d'albumine, la matière grasse me semble le caractère le plus propre à distinguer le pus du mucus. Je loue donc cette expérience que je trouve déjà signalée par Michael [3] (quoiqu'il n'en connût pas le principe, ainsi que cela résulte de ses propres expressions) : à savoir que le pus contenant beaucoup de graisse, brûle avec une flamme éclatante comparable à celle des corps résineux, tandis que le mucus, quand il brûle, dégage seulement quelques gaz qui s'enflamment. Cette expérience indiquée avec raison et confirmée par l'analyse chimique, peut être essayée dans les cas douteux, et n'exige d'autres préparatifs qu'une bougie ou une lampe, et un fil métallique de fer ou de platine. J'ai toujours eu à me louer de ce moyen qui m'a réussi, même avec les plus petites proportions de matière.

Les crachats phthisiques brûlent comme le pus à l'état de pureté, ce qui les distingue facilement de l'expectoration catarrhale. Je n'ai pas encore soumis à cette expérience les crachats dans les au-

(1) Poggendorf's Annalen, 1832.
(2) L. c., p. 42.
(3) Fin du chap. II.
(4) L'Institut, n° 158.
(5) L'Institut, n° 172.
(6) Arch. génér. de méd. de Paris, 1836, août.

(1) Physiologie der Verdauung nach Versuchen auf künstlichem und natürlichem Wege. Würzburg, 1834.
(2) Müller's Archiv. , 1836, pg. 89.
3) De l'Angine couenneuse, p. 102. Ce passage est cité par Brugmann.

tres maladies; tout ce qu'il y a à dire contre ce moyen, c'est que la différence de la flamme devient insensible si le pus est noyé dans une grande quantité de mucus. Afin d'éviter toute erreur, je propose donc de faire bouillir la substance à étudier avec de l'alcool, ou de l'agiter avec de l'éther sulfurique, pour voir si elle contient ou non de la graisse.

La différence chimique du pus et de la matière tuberculeuse était plus difficile à démêler. Pour en venir à bout, j'ai commencé par étudier les propriétés chimiques des tubercules crus, quoique nous en ayons une analyse très détaillée (1). J'ai pris pour mes recherches des tubercules tirés des glandes du cou, des bronches, du poumon, et débarrassés des parties étrangères. Mais les substances que j'ai trouvées ne sont pas les mêmes que celles qu'a signalées Preuss. Et en effet : 1° Preuss dit qu'ils ne contiennent pas d'albumine, tandis que j'en ai toujours trouvé au moyen de la chaleur, quoique en petite proportion ; 2° en les filtrant avec de l'eau, on obtient un liquide que trouble l'acide acétique, ainsi que la solution d'alun : bientôt après il se forme un dépôt insoluble dans un excès de ces réactifs ; je pense, d'après cela, qu'au lieu de matière caséeuse, les tubercules contiennent cette matière que j'ai trouvée dans le pus, et nommée pyine ; 3° je n'y ai point vu d'osmazôme, mais bien cette substance désignée par Preuss sous le nom de phymatine, qui, soluble dans l'alcool et dans l'eau, ne précipite point par la décoction de noix de galle, et qui, ainsi que l'osmazôme, précipite par l'acétate de plomb, et n'est nullement troublée par le sulfate de cuivre ; 4° quoiqu'on parvienne à extraire par l'alcool une matière grasse sous forme de lamelles cristallisées, cependant, comme par l'ébullition avec la dissolution de potasse caustique, une petite portion se transforme en savon, j'en conclus que de la cholestérine est mélangée avec un peu de graisse saponifiable. Les tubercules crus diffèrent donc du pus : 1° Par la proportion d'albumine; 2° par la phymatine qui y remplace l'osmazôme du pus; 3° par la cholestérine qui ne se trouve pas dans ce dernier. J'ai cependant observé dans les crachats phthisiques tous les principes du pus, l'osmazôme même, et une forte proportion d'albumine ; point de cholestérine; et je suis convaincu, d'après des analyses répétées, que ces mêmes substances sont dans le pus des scrofules. Toutefois, il est bien probable que le pus à l'état de pureté, celui des scrofules et la matière tuberculeuse, diffèrent beaucoup par la proportion de leurs principes, et cela demande à être prouvé *à posteriori* par des expériences.

CHAPITRE V.

De la Granulation.

Toutes les solutions de continuité guérissent de deux manières, soit par réunion, ou, comme l'on dit, par première intention, soit par reproduction ou seconde intention. J'ai négligé, comme étranger à mon sujet, le premier mode, dans lequel les bords de la plaie étant rapprochés, elle guérit sans perte de substance. Mais je dois développer ce que m'a appris un examen plus suivi sur le second mode de guérison, qui est celui de toutes les plaies qui ne guérissent pas par première intention (de ce genre sont les plaies avec perte de substance, celles qui contiennent des corps étrangers, celles dont les lèvres sont trop écartées, et celles qui se trouvent sur des individus malades et affaiblis), et de tous les ulcères. Pauli, dans son ouvrage(1), a si complètement exposé toutes les opinions émises sur cette opération de la nature depuis l'antiquité jusqu'à nos jours, que, si mon but était de présenter l'historique de cette étude, je n'aurais rien de mieux à faire qu'à le copier textuellement. Je me contenterai donc, après l'exposé de mes recherches, de porter un jugement sur les opinions les plus remarquables touchant la formation des granules et la guérison des plaies, puis d'ajouter les nouvelles idées proposées par les maîtres de notre art.

On nomme granules ou granulations les inégalités que l'on aperçoit sur un ulcère ou sur une plaie qui se guérit par régénération. Leur taille et leur couleur sont variables. J'ai observé en effet les plus volumineuses là où la perte de substance était le plus considérable; les plus petites sont au contraire celles qui se voient le plus superficiellement. Leur forme est tout à fait irrégulière et inégale. Leur couleur naturelle est rouge; quelques unes offrent des points d'un rouge plus foncé. Thomson(1) a fait remarquer, et Pauli (2) a prouvé qu'elles étaient à deux ou trois degrés au dessus de la température naturelle. Moins résistantes que les autres parties, elles doivent néanmoins avoir un certain degré de fermeté; trop lâches, on les voit saigner au plus léger contact et végéter rapidement, surtout vers le bord de la plaie; elles forment alors ce que l'on appelle des excroissances.

Les inégalités désignées sous le nom de granulations me semblent n'être que la partie superficielle de la substance de nouvelle formation, puisque ses parties profondes ont pour ainsi dire la même structure. Je vais décrire cette structure dont personne, pas même Pauli, ne s'est occupé, telle que je l'ai souvent observée.

D'abord j'ai étudié la surface granulée d'une plaie faite sur le dos d'un cheval : j'en avais enlevé, puis placé entre deux verres une lame légère. J'ai vu au bord des globules de pus en grande partie irréguliers, peu étaient régulièrement conformés; puis des globules du sang, et enfin quelques corps d'un caractère spécial, très semblables à ceux nommés

---

(1) Analyse chimique des tubercules crus du poumon. Dissert. inaug. par Preuss. Berlin, 1835.

(1) Mémoire physiologico-chirurgical sur la guérison des plaies. Gœtingue, 1825.
(2) L. c. t. II, p. 90.
(3) L. c. p. 65.

par Henle (1) cylindres muqueux, mais dont je n'ai pu encore déterminer les rapports. La masse des granulations m'a paru avoir un tissu composé de globules dont la nature devenait évidente toutes les fois qu'en exerçant une douce pression sur le centre de la granulation on écartait la substance.

On apercevait en effet dans l'interstice rendu plus transparent des filamens très déliés, entre lesquels nageaient des globules analogues à ceux qu'on voyait sur les bords. Je vis alors parfaitement, et j'étudiai avec plus de soin ces fibres qui dans le premier moment m'avaient échappé; examinant ensuite au microscope le plan de section que j'avais dirigé dans le centre de la substance régénérée, parallèlement à la surface des granules, je vis, mais beaucoup plus clairement, les mêmes filamens, jusque dans le point le plus opaque de la section. Le plan perpendiculaire de la section me présenta la même conformation (2). De ces fibres, les unes réunies en faisceaux allaient de côté et d'autre, les autres se dirigeaient séparément vers différens points; toujours on les reconnaissait à merveille, soit dans les interstices plus transparens, soit dépassant les bords. Leurs corpuscules m'ont offert un diamètre de moitié plus petit que celui des globules du sang humain, il était même un peu moindre que cela. Jamais les fibres ne sont divisées, mais elles vont toujours à côté l'une de l'autre; fait que je puis donner comme positif, quoique d'abord je les aie dessinées fendues. J'ai donc dû les dire celluleuses, telles que les a décrites et dessinées Jordan (3). Comme celles du tissu cellulaire, les fibres du tissu granulé sont légèrement courbes, à moins que, par une pression trop considérable, on ne les redresse un peu. Pour confirmer cette opinion, je n'avais à faire qu'une expérience chimique qui trouvât du gluten dans les granulations, mais les granulations prises sur un cheval, bien lavées et mises à bouillir pendant sept heures dans de l'eau distillée, ne m'ont donné aucune trace de gluten. L'eau dégagée des débris des granulations; précipite par l'acide acétique et la solution d'alun; mais les deux précipités sont insolubles dans un excès du réactif employé. J'en conclus que c'est de la pyine et non de la chondrine qui se trouve dans les granulations. Je crois que les filamens des granulations sont formés de fibrine, comme ceux qu'on observe dans la fibrine coagulée du sang, d'autant que des pseudo-membranes, dont j'avais pris une grande quantité dans la poitrine d'une femme morte d'empyème, m'ont offert la même structure microscopique, et ne se sont pas transfor-

mées en gluten après une ébullition soutenue durant sept heures.

Je crois que les globules qui se voient entre les fibrilles sont semblables aux globules du pus, parce que, dans le centre même d'une granulation, on en trouve parfois de réguliers, du volume que j'ai accordé à ceux du pus, et dont l'acide acétique fond les enveloppes, comme aussi celles des globules irréguliers, laissant à nu les granules qui constituent le noyau. J'ai tout récemment constaté sur des granulations prises dans le canal intestinal de l'homme, et sur d'autres coupées chez une femme vivante qui offrait à l'orifice de l'urètre des végétations, la même structure que celle des granulations du cheval.

Pour ce qui est des vaisseaux nouvellement formés dans la substance régénérée, je ne leur ai vu aucune direction constante et suivie. Quelquefois, ayant plongé dans l'alcool une lame de granule, afin de coaguler le sang dans les vaisseaux, j'ai observé un canal principal, qui, recourbé en demi cercle, se divisait en ramifications plus ténues aboutissant à un second canal plus gros qu'elles et sans courbure. Doit-on regarder comme une veine l'un de ces vaisseaux, et l'autre comme une artère? Dans d'autres cas, j'ai vu des globules du sang en groupes très serrés et dépourvus de vaisseaux, assez semblables à une extravasation de sang, extravasation que j'ai observée au microscope et avec la lumière directe, non seulement dans la granulation comprimée entre deux verres, mais encore dans des points que j'avais laissés complètement intacts; de là, je pense que des vaisseaux nouveaux peuvent se former comme dans la génération première. D'autres fois j'ai trouvé des vaisseaux petits et courts, quelques uns formant le demi-cercle, et dont je n'ai pu suivre les rapports avec d'autres plus volumineux marchant dans le voisinage. Dans d'autres points enfin, j'ai distingué un réseau capillaire très apparent. Mais il suffit de ces observations pour démontrer que les granulations ne sont pas uniquement formées, comme le prétend Pauli (1), d'un lacis de vaisseaux capillaires. La surface de la reproduction est bien mieux fournie de vaisseaux que les parties profondes; ce que l'on constate parfaitement en examinant le plan perpendiculaire de la section qui offre ces deux portions avec des nuances différentes; la surface en effet est plus injectée, tandis que le dessous est plus pâle.

La structure des granulations et de la substance de nouvelle formation étant éclairée par l'emploi du microscope, il me reste à dire ce que je pense des idées les plus remarquables, émises par les auteurs sur ce travail de la nature, puis à donner mon opinion personnelle fondée sur l'observation. Mais comme jusqu'ici l'on n'avait fait sur ce sujet aucunes recherches suivies, on peut déjà présumer que toutes ces idées ne reposent que sur des hypothèses.

---

(1) Questions sur l'anatomie des villosités intestinales, spécialement de leur épithélium et des vaisseaux lactés, Mém. acad., Berlin, 1837.

(2) La structure fibreuse et les fibres elles-mêmes de la substance de nouvelle formation deviennent bien plus apparentes, si on les laisse long-temps dans une solution étendue de carbonate de potasse.

(3) Müller's Archiv., 1834, p. 419.

(1) L. c. p. 63.

D'après cela, j'ai jugé convenable, pour les réfuter, d'exposer le résultat de mes observations, et de le mettre en comparaison avec elles.

1. Dans tout ulcère, dans toute plaie qui guérit par reproduction, il se forme une nouvelle substance, ce que démontre la nature même de la structure de cette substance. La théorie proposée par Fabre (1), Louis (2) et autres, qui expliquent la guérison des plaies par le seul affaissement des bords et nient toute régénération, doit donc être déclarée fausse; il est également impossible d'admettre la guérison des plaies avec perte de substance, par ce qu'on appelle l'intussusception ou le développement de dedans en dehors, du fond et des lèvres de la lésion, ainsi qu'on l'a fait dans ces derniers temps (3).

2. Le pus est nécessaire à la production des granulations, d'où je conclus que cette matière a une plus grande importance que celle d'une simple excrétion, puisqu'on trouve dans le tissu granulé les globules du pus et ses principaux élémens; la suppuration est donc antérieure à la production des granulations. Hunter (4) s'est bien certainement trompé, lorsqu'il a cru voir naître des granulations sans qu'il y eût de suppuration. Il suit encore de là qu'il faut rejeter l'opinion de ceux qui croient, comme Bichat, que la suppuration est précédée par les granulations, ou comme Gruithuisen (5) et Pauli (6), que ces deux phénomènes paraissent en même temps.

3. Les granulations présentent des vaisseaux de nouvelle formation. On a déjà démontré que ces vaisseaux ne pouvaient être le prolongement de ceux qui sont intéressés dans la lésion. Mais il n'y a aucun compte à tenir de l'opinion (c'est celle de Hune) (7) qui nie leur existence dans la substance régénérée. Je n'ose décider s'il y a pareillement des filets nerveux, quoique cela me semble très probable, vu la sensibilité des granulations et la sécrétion du pus par les vaisseaux nouvellement formés, la sécrétion étant sous l'influence des nerfs. On ne sait rien jusqu'ici des vaisseaux lymphatiques qui naîtraient des granulations. Leur existence est rendue très vraisemblable par les observations de Van der Kolk (8) qui les a trouvés dans les fausses membranes.

4. Le tissu des granulations est formé de filamens de fibrine et de globules du pus; cette observation réfute l'opinion de ceux qui, comme Schaffner, ne le croient pas complexe, mais uniquement composé de vaisseaux.

(1) Mém. de l'Acad. roy. de chir., t. IV, Paris, 1768.

(2) Mémoires sur la consolidation des plaies avec perte de substance dans les mémoires de l'Acad. roy. de chir., t. IV.

(3) Müller's Physiologie, 2ª Aufl., p. 403.

(4) L. c., p. 475.

(5) Mikroskop. Untersuchungen über den Kreislauf in d. Kapillargef., Bd. II, p. 77-112.

(6) L. c., p. 62.

(7) Mémoires sur la régénération des parties molles dans les plaies. Gœtting, 1787, § II.

(8) L. c., p. 43.

Je ne puis avancer que des conjectures sur la formation de ce tissu et son passage à l'état de cicatrice. Voici néanmoins l'explication la plus plausible que j'ai pu tirer de mes observations : la partie coagulable du sang qui exsude durant la période exsudatoire de l'inflammation, exsude pareillement pendant celle de suppuration; je pense que la fibrine exsudée à l'état liquide embrasse dans ses interstices les globules du pus préexistant, et forme des filamens. Alors des vaisseaux prennent naissance dans ce nouveau tissu, des globules de sang étant antérieurement formés comme dans la première génération.

Les nouveaux vaisseaux sécrètent un nouveau pus, ses globules sont encore embrassés dans le réseau fibreux, et ce phénomène continue jusqu'à ce que la perte de substance soit effacée. Alors les vaisseaux les plus superficiels commencent à disparaître, puis vient le tour des vaisseaux sous-jacens (d'où la blancheur de la cicatrice), et la résorption des globules a lieu, jusqu'à ce que la cicatrice ayant perdu tous les vaisseaux qui remplissaient auparavant la substance régénérée, ne présente plus qu'une toile fibreuse. Je crois que les choses se passent ainsi, parce que j'ai vu par moi-même que la cicatrice n'était formée que de tissu fibreux. Ce resserrement de la cicatrice peut-il s'expliquer par la résorption des globules?

Niez-vous donc la régénération des parties? me demandera-t-on. Assurément, répondrai-je, je nie que (les os, ainsi peut-être que les nerfs étant exceptés) (1) la même partie de tissu qui a été détruite soit régénérée, chez l'homme, chez les mammifères, et vraisemblablement aussi chez les oiseaux.

ACADÉMIE DE MÉDECINE.

Séance du 28 février.

M. Velpeau, à propos du rapport fait dans la précédente séance par M. Rochoux sur l'orchite blennorrhagique, dit que c'est à tort que le rapporteur croit que la presque totalité de la tumeur est formée par du liquide épanché dans la cavité de la tunique vaginale. C'est au contraire l'épididyme qui en forme la majeure partie, puis le gonflement des testicules et des enveloppes; le liquide n'entre que pour fort peu de chose dans la formation de la tumeur. La maladie débute presque constamment par le canal déférent. Il s'est assuré, un très grand nombre de fois, par une ponction pratiquée dans la tumeur au moyen d'un troisquart très fin, que le liquide formait au plus le 6ᵉ ou le 8ᵉ de la totalité de la tumeur. Ces ponc-

(1) On ne sait pas encore si les nerfs se reproduisent ou non; cependant plusieurs raisons militent en faveur de la négative. Müller, en effet (*Physiologie*, 2ª Aufl., p. 399), ayant disséqué au bout de sept semaines le nerf sciatique, coupé sur un lapin, n'a trouvé la cicatrice formée que de tissu cellulaire; Schwann, il est vrai, croit avoir observé la fibre nerveuse primitive dans la cicatrice du nerf sciatique disséqué sur des grenouilles, trois mois après qu'il avait été coupé.

tions, loin d'avoir les inconvéniens qu'on pourrait redouter d'abord de leur emploi, paraissent plutôt favorables à la résolution de la maladie. C'est là une manière de voir que partage tout à fait M. Cullérier. Quant au traitement de l'orchite blennorrhagique par la compression du testicule au moyen de bandelettes agglutinatives, c'est un moyen très efficace, qui amène la résolution très rapidement, trois ou quatre jours quelquefois: mais son emploi exige beaucoup de précautions. Mal appliqué, il cause des douleurs et des accidens, et augmente l'inflammation qui existe déjà. Le chirurgien ne doit donc y avoir recours que lorsqu'il est assez sûr de lui-même pour appliquer le bandage d'une manière tout à fait convenable.

M. *Adelon* fait un rapport sur une lettre adressée à l'Académie par M. le ministre du commerce et des travaux publics, avec envoi d'un projet de loi sur les brevets d'invention. Un article de ce projet est relatif aux brevets pour remèdes secrets. Le ministre se rendant aux vœux maintefois émis par l'Académie, propose l'article suivant :

« Ne seront pas susceptibles d'être brevetés les cosmétiques, les compositions pharmaceutiques, spécifiques, ou les remèdes résultant d'un mélange de substances connues ; lesdits objets demeurant soumis aux lois et règlemens spéciaux sur la matière. »

La commission propose de substituer à la rédaction de cet article, qui ne lui paraît ni assez général ni assez clair, et offrir des moyens d'échapper aux prescriptions de la loi, la rédaction suivante :

« Ne seront pas susceptibles d'être brevetées, toutes substances simples ou composées, employées à titre soit de cosmétiques, soit de remèdes, lesdits objets demeurant soumis aux lois et règlemens spéciaux sur la matière. »

La commission propose également d'exprimer au ministre le désir que la prohibition s'applique aux brevels d'importation, pour remèdes et cosmétiques.

M. *Nacquart* demande que l'on n'assimile pas les cosmétiques aux remèdes, et qu'on supprime ce mot dans l'article rédigé par la commission.

Cette proposition est combattue par MM. Boullay, Lodibert et Adelon.

M. *Bouillaud* demande pourquoi la commission ne s'est pas occupée des moyens propres à empêcher le charlatanisme d'échapper à l'exécution de la loi proposée.

M. *Adelon* répond qu'il ne s'agit pas ici d'une loi sur la police médicale, mais seulement d'une loi sur les brevets d'invention, loi dans laquelle se trouve un seul article relatif aux cosmétiques et aux remèdes.

La rédaction de la commission est adoptée.

M. *Villeneuve* fait un rapport sur deux opérations césariennes pratiquées avec succès sur la même femme, par M. le docteur Rouvin, médecin à Landrecies.

Une discussion assez vive s'engage entre M. Capuron et le rapporteur, au sujet du rapport qui est adopté, ainsi que les conclusions.

OBSERVATIONS.

INFLAMMATION DE L'ARTÈRE PULMONAIRE. — MORT SUBITE;
par M. HÉLIE, interne des hôpitaux

Ravet (Cécile), âgée de 65 ans, blanchisseuse, d'une taille moyenne, d'une obésité remarquable, fut reçue, le 20 juillet dans le service de MM. Marjolin et Laugier, pour être soignée d'une entorse. Déjà le gonflement était dissipé, la douleur avait presque entièrement disparu, et Ravet devait bientôt quitter l'hôpital, lorsqu'elle succomba tout à coup, sans s'être plainte, à la visite, d'aucune indisposition. Les malades qui étaient couchées auprès d'elle, nous ont rapporté que depuis quelques jours elle mangeait très peu, qu'elle accusait des douleurs d'estomac de l'oppression, et se plaignait de temps en temps ou d'avoir trop chaud ou d'avoir trop froid.

Depuis plusieurs jours elle ne se levait plus à cause de sa faiblesse et de la dyspnée que lui occasionnaient les plus légers mouvemens.

Le 7 août, après une nuit paisible, elle venait de causer avec ses voisines, lorsqu'elle dit qu'elle se trouvait mal : au même instant sa figure devint violette, tuméfiée, ses yeux rouges et saillans, elle tomba sans connaissance. Cet état se dissipe après quelques minutes, et l'élève de garde, arrivé presque aussitôt, la trouve tout à fait revenue à elle. La parole est libre, la sensibilité et les mouvemens intacts, la malade n'accuse aucune douleur et demande à manger. Mais elle est reprise tout à coup des mêmes symptômes que la première fois. Une saignée pratiquée sur-le-champ ne donne lieu qu'à l'écoulement de quelques gouttes de sang. La respiration et la circulation sont arrêtées. On fait des frictions, on applique des sinapismes ; tout est inutile, la malade était morte. Bientôt la teinte violacée de la face se dissipe et fait place à une pâleur extrême.

L'autopsie est faite vingt-sept heures après la mort. Le cadavre n'offre aucune trace de décomposition. La face est un peu livide : point de rigidité dans les articulations. Les recherches furent d'abord dirigées du côté de la poitrine. Dès que le péricarde fut ouvert, le cœur parut énorme; il était distendu par un sang noir, épais, fluide, qui s'écoula par flots quand on sépara cet organe des vaisseaux qui s'attachent à sa base. On trouva dans le ventricule droit un caillot noirâtre, bien organisé, qui en remplissait la plus grande partie. Toutes les autres cavités étaient vides. Celles du côté gauche présentaient une coloration d'un rouge foncé, et un très léger ramollissement dû à l'imbibition du sang, qui les avait distendues La couleur et la consistance des cavités droites étaient naturelles. L'artère pulmonaire contenait également un caillot noirâtre bien organisé, adhérent à ses parois et se prolongeant dans ses principales ramifications.

La membrane interne de ces artères est terne, rugueuse, et présente çà et là de petites taches blanchâtres qui paraissent avoir leur siége dans son épaisseur. C'est surtout au niveau de ces taches qu'ont lieu les adhérences avec le caillot. On peut dans plusieurs points détacher de petites couches membraneuses, et il est difficile de dire si elles sont formées par la fibrine du sang ou par une exsudation couenneuse. La membrane interne se laisse détacher facilement par plaques assez étendues. Les veines pulmonaires ne contiennent aucun caillot sanguin; les poumons sont mous, spongieux, crépitans dans presque toute leur étendue. Leur bord postérieur est d'une couleur plus foncée, et offre en deux endroits des espaces peu étendus dans lesquels le sang paraît épanché dans les vésicules et dans le tissu cellulaire qui les unit. L'aorte, les veines-caves, les vaisseaux iliaques, contiennent un sang noir, fluide, qui paraît de même nature que celui qui remplissait le cœur. Le foie, la rate, ont une couleur un peu foncée; leur volume n'est point augmenté. En les incisant, on voit s'écouler des gros troncs vasculaires un sang tout à fait semblable à celui dont nous venons de parler. L'estomac, l'intestin grêle, étaient vides, et leurs vaisseaux assez fortement injectés. Les veines des tégumens du crâne, de la dure-mère et des autres membranes du cerveau sont gorgées de sang. La substance cérébrale est blanche et sans aucune altération.

(*Bulletins de la Société anatomique de Paris*, 1837.

HYDROCÉPHALES TRAITÉES PAR LA PONCTION.

1re Observation, par le docteur Schœffer de Hirschberg. En septembre 1833, ce médecin fut appelé pour donner des soins à une petite fille âgée de quinze semaines, dont la tête avait pris depuis peu de temps un accroissement considérable. Le calomel et la digitale, employés pendant quelque temps, amenèrent bien une augmentation des sécrétions intestinale et urinaire, mais n'eurent aucune influence pour arrêter ce développement morbide de la tête. Déjà au mois de novembre l'enfant ne pouvait plus se tenir droit. La circonférence de la tête était, au mois de janvier, de 20 pouces, et de 22 au mois de février : en mesurant du sommet de la tête au dessous du menton, il y avait 24 pouces et demi. Les os du crâne étaient séparés les uns des autres, et, dans leurs intervalles, on percevait de la fluctuation. Le cuir chevelu était si distendu qu'il ne semblait pas pouvoir se prêter à une extension plus considérable. Les globes oculaires étaient fortement portés en bas, au point que la moitié inférieure de l'iris était cachée derrière la paupière inférieure. L'enfant ne pouvait soutenir ni mouvoir sa tête, et on lui faisait pousser des cris lorsqu'on la relevait ou lorsqu'on la touchait sans précaution ; du reste, la nutrition du reste du corps s'exécutait bien.

Les moyens employés jusque-là étant restés sans résultats, le docteur Schœffer, cédant aux pressantes sollicitations des parens, pratiqua, le 18 février, la ponction, au niveau de la fontanelle antérieure. D'abord il ne sortit pas une goutte de liquide, mais seulement une cuillerée de sang, probablement parce qu'un fragment de substance cérébrale avait desséché la plaie ; mais le 22 février, il s'écoula environ quatre onces de liquide transparent. La distension de la tête cessa, la peau se rida, les os devinrent mobiles. Mais l'état de l'enfant s'aggrava : après un faible accès de convulsions et une nuit sans sommeil, l'enfant passa la journée dans des mouvemens convulsifs presque continuels, et expira le 23, cinq jours après l'opération.

A l'autopsie on trouva encore beaucoup d'eau dans les ventricules du cerveau qui étaient énormément distendus. La substance cérébrale, très ramollie, était infiltrée de liquide et le laissait écouler avec une grande facilité. On ne pouvait distinguer la substance corticale et la substance médullaire, non plus que les différentes parties qui existent dans les ventricules. On retrouvait les nerfs de la base du crâne la plupart fort ramollis, surtout les nerfs olfactifs qui étaient réduits en véritable pulpe. Le cervelet, volumineux et ramolli, ne contenait pas d'eau, mais il n'offrait pas de trace de l'arbre de vie, à la place duquel était une cavité complètement vide.

(*Wochenschrift fur die Gesammte Heilkunde* 1837, n° 33.)

2e Observation, Par le docteur Whitridge, président de la société de médecine de la Caroline du sud.

Le sujet est un enfant nègre, venu au monde très facilement et qui, une semaine après sa naissance, fut affecté de mouvemens spasmodiques qui durèrent 3 semaines et disparurent ensuite. A cette époque la tête prit tout à coup un grand développement. L'enfant était constipé et un peu agité ; mais du reste il se nourrissait bien, urinait bien et paraissait jouir, du reste, d'une bonne santé. A 3 mois on l'apporta au docteur Whitridge, qui, sur l'avis conforme du docteur Glover, fit, le 29 août, une ponction aux tégumens et pénétra à travers la fontanelle antérieure, à environ 9 lignes à droite du sinus longitudinal : une sonde ordinaire introduite dans la plaie servit à faire écouler le liquide : il en sortit plus de 14 onces. L'enfant parut soulagé par l'opération et s'endormit avant qu'elle fût terminée. Le strabisme qui jusque là avait été un symptôme saillant, fut beaucoup moins marqué. Vers le soir il survint une grande accélération du pouls. On fit prendre chaque 2 heures 3 gouttes d'une mixture composée de 2 parties d'esprit d'éther nitrique et d'une partie de teinture de digitale. Ce remède agit à la fois comme diurétique et amena un sommeil tranquille. L'enfant se rétablit promptement, mais le 6 septembre il survint des convulsions. La tête avait beaucoup augmenté de volume, et le strabisme était devenu plus fort. Le 9 les convulsions revinrent, mais cessèrent bientôt. Le 14 la tête avait exactement le même volume qu'avant l'opération. On la répéta à peu près au même endroit que la première fois, et l'on retira 17 onces de liquide. L'enfant la supporta très bien et ne présenta aucune disposition à la syncope : il n'y eut pas d'accidens ; mais la tête aug-

menta progressivement : le 8 octobre elle avait 19 pouces un quart de circonférence et 19 pouces trois quarts du menton à l'angle de la suture lambdoïde. La quantité de fluide évacué montait à 14 onces : quelques vaisseaux ayant été blessés, la sérosité était colorée par du sang. Du reste le sujet parut soulagé par l'opération : au moins le calme parut moins profond et moins continu. Mais dès le 12, on s'aperçut que la tête se distendait de nouveau, et le 20 le docteur W. se décida à une nouvelle ponction par laquelle il évacua 13 onces et demie de sérosité. Jusqu'au 31 octobre l'enfant resta dans le même état. Ce jour là il survint de la fièvre et des convulsions, et au bout de 3 ou 4 jours la mort arriva.

Autopsie. La tête avait 19 pouces 3/4 de circonférence; On commença par plonger à travers la fontanelle un petit trocart qui évacua une partie du liquide : le reste fut recueilli à travers une incision dirigée dans le sens du sinus longitudinal et pénétrant jusque dans le cerveau : la quantité du fluide était de 2 livres un quart. La substance du cerveau formait une lame excessivement mince à la partie supérieure, et augmentait progressivement d'épaisseur à mesure qu'elle se rapprochait de la base : nulle part elle n'offrait une épaisseur de plus de 6 à 8 lignes. La duremère et les autres membranes étaient fortes et épaisses, surtout au niveau de la fontanelle antérieure. — Le cervelet était un peu plus petit qu'à l'ordinaire mais du reste il était sain.

A Messieurs les Rédacteurs du Journal l'Expérience.
Messieurs ,

Nous venons de voir avec surprise, dans le n° 17 de votre journal, que M. Jenselme mettait en doute la guérison de Mme Martin de Marseille, opérée à Montpellier, par le professeur Lallemand, d'une fistule vésico-vaginale.

La vérité et l'humanité demandant que ce doute cesse, il devrait suffire, pour cela, de l'assertion d'un homme du caractère de M. Lallemand ; cependant, puisqu'elle n'a pas suffi, nous croyons devoir vous dire, que nous avons souvent donné des soins à Mme Martin depuis son retour de Montpellier ; que l'un de nous l'a assistée dans un accouchement prématuré, qui a eu lieu vers le sixième mois de la grossesse, événement qui a dû mettre la cicatrice à une rude épreuve ; que nous voyons journellement Mme Martin et que depuis douze ans qu'elle a été opérée, il n'est pas passé une goutte d'urine par le vagin, qu'elle les garde dans la vessie pendant douze et treize heures sans la moindre incommodité, ce que peu de femmes pourraient faire.

Aucune guérison n'est donc mieux constatée et depuis long-temps. Personne n'est plus à même que nous de l'affirmer. Nous désirons que ce fait soit définitivement acquis à la science. S'il le fallait, Mme Martin écrirait elle-même à M. Jenselme ; mais nous pensons que notre témoignage suffira et nous vous prions de faire insérer cette lettre dans votre journal.

Veuillez agréer, etc.

CAUVIERE, professeur de clinique externe, à l'école secondaire de Marseille.

ALAGAIL , D. M, P.

Marseille, le 17 février 1838.

Dr. C. Th. Krause. *Handbuch der Menschlitchen Anatomie 1. Band. 3 Abth.* — Manuel d'Anatomie de l'homme, troisième partie du premier volume, contenant le système vasculaire et circulatoire, in-8, Hannovre, 1837.

Dr. Fr. A. Forcke. *Physiologisch-Therapeutische Untersuchungen uber das Veratrin.* Recherches physiologiques et thérapeutiques sur la vératrine, in-8, Hannovre, 1837.

Un des gérans, E. LITTRÉ.

PARIS. — Imprimerie et Fonderie de Félix Locquin et Comp. rue Notre-Dame-des-Victoires, 16,

1838.— N. 26.   10 MARS.

L'EXPÉRIENCE,

JOURNAL DE MÉDECINE ET DE CHIRURGIE

PUBLIÉ PAR

MM. DEZEIMERIS ET LITTRÉ.

Ars longa.   *Ubicumque...*

Ce journal paraît tous les cinq jours, les 5, 10, 15, 20, 25 et 30 de chaque mois, par cahiers de 16 pages à deux colonnes, formant à la fin de chaque année deux forts volumes grand in-8°. Le prix d'abonnement est de 9 fr. pour 3 mois, 18 fr. pour six mois, 36 fr. pour un an, 40 fr. pour l'étranger. ON S'ABONNE, AU BUREAU DU JOURNAL, RUE DE LA SOURDIÈRE, 21, chez J. B. Baillière, rue de l'Ecole de Médecine, 13 bis, et, dans les départemens, chez les directeurs de poste et aux bureaux des Messageries-Royales et des Messageries Laffitte et Caillard. Les lettres affranchies sont seules reçues.

CHIMIE ORGANIQUE.

HOPITAL DE LA CHARITÉ.

NOUVELLES OBSERVATIONS SUR L'ÉTUDE MICROSCOPIQUE DE L'URINE, ÉCLAIRÉE PAR L'ANALYSE CHIMIQUE (1):

Par M. Vigla,

Interne.

Le but de ce travail a été de fortifier par de nouvelles recherches les observations et les opinions consignées dans mon premier mémoire; je me suis proposé en outre de répondre à plusieurs remarques de M. Donné, soit sur la priorité de ces recherches, soit sur le plan et la méthode avec lesquels elles avaient été faites. Je dois ajouter, dans l'intérêt de la vérité, que la plupart des faits scientifiques contenus dans ce nouveau travail appartiennent plus aux hommes instruits et bienveillans qui m'ont aidé de leurs conseils et de leur active coopération qu'à moi-même.

Mon premier mémoire ayant été attaqué en plusieurs points par M. Donné, j'ai pensé, quelle que fût la forme de la critique, qu'il importait d'en profiter, et j'ai cru n'en pouvoir mieux profiter qu'en répétant et étendant mes recherches. Ces recherches, tout en me fournissant les élémens de ma défense, m'ont permis d'ajouter à mes précédentes observations un second chapitre qui ne sera peut-être pas sans intérêt pour l'étude encore si

imparfaite de la composition physiologique et pathologique de l'urine.

Je ne suis nullement disposé à quitter les questions scientifiques pour des questions personnelles; je passe donc sur le soin que M. Donné a pris d'informer le lecteur que je m'occupe depuis peu de temps de pareilles recherches. Je passe encore sur l'espèce d'ovation microscopique qu'il se décerne, bien que l'on eût pu désirer qu'il n'oubliât pas de mettre avant son nom les noms de M. Raspail, de MM. Gruithuisen, Ehrenberg, Valentin, Müller, Dujardin, Turpin, Wagner, Treviranus, Baer, et de faire aussi une part aux travaux de MM. Gluge, Mandl, etc.; et j'aborde la seule question personnelle du préambule qu'il ne me soit pas possible d'éviter, celle de la priorité.

M. Donné sait bien que ce n'est ni lui ni moi qui avons eu les premiers l'idée d'appliquer le microscope à l'étude de l'urine et des calculs urinaires, puisque dans ce but un des plus célèbres micrographes, Leeuwenoeck, avait déjà eu recours, dans deux circonstances (2), à ce mode d'investigation. La priorité dont veut parler M. Donné ne peut s'entendre que de ses observations et de sa communication à la société philomatique avant la publication de mon travail.

Pour établir sa priorité comme observateur, M. Donné informe le lecteur que son microscope était installé chaque matin dans la salle de M. Rayer. A des détails pareils je pourrais, si je le voulais, répondre par d'autres détails qui montreraient les faits sous un tout autre aspect, et ôteraient à M. Donné toute prétention de se prévaloir de la priorité dans des recherches où il apprenait autant qu'il instruisait. Mais de pareils débats intéressent peu le public, qui d'ailleurs, dans la contrariété des témoignages, n'a pas la possibilité de juger. J'aime mieux donc n'invoquer ici que les preuves écrites dont chacun est juge.

M. Donné ne pouvant réclamer la priorité de recherches qui se faisaient dans un service qui n'était

---

(1) Voyez mon *premier mémoire* dans les numéros du 30 décembre 1837, et du 5 janvier 1838, et *les critiques* de M. Donné dans le numéro du 30 janvier 1838.

(2) Leeuwenoeck, *Arcana nat. detecta*, in-4°, 1722, t. II. Epistola 61, pag. 86 et seq., id., pag. 13.

I.

pas le sien, voici comment il essaie de se l'attribuer : « La priorité, dit-il, m'est acquise sur la plupart » des faits du mémoire que nous allons passer en » revue, par la communication que j'ai faite sur le » même sujet à la société philomathique, dans la » séance du 25 novembre dernier ».

Voyons donc quelle a été cette communication: je la cite textuellement d'après le journal l'*Institut*, seul recueil périodique qui rende compte exactement des séances de cette société savante.

Séance de la société philomathique du 25 novembre 1837. « M. Donné fait une communication relative à la nature des divers dépôts qui se font dans les urines, et aux moyens de les reconnaître : « Les dépôts sont de nature saline ou organique. Sous le rapport des sédimens salins, les urines se divisent en celles qui sont acides et celles qui sont alcalines au moment de l'émission. Dans les premières les sédimens sont colorés ; ils sont pulvérulens ou cristallisés : les sédimens pulvérulens sont formés d'urate d'ammoniaque, de potasse ou de soude, et les sédimens cristallisés en losange sont de l'acide urique; généralement cet acide ne se trouve point à l'état libre dans les urines, ainsi que le dit M. Berzélius, mais combiné avec des bases, comme le pensait Prout. Les urines alcalines sont pâles et leurs sédimens blancs, amorphes ou cristallisés. Ils sont généralement formés de phosphate de chaux ou de phosphate ammoniaco-magnésique. M. Donné annonce *qu'il présentera plus tard les caractères propres à distinguer ces deux sels.* Les matières organiques que peut renfermer l'urine sont le mucus, le pus, le sang, le sperme et le ferment; le mucus peut être de deux sortes, ou globuleux ou composé des squames de l'épithélium vésical, parfaitement distinctes au microscope; le sang se reconnaît à ses globules, le sperme aux animalcules spermatiques, et le ferment à ses globules insolubles dans l'éther et l'ammoniaque. » (Numéro de janvier 1838, p. 15.)

Je remarque que ce numéro a paru le premier février, un mois après la publication de mon mémoire dans l'*Expérience.*

Ainsi dans cette séance, M. Donné non seulement n'a pas signalé les caractères qui distinguent les deux phosphates ammoniaco-magnésiens l'un de l'autre, (il n'avait même pas indiqué qu'il pût en exister deux dans l'urine); mais ceux mêmes qui distinguent le phosphate de chaux du phosphate ammoniaco-magnésien. Et dans le compte rendu des séances du 9, du 16 et du 23 décembre, c'est à dire jusqu'au moment de la publication de mon mémoire, il n'est plus fait mention de communication de M. Donné sur l'étude des *sédimens* de l'urine.

Une priorité d'annonce n'est pas une priorité de travail, d'autant plus que nulle des propositions de cette communication n'appartient à M. Donné, ainsi que nous le prouverons plus loin.

Au reste, il résulte évidemment de la communication même de M. Donné qu'il n'étudiait alors que les *sédimens de l'urine*, tandis que, me plaçant dans un point de vue plus vrai, j'essayais, autant que le permettaient mes faibles moyens, d'appliquer les études microscopiques et chimiques à la recherche de tous les élémens naturels ou accidentels de l'urine dont la connaissance intéresse le pathologiste. Il est si vrai que M. Donné n'envisageait pas la question de cette manière, que le 30 janvier dernier, un mois après la publication de mes recherches, il a émis cette singulière proposition, qui, après tout, est la conséquence du point de vue où il s'était placé : « Les matières déposées dans l'urine » étant pour ainsi dire *en dehors de la composi-* » *tion chimique de ce fluide*, leur étude ne de- » mande que des moyens à la portée de tout méde- » cin éclairé; elle est tout à fait clinique et pratique; » tandis que l'analyse des principes dissous reste » jusqu'à présent dans le domaine de la chimie des » laboratoires. » Que certaines matières que l'urine, abandonnée à elle-même, dépose par le refroidissement, soient en dehors de la composition chimique de ce fluide, cela est vrai pour les matières que l'urine peut contenir accidentellement; mais il est évident que ce n'est pas ce que veut dire M. Donné; et ce qu'il avance est l'effet d'une véritable distraction; car, si l'on interprétait rigoureusement le passage que je viens de citer, cela supposerait l'oubli de la composition chimique de l'urine, de la température de ce fluide dans le corps humain, et de l'influence de l'action de l'air et du refroidissement sur plusieurs des élémens de l'urine.

Ce n'est pas tout : M. Donné renvoie, dans le domaine des laboratoires, la recherche des principes dissous, et partant celle du principe naturel de l'urine le plus important, l'urée, ainsi que celle d'une matière accidentelle, l'albumine, dont l'existence dans l'urine, a vivement fixé, comme phénomène pathologique, l'attention des médecins dans ces derniers temps. Il est difficile d'arriver à une conclusion qui soit plus défavorable aux études cliniques.

Il est vrai que, dans la communication du 25 novembre, M. Donné n'avait pas compris l'urée et l'albumine parmi les matières organiques que peut renfermer l'urine, et il fallait être conséquent, dût l'erreur s'ensuivre.

Examinons maintenant la communication de M. Donné en elle-même. M. Donné annonce que les dépôts des urines sont de nature saline ou organique... que les urines sont acides ou alcalines... (il aurait pu ajouter qu'il y en a de neutres)... que les urines acides sont colorées, et que les urines alcalines sont pâles... Peu importe que M. Donné ait entendu maintes fois faire ces remarques dans le service de M. Rayer; elles sont dans Prout et dans tous les auteurs qui dans ces derniers temps ont écrit sur l'altération de la sécrétion urinaire. -

« Les sédimens cristallisés en *losange* sont de l'acide urique... » Si je tenais à répondre critique pour critique, je dirais à M. Donné, qui m'a reproché d'avoir dit un quart de 100° de millimètre, qu'un losange n'est pas un prisme rhomboïdal ; je lui rappellerai seulement que les prismes rhomboïdaux de l'acide urique sont figurés dans un journal anglais qu'il a pu voir, sans parler de cristaux semblables qui provenaient d'un malade atteint de gravelle urique, soigné par M. Rayer.

M. Donné, au lieu de dire qu'il donnerait plus tard les caractères distinctifs du phosphate de chaux et du phosphate ammoniaco-magnésien, aurait mieux fait de les donner, s'il les connaissait.

J'examinerai plus loin les réflexions critiques de M. Donné sur le pus, le mucus, le sperme, le sang. Je me borne ici à une remarque sur l'annonce faite par M. Donné à la société philomathique de l'existence du ferment dans les sédimens de quelques urines. S'il eût dit qu'on lui avait présenté à la visite de M. Rayer une matière blanche trouvée au fond du vase dans lequel on recueillait l'urine d'un diabétique, que cette matière examinée au microscope paraissait formée d'un grand nombre de petits globules dont il ne connaissait pas la nature, que M. Quevenne nous annonça le lendemain que cette matière était du *ferment,* il aurait exposé comment le ferment a été reconnu dans l'urine diabétique.

Je n'insiste pas davantage sur la communication du 25 novembre. On sait maintenant à quoi s'en tenir sur sa valeur, et je passe aux remarques critiques dont mes observations sur les élémens naturels et accidentels de l'urine ont été l'objet.

1° *Epithélium.* « Je suis le premier, dit M. Donné, » qui ai décrit avec soin, à propos de la sécrétion » du vagin, les squames épidermiques que l'on ren- » contre dans certains mucus… » M. Donné oublie sans doute que M. Raspail (1) a décrit et figuré les squames de l'épithélium buccal dans le mucus de la bouche et de la salive, avant que lui-même eût donné la figure des squames du mucus du vagin ; il ne peut oublier non plus que Leeuwenoek a observé des squames dans le mucus du vagin d'une chienne en y recherchant des animalcules spermatiques (2), et que, dans un autre passage, ce savant mirographe a indiqué l'épithélium de la bouche (3).

M. Donné divise les membranes muqueuses en deux classes : « Dans la première, j'ai rangé, dit-il, » celles qui se rapprochent essentiellement de la » peau, ayant par conséquent un épiderme formé » d'espèces d'écailles imbriquées, et sécrétant un » liquide acide comme la sueur, dans lequel nagent » une grande quantité de lamelles provenant de la » desquamation de l'épithélium. Les membranes » de cette catégorie méritent d'être considérées » comme des replis de la peau… L'estomac, le vagin

» et la vessie sont des muqueuses de cet ordre. Je » les nommerai dorénavant membranes épider- » miques ou acides. »

Je ne puis admettre avec M. Donné que les membranes muqueuses de l'estomac et celles de la vessie se rapprochent essentiellement de la peau, et qu'elles aient comme elle un épiderme sous forme d'espèces d'*écailles.*

J. Fréd. Meckel, Béclard, M. Lelut, contestent formellement l'existence de l'épithélium, soit à la face interne de la vessie, soit à celle de l'estomac. Voici comment s'explique Béclard : « Faites bouillir » la membrane muqueuse de l'estomac et celle de » l'œsophage, l'épiderme soulevé sur cette dernière, » formera bientôt un bourrelet répondant exacte- » ment à l'ouverture du cardia, et au delà duquel » cet épiderme cessera de devenir apparent… Même » disposition au col de la vessie, comme le prouve » l'expérience indiquée plus haut, faite sur ce vis- » cère et l'urèthre qui s'y insère (1). »

Suivant M. Lelut : « L'épithélium balanique cesse » plus ou moins brusquement à l'orifice de l'urèthre » par des festons irréguliers, peu marqués, qui se » continuent quelquefois en s'amincissant à une ou » deux lignes dans ce canal (2). »

D'un autre côté, si M. Donné admet de l'épithélium en *écailles imbriquées* dans la vessie où aucun anatomiste ne l'a nettement vu et nettement décrit, il conteste l'existence de l'épithélium dans le canal de l'urèthre, à l'entrée duquel cette membrane épidermique a été vue par tous les anatomistes, et dans la longueur duquel plusieurs assurent en avoir constaté l'existence.

Indépendamment de l'autorité des observateurs que j'ai cités, je suis d'autant moins disposé à ajouter foi aux remarques de M. Donné, qu'il ne paraît pas même avoir une idée exacte de la disposition de l'épiderme cutané. En effet, suivant lui, l'épiderme et l'épithélium seraient composés d'*écailles imbriquées.* J'ose dire que sur cette imbrication des écailles épidermiques M. Donné se trompe. A défaut d'observations directes, il peut consulter Béclard (3), les planches de Th. Chevallier (4) et celles de M. Raspail (5).

Ainsi, lorsque j'ai dit dans mon mémoire que, lorsque l'on voyait une grande quantité de lamelles dans l'urine, il était bon d'extraire l'urine de la vessie, pour savoir si ces lamelles provenaient de

---

(1) Raspail, *Mémoire de physiologie et de chimie microscopique sur la structure interne des tissus.* (Rép. d'anatom. et de physiol., t. VI, pl. 2, fig. 2.)

(2) Leeuwenoek : *Arcana naturæ detecta,* in-4°, 1722.

(3) Même ouvrage : *De squammis in ore,* t. II, pag. 50.

---

(1) *Anatomie générale de Bichat,* édit. de Béclard et Blandin, 1831, t. IV, pag. 474.

(2) Lelut : *Etudes anatomiques sur l'epithelium,* in-4°, Paris, pag. 16. (Dans le Rép. d'anatom. et de physiol.)

(3) « On a dit que l'épiderme était composé d'écailles » imbriquées, mais c'est une apparence trompeuse, il » consiste en une membrane plane et continue. » Béclard, Anatomie générale, 1823, pag. 281.

(4) Chevallier : *Lectures on the general structure of the human body,* London, 1823.

(5) Raspail : *Mémoire sur la structure des tissus animaux.* (Rép. d'anat. et de physiol., Breschet, t. IV, pag. 160.)

l'épithélium de l'urèthre ou du pudendum, j'ai donné un conseil que l'on a eu tort de blâmer.

Suivant M. Donné, la membrane muqueuse de l'urèthre chez l'homme et chez la femme est pourvue d'un système vibratile; n'ayant pas fait moi-même des recherches à cet égard, je me borne à rappeler à l'auteur qu'un des plus savans physiologistes de l'Allemagne, M. Müller, s'exprime ainsi dans sa physiologie : « Chez les vertébrés, le mou- » vement vibratile manque complètement dans les » voies urinaires (1). » Pour moi, l'opinion d'un tel observateur balance au moins celle de M. Donné.

Les petits filamens blancs que quelques malades, ceux surtout qui ont eu des blennorrhagies, rendent dans la première portion d'une émission d'urine, ne sont autre chose que du mucus uréthral, et sont propres, suivant M. Donné, aux *muqueuses vibratiles*. Puis il ajoute que « ces particules sont réunies entre elles par une matière visqueuse transparente, et mêlée seulement de quelques *squames* très rares (Il y a donc des squames dans l'urèthre). Jusqu'à ce que M. Donné ait prouvé le contraire, je regarderai avec tous les pathologistes ces petits filamens qui ont de une à deux lignes de longueur comme du mucus concret, qui le plus souvent provient des lacunes de l'urèthre.

2° et 3° *Mucus et pus*. — Dans ce paragraphe, M. Donné reproduit de nouveau l'erreur qu'il a commise en disant que les squames que l'on observe quelquefois dans l'urine ne peuvent être fournies que par la vessie. J'ai établi d'une manière formelle que l'urine pouvait s'en charger en traversant l'urèthre chez l'homme et le pudendum chez la femme, et je puis ajouter que l'on observe quelquefois de semblables lamelles dans l'urine retirée des calices où des bassinets.

M. Donné, en indiquant le mucus de la vessie comme étant toujours squameux, a commis une erreur plus grave ; en effet, que la quantité du mucus de la vessie soit augmentée par une légère irritation sécrétoire de cet organe, on distinguera toujours un grand nombre de globules dans le mucus de la vessie : c'est un fait que nous avons souvent constaté dans la convalescence de la cystite, et lorsqu'il ne restait plus aucun autre signe de l'existence de cette maladie.

J'ai dit que nous avions observé chez l'homme sain du mucus urinaire qui ne contenait ni globules ni squames; M. Donné conteste ce fait qui n'en reste pas moins exact : d'un autre côté, par une contradiction évidente, il reconnaît que « le mucus » utérin chez les jeunes filles, lorsque le col est par- » faitement sain, forme un flocon limpide et trans- » parent, filant entre les doigts, semblable à l'al- » bumine de l'œuf, et dans lequel on ne rencontre » aucune trace de *particules organisées et so- » lides*. Cette matière se trouve dans tous les mu- » cus dont elle forme peut-être la base; et c'est elle

» qui lie entre eux les globules et les squames qui » ne sont *peut-être* là qu'*accidentellement*. » Le peut-être de M. Donné indique incontestablement qu'il ne sait pas si les globules et les squames sont des élémens accidentels ou constans du mucus de l'urine ; que devient alors son objection ?

J'ai dit aussi que le seul moyen à l'aide duquel on pouvait espérer distinguer aujourd'hui le pus du mucus dans un dépôt urinaire, consistait dans la réaction de l'acide nitrique et de la chaleur sur le pus, qui en coagulent l'albumine, et dans celle de l'éther qui en enlève une quantité notable de matière grasse. Ce que j'ai dit alors, je persiste à le croire exact ; jamais le mucus de l'urine ne donne par l'acide nitrique un coagulum aussi considérable que le pus, jamais ce mucus traité par l'éther ne donne des traces aussi évidentes de matières grasses.

J'ajoute que les caractères du pus indiqués par M. Donné dans un autre travail sont sans contredit moins bons que les miens. Il s'exprime ainsi en parlant des globules de pus : « Traités par l'ammoniaque concentrée, les globules de pus ne se dissolvent pas, et on les retrouve intacts sous le microscope ; ce caractère est essentiel, et c'est sur lui que je fonde en partie l'analyse des liquides purulens (1). » Or, le fait est que l'ammoniaque concentrée fait disparaître complètement les globules de pus, ainsi que chacun peut s'en convaincre, et sans avoir une grande habitude des observations microscopiques.

Aussi ai-je dit dans mon premier mémoire en parlant de l'urine purulente : « Lorsque l'urine » abandonnée à elle-même, à l'air libre, est de- » venue spontanément alcaline, et que le pus est » déjà visqueux et filant, on peut encore recon- » naître des globules le premier jour de ce chan- » gement, mais ils sont moins nombreux ; ils de- » viennent plus difficiles à distinguer et ordinaire- » ment il n'en reste plus de bien caractérisés dès » le milieu du second jour de l'alcalinité. Au reste, » la disparition des globules étant en raison directe » du développement de l'ammoniaque, on com- » prend que ce phénomène doit se produire plus » ou moins rapidement, suivant une foule de cir- » constances qui favorisent la putréfaction de l'u- » rine... »

Ces faits paraissent avoir frappé M. Donné ; car, si en 1836 il croyait que l'ammoniaque concentrée n'attaquait pas les globules du pus, en 1838, et, postérieurement à la publication de mon mémoire, il dit que l'ammoniaque ne les fait pas à beaucoup près disparaître aussi rapidement que les globules sanguins.

4° *Sang (cruor, albumine, fibrine)*. Dans sa communication du 25 novembre, M. Donné a dit que «le sang se reconnaît dans les dépôts de l'urine à ses globules. » Il eût été plus exact de dire que le sang se reconnaît à un caillot fibrineux, à des globules sanguins et à de l'albumine, ses trois élémens organiques. Certaines urines peuvent en effet contenir de l'albumine avec ou sans globules du sang, et ces cas doivent être distingués de ceux dans lesquels l'urine est mélangée avec le sang en nature, et contient alors de la fibrine. Au début de la néphrite albumineuse (maladie de Bright) on trouve toujours dans l'urine un des élémens du sang, l'albumine, et quelquefois un des deux, l'albumine et le cruor; dans l'hématurie, les trois élémens organiques du sang sont mélangés avec l'urine.

Nous croyons donc avoir envisagé la question d'une manière plus rigoureuse, en étudiant séparément ces trois principes.

5° *Sperme et humeur prostatique.* De même que, suivant M. Donné, le sang se reconnaît à ses globules, de même le sperme se reconnaît à ses animalcules. Mais il eût fallu ajouter que le sperme ne contenant pas toujours d'animalcules, il devenait indispensable de rechercher d'autres caractères pour les cas où les zoospermes pourraient bien ne pas exister, et ne pas donner le signe tiré de leur présence, d'une manière tout à fait absolue.

Il ne paraît pas lui être non plus venu à l'idée qu'il pût y avoir du liquide prostatique dans l'urine, et qu'on dût chercher à le reconnaître par des caractères microscopiques; au moins n'en a-t-il pas fait mention dans la communication du 25 novembre.

6° *Ferment.* « Je ne dirai qu'un mot des globules » de ferment trouvés dans l'urine d'un diabétique, » pour ne pas laisser oublier que c'est à M. Cagnard » Latour que l'on doit la connaissance de ces » particules organisées dont le rôle paraît si im- » portant dans l'acte de la fermentation. » (Donné.)

Assurément il ne nous viendra point à la pensée de diminuer en quoi que ce soit l'importance du beau travail de M. Cagnard Latour. Toutefois, l'assertion de M. Donné demande une explication. Veut-il dire que M. Cagnard Latour a observé le ferment dans le sédiment de quelques urines? Or, il n'en est fait nulle mention dans la communication de M. C. L.[1], dont je reproduis ici textuellement le sommaire (1). Si ce n'est point là la pensée de

M. Donné, suppose-t-il que les globules de ferment n'avaient point été indiqués avant M. Cagnard Latour; c'est une autre erreur : Leeuwenoek (13) les a incontestablement observés (1680), quoiqu'il les ait décrits confusément.

Que signifie donc l'observation de M. Donné?

M. Quevenne, s'étant livré, à propos du malade dont nous avons donné l'histoire, à des recherches suivies sur le ferment qui se produit dans l'urine diabétique, a pensé qu'il était convenable de les consigner ici.

Examen du ferment de l'urine diabétique, par M. QUEVENNE.

Le ferment, tel que je l'ai vu pour la première fois dans les urines diabétiques, se déposait sous forme d'une crème blanche. Ce corps comme on le pense bien, ne préexistait pas à l'état de ferment dans l'urine; mais nous étions au mois d'août, la température était de 24 à 25° centigr. Le malade rendait tous les jours son urine dans une terrine dont le fond était dépoli et restait alors imprégné d'une quantité plus ou moins grande des dépôts des jours précédens. Cette dernière circonstance s'accordait avec la remarque qui avait été faite que cette urine ne formait pas de pareils dépôts dans les premiers jours, et aussi avec l'odeur légèrement alcoolique qu'on lui reconnaissait. Le soupçon que j'avais déjà eu que ce dépôt n'était que du ferment se changea bientôt en certitude par l'expérience suivante : Je reçus la moitié de l'urine d'une journée dans le vase ordinaire ci-dessus indiqué, et l'autre moitié dans un vase de faïence très propre : la première me donna le lendemain un dépôt très abondant, tandis que la deuxième était restée complètement limpide. Ayant lavé un peu de ce dépôt, je le mis en contact avec de l'eau dans laquelle il ne donnait pas le signe de la moindre altération, puis avec de l'eau sucrée, dans laquelle on vit au bout de cinq minutes se dégager des bulles de gaz abondantes, et plus tard s'exhaler une odeur alcoolique. Mon opinion fut dès lors parfaitement établie sur la nature de ce dépôt, c'était du ferment. Je le dis en présence de toutes les personnes qui se trouvaient en ce moment dans la salle St-Michel, au nombre desquelles se trouvait M. Donné.

» 3° Ils semblent n'agir sur une dissolution de sucre » qu'autant qu'ils sont à l'état de vie; d'où l'on peut con- » clure que c'est très probablement par quelque effet de » leur végétation qu'ils dégagent de l'acide carbonique » de cette dissolution et la convertissent en une liqueur » spiritueuse.

« Je ferai remarquer en outre, ajoute M. Cagnard La- » tour, que la levure, considérée comme une matière or- » ganisée, mérite peut-être l'attention des physiologistes- » en ce sens : 1° qu'elle peut naître et se développer, dans » certaines circonstances, avec une grande promptitude, » même au sein de l'acide carbonique, comme dans la » cuve des brasseurs; 2° que leur mode de régénération » présente des particularités d'un genre qui n'avait point » été observé, à l'égard d'autres productions microsco- » piques composées de globules isolés; et qu'elle ne périt » pas par un refroidissement considérable, non plus que » par la privation d'eau. (Comptes-rendus de l'Acad. des » Sciences, in-4°, 1837, pag. 905.)

(1) « Sæpissime examinavi fermentum cerevisiæ, semper- » que hoc ex globulis per materiam pellucidam fluctuanti- » bus, quam cerevisiam esse censui, constare observavi. » Leeuwenock, *De fermento cerevisiæ.* Arcana naturæ detecta, edit. novissima, Lugd. Batav., 1722.)

---

(1) « M. Cagnard Latour annonce que, dans les recher- « ches qu'il a entreprises sur la *fermentation vineuse*, il a « cru devoir s'écarter du mode d'investigation suivi par « les chimistes qui s'étaient déjà occupés de la fermen- « tation vineuse, et qu'il s'est surtout appliqué à étudier, « à l'aide du microscope, les phénomènes dont dépend » cette fermentation.

» Après avoir exposé dans son mémoire les diverses » observations qu'il a faites par ces moyens, il résume » dans les termes suivans les résultats de ses recherches.

» 1° *La levure de bière* est un amas de petits corps glo- » buleux, susceptibles de se reproduire, conséquemment » organisés, et non une substance inerte ou purement » chimique, comme on le supposait.

» 2° Ces corps paraissent appartenir au règne végétal et » se régénérer de deux manières différentes.

Propriétés. Le ferment des urines diabétiques, après avoir été lavé suffisamment pour être débarrassé de l'urine interposée, se présente, comme nous venons de le voir, sous forme d'un magma d'un blanc légèrement gris, ayant de la ressemblance avec le fromage frais. Délayé dans l'eau, il ne lui cède rien d'appréciable quand il a été d'abord bien lavé, et forme un liquide émulsif. —Séché, il devient dur et corné, et prend une couleur brune-rougeâtre. Le contact de l'eau lui rend en peu d'instants son aspect primitif, soit à l'œil nu, soit au microscope. —Il a une odeur aigre particulière, semblable à celle de la levure de bière, une saveur fade. — Mis en contact avec un papier réactif bleu, il rougit; propriété qu'il doit à des acides que nous ferons connaître plus loin, et qu'il retient avec beaucoup d'opiniâtreté, mais que l'on pourrait, je pense, lui enlever par des lavages suffisamment prolongés. —Sa densité est plus grande que celle de l'eau. —En l'examinant au microscope, on voit qu'il est uniquement composé de globules arrondis ou ovoïdes, généralement bien isolés les uns des autres, quelquefois cependant réunis en petites masses ou en chaînons. Parmi les globules isolés on en voit un certain nombre qui portent, sur un de leurs côtés, un, et quelquefois deux globules plus petits. Ceux-ci ne se trouvent pas là simplement juxtaposés; ils sont adhérens au gros globule; car quand on établit un courant dans le liquide, ces globules doubles roulent ensemble sans jamais se séparer. —Les globules de ferment apparaissent comme circonscrits par un cercle noir mince, et laissent voir quelquefois sur leur centre, qui est diaphane, un ou même plusieurs petits cercles pâles, souvent difficiles à distinguer.

On voit en outre parmi ces globules quelques petits corps, je dirais presque des points, noirs, si petits qu'on ne peut bien les apercevoir qu'en établissant un courant dans le liquide. —Le diamètre des globules de ferment varie depuis $\frac{1}{400}$ jusqu'à $\frac{1}{150}$ de millim.

La propriété la plus remarquable de ce corps est sans contredit celle qu'il possède de produire la fermentation alcoolique quand on le met en contact avec l'eau sucrée: Sept à huit minutes suffisent souvent pour que le phénomène commence à se manifester quand la température est d'environ 20°. Le ferment diabétique cède à l'alcool particulièrement des matières extractives et de l'huile. En le traitant par ce véhicule, on obtient un extrait brun-jaunâtre, ayant une odeur qui rappelle celle des tablettes de bouillon. L'éther enlève à cet extrait une petite quantité d'huile jaune d'une odeur aromatique agréable, qui forme 2 p. % du poids du ferment pesé à l'état de bouillie.

Cette huile est lavée avec un peu d'eau, dont on se sert ensuite pour en dissoudre l'extrait alcoolique. On obtient une dissolution trouble que l'on précipite par l'acétate de plomb. —Le précipité, calciné dans un creuset de platine, laisse un faible résidu jaunâtre qui, chauffé au chalumeau sur un charbon, donne deux très petits globules arrondis, blanchâtres, que j'ai regardés comme formés de phosphate de plomb, le phosphate de plomb obtenu par double décomposition de l'acétate triplombique, donnant un résultat tout à fait semblable (1).

A la solution d'extrait précipité par l'acétate de plomb, on ajoute de l'hydrogène sulfuré pour le débarrasser de l'excès de plomb; on fait bouillir et l'on filtre. Cette liqueur limpide et presque incolore est mise à bouillir pendant un quart d'heure avec un lait d'hydrate d'oxide de zinc; on filtre et on abandonne à l'évaporation à l'étuve. Il commence à se déposer, au bout de quelques jours, des cristaux très fins qui, vus au microscope, sont reconnus pour des prismes ayant de 2 à 3 centièmes de

milimètre de long sur 1 à 2 centièmes de large, et dont la forme se rapporte à celle du lactate de zinc. Nous en avons conclu que l'acide, combiné dans de telles circonstances avec l'oxide de zinc, ne pouvait être que de l'acide lactique. Ces cristaux répandent en brûlant l'odeur aigre particulière à cet acide.

Traité par l'acide nitrique, le ferment disparaît à l'aide d'une légère chaleur, et forme une solution jaune. Celle-ci, évaporée et renversée sur de l'ammoniaque chaude, n'indique pas la moindre trace d'acide urique.

L'acide sulfurique concentré le dissout très lentement à froid, en prenant une couleur cerise. —Mis en contact avec l'acide chlorhydrique, à une température de 20°, il prend d'abord une teinte jaune sale, puis se colore peu à peu en violet rougeâtre. —Au bout de douze heures, la masse est dissoute et forme une solution de même couleur, un peu louche. Cette couleur, dont la teinte persiste pendant plusieurs jours, s'affaiblit en devenant terne.

Après un séjour de 24 heures dans l'acide acétique, il ne s'est pas gonflé comme le fait en pareille circonstance le caséum. A l'aide de la chaleur, on est seulement parvenu à le diviser dans le liquide, mais non à le dissoudre sensiblement. Cependant l'acide filtré laisse précipiter des flocons blancs par la potasse caustique, et un excès d'alcali ne redissout qu'imparfaitement le précipité.

0,50 de ferment sec, traités à l'aide de l'ébullition par une solution étendue de potasse caustique, ont formé une solution incomplète dans laquelle se voient des flocons gris. —Au microscope, les globules de la partie non dissoute sont très pâles, amoncelés confusément à cercle terminal peu prononcé, sans cercle secondaire central. — Le résidu séparé par filtration, bien lavé et séché, pèse 0,12.

La liqueur d'où on a séparé ce dépôt est additionnée d'acide sulfurique étendu de manière à la rendre légèrement acide. Il se forme un précipité ténu, léger, peu abondant, qui pèse 0,101 après dessiccation. Examiné au microscope, il est en fragmens jaunâtres nullement globuleux. On redissout ce précipité dans la potasse caustique, et l'on fait réagir au microscope, sur une goutte de cette solution, un peu d'acide nitrique étendu de huit parties d'eau. Il apparaît de nouveaux nuages pelliculeux jaunâtres sans aucune trace de cristallisation, nouvelle preuve qu'il n'y avait pas d'acide urique.

0,50 de ferment sont mis à macérer pendant deux heures dans un tube fermé, avec 16 grammes d'ammoniaque concentrée. Puis on fait bouillir pendant quelques instans et on jette sur un filtre. Les globules de ferment n'ont été que faiblement attaqués pendant cette opération. —Leur forme paraît moins nette et le cercle qui les circonscrit un peu plus pâle. Séchés, ils pèsent 0,41. Ils n'ont donc perdu que 0,07 dans cette opération.

0,50 du même ferment, placés dans un creuset de platine, brûlent avec une flamme jaunâtre, pâle, peu vive, et donnent pour résidu un charbon dur, à peu près de même volume que la masse primitive, pesant 0,10. Ce charbon maintenu au rouge pendant un quart d'heure, ne s'est pas incinéré. Pulvérisé et traité par l'eau, il ne lui cède presque rien. — Cette eau de lavage est neutre, mais par concentration elle rougit le tournesol, et les réactifs n'y indiquent rien autre chose que des traces d'acide carbonique et phosphorique, et de la chaux. L'acidité du liquide concentré ne pouvant tenir à la présence de l'acide carbonique, il faut donc admettre qu'elle était due à un léger excès d'acide phosphorique. J'ai du reste constaté dans une autre circonstance que l'acide phosphorique libre accompagne le ferment de bière dans sa précipitation.

Le charbon ainsi épuisé par l'eau est traité par l'acide chlorhydrique étendu d'un peu d'eau; cet acide produit une faible effervescence. L'ammoniaque versée dans cette solution acide y détermine la formation d'un précipité

---

(1) Nous verrons en effet à l'article incinération qu'il existait dans ce dépôt des phosphates et même un peu d'acide phosphorique libre.

floconneux, qui ne pouvait être dans cette circonstance que du phosphate de chaux.

Le résidu de charbon ainsi épuisé par l'eau et par l'acide chlorhydrique pèse maintenant   0,04

Ainsi le dépôt de ferment trouvé dans l'urine diabétique, et débarrassé par le lavage des sels solubles de l'urine est composé de :

1° Huile fixe jaune aromatique, dans la proportion de ferment à l'état de magma   0,020

Ferment sec, environ   0,007

2° Matière extractive, ayant l'odeur de l'osmazôme soluble dans l'eau et l'alcool.

3° Acide lactique et traces d'acide phosphorique.

4° Sels terreux consistant en phosphate de chaux, carbonate de chaux, y existant sans doute primitivement à un autre état de combinaison, formant ensemble un poids qui, comparé au ferment, est de   0,120

Les principales propriétés du ferment connues, il se présente deux questions bien intéressantes à résoudre : Quelle est la nature intime de ces petits globules? Sont-ce des corps organisés, susceptibles de se reproduire, comme M. Cagnard Latour en émet l'opinion dans son mémoire sur le ferment de la bière? N'y a-t-il qu'une seule espèce de ferment, ou bien varie-t-il suivant son origine?

La première question est sans doute la plus difficile à résoudre, et je me réserve de présenter plus tard dans un autre mémoire quelques considérations à ce sujet.

Quant à la seconde, mes recherches m'ont appris que ni le microscope ni les réactifs chimiques ne démontrent, entre le ferment des urines et celui de bière, de différence assez sensible pour en faire deux espèces. J'ai vu, il est vrai, le ferment des urines présenter ordinairement une couleur moins blanche, une consistance plus tenace, et une plus grande irrégularité dans le diamètre des globules que celui de bière: mais il est possible que cette différence légère ne tienne qu'aux circonstances moins propres à la fermentation dans lesquelles s'était trouvé le liquide qui lui avait donné naissance (1).

En résumé :

1° Le ferment trouvé dans l'urine diabétique est un corps qui se présente toujours à l'état de globules assez uniformes.

2° Ces globules offrent une réaction acide qu'ils doivent à des acides qui leur sont étrangers, et au nombre desquels se trouvent l'acide lactique et l'acide phosphorique.

3° Ces globules offrent une grande force de résistance aux agens de décomposition les plus puissans, tels que les acides minéraux concentrés, les alcalis, etc., et il est nécessaire d'employer la chaleur pour déterminer l'action de ces derniers.

4° Le ferment de bière et celui de l'urine paraissent être identiques, ou du moins, s'ils présentent des différences, celles-ci doivent être peu tranchées, puisque les agens chimiques ne les ont pas signalées, et que les globules qui les constituent ont la même apparence.

7° *Lait et matières grasses.* J'ai dit, en parlant de l'urine rendue artificiellement laiteuse par une malade placée dans le service de M. Rayer, qu'à la partie inférieure du vase on voyait une couche d'un blanc laiteux, et à cette occasion M. Donné s'écrie : « Comment l'auteur ne s'est-il pas rappelé » que la partie grasse du lait ne peut pas tomber au » fond du vase, et que, par sa pesanteur spécifique

<hr>

» plus légère que l'urine, elle se réunit nécessaire- » ment à la surface ? Quand on mélange du lait » avec l'urine, par le repos il se forme une couche » blanche à la surface, la colonne du liquide reste » trouble dans toute son étendue, excepté à la partie » inférieure où elle s'éclaircit sensiblement.» Je sais, comme M. Donné, que lorsqu'on abandonne du lait à lui-même la crème vient à la surface ; mais, lorsque l'on mélange du lait avec l'urine, les choses ne se passent pas tout à fait de la même manière, et toute la matière grasse ne se réunit pas nécessairement, comme il l'assure, à la surface. Nous avons fait un grand nombre de mélanges de lait et d'urine dans des proportions différentes, et j'affirme que, dans les urines qui, comme celles de la femme dont j'ai rapporté l'histoire, donnent un dépôt abondant par le refroidissement, on trouve une grande quantité de globules laiteux dans le sédiment, qui, lorsque les globules laiteux sont en proportion considérable, a un aspect blanchâtre. Si j'osais donner un conseil à M. Donné, je l'engagerais donc à indiquer dans la table des sédimens qu'il a annoncée, les globules graisseux, et en particulier ceux du lait mis artificiellement, comme pouvant faire partie des sédimens. Les matières grasses qui existent naturellement dans l'urine ou s'y trouvent accidentellement peuvent aussi faire partie des sédimens de l'urine. On conçoit en effet, que la matière grasse puisse être entraînée par les matières salines qui précipitent au fond du vase par le refroidissement; c'est d'ailleurs un fait que tout le monde peut vérifier.

Au reste, l'aspect des urines rendues artificiellement laiteuses varie, on le comprend, suivant la proportion de lait ajoutée à l'urine. Toutes les malades ne sont pas également habiles dans ce genre de supercherie, qui sera toujours facile à reconnaître aux caractères que j'ai indiqués. Depuis la publication de mon mémoire, une vieille femme entrée à l'hôpital de la Charité pour y prendre du repos, et voulant y prolonger son séjour, voyant que M. Rayer examinait avec soin l'urine d'une de ses voisines atteinte d'une tumeur rénale, crut qu'il n'y avait qu'à ajouter du lait à son urine pour rendre son cas curieux et gagner du temps. Mais elle en mit une si grande quantité que le mélange ressemblait à du lait coupé, et que, pour reconnaître la fraude, il ne fut pas même nécessaire de recourir au microscope.

8° *Phosphates ammoniaco - magnésiens.* D'après M. Berzelius il existe deux phosphates ammoniaco-magnésiens (*Traité de chimie*, t. IV, p. 96-97): *un neutre* obtenu en mélangeant des dissolutions chaudes de sulfate de magnésie et de phosphate ammonique, et un *bi-basique* préparé en décomposant du sous-phosphate ammonique, ou un mélange d'ammoniaque et de phosphate de soude, par du sulfate de magnésie. Le premier de ces sels se dépose sous la forme d'une poudre ai-

<hr>

(1) Les variations de température étant, on ne peut plus contraires à la marche régulière de la fermentation, on conçoit combien il était difficile pendant ces derniers mois d'entretenir même à l'étuve une température peu variable.

guillée, dans laquelle l'acide est partagé également entre les deux bases, et qui contient 0,25 d'eau de cristallisation, dont l'oxigène est quadruple de celui de la magnésie. En admettant cette composition, la formule atomistique de ce phosphate serait :

$$\text{Ph Mg} + \text{Ph Az}^4 \text{H}^{12} + \text{H}^{16} \text{O}^8$$

Et ce sel, en perdant son eau et son ammoniaque au feu, devrait se convertir en biphosphate de magnésie ($\text{Ph}^2 \text{Mg}^2$), dont l'acidité est très manifeste.

Quant au phosphate bibasique, il se précipite également sous forme d'une poudre cristalline qui contient 0,38 d'eau et une quantité d'acide telle, qu'elle formerait un phosphate neutre avec la magnésie ou l'ammoniaque, prises chacune séparément.

Sa formule est

$$\text{Ph Mg}^2 \text{Az}^4 \text{H}^{12} + \text{H}^{20} \text{O}^{10}$$

Ce sel en se décomposant au feu se convertit en phosphate de magnésie neutre qui n'exerce aucune action sur le tournesol.

M. Thénard (*Traité de chimie*, t. III, p. 184 et 190) admet aussi deux phosphates ammoniaco-magnésiens, un *neutre* formé par la précipitation réciproque du sulfate de magnésie et du phosphate d'ammoniaque neutre, et un sel *bi-basique* obtenu comme le dit M. Berzélius.

Voilà les deux autorités sur lesquelles nous nous sommes appuyé pour distinguer deux phosphates ammoniaco-magnésiens *précipités*, et pour nommer *neutre* celui qui est obtenu par la précipitation réciproque de deux sels neutres, et *bi-basique* celui qui est préparé avec un excès de base ajouté au phosphate d'ammoniaque ; et quand ensuite nous avons produit, exactement et avec leurs formes caractéristiques, les mêmes sels dans l'urine, le premier en neutralisant l'acide libre de l'urine avec de l'ammoniaque, et le second en y versant un excès de cet alcali, il nous a bien été permis d'en conclure que le premier précipité était encore le phosphate *neutre* de M. Berzélius, et le second son phosphate *bi-basique*. Encore avons-nous eu le soin d'ajouter et de répéter que l'analyse quantitative pouvait seule décider l'identité d'une manière irrécusable. Nous ne voyons rien là qui soit contraire aux principes de la logique et de la chimie.

Suivant M. Donné, « on connaît deux phosphates ammoniaco-magnésiens : le phosphate neutre et le phosphate avec excès de base. » Évidemment il s'agit ici des deux phosphates admis par les chimistes sur l'autorité de M. Berzélius et de M. Thénard, et dont nous venons de parler. « Le premier est très soluble, » continue M. Donné : cette proposition, appliquée au sel neutre de M. Berzélius, (nous le répétons, le seul connu des chimistes), est une grave erreur, car un sel qui se précipite par le mélange de deux dissolutions salines, même peu concen-

trées, ne peut pas être très soluble ; il l'est au contraire fort peu.

« Le sel bibasique (c'est encore M. Donné qui parle) est au contraire un sel très peu soluble, cristallisant, soit en aiguilles, ou plutôt en petites feuilles de fougère étoilées, soit en beaux prismes droits rhomboïdaux. » Le sel bibasique de M. Berzélius ne cristallise jamais en beaux prismes droits rhomboïdaux ; sa forme est celle d'aiguilles groupées sous des angles de 60 degrés, et souvent disposées sur deux rangs parallèles le long d'autres aiguilles plus grandes, de manière à figurer, comme l'a dit M. Quévenne, les nervures d'une feuille pinnée ou bipinnée.

C'est le sel neutre de M. Berzélius qui cristallise en formes dérivées d'un prisme droit rectangulaire (et non rhomboïdal, comme le dit M. Donné). Jamais nous n'avons vu les deux sels prendre la forme l'un de l'autre, et cette circonstance seule montre qu'ils ne sont pas identiques, comme le suppose M. Donné, sans en donner d'autre preuve qu'une expérience fautive sur laquelle nous reviendrons.

« Ce sel, comme on le conçoit, ajoute M. Donné, » ne peut rester dans une liqueur acide, parce que, » dès qu'il y a un léger excès d'acide, il passe à » l'état de sel neutre. »

La première partie de cette proposition n'est vraie que pour le phosphate *bibasique* ; mais le phosphate *neutre* de M. Berzélius, qui, il faut le dire à présent, est aussi un sel basique, mais un sel différent du premier, peut exister, et se forme même dans une liqueur un peu acide.

Ainsi, prenez du sulfate de magnésie et du phosphate d'ammoniaque atomiquement neutre ($\text{Ph Az}^4 \text{H}^{12}$), ce dernier sel n'altérant dans aucun sens la teinture du tournesol, mais dégageant à l'air une légère odeur d'ammoniaque ; mélangez les dissolutions à chaud ou à froid, concentrées ou étendues, vous obtiendrez toujours le même sel, cristallisant en formes qui paraissent dérivées d'un prisme droit rectangulaire, mais qui sont le plus ordinairement des pyramides à base rectangulaire, dont le sommet est par conséquent une arête très souvent remplacée par une facette parallèle à la base. Sa précipitation opérée, vous trouvez que la liqueur a perdu toute odeur ammoniacale, et *qu'elle rougit le tournesol*, preuve que le sel est devenu *basique*. C'est faute d'avoir fait cette observation que M. Berzélius a pensé que le sel précipité était neutre, et qu'il lui en a donné la qualification. Quant à nous, nous n'avons commis aucune erreur en disant que le sel obtenu dans des circonstances pareilles était le sel neutre de M. Berzélius ; c'est M. Donné qui en fait une en confondant ce sel avec le bibasique ; et qui en commet une seconde en supposant un autre sel neutre très soluble, qui n'existe pas, puisqu'en mélant les solutions neutres qui pourraient le former, il se produit une liqueur acide et un précipité basique.

« Il résulte de là, continue M. Donné, que le phosphate ammoniaco-magnésien bibasique est le seul que l'on trouve dans les urines alcalines, et que c'est lui qui se présente sous la forme de beaux cristaux dérivant du prisme droit rhomboïdal. »

C'est probablement *rectangulaire* que veut dire M. Donné; puis toujours la même confusion du véritable phosphate bibasique cristallisant en aiguilles pinnées ou bipinnées, et se formant seulement dans les urines très ammoniacales avec le phosphate prismatique rectangulaire, ou phosphate neutre de M. Berzélius qui peut se former dans une urine acidule, neutre ou faiblement alcaline (1).

« Quant au phosphate ammoniaco-magnésien » neutre, il n'existe que dans les urines acides, et » comme il est très soluble, on ne le rencontre pas » cristallisé à moins qu'on ne fasse évaporer l'u- » rine (Donné). »

Nous venons de voir qu'il n'existe pas de phosphate ammoniaco-magnésien véritablement neutre, et nous pensons en conséquence qu'il serait fort difficile de nous en montrer dans le produit de l'urine évaporée. Les cristaux que M. Donné prend dans ce cas pour du phosphate neutre peuvent être du phosphate bibasique, ou de l'urée, ou plus probablement encore de l'hydrochlorate d'ammoniaque. Mais quelle certitude peut-on acquérir à cet égard à l'aide du microscope même, en y joignant la solubilité des cristaux dans un acide faible, propriété qui appartient à ces trois corps, et même à beaucoup d'autres ? C'est bien là le cas de se convaincre que l'examen chimique porté sur la platine du microscope n'est pas toujours suffisant, et que les secours du laboratoire doivent être aussi quelque fois invoqués.

Il est inutile de suivre aussi littéralement le reste de l'article de M. Donné; il confond toujours les deux sels de M. Berzélius, et il admet un autre phosphate neutre très soluble, qui n'existe pas; nous persistons à croire que les deux premiers sont différens et à nier le troisième.

La manière dont conclut M. Donné est trop importante pour n'être pas citée textuellement, afin que la réponse s'y adapte mieux.

« Toute cette théorie de l'auteur est fondée sur la » comparaison de la forme des cristaux que l'on » trouve dans les urines alcalines, avec celle des » cristaux obtenus par M. Quevenne dans la prépa- » ration directe du phosphate ammoniaco-basique. » Ce chimiste n'ayant réussi à produire en suivant » le mode de préparation indiqué par Berzélius, » c'est-à-dire en mélant une solution de sulfate » neutre de magnésie à une solution, alcalinisée par » l'ammoniaque, de phosphate de cette base, que

» des prismes ou aiguilles linéaires lancéolées, imi- » tant quelquefois des feuilles bipinnées, etc., ces » cristaux ne lui paraissant pas avoir aucune res- » semblance avec les beaux prismes des urines al- » calines; il en a conclu que ces deux sels ne pou- » vaient être le même, et que l'un étant (celui de » la préparation directe) sûrement le phosphate » basique, l'autre (celui des urines) devait être le » phosphate neutre. Et il n'est venu ni à la pensée » du micrographe ni du chimiste que la différence » de cristallisation pouvait bien ne tenir tout sim- » plement qu'à la différence des circonstances de » la cristallisation et non à celle de la natures des » substances. Et pourtant, il était facile de s'assu- » rer du fait; l'expérience consistait tout simple- » ment à élever modérément la température du li- » quide, contenant le sel basique obtenu directe- » ment, ou par le mélange de l'ammoniaque avec » l'urine, de manière à en dissoudre une certaine » quantité, puis à laisser refroidir. On aurait trouvé » alors à la place des aiguilles lancéolées de beaux » cristaux prismatiques, aussi gros et aussi régu- » liers que ceux des urines alcalines. Il s'agissait » de permettre au sel de cristalliser lentement par » le refroidissement de la liqueur, au lieu de le pré- » cipiter brusquement, soit par l'ammoniaque dans » l'urine, soit par la préparation immédiate; il fal- » lait enfin imiter ce qui se passe naturellement » dans les urines alcalines au moment de l'émis- » sion, qui passent lentement de la température du » corps à celle de l'atmosphère, ou dans les urines » devenant ammoniacales par leur séjour au con- » tact de l'air. C'était là tout le secret, et l'on voit » qu'il n'était pas nécessaire de renverser pour cela » les lois de la chimie. »

Cette conclusion à tout égard est une des plus curieuses de M. Donné; laissant la forme pour nous occuper du fond, nous ferons remarquer d'abord que, si M. Quevenne a pensé qu'on pouvait produire par voie de précipitation, deux phosphates distincts, ce n'est pas seulement parce qu'il avait produit artificiellement un phosphate sous forme d'aiguilles pinnées, différent du phosphate prismatique des urines; c'est parce qu'il a préparé artificiellement, avec des sels neutres, un phosphate prismatique semblable à celui des urines (phosphate neutre de M. Berzélius), et avec des sels basiques un phosphate en aiguilles pinnées pareil à celui des urines fortement alcalisées.

Ensuite, pourquoi M. Donné veut-il bien supposer que nous ignorions la nécessité du temps et du repos pour obtenir des sels régulièrement cristallisés, et les perturbations que l'agitation des liqueurs ou une précipitation instantanée apporte aux formes et au volume des cristaux ? Si M. Quevenne a dit, et si nous soutenons encore l'opinion que les deux sels sont différens, c'est que nous les avons observés dans toutes les circonstances de précipitation brusque ou de cristallisation régulière, et que nous les connaissons chacun sous leurs deux

(1) Il est bien certain que le sel que l'on observe plus souvent dans les urines neutres ou alcalines peut exister dans les urines acides; nous l'avons plusieurs fois constaté, et lorsque M. Donné se sera livré à des recherches plus étendues, il pourra en acquérir la conviction par lui-même.

formes de précipité instantané et de cristaux définis. Mais avant d'exposer le résultat de nos expériences sur ces deux sels, il est utile de dire un mot des phosphates d'ammoniaque qui servent à les former. Nous reconnaissons quatre phosphates d'ammoniaque.

1° Un *phosphate neutre* obtenu en neutralisant par l'ammoniaque une solution d'acide phosphorique moyennement étendue. Le mélange qui s'était échauffé cristallise en refroidissant. Il paraît formé de

$$\text{Ph.} + 2\,(\text{Az}^2\,\text{H}^6) + 3\,\text{H}^2\,\text{O}.$$

Il réagit comme un alcali, perd de l'ammoniaque à l'air, et devient acidule; il est très soluble dans l'eau. On peut l'obtenir directement à l'état de dissolution en saturant de l'acide phosphorique étendu par de l'ammoniaque affaibli, jusqu'à ce que la liqueur cesse de rougir le tournesol, sans ramener au bleu le tournesol rougi. A ce point, la liqueur donne des phosphates neutres insolubles par double décomposition; cependant elle dégage de l'ammoniaque à l'air, et y devient acidule. Afin de ne pas risquer d'avoir un excès d'ammoniaque, la solution qui nous a servi rougissait encore un peu la teinture de tournesol.

2° *Phosphate d'ammoniaque acidule.* Ce sel se forme lorsqu'on évapore à l'air une solution de phosphate neutre jusqu'à la faire cristalliser. Beaucoup de chimistes l'ont confondu avec le bi-phosphate; mais M. Mitscherlich l'en a distingué en observant qu'il précipite le chlorure de barium (la liqueur surnageante reste acide). C'est ce sel qui constitue le plus ordinairement le phosphate d'ammoniaque cristallisé du commerce.

3° *Bi-phosphate d'ammoniaque.* On l'obtient en ajoutant au précédent assez d'acide phosphorique pour qu'il cesse de précipiter le chlorure de barium; on peut l'obtenir cristallisé par l'évaporation. Il est formé de

$$\text{Ph Az}^2\,\text{H}^6 + 3\text{H}^2\,\text{O}.$$

4° *Sous-phosphate d'ammoniaque.* On l'obtient en versant de l'ammoniaque en excès dans la solution du phosphate neutre, ou du phosphate acidule. Lorsque les liqueurs sont concentrées, le mélange se prend presque en masse, à cause du peu de solubilité du sous-phosphate formé. La liqueur qui nous a servi a été préparée en ajoutant assez d'eau au mélange précédent pour redissoudre le précipité. Cette liqueur exhale une forte odeur d'ammoniaque, et repasse, à l'air, à l'état de phosphate neutre, puis de phosphate acidule.

Maintenant voici les effets obtenus en mélangeant ces quatre sels dissous avec une solution de sulfate de magnésie.

1° Le biphosphate d'ammoniaque est tout à fait sans action sur le sulfate de magnésie. S'il se forme un sel double, il reste entièrement dissous dans l'acide phosphorique en excès; nous ne l'avons pas expérimenté davantage.

2° En mélangeant à froid deux solutions de phosphate acidule d'ammoniaque et de sulfate de magnésie, il se produit un trouble qui augmente peu à peu, et qui se convertit en un précipité sablonneux qui n'est pas très abondant. La liqueur paraît plus acide qu'auparavant au tournesol, bien que l'acide du phosphate employé se trouve étendu par la solution du sel magnésien.

Le précipité examiné au microscope présente :

A. Des pyramides rectangulaires dont le sommet est une arête parallèle à la base.

B. Des pyramides semblables dont l'arête culminante est remplacée par une facette.

C. Des cristaux A dont toutes les arêtes sont remplacées par des facettes.

D. Des prismes en apparence quadrangulaires terminés par des pyramides obliques à quatre faces rhombes inégales.

3° En faisant chauffer au bain-marie les deux solutions de phosphate acidule d'ammoniaque et de sulfate de magnésie, avant de les mélanger, on obtient une précipitation plus instantanée et plus prompte que lorsqu'on opère à froid, elle augmente peu par le refroidissement. Le précipité examiné au microscope présente :

E. Des lames trapézoïdales qui sont comme des faces de pyramides tronquées.

F. Des prismes quadrilatères presque carrés.

G. Des prismes en apparence hexaèdres, dont quelques uns sont croisés à angle droit.

H. Des prismes arrondis sur leur longueur et terminés par deux plans perpendiculaires à l'axe. Ils ressemblent exactement à un tonneau.

I. Des cristaux offrant une surface hexaèdre irrégulière formée par six cristaux triangulaires dont le sommet est au centre.

4° En versant une goutte de sulfate de magnésie dans un excès de phosphate neutre d'ammoniaque, on obtient une précipitation instantanée, dont les parties examinées au microscope offrent des cristaux de forme carrée, triangulaire ou trapézoïdale, mais terminés par des arêtes ondulées et offrant des surfaces bosselées ou plissées.

En opérant sur une plus grande masse de liqueurs, et sans proportion déterminées, on obtient bientôt des cristaux triangulaires sphéroïdaux, entiers ou échancrés en cœur (J); tantôt des rosaces irrégulières formées de quatre cristaux triangulaires réunis par le sommet (K).

Telles sont les formes non définies sous lesquelles se présente le phosphate ammoniaco-magnésien neutre de M. Berzelius. On voit qu'elles n'ont rien de commun avec celles du phosphate bibasique.

Pour obtenir des cristaux déterminés, il faut opérer de manière à ne précipiter le sel que très lentement, comme l'observe très bien M. Donné; seulement ce n'est pas de lui que nous l'avons appris. On y parvient de plusieurs manières.

5° La liqueur de l'expérience précédente décantée de dessus le premier précipité instantané qui s'y est formé produit ensuite des cristaux en pyramides dont la base est un rectangle très alongé (L). On pourrait, à l'apparence, prendre ces cristaux pour la projection perpendiculaire de prismes quadrangulaires terminés par deux facettes en biseau; mais, en les faisant tourner sous le microscope, on s'aperçoit qu'ils n'ont que trois faces parallèles à l'axe, et seulement à chaque bout une facette triangulaire inclinée vers une des arêtes longitudinales, comme les extrémités d'un toit.

6° En versant une petite quantité de phosphate neutre d'ammoniaque dans un excès de sulfate de magnésie, on obtient :

M. Des lames triangulaires paraissant équilatérales, entières ou inégalement tronquées sur les angles.

N. Très souvent un des angles est coupé par une troncature unique, ou principale, parallèle au côté opposé; de sorte que la forme dominante de la surface est un trapèze ou une face pyramide de tronquée.

L'épaisseur de ces cristaux est généralement fort petite. Tantôt la troncature supérieure forme couteau, ou se réduit à une arête; tantôt elle présente une étroite facette rectangulaire. La face opposée est la plus large. On voit que ces cristaux sont encore, en réalité, des pyramides rectangulaires, cunéiformes, ou tronquées, dont la base est très étroite et la hauteur presque égale à la longueur.

O. On voit des pyramides tronquées, à base presque carrée.

P. Des cristaux en apparence prismatiques droits rectangulaires, terminés par deux faces en biseau très inégal.

6. Des cristaux qui sont en apparence des prismes hexaèdres terminés par deux pyramides à six faces.

7° On obtient des cristaux très réguliers en étendant assez les solutions des deux sels, avant de les mêler, pour que la précipitation du phosphate double se fasse lentement. Ces cristaux sont presque exclusivement des pyramides à base rectangulaire presque carrée; le sommet de la pyramide est toujours terminée par une courte arête ou tronqué par une facette (R).

8° On fait chauffer les deux solutions de sulfate de magnésie et de phosphate neutre d'ammoniaque avant de les mélanger. Ce dernier exhalait une forte odeur d'ammoniaque, quoiqu'il rougît faiblement le tournesol. Après le mélange, précipitation abondante et instantanée qui augmente par le refroidissement. Les cristaux formés pendant le refroidissement sont plus volumineux que ceux déposés d'abord; mais la forme est exactement semblable.

La liqueur refroidie a perdu toute odeur ammoniacale, et rougit assez fortement le tournesol.

Les cristaux (S) sont des prismes triangulaires dont une arête est généralement remplacée par une facette; mais à la différence des cristaux formés à froid (L, M, N), les deux faces terminales, au lieu d'être inclinées vers la facette ou l'arrête culminante, le sont en sens contraire, de sorte que le faîte du toit ou de la pyramide est plus long que le rectangle qui lui sert de base. Ces singuliers cristaux vus perpendiculairement au microscope, suivant la ligne **A B**, simulent un prisme hexaèdre terminé par deux pyramides tronquées (S, T) de même que les cristaux N, vus perpendiculairement, simulent des octaèdres cunéiformes tronqués, à base rectangulaire. Je ne pense pas avoir trouvé un seul octaèdre rectangulaire, ou prisme rectangulaire, ou prisme véritablement hexaèdre.

Nous ne pensons pas que l'on puisse nous reprocher de ne pas avoir assez varié nos essais de cristallisation du phosphate ammoniaco-magnésien neutre de M. Berzelius, et dans aucun cas, nous n'avons pu approcher de la cristallisation du sel bi-basique.

Voici maintenant ce que nous avons observé pour celui-ci:

En mêlant ensemble des solutions concentrées ou médiocrement étendues de sous-phosphate d'ammoniaque et de sulfate de magnésie, on obtient une précipitation si instantanée et si abondante, que le précipité est tout à fait amorphe, et paraît au microscope sous formes de granules très petits et irréguliers, isolés ou groupés par masses.

Mais lorsque les dissolutions sont très étendues, on obtient des aiguilles qui se groupent sous des angles de 60 degrés, comme nous l'avons dit précédemment, de manière à figurer les nervures d'une feuille pinnée ou bipinnée.

Il nous est arrivé plusieurs fois, en ajoutant de l'ammoniaque aux liqueurs étendues provenant des précipitations opérées avec le phosphate acidule ou le phosphate neutre d'ammoniaque, d'obtenir une nouvelle précipitation aiguillée, comme celle produite directement par le sous-phosphate d'ammoniaque.

Nous avons voulu aussi nous assurer si la précipitation du sulfate de magnésie par l'ammoniaque, employée en excès, n'était pas la cause de la différence de forme du sel bi-basique, et du sel neutre de **M.** Berzelius. Nous avons donc précipité du sulfate de magnésie par l'ammoniaque, et ayant redissous le précipité au moyen de l'acide sulfurique, nous avons obtenu une solution de phosphate ammoniaco-magnésien sur lequel l'ammoniaque n'exerçait plus aucune action. Nous avons mêlé cette liqueur avec du sous-phosphate d'ammoniaque en solution très étendue, et nous avons obtenu une précipitation en *feuilles de palmier*, ne différant de celle précédemment

observée que par la courbure de l'axe ou de l'aiguille principale.

La précipitation opérée, il s'est trouvé que la liqueur contenait encore un peu de sous-phosphate d'ammoniaque; nous y avons ajouté le restant de notre sulfate ammoniaco-magnésien, et nous avons obtenu une précipitation très lente d'une nouvelle quantité de phosphate bi-basique, exactement figuré comme le premier.

Cette expérience prouve surabondamment que le phosphate bi-basique, même en se précipitant très lentement, n'est pas susceptible de prendre la forme du phosphate neutre de M. Berzélius. Cependant, d'après M. Donné, rien de plus facile que d'opérer cette transformation, et l'expérience consisterait tout simplement à chauffer *modérément* le liquide contenant en suspension le phosphate bi-basique, de manière à en dissoudre une certaine quantité, puis à le laisser refroidir. Nous avons tenté cet essai, mais les résultats sont bien contraires à ceux que prétend en tirer M. Donné. — Lorsqu'on chauffe le phosphate bi-basique avec de l'eau, dans un petit matras, et à l'aide d'une lampe à l'alcool, il arrive que, si on chauffe *modérément* comme le veut M. Donné, c'est à dire sans doute, si l'on chauffe de manière à ne pas faire bouillir la liqueur, le sel malgré un faible dégagement d'ammoniaque qui a lieu, ne change pas plus de forme que de nature, et on le retrouve après l'expérience, tel qu'il était auparavant. Mais vient-on à faire bouillir, un fort dégagement d'ammoniaque s'opère, et alors se forment, par le refroidissement les beaux cristaux du phosphate neutre de M. Berzélius. On voit que cette expérience de M. Donné sur laquelle nous avions promis de revenir, bienloin de démontrer l'identité des deux sels, est celle qui prouve le mieux leur différence.

Nous aurions désiré donner ici l'analyse exacte de ces deux sels; mais le temps nous a encore manqué, et nous nous contenterons de dire ce que nous en savons. Tous deux calcinés nous ont paru laisser pour résidu du phosphate neutre de magnésie, et doivent contenir par conséquent un atome d'acide phosphorique et deux atomes de magnésie ($Ph\ Mg^2$). Le phosphate bibasique contient en outre 4 atomes d'ammoniaque ou $Az^4 H^{12}$, comme on le sait par l'analyse qu'en a faite M. Anatole Riffault. La différence avec l'autre phosphate précipité ne peut donc porter que sur ce que celui-ci contient moins d'ammoniaque (soit probablement $Az^2 H^6$); et cela s'accorde parfaitement avec l'expérience précédente, où le phosphate bibasique, en perdant de l'ammoniaque par l'ébullition dans l'eau, se change en phosphate neutre de M. Berzelius, mais qui est plus probablement ainsi un phosphate sesqui-basique.

Enfin M. Donné a pensé pouvoir appuyer son opinion de l'identité des deux sels, en faisant la remarque, que dans une expérience de M. Guibourt, le sel prismatique de l'urine n'a subi aucune altération de la part de l'ammoniaque; tandis que, si ce n'eut pas été un sel bibasique, l'alcali volatil aurait dû nécessairement l'amener à cet état. Cette objection pouvait en effet avoir quelque valeur dans la supposition que le sel prismatique de l'urine était un sel neutre (encore pourrait-on remarquer que le sulfate neutre ammoniaco-magnésien n'est pas altéré par l'ammoniaque) ; mais elle tombe devant la composition et les propriétés mieux connues des deux sous-phosphates. En effet ces deux sels ne différant que par la quantité de l'excès d'ammoniaque qu'il contiennent, et non par une portion de magnésie que l'ammoniaque doive en séparer, on conçoit que celle-ci ne montre qu'une faible tendance à se combiner à un sel déjà sesquibasique. Ce n'est véritablement que lorsque ce sel n'est pas encore formé, lorsqu'il est à l'état naissant, comme on le dit, qu'il peut prendre un nouvel excès d'ammoniaque, lequel y tient si peu qu'il s'en dégage en partie par la dessiccation à l'air et à l'aide d'une légère chaleur. Comment voudrait-on qu'au moyen d'une faible affinité l'ammoniaque altérât la composition d'un sel dense, dur, nettement cristallisé, et qui se montre très stable par ses propriétés ?

Il résulte donc évidemment des expériences que nous avons rapportées dans ce paragraphe, que les cristaux à forme dérivée du prisme rectangulaire droit, que nous avons figurés dans notre premier mémoine, appartiennent bien réellement au phosphate ammoniaco-magnésien neutre de Berzelius.

9° *Phosphate de chaux*(1). M. Donné prétend que mon analyse ne prouve pas que l'on ait eu positivement affaire au phosphate de chaux. Examinons l'analyse et la critique.

« Je n'admets nullement, dit-il, que l'on ne puisse » pas confondre, par la simple vue, la poussière » amorphe du phosphate de chaux avec les sels » d'acide urique, l'urate d'ammoniaque par exem» ple. »

Si M. Donné eût lu plus attentivement, il aurait vu que je ne me suis pas servi du caractère vague de l'aspect, pour éliminer les sels dont il parle ; mais que j'ai constaté par les réactifs l'absence de l'acide urique.

« Tout ce que dit l'analyse des caractères du sel » en question s'appliquerait aussi bien à un sulfate » qu'à un phosphate de chaux ; il ne me paraît » même pas impossible qu'on ait eu à traiter dans » cette opération une urate calcaire (Donné). »

Si M. Donné eût pris la peine de répéter mon expérience, il eût vu : d'abord que le sulfate de chaux se dissout assez mal dans l'acide chlorhydrique étendu d'un tiers d'eau, tel que l'était celui dont nous nous sommes servis : en second lieu, en admettant que c'eût été du sulfate de chaux et qu'il eût été dissous par l'acide chlorhydrique, il ne se fût point précipité par l'addition de l'ammoniaque, qui donne naissance à un chlorhydrate dans lequel le sulfate de chaux est soluble.

Au reste il n'était pas même nécessaire que l'on se donnât la peine de faire l'expérience ; car cette propriété du chlorhydrate d'ammoniaque se trouve consignée dans le *Répertoire de Chimie* (juillet 1837).

(1) M. Quevenne s'est encore ici chargé de la réponse à M. Donné.

Il est donc bien évident que ce n'était pas du sulfate de chaux ; ce n'était pas davantage de l'urate de chaux, puisque, je le répète, j'ai écrit que j'avais constaté l'absence de l'acide urique.

En un mot, le procédé que j'ai employé pour reconnaître le phosphate de chaux est très usité parmi les chimistes exacts. Je pourrais en citer un grand nombre ; il suffira, je pense, d'indiquer les deux suivans :

1° Vauquelin, *Ann. de Chim.* tom. II, pag. 6, 9 et suivantes. Ce procédé lui sert à constater la présence du sel en question dans trois circonstances différentes.

2° Berzelius, *Analyse de l'urine, Ann. de Chim.* tom. LXXXIX, pag. 36.

Toutefois il faut bien noter qu'il était nécessaire dans la circonstance où j'opérais de s'aider du secours du microscope ; car, si le dépôt recueilli dans les urines eût été du phosphate ammoniaco-magnésien, j'aurais eu par l'ammoniaque un précipité que l'œil n'aurait pu que très difficilement distinguer de celui de phosphate de chaux. Mais on a vu que j'avais constaté à l'avance au microscope, que ce dépôt était amorphe, donc je pouvais ensuite conclure que le précipité formé par l'ammoniaque devait être du phophate de chaux.

10° *Chlorure de sodium*. Nous sommes étonné de recevoir de M. Donné le reproche de ne pas avoir parlé de la modification apportée par l'urée à la cristallisation du sel marin, lorsque nous avons fait figurer plusieurs cristaux de chlorure de sodium octaédriques formés dans (l'urine. Nous avons fait la remarque « que nous avions » fréquemment observé, dans les sédimens ou » les crémors de l'urine, de semblables cristaux, que » leur forme aurait pu faire supposer être formés » de chlorure de sodium, si la solubilité de ce sel et » la petite quantité qui s'en trouve dans l'urine » avaient permis de s'arrêter à cette idée. » Il est vraiment fâcheux que M. Donné n'ait pas lu cette simple observation : elle lui aurait épargné de tomber dans une erreur grave : c'est d'avoir pu croire que ces cristaux étaient du chlorure de sodium, et que ce sel pouvait par conséquent se montrer cristallisé dans un liquide qui en contient au plus cinq ou six millièmes de son poids.

Le défaut d'espace nous oblige à renvoyer au numéro prochain la fin du Mémoire qui contiendra l'acide urique, les urates et les globules noirâtres.

ABLATION HEUREUSE D'UNE TUMEUR OVARIENNE;

Observation due

à M. William Jeaffreson.

De Framlingham Suffolk,

The transactions of the provincial medical and surgical association Vol. 5; London, 1837.

Le cas sur lequel je désire appeler l'attention est un cas d'hydropisie de l'ovaire, dont le sac, mis à découvert par une incision de 10 ou 12 lignes, et vidé de son liquide par le troisquart, a été séparé par l'instrument tranchant de ses attaches avec le côté gauche de l'utérus.

Avant de décrire ce cas, il me sera permis de faire quelques observations sur les raisons qui me déterminèrent à conseiller et à pratiquer l'opération. Pendant une pratique d'environ trente ans, j'ai observé le progrès d'environ vingt de ces cas ; ils se sont tous terminés d'une manière fatale, après des années de souffrances plus ou moins violentes, suivant l'importance de l'organe dont les fonctions se trouvaient interrompues par l'effet de la compression. Quoiqu'il y ait des observations authentiques de guérison spontanée ou accidentelle, observations rapportées par sir Astley Cooper, le docteur Haighton et d'autres, cependant elles sont si rares, qu'elles offrent à peine une espérance. Le docteur N. Smith a pratiqué cette opération avec succès une fois, et Lizars a publié différens cas intéressans d'extirpation de l'ovaire. Mais le danger et les difficultés de ces opérations ont paru avoir été beaucoup augmentés par l'époque tardive où elles ont été pratiquées, circonstance qui avait permis au kyste de contracter des adhérences étendues avec les viscères environnans; et j'ai souvent songé que l'on pourrait recourir à l'opération aussitôt que le kyste serait distendu assez pour comprimer les parois de l'abdomen, et avant que des adhérences se fussent établies. Je me trouvais, en 1833, chargé de soigner une dame enceinte de son quatrième enfant, et en même temps affectée d'une hydropisie de l'ovaire et d'une ulcération à la partie supérieure du larynx ou à la base de l'épiglotte. Cette dernière affection produisait une toux presque continuelle, avec une dysphagie si cruelle qu'elle rendait extrêmement difficile l'injection de toute espèce d'aliment; injection qui ne pouvait s'opérer que par l'introduction, très avant dans la gorge, de la cuiller médicale, de manière à éviter l'épiglotte, très irritable. Ces symptômes, avec la fièvre hectique qui les accompagnait, réduisirent bientôt la malade à un degré d'émaciation extrême. Elle vécut seulement assez pour mettre au monde son enfant, et elle mourut peu de jours après, complètement épuisée. L'examen du corps me montra deux ulcérations profondes, chacune de la grosseur d'un petit pois, situées à la base de l'épiglotte; mais les poumons ne présentaient pas d'autres désordres que ceux que l'on pouvait attribuer à l'irritation prolongée du larynx. M'étant assuré de la cause im-

médiate de la mort, je désirai reconnaître ce qui aurait pu être fait à l'égard du kyste ovarique. Je le découvris; puis l'ayant vidé par le troisquart, j'eus la possibilité de le tirer tout entier, avec une grande portion de la trompe qui y tenait; ce qui me convainquit pleinement que la malade, si elle n'avait pas eu d'autre affection que celle de l'ovaire, aurait pu être sauvée par une opération.

Au mois de novembre de la même année, je fus engagé à soigner madame B. dans son second accouchement, qui était parfaitement à terme. En l'examinant comme à l'ordinaire, je découvris une tumeur qui occupait tout le côté gauche du bassin : elle était ferme, élastique, d'une fluctuation obscure, et évidemment recouverte par les parois du vagin. Je ne pouvais pas la déplacer aisément, et elle entravait la descente de la tête de l'enfant ; l'orifice utérin était complètement dilaté, et les efforts de la matrice très puissans. Dans cet état, j'envoyai demander mon ami M. King, de Saxmundham, mais je restai avec la malade ; et tandis que j'exerçais, dans l'intervalle des douleurs, une douce pression sur la tumeur, elle remonta soudainement au dessus du bord du bassin, et l'accouchement se termina par la contraction utérine qui suivit.

Le 4 mars 1836, mes soins furent encore réclamés, et mes craintes furent dissipées par la naissance d'un bel enfant, qui s'opéra sans aucune des difficultés précédentes. Mais après la guérison, je fus inquiété en voyant que l'abdomen n'avait presque pas diminué de volume, et qu'une quantité considérable de liquide occupait l'ovaire gauche. La convalescence étant bien établie, j'essayai des moyens que je crus les plus convenables pour provoquer l'absorption, et entre autres le remède beaucoup loué du docteur Turnbull (la vératrine), mais sans le moindre bénéfice. J'instruisis alors la malade des chances que l'opération, suivant moi, lui laissait encore, mais en même temps, des hasards qu'elle entrainait avec elle.

Le 4 mai, elle me fit venir et me dit que la tumeur avait si rapidement grossi, et que le fardeau en était si grand, qu'elle se soumettrait à l'opération pour une guérison radicale. Conséquemment, le 8, en présence de M. King, je fis une incision de dix ou douze lignes environ sur le trajet de la ligne blanche, au milieu de l'espace compris entre le nombril et le pubis. Le kyste ayant été ainsi mis à découvert avec précaution, j'en tirai par le troisquarts environ deux pintes d'une sérosité limpide. Pendant que le liquide s'écoulait, on assujétit une portion du sac avec une pince, pour l'empêcher de se retirer. Puis je pratiquai l'extraction graduelle du sac tout entier hors de la cavité de l'abdomen, en même temps un autre sac contenant deux onces de liquide, et en réalité l'ovaire tout entier. Il n'y eut à couper qu'un pli de péritoine et le ligament de l'ovaire, lesquels, à l'exception d'une petite portion de l'extrémité frangée de la trompe, sont les seules attaches naturelles de l'ovaire à l'utérus,

Mais, comme ce repli constituait la voie par où le sang arrivait au kyste, et que les vaisseaux à la surface du sac étaient considérablement dilatés, nous jugeâmes convenable de l'étreindre d'une ligature avant de le laisser rentrer dans la cavité abdominale. Les bouts de la ligature furent coupés très près du nœud. Une très petite portion de l'épiploon sortit avec le kyste; elle fut aisément réduite. La plaie externe fut réunie par deux points de suture, l'emplâtre adhésif et une compresse. Suivant l'avis de M. King, je donnai une pilule formée de deux grains d'opium en poudre, et une potion avec un gros de teinture de digitale; une serviette trempée dans l'eau la plus fraîche fut maintenue constamment autour de l'abdomen. J'adoptai d'autant plus volontiers ce plan, que M. King l'avait trouvé très avantageux dans une opération récente où il avait ouvert l'abdomen beaucoup plus largement. Dans la nuit, je prescrivis une dose de calomel et de jusquiame, et ensuite, je fis prendre de quatre heures en quatre heures, une solution de sulfate de magnésie dans une mixture saline.

Tout parut aller bien jusqu'au 10, où je fus appelé à 3 heures et demie du matin. Je trouvai la malade avec un vomissement continuel, le hoquet, le pouls à peine sensible, de vives tranchées, et une douleur lancinante le long du nerf crural antérieur. Comme les intestins n'avaient pas été évacués, je prescrivis un clystère stimulant qui opéra abondamment; puis je donnai une pilule de deux grains d'opium, que je fis prendre dans une gorgée composée de deux à trois cuillerées, à thé, d'eau et d'une d'eau-de-vie. Ces moyens calmèrent l'estomac et améliorèrent l'état du pouls, qui cessa d'être intermittent, bien qu'il ne dépassât jamais 70 pulsations durant tout le cours du traitement.

La douleur dans la cuisse se calma bientôt; les sutures furent ôtées 48 heures après l'opération; la plaie étant guérie excepté dans les points occupés par les fils, où il s'était fait une petite ulcération. L'emplâtre adhésif et la compresse furent réappliqués; et la dose d'une demi-once d'une mixture saline, contenant une goutte d'acide hydrocyanique, fut donnée toutes les quatre heures; ce qui parut tenir l'estomac tranquille, et permit à la malade de prendre une ou deux cuillerées à thé de gruau, où on ajoutait par intervalle une cuillerée à thé d'eau-de-vie. Mais, comme au bout de quelques heures elle commença à s'en dégoûter, on la laissa, le 12, trop long-temps sans nourriture, à cause de quelque retard dans la préparation d'un bouillon que j'avais ordonné pour le matin. La malade eut presque une syncope; et la douleur se fit sentir dans la cuisse de nouveau, mais avec peu d'intensité. Néanmoins ces symptômes disparurent bientôt, et il n'y eut plus rien à faire, qu'à régler les fonctions intestinales, soit par des lavemens, soit par des médecines légèrement apéritives. Un morceau d'emplâtre fut, le 15, pour la dernière fois appliqué sur la surface de la plaie, simplement comme moyen de protection. La serviette trempée dans l'eau froide fut conservée pendant plus d'une semaine après l'opération. A aucun moment la sécrétion du lait ne fut interrompue, et la malade ne ressentit que par intervalle une légère douleur lancinante là où la ligature avait été appliquée.

L'objection que quelques médecins ont faite contre la ponction précoce de l'hydropisie ovarique, parce que le liquide est parfois contenu dans plusieurs kystes, est, je pense, complètement évitée par le mode d'opération que j'ai adopté. Car l'on peut les ouvrir l'un après l'autre, s'il est nécessaire, et, en tout cas, enlever le mal tout entier. Je considère, je le répète, comme une condition essentielle de succès, la nécessité de pratiquer l'extirpation de bonne heure, avant que des adhérences ne se soient établies entre le sac et les viscères adjacentes.

Ma malade s'est parfaitement rétablie; elle a repris les occupations de la santé. Depuis cette époque, M. Crosse m'a envoyé une *Thèse*, composée par le docteur Charles-Frédéric Quittembaum, et intitulée : *Commentatio de ovarii hypertrophiâ, et historia extirpationis ovarii hydropici et hypertrophici prospero cum successu factæ.* Cette opération fut faite le 18 novembre 1834, et elle est décrite à la page 25 et suivantes de la *Thèse.* Mais on y peut faire la même objection qu'aux cas intéressans publiés par le professeur Lizars, à savoir : la plus grande étendue de l'incision, et le danger qui en est résulté pour la malade. Si, dans mon cas, des adhérences considérables avaient existé entre le kyste et les viscères, mon intention était de donner à la nature la chance dont elle paraît s'être servie dans les quelques cas de guérison accidentelle ou spontanée dont nous possédons le récit, c'est à dire que j'aurais permis au fluide sécrété par le kyste de s'écouler dans la cavité péritonéale, en incisant la portion que j'aurais pu le plus commodément faire sortir à travers la plaie extérieure. J'aurais en même temps eu soin de prévenir toute effusion de sang, en liant tous les vaisseaux divisés avant de faire rentrer la partie dans l'abdomen.

M. King, de Saxmundham, a répété cette observation sur une dame où le kyste ovarique était beaucoup plus distendu; et, après avoir évacué 27 1|2 pintes de liquides, il a tiré le kyste tout entier avec une tumeur de la grosseur d'un œuf de dinde. Cette dame s'est rétablie sans aucun accident.

OBSERVATION DE HERNIE DIAPHRAGMATIQUE,

Par M. Norris.

(*The Transactions of the provincial medical and surgical association* v. 5, p. 344.)

L'été dernier je fus prié de visiter Thos. Smith, âgé de 19 ans, qui se plaignait de douleur dans tout l'abdomen, et particulièrement dans la région de l'hypocondre gauche. La douleur était beaucoup accrue par la pression. Il y avait une distension considérable, des vomissemens fréquens de matière porracée, semblables à ceux qu'on remarque dans la colique des peintres. Le malade s'agitait et se tournait beaucoup dans son lit. La langue était d'un enduit blanc-brunâtre; point d'évacuation alvine depuis quatre jours, excepté quelques scybales; pouls à 130, mou; soif excessive; face pleine d'angoisse et de douleur; respiration précipitée, mais non laborieuse. Le matin du jour où il tomba malade, comme le ventre était souvent paresseux, le malade avait pris une dose de sels purgatifs qui l'avaient fait aller abondamment à la garde-robe. Il ne pouvait assigner aucune cause à ses souffrances; le matin même où il avait pris médecine, il avait ramassé de la mousse et gravi un coteau très escarpé, portant sur ses épaules une charge de mousse, et le soir il avait été saisi soudainement de douleur. On lui avait pratiqué deux saignées; le sang était sans couenne; divers cathartiques avaient été administrés.

Je le vis le quatrième jour après l'attaque; et après l'avoir examiné attentivement, je crus que les symptômes qu'il éprouvait dépendaient d'une obstruction mécanique. M. Granes, chirurgien de Clent, homme de beaucoup d'expérience, avait traité la maladie avec jugement. Je lui communiquai la pensée que ce pouvait être un cas de hernie diaphragmatique. Je prescrivis de fortes doses d'huile de croton fréquemment renouvelées, des lavemens considérables et le bain chaud. Ce dernier moyen fut le seul qui procura un peu de soulagement. Le lendemain, des potions avec la térébenthine, et des lavemens avec la térébenthine, suivis de l'administration de l'élatérium, furent essayés en vain. Toutes nos tentatives restant sans succès, et le cas devenant de plus en plus désespéré, la douche froide fut ordonnée, et deux baquets de l'eau la plus froide furent projetés sur le corps nu, sans que le malade en reçût le moindre soulagement. La nuit suivante, la douleur s'aggrava, et la saignée fut employée de nouveau; le sang se montra alors légèrement couenneux. Des injections de sel et d'eau froide furent pratiquées sans avantage. Le soir qui précéda sa mort, je le laissai avec la prescription d'administrer le lavement de tabac. Mais M. Granes, reconnaissant l'inutilité de tous nos efforts, et voyant que la vie s'éteignait rapidement, ne voulut pas qu'on employât autre chose que des moyens propres à adoucir les souffrances; et le lendemain matin à huit heures, après avoir souffert les plus cruelles tortures pendant les douze dernières heures, le malade expira.

En ouvrant l'abdomen, qui était grandement distendu, on ne vit pas l'épiploon. Tous les intestins étaient remplis de gaz, et à différens degrés d'inflammation, variant depuis une teinte de rouge jusqu'à une nuance très foncée. Des plaques de gangrène commençaient sur ces gros intestins. Les doigts étant introduits plus profondément, le colon descendant et le pancréas ne furent pas trouvés dans la cavité abdominale. Nous découvrîmes, en ouvrant le thorax, dans le côté gauche, un gros paquet d'intestin, long de huit à dix pouces, qui avait entraîné avec lui la plus grande partie de l'intestin et le pancréas tout entier. Le poumon avait perdu sa structure naturelle, ressemblait davantage à la rate, et était condensé tellement qu'il n'était pas plus gros que le poing d'un homme. Une ouverture fut découverte dans la portion gauche du diaphragme, près des vertèbres, d'un diamètre de plus d'un

pouce. L'intestin avait contracté des adhérences solides avec cette ouverture. L'épiploon et le pancréas étaient beaucoup épaissi; la portion étranglée et l'intestin, d'une teinte de mûre, telle qu'est l'intestin dans la dernière période d'une hernie étranglée; mais les tuniques en étaient beaucoup indurées; ce qui montrait évidemment que le prolapsus n'était pas de date récente. Il y avait plus d'un *quart* (mesure anglaise) d'un liquide très trouble dans la cavité gauche de la poitrine. Le colon descendant était très contracté et vide. Le poumon droit parut complètement sain. Le battement du cœur avait été senti dans le côté droit de la poitrine; cet organe avait été déjeté de sa position naturelle vers la partie supérieure de la cavité gauche du thorax.

Ce jeune homme, depuis son enfance, s'était plaint de douleur dans le côté gauche de la poitrine, quelquefois d'une petite toux et de difficulté à respirer. Il avait le teint pâle, il était maigre; l'appétit peu prononcé, la soif habituellement très considérable. Depuis deux ans, il ne pouvait se tenir couché sur le côté droit; mais ses incommodités avaient été si légères qu'elles ne l'empêchèrent pas un seul jour de se livrer à ses occupations. Il avait lutté, il y avait environ deux ans, après quoi la douleur avait augmenté pendant quelque temps et s'était accompagnée de nausée. Mais ces symptômes avaient disparu promptement.

Pendant près de trois ans il avait été domestique, et pendant quatre ans auparavant il avait été cloutier. Environ sept semaines avant sa mort, il avait fait dix-huit milles sans fatigue, et quelques mois avant l'attaque mortelle il était devenu plus musculeux et d'une bien meilleure santé.

D'après les symptômes que je viens d'énumérer, et d'après les adhérences solides que l'intestin avait contractées avec l'ouverture du diaphragme, je pense que le déplacement existait depuis les premiers temps de la vie.

Dans les vingt dernières années, j'ai vu trois cas d'étranglement intérieur qui se ressemblaient beaucoup, et qui se terminèrent tous d'une manière fatale. En 1815, j'en observai un semblable à celui qui a été décrit plus haut, dans l'Infirmerie-Royale d'Edinbourg. Chez ce malade, les douleurs furent encore plus aiguës, et il expira en moins de vingt-quatre heures. Près d'une moitié de la portion pylorique de l'estomac, tout le colon transverse et l'épiploon, avaient pénétré, par une ouverture d'environ deux pouces de diamètre, dans la portion musculaire gauche du diaphragme.

Je soignai, il y a quelques années, une jeune femme qui mourut le cinquième jour après l'attaque. De l'extrémité inférieure de l'épiploon partait une corde fibreuse et ferme, presque aussi épaisse que mon petit doigt, laquelle allait s'implanter solidement au bas-fond de la vessie; autour de cette production d'apparence fibreuse étaient entortillées différentes circonvolutions des petits intestins. Je les déroulai avec difficulté; elles étaient presque dans un état de gangrène.

Les cas d'étranglement interne sont enveloppés d'une grande obscurité. Ils sont également embarrassans pour les praticiens jeunes et pour les praticiens expérimentés, et ils doivent être souvent confondus avec d'autres affections aiguës des viscères de l'abdomen. Dans des cas de hernie diaphragmatique, le diagnostic pourrait être grandement aidé par l'auscultation et par le siège profond de la douleur pendant la pression.

L'observation que j'ai rapportée offre des réflexions intéressantes pour le pathologiste et pour celui qui s'occupe d'anatomie pathologique. Il est extraordinaire que la constitution avant l'étranglement n'ait pas plus souffert malgré tant de désordres et un déplacement si considérable; car le patient avait peu de toux, peu de dyspnée, et aucun symptôme d'épanchement dans la poitrine. Ce fait prouve clairement qu'un seul poumon peut suffire aux fonctions de la vie.

De tels cas de constipation insurmontable sont au dessus des ressources de la médecine ou de la chirurgie; et, quand on ouvre les cadavres de ceux qui y ont succombé, on trouve souvent des étranglemens internes. M. Lawrence m'ayant dit qu'il n'y avait pas de spécimen de hernie diaphragmatique dans le musée de Saint-Barthélemy, je lui ai donné la pièce dont il est ici question, comme à l'auteur le plus justement célèbre sur le sujet des hernies.

<hr>

VARIÉTÉS.

Nous ne recevons qu'aujourd'hui 5 mars la lettre suivante de M. le professeur Lallemand; si elle nous eût été remise plus tôt, elle aurait paru dans le numéro précédent; car nous avons hâte de rendre, par cette publication, hommage au noble caractère de ce professeur. Nous espérons qu'il voudra bien ne pas faire retomber sur nous la responsabilité de tout ce que peut renfermer un article inséré, il est vrai, dans un journal que nous dirigeons, mais avec la signature de l'auteur. (*Note de M. Dezeimeris.*)

A M. le docteur DEZEIMERIS.

Mon cher confrère,

Vous avez eu l'intention de créer un journal *consciencieux*; je vous ai cru sur parole : voici cependant un fait qui me paraît contraire à vos vues.

Dans un article sur le traitement des fistules vésico-vaginales (numéro du 25 janvier), M. G. Jeanselme doute de la guérison de madame Martin de Marseille. En fait d'opinions, liberté absolue; mais, quand on fait un *examen critique*, il faut avant tout montrer la plus scrupuleuse exactitude : il paraît que M. Jeanselme n'en juge pas ainsi.

En rapportant l'observation de madame Martin, il dit bien que je l'ai opérée à l'aide de ma *sonde-airigne* (p. 265, lig. 11); mais le cas dont il parle ensuite, d'après le professeur Serre, est relatif à ma *suture de la vessie*. Cependant M. Jeanselme ne pouvait pas s'y tromper, puisque M. Serre, avant de citer ce fait, a décrit le procédé opératoire que j'ai mis en usage; il a même fait graver les instrumens (pl. 3) pour favoriser l'intelligence du texte.

Vous savez très bien qu'il n'y a pas moyen de confondre ces deux méthodes; qu'il n'y a pas la moindre ressemblance entre les instrumens nécessaires à leur exécution. Celui qui fait un *examen critique* de ces méthodes ne peut donc pas s'y tromper au point de croire qu'il ait été question de la même malade dans deux cas si différens.

Cependant j'aurais encore admis que l'erreur de M. Jeanselme était involontaire, si je n'avais confronté sa citation avec le texte original. Voici ce que dit M. Serre (p. 542) :

« Le procédé opératoire dont nous venons de donner une idée sommaire (c'est à dire la *suture*) a déjà été essayé sur le vivant par le professeur Lallemand : tout semblait annoncer que *la malade, sur laquelle il en avait fait usage pour la première fois, était complétement guérie, etc.* »

Voici maintenant comment M. Jeanselme a travesti ce passage :

« Tout semblait annoncer que *madame Martin* était parfaitement guérie, etc. »

Pourquoi cette substitution quand on semble citer textuellement? La phrase de mon collègue est parfaitement vraie; cette *suture* n'a pas réussi, et c'est moi qui lui ai fourni tous les renseignemens qu'il pouvait désirer à cet égard : je dois même ajouter que je n'ai pas été plus heureux dans mes autres tentatives de *suture* de la vessie. Mais M. Jeanselme savait très bien que *madame Martin* avait été opérée par la *sonde-airigne*, puisqu'il le dit quelques lignes plus haut. Pourquoi donc a-t-il mis le nom de Mme Martin à la place de la phrase de M. Serre qui s'applique à une malade opérée par la *suture*?

J'excuse la légèreté, la précipitation; je pardonne même aux mauvaises intentions, et je me soucie peu que M. Jeanselme doute de ma véracité. Mais il n'est pas permis de mutiler un texte, d'en changer les expressions, pour mettre un homme d'honneur en contradiction apparente avec lui-même et jeter des insinuations perfides sur sa probité.

Je verrai, par l'usage que vous ferez de ma lettre, ce que je dois penser de l'esprit de votre journal, et ce que j'aurai à faire moi-même.

En attendant, je vous prie de croire à la considération toute particulière que m'inspirent votre mérite et votre caractère.

LALLEMAND.

Montpellier, le 22 février 1838.

P. S. Je viens encore de voir Mme Martin il y a deux jours, et, pour la vingtième fois depuis douze ans, j'ai pu m'assurer que sa guérison ne s'était pas un instant démentie. Connaissez-vous beaucoup de faits aussi bien constatés?

<hr>

M. Cunier, à propos du travail de M. Velpeau sur le bandage inamovible, nous remit une lettre datée du 30 novembre, lettre qui fut ajournée jusqu'à la fin de décembre, où elle fut donnée à l'imprimerie, sauf un paragraphe tout à fait étranger à la question. Dans l'intervalle, la susdite lettre parut dans la *Gazette médicale* avec une apostille, où il était dit que nous avions refusé l'insertion de la lettre de M. Cunier. Cette apostille nous fit supprimer la lettre et mettre en place un extrait du mémoire de M. Seutin. M. Cunier nous écrit de nouveau, à la date du 16 janvier dernier, une lettre où il prétend que sa lettre a été refusée (elle ne l'a pas été); qu'elle n'a été acceptée que par extrait (un seul paragraphe, relatif à la phrénologie, avait été supprimé, et d'ailleurs les deux assertions se contredisent); qu'elle est restée dans nos bureaux un mois (cela est vrai); que la lettre n'a pas été livrée à l'impression (elle l'a été : il ne peut pas prétendre savoir mieux que nous ce que nous avons fait).

<hr>

Par décision du conseil-général des hôpitaux, M. le docteur Donné, en raison des applications qu'il a faites des recherches microscopiques à l'étude du lait, a été autorisé provisoirement à examiner le lait des nourrices de la Direction, rue Sainte-Appolline. Cette décision a été rendue sur le rapport favorable fait par une commission de médecins et de chirurgiens des hôpitaux chargés, par le conseil, de vérifier les faits annoncés par M. Donné. Le rapport confirme en tout point ce qu'avait dit l'auteur du travail, et reconnaît « que les bonnes et mauvaises qualités du lait, sa pauvreté ou sa richesse, peuvent être rigoureusement appréciées au moyen du microscope aidé de quelques réactifs, appréciation qui était complètement impossible jusqu'ici; qu'ainsi, les études microscopiques ont une véritable importance, et que, conduites avec l'esprit de sagesse qui brille dans les travaux de M Donné, elles sont appelées à rendre de grands services à la médecine et à éclairer beaucoup de points jusqu'à présent obscurs. » Ces expressions qui appartiennent au rapport montrent tout le prix que la commission attache à ce genre de recherches.

Un des gérans,   E. LITTRÉ.

PARIS.— Imprimerie et Fonderie de FÉLIX LOCQUIN et COMP. rue Notre-Dame-des-Victoires, 16.

1838.— N. 27.   15 MARS.

L'EXPÉRIENCE,

JOURNAL DE MÉDECINE ET DE CHIRURGIE

PUBLIÉ PAR

MM. DEZEIMERIS ET LITTRÉ.

Ars longa.   *Ubicumque...*

Ce journal paraît tous les cinq jours, les 5, 10, 15, 20, 25 et 30 de chaque mois, par cahiers de 16 pages à deux colonnes, formant à la fin de chaque année deux forts volumes grand in-8°. Le prix d'abonnement est de 9 fr. pour 3 mois, 18 fr. pour six mois, 36 fr. pour un an, 40 fr. pour l'étranger. ON S'ABONNE, AU BUREAU DU JOURNAL, RUE DE LA SOURDIÈRE, 21, chez J. B. Baillière, rue de l'Ecole de Médecine, 13 bis, et, dans les départemens, chez les directeurs de poste et aux bureaux des Messageries-Royales et des Messageries Laffitte et Caillard. Les lettres affranchies sont seules reçues.

CHIMIE ORGANIQUE.

HOPITAL DE LA CHARITÉ.

NOUVELLES OBSERVATIONS SUR L'ÉTUDE MICROSCOPIQUE DE L'URINE, ÉCLAIRÉE PAR L'ANALYSE CHIMIQUE;

Par M. Vigla,

Interne.

(Suite et fin.)

11° *Acide urique.* M. Donné (page 279) commence par poser en principe « que l'acide urique qui se dépose « dans l'urine est toujours cristallisé, que jamais il ne se précipite à l'état de poudre amorphe. » Nous ne partageons pas cette opinion : les expériences suivantes faites par M. Quevenne, prouvent que cette question n'est pas aussi facile à résoudre que le pense M. Donné.

J'ai pris environ 100 grammes d'urine que je savais devoir fournir beaucoup du dépôt rose, regardé par Berzelius comme de l'acide urique, et par Prout comme de l'urate d'ammoniaque. Je l'ai filtrée chaude pour séparer le mucus qui, suivant l'observation du premier des chimistes que je viens de citer (observation dont j'ai eu occasion de vérifier l'exactitude), favorise promptement le développement de l'ammoniaque, et par suite la formation d'un urate de cette base. Par le refroidissement, il s'est formé un dépôt rose amorphe que j'ai recueilli sur un petit filtre. Je l'ai lavé avec 30 grammes d'eau distillée, cinq heures après le moment de l'émission de l'urine; j'ai introduit le filtre contenant ce dépôt, lequel rougissait le tournesol, dans une très petite cornue tubulée. J'ai versé dessus quelques gouttes de solution de potasse caustique, dont le filtre et le dépôt se sont imprégnés, et j'ai bouché les tubulures, après avoir disposé des papiers de tournesol rouges humides vers la tubulure et dans l'extrémité du bec de la cornue. Ces papiers n'ont pas d'abord changé de couleur ; mais plus tard ils ont commencé à tourner légèrement au bleu, et après trois heures

I.

et demie de contact le papier de la tubulure était devenu tout à fait bleu.

Cette expérience, répétée une seconde fois de la même manière, me donna le même résultat, et j'étais tout prêt à en conclure, malgré la lenteur du dégagement de l'ammoniaque, que le dépôt pouvait en effet être constitué par de l'urate d'ammoniaque, lorsqu'il me vint à l'idée de comparer l'action de la potasse sur l'acide urique pur dans les mêmes circonstances.

Je disposai en conséquence un petit appareil tout à fait semblable à celui qui avait servi aux expériences précédentes, et j'y introduisis 0,05 d'acide urique, que je pouvais assurément regarder comme bien pur, car il offrait l'aspect blanc éclatant de la neige; il paraissait au microscope régulièrement cristallisé en petits prismes rectangulaires ou en prismes rhomboïdaux. Par la calcination, il ne laissait pas la moindre trace de résidu; j'introduisis, dis-je, cet acide dans la petite cornue avec suffisante quantité de solution de potasse caustique pour le baigner. D'abord il n'y eut pas non plus d'action appréciable; mais, à mon grand étonnement, je vis plus tard ces papiers tourner au bleu comme dans le cas précédent, et le lendemain matin ils étaient d'un bleu très intense. J'ai répété ces expériences avec trois échantillons d'acide urique préparés par autant de procédés différens, et j'ai toujours observé le même résultat. J'avais pris des précautions convenables pour que la potasse ne pût agir par capillarité; et, d'après l'état actuel de nos connaissances, il n'y avait que l'ammoniaque qui dans ce cas pût bleuir les papiers. D'après ces expériences, j'ai donc dû conclure que la potasse caustique par sa réaction à froid sur l'acide urique, pouvait donner naissance à une petite quantité d'ammoniaque. J'en ai conclu, en outre, que les dépôts formés dans l'urine ne devaient pas contenir d'ammoniaque toute formée; car, s'il en eût été ainsi, sa présence eût dû être rendue sensible instantanément par la potasse; que si les papiers ont été cependant bleuis plus promptement dans les expériences avec les dépôts de l'urine qu'avec l'acide urique pur, cela peut tenir à la présence des matières animales qui coloraient le dépôt.

Cette manière de voir est d'autant plus admissible que l'acide urique n'est pas la seule matière produite par le règne animal qui donne lieu dans cette circonstance à un dégagement d'ammoniaque, comme le prouve l'expérience suivante : j'ai fait agir comme ci-dessus de la potasse sur de la fibrine lavée sous un filet d'eau, bouillie avec de l'alcool et de l'éther, et j'ai de même obtenu un dégagement d'ammoniaque.

Il ne me semble pas possible, d'après ces faits, d'admettre que le dépôt ci-dessus fût formé d'urate d'ammoniaque, comme le dit M. Donné.

J'ai fait ensuite d'autres expériences qui s'accordent

27

tout aussi peu avec la manière de voir de M. Donné. Ainsi j'ai recueilli la même urine que celle avec laquelle j'avais fait les expériences précédentes; au bout de 20 heures, j'en avais environ 5 0 grammes, dont j'ai séparé par filtration un dépôt rose qui contenait dans ce cas du mucus mélangé. Ce dépôt rougissait le tournesol, et présentait au microscope l'apparence amorphe ordinaire avec quelques cristaux très rares d'acide urique; traitées par l'acide nitrique au 1[8, comme l'indique M. Donné, les granulations amorphes étaient remplacées par de petits prismes rhomboïdaux blancs.

Après avoir lavé ce dépôt avec 100 grammes d'eau distillée, pour le priver autant que possible d'urine, sans cependant dissoudre l'urate d'ammoniaque qui pouvait s'y trouver, je l'ai délayé dans environ 130 grammes d'eau distillée, et j'ai introduit le tout dans un petit matras auquel j'ai adapté un bouchon percé portant un tube de verre dans lequel j'avais disposé du papier de tournesol rouge humide. En élevant la température, le dépôt s'est bientôt dissous; j'ai fait bouillir pendant quelques instans, le papier n'a nullement été bleui; j'ai filtré pour obtenir une solution plus limpide. Ce liquide, qui rougissait le tournesol, a fourni, par le refroidissement, un dépôt jaune cristallin, dont la quantité a augmenté jusqu'au lendemain. — Je séparai par une nouvelle filtration les cristaux des eaux-mères que je mis à évaporer à l'étuve.

Les cristaux bien lavés et séchés pesaient 0,07. Examinés au microscope, ils se présentaient sous une forme alongée en fer de lance, qui se reconnaissait facilement pour celle d'un prisme rhomboïdal très alongé. Ils avaient jusqu'à $\frac{8}{100}$ de millim. de long sur $\frac{2}{100}$ de large, et étaient aplatis. C'est là une des formes avec lesquelles on voit cristalliser l'acide urique, tandis que l'urate d'ammoniaque, comme il a été dit dans le premier mémoire, et comme nous nous en sommes assuré de nouveau, cristallise en aiguilles très fines. — Nous nous sommes assuré que ces cristaux se comportaient avec les réactifs à la manière de l'acide urique et entre autres qu'ils n'étaient point altérés au microscope par l'acide nitrique étendu de huit parties d'eau, comme cela serait arrivé s'ils avaient été constitués par un urate. En les soumettant à l'action de la potasse caustique, avec les précautions indiquées, ils se comportent à la manière de l'acide urique pur. Ce n'était donc pas de l'urate d'ammoniaque; ce n'était pas non plus un urate fixe, car ils ont brûlé dans un creuset de platine sans laisser de résidu.

La quantité de ces cristaux qui se déposa n'était nullement à comparer à la faible proportion de cristaux d'acide urique que le microscope avait fait reconnaître dans le dépôt primitif. — Pour expliquer cette cristallisation, il faut admettre que l'acide urique se trouvant ici dans des circonstances plus favorables, a pu revêtir, en se séparant du liquide par suite de son abaissement de température, une forme régulière qu'il n'avait pas pu prendre en se séparant d'un liquide aussi compliqué que l'urine. A la vérité, en admettant dans ce dépôt l'existence de l'urate d'ammoniaque, on pouvait se demander si l'eau bouillante n'avait pas eu pour effet de le décomposer, en enlevant à ce sel son excès d'acide urique, lequel se serait précipité par refroidissement, tandis que l'urate d'ammoniaque, devenu neutre, restait en solution. Examinons :

Les eaux-mères qui avaient fourni les cristaux d'acide urique rougissaient encore le papier de tournesol. Mises à l'étuve et évaporées aux trois quarts, elles fournissent un précipité floconneux, gris, léger, qui laisse voir au microscope un mélange de nuages ponctués, et de quelques globules roux du volume de 1/200 de millimètre. — La liqueur évaporée à siccité laisse un dépôt qui pèse 0,08, et qui parait tout à fait amorphe. Une partie du dépôt introduite dans une petite cornue,

et mise en contact avec un peu de potasse caustique, dégage de l'ammoniaque appréciable au papier de tournesol rougi, et à son action sur un tube imprégné d'acide acétique. Il y avait donc là un peu d'ammoniaque, autre que celle qui aurait pu se former par l'action de la potasse ajoutée.

Le reste du dépôt incinéré n'a laissé qu'un très faible résidu composé de phosphate de chaux et de traces de soude.

La petite quantité d'ammoniaque trouvée ici en combinaison avec l'acide urique y existait-elle au moment où le dépôt s'est formé, ou bien s'est-elle développée pendant l'intervalle qui a été nécessaire pour réunir la quantité d'urine employée? Je ne le sais pas, mais, en supposant qu'elle y existât au moment de la précipitation, cela n'autoriserait nullement M. Donné à dire : « Que l'acide » urique qui se dépose des urines est toujours cristallisé... que les granulations pulvérulentes que l'auteur » a prises pour de l'acide urique sont de l'urate d'ammoniaque. (P. 279). » En effet, nous avons retiré de ce dépôt, qui se présentait avec l'aspect amorphe, 0,07 d'acide urique cristallisé, sali seulement par un peu de matière colorante, tandis que la quantité d'urate d'ammoniaque, d'urate de soude, de phosphate de chaux, de matière colorante et extractive, ne formaient ensemble que 0,08 ; c'est-à-dire un poids à peu près égal. Et encore est-il nécessaire d'ajouter que ce dernier résidu devait retenir de l'acide urique libre, puisque les eaux-mères dont il provenait avaient la propriété de rougir le tournesol.

La partie dominante de ce dépôt était donc de l'acide urique et non de l'urate d'ammoniaque. L'acide urique peut donc se précipiter des urines, sans être de toute nécessité à l'état cristallisé. Ce n'est pas nous, du reste, qui émettons cette opinion pour la première fois, puisqu'elle est soutenue par Berzélius, et que Prout a dit aussi, page 256 de la traduction de son ouvrage cité, avoir vu de l'acide urique non cristallisé se précipiter des urines.

Je ne m'étais donc pas écarté de la vérité dans le premier mémoire, quand j'avais dit qu'un pareil dépôt était *formé en presque totalité d'acide urique*, de matière animale, de phosphate de chaux et de soude probablement unie à l'acide urique.

A la vérité, on ne trouve pas l'ammoniaque mentionnée ici : ce n'est pas un oubli de ma part, en voici la raison : en commençant à examiner ces sortes de dépôts dans les urines, je vis que, conformément à ce que dit Berzélius, quand ils contiennent de l'ammoniaque c'est en quantité si faible, qu'il faut en avoir une masse assez considérable pour constater clairement la présence de cet alcali. Et encore faut-il ajouter que dans la majorité des cas on n'a pas l'urine assez fraîche pour ne pas craindre que l'ammoniaque trouvée ne se soit formée depuis l'émission de l'urine. — J'avais donc pensé, comme je le pense encore, que l'ammoniaque ne constitue point une partie essentielle de ces dépôts récens.

Mais, puisque le dépôt ci-examiné était essentiellement composé d'acide urique à l'état amorphe, comment expliquer ce qui se passe quand on le traite par un acide faible? Il est difficile, il faut l'avouer, de le faire d'une manière très plausible dans l'état actuel de nos connaissances sur ce sujet; voici cependant deux manières d'envisager le phénomène.

1° L'acide urique qui forme ce dépôt n'est pas pur. Il est uni intimement à une matière animale, puisque nous avons vu qu'une première cristallisation n'a pas été suffisante pour l'en débarrasser complètement. C'est là l'opinion de Berzélius, qui, comme nous l'avons dit, ne pense pas, comme Prout, que ce dépôt soit formé d'urate d'ammoniaque. — Ce chimiste a signalé cette combinaison d'acide urique et de matière animale; il a isolé celle-ci, et fait connaître quelques unes de ses propriétés, et entre autres celle de se dissoudre dans les acides (1). Il serait possible alors que l'acide faible que l'on fait agir sur cette combinaison dissolve la matière colorante et précipite l'acide urique à l'état cristallisé. — Mais on ne voit pas alors pourquoi cette même combinaison se décomposerait en grande partie dans l'eau bouillante et laisserait cristalliser une portion d'acide urique.

2° *Prout* a vu que l'acide urique peut se précipiter dans un état demi-fluide qu'il regarde comme un hydrate. — Par la dessiccation cet hydrate cristallise. (*Prout*, ouvr. cité, p. 265.)

S'il **existe** en effet un pareil hydrate d'acide urique pouvant cristalliser par la déperdition de l'eau combinée, il ne serait peut-être pas impossible d'admettre que la présence d'un acide suffirait pour changer les conditions de son existence, et déterminer la cristallisation de l'acide urique.

Nous avons fait quelques observations qui s'accorderaient avec cette manière de voir. Ainsi, nous avons souvent remarqué que les dépôts dont nous parlons, et qui paraissent au microscope à l'état amorphe, présentaient, quand on les avait desséchés, même à une température assez douce, une multitude de petits prismes rhomboïdaux, qu'on n'y observait pas à l'état humide. — Un dépôt de ce genre, desséché dans une petite cornue au bain-marie, n'a coloré en bleu que si lentement, et d'une manière si peu sensible, le papier de tournesol, que je ne pense pas que la cristallisation de l'acide urique puisse être attribuée dans ce cas à la volatilisation d'une portion d'ammoniaque. — On voit dans ce résidu une assez grande proportion de prismes rhomboïdaux de nouvelle formation. — Si l'on fait agir dessus l'acide nitrique au 1|8, la partie amorphe restante n'est que peu attaquée, et l'on ne voit que fort peu de cristaux se former. Si l'on met ce dépôt en contact avec de l'eau même pendant 12 heures pour le ramollir, l'action de l'acide nitrique n'est pas plus prononcée. — Mais si on le dissout dans l'eau bouillante, et qu'on laisse former un nouveau dépôt par refroidissement, celui-ci jouit alors de la propriété de se dissoudre dans l'acide nitrique au 1|8, et de donner naissance à de petits prismes d'acide urique.

Toutefois je dirai que je ne regarde pas cette question de la cristallisation de l'acide urique sous l'influence d'un acide faible, comme suffisamment éclaircie, et qu'il faut de nouvelles expériences pour l'expliquer d'une manière plus positive.

Quant aux deux faits sur lesquels **M.** Donné s'est basé pour établir son opinion, et qui consistent, pour le premier, à dire que le dépôt formé dans une urine est de l'urate d'ammoniaque, parce qu'il se redissout par l'élévation de la température, je réponds que, si l'acide urique est combiné dans ce cas à une matière animale, ou s'il est à l'état d'hydrate, le phénomène devient tout aussi facile à expliquer que si c'était un urate. D'ailleurs, pour affirmer que ce dépôt est de l'urate d'ammoniaque, M. Donné aurait dû au moins constater la présence de l'ammoniaque.

La même réfutation est applicable au deuxième fait, c'est-à-dire à la cristallisation du dépôt amorphe déterminée par un acide faible. Que l'acide urique soit combiné à de l'ammoniaque, à une matière animale ou à de l'eau, la cristallisation est déterminée, parce que l'acide ajouté met l'acide urique en liberté.

Je résume donc mon opinion sur les dépôts gris, roses ou briquetés, amorphes ou d'apparence amorphe dont il est ici question, en disant :

1° Tous ceux que j'ai eu occasion d'examiner étaient essentiellement formés d'acide urique uni à une matière animale ; et quand je les ai examinés

(1) *Annales de Chimie*, t. 89, p. 37.

à l'état frais, immédiatement après l'émission de l'urine, ils ne m'ont donné d'indices de l'existence d'ammoniaque que d'une manière tout à fait douteuse, tandis que la présence de l'acide urique y était manifeste.

2° Je conçois cependant que ces dépôts puissent dans certaines circonstances contenir une proportion plus ou moins grande d'urate d'ammoniaque ; mais cet état est assurément le moins ordinaire, et aucun de ceux qui ont formé le sujet de mes analyses n'était dans ce cas.

3° Mais si l'on examine le dépôt en question quelque temps après l'émission de l'urine, on y trouve une proportion d'ammoniaque qui dans certaines circonstances se développe rapidement, surtout quand on n'a pas séparé le mucus.

4° J'ai souvent vu l'ammoniaque, en se développant dans les urines renfermant ces dépôts, donner naissance au bout de quelque temps à des *globules noirâtres*, formés d'urate d'ammoniaque, comme je vais le dire à l'article suivant. Dans d'autres circonstances j'ai vu ces mêmes globules apparaître quelques heures après le moment de l'émission ; ce qui doit faire soupçonner que dans ce cas il y avait une plus grande quantité d'acide urique en combinaison avec les bases au moment de l'émission.

12" *Globules noirâtres* (1). M. Donné, après avoir dit qu'on prendrait volontiers ces corps pour des animalcules infusoires, parle de l'oxalate de chaux, de matières résineuses, comme substances dont certains de ces globules se rapprochent par leurs propriétés ; puis il dit positivement qu'il en est d'autres qui ne sont que des globules ou des squames incrustés des sels de l'urine, et enfin il ajoute : « Ce serait peut-être ici le lieu de montrer, à propos de l'analyse de M. Quevenne qu'il n'a pu déterminer des substances dont la quantité était certainement impondérable. »

Eh bien ! nous, nous choisirons précisément cet exemple pour prouver tout le contraire de ce qu'avance M. Donné, et nous ferons voir que c'est en faisant de la chimie dans le laboratoire que nous sommes parvenu à la connaissance de la vraie nature de ces globules. Nous les dissoudrons, nous les ferons disparaître à ses yeux, nous les laisserons ensuite se reformer dans le même liquide ; bien plus nous prendrons leurs élémens séparés, nous les combinerons, et nous formerons ainsi de toutes pièces des globules que l'œil le plus exercé ne pourra distinguer de ceux des urines.

Dans le premier mémoire de M. Vigla, j'ai fait connaître les résultats de deux analyses de globules noirâtres. Dans l'une, j'avais obtenu de l'acide urique en grande quantité, un peu de chaux et de phosphate de chaux ; dans l'autre, également de l'acide urique en grande proportion, et un peu de

(1) **M.** Quevenne, qui avait déjà consigné dans mon premier mémoire des recherches sur ces globules, s'est chargé de répéter, d'étendre et d'exposer ses observations dans le second travail. Je les reproduis ici textuellement.

soude; dans les deux, une faible quantité de matière animale. Pressé par le temps, je ne pus déterminer au juste quel rôle pouvaient jouer ces corps les uns par rapport aux autres dans la formation des globules; je pensai qu'ils pouvaient bien ne former là qu'un simple dépôt mécanique sur les globules organisés qui pouvaient exister ou se former dans les urines. Je me réservai de mieux étudier plus tard, et de faire connaître, s'il était possible, le mode de formation de ces globules. J'y suis parvenu sans beaucoup de peine.

Pour cela il m'a suffi, en me basant, bien entendu sur les connaissances préliminaires de l'analyse, de combiner dans le laboratoire l'acide urique avec différentes bases, telles que la chaux, la soude, l'ammoniaque, comme je le dirai plus en détail à l'article *Urates*. Par ce moyen, j'ai formé des globules présentant exactement le même aspect que ceux des urines; en variant les circonstances dépendantes du degré de saturation, de la manière dont s'opère le refroidissement de la solution qui contient le sel, je les ai obtenus parfaitement sphériques, à bords très nettement dessinés, à centre légèrement diaphane, ou bien avec un nombre variable d'appendices, comme cela arrive quelquefois dans les urines.

En considérant, d'une part, les deux analyses que j'ai faites antérieurement, et, de l'autre, la reconstitution de globules tout à fait semblables par la synthèse, il m'a semblé que l'on ne pouvait pas conserver de doute sur la composition de ces singuliers corps : ce sont des urates affectant la forme cristalline, très connue en minéralogie sous le nom de *cristallisation mamelonnée* ou *globuleuse*. J'ai dit précédemment, à l'article Dépôt d'acide urique, pourquoi j'avais négligé de signaler ici l'ammoniaque que je savais cependant exister *dans ces* sortes de dépôts, mais dont j'étais loin, je dois le dire, de soupçonner le rôle important.

Bien qu'il me parût, dis-je, impossible de conserver le moindre doute sur la nature de ces globules et sur la manière dont ils prennent naissance, cependant j'ai voulu, pour plus de sûreté, en faire une nouvelle analyse.

Le 10 février, j'ai pris une urine conservée depuis quatre jours dans un flacon, et encore manifestement acide. Elle contenait un dépôt gris qui, vu au microscope, ne paraissait composé que de deux choses : 1° de globules noirâtres, les uns ronds, les autres avec de forts appendices, ayant l'apparence de cornes; 2° d'un assez grand nombre de beaux cristaux très réguliers du phosphate ammoniaco-magnésien *neutre* de Berzelius.

J'ai enlevé une goutte du dépôt au moyen d'une pipette, et j'ai fait réagir dessus un peu d'acide nitrique étendu de huit parties d'eau. On voit presque aussitôt apparaître, en plaçant la lame de verre au microscope, des prismes rhomboïdaux d'acide urique, en même temps que les cristaux de sel magnésien, aussi bien que les globules noirâtres,

disparaissent complètement. Si M. Donné a vu une trame celluleuse rester après l'action de cet acide (*Expérience*, 30 janvier, p. 278), c'est apparemment qu'il n'a pas laissé l'acide agir assez longtemps. En effet, j'ai vu de ces globules dans d'autres circonstances se dissoudre très difficilement, et lentement dans l'acide nitrique, étendu comme celui-ci de huit parties d'eau; la dissolution ne se faisait pas entre deux lames de verre, ou ne s'y faisait que d'une manière imparfaite; mais en opérant dans un verre de montre, en renouvelant légèrement les surfaces par l'agitation, on produisait une réaction complète en cinq ou six minutes.

L'ammoniaque n'est pas sans action sur ces globules, ils finissent par disparaître dans cet alcali liquide; mais l'action est ordinairement lente, et l'on est en droit de se demander si, dans ce cas, c'est réellement l'ammoniaque qui agit et non pas l'eau qui la renferme.

Une autre goutte du même dépôt est mêlée avec environ 8 grammes d'eau, et le tout placé au porte-objet du microscope. On élève graduellement la température sans que les globules paraissent d'abord subir aucune altération; mais quand l'eau est arrivée au point d'ébullition, ils sont bientôt devenus plus pâles : en interrompant un moment l'ébullition pour mieux les observer, on a pu en voir un grand nombre présentant l'aspect de globules blanchâtres avec un cercle noir terminal peu épais. En portant de nouveau le liquide à l'ébullition, ils n'ont pas tardé à disparaître complètement, et il n'est resté que les cristaux de sel magnésien. Ainsi, nous venons de voir les globules attaqués par l'eau devenir successivement plus pâles, puis disparaître complètement.

Pour m'assurer par les réactifs que les cristaux laissés indissous par l'eau étaient bien ceux que leur forme m'avait déjà fait désigner pour du phosphate ammoniaco-magnésien, j'ai décanté l'eau surnageante, et j'ai ajouté une goutte d'acide acétique qui les a fait disparaître à l'instant. En sursaturant la liqueur avec de l'ammoniaque, j'ai produit une cristallisation en petites aiguilles. C'était maintenant du phosphate ammoniaco-magnésien bibasique formé sous l'influence de l'excès d'ammoniaque ajoutée.

Sûr que l'eau pouvait parfaitement dissoudre les globules que j'examinais, j'ai traité une portion du dépôt de cette urine filtrée par l'eau bouillante; j'ai filtré pour séparer le phosphate ammoniaco-magnésien; j'ai évaporé la liqueur, et le produit a été introduit dans un tube avec de la potasse caustique : il y a eu un dégagement sensible d'ammoniaque, que je regarde comme étant dû, dans cette circonstance, à la décomposition de l'urate d'ammoniaque. A la vérité, on peut m'objecter que j'avais dissous un peu de phosphate ammoniaco-magnésien, qui m'a fourni de l'ammoniaque par l'action de la potasse. Nous allons bientôt voir, en étudiant la formation des globules, que l'on peut avec raison regarder l'ammoniaque comme faisant partie de leur constitution. Mais auparavant voyons se reformer les mêmes globules que nous venons de dissoudre.

Le 11 février, j'ai pris environ 30 grammes de cette urine agitée pour mêler le dépôt, je l'ai portée à l'ébullition et je l'ai filtrée bouillante. Presque tout le dépôt s'est redissous par cette opération. Il en est cependant resté une certaine quantité qui, vue au microscope, présente un mélange de cristaux de sel magnésien neutre et de globules altérés. Ils sont maintenant plus pâles, souvent marqués de deux cercles sur leur bord, dont l'un extérieur très ténu, l'autre intérieur un peu plus épais. Quatre heures après, l'urine s'est de nouveau troublée; elle est toujours acide. Au microscope, le dépôt présente l'aspect de granulations amorphes. Quinze heures après on trouve déjà, parmi ce dépôt gris amorphe, un assez grand nombre de beaux cristaux de phosphate ammoniaco-magnésien neutre de Berzelius. Les jours suivans le dépôt continue de présenter le même aspect; seulement la quantité de phosphate ammoniaco-magnésien augmente sensiblement: on le trouve surtout en grande quantité dans la pellicule cristalline grise qui se forme à la surface de l'urine, là où la transformation de certains élémens de l'urine en ammoniaque s'opère sans doute plus facilement sous l'influence de l'air. J'ai continué d'observer cette expérience deux fois par jour, et le 14 j'ai commencé à voir quelques globules de nouvelle formation; mais c'est surtout le 15 que je les ai vus apparaître. Ils ont alors un cercle terminal très net assez épais; leur centre est blanc, uni, sans cercle secondaire ni point ou noyau central; ils sont très ronds, et leur diamètre le plus ordinaire est de 1/200ᵉ de millimètre. Observés vers le soir, on voit leur cercle terminal augmenter de volume et ne laissant plus que le milieu diaphane. Le 16, la quantité de globules a augmenté considérablement. Ils présentent l'aspect roux-noirâtre, avec centre diaphane, comme cela arrive le plus ordinairement. La partie amorphe semble un peu diminuée; on y voit toujours les mêmes cristaux de sel magnésien, et la liqueur est toujours acide. Enfin le 21 la liqueur étant toujours acide, on n'y distingue plus de substance amorphe; il n'y a plus que des globules très nets, réunis ou isolés, sans appendices, et du phosphate ammoniaco-magnésien. Pour mieux s'assurer que la substance amorphe a bien réellement disparu, et qu'elle ne reste pas enveloppée ou cachée parmi les globules, on place un peu du dépôt dans le compresseur de *Purkinje*. On peut par ce moyen voir très distinctement toutes les parties du dépôt, mais sans pouvoir rien découvrir autre que les deux substances indiquées. Comme les globules précédens, ceux-ci disparaissent par l'ébullition dans l'eau, et laissent le sel magnésien inattaqué; celui-ci est dissous par un acide, puis précipité de nouveau par l'ammoniaque à l'état de fines aiguilles de sel basique, absolument comme dans la première expérience; une autre goutte renfermant des globules est encore traitée par l'acide nitrique étendu de huit

parties d'eau, dans lequel les globules disparaissent pour donner lieu à la formation de prismes rhomboïdaux, absolument comme dans la première expérience. Il y avait donc ici de l'acide urique.

Le reste du dépôt est séparé par filtration et lavé, puis calciné fortement dans un creuset de platine. La cendre, traitée par 2 gouttes d'eau, offre une réaction faiblement alcaline; cette eau ne précipite pas par l'oxalate d'ammoniaque, preuve qu'il n'y avait pas de chaux en combinaison avec l'acide urique. La petite quantité d'alcali que le papier réactif avait décélée ici devait être due à de la soude. (On conçoit qu'il était impossible avec une quantité aussi minime de distinguer par le sel de platine si l'on avait affaire à de la potasse ou de la soude; mais il est bien permis ici de juger *à priori*.) L'eau a laissé indissoute une poudre grise sur laquelle on verse 2 gouttes d'acide chlorhydrique étendu de 2 parties d'eau qui la dissout à froid avec facilité. De l'ammoniaque ajoutée peu à peu à cette solution y forme un précipité blanc, qui, vu au microscope, se présente en petits cristaux prismatiques très fins, sans aucun mélange de substance amorphe. Ce précipité cristallisé, formé dans de telles circonstances, ne pouvait être que du phosphate ammoniaco-magnésien bibasique: il n'y avait pas de phosphate de chaux, car il fût apparu dans cette opération à l'état amorphe.

J'ai fait d'un autre côté les observations suivantes sur l'apparition et le développement de ces globules.

Le 13 février, j'ai recueilli de la même urine qui m'avait servi aux expériences consignées à l'article *Acide urique*, et que je savais propre à donner naissance à des globules noirâtres. Elle offrait une réaction acide. Par le repos, il s'y est formé un dépôt rose-briqueté, présentant au microscope l'aspect de granulations amorphes, et donnant lieu par l'acide nitrique faible à l'apparition de petits prismes rhomboïdaux d'acide urique. J'ai observé chaque jour ce dépôt au microscope. On n'y voit aucun changement notable jusqu'au 25, époque à laquelle on aperçoit pour la première fois quelques cristaux de phosphate ammoniaco-magnésien en prismes rectangulaires. A ce moment l'urine était encore acide (1).

Enfin, c'est seulement le 2 mars que l'on aperçoit pour la première fois des globules. L'urine est alors devenue alcaline. En examinant avec attention le dépôt au microscope, on voit que la quantité de phosphate ammoniaco-magnésien a augmenté; que le dépôt amorphe des jours précédens conserve encore le même aspect, mais qu'il est maintenant mélangé d'une assez grande quantité de petits globules de nouvelle formation: ceux-ci paraissent blancs, gris, sans noyau ou cercle central; ils semblent

(1) Il est bon de noter que nous avons souvent observé, dans des urines acides comme celle-ci, ces cristaux de phosphate ammoniaco-magnésien neutre de Berzelius.

circonscrits par un cercle noir, mince, et sont généralement un peu ovoïdes : leur diamètre dominant est de 1/200° de millimètre. En examinant séparément une espèce de pellicule ou poussière fine qui salit la surface de l'urine, on y voit aussi une infinité de ces petits globules mélangés à une grande proportion de cristaux réguliers de phosphate ammoniaco-magnésien neutre.

Le lendemain, 3 mars, on y voit non seulement les mêmes choses, mais en outre on y distingue d'autres globules, généralement très ronds, à cercle noir, épais, dont la teinte est un peu rousse.

Le 4, la quantité de ces globules s'est considérablement accrue, et le précipité amorphe a disparu; ils sont généralement augmentés de volume, et leur diamètre dominant est de 1/150° à 1/100° de millimètre.

Je pense que les globules blancs que nous avons vus apparaître ici, les premiers sont d'origine organique, ou pour parler plus exactement sont organisés. Ils présentent tout à fait l'aspect microscopique de ceux du ferment, ainsi que ses principales réactions chimiques. Mis en contact avec l'eau sucrée, ils ont produit, après quelques heures d'exposition à une température de 35 centig., un dégagement de bulles de gaz à la manière du ferment. Toutefois cette fermentation, après avoir marché pendant une demi-journée, s'est arrêtée pendant quatre jours, puis a recommencé et continue. Il semble donc bien que ces globules blancs, ovoïdes, constituaient une espèce de ferment, non pas peut-être identique, mais analogue au ferment diabétique. Nous nous proposons de poursuivre l'étude intéressante de ces globules.

Mais pour les globules roux-noirâtres, je ne pense pas qu'ils aient une origine analogue. En effet, si l'on se rappelle que, quand nous avons fait bouillir dans l'eau les globules qui font le sujet de l'observation du 10 février, ils sont successivement devenus plus pâles, et ont fini par se dissoudre et disparaître complètement sans laisser de vestiges, on devra être porté à écarter l'idée de globules organisés; car ceux-ci n'offrent pas ordinairement ce caractère de solubilité dans l'eau. Maintenant, si cet arrangement régulier n'est pas le produit d'une influence organique, quelle est la loi en vertu de laquelle des molécules éparses peuvent ainsi se réunir d'une manière symétrique, si ce n'est celle qui préside à la cristallisation ?

Cette opinion est d'autant plus probable que l'on voit, à l'article *Urate d'ammoniaque*, que j'ai reproduit des globules d'un aspect tout à fait semblable, en plaçant ce sel dans les circonstances favorables à la cristallisation.

Je dis en conséquence que, dans le cas qui nous occupe, l'urine contenait primitivement une grande proportion d'acide urique libre dont une partie s'est précipitée par refroidissement; que l'ammoniaque s'étant formée par suite de l'exposition de l'urine à l'air, elle s'est combinée tant avec l'acide

urique resté en solution qu'avec celui qui s'était déjà précipité, et qu'il est résulté de cette combinaison un urate d'ammoniaque qui a pris la forme globuleuse.

Le mucus, comme l'a très bien observé Berzelius, concourt au développement de l'ammoniaque dans l'urine exposée à l'air; car, si dans le cas dont je parle, on a la précaution de filtrer l'urine peu de temps après son émission et avant que le dépôt secondaire soit formé, l'époque de l'apparition des globules est retardée. Je me suis assuré de ce fait par une expérience comparative.

Ainsi nous venons de voir que l'apparition des globules noirâtres a coïncidé avec le passage de l'état acide de l'urine à l'état alcalin, par suite du développement de l'ammoniaque dans le liquide; ce qui s'accorde parfaitement avec notre manière de considérer les globules. L'état d'alcalinité de l'urine n'est pas cependant une condition nécessaire à la formation des globules, puisque nous les avons vus dans des urines acides.

C'est ici le lieu de rappeler combien les faits qui précèdent sont concordans avec l'observation que M. Vigla avait faite antérieurement sur la nature des urines où l'on apercevait ces globules. « On » les trouve surtout, dit-il, dans les urines très » acides... On ne les a jamais observés au moment » de l'émission de l'urine.... Nous les avons vus » se montrer dans l'urine abandonnée à elle-» même depuis le deuxième jusqu'au vingtième » jour. » Qu'y a-t-il de plus simple maintenant que de se rendre compte des phénomènes observés ? Au moment de l'émission de l'urine, l'acide urique doit être libre, car, comme l'observe Berzelius, il est peu probable que cet acide puisse faire équilibre aux acides phosphorique, sulfurique et chlorhydrique qui s'y trouvent. Il s'est donc précipité par refroidissement sous forme d'une poudre amorphe de couleur briquetée, et dans un état de combinaison particulier dont nous avons essayé de déterminer la nature à l'article *Acide urique*. Mais l'urine abandonnée à elle-même ne tarde pas à donner naissance à de l'ammoniaque, qui, à mesure de sa formation, s'unit à l'acide urique pour constituer un urate, lequel apparaît sous la forme globuleuse.

Si nous essayons maintenant de résumer ce qui ressort de ces observations, nous dirons :

1° Que les globules noirâtres qui forment le sujet de l'observation commencée le 10 étaient composés d'acide urique combiné à l'ammoniaque, et constituant un urate avec excès d'acide;

2° Que l'acide urique, ou l'urate retenu en solution dans l'urine après qu'elle a déposé, n'est pas le seul qui concourre à la formation des globules noirâtres, puisque nous avons vu les granulations amorphes prendre la forme globuleuse, en se combinant à l'ammoniaque qui se forme dans le liquide par suite de son exposition à l'air.

3° L'ammoniaque était bien l'alcali qui, uni avec

l'acide urique, les constituait essentiellement; et si la trace de soude trouvée par la calcination concourait à leur formation, ce ne pouvait être que dans une proportion très minime.

4° Il faut bien remarquer que si, dans la plupart des cas, ces globules paraissent devoir être formés d'urate d'ammoniaque, il peut cependant arriver qu'ils soient constitués en tout ou en partie par des urates de différentes bases qui se trouvent dans l'urine, c'est à dire la soude, la potasse, la chaux, la magnésie; car nous verrons à l'article *Urate*, que tous ces sels, quand ils sont avec excès d'acide, ont une grande tendance à revêtir la forme globuleuse. Leur composition pourrait varier, suivant que telle base viendrait à prédominer dans l'urine: c'est ainsi qu'en prenant, pour exemple les deux analyses qui se trouvent dans notre premier mémoire, on voit que dans la première, ils contenaient un peu d'urate de chaux, et dans la seconde une trace d'urate de soude.

5° Ces globules se rencontrent le plus souvent dans l'urine quand elle devient alcaline par suite de son exposition à l'air; mais nous avons vu cependant qu'ils peuvent aussi s'observer dans une urine encore acide.

6° Je pense d'une manière générale qu'au moment où les dépôts se forment dans les urines acides, ils sont constitués surtout par de l'acide urique libre, et ne contiennent que des traces d'urates. Mais l'urine, par suite de son exposition à l'air, donnant naissance à de l'ammoniaque, celle-ci entre en combinaison avec l'acide urique pour former les globules noirâtres. On voit ces phénomènes s'accomplir le plus ordinairement dans l'intervalle de huit jours; mais quelquefois il en faut vingt et plus. Dans d'autres cas rares, quelques heures suffisent pour qu'on voie apparaître les globules. On est conduit à admettre dans ce cas que la proportion d'urate contenue dans ces urines est plus considérable que d'habitude.

7° Outre les globules roux noirâtres, on voit souvent apparaître des globules blancs ayant l'aspect de ceux du ferment, et que nous avons déjà indiqués dans le premier mémoire.

13° *Urates*, par M. Quevenne.—Depuis la publication de notre mémoire, M. Quevenne a fait, sur les combinaisons de l'acide urique avec les bases qui existent naturellement dans l'urine, des recherches qui éclairent les combinaisons de ce genre qui peuvent exister ou se former dans la sécrétion urinaire. Nous croyons que c'est ici le *lieu de* placer ce travail, où l'on trouvera la réponse aux objections faites par M. Donné à ce que nous avons dit sur l'urate d'ammoniaque.

Urate d'ammoniaque. « Nous avouerons, dit M. Donné, » que nous ne comprenons pas comment M. Guibourt a » pu obtenir l'urate d'ammoniaque en aiguilles, tandis » qu'il est toujours en poussière amorphe; c'est ainsi que » Berzelius l'a observé, et c'est aussi sous cette forme

» que nous l'avons constamment obtenu dans nos prépa» rations. »

Berzelius n'admet pas, comme le lui fait dire M. Donné, que l'urate d'ammoniaque soit constamment amorphe, puisqu'il dit (t. VII, p. 855): « Il est rare que l'urate d'am» moniaque se précipite de l'urine par refroidissement. » Quand ce phénomène a lieu, ce sel ne se dépose que » lentement, et il se redissout dès qu'on veut le laver » avec de l'eau. Le plus souvent, *il cristallise* au bout de » 24 à 26 heures, dans une urine qui n'a point formé de » sédiment. »

En second lieu, quoique M. Donné ne comprenne pas comment M. Guibourt a pu obtenir l'urate d'ammoniaque cristallisé, le fait n'en est cependant pas moins certain. J'ai préparé un grand nombre de fois de l'urate d'ammoniaque à différens degrés de saturation, et je l'ai presque toujours obtenu à l'état cristallin et tel qu'il a été figuré. Il est à remarquer cependant que la cristallisation s'opère d'autant moins facilement que la quantité d'acide urique devient prédominante : ce qui revient à dire que le biurate cristallise moins facilement que l'urate neutre.

On n'a parlé jusqu'ici que de ces deux degrés de saturation de l'urate d'ammoniaque, et j'ignore s'il en existe d'autres; mais ce que je puis dire, c'est que, quand il y a un excès d'ammoniaque, ce sel cristallise avec une extrême facilité. J'ai dans ce moment un échantillon formé dans de pareilles circonstances, qui est d'une grande beauté quand la cristallisation a commencé à se faire, on a vu au microscope de belles aiguilles, filiformes, droites, réunies en formes de gerbes, puis avec le temps, ces aiguilles ont continué à se disposer en groupes, en convergeant vers un seul point, et ont fini par former un ensemble de petits globules dont l'œil nu distingue très bien la forme, puisqu'il en est qui ont jusqu'à un demi millimètre de diamètre. Leur réunion constitue un dépôt qui paraît amorphe: mais, au microscope, ils apparaissent sous la forme de grosses boules d'un roux opaque, dont toute la surface est hérissée de fines pointes, aiguillées, blondes, ce qui les fait assez bien ressembler à certains fruits de la famille des rosacées : c'est ce qu'en minéralogie on appelle une cristallisation globuleuse.

Quand la solution d'urate d'ammoniaque est légèrement acide au papier de tournesol ou même neutre, et qu'elle n'est pas trop concentrée, il n'est pas rare que le dépôt pulvérulent formé par refroidissement se présente *sous* forme de globules offrant un aspect tout à fait semblable à celui des globules noirâtres des urines : ils paraissent avoir, comme ceux-ci, un gros cercle marginal noir, et leur centre roux, demi-transparent. Si la liqueur était acide, les globules sont ordinairement à circonférence unie; si elle était neutre, la surface des globules est le plus souvent surmontée par un nombre plus ou moins grand de petites aiguilles. Telle est probablement l'origine des appendices qui surmontent les globules des urines : cependant nous avons vu qu'ils peuvent provenir d'une autre cause. Ici donc, comme dans le cas précédent, ces globules sont le résultat d'une cristallisation globuleuse. Seulement il est bon de remarquer que, dans le dernier exemple dont il s'agit ici, où les globules avaient un centre transparent et ressemblaient si parfaitement à ceux des urines, ils ne semblaient pas résulter comme les précédens de la réunion de petites aiguilles convergentes. Leur aspect aurait plutôt fait croire que les molécules du sel, en se réunissant, avaient produit directement des globules sans revêtir primitivement la forme d'aiguilles. Si le refroidissement, au lieu de se faire d'une manière lente, s'opère brusquement, ou si la solution est trop concentrée, le dépôt ne présente plus de forme régulière, il est amorphe.

Ainsi j'ai trouvé dans les urates d'ammoniaque, avec excès d'acide, une grande tendance à se constituer à l'état de globules plus ou moins réguliers, et, dans ceux o la base domine, une disposition à cristalliser en aiguilles.

Ces deux phénomènes ne se font pas remarquer seulement dans les urates d'ammoniaque ; les urates de chaux, de soude, de potasse, de magnésie, sont aussi dans ce cas. Il est possible que ce soit là une propriété générale de l'acide urique.

Urate de chaux. — J'ai préparé cet urate en ajoutant, à la température de l'ébullition, dans de l'eau saturée de chaux, de l'acide urique cristallisé et très pur, obtenu en traitant des excrémens de serpent par le borax ; j'ai filtré la liqueur bouillante, et j'ai obtenu par refroidissement un dépôt blanc qui au microscope se présentait sous la forme de très jolis globules, bien arrondis, à surface très nette, d'un roux pâle, devenant insensiblement lumineux vers leur centre qui est chatoyant, ayant pour diamètre dominant un centième de millimètre.

Un autre urate préparé en laissant de la liqueur alcaline m'a fourni, par le refroidissement, un dépôt formé de globules confus, entremêlés de petites aiguilles disposées sans ordre, et dont la longueur pouvait être au plus de $\frac{1}{100}$ de millimètre.

Urate de magnésie. — Pour préparer ce sel, on prend de la magnésie calcinée, qui se présente au microscope à l'état de granulations amorphes.

On en jette un peu dans de l'eau bouillante, puis on ajoute de l'acide urique jusqu'à ce que le liquide bouillant rougisse le tournesol. On laisse refroidir lentement sans filtrer.

Au bout de quelques heures, on voit dans la liqueur outre les cristaux prismatiques provenant de l'excès d'acide urique dont la forme était connue, des corps globuleux, jaunâtres, bruns, opaques, tout hérissés de pointes, et paraissant résulter, comme l'urate d'ammoniaque, de la réunion d'aiguilles en boules assez régulières dont le diamètre dominant est de 1 à 2/100 de millimètre.

De l'urate de magnésie préparé en faisant dominer cette base de manière à rendre la liqueur alcaline, donne à peu près les mêmes résultats ; seulement on y voit, outre les globules hérissés de pointes très fines, des aiguilles disséminées et comme brisées, à forme peu régulière, mais qui probablement cristalliseraient comme l'urate biammonique si on prenait les précautions convenables.

Urate de potasse. — Pour obtenir ce sel, on ajoute à une solution d'acide urique pur un peu de potasse à l'alcool, et de manière à laisser la liqueur acide. On filtre bouillant, et l'on place à l'étuve pour rendre le refroidissement plus lent.

On obtient par le refroidissement un dépôt floconneux très abondant qui, examiné au microscope, présente bien encore l'aspect globulaire, mais un peu différent toutefois de celui des précédens ; ce sont des masses noirâtres de grosseur variable, de 1/50 jusqu'à 1/400 de millimètre. Ils sont en général mal arrondis ; leurs bords sont marginés ou hérissés de pointes très petites. On pourrait les rapporter à la cristallisation mamelonnée des minéralogistes ; on y voit en outre quelques petites aiguilles enchevêtrées le plus souvent disposées en X ou en étoiles.

Urate de soude. — J'ai saturé en partie une solution d'acide urique pur par de la soude, de manière à laisser la liqueur acide. Par le refroidissement, la liqueur s'est prise en une masse formée de grumeaux d'apparence gélatineuse, blancs opaques, qui offraient au microscope l'aspect de globules assez réguliers, à circonférence noire épaisse, à centre plus transparent, jaunâtre.

La surface de quelques uns semble couverte d'un léger duvet ; ce qui indique une tendance à la formation d'aiguilles ; mais on n'en aperçoit aucune d'isolée comme dans les cas précédens.

Ainsi, nous venons de voir dans tous ces sels une disposition marquée à cristalliser en globules ou en mamé-

lons, disposition qui existe surtout quand l'acide urique domine ; tandis que cette cristallisation fait place au contraire à celle en aiguille quand la base est en plus grande proportion.

Ce que nous venons de dire des caractères de chacun de ces sels ne doit pas être pris d'une manière trop absolue ; car on sent très bien que les formes cristallines peuvent être modifiées par une infinité de causes. Cependant nous avons pensé qu'il serait bon d'en donner un aperçu, qui doit être plutôt considéré comme l'indice d'un travail à faire sur chacun d'eux que comme un travail fait. On a vu quel parti nous avons déjà tiré de ces observations, puisqu'elles nous ont fait voir que les globules noirâtres des urines n'étaient eux-mêmes que des urates. Les bases des urates dont nous venons de parler se trouvant dans l'urine, on conçoit la possibilité d'y rencontrer, dans certaines circonstances, tout autant d'urates, et il se peut que les globules noirâtres que l'on voit dans l'urine soient dus tantôt à l'un, tantôt à l'autre de ces sels, tantôt à plusieurs en même temps.

Cependant il est permis de penser que ceux qui se forment dans les dépôts d'acide urique restés exposés à l'air sont dus à l'urate d'ammoniaque, formé par suite du développement de cet alcali, qui entre à mesure en combinaison avec l'acide urique qui se trouvait là à l'état de liberté.

Il est bon de dire, avant de terminer, que cette cristallisation microscopique globuleuse n'est pas un caractère appartenant exclusivement aux urates. Ainsi, une poussière fine, qui s'était formée à la surface d'un flacon contenant une solution d'acétate de plomb, m'a offert des globules qui présentaient de grands rapports avec ceux des urines ; seulement ils étaient plus blancs. Ces corps, insolubles dans l'eau et solubles dans l'acide nitrique, étaient probablement formés de carbonate de plomb, et devaient être rapportés à la variété minéralogique, dite céruse mamelonnée.

J'ai vu aussi que l'oxalate de zinc pouvait prendre, au moment même de sa formation, cette forme globuleuse avec une symétrie particulière à ce sel.

Il est probable, d'après ces exemples, que beaucoup d'autres sels sont dans ce cas, et que le microscope les fera connaître à mesure que le hasard fournira l'occasion de les observer.

EN RÉSUMÉ, il résulte de ces nouvelles observations et de celles qui ont été consignées dans mon premier mémoire.

1° Que, si les lamelles d'épithélium qu'on observe dans l'urine peuvent provenir de la vessie, elles peuvent aussi provenir des calices et des bassinets, du canal de l'urètre et même de la vulve chez la femme.

2° Que le mucus urinaire peut offrir des squames ou des globules ou en être dépourvu, et que la distinction des mucus en squameux et globuleux appliquée à la distinction des membranes muqueuses en deux espèces, est fautive.

3° Que, dans la distinction du mucus urinaire et du pus, la présence d'une quantité notable de matière grasse et d'albumine dans ce dernier est encore aujourd'hui le meilleur caractère.

4° Qu'on trouve toujours, non seulement dans les crémors mais encore dans les sédimens de l'urine, une certaine quantité de matière grasse lorsque ce fluide en contient naturellement ou accidentellement.

5° Que la présence des globules sanguins dans

l'urine n'indique pas nécessairement la présence de tous les élémens du sang.

6° Que le ferment trouvé dans le dépôt d'une urine diabétique paraît identique avec le ferment de la bière.

7° Que dans des urines non diabétiques, après quelques jours d'exposition à l'air, on observe des globules blancs, ayant les principaux caractères des globules du ferment.

8° Que l'acide urique peut exister dans l'urine à l'état amorphe.

9° Que les urates avec excès d'acide peuvent se présenter à l'état amorphe ou cristallisés en globules d'apparence noirâtre, et que les urates avec excès de base cristallisent en aiguilles.

10° Que l'urate d'ammoniaque n'existe pas nécessairement à l'état amorphe, et qu'on l'observe cristallisé dans l'urine le plus souvent en globules.

11° Que les cristaux de phosphate ammoniaco-magnésien dont la forme dérive du prisme rectangulaire droit, qu'on observe dans les urines alcalines, quelquefois dans les urines neutres et même acides, appartiennent bien réellement au phosphate ammoniaco-magnésien neutre de Berzelius.

ERRATUM.

Pages 401, 403, au lieu de Leeuwenock, *lisez :* Lœuwenhoek.

Page 406, 2° colonne, ligne 37, au lieu de 0,101, *lisez :* 0,04.

Ligne 52, au lieu de 0,07, *lisez :* 0,09.

Page 407, 1re colonne, ligne 17, après comparé au ferment, *ajoutez :* sec.

Page 408, ligne 7, au lieu de $\dot{P}h \, \dot{M}g + \dot{P}h \, \dot{A}z^4 H^{12}$,

lisez : $\dot{P}h \, \dot{M}g^* + \dot{P}h \, \dot{A}z^4 H^{12}$.

Nota. Dans toutes les formules le signe $\dot{P}h$ doit être remplacé par $\overline{Ph}$.

Page 410, ligne 27, au lieu de bientôt, *lisez :* tantôt.

PATHOLOGIE.

SUR LES MALADIES QUI PEUVENT ÊTRE L'ŒUVRE DES INSECTES ; ET SUR LEUR TRAITEMENT ;

Par F. V. Raspail.

Soutenir que toutes les maladies sont l'œuvre des insectes, ce serait s'exposer à être contredit par les expériences les plus positives. Les insectes ne sont pas, dans ce monde, les seuls fléaux que la vie rencontre sur son passage ; et au fond de la coupe dont la nature nous nourrit se trouve une lie qui fermente de plus d'une façon nuisible. Mais il n'en est pas moins vrai, à mes yeux, que l'art médical n'a pas fait, jusqu'à ce jour, dans la somme des maux qui nous affligent, une part assez grande au parasitisme des êtres infiniment petits ; on n'a jamais tenu

compte que de l'action des insectes que l'œil a pu apercevoir, et l'analogie n'a jamais cherché à soupçonner, par la ressemblance des effets, l'identité de la cause dans tous les autres cas. Comme cette question est tout entière à reprendre aujourd'hui, je vais entrer dans quelques unes des considérations que j'ai pris soin d'exposer dans mes cours, et que je reproduis dans le *Nouveau système ;* elles me paraissent propres à donner aux études de ce genre une direction utile.

Il existe une classe entière de microscopiques, dont l'apparition serait dans le cas d'induire en erreur l'observation trop pressée de conclure : c'est la classe des *infusoires*, dont Müller, le premier, nous a donné un traité complet. Le nom seul indique déjà que ces animaux supposent une certaine condition des liquides où on les trouve, et ne la font pas naître. Ils n'apparaissent que dans les *infusions*, c'est à dire que dans les liquides dans lesquels on a laissé séjourner des substances organiques susceptibles de fermenter d'une manière ou d'une autre. Ces insectes ne provoquent pas la fermentation ; mais ils trouvent, dans ses produits divers, des conditions favorables à leur éclosion et à leur développement. Aussi voit-on leurs races diverses se succéder dans le même liquide, selon que la fermentation modifie ses produits. Déposez dans l'eau pure un morceau de viande ; en quelques jours et en vingt-quatre heures en été, vous verrez un monde de microscopiques s'agiter dans cette eau. Il en sera de même si vous faites infuser du blanc d'œuf, et même une simple feuille d'une plante. Or, que l'albumine séjourne dans un vase ou dans un tissu, le résultat en sera le même, si elle se trouve dans les mêmes conditions, c'est à dire si elle est stationnaire, exposée à l'air, soustraite enfin à l'élaboration normale d'un organe. Si donc il se forme, sur un tissu vivant, un dépôt albumineux de pus non fétide et non encore ammoniacal, il ne tardera pas à y apparaître une multitude d'infusoires de diverses espèces, selon la nature de ce pus ; car enfin, sous le rapport qui nous occupe, une phlyctène ou autre tubercule n'est pas autre chose qu'un godet plein d'albumine, et où l'albumine se comporte comme elle le ferait dans un godet, si elle s'y trouvait au même état de mélange. Donc les mêmes infusoires s'y montreront, toutes choses égales d'ailleurs. Aussi lorsqu'en août 1836 les journaux eurent annoncé la découverte d'un infusoire, qui était considéré comme la cause de certaines affections vénériennes, il nous fut facile, à la description de l'animal, de reconnaître un infusoire que Müller avait déjà fréquemment observé dans les infusions de viande ; et dans le cours que nous fîmes en novembre de la même année dans les amphithéâtres des agrégés de l'École, nous n'hésitâmes pas à en donner la figure sur le tableau. La suite a montré que nous ne nous étions pas trompé ; c'était le *cercaria gyrinus* ou *gibba* de Müller. Mais nous fîmes observer en même temps que cet infusoire était l'effet et non la cause de l'affection, qu'il était le parasite et non l'artisan de ces pustules : ce qu'il est facile du reste de démontrer directement, puisque les pustules, dans le principe de leur formation, n'offrent pas le plus petit de ces infusoires. Nous ajoutions que c'était à d'autres genres d'insectes qu'on était en droit d'attribuer la cause des maladies cutanées; et que c'était à l'analogie qu'il fallait demander de nous conduire à leur découverte. C'est cette dernière thèse que je vais tâcher de développer dans cet article.

On ne saurait s'imaginer, avant d'en avoir fait une étude spéciale, sous combien de formes, et avec quelle constance et quelle régularité la présence d'un insecte fait dévier un tissu de son état normal; combien d'organes nouveaux ces petits êtres font naître à la surface ou dans l'intérieur des organes: l'un, placé au centre pour ainsi dire d'une cellule, la façonne en sphère comme le potier façonnerait au tour un morceau d'argile; et cet être infiniment petit engendre une grosse *gale* sur la feuille du chêne; un autre fait naître sur la même feuille une espèce de petit plateau mammelonné au centre, que l'on a pris souvent pour un champignon. Celui-ci fait jaillir d'une piqûre un petit rameau verdâtre et comme mousseux, qui, en se multipliant, sur la tige de rose prend le nom de *bédéguar*. Celui-là s'enveloppe dans une mousse savonneuse qu'il extrait, par de nombreuses incisions, de l'aisselle des tiges vertes de la luzerne. Celui-ci, en suçant le parenchyme, dessèche l'épiderme et le réduit en une poussière qui enfarine le végétal; et avant qu'on eût été averti de la cause de ces ravages, cet accident était rangé au nombre des maladies végétales; on disait que l'arbre était affecté du *blanc* ou du *mennier*. La botanique qui, depuis la découverte du rôle que jouent les étamines, se porta plus spécialement sur l'étude des organes infiniment petits, ne fut pas long-temps dupe de l'œuvre occulte des insectes, et, dans le plus grand nombre des cas, elle en a déniché avec bonheur les plus petits. L'entomologie ne négligea pas le terrain sur lequel l'appelait la botanique; de là elle passa sans peine à l'étude des mêmes phénomènes sur les animaux; et l'on n'a pas encore oublié la belle dissertation de Redi, intitulée: *Degli animali viventi nelli animali viventi.* On reconnut ainsi bien des cas de développemens anormaux, dont l'origine ne pouvait être attribuée qu'à l'action des insectes; mais ce qu'il y a de remarquable, c'est qu'à part les helminthes, et deux ou trois vermines tels que le *pou*, la *puce*, et la *punaise*, presque tous les autres cas ont été remarqués pour la première fois chez les animaux différens de l'homme. Le médecin à toutes les époques a un peu trop mesuré l'importance des observations à la taille du sujet constant de ses études; et il n'y a pas encore long-temps que nous éprouvions une difficulté insurmontable à aborder les études d'une certaine dimension. Aussi le ciron de la gale s'est-il promené pendant bien des années sous nos yeux sans que personne se soit douté de sa présence. Pendant

tout ce temps la gale fut une maladie *sui generis* et spontanée, le produit enfin d'un virus contagieux. Nous sommes avertis par cet exemple; il ne faut pas s'y arrêter, mais en poursuivre l'application; il faut que le médecin recommence, sur l'homme et les animaux, l'étude que le botaniste a portée déjà si loin sur les plantes; et il me paraît évident que les exanthèmes chez ceux là seront reconnus tôt ou tard, comme découlant de la même cause que chez les autres.

Il est impossible, en effet, qu'un effet analogue par sa forme, sa place, son mode de développement, ne reconnaisse pas pour auteur une cause analogue; la nature n'a pas plusieurs lois pour reproduire la même chose. Or, jusqu'à présent on s'est trop arrêté, en médecine, sous le rapport qui nous occupe, à la considération du fait, et on a trop peu donné à la considération de l'effet; en se plaçant à ce point de vue, on n'eût certainement pas manqué d'obtenir depuis long-temps les résultats qui bientôt seront appelés à enrichir la science, et à faire passer l'étude des maladies, de la peau par exemple, du domaine de l'observation médicale dans celui de l'entomologie.

Nous connaissons les effets de la piqûre de la *puce* et de la *punaise;* et sous certains climats l'homme ne sort du lit que tatoué pour ainsi dire de taches rouges avec un point plus noir au milieu. Or, si l'insecte auteur de ce ravage s'était dérobé à notre vue, par sa petitesse, nous n'aurions pas manqué de voir les symptômes d'une maladie dans les caractères de cet accident.

Le pou, qui cause de si vives démangeaisons, désorganise les tissus vivans de mille manières différentes; il détermine par ses piqûres la formation de croûtes épaisses qui s'étendent de proche en proche sur le cuir chevelu, et abritent contre le traitement la vermine qui pullule en dessous. Si, de longue date, l'expérience n'avait pas reconnu l'artisan de ces tissus dégoûtans, la nomenclature aurait puisé plus d'une espèce de *favus* ou d'*impetigo* dans les caractères de ces croûtes.

La trompe du cousin couvre les surfaces de notre corps de petites pustules, et ses piqûres occasionnent la fièvre. Supposez le cousin infiniment petit : les effets de ses piqûres seront enregistrés comme les signes d'une maladie spontanée. Or les dimensions d'insectes de la même espèce n'ont point de limites connues, et la nature n'a pas plus taillé au même mètre les insectes que les mammifères, dont le type passe si brusquement du mastodonte et de l'éléphant à la petite souris. Il est des insectes, peut-être du genre cousin, pour lesquels le cousin ordinaire a la taille d'un éléphant.

Il est dans les champs une foule d'insectes moins connus qui, en s'attachant à notre épiderme, y déterminent des accidens cutanés d'un caractère particulier. J'ai eu l'occasion d'étudier les effets de la piqûre de l'un d'entre eux, du petit *acarus* des moissons, que les paysans des environs de Paris désignent sous le nom de *rouget*, à cause de sa couleur. Il suffit de se promener, après la moisson, à travers un guéret, à sept à huit lieues de la capitale, pour avoir la jambe couverte de ces microscopiques vampires, dont chaque morsure produit un bouton; l'animal se loge dans la peau, de manière que le frottement l'y fait entrer davantage et empire le mal. Une démangeaison atroce se manifeste à l'entrée de la nuit et vous poursuit jusqu'au matin d'une fièvre brûlante. Si on a le malheur de s'asseoir ou de s'étendre dans ces champs ainsi infestés, le *rouget* s'attache aux bras comme aux jambes, il s'insinue entre les doigts; et bien des médecins non prévenus s'y sont trompés, et ont entrevu, dans ce dernier caractère, des symptômes de la *gale* ordinaire. Si cet insecte se multipliait sur l'homme, l'homme ne survivrait pas à son invasion, il succomberait sous la fièvre; et alors si le paysan n'était pas là pour avertir le médecin, celui-ci n'aurait pas manqué de ranger ce cas parmi les contagions les plus terribles. Heureusement pour l'humanité, comme pour la nomenclature, le lendemain l'insecte est repu et quitte sa proie.

Il n'y a pas long-temps encore que la gale était comptée au nombre des maladies provenant d'un virus contagieux. Je ne crois pas que personne conserve le moindre doute aujourd'hui sur la cause immédiate de ses ravages. Enlevez l'insecte jusqu'au dernier, et vous aurez fait disparaître jusqu'aux traces des vésicules, et jusqu'au souvenir de la démangeaison. Or, que de maladies de la peau se rapprochent de la maladie de la gale, par les caractères généraux de leurs pustules!

Mais il existe au catalogue un cas qui, j'en suis sûr, a donné lieu à plus d'un double emploi, selon qu'il a été observé par un auteur plus ou moins étranger aux contrées que cette maladie affecte et au langage de ses habitans. Les naturalistes ont décrit, sous le nom de *pulex penetrans*, un petit insecte qui est l'effroi des colonies, et que l'on y connaît sous le nom de *chique*. Cet insecte s'attache à la peau des jambes, et à la plante des pieds des esclaves surtout, parce que ceux-ci vont aux champs les pieds nus. Il pullule dans la chair avec une effroyable fécondité, et produit alors des pustules purulentes. Les bonnes femmes du pays guérissent le mal, comme les femmes du midi de l'Europe guérissent de la gale, en extrayant un à un l'insecte auteur du mal. Mais si par malheur on laisse au vampire le temps de se loger plus avant dans les chairs, la jambe grossit, les muscles se déforment, le tissu cellulaire se charge de nouveaux tissus, la forme du pied disparaît sous cette masse qui se multiplie, la jambe elle-même perd toutes ses proportions : dans ce cas le malade a tous les caractères de l'*éléphantiasis*, aux yeux du médecin il est atteint du *mal des Barbades*, du *mal des colonies*, etc.; aux yeux des habitans du pays il a la *chique*, c'est à dire l'insecte dont on ne peut plus le délivrer; et dès ce moment ce mal est mortel. M. Le-

bailly Grainville qui a habité long-temps la Guadeloupe, en qualité de chef de l'intérieur de la colonie, m'a assuré qu'un jeune étourdi, ayant formé le projet d'importer en France ce nouveau sujet d'étude, se l'était, dans ce but, inoculé à la jambe; mais que l'imprudent en était mort dans la traversée, sans qu'aucune main ait pu le délivrer de l'hôte qui le dévorait. Il est probable que dans nos climats septentrionaux cet insecte causerait moins de ravages, et lâcherait plus tôt prise. Quoi qu'il en soit, voilà un exemple d'un insecte qui n'a paru être aux classificateurs que l'auteur de certaines pustules, et qui pourtant à la longue engendre un *éléphantiasis* des mieux caractérisés. Or, cet insecte habite toute la zone torride, et se montre sur tous les continens. Donc il faut encore rapporter les divers cas d'*éléphantiasis* aux diverses phases de l'invasion d'un insecte.

Je m'arrête à ce petit nombre d'exemple, et j'en tire ce corollaire : on connaît des cas, où la présence d'un insecte produit une vraie maladie de la peau, en la désorganisant en pustules, en plaques furfuracées, en vésicules; ou bien enfin en tissus qui ne diffèrent des tissus normaux, que par l'anomalie de leurs dimensions, de leur position et de leur forme. Donc partout où j'apercevrai des pustules, des plaques et croûtes furfuracées, des vésicules, des créations de nouveaux tissus, là je serai en droit de soupçonner la présence et l'œuvre d'un insecte. Le genre même pourra à son tour en être déterminé d'avance par l'analogie des caractères du produit de la désorganisation; car nous savons que le même genre d'insecte donne lieu, chez les végétaux, au même genre de maladies épidermiques : un insecte à suçoir, par exemple, signalant son passage par de tout autres résultats qu'un insecte à mandibules. D'avance il est permis, d'après ces principes, d'entrevoir que les insectes que l'on pourrait appeler *dermatopares*, se rapprochent des *acaridiens* et des *pou*, *puce*, *punaise*, *cirons*, et *mite*; et il faudra bien se garder d'imputer jamais de pareils ravages aux infusoires, qu'on trouvera nager dans le pus, enfans inoffensifs de la pourriture qui les précède de bien loin.

Nous invitons les médecins à poursuivre cette étude sous ce rapport. C'est une étude neuve, et dont le résultat sera peut-être de ramener à un seul tous les traitemens communs des maladies de la peau; et ce traitement serait celui qui tuerait le plus vite l'insecte et l'atteindrait le plus tôt.

Je ne suis pas placé sur un théâtre qui me permette de me livrer à ces recherches avec assiduité, cependant j'ai observé attentivement quelques cas qui m'engagent à soumettre aux observateurs une prévision à laquelle j'attache de plus en plus une certaine importance.

Il y a quelques jours encore qu'un garçon de 15 ans fut pris, à quelques lignes au dessus du bout du sein droit, d'une démangeaison des plus vives, la quelle fut suivie d'une rougeur qui s'étendit de proche en proche, et acquit le lendemain le diamètre d'un écu de cinq francs. Le surlendemain, il s'en forma une nouvelle à quelques lignes de distance de la première. Les figures 13, pl. vii et 4 pl. x de M. Rayer s'y rapporteraient assez bien, si elles offraient, sur leur surface, de petits points noirs peu déterminables à la vue simple ; c'était un *impetigo*, ou un *lichen*, ou une dartre vive. Elle offrait une surface chagrinée, rouge, avec des divergences, peu caractérisées, du centre à la circonférence. Je l'observai à la loupe, et je vis que les points noirs disséminés çà et là sur la surface rouge affectaient chacun la forme d'un écusson lisse régulier, d'un demi-millimètre environ dans son plus grand diamètre. J'en enlevai plusieurs, ils s'étendaient assez profondément au dessous d'eux dans la peau ; la petite plaie suintait un liquide limpide. Mais sur d'autres places l'écusson s'était effacé en s'agrandissant, et le bord en était marqué par une courbe assez continue de petits points noirs d'un plus petit diamètre. Je crus avoir sous les yeux un de ces *kermès* qui s'attachent à l'écorce des végétaux, y restent immobiles, pondent à la place où ils s'attachent, se laissent dévorer par leurs enfans, et meurent épuisés par le développement de leur progéniture qui se tient abritée sous la peau de la mère, comme sous un bouclier, jusqu'à ce qu'elle soit en état de se suffire à elle-même et de se répandre sur les surfaces d'alentour. Je plaçai plusieurs de ces écussons sous un microscope : ils ne m'ont pas offert une organisation plus compliquée qu'à la vue simple ; ils sont opaques, mais il se détache de leur circonférence, dans l'eau du porte-objet, des globes albumineux, absolument semblables à des globules du sang des batraciens, et qui s'étendent comme eux dans l'eau, en présentant un noyau central sur leur aire. Je hasarde un soupçon qui découle évidemment de cette observation ; cet *impetigo* ou ce *lichen* serait-il le produit du développement d'un insecte analogue aux kermès des végétaux ? En admettant cette hypothèse, on conçoit avec la plus grande facilité le mode d'accroissement qu'offrent ces dartres. Le premier animal qui s'attache à la peau devient en effet un centre commun, autour duquel vont rayonner, en s'attachant à la peau à leur tour, tous les petits qui s'échappent de l'enveloppe maternelle, et qui tous vont devenir à leur tour un centre de développement ; en sorte que la tache s'étendra chaque jour comme par des ondulations concentriques. Je dirai tout à l'heure comment je suis arrivé à arrêter l'invasion du mal.

Mais si les insectes désorganisent la peau de l'homme avec une aussi grande puissance que nous l'avons vu dans les cas les moins contestables, leur présence sur les muqueuses et les séreuses doit être la cause de bien plus rapides effets. Il serait en effet absurde de croire que les insectes, parmi tous nos tissus, ne s'attachent de préférence qu'à l'épi-

derme. Il faudra donc aussi diriger cette étude dans tous les cas de désorganisation envahissante et progressive, *cancer, chancres, tubercules de poumons* (1), *désorganisation du foie, des reins, variole, croup, grippe* et surtout le *choléra* etc. Nous donnerons dans le *Nouveau système* les raisons qui militent en faveur de cette opinion ; et dans le *choléra* nous pensons que le siège de l'insecte est dans le canal intestinal ; c'est là qu'il faut l'atteindre et l'atteindre à temps.

Nous préviendrons une objection relative à la variole. Le *virus* se conserve indéfiniment à l'état sec : or, comment dès lors concevoir qu'il puisse être attribué à un insecte ? Le voici : On sait que les œufs de certains insectes se conservent indéfiniment à l'état sec. On sait même que certains *vibrions* desséchés au soleil et réduits à l'état d'une membrane papyracée reprennent la vie et le mouvement, dès qu'on les humecte d'eau. Il en est de même du *rotifère*. Or, si la transmission de la variole est l'œuvre d'un insecte, cet insecte n'existe dans le pus qu'à l'état d'œuf, et celui-ci qu'à l'état de globules. La conservation des propriétés de ce pus n'offre donc pas une objection capable de détruire l'hypothèse. On nous dira aussi comment il se fait que la vaccine préserve de la variole, si la variole est l'œuvre d'un insecte, et on nous demandera pourquoi un sujet ne serait pas exposé dans cette hypothèse à gagner plusieurs fois ce mal. A cette objection il est facile de répondre que tous les sujets ne se trouvent pas dans les conditions que recherche tel insecte donné ; ainsi les poux qui rongent le nourrisson ne remontent pas jusqu'à la nourrice ; les puces s'attachent à certaines chairs plutôt qu'à telle autre. Chez les plantes, le puceron qui infeste ce rameau de rosier respecte l'autre, il le quitte même, si on le transporte sur son épiderme ; le rameau sain ne lui offre pas une nourriture aussi propice que le rameau malade. Or, non seulement les insectes recherchent certaines conditions dans les sucs qu'ils dévorent, mais encore ils en font naître après eux, qui détruisent à jamais ces conditions ; telle feuille d'arbre n'est jamais labourée deux fois par les insectes. Le premier qui y a passé l'a infectée pour les autres. Il n'y aurait donc rien d'étonnant qu'il en fût ainsi pour la variole, et que l'insecte auteur des pustules, laissât les tissus, après son passage, dans une modification telle, qu'ils n'offrissent plus aucune des conditions que ces insectes recherchent pour se développer. Dans cette hypothèse deux ou trois piqûres suffiraient pour produire ce résultat.

S'il en était de toutes ces maladies comme nous le présumons, la difficulté ne serait pas de tuer l'insecte, mais de l'atteindre ; car la pharmacologie

(1) M. Kuhn considère les tubercules du poumon comme des animaux qu'il nomme *acéphalocystes* ; nous ne partageons pas cette opinion. Les tubercules pulmonaires sont à nos yeux l'œuvre d'un animalcule, mais non l'animalcule lui-même.

possède un assez grand nombre de substances capables d'en débarrasser le malade, sans aggraver ses douleurs et augmenter ses dangers. A la tête de ces substances préservatrices se range le camphre, que j'ai déjà conseillé contre l'insecte de la gale, et qui m'a réussi à chasser ou à détruire tous les genres d'insectes dont nous sommes incommodés. Je vais consigner ici succinctement les résultats des nombreuses expériences que j'ai faites avec cette substance. Les entomologistes s'en servent depuis long-temps pour préserver leurs collections contre les ravages des mites. Je m'en suis servi avec succès pour soulager les enfans dévorés de vermine. Une parcelle de camphre, du volume d'une tête d'épingle, émiettée dans les cheveux d'un enfant, fait cesser les démangeaisons, et tue en masse les insectes, si on a soin de coiffer l'enfant d'un tissu de toile serrée ou plutôt de soie, afin que l'odeur du camphre se concentre davantage. C'est en portant sur moi constamment une certaine dose de cette huile essentielle que je me suis garanti de la vermine qui infeste les prisons. J'ai couché tout un été, le lit adossé contre un mur criblé de punaises ; j'avais la précaution chaque soir de saupoudrer mon linge de nuit avec du camphre ; jamais je n'ai ressenti la moindre piqûre, et jamais même je ne me suis aperçu que les insectes se fussent introduits entre les draps ; mais, lorsque j'oubliais cette précaution, je ne tardais pas à avoir des preuves cuisantes de mon oubli. Une tête d'épingle de camphre, émiettée à la surface d'un verre d'eau sucrée, délivre aussitôt l'estomac des douleurs qu'occasionnent les piqûres des ascarides vermiculaires ; on sent tout à coup un mouvement intérieur qui se porte vers le pylore où se ruent ces helminthes pour se réfugier dans la portion vide des intestins. Des frictions avec de l'eau de vie camphrée sur l'abdomen les atteignent dans ce repaire, et, si l'on continue ce traitement, on parvient à s'en délivrer tout à fait. J'ai vu souvent disparaître par ce moyen les petites papules qui se développent chez les femmes à la surface des grandes lèvres, et les douleurs des maladies d'utérus ont paru souvent en être soulagées. Les éruptions cutanées des petits enfans faisaient peu de progrès et cessaient vite par ce traitement, et la dartre dont j'ai parlé plus haut a été arrêtée dès son principe, parce que je l'ai tenue recouverte d'une compresse d'eau de vie camphrée ; la seconde tache n'est même pas parvenue au cinquième du diamètre de la première. Tout me porte à croire que les *galeux* seraient vite débarrassés de leurs insectes si on avait soin de leur couvrir le corps d'une couche épaisse de pommade camphrée, pommade qui réunirait à la fois le camphre qui empoisonne les insectes, et l'huile qui les asphyxie en touchant leurs stigmates ; mais je suis certain que, pour se préserver des accidens du contact, le médecin ne saurait employer de substance plus efficace que le camphre, dont l'action se manifeste à distance, et repousse l'insecte de son odeur. L'eau de vie camphrée pénètre assez avant dans les chairs ; et si profondément que soient enfoncés les insectes, il est probable qu'ils ne sauraient long-temps se soustraire à son action, surtout si on a soin d'en imprégner les pommades dont on recouvre les surfaces attaquées par le mal.

Nous invitons les médecins à prendre en considération ces idées, à soumettre les maladies de la peau à une étude microscopique dirigée dans cette voie avec une philosophie patiente et laborieuse, et à essayer de traiter les infections cutanées ou autres qu'ils pourraient soupçonner provenir de la présence d'un insecte, par les huiles essentielles vireuses et par le camphre surtout.

ORTHOPÉDIE.

DE LA TORSION QUI ACCOMPAGNE CONSTAMMENT LES DÉVIATIONS LATÉRALES DE L'ÉPINE, OU NOUVELLE MÉTHODE DE TRAITER LES DÉVIATIONS DE LA TAILLE :

Par M. VALLIN, Docteur-Médecin, chargé de diriger le traitement orthopédique de l'Institution de la Magdeleine, fondée à Nantes en 1829, Mémoire lu à la Section de Médecine de la Société académique, dans la séance du 30 juin 1837, et insérée dans le journal de cette section (1).

Si l'on examine avec attention une jeune personne atteinte d'une déviation latérale de l'épine au premier degré, la physionomie offre un type particulier qui, dans la plupart des cas, se reconnaît à la première vue. Indépendamment de cet air de tristesse répandu sur tous ses traits, ceux-ci laissent apercevoir une légère irrégularité dans leur disposition ; mais les caractères les plus distinctifs qu'on observe se rapportent à la TORSION, *phénomène obligé de toute inflexion latérale de l'épine, quel qu'en soit le degré.* Le maintien est disgracieux, les attitudes et la démarche ont quelque chose d'embarrassé dont on ne se rend pas bien compte. L'idée d'une déformation ne venant pas à l'esprit, les parens lui adressent des reproches ordinairement peu mérités, puisque ces symptômes sont le résultat de la difformité. La jeune personne ne se place jamais droite dans la position assise, mais bien de côté ; dans sa marche, on fait la même observation, la progression semble se faire obliquement. Les épaules ont perdu leur niveau ; la droite, lorsqu'il s'agit d'une courbure dorsale de ce côté, est plus élevée et se porte en arrière où elle proémine sans qu'elle soit pour cela plus développée ; l'épaule gauche se dirige en avant et est surbaissée, ce qui fait paraître le bras qui lui correspond plus long que le droit, non que celui-ci soit réellement raccourci ; mais, comme il a suivi le mouvement de l'épaule, il ne peut atteindre aussi loin en avant. Cette dis-

<hr>

(1) Ce Mémoire est extrait d'un travail sur les difformités de la taille et des membres, que l'auteur eût envoyé à l'Académie des Sciences, pour concourir à l'un des grands prix spéciaux de la fondation Monthyon, si le paragraphe suivant du programme du prix à décerner sur l'Orthopédie, n'en avait exclu à l'avance tous les médecins étrangers à la capitale. « La manière d'agir des appareils auxquels on » accordera la préférence devra être démontrée à *Paris* » *sous les yeux de la commission et sur des personnes atteintes* » *de difformités.* » L'obligation de séjourner à Paris, pendant plusieurs mois avec un certain nombre de malades, était en effet une condition impossible à remplir pour les médecins des départemens. M. Vallin demanda à l'Institut de nommer une commission spéciale ; cette demande a été refusée. Il est fâcheux que l'Académie des Sciences, institution nationale, mette, par son programme, hors de concours tous les travaux qui se font dans le reste de la France, sur l'Orthopédie.

proportion apparente de la longueur des bras est d'ailleurs à peine sensible dans une inflexion de l'épine peu avancée; il en est ainsi pour l'intervalle qu'on remarque entre le bras gauche et la taille dont il s'écarte, tandis que le droit s'en trouve rapproché. Le déplacement des épaules est au contraire toujours prononcé; aussi les jeunes personnes s'efforcent-elles de dissimuler leur difformité, en cherchant à l'effacer par une torsion de l'épine opposée à celle qui l'a produite, de telle sorte qu'on les voit porter en avant le bras qui correspond à l'épaule soulevée, et repousser en arrière le bras de l'autre côté. Les hanches sont situées, le plus souvent à égale hauteur, lors même que la courbure dorsale du côté droit est accompagnée d'une inflexion lombaire dont la courbure est à gauche, et que celle-ci prédomine sur l'autre; mais elles éprouvent un mouvement de rotation en sens inverse de celui des épaules, qui leur est imprimé par la torsion lombaire; ainsi c'est la hanche droite qui se porte en avant et paraît plus volumineuse dans cette direction, surtout quand la déviation lombaire est la plus prononcée, tandis que la hanche gauche se dirige en arrière et fait plus de saillie en dehors par suite d'un commencement d'excavation du flanc gauche. Les membres inférieurs participent à cette rotation en s'inclinant vers le côté concave de la courbure dorsale du côté droit, qui est ordinairement la plus considérable, et ne sont pas appuyés sur le sol d'une manière égale; le genou droit est tenu dans un état habituel de flexion légère, et le pied du même côté est placé ordinairement en avant. Dans la marche, ce pied part le premier; la jeune malade s'appuie davantage sur le membre gauche, ce qui explique l'embarras de la progression.

Il est encore quelques caractères extérieurs qui appartiennent à l'inflexion double de l'épine qui nous occupe, et qu'on peut aussi apercevoir à travers les vêtemens. Dans tous les cas, le côté droit du tronc paraît plus développé que le gauche, au niveau de la poitrine; en avant et à droite, les côtes paraissent légèrement déprimées, tandis qu'à gauche et en avant elles proéminent. Le flanc droit raccourci est indiqué par une dépression moindre que celle du flanc gauche; enfin les parois abdominales qui avoisinent la hanche gauche paraissent un peu soulevées. Ce n'est qu'à un degré très avancé de la déviation que la longueur du tronc paraît disproportionnée à celle des membres, et que le haut du tronc, déjeté à droite, dépasse même le niveau de la hanche.

Maintenant, si on continue cet examen, le sujet étant déshabillé, et qu'on observe antérieurement le haut de la poitrine, comme l'épaule gauche se porte en avant, on trouve la clavicule et le sein de ce côté plus saillant. Le dos étant ensuite exploré avec soin, on voit que l'épine prend la forme d'une S alongée, lors même que les apophyses épineuses ne sont pas encore sensiblement déviées; cependant il existe en réalité deux légères courbures en sens opposé; mais comme elles se balancent, sans que l'une d'elles s'éloigne encore de la verticale, on pourrait douter de leur existence et se faire illusion en prenant la courbure dorsale pour l'inflexion naturelle de cette région. Mais si l'on tient compte des caractères extérieurs qui précèdent, le diagnostic sera facile; d'ailleurs nous expliquerons plus tard comment il se fait que les apophyses épineuses des vertèbres ne reproduisent qu'incomplètement le degré réel de la difformité, abstraction faite de tous les autres phénomènes.

De chaque côté de ces apophyses, lors même que leur déviation est encore incertaine, il existe deux saillies alongées, à peu près semblables, qui se courbent plus tard dans le sens des vertèbres. L'une d'elles est placée entre le bord interne de l'omoplate droite, qui est plus rapproché de l'épine que celui de la gauche, et les apophyses épineuses des vertèbres correspondantes; l'autre s'observe à gauche dans la région des lombes. Ces deux saillies sont

formées par le soulèvement des muscles extenseurs du tronc, d'un côté, que soulèvent et repoussent les apophyses transverses, par suite de la double torsion en sens inverse que l'épine éprouve vers le centre des courbures dorsale et lombaire. On ne saurait attacher trop d'importance à ce signe *caractéristique* des déviations latérales commençantes, puisqu'il peut les faire reconnaître avant que les apophyses épineuses décrivent des inflexions sensibles, comme un médecin orthopédiste distingué, M. Bouvier, en a fait aussi la remarque (1). Ce signe est encore pour moi une preuve qui démontre jusqu'à l'évidence que la torsion de l'épine s'opère en même temps que son inflexion, et que c'est à tort que tous les écrivains, sans en excepter un seul du moins que je sache, ont avancé que ce n'était que dans les fortes déviations latérales que les vertèbres éprouvaient un mouvement de rotation sur leur axe. D'ailleurs, la disposition particulière que les épaules et les hanches prennent dès le commencement d'une double déviation et les conséquences qu'elle entraîne pour les attitudes, la démarche et l'habitude extérieure du sujet, viennent à l'appui de ce que j'avance.

Mais s'il pouvait y avoir encore des doutes sur l'existence de la torsion de l'épine dans une courbure latérale au premier degré, les détails qui vont suivre les lèveraient tous. En général, on ne tient pas assez compte des mouvemens qui s'exécutent avec rotation sur l'axe des os dans la plupart des déformations du tronc et des membres. Pour n'en citer qu'un exemple, nous voyons que, dans le pied-bot en dedans, de même que dans les déviations latérales de l'épine, les os dont la direction naturelle est changée se sont éloignés par un mouvement combiné d'inclinaison latérale et de glissement en spirale sur les facettes articulaires qui les unissent. Dans la colonne vertébrale, tout n'est-il pas heureusement disposé pour en rendre la torsion facile. L'assemblage des diverses petites colonnes qui la constituent, et dont les déplacemens successifs en amènent les déviations, ne se fait pas par une superposition immédiate. Entre chaque vertèbre, il existe un fibro-cartilage très élastique, mais beaucoup plus compressible à son pourtour qu'à son centre, qui cède, qui s'amincit dans le point le plus fortement comprimé, et repousse, dans le sens opposé, qui devient plus épais, la portion centrale presque fluide, devenue alors de cette manière une espèce de pivot mobile autour duquel s'exécute avec la plus grande facilité le mouvement de rotation de l'épine en même temps que celle-ci s'infléchit latéralement. La direction des facettes de jonction des apophyses articulaires des vertèbres est telle qu'en favorisant beaucoup les mouvemens de rotation elle ne nuit pas à ceux d'inclinaison. D'un autre côté, l'étendue transversale du corps des vertèbres, surtout dans la région lombaire, les apophyses transverses et les côtes qui prolongent en quelque sorte celles-ci dans la région dorsale, mettent obstacle à sa courbure dans un sens directement latéral. Maintenant que la possibilité de la torsion dans une épine à l'état normal est suffisamment démontrée, voyons ce qui se passe dans celle qui est déformée par une déviation latérale.

Les vertèbres et les ligamens intervertébraux du côté de l'inflexion, laissent apercevoir une sorte de tassement qui s'étend même aux apophyses articulaires de ces os, d'où il résulte pour eux une véritable atrophie. Leur face supérieure est devenue oblique, au lieu de présenter une surface horizontale; quelquefois l'inférieure partage cette obliquité, ce qui donne au corps de la vertèbre une forme de coin, dont la base est tournée à droite, et le sommet à gauche du côté de la concavité; car nous supposons toujours l'existence d'une courbure dorsale droite. Mais leur déformation ne se borne pas là; une moitié des vertè-

(1) *Diction. de méd. et de chirurgie pratique*, article *vertébrale*.

bres surtout vers le centre de la déviation, celle qui répond au côté concave, supportant à peu près seule le poids du corps, ne peut prendre de développement; tandis que l'autre, soumise seulement à une légère pression, s'hypertrophie; il en résulte non seulement un défaut de symétrie, mais une conformation particulière qui mérite d'être examinée. L'apophyse épineuse s'écarte de la ligne antéro-postérieure de la vertèbre, pour se porter à gauche, c'est à dire du côté concave de la courbure, en s'éloignant de la ligne médiane, et tend ainsi à devenir transversale; tandis que le corps de l'os se portant à droite se rapproche de la convexité; l'apophyse transverse droite change aussi de direction en s'inclinant en arrière, de sorte qu'on peut dire que la vertèbre éprouve une espèce de rotation sur elle-même. Ce changement de forme de ces os rend les courbures beaucoup plus apparentes antérieurement du côté du corps de la vertèbre, que postérieurement là où les apophyses épineuses dissimulent les inflexions de l'épine, surtout dans les déviations peu avancées.

Nous avions donc raison de dire que l'exploration de ces apophyses ne donnait pas à elle seule la mesure exacte de l'étendue de leur rayon. A ce déplacement des parties constituantes des vertèbres, qu'on rencontre dans les déviations latérales, s'ajoute un véritable mouvement de rotation de ces os sur leur axe, dans lequel leur face antérieure se trouve toujours tournée du côté de la convexité, et leur apophyse épineuse vers celui de la concavité: l'apophyse transverse et les apophyses articulaires du côté concave sont dirigées en avant; celles du côté opposé en arrière. Dans les fortes déviations, cette rotation va quelquefois jusqu'à un quart de tour.

Les côtes unies intimement au rachis par des articulations doubles, ont suivi l'impulsion que sa torsion leur imprime; comme lui, elles devaient s'infléchir en se tordant. Les changemens de la courbure des côtes qui en résultent, acquièrent par là un intérêt réel, et nous fourniront, dans la suite, des indications curatives très importantes. Les côtes droites ou de la convexité entraînées en arrière par le double déplacement de l'épine qui les presse de dedans en dehors et de gauche à droite, se contournent en spirale autour de son axe. Cette espèce d'enroulement de ces arcs osseux les fait plier vers l'angle, en même temps que leur extrémité postérieure se relève et se contourne de plus en plus, de sorte que leur courbure et leur torsion sont à la fois augmentées. Il en résulte une courbure brusque plus ou moins anguleuse, à laquelle les apophyses transverses prennent une part active en portant le col de la côte en arrière. Les côtes gauches ou celles de la concavité, se déroulent au contraire; l'impulsion qu'elles reçoivent de la rotation de l'épine ayant lieu en sens inverse, elles se redressent en arrière où leur courbure et leur torsion diminuent sensiblement. Leur extrémité antérieure, poussée en avant, rencontrant à la région antérieure et médiane de la poitrine une résistance dans le sternum, se courbe légèrement, d'où résulte leur proéminence en avant et à gauche, en opposition avec celle formée en arrière et à droite par le tiers postérieur des côtes du côté droit. Le sternum se porte vers la convexité de la courbure, malgré le redressement de l'extrémité antérieure des côtes droites, et est projeté en avant surtout en bas où la courbure des côtes gauches va de plus en plus en augmentant. Les espaces intercostaux sont plus grands du côté de la convexité que de celui de la concavité de la courbure; dans les déviations considérables, ils s'effacent même de ce dernier côté. Enfin, les côtes sont tordues sur elles-mêmes; les droites se rapprochent de la colonne par cette torsion en devenant presque horizontales, et leur face interne tend à devenir supérieure; les gauches, par un mouvement de rotation contraire, en s'éloignant de l'axe vertébral, deviennent plus obliques et se tordent en dehors. Les dé-

formations du thorax sont donc dans une étroite dépendance avec la torsion de l'épine qui en est la cause principale, et son inflexion qui en est la cause secondaire. Or, l'irrégularité qui remplace la symétrie des deux côtés de la poitrine dans une déviation commençante ne saurait rester étrangère à la torsion. Quelques mots sur le mécanisme de ce phénomène important pourront, je l'espère, en donner la conviction, en même temps qu'ils serviront à établir les bases du traitement orthopédique que plusieurs années de pratique m'ont fait reconnaître comme le plus efficace dans les déviations latérales de la taille.

La position désavantageuse de l'épine à la partie postérieure du tronc n'est point compensée par les courbures alternatives qu'elle présente d'avant en arrière; les nombreux organes qui se trouvent comme suspendus à sa face antérieure l'entraînent bientôt dans des directions vicieuses, si l'action des muscles est trop faible pour lutter avec avantage contre l'action de la pesanteur. Alors une mauvaise attitude détermine une distribution inégale de celle-ci sur la circonférence des pièces vertébrales. Les surfaces articulaires de leur corps prenant une obliquité dans le sens transversal, qui s'ajoute à celle des apophyses articulaires, ces mêmes os ne laissent plus, pour résister au poids des parties supérieures du tronc, que des surfaces obliques, ce qui les fait glisser les unes sur les autres vers le centre de la convexité des courbures, non dans un sens entièrement latéral; mais dans celui qui est le plus favorable au glissement, et imprime ainsi à l'épine un double mouvement de torsion par lequel les apophyses épineuses décrivent autour de son axe deux spirales inverses. Il résulte de cette double impulsion qui préside à la formation des courbures de l'épine et que la disposition des pièces osseuses favorise au plus haut degré une tension de tous les moyens d'union des vertèbres qui va toujours croissant, et les déviations en acquièrent de jour en jour une plus grande étendue.

Les muscles prennent en général, quoi qu'on en ait dit, une part fort peu active dans l'accomplissement des difformités qui nous occupent, et ils y contribuent beaucoup plus en laissant prendre une direction vicieuse à la pesanteur par leur état de faiblesse et de relâchement que par celui de leur contraction spasmodique.

D'après ce qui précède, il est de toute évidence que l'indication la plus rationnelle à remplir dans le traitement des déviations latérales de l'épine, est d'agir en sens opposé du mouvement combiné de flexion et de rotation qui les a produites.

Après avoir exposé les méthodes recommandées par les autres orthopédistes, M. Vallier expose celle qui lui est propre:

« L'appareil que j'emploie est composé d'un lit à extension ordinaire, dont le cadre matelassé est supporté dans toute sa longueur par un axe longitudinal placé suivant une ligne parallèle qui partagerait en deux moitiés égales ses deux côtés les plus longs. Vers la réunion du tiers supérieur avec les deux tiers inférieurs, ce cadre présente une division transversale et légèrement oblique de gauche à droite et de haut en bas. Ces deux compartimens sont mobiles dans le sens transversal, et peuvent pivoter librement sur l'axe commun, dans un sens opposé.

» Quatre courroies sont fixées latéralement sur les cadres et correspondent à autant de boucles placées sur les panneaux du lit. A l'aide de ce mécanisme bien simple, on donne toute la solidité désirable au fond du lit, lorsqu'on veut coucher la jeune personne; on peut aussi, avec facilité, imprimer à chacun de ses compartimens l'inclinaison jugée convenable. Cet appareil étant ainsi disposé pour une double courbure dorsale droite et lombaire gauche, voici comment on procède: Le sujet étant soumis à l'action des moyens extensifs que l'on préfère, la brisure du cadre doit alors répondre du côté gauche à quatre travers de doigt au dessous du creux de l'aisselle. Du côté opposé, elle devra se trouver à six travers de doigt au dessus de la hanche droite, ensuite on applique la plaque de pression qui se trouve attachée à l'angle droit et inférieur du compartiment supérieur, de manière que le centre de la courbure dorsale y corresponde convenablement. Les épaules sont embrassées par des courroies matelassées, fixées au cadre supérieur, ce qui achève, avec une plaque pectorale placée à gauche, de maintenir solidement la partie supérieure du corps sur cette portion du lit; une planchette cintrée et mollement rembourrée, appuie aussi transversalement sur les hanches et sert à les mettre dans des rapports invariables avec le compartiment inférieur. Le sujet étant ainsi maintenu, le moment est venu où il convient d'imprimer à la partie supérieure du lit un léger mouvement de rotation de droite à gauche et d'arrière en avant, que partage la région dorsale de l'épine dont la torsion avait eu lieu de gauche à droite. La même opération, mais en sens inverse, se répète pour sa portion inférieure sur laquelle reposent les lombes, le bassin et les membres inférieurs, de sorte que le mouvement de rotation de gauche à droite qui en résulte, se trouve entièrement opposé à celui que la région lombaire de l'épine, et par suite les hanches avaient éprouvé. Si on observe avec attention le sujet soumis à l'action de l'appareil, non seulement l'épaule droite et la hanche gauche sont portées en avant, tandis que l'épaule gauche et la hanche droite le sont en arrière, ce qui est opposé à ce que l'on observait dans la difformité, mais encore le côté gauche de la poitrine paraît bombé, et tend à décrire une courbe dans le sens directement latéral et en opposition avec la déviation pathologique de la région dorsale, qui prédomine presque toujours sur celle de la région lombaire. Cette dernière courbure ne résiste presque jamais à l'extension et à la rotation simultanées que lui communique l'appareil : ce n'est que dans des cas exceptionnels qu'il convient d'en seconder l'action par des plaques de pression supplémentaires. On conçoit d'ailleurs, combien les deux plans inclinés en sens opposé qui forment l'appareil, doivent être avantageux dans le traitement des déviations latérales : car, tout en agissant plus directement sur l'épine que tous les autres moyens qui ont été proposés, les points de contact avec les côtés qu'ils compriment autant d'arrière en avant que latéralement, sont aussi multipliées que possible, dernière circonstance qui met à l'abri des accidens qui peuvent arriver, lorsque le contraire a lieu, comme l'a observé Delpech.

Dans la méthode nouvelle qui vient d'être exposée, et que j'appellerai extension spiroïde ou en spirale, toutes les indications curatives sont remplies; elle paraît aussi avoir tous les avantages des autres procédés sans en avoir les inconvéniens. Ainsi, tout en éloignant doucement les extrémités des courbures qu'une épine déviée représente, elle agit dans le sens le plus favorable à leur redressement. Dans l'extension parallèle et dans celle qu'on pratique avec des châssis horizontalement mobiles (1), on agit seulement dans deux sens, le longitudinal et le transversal; par conséquent, on ne saurait détruire complètement les rapports anormaux des vertèbres et de leurs moyens d'union qui résultent de la torsion, sans distendre ces derniers outre mesure, et encore n'y parvient-on pas le plus souvent. Vouloir redresser une colonne vertébrale sans remédier à sa torsion, est aussi peu rationnel, que de porter le lévier du sabot de Venel en arrière, dans un varus, avant de le ramener de dehors en dedans pour faire disparaître l'enroulement du pied. Cette double indication ne saurait être éludée; tant qu'on n'a pas pu y satisfaire, on s'est exposé à de nombreux insuccès et à des rechutes qui sont souvent inséparables

(1) Méthode de M. Guérin.

d'un traitement incomplet et mal conçu. Car, disons-le, les appareils orthopédiques, quelque puissans qu'ils soient pour amener la guérison, doivent être secondés par une gymnastique bien entendue et long-temps prolongée. Dans ce but, j'ai transformé en moyen gymnastique l'appareil que je viens de décrire, de telle sorte qu'il représente un char brisé adapté à un plan incliné à deux rampes latérales qui servent à lui faire éprouver avec les mains un mouvement d'ascension, la jeune personne étant couchée sur le dos, et fixée au compartiment supérieur par des épaulettes. Enfin terminons, en faisant remarquer qu'un traitement orthopédique ne saurait être suivi d'un complet succès hors d'un établissement, parce qu'il résulte de l'ensemble des appareils mécaniques, des exercices gymnastiques et de moyens thérapeutiques qui ne se rencontrent pas ailleurs.

OBSERVATION.

Histoire d'une fracture du bras gauche non réduite et non consolidée, depuis le 26 juin 1836, jusqu'au 25 janvier 1837; réduction, application d'un appareil inamovible qui resta soixante-dix jours : consolidation complète du membre au bout de ce temps; par A. **Thierry**,

Madame S***, âgée de 35 ans, d'une bonne constitution, fut renversée le 6 juin par une voiture dont la roue lui passa sur le bras gauche et le lui fractura à sa partie moyenne.

Ramenée chez elle, son bras était gonflé: on lui pratiqua une saignée du bras de trois palettes et on lui appliqua des sangsues autour de l'endroit fracturé.

Le 9 juillet un appareil qu'on laissa cinquante jours fut appliqué et souvent renouvelé. La malade garda le lit quarante jours: on ne lui permit qu'une alimentation très légère. Débarrassée de son appareil, elle ne put se servir de son bras : il lui était impossible de porter la main à son nez, et pour s'en servir à ses repas, elle était obligée avec la main droite de porter la main gauche sur la table et de la diriger près des objets qu'elle voulait prendre. Six mois après cet accident, madame S*** fit une chute : le bras gauche porta; elle éprouva alors une douleur vive et se trouva, pour mouvoir ce membre, plus impuissante que jamais.

Elle vint chez moi le 13 février 1837, trois jours après la dernière chute. Le bras gauche était plus court que le droit de deux pouces et demi. Il restait une mobilité manifeste, et le bras était à sa partie moyenne comme coudé.

Après avoir établi l'extension et la contre-extension, rapproché, en les frottant l'un contre l'autre, les fragmens osseux, j'enveloppai le bras et l'avant-bras d'une bande de flanelle imbibée dans un mélange d'eau-de-vie camphrée, d'amidon et de blanc d'œuf. Par dessus cette première bande, je mis des cartons mouillés dans le même mélange ; puis d'autres tours de bande de flanelle imbibée furent appliqués par dessus les cartons ; enfin quatre attelles en bois de hêtre furent appliquées en dedans, en avant, en arrière et en dehors du bras.

Le bras fut soutenu par une écharpe et fixé près du corps par un bandage convenable.

La malade dans les premiers jours fut visitée souvent; elle ne se plaignit pas et ne fut point obligée d'interrompre ses occupations.

Il est inutile de dire que l'appareil se solidifia; que le membre se trouva dans une espèce d'étui moulé sur lui.

Soixante-dix jours après, des lotions ayant été faites pour empêcher l'ébranlement du membre par de trop fortes tractions causées par les efforts qu'on aurait été obligé de faire pour retirer les bandes; toutes les pièces de l'appareil furent enlevées; le bras était solide et avait la longueur primitive, les mouvemens seulement un peu difficiles : mais ils ne tardèrent pas à reprendre leur souplesse naturelle.

Cette observation offre un exemple du succès que peut avoir un appareil inamovible à la suite des fractures non consolidées.

Un des gérans, E. **Littré**.

Paris. — Imprimerie et Fonderie de Félix Locquin et Comp. rue Notre-Dame-des-Victoires, 16.

1838.— N. 28.   20 MARS.

L'EXPÉRIENCE,

JOURNAL DE MÉDECINE ET DE CHIRURGIE

PUBLIÉ PAR

MM. DEZEIMERIS ET LITTRÉ.

Ars longa.   *Ubicumque...*

Ce journal paraît tous les cinq jours, les 5, 10, 15, 20, 25 et 30 de chaque mois, par cahiers de 16 pages à deux colonnes, formant à la fin de chaque année deux forts volumes grand in-8°. Le prix d'abonnement est de 9 fr. pour 3 mois, 18 fr. pour six mois, 36 fr. pour un an, 40 fr. pour l'étranger. ON S'ABONNE, AU BUREAU DU JOURNAL, RUE DE LA SOURDIÈRE, 21, chez J. B. Baillière, rue de l'Ecole de Médecine, 13 bis, et, dans les départemens, chez les directeurs de poste et aux bureaux des Messageries-Royales et des Messageries Laffitte et Caillard. Les lettres affranchies sont seules reçues.

CHIRURGIE.

ANÉVRYSME DE L'ARTÈRE AXILLAIRE. — LIGATURE DE LA SOUS-CLAVIÈRE EN DEHORS DES SCALÈNES SUR UN POINT DILATÉ.

Mort le vingt-huitième jour après l'opération.— Autopsie.—Dilatation de la crosse de l'aorte et de toute l'aorte thoracique.

(*Observation rédigée et communiquée par un des internes de l'Hôpital Saint-Louis.*)

Par M. Jobert,

Chirurgien de cet hôpital.

Jean Lejan, âgé de 61 ans, né à Jumeau ville (Seine-et-Oise), endroit sain, marié à 28 ans, veuf depuis 6 ans, a eu dix enfans dont trois seulement vivent encore et se portent fort bien. Les autres sont morts très jeunes, il ne sait de quelle maladie. Il a toujours habité des villages avant d'aller à Versailles où il réside depuis huit ans seulement, et n'est venu à Paris que pour se faire soigner. Il est scieur de long et porteur d'eau alternativement. Depuis dix ans à peu près il exerce la première de ces deux professions ; il se sert du bras droit pour mouvoir la scie : il n'a jamais éprouvé de fatigues dans les épaules après son ouvrage : il n'a point été militaire.

Sa taille est de 5 pieds 2 pouces, bonne constitution, système musculaire médiocrement développé, embonpoint peu prononcé, muscles peu saillans, cou long, formes assez robustes.

Vie régulière ; jamais d'excès dans le coït avant son mariage. Il habite une maison saine, non hu-

mide, bien aérée : il a toujours travaillé sans veiller avec excès ; n'a jamais eu de chagrins domestiques : son intelligence est assez développée, il raconte avec précision et clarté.

Ses parens sont morts dans un âge fort avancé. Ils ont toujours joui d'une bonne santé. Ils paraissent n'avoir jamais eu de maladie analogue à la sienne. Sa mère est morte à 82 ans, son père à 62 ans : il ignore de quelles maladies.

Il a eu la petite vérole dans son bas âge. Aucune autre éruption depuis. Jamais de mal aux yeux, au nez ou aux lèvres, ni de grosseur en aucune partie du corps.

A 22 ans il a été, à trois reprises différentes, affecté d'une maladie de nerfs qui *lui courait dans toutes les parties* du corps (ce sont ses expressions) : on a eu recours à beaucoup de remèdes qui, tous, ont été inefficaces, et la maladie a disparu naturellement et d'elle-même.

Dans sa jeunesse il a eu des chancres et une blennorrhagie, n'a jamais employé de traitement mercuriel en frictions ; mais il a pris des pilules dont il ignore la composition. Le chancre a duré quinze jours. L'écoulement a duré long-temps (quatre ou cinq mois), le malade ne faisant rien pour s'en débarrasser, parce qu'il n'en souffrait pas.

Il n'a jamais craché de sang, ne s'enrhume pas facilement ; à l'âge de 20 ans à peu près, il a eu pendant long-temps, tous les jours, des saignemens de nez (il ne peut dire combien de temps cela a duré). Il a une procidence du rectum avec excrétions sanguinolentes.

Jamais de constipation. Depuis sa jeunesse, il est affecté d'une hernie inguinale droite pour laquelle il porte un bandage, mais depuis son mariage seulement. Les fonctions respiratoires s'exécutent bien. La circulation n'est jamais entravée ; point de varices en aucune partie du corps.

Il ne peut assigner de cause à sa maladie. Depuis trois ans environ il éprouvait de la sensibilité dans l'épaule droite, quand il portait un fardeau sur ses crochets. Il n'éprouvait de douleurs que quand il portait quelque chose de lourd : hors cette circonstance, il n'éprouvait rien au dessus de la clavicule.

Gêne dans le gros du bras à sa partie externe et postérieure ; cette gêne a toujours augmenté, à tel point qu'il a été obligé de quitter son état quinze jours avant son entrée à l'hôpital. Interrogé sur le développement de la tumeur, il répond que celle-ci a paru depuis six mois seulement, ou du moins qu'il ne s'en est aperçu qu'à cette époque. Il consulta alors un chirurgien de l'hôpital de Versailles, qui, ne voyant pas de tumeur, ordonna l'application d'un vésicatoire ; il le laissa sécher immédiatement et n'en éprouva aucune amélioration. Fourmillement et sentiment de brûlure jusqu'au bout des doigts.

Un mois après l'application du vésicatoire, il a commencé à voir plus distinctement la tumeur qui a augmenté progressivement de volume. Elle donnait des battemens, elle augmentait tous les jours. La douleur cessait pendant le séjour au lit. Depuis un mois Lejan a des douleurs plus vives qui viennent par crises, qui le réveillent et lui causent de l'insomnie. Il n'a pas fait de traitement depuis six mois, si ce n'est quelques remèdes insignifians qui n'ont eu aucune influence sur la maladie.

Lors de son entrée à l'hôpital, il est dans l'état suivant :

L'aisselle n'a pas subi de déformation : seulement, au dessous de la clavicule et sous la partie la plus externe du grand pectoral (portion claviculaire presqu'en entier), on aperçoit un soulèvement assez considérable.

La tumeur est arrondie au dessous de la clavicule. En explorant son contour, elle présente la forme d'un œuf d'oie (seulement un peu alongé) ; on peut constater un soulèvement assez considérable pour dépasser 4 lignes en avant la saillie ou le relief de la clavicule ; coloration normale de la peau au devant de la tumeur ; au premier coup d'œil, il est facile de voir que celle-ci est agitée de battemens isochrones aux mouvemens du cœur ; les battemens se sentent très bien dans le creux axillaire.

Quand on applique la main sur la tumeur elle est légèrement soulevée par des battemens, et on ne peut s'opposer à ce soulèvement par la compression directe. La peau n'est pas adhérente, et les fibres du grand pectoral, quoique amincies, ne peuvent être soulevées. La tumeur est située au dessous de la clavicule, dont la présence empêche que l'on ne s'assure de son degré d'adhérence aux parties voisines : si on introduit la main dans le creux axillaire, on éprouve des battemens très forts, et on peut légèrement soulever le fond ou l'extrémité inférieure de la portion dilatée. Quand on comprime celle-ci modérément, la main est soulevée fortement, et la tumeur ne s'affaisse que dans l'intervalle des battemens ; par une compression plus forte on peut refouler profondément la tumeur au dessous du niveau de la clavicule, mais alors on sent toujours des battemens. Sous une forte pression les pulsations se font encore sentir : celles-ci sont uniformes dans tous les points de la tumeur, et ressemblent à celles que

le cœur communique aux parois thoraciques ; seulement ils sont simples, isochrones à ceux du pouls. On ne sent pas de frémissement sous la main. Mouvement d'ampliation en masse de toute la tumeur à la fois, bien distinct du soulèvement pur et simple.

Au dessus de la clavicule l'artère paraît dilatée, et dans le creux sous-claviculaire on dirait qu'elle égale en diamètre celui du pouce (le double au moins de l'artère du côté opposé). Battemens incomparablement plus forts que du côté sain, qui se sentent jusqu'au lieu où elles passent entre les scalènes. En devant des scalènes, sous le sterno-mastoïdien, et en dedans de ce dernier, les battemens sont encore très forts, sans l'être autant qu'en dehors de ces muscles. Au dessus de la fourchette sternale, en dedans du bord antérieur du sterno-mastoïdien, on sent une saillie du tronc brachio-céphalique qui offre des battemens très fort. En enfonçant le doigt, on peut très bien sentir les battemens qui sont très énergiques et présentent les mêmes caractères d'ampliation que la tumeur. Lorsqu'on comprime immédiatement au dessus de la clavicule, on sent sous le doigt un frémissement, et tout battement cesse dans la tumeur.

Au dessous de la tumeur, battemens beaucoup plus forts qu'à l'état normal. Au dessous du creux axillaire, la brachiale ne paraît pas dilatée, et semble être de même volume que celle du côté opposé. En comprimant la brachiale, les pulsations de la tumeur n'augmentent pas d'une manière bien sensible.

Au niveau de la tumeur, l'oreille soulevée par les battemens perçoit deux bruits : l'un plus sec, âpre, métallique et dur, correspondant au choc du sang contre les parois de la tumeur et à la dilatation de celle-ci. L'autre plus fort, plus clair, plus facile à entendre, moins sourd, qui correspond à la systole de la tumeur et à l'expulsion du sang. Les bruits s'entendent dans toute l'étendue de la tumeur, et ne présentent de variations ni dans leur intensité ni dans leur rhythme.

Au dessus de la clavicule, les deux bruits sont perçus ; mais le deuxième bruit est plus éclatant, plus clair que dans la tumeur. Le premier, plus clair aussi, est plus fort, quoique moins prolongé. Au niveau du tronc brachio-céphalique, le premier bruit est plus prolongé, plus étendu, plus éclatant encore. Le deuxième présente les mêmes caractères, quoique à un degré moins considérable.

Au dessous, au niveau de la brachiale, phénomènes ordinaires. Battemens de la carotide droite plus forts que du côté opposé.

Matité de la tumeur dans toute son étendue.

La clavicule a conservé sa forme et sa direction normales ; en la comparant avec celle du côté opposé, on la sent plus amincie, et on perçoit à sa partie moyenne l'impulsion des battemens.

Mouvemens de l'épaule et du bras dans tous les sens parfaitement conservés. Il y a moins de force dans ce membre que dans le gauche; même sensibilité dans les deux. Engourdissemens, fourmillemens aux doigts et à la main, surtout au deltoïde et au moignon de l'épaule.

Depuis l'épaule jusqu'au coude, le membre est amaigri, au moins au dire du malade, mais surtout au niveau du moignon de l'épaule. Mesuré au dessous de l'aisselle, il y a une différence de demi pouce dans la circonférence au désavantage du bras affecté; à la partie moyenne, trois lignes. Point de différence, en bas, à un demi pouce au dessus des condyles.

Le malade le sent tout aussi chaud que l'autre. Les veines de ce membre sont peu saillantes et ne paraissent pas plus là que dans l'autre, au dire du malade. Coloration normale du membre; pas plus de sueur de ce côté que de l'autre. Bras appliqué dans son lit sur la partie postérieure et externe, légèrement fléchi. Quand il abaisse le bras le long du corps, il est soulagé; les battemens diminuent.

Il y a 48 pulsations par minute. Le pouls est plus faible, plus dépressible que du côté gauche; la moindre pression suffit pour le suspendre : régulier, pas d'intermittence. La peau est d'une couleur jaune brunâtre, mêlée de pâle, sèche, rugueuse. Lèvres violettes, battemens du cœur peu forts, étendue et impulsion normales, matité peu étendue, rhythme normal, pas de souffle ni autre. Les battemens des temporales et de plusieurs autres artères sont isochrones à ceux de la tumeur. Jugulaires saillantes, sans pouls à leur niveau, légèrement soulevées par la tumeur. Pas d'ossification dans les artères superficielles.

Le thorax est bien conformé, rend un son normal dans tous les points de son étendue. Respiration faible des deux côtés, mais sans mélange d'aucun râle. Point de résonnance de la voix, pas de dyspnée ni d'essoufflement, ni oppression, ni douleur, 18 ou 20 inspirations par minute.

Pas de sécheresse de la bouche, des dents ni des lèvres; langue rose, humide, large, sans enduit; déglutition libre, soif médiocre, appétit bien conservé; point de coliques, de nausées ni de vomissemens; selles rares, quoique régulières; abdomen mou, sans tension ni ballonnement.

L'intelligence est intacte; jamais d'étourdissemens. Quelquefois, il aperçoit quelques bluettes lumineuses; mais il en était de même avant l'apparition de la tumeur.

Tous les sens sont intacts.

Depuis son entrée, qui a eu lieu le 3 novembre, il n'a pas quitté le lit; il a été saigné deux fois (trois poêlettes). Pendant les dix-huit premiers jours, on a appliqué de la glace en permanence sur la tumeur; les huit premiers, on la suspendait pendant deux heures pour la reprendre ensuite, etc., etc. Il a été nourri de potages au pain ou au vermicelle et d'une petite quantité de pain. Sous l'influence de cette médication, la tumeur a diminué sensiblement de volume; elle est moins saillante, les pulsa-

tions moins énergiques. La compression du tronc artériel en dehors des scalènes fait disparaître tout battement dans la tumeur, qui devient alors moins tendue et moins saillante.

Après avoir long-temps hésité sur le parti à prendre, et s'être demandé s'il devait s'en tenir aux moyens internes, comme le pensaient plusieurs chirurgiens, ou bien s'il lierait l'artère, soit d'après la méthode de Brasdor, soit d'après la méthode ancienne modifiée, c'est à dire au dessus et au dessous sans ouvrir le sac, soit enfin d'après la méthode d'Anel en liant, en dedans des scalènes, ou bien le tronc brachio-céphalique lui-même, ou bien l'artère dans un point malade, M. Jobert s'est arrêté à ce dernier parti, à savoir : ligature de la sous-clavière en dehors des scalènes; et, le 22 novembre 1837, à huit heures et demie du matin, il a procédé de la manière suivante en présence de M. le baron Richerand.

Le malade ayant la tête modérément inclinée du côté gauche et maintenue par un aide, M. Jobert, au moyen d'un bistouri droit en troisième position, pratique à la peau une incision de deux pouces trois lignes. La peau étant incisée, M. Jobert divise couche par couche le tissu cellulaire sous-cutané, plus dense et plus abondant que le peu d'embonpoint du malade n'aurait dû le faire supposer. Les couches profondes surtout sont divisées avec le plus grand soin et les précautions les plus minutieuses, afin de ménager la dilatation artérielle. Trois artérioles, divisées près de l'angle interne de la plaie, sont liées immédiatement. Une éponge fine, taillée en cône et destinée à prévenir l'écoulement du sang en nappe, est maintenue par un aide dans l'angle interne de la plaie. Au moyen de deux sondes cannelées recourbées, les angles de la plaie sont maintenus écartés, mais avec précaution. Une veine superficielle, et dont la direction est oblique, veine que M. Jobert croit être une de celles qui vont se rendre dans la jugulaire, est divisée et liée. Cela fait, il est très facile de sentir l'artère dont on peut constater la dilatation dans tout son trajet; au toucher, on est porté à supposer au vaisseau au moins huit à neuf lignes de diamètre. M. Jobert divise encore, à l'aide de la sonde cannelée, les couches les plus profondes de tissu cellulaire; de temps à autre, il abandonne la sonde pour les pinces et le bistouri, ou simplement pour son doigt indicateur. Une veine du volume d'un gros tuyau de plume, à parois minces, de couleur noire, qui se gonfle et se désemplit alternativement, et qui est située sous la lèvre supérieure de la plaie, croise le paquet nervoso-vasculaire; elle est séparée avec précaution en haut et maintenue écartée à l'aide d'une sonde cannelée recourbée en crochets que l'on donne à tenir à des aides. On arrive ainsi sur le paquet nervoso-vasculaire, et dès lors le malade, qui jusque-là avait supporté l'opération sans se plaindre, avec beaucoup de courage et sans s'agiter, se remue, pousse des cris plaintifs; sa respiration est notablement accélérée. Tantôt, au moyen d'une sonde cannelée, tantôt seulement avec la pulpe de l'index, M. Jobert isole l'artère des nerfs dont l'attouchement occasionne les plus vives douleurs; une fois isolés, un aide les maintient dans cet état à l'aide d'un crochet-mousse. M. Jobert essaie alors de passer une sonde cannelée derrière l'artère, dont le volume, les pulsations et le rapport avec le tubercule de la première côte lui ont permis de reconnaître l'existence. Ce temps de l'opération est rendu fort difficile par les adhérences celluleuses très étroites qui unissent la paroi de l'artère en arrière au tissu cellulaire qui enveloppe les parties latérales de la colonne vertébrale. Ne pouvant réussir à l'aide de la sonde cannelée seule, il tâche de l'isoler avec la pulpe des deux index qui, par de légers mouvemens de soulèvement, détruisent les adhérences. Plus tard, il emploie l'extrémité d'une sonde cannelée qu'il introduit derrière l'artère à sa partie supérieure, et qu'il pousse vers son bord inférieur, où il agit avec l'index de la main droite, qui tâche de la saisir en ce point.

C'est après plusieurs tentatives de ce genre, dirigées avec beaucoup de lenteur et de prudence, que le chirurgien parvint à passer la sonde cannelée derrière le tronc artériel. Dans la cannelure de la sonde a été passé un stylet aiguillé armé d'une ligature double; celui-ci n'a pu être passé qu'à la cinquième tentative; la sonde a été retirée en même temps. Cela fait, on a pu apprécier le volume et la consistance de la dilatation artérielle.

Le vaisseau a neuf lignes de diamètre; celui-ci est le même partout, dans quelque point que l'on touche l'artère. Les battemens sont très prononcés. Les parois, quoique plus épaisses et moins élastiques que d'ordinaire, ne paraissent pas avoir subi de graves altérations. La tunique celluleuse paraît bien saine; les battemens sont simples, et permettent d'espérer, d'après la sensation qu'ils donnent, que les tuniques de l'artère n'ont subi qu'une dilatation simple avec hypertrophie, sans altération organique de leur tissu. On étreint l'artère au moyen du fil de soie double, en ayant soin de faire le nœud sur un petit morceau de sparadrap de diachylon gommé plié en double, qui supporte directement en ce point la pression du fil. A l'instant, tout battement cesse dans la tumeur, ainsi que dans le membre supérieur droit; la plaie est recouverte d'un linge cératé, de compresses et de charpie fines; une vessie pleine de glace est maintenue en permanence sur la tumeur. Le malade est soumis à l'usage d'une infusion de fleurs de tilleul; on lui donne une potion calmante avec une once de sirop diacode. Saignée de trois poêlettes.

L'opération, qui a été très laborieuse, a duré une heure moins cinq minutes.

En interrogeant le malade sur les sensations diverses qu'il a éprouvées pendant la durée de l'opération, il nous dit qu'un instant avant qu'on ne passât autour de la tumeur la ligature et le stylet, il a éprouvé dans toute l'étendue du point occupé par celle-ci une commotion qui s'est propagée tout le long du bras et jusqu'au moignon de l'épaule. Bientôt il s'y est joint une sensation de stupeur qui a coïncidé probablement avec l'interruption des battemens. Il est impossible de constater la moindre différence de température entre les deux membres. La sensibilité est un peu altérée dans le bras du côté malade; on peut, quoique modérément, pincer le malade, sans qu'il accuse une douleur aussi vive qu'à gauche, et, quelquefois même, sans qu'il s'en aperçoive aucunement.

Il éprouve au poignet, dans la main et jusqu'aux extrémités des doigts, un engourdissement mêlé de fourmillemens qui diminuent à mesure que l'on remonte de l'avant-bras vers le coude, mais toutefois sans cesser complètement.

23. — *Jeudi*. La nuit a été calme, sans délire, mais aussi sans sommeil. Il n'est pas survenu le moindre accident. Dans la soirée, vers 2 heures, quelques élèves croient avoir senti comme de petits frémissemens dans l'humérale au pli du coude, et dans la radiale au poignet, frémissemens qui quelquefois vont jusqu'à produire une sensation qui se rapproche du battement, et que l'on attribue au retour du sang qui serait parvenu déjà à se frayer un passage à travers les anastomoses. Il m'a été impossible de rien sentir de semblable. Du reste, cette sensation, au dire même des élèves qui assurent l'avoir perçue, était passagère; elle disparaissait et reparaissait sans régularité aucune. La chaleur s'est maintenue toute la soirée. M. Jobert, qui a revu le malade à 5 heures du soir, a fait garnir tout le membre de coussins à fracture maintenus par quatre liens très peu serrés. Même sensation d'engourdissement à la main et au poignet; elle a disparu à l'avant-bras. Langue large, recouverte d'un enduit blanchâtre. Bouche mauvaise. Pas de sensibilité épigastrique. Peu de selles. Abdomen bien développé, sans tuméfaction. Pouls assez plein (79 pulsations). Respiration normale. Fonctions cérebrales intègres. Pas de battemens dans la tumeur anévrysmale, qui est affaissée. Sensibilité du membre toujours dans le même état.

24 *et* 25. Même état. Les nuits ont été bonnes; il y a eu plusieurs heures d'un sommeil tranquille. Les bords de la plaie sont rapprochés, rouges, tuméfiés; la rougeur qui les entoure est érysipélateuse. Le fond de la plaie, peu étendu, est d'un blanc grisâtre, blafard; le malade accuse peu de douleurs dans cette partie. Pas de battemens dans la tumeur : mêmes phénomènes du côté du membre. La sensibilité est à peu près normale; cependant il y a une certaine raideur dans les mouvemens de l'articulation du poignet laquelle est, ainsi que le dos de la main, légèrement œdématiée. La sensibilité est à peu près normale. Il ne reste que très peu de cette sensation déjà notée. Il n'y a pas eu de selles depuis plusieurs jours.

Lavement émollient, quelques cuillerées de bouillon.

26 *et* 27. Même état : seulement en dedans et au dessous de la tumeur, au niveau de la réunion du sternum et du deuxième espace intercostal, on sent en promenant la main des battemens très prononcés qui la soulèvent, battemens qui s'étendent en se perdant vers la tumeur. Au niveau de la fourchette du sternum, battemens très prononcés et très étendus du tronc brachio-céphalique.

Même prescription, repos absolu du membre.

Les jours suivans, dans les premiers jours de décembre, Lejan accuse dans l'épaule droite une douleur qui n'a plus les caractères de l'engourdissement, mais qui, de temps à autre, se complique d'élancemens assez vifs. On attribue cela d'abord à la pression produite par les oreillers sur la partie postérieure de l'épaule, qui depuis l'opération n'a pas changé de position. Le 6 décembre, en changeant le malade, on s'aperçoit qu'il existe dans le point douloureux une tumeur rouge, sensible, fluctuante, entourée d'une auréole inflammatoire qui s'étend à plusieurs pouces de distance. Une incision est pratiquée, qui donne issue à du pus de bonne nature en quantité considérable.

Cataplasme sur la plaie où existe la ligature et sur l'abcès de l'épaule. Quart de portion.

Le malade éprouve toujours de l'engourdissement à la face dorsale du poignet et au niveau des doigts, ainsi qu'à la face externe du bras, vers l'articulation deltoïdienne. Les phénomènes, au dire du malade, sont moins intenses que les jours précédens

Dans les premiers jours du mois (du 2 au 6), les battemens du tronc innominé et ceux de la tumeur intercostale ont considérablement diminué d'étendue, quoique persistant toujours ; mais ils sont désormais beaucoup plus difficiles à saisir. Jamais, depuis l'opération, les battemens n'ont reparu dans le sac, et, dès cette époque, on a pu noter un affaissement notable et une diminution de sa saillie. En l'examinant avec soin, voici quelle est sa forme : en dedans de la saillie des muscles grand pectoral et deltoïde, existe une éminence ovoïde présentant une légère saillie à sa partie moyenne, et faisant tout au plus un relief de deux à trois lignes au dessus du niveau de la clavicule. En dedans de cette tumeur, se remarque une dépression assez sensible qui correspond à la portion interne de l'espace intercostal. Le membre a conservé sa chaleur, et sa sensibilité, quoique diminuée, n'est cependant pas endommagée d'une manière notable. On n'aperçoit aucun battement dans tout le trajet de la brachiale ni de la radiale. Ceux des élèves qui, les premiers, ont senti ou cru sentir quelques frémissemens le long de ces vaisseaux, ne les y retrouvent plus. Le 10 décembre, il est complètement impossible d'en apercevoir un seul. La suppuration fournie par les deux solutions de continuité est toujours fort abondante. On mesure alors le membre dans ses différens points, à l'effet d'apprécier l'influence de la ligature sur la nutrition des parties molles. Voici le résultat de cette mensuration. Relativement au membre supérieur gauche, le membre supérieur droit présente :

Pour le bras.	A l'extrémité supérieure.	2 lignes de plus.
	A sa partie moyenne...	2 lig. de moins.
	A sa partie inférieure...	1 à 2 lig. de plus.
Pour l'avant-bras.	En haut..	6 lignes de moins.
	Au milieu.	4 lignes de moins.
	En bas...	Pas de différence appréciable.

Toutes les fonctions paraissent s'exécuter assez bien. Le malade dort à peu près 5 ou 6 heures par nuit, quelques heures dans le jour, sans agitation ni délire. L'hémicrânie a cessé. La respiration est libre et facile, l'appétit assez bon. Les selles, quoique rares, sont de bonne nature et de consistance convenable. Les fonctions cérébrales sont intactes. A partir du 10 décembre, on a supprimé la glace à l'extérieur.

Pansement simple, cataplasmes, deux potages, quelques légères tartines de pain, compresses d'eau de guimauve froide et cataplasmes alternativement sur la tumeur.

Du 10 au 20 décembre, les forces du malade baissent de jour en jour. La maigreur fait des progrès. L'érysipèle a abandonné les bords de la solution de continuité ; mais la langue est constamment sèche et recouverte d'un enduit noirâtre. Il y a un état d'émaciation générale. La voix faiblit graduellement ; le 18, elle est presque éteinte. Du 15 au 20 survient un dévoiement abondant, qui est combattu par des lavemens laudanisés. Le malade est mis à l'usage de potages gras, de côtelettes ; on lui administre par jour quelques cuillerées de vin de Bordeaux.

Le 20 décembre, vingt-huitième jour après l'opération, à minuit et demi, sans cause appréciable, le malade est pris d'une hémorrhagie par la plaie ; il perd de la sorte dix onces environ de sang moins rouge, moins rutilant

que le sang artériel, moins noir que le sang veineux. L'anxiété du malade est des plus grandes ; il se croit perdu. Son agitation est extrême, produite par la crainte de la mort qu'il croit imminente. Une sueur abondante couvre son corps. Appelé immédiatement auprès de lui, je n'ose enlever le cataplasme qui recouvre la plaie, lequel est entouré dans toute sa circonférence de sang déjà coagulé. L'hémorrhagie reparaît au bout d'une heure environ ; mais le malade, cette seconde fois, ne perd pas plus d'une à deux onces de sang ; puis l'hémorrhagie s'arrête d'une manière définitive. La faiblesse du malade ne lui permet plus d'articuler les sons ; il nous est impossible d'entendre ce qu'il veut dire. Dans l'intervalle des deux hémorrhagies, les élèves qui veillaient auprès du malade assurent avoir senti dans toute l'étendue de la tumeur des battemens caractéristiques.

M. Jobert arrive à 6 heures du matin, enlève le cataplasme et les caillots, applique un pansement simple et légèrement compressif, maintenu à l'aide de quelques tours de bande qui passent autour de la poitrine et sous les deux aisselles.

Potion de quatre onces d'eau distillée, un gros d'extrait de ratanhia, une once de sirop simple.

L'hémorrhagie ne reparaît plus ; mais le malade s'éteint peu à peu dans la journée, et meurt à midi un quart le 21 décembre.

Autopsie. Le 23, quarante-deux heures après la mort.

Habitude. Emaciation générale, membres grêles. A la partie postérieure de l'épaule existe une ouverture d'un pouce de long au dessous de l'épine de l'omoplate ; les bords en sont bleuâtres, décollés. En incisant la peau du côté de la colonne vertébrale, on voit que celle-ci est décollée jusqu'à deux pouces environ de l'épine du rachis. Le foyer s'étend jusqu'au dessous du muscle rhomboïde, qui a été également disséqué.

Le cerveau et ses membranes sont sains ; pas de congestion dans aucun point de son étendue ; sa substance est partout ferme et parfaitement conservée. Point d'oblitération du sinus.

Dans leur tissu, les deux poumons sont parfaitement sains, et ne présentent, même en arrière, qu'un engoûment très peu étendu ; la plèvre gauche est sans adhérence.

Le sommet du poumon droit adhère, dans l'étendue d'une pièce de cinq francs à peu près, aux premier et second espaces intercostaux. Point de tubercule ni d'abcès dans aucun point de leur étendue. Le cœur est volumineux : le ventricule droit est sain, le ventricule gauche hypertrophié. Les valvules du cœur proprement dites ne présentent aucune ossification. Les organes abdominaux sont parfaitement sains.

L'incision pratiquée à la partie supérieure et en arrière de la clavicule a subi un tel rétrécissement dans son diamètre longitudinal, qu'elle est réduite à un pouce tout au plus. Voici quels sont les résultats fournis par la dissection des parties malades.

La tumeur anévrysmale est du volume d'un gros œuf de dinde, fusiforme : le maximum de la dilatation existe au niveau de la clavicule, et le renflement diminue insensiblement pour disparaître enfin complètement, en bas, au niveau et un peu au dessous de la naissance de la circonflexe postérieure ; en haut, à un pouce environ en dehors des muscles scalènes. Dans ce dernier point, le renflement fusiforme cesse bien, mais le tronc artériel ne reprend pas pour cela son volume normal, car, depuis là jusqu'à son origine, l'artère sous-clavière conserve à peu près le volume de l'aorte à l'état sain.

La dilatation anévrysmale est excessivement adhérente à toutes les parties voisines, dont on ne parvient à l'isoler qu'après une dissection excessivement longue et pénible. Tous les tissus circonvoisins sont indurés. Les nerfs du plexus brachial sont accolés à la tumeur, et tellement adhérens qu'ils semblent faire corps avec elle. Au premier abord, l'inspection de l'artère au point où a été portée la ligature, semble autoriser à croire que celle-ci n'aurait pas étreint le vaisseau, c'est à dire aurait traversé son diamètre de part en part, ou bien aurait glissé entre deux de ses tuniques, qu'elle aurait ainsi séparées. Ces deux suppositions paraissant, pour raisons faciles à saisir, inadmissibles, on a recours à une dissection plus soignée qui fournit une autre explication. Les deux bouts de l'artère liée plongeant dans un foyer qui fournissait une suppuration assez abondante, une fausse membrane (membrane pyogénique) s'est probablement formée, et a réuni les deux bouts opposés du vaisseau, en adhérant, par ses deux extrémités, par ses confins, à leur tunique externe ou celluleuse. D'une autre part, la ligature ayant coupé les points sur lesquels elle avait été apposée sans qu'il se fût formé à l'intérieur de caillot obturateur, c'est à dire de travail de cicatrisation, il en résulte que les deux extrémités coupées sont restées béantes, et simulent assez bien les deux tuniques internes décollées et séparées de l'externe.

Le tronc brachio-céphalique est également dilaté, au point de présenter le volume d'une aorte ordinaire. Cette dilatation est uniforme dans la presque totalité de son étendue, mais à son point de réunion avec la sous-clavière naît une tumeur saillante, en avant du volume d'une grosse noix, à parois souples, mais minces et fragiles, tumeur qui est unie par un tissu cellulaire assez ferme à la partie tout à fait interne du deuxième espace intercostal. Cette dernière circonstance explique parfaitement les battemens perçus dans ce lieu pendant la vie.

La crosse de l'aorte et l'aorte descendante ont subi une dilatation énorme. La dilatation de l'aorte descendante va en diminuant à mesure que l'on s'approche de la cavité abdominale, et cesse au niveau du diaphragme pour reprendre son diamètre normal après avoir franchi l'anneau que lui offre cette cloison musculo-membraneuse.

Toutes les parties renflées de l'aorte présentent une multitude innombrable de concrétions cartilagineuses, d'une à deux lignes dans leur plus grand diamètre, et affectent des formes très irrégulières. Dans aucun point ces concrétions ne sont éraillées et ne font saillie par leurs angles dans le calibre du vaisseau.

Un caillot très volumineux se prolonge de l'intérieur du ventricule gauche du cœur dans tout le trajet de l'aorte thoracique. Il est composé d'un sang noir poisseux et de fibrine décolorée.

La tumeur anévrysmale contient quelques caillots mal liés, ressemblant à une sorte de putrilage, à des grumeaux noirâtres, qui évidemment ne sont pas en quantité suffisante pour remplir le sac dans sa totalité; plus bas, au contraire, deux pouces environ avant la terminaison du renflement, le calibre du vaisseau est complètement oblitéré par un caillot rouge ou plutôt roux, enveloppé à l'extérieur d'une couche noirâtre; caillot élastique, consistant, adhérent à la tunique interne. Le bout interne de la sous-clavière est occupé par un caillot de la même nature que ceux que l'on rencontre dans la tumeur même : point d'adhérence aux parois artérielles ni à la circonférence de l'ouverture : des caillots semblables existent dans la tumeur que j'ai signalée à la terminaison du tronc brachio-céphalique. La carotide droite est un peu plus volumineuse que la gauche. Au dessous de la dilatation, l'artère humérale droite présente le même calibre que celle du côté opposé.

Toutes les divisions de l'aorte contenues dans l'abdomen sont parfaitement saines.

L'artère fémorale gauche présente un tissu parfaitement souple et élastique. La fémorale droite incisée laisse apercevoir par sa face interne une multitude de petits points blanchâtres, de formes diverses et irrégulières, qui représentent assez bien en petit les concrétions que j'ai signalées sur l'aorte.

En froissant cette artère entre les mains, on voit qu'elle n'a plus la même souplesse, et on perçoit la sensation des corps étrangers intercalés dans les parois.

PHYSIOLOGIE.

CONTRIBUTION A L'ANATOMIE MICROSCOPIQUE DES NERFS.

Par le docteur Ernest Burdach,

Prosecteur et professeur particulier à l'université de Kœnigsberg. (1)

Introduction.

Lorsque les parties les plus petites, mais encore pourvues d'une forme déterminée, de la substance nerveuse en général, et le mode de terminaison périphérique et centrale des cordons nerveux en particulier seront connus exactement, alors seulement on peut espérer de pénétrer le procédé, aujourd'hui encore si obscur, par lequel les nerfs servent d'une part à la sensation et de l'autre provoquent l'exercice de la fonction des organes de

(1) *Beitrag zur mikroskopischen Anatomie der Nerven. Kœnigsberg* 1837.

Nous donnons, dans son entier, cet important mémoire de M. Burdach fils. Un extrait d'un travail où les détails neufs abondent est peu utile ; ceux qui ont besoin d'étudier par eux mêmes ces sortes de matières le savent par expérience.

mouvement. Naturellement, depuis qu'on a appris à multiplier mille fois la force de vision de l'œil humain par les microscopes simples et composés, on a appliqué ces puissans moyens à la recherche de la plus fine structure des nerfs. Mais l'œil, cet organe de la lumière, est aussi l'organe des apparences et des illusions ; illusions d'autant plus faciles qu'on l'arme d'un instrument plus fort, et que cet instrument s'éloigne davantage des conditions de celui qui est sorti de l'atelier de la nature.

Une connaissance défectueuse des propriétés de la substance nerveuse en général, et, en conséquence, une fausse manière de la traiter sous le microscope (Observation de la substance à l'état sec Leeuwenhoek); l'imperfection des instrumens d'optique mis en usage (petites boules de verre de Della-Torre, préparées par lui et mal dressées) ; enfin l'ignorance des lois de la réfraction, et l'impuissance de distinguer de la véritable texture les illusions d'optique (fibres vues par Monro sous la lumière d'un rayon solaire qui les traversait, et représentées comme serpentant); tout cela a produit une telle confusion et un tel désaccord dans les observations des anciens physiologistes, toujours données et toujours acceptées comme définitives, que même les savans les plus distingués et les plus réservés de notre siècle n'ont pu éclaircir ce difficile sujet. Enfin on adopta, ce semble, assez généralement, une opinion intermédiaire entre les observations contradictoires, opinion qui consistait à considérer la texture des nerfs comme formée de fibres constituées par des séries de globules, mais dont l'erreur est aujourd'hui complètement démontrée. Pour appuyer mon dire, je n'entreprendrai pas ici de rapporter les différentes observations des physiologistes depuis Leeuwenhoek jusqu'à ces derniers temps ; car je ne parviendrais pas à présenter un tel tableau plus complètement et plus brièvement que ne l'a fait L. H. Weber dans son excellente refonte de l'*Anatomie* de Hildebrandt (1830, t. I, p. 262).

Il était réservé à l'époque moderne de jeter une lumière nouvelle, et, on peut l'espérer, une lumière non irisée dans ces ténèbres ; et le succès est dû surtout à cette circonstance que l'industrie, stimulée par les rapides progrès des sciences naturelles et par l'intérêt général qui se porte sur les études microscopiques, a fourni à l'observateur des instrumens qui laissent à peine quelque chose à désirer pour la force du grossissement, la netteté de l'image et la commodité des dispositions. Cependant il ne faut pas attribuer les récentes découvertes dans l'anatomie microscopique des nerfs seulement au perfectionnement des instrumens; car, pour obtenir quelque succès dans l'observation microscopique d'une substance organique aussi délicate que la nerveuse, il ne suffit pas de voir à l'aide d'un bon verre, mais il est besoin d'y être préparé de diverses manières. Il faut en effet une notion exacte de l'objet à examiner, en tant qu'on peut y arriver sans le secours d'instrumens d'optique; puis une connaissance acquise, non par l'enseignement étranger, mais par une expérience propre, de l'image sous laquelle le microscope montre d'autres substances, celles qui sont plus simples et qui entrent dans la composition de toutes les parties solides; enfin une familiarité qui ne s'obtient que par l'usage, avec la manière de se servir de l'instrument et avec les résultats qu'il fournit. Les anciens observateurs, quant à ces préliminaires indispensables, sont certainement inférieurs aux observateurs actuels, infériorité qui dépend moins des individus que de l'état de la science de leur temps et des idées qui dominaient alors. Aussi pourrait-on soutenir que Monro aurait tiré de ses observations les mêmes conclusions erronées quand bien même il se serait servi d'un microscope de Frauenhofer, et qu'au contraire Ehrenberg, même avec les lentilles imparfaites de Della-Torre, aurait reconnu la texture de la substance nerveuse telle qu'il nous l'a décrite. Néanmoins l'immense avantage que procurent des instrumens d'optique perfectionnés n'est pas contestable; ils nous inspirent de la confiance dans nos propres observations; car si, en se servant d'instrumens imparfaits et en revenant sur les illusions multipliées auxquelles tant d'observateurs anciens ont été exposés, on ne peut se défendre d'une défiance sur la vérité de l'image qui est placée sous notre œil, néanmoins un microscope, sorti des mains industrieuses de Frauenhofer, de Plossel ou de Schieck et Pistor, nous inspire la conviction involontaire que, si nous en usons bien, les choses les plus petites nous seront accessibles.

Le droit des instrumens d'optique étant ainsi établi, nul ne paraissait plus digne d'ouvrir la voie dans la connaissance exacte de la plus fine texture de la substance nerveuse que C. G. Ehrenberg, qui a su se rendre assez familier avec le microscope, pour reconnaître, dans la substance morte de la pierre, un composé d'innombrables infusoires du monde primitif.

D'abord, en 1833, dans les *Annales de physique* de Poggendorf, t. 28, puis dans un ouvrage spécial, intitulé, *Observation d'une texture remarquable, jusqu'à présent ignorée, de l'organe de l'ame dans l'homme et les animaux* (Beobachtung einer auffallenden, bisher unbekannten Structur des Seelenorgans bei Menschen und Thieren, Berlin 1836), Ehrenberg a publié ses travaux microscopiques. Ils ont non seulement en leur faveur l'habileté reconnue de l'observateur, mais ils portent tellement en eux-mêmes l'empreinte de la prudence et du savoir-faire, que tous ceux qui ont à cœur le perfectionnement des sciences naturelles ne doivent former qu'un souhait, c'est que Ehrenberg ait réussi à ajouter à ses autres mérites celui de la découverte de la structure intime, si longtemps mystérieuse, du système nerveux ; c'est que ses observations puissent se confirmer dans toute leur étendue, et donner ainsi une base solide sur laquelle on construise avec sécurité l'édifice de la physique des nerfs. Malheureusement la réalisation de ce vœu doit encore nous paraître très douteuse, si nous comparons les observations faites après Ehrenberg par d'autres naturalistes. Car quand bien même, nous appuyant sur les travaux de ce savant, qui ont encore gagné en autorité par l'adoption inconditionnelle de J. Müller (*Physiologie de l'homme*, t. I, 1834), nous voudrions ne pas tenir compte des assertions contraires que renferment des ouvrages moins compréhensifs, néanmoins nous ne pouvons nous défendre de la crainte d'être rejetés dans l'ancienne obscurité, en prenant connaissance des dernières recherches de deux naturalistes très renommés, qui ont traité le même sujet avec autant de soin que de profondeur : je parle d'abord des observations publiées dans les *Contributions pour l'explication des phénomènes et des lois de la vie organique* t. II, cah. 2, Brème 1835, par G. R. Tréviranus, ce naturaliste si distingué, qui s'occupe avec bonheur depuis vingt ans de l'anatomie microscopique; puis de la communication très étendue de G. Valentin sur la marche et les extrémités des nerfs, dans le 18ᵉ volume des *Écrits de l'Académie Léopoldine*, communication recommandée non seulement par l'autorité reconnue de l'auteur dans le domaine de l'anatomie microscopique, mais encore par l'ingénieux Purkinje, dont la participation à ce travail n'est pas dissimulée.

Si nous comparons ces deux ouvrages avec celui d'Ehrenberg, nous rencontrons, à chaque pas, des données qui ne concordent point et dont les plus essentielles peuvent trouver place ici.

1ºD'après Valentin (p. 107), tout le système nerveux est formé par deux substances primitives, à savoir les globules isolés des masses de dépôt, et les fibres primitives qui courent isolées. Tréviranus, au contraire (p. 41), distingue la substance du cerveau et des nerfs en : cylindres primitifs (dans la substance grise), cylindres médullaires (produits dans la substance blanche par le concours de cylindres primitifs), et cylindres nerveux (sortant des cylindres médullaires, par l'adjonction de cylindres primitifs et par le renforcement de leurs gaines). Entre ces deux opinions est celle d'Ehrenberg, qui admet des tuyaux variqueux et des tuyaux cylindriques, comme les parties constituantes essentielles de la substance du cerveau et des nerfs, mais qui considère la substance granulée ou globuleuse en quelque sorte comme un intermédiaire, comme une matière plastique provenant du sang (p. 41).

2º Dans la substance grise du cerveau et de la moelle épinière, Ehrenberg (p. 19) reconnaît un réseau de vaisseaux, très fin, serré, puis une substance à grains fins, dans laquelle, çà et là, des grains plus gros sont logés en forme de nids et de couches, enfin des tuyaux propres à cette substance, à articulations très fines, qui, dans le voisinage de la substance médullaire, surgissent d'une manière de plus en plus distincte. Au contraire, d'après

Valentin (p. 100), toute la substance grise est composée et formée d'une agrégation de masses globuleuses très rapprochées, entre lesquelles il trouve, dans la substance jaune, qui est la transition de la substance grise à la substance blanche, les anses terminales des cylindres de la substance blanche, anses qui sont nombreuses, mais qui sont isolées. Enfin Tréviranus (p. 28) n'y trouve que des cylindres très fins, très serrés l'un contre l'autre, et emboîtés ensemble; il les nomme cylindres primitifs.

3º Dans la substance blanche du cerveau ou de la moelle se montrent, d'après Ehrenberg (p. 38), des tuyaux variqueux situés parallèlement ou en faisceaux les uns à côté des autres, lesquels convergent, en augmentant de volume, de la circonférence vers les ventricules et la base du cerveau. L'observation de Tréviranus concorde, excepté qu'il regarde (p. 40) les cylindres de la substance blanche comme sortant de plusieurs cylindres de la substance grise, tandis que Ehrenberg considère les cylindres de la substance blanche comme une continuation immédiate des cylindres de la substance grise. Valentin, d'un autre côté, s'est convaincu (p. 92) que l'apparence extérieure, visible à l'œil nu, laquelle montre les fibres isolées du faisceau de fibres comme si elles divergeaient, est sans aucun fondement; que même ces faisceaux fibreux des fibres primitives les plus simples constituent des formations de plexus les plus belles, les plus compliquées, et caractéristiques, suivant la différence des endroits.

4º D'après Ehrenberg (pag. 20, 24) les fibres primitives du cerveau et de la moelle se distinguent de celles de la plupart des nerfs en ce que les premières, qu'il nomme tuyaux articulés, se montrent sous la forme de colliers de perles creux, dont les perles, ne se touchant pas, sont séparées par un tuyau (intervalle plus étroit), et les secondes, qu'il nomme tuyaux cylindriques, ont des parois rectilignes. Trévianus (p. 31) combat cette distinction, soutenant que la forme noueuse est, non un caractère essentiel des cylindres cérébraux, mais une apparence accidentelle, qui se manifeste seulement quelque temps après la mort. En conséquence, il préfère le nom de cylindres médullaires. Au contraire, il a remarqué, dans les cylindres des nerfs, des stries longitudinales qui lui font croire que ces cylindres des nerfs sont composés de cylindres primitifs situés très près les uns des autres. Valentin aussi (p. 93) regarde les articulations des tuyaux articulés comme des productions accidentelles, que l'on peut créer à volonté par une compression progressive; cependant il conserve la dénomination de fibres variqueuses comme moyen de distinction.

5º Ehrenberg (p. 25) trouve une autre distinction essentielle entre les fibres primitives du cerveau et de la moelle épinière et les fibres primitives des nerfs, en ceci que les premières ont un contenu transparent comme de l'eau et les secondes un contenu médullaire, coagulé uniformément, constitué par des particules rondes quoique peu régulières. Au contraire, Valentin soutient (p. 115) que la substance des fibres primitives est toujours et partout une substance huileuse, transparente, à demi fluide, un peu visqueuse, et que cette substance n'est changée que par l'acte de la coagulation en la substance grenue et grumeleuse décrite par Ehrenberg. Tréviranus (p. 38) nomme le contenu des cylindres cérébraux transparent et homogène, celui des cylindres nerveux une matière molle où l'on voit souvent des globules.

6° Les trois nerfs mous des sens (optique, accoustique et olfactif), d'après Ehrenberg (p. 38), étant une continuation immédiate de la substance médullaire du cerveau, sont formés de tuyaux articulés; mais le nerf sympathique a, d'après lui, une substance composée par un mélange de tuyaux articulés et de tuyaux cylindriques. Valentin dit (p. 52) que le nerf olfactif a, presque dans tout son trajet en dedans de la cavité crânienne, une disposition fibreuse, très délicate, presque parallèle, dont les élémens constituent des fils variqueux situés très près les uns des autres; que le nerf optique au contraire se résout en une multitude de faisceaux situés près les uns des autres, déjà visibles à l'œil nu, lesquels sont constitués par une gaîne celluleuse et par les fibres nerveuses qui y sont contenues; que le nerf acoustique se distingue aussi par une délicatesse particulière des fibres nerveuses; que les fibres primitives du nerf sympathique (p. 85), traitées sous le compresseur dans un ganglion qui n'avait subi aucune altération, montrent des lignes de délimitation comme les nerfs périphériques. Tréviranus (pag. 36) avance que le nerf olfactif est formé par des faisceaux de cylindres corticaux, qui ne sont pas enfermés dans une gaîne; le nerf optique, par des cylindres médullaires qui ressemblent à ceux de la substance médullaire du cerveau; le nerf acoustique, par des cylindres qui sont semblables à ceux des nerfs des muscles, mais qui sont plus ténus.

7° Les ganglions sont formés, d'après Ehrenberg (pag. 31), d'un mélange de vaisseaux et de tuyaux articulés, très délicats, à peine discernables (substance médullaire qui semble constituée par des grains très fins); que cette substance cérébrale se loge autour de tuyaux nerveux cylindriques qui ne s'y changent pas, mais qui sont renforcés par l'adjonction, dans leurs faisceaux, de tuyaux articulés. D'après Valentin (page 78), le type primitif de la formation ganglionaire consiste en ceci, qu'un ou plusieurs faisceaux de fibres qui entrent dans le nœud forment dans l'intérieur de ce nœud des plexus plus ou moins compliqués, suivant la nature ou la grosseur du ganglion; mais qu'en outre des fibres primitives isolées, ou des faisceaux composés de très peu de fibres, entourent de tous les côtés les globules particuliers des ganglions (formation de dépôts interstitiels périphériques), lesquels globu-

les contiennent une enveloppe externe fine et celluleuse, un noyau, et, dans la circonférence de ce noyau, un second noyau plus petit, et ont souvent aussi des dépôts de pigmens. Tréviranus ne s'est pas spécialement occupé de la structure des ganglions, mais il conjecture (page 67) que dans la plupart des ganglions les cylindres médullaires se résolvent, en partie ou même complètement, en cylindres corticaux; que ces derniers cylindres s'y réunissent en une substance homogène en apparence, reçoivent un accroissement de nouveaux cylindres corticaux, et en sortent après s'être réunis en nouveaux cylindres médullaires.

Cette comparaison de résultats qui ne concordent pas doit suffire, et cependant on pourrait facilement l'augmenter, si on voulait entrer dans les détails, et citer, par exemple, les opinions sur les enveloppes des nerfs, sur le mode de propagation des nerfs dans la rétine, etc., ou si l'on voulait comprendre dans ce rapprochement les recherches moins étendues qui ont paru après le travail d'Ehrenberg, par exemple celles de Krause (*Annales de Poggendorff*, t. XXIX. 1834); celles de Wagner (*Physiologie de Burdach*, t. v); celles de Volkmann (*Contribution pour la Physiologie du sens de la vue*, Leipzig. 1836); celles d'Emmert (*Sur le mode de terminaison des nerfs, dans les muscles*, Berne. 1836); celles de Remak (dans les *Archives de Müller*, t. II, page 145). Enfin, quant aux observations communiquées par Berres (dans les *Annales médicales des états autrichiens*, t. IX, page 274), elles auraient toute l'autorité que méritent les travaux d'un naturaliste aussi exercé et aussi infatigable dans l'anatomie microscopique, si l'on ne se convainquait facilement, à l'aide d'une certaine connaissance de la matière, que l'auteur a, il est vrai, vu réellement tout ce qu'il a décrit et figuré, mais qu'il en a donné une fausse interprétation.

Il est possible que plusieurs des contradictions qui ont frappé le lecteur dans ces différentes recherches ne reposent que sur la manière individuelle de saisir les objets et de les exprimer. Sur ce point les auteurs seuls peuvent prononcer. Cependant il est constant que jusqu'à présent deux points seulement peuvent être établis comme des vérités reconnues généralement, à savoir : le passage immédiat, reconnu pour la première fois par Ehrenberg, des fibres primitives de la substance blanche du cerveau et de la moelle épinière dans les cylindres primitifs des nerfs, et la proposition prouvée d'abord par J. Müller, bien qu'énoncée antérieurement par Prévost et Dumas, qui est que : les fibres primitives des nerfs s'étendent dans une continuité non interrompue depuis le centre jusqu'à la périphérie, sont toujours placées les unes à côté des autres, et nulle part ne se partagent, ni ne se fondent avec les fibres congénères.

Sans parler des autres observateurs, les noms d'Ehrenberg, de Tréviranus et de Valentin écartent tout soupçon d'inexactitude dans l'observation, d'inexpérience dans le maniement du microscope et d'altération de résultats. De plus, avec le haut degré de perfection auquel les instrumens d'optique sont arrivés de nos jours, la petitesse seule de l'objet peut à peine être considérée comme un obstacle insurmontable. En conséquence, la différence réelle des résultats obtenus par ces naturalistes n'est explicable que par une circonstance, à savoir : que la substance nerveuse dans les parties élémentaires est assez délicate et altérable pour se montrer excessivement sensible à toute influence chimique, et pour se décomposer très rapidement après la mort. Il semble donc qu'aujourd'hui l'importance est d'examiner microscopiquement, sans préjugés et avec exactitude, comment la substance nerveuse, dans son ensemble et dans ses parties, se comporte sous un traitement technique différent, sous l'influence des réactifs les plus divers et dans différentes périodes pendant la vie et après la mort. Une solution heureuse de ce problème nous enseignerait non seulement, je pense, comment dans les recherches microscopiques la substance nerveuse des différens organes peut être le plus convenablement traitée, mais encore, dévoilant maintes illusions, elle serait seule en état de concilier les observations qui se contredisent encore aujourd'hui.

Ce n'est pas encore une question décidée que de savoir si les tissus centraux et périphériques du système nerveux sont constitués par des parties élémentaires analogues, lesquelles, dans les premiers, sont seulement agglomérées en masses plus grosses et avec des enveloppes interstitielles plus petites; ou si, outre les parties élémentaires analogues, les premiers ont encore des particules qui leur soient spéciales; ou si enfin les tissus centraux et les tissus périphériques contiennent des parties élémentaires essentiellement différentes. Évidemment les premiers offrent beaucoup plus d'obstacles à l'observation microscopique que les seconds; et c'est par ceux-ci que les recherches commenceront avec le plus de facilité. En conséquence, jetant seulement par intervalle un regard sur les tissus nerveux qui occupent le centre, j'ai jusqu'à présent borné mes investigations aux nerfs spinaux; et comme les nerfs ne paraissent propres à l'examen qu'autant qu'ils ont été pris sur un organisme vivant, mes observations ont été faites en grande partie sur des grenouilles, et aussi quelquefois sur de petits animaux, poissons, oiseaux et mammifères. Quoique mes recherches sur ce sujet, au point où elles en sont, n'aient pas donné encore des résultats très importans, bien qu'il ne faille même y voir qu'un travail préparatoire à d'autres travaux, néanmoins je me suis décidé à les consigner dans le premier chapitre de cet opuscule, car elles m'ont conduit à d'autres observations qui, exposées dans les deux autres chapitres, paraîtront probablement plus dignes d'être soumises au public.

Après m'être occupé, à diverses reprises et de différentes manières, des nerfs qui vont aux extrémités de la grenouille, et que j'ai dû en général considérer comme des nerfs moteurs, je désirai examiner aussi, pour terme de comparaison, les fibres primitives des nerfs purement sensibles. Les observations de Ehrenberg et les essais qu'a faits Remak pour les compléter rendent vraisemblable que les fibres motrices des nerfs sont des cylindres creux, à parois droites, et les fibres sensibles des tuyaux variqueux. Je me suis efforcé de trouver ces tuyaux variqueux, et je les ai cherchés dans les nerfs spinaux, parce que je craignais de ne pas obtenir, si je les cherchais dans les nerfs appartenant aux organes supérieurs des sens, un résultat qui fût pur et décisif. Portant donc d'abord mes recherches sur les racines sensibles des nerfs spinaux, j'ai pu vérifier l'exactitude d'Ehrenberg; en effet, les deux racines ne présentent aucune différence, quant à la forme des fibres primitives, si ce n'est dans la racine postérieure, où ces fibres paraissent un peu plus ténues. Remak avait trouvé des fibres variqueuses dans le nerf sciatique de la grenouille. J'ai examiné, au moins sur vingt sujets, ce nerf dans ses portions les plus différentes, particulièrement dans sa division en tibial et en péroné: j'ai examiné aussi ces deux derniers nerfs; sur de petits tronçons, j'ai séparé soigneusement les fibres primitives l'une de l'autre à l'aide d'une aiguille; mais partout je n'ai trouvé que des tuyaux cylindriques. J'espérais découvrir de ces tuyaux variqueux dans les nerfs de la peau qui, chez la grenouille, parcourent de très grands espaces entre la peau et les muscles avant de pénétrer dans cette membrane; mais je n'ai encore pu apercevoir que des cylindres comparativement déliés. Aussi je suis arrivé à la ferme persuasion que les nerfs spinaux de la grenouille adulte, examinés à l'état frais et traités avec soin et sans l'emploi de l'écraseur, ne présentent point de fibres variqueuses. Les recherches très soigneuses de Remak prouvent seulement que les particules élémentaires des nerfs n'acquièrent qu'après le complet développement de l'individu leur texture pleinement normale; qu'auparavant plus dépourvus de structure et plus délicats tant dans leur intérieur que dans leurs enveloppes, ils prennent facilement dans les expériences une forme qui ne leur est pas propre. J'ai trouvé en effet que de jeunes grenouilles, des lapins nouveaux-nés et des embryons humains frais ne conviennent nullement aux recherches. Si les fibres primitives, motrices et sensibles dans les nerfs spinaux (je n'ose encore rien dire de la manière dont elles se comportent dans l'intérieur de la moelle épinière) sont, à part une faible différence d'épaisseur, conformées de la même façon et constituées à l'intérieur par une même substance, on peut facilement conjecturer qu'il existe une différence dans le mode de distribution ou dans les dernières terminaisons des unes et des autres. Valentin soutient, il est vrai, que tous les nerfs ont un trajet et une terminaison uniformes dans tous les tissus; mais cela ne me paraissait pas vraisemblable. Cette conjecture se fortifia encore dans mon esprit; en effet, recherchant à diverses reprises la marche et la terminaison des nerfs musculaires, je vis à la vérité des plexus terminaux et des anses terminales de réflexion telles que Valentin les décrit, description qui n'a pas besoin de ma confirmation, puisque de son côté et dans le même temps, Emmert a fait la même observation, et que J. Müller l'a ratifiée; mais je reconnus aussi que quelques fibres, et particulièrement celles qui vont le plus loin, deviennent invisibles sans anses de terminaison. Dans les observations de Valentin et d'Emmert, il semble, à en juger par les figures, en avoir été ainsi dans tous les cas. Ces fibres primitives, qui ne montrent point d'anses de terminaison, doivent être de nature sensible, et se terminer ou en s'émoussant, ou par une division qui ne serait reconnaissable qu'à un plus fort grossissement, ou par une fusion avec le parenchyme, ou de toute autre manière. Le meilleur éclaircissement sur ce point pourrait être donné par l'étude de la manière dont se comportent les fibres nerveuses dans l'intérieur de la peau, laquelle est l'organe sensible pour le système nerveux de la moelle épinière. Mais il n'existe là-dessus aucune observation. Tréviranus dit, il est vrai, que dans la peau les nerfs se terminent également en papilles; mais il annule aussitôt cette assertion, en ajoutant qu'il n'a pas encore étendu ses observations sur ces terminaisons. Et lorsque Valentin prétend avoir vu des anses terminales de réflexion dans les fibres primitives les plus simples, sur des lambeaux de la peau du dos de la grenouille, je n'y puis voir qu'une illusion occasionnée par le désir de trouver la découverte du mode de terminaison des nerfs confirmée dans un autre système que dans le système musculaire; car, après des essais nombreux que j'ai faits moi-même, il me paraît impossible d'apercevoir des fibres primitives isolées dans la peau de grenouille non débarrassée préalablement de sa couche externe, solide et obscurcie par des pigmens.

Une fois arrivé à ce point, j'étais impatient d'étudier la marche et la terminaison des nerfs de la peau. Mais comme la structure fibreuse de la peau et les tissus cornés qui y sont attachés chez l'homme, les *mammifères* et les oiseaux, opposaient des obstacles insurmontables, je me persuadai que je remplirais plus facilement mon objet avec la peau de grenouille, si je parvenais d'abord à la diviser en plusieurs couches. J'y réussis par l'emploi d'une faible macération. Mais comme cette couche de la peau dans laquelle la distribution des nerfs s'opère cédait justement la première à la putréfaction, il me coûta une peine infinie pour attraper le vrai degré de putréfaction où le tissu cellulaire qui unit les couches isolées semblait séparable. Et encore, même de cette façon, je n'obtenais que de petits lambeaux qui ne donnaient pas une image compréhensive et complète. Alors je recourus à différentes substances dont j'avais déjà éprouvé l'effet

sur le système nerveux dans des essais antérieurs; et, chose qui me charma, l'instillation de quelques gouttes de vinaigre me donna le moyen de partager la peau de grenouille, et d'y voir étendue, de la manière la plus distincte et la plus complète, la distribution des nerfs sur la couche interne de cette membrane.

Au commencement, il n'entrait nullement dans le plan de mes recherches de faire de nouvelles découvertes sur la morphologie des nerfs dans l'intérieur d'un organe; néanmoins, le mode d'examen que j'employai me conduisit à des observations dont il ne m'appartient pas ici d'apprécier la valeur, mais qui naturellement m'excitèrent à poursuivre une voie dans laquelle j'étais entré avec succès. En conséquence, j'abandonnai mes premières recherches, et j'essayai l'emploi du vinaigre et de beaucoup d'autres substances pour manifester l'état des nerfs dans l'intérieur de divers tissus organiques. Bien que je n'y aie réussi ni aussi bien ni aussi facilement que je croyais pouvoir l'espérer au premier moment, cependant ces tentatives n'ont pas été tout à fait stériles, comme le second et le troisième chapitre de cet opuscule le montreront.

Ce que j'ai trouvé, je le soumets ici au public avec le désir d'apporter, par le fait même, ma faible contribution aux travaux qui ont pour but l'explication de la physique des nerfs, si long-temps cachée et aujourd'hui tirée de son obscurité par Ehrenberg. Mon intention aussi est de rendre les naturalistes qui s'occupent de semblables recherches attentifs aux moyens qui m'ont été utiles. En conséquence, je n'ai pu omettre mes premières expériences, toutes les fois qu'elles ont été vérifiées par des essais répétés et qu'elles m'ont paru dignes de remarque; car je souhaite qu'elles soient reçues avec quelque intérêt et qu'elles provoquent des observations plus étendues sur le même sujet.

Finalement, je dois remarquer que toutes mes observations ont été faites avec un grand microscope de Plossel qui appartient à l'établissement anatomique de notre université, et avec un autre microscope de fabrique anglaise, plus vieux, il est vrai, mais très bien exécuté. Le grossissement que j'ai habituellement employé est, suivant l'indication ajoutée à notre microscope de Plossel, de 250 fois en diamètre. Seulement, lorsque je voulais juger d'une observation faite avec le grossissement précédent, je me servais d'un grossissement linéaire de 550 fois. Je donnais, en général, la préférence au premier, parce que le second exige une très vive lumière du soleil ou d'une lampe, lumière qui non seulement fatigue l'œil, mais encore expose bien plus facilement aux illusions qu'une lumière modérée.

J'ai indiqué de quelle manière je suis arrivé à mes observations; il ne sera donc pas difficile aux hommes qui sont familiarisés avec ces matières de les répéter et de les juger. J'attends ce jugement avec la ferme conviction que, si l'on peut me reprocher quelque fausse interprétation, on ne pourra me reprocher une fausse observation.

CHAPITRE I.

ESSAI SUR LA MANIÈRE DONT SE COMPORTENT LES PARTIES ÉLÉMENTAIRES DE LA SUBSTANCE NERVEUSE SOUS DIFFÉRENTES INFLUENCES.

1. *Vue des parties élémentaires de la substance nerveuse, soumises au mode le plus simple d'exposition.*

Etendre, avant d'employer le microscope, les particules élémentaires du tissu nerveux par une douce compression ou par les efforts les plus ménagés de séparation à l'aide de couteaux ou d'aiguilles, c'est ce qu'on appellera avec raison le mode le plus simple d'exposition. Car jusqu'à présent on ne connaît aucun procédé qui attaque moins les parties; et, sans cette étude préliminaire, il paraît impossible, même avec le meilleur microscope, de reconnaître distinctement la structure des particules élémentaires. Ces particules, bien que dans l'état d'isolement elles paraissent presque complètement transparentes et incolores, prennent, lorsqu'elles forment une couche un peu épaisse, une coloration blanche, grise là où abondent davantage les vaisseaux et où s'ajoutent peut-être des dépôts de pigment; elles deviennent en outre opaques à des degrés divers. Cette opacité est encore considérablement augmentée par les enveloppes celluleuses, qui réunissent en faisceau les fibres primitives ou réunissent en cordons plusieurs faisceaux. Isolées, les particules primitives sont si petites, que, pour en reconnaître la structure, il est besoin d'un degré considérable de grossissement; mais nos microscopes ne le donnent que pour des objets que la lumière peut traverser et non pour des objets opaques. Il importe donc avant tout de mettre les particules primitives dans un tel état qu'elles soient débarrassées de leurs enveloppes, ou qu'elles se présentent, autant que possible, juxta-posées et non superposées. C'est à cela que servent les procédés préparatoires dont j'ai parlé.

La séparation des particules primitives à l'aide du couteau ou d'aiguilles ne peut être employée pour l'étude de la substance du cerveau, de la moelle, des ganglions ou d'autres tissus très délicats; car, même exécutée par la main la plus sûre, elle y produit un désordre et une destruction considérables. Au contraire elle convient pour exposer les fibres primitives des nerfs périphériques, qui jouissent, dans l'état frais, d'une certaine consistance. Voici comment j'ai mis en pratique ce mode de recherches : après une incision faite à la peau aussi promptement que possible, j'enlevais, à une grenouille ou à un autre animal vivant, à l'aide de ciseaux et en ménageant autant que je pouvais les vaisseaux voisins, un tronçon d'un nerf quelconque; le nerf sciatique est le plus commode pour l'opération; je le mettais sur une lame de verre; je

fendais longitudinalement, avec les ciseaux ou avec un couteau tranchant, l'enveloppe commune; enfin à l'aide de deux petits couteaux aigus ou d'aiguilles fines montées sur un manche, je divisais un des faisceaux nerveux débarrassés de cette enveloppe en ses fibres primitives, et par de légères tractions je triomphais facilement des gaines celluleuses (névrilème) des faisceaux isolés. Après quelque pratique, on obtient une telle promptitude dans cette opération, qu'après une préparation convenable, il faut à peine une minute pour montrer sous le microscope les fibres primitives du nerf sciatique de la grenouille vivante.

Le second procédé a pour objet de séparer les particules primitives par la compression, séparation qui non seulement sert aussi à rendre visibles les fibres primitives dans un faisceau intact, ou même dans tout un petit rameau nerveux, mais encore est nécessaire pour exposer la distribution des nerfs dans l'intérieur d'un organe. Pour atteindre ce but, Purkinje a inventé son *écraseur* microscopique, lequel a été employé avec la plus grande extension par Valentin.

Quoique je ne méconnaisse pas l'utilité de cet instrument en général, et, en particulier, pour l'étude de la marche d'un nerf dans l'intérieur des tissus organiques solides, néanmoins je n'en aime pas l'application sur des tissus nerveux délicats, sur des fibres primitives isolées; en effet, avec quelque graduation qu'on en modère la pression, la force, qui est celle d'une vis, rend impossible toute résistance de la part de l'objet à examiner, et agit, par conséquent, d'une manière trop violente et trop destructive. Par cette raison, et aussi parce que l'emploi en est un peu trop minutieux dans des recherches qu'il faut mener rapidement, je n'ai mis que rarement en usage l'*écraseur* de Purkinje, et je me suis contenté de mettre tout simplement l'objet entre deux lames de verre, et de le comprimer à volonté au moyen des doigts. Ce procédé avait le double inconvénient, facile à apercevoir, de ne pas laisser mesurer le degré de la pression, et de permettre aux lames de verre de glisser l'une sur l'autre, ce qui produisait des désordres dans les particules de l'objet à examiner. Pour y remédier, je plaçai aux deux côtés de l'objet, entre les lames de verre, deux petites boules de cire molle qui empêchaient le glissement de ces lames, et qui aidaient aussi à la résistance de l'objet. Restait encore l'inconvénient qu'aussi long-temps qu'il fallait conserver la pression, les deux mains étaient employées; par conséquent la vis qui meut le porte-objet dans le microscope, laquelle ne peut pas être quittée dans les forts grossissemens, restait immobile. J'en vins enfin à un procédé que je ne puis m'empêcher de recommander comme très simple et très convenable : qu'on prenne deux lames d'un verre de glace pur, très mince et très uni, long de quatre pouces, large de deux; que l'on colle au voisinage des quatre coins de l'une des lames de petites boules de cire molle, épaisses d'une ligne environ ; que l'on mette l'objet au milieu de cette lame ; ensuite que l'on pose la seconde lame dessus, et que l'on presse un peu. Quand le tout est sur le porte-objet, que, sur les parties des lames de verre dépassant des deux côtés le porte-objet, l'on place des poids égaux, par exemple les boules de zinc ordinaires d'une pile galvanique, dont la pression peut être augmentée ou diminuée à volonté par addition ou par soustraction. A-t-on le dessein de conserver pour un examen ultérieur l'objet toujours soumis à un certain degré de pression, il suffit d'humecter, à l'aide d'un pinceau, les bords des deux lames de verre avec de la cire chaude. Après le refroidissement, non seulement les lames tiennent l'une à l'autre, mais encore l'objet se trouve clos hermétiquement. De cette façon, j'ai exécuté, nommément dans mes recherches sur la marche des nerfs dans la peau, des préparations que j'ai pu conserver pendant des semaines. Et même, dans les cas où il n'importe pas d'exercer une pression sur l'objet, on fera bien de le couvrir avec une mince lame de verre ; cette précaution empêche les parties de l'objet de s'élever au dessus de la surface inférieure, et elle fait éviter l'inconvénient de salir la lentille du microscope en l'approchant trop près, et de déranger l'objet lui-même.

Veut-on examiner les élémens organiques du cerveau, de la moelle épinière ou d'un ganglion, il est nécessaire de couper un petit disque que l'on soumettra à la compression. Pour obtenir un disque ou une lamelle, qu'on se serve, d'après le conseil d'Ehrenberg, d'un couteau à double tranchant, très plat, large et pointu (par exemple d'une lancette), et que l'on pratique une section lente. On agit moins commodément avec un couteau à un seul tranchant, nommément avec un rasoir ; quand même ce dernier instrument aurait l'avantage d'être plus affilé, toujours est-il qu'en coupant on fait monter le disque déjà détaché vers le dos épais du rasoir, et que par là les particules élémentaires doivent être dérangées de leur situation naturelle. Encore moins recommandables me paraissent des ciseaux fins, courbées sur le plat, comme les a conseillés Valentin ; car tous les ciseaux n'agissent dans la section que par écrasement. Les deux lames marchant, de côtés opposés, vers le centre, nécessairement les élémens organiques du disque que l'on veut détacher sont pressés les uns contre les autres et dérangés ; au lieu que, dans une section pratiquée avec un couteau plat et à double tranchant, ces élémens ne sont poussés que d'un côté, sans être dérangés dans leur rapport réciproque et dans leurs couches probablement parallèles. Les arrangemens plexiformes observés par Valentin dans la substance du cerveau et de la moelle épinière ne pourraient-ils pas, au moins en partie, être le produit de l'action des ciseaux ? Certainement les fibres d'un faisceau nerveux, lesquelles courent parallèlement,

peuvent être facilement changées, par la pression et le déplacement, en un plexus.

J'ai encore à remarquer que des fibres primitives isolées ou des disques minces des tissus nerveux d'organisation supérieure, mis sur la lame de verre, se dessèchent très rapidement. Alors ou ils échappent à la vue, ou, collés à la lame de verre, la pression ne peut plus les pousser latéralement, et la contraction leur fait éprouver maintes transformations. Pour obvier à cet inconvénient, il est utile d'humecter l'objet avec un liquide limpide. Mais comme l'eau froide, ainsi qu'on le verra plus loin, exerce une influence incontestable sur la substance nerveuse, il serait très désirable de découvrir pour cet objet un liquide tout à fait sans action. Le blanc d'œuf semblait remplir le but ; mais il se dessèche très vite, se fend alors et peut causer des illusions : la plupart des huiles sont purifiées avec des acides, et agissent en conséquence d'une manière destructive sur la substance nerveuse ; celle que j'ai trouvée encore la plus innocente est l'huile d'amandes douces ; mais dans cette huile, comme dans toutes les liqueurs visqueuses, l'extension des fibres primitives d'un nerf présente de grandes difficultés. Il me fallut donc, après maintes tentatives dont il ne doit pas être ici question, revenir à l'eau et je reconnus que, tiède, elle attaque moins la substance nerveuse, qu'elle lui donne une certaine lucidité et de la transparence, et qu'elle en tient les élémens organiques séparés l'un de l'autre.

Je passe maintenant à mes recherches relatives à cet objet ; dans ce travail, je ne pourrai éviter d'en appeler de temps en temps à des observations qui doivent être relatées plus tard.

En considérant un nerf médiocrement gros, et intact, on remarque à l'œil nu, mais mieux avec la loupe, sur sa surface blanche et unie, des stries distinctes par leur blancheur brillante, transversales, quelquefois tournées, ce semble, en spirales, d'autres fois pliées en zigzag, stries qui alternent avec des places plus sombres. Les premières ont l'apparence de la porcelaine blanche, les secondes d'un verre incolore derrière lequel est placé un corps qui n'est pas tout à fait obscur. Cette apparence se montre non seulement sur le nerf séparé du corps, mais encore dans le nerf qui tient à l'organisme, pourvu qu'il n'ait pas été trop irrité. Dans les nerfs fins, on la reconnaît sur la surface de l'enveloppe commune des nerfs, et moins distinctement sur les gaînes des faisceaux particuliers. Dans le nerf sciatique d'un vieux lapin, au contraire, je ne pus pas l'apercevoir sur l'enveloppe générale, mais je l'aperçus d'autant plus clairement sur les gaînes des faisceaux isolés.

Si l'on met sous le microscope, sans le comprimer, un nerf qui présente cette apparence tendineuse (on peut, à cause de la ressemblance, la désigner ainsi), on s'aperçoit que cette ressemblance est produite par des fibres placées alternativement plus haut et plus bas, par conséquent onduleuses, dont les portions les plus basses se trouvent davantage dans l'ombre.

Ces fibres, demandera-t-on, appartiennent-elles à la gaîne du nerf, ou sont-elles les fibres primitives qui brillent à travers cette gaîne ?

Que l'on pose doucement entre deux lames de verre un nerf frais aussi fin que possible, par exemple un rameau courant sur la peau du dos de la grenouille, et qu'on le considère à la lumière solaire ; on y voit au milieu une multitude de raies noires qui, placées parallèlement les unes à côté des autres, décrivent, isolées et ensemble, une ligne tortueuse. De deux côtés de cette ligne se trouve un ruban plus ou moins large, transparent (ruban du fond), de couleur jaunâtre, où l'on remarque un ajustement feuillé ou à écailles irrégulières, et qui, en dehors, est terminé par un bord tout à fait droit ou beaucoup moins courbé que ces lignes tortueuses. Dans les nerfs fins, le faisceau moyen et sombre de ces raies tranche vivement avec les rubans latéraux qui sont clairs ; cela est moins visible dans les gros nerfs, où l'on ne reconnaît bien que les raies tout à fait mitoyennes dans leurs cours onduleux ; les parties situées plus en dehors deviennent moins distinctes ; et seulement tout à fait en dehors on revoit ce ruban clair qui occupe le fond. Sur un verre noir et avec la lumière directe, les raies, qui paraissaient noires précédemment, paraissent d'une blancheur éclatante, semblables à des lignes onduleuses tracées avec de la craie sur un tableau noir ; et les rubans clairs du fond, placés sur les côtés, cessent presque complètement d'être visibles.

Si on fait tremper pendant quelque temps le même nerf dans l'eau, les raies moyennes perdent peu à peu leur position courbée, onduleuse, elles s'étendent, et dépassent manifestement, aux deux extrémités du nerf, le ruban latéral du fond ; le nerf lui-même a alors perdu sa précédente apparence tendineuse, et il présente une surface complètement régulière. Le même phénomène se produit quand on comprime le nerf un peu fortement ; et il faut remarquer que, lors même que la compression est cessée aussitôt, l'apparence tendineuse ne se reproduit plus.

Si l'on étend fortement un nerf encore dans l'intérieur de l'organisme, par exemple si l'on soulève avec force, à l'aide d'une pince, le nerf sciatique sur une grenouille vivante, et puis qu'on le coupe simultanément en deux points, le tronçon ne présente plus l'apparence tendineuse.

D'après ce qui vient d'être dit, je ne puis m'empêcher de voir, dans les raies claires, la gaîne celluleuse de tout le nerf ou du faisceau nerveux, et, dans les lignes onduleuses, les fibres primitives elles-mêmes ; je ne puis m'empêcher non plus d'admettre que l'apparence tendineuse dépend de ces dernières ; car les fibres primitives, de quelque côté qu'on place le nerf, présentant toujours la même apparence et se montrant naturellement onduleuses, doivent tantôt s'approcher, tantôt s'éloigner de la gaîne uniformément cylindrique, et par conséquent briller à travers cette gaîne plus ou moins alternativement. Cette disposition, comme je l'ai déjà dit, est reconnaissable même dans le nerf qui tient à l'organisme ; et les fibres primitives, mises à tremper paisiblement dans l'eau, s'alongent et dépassent les deux extrémités de la gaîne : cette double circonstance paraît prouver que la fibre primitive n'est logée que d'une manière lâche dans la gaîne ; et nous y reconnaissons un sage arrangement de la nature, d'après lequel, dans la contraction possible d'une partie pourvue de nerfs, la gaîne doit être considérablement distendue avant que la distension ne se fasse sentir aux fibres primitives, relativement plus longues et placées d'une manière lâche dans leur enveloppe.

Valentin a vu autrement la chose (page 16) ; car il attribue le phénomène en question à une élasticité de la gaîne du nerf, à un soulèvement et à un abaissement alternatifs des fibres celluleuses qui la constituent. Mais, sans compter que dans un tel arrangement le contraire doit arriver, c'est à dire que dans une contraction les fibres primitives seront les premières tourmentées, et après elles les fibres élastiques de la gaîne, je demande : Comment se fait-il que cette apparence soit le moins visible, ou ne le soit même pas du tout sur les plus gros troncs nerveux, où au contraire elle devrait être le plus manifeste, puisque leurs gaînes celluleuses plus fortes devraient aussi posséder une contractilité plus puissante ? Valentin ne paraît pas s'être aperçu que le phénomène en question se montre même sur le nerf tenant encore à l'organisme ; car il dit expressément : qu'on l'observe *sur tout nerf extrait du corps*, et que les fibres celluleuses doivent se contracter *quand la gaîne est débarrassée de sa tension naturelle*. En même temps je dois mentionner qu'à la vérité des fils extrêmement fins se sont présentés à moi, tandis que je séparais avec des aiguilles la membrane celluleuse des nerfs ; mais que je ne l'ai jamais vu ces fils quand j'ai examiné cette gaîne intacte et avec la compression simple ; qu'en conséquence il m'est encore très douteux que ces fils appartiennent originairement à la gaîne des nerfs, et ne soient pas plutôt le résultat de la séparation artificielle de cette gaîne. Enfin, il pourrait encore y avoir une question à poser : Le tissu cellulaire qui paraît constituer uniquement les gaînes des nerfs, peut-il être, avec raison, regardé comme doué d'autant d'élasticité et de contractilité que Valentin lui en attribue ?

Dans des nerfs entiers ou dans des faisceaux nerveux intacts, on trouve, comme il a été déjà dit, les fibres primitives dessinées par des lignes obscures, parallèles et serrées les unes contre les autres, de sorte qu'elles ont ensemble à peu près l'apparence d'un faisceau de lin peigné. C'est encore l'apparence qu'elles présentent quand on rend visible, par une douce pression, leur trajet dans l'intérieur d'un organe ; seulement il faut remarquer que là on ne peut plus rien voir de leur enveloppe celluleuse. Ces enveloppes sont-elles dans l'intérieur d'un organe plus délicates qu'au dehors, comme il faut bien l'admettre pour les parois des vaisseaux ? C'est ce qu'il serait difficile de décider. Mais ces gaînes ne sont pas complètement évanouies ; seulement le parenchyme qui les entoure les dérobe à la vue ; on peut aisément s'en convaincre sur la grenouille ; on n'a qu'à préparer un nerf allant à la peau à travers le muscle, on reconnaîtra l'apparence tendineuse dans la partie même de ce nerf qui est placée entre les fibres musculaires.

Dans l'intérieur d'un organe, même quand la distribution s'opère, généralement, en ligne droite, vous trouvez les fibres primitives un peu tortueuses, disposition qui est sans doute analogue à la marche serpentante dans la gaîne, hors de l'organe, mais qui est ici moins manifeste, parce que nous ne pouvons la reconnaître dans le parenchyme qu'après l'emploi de la pression, par conséquent après une extension dans tous les sens.

Quant à la marche parallèle des fibres primitives dans les faisceaux ou dans un nerf entier, ce parallélisme n'existe qu'en général; car, même avec la plus grande précaution, nous voyons souvent, sous le compresseur, des fibres isolées d'un faisceau, lesquelles passent obliquement sur d'autres, se croisent avec celles-ci, et vont même d'un côté à l'autre du faisceau.

Quant à ces raies obscures, qui toutes ensemble présentent l'aspect de lin peigné, on ne doit pas considérer chaque deux lignes voisines comme les limites d'une seule fibre primitive; car on jugerait les fibres primitives beaucoup plus fines qu'elles ne sont réellement. Ces lignes, juxta-posées, d'un faisceau non-comprimé, appartiennent toujours à des fibres primitives différentes; les unes, placées sous les autres, laissent apercevoir leurs limites à travers le contenu diaphane des fibres supérieures. Aussi chaque nerf paraît-il avoir des stries d'autant plus fines, qu'il est plus épais et qu'on l'a moins comprimé en largeur. En conséquence, nous ne pouvons sur l'apparence mesurer l'épaisseur des fibres primitives dans un nerf qui n'a été ni disséqué ni comprimé; mais il faut pour cela ou considérer isolément les fibres primitives séparées du faisceau, ou traiter le faisceau, composé seulement de très peu de fibres, sous le compresseur, de telle sorte que les fibres primitives soient non plus les unes sur les autres, mais à côté les unes des autres. En général, les fibres primitives paraissent être plus grosses lorsqu'elles sont encore libres que lorsqu'elles sont entrées dans un parenchyme. Pour décider si cette différence dans la grosseur est réelle ou seulement apparente, je choisis un rameau nerveux fin, qui marchait d'abord librement, puis s'enfonçait dans un muscle, je l'en détachai soigneusement, puis je mis tout le rameau sous le compresseur, et je pus alors comparer la partie libre avec celle que j'avais décortiquée. Je fis la même chose pour un nerf de la peau, et enfin je comparai ces deux spécimens avec un rameau libre, non moins fin, appartenant au domaine du sciatique. Dans toutes ces comparaisons je n'aperçus aucune différence dans la grosseur des fibres primitives. Quoique je n'aie pas étendu cette recherche aux dernières ramifications des nerfs, néanmoins je me crois autorisé à conclure que cette différence apparente dans la grosseur des fibres primitives dépend de la pression du parenchyme qui entoure les nerfs dans l'intérieur d'un organe; et à la vérité cette pression paraît être respectivement différente dans les différens organes; ainsi, par exemple, les fibres primitives m'ont toujours parū plus ténues dans la mésentère que dans l'intérieur d'un muscle.

Quand, d'après le procédé indiqué précédemment, on a décomposé un faisceau nerveux et ses fibres primitives isolées, celles-ci, sous le microscope et avec une lumière réfléchie, paraissent des fils tout à fait incolores et transparens, qui latéralement sont limités par deux lignes tranchées et noirâtres. Même avec la plus grande célérité, je n'ai jamais été assez heureux pour trouver les fibres primitives, toutes et intégralement, avec un contenu parfaitement clair; toujours il y avait, çà et là, dans ces fibres, une substance composée de particules arrondies, irrégulières, laquelle, probablement en très grande partie par la réfraction, donne à la fibre primitive un aspect plus sombre. Même sans l'emploi d'une autre pression que celle qui résulte probablement de l'action de séparer les fibres, on voit le contenu sortir, aux deux extrémités de la fibre primitive, sous forme d'une substance claire, épaisse, incolore, laquelle est transformée visiblement, seulement après quelque temps, en un caillot formé de particules irrégulièrement globuleuses. De plus on peut voir d'une manière très distincte, dans l'intérieur de la fibre primitive elle-même, et dans les places qui paraissaient d'abord diaphanes, le contenu transparent se transformer peu à peu en cette substance grenue. Ces deux dernières observations ne reposent certainement pas sur des illusions : ajoutez que les fibres primitives ne pourraient être vues les unes à travers les autres comme on les voit réellement, si, dans l'intérieur d'un faisceau elles étaient déjà remplies de cette substance grenue. Tout cela me fait adopter comme fondée l'opinion de Valentin, qui admet que, dans l'état frais, le contenu des fibres primitives nerveuses est une substance uniformément claire et transparente, oléiforme ou mucilagineuse, qui n'est transformée que par l'acte de la coagulation en une substance grumeleuse et grenue.

Les deux lignes latérales qui servent de limites externes marchent parallèlement dans la fibre nerveuse fraîche; mais, avec le temps et sous des influences dont nous parlerons plus tard, elles changent leur parallélisme, une seule ou toutes deux s'écartent, çà et là, davantage du centre de la fibre primitive, ou s'en rapprochent davantage, ce qui donne à cette dernière un aspect irrégulier, et la fait paraître, tantôt d'un seul côté, tantôt des deux, alternativement rétrécie et élargie.

A côté de ces deux limites latérales se trouvent deux lignes moins foncées qui, dans la règle, les suivent parallèlement, et qui en sont peut-être éloignées du quart ou de la sixième partie du diamètre de toute la fibre primitive. Ces lignes internes, Ehrenberg veut y voir la limite interne de la paroi de la fibre primitive, car il dit qu'il s'est convaincu que la fibre primitive est creuse, *attendu que, à chaque tuyau se font voir distinctement quatre lignes parallèles, dont deux forment les limites extrêmes, et dont deux mitoyennes désignent les limites de la cavité intérieure.* Sans compter que la distance qui séparerait la limite intérieure de la limite extérieure me paraîtrait beaucoup trop considérable pour que je puisse y voir l'épaisseur de la paroi, certainement très délicate, de la fibre primitive, les observations suivantes ne me permettent nullement de partager l'opinion d'Ehrenberg.

La substance qui sort de l'extrémité de la fibre primitive prend souvent, tant qu'elle est encore dans l'état frais et non coagulée, la forme d'une goutte suspendue à la fibre primitive, et montre, en continuité avec cette fibre, la même double délimitation.

Entre les fibres de la substance du cerveau et de la moelle épinière, se présentent souvent de gros globules ou gouttes, la plupart irréguliers, lesquels (car, comme il sera dit plus tard, nous pouvons les produire à volonté) doivent être considérés comme des accumulations de la substance sortie des fibres déchirées; ils sont pourvus du même double rebord.

Quand le contenu d'une fibre primitive se coagule en la masse grenue dont il a été parlé, et quand tout le canal en est rempli, les deux lignes intérieures de délimitation ont disparu, et la masse grenue s'étend, sans intervalle, jusqu'à la ligne externe.

Souvent il arrive que l'espace entre chaque deux lignes de délimitation, d'abord diaphane, se montre plus tard transformé en la substance grenue, tandis que l'espace moyen de la fibre primitive, compris entre les deux lignes internes de délimitation, demeure toujours diaphane; ce qui donne aux lignes intérieures une apparence déchiquetée. Ce phénomène n'est explicable qu'autant qu'on admet que la fibre primitive s'est vidée de la plus grande partie de son contenu, et qu'il n'en reste que la portion adhérente aux parois; il pourrait aussi enseigner qu'aucune fibre primitive, encore pourvue d'un double rebord, même quand du reste elle parait complètement diaphane, ne doit être considérée comme vide.

Là où l'on voit, dans l'intérieur d'un organe, des fibres primitives isolées ou placées près les unes des autres, on les aperçoit sans double rebord : la figure de la terminaison des nerfs dans le muscle, donnée par Valentin (Pl. 2), parait contredire cette assertion; mais il se pourrait que cette figure ne fût pas complètement conforme à la nature.

Si l'on dirige, pendant quelque temps, son attention sur la ligne intérieure de démarcation, en employant un fort grossissement, on y voit très souvent survenir, soudainement et successivement, des changemens partiels de longueur; tantôt elle s'incurve en dehors, se rapproche ainsi de la ligne extérieure de délimitation et même se confond tout à fait avec elle; tantôt elle parait s'être scindée en un point, et une de ces scissures se porte en dedans pour y disparaître d'une manière indécise; tantôt enfin de telles scissures se portent des deux côtés en dedans, se confondent là en des lignes transverses, et renferment ainsi en avant et en arrière une partie de la fibre primitive, laquelle partie n'est plus bornée latéralement que par les lignes externes simples.

A ces observations qui prouvent suffisamment que les deux lignes ne sont pas les limites de la paroi de la fibre primitive, s'en joignent d'autres qui m'ont fait trouver une explication différente de ce phénomène et dont il sera parlé plus loin.

Si l'on met un objet obscur sous la lame de verre sur laquelle sont étendues des fibres primitives fraîches, et si on les considère à la lumière directe, on les voit complètement blanches : les deux lignes de délimitation ne sont plus reconnaissables; au contraire l'espace enfermé par ces lignes se détache, d'un blanc d'argent, sur chaque côté de la fibre primitive : la substance sortie aux extrémités de la fibre primitive se montre comme une fine vapeur; preuve que la couleur blanche des nerfs dépend, non des gaines des fibres primitives, mais de leur contenu : ce que Ehrenberg, sur d'autres motifs, a aussi admis.

Si nous mettons sur une lame de verre les fibres primitives d'un nerf, isolées et sans les humecter, elles s'y collent aussitôt et semblent se dessécher avant que la coagulation proprement dite du contenu se soit opérée. Elles prennent alors un aspect transparent, jaunâtre, semblable à celui de l'albumine desséchée. Le contenu est alors tout à fait méconnaissable, ou, s'il s'est déjà coagulé avant la dessiccation, ne se reconnait qu'à un trouble faible et jaunâtre; des deux côtés se distinguent les deux lignes parallèles, mais en général l'interne est moins régulière. Dans cet état on peut conserver très long-temps les fibres primitives; si plus tard on les humecte avec de l'eau, elles reparaissent comme des cylindres transparens, mais elles ont perdu leur double rebord.

Si, plaçant un corps opaque au dessous, on considère, à la lumière directe, les fibres primitives ainsi desséchées, chacune d'elles parait sous la forme de deux stries d'un blanc brillant sur un fond noir, marchant parallèlement à quelque distance l'une de l'autre. Ces stries sont ici, sans aucun doute, les espaces enfermés de chaque côté par les lignes parallèles, et le reste de la partie centrale de la fibre primitive ne peut plus être distingué.

De la substance du cerveau et de la moelle épinière j'ai peu à dire; car je n'ai essayé d'en connaître les parties élémentaires que pour comparaison avec celles des nerfs périphériques. Le cerveau de la grenouille ne me parait nullement convenir pour la recherche des parties élémentaires: dans l'état frais, il est si mou qu'il se déchire et ne se coupe pas en lamelles; de plus ses élémens organiques sont extrêmement fins. Sa substance grise ne s'est montrée à moi que comme une substance à grains très fins, avec de gros corps globuleux. Sa substance blanche m'a fait voir des fibres excessivement fines, égalant à peine en grosseur la douzième partie du noyau d'un globule sanguin, lesquelles fibres avaient çà et là, à des distances inégales, de petits nœuds ou renflemens ronds, le double à peu près en grosseur des fibres elles-mêmes. Les fibres primitives sont plus distinctes dans la substance blanche de la moelle épinière sur la grenouille; car ici non seulement elles sont trois fois plus épaisses, mais encore elles sont pourvues d'un double rebord. Sur ces fibres, j'ai reconnu que les nœuds ou renflemens variqueux n'étaient nullement formés régulièrement; car quelques uns avaient une forme parfaitement globuleuse, d'autres une forme ovale; la plupart occupaient le milieu de leurs fibres; d'autres n'étaient posés que latéralement sur le rebord. J'ai trouvé ces parties bien plus propres aux recherches sur le lapin, sur la souris, et particulièrement sur la taupe. Chez ce dernier animal j'ai reconnu distinctement que les fibres du cerveau, visibles à l'œil nu ou avec la loupe, sont des faisceaux de fibres primitives articulées, mais qu'elles ne sont pas enveloppées d'une gaîne particulière, et qu'elles ne doivent leur apparence fasciforme qu'à leur direction commune; car des fibres isolées, même s'écartant de cette direction, se rendent aux faisceaux voisins.

Je n'ai pas vu, à la vérité, les dispositions plexiformes variées, ni même les anses d'inflexion terminale, que Valentin a observées et décrites; mais je regarde la recherche de la marche des élémens organiques du cerveau comme si difficile, que je n'ose pas opposer aux observations de Valentin les miennes qui n'ont été faites qu'en passant.

(La suite au prochain Numéro.)

Un des gérans,   E. LITTRÉ.

PARIS. — Imprimerie et Fonderie de FÉLIX LOCQUINET, COMP. rue Notre-Dame-des-Victoires, 16.

1858.— N. 29.   25 mars.

L'EXPÉRIENCE,

JOURNAL DE MÉDECINE ET DE CHIRURGIE

PUBLIÉ PAR

MM. DEZEIMERIS ET LITTRÉ.

Ars longa.   *Ubicumque...*

Ce journal paraît tous les cinq jours, les 5, 10, 15, 20, 25 et 30 de chaque mois, par cahiers de 16 pages à deux colonnes, formant à la fin de chaque année deux forts volumes grand in-8°. Le prix d'abonnement est de 9 fr. pour 3 mois, 18 fr. pour six mois, 36 fr. pour un an, 40 fr. pour l'étranger. ON S'ABONNE, AU BUREAU DU JOURNAL, RUE DE LA SOURDIÈRE, 21, chez J. B. Baillière, rue de l'Ecole de Médecine, 13 bis, et, dans les départemens, chez les directeurs de poste et aux bureaux des Messageries-Royales et des Messageries Laffitte et Caillard. Les lettres affranchies sont seules reçues.

PHYSIOLOGIE.

CONTRIBUTION A L'ANATOMIE MICROSCOPIQUE DES NERFS.

Par le docteur Ernest Burdach,

Prosecteur et professeur particulier à l'université de Kœnigsberg.

(*Suite du chapitre premier.*)

2. *De la manière dont les parties primitives de la substance nerveuse se comportent, comprimées fortement, déchirées et soumises à d'autres actions mécaniques.*

Si l'on comprime assez fortement entre deux lames de verre une fibre primitive, le contenu de la fibre s'écoule par les deux extrémités du tuyau. Cette sortie du contenu paraît s'opérer plus facilement quand ce contenu est déjà transformé en la substance grumeleuse dont il a déjà été parlé, que quand il est encore clair et transparent. Dans ce dernier cas, il ne s'écoule que lentement, et il reste le plus souvent suspendu à l'extrémité de la fibre primitive, comme un bourrelet épais ou un appendice en forme de massue, lequel d'abord est pourvu du double rebord et parfaitement limpide, et qui plus tard se change en une masse grenue. Quand au contraire il est déjà devenu grumeleux, il sort par un écoulement rapide, s'épanche plus loin, puis se sépare ordinairement aussitôt en fragmens ronds, qui, séparés de la fibre primitive, nagent dans le liquide ambiant, ou bien, lorsque ses particules ne se désagrègent pas, il prend des formes tout à fait singulières : par exemple, en comprimant un faisceau nerveux, j'ai vu souvent sortir d'une fibre déchirée le contenu sous

forme d'une ligne spirale; ce qui, lorsque les choses sont rentrées dans l'immobilité, pourrait facilement conduire à admettre une fibre qui se terminerait en spirale.

La sortie du contenu paraît encore s'opérer plus facilement quand la compression s'exerce sur tout un faisceau nerveux que quand elle n'agit que sur des fibres primitives isolées. Car, dans le premier cas, on peut, par des alternatives d'augmentation et de diminution de la pression, produire un mouvement d'allée et de venue de la masse grenue dans l'intérieur de la fibre primitive; ce qui ne m'a pas aussi bien réussi pour des fibres primitives soumises à l'expérience isolément. Cette différence, relativement à la plus grande ou à la moindre mobilité du contenu dans le tuyau, semble, dans la première observation, dépendre de ce que le contenu, quand il est coagulé, a perdu la propriété adhésive, collante, qui lui est propre dans l'état frais; dans la seconde observation, de ce que, dans la compression d'une fibre primitive isolée, la force n'agit que d'un côté, et qu'il n'y a aucune force extérieure qui, après la cessation de la pression, oblige la fibre primitive à revenir à sa forme primitive, tandis que, dans la compression d'un faisceau entier, la fibre mitoyenne est comprimée latéralement aussi par les fibres voisines, et, après la cessation de l'action comprimante, elle ne peut conserver la forme qu'une compression exercée de tous les côtés lui avait imprimée.

En vidant ainsi, par une forte pression, une fibre primitive de tout son contenu, on peut, tant qu'il n'est pas encore coagulé, reconnaître distinctement qu'alors les deux lignes internes de délimitation s'écartent un peu plus des lignes externes vers l'intérieur, et puis se perdent complètement; de sorte que la gaine vide de la fibre primitive n'est plus limitée que par deux lignes simples très fines. La gaine conserve encore cette forme si l'on cesse la compression.

On peut également faire disparaître les deux lignes internes de délimitation par le procédé suivant: séparez l'une de l'autre les fibres primitives à une des extrémités d'un nerf fin; lais-

I.

sez l'autre extrémité intacte, pour pouvoir fixer par là, d'une façon quelconque, le nerf entier; promenez, en pressant légèrement, une aiguille tenue horizontalement sur tout le nerf, depuis l'extrémité intacte jusqu'à celle où vous avez désagrégé les fibres primitives. Par ce procédé, le contenu se vide, la fibre primitive s'aplatit, et les deux lignes internes disparaissent.

Si l'on pose une très fine aiguille transversalement sur une fibre primitive isolée, et que l'on presse avec cette aiguille, les deux lignes internes bi-latérales de délimitation se détachent près des parties qui font saillie à côté de l'aiguille, se portent en dedans, et forment alors en commun deux lignes arquées, à quelque distance de l'aiguille. Si l'on n'a pressé que momentanément avec l'aiguille posée transversalement, les lignes internes de délimitation, après que cet instrument est retiré, reparaissent dans leur situation régulière.

De ces observations, ainsi que de quelques autres consignées dans le chapitre précédent, il me semble résulter que cette ligne interne de délimitation doit être considérée comme un effet de la réfraction, lequel est produit par l'accumulation plus grande, vers le bord, du contenu liquide dans la fibre primitive, accumulation qui fait proéminer ce bord sur le centre.

Une autre considération fortifie cette opinion : Si on examine une fibre primitive avec un fort grossissement et en plaçant la lentille à des distances variées de l'objet, on trouve cette fibre manifestement plus déprimée au milieu que dans le voisinage du bord extrême. Cette disposition est surtout distincte quand on observe les fibres primitives, qui ont été mises sur la lame de verre sans être humectées, et qui se sont rapidement desséchées. Étudions, en effet, une telle fibre à la lumière réfléchie et en rapprochant de plus en plus la lentille; elle se montre d'abord comme un ruban lumineux, avec deux lignes noires, parallèles sur chaque côté; mais en approchant l'objet encore davantage, le milieu de ce ruban proémine, les deux lignes latérales disparaissent, et toute la fibre primitive prend l'aspect d'un cylindre uni, transparent, à délimitation simple. Considérons ensuite à la lumière directe les mêmes fibres primitives desséchées, après avoir mis au dessous un objet obscur; nous trouvons, aussi loin que s'étend le champ de la vision, chacune d'elles désignée par deux lignes parallèles d'un blanc d'argent, qui, comme il a été dit plus haut, ne sont pas autre chose que les intervalles entre les lignes internes et externes de délimitation; du reste tout est noir. Approchons encore davantage l'objet de la lentille, ces lignes d'un blanc d'argent disparaissent, deviennent obscures, et le tout paraît comme un cylindre coloré en blanc.

Quand on a fait d'abord cette observation sur des fibres primitives séchées, il n'est pas difficile de retrouver la même apparence sur des fibres fraîches: sur celles-ci aussi se montrent toujours d'abord le double rebord, pour disparaître bientôt; après quoi, par un rapprochement successif de la lentille, la partie moyenne de la fibre primitive est devenue proéminente.

Par conséquent je crois devoir expliquer ainsi qu'il suit l'apparence du double rebord : Chaque fibre primitive, placée dans l'intérieur de l'organisme et pourvue de son contenu complet, a une forme cylindrique; mais, après qu'elle a été vidée en partie par la section, ou même aussitôt après que la tension vitale a cessé, il survient dans son centre une dépression, et par là ses parties latérales plus épaisses, plus proéminentes présentent sous la lumière réfléchie une double ligne de délimitation. Ici on pourrait admettre ou que le contenu, soit déjà pendant la vie, soit seulement après la mort, est plus épais et plus visqueux en dehors, plus liquide au contraire dans l'axe du tuyau; ou que le contenu a, il est vrai, une constitution uniforme, mais de la tendance à adhérer aux parois du tuyau, et qu'il ne s'en détache que par une forte pression ou par le changement que la coagulation lui fait subir, tandis que la portion centrale du contenu sort en partie d'elle-même, ou par le seul poids de la paroi qui s'affaisse dans son milieu.

Une observation semble parler pour la plus grande viscosité du contenu vers la périphérie du cylindre, c'est que, si l'on promène horizontalement sur les fibres primitives une aiguille en exerçant une très douce pression, celles-ci prennent un aspect finement strié, lequel disparaît bientôt après de soi-même.

Comprime-t-on un nerf tout entier ou un faisceau considérable, les fibres primitives chevauchent les unes sur les autres, perdent par là leur parallélisme originaire, et prennent une disposition plexiforme générale qu'il ne faut nullement considérer comme normale. Suspend-on la compression, et désagrège-t-on au moyen d'une aiguille les fibres primitives, elles se montrent avec autant de changement dans leur forme qu'on en aperçoit, ainsi qu'il l'a été dit plus haut, dans des fibres primitives isolées, abandonnées à elles-mêmes; c'est à dire qu'elles présentent, avec plus ou moins de régularité, des étranglemens et des renflemens alternatifs; elles sont, d'après l'expression d'Ehrenberg, articulées.

Comme ces articulations ou varices se montrent même sans pression sur des fibres primitives isolées; comme, en outre, ainsi que nous le verrons plus tard, elles peuvent être produites par des agens chimiques, on est très près de conjecturer : Que la forme articulée, donnée par Ehrenberg comme une particularité caractéristique des fibres du cerveau et de la moelle, n'est ni normale ni originaire, mais est produite par d'autres influences. Valentin et Tréviranus ont énoncé cette conjecture. Tréviranus s'appuie sur la comparaison des cylindres cérébraux du même animal à différens âges et sous l'action de différens agens; ce qui lui a montré des degrés différens de varicosité. Valentin soutient n'avoir observé que des cylindres rectilignes sur des lamelles enlevées convenablement au cerveau d'hommes et de mammifères, et puis avoir produit tous les degrés de la varicosité par la compression. Je n'ai jamais réussi à reconnaître distinctement, dans la substance cérébrale, des fibres primitives complètement dépourvues d'articulations. Car toutes les fois qu'au commencement d'une recherche je croyais les voir sans articulations, ces articulations se remontraient à moi quand j'avais rendu la vision plus nette; de sorte que je ne pouvais décider si les varicosités existaient primitivement et m'avaient seulement échappé, ou si elles s'étaient produites sous ma main. Seulement, dans le nerf optique enlevé à la grenouille vivante, j'ai reconnu distinctement, sous une légère pression, des tuyaux cylindriques non articulés; mais ces tuyaux, après avoir été plus tard désagrégés à l'aide d'une aiguille, d'après le procédé connu, prirent la forme variqueuse.

La reconnaissance des élémens organiques de la substance du cerveau et de la moelle épinière dans sa constitution originaire doit, dans tous les cas, avoir de grandes difficultés. Il faut briser le crâne osseux, détacher soigneusement les membranes, couper une lamelle; et tout cela exige un espace de temps, si long en comparaison du temps employé à l'exposition des cylindres des nerfs, qu'un changement dans les particules primitives peut fort bien s'opérer pendant cet intervalle; en outre, une compression considérable est nécessaire à la reconnaissance distincte des fibres primitives du cerveau et de la moelle épinière, et elle peut justement produire le changement qu'on y remarque.

En conséquence, une décision sur la question de savoir si les fibres du cerveau et de la moelle sont articulées se laisse aussi peu espérer de l'autopsie directe que de la comparaison. Les varicosités, produites, d'une façon ou d'autre, sur les fibres primitives des nerfs, ne peuvent être que de peu de conséquence pour la solution du problème; car les varicosités des fibres du cerveau se distinguent essentiellement de celles des fibres des nerfs, non seulement par plus de régularité, mais aussi par plus de constance. Car, à des cylindres nerveux qu'on a rendus variqueux, on peut, par des pressions et des tractions, sinon rendre leur première forme droite, du moins leur imprimer de nouveaux changemens de forme, tandis que les tuyaux articulés de la substance cérébrale conservent, malgré tous les efforts de traction ou de pression, leur articulation jusqu'à la destruction complète. Mais d'un autre côté la plus grande régularité et la constance des varicosités des fibres du cerveau ne peuvent pas fournir une preuve contre la conjecture exprimée plus haut, à savoir que ces varicosités sont le produit d'actions étrangères. Car ces différences de régularité et de constance pourraient s'expliquer par la force plus grande des gaines des cylindres des nerfs. Mais les expériences suivantes me paraissent

très importantes pour la décision de la question :

1° Dans les animaux très jeunes, les fibres primitives des nerfs consistent en tuyaux variqueux, qui sont très semblables à ceux du cerveau et que l'on trouve transformés partiellement en tuyaux cylindriques.

2° En mettant les fibres primitives des nerfs tremper dans l'eau chaude (ce dont il sera aussi parlé plus tard), j'en ai vu le contenu s'écarter de la gaine, se porter vers le centre, et y former des tuyaux variqueux à double rebord.

3° Si l'on met entre deux lames de verre quelques fibres primitives des nerfs, fraîches et seulement humectées un peu, et qu'on fasse mouvoir ces lames en sens inverse, de sorte que l'une ou l'autre des fibres primitives, s'étant vidée de son contenu liquide, soit retirée en arrière, on voit parfois naître du contenu qui a été exprimé des fils qui, présentant çà et là des inflexions, sont tout à fait semblables aux fibres cérébrales.

Si donc la forme variqueuse des fibres cérébrales, étant si constante, affectant une telle régularité et se maintenant avec permanence même sous une forte pression, est reconnue par moi comme une de leurs particularités, cependant je crois devoir, avec Valentin et Tréviranus, me déclarer contre l'existence réelle et primitive des varicosités en général. Valentin fait naître les varicosités principalement de la pression, de la traction et des déchirures partielles produites par ces violences dans les gaines; Tréviranus les attribue à l'influence de la température, de l'humectation avec l'eau, et d'autres agens. Je suis disposé à me ranger de l'avis de Tréviranus; car les varicosités des fibres cérébrales me paraissent beaucoup trop régulières pour être regardées comme dépendantes de la déchirure accidentelle des gaines.

Sans doute on ne peut nier que certains agens chimiques ne soient capables de faire resserrer localement la gaine celluleuse des fibres primitives, et de produire des varicosités, ni que cette gaine celluleuse ne puisse être forcée par une lésion de céder à la force expansive du contenu, et déterminer également de cette manière la production de varicosités. Cependant la forme variqueuse des cylindres du cerveau et de la moelle épinière me paraît avoir sa raison non pas tant dans les gaines que dans le contenu lui-même, et dans sa tendance à prendre une forme globuleuse, car :

a. Les fibres primitives des nerfs de très jeunes animaux montrent des varicosités fort régulières sans qu'aucun réactif chimique ait agi, ou sans qu'aucune lésion mécanique des gaines ait été opérée.

b. Les observations rapportées un peu plus haut sous les numéros 2 et 3 prouvent que le contenu des fibres primitives seul, sans la coopération des gaines, est en état de présenter la forme de fils variqueux.

c. Dans le contenu des fibres primitives du cerveau, quand il est devenu libre, nous reconnaissons une tendance à prendre la forme globuleuse, en désagrégeant, par l'écrasement ou par la section, une parcelle de substance cérébrale. En effet, alors nous apercevons partout, entre les fibres mutilées, des globules transparens plus ou moins gros, dont il a déjà été dit qu'ils sont dans la règle pourvus d'un double rebord.

Je pense donc que le contenu des fibres primitives du cerveau et des nerfs possède une tendance spéciale à prendre, après l'extinction du principe de la vie et tant qu'il est encore frais, une forme globuleuse; qu'au contraire la gaine celluleuse s'oppose avec plus ou moins de succès, selon sa forme, à cette tendance, et que cette opposition s'exerce d'autant mieux que le contenu, en raison de sa viscosité, adhère en quelque façon à la surface interne de la gaine. En conséquence, des varicosités ne peuvent paraître dans les fibres primitives à fortes gaines des nerfs périphériques qu'après l'action de puissances mécaniques ou chimiques, et toujours d'une manière incomplète; dans les mêmes fibres nerveuses, ayant encore les parois minces pendant la jeunesse de l'animal, elles se montrent régulièrement; elles se montrent encore avec plus ou moins de netteté et de constance dans les fibres des nerfs cérébraux plus ou moins délicats; enfin elles ont le plus de constance et de régularité dans les fibres, à parois tout à fait ténues, du cerveau et de la moelle épinière.

L'apparition constante de la forme variqueuse dans les fibres primitives du cerveau serait encore plus explicable, si l'on pouvait admettre que les fibres élémentaires du cerveau et de la moelle épinière ne sont nullement pourvues de gaines celluleuses; mais que, séparées seulement par leur propre masse, elles sont juxta-posées, étant formées par une substance dont la partie extérieure périphérique, étant d'une constitution plus visqueuse, formerait une écorce, tandis que la partie intérieure centrale serait plus fluide. Cette opinion paraîtra peut-être vieillie, et elle est rejetée absolument par Ehrenberg et Valentin; mais évidemment Ehrenberg s'est trompé en prenant le double rebord des fibres primitives pour la limite interne et externe de la gaine. J'ai déjà traité suffisamment ce point; et s'il est parvenu à produire une allée et une venue du contenu dans les tuyaux variqueux, cela ne prouve pas encore l'existence d'une gaine particulière organique; car c'est peut-être seulement la partie centrale fluide de la substance qui s'est mue dans l'intérieur de la paroi périphérique plus solide. Valentin, de son côté, prétend avoir aperçu la gaine vide des fibres primitives du cerveau; mais il pourrait y avoir en cela quelque illusion. Ce savant (p. 41) a vu, *chose très rare,* comme il le dit lui-même, *que, sous une forte pression exercée sur les fils variqueux de la substance cérébrale, le contenu de ces fils est sorti; et que, conformément à sa constitution demi-fluide, il a formé*

des fils, présenté des varicosités dans ces fils, et montré, de même que les globules et le contenu analogue transparent des nerfs, les doubles rebords; mais qu'en outre il est resté deux lignes extrêmement fines et très facilement inaperçues, lesquelles désignent la gaine vide. Mais comme l'auteur assure que les fils formés par le contenu exprimé hors de la fibre avaient tout à fait le même aspect que les fibres cérébrales elles-mêmes, ces lignes fines, prises pour la limite des gaines restées vides, ne pourraient-elles avoir été ici seulement une trace demeurée sur la lame de verre de la fibre primitive formée d'une substance visqueuse, mais déchirée et dispersée? Les gaines celluleuses, même dans les fibres primitives des nerfs, sont si délicates, si diaphanes, si incolores, que, une fois vidées, elles peuvent à peine être aperçues; en outre, il est impossible de les découvrir dans l'intérieur d'un parenchyme quand une fibre a été rompue par la pression; enfin elles sont si peu colorées, que, considérées sur un corps opaque à la lumière directe, elles disparaissent complètement à côté de la blancheur du contenu. Je ne puis donc m'empêcher de regarder comme impossible la perception distincte de ces gaines dans les fibres primitives si fines du cerveau, quand bien même leur existence serait prouvée.

Mais les observations suivantes paraissent favorables à l'opinion qui refuse aux fibres primitives du cerveau et de la moelle épinière une gaine celluleuse réelle :

1° Une fibre variqueuse étant déchirée ou coupée, le contenu n'en sort pas partiellement de lui-même comme dans les tuyaux cylindriques; mais la substance qui forme l'extérieur de cette fibre revient aussitôt sur elle-même pour fermer l'ouverture. Si l'on voulait attribuer cela avec Ehrenberg à une contraction de la gaine, une telle contraction devrait être bien plus manifeste dans les gaines plus fortes des fibres cylindriques; et surtout, si la gaine pouvait être distinguée, on devrait apercevoir une trace du bord.

2° Dans toutes les sections que l'on fait au hasard dans la substance cérébrale, l'instrument ne rencontre jamais, ce semble, une partie gonflée en bourrelet, mais toujours la partie qui est supposée servir d'union et être plus étroite; or, s'il existait une gaine solide visible, il devrait se montrer çà et là des traces d'un bourrelet coupé.

3° Les cylindres primitifs des nerfs sont très aisés à séparer les uns des autres; les cylindres médullaires au contraire tiennent fortement les uns aux autres, et cependant on ne découvre entre eux point de tissu cellulaire interstitiel. Cette réunion plus solide s'explique le plus facilement, si l'on admet que les fibres primitives du cerveau ne sont pas isolées par des gaines solides, mais que, juxta-posées, elles sont tenues accolées les unes aux autres par leur subsance périphérique, visqueuse et à demi solide.

3. *De la manière dont la substance des nerfs se comporte sous l'influence de la température et de différens réactifs chimiques.*

Nous avons déjà vu que, même dans le mode de traitement le plus simple, les parties primitives de la substance des nerfs subissent un changement sous nos yeux ; changement qui devient beaucoup plus rapide et plus profond quand la substance des nerfs est soumise à une puissance qui agit chimiquement ou dynamiquement. L'influence que de telles puissances exercent sur les fibres primitives, soit des nerfs, soit du cerveau et de la moelle épinière, se manifestera, en tant qu'elle est reconnaissable à l'œil, tantôt et surtout dans une modification de leur forme extérieure, tantôt dans une transformation de leur contenu primitivement limpide, tantôt enfin dans une destruction complète, c'est à dire dans une dissolution de leur continuité. Les fibres primitives du cerveau et de la moelle épinière subissent, sous les mêmes influences, une destruction complète plus rapidement que les fibres primitives des nerfs périphériques ; et nous ne nous en étonnerons pas, car les dernières, pourvues de parois plus fortes et plus isolées, doivent naturellement défendre plus long-temps leur existence. Mais les expériences suivantes doivent paraître plus singulières, et non conciliables avec la délicatesse, reconnue plus grande, de la substance du cerveau : 1° Humectées seulement avec de l'eau pure, les fibres primitives des nerfs perdent peu à peu leur forme cylindrique primitive, tandis que les fibres primitives du cerveau conservent, sans altération, leur forme articulée ; 2° dans les mêmes circonstances, le contenu des fibres primitives des nerfs se coagule, tandis que celui des fibres primitives du cerveau reste clair jusqu'à la destruction des fibres elles-mêmes. La première de ces observations pourrait aisément nous conduire à conjecturer que les fibres primitives du cerveau possèdent des gaines dans lesquelles une forme déterminée serait imprimée plus fortement, et qui seraient elles-mêmes plus résistantes et moins accessibles aux réactifs que les gaines des fibres primitives des nerfs. Mais nous l'expliquerons avec plus de justesse, en admettant, d'après ce qui a été dit, dans le paragraphe précédent, de la forme articulée des fibres médullaire : que les fibres du cerveau, quand elles se montrent à nous articulées, ont déjà subi un changement de leur forme originaire, et qu'il y a, dans les fibres primitives des nerfs, tendance à un changement semblable, lequel ne s'opère que plus lentement et incomplètement, à cause de la force des gaines. La seconde observation relative à la coagulation du contenu des fibres des nerfs et à la non coagulation du contenu des fibres du cerveau, a conduit Ehrenberg à soutenir que les tuyaux du cerveau ne contiennent pas de moelle nerveuse (c'est le nom qu'il donne au contenu, déjà coagulé, des cylindres des nerfs). Valentin dit aussi (p. 116) :

La substance paraît être dans le système périphérique des nerfs, encore plus sensible aux réactifs que dans la partie centrale ; ce qui indique peut-être une différence intime (chimique?), encore ignorée, de ces deux portions. Mais n'expliquerions-nous pas la chose beaucoup plus facilement, si nous voulions admettre la conjecture émise dans le paragraphe précédent, à savoir que les fibres primitives du cerveau n'ont pas d'enveloppes vaginiformes, mais qu'elles ne consistent qu'en une substance plus visqueuse à la périphérie, plus fluide au centre ? De cette façon il paraîtrait tout naturel que le contenu enfermé dans les gaines cellulaires des fibres des nerfs puisse présenter une coagulation, un partage en particules solides, tandis que, pour les fibres cérébrales, une pareille coagulation, un pareil partage, doivent nécessairement entraîner une destruction de toute la fibre.

Avant de passer aux expériences tentées pour la recherche de l'influence de différens agens sur la substance des nerfs, je regarde comme nécessaire d'exposer le procédé que j'ai suivi. Pour reconnaître l'influence d'une substance quelconque sur les élémens organiques des nerfs, je mettais sur une lame de verre un tronçon de nerf, coupé sur une grenouille vivante, et je l'humectais avec une goutte d'eau tiède ; puis, de la façon ordinaire, je désagrégeais les fibres primitives au moyen d'une aiguille ; l'œil fixé sur le microscope, j'approchais de l'objet une ou plusieurs gouttes d'une solution concentrée de la substance à examiner, et je les laissais se mélanger avec la goutte d'eau. Ayant reconnu, de cette façon, l'effet instantané sur les fibres primitives isolées, je plaçais un autre tronçon frais de nerf dans une dissolution de la même substance, et je l'examinais au bout de vingt-quatre heures, en le considérant aussi bien dans l'état d'intégrité sous une légère compression que désagrégé dans ses fibres primitives. Malheureusement je ne pouvais pas, avec une égale sûreté, observer l'effet instantané d'une substance sur les fibres primitives du cerveau ; car les mettre à découvert, en écartant la substance cérébrale à l'aide d'aiguilles, est une opération difficile, qui prend beaucoup de temps et qui ne réussit jamais qu'imparfaitement ; et s'il est plus commode de les mettre à découvert par la compression, ce moyen rend impossible l'emploi d'une substance pendant l'observation. En conséquence, je dus me contenter soit d'humecter, avec quelques gouttes d'une solution concentrée, des lamelles de substance cérébrale détachées sous l'eau tiède et de les examiner aussitôt sous le compresseur, soit d'étudier de telles lamelles après un séjour de vingt-quatre heures dans la même solution. Dans ces recherches, je n'ai jamais examiné et comparé que la substance nerveuse du système du nerf sciatique et la substance blanche du cerveau.

1. *Froid.* Les fibres primitives des nerfs, traitées avec l'eau froide, se contractent par places, se gonflent par places, tantôt d'un côté, tantôt des deux, et en somme se raccourcissent et se froncent ; le contenu se coagule en masses irrégulièrement globuleuses, qui, mélangées de petites bulles, donnent à l'ensemble un aspect noirâtre : la quantité de la substance sortie à l'extrémité n'est pas augmentée par l'eau froide; mais il s'y manifeste une tendance à se séparer en grains, car on voit des particules de cette substance flotter çà et là à demi détachées, et d'autres, déjà détachées, nager librement. Cet effet paraît devoir être attribué non pas tant à une influence chimique de l'eau qu'à la température ; car plus l'eau est froide, plus les phénomènes indiqués marchent rapidement, et l'eau chaude produit des effets tout différens.

La substance cérébrale, préparée sous l'eau froide et puis rendue manifeste par le compresseur, se montra comme dans le traitement par l'eau tiède; seulement l'ensemble paraissait un peu plus sombre, et les varicosités plus petites et plus éloignées les unes des autres. Si cette observation faite par moi ne concorde pas avec celle de Tréviranus, d'après laquelle les cylindres médullaires sont rendus plus larges par l'humectation avec l'eau, la raison en est sans doute que Tréviranus, observant par un degré élevé de température, a employé de l'eau devenue tiède, tandis que j'ai employé de l'eau de puits, tout à fait froide.

Après un séjour de vingt-quatre heures dans l'eau froide, dont la température cependant n'était pas conservée rigoureusement, les fibres primitives des nerfs ne montrèrent plus de double rebord : ou elles parurent composées seulement de grains agglutinés, ou elles s'étaient complètement vidées de leur contenu, et elles présentèrent alors des cylindres uniformément clairs, limités par des lignes fines, et fermées en apparence, même aux deux extrémités : des masses obscures, grenues, flottaient en grande quantité.

La substance cérébrale, ayant séjourné pendant vingt-quatre heures dans l'eau froide, ne montrait que des fragmens de tuyaux articulés très distendus, tout à fait clairs, à limite simple; entre ces fragmens, des bulles de différentes grosseurs, et de plus une substance claire et floconneuse. Pendant l'hiver, je soumis des nerfs fins et de fines lamelles de substance cérébrale à une congélation rapide; mais je ne pus obtenir par là que de brillans cristaux de glace : les fibres primitives glacées ne se laissaient pas séparer les unes des autres, mais elles se brisaient; après le dégel, on apercevait, aussi bien dans les nerfs que dans la substance cérébrale, une masse pultacée et composée de particules irrégulières.

2. *Chaleur.* De l'eau bouillante mêlée à l'eau tiède employée pour humecter les fibres primitives des nerfs, de sorte que le mélange ne fût pas tout à fait bouillant, distendit en général considérablement les fibres primitives, mais produisit aussi des varicosités par places isolées. Le contenu demeura clair et non coagulé. La température étant maintenue régulière par l'instillation successive d'eau chaude, le contenu, demeurant toujours clair, se détacha peu à peu, ou d'un seul côté ou des deux côtés, de la gaîne ; cette dernière resta désignée par deux lignes lumineuses, droites généralement ; le contenu forma tantôt des gonflemens unilatéraux , tantôt des perles alongées, tantôt enfin des colliers entiers de perles, qui, indépendans de la gaîne, étaient cependant pourvus d'un double rebord. Après un temps plus long, des fragmens gros et petits se détachèrent et flottèrent sous formes de globules transparens.

Quelques cylindres primitifs humectés avec de l'eau tiède furent mis sous le microscope sur une longue lame de verre, et une lampe à esprit de vin fut placée sous la partie qui dépassait latéralement le porte-objet. Les cylindres primitifs s'étendirent d'abord régulièrement avec un contenu tout à fait clair, et ils perdirent leur double rebord ; puis se formèrent, par places, des gonflemens bulliformes mais ils revinrent très promptement sur eux-mêmes, l'eau étant évaporée, et ils prirent, en se desséchant, un aspect jaune-cire un peu trouble, régulier.

Des nerfs entiers tenus pendant quelque temps dans de l'eau bouillante, puis examinés, montrèrent un trouble laiteux de leurs enveloppes générales, de sorte que les fibres primitives ne pouvaient pas être reconnues nettement; aux deux extrémités s'était extravasée beaucoup de substance claire.

De la substance cérébrale préparée sous l'eau chaude montra des fragmens de tuyaux articulés qui étaient beaucoup dilatés, mais sans double rebord; les varicosités semblaient être plus rares ; ce qui peut-être provenait de ce que je ne vis pas de fibres un peu longues, mais seulement des portions de ces fibres.

3. *Acide acétique.* Appliqué sur des cylindres primitifs isolés, il produisit momentanément un trouble dans le liquide ambiant, puis un léger trouble dans les gaînes. Le contenu extravasé resta suspendu à l'extrémité des tuyaux, ne s'augmenta pas, et forma de petites masses claires. Les fibres primitives isolées se rétrécirent dans l'ensemble, ne formèrent pas de véritables varicosités, mais prirent un bord inégal, déchiqueté, et, au bout d'un quart d'heure, parurent comme formées de globules passablement égaux, d'un jaune clair, agglutinés les uns aux autres.

Au bout de 24 heures, la gaîne commune d'un nerf était presque complètement détruite dans le vinaigre ; le tout avait un aspect clair, à peu près comme du coton peigné ; des cylindres à délimitation simple, et formés comme de cire blanche, étaient rangés avec régularité parallèlement les uns à côté des autres. Ce n'était qu'avec peine qu'on pouvait les détacher intacts les uns des autres; alors ils paraissaient plutôt dilatés que rétrécis, et comme formés d'une substance à grains très fins, mais cohérens.

De la substance cérébrale, coupée en lamelles dans du vinaigre, puis comprimée, laissa reconnaître des fibres articulées excessivement fines, qui ne ressemblaient qu'à des lignes obscures, interrompues çà et là par des globules.

Après 24 heures il se montra, sur des lamelles de substance cérébrale qui avait séjourné dans le vinaigre, une substance floconneuse, trouble, qui formait le fond ; sur cette substance apparaissaient ensuite, à l'aide d'une certaine pression, de grosses boules ou cercles, à délimitation simple, puis des masses claviformes, aussi à délimitation simple, et des fragmens irréguliers de fibres variqueuses qui étaient deux fois aussi grosses que les fibres primitives des nerfs. Par une pression régulièrement continuée, toutes ces formes s'alongèrent progressivement, perdirent par là en largeur, et formèrent enfin un réseau de fibres variqueuses, qui étaient semblables aux fibres normales, manquaient seulement du double rebord, et les surpassaient de beaucoup en grosseur.

4. *Alcool.* Mélé à la goutte d'eau qui humectait les fibres primitives des nerfs, l'alcool produisit un trouble laiteux momentané et un mouvement général dans le liquide ; toutes les fibres primitives se vidèrent, par un jet rapide, de la plus grande partie de leur contenu aussitôt coagulé ; les particules de ce contenu furent entraînées dans un tourbillon accéléré, et puis, remplies d'eau, apparurent comme des masses floconneuses et d'un brun clair. Les tuyaux mêmes étaient rétrécis ; mais néanmoins tant qu'ils ne furent pas touchés par le réactif, ils se montrèrent avec des bords presque droits et avec de fines marbrures. La dessiccation étant survenue par l'évaporation de l'esprit de vin, la même apparence ne se manifesta que dans le traitement de fibres primitives par le vinaigre ; seulement il resta plus de traces d'une disposition fibreuse.

Un nerf mis pendant 24 heures dans l'esprit de vin montra une gaîne trouble, très solide, à travers laquelle, même sous une forte pression, les fibres primitives ne se voyaient pas ; après la section de cette gaîne, les fibres, isolées très resserrées, étaient faciles à séparer, mais raides et faciles à casser ; elles avaient l'apparence, indiquée plus haut, de fines marbrures, comme si elles étaient composées de globules opaques. Probablement c'est cette apparence des fibres endurcies par l'alcool qui fit penser antérieurement que les fibres des nerfs consistaient en séries de globules médullaires. Je reconnais comme très juste l'observation faite par Weber (*Anatomie de Hildebrandt*, t. i, p. 143), d'après laquelle des globules de la substance des nerfs se séparent les uns des autres dans l'eau et flottent isolés ; cependant je suis convaincu que ces globules n'existaient pas originairement, mais qu'ils étaient le produit de la coagulation.

La substance cérébrale, coupée en lamelles dans l'alcool, puis comprimée, n'a montré que des masses à grains fins, et nulle trace de fibres. C'était la même chose quand ces lamelles avaient séjourné 24 heures dans l'alcool ; cependant il me paraît digne de remarque que, dans des recherches antérieures sur des lamelles prises au centre ovale de cerveaux humains, conservés depuis très long-temps dans l'alcool, j'ai fréquemment aperçu, à l'aide de la compression, des fibres variqueuses.

5. *Carbonate de potasse.* Ce sel, en solution saturée, faisait sortir, en un jet lent, le contenu des fibres des nerfs, sous forme d'un liquide visqueux : le contenu restait long-temps clair, ne se détachait pas de l'extrémité de la fibre primitive, mais y formait de gros caillots qui prenaient les formes les plus singulières. La fibre primitive elle-même conservait une apparence claire et des bords unis, et, malgré la grande quantité du contenu qui était sortie, elle se montrait encore remplie d'une substance claire et formée de gros globules.

Après vingt-quatre heures, les fibres primitives d'un nerf mis dans la solution de carbonate de potasse semblèrent des cylindres, non parfaitement unis, de cire blanche ; de l'enveloppe générale du nerf on reconnaissait à peine quelques traces ; les cylindres primitifs avaient une ligne interne, faible, de délimitation, et point de ligne externe ; la moelle paraissait une masse claire, complètement uniforme.

La substance cérébrale fut, dans une semblable solution, très promptement convertie en une masse gélatiniforme, dans laquelle on ne pouvait reconnaître aucune trace de fibres.

6. *Sublimé.* En solution concentrée, il produisit sur les fibres primitives des nerfs un froncement presque instantané, et puis une dissolution en masses opaques, grenues ; dans une solution d'un grain pour une once, le sublimé ne produisit aucun effet différent de ceux de l'eau froide.

Après avoir séjourné vingt-quatre heures dans une solution aussi faible, le nerf parut solide, avec une gaîne opaque ; les fibres primitives étaient très resserrées, très raides, et entremêlées d'une substance nuageuse, amorphe ; la substance cérébrale s'y comporta comme dans l'alcool.

7. *Créosote.* Une solution de cette substance produisit instantanément, dans les fibres des nerfs, l'apparence que ces fibres ne prennent qu'au bout de vingt-quatre heures dans l'alcool (rétrécissement, double rebord et composition apparente de globules noirâtres) ; cependant le contenu ne fut nullement expulsé.

Au bout de vingt-quatre heures, les fibres primitives étaient dures, obscurcies par un contenu coagulé, sans double rebord, et avec une délimitation externe inégale.

La substance cérébrale prit, par le séjour dans l'eau de créosote, une apparence opaque, et montra, il est vrai, des stries fines et obscures, mais point de fibres réelles.

8. *Sel marin.* La solution de sel marin se comporta, dans ses effets sur des fibres de nerfs isolées,

comme l'eau froide, si ce n'est que tout marcha plus rapidement; les fibres primitives d'un nerf y étaient devenues très claires après un séjour de vingt-quatre heures; le contenu parut fluide et détaché, çà et là, de la gaîne; le double rebord s'était perdu en très grande partie; l'enveloppe générale des nerfs montrait encore l'apparence tendineuse dans les nerfs que l'aiguille n'avait pas désagrégés.

La substance cérébrale, après avoir été exposée pendant vingt-quatre heures à la solution saline, parut comme une agrégation de globules ou disques, gros ou petits, transparens, à délimitation simple.

9. *Alun.* L'alun produisit instantanément une certaine contraction dans les fibres des nerfs et une prompte coagulation de leur contenu. Au bout de vingt-quatre heures, les fibres des nerfs étaient complètement revenues sur elles-mêmes dans la solution d'alun; elles étaient devenues molles, et la substance cérébrale fut presque complètement dissoute par l'alun. Les effets du nitre furent tout à fait semblables.

10. *Acide hydrocyanique.* Cet acide, mis sur des fibres primitives isolées, se montra tout à fait sans action; mais peu à peu il se manifesta un effet très remarquable: les cylindres des nerfs devinrent très gros, ils parurent très finement marbrés, et cependant encore transparens; leur délimitation était simple, unie, rectiligne; la sortie du contenu ne fut pas accrue. Appliqué sur la substance cérébrale, l'acide hydrocyanique parut agir par voie de dissolution ou de ramollissement; car, après que j'eus aperçu une disposition fibrillaire, cette disposition disparut presque complètement sous une pression un peu forte, et je ne vis plus qu'une agrégation de globules clairs, à délimitation simple, réguliers pour la plupart.

Je ne veux pas citer ici toutes les autres substances que j'ai soumises aux mêmes essais; car aucune de ces substances ne produisit un effet notablement différent des effets décrits plus haut.

On peut tirer des recherches précédentes les résultats suivans:

1. Le froid exerce une action astringente et *compressive*, la chaleur une action expansive, sur les élémens organiques du système nerveux: la première hâte la coagulation, commencée dès l'interruption de la vie, de la moelle ou de la substance qui, indépendamment des gaines celluleuses, constitue ces élémens organiques. L'eau pure n'a point d'action, mais hâte la décomposition de la substance nerveuse qui y séjourne, en paraissant pénétrer entre les particules primitives et leurs enveloppes vaginiformes. L'eau tiède est ce qu'il y a de plus utile pour l'observation des fibres primitives d'un tissu nerveux quelconque; mais quand il s'agit de disséquer ce tissu avec le scalpel, l'eau froide est préférable.

2. L'acide acétique attaque principalement les gaines celluleuses des particules primitives de la substance des nerfs, et avec le temps il les dissout complètement; c'est avec moins de promptitude, mais toujours en ramollissant et en atténuant qu'il agit sur la partie médullaire des nerfs. Comme les tissus organiques qu'il pénètre gagnent en clarté et en transparence, l'acide acétique pourrait être employé à rendre reconnaissable le trajet des nerfs dans l'intérieur d'un parenchyme; mais il ne faudrait pas s'en servir sur des parties non cachées du système nerveux.

3. L'alcool agit, en décomposant et en coagulant, sur la partie médullaire des nerfs, en épaississant et en resserrant, sur les enveloppes celluleuses. C'est par ce dernier effet seul que l'on peut expliquer la rapide sortie du contenu coagulé hors des fibres primitives des nerfs, humectées avec l'alcool. Si on adopte cette influence de l'esprit de vin sur les gaines celluleuses, et si l'on fait attention que son action sur de fines lamelles de substance cérébrale en décompose aussitôt les tuyaux articulés, on y verra peut-être une confirmation de la conjecture exprimée par moi plus haut, à savoir: que les fibres primitives du cerveau n'ont point de gaines celluleuses. Dans de grosses masses de substance cérébrale, durcies par l'alcool, les tuyaux articulés semblent se bien conserver dans leur forme, par cette raison que, également enclos de tous les côtés par les fibres voisines, ils ne peuvent pas, même après la coagulation, changer leur situation et leur forme originaires. En conséquence l'alcool, d'une utilité reconnue pour conserver les tissus nerveux, et pour rendre visible la disposition fibreuse du cerveau et de la moelle épinière, ne serait pas convenable pour étudier avec fruit microscopiquement les élémens organiques du système nerveux.

4. Le carbonate de potasse agit, en dissolvant et en fluidifiant, d'abord sur la moelle, puis sur les gaines celluleuses de la substance des nerfs; ainsi, dans un ordre inverse de l'acide acétique. Pour tous les tissus nerveux, délicats et libres, il conviendrait peu de l'employer; mais appliqué avec précaution, ce sel pourrait servir à rendre distincts les nerfs marchant dans l'intérieur d'un parenchyme qui les cache.

5. Le sublimé paraît resserrer en même temps la moelle et la gaine, et ainsi ne pas permettre la sortie de la première; du reste il partage les inconvéniens et les avantages de l'alcool.

6. La créosote paraît agir d'une façon très semblable à l'alcool, et elle peut mériter les louanges que lui donne J. Müller (*Archives* 1834, p. 95) pour la conservation et la dissection de la substance cérébrale; elle ne procure aucun avantage pour l'anatomie microscopique du système nerveux.

7. L'alun et le nitre n'ont pas justifié les qualités conservatrices qu'on leur a attribuées dans ces derniers temps relativement à la substance nerveuse; car ils dissolvent aussi bien la partie médullaire que les gaines. Au contraire, le sel de cuisine pour-

rait être employé avec utilité, au moins pour conserver fraîches pendant quelques heures les fibres primitives des nerfs.

8. L'acide hydrocyanique paraît étendre et fluidifier la moelle des nerfs ; il ne devra donc pas être employé là où l'on voudra rendre les fibres des nerfs plus distinctes à l'œil. Je n'ose pas encore décider s'il peut être utile d'une autre façon pour l'anatomie microscopique.

4. *De la manière dont les parties primitives du système nerveux se comportent suivant les différences de l'âge, du genre de mort, de l'espace écoulé depuis la mort, et aussi dans les états anomaux.*

R. Remak, par ses recherches très soigneuses, communiquées dans les *Archives* de Müller, t. ii, p. 145, a démontré que les nerfs parcourent encore leurs degrés de développement lorsque d'autres systèmes sont déjà complètement développés ; que leur forme originaire est celle de masses globuleuses, sans texture déterminée ; et que les fibres primitives des nerfs sont d'abord variqueuses, mais que successivement elles deviennent cylindriques par des transitions graduées. Quoique je n'aie pas étendu mes observations sur des embryons humains, cependant j'ai trouvé la confirmation de ces expériences dans le fait suivant : Sur de petites grenouilles et des lapins âgés seulement de deux semaines, je n'ai vu, dans le cerveau, aucune fibre ; je n'y ai aperçu que des masses globuleuses ; mais dans les nerfs périphériques j'ai observé des fibres primitives variqueuses très fines, à parois minces, et, à cause de cela, très facilement déchirables, lesquelles fibres prenaient, par places, une forme cylindrique. A ce sujet je dois encore observer que les fibres primitives des nerfs ne procèdent nullement avec régularité dans leur développement ; car sur des grenouilles, jeunes il est vrai, mais pas tout à fait petites, j'ai trouvé fréquemment dans le nerf sciatique, à côté des tuyaux cylindriques, d'autres tuyaux isolés encore articulés ; tandis que j'ai toujours cherché en vain, malgré le plus grand soin, ces tuyaux articulés dans le même nerf d'une grenouille adulte : une légère différence dans la grosseur des fibres primitives isolées se trouve aussi, pour le dire en passant, sur les grenouilles les plus âgées.

Dans un âge avancé, ce ne sont pas tant les fibres primitives elles-mêmes que les gaines générales des nerfs et les gaines des faisceaux nerveux qui parurent se modifier. Sur de vieux lapins et des grenouilles très grosses, les nerfs, nommément le sciatique, me parurent, au premier aspect, remarquablement gros ; mais quand je les eus disséqués, je ne découvris ni une grosseur particulière des fibres primitives, ni une différence dans l'aspect de leur contenu. Mais le névrilème et la gaine générale des nerfs étaient évidemment d'une apparence plus trouble qu'à l'ordinaire.

La décomposition de la substance des nerfs s'opère très promptement après la mort, et paraît marcher pour les nerfs, comparativement avec plus de rapidité, quand, retirés du corps, ils ont été mis dans l'eau, pour le cerveau et la moelle épinière, quand ces parties sont restées sur le corps mort. Le cerveau et la moelle épinière ont, pendant la vie, de la fermeté et de la tension, qui disparaissent de plus en plus après la mort, jusqu'à ce que le tout forme une pulpe molle ; les nerfs se conservent plus longtemps, et les périphériques plus que les nerfs des sens. Sur le cerveau d'une grenouille tuée par suffocation, lequel était resté pendant 12 heures dans le corps par une température d'environ 15° R., à peine reconnaissait-on une trace de fibres primitives, et au bout de 24 heures la décomposition était complète ; au contraire les nerfs demeurés dans le corps ne se montrèrent coagulés dans leur contenu qu'au bout de 24 heures, du reste sans changement et avec une forme droite, cylindrique ; au bout de 48 heures, ils parurent tels que je les avais observés après un séjour de 24 heures dans l'eau ; et après trois jours toutes les fibres primitives étaient, il est vrai, détruites, mais la gaine commune demeurait encore ferme, tandis que les parties molles environnantes étaient complètement décomposées ; le nerf optique, à l'exception de sa gaine, avait, au bout de 24 heures, été détruit par la putréfaction.

La grenouille ayant été tuée par différens poisons, par l'injection d'eau de vie, etc., je ne pus observer aucun changement dans la disposition de la substance des nerfs ; seulement se montrèrent, suivant les différens genres de mort, des phénomènes remarquables :

1. Après la mort par *hémorrhagie* (une grenouille ayant été mise dans de l'eau tiède après la section des plus gros troncs artériels) rien de notable ne parut dans le cerveau ; au contraire les fibres des nerfs non seulement présentèrent leur contenu complètement coagulé dès leur seule désagrégation, mais encore elles parurent comme déchirées, avec un rebord inégal, déchiqueté.

2. Après la mort par *suffocation*, produite par la combustion du soufre dans un vase fermé, non seulement les vaisseaux les plus ténus du cerveau, mais encore tous les nerfs périphériques, parurent notablement gorgés de sang. Cela se vit d'une manière très belle, particulièrement dans les nerfs fins qui, chez la grenouille, marchent entre les muscles et la peau, avant de s'enfoncer dans cette membrane ; ce qui a peut-être quelque connexion avec le fait connu, que chez la grenouille la peau doit être considérée comme un organe qui concourt à la respiration. Dans ce cas, à l'intérieur de la gaine du nerf, de chaque côté du faisceau serpentant des fibres, apparut un vaisseau contenant peut-être deux globules sanguins à côté l'un de l'autre, complètement rempli par ces globules, ayant un trajet rectiligne ; vaisseau dont la paroi ne se faisait pas reconnaître. Ces deux vaisseaux collatéraux, desquels,

au reste, l'œil ne pouvait juger si c'étaient des artères ou des veines (car on ne voyait aucun autre vaisseau qui leur correspondît), étaient unis l'un à l'autre de loin en loin par des ramuscules ne contenant qu'un globule sanguin, passant transversalement sur le faisceau des fibres, mais sans entrer, nulle part, dans les fibres primitives elles-mêmes. De pareils ramuscules d'union se montraient aussi, quand je retournais les lames de verre portant l'objet, et que je le considérais par l'autre face. Cette observation, que j'ai répétée plusieurs fois et que j'ai toujours trouvée confirmée, me paraît avoir une double importance : pour la pathologie, car elle montre comment dans la suffocation non seulement le cerveau, mais encore les nerfs périphériques sont gorgés de sang, et par conséquent éprouvent probablement une compression dans leurs parties élémentaires; pour l'anatomie des nerfs, car elle enseigne que les faisceaux nerveux sont enveloppés d'un réseau de vaisseaux sanguins, tandis qu'aucun vaisseau de cette espèce ne pénètre entre les fibres primitives elles-mêmes. Le trajet tout à fait rectiligne des deux vaisseaux à côté du faisceau de fibres, lequel serpente, pourrait encore être un argument pour prouver que cette disposition serpentante est normale pour le faisceau nerveux, mais qu'elle n'appartient pas à la gaîne; car si la flexuosité du faisceau nerveux ne se produisait qu'après qu'il a été coupé, il ne pourrait pas dépasser la gaîne aux deux extrémités; et si la gaîne s'était raccourcie, les vaisseaux auraient eux-mêmes pris une disposition flexueuse.

3. La grenouille ayant été tuée par l'*acide prussique*, je ne trouvai aucun changement dans la substance cérébrale, je ne reconnus nettement que des tuyaux cylindriques, mêlés de globules transparens et à délimitation simple, et, à côté, beaucoup de globules sanguins. Peu à peu parurent aussi des fibres articulées; mais aussitôt après, le tout se décomposa en une agrégation de ces globules clairs dont il a déjà été parlé.

Désirant étudier la manière dont se comportent les fibres des nerfs dans une inflammation locale, je jugeai que la peau de la grenouille était tout à fait propre à des recherches de ce genre, à cause de sa richesse en nerfs; mais la partager, après l'excitation de l'inflammation, en couches, suivant la méthode employée par moi pour rechercher le trajet des nerfs de la peau, n'aurait pu me conduire à rien, car la substance mise en usage pour exciter l'inflammation aurait agi en même temps sur les nerfs d'une manière destructive. Il fallut donc me contenter d'examiner les nerfs de la peau dans leur trajet hors de la peau, après avoir excité préalablement une inflammation dans cette membrane. Pour mettre la peau de la grenouille en état d'inflammation, j'employai d'abord des vésicatoires, des sinapismes et le fer chaud, mais sans succès; car l'augmentation de la sécrétion muqueuse en neutralisa l'action : des acides actifs, auxquels la peau

de la grenouille est excessiment sensible, tuaient l'animal avant d'avoir produit localement un effet visible. Ce qui me réussit le mieux fut le nitrate d'argent.

La peau du dos, sur une grenouille, ayant été touchée avec la pierre infernale, on aperçut aussitôt la destruction de l'épiderme; mais, au bout de vingt-quatre heures, l'animal parut tout entier affecté d'un gonflement hydropique: l'interstice qui ordinairement ne contient qu'un peu de lymphe entre les muscles et la peau était rempli d'un fluide séreux épais. Ayant examiné aussitôt les troncs nerveux qui entraient dans la peau, et qui alors étaient tendus assez fortement, je trouvai leurs fibres primitives dans un état tout à fait extraordinaire : elles étaient, toutes, grosses et raides, n'avaient point de double rebord, ne montraient aucune trace d'un contenu grenu, et semblaient des outres transparentes, remplies d'un fluide d'un jaune mat. Faut-il considérer ce phénomène, que j'ai observé plusieurs fois dans des circonstances semblables, nommément après des incisions à la peau, comme un effet de l'hydropisie seule ou aussi de l'inflammation de la peau ? c'est ce que je n'ose pas encore décider, mais je me propose de rechercher la chose sur des animaux à sang chaud.

Le hasard me plaça sous les yeux une grenouille qui m'avait échappé dans mes recherches de l'année précédente, ou qui avait été mutilée de toute autre façon, car elle avait subi une amputation de l'extrémité antérieure; le moignon était très bien cicatrisé. Je saisis cette occasion pour rechercher le mode de terminaison des fibres nerveuses dans les nerfs mutilés; mais je n'y réussis pas, car l'extrémité des nerfs s'était entourée, au moignon, d'une substance si épaisse, et s'était par elle si intimement unie à la peau, que je ne pus préparer les fibres primitives, dans un état d'intégrité, jusqu'à leur extrémité. Pour suivre le même objet, je coupai transversalement, sur plusieurs grenouilles, le nerf sciatique, épargnant la peau le plus possible et ménageant les gros vaisseaux. L'opération produisit immédiatement peu de mal; les animaux ne faisaient que traîner l'extrémité blessée, et suivre, en sautant, une direction un peu oblique du côté opéré: mais la plupart ne survécurent que peu de temps à l'opération; et j'en trouvai deux seulement vivant encore le quatorzième jour, avec la plaie de la peau cicatrisée. L'examen me montra que le nerf coupé n'était pas réuni immédiatement. Les deux bouts étaient éloignés l'un de l'autre d'une ligne au moins; mais ils tenaient entre eux et aux muscles voisins, par l'intermédiaire d'un fin tissu cellulaire; les deux bouts étaient claviformes et enveloppés d'une substance celluleuse. Sur les fibres primitives du bout inférieur, je remarquai seulement qu'ils étaient pourvus de moelle tout comme les fibres intactes; leurs extrémités coupées se voyaient clairement dans cette substance celluleuse à l'aide d'une légère compression; et chacune avait une petite tête claviforme, qui semblait composée de substance médullaire, exprimée et coagulée. Au bout supérieur on découvrait manifestement un dérangement considérable ; quelques fibres primitives étaient, d'une manière reconnaissable, pourvues de ces petites têtes ; mais d'autres s'étaient infléchies et disparaissaient avec leurs extrémités entre les fibres plus serrées du tronc lui-même, après avoir formé, vers la surface des sections, une anse manifeste. Je ne puis nier d'avoir procédé à cet examen, d'après la doctrine de Valentin sur les anses terminales d'inflexion et avec une idée préconçue, à savoir avec l'idée de voir si les fibres primitives coupées ne se seraient pas unies avec d'autres fibres congénères et n'auraient pas formé ainsi des anses d'inflexion. En conséquence je ne veux pas attacher une trop grande importance à ces anses vues par moi ; je préfère les attribuer à une contraction, à un froncement survenu après la cessation de la tension : mais, pour être fidèle à la vérité, je n'ai pu m'empêcher de les mentionner. Une préparation propre à mettre à nu les fibres isolées ne pouvait, dans ce cas, rien décider ; car elle n'aurait pu s'exécuter sans la lésion de ces fibres.

Pour observer la manière dont se comportent les nerfs coupés, je fis à plusieurs grenouilles des incisions de la peau ; je n'obtins quelque résultat que quand ces incisions étaient très petites : lorsqu'elles étaient un peu considérables, les mouvemens de l'animal les maintenaient béantes, et il mourait au bout de quelques jours sans une trace de guérison. Lorsque je séparais, des couches supérieures ne contenant aucun nerf, un lambeau de peau de grenouille marquée d'une incision cicatrisée, et formant par conséquent un tout continu, la cicatrice se montrait sous le microscope comme composée de globules très serrés à côté les uns des autres. A côté de ces globules je reconnaissais la distribution des nerfs, telle qu'elle sera décrite dans le paragraphe suivant ; mais tous les ramuscules qui avaient été coupés se terminaient, dans le voisinage du bord de la cicatrice, par une petite tête ronde qui ressemblait à un caillot de substance médullaire exprimée et coagulée. Aucun rameau nerveux ne se continuait dans la cicatrice elle-même, aucun des rameaux coupés ne présentait une inflexion latérale d'apparence nouvelle. Ainsi cette observation ne confirme nullement la conjecture exprimée par moi plus haut, à savoir que des fibres primitives coupées, formant des anses d'inflexion, pourraient se réunir à leurs fibres congénères pour rétablir leur continuité ; et comme nous avons aussi la sensibilité dans les cicatrices ou dans un moignon, on pourrait en conclure que des anses terminales d'inflexion ne sont pas indispensables à la sensation.

Plusieurs fois j'ai pratiqué sur la grenouille la ligature du nerf sciatique au milieu de la cuisse, et par là j'ai produit sur les mouvemens de l'animal un effet tout à fait semblable à celui qui résulte de la section du même nerf. Le point de la ligature

examiné au bout de huit jours, j'y ai trouvé le nerf et le fil même enveloppés par un tissu cellulaire floconneux. Après avoir détaché le fil, et désagrégé les fibres primitives au moyen d'une aiguille, je fus frappé de voir que ces fibres, aussi bien au dessus qu'au dessous de la ligature, étaient dans un état parfaitement normal, ni rétrécies ici, ni élargies là, et contenant au dessus et au dessous une quantité tout à fait régulière de substance médullaire. D'après les faits connus, on peut admettre que le maintien plus prolongé de la ligature produirait un raccourcissement de la partie située au dessous de la ligature ; mais je n'ai pu observer ce raccourcissement, attendu que l'état des animaux, dont quelques uns moururent très peu de temps après l'opération, me força de hâter l'expérience. Mais aussi cette observation me paraît donner une preuve suffisante qu'il ne faut pas songer à un mouvement de la substance médullaire dans les fibres primitives, à un véritable courant de cette substance dans une direction déterminée. La manière dont la partie inférieure du nerf se comporte après la section indiquée plus haut, montre encore que, si l'on coupe un nerf sur une grenouille vivante fixée d'une façon convenable, après avoir mis dessous, pour plus de netteté, une lame de verre, on voit sortir une aussi petite quantité de substance médullaire par la partie supérieure que par la partie inférieure ; et cette sortie est momentanée, de sorte qu'on ne peut l'entretenir avec de l'eau tiède.

RÉSUMÉ.

Je termine ici la série de mes observations et expériences : je sens combien elles sont imparfaites ; cependant je crois avoir démontré que des recherches entreprises sur le même plan, mais poussées plus loin, doivent être d'une utilité essentielle pour la physique des nerfs. Je résume, pour les rendre plus compréhensibles, les résultats de mes observations, en omettant tout ce qui est sans importance et suffisamment connu.

1. L'apparence tendineuse visible à la surface de nerfs entiers ou de forts faisceaux nerveux, dépend non d'une incurvation onduleuse des fibres cellulaires qui forment la gaîne, mais d'une disposition infléchie, tortueuse dans tous les sens, des faisceaux des fibres primitives dans l'intérieur de la gaîne.

2. Le nerf paraît conserver son enveloppe aussi dans l'intérieur d'un organe.

3. Les fibres primitives ne sont pas plus fines au dedans qu'au dehors d'un organe.

4. Le contenu de toutes les fibres primitives des nerfs est, dans l'état naturel, transparent et visqueux ; il n'est changé en une substance grenue que par la coagulation.

5. Les fibres primitives sont d'abord cylindriques ; mais après la mort, et mises sur une surface plane, elles se dépriment dans leur centre ; ce qui leur fait

prendre, par réfraction, un rebord, double en apparence.

6. La forme noueuse est, à la vérité, propre aux fibres primitives du cerveau et de la moelle épinière; mais elle ne leur est pas essentielle ; ce qui la détermine, c'est que la substance médullaire a une tendance à prendre la forme globuleuse, et doit pour cela triompher de la résistance des gaines.

7. Plusieurs indices rendent probable que les fibres primitives du cerveau n'ont aucune gaine cellulaire, mais sont formées d'une substance corticale un peu plus épaisse, et d'une substance centrale un peu plus fluide.

8. Le froid agit par contraction, la chaleur par expansion sur les fibres des nerfs; l'eau n'a point d'action; le vinaigre agit par ramollissement et dissolution d'abord sur les gaines celluleuses, puis sur la substance médullaire; la potasse, d'abord sur la substance médullaire, puis sur les gaines. L'alcool coagule la substance médullaire, épaissit les gaines; la créosote et le sublimé agissent d'une manière tout à fait semblable; l'alun et le nitre dissolvent les gaine et la substance médullaire; le sel de cuisine agit moins énergiquement, et l'acide prussique semble atténuer et étendre le contenu des fibres primitives.

9. Les fibres des nerfs atteignent leur développement complet plus tard que d'autres tissus organiques; elles sont formées originairement d'une substance grenue, et passent de la forme variqueuse à la forme cylindrique successivement, mais non avec une régularité parfaite.

10. Par l'âge, les gaines communes des nerfs et le névrilème, seuls, s'épaississent; les fibres primitives mêmes ne subissent aucun changement appréciable.

11. La décomposition par la putréfaction marche le plus rapidement dans le cerveau et la moelle épinière, moins rapidement dans les nerfs des sens, moins rapidement encore dans les nerfs périphériques. Cette décomposition s'opère avec le plus de rapidité pour le cerveau et la moelle épinière quand ils sont restés dans le corps mort, pour les nerfs périphériques quand ils ont été mis dans l'eau.

12. Après la mort par hémorrhagie, les fibres primitives des nerfs ont un aspect affaissé, déchiré; après la mort par suffocation, les nerfs périphériques sont aussi gorgés de sang; après la mort par l'acide hydrocyanique, les fibres du cerveau se montrent sous forme cylindrique et se résolvent rapidement en globules transparens.

13. Les vaisseaux sanguins qui vont aux nerfs ne pénètrent pas entre les fibres primitives, mais entourent seulement d'un réseau les faisceaux de fibres.

14. Par l'hydropisie et peut-être aussi par l'inflammation, les fibres primitives des nerfs prennent l'apparence d'utricules transparentes, gorgées de liquide.

15. Des nerfs coupés se réunissent, non pas immédiatement, mais par un tissu cellulaire intermédiaire; ils paraissent se fermer, à leur extrémité coupée, par une substance médullaire qui en sort; il n'entre point de nouveaux ramuscules nerveux dans la cicatrice de plaies guéries.

16. Dans les fibres primitives des nerfs il ne s'opère aucun mouvement de la substance médullaire dans une direction déterminée.

(*La suite au prochain numéro.*)

PSYCHOLOGIE PATHOLOGIQUE.

NOTICE HISTORIQUE

Sur M. D......, *ancien magistrat*,

ET SUR UNE SINGULIÈRE MONOMANIE DONT IL FUT AFFECTÉ, AVEC CONSERVATION DES AUTRES FACULTÉS INTELLECTUELLES ;

Par A. Thierry.

(*12 mars 1838.*)

Un grand problème vient de se résoudre aujourd'hui, au quartier de l'Arsenal. M. D......, ancien magistrat, vient de mourir dans sa soixante-seizième année. D'après son système, et d'après sa manière de vivre, M. D..... devait au moins atteindre cinq cents ans, encore s'était-il contenté de cet âge, parce qu'il n'avait commencé qu'un peu tard à employer son mode d'alimentation.

M. D..... était fils d'un avocat qui se distingua au parlement de Paris, et fut quelquefois le rival heureux du célèbre Linguet. Il fit ses études au collège d'Harcourt; il suivit la carrière de son père, et entra dans la magistrature, où il fut successivement substitut, juge et conseiller à la cour supérieure de Paris.

Il devait être un des juges dans l'affaire de Moreau ; mais persuadé que le général en chef de l'armée du Rhin n'était pas coupable, il refusa de siéger, ne voulant pas, disait-il, servir d'instrument à l'ambition du consul Bonaparte. Il rentra dès lors dans la classe des avocats du barreau de Paris, où son nom figure encore sur le tableau à la tête de la liste, car il était un des plus anciens de l'ordre.

Il y a à peu près vingt ans que M. D...... tourna toutes ses idées vers la philosophie transcendante; il se crut appelé à réaliser les utopies de l'abbé de Saint-Pierre sur le bonheur universel, et il crut avoir trouvé la solution de cette question dans le mode d'alimentation qu'il a suivi depuis ce moment jusqu'à sa mort.

« L'homme, disait M. D. ....., est né pour ne jamais » mourir, et la terre lui appartient à tout jamais. Pour» quoi donc l'homme meurt-il? et pourquoi se rend-il » esclave des besoins qui en l'assiégeant le rendent mal» heureux ? C'est parce qu'il se nourrit de substances fer» mentées qui portent en elle un principe de mort. »

Pour arriver à son but, c'est à dire pour donner la preuve de ce qu'il avançait, M. D..... fit l'expérience de son système sur lui-même: il renonça à toute boisson distillée ou fermentée, à tout aliment cuit, bouilli ou rôti, et il ne se nourrit plus que de viandes salées et desséchées au soleil, de légumes également salés et non cuits.

De temps en temps il prenait à assez forte dose de l'opium, des feuilles de tabac, de la terre glaise, des morceaux de verre pilé, et buvait habituellement de l'eau de mer. La canelle, le gingembre, le persil, la noix de muscade, le riz, le millet mélangés, assaisonnés avec de la lave, étaient ses mets favoris: ce genre de nourriture ne lui produisait aucun mal. Cependant, il faut le dire, il aimait à manger de beaux fruits, et se délectait en avalant des rayons de miel.

Pendant long-temps il a espéré qu'il régénérerait le monde, et que les hommes n'étant plus asservis à une nourriture de convention, et trouvant en tous temps, en tous lieux à satisfaire leur appétit, en se rendant plus libres, en deviendraient plus heureux.

Il a écrit aux académiciens, il a voyagé, prêchant sa doctrine, se donnant pour exemple. Revenu dans ses foyers, il ne se couchait jamais, et se tenait toujours prêt à entreprendre quelque nouveau voyage. Il avait toujours près de lui son secrétaire pour écrire ses opinions et les livrer à l'impression; on a de lui plusieurs ouvrages, entre autres *les Fredons pour préluder à un concert universel*, des *Lettres aux médecins sur la santé des hommes*, des *Réflexions sur l'état du genre humain*, un autre ouvrage intitulé *l'Objet de l'univers*, etc. etc. Il a traversé l'Italie, faisant traduire ses ouvrages dans la langue du pays, et les distribuant à cheval.

En quittant Bologne pour aller à Ferrare, portant ses papiers sur sa monture, suivi de son domestique également monté, pris pour un incendiaire et poursuivi, il fut assez heureux pour trouver dans un petit village d'Italie un de ses anciens amis, qui, protégeant sa retraite au milieu des bois et des montagnes, lui donna un asile. Il traversa en pèlerin la France et une partie de l'Espagne, publiant toujours sa doctrine et s'efforçant de faire des prosélytes. Un jour qu'il était dans les Pyrénées, des paysans le voyant manger de la chair crue, le prirent pour un génie funèbre, pour une espèce de vampire; une avalanche ayant détruit quelques jours auparavant une partie de leur village, ils attribuèrent ce désastre à son influence, et s'en emparèrent; ils le conduisirent chez le maire, qui ne put qu'à grand'peine le soustraire à leur fureur.

Loin que ces épreuves affaiblissent la foi que M. D...... avait en son système, il se plaisait en quelque sorte à s'en faire le martyr. Il revint à Paris et se mit en rapport avec ce que l'Europe savante a de plus distingué : il déblatéra contre Saint-Simon, Lamennais, M. de Maistre, se regardant comme le chef de la société humaine régénérée, et croyant avoir trouvé la clef du Paradis terrestre. Ses idées d'abord eurent quelque retentissement ; on s'occupa de lui, on lut quelques uns de ses ouvrages, qui ont été publiés chez Arthus Bertrand; mais, voyant qu'il n'avait pu parvenir à faire un seul prosélyte, peu à peu délaissé, abandonné, et réduit, pour toute société, à son secrétaire, jeune homme fort distingué, et à son valet de chambre, qui tous deux, sans se soumettre à *son ordinaire*, écoutaient ses écrits. Ses amis lui firent souvent des représentations ; il n'admettait aucune observation.

Ainsi isolé, il devint égoïste au dernier degré. Il avait, disait-il, tout fait pour les hommes, les hommes avaient entendu sa parole et ne l'avait point comprise ; il n'avait plus, ajoutait-il, aucun souci d'eux, car il avait trouvé le moyen de prolonger indéfiniment leur existence et donné le bonheur à la race humaine. Ses mœurs et son langage, qui se faisaient remarquer naguère par leur douceur et leur affabilité, devinrent durs et âpres. Rien ne le touchait : ni les misères ni les besoins d'autrui n'arrivaient à son cœur. Il voulait que ses semblables fussent heureux, mais seulement du bonheur qu'il voulait leur faire à son gré. Si je donnais de l'argent à un pauvre, disait-il, *il mangerait du pain, il s'empoisonnerait*, et cette pensée amenait une réprobation. Son cheval, moins heureux que celui de Caligula, fut soumis par lui à son régime culinaire, et il mourut en peu de temps.

Il ne voulait point chez lui d'apparence de feu, et pourtant ce dernier hiver, vaincu par la rigueur du froid, il fit pratiquer près de sa place de prédilection une bouche de chaleur, et machinalement il appuyait constamment sa tête sur le courant d'air chaud. Le 12 mars, il expira subitement dans son fauteuil, à huit heures du matin fidèle à son système et entouré de ses mets favoris. Il n'avait

de confiance que dans la chirurgie, parce qu'il s'était cassé une jambe et un bras, et qu'on les lui avait remis convenablement, bien que pendant quelques jours il eût prétendu que, sans le secours de l'art, et à l'aide de l'eau de mer (sa boisson favorite), il eût pu se traiter avec succès.

Malgré son système hygiénique, et depuis qu'il l'avait adopté, M. D..... n'en fut pas moins affligé par les incommodités de la vieillesse. De petite taille, son corps se voûta; il fut affecté d'une hernie épigastrique qui lui occasionnait souvent des coliques assez fortes; deux cataractes accompagnés d'amauroses le privèrent entièrement de la vue; ses jambes étaient couvertes d'ulcérations et exhalaient une odeur infecte; dans ce dernier temps sa respiration était difficile; depuis deux ans il ne sortait que très rarement de sa chambre, sa tête était devenue chauve; deux ou trois fois il manqua de s'empoisonner, ayant pris de très fortes doses d'opium ou d'autres substances qui peuvent donner la mort à quiconque en abuse, mais lui en était quitte pour quelques vertiges, cependant une fois j'ai bien cru qu'il en mourrait malgré mes soins. Dans le courant du mois de février dernier, il fut pris de congestion pulmonaire, et la suppuration des jambes s'arrêta tout à coup: de larges vésicatoires, que l'on eut toutes les peines du monde à lui appliquer, prolongèrent son existence, et quelques jours avant sa mort il avait repris les habitudes de sa vie.

Ce qui est bien digne de remarque, et que je n'émets que sur le dire de M. D...... et de ses différens domestiques, c'est que dans les matières stercoraires on ne trouvait aucune trace des substances les plus dures qu'il avalait. J'ai bien songé à examiner scrupuleusement ces matières et à les soumettre à l'analyse, mais il ne voulut jamais le permettre. Ensuite peut-être mettait-il une certaine prétention à les dénaturer pour ne pas ressembler aux autres hommes, et peut-être les dénaturait-il. Ne voulant être que le moins du monde en contact avec les vêtemens que l'homme, vicié pour lui, prépare, sur sa peau il portait un gilet et un caleçon de peau de daim tannée.

J'ai demandé à faire l'autopsie du corps de M. D......: mon intention était de prier quelques uns de nos confrères de m'assister : mais l'autorisation de la pratiquer me fut refusée par la famille.

Ajoutons que d'ailleurs M. D..... était un homme plein de jugement, très versé dans la science du droit, et consulté à ce double titre avec intérêt par ses confrères. Sur le régime alimentaire, il avait les idées et tenait la conduite que je viens d'exposer; pour tout le reste, son entendement était lumineux, sa raison droite, son instruction étendue, et son jugement écouté par les autres hommes.

Que doit-on penser de cet homme étrange? Ayant, comme magistrat et comme homme privé, une grande réputation de sagacité et d'honneur, doit-on le mettre au nombre de ceux que le temps dédaigne et que la postérité venge en les popularisant? Doit-on le considérer comme un espèce de fou, qui a eu une monomanie, et qui en a subi toutes les conséquences; ou bien comme un esprit inquiet, qui, fatigué du monde extérieur, a voulu se créer une existence spéciale, dans une sphère particulière? Toujours est-il que, excepté sur les questions qui avaient rapport à son système, il répondait avec une netteté et une précision remarquables. Avec les talens et l'intelligence de M. D. ....., dirigés dans un but pratique, il aurait pu se rendre utile à ses semblables et vivre heureux, et il est mort le plus malheureux des hommes, de n'avoir pas laissé de disciples après lui et de n'avoir pu fonder une école.

ACADÉMIE DE MÉDECINE.

Séance du 6 mars.

La science n'a eu aucune part à cette séance, qui a été à peu près toute administrative. Nous en parlerons donc d'une manière fort abrégée.

M. Dubois d'Amiens propose qu'on reprenne la discussion du rapport de M. Double, sur le projet de loi relatif à l'exercice de la médecine. Après quelques observations de MM. Double, Adelon, Boullay et Lodibert, la proposition de M. Dubois d'Amiens est adoptée.

M. Villeneuve lit une série de rapports dénués de tout intérêt.

M. Gerdy s'élève avec force contre l'inconvénient qu'il y a à occuper toutes les séances par des lectures de rapports qui ne signifient rien. L'Académie est avant tout un corps savant: si elle se laisse accaparer par la partie administive de ses attributions, elle tombera promptement dans le discrédit le plus complet. Il voudrait qu'une partie de chaque séance fût consacrée aux rapports administratifs et le reste à la lecture des travaux des membres ou des étrangers.

M. Bouillaud parle dans le même sens.

M. Adelon dit que l'Académie est, avant tout, tenue de répondre aux demandes que lui fait l'autorité: ce n'est qu'après avoir satisfait à ce devoir qu'elle peut s'occuper de questions scientifiques.

M. Gerdy réfute la doctrine émise par M. Adelon et fait remarquer que, si elle était exacte, il faudrait à jamais désespérer de l'Académie.

M. Roux demande un tour de faveur pour lire quelques notes sur le voyage qu'il a fait l'automne dernier en Allemagne et en Hollande.

Cette proposition appuyée par beaucoup de membres, combattue par d'autres, finit par être accordée. La parole sera donnée à M. Roux dans la séance du mardi 13 mars.

M. J. Fournet, présente une fille de 25 ans, opérée par lui en 1836 de trachéotomie, pour une affection chronique du larynx, qui durait depuis près de quatre années, et contre laquelle on avait inutilement jusque là tenté un grand nombre de moyens.

Le toucher, le cathétérisme, la marche de la maladie, l'existence d'une affection semblable sur quelques points du pharynx, tout portait à penser que l'on avait affaire à une induration chronique du tissu cellulaire sous muqueux du larynx. La malade était complètement aphone; elle était réduite au marasme.

L'opération fut pratiquée par M. Fournet, d'après un procédé qui lui est propre. Les principales circonstances de ce procédé portent sur le temps de l'opération destiné à l'ouverture et au débridement de la trachée, ainsi qu'à l'introduction de la canule. Elles se résument en grande partie dans les deux principes suivans : 1° n'ouvrir, ne débrider et ne dilater la trachée que sur la fin de l'inspiration, afin que l'expiration qui survient chasse au devant d'elle le sang qui occupe la plaie, et qui sans cela se précipiterait dans la trachée; 2° simplification et combinaison telles des manœuvres instrumentales, que le but précédent soit atteint et que ce temps de l'opération en devienne plus rapide et plus sûr.

Des injections de nitrate d'argent en dissolution, ont été faites dans le larynx au moyen de seringues en verre et de tubes en verre recourbés, que M. Fournet a fait fabriquer exprès, de manière à les adapter à l'ouverture fistuleuse créée par le bistouri. D'autres moyens de traitement ont été employés; insensiblement la respiration s'est rétablie par le larynx au point qu'un an après l'opération, la canule a pu être complètement bouchée. Dès ce moment la voix s'est rétablie, la respiration s'est faite par le larynx seulement, et la malade a repris ses forces et sa santé première.

M. Fournet présente sa malade au nom de M. Andral, pour faire constater les résultats précédens, et pour qu'une commission spéciale assiste à des expériences sur les bruits respiratoires, et à une opération ayant pour but d'oblitérer la fistule.

La commission nommée se compose de MM. Andral, Breschet et Blandin.

M. Dubois d'Amiens demande à faire partie de la commission.

Séance du 13 mars.

M. *Laugier*, chirurgien à l'hôpital Beaujon, annonce à l'Académie qu'il se sert, pour la confection du bandage inamovible, de bandelettes de papier et de solution amidonnée. Il en résulte un carton mince, mais très solide, qui a l'avantage de la légèreté et de l'économie.

M. *Double* demande qu'il soit fait un rapport sur cette communication.

M. *Cornac* signale à l'Académie le peu d'empressement que le rapporteur de la commission chargée de présenter la liste des candidats à la place vacante dans la section de la médecine opératoire met à faire son rapport. Le retard apporté dans ce rapport, outre l'inconvénient des laisser inoccupée la place vacante, empêche aussi de s'occuper de la nomination à plusieurs places dans d'autres sections.

Plusieurs membres de la commission répondent que depuis plus d'un mois M. Lisfranc, rapporteur, a, dans les mains toutes les pièces : c'est donc à lui qu'il faut s'adresser pour hâter le rapport.

M. *Bousquet* lit un rapport sur une lettre adressée à l'Académie par M. Pigère, médecin à Montpellier, dans laquelle ce médecin communique des faits relatifs au magnétisme. Le sujet sur lequel ont été observés ces faits est la fille même de l'auteur de la lettre. Il s'agit, entre autres, de faits de vision par le bout des doigts sans le secours des yeux. Les faits avancés par M. Pigère sont certifiés par plusieurs professeurs de la faculté de Montpellier et par un procès-verbal de M. Lordat, doyen de cette faculté. Le rapporteur paraît très favorable aux vues de M. Pigère.

La lecture de ce rapport donne lieu à de fréquentes réclamations : malgré tous ses efforts le rapporteur ne peut parvenir à se faire écouter d'un bout à l'autre. Une discussion des plus animées s'engage. D'un côté, MM. Dubois d'Amiens, Emery, Gerdy, Double, Rochoux, demandent que l'Académie ne s'occupe pas de ce sujet, et que le rapport et la lettre soient renvoyés à la commission nommée pour le prix Burdin; MM. Guéneau de Mussy, Chervin, Husson, demandent qu'on écoute tout le rapport. Après de longs débats, l'Académie prononce le renvoi pur et simple des pièces à la commission du prix Burdin.

M. *Burdin* annonce qu'il modifiera sa rédaction dans la prochaine séance de manière à ce que le médecin de Montpellier puisse être admis à concourir.

M. *Fournet* communique des recherches sur le diagnostic de la phthisie pulmonaire tout à fait à son début. Commissaires; MM. Andral, Chomel, Louis, Nacquart et Honoré.

A la fin de la séance, M. Fournet présente à l'Académie deux malades, et communique le résultat de ses recherches sur le diagnostic de la première période de la phthisie pulmonaire. Voilà plusieurs années que, dans le service de M. Andral principalement et sous les yeux de ce professeur, M. Fournet s'occupe de la recherche de signes à l'aide desquels on puisse reconnaître l'existence des tubercules pulmonaires, alors qu'ils sont encore à l'état cru et en petit nombre dans les poumons. Ces recherches l'ont conduit au but désiré; ce sont les résultats de ces recherches, constatés par M. Andral et par la plupart des personnes qui suivent le service de ce professeur, que

M. Fournet annonce à l'Académie à propos des deux malades qu'il présente.

Il y a huit mois, il prononça sur un certain ensemble de signes, que l'un de ces malades était phthisique, et ce pendant ce malade, entré à l'hôpital pour une fièvre éruptive, n'avait jamais eu d'hémoptysies, était né de parens robustes, l'un bien portant, l'autre mort dans un âge avancé d'une maladie étrangère à la phthisie. Lui-même avait toujours joui d'une parfaite santé ; il était très robuste, bien constitué, à poitrine large, à tempérament très sanguin. Aujourd'hui ce malade présente sous la clavicule droite tous les signes de cavernes pulmonaires. Le diagnostic, porté à une époque où rien dans l'état actuel de la science ne pouvait faire soupçonner des tubercules, se trouve ainsi confirmé. Le second malade offre actuellement les signes que M. Fournet rattache au diagnostic de la première période de la phthisie pulmonaire. Il prie l'Académie de vouloir bien constater elle-même ces signes afin que plus tard, quand la phthisie aura passé à la troisième période, comme il suppose qu'elle le fera, la commission nommée puisse constater l'identité du malade et la valeur des signes sur lesquels il fonde son diagnostic. Un médecin très habile en diagnostic, appelé auprès du malade, a pensé, en se fondant sur l'état actuel de la science, pouvoir prononcer qu'il n'y avait pas phthisie. La confirmation ou l'infirmation du diagnostic porté par M. Fournet offre par cela même un plus haut intérêt d'autant plus qu'elles se rattachent à l'un des points les plus importans de la pratique.

L'Académie accueille cette communication avec beaucoup d'intérêt, et prie M. Fournet de lui faire connaître en résumé les signes qu'il rattache au diagnostic de la première période de la phthisie pulmonaire.

Ces signes peuvent être fournis : 1° par un certain ensemble de phénomènes généraux ; 2° par certaines circonstances qui appartiennent à l'histoire des antécédens du malade ; 3° et par les phénomènes physiques locaux.

M. Fournet entre dans l'exposé de cette dernière classe de signes :

Les uns fournis par l'auscultation,

D'autres par la percussion,

— par la palpation des mouvemens vibratoires,
— par l'inspection de la poitrine,
— par l'analyse des sensations morbides du malade.

Il n'a pu arriver à des résultats nouveaux pour l'auscultation qu'en suivant une marche différente de la marche généralement suivie.

1° Comme premier principe, il a analysé toujours isolément les bruits d'inspiration et d'expiration dont se compose la respiration, au lieu qu'en général on décrit la respiration comme composée d'un seul bruit qu'on nomme le bruit respiratoire. Il résulte de cette manière d'analyser la respiration deux choses : 1° une exactitude qui ne pouvait point être dans l'autre méthode, puisqu'elle n'analyse qu'un seul bruit là où il y en a deux ; 2° en doublant le champ de l'observation, elle augmente le nombre des signes.

2° Comme second principe, M. Fournet recherche d'abord quelles sont les diverses qualités que les physiciens reconnaissent dans les sons, et fait choix parmi elles de celles qui sont susceptibles d'applications à la pratique. C'est dans l'analyse des modifications morbides de ces qualités, dans les lois qui les régissent, qu'il trouve une partie des signes locaux de la première période de la phthisie. Les modifications survenues dans la durée, dans l'intensité, dans le timbre surtout des bruits inspiratoire et expiratoire, leur caractère dur, rude, sec, paraissent les principaux de ces signes. M. Fournet s'est attaché à fixer le moment d'apparition et la marche de chacun de ces signes, et par cette analyse il est arrivé à distinguer trois phases à la première période de la phthisie, et à assigner un groupe de phénomènes à chacune de ces trois phases. Les modifications de timbre représentent pour lui une seule classe dans laquelle rentrent plusieurs phénomènes que l'on avait considérés comme indépendans les uns des autres, et qui ne sont, dit-il, que des dégradations successives d'un même type. M. Fournet pose en principe général que les modifications de timbre commencent toujours par apparaître dans l'expiration, et que ce n'est que plus tard qu'elles envahissent l'inspiration. Elles sont toujours plus prononcées dans l'expiration que dans l'inspiration. La recherche de la loi de co-existence des bruits morbides de l'appareil respiratoire avec l'inspiration et l'expiration a fourni également plusieurs signes nouveaux.

M. Fournet reconnaît qu'un jeune médecin fort distingué, M. Jackson, avait commencé quelques études sur l'expiration, mais que malheureusement il a été enlevé à la science. Il ajoute que les circonstances sur lesquelles s'est fondé M. Louis pour diagnostiquer heureusement plusieurs cas de phthisie pulmonaire fort peu avancée sont différentes de celles sur lesquelles il s'appuie principalement.

M. Fournet passe en revue successivement les signes fournis par la palpation, la percussion, l'inspection et l'analyse des sensations morbides de la poitrine dans le diagnostic de la première période de la phthisie. L'espace nous manque pour le suivre dans ces détails.

L'Académie a écouté avec une très grande attention et un très vif intérêt cette communication. Un sujet de pratique aussi important que le diagnostic de la première période de la phthisie pulmonaire ne pouvait manquer de réveiller ses sympathies.

La commission nommée se compose de MM. Andral, Chomel, Louis, Jadioux, Martin Solon.

CORRESPONDANCE.

A Messieurs les Rédacteurs du journal l'Expérience.

Messieurs,

En publiant dans votre journal un *examen critique* des prétendus cas de guérison de fistules vésico-vaginales, je devais m'attendre à des réclamations. Je mis donc tous mes soins à bien préciser la question. Je déclarai avant tout que la bonne foi de chacun était ici mise hors de cause. Je dis en outre que je ne voulais m'occuper que de ce qui est consigné dans la science : que tout mon dessein, en un mot, consistait à prouver qu'aucun fait *publié* ne constate d'une manière évidente la guérison radicale de fistules du *bas-fond de la vessie avec perte de substance, et d'une date ancienne.* En soulignant et en répétant les termes de cette proposition, je devais espérer qu'elle serait comprise : il n'en a pas été ainsi ; puisque, des deux réclamations qui ont été faites, l'une se rapporte à une fistule qui occupait *précisément le col* de la vessie, et l'autre est tout à fait en dehors de la question telle que je l'ai posée. Parlons d'abord de cette dernière.

M. Jobert *affirme de nouveau publiquement* qu'il a guéri par son procédé des fistules vésico-vaginales ; mais ai-je dit le contraire ? Voici ce que j'ai avancé de plus absolu sur l'élytroplastie : *Je ne prétends pas dire par là que le procédé ne réussira jamais ; ce que je voulais prouver, c'est que M. Jobert n'a pas encore publié un succès authentique de guérison radicale de fistule du bas-fond de la vessie* (p. 268, 1ʳᵉ col. du journal). Cette seule citation répond complètement à la lettre de M. Jobert. Ce chirurgien ajoute que l'assertion qu'il avance, soumise en ce moment à l'appréciation de l'académie, sera justifiée de telle sorte qu'il ne soit plus permis de la révoquer en doute. J'attends avec confiance cet heureux résultat, et je suis prêt à le proclamer avec autant de satisfaction que M. Jobert lui-même. Mais, qu'on ne s'y trompe point, quel que soit ce résultat, il sera toujours vrai de dire que les observations publiées par M. Jobert dans son mémoire inséré dans la *Gazette médicale* de 1836, ne sont pas assez détaillées, qu'elles manquent de conditions requises pour qu'on puisse en conclure la guérison radicale de fistules du *bas-fond* de la vessie avec perte de substance, et d'une date ancienne. Ma proposition reste donc entière.

J'arrive à la lettre de M. Lallemand. Ne voulant en aucune façon m'occuper de la manière dont il a réclamé, je ne m'occuperai que du fond même de la question.

Il est évident que j'ai confondu la malade dont parle M. Serre dans son *Traité de la réunion immédiate* avec madame Martin. C'est une erreur que j'ai reconnue avant la publication de la lettre de M. Lallemand, et que j'aurais eu la satisfaction de rectifier moi-même, si cette lettre était arrivée quelques jours plus tard à Paris. Quant à la substitution dont il a été parlé, elle n'a été que la conséquence de ma première erreur.

Ainsi donc voici les deux résultats tels qu'ils doivent rester dans la science: 1° une opération de suture a été pratiquée par M. Lallemand; c'est le fait cité par M. Serre: la guérison ne s'est pas soutenue; 2° la sonde-érigne a été appliquée pour une fistule qui avait son siège *précisément au col* de la vessie, c'est le fait de madame Martin : il y a eu guérison. Hé bien, ce fait ne détruit en rien ce que j'ai avancé, soutenu et prouvé dans mon mémoire; savoir, qu'il n'existe pas dans la science de fait bien détaillé, bien authentique de guérison radicale de fistule du *bas-fond* de la vessie d'une date ancienne et avec perte de substance.

Celui qui a écrit que, *suivant moi, rien n'est préférable à l'oblitération du vagin*, trouvera ma réponse, s'il veut prendre la peine de lire mon mémoire.

La conscience et l'impartialité qui président à la rédaction de votre journal, messieurs, me donnent l'assurance que vous insérerez cette lettre dans le plus prochain numéro.

Agréez, etc.   G. JEANSELME.
Paris, le 11 mars 1838.

A M. le docteur DEZEIMERIS, *rédacteur du journal l'*EXPÉRIENCE.

Monsieur et très honoré confrère,

Vous avez inséré, à la page 367 de l'*Expérience* (n° 23) l'extrait d'un mémoire de M. le docteur Corrigan, médecin à Dublin, sur l'aortite considérée comme l'une des causes de l'angine de poitrine. Il y a plusieurs années que j'ai émis une opinion analogue. Dans un mémoire sur le *diagnostic des affections des organes thoraciques*, couronné et publié par la société de médecine de Louvain en 1826; j'avais essayé d'établir (p. 192) que l'aorte et ses annexes étaient le véritable siège, ou plutôt le point de départ, la source ordinaire des symptômes qui constituent l'angine de poitrine. Ayant étudié de nouveau ce point obscur et intéressant de pathologie, et soumis à un examen approfondi les faits recueillis par divers observateurs, j'ai vu les preuves de cette opinion se multiplier. Je les ai réunies dans un mémoire consigné dans le *Journal de la Société de médecine de Bordeaux* (année 1835, t. I, p. 327). J'ai montré que, dans trente cas environ d'angine de poitrine, on avait trouvé l'aorte dilatée, épaissie, cartilagineuse, offrant des ossifications, présentant les traces d'une inflammation évidente, ayant les vaisseaux de ses parois très injectés, et sa membrane interne rouge, rugueuse, ulcérée, etc. J'ai également constaté que, chez beaucoup de sujets dont l'aorte offrait ces diverses altérations, les valvules sémilunaires de ce vaisseau étaient endurcies, épaissies, cartilagineuses, même ossifiées ; et que les ar-

tères coronaires ou cardiaques partageaient ces divers modes de lésion. Un rapprochement de faits si nombreux, si analogues entre eux, fournis par des observateurs habiles, parmi lesquels je citerai Morgagni, Héberden, Black, Parry, Blackall, Home, Jenner, Fothergill, Sandwith, Jemina, Jurine, MM. Desportes, Récamier, etc., un tel rapprochement de faits, dis-je, a dû me conduire à considérer, dans un très grand nombre de cas, l'angine de poitrine comme étant la conséquence d'une lésion plus ou moins grave de l'origine de l'aorte. Ayant examiné diverses autres observations d'angine de poitrine, dans lesquelles aucune altération de ce vaisseau n'était mentionnée, ces faits m'ont paru défectueux, inexactement observés, ou étrangers à la maladie en question, et j'ai essayé de le prouver.

Dans ce mémoire, j'ai rapporté avec détail deux histoires d'angine de poitrine très bien caractérisée. Depuis cette publication le premier des sujets de ces observations a succombé, et à la nécropsie j'ai vérifié le diagnostic porté sur ce malade dix ans auparavant (Mémoire publié à Louvain en 1826, p. 192). J'ai fait connaître les résultats de cette nécropsie remarquable dans le *Journal de la Société de médecine de Bordeaux* (année 1836, t. I, p. 129) : l'orifice de l'aorte était dilaté, quatre excavations profondes ou dilatations anévrismales circonscrites se voyaient au dessus des valvules sigmoïdes : les parois de l'aorte étaient épaissies, rougeâtres, injectées; la membrane interne était inégale, rugueuse; entre cette membrane et la moyenne on distinguait des plaques minces, osseuses et fibro-cartilagineuses.

Les observations du docteur Corrigan viennent à l'appui de celles que j'ai rapprochées. En vous adressant cette note, M. le rédacteur, j'ai moins l'intention de revendiquer une opinion qui m'appartient, que le désir d'appeler l'attention des hommes de l'art sur une maladie dont le vrai caractère et le siège précis ont donné lieu à de nombreuses hypothèses. L'angine de poitrine, qui peut dans quelques circonstances, et j'en ai été témoin, consister en une affection purement nerveuse, tient très souvent aussi à une lésion grave de l'aorte. C'est là le point de doctrine que j'ai désiré d'établir sur des bases solides. Je le crois désormais acquis à la science.

Recevez, monsieur et très honoré confrère,
l'assurance de ma haute considération,
                         E. GINTRAC, D. M. P.
Bordeaux, le 12 mars 1838.

Nous avons reçu de M. Bellenger, médecin à Senlis, une réclamation relative au compte que nous avons rendu de sa lecture à l'Académie de médecine, dans la séance supplémentaire du 2 décembre 1837. Cette réclamation, beaucoup trop longue pour que nous puissions l'insérer, ne change d'ailleurs, en rien d'essentiel, ce que nous avons dit. Le principal reproche que nous adresse M. Bellenger, c'est de n'avoir pas assez senti l'importance de son travail et d'en avoir parlé d'une manière incomplète. Une commission de l'Académie de médecine est chargée de faire un rapport sur le mémoire de M. Bellenger; si nous ne lui avons pas rendu justice, comme il le croit, la publicité d'un jugement académique le vengera suffisamment.

Un des gérans,   E. LITTRÉ.

PARIS.— Imprimerie et Fonderie de FÉLIX LOCQUIN et COMP.
rue Notre-Dame-des-Victoires, 6.

1838.— N. 30.   30 MARS.

L'EXPÉRIENCE,

JOURNAL DE MÉDECINE ET DE CHIRURGIE

PUBLIÉ PAR

MM. DEZEIMERIS ET LITTRÉ.

Ars longa.   *Ubicumque...*

Ce journal paraît tous les cinq jours, les 5, 10, 15, 20, 25 et 30 de chaque mois, par cahiers de 16 pages à deux colonnes, formant à la fin de chaque année deux forts volumes grand In-8°. Le prix d'abonnement est de 9 fr. pour 3 mois, 18 fr. pour six mois, 36 fr. pour un an, 40 fr. pour l'étranger. ON S'ABONNE, AU BUREAU DU JOURNAL, RUE DE LA SOURDIÈRE, 21, chez J. B. Baillière , rue de l'Ecole de Médecine, 13 bis, et, dans les départemens , chez les directeurs de poste et aux bureaux des Messageries-Royales et des Messageries Laffitte et Caillard. Les lettres affranchies sont seules reçues.

PHYSIOLOGIE.

CONTRIBUTION A L'ANATOMIE MICROSCOPIQUE DES NERFS.

Par le docteur Ernest Burdach,

Prosecteur et professeur particulier à l'université de Kœnigsberg.

(*Suite et fin.*)

CHAPITRE II.

SUR LA MARCHE ET LE MODE DE TERMINAISON DES NERFS DANS LA PEAU EXTÉRIEURE ET DANS LES MUSCLES.

En général on est d'autant plus porté (et l'on n'a pas tort) à donner créance à une observation, que moins de moyens artificiels y ont été employés ; mais cela ne peut pas nous empêcher de mettre en usage, pour éclairer un point encore obscur dans l'histoire naturelle, tous les moyens à notre disposition, pourvu que nous en connaissions l'influence sur les objets à examiner et que nous ne perdions jamais de vue cette influence. Après avoir humecté, pendant la préparation, un morceau de peau de grenouille avec du vinaigre, ou, ce qui est plus commode, mais ce qui n'est pas aussi sûr , après avoir laissé le tout pendant quelques heures dans le vinaigre, je réussis à partager cette membrane en trois couches, et à déchiffrer de cette façon l'énigme de la distribution des nerfs de la peau. On pourrait peut-être concevoir au premier abord un préjugé *défavorable* contre une observation ainsi faite : car je la dois à une substance acide dont j'ai moi-

même exposé un peu précédemment les effets dissolutifs et même destructifs sur les fibres des nerfs ; je partagerais même ces doutes contre la vérité de mon observation, s'il m'était resté, dans l'exploration de la marche des nerfs , quelque lacune ou quelque imperfection. Mais j'ai pu , comme nous le verrons bientôt, suivre, complètement et sans interruption, chacune des fibres nerveuses depuis son entrée dans la peau jusqu'à sa sortie ; ainsi le doute en question doit disparaître comme dépourvu de fondement. Il importe peu que le moyen employé par moi ait dissous la gaîne celluleuse, fluidifié le contenu, pourvu que la fibre elle-même ou la trace qu'elle a suivie reste reconnaissable. Je ne tiens non plus ici aucun compte de l'influence que la même substance peut avoir exercée sur les tissus environnant les nerfs ; car je ne décris ces tissus que sous l'aspect qu'ils m'ont présenté dans mes recherches.

La peau extérieure de la grenouille, qui recouvre le tronc et les extrémités presque partout lâchement, en forme de sac, consiste en trois couches distinctes. L'externe, que j'ai pu détacher au ventre par grands lambeaux , sur le dos en petits lambeaux seulement, se montre comme un épiderme mince, transparent, incolore, et très régulier ; elle a des élévations nombreuses, arrondies qui, séparées par des intervalles d'environ un dixième de ligne, correspondent aux glandules de la peau dont il sera parlé plus tard, et se présentent à la vue, par un rapprochement progressif de la lentille, comme des points brillans. Sur une peau forte et probablement abondante en graisse, le côté tourné vers la couche moyenne offre des globules très fins, clairs, serrés les uns contre les autres, qu'on enlève en les essuyant ; à l'état sec on y voit des fissures qui partent en rayonnant de ces élévations. La seconde couche ou couche moyenne contient les dépôts de pigment : prise à la grenouille de marais, elle est, sur le dos, brune avec des taches noires, sur le ventre d'un blanc jaunâtre. Elle paraît être aussi de nature cornée ; elle est, au ventre, plane extérieurement, et par conséquent facilement séparable de l'épiderme ; au dos, rude comme une râpe, et ainsi unie plus solidement avec l'épiderme ; séparée des deux autres couches, elle devient transparente au moins sur les places d'une teinte claire, mais on n'y reconnaît aucune trace de nerfs ou de vaisseaux. Aux élévations arrondies de l'épiderme, aux glandules cutanées de la troisième couche, correspondent, dans la couche moyenne, des trous ronds, d'un centième de ligne environ ; ces trous, quand la troisième couche est enlevée, l'épiderme restant intact, se montrent, sur les points colorés en noir de la peau du dos, comme de petites étoiles sur un fond noir : quand au contraire ces glandules n'ont pas été conservées intactes pendant l'enlèvement de la troisième couche, mais ont été, ce qui arrive fréquemment, déchirées, on en reconnaît les portions restées à la place des trous, comme des flocons blancs sur un fond noir. La troisième couche, ou couche interne, enfin, est constituée par du tissu cellulaire condensé ; elle est la plus épaisse sur la surface dorsale, beaucoup plus mince sur la surface ventrale, où même elle présente des fibres tendineuses d'un blanc éclatant, lesquelles interrompent la transparence : enfin elle paraît la plus mince et la plus transparente latéralement, là où la peau du dos se transforme en peau du ventre. Or dans cette couche cutanée nous voyons, déployés devant nous, les nerfs de la peau, les vaisseaux sanguins et les tissus glanduleux ; et aucune illusion n'est possible, car, d'une part, les couches externes détachées se caractérisent complètement comme des tissus simples ; d'autre part, la peau de la grenouille est, comme l'on sait, séparée du système musculaire par de larges espaces lymphatiques, et le peu de lieux où les muscles cutanés s'insèrent peuvent être aisément reconnus après quelque exercice, et évités dans les recherches.

A l'exception du milieu de la surface ventrale, ce corium, tant qu'il est à l'état humide, est si transparent qu'il est indifférent d'en soumettre au microscope la face interne ou la face externe, et qu'on y peut voir toute la distribution des nerfs, depuis les troncs coupés, situés encore au delà de la peau, jusqu'aux plus fines ramifications, sans qu'aucun ramuscule échappe complètement à l'œil, à moins qu'il n'eût été déchiré dans la séparation de la peau : seulement il faut, quand on veut employer un très fort grossissement, tantôt approcher, tantôt écarter la lentille de l'objet ; car la distribution des nerfs ne se fait pas complètement à la même profondeur. Si l'on emploie, au contraire, un grossissement plus faible, et si l'on a mis l'objet entre deux lames de verre, on peut, sans changer le champ de vision, apercevoir toute la distribution des nerfs étendus comme sur un plan.

Si nous observons le parcours des nerfs de la peau, à partir de leurs troncs coupés, encore situés en dehors de cette membrane, nous les apercevons comme des faisceaux courbés tortueusement, à flexion brusque, composés de fibres primitives très nombreuses, couchées les unes à côté des autres. A côté de ces faisceaux, mais n'en atteignant pas

tout à fait l'extrémité, la gaîne des nerfs se montre à la vue des deux côtés.

Aussitôt que le tronc nerveux entre dans la peau, il se partage entre trois ou quatre branches qui divergent dans des directions opposées. Si nous réfléchissons que le nerf de la peau marche d'abord dans un certain espace parallèlement à cette membrane, puis est obligé pour y pénétrer de faire un coude, quelque petit qu'il soit, les rameaux principaux qui se dirigent vers des côtés différens se comportent, eu égard à leur position sur le tronc nerveux, comme les feuilles rayonnées d'une géorgine ou de toute autre fleur étoilée, par rapport à sa tige. La disposition trinaire est la plus fréquente dans le partage du tronc nerveux : si, ce qui est rare, il se divise seulement en deux rameaux, un des deux, ou tous les deux fournissent après un court trajet un gros rameau qui marche dans une direction opposée. Les rameaux qui divergent du tronc se ramifient alors dans leur trajet à courbure douce, et nous voyons que des faisceaux plus ou moins forts de fibres primitives en partent, et poursuivent leur marche séparée dans des directions différentes. Ces rameaux rejoignent quelquefois, après un court trajet, la branche qui les a produits, ou une autre branche du même tronc ; mais plus souvent ils conservent leur individualité, se partageant et devenant de plus en plus minces par la sortie de ramuscules qui sont composés d'un nombre plus ou moins grand de fibres primitives, et quelquefois même d'une seule. Les branches devenues plus minces par la sortie de rameaux, les rameaux les plus gros comme les plus petits, et enfin les faisceaux qui en sortent, se forment de ramuscules composés de fibres primitives plus ou moins nombreuses, ou même d'une seule, composant entre eux, et avec les branches, rameaux et ramuscules d'autres troncs nerveux, un réseau extrêmement compliqué, tantôt s'unissant les uns aux autres par adjonction, tantôt s'écartant les uns des autres par séparation et ramification. Poursuivons maintenant sans interruption à travers ce réseau une branche nerveuse, et, pour cela, ne nous occupons d'aucun de ses rameaux dans leur cours ultérieur. Nous la voyons d'abord diminuer progressivement jusqu'à la grosseur de quelque fibre primitive, puis augmenter progressivement de volume en recevant sans cesse de nouveaux faisceaux, tantôt plus petits, tantôt plus gros qu'elle, qui s'adjoignent à elle et qui l'accompagnent. Ainsi accrue de plus en plus, elle se montre finalement comme branche d'un tout autre tronc nerveux : la même disposition existe dans chacun des rameaux et des ramuscules même les plus petits ; à travers les unions et les séparations les plus variées du réseau nous pouvons suivre chacun d'eux jusqu'à un tronc nerveux étranger. Ainsi les fibres primitives des nerfs de la peau ne se perdent, ni comme Ehrenberg le conjecture, entre ou même dans les vaisseaux sanguins, ni ne se terminent, comme Tréviranus le pense, en papilles cutanées, ni ne rentrent, comme le prétend Valentin, et comme cela est en effet pour les nerfs des muscles, dans le tronc primitif avec des anses d'inflexion terminale ; mais *elles forment, après être sorties en faisceaux plus ou moins gros, mais rarement seules et isolées, de leur tronc primitif par séparation et ramification, un réseau varié et très serré par des adjonctions et des disjonctions alternatives entre elles et entre des faisceaux analogues d'autres nerfs de la peau, puis se changent immédiatement en d'autres nerfs de la peau pour retourner par ceux-ci vers leur organe central.*

La distribution terminale des nerfs dans la peau ayant été ainsi reconnue, il est convenable, pour nous en faire une image encore plus distincte, de la comparer avec le mode de terminaison des nerfs dans l'intérieur d'autres tissus : mais jusqu'à présent il n'y aurait que la terminaison des nerfs dans les muscles qui serait complètement propre à cette comparaison ; car ayant été constatée de deux côtés par une découverte simultanée, elle représente tout un système organique, et peut être observée par chacun sans grande peine, d'après le procédé qui a été indiqué. Valentin et Emmert ne sont pas arrivés, exactement de la même manière, à la découverte de la terminaison des nerfs dans les muscles. Valentin qui, dans ce cas comme dans ses autres recherches microscopiques concernant le système nerveux, montre un désir qu'on ne peut assez louer de découvrir les parties organiques qui sont les plus convenables pour les recherches, Valentin, dis-je, a examiné, sous le compresseur et sans dissection préalable, le muscle droit de l'œil chez l'homme et chez de petits mammifères, les muscles de la peau chez des mammifères, les muscles du ventre chez différens petits animaux, tous les muscles étendus à la surface interne de la cavité du tronc chez la grenouille, enfin le muscle intercostal inférieur chez le lapin, le cochon d'Inde, etc. Emmert au contraire n'a employé que les muscles du ventre et de la poitrine chez la grenouille, il les a fait étendre et un peu sécher sur une lame (ce qui, ce me semble, l'a privé des avantages d'une humidité qui rend l'objet plus transparent) ; puis il a enlevé long-temps et avec précaution, à l'aide d'un couteau à cataracte, la couche superficielle des fibres musculaires. La méthode de Valentin est de beaucoup préférable ; cela ne peut être l'objet d'un doute ; car elle donne une image tout à fait complète de la distribution des nerfs, et, dans ce cas, il n'y a rien à objecter contre l'emploi du compresseur. Le procédé d'Emmert n'a jamais montré, à moi du moins, que des fragmens, et je ne puis qu'admirer l'adresse de l'expérimentateur qui est arrivé à la découverte de la vérité par cette voie. M'étant aidé du vinaigre pour dévoiler la distribution des nerfs dans la peau, j'y ai eu encore recours pour les muscles, et je puis le recommander *comme un moyen qui facilite beaucoup les* recherches. Si l'on met un muscle mince seulement

pendant quelques minutes dans du vinaigre, il prend la transparence de la corne claire ; les nerfs se montrent intacts, et ils se dessinent visiblement par des bords obscurs ; et l'on remédie sans peine par une douce compression au froncement qui peut être survenu dans les fibres musculaires. Ce procédé a encore l'avantage qu'en fermant hermétiquement, comme il a été dit plus haut, les deux lames de verre qui renferment l'objet, on obtient une préparation que l'on peut conserver pendant plusieurs semaines et montrer dans des démonstrations anatomiques.

Donc j'ai, de cette façon, observé très fréquemment le trajet des nerfs dans l'intérieur des muscles, et je l'ai trouvé ainsi qu'il suit : à un seul muscle ne se rend ordinairement qu'un seul tronc nerveux ; sont exceptés de cette règle les muscles très larges, lesquels, attendu qu'ils sont susceptibles de mouvemens partiels, pourraient être considérés comme plusieurs muscles réunis dans un but commun. Le tronc nerveux entré dans le muscle descend d'abord pendant un certain espace, parallèlement aux faisceaux musculaires ; si l'on voit dans les muscles larges, comme cela a lieu, par exemple, dans les muscles du ventre formés de plusieurs couches, des troncs nerveux passer transversalement par dessus les fibres musculaires, on se convaincra, par une préparation attentive, que ce tronc n'est pas encore entré dans le muscle, mais qu'il gît dans le tissu cellulaire qui recouvre le muscle. Après ce trajet assez droit, le tronc nerveux commence à se partager en branches plus ou moins épaisses, que l'on voit de nouveau se diviser en rameaux de quelques fibres primitives. Ces branches et ces rameaux se continuant obliquement ou par une courbure plane, plus rarement tout à fait transversalement au dessus ou au dessous des fibres musculaires, se croisent fréquemment, et alors, se rapprochant de plus en plus de l'extrémité du muscle, ils forment, par des adjonctions et des disjonctions multipliées, un lacis, plexus terminal de Valentin, lacis par lequel s'effectue un échange diversifié des fibres primitives entre les rameaux de la même branche, ou de différentes branches, ou même de différens troncs nerveux, quand le muscle en possède plus d'un. De ce lacis sortent enfin, encore plus dans le voisinage de l'extrémité du muscle, des ramuscules qui, réduits à une seule fibre primitive ou à des faisceaux de très peu de fibres, s'infléchissent en un arc dont la convexité est tournée vers l'extrémité du muscle, la concavité vers le tronc du nerf, forment ainsi ce que Valentin a appelé anses terminales, puis, se réunissant de nouveau entre eux, rentrent dans le plexus, et, par lui, retournent à leur tronc primitif. Par le lacis terminal, et plus encore par les anses terminales, le nerf s'étend sur tout le muscle, de sorte qu'il touche et peut animer chaque fibre musculaire.

Si nous comparons la disposition des nerfs dans la peau avec la distribution et la terminaison des nerfs dans les muscles, nous trouvons les caractères distinctifs suivants :

1. Les nerfs de la peau se partagent en plusieurs branches aussitôt qu'ils entrent dans cette membrane; les nerfs des muscles parcourent un certain trajet dans les muscles avant que leur division ne commence.

2. Les branches partant du tronc d'un nerf de la peau divergent aussitôt de différens côtés, et même leur ramification ultérieure ne suit pas une direction déterminée; dans la distribution des muscles des nerfs domine une direction générale, correspondant à celles des fibres musculaires, quand bien même des branches isolées, pour atteindre le muscle dans toute son étendue, passent par dessus tranversalement ou obliquement.

3. Les nerfs de la peau avec leurs faisceaux, gros ou petits, qui se séparent les uns des autres par division et ramification, et qui se réunissent entre eux et avec des portions appartenant à des nerfs de la peau, ces nerfs, dis-je, constituent un lacis extrêmement varié, présentant en partie des figures très régulières et étendues régulièrement sur toute la surface de la membrane; dans les nerfs des muscles on voit un lacis semblable, qui est ce que l'on appelle le plexus terminal, non pas régulièrement étendu sur tout le muscle, mais limité à une portion de ce muscle; de plus, il y a dans ce lacis une direction longitudinale dominante, de sorte qu'il ne présente que des mailles à angles obliques. Comme cette direction longitudinale dominante est reconnaissable, même dans les unions formées par des troncs nerveux entiers, et désignées sous le nom de plexus dans le sens étroit du mot, j'ai préféré appeler réseau ou grillage le lacis des nerfs de la peau qui se distingue par sa variété.

4. Les fibres primitives isolées des nerfs de la peau, suivies à travers le réseau de la peau, se rendent à un autre nerf de la peau, et, avec lui, retournent à l'organe central; les fibres primitives des nerfs des muscles au contraire, après être sorties du plexus, retournent par une anse d'inflexion terminale à leur tronc, à leur branche, et même à leur rameau.

Je regarde comme établi qu'aucune des fibres primitives des nerfs de la peau ne retourne à son tronc primitif, qu'ainsi chaque fibre a sa partie centripète et sa partie centrifuge, non dans un seul et même tronc nerveux, mais dans deux troncs différens. Maintenant, parmi les nerfs de la peau isolés, les uns ont-ils seulement des fibres primitives centrifuges, et les autres des fibres primitives centripètes ; c'est ce qui serait difficile à décider. Imaginons par exemple toute la peau d'un animal fournie seulement par les branches de deux nerfs a et b, nous pourrions admettre que a et b ont reçu également des fibres primitives de la moelle épinière et les ont conduites à la peau, mais que, dans le réseau nerveux de la peau, ils ont fait un échange réciproque; que a, à côté de ses propres fibres centri-fuges, contient les fibres centripètes de b, et *vice versâ* : mais on admettrait également que a ne reçoive que des fibres primitives de la moelle épinière, les exporte et les distribue au réseau nerveux de la peau, et que b au contraire rapporte seul à leur centre les fibres réunies. Le retour apparent des fibres primitives à leur tronc dans les nerfs des muscles porterait à regarder la première supposition comme la véritable.

Il m'a paru très intéressant de trouver que les vrais muscles peauciers présentent des différences très essentielles avec les autres muscles, par rapport à la manière dont les nerfs se distribuent dans leur intérieur, de telle sorte que le mode de distribution des nerfs dans les muscles peauciers tient exactement le milieu entre le mode de distribution dans les autres muscles et le mode de distribution dans la peau. Les muscles peauciers reçoivent toujours plusieurs nerfs qui ne leur appartiennent pas exclusivement, mais qui pénètrent dans la peau, soit par l'extrémité de leur tronc, soit même par de plus grosses branches. Dans un muscle peaucier séparé de la peau on reconnaît plusieurs troncs nerveux, placés à quelque distance les uns des autres et coupant tranversalement les fibres musculaires, lesquels troncs se trouvent encore hors du muscle en grande partie.

De ces troncs, dont l'extrémité et de grosses branches isolées, se rendant à la peau, ont été coupées, partent, des deux côtés, des rameaux, lesquels ne sont généralement composés que de peu de fibres primitives; ces rameaux marchent d'abord entre les fibres musculaires, parallèlement avec elles, puis ils se divisent en ramuscules plus ténus, qui, tortueux la plupart du temps, traversent tantôt obliquement, tantôt transversalement, les fibres musculaires, et s'entrelacent, en quelque façon entre elles. Si nous poursuivons plus loin ces ramuscules composés de fibres primitives isolées ou de très peu de fibres, et venant d'un tronc quelconque, nous trouvons que, de même qu'ils s'étaient séparés précédemment les uns des autres, de même ils se réunissent dans le voisinage d'un autre tronc, se reforment derechef en faisceaux, et ainsi passent comme rameaux dans un autre tronc nerveux. De cette façon les troncs nerveux voisins, et passant transversalement sur les fibres du muscle peaucier, sont réunis ensemble deux à deux par leurs rameaux, après s'être mis, par leur distribution, en contact avec tout le muscle peaucier. Ainsi les nerfs distribués dans le muscle peaucier, par l'absence de la formation rétiforme qui est propre aux nerfs de la peau, se rapprochent tout à fait des nerfs des autres muscles; et, par l'absence d'anses terminales d'inflexion, qui sont propres aux nerfs des muscles, ils se rapprochent davantage des nerfs de la peau. Pour avoir une vue exacte de la distribution des nerfs dans l'intérieur des muscles peauciers, il faut prendre de petits mammifères et non des grenouilles, lesquelles ne possèdent pas des muscles peauciers complets, c'est à dire attachés à la peau aussi bien par leur origine que par leur insertion.

Quoique, d'après mes expériences, j'aie dû me déclarer, relativement à la distribution des nerfs dans la peau et dans les muscles de la peau, contre l'opinion de Valentin, qui représente les nerfs comme se terminant partout et toujours par ce qu'il appelle des anses terminales, cependant je ne puis m'empêcher d'avouer que, malgré cette contradiction, mes observations prises exactement ne sont qu'une confirmation des observations et des opinions de Valentin. Le principal résultat des recherches de Valentin est le principe : *que les nerfs n'ont point, à proprement parler, de terminaison périphérique, et que leur partie centrifuge rejoint sans délimitation leur partie centripète.* Ce principe a été démontré par les recherches de Valentin d'abord et principalement pour les nerfs moteurs, puis, par mes recherches, pour les nerfs sensibles de la moelle épinière. Une fois arrivés à ce point, nous pouvons admettre d'avance, avec une vraisemblance suffisante, que ce principe se confirmera aussi pour les autres nerfs et dans tous les autres organes périphériques. De même que la disposition des vaisseaux sanguins les plus ténus est, dans chaque organe, particulière et caractéristique, de même sûrement la distribution des nerfs dans l'intérieur de chaque organe se montrera avec une disposition spéciale, et la recherche de ce caractère spécial me parait être le problème donné à notre époque ; c'est ce problème qui m'a conduit aux recherches que je vais décrire dans le chapitre suivant.

A ma description de la distribution des nerfs dans la peau, j'ai, pour terminer, à ajouter ce qui suit : le réseau nerveux de la peau se trouve avec le plus de richesse et de beauté sur la grenouille au milieu du dos, où, de chaque angle, des nerfs proportionnellement gros entrent deux à deux dans la peau. Sur le côté du corps aussi bien qu'aux extrémités, le réseau prend une apparence plus alongée, les faisceaux nerveux isolés parcourant des espaces de plus en plus grands avant de se joindre à d'autres. De la distribution des nerfs dans la peau du ventre je n'ai pu avoir aucune image distincte, à cause des fibres d'un blanc brillant, opaque, qu'aucun moyen ne pouvait séparer. J'aurais voulu observer la disposition des nerfs de la peau sur des points où la peau s'est developpée en un organe du tact; et, quoique les extrémités des doigts de la grenouille ne puissent être considérés comme un tel organe, cependant je m'efforçai d'y découvrir les derniers ramuscules nerveux : ce fut en vain, le gonflement en bourrelet de la peau au dernier doigt me rendit toute observation impossible. La peau des premiers doigts, autant que je pus la détacher sans la léser, parut recevoir ses nerfs d'un réseau nerveux de la peau de la paume de la main, mais probablement n'être en connexion qu'à l'extrémité des doigts avec les nerfs des muscles qui, dans la profondeur, arrivent jusqu'aux doigts. Les membranes des nageoires

ne reçoivent des fibres qu'en très petit nombre et ne marchant que presque absolument isolées ; dans le voisinage de chaque orteil marche un tronc très fin, lequel envoie transversalement des fibres isolées aux fibres voisines.

Outre les grenouilles, j'ai essayé sur les poissons de rendre visible, à l'aide du vinaigre, le réseau nerveux de la peau; mais chez ces derniers animaux il s'y montre bien plus pauvre, et devient, en quelque façon, indistinct par les plis où les écailles sont fixées.

CHAPITRE III.

SUR LE MODE DE DISTRIBUTION ET DE TERMINAISON DES NERFS DANS LA LANGUE ET DANS LA MEMBRANE MUQUEUSE DE LA CAVITÉ BUCCALE.

G. Valentin, dont les expériences sur le parcours et les dernières extrémités des nerfs doivent certainement servir de base à toutes les recherches ultérieures sur le même sujet, a déclaré, page 66, qu'il n'a pas réussi à obtenir une vue distincte du plexus terminal et des anses terminales des nerfs dans la langue, dans la membrane pituitaire et dans d'autres membranes muqueuses. Cette déclaration seule était suffisante pour diriger mon attention particulière sur les nerfs de la langue ; car, d'une part, elle permet de supposer qu'il peut y avoir là une disposition des plus fins rameaux nerveux tout à fait différente de celle des muscles des nerfs, et par conséquent non reconnue par Valentin ; d'autre part, des difficultés avouées sont toujours propres à exciter de nouvelles recherches. A cela se joint encore la circonstance, que Rudolphi, qui dit dans ses *Élémens de physiologie*, t. I, § 104, p. 95, *que les nerfs dans l'intérieur d'un muscle en embrassent les faisceaux de fibres gros et petits, et forment autour de chacun un réseau ou une anse,* a conseillé de préparer, pour observer cette disposition, la langue d'un gros animal, par exemple celle d'un cheval. Enfin, la langue prend, pour la doctrine des terminaisons des nerfs, une importance particulière, par cela que plusieurs nerfs cérébraux s'y distribuent, lesquels président évidemment à des fonctions différentes, et dont on peut supposer que les ramifications les plus fines et les dernières extrémités ont une disposition différente.

Rudolphi n'a pas vu les dernières terminaisons des nerfs: cela est certain, car elles ne peuvent pas être préparées avec le scalpel; on les voit seulement à l'aide du microscope dans les parties transparentes, et pour cela ce ne sont pas les organes les plus gros, ce sont les plus petits qui conviennent le mieux. Néanmoins, il n'est pas sûr que Rudolphi n'ait pas vu déjà réellement des anses d'inflexion, seulement sur des faisceaux un peu gros ; j'en ai aperçu, à l'œil nu ou avec une loupe faible, à la langue de la taupe, ayant trouvé deux branches principales du nerf hypoglosse réunies par un rameau transversal qui, à sa réunion avec les deux branches, formait un angle obtus vers la racine de la langue, aigu vers la pointe, sortant par conséquent de l'une des deux branches avec une direction centrifuge, et revenant vers l'autre avec une direction centripète. Valentin attribue la non réussite de sa recherche de la terminaison des nerfs dans la langue principalement à cette circonstance, *que dans la partie supérieure les papilles verruqueuses, dans la partie inférieure la chair musculaire trop molle, paraissent empêcher le procédé nécessaire, à savoir les sections perpendiculaires.* Comme ces circonstances défavorables n'existent pas, au moins en partie, dans la langue de la grenouille, j'ai choisi ce dernier organe pour mes recherches.

Quoiqu'on ne puisse songer à un véritable goût chez les grenouilles, qui avalent rapidement leur proie, et qui tout au plus l'écrasent en passant, cependant je ne crois pas que ce soit une objection contre la valeur de recherches qui ont pour objet la disposition des nerfs de la langue de cet animal; car pourvu que les nerfs du goût existent, ils montrent probablement le même mode de distribution et de terminaison que dans un organe du goût d'un développement supérieur. La distribution du nerf optique sur la rétine est, pour la forme, exactement la même avec un faible pouvoir de vision qu'avec un fort pouvoir, et la perception du goût pourrait être dépendante, soit du développement de l'organe central, soit de la formation de la surface de la langue et de la manière d'après laquelle la langue entre en contact avec l'objet à goûter.

Avant de passer à la communication de ce que le microscope m'a enseigné relativement aux nerfs de la langue, je suis obligé de dire quelque chose sur la langue de la grenouille commune et des parties y attenantes, en tant que ces organes peuvent être reconnus sans le secours d'instrumens d'optique; car je n'en connais aucune description anatomique complète.

La langue de la grenouille est très molle, unie et recouverte d'une couche muqueuse, épaisse et tenace; elle présente à sa surface plusieurs sillons et ouvertures des canaux excrétoires des glandes muqueuses. En place dans la bouche, elle a la forme d'un ovale un peu étendu en largeur, et se termine en arrière par deux pans alongés latéraux et finissant en pointe; en avant elle n'a qu'une petite partie de libre, et du reste est fixée à l'os maxillaire. En arrière au contraire, elle a une portion beaucoup plus grande de libre; de sorte que là elle n'est pas complètement dans une connexion immédiate avec la paroi inférieure de la cavité buccale: en conséquence, elle peut être retournée et projetée librement vers l'ouverture de la bouche. La racine de la langue doit être cherchée derrière le premier quart de son étendue longitudinale, tout à fait derrière le muscle transversal particulier aux gre-

nouilles, lequel réunit et rapproche l'un contre l'autre les portions latérales et antérieures des deux moitiés du sous-maxillaire; c'est là que les muscles propres de la langue entrent réunis dans cet organe.

L'os hyoïde est formé par une portion moyenne cartilagineuse, à quatre angles assez égaux, dont les deux extérieurs se terminent latéralement en forme d'ailes, et les deux postérieurs, finissant en pointe oblique, sont dirigés en arrière et en dehors, et dont tous les bords, et en particulier l'antérieur, ont une courbure en demi-lune. Il y a une paire de cornes antérieures et une paire postérieure; les grosses cornes antérieures, ou mieux latérales, naissent, comme des fibres cartilagineuses ténues, de l'angle antérieur de la portion moyenne, où se montrent en outre deux petits cartilages pointus, lesquels, dirigés directement en avant, se plongent dans le muscle hyoglosse, se portent d'abord en avant, puis se tournent par une brusque courbure en arrière, en dehors et en haut, passent devant l'articulation de la mâchoire, et se placent finalement à la partie postérieure du crâne, au corps même du sphénoïde, où une partie de leur extrémité postérieure borne en arrière les grandes ouvertures de la trompe d'Eustache. Les cornes antérieures sont plus courtes, plus épaisses, osseuses dans la plus grande partie, et gisent sur les deux côtés du larynx, tournées en arrière et en dehors.

Il n'y a que deux muscles propres à la langue: l'hyoglosse, double en bas, naît des branches postérieures de l'os hyoïde, et se porte en avant au dessus du corps de l'os hyoïde; le génio-glosse, impair dans toute son étendue, est beaucoup plus court; il naît des deux portions antérieures des moitiés de l'os maxillaire, et va directement en arrière: les deux muscles se rencontrent, comme il a été dit, à peu près au premier quart de la longueur de la langue, et puis se rendent en commun dans cet organe. Si l'on a mis, dans une dissolution concentrée de potasse, une langue de grenouille, ce qui dissout les parties muqueuses avec les nerfs et les vaisseaux et laisse subsister plus long-temps les fibres musculaires, on peut voir distinctement comment les deux muscles susdits se distribuent dans la langue par le rayonnement de leurs faisceaux. L'hyoglosse se porte principalement vers les deux languettes postérieures, de sorte que, quand la langue est dans la bouche, ce muscle doit se replier après son entrée et se porter en arrière; le génioglosse se porte plus directement en haut, et aussi un peu en avant. L'hyoglosse, quand dans sa contraction il fait disparaître la courbure de son trajet et prend une direction rectiligne, doit nécessairement retourner la langue, de telle façon que la pointe à double languette soit portée en avant et que la face ordinairement inférieure de cette pointe devienne supérieure; au contraire dans la projection de la langue, l'hyoglosse doit être aidé aussi bien par le génioglosse, qui tire en bas la racine de

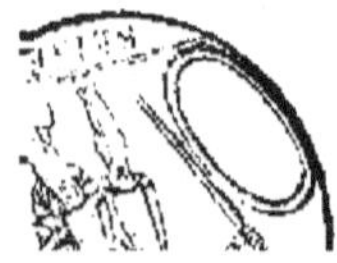

la langue, que par certains muscles de l'os hyoïde. De même aussi le concours des muscles de la langue paraît nécessaire à la rétraction de cet organe.

Quant aux muscles de l'os hyoïde, ils représentent ceux qui se trouvent chez l'homme ; le mylo-hyoïdien, qui se montre le premier en bas, ne mérite pas ici, à vrai dire, son nom; car il n'est nullement uni au corps de l'os hyoïde. Il naît de tout le bord de l'os maxillaire inférieur, et par sa partie postérieure, qui longe la corne antérieure de l'os hyoïde, il naît de la face inférieure du crâne, dernière origine que Meckel (*Anatomie comparée*, t. IV, p. 342) prétend n'avoir pas trouvée chez les batraciens sans queue. Ce muscle se réunit avec celui du même nom sur la ligne médiane, et sert par là à rapprocher les deux moitiés de l'os maxillaire inférieur, et par là aussi à tendre la corne de l'os hyoïde. Immédiatement au dessus de ce muscle, est un muscle qui porte en avant l'os hyoïde et qui se rend à cet os de l'extrémité antérieure de chaque moitié de l'os maxillaire inférieur: mais ce muscle, à son extrémité antérieure comme à son extrémité postérieure, est divisé en deux parties qui ne paraissent tenir ensemble qu'au milieu de leur trajet ; de sorte que je ne crois pas me tromper en regardant la partie interne comme le génio-hyoïdien, sa partie externe comme le ventre antérieur du digastrique, dont Meckel ne fait pas mention. La première partie naît exactement de la ligne moyenne de la pièce antérieure de l'os maxillaire inférieur, et se porte directement en arrière pour se terminer au corps de l'hyoïde, non pas immédiatement, mais à l'hyoglosse qui le recouvre par le bas ; la seconde partie naît de l'extrémité antérieure de la pièce postérieure du maxillaire inférieur, et s'applique latéralement à la portion postérieure du corps et à la corne postérieure de l'os hyoïde. La séparation des deux muscles frappe particulièrement les yeux quand la préparation est demeurée dans l'alcool ; mais elle est marquée aussi par le nerf hypoglosse, lequel se montre, en arrière et en avant, entre les deux muscles, et est caché davantage dans leur portion moyenne, où il repose sur le lieu de leur union. Les deux muscles sont sans doute particulièrement actifs dans la projection de la langue, et nommément le génio-hyoïdien tire dans ce moment l'hyoglosse en avant. Leur concours n'est pas nécessaire dans le mouvement constant de l'os hyoïde pendant l'acte de la respiration. Au moins, en observant une grenouille dépouillée, encore vivante, on reconnaît que la propulsion de l'os hyoïde, retiré préalablement en arrière par le muscle sterno-hyoïdien, est uniquement opérée par les deux cornes antérieures de cet os, lesquelles, très élastiques et courbées en forme de S, sont tendues comme un ressort dans la rétraction de l'os hyoïde, et doivent retourner à leur position première par la cessation de la force qui les retient en arrière. Derrière et près le digastrique se trouve, en dehors, un muscle rétracteur de l'os hyoïde,

lequel, d'après Meckel, n'est, chez la grenouille, qu'une extrémité antérieure, un peu pointue, du muscle droit de l'abdomen, et ne venant que par quelques fibres du sternum. Au contraire, je l'ai trouvé provenant, pour la majeure partie, du sternum, et ne tenant qu'en dehors aux muscles abdominaux ; je trouve aussi le même muscle divisé, vers sa portion antérieure, en deux parties superposées, dont la plus profonde s'accole à la partie antérieure du corps de l'os hyoïde là où la grande corne en sort, et la plus superficielle à la partie postérieure de l'os hyoïde. En conséquence je suis disposé à regarder la première seule comme le muscle sterno-hyoïdien, et la seconde comme analogue au muscle sterno-thyroïdien. Un autre rétracteur, et en même temps adducteur, à savoir le muscle omo-hyoïdien sort, comme un muscle mince, de l'extrémité antérieure et de la face interne de la pièce moyenne de l'omoplate, et se rend à la partie postérieure et externe du corps de l'os hyoïde. Le muscle stylo-hyoïdien, mince, élévateur de l'os hyoïde, sort, par une origine grêle, de l'os de la fourchette, et, devenant plus large, s'applique à la corne postérieure ; le même paraît aussi se rendre au pharynx, et par conséquent représenter le muscle stylo-pharyngien. Enfin, je trouve encore trois autres petits muscles dont Meckel ne fait pas mention, et que je crois pouvoir regarder comme le ventre postérieur du digastrique ; car ils naissent en commun de la partie postérieure du crâne à l'occipital et au sphénoïde, et vont, en divergeant, à la corne inférieure de l'hyoïde qu'ils doivent élever.

Venons aux nerfs qui se rendent à la langue de la grenouille : le mylo-hyoïdien étant enlevé, on voit aussitôt au bas deux paires de nerfs se porter parallèlement en avant, et on les distingue partiellement à travers le génio-hyoïdien et le digastrique; en haut, on peut les discerner dès que la membrane muqueuse a été enlevée. On a alors devant les yeux tout le parcours des nerfs, depuis leur sortie de la cavité du crâne et de la colonne vertébrale jusqu'à leur entrée dans la substance de la langue. Nous reconnaissons ainsi un nerf hypoglosse ; il sort du trou de conjugaison entre la première et la seconde vertèbre cervicale, où il est couvert en haut par un muscle droit postérieur de la tête, en bas par un élévateur de l'épaule qui part de l'os occipital : sorti entre ces muscles, il s'avance, en arc, en avant, en dedans et en bas, sous le nerf vague, à côté du ventre postérieur du muscle digastrique, se place sous l'hyoïde, passe à côté et au dessous du muscle hyoglosse, sur et entre le muscle génio-hyoïdien et le ventre antérieur du digastrique en avant, donne aux muscles susdits des rameaux facilement reconnaissables, et pénètre enfin avec le muscle hyoglosse dans la langue. Un second nerf vient par un trou de la partie postérieure du crâne, lequel est placé entre l'occipital et le sphénoïde ; et en ce point il est uni au nerf vague, et, enveloppé par le ventre postérieur du muscle digastrique, il va entre les parties postérieure et moyenne de ce muscle, en dedans et en bas, fait là une courbure plus petite en avant que celle du nerf précédent, passe sous la partie latérale de la portion moyenne, sur l'extrémité antérieure de la grande corne de l'os hyoïde, se place alors tantôt auprès, tantôt au dessous du muscle hyoglosse, par conséquent plus haut et plus en dehors que le nerf hypoglosse, et entre enfin à côté de ce dernier nerf, avec le muscle hyoglosse dans la langue, sans avoir donné aucune branche musculaire. Quoique je n'aie pu discerner sur ce nerf aucune branche allant au pharynx, auquel, comme à tous les organes de la poitrine, le nerf vague donne des ramifications distinctes, je ne puis cependant pas m'empêcher de le regarder comme le nerf glosso-pharyngien. Un nerf lingual, rameau de la cinquième paire, ne peut être trouvé ni à l'œil nu ni avec la loupe; mais sous le microscope, dans la membrane muqueuse qui tapisse le fond de la cavité buccale et la racine de la langue, membrane que chez la grenouille on ne peut détacher jusqu'à la pointe, on aperçoit des faisceaux nerveux isolés qui proviennent, non des deux nerfs sus-nommés, mais d'un rameau de nerf trijumeau. Sur le plafond de la cavité buccale on voit, même à l'œil nu, une paire nerveuse assez forte sortir derrière l'origine des muscles de l'œil, et se porter à côté du globe de l'œil en dedans, sous le sphénoïde en avant, vers le palais. Ces nerfs proviennent de la cavité du crâne par un trou antérieur du sphénoïde, et sous des branches du trijumeau, lesquelles répondent aux nerfs palatin, lingual, et probablement alvéolaire; ils se distribuent non seulement latéralement sur le plafond de la cavité buccale, mais encore on peut en poursuivre, le long de l'articulation de la mâchoire, dans la membrane muqueuse du fond de la bouche jusqu'à celle de la langue, des rameaux qui à la vérité ne sont visibles qu'au microscope; ces rameaux vont aussi en avant au palais, et probablement aux dents qui se trouvent là; mais dans ce point on ne peut plus les apercevoir; car la membrane muqueuse ne se laisse pas séparer du palais sans déchirure. Finalement un autre nerf qui est la troisième branche du nerf trijumeau, sort de la cavité cranienne avec le nerf vague et le nerf glosso-pharyngien, et se répand, avec plusieurs rameaux facilement reconnaissables, sur les muscles dans le voisinage de l'articulation de la mâchoire.

Telle est l'apparence des nerfs tant qu'ils sont encore en dehors de cet organe. Il y a d'assez grandes difficultés, même chez les grenouilles, à reconnaître le trajet des nerfs dans l'intérieur de la langue elle-même; car, outre la couche épaisse de mucosité sécrétée à la surface de la langue, cet organe est obscurci par une multitude de grains ou nœuds opaques, arrondis, qui sont sans aucun doute des glandes muqueuses, puis par de nombreux canaux diversement contournés d'une épaisseur égale, (à peu près 1/500 de ligne), lesquels paraissent remplis de corpuscules semblables aux globules sanguins, et sont ou des canaux charriant la mucosité ou des vaisseaux lymphatiques, enfin par de très nombreux vaisseaux sanguins. Aussi on est bientôt convaincu de l'impossibilité de rien déterminer sans l'emploi de moyens artificiels. Au sujet des moyens qui ne m'ont procuré aucun avantage, je dirai seulement: que l'insuffisance de sections, aussi bien horizontales que perpendiculaires, dans la substance de la langue, pour procurer des lamelles transparentes, impossibilité déjà reconnue par Valentin, a été confirmée par mes recherches; qu'en outre l'acide acétique, qui m'a aidé à découvrir le trajet des nerfs dans la peau, ne donne aucun résultat favorable pour la recherche des nerfs de la langue, attendu qu'il trouble plutôt qu'il n'éclaircit le mucus, et que chez d'autres animaux, par exemple la taupe et le lapin, il dissout, à la vérité, la membrane muqueuse de la langue, mais en même temps détruit les extrémités nerveuses, et par conséquent ne peut servir qu'à montrer les gros faisceaux nerveux entre les muscles de la langue; enfin que toutes les substances chimiques appliquées pendant la vie de l'animal sur la langue, quelles qu'elles soient, ont toujours produit une augmentation dans l'afflux du sang vers la langue, et ont nui encore davantage à la transparence, et que par conséquent il faut toujours conseiller, dans les recherches sur la langue de faire périr l'animal par hémorrhagie.

Non seulement je n'ai pas réussi à embrasser, dans son ensemble et d'un même coup d'œil, le trajet de tous les trois nerfs de la langue depuis leur entrée dans cet organe, jusqu'à leurs dernières extrémités; mais encore je doute que cela soit possible. Cependant je suis parvenu à m'en faire une image, juste j'espère, de la manière suivante: pour rendre reconnaissables les troncs principaux et les gros rameaux, je trouvai un excellent moyen dans la solution de potasse caustique. Coupons la langue d'une grenouille tuée par hémorrhagie, après l'avoir dépouillée de tous les muscles qui ne lui sont pas propres, et de tous les gros vaisseaux qui sont placés en dehors d'elle; laissons-y provisoirement, pour la fixer plus commodément, l'os hyoïde; et tenons ou suspendons cette préparation dans une faible solution aqueuse de potasse caustique. Au bout de peu de minutes, le mucus et les glandes muqueuses sont déjà changés en une substance visqueuse et claire comme de l'eau, substance que l'on voit, en tirant lentement la préparation, s'écouler comme du blanc d'œuf frais. Toute la préparation prend ensuite un haut degré de transparence; la distribution des faisceaux nerveux un peu forts devient déjà reconnaissable à l'œil nu ou avec une faible loupe; les fibres musculaires mêmes se montrent intactes, seulement un peu plus claires. Il est certain que, même avec l'emploi le plus prudent de cette liqueur caustique, les nerfs les plus fins, situés tout à fait superficiellement, doivent être détruits, et que, l'emploi prolongé de cet alcali produirait la destruction de toute la préparation ; cependant il ne paraît agir d'abord que sur la surface de la langue et sur les conduits muqueux, et par conséquent ne pas affecter aussitôt les rameaux nerveux répandus dans le parenchyme même de la langue. Une solution aqueuse de carbonate de potasse donne les mêmes résultats ; seulement sa vertu dissolvante ne se manifeste que plus lentement, et est toujours associée à une plus grande destruction des fibres nerveuses. Pour atténuer suffisamment la potasse liquide, il faut en mettre deux à trois gouttes dans une once d'eau. Le temps pendant lequel la préparation doit être exposée à l'action de l'alcali ne peut pas être déterminé d'une manière précise ; c'est en retirant plusieurs fois la préparation avec précaution que l'on reconnaît le moment le plus favorable.

Mettons entre deux lames de verre une préparation ainsi traitée dans la position qu'occupe la langue de la grenouille quand elle est projetée hors de la bouche ; la pression de ces deux lames est ordinairement suffisante pour étaler convenablement la pièce. Alors on aperçoit à l'œil nu quatre troncs nerveux qui marchent parallèlement en ligne droite de la racine de la langue vers la pointe bifide, et que l'on reconnaît, d'après l'examen précédent des nerfs, avant leur entrée dans la langue, pour le nerf glosso-pharyngien et le nerf hypoglosse. D'après l'explication précédente le nerf glosso-pharyngien se porte en dehors à côté de l'hypoglosse, et l'on sera par conséquent porté à regarder parmi les quatre troncs nerveux qui se montrent dans la langue, la paire interne pour l'hypoglosse ; mais pour ne pas me tromper, je me décidai à faire un nouvel examen, et la suite m'a appris que cette précaution n'avait pas été inutile. En effet, je rendis, sur une autre préparation, la distinction des deux paires de nerfs possible en coupant l'un assez près de la langue, et en conservant au contraire l'autre jusqu'à sa sortie hors de la cavité centrale ; j'humectai légèrement la pièce avec un peu de la solution caustique, je la soumis à la compression, et je vis que le glosso-pharyngien, en entrant dans la langue, fait une courbure brusque en dedans ; en conséquence, de ces quatre nerfs de la langue, la paire interne, placée le plus près de la ligne médiane, appartient au nerf du pharynx, et l'externe au nerf du corps charnu de la langue.

Si nous dirigeons le microscope sur le trajet du glosso-pharyngien, nous voyons que, depuis la racine de la langue jusqu'à la pointe bifide, il ne donne aucun rameau en dedans, qu'en conséquence les portions droite et gauche de cette paire ne tiennent ici nullement l'une à l'autre. Du côté externe du tronc partent beaucoup de branches, lesquelles, se continuant au dessus ou au dessous de l'hypoglosse, vont en dehors et obliquement en avant ; ces branches se divisent, à la vérité, très souvent, mais ne forment nulle part entre elles un plexus, et ne s'anastomosent nullement avec des rameaux de

l'hypoglosse ; elles disparaissent en partie à l'œil ; mais la plupart du temps, devenant, par séparation, de plus en plus minces, elles se font voir jusqu'auprès du bord de la langue ; là même les rameaux voisins paraissent s'unir entre eux, deux à deux, par arcades ; disposition qui cependant ne peut pas être observée, dans le mode de recherches ici pratiqué, avec une sûreté complète, pas plus que le trajet ultérieur du nerf. L'extrémité la plus antérieure du glosso-pharyngien devenu plus mince par l'émission des rameaux qui ont été décrits et qui se portent en dehors, se trouve dans le voisinage des deux languettes qui terminent la langue de la grenouille ; et là non seulement s'opère une ramification unilatérale, mais encore de fins ramuscules se portent vers la ligne médiane, de sorte que le tout représente une ramification en buisson ; là aussi se voit, à l'extrémité moyenne de la langue qui unit en forme de pont les deux languettes, une communication, en arcade, des deux nerfs de même nom ; ce sur quoi cependant je ne pus acquérir une certitude complète. Il ne faut pas croire que les branches latérales décrites soient toutes sur le même plan ; c'est la pression seule de la lame de verre qui les y ramène à cause de la grande mollesse de toute la substance, et les rameaux qui se cachent à l'œil peuvent fort bien être destinés au dos de la langue ; mais telle qu'est la chose, je ne crois pas pouvoir mieux comparer tout le trajet du glosso-pharyngien qu'à la tige d'une plume, de laquelle les barbes du côté interne ont été détachées, et celles du côté externe et des deux côtés à la pointe ont été conservées ; les rameaux du nerf représenteraient alors des barbes, si ce n'est qu'ils ne sont pas naturellement aussi serrés et aussi nombreux que les barbes d'une plume.

Tournons notre attention sur le nerf hypoglosse, situé plus en dehors ; nous trouvons qu'il se distingue essentiellement du glosso-pharyngien par une moindre régularité dans la ramification, par une moindre extension du trajet, et par de nombreuses dispositions plexiformes de ses rameaux et de ses branches. Il a également sa principale direction de la racine de la langue vers la double languette ; semblablement il n'a ses branches que du côté externe jusqu'à la pointe extrême ; semblablement les troncs, branches et rameaux des nerfs des deux côtés n'ont aucune convexion entre eux ; leur parcours est tout à fait séparé. Mais ses branches ne vont pas, aussi régulièrement que ceux du glosso-pharyngien, en dehors et en avant, quelques unes courent même en arrière, toutes ont une forme plus incurvée, plus semblable à des racines d'arbre ; elles se partagent et se ramifient très diversement, et forment, entre elles, par des anastomoses, un plexus qui, en partie, commence tout près du tronc, et se rapproche du bord et de la pointe de la langue beaucoup moins que les rameaux du glosso-pharyngien ; de ce plexus enfin sortent de fins ramuscules qui sont encore composés de plusieurs fibres primitives, et qui forment des anses terminales telles que nous avons appris à les connaître dans les muscles. Comme le nerf hypoglosse avec ses rameaux ne se rapproche pas tout à fait de la surface de la langue, il n'est pas affecté par l'action modérée de la liqueur caustique ; et la recherche que j'explique ici, le manifeste dans toute sa distribution, qui, comme nous le voyons, est, en général, tout à fait analogue à celle des nerfs des muscles.

Par le même procédé, nous découvrons enfin, dans le voisinage de la racine de la langue, quelques faisceaux nerveux qui, consistant en un petit nombre de fibres primitives, passent transversalement par dessus les fibres musculaires de la langue, ne paraissent siéger que dans la membrane muqueuse de cet organe, montrent une direction très alongée, presque rectiligne, se portent, en devenant plus gros par des anastomoses, aux deux côtés de la langue, puis se montrent interrompus. Ces faisceaux nerveux n'ont aucune connexion visible ni avec l'hypoglosse, ni avec le glosso-pharyngien ; leur direction et leur disposition sont tout autres : aussi ne puis-je m'empêcher de les regarder comme des rameaux de cette paire de nerfs aperçue au plafond de la cavité buccale ; paire de laquelle j'ai déjà remarqué qu'on en peut poursuivre, sous le microscope, la distribution jusqu'à la racine de la langue dans la membrane muqueuse détachée de la cavité buccale. En conséquence, je les considère comme des rameaux nerveux appartenant à la branche linguale du nerf trijumeau.

Ainsi la préparation, traitée par la potasse, nous aura fait reconnaître et distinguer l'un de l'autre les trois nerfs différens de la langue. Nous avons, dans cet examen, complètement vu l'hypoglosse ; du glosso-pharyngien, nous n'avons aperçu que le tronc et les branches, tandis que son mode de terminaison nous est demeuré caché ; du trijumeau, enfin, les plus fins ramuscules étaient seuls reconnaissables, tandis que les rameaux et les branches en sont placés hors de la langue. Pour compléter d'une autre façon ce qui y manque, nous allons tourner le regard sur le trijumeau.

Du plafond de la cavité buccale détachons la membrane muqueuse avec les branches palatines de la cinquième paire, décrites plus haut, qui y pénètrent, et considérons-les sans aucune préparation autre qu'une compression légère ; car l'humectation avec la solution alcaline augmenterait, il est vrai, la transparence, mais détruirait les nerfs qui sont là très exposés à son action. Pour agrandir le champ de la vision, n'employons pas sous le microscope un très fort grossissement. Alors les troncs de chaque côté se montrent avec leurs branches et leurs rameaux les plus gros. Les deux troncs paraissent notablement gros, avec des stries très fines ; ils contiennent, par conséquent, un nombre très considérable de fibres primitives ; ils marchent parallèlement à côté l'un de l'autre, sans communiquer

nulle part ensemble d'une manière visible ; ils fournissent leurs branches plus du côté externe, tourné vers la mâchoire, que du côté interne, par lequel ils se regardent, et le petit nombre de branches qui naissent de ce dernier côté, ou croisent, après une brusque courbure, leur propre tronc, et marchent du côté externe, ou vont entre les deux troncs en avant et plus souvent en arrière ; les branches qui naissent du côté externe ne vont pas régulièrement en dehors, mais elles se tournent fréquemment en arrière : ce qui se voit dans les branches placées près de l'origine du nerf. Quant aux branches, il faut maintenant remarquer que souvent une grande partie des fibres primitives d'une branche retournent au même tronc après un court trajet, et que dans ce tronc elle suit la même direction que celle suivant laquelle elle est sortie ; car à sa rentrée, comme toute la branche à sa sortie, elle forme avec le tronc un angle aigu en avant, obtus en arrière. Il faut encore remarquer que souvent de grosses branches sortent du tronc sous des angles droits, que les deux angles sont alors arrondis, et que, des fibres de la branche, une partie évidemment descend vers l'extrémité du tronc, et une autre remonte vers son origine, de sorte que le tronc, par cette branche, à la fois envoie des fibres primitives avec une direction centrifuge, et en reçoit avec une direction centripète.

Les branches et les rameaux qui en naissent forment déjà tout près du tronc, par division, ramification et anastomose, un lacis varié, qui est semblable à celui que j'ai trouvé dans la peau, et dans lequel on voit de nouveau un fréquent retour des fibres primitives dans le tronc qui leur a donné naissance. Ce lacis peut être poursuivi en partie jusqu'au bord du maxillaire supérieur, en partie, en tant surtout qu'il provient des branches récurrentes au delà de la région articulaire, dans la membrane muqueuse du plancher de la bouche, et de là, comme il a déjà été dit, dans la membrane muqueuse de la racine de la langue. Mais plus il s'éloigne du tronc, plus il devient pauvre ; les faisceaux isolés deviennent de plus en plus minces ; cependant, même avec les plus forts grossissemens, je n'ai pas aperçu, dans ce lacis, des fibres primitives marchant isolément. Ces faisceaux prennent une forme rectiligne, très alongée, sans montrer nulle part des anses terminales. Comparant ces derniers faisceaux du lacis, très étendu et très éloigné de son point central, avec les faisceaux nerveux remarqués plus haut dans la langue, qui croisent les fibres musculaires de cet organe, ne se courbent nulle part, mais deviennent plus gros par anastomoses des deux côtés, je ne puis m'empêcher d'admettre : que des fibres primitives sorties, par branches et rameaux, d'un de ces deux troncs nerveux marchant sur le plafond de la cavité buccale, y reviennent sans doute en partie après un trajet plus ou moins long ; que, lorsqu'elles ont atteint la langue, elles ne se courbent pas, mais qu'elles vont transversalement au dessus de la langue à travers le lacis, de l'autre côté, jusqu'au tronc opposé; de sorte que ces deux troncs de la même paire, ne tenant pas immédiatement l'un à l'autre au plafond de la cavité buccale, sont dans une connexion médiate par le réseau nerveux étendu sur le plancher de la cavité buccale et sur la langue. Pour obtenir une vue tout à fait complète et probante de cette disposition, il serait nécessaire de diviser, par une section longitudinale, la membrane muqueuse au plafond de la bouche, sur la ligne moyenne, entre les deux troncs nerveux, et de la détacher sur la région articulaire de la mâchoire, au fond de la bouche, et sur la langue jusqu'à l'autre côté; mais celui qui essayera de le faire, trouvera dans l'adhérence solide de la membrane muqueuse en certains points, dans l'interruption sur certaines parties, par exemple autour de l'ouverture très large de la trompe d'Eustache, et enfin dans les efforts nécessaires pour déployer, sans aucun pli sur la lame de verre, d'aussi grands lambeaux, trouvera, dis-je, dans tout cela tant de difficultés, qu'il ne me reprochera pas de manquer d'adresse si j'avoue que jusqu'à présent je n'ai pu y réussir. Je ne puis donc soutenir avec précision qu'une chose, à savoir que le nerf trijumeau, dans la membrane muqueuse de toute la cavité buccale et dans la région postérieure de la langue, forme un plexus semblable au réseau des nerfs de la peau. Quant au passage des fibres primitives de ce nerf d'un côté à l'autre, transversalement au dessus de la langue, je ne puis l'admettre que d'une manière très probable, mais j'espère arriver par des recherches ultérieures à une certitude sur ce point. Je dois encore remarquer que dans le réseau nerveux, dont il est ici question, j'ai aperçu des places où les fibres primitives d'un rameau ou même de deux rameaux anastomosés, semblaient s'écarter l'une de l'autre et se combiner entre elles d'une manière indistincte pour se réunir ensuite en faisceaux nerveux régulièrement constitués. Dois-je regarder, ainsi que je suis porté à le faire, ces formations comme de petits ganglions dans la membrane muqueuse, ou dois-je les attribuer à un écrasement accidentel et local? C'est ce que je ne me hasarde pas encore à décider. J'en ai observé souvent de semblables, mais je ne les ai pas trouvées à une seule et même place. Au reste tout le réseau lui-même présente de grandes diversités. On ne peut pas douter que, chez des animaux où le nerf lingual existe comme tronc, son réseau dans la membrane muqueuse ne soit plus riche et plus serré que chez la grenouille.

Du nerf hypoglosse nous avons déjà vu qu'il forme ses anses terminales à quelque distance du bord de la langue, par conséquent qu'il n'entre pas dans la membrane muqueuse elle-même, ni dans les deux pointes de la langue de grenouille pourvues de fibres musculaires. D'autre part nous avons trouvé la distribution des rameaux linguaux du nerf trijumeau, dans la membrane muqueuse, à la vérité, mais seulement dans la région de la racine de la langue. On peut en conséquence attendre que dans le bord extrême de la langue et dans les deux pointes en languette, nous ne trouverons que le nerf glossopharyngien et encore, d'après ce que nous connaissons de son trajet, ses ramuscules les plus ténus. Pour y arriver il faut une certaine préparation: qu'on tue une grenouille de médiocre taille par hémorrhagie, qu'on nettoye jusqu'à un certain point la langue des mucosités visqueuses adhérentes; en injectant dans la bouche, à diverses reprises, de l'eau tiède animée d'une très petite quantité de carbonate de potasse, et que l'on coupe, à l'aide de ciseaux fins, sur l'extrémité en languette, un lambeau grand d'une ligne ou une ligne et demie, ou sur le bord de la langue un lambeau encore plus petit. Ici il faut intercaler une remarque incidente, mais qui ne me paraît pas sans intérêt: je croyais d'abord que l'accumulation de mucosité sur la langue, accumulation qui fait obstacle à la transparence, serait diminuée, et qu'ainsi les nerfs ressortiraient plus distinctement, si je laissais jeûner l'animal un certain temps; mais en cela je me vis trompé; la langue, à la vérité, parut en général plus nette; mais les nerfs les plus fins au contraire ne devinrent que plus indécis et plus flottans; cela fut encore plus frappant dans mes recherches des nerfs du canal intestinal, lesquelles malheureusement ne m'ont encore donné aucun résultat. Si en effet, pour nettoyer le canal intestinal, j'avais fait jeûner la grenouille un certain temps, je ne pouvais plus reconnaître aucun nerf dans tout le canal digestif, je ne distinguais pas même les plus gros faisceaux nerveux dans le mésentère; si j'injectais à l'animal encore vigoureux un liquide nutritif quelconque par l'anus, et si j'examinais ensuite l'intestin, j'apercevais des fibres nerveuses primitives, toujours reconnaissables entre les vaisseaux lymphatiques gorgés de globules. Le nerf paraît donc recevoir, par son action même, une certaine turgescence, qu'il perd dans une inaction prolongée.

Considérons sous le compresseur un morceau de langue de grenouille ainsi obtenu et sous un grossissement linéaire d'environ 250 fois, et ne nous laissons pas rebuter par quelques insuccès que cause aisément une fausse position de l'objet comprimé; nous reconnaissons les ramuscules terminaux du glosso-pharyngien. Les arcades d'union aperçues d'une manière peu distincte, dans le premier examen de la totalité de la langue, aux extrémités des rameaux du glosso-pharyngien, existent réellement; mais ce ne sont pas des anses terminales; elles se montrent seulement comme les commencemens d'un plexus terminal. Quand les rameaux de ce nerf, qui n'a jusque là formé aucun plexus, devenus très fins par des divisions répétées, se sont approchés de la surface de la langue à la distance d'une ligne environ, ils s'anastomosent entre eux, puis se séparent les uns des autres de nouveau pour se réunir encore après une ramification plus ténue. Dans ce réseau, qui ne diffère pas essentiellement du plexus terminal des nerfs des muscles, quant à la forme générale, je remarque cette particularité à savoir que les faisceaux qui ne contiennent même qu'un petit nombre de fibres primitives, ont cependant une grosseur notable, leurs fibres paraissant plus lâchement jonchées les unes à côté des autres, et pouvant par cela même être comptées avec facilité; et qu'en outre ces faisceaux ont une apparence irrégulière, noueuse, leurs fibres primitives s'écartant plus en certaines places qu'en d'autres et laissant par conséquent voir une plus grande étendue de leur largeur.

Tout à fait dans le voisinage du bord de la langue, ce plexus se résout dans ses fibres primitives isolées, dont chacune parcourt un trajet court mais tout à fait isolé jusqu'à l'extrême surface de la langue, et rentre dans le rameau voisin par une anse terminale. En conséquence ce qui me parait essentiel dans le mode de distribution du nerf glosso-pharyngien, c'est que le réseau n'est formé que par les ramuscules les plus ténus, et qu'il se résout en fibres primitives tout à fait isolées, lesquelles, déjà préparées dans les faisceaux du plexus, apparaissent complètement dans les anses terminales. Un plexus existe aussi dans la distribution des nerfs des muscles, et là même, bien que rarement, les anses terminales sont formées, çà et là, de fibres isolées; mais la différence entre la distribution du glosso-pharyngien et la distribution des nerfs des muscles n'est que relative; cependant elle est assez frappante pour ne pas échapper à quiconque examinera les choses mêmes. Si nous considérons encore une fois tout le trajet du glosso-pharyngien, je ne puis pas trouver pour sa forme une comparaison plus convenable qu'avec l'artère mésentérique supérieure, laquelle donne pour l'intestin grêle des branches partant d'un seul côté et marchant assez parallèlement, lesquelles, à leur tour, se partagent dans le voisinage de l'intestin, en un réseau et se réunissent ensuite. Seulement, pour compléter l'image, il faudrait supposer que les rameaux terminaux qui marchent sur le côté interne et postérieur de l'intestin, passent immédiatement de l'un à l'autre.

De mes recherches, exposées dans ce qui précède, sur la disposition des nerfs dans la langue et dans la membrane muqueuse de la bouche, résultent les conclusions suivantes, qui peuvent être établies comme certaines :

1. Le nerf hypoglosse, qui, encore en dehors de la langue, donne des rameaux aux muscles voisins, ne se distribue qu'à la partie musculeuse de la langue sans en toucher la membrane muqueuse; il s'y comporte absolument comme les nerfs des muscles, formant, comme eux, un plexus et des anses terminales, et ne s'en distinguant que par sa ramification unilatérale, mais ayant, avec la plupart des autres nerfs cérébraux, cela de commun que ses deux troncs du même nom ne s'unissent pas entre eux par des ramifications.

2. Les rameaux de la cinquième paire de nerfs cérébraux, correspondant au nerf lingual, appartiennent à la membrane muqueuse de la bouche et de la partie postérieure de la langue, et montrent, dans cette membrane, une disposition très semblable à celle des nerfs de la peau; car ils forment, pendant tout leur trajet, un réseau de branches, de rameaux et de ramuscules, et ne laissent voir nulle part des anses terminales proprement dites. Ils se distinguent des nerfs de la peau par cela qu'une grande partie de leurs fibres primitives, après un trajet plus ou moins long, séparé du tronc, retournent à ce même tronc; qu'au contraire leur passage dans le tronc du côté opposé n'est pas encore complètement prouvé; que nulle part ces rameaux de la cinquième paire ne paraissent se diviser en fibres tout à fait isolées, et qu'enfin ils forment probablement çà et là de petits ganglions. Le réseau formé par ces nerfs sur la langue, comparé avec celui du plafond de la cavité buccale, paraît très pauvre, et composé de faisceaux minces et alongés la plupart; cette disposition pourrait être considérée comme une particularité de ces nerfs chez la grenouille, et peut-être chez tous les animaux qui n'ont pas, à proprement parler, de nerf lingual.

3. Le nerf glosso-pharyngien traverse la partie musculaire de la langue sans y fournir de rameaux, et sans prendre aucune disposition plexiforme; le siège de son activité est tout à fait dans la superficie de la langue et dans la membrane muqueuse elle-même; il y forme, avec ses ramuscules les plus ténus, un réseau caractérisé par un accolement très lâche des fibres primitives, et se résout enfin en ses cylindres élémentaires qui marchent absolument seul à seul et qui forment des anses terminales. Ce nerf aussi se ramifie, comme le nerf hypoglosse, seulement d'un côté, il ne s'anastomose pas non plus par des branches un peu grosses avec le nerf collatéral; cependant l'anastomose existe probablement entre les plexus terminaux des deux côtés.

Si nous pouvons faire dépendre principalement le degré de sensibilité de la disposition des extrémités périphériques d'un nerf, il n'est pas douteux qu'un nerf qui se partage en ses parties élémentaires les plus fines doit présenter une sensibilité plus grande qu'un autre dans lequel les fibres primitives restent réunies en faisceaux plus forts; de même que le nerf qui forme un réseau très étendu mais non composé des élémens les plus fins, est sans doute moins approprié à la perception d'une sensation spéciale. Si donc nous comparons la ramification, si extraordinairement fine, des nerfs optiques sur la rétine avec la disposition plexiforme des nerfs de la peau si étendue et composée déjà de faisceaux assez gros, il ne sera peut-être pas trop téméraire de vouloir reconnaître, dans la disposition morphologique, telle qu'elle a été décrite, du nerf glosso-pharyngien, un pur nerf des sens, au contraire dans la disposition morphologique des rameaux du trijumeau qui représentent le nerf lingual, un nerf de la sensibilité générale. Si maintenant nous ajoutons que le nerf hypoglosse, si semblable, d'après sa forme, aux nerfs qui se distribuent dans les muscles, doit être lui-même un nerf de muscles, mes recherches sur les nerfs de la langue auront démontré anatomiquement ce que Barthélemy Panizza (*Essais sur les fonctions des nerfs*) a démontré, touchant ces mêmes nerfs, physiologiquement par ses expériences.

Essayons maintenant de tirer une conclusion finale, et comparons les recherches exposées précédemment sur le mode de distribution des nerfs dans la peau et dans la langue avec la disposition des nerfs dans les muscles, découverte par Valentin. La doctrine capitale de ce naturaliste est : *que les nerfs n'ont, à proprement parler, point de terminaison périphérique, mais que, dans les organes périphériques, leur partie centrifuge passe, sans délimitation, dans leur partie centripète.* La comparaison de ses recherches et des miennes m'autorise à compléter sa doctrine, en admettant : *que le caractère essentiel de tous les purs nerfs des sens consiste à former, à leur partie périphérique, un réseau très fin, et à se résoudre en leurs parties élémentaires les plus ténues ; de plus que le caractère essentiel des nerfs qui président à la sensibilité générale, soit qu'ils appartiennent au cerveau, soit qu'ils appartiennent à la moelle épinière, consiste à former des réseaux variés, très étendus, qui sont constitués la plupart du temps par des faisceaux nerveux, rarement par des fibres primitives isolées ; enfin que le caractère essentiel des nerfs qui dirigent l'action musculaire consiste à former, dans l'intérieur du muscle, un plexus constitué en partie par des faisceaux forts, et puis à se disposer en anses terminales, qui très rarement sont constituées par des fibres primitives absolument isolées.*

Chez les grenouilles, comme chez les oiseaux, on ne trouve pas, à proprement parler, de rameau lingual du nerf trijumeau; la cause de cette disposition est probablement que, les dents manquant à l'os maxillaire inférieur, le nerf alvéolaire n'existe pas comme tronc du nerf lingual; mais c'est plus encore que, là où l'activité du nerf d'un sens est empêchée par la structure de l'organe, comme cela a lieu, relativement au nerf glosso-pharyngien, par le surtout corné de la langue des oiseaux ou par la couche de mucosité épaisse sur la langue des grenouilles, ce nerf ne peut plus servir qu'à la sensibilité générale; d'autant plus que la sensibilité d'un sens, incomplète, ne se distingue pas essentiellement de la sensibilité générale. En conséquence le nerf glosso-pharyngien de ces animaux, nonobstant sa structure, qui est celle des nerfs des sens, ne peut avoir aucune autre fonction que celle qui appar-

tient au nerf lingual dans des organes du goût plus développés. Enfin si nous devons chercher le caractère essentiel des nerfs des sens en ce que les fibres primitives isolées se séparent les unes des autres dans ces nerfs, nous pouvons sans doute encore admettre que les nerfs de la peau, là où cette membrane est développée en organe du tact, seront divisés en des fils plus fins que cela n'est sur d'autres points (1).

ACADÉMIE DE MÉDECINE.

Séance du 24 mars.

Le secrétaire perpétuel donne lecture d'une lettre qui annonce que le marquis d'Argenteuil, décédé il y a peu de jours, a légué à l'Académie royale de médecine une somme de trente mille francs, qui devra être placée en rente sur l'état, et dont le revenu devra former tous les x ans un prix à adjuger à l'auteur du plus notable perfectionnement apporté dans le traitement du rétrécissement de l'urèthre. S'il advenait que dans cet espace de six années rien n'eût été fait sur cette partie spéciale de l'art qui parût mériter la récompense offerte au génie de nos chirurgiens, l'Académie serait autorisée à donner plus d'extension à l'objet du concours, et à couronner le meilleur ouvrage fait sur les maladies des voies urinaires. Ce legs n'est point le seul qui honore la philanthropie du marquis d'Argenteuil : il a encore donné cent cinquante mille francs pour la fondation de dix lits dans un hôpital, et quarante mille francs à la société d'encouragement de l'industrie nationale, pour récompenser chaque année les progrès qu'on pourra faire faire à quelque partie de notre industrie sur laquelle la France serait restée en arrière de quelque autre pays. Tous ces legs devront être remis intégralement et sans frais à leur destination.

En faisant part à l'Académie royale de médecine de la partie du testament du marquis d'Argenteuil qui la concernait, la famille de l'honorable défunt indiquait le jour de ses funérailles. Une députation de l'Académie y a assisté, et M. Pariset a prononcé sur la tombe un discours, dont on a voulu entendre lecture en séance, et qui sera imprimé dans le bulletin. Sur la proposition du président, l'Académie a décidé que des remercîmens seraient adressés au médecin de M. le marquis d'Argenteuil, qu'on *suppose* avoir suggéré à ce dernier l'idée du legs dont on lui est redevable. Il nous semble qu'un sentiment de délicatesse et de convenances aurait dû interdire de faire aussi *ostensiblement* une pareille démarche, qui enlève au testateur le principal mérite de son œuvre, aux yeux du moins de ceux qui pensent que ce qui l'honore n'est pas tant d'avoir eu de la fortune, que d'avoir eu la noble pensée d'en faire servir une partie aux progrès de la science et au bien de l'humanité.

M. le président pour répondre à quelques reproches qui lui auraient été adressés, de laisser souvent traîner les discussions en longueur, fait remarquer fort judicieusement que c'est à l'Académie et non à lui à décider quand une question débattue est suffisamment éclairée, et à fixer le moment où il convient de clore les discussions. Sur ce point, comme sur tout autre, il remplira son devoir,

(1) Le *Mémoire* de M. E. Burdach est, dans l'original, accompagné de figures que nous avons cru pouvoir nous dispenser de reproduire, les détails précis, exacts et minutieux dans lesquels l'auteur est entré permettant de concevoir, sans le secours d'une planche, les dispositions nouvelles qu'il a décrites.

qui est de respecter l'indépendance, et de maintenir et faire exécuter les décisions de l'Académie.

Selon l'engagement qu'il en avait pris, M. Burdin est venu apporter quelques modifications au programme qu'il avait proposé pour le prix qu'il offre à la lucidité des somnambules magnétiques. Il mettait pour condition du gain de ce prix, qu'on lût *sans le secours des yeux, de la lumière et du toucher.* Mais la somnambule de M. Pigeaire ayant besoin de lumière pour lire, *quoiqu'elle ne se serve pas de ses yeux*, et ayant besoin aussi de *toucher* les objets pour les *voir*, quoique ce soit précisément les soustraire à la lumière par le contact, rendre celle-ci parfaitement inutile et tomber dans une contradiction choquante, la somnambule de M. Pigeaire ayant, disons-nous, besoin de tout cela, M. Burdin déclare n'exiger qu'une seule chose, savoir : Que les yeux soient mis dans l'impossibilité de voir. Il consent à ce que les objets soient éclairés; il ne s'oppose point à ce que la somnambule promène ses doigts sur le livre qu'elle devra lire, à condition toutefois que ce ne sera point un livre avec des caractères en saillie, tel que ceux dans lesquels les aveugles peuvent lire, mais un livre fourni par la commission de l'Académie. Il s'en remet du reste entièrement à cette commission du soin de prendre les moyens convenables pour empêcher la somnambule de se servir, pour voir, des organes auxquels la nature a départi cette fonction, mais dont sa lucidité peut, dit-on, fort bien se passer. Quoique cette communication de M. Burdin ne soit pas de nature à être mise en discussion, et malgré les réclamations de M. Rochoux, qui voudrait ou qu'on abordât franchement l'examen de la question du magnétisme prise dans toute sa généralité, ou qu'on s'abstînt complètement d'y toucher et d'y perdre son temps, M. Bousquet parvient à obtenir, à force d'instance, l'autorisation de lire une lettre que lui a écrite M. Pigeaire, pour demander qu'on s'occupe le plus tôt possible de constater les merveilles que présente sa jeune somnambule. Le motif de son impatience, c'est que la lucidité magnétique est un état d'exaltation passagère, anormale, une véritable indisposition, qu'on ne pourrait chercher à entretenir longtemps chez un sujet jeune et délicat sans s'exposer à compromettre sa santé.

M. Planche lit une série de rapports sur des remèdes souverains contre les maladies des mamelles, le choléra, la diarrhée, le catarrhe. Le rapporteur conclut qu'il n'y a pas lieu à appliquer à aucun des auteurs de ces merveilleuses panacées le bénéfice de la loi sur les remèdes secrets.

La parole est à M. Roux pour la relation du voyage chirurgical qu'il a fait récemment en Allemagne. Profondément convaincu du profit qu'il y a à retirer des voyages, pour la médecine, et ayant d'ailleurs pour eux un goût des plus prononcés, M. Roux a visité à diverses époques l'Angleterre, l'Espagne, la Suisse, la Hollande et l'Italie; il vient d'accomplir enfin le projet qu'il avait depuis longtemps d'aller étudier un pays qu'on a trop long-temps dédaigné, et que l'on commence à apprécier de la manière la plus favorable, parce qu'on commence à le connaître. M. Roux a fait part au public ou à l'Académie des observations recueillies dans ses précédentes pérégrinations; s'il ne peut se flatter d'exciter le même intérêt que lorsqu'il venait, en 1814, à son retour d'Angleterre, faire connaître l'état de la science dans un pays avec lequel toute relation avait été rompue pendant vingt années, il croit du moins pouvoir donner sur les hommes, sur les établissemens sanitaires, sur les institutions scientifiques de l'Allemagne, des notions qu'on ne trouverait pas facilement dans les livres. Il serait trop long de tout dire; les institutions sont si différentes des nôtres, les universités sont si nombreuses, et, par suite, les hommes qui s'occupent activement de la science et de l'art si multipliés qu'on ne pourrait sans de long détails épuiser la matière, et qu'il faut se contenter de l'effleurer.

M. Roux commence par rendre hommage à l'exquise politesse et à l'active prévenance de nos confrères d'outre-Rhin, qui lui ont fait partout l'accueil le plus bienveillant et le plus flatteur.

M. Roux entame la relation de ses excursions scientifiques par celle de son voyage à Prague. C'était là qu'avait lieu cette année le congrès scientifique qui réunit tous les ans les hommes les plus distingués de l'Allemagne, venant se communiquer les résultats de leurs travaux et s'entendre sur la direction à donner désormais à leurs recherches : grande académie qui ne dure que quelques jours, mais dont la durée est suffisante peut-être pour les travaux dont la nature exige réellement qu'un grand nombre d'hommes s'entendent à la fois pour les accomplir.

M. Roux aurait pu dire les questions qui s'agitaient dans cette grande assemblée; mais il a craint que la connaissance imparfaite qu'il a de la langue qu'on y parlait ne lui fît commettre quelque inexactitude; d'ailleurs le compte-rendu de ces séances sera publié : c'est le professeur Krombholz qui en a été chargé, comme secrétaire du congrès.

La présence dans cette assemblée d'un représentant de la chirurgie française fit interrompre l'ordre du jour, et l'on manifesta de toutes parts à M. Roux le désir d'entendre de lui quelque communication. Quoique pris à l'improviste, il se trouvait en mesure de répondre à l'intérêt qu'on mettait à l'écouter. Il venait de pratiquer récemment pour la quatre-vingt-dixième fois la staphylosophie, opération à l'égard de laquelle un chirurgien allemand pouvait lui disputer la priorité d'invention, mais qu'il peut en quelque sorte considérer comme sienne, tant parce qu'il l'a inventée, lui aussi, de son côté, que parce qu'il l'a pratiquée plus souvent que qui que ce soit, et qu'il l'a ramenée aux procédés d'exécution les plus simples et les plus sûrs. M. Roux put donner, sur les résultats de sa grande expérience en ce point, des détails qui devaient intéresser vivement en Allemagne, mais sur lesquels il n'est plus nécessaire de s'arrêter ici.

Un chirurgien venait de lire un mémoire intéressant sur le pied : bot M. Roux trouva dans les souvenirs récens de sa pratique l'occasion de parler de la section du tendon d'Achille dans le traitement de ce vice de conformation, section pratiquée d'abord par Thilenius, puis par Michaelis, et par Delpech, remise en honneur par un chirurgien de Hanovre, Strohmeyer, mais sur laquelle l'expérience de M. Bouvier et celle de M. Roux lui-même ont prononcé de manière à établir désormais irrévocablement cette opération dans le domaine de l'art. Ce sujet l'amena naturellement à parler de la section du muscle sterno-mastoïdien dans *l'obstipité* latérale, opération pratiquée autrefois par Royer, Roonhuuysen, Meckren, Tulpius, Blasius et Ten Haaf, mais oubliée depuis, et qui a été en quelque sorte réinventée par Dupuytren et M. Roux. M. Roux parla encore de la suture du périnée, qu'il a pratiquée huit fois avec des succès variés, et pour laquelle il rejette le procédé de Dieffenbach qui consiste à pratiquer deux incisions latérales à la déchirure, afin de rendre la réunion de celle-ci plus facile.

Enfin M. Roux parla de quelques opérations d'anévrysme récemment pratiquées par lui. Il fut témoin à son tour d'une opération assez remarquable.

A l'hôpital de Prague se trouvait une fille de 26 ans, affectée de rétention de règles par imperforation du conduit qui leur livre naturellement passage. Le vagin, régulièrement conformé à son entrée, se terminait en cul-de-sac et manquait dans les deux tiers supérieurs. Le sang menstruel retenu avait formé une tumeur d'un volume assez considérable pour simuler une grossesse de six mois. Plusieurs tentatives avaient été faites à divers époques pour ouvrir une issue à ce liquide; il n'en était résulté qu'un soulagement momentané ; les ouvertures pratiquées s'étaient bientôt fermées et la seule trace qui restat de ces opérations était une perforation en boutonnière au canal de l'urètre. La santé de cette fille paraissait altérée, et, la nécessité d'une nouvelle opération étant bien établie, le moment en avait été fixé pour le jour où M. Roux se trouvait là présent avec un nombre considérable de médecins distingués. Le docteur Fritz, chirurgien en chef de l'hôpital, proposa à M. Roux de la pratiquer, mais notre compatriote eut la discrétion de se refuser à cette politesse.

On était d'accord sur la nécessité d'évacuer le sang qui formait la tumeur; on ne l'était pas également sur le siège qu'occupait celle-ci. Les uns croyaient le sang épanché dans une cavité accidentelle au voisinage de l'utérus, d'autres, dans la cavité même de la matrice, ce qui est beaucoup plus probable. L'opinion la plus générale était qu'il fallait plonger un trocart sur un point saillant de la tumeur au fond du vagin, et se borner à laisser le sang s'écouler par cette ouverture. Mais le trocart pouvait glisser derrière la matrice, sans pénétrer dans le foyer. M. Roux trouvait plus convenable et proposa de faire d'abord au fond du vagin, une incision pour pénétrer jusqu'à l'utérus, puis de faire à ce viscère une ponction qu'on agrandirait ensuite largement avec le bistouri. Cette proposition fut adoptée, et M. Fritz exécuta l'opération avec beaucoup d'habileté. Il s'écoula une grande quantité de sang couleur chocolat En un point les vues de M. Roux ne furent point remplies et il en résulta pour lui les craintes sur l'issue définitive de l'opération. On se contenta de la petite ouverture faite à la matrice pour donner issue au sang qu'elle contenait, et aucune précaution ne fut prise pour empêcher cette ouverture de se fermer. N'eût-il pas été nécessaire de l'agrandir, et d'y maintenir une mèche ou une canule? M. Roux n'a point encore reçu les détails qui lui ont été promis sur ce cas intéressant.

On présente à l'Académie une énorme tumeur cancéreuse du sein enlevée à une femme de 51 ans par M. Jules Cloquet. Cette tumeur pèse 15 livre et 1/2. La constitution de la malade paraît assez gravement détériorée; cependant il n'existe aucun signe d'affection de quelque organe intérieur, et les ganglions de l'aisselle n'étaient point affectés. Une circonstance qu'on prend soin de noter, c'est que les veines qui rampaient sous la tumeur étaient d'un volume énorme, qu'aucune précaution n'a été prise pour empêcher l'air de s'y introduire, et que cet accident n'a pas eu lieu.

M. Lisfranc présente un jeune homme qu'il a opéré pour une flexion permanente de l'index et du médius de la main gauche, suite d'une brûlure ancienne de cette partie. Au doigt indicateur la cicatrice a été enlevée dans sa totalité, et la plaie réunie par première intention; le succès a été complet. Une autre méthode a été suivie pour le doigt médius, afin d'en comparer les résultats à ceux de la précédente. Ici la cicatrice, au lieu d'être enlevée, a été incisée transversalement dans toute son épaisseur au niveau des articulations. Des bourgeons *luxurians* (et non pas luxurieux, comme dit M. Lisfranc, par inadvertance) ont exigé des cautérisations fréquemment répétées. Le doigt a été maintenu dans l'extension pendant trois semaines après la cicatrisation des plaies; et le succès a été aussi complet que celui obtenu à l'autre doigt, mais le traitement a demandé plus de temps. Aujourd'hui les mouvemens des deux doigts opérés sont déjà libres, et deviendront de plus en plus faciles.

M. Lisfranc présente une pièce pathologique propre à démontrer la possibilité des guérisons des grandes plaies des articulations. Un homme ayant eu le coude atteint par une scie mécanique circulaire jouant avec une extrême rapidité, l'olécrane et une partie du condyle furent enlevées, et l'articulation fut largement ouverte. Était-ce un cas d'amputation? Instruit par l'expérience des chirurgiens militaires, qui ont sans cesse occasion de constater que le danger des plaies articulaires est en raison inverse de leur étendue, M. Lisfranc jugea que le membre pouvait être conservé. La plaie ne fut point réunie. Plusieurs saignées furent pratiquées ; copieuses d'abord, puis moins considérables. Au vingtième jour, un érysipèle survint qui céda, en 48 heures, à un traitement approprié. Le malade sortit guéri de l'hôpital, mais la cicatrice était encore tendre; l'individu, faisant le métier de commissionnaire, la couvrit d'une plaque métallique pour la protéger. Il s'y heurta un jour avec violence, elle se rompit, et il rentra à l'hôpital. Il y fut pris au bout de quelques jours d'une pneumonie à laquelle il a succombé.

M. Gerdy fait remarquer qu'on a dès long-temps parlé des grandes plaies des articulations comme moins susceptibles que les simples piqûres d'entraîner des accidens redoutables, et comme n'exigeant point par elles-mêmes l'amputation des membres. Pour sa part, il a observé des cas fort remarquables en ce genre, et il présentera prochainement à l'Académie quatre observations d'énormes plaies de grandes articulations, guéries non seulement sans amputation, mais même sans accidens bien sérieux.

CORRESPONDANCE (1).

Paris, le 20 mars 1838.

Monsieur le rédacteur,

Je ne veux pas mettre davantage à contribution votre obligeance et votre impartialité, en revenant, aux dépens de vos lecteurs, sur une discussion déjà trop longue; au point où elle en est, cette discussion ne peut plus d'ailleurs être simplement débattue devant le public ; lorsqu'on diffère sur des faits comme ceux qui divisent MM. Vigla, Quevenne, etc., et moi, relativement aux matières formant les sédimens des urines, c'est le cas d'en appeler à des juges tout à fait compétens, capables d'examiner les difficultés et de trancher la question. Je ne vous fatiguerai donc pas, monsieur le rédacteur, de nouvelles observations qui provoqueraient sans doute une nouvelle réponse, et je prends le parti de soumettre mon travail au jugement d'une commission de l'Académie des sciences, qui vérifiera si *l'urèthe fournit en effet des lamelles épidermiques*, ou bien si, comme je l'avance, ce canal ne *sécrète que du mucus globuleux*; si le *mucus vésical ne contient pas toujours des squammes épidermiques*, ainsi que je le dis, sans prétendre toutefois qu'il n'entre pas d'autres élémens dans ce mucus; *si le plus ou moins de matière grasse et d'albumine dans des proportions microscopiques de pus et de mucus peut servir à distinguer les globules de l'un et de l'autre*, et s'il ne vaut pas mieux s'abstenir en pareil cas, que de se prononcer, le meilleur, entre plusieurs mauvais caractères, ne valant rien lui-même. La commission dira si c'est trop s'avancer que d'admettre *la présence du sang dans un liquide où existent des globules sanguins, et celle du sperme là où se montrent des animalcules spermatiques* ; si en effet les globules du ferment sont plus *petits* que ceux du lait, où l'on en trouve, comme on sait, n'ayant pas plus de $\frac{1}{200}$ et même $\frac{1}{300}$ millimètre; si le lait mélangé à l'urine forme *au fond du vase*, un dépôt blanc semblable à du pus, au dessus duquel l'urine devient *parfaitement transparente*, comme on l'avait dit d'a-

(1) Ayant reçu la lettre suivante de M. Donné, nous avons demandé à M. Vigla d'y faire une réponse que nous pussions insérer immédiatement, afin de clore, dans notre journal, une discussion dont toutes les pièces sont maintenant sous les yeux du public.

bord, et non pas si l'on trouve des globules laiteux mêlés aux sédimens dans les urines où l'on a mis du lait; ce que je n'ai jamais contesté, le fait n'étant pas en question.

La commission jugera en outre si M. Berzelius s'est en effet trompé relativement au phosphate ammoniaco-magnésien qu'il appelle neutre.

La commission jugera également les moyens que je propose pour distinguer l'acide urique de l'urate d'ammoniaque, tels que l'insolubilité du premier une fois précipité des urines et la solubilité du second par une médiocre élévation de température, l'action de l'acide nitrique étendu sur l'un et sur l'autre, la cristallisation en primes rhomboïdaux de l'acide urique et celle amorphe du sel; elle dira si je n'ai pas démontré, comme on me le reproche, la présence de l'ammoniaque dans ce sel, en le recueillant sur un filtre, le lavant à l'eau distillée, le séchant dans le vide, *le traitant à froid par la potasse, et constatant le dégagement de l'ammoniaque par le moyen du papier réactif et par les vapeurs formées au contact de l'acide chlorhydrique*; elle décidera si une cristallisation en *globules* diffère beaucoup d'une cristallisation pulvérulente ou amorphe; elle verra s'il existe dans la planche du mémoire de M. Vigla un seul cristal représentant la forme de chlorure de sodium telle qu'elle est modifiée par l'urée, et elle s'assurera enfin si je n'ai pas communiqué les bases et les principaux points de mon travail à la société philomathique, dans sa séance du 25 novembre dernier.

Je laisse de côté une foule de questions de détail et plusieurs interprétations inexactes de mes opinions, pour m'en tenir au fond même du sujet.

Il est d'autant plus important, monsieur le rédacteur, de bien établir la vérité en ceci, qu'il s'agit d'applications cliniques et d'un travail que je destine spécialement à l'usage des praticiens; il faut donc que l'on sache définitivement à quoi s'en tenir sur les faits en question; aussi, de quelque côté que me vienne la lumière, je l'accueillerai avec empressement.

J'ai l'honneur d'être, monsieur, votre très dévoué confrère.

AL. DONNÉ.

Monsieur le Rédacteur,

M. Donné annonce aujourd'hui qu'il va soumettre un travail, *sur les sédimens de l'urine*, à une commission de l'Académie des sciences: je désire comme lui que cette commission veuille bien examiner les questions controversées entre lui et moi, et que je rétablis ici; à savoir:

1° Si les faits contenus dans mon premier mémoire ont été communiqués par M. Donné à la Société *philomatique* dans sa séance du 25 novembre 1837.

2° Si, contradictoirement à l'opinion de M. Donné, il y a de l'épithélium à l'entrée de l'urèthre, et si l'urine peut se charger de lamelles épidermiques en traversant ce canal ou dans son contact avec la vessie.

3° Si, ainsi que je l'ai annoncé, le mucus vésical peut être avec ou sans squammes, avec ou sans globules et s'il a, comme le dit M. Donné, pour caractère d'être squammeux.

4° Si dans la distinction du mucus urinaire et du pus la présence d'une quantité notable de matière grasse et d'albumine dans ce dernier, n'est pas un meilleur caractère que celui qui a été proposé par M. Donné.

5° Si la présence des globules sanguins dans l'urine y indique nécessairement la présence de tous les élémens du sang.

6° Si l'absence des animalcules spermatiques dans l'urine prouve nécessairement l'absence du sperme, ce que je conteste.

7° Si M. Quevenne a décrit le premier et exposé exactement les caractères du ferment diabétique; ce que j'affirme.

8° Si, comme M. Donné l'a avancé, dans le mélange de lait et d'urine, toute la matière grasse vient nécessairement à la surface de l'urine, et si on ne trouve pas une quantité plus ou moins considérable de globules laiteux dans le sédiment de l'urine, comme je l'ai dit.

9° Si, comme nous l'avons annoncé et prouvé de nouveau, contradictoirement à l'opinion de M. Donné, les cristaux de phosphate ammoniaco-magnésien dérivés du prisme rectangulaire droit, qu'on observe dans les urines alcalines, dans les urines neutres ou même acides, appartiennent bien réellement au phosphate ammoniaco-magnésien neutre de Berzelius.

10° Si l'urate d'ammoniaque traité par la potasse caustique a seule la propriété de dégager de l'ammoniaque, et si l'acide urique, le mucus, et d'autres matières animales, n'ont pas la même propriété; ce que j'affirme.

11° Si le dépôt amorphe, pulvérulent de l'urine ne diffère pas de la cristallisation en globules, M. Donné affirmant qu'il n'en diffère pas.

12° Si l'acide urique peut exister à l'état amorphe dans les sédimens de l'urine, comme le professent MM. Berzelius et Thénard, et comme l'a soutenu M. Quevenne d'après de nouvelles expériences.

13° Si l'urate d'ammoniaque, contradictoirement à l'opinion de M. Donné, peut être obtenu cristallisé; ce qui est incontestable.

14° Si j'ai décrit et figuré les cristaux décaédriques de sel marin tels qu'ils se présentent dans l'urine.

Agréez, etc.

21 mars 1838.

VIGLA.

Le concours pour la chaire de chimie organique est terminé. M. Dumas a été nommé professeur.

BIBLIOGRAPHIE.

Qu'est-ce que l'inflammation? Qu'est-ce que la fièvre? par ROBERT LATOUR, D. M., membre de la Société de médecine du département de la Seine.

Nullius addictus, jurare in verba magistri.—Horace.

Vol in-8°, Paris 1838, prix broch., 3 fr.; à Paris, chez Labbé, libraire, rue de l'École de Médecine, 10, ancienne maison Gabon.

George Macilvain: Medicine and surgery, etc., c'est à dire La médecine et la chirurgie, seule et même science d'induction, ou essai pour en améliorer l'étude et la pratique sur un plan plus en rapport avec la philosophie inductive, présentant comme premier fait la loi de l'inflammation.

Londres, 1838.

Un des gérans,   E. LITTRÉ.

PARIS.— Imprimerie et Fonderie de FÉLIX LOCQUIN et COMP rue Notre-Dame-des-Victoires, 6.

1838.— N. 31.   5 AVRIL.

L'EXPÉRIENCE,

JOURNAL DE MÉDECINE ET DE CHIRURGIE

PUBLIÉ PAR

MM. DEZEIMERIS ET LITTRÉ.

Ars longa.   *Ubicumque...*

Ce journal paraît tous les cinq jours, les 5, 10, 15, 20, 25 et 30 de chaque mois, par cahiers de 16 pages à deux colonnes, formant à la fin de chaque année deux forts volumes grand in-8°. Le prix d'abonnement est de 9 fr. pour 3 mois, 18 fr. pour six mois, 36 fr. pour un an, 40 fr. pour l'étranger. ON S'ABONNE, AU BUREAU DU JOURNAL, RUE DE LA SOURDIÈRE, 21, chez J. B. Baillière, rue de l'Ecole de Médecine, 13 bis, et, dans les départemens, chez les directeurs de poste et aux bureaux des Messageries-Royales et des Messageries Laffitte et Caillard. Les lettres affranchies sont seules reçues.

MM. les souscripteurs, dont l'abonnement a expiré le 31 mars, sont priés de le renouveler, s'ils ne veulent pas éprouver de retard dans l'envoi du Journal.

MÉDECINE PRATIQUE.

MÉMOIRE SUR LA SUEUR HABITUELLE DES PIEDS ET LES DANGERS DE SA SUPPRESSION;

Par J. T. MONDIÈRE, D. M. P.,

Membre de plusieurs Sociétés savantes, médecin des épidémies et de l'hôpital de Loudun (Vienne).

Le sujet que nous allons traiter mérite toute l'attention des médecins, et nous sommes surpris qu'on s'en soit si peu occupé. Cependant, si nous en jugeons d'après notre propre expérience, la suppression de la sueur habituelle des pieds joue en pathologie un rôle bien plus important qu'on ne serait tenté de le croire, d'après le silence presque absolu des auteurs dogmatiques. Ce silence est d'autant plus surprenant que les annales de la science renferment des faits qui démontrent d'une part toute l'influence de cette suppression sur le développement des maladies, et de l'autre toute l'inefficacité de la médecine la plus rationnelle, alors que cette cause a été méconnue. Plusieurs de nos observations mettront hors de doute cette proposition.

Peu d'auteurs, à notre connaissance, ont écrit *ex professo* sur le point qui nous occupe. En 1762, Buechner (1) (Adam Elie de) publia une dissertation que nous regrettons de ne pouvoir consulter. En 1810, le docteur Kruegelstein inséra dans le Journal de médecine et de chirurgie pratique de Hufeland un article qui a été assez longuement analysé dans la *Bibliothèque médicale* (2). En 1813, M. Lasteyras fit paraître une dissertation sur certaines éphidroses (transpirations) locales ou générales, dont le médecin ne doit pas tenter la guérison (3). Enfin, en 1815, Lobstein présenta, sur le même sujet, à la Société médicale d'émulation de Paris, qui le fit insérer dans ses bulletins (4), un travail qui, en raison de son importance sans doute, fut reproduit en 1825 dans les bulletins que cette société publiait séparément, et, en 1826, dans le *Journal complémentaire* (5).

Et bien, malgré cette grande publicité, il ne paraît pas que les médecins aient pris en considération les remarques du professeur de Strasbourg, tout récemment enlevé à la science. En effet, les ouvrages classiques sont muets sur ce point. Un dictionnaire de médecine, à peine mis à fin, garde le même silence, et, dans les nombreux journaux de médecine, on ne trouve que quelques observations isolées, souvent même présentées sous un autre point de vue, mais que nous aurons le soin de rapprocher des faits qui nous sont propres, afin de leur prêter l'appui dont ils pourraient avoir besoin auprès de quelques lecteurs.

De ce silence presque général, il faudrait bien se garder de conclure à une faible influence en pathogénie de la cause que nous allons étudier avec toute l'attention que nous semble mériter ce sujet. En effet, depuis que notre attention a été fixée sur ce point, des recherches poursuivies avec persévérance, des renseignemens pris auprès de la plupart de nos malades, et mieux encore des faits assez nombreux, dont quelques uns présentent, suivant nous, beaucoup d'intérêt et un haut enseignement pratique, nous ont convaincu:

1° Que la sueur habituelle des pieds s'observe chez un très grand nombre de personnes;

2° Que sa suppression, plus ou moins brusque, est une cause fréquente de maladies de toute espèce.

(1) *Dissertatio de sudoris pedum, imprimis habitualis noxia suppressione.* Halle, 1762, in-4°.

(2) T. XXXIII, p. 260.
(3) Thèse, Paris, 1813, n° 129.
(4) *Journal de méd. chir. et pharmacie,* par Leroux, 1815, t. XXXIV, p. 162.
(5) T. XXIV, p. 212.

I.   31

On peut classer dans deux catégories les individus sujets à la sueur habituelle des pieds : chez les uns, cette excrétion est sans ou presquesans odeur; chez les autres, au contraire, elle est très fétide.

Chez les premiers, elle est le produit de la perspiration cutanée ; chez les seconds, au contraire, qui sont infiniment plus nombreux, elle est fournie par ces folliculessébacés, que la nature prévoyante a multipliés dans certaines parties du corps, là surtout où la peau est exposée à plus de frottemens. Ces follicules, comme chacun sait, diffèrent, et par leur organisation et par le produit de leur sécrétion dans les diverses régions de la peau. Ainsi, le fluide qu'ils fournissent n'est pas le même, pour l'odeur surtout, au nez, aux aisselles, aux aines, aux pieds, aux oreilles, etc., etc.

Il résulte des travaux de Tromsdorf, professeur de chimie à Erfurt, que la sueur des pieds consiste dans une matière huileuse fort grasse, qui se combine avec la vapeur humide de la transpiration, au moyen de l'ammoniaque, et ce serait à ce dernier principe qu'il faudrait attribuer l'odeur plus ou moins fétide qui la caractérise. Toutefois, bien persuadé que, si cette fétidité tient, chez quelques individus, à une organisation particulière, elle est bien plus souvent le résultat du défaut de tout soin de propreté, nous ne saurions partager l'opinion des docteurs Sentin et Kruegelstein, qui prétendent que la sueur des pieds, que l'on produit artificiellement, ne devient réellement bienfaisante que lorsqu'elle est fétide.

Notre expérience personnelle ne nous a rien présenté de semblable, et souvent nous avons pu, par des soins hygiéniques bien simples, modifier et faire disparaître entièrement l'odeur qu'exhalaient les pieds de quelques uns de nos malades, sans compromettre en rien les bons résultats que nous avions obtenus du rappel de cette excrétion. Nous pensons par conséquent qu'on ne doit pas accepter sans commentaires l'histoire rapportée par le docteur Kruegelstein, d'un jeune homme, qui, autrefois sujet à une sueur habituelle des pieds, éprouvait depuis long-temps une cardialgie violente, accompagnée de vomissemens non bilieux et d'un goût continuel d'œuf pourri. Une sueur des pieds, artificiellement provoquée, mais sans odeur, calma les accidens à l'exception du goût d'œuf pourri. Cependant ces divers symptômes disparurent complètement, lorsque plus tard la sueur locale contracta de la fétidité.

La sueur des pieds est-elle héréditaire? Le docteur Kruegelstein n'hésite pas à se prononcer pour l'affirmative, et après lui Lobstein a soutenu la même opinion. Ici encore nous sommes forcé d'avouer que notre observation n'est pas venue confirmer cette manière de voir; et cependant, nous le déclarons hautement, nous avons recueilli tous nos renseignemens avec le plus grand soin et sans idée préconçue.

Est-elle contagieuse? Les deux médecins que nous venons de citer, et qui semblent s'être copiés, se prononcent pour la contagion, et Lobstein ne craint pas d'avancer qu'il suffit de porter les bas, les souliers ou les bottes d'une personne qui y est sujette pour gagner la même incommodité. Quand on émet de semblables assertions, il faudrait, dans un siècle surtout où, avec juste raison, on ne tient compte que de ce qu'a démontré une observation exacte, citer des faits ; mais, nous devons le dire, nous en avons vainement cherché dans les mémoires du docteur Kruegelstein et de Lobstein. Toutefois ici, comme dans les divers mémoires que nous avons publiés, ne voulant marcher qu'éclairé du flambeau de l'expérience, nous ne résoudrons point par la négative une question qu'il ne nous a pas été donné d'éclairer par nos propres recherches, et nous laisserons à l'observation future le soin de la décider.

Nous l'avons dit au commencement de ce travail, la sueur habituelle des pieds se rencontre chez un très grand nombre d'individus, peut-être chez la moitié des hommes. Mais la plupart n'en éprouvent d'autre incommodité que l'odeur plus ou moins désagréable qu'elle fournit, surtout par la marche et pendant les chaleurs de l'été. C'est une espèce d'émonctoire qui contribue à l'entretien de la santé tant qu'il subsiste, mais dont la suppression est presque toujours suivie de maux plus ou moins graves, qui ne cessent qu'avec leur cause, et qui trop souvent sont interminables et quelquefois mortels, par cela même qu'elle a été méconnue. Lobstein regarde comme certain que plusieurs malades, auxquels il donnait des soins, auraient succombé, s'il n'avait pas eu le soin de s'informer s'il existait ou non une sueur habituelle des pieds. Nous avons nous-même recueilli des faits semblables que nous rapporterons bientôt.

Les causes les plus fréquentes de la suppression de cette sueur, sont le refroidissement des pieds, les pédiluves froids, l'imprudence de marcher sur le carreau les pieds nus, de tenir également les pieds nus dans les bottes, les répercussifs et les astringens employés dans le but de se soustraire à une infirmité gênante et qui exige beaucoup de soins de propreté.

Ce n'est pas sans raison que nous n'énumerons ici que les causes de suppression qui agissent localement, et, parmi les faits que nous avons recueillis ou rassemblés, nous ne tiendrons compte que de ceux où il y a eu une telle coïncidence entre la cessation de la sueur locale et l'apparition des phénomènes morbides, qu'on ne peut s'empêcher de conclure de l'effet à la cause. De cette manière nous aurons répondu à l'avance à l'objection qu'on pourrait nous faire : de prendre pour cause un phénomène qui lui-même n'est qu'effet.

Et cette objection, qu'on ne la considère point comme un simple jeu de l'esprit. Elle est réelle, car elle a été faite par Lobstein à l'époque où il publia son travail. Sans doute la cessation de la sueur des pieds, comme la suppression de l'écoulement menstruel, peut être le résultat d'un trouble plus ou moins profond d'une portion de l'organisme; sans doute si ces suppressions sont le plus souvent une cause de maladies, elles peuvent aussi être l'effet d'une lésion préexistente. Nous l'accordons, et nous dirons même que dans quelques unes des observations que nous avons rassemblées, on peut admettre que la même cause qui a fait cesser la sueur des pieds a suffi en même temps pour produire les phénomènes morbides qui se sont développés. Mais il s'en faut beaucoup qu'il en soit toujours ainsi; et lorsque nous voyons un individu jusqu'alors bien portant être pris, aussitôt après la suppression d'une sueur habituelle des pieds, de symptômes pneumoniques par exemple, et que cette suppression est due à des lotions froides et répercussives, faites sur ces parties mêmes, alors qu'aucune autre cause morbifique n'exerce son action, alors que toutes les fonctions s'exécutent librement, ne sommes-nous pas en droit de conclure que tout le désordre qui survient est le résultat de la cessation de la sueur? Si maintenant, poursuivant cet exemple, nous voyons la médecine la plus éclairée, la thérapeutique la plus active, rester sans effet, et tout désordre fonctionnel cesser, au contraire, aussitôt que reparaît l'excrétion habituelle, notre conclusion ne paraîtra-t-elle pas la seule juste, la seule raisonnable? Eh bien! le fait que nous supposons s'est présenté non pas une, mais vingt fois à l'observation.

Les effets de cette suppression sont très variés, et il n'est pour ainsi dire pas d'organes qui ne puissent en ressentir l'influence pernicieuse.

D'après quarante-deux observations que nous avons recueillies nous-même ou trouvées dans les auteurs, nous avons dressé le tableau suivant:

Maladies observées :	nombre de fois.
Asthme ou dyspnée.	2
Embarras gastrique ; anorexie.	2
Pneumonie aiguë.	1
Pneumonie chronique , phthisie.	9
Céphalalgie.	2
Coryza.	5
Névralgie plantaire.	1
Névralgie sciatique.	1
Anasarque.	4
Hépatite chronique.	1
Diarrhée.	1
Leucorrhée.	4
Blennorrhagie non syphilitique.	1
Pleurésie chronique.	1
Otorrhée.	1
Diabètes et gastrorrhée.	1
Rhumatisme aigu.	1
Catarrhe vésical.	1
Maladie de la peau.	1
Phthisie trachéale.	2
Total.	42

Nous ajouterons au sujet de la phthisie trachéale, qu'au rapport de Neumann(1), la cause que nous étudions, aurait une bien grande influence

(1) *Nouvelle Bibliothèque médicale*, 1823, t. i, p. 484.

sur le développement de cette maladie; puisqu'il dit dans un compte rendu de la clinique de la Charité à Berlin, qu'elle est très fréquente dans cette ville, et que le plus grand nombre de ceux qu'il en a trouvés atteints était composé de personnes chez lesquelles la transpiration fétide et habituelle des pieds avait été supprimée.

Il résulte de cette espèce de statistique, bien incomplète sans doute, que les affections des membranes muqueuses, et surtout celles des organes pulmonaires, sont les plus fréquentes à la suite de la suppression de la sueur habituelle des pieds.

Examinons maintenant quels sont les moyens les plus propres à entretenir ou à rappeler cette transpiration.

Les personnes sujettes à cette incommodité devront éviter avec soin toute humidité et tout froid aux pieds. Pour cela, elles feront usage de bas de laine, ou mieux porteront des chaussons de flanelle, qu'elles changeront plus ou moins souvent, selon l'abondance de la sueur et son odeur plus ou moins désagréable. Elles garniront leurs chaussures de semelles de feutre ou de liège ouatées au besoin; elles useront fréquemment de pédiluves chauds et aromatiques, qui auront pour effet d'entretenir la peau dans un état de propreté et de souplesse qui faciliteront la transpiration, et de diminuer, souvent même de détruire entièrement toute odeur fétide.

Parmi les moyens recommandés pour rappeler la sueur des pieds quand elle a été supprimée, il en est deux surtout qui méritent l'attention des praticiens, et qui jusqu'à présent ont toujours rempli le but que nous nous proposions. Ces moyens sont des chaussons de laine recouverts de chaussons de taffetas gommé, et les bains de sable chaud.

Si les chaussons de toile cirée ont rarement réussi à Kruegelstein, cela tient à ce qu'il les appliquait à nu sur la peau. Nous-même, par un malentendu de la part d'un malade qui les avait portés de cette manière, non seulement nous n'en avons obtenu aucun résultat favorable, mais encore nous avons cru remarquer que les accidens auxquels avait donné lieu la suppression de la sueur des pieds avaient augmenté. On conçoit en effet que la sensation de froid que fait éprouver le contact de la toile cirée ou du taffetas gommé avec la peau est plus susceptible de chasser la sueur que de la rappeler.

Voici la manière dont nous les avons employés avec tant de succès. Le malade met d'abord des chaussons de laine qu'il recouvre ensuite de chaussons de taffetas gommé, doublés à l'extérieur de calicot, afin de leur donner plus de solidité. Par ce moyen simple, les pieds sont maintenus dans une douce chaleur, et bientôt dans un bain de vapeur permanent, qui ne tarde pas à rappeler la sueur, et quelquefois d'une manière si abondante, que nous avons vu tel malade être obligé de changer cinq à six fois, par jour, de chaussons de laine.

C'est dans les cas rares où nous n'avons pas réussi par ce moyen que nous avons eu recours aux bains de sable chaud, qui en ont assuré l'action. Voici la manière de préparer et de donner ces bains : nous faisons recouvrir de plusieurs doubles d'étoffes de laine les pieds et les bas des jambes des malades, qui mettent ces parties dans un baquet que l'on remplit alors de sable aussi chaud qu'ils peuvent le supporter. Ce bain que nous faisons prendre de préférence le soir, est prolongé pendant une demi-heure et même une heure, et en en sortant, les malades prennent leurs chaussons de laine recouverts de ceux de taffetas gommé et se couchent dans un lit bassiné. Il est rare que ces moyens, répétés plusieurs jours de suite, n'amènent pas le résultat que l'on en attend.

Ce traitement simple, avons-nous dit, nous a constamment réussi. Cependant nous ajouterons que dans quelques cas opiniâtres Lobstein a eu recours avec succès à l'application de raifort ou d'un synapisme à la plante des pieds. Le même médecin dit encore avoir souvent obtenu l'effet désiré, en faisant frictionner, deux fois par jour, l'espace qui sépare les orteils avec un onguent composé de parties égales d'onguent mercuriel et de sel volatil de corne de cerf.

Des frictions presque semblables avaient déjà été indiquées par Kruegelstein, qui, de plus, fidèle à l'opinion qu'il a adoptée sur la contagion de la sueur des pieds, conseille de faire porter des bas imprégnés de la sueur d'une autre personne. Ce serait même à ce seul moyen que devrait se réduire toute la thérapeutique de l'accident dont nous parlons, si cette contagion venait à être prouvée par des faits. Mais nous n'en avons rencontré aucun, pas même dans les mémoires de ceux qui ont admis un principe contagieux.

Avant de terminer ce qui a rapport au traitement, nous ne saurions nous dispenser de répéter ce que nous avons déjà dit : que toujours ou presque toujours la thérapeutique, même la plus rationelle et la plus active, restera sans effet, tant que l'excrétion supprimée ne sera pas rétablie. Bien plus, on n'arriverait même pas au but que l'on se propose, en déterminant, par des moyens appropriés, soit des sueurs générales abondantes, soit des superpurgations, ou autres évacuations.

Parmi les faits sur lesquels repose cette vérité pratique, nous nous bornerons à citer celui que M. Pamard a consigné dans les annales de Montpellier (1). Dans ce cas vraiment remarquable, la suppression de la sueur des pieds fut suivie d'une sciatique excessivement douloureuse, qui disparut aussitôt après le retour spontané de cette sueur, après avoir résisté à des purgatifs violens, et à des doses énormes de kermès, qui produisirent des selles nombreuses, des sueurs générales très copieuses, et un flux aqueux très abondant qui paraissait venir de l'estomac.

(1) Janvier 1815.

Encore un fait. Le docteur Salone (2) dit avoir vu chez un jeune homme de 22 ans une pneumonie déjà passée à l'état chronique et due à la répercussion subite d'une sueur abondante des pieds, *se montrer rebelle à l'emploi des moyens ordinaires*, et disparaître aussitôt après le retour de la transpiration supprimée, résultat qu'on parvint à obtenir en enveloppant les pieds du malade de flanelles imprégnées de vinaigre très chaud, et recouvertes en dernier lieu d'une toile gommée.

Quant aux moyens de remédier à l'odeur, quelquefois repoussante, qu'exhalent les individus sujets à la sueur des pieds, ils consistent à changer souvent de chaussons et de bas, à faire un usage journalier de pédiluves et de lotions légèrement aromatisées. Bien que nous n'ayons pas eu occasion de l'employer, nous pensons qu'on pourrait avec avantage ajouter à ces pédiluves une certaine quantité de chlorure de chaux.

Nous nous arrêterons là, pour arriver de suite à la relation des faits sur lesquels reposent ces principes généraux.

1re Obs. *Sueurs habituelles des pieds depuis l'enfance ; suppression par imprudence ; dyspnée, inflammation du parenchyme pulmonaire, hémoptysies abondantes ; traitemens divers ; résultat nul ; rappel de la sueur ; guérison.*

M. C......, âgé aujourd'hui de 24 ans, grand, d'une bonne constitution, teint animé, cheveux châtain foncé, barbe noire, né de parens sains, ne comptant aucun phthisique dans sa famille, et n'ayant aucun des attributs de la constitution lymphatique, était sujet à la sueur habituelle des pieds depuis son enfance, bien que ni son père ni sa mère ne fussent soumis à la même incommodité. Cette sueur, abondante surtout l'été et pendant la marche, n'avait pas une odeur bien désagréable ; et tant que M. C..... resta sous le toit maternel, des soins de propreté, et la précaution de changer souvent de bas et de chaussures suffirent pour entretenir cette sueur, et sa santé se maintint fort bonne.

Il y a quelques années, M. C...... habitant alors Paris, et s'ennuyant d'être obligé de changer si souvent de chaussettes, eut l'imprudence de mettre les pieds nus dans ses bottes. A cette époque, étant attaché en qualité d'artiste à un théâtre, il éprouva du froid aux pieds, et bientôt la sueur fut supprimée.

Dès ce moment la santé de M. C......, jusqu'alors excellente, commença à se détériorer ; il survint de la dyspnée, de la toux, sèche d'abord, puis humide, et bientôt des hémoptysies abondantes, et qui reparaissaient à la moindre fatigue, et surtout sous l'influence du froid aux pieds.

Un médecin, consulté, pratiqua plusieurs saignées, prescrivit un régime doux et des tisanes pectorales, fit appliquer des sangsues sur la poitrine et un vésicatoire au bras. Ce traitement, quoique employé avec énergie au dire du malade, ne fut suivi d'aucune amélioration. Au contraire, sa santé s'affaiblit de plus en plus, l'amaigrissement fit des progrès, des sueurs nocturnes apparurent, une expectoration abondante de mucosités épaisses et catarrhales avait lieu le soir et le matin, et c'est dans cet état que M. C..... fut renvoyé dans son pays pour y respirer l'air natal.

Revenu à Loudun, M. C.... fut visité par deux médecins,

(1) Quelques considérations sur la révulsion et les révulsifs. *Thèse*, Paris, 1825, n. 10, p. 15.

qui, semblant confirmer le diagnostic de leur confrère de Paris et croire à une phthisie, prescrivirent le lait de chèvre et d'ânesse presque pour toute nourriture, le sirop de gomme, de limaçon, quelques potages et le séjour à la chambre. Ce traitement suivi avec persévérance pendant plusieurs mois n'apporta aucun changement dans l'état du malade, et il fut regardé par ses médecins et ses amis comme voué à une mort prochaine.

C'est alors que M. C..... fut confié à nos soins, au mois de septembre 1835. Lors de notre première visite, voici ce que nous observâmes : maigreur très grande, face pâle, si ce n'est aux pommettes où il existe une rougeur circonscrite assez prononcée ; peau humide ; pouls à 92, assez mou ; toux fréquente, surtout la nuit et le matin ; expectoration assez facile de crachats jaunes, épais, présentant quelquefois des stries de sang ; peu d'hémoptysie depuis dix jours ; voix couverte et enrouée, picotement au larynx ; sueurs abondantes tous les matins, surtout à la poitrine ; selles le plus ordinairement naturelles, quelquefois cependant liquides ; urines rouges et laissant déposer un sédiment épais ; enfin abattement moral.

La percussion fit reconnaître un son clair et naturel au dessous des deux clavicules, dans tout le côté droit de la poitrine et dans les parties supérieures et inférieures du côté gauche, en avant et en arrière : son mat et obscur au contraire dans tout le tiers moyen de la région antérieure. Le murmure respiratoire est net et naturel partout, même sous les deux clavicules ; mais dans le tiers moyen et antérieur du côté gauche il est remplacé par un bruit particulier de *craquement* difficile à déterminer, assez semblable, quoique distinct, au bruit de *frottement* que Laennec rapportait à l'emphysème interlobulaire seulement, et que M. Reynaud, qui l'a étudié avec plus de soin, a rattaché à d'autres circonstances anatomiques.

Bien convaincu par cet examen fait avec la plus grande attention que la maladie n'était pas aussi avancée qu'on l'avait dit, et que s'il existait des tubercules dans le poumon gauche ils étaient encore à l'état miliaire, et n'en occupaient qu'une portion très restreinte, nous questionnâmes minutieusement le malade sur tous les antécédens, et c'est alors que nous apprîmes qu'il était autrefois assujéti à une sueur habituelle des pieds, et que du moment de sa suppression dataient tous les accidens qui s'étaient élevés du côté de la poitrine.

Dès ce moment rattachant tous les phénomènes morbides à leur véritable cause, il nous fut facile de concevoir pourquoi le traitement rationnel mis en usage par le médecin de Paris et nos confrères de Loudun avait complètement échoué, et de nous convaincre que, pour réussir, il fallait avant tout ramener la sueur des pieds.

En conséquence nous prescrivîmes au malade de prendre un pédiluve bien chaud, et en en sortant de mettre des chaussons de taffetas gommé. Les boissons adoucissantes furent continuées ; mais comme le malade était très faible, que le tube digestif paraissait sain, qu'il y avait plutôt fréquence du pouls qu'état fébrile, nous permîmes un peu de vin rouge étendu d'eau sucrée, des potages gras et maigres, des œufs frais, et bientôt un peu de viande.

Sans relater ce fait dans tous ses détails, il nous suffira de dire que sous l'influence de ce régime les forces épuisées, par suite d'une alimentation insuffisante, revinrent peu à peu, que l'embonpoint reparut, et que le malade, auquel nous permîmes de respirer le grand air, put aisément faire quelques promenades. Mais ce qui doit nous intéresser le plus dans ce fait, c'est que la sueur des pieds ne tarda pas à reparaître, et avec une telle abondance,

que M. C.... était, plusieurs fois par jour, obligé de changer de chaussons, et que, à mesure que cette sueur s'écoula, les accidens du côté de la poitrine diminuèrent de jour en jour pour cesser bientôt presque entièrement. En effet, un mois s'était à peine écoulé que les sueurs nocturnes, l'expectoration et les autres symptômes graves avaient complètement cessé, et que le malade pouvait se livrer à ses occupations habituelles, conservant seulement de la toux et le *craquement* dont nous avons parlé à la région moyenne du côté gauche de la poitrine, craquement qui ne masquait plus comme autrefois le murmure respiratoire.

Pendant près de deux années M. C.... a joui d'une santé excellente, et put donner toute la journée des leçons de musique, passer des nuits au bal, faire quelques excès, sans qu'aucun accident soit survenu, lorsqu'il y a cinq mois environ on vint nous chercher en toute hâte pour une hémoptysie abondante dont il venait d'être atteint. Le pouls étant dur, plein, nous nous hâtames de pratiquer une forte saignée du bras, et, questionnant ensuite le malade, nous apprîmes que depuis huit jours il avait eu l'imprudence de quitter ses chaussons de laine, et qu'il avait éprouvé du froid aux pieds qui avait arrêté la sueur. Nous le blâmâmes fortement, lui fîmes envisager toute la gravité du danger qu'il avait déjà couru, et nous obtînmes la promesse que désormais il ne quitterait plus ses chaussons.

Cet accident n'eut pas de suite, et depuis lors M. C..... a continué de jouir d'une bonne santé, conservant seulement toujours un peu de toux. Quant au *craquement* dont nous avons parlé, il avait complètement disparu lorsque nous auscultâmes le malade à la suite de l'hémoptysie survenue par son imprudence.

Certes nous n'avons pas la prétention d'avoir guéri là une phthisie ; mais nous ne craindrons pas de dire que l'engorgement chronique du poumon, et les hémoptysies qui se répétaient assez souvent auraient infailliblement conduit le malade au tombeau, si nous n'avions reconnu la cause de tous les accidens. C'est à cette ignorance complète de cette même cause qu'il faut attribuer la mort de la malade dont Fodéré a relaté l'observation.

IIe OBS. (1) *Sueurs habituelles des pieds, suppression par immersion de ces parties dans de l'eau froide ; symptômes de phthisie ; mort.*

« Une demoiselle de Marseille, âgée de dix-sept ans, qui avait toujours joui de la meilleure santé et qui était bien réglée, issue d'ailleurs de parens sains, éprouva tout à coup et sans raison apparente tous les symptômes de la phthisie pulmonaire : douleurs de poitrine, toux, difficulté de respirer, céphalalgie, fièvre hectique avec deux redoublemens par jour. Au second mois, l'écoulement périodique se supprima, et la malade périt à la fin du quatrième mois de l'invasion de la maladie, sans que ses crachats aient jamais été pu-

(1) *Bulletin de la Société médicale d'émulation de Paris*, 1825, t. 330.

rulens, et sans avoir obtenu aucun soulagement marqué de tous les moyens qu'on mit en usage pour la
guérison. »

« Quinze jours seulement avant sa mort, elle déclara
qu'elle croyait devoir sa maladie à la suppression de la
sueur des pieds : cette sueur était en effet habituelle chez
elle, et l'obligeait à changer de chaussure plusieurs fois
par jour. Or, un dimanche que cette demoiselle voulait
aller avec ses compagnes à une partie de plaisir qui devait l'occuper toute la journée, et ne pas lui permettre
de revenir chez elle pour changer sa chaussure, elle s'a-
visa de tremper ses pieds pendant une demi-heure dans
l'eau de puits très froide : la sueur se supprima effectivement, et ne reparut plus, quelques efforts que la malade eût faits, lorsqu'elle se trouvait seule, pour la rappeler. »

« Comme cette jeune personne avait un frère, homme
de l'art, à qui elle était extrêmement chère, celui-ci la
fit ouvrir après sa mort : on ne trouva dans les poumons
ni tubercules ni suppuration; mais ces organes étaient
entièrement hépatisés. »

M. Brierre de Boismont (1), le docteur Solone (2),
Saucerotte (3), Brieude (4). rapportent des faits qui
ont la plus grande analogie avec ceux que nous venons de présenter au lecteur.

IIIᵉ OBS. *Sueurs habituelles des pieds, suppression spontanée; anasarque bornée aux extrémités inférieures, purgatifs, diurétiques, scarifications inutiles, rappel de la
transpiration locale; guérison prompte.*

Le nommé Perraud, demeurant près de Ternay, nous
fut adressé par une personne à laquelle nous avions
donné des soins heureux dans une maladie grave. Cet
homme, âgé de 48 ans, grand, maigre, quoique ordinairement d'une bonne santé, cheveux noirs, teint coloré,
n'ayant éprouvé dans sa vie que les maladies ordinaires
à l'enfance, et une pneumonie qui céda à quelques saignées et à un vésicatoire sur la poitrine, vit, sans cause
connue, le bas de ses jambes s'engorger, et ce gonflement,
qui d'abord se dissipait par le repos au lit, persista constamment et s'étendit bientôt aux jambes et aux cuisses.

M. Pelé, chirurgien à Saint-Léger, consulté à cette
époque, saigna le malade, le purgea plusieurs fois, employa les diurétiques, les vésicatoires aux bras, et bien
qu'au rapport du sieur Perraud les purgatifs aient produit des évacuations abondantes, et les diurétiques des
seaux d'urine, pour me servir de ses expressions, l'anasarque n'en persista pas moins. Las de faire des remèdes
inutiles, Perraud avait abandonné tout traitement, et vivait ainsi, depuis six mois, avec son infirmité qui rendait
son travail pénible et sa marche lente et embarrassée,
lorsqu'il vint nous trouver au mois de juillet 1834.

Les détails qu'il nous donna sur le commencement de
sa maladie et l'inutilité de toutes les médications employées nous firent penser qu'il pouvait exister une
oblitération de la veine-cave dépendant d'une lésion
même de ce vaisseau, ou de quelque tumeur située
dans son voisinage. Nous explorâmes toutes les parties de
l'abdomen, et bien que cette exploration fût faite avec le
plus grand soin, et fût favorisée par le peu d'embonpoint
du malade, nous ne pûmes rien découvrir qui vînt justifier notre présomption. Pendant un mois nous employâmes de nouveau et sans succès les diurétiques, surtout la
scille et la digitale en poudre, dont la combinaison est
ordinairement si efficace dans toutes sortes d'hydropisies,
les frictions avec la teinture éthérée de digitale, les purgatifs, et enfin les scarifications.

(1) *Archives de médecine*, XVI, p. 21.
(2) *Diss. cit.*, p. 13.
(3) *Mélanges de chirurgie*, Paris, 1801, in-8. p. 823.
(4) *Traité de phthisie pulmonaire*, Paris 1803, in-8, t. II,
p. 31.

Le malade fatigué de l'inutilité de cette nouvelle médication allait encore renoncer aux secours de la médecine, lorsque le questionnant de nouveau sur tous les antécédens, renseignemens difficiles en général à obtenir
d'une manière exacte chez les habitans de la campagne,
nous apprîmes que, depuis son enfance, il suait abondamment des pieds, et que cette transpiration avait cessé
sans cause connue, peu de temps avant l'époque où apparurent les premiers symptômes de la leucophlegmatie.

Ce fut un trait de lumière pour nous, et nous devons
dire que c'est à ce fait surtout que nous sommes redevable d'avoir dirigé notre attention sur cette cause de maladies, bien plus commune qu'on ne le pense, et depuis
cette époque nous n'avons jamais interrogé un malade
sans nous informer si cette incommodité avait ou non
existé. Les faits assez nombreux que nous avons recueillis nous ont prouvé toute l'importance d'une semblable
demande, et, par son omission, nous aurions plus d'une
fois, comme nos confrères, échoué dans le traitement de
plusieurs maladies.

Quoi qu'il en soit, nous fîmes prendre à Perraud plusieurs bains de pieds émolliens, puis aromatiques, pour
assouplir la peau devenue sèche et comme écailleuse, et
quand ce premier résultat fut obtenu, nous lui fîmes porter des chaussons de flanelle recouverts de chaussons de
taffetas gommé. Bientôt une transpiration faible d'abord,
mais ensuite abondante et d'une odeur désagréable, *sui
generis*, obligea le malade à changer souvent de chaussons de laine. Et, chose remarquable, cette œdématie qui
avait résisté à des purgatifs énergiques, à des diurétiques
puissans, à des scarifications nombreuses, se dissipa
d'elle-même et dans un laps de temps assez court, puisque trois semaines ne s'étaient pas écoulées depuis le
commencement du nouveau traitement, que déjà tout
symptôme de maladie avait disparu.

Il serait impossible de ne pas admettre encore ici
un rapport de causalité entre la suppression de la
sueur des pieds et le développement de l'anasarque.
Pour nous l'expérience a déjà parlé trop de fois pour
que le doute nous soit permis, et nous espérons que
les faits que nous mentionnerons dans ce travail
porteront la même conviction dans l'esprit de tout
lecteur, quelle que soit d'ailleurs l'école à laquelle
il appartienne. En médecine les systèmes passent,
mais les faits bien observés restent dans la science :
rien ne peut les détruire.

Rapprochons encore ici du fait qui nous est
propre ceux analogues qui ont déjà été publiés.

En 1814 Kruegelstein l'auteur du mémoire que nous
avons déjà indiqué, publia, dans le journal d'Hufeland (1), une observation d'anasarque qui s'étendait
jusqu'aux parties génitales, et qui cessa entièrement après le rétablissement d'une sueur habituelle
des pieds, dont la suppression avait été cause de la
maladie. En 1833, M. Genest, ancien chef de clinique à l'Hôtel-Dieu de Paris, a publié, dans un
mémoire sur l'anasarque idiopathique et son traitement (2) une observation dans laquelle l'infiltration était générale, et que nous croyons devoir
rapporter ici, ainsi que les réflexions dont elle est
accompagnée, réflexions qui démontrent que l'auteur partage entièrement notre manière de voir.

(1) Cahier de février; et *Bibliothèque médicale*, t. I,
p. 401.
(2) *Gazette médicale*, 1833, p. 385.

IV° Obs. *Sueurs habituelles des pieds; suppression par imprudence; anasarque générale.*

« Le nommé Bruère, ébéniste, âgé de 18 ans, a toujours été bien portant. Il est fort et bien constitué. Depuis son enfance, il était sujet à une sueur considérable des pieds et très incommode. Dans l'été de 1827, il se lavait constamment les pieds chaque jour avec de l'eau fraîche, afin de diminuer la quantité de la sueur et comme moyen de propreté; mais elle persistait sans aucune diminution. A la fin d'octobre, le froid l'ayant forcé de cesser cet usage, cette transpiration cessa subitement et sans autre cause appréciable. Aussitôt après, dès les premiers jours de novembre, ses pieds commencèrent à être gonflés le soir; puis ce gonflement devint permanent et gagna les jambes, et successivement les cuisses et le tronc. Pendant ce temps, il conserva l'appétit et n'éprouva aucun symptôme général, ni douleur incommode de cet état. Il entra à l'Hôtel-Dieu le 29 avril 1828, où il présenta l'état suivant.

» Les pieds, les jambes, les cuisses, surtout à leur partie supérieure, et tout le tronc, sont tuméfiés avec dureté de la peau, mais sans douleur; le scrotum et les pieds sont les parties où l'œdème est le plus marqué; il en existe aussi quelques traces à la face, mais on n'en trouve aucune sur les membres supérieurs, ce qui a permis au malade de continuer ses travaux jusqu'ici. La peau des parties gonflées est un peu plus colorée que celle du reste du corps; elle ne conserve pas l'impression du doigt et n'est point douloureuse à la pression. L'état général n'offre rien de notable. Le pouls n'a ni fréquence ni lenteur. Les battemens du cœur sont normaux, s'entendent très distinctement, et n'ont pas plus d'étendue qu'à l'ordinaire. Les poumons et tous les organes contenus dans l'abdomen paraissent être dans l'état normal. On ne peut découvrir dans l'abdomen de traces d'épanchement. (Emétique en lavage; fumigations.)

» Le malade est renvoyé au bout de deux ou trois jours pour cause d'insubordination.»

» Bien qu'à cette époque nous ayons vivement regretté qu'une malheureuse nécessité ait obligé le médecin de renvoyer ce malade avant que le traitement eût pu produire aucun effet, cependant ce fait nous semble digne d'intérêt sous d'autres rapports; et d'abord il est évident, d'après l'examen que nous fîmes du malade, qu'aucun des organes auxquels on attribue ordinairement les hydropisies n'était affecté d'une manière sensible. Il faut donc chercher ailleurs la cause de cette anasarque, et ici il est impossible de ne pas être frappé de la singulière coïncidence de la cessation subite d'une transpiration abondante et ancienne et de l'apparition des phénomènes de l'œdème : il est même difficile de ne voir dans cette circonstance qu'une simple coïncidence et de ne pas y reconnaître un rapport de cause à effet. »

Nous ne ferons sur ce fait qu'une seule remarque, c'est qu'il est certain pour nous, qu'ici encore tout traitement eût été inutile, tant qu'on aurait négligé de rappeler l'évacuation habituelle supprimée.

Lobstein a relaté un fait semblable dans son dernier ouvrage (1). Il s'agit d'une jeune personne de dix-neuf ans, qui, habituellement sujette à des sueurs des pieds, eut l'imprudence de les tremper dans l'eau froide. Bientôt ces parties devinrent œdémateuses, et le ventre lui-même se remplit d'eau. Bien plus tard survinrent des symptômes d'une affection du cœur, à laquelle la malade succomba, et que Lobstein n'est pas éloigné de con-

(1) *Traité d'anatomie pathologique*, t. II, p. 404. Paris, 1833, in-8°.

sidérer comme une suite de la suppression de la sueur et des accidens primitifs qui la suivirent.

V° Obs. *Sueurs habituelles des pieds; suppression par immersion de ces parties dans l'eau froide; diabètes, puis gastrorrhée; traitemens divers sans résultat; mort.*

Au mois de novembre 1837, nous fûmes appelé à Vior, village situé à une demi-lieue de la ville, pour voir le nommé Godard, qui, nous dit le commissionnaire, vomissait à chaque instant des *eaux* en abondance. Cet individu, âgé de 55 ans, autrefois bien portant et d'un assez fort embonpoint, était, au moment où nous le vîmes, maigre, pâle, d'une faiblesse très grande, et offrant cette teinte jaune paille, généralement regardée comme un cachet des affections cancéreuses, et, nous devons le dire, l'idée d'une lésion organique de l'estomac se présenta immédiatement à notre esprit. Un examen attentif et les renseignemens que nous recueillîmes du malade lui-même et de ses parens, nous firent bientôt abandonner ce premier jugement.

Voici l'histoire de ce malade telle qu'elle est résultée des détails qui nous furent donnés en réponse à des questions nombreuses faites dans nos diverses visites et présentées sous des formes variées, car, comme nous l'avons déjà dit, il est très difficile de recueillir des renseignemens exacts auprès des paysans, même pour ce qui a trait à leurs sensations.

Depuis l'âge de quinze à seize ans, cet homme était sujet à la sueur des pieds (il nous a été impossible de savoir si cette incommodité avait débuté spontanément à cet âge, ou si, existant déjà, quoique en petite quantité, elle n'avait pas encore fixé l'attention du malade). Peu abondante l'hiver, elle l'était au contraire beaucoup pendant l'été, bien que le malade ne portât pas habituellement de bas, et quelquefois elle l'obligeait de changer plusieurs fois par jour la couche de paille qu'il mettait dans ses sabots ou dans ses souliers. Jusqu'à l'âge de 53 ans aucune maladie grave ne survint ; mais à cette époque et pendant les fortes chaleurs d'un été brûlant, Godard ayant la peau des pieds ramollie par la grande quantité de sueur qui inondait sans cesse ses chaussures, et souffrant beaucoup de ces parties, les plongea dans une fontaine dont l'eau glacée arrêta subitement la transpiration locale.

Quelque temps se passa sans que cette imprudence fût suivie d'accident, et Godard se félicitait déjà d'être débarrassé de son incommodité; mais bientôt il commença à éprouver du malaise; il eut des rapports nidoreux, une sensation de gêne se manifesta dans la région de l'estomac; les urines augmentèrent en quantité ; la soif et la faim devinrent telles que rien ne pouvait les satisfaire. Bien qu'il mangeât beaucoup, l'amaigrissement n'en faisait pas moins journellement des progrès, et les urines dépassèrent toujours en quantité les boissons ingérées , quelle que fût d'ailleurs leur abondance. Le malade fut donc atteint de diabètes. Quel traitement fut suivi alors, c'est ce que nous n'avons pu apprendre d'une manière bien précise.

Quoi qu'il en soit, ce diabète persistait depuis plus d'une année, lorsque le lendemain d'une indigestion déterminée par l'ingestion d'une grande quantité de boudin , cette sécrétion urinaire fut presque subitement suspendue, et bientôt remplacée par des vomissemens d'un liquide aqueux que le malade rejetait par gorgées, plutôt au reste par un mouvement de régurgitation que par un acte véritable de vomissement, comme nous avons pu nous en assurer à diverses reprises. Cette hyperdiacrisie de la membrane muqueuse de l'estomac, et peut-être aussi de l'œsophage au moins de sa portion inférieure, avait également lieu à jeun, pendant et après les repas, et, chose remarquable, jamais, si ce n'est dans les derniers jours de son existence; alors que toutes les fonctions étaient comme suspendues, jamais, disons-nous, Godard n'a vomi en même temps les alimens qu'il prenait ou qu'il venait de prendre. Le fluide ainsi rejeté était limpide, filant et tout à fait insipide, au dire du malade : sa quantité dans vingt-quatre heures pouvait être évaluée à cinq ou six pintes. Cette gastrorrhée existait depuis sept à huit mois, quand nous fûmes appelé auprès de Godard.

Voici l'état qu'il présentait alors : impossibilité de rester levé, maigreur considérable, peau d'un jaune paille, sèche, ridée ; yeux enfoncés dans leurs orbites ; langue large sans sécheresse ni rougeur ; gencives mollasses et saignant au moindre contact ; dents déchaussées et branlantes ; pouls lent, petit ; urines rares et jumenteuses ; appétit conservé, soif presque nulle, selles rares et d'une odeur fétide, enfin vomissemens presque continuels d'un liquide comme albumineux.

En présence d'un tel ensemble de symptômes, il restait peu de chose à faire au médecin. Cependant instruit de la cause première de tous les désordres que nous avons décrits, nous eûmes recours aux chaussons de laine et de taffetas gommé ; en outre, nous appliquâmes à l'épigastre un vésicatoire, à la surface duquel on déposa matin et soir un demi-grain d'acétate de morphine ; l'opium fut donné à l'intérieur, ainsi que quelques boissons aromatiques. Dans les derniers temps les alimens étant rejetés, on employa les lavemens nutritifs, ressource bien précaire : mais tout fut inutile, et, comme nous l'avions prévu, Godard ne tarda pas à succomber, conservant, jusqu'au dernier moment toute son intelligence.

Il est inutile de faire ressortir tout ce que ce fait présente de curieux et d'instructif. Si les médecins qui les premiers ont été appelés à donner leurs soins à Godard avaient connu ou pris en considération la suppression de la sueur des pieds, et reconnu en elle la cause de tous les graves désordres qui se sont succédé, ils auraient pu, en rappelant cette sueur, soustraire à la mort un homme qui a été lentement épuisé par des sécrétions morbides abondantes, contre lesquelles l'art est resté impuissant, par cela seul que la cause n'a pas été connue.

VIe OBS. *Sueurs habituelles des pieds ; suppression par le froid ; pneumonie ; guérison lente par le traitement ordinaire ; convalescence rapide après le retour spontané de la sueur ; nouvelle suppression ; céphalalgie, délire ; rappel de la transpiration ; guérison en 12 heures, sans autre traitement.*

Il y a quelques jours (3 janvier 1838), pendant que nous étions occupé à rédiger ce mémoire, nous fûmes appelé à l'hôtel de France, pour y voir un voyageur qui, depuis la veille, avait éprouvé une céphalalgie violente et un délire bruyant toute la nuit. Cet individu, qui tient un magasin de musique, est âgé de trente et quelques années, d'un embonpoint qui approche de l'obésité, et jouit ordinairement d'une bonne santé.

Lorsqu'il fut soumis à notre examen il présentait l'état suivant : face rouge, yeux injectés, peau chaude ; pouls dur, plein, donnant 86 pulsations, langue ni rouge ni sèche ; aucun symptôme de lésion du côté du thorax et de l'abdomen ; mais céphalalgie générale violente, tintement d'oreille, étourdissemens, vue trouble ; toute la nuit il a été dans le délire et une agitation très grande, et le matin on l'a trouvé hors de son lit, couché sur sa couverture.

Interrogé sur la cause d'un désordre survenu aussi subitement, puisque, quand il se sépara de ses commis, aucun signe de maladie n'existait encore, il nous dit que la veille il avait éprouvé, dans son magasin, du froid aux pieds qui avait supprimé une sueur abondante de

ces parties à laquelle il est sujet depuis son bas âge, et que c'était à cette suppression qu'il fallait rapporter tous les accidens qu'il avait éprouvés. Il ajouta que, quelques années auparavant, ayant cédé à son ancien principal de collège, qui voyageait avec lui, sa place d'intérieur pour monter sur l'impériale, il éprouva du froid aux pieds qui supprima la sueur ; qu'en arrivant à Bordeaux il fut pris d'une pneumonie aiguë qui céda lentement au traitement mis en usage, et que tous les accidens morbides ne cessèrent complètement qu'après le retour de la sueur des pieds.

Dans toute autre circonstance, nous nous serions hâté de pratiquer une large saignée, de mettre en usage le traitement antiphlogistique dans toute sa rigueur ; mais, fort de notre expérience acquise, nous nous bornâmes à faire donner un pédiluve sinapisé, et envelopper, immédiatement après, les pieds avec de la flanelle bien chaude. Ce traitement eut tous les résultats heureux que nous en attendions : la sueur des pieds reparut ; et, quand nous revîmes le malade le soir à dix heures, la céphalalgie avait complètement cessé. Le lendemain M.... avait repris ses affaires et son genre de vie accoutumé. En le quittant, nous l'engageâmes à porter sur la peau des chaussons de laine, à en changer souvent, et à être constamment muni de chaussures de taffetas gommé pour en recouvrir les premiers toutes les fois que la sueur habituelle disparaîtrait ou viendrait seulement à être moins abondante. Notre conseil sera-t-il suivi, nous le désirons ; mais nous sommes convaincu que cette suppression de la sueur sera suivie de nouveaux accidens, et nous avons vu que, par la nature de ses occupations, M.... doit être souvent exposé aux causes qui pourraient la supprimer.

A ce fait nous en ajouterons un autre recueilli sur lui-même par un médecin qui pendant vingt ans a traîné une vie languissante et éprouvé une longue série de maux, vainement combattus par diverses personnes de l'art, et que la nature fit cesser spontanément en rappelant une transpiration abondante des pieds qu'on avait eu l'imprudence de supprimer.

VIIe OBS. (1) *Sueurs habituelles des pieds ; suppression par des bains froids ; coliques, migraine, puis céphalalgie violente ; inefficacité de la médecine pendant de longues années ; guérison par le retour spontané de la sueur.*

« Dans ma jeunesse, dit M. Lambert, médecin à Haguenau, à l'âge de 8 à 10 ans, j'ai été sujet à une transpiration très abondante aux pieds ; de sorte que le moindre mouvement de progression un peu prolongé m'occasionnait des excoriations entre les orteils. Cette excrétion devenait fatigante pour moi, et insupportable, par son odeur, pour ceux qui m'environnaient : on a donc fait l'impossible pour m'en débarrasser, et à la fin on a réussi moyennant les bains de pieds froids.

» A peine avait-on atteint ce but que j'ai été tourmenté par des coliques très fortes, qui alternaient avec des douleurs vagues, fixées plus ou moins long-temps sur telle ou telle partie du corps.

» Parvenu à l'âge de 15 à 16 ans, une autre maladie bien plus violente s'empara de moi : tous les jours, vers le soir, je sentais une migraine insupportable, qui tantôt occupait le côté droit, et tantôt le côté gauche. Si le temps était froid et humide, elle se faisait sentir dès le matin ; en me levant je ne me sentais aucune indisposition.

» Des hommes de l'art que je consultai, les uns crurent que ce ne pouvait être qu'une congestion de sang vers la

(1) Bulletin de la Société méd. d'émulation de Paris 1825, p. 331.

tête qui m'occasionnait tant de douleurs, surtout comme j'avais la face très colorée, et que du reste j'étais assez pléthorique ; mais les hémorrhagies fréquentes et abondantes auxquelles j'étais sujet ont prouvé le contraire; aussi les remèdes que l'on a employés ne m'ont-ils aucunement soulagé.

» D'autres attribuaient mes douleurs à une humeur arthritique, et ce qui a paru confirmer leur opinion était que des coliques et des douleurs vagues très vives m'avaient tourmenté étant plus jeune. On a donc employé successivement et avec beaucoup de circonspection tout ce qui a été préconisé dans de pareils cas, mais sans le moindre succès : les bains de pieds irritans, employés de temps à autres, m'ont cependant soulagé.

» Enfin j'ai traîné une vie peu agréable jusqu'à l'âge de vingt-huit ans, époque à laquelle j'ai été atteint pendant quinze jours d'une céphalalgie très violente. Cette céphalalgie consistait en une douleur vive et lancinante qui occupait précisément le sommet de la tête. J'avais peu de fièvre, le pouls restait continuellement petit et serré : et si, moyennant une petite dose de laudanum, je m'endormais, j'avais des tressaillemens, et j'étais éveillé par des rêves effrayans ; la respiration était libre, la soif peu considérable et la peau moite.

» M. Meehl, chirurgien major de l'hôpital, qui m'a traité dans cette dernière maladie, m'a prescrit des remèdes toniques et nerveux, des lavemens, des bains de pieds irritans, un large vésicatoire à la nuque, etc.

» Enfin le quinzième jour de ma maladie, mon ancienne, mais très gênante transpiration des pieds, à la suppression de laquelle je n'aurais jamais cru devoir attribuer tous les maux que j'ai endurés, s'est rétabli : et jusqu'à ce jour je jouis de la meilleure santé possible. »

Ce fait important résume à lui seul toute l'histoire de la suppression de la sueur des pieds. Aucun en effet n'est plus propre à démontrer ce que nous avons dit dans plusieurs endroits de ce mémoire : que cette suppression pouvait donner lieu aux accidens les plus variés ; que c'est par ignorance de cette cause de maladie, bien plus commune que ne le pensent les médecins, que l'art reste si souvent impuissant ; que l'unique moyen de guérir en pareil cas est de rappeler la sueur supprimée. Et dans l'observation de M. Lambert on a dû remarquer que le seul soulagement qu'il ait éprouvé, pendant cette longue série de souffrances, il l'a dû à l'usage des pédiluves irritans. « Les bains de pieds irritans, dit-il, employés de temps en temps, m'ont cependant soulagé. » Cette circonstance aurait pu mettre sur la bonne voie pour le traitement, si les médecins avaient su mieux apprécier toute l'influence, comme cause de maladies, de la suppression de la sueur des pieds.

VIII.ᵉ Obs. *Sueurs habituelles des pieds peu abondantes ; suppression par imprudence ; coryza chronique ; rappel de la sueur ; guérison.*

Madame M....., âgée de 26 ans, cheveux châtain foncé, d'une bonne constitution, n'ayant jamais eu de glandes engorgées, et n'offrant aucun des attributs du tempérament lymphatique, était depuis long-temps déjà sujette à une sueur peu abondante des pieds, mais d'une odeur désagréable, lorsque, dans la pension où elle était, ses jeunes compagnes lui donnèrent, pour s'en débarrasser, le conseil de marcher les pieds nus tous les matins en se levant. Cette imprudence fut bientôt suivie du résultat qu'on en attendait, mais presque aussitôt survint un co-

ryza intense qu'on attribuait à la saison qui alors était froide et humide. Les chaleurs revinrent, mais, quoiqu'à un degré moins intense, le coryza n'en persista pas moins, présentant même des exacerbations à la moindre fraîcheur qu'éprouvait aux pieds Mme M.... Cette inflammation de la membrane pituitaire existait ainsi depuis une douzaine d'années, fournissant une sécrétion abondante de mucosités lorsque nous fûmes consulté.

Ignorant d'abord la cause qui avait donné lieu à ce coryza, nous prescrivîmes de porter des gilets de flanelle, de faire des fumigations émollientes dans les narines au moyen d'un petit entonnoir en cristal, et d'éviter avec soin toute transition brusque du chaud au froid. Ce traitement parut d'abord diminuer les accidens, mais bientôt ils reparurent aussi intenses et aussi incommodes.

Un jour que nous parlions devant cette dame, que nous voyions souvent de fâcheux accidens qui résultent presque toujours de la suppression de la sueur habituelle des pieds, elle nous dit que son coryza pourrait bien dépendre d'une pareille imprudence. C'est alors qu'elle nous donna les renseignemens que nous avons transcrits plus haut.

Nous eûmes immédiatement recours aux chaussures de laine et de taffetas gommé ; mais le résultat en fut presque nul, et nous fûmes forcé d'en seconder l'effet par des bains de sable chaud, administrés de la manière que nous avons indiquée en parlant du traitement. Six de ces bains, secondés de l'usage des chaussons, ramenèrent enfin la sueur des pieds, et dès lors le coryza a cessé pour ne plus reparaître.

Pour corriger l'odeur que fournit cette transpiration, Mme M..... est obligée de changer souvent de chaussons et de faire un usage fréquent de pédiluves simples et aromatiques.

Parmi les faits analogues que possède la science, il en est un, unique, que nous ne pouvons passer sous silence, à cause d'une circonstance vraiment remarquable qu'il a présentée. « Je vois tous les jours, dit le docteur Courmette (1), une demoiselle qui a au pied et à la main gauche des sueurs considérables, et d'une âcreté très sensible au tact. Toutes les fois que ces sueurs viennent à se supprimer par quelque accident, comme par un froid rigoureux, elle est sujette à un écoulement d'une sérosité très âcre par la narine gauche, et, ce qui est bien remarquable, c'est que cet écoulement n'a pas lieu par la narine droite. »

Le docteur Kœchling (2) a également rapporté un fait curieux, en ce que les mucosités qui sortaient des narines offraient la même odeur qu'avait la sueur des pieds supprimée.

Pour ne pas donner à ce mémoire une trop grande étendue, nous bornerons là nos observations ; car, si nous voulions être complet, il nous faudrait parcourir successivement tout le cadre nosologique. En effet, il n'est pour ainsi dire pas d'organe qui ne puisse être influencé d'une manière fâcheuse par la suppression de la sueur habituelle des pieds. C'est ce que va prouver une revue rapide des faits que nous sommes obligé d'omettre.

Lobstein (3) a vu succéder à cette suppression un asthme nerveux ; un embarras gastrique avec anorexie et rapport nidoreux ; Brierre de Bois-

<hr>

(1) Ancien journal de médecine, 1790, t. LXXXII, p. 45.
(2) *Gazette médicale*, 1834, p. 742.
(3) Mémoire cité.

mont(1) une hépatite chronique qui s'est terminée par la mort.

Dans un mémoire consigné dans le Recueil périodique(2), le docteur Carron rapporte une observation de diarrhée chronique qui entraînait le malade au tombeau, lorsque le rappel de la sueur fit cesser les accidens. M. Mayer a consigné dans sa thèse (3), le fait d'un jeune tailleur atteint d'épanchement dans la plèvre produit par la même cause. Des leucorrhées plus ou moins abondantes en ont été la suite (4), et nous-même avons observé un cas semblable sur un enfant. Nous nous bornons aujourd'hui à mentionner ce fait, nous proposant d'y revenir dans un mémoire sur la leucorrhée chez les jeunes filles. Nous avons déjà dit, d'après Neumann (5), que la phthisie trachéale s'observait souvent. Bennati(6), qui s'occupait avec tant de succès des maladies de le voix, a recueilli une observation d'angine avec raucité de la voix, due à la cause que nous étudions. Nous avons vu lui succéder un catarrhe vésical très intense; un auteur(7) dont nous n'avons point consigné le nom dans nos notes, une blennorrhagie non syphilitique; M. Itard (8) une otorrhée; M. Pamard(9), une sciatique; Bang (10), une névralgie plantaire. Nous avons eu occasion de voir à Paris une femme galante qui, à la suite d'une suppression de cette sueur, vit apparaître aux deux grandes lèvres un herpès qui passa à l'état chronique et se montra rebelle à tout traitement. Plusieurs fois M. Velpeau, alors chef de clinique à l'Hosp ce de perfectionnement, l'a cautérisé avec le nitrate acide de mercure, mais sans succès. La maladie ne cessa qu'avec sa cause. Enfin en 1834 et tout récemment en 1837, nous avons eu occasion de donner des soins à un nommé Boirie, de Silly, pour un rhumatisme articulaire aigu dû à la même cause. Les deux attaques furent déterminées par l'immersion des pieds dans l'eau froide. Cet individu, chez qui la sueur des pieds est habituelle et presque fétide, est de la conscription prochaine. Le conseil de révision devra-t-il prendre en considération l'incommodité dont il est atteint? Nous pensons que ce serait une justice, non pas seulement à cause de l'odeur qu'il exhale quand il néglige les soins de propreté, mais surtout à cause du préjudice que sa santé éprouve chaque fois que la sueur se supprime.

Or, qu'il soit fantassin, ou qu'il serve dans la cavalerie, il sera à chaque instant soumis à des influences qui, venant à faire cesser la sueur, compromettront plus ou moins son existence. Au reste, Kruegelstein et Lobstein penchaient à regarder cette incommodité comme un cas d'exemption, et le docteur Mauricheau-Beaupré l'a inscrite parmi les maladies qui dispensent du service militaire (11).

En résumé nous dirons :

1o La sueur habituelle des pieds s'observe chez un grand nombre d'individus des deux sexes ;

2o Il n'est pas prouvé qu'elle soit héréditaire ;

3o Il l'est encore moins qu'elle soit contagieuse ;

4o Sa suppression est une cause de maladie beaucoup plus fréquente que ne le pense la grande majorité des médecins;

5o Il n'est pas d'organe qui ne puisse recevoir la fâcheuse influence de cette suppression ; cependant les affections des organes thoraciques et des membranes muqueuses sont les plus fréquentes;

6o Bien des maladies ne se sont montrées rebelles à la médecine la plus active et la plus rationnelle, que par cela seul que cette cause est restée ignorée ;

7o Tout médecin qui dans sa pratique voudra éviter bien des mécomptes devra adresser à tous ses malades cette question : « Aviez-vous l'habitude de suer des pieds; cette sueur est-elle supprimée? »

8o Les meilleurs moyens pour rappeler cette sueur consistent dans les pédiluves simples, aromatiques ou synapisés; dans les bains de pieds de vapeur et mieux de sable chaud, et surtout dans les chaussons de laine, recouverts de chaussons de taffetas gommé.

9o La sueur habituelle des pieds doit exempter du service militaire, non pas tant à cause de l'odeur désagréable qu'elle exhale souvent qu'à cause des dangers que fait courir sa suppression, à laquelle sont sans cesse exposés les gens de guerre.

PHARMACOLOGIE.

OBSERVATIONS SUR LES PILULES DE BLAUD;

Par M. Guibourt,
Professeur à l'école de pharmacie de Paris.

Les observations suivantes m'ont été suggérées par la lecture de plusieurs articles publiés dans le *Journal de Pharmacie du Midi*. Puisque, me suis-je dit, les pharmaciens sont peu d'accord sur la préparation et la composition des pilules de BLAUD, il ne sera pas inutile d'appeler encore leur attention sur ce médicament, dont la base est une des substances les plus usitées de la thérapeutique moderne.

Voici la formule du docteur Blaud, telle que la rapporte le *bulletin de l'Académie royale de médecine*, tom. I, p. 92.

(1) *Archives de médecine*, t. XVI, p. 17.

(2) *Mém. sur l'usage de la gomme Kino*, t. XXXI, p. 271.

(3) *Propositions sur quelques points de médecine-pratique*; thèse, Paris, 1835, n° 329, p. 14.

(4) Voyez Nauche, *Journal de Corvisart*, t. XXXIV, p. 351; et Blatin, *Du catarrhe utérin*, Paris, 1802, in-8°.

(5) *Nouvelle bibliothèque médicale*, 1823, t. I, p. 484.

(6) *Bulletin de thérapeutique*, t. I, p. 273.

(7) *Annales de Montpellier*, t. VII, p. 99, littérature.

(8) *Traité des maladies de l'oreille et de l'audition*, Paris, 1821, in-8°, t. II, p. 105.

(9) *Annales cliniques de Montpellier*, janvier 1815.

(10) *Selecta diarii nosocomii regii Friderici Hanniensis*, 1, Copenhague, 789, in-8°, t. II, p. 397.

(11) *Mémoires de méd. chir. et pharmacie militaire*, t. XIV, p. 560.

Pr. Sulfate de fer.   4 gros.
    Sous-carbonate de potasse. 4 gros.

Réduisez séparément les deux substances en poudre très fine, puis mêlez-les très exactement. Ajoutez :

    Mucilage de gomme adraganthe. s. q.

Pilez fortement et faites une masse que vous diviserez en 48 bols ou pilules.

Afin d'éviter toute équivoque, précisons d'abord les matières premières.

Sulfate de fer. Evidemment il s'agit ici du *vitriol vert* des anciens chimistes. Il faut le choisir en beaux cristaux, transparent, d'un vert pâle ou d'un vert d'émeraude, bien exempt de cuivre et presque entièrement au *minimum* d'oxidation. Sa formule est $\ddot{S}\,\dot{F}e + 6 OH^2$, et son nombre atomique $= 1615,24$.

Le *sous-carbonate de potasse* est le carbonate neutre des chimistes actuels ($\ddot{C}\dot{K}$.), dont le poids atomique est 866, 35. Mais ce sel se trouvant dans les pharmacies sous plusieurs états, il est essentiel de fixer celui que l'on doit employer.

D'abord, il se trouve très impur, à l'état de *potasse du commerce*, et bien que le nouveau *Codex* semble autoriser l'emploi de cette potasse, toujours très chargée de chlorure de potassium et de sulfate de potasse, en place du véritable carbonate de potasse, puisqu'il lui en donne le nom, cependant il ne viendra à l'idée de personne que l'on [doive employer ce mélange salin pour préparer les pilules de Blaud. Cherchons donc ailleurs notre carbonate de potasse.

Autrefois on trouvait dans les pharmacies du *sel de tartre,* obtenu par la calcination de la crème de tartre et la lixiviation du produit. Ce sel desséché offrait du carbonate de potasse très pur, et tel qu'il conviendrait de l'employer pour les pilules de Blaud; mais ce qu'on trouve aujourd'hui dans le commerce sous le nom de *sel de tartre* n'est autre chose que de la potasse très impure dissoute dans l'eau et desséchée. Un semblable sel de tartre, que je viens d'examiner, était composé de :

Carbonate de potasse.	38, 8
Chlorure de potassium. }	
Sulfate de potasse. }	49, 2
Eau.	12, 0
	100, 0

Evidemment ce n'est pas encore là ce qu'on doit employer pour préparer les pilules de Blaud.

Il est facile aux pharmaciens de se procurer du carbonate de potasse presque pur, en suivant le procédé indiqué dans la *pharmacopée raisonnée,* t. 2, p. 406. On traite à froid de belle potasse perlasse par les trois quarts, ou mieux encore par la moitié de son poids d'eau distillée. Après 24 heures de contact, on filtre à travers un double papier, on fait évaporer la liqueur à siccité et l'on chauffe le carbonate à la chaleur rouge. Ce sel est sensiblement pur, et offre une limite en deçà de laquelle il n'y a qu'incertitude. C'est lui que l'on doit employer pour toutes les opérations pharmaceutiques où le carbonate de potasse doit entrer en quantité fixe et déterminée.

Remarquons cependant que lorsqu'on conserve ce sel pendant long-temps, quoique toujours dans un vase fermé, il finit par absorber de l'eau, dont il peut dissimuler 13 à 15 centièmes avant de paraître s'humecter. Cette eau ne change pas la nature des pilules de Blaud, en raison de l'excès de carbonate alcalin qui s'y trouve encore; mais si l'on tient à employer toujours la même quantité de carbonate, il convient de le prendre récemment calciné.

Ces bases posées, procédons à la préparation d es pilules.

Il est assez inutile de réduire les deux sels chacun séparément en poudre très fine, et de les mêler ensuite peu à peu, comme l'indique M. Blaud. On peut les pulvériser simultanément dans un mortier de fer; mais bientôt ils s'humectent et se liquéfient presque par la solution du carbonate de potasse dans l'eau de cristallisation du sulfate de fer. Il faut piler jusqu'à ce qu'on n'aperçoive plus de particules blanches écrasées sous le pilon; alors il se présente plusieurs manières de terminer les pilules.

D'abord on peut les faire sans aucune addition. A cet effet, on bat encore, pendant quelque temps, la masse liquéfiée. Il arrive un moment où elle s'épaissit et paraît prête à se solidifier; et c'est alors qu'il faut la retirer promptement du mortier et la diviser en pilules. On y parvient facilement, pourvu qu'on ne mette pas de retard dans cette opération; autrement la masse se durcit au point qu'il n'y a plus moyen de la diviser ni de la rouler. On remédie à cet inconvénient en la rebattant dans le mortier avec quelques gouttes d'eau; elle reprend alors une bonne consistance, qu'elle conserve tout le temps nécessaire pour qu'on puisse la diviser en pilules.

Les pilules ainsi préparées présentent souvent un phénomène particulier, fondé sur ce que le second effet du carbonate de potasse sur le sulfate ferreux, (le premier a été de s'emparer de l'eau de cristallisation du sulfate) est de former du sulfate de potasse et du carbonate de protoxide de fer. Celui-ci, en se suroxidant à l'air, perd son acide carbonique et passe à l'état de peroxide hydraté. Or, dans les pilules préparées sans addition, aucun mucilage ne s'opposant à l'action de l'air sur le protoxide de fer et au dégagement d'acide carbonique, ces deux actions marchent vite. Les pilules rougissent du jour au lendemain, se tuméfient, se fendillent et se désagrègent sous les doigts. On remédie encore à cet état en rebattant la masse dans un mortier, seule ou avec quelques gouttes d'eau, et la remettant en pilules qui alors se conservent à l'air sans nouvelle altération apparente.

Si, au lieu de terminer les pilules sans addition, on veut les lier au moyen de la gomme adraganthe, on prend le mélange des deux sels au moment où on n'en aperçoit plus aucune partie non mélangée, et on y ajoute 1/2 gros de gomme adraganthe pulvérisée ; si ensuite on retirait la masse au moment où elle commence à s'épaissir, elle durcirait si promptement, qu'il serait impossible à une seule personne de terminer les pilules avant qu'elles ne fussent devenues friables. Il vaut donc mieux laisser la masse se durcir dans le mortier, et lui rendre, avec un peu d'eau, la consistance molle nécessaire ; elle la conserve alors assez long-temps pour qu'on puisse facilement la rouler en pilules.

Si, au lieu de gomme adraganthe, on emploie un gros de gomme arabique, la masse prend une bonne consistance et se roule assez facilement. Mais pour peu que l'on soit dérangé dans cette opération, il est encore rare qu'on puisse la terminer, les dernières pilules devenant sèches et friables ; et si on y ajoute un peu d'eau, la masse prend une consistance de mucilage élastique qui s'oppose à ce qu'on la roule régulièrement en pilules.

En employant de l'amidon au lieu de gomme, la masse se durcit presque instantanément, devient friable, et ne peut se façonner sous les doigts.

La poudre de guimauve serait très propre à donner de la consistance aux pilules de Blaud, si elle n'offrait pas un inconvénient particulier tiré de sa propre nature. La masse reste molle et bien liée tout le temps nécessaire pour qu'on puisse facilement la diviser en pilules ; mais ces pilules exhalent une o leur savonneuse et ammoniacale assez désagréable, due à la réaction du carbonate de potasse sur l'asparamide de la guimauve. Cet inconvénient s'oppose à l'emploi de la poudre de guimauve.

En résumé, le meilleur procédé pour exécuter la formule du docteur Blaud consiste à pulvériser les deux sels simultanément dans un mortier de fer, à les piler jusqu'à ce qu'ils soient complètement divisés et mélangés, à y mêler 1/2 gros de gomme adraganthe, et à laisser la masse se solidifier. On y ajoute alors la quantité d'eau nécessaire pour lui rendre la consistance convenable, et on la divise en pilules. Mais ajoutons que ces pilules, telles que les prescrit M. Blaud, pèsent plus de 12 grains, et que leur volume s'oppose souvent à leur administration. Je pense qu'il faut les diminuer de moitié, c'est à dire en faire 96 au lieu de 48. Il suffira dès lors d'en faire prendre deux pour une.

M. Soubeiran, dans son *Traité de Pharmacie*, a fait subir à la formule du docteur Blaud une modification dans le sens de celle que je propose ; mais dont je n'aperçois pas le motif.

Sa formule porte 1 once 7 gros, ou 15 gros, de chacun des deux sels, et un gros de gomme arabique, divisés en 298 pilules. D'après M. Blaud, cette masse fournirait 180 pilules ; d'après moi 360 ; le terme moyen serait 270 ; je ne vois pas ce qui a pu déterminer l'adoption d'un nombre aussi irrégulier que 298.

Je ferai à M. Soubeiran un autre reproche : c'est d'avoir dit que les pilules de Blaud contenaient un excès de sulfate de fer qui ne se décomposait pas par la trituration, et d'avoir supposé, par suite, qu'il se formait un sulfate double de potasse et de peroxide de fer. Il ne peut y avoir d'équivoque pour le carbonate de potasse employé, puisque M. Soubeiran prescrit du carbonate de potasse *sec*. Or, ainsi que je l'ai indiqué plus haut, les poids atomiques du sulfate de fer cristallisé et du carbonate de potasse sec étant respectivement 1615 et 866, il en résulte que 866 parties du dernier suffisent pour décomposer complètement 1615 de l'autre, et que, lorsqu'on en emploie parties égales, il reste presque moitié du carbonate en excès. Plus exactement, sur les 4 gros de carbonate que porte la formule de M. Blaud, il en reste 133 grains ; soit 2,8 grains par pilule, si l'on se borne à en faire 48 ; ou 1,4 grains, si l'on divise la masse en 96 parties, comme je crois utile de le faire.

On se convainc d'ailleurs facilement qu'il reste un assez grand excès de carbonate de potasse dans les pilules de Blaud, en en faisant dissoudre quelques unes dans l'eau et filtrant la liqueur. Cette liqueur offre une forte réaction alcaline, et fait une vive effervescence avec les acides. Elle est tout à fait incolore et ne contient pas un atome de fer en dissolution, ce métal se trouvant en entier dans le précipité, à l'état de carbonate ou d'oxide hydraté. Ainsi voilà la véritable composition des pilules de Blaud. Elles contiennent :

Du sulfate de potasse,

Du carbonate de potasse,

Du carbonate de fer hydraté plus ou moins suroxidé et décomposé.

Et l'emploi de ces pilules diffère de l'emploi de l'*hydrate ferrique* que les médecins prescrivent ordinairement sous le nom de *sous-carbonate de fer*, non seulement par la présence du sulfate de potasse comme quelques personnes l'ont supposé, mais par celle du carbonate de potasse, et parce que le fer se conserve pendant long-temps dans les pilules à un état inférieur d'oxidation, et en partie à l'état de carbonate, ce qui peut en effet le rendre plus facile à être absorbé.

Lorsque les pilules du docteur Blaud ont commencé à être employées, beaucoup de praticiens ont substitué, dans leurs prescriptions, le bicarbonate de potasse au simple carbonate, et je n'ai pas hésité à préférer cette formule pour ma *Pharmacopée raisonnée* (voir tome I, p. 383), parce que, en effet, elle me paraît offrir de grands avantages sur l'autre :

1° Par la suppression d'un sel très alcalin dont l'excès peut avoir quelques inconvéniens pour l'estomac (1) ;

<hr>

(1) On me dira : Mais puisque vous croyez l'excès de carbonate alcalin nuisible dans les pilules de Blaud, pourquoi ne permettez-vous pas l'emploi d'un sel moins pur et qui contienne moins de carbonate ? Je répondrai que les formules doivent être faites pour les pharmaciens

2° Par la formation d'un carbonate double de potasse et de fer, qui est, de tous les composés de fer, le plus propre à être absorbé dans l'économie, car il est à la fois très soluble et non astringent.

Voici cette formule qui est d'une très facile exécution :

Pilules de carbonate de fer et de potasse.

Pr. Sulfate de fer pur et cristallisé. 4 gros.

   Bi-carbonate de potasse cristallisé. 4 gros.

   Poudre de gomme arabique. 1 gros.

   — de guimauve. 1/2 gros.

   Pour 96 pilules.

On triture ensemble les deux sels dans un mortier de fer. Ils s'humectent légèrement d'abord, mais se dessèchent bientôt après. Si alors on y ajoute la gomme arabique, le mélange se liquéfie, effet dû à ce que la gomme s'empare de l'eau de cristallisation des deux sels, et forme une solution liquide, au milieu de laquelle les sels ne sont d'abord que divisés. La poudre de guimauve produit le même effet, mais d'une manière moins marquée, et son addition a pour but de donner plus de consistance à la masse. Cette addition n'a d'ailleurs pas le même inconvénient qu'elle aurait dans les pilules de Blaud, où le carbonate de potasse décomposerait l'asparamide de la racine de guimauve. Ici il ne se passe rien de semblable, car il ne se dégage aucune odeur ammoniacale. La masse devenue homogène et bien liée conserve sa mollesse assez long-temps pour que sa division en 96 pilules soit facile, et l'on peut d'ailleurs s'opposer à la dessiccation des parties que l'on ne divise pas immédiatement, en les recouvrant d'un pot renversé dont la paroi est intérieurement mouillée.

Ces pilules contiennent un léger excès de bi-carbonate de potasse (environ un demi grain par pilule), lequel constitue, avec une proportion correspondante de carbonate de fer, un sel double soluble dans l'eau. Le reste se compose, comme dans les pilules de Blaud, de sous-carbonate ou d'hydrate de fer et de sulfate de potasse.

Note sur un caillot volumineux et adhérent, trouvé dans l'aorte (portion descendante);

Lue par M. le docteur Dalmas à l'Académie de médecine.

Le 10 mars je fis, avec M. Boudet fils, interne des hôpitaux, et en présence de M. Manec, chirurgien de la Salpêtrière, l'autopsie cadavérique d'une femme âgée de 62 ans, morte au n° 1 de la salle Saint-Denis, où elle avait été reçue le 6 février, pour un commencement de gangrène sénile au pied gauche.

Je passe sous silence ce qui a trait à cette gangrène.

qui travaillent bien, et non pour ceux qui font mal ; pour des substances pures, et non pour des matériaux mélangés. Vous prescrivez du *carbonate de potasse* ; je dois l'employer pur, ou il n'y a plus rien de certain dans le médicament. Si la dose est trop forte et nuisible, et je pense qu'elle l'est, c'est à vous de la diminuer dans la formule, et pas à moi dans l'exécution.

Comme il arrive souvent, les artères du membre malade étaient obstruées, jusque dans le pli de l'aine, par des caillots épais, denses, et presque tous adhérens. Les parois de ces artères étaient épaisses, et plus friables que dans l'état sain ; les veines aussi étaient remplies de caillots, mais de caillots plus noirs, plus mous, et moins denses que ceux des artères. Le ventricule gauche du cœur était un peu hypertrophié, et le système artériel était partout atteint de la dégénérescence squameuse ou cartilaginiforme que l'on rencontre si souvent dans les artères des vieillards. Mais dans l'aorte, à la partie supérieure de sa portion descendante, au niveau du point où s'insère le canal artériel, il existait un caillot dont la cause m'a paru digne d'être signalée aux pathologistes.

Ce caillot, long de 2 pouces, remplissait tout le calibre de l'aorte, qui avait conservé au dessus comme au dessous son volume et ses dimensions naturelles : sa forme était olivaire, et sa surface lisse ; il adhérait presque partout, surtout vers sa partie moyenne, à la membrane interne de l'artère ; ces adhérences n'étaient interrompues qu'en dehors et en arrière, point où il existait un passage libre pour le sang. Là le caillot était d'un rouge noir ; dans le reste de son étendue il était d'un rose clair qui s'affaiblit par la macération et devint en définitive d'un blanc terne.

Obligé de l'inciser pour pouvoir ouvrir l'artère sans rompre les adhérences, je pus juger de sa structure interne : il n'y avait aucune trace d'organisation : la masse entière était composée d'une substance fibrineuse, un peu plus serrée et d'apparence lamelleuse à la surface, et plus aréolaire, comme spongieuse vers le centre. A l'extrémité inférieure de ce caillot, en était attaché un autre beaucoup plus long et plus mince, flottant librement dans la cavité de l'artère, et résultat de la coagulation récente du sang qui la remplissait. Mais quelle pouvait être la cause de la formation du premier, de ce caillot adhérent à la partie supérieure de l'aorte descendante, en un point où les parois artérielles étaient à peu près intactes.

Si je ne me trompe, la réponse à cette question est dans l'état où se trouvait chez cette même femme la poitrine, du côté gauche.

Le péricarde était rempli chez elle d'une quantité considérable de sérosité albumineuse ; il en était distendu jusqu'à sa partie supérieure, et il était facile de juger, aux fausses membranes non organisées qui recouvraient les oreillettes, ainsi que le feuillet fibreux du péricarde, que cet épanchement était récent.

La plèvre du même coté était pareillement le siège d'un énorme épanchement. Le liquide écoulé, sa cavité resta à moitié remplie de fausses membranes infiltrées, et de flocons albumineux qu'il fallait enlever avec la main, et qui comprimaient et refoulaient le poumon.

Mais ce n'est pas tout : le lobe supérieur de ce poumon, infiltré de pus, avait acquis une densité extrême et un volume au moins égal à celui des deux poings. Il remplissait tout le sommet de la poitrine déjà si pleine, et devait nécessairement comprimer tout ce qui l'avoisine.

Or, pour quiconque se représentera la disposition des parties dans un pareil concours d'altérations anatomiques, il sera évident que l'aorte, après son passage de droite à gauche, pour descendre le long des vertèbres dorsales, devait trouver, dans la résistance et la densité du tissu pulmonaire, un grand obstacle à sa dilatation, et cela d'autant que le poumon était refoulé vers le sommet de la poitrine par le double épanchement qui existait en même temps. La circulation devait donc y être fort difficile, et delà la formation du caillot.

A mes yeux, cette explication toute simple, tout anatomique, a le mérite d'être claire et évidente ; elle ressort d'un examen attentif des choses et ne repose, ni sur les conditions équivoques d'une altération du sang, ni sur la supposition d'une exsudation albumineuse, d'une artérite, dont rien, dans ce cas-ci, n'établit la réalité.

Je ne sais si elle sera goûtée, mais je mets d'autant plus d'empressement à la saisir dans une matière où elle se présente pour ainsi dire d'elle-même, que dans d'autres circonstances il sera permis d'en essayer, et de chercher à conclure des cas où elle est évidente, à ceux où elle l'est moins, conformément aux règles de l'induction ; procédé qui, ici comme ailleurs, pourrait contribuer à éclaircir un point obscur de la pathologie.

On sait, en effet, que le point de l'aorte où s'est rencontré le caillot, objet de cette note, est le siège fréquent de rétrécissemens et même d'oblitérations qui n'ont point été expliqués d'une manière satisfaisante, du moins que je sache. Eh bien, admettons pour un moment que notre malade n'eût succombé ni à la gangrène ni à la triple phlegmasie qu'elle portait dans la poitrine, elle ne fût certainement pas morte par l'effet direct du caillot, puisqu'il n'obstruait pas complètement la cavité de l'aorte ; mais peu à peu ce caillot se serait accru, de nouvelles couches se seraient superposées aux anciennes ; les voies collatérales nécessaires à l'entretien de la circulation une fois établies, le vaisseau eût fini par s'oblitérer tout entier, et tôt ou tard on eût constaté cette oblitération sur le cadavre. Pour s'en rendre compte on aurait essayé de tout, d'une inflammation plastique ou artérite oblitérante, d'un vice de conformation, d'un arrêt de développement, etc., etc. ; mais de la péricardite avec pleuropneumonie, on ne s'en fût pas avisé : c'était pourtant, comme nous l'avons vu, la cause véritable.

ACADÉMIE DE MÉDECINE.

Séance du 27 mars.

M. Baudens et M. Pravaz ayant à faire à l'Académie des communications importantes, et n'étant à Paris que pour peu de temps, obtiennent un tour de faveur pour leurs lectures.

M. Baudens remet deux bouteilles d'eau minérale prise à une source dans l'Algérie. A ces échantillons il joint des cristallisations prises au même lieu, et des zoophites qui vivent au fond de ces eaux, quoique la température y soit de 50 à 60° Réaumur.

Il présente une série de pièces anatomo-pathologiques provenant d'opérations chirurgicales qu'il a pratiquées, et qui seront déposées au musée Dupuytren. Les principales sont : six têtes ou portions de tête de l'humérus, dont il a fait la résection, pour des coups de feu, près ou dans l'articulation de l'épaule. Chez le premier des sujets opérés par M. Baudens, la tête de l'humérus fut réséquée en entier. L'opération eut un succès complet. Le membre a été conservé, et conservé avec la faculté d'exécuter tous ses mouvemens, moins celui de rotation. Le blessé qui était alors sergent, a pu continuer le service militaire : il est aujourd'hui officier.

Dans le second cas, la résection de la tête de l'humérus ne fut que partielle. Le succès a été complet.

Chez le troisième sujet, au contraire, le coup de la balle qui nécessita l'opération ayant porté plus loin ses ravages, il fallut réséquer non seulement la tête de l'humérus, mais encore l'acromion et une partie de l'épine de l'omoplate.

Deux soldats blessés à l'assaut de Constantine subirent la résection de la tête de l'humérus. Tout semblait promettre leur prompte et complète guérison ; ils étaient dans le meilleur état dix-huit et vingt jours après l'opération ; ils furent pris à cette époque du choléra, qui avait fait invasion dans l'armée à l'arrivée d'un régiment venu de Marseille avec la maladie, et ils y succombèrent l'un et l'autre le vingt-cinquième jour.

Le sixième malade auquel M. Baudens avait pratiqué la résection de la tête de l'humérus mourut d'hémorrhagie : ce qu'il faut attribuer au dénuement où l'on se trouva des moyens les plus indispensables pour les soins à donner aux blessés, et à la négligence de l'infirmier qui n'avertit point le chirurgien de garde de l'accident auquel succomba cet opéré.

D'après ces résultats, M. Baudens recommande vivement les résections partielles des os au membre supérieur, comme moyen qui peut dispenser, en beaucoup de cas, de l'amputation, et qui, n'offrant pas plus de dangers, est infiniment préférable.

M. Baudens présente un fémur percé à sa partie inférieure d'un trou fait par une balle qui l'avait traversé de part en part tout près de l'articulation. L'état de l'os prouve que le malade était en voie de guérison quand il a succombé au tétanos, trois mois après la blessure.

Pour une blessure du même genre, dans l'articulation même du genou, M. Baudens a pratiqué l'amputation le plus près possible de la limite des ravages du coup de feu, au niveau même des condyles, et le malade est guéri.

M. Baudens présente un instrument destiné à retirer les corps étrangers arrêtés dans l'œsophage, et auquel il donne le nom de *parapluie œsophagien*. C'est une sonde plate flexible qu'on introduit dans l'œsophage jusqu'au delà du corps que l'on veut retirer. Quand celui-ci a été dépassé par l'extrémité de l'instrument, un mécanisme approprié étale à cette extrémité une sorte de parapluie, qui dilate l'œsophage, permet au corps étranger de tomber dessus, s'il était engagé dans la paroi de ce conduit, et sert à le retirer, comme on retire, par un mécanisme tout à fait semblable, un bouchon tombé dans une bouteille.

Après ces communications orales, M. Baudens passe à la lecture d'un mémoire sur le traitement qu'il a employé pour une fracture de l'olécrâne que s'était faite le duc de Nemours, à son retour de Constantine. Les points à remarquer dans ce traitement (à part le luxe princier des appareils fabriqués pour soutenir le bras de l'auguste malade) sont les efforts faits par le chirurgien pour maintenir l'exacte coaptation de l'apophyse fracturée au cubitus, et pour obtenir un cal sans intermédiaire d'un fragment à l'autre. Nous craignons que M. Baudens n'ait pris pour une idée nouvelle le but qu'il se proposait en cela : Sheldon, Feiler et divers autres l'ont précédé de long-tems à cet égard ; et quant aux moyens qu'il a employés pour obtenir ce résultat, et qui se réduisent au fond à maintenir l'avant-bras dans l'extension et à ramener en place le fragment supérieur, ils n'ont pas non plus la nouveauté qu'il leur attribue. M. Baudens a eu recours à l'usage constant et soutenu des réfrigérans ; il a eu raison : mais peu de chirurgiens auraient eu, comme il le suppose, le tort, ou plutôt la sottise de couvrir immédiatement le coude de sangsues et de cataplasmes propres à y attirer de l'engorgement au lieu de le prévenir. On ne peut qu'approuver la position horizontale dans laquelle le membre blessé a été facilement soutenu au moyen d'un appareil dont l'application et le maintien ont dû n'avoir rien de fatigant pour le malade. Mais pour ce qui est des appareils fabriqués avec beaucoup d'habileté par M. Charrière, pour placer et maintenir ultérieurement l'avant-bras dans divers degrés de flexion, le rapport de ce qu'ils ont dû coûter avec les avantages qu'il est permis d'en attendre ne donnera peut-être pas lieu de présumer qu'ils doivent prendre une place et la conserver dans l'arsenal chirurgical.

Un rapport sera fait sur ces communications de M. Baudens, par une commission composée de MM. J. Cloquet, Gerdy, Breschet, Gimelle et Sanson.

M. Pravaz lit un mémoire sur la réduction et la cure radicale des luxations congénitales du fémur. Après avoir fait sentir tout l'intérêt qui s'attache à l'exposé d'une méthode de guérir une maladie aussi incommode et aussi rebelle que la luxation congénitale du fémur, M. Pravaz donne un aperçu des opinions admises jusqu'à ces derniers temps sur ce sujet pour des vérités incontestables, opinions qui tendaient à éloigner toute tentative de traitement, comme devant être nécessairement sans résultat.

M. Humbert de Morlaix est le premier qui n'ait point désespéré de guérir cette affection réputée incurable, et cette priorité lui fait honneur. Il entreprit le traitement d'une luxation congénitale; l'amélioration notable qu'il obtint dans l'état du sujet lui persuada qu'il l'avait guéri. Il employa sur d'autres les mêmes moyens; ils furent suivis du même succès. Ces succès furent mis sous les yeux de plusieurs médecins qui crurent les avoir vérifiés, ils furent annoncés au public qui les accepta pour bien constatés, ils ne l'étaient pas néanmoins: ce que M. Humbert avait pris pour la guérison n'était qu'un amendement; ce qu'il considérait comme une réduction n'était qu'une luxation nouvelle, mais autre que la précédente, et bien moins fâcheuse qu'elle.

M. Humbert avait obtenu ses prétendues réductions en un instant; c'était un grave motif de mettre en doute leur réalité.

M. Pravaz a examiné un sujet de 11 ans, donné comme exemple des guérisons obtenues par M. Humbert, et il s'est convaincu que la réduction n'était point réelle. La marche était difficile et exigeait le secours de béquilles.

L'extrémité supérieure du fémur était maintenue en place par un appareil qui la comprimait contre l'os de la hanche. En examinant attentivement le sujet placé dans une position convenable, il était facile de s'assurer que les têtes des deux fémur n'étaient pas sur le même plan horizontal. La flexion de la cuisse réduite sur le bassin était difficile. Le mouvement d'adduction n'avait lieu qu'avec difficulté, tandis que ceux d'abduction se faisaient sans résistance. La pointe du pied était tournée en dehors. Il y avait un raccourcissement du membre, mais moindre qu'avant le traitement. Du reste ce membre n'est plus atrophié, comme il l'était auparavant. Il est constaté par ces divers signes que la tête du fémur n'est point rétablie dans la cavité cotyloïde : M. Pravaz pense, ainsi que trois médecins qui ont examiné le sujet avec lui, que les efforts de réduction l'ont amenée dans l'échancrure ischiatique, et que c'est là qu'elle est restée fixée. M. Humbert n'a donc fait que transformer une luxation du fémur en haut et en dehors, en luxation en bas et en arrière, mais cette transformation d'une luxation en une autre n'est pas sans de grands avantages pour la solidité de l'os, la facilité de la marche, la nutrition du membre ; et sans cette heureuse erreur de M. Humbert, on serait probablement encore aujourd'hui dans l'opinion que la cure des luxations congénitales du fémur ne doit point être tentée, parce qu'elle est impossible.

Dès 1834, M. Pravaz entreprit de traiter une fille affectée de ce vice de conformation. Il parvint à opérer la réduction, à faire rentrer la tête du fémur dans la cavité cotyloïde, et la relation de ce cas fut insérée dans les *Archives de médecine*; mais le traitement fut trop tôt discontinué, et la luxation s'est reproduite. M. Pravaz vient aujourd'hui, avec deux guérisons complètes et solides, appeler l'attention de l'Académie sur la méthode de traitement qu'il a employée pour les obtenir. Il donne l'histoire d'un de ces cas.

En 1836, M. Richard de Nancy, médecin à Lyon, adressa à M. Pravaz un enfant affecté de claudication, pour être traité selon sa méthode. Cet enfant avait commencé à boiter en commençant à marcher, et son infirmité n'était pas seulement congénitale, elle était héréditaire, car son grand père et son oncle étaient comme lui affectés de claudication. Le membre malade, qui est le droit, était plus grêle que l'autre, et plus court de deux pouces

et demi; il cédait facilement à l'extension, mais revenait immédiatement sur lui-même. La tête du fémur était fort mobile.

Le membre fut soumis à une extension permanente, mais modérée. Le raccourcissement commençait à diminuer, lorsqu'un jour le petit malade se débarrassa de son appareil, fit une chute et se froissa le genou: il y survint du gonflement, de la douleur. Le sujet est lymphatique, on devait redouter le développement d'une tumeur blanche, mais les accidens se dissipèrent, et en six semaines le malade fut débarrassé de cette complication. Un mois après, le grand trochanter se trouvant abaissé au niveau de la cavité cotyloïde, M. Pravaz procéda à la réduction, selon la méthode qu'il a décrite dans un précédent mémoire. Elle se fit sans beaucoup de difficulté, mais elle donna lieu à une douleur assez vive dans la hanche, que l'extension diminuait beaucoup. On continua donc à exercer l'extension permanente.

Mais le séjour de la tête du fémur dans la cavité cotyloïde étant douloureux pour le malade, il fit si bien que la luxation fut reproduite le lendemain. La réduction en fut facile et se fit en moins d'un quart d'heure. Chaque jour ainsi, pendant quelque temps, la tête du fémur se déplaça et fut remise en situation. Enfin la réduction put être maintenue. La flexion de la cuisse sur le bassin fut d'abord difficile; au bout de trois mois la position assise fut possible. Il fallait trouver le moyen de hâter le travail par lequel la cavité cotyloïde arriverait à se creuser à la profondeur qui lui est naturelle; pour cela, l'enfant fut soumis à un exercice qui consistait à mettre en mouvement un char sur lequel il était placé, et cela au moyen du pied, agissant comme celui du rémouleur qui fait tourner sa meule. Comme une compression assez forte était exercée en même temps sur le grand trochanter, de manière à presser le fémur contre le bassin, la tête de cet os taraudait en quelque sorte dans ces mouvements la cavité dans laquelle on voulait l'enfoncer de plus en plus. Depuis lors le membre atrophié a pris du développement et de la force, et la marche est devenue de plus en plus facile.

M. Pravaz a un second cas de guérison de luxation congénitale du fémur, mais il s'abstient d'en lire la relation pour ne pas prolonger trop long-temps sa lecture à l'Académie. Il passe aux conclusions de son mémoire, qui sont les suivantes :

1° L'anatomie pathologique n'établit point l'impossibilité de guérir la luxation congénitale du fémur.

2° L'amélioration obtenue par M. Humbert dans l'état des sujets qu'il a traités a été le résultat non d'une réduction réelle, qui n'a pas eu lieu, mais de la transformation de la luxation en haut et en dehors en une luxation en bas et en arrière.

3° L'arrêt de développement des muscles qui se portent du bassin à la cuisse, dans la luxation congénitale, ne permet pas de tenter d'opérer la réduction brusquement, ni même en peu de temps; il faut y procéder progressivement et avec lenteur.

4° La réduction réelle doit se reconnaître non aux changemens en mieux que peut éprouver le membre dans sa nutrition et l'exercice de ses fonctions, mais à des mesures prises avec une rigoureuse exactitude.

5° La réduction opérée, le traitement n'est point terminé pour cela: il faut maintenir et consolider la tête du fémur dans la position qu'on lui a donnée, et favoriser le développement régulier du membre par des exercices appropriés.

Une commission composée de MM. Sanson, Gerdy, Blandin et Nacquart est chargée de faire un rapport sur le travail de M. Pravaz.

M. Blandin fait un rapport sur un cas de cystoplastie communiqué par M. Jobert, et dont M. Lisfranc et lui avaient été chargés de prendre connaissance. Après avoir parlé du zèle et de l'attention que les commissaires de l'Académie ont mis dans l'examen de ce cas, et que rendaient nécessaires les doutes qui ont été publiquement exprimés sur la réalité de la guérison de la malade, M. Blandin fait un exposé sommaire de ce cas.

La malade est âgée d'environ trente à trente-cinq ans. A la suite d'un accouchement laborieux, dans lequel la tête du fœtus resta trois jours engagée dans le bassin, elle demeura affectée d'une fistule vésico-vaginale. Elle entra à l'hôpital Saint-Louis au bout de dix-huit mois. La fistule, située en arrière du col de la vessie, présentait alors un pouce de diamètre. Les bords en furent avivés. Un lambeau emprunté à la vulve et au périnée fut placé dans cette ouverture. Cette première tentative de M. Jobert n'eut pas de succès. A la vérité l'adhérence du lambeau parut se faire, mais son pédicule ayant été coupé le quatorzième jour, il tomba en sphacèle. Une deuxième opération fut pratiquée. Cette fois le lambeau fut pris plus grand et conservé plus épais, et la section de son pédicule ne fut faite que le trente-sixième jour. Son adhérence était solide : elle se maintint. Mais il restait un pertuis par lequel l'urine pouvait suinter ; on en tenta la guérison par la cautérisation ; cette tentative n'eut pas de succès. On eut recours à la suture et l'on fut plus heureux ; la fistule s'oblitéra. Aujourd'hui, quatre mois après l'opération, l'urine est rendue par l'urètre ; l'opérée sent le besoin d'uriner et n'urine qu'à volonté. En introduisant le doigt dans le vagin, on y trouve une tumeur du volume d'une petite pomme d'api. Cette tumeur est en partie recouverte de poils, ce qui prouve qu'elle est formée par le lambeau de peau pris à la vulve. On ne découvre d'ailleurs aucune ouverture fistuleuse. Les commissaires de l'Académie pensent que la guérison est complète et solide. L'opération pratiquée par M. Jobert leur paraît une innovation des plus heureuses et digne de beaucoup d'éloges.

M. Gerdy désirerait quelques renseignemens qui fussent assez précis pour dissiper des doutes dont il ne peut se défendre sur la possibilité d'un succès aussi complet que celui qu'on annonce. Il sait que la même opération a été tentée nombre de fois à l'hôpital Saint-Louis, et tentée sans succès, ou avec un succès incomplet. Quels moyens a-t-on employés pour s'assurer, mais s'assurer d'une manière positive que l'urine est bien conservée dans la vessie et n'est rendue qu'à volonté ?

M. Blandin dit que les commissaires ont pris soin de visiter la malade à l'improviste, qu'ils n'ont pu découvrir par le toucher, pratiqué avec toute l'attention possible, aucun pertuis fistuleux, qu'ils n'ont point vu d'inflammation au vagin, point d'excoriation, et qu'il en est résulté pour eux la certitude que l'urine ne pénétrait point dans le vagin.

M. Gerdy trouve cette exploration insuffisante et ces preuves peu décisives. Il aurait voulu qu'on eût sondé la malade pour s'assurer qu'il y avait de l'urine dans la vessie, et que par conséquent elle pouvait y être conservée. Les doutes de M. Gerdy se fondent sur des considérations physiologiques graves, et ne pourraient être dissipés que par des preuves bien péremptoires. En effet, on sait que la peau ne supporte pas le contact de l'urine sans en être ulcérée et frappée de gangrène ; on sait que le tissu cellulaire ne résiste pas à ce contact ; comment la peau, comment le tissu cellulaire pourraient-ils impunément s'en trouver incessamment baignés, et cela quand découpés en un lambeau alimenté par un simple pédicule et retourné sur lui-même, ils se trouvent dans des conditions si défavorables comparativement avec leur état naturel ? Comment la peau supporterait-elle ce contact auquel ne peut résister la membrane même du vagin, quoique si analogue en apparence à celle de la vessie ? On sait en effet, par une observation remarquable de J. L. Petit, et par un grand nombre d'autres, que le passage de

l'urine dans le vagin donne lieu à des incrustations calcaires qui s'étendent jusque aux poils de la vulve, et à d'autres accidens.

Ne serait-ce pas d'ailleurs un phénomène bien remarquable que la peau pût s'unir et faire corps avec une membrane muqueuse ?

Pénétré de toutes ces difficultés, M. Gerdy a fait des tentatives d'un autre genre. Convaincu que rien ne peut suppléer la vessie comme récipient de l'urine, il a essayé de réparer, chez une femme, la perte de la paroi inférieure d'une partie de l'urètre, en prenant un lambeau au bas-fond de la vessie et l'amenant en avant, jusqu'au bord de la déchirure qu'il voulait rapiécer. Il n'a point réussi, mais il se proposa de répéter la même tentative

M. Deportes, M. Gimelle partagent les doutes de M. Gerdy : ils pensent qu'on aurait dû faire des injections dans la vessie de l'opérée, pour s'assurer si le liquide ne suinterait point dans le vagin.

M. Blandin sent toute la solidité des remarques de M. Gerdy comme considérations théoriques, mais il ne voit pas qu'on puisse se refuser à admettre la guérison complète dans ce cas. M. Jobert ne nie point ses insuccès dans d'autres opérations, mais il croit pouvoir les expliquer par le vice des procédés qu'il avait employés. Le rapporteur répète que les commissaires ont poussé leurs investigations aussi loin qu'il a été nécessaire pour former leur conviction, et qu'elle est entière. Quant aux injections qu'on propose de faire dans la vessie, il ne pense point que la femme voulût se prêter à un pareil examen, pour la vérification d'un fait dont elle ne doute nullement, savoir que les urines ne passent plus dans le vagin.

M. Velpeau ne pense point qu'on puisse nier la réalité de la guérison dans le cas dont il s'agit ; mais il tient de M. Richerand que 15 ou 20 fois déjà la même opération a complètement échoué ; or, si elle ne devait réussir qu'une fois sur 15, serait-ce bien celle à laquelle il conviendrait d'avoir recours ? Il ne le pense point. M. Lallemand lui a dit avoir guéri sept ou huit fistules vésico vaginales, ce qui donnerait des chances proportionnelles de succès bien plus grandes à ses méthodes qu'à celle de M. Jobert.

M. Roux, chargé dans une autre société savante (l'Institut) de faire un rapport sur un mémoire de M. Jobert, relatif au traitement des fistules vésico-vaginales, désirerait savoir si l'opérée examinée par MM. Blandin et Lisfranc, et donnée pour guérie depuis quatre mois, est la même que celle qui lui fut présentée par M. Jobert il y a neuf ou dix mois. Ce renseignement aurait une grande importance ; mais il ne peut lui être donné.

Le rapport de MM. Lisfranc et Blandin est adopté, après une discussion qui s'est prolongée même après la séance levée.

ERRATA.

On a laissé passer à l'impression du dernier numéro de *l'Expérience* les fautes suivantes, que nous prions nos lecteurs de corriger :

Page 480, première colonne, ligne 54, au lieu de avec la vessie, *lisez :* avec la vulve.

Page 480, deuxième colonne, ligne 19, au lieu de a seule, *lisez :* a seul.

Page 480, deuxième colonne, ligne 32, au lieu de décaédriques, *lisez :* octaédriques.

Un des gérans,   DEZEIMERIS.

PARIS.— Imprimerie et Fonderie de FÉLIX LOCQUIN et COMP
rue Notre-Dame-des-Victoires, 16.

1838.— N. 32.   10 AVRIL.

L'EXPÉRIENCE,

JOURNAL DE MÉDECINE ET DE CHIRURGIE

PUBLIÉ PAR

MM. DEZEIMERIS ET LITTRÉ.

Ars longa.   *Ubicumque...*

Ce journal parait tous les cinq jours, les 5, 10, 15, 20, 25 et 30 de chaque mois, par cahiers de 16 pages à deux colonnes, formant à la fin de chaque année deux forts volumes grand in-8°. Le prix d'abonnement est de 9 fr. pour 3 mois, 18 fr. pour six mois, 36 fr. pour un an, 40 fr. pour l'étranger. ON S'ABONNE, AU BUREAU DU JOURNAL, RUE DE LA SOURDIÈRE, 21, chez J. B. Baillière, rue de l'Ecole de Médecine, 13 bis, et, dans les départemens, chez les directeurs de poste et aux bureaux des Messageries-Royales et des Messageries Laffitte et Caillard. Les lettres affranchies sont seules reçues.

DE LA PERFORATION DE L'APOPHYSE MASTOÏDE DANS DIVERSES AFFECTIONS DE SES CELLULES, ET DANS QUELQUES CAS DE SURDITÉ.

Par J.-E. Dezeimeris.

Si la chirurgie de notre siècle se fait remarquer par quelque caractère qui lui soit propre, ce n'est assurément pas par l'excès de sa timidité à entreprendre des opérations difficiles ou dangereuses. Pour peu qu'on se sente disposé à appuyer le reproche qui lui a été adressé d'incliner bien plutôt vers l'excès contraire, on sera porté à croire que toute opération repoussée aujourd'hui de la pratique à cause de ses dangers doit être en effet une opération bien meurtrière, et dont les chances de succès n'offriraient que bien peu d'excuses à la hardiesse du chirurgien qui oserait la pratiquer. On se tromperait pourtant dans cette conclusion. Les mêmes hommes qui proposent hardiment de lier l'aorte et d'extirper le pylore ou une partie du poumon, reculent devant la proposition de certaines opérations qui sont autant au dessus des précédentes par le nombre de chances de succès qu'elles présentent, qu'elles sont au dessous par le degré de leur gravité ; et la distance sous ce dernier rapport est incommensurable.

La cause de ces jugemens si étrangement divers, nous l'avons déjà signalée, et nous aurons souvent encore occasion de le répéter : c'est qu'on prononce sur la valeur d'une opération, comme sur un point de doctrine, d'après une ou deux observations, et sans connaître les faits qui s'y rapportent, ou en n'en ayant qu'une connaissance imparfaite.

C'est ce qui a eu lieu, il est facile de le démontrer, relativement à l'opération que nous nous proposons d'examiner dans cet article. On s'est prononcé sur ses dangers, ses conséquences, sa valeur, sans connaître les résultats réels qu'elle avait eus jusqu'ici dans tous les cas où on l'a pratiquée, ou en ne connaissant que vaguement les noms de ceux qui s'en étaient occupés, et quelques lambeaux mutilés de ce qu'ils en avaient écrit.

Nous allons procéder à la révision de ce point, en présentant sous un même coup d'œil tous les cas de perforation de l'apophyse mastoïde. A peine aurons-nous besoin d'y ajouter quelques remarques ; ce simple rapprochement des faits donnera par lui-même les conséquences naturelles qu'ils renferment.

Mais auparavant, il est bon d'énoncer, comme point de départ, l'état actuel de la science en France sur ce sujet. Nous ne saurions mieux faire que de placer ici, dans cette vue, un extrait de l'ouvrage qui représente le mieux l'ensemble des connaissances et des opinions reçues sur les maladies de l'oreille. Voici, en abrégeant, comment M. Itard s'exprime relativement à la perforation de l'apophyse mastoïde.

« Jasser, l'inventeur de cette opération, la pratiqua au moyen d'un trocar, et injecta dans les cellules mastoïdiennes une décoction aqueuse de myrrhe. Le liquide sortit par la narine du même côté, et au bout de quatre jours cette oreille se trouva rendue à ses fonctions.

» Hagstrœm pratiqua ensuite cette opération, et n'en obtint pas le même succès ; ce qui ne l'empêcha pas de la préconiser.

» Arnemann a également préconisé cette opération dans un petit ouvrage publié sur ce sujet en 1792. Ses opinions ne sont appuyées sur aucun fait (1); ce qui me dispense de présenter ici l'analyse de cet écrit.

» Je ne puis appuyer ou combattre cette opération par aucun fait qui me soit propre; mais d'après ce qu'en ont écrit les auteurs qui l'ont préconisée, le peu de succès de leurs tentatives, et ce que j'ai moi-même observé dans les perforations spontanées de l'apophyse mastoïde, je m'en suis fait une idée très

____

(1) M. Itard est dans l'erreur ; il en rapporte cinq.

peu favorable; je la crois à la fois inutile et dangereuse. Le succès obtenu par Jasser est un fait trop isolé pour qu'on puisse en tirer une conclusion favorable.

« Cette opération est dangereuse, car on peut citer l'épreuve malheureuse qu'en fit sur lui-même le médecin du roi de Danemarck, le docteur Jean-Just Berger, mort en 1791, victime de cette opération.

» Ainsi il faut la rejeter comme inutile autant que dangereuse. » (ITARD, *maladies de l'oreille et de l'audition*, t. II, p. 216-223).

On voit que, pour M. Itard, il existe un cas de succès de l'opération, un cas d'insuccès, et un cas de mort, et, sur ces données, il conclut, fort prudemment, qu'il faut s'abstenir de la pratiquer. Assurément cette manière de conclure est fort sage, et je me garderais bien de prétendre, sur les mêmes bases, établir une autre conclusion. Mais je suis bien persuadé qu'avec l'esprit juste et l'amour du progrès qu'on lui connaît, M. Itard serait prêt à changer d'avis si l'on introduisait devant lui certains élémens de la question dont il n'a pas connaissance et qui peuvent lui donner une autre solution. Or c'est ce que je ne crois pas impossible de faire. Je vais rassembler les faits.

Ces faits sont de trois ordres, et constituent trois sortes de bases à l'opération.

1° Faits pris de l'état et de la disposition organique des parties, ou bases anatomiques.

2° Faits tirés de l'observation de la marche naturelle de quelques unes des maladies qui nécessitent l'opération, ou bases pathologiques.

3° Faits directs, ou cas d'opération, bases expérimentales.

C'est dans cet ordre que nous traiterons les diverses parties de notre sujet.

PREMIÈRE SECTION.

Nous aurons peu de chose à dire de l'anatomie de l'apophyse mastoïde, et tant que la disposition des cellules qu'elle renferme a pu faire reconnaître la nécessité d'ouvrir artificiellement une issue aux matières morbides qui peuvent s'y trouver renfermées, ou suggérer l'idée de s'ouvrir par là une voie au moyen de laquelle on peut désobstruer, soit l'oreille interne, soit la trompe d'Eustache, de ce qui les engorge. Cette idée suivit de fort près, en effet, la découverte qu'on fit de la structure aréolaire de l'apophyse mastoïde, et de la communication de ses cavités avec celle du tambour. Vésale paraît être le premier qui ait eu cette connaissance. Voici comment il s'exprime dans son grand ouvrage.

« Hæc ossa non perperam dicerentur circularia,
» nisi extra circuli descriptionem ea ossium pars
» promineret quæ A referenti suturæ proxima est,
» capitisque mammilarem educit processum, qui
» in utroque temporis osse unus habetur, non
» solum ad opportunam caput moventium muscu-
» lorum, qui a pectoris osse et claviculis principium
» ducunt, insertionem protuberans, verum ut
» auditus organo apta hic constitueretur sedes,
» magna cavitate indigeus. » (VÉSALE, *De corporis humani fabricâ*, lib. 1.)

Les vacuoles de l'apophyse mastoïde ne peuvent agrandir, comme il l'entend, le siège de l'organe de l'ouïe qu'autant qu'elles communiquent avec l'oreille moyenne, Vésale a donc eu en vue d'indiquer cette communication, quoiqu'il ne le fasse pas d'une manière explicite. Le passage suivant d'un autre écrit du même auteur laisse encore moins de doute à cet égard.

« Quum enim mamillaris processus basim, in
» hac parte, secus scilicet quam in commemoratis
» animalibus reperiret, illam sane ita excavavit, ut
» hujus cavernulæ in eum modum ad auditorii mea-
» tus terminum pertinerent, quo dictorum ani-
» malium cavæ illæ portiones, ad meatum spectant
» et hærent. » (VÉSALE, *Anatomicar. G. Fallopii observat. examen.*)

Ce qu'il faut en quelque sorte induire de la pensée de Vésale, Riolan le dit expressément. Il mentionne, il décrit même la communication de la caisse du tambour avec l'apophyse mastoïde; aussi n'a-t-il pas manqué d'en déduire des conséquences pratiques qu'on n'a appliquées qu'un siècle et demi plus tard. Riolan revient sur ce point dans plusieurs passages de ses écrits; voici les principaux :

« On voit, joignant le tambour, du côté d'en haut, un petit trou fort étroit, mais qui, s'élargissant peu à peu, forme une cavité fort ample, et toute pleine de petites fosses, semblables aux logettes ou niches des abeilles. Cette cavité est renfermée dans l'étendue des procès mamillaires. Vésale en fait comparaison avec une mine de grande étendue, pour ce qu'elle est pleine de quantité d'air. Il arrive, lorsque cet air, qui doit toujours être calme et en repos, est agité dans l'oreille par les secousses d'un vent nouveau, que les oreilles sifflent continuellement.

» Mais quel moyen de donner issue à ce vent, qui est si importun? Certes, il n'y en a point, si ce n'est l'application du trépan sur l'apophyse mastoïde. (RIOLAN, *De l'Anthropographie*, liv. IV, chap. 6).»

La proposition de la perforation de l'apophyse mastoïde est ici bien positive; Riolan n'était donc point à cet égard dans l'indécision que lui supposait Rolfink lorsqu'il disait : «In hisce cavernulis (pro-
» cessus mamillaris) flatuosi spiritus tumultuantes
» tinnitum aurium excitare queunt contumacem.
» Ut exitum iis paremus, an apophysis ipsa perfo-
» randa, quærit, sed non definit Riolanus, *Enchir.*,
» lib. IV, cap. 4, neque nobis sententiam expla-
» nare placet (ROLFINK, *Diss. Anat.*, lib. II, chap.
» 15, p. 279.)» Cette opinion de Rolfink tient à ce qu'il avait perdu de vue le passage précédent de l'Anthropographie de Riolan, et qu'il n'avait alors sous les yeux que le passage suivant de son Manuel anatomique,

« On peut aussi se demander s'il est à propos de percer l'apophyse mastoïde, afin que l'esprit qui cause ces brouissemens en puisse sortir. (RIOLAN , *Manuel anatomique,* liv. IV, chap. 4.)

J'ajouterai encore ici un passage d'un autre ouvrage de Riolan, qui est assez exprès quant à l'indication de la perforation de l'apophyse, et qui de plus est intéressant en ce qu'il indique l'obturation de la trompe d'Eustache comme une des causes qui la nécessitent.

« Si tuba obturetur crasso humore, vel muco, hu-
» mores vel flatus irruentes in cavitates oris , nec
» exitum habentes, vel surditatem, aut tinnitus, vel
» susurros producunt, quod deprehendes si utra-
» que aure exquisite obturata , non percipias so-
» num instrumenti musici, ore aperto , et baculo
» dentibus apprehenso, et chordis instrumenti
» musici imposito. Ideoque defectu hujus cana-
» liculi pervii ad evacuationem flatuum , quidni
» conferret stylo tenuissimo pertusa apophysis mas-
» toïdes cavernosa, quæ communionem habet cum
» concha ? (RIOLAN , *Animadvers. in theatr.*
» *anat. Bauhini,* p. 423.»)

Riolan, dans ces divers passages, n'avait parlé de l'ouverture faite à l'apophyse mastoïde que comme pouvant donner issue à l'air contenu dans ses cavités et dans celle du tambour. Valsalva, le premier, parle de la possibilité du passage d'un liquide injecté par l'apophyse perforée à travers la caisse du tympan, et jusque dans la gorge par la trompe d'Eustache. Ce n'est point que Valsalva eût pratiqué cette perforation , comme l'ont dit des historiens peu exacts et qui se mettent peu en peine de puiser leurs documens dans les sources ; c'est un ulcère avec carie qui avait procuré l'ouverture par laquelle il fit ses injections.

« (Illud) mitto prolixius confirmare per quam-
» dam meam in vivo homine observationem, in no-
» bili scilicet viro , ulcere ad processum mamilla-
» rem cum hujus carie laborante ; in quod quæ
» injiciebantur, illico ad fauces perveniebant ;
» ideoque a tympano, quo per illius processus si-
» nuositates ascendebant , per tubam certe deriva-
» bantur ; cum præter expositam, nullius alibi, et
» præcipue in ore , aperturæ, aut læsionis esset
» indicium.(VALSALVA, *Tract. de aure,* cap. V, n° 9.)

Malgré cette expérience de Valsalva et les observations des anatomistes antérieurs, Morgagni, trompé par l'examen de quelques cas anormaux, nia la communication des cellules mastoïdiennes, avec la cavité de l'oreille, et combattit la proposition faite par Riolan. (MORGAGNI, *Epist. anatom.* V, n° 24, 25.)

Mais Haller rétablit la vérité sur ce point, et des recherches anatomiques nombreuses instituées avec

le plus grand soin par Adolphe Murray, de Copenhague, lui permirent d'établir comme faits désormais à l'abri de toute contestation les propositions suivantes :

1° Que toutes les cellules mastoïdiennes communiquant les unes avec les autres, tant les supérieures que les moyennes et les inférieures (1), et ces cellules s'ouvrant dans la caisse du tambour, il n'est pas douteux que les injections ne pénètrent dans l'oreille interne , et ne puissent s'écouler par la trompe d'Eustache , en quelque lieu qu'on ait pratiqué la perforation de l'apophyse, à moins toutefois qu'on ne rencontre un de ces cas rares de vice de conformation où l'antre mastoïdien est séparé de la caisse tympanique par une sorte de membrane, ou bien qu'il n'existe une obstruction insurmontable dans la trompe d'Eustache elle-même ;

2° Que le mieux est néanmoins de pratiquer la perforation sur le milieu de l'apophyse, sous la partie moyenne de l'insertion tendineuse du muscle sterno-mastoïdien, à trois quarts de pouce (2) de la pointe de l'apophyse, parce qu'alors on tombe dans la cavité la plus voisine de la superficie et la plus considérable, que l'injection est poussée horizontalement dans la cavité du tambour, et qu'elle pénètre par conséquent plus facilement, sans se briser contre les parois des cellules voisines. Le peu d'épaisseur de l'os indique d'ailleurs la nécessité de diriger, en faisant la perforation, la pointe de l'instrument plutôt en devant qu'en dedans ;

3° Que dans les sujets très jeunes la disposition de l'os est moins favorable à l'opération, et que dans les personnes plus avancées en âge, chez lesquelles l'os est plus épais, il y a moins de danger de la voir accompagnée de suites fâcheuses ;

4° Que souvent, quand la partie extérieure de l'os est épaisse et pourvue de diploé, il faut perforer très profondément avant de rencontrer les cellules, circonstance qui peut donner lieu à de très fâcheux accidens ;

5° Qu'il ne faut pas se décider aisément à entreprendre cette opération sur les personnes qui ont l'apophyse petite et peu saillante, parce qu'il pourrait se faire que toutes les cellules y manquassent, comme Murray l'a vu dans un cas.

Murray terminait ses considérations en disant qu'après tout la perforation de l'apophyse mastoïde devait être considérée comme une des opérations les plus importantes, et qu'elle demandait encore plus d'attention dans la pratique que l'injection de la trompe d'Eustache. (*Sammlung auserlesener Abhandlungen zum Gebrauche praktischer Aerzte,* 1791. T. 14, p. 19-31.)

Arnemann confirma de tous points les observations anatomiques de Murray par des observations nouvelles (3). Il fixe à 16 ou 17 ans l'âge avant le-

____

(1) Dans la traduction faite par Martin, du mémoire de Murray, traduction insérée au tome 93 du *Journal de médecine,* il y a plusieurs contresens qu'on n'a pas manqué de copier depuis, chaque fois qu'on a eu à parler en France des observations de l'anatomiste danois.

(2) Martin dit à trois pouces !!...

(3) Arnemann, Bemerkungen über die Durch bohrung der Process us mastoïdeus in gevissen Fællender Taubheit. Gottingen, 1792, in-8., fig.

tard, il faut s'abstenir de pratiquer l'opération. Mais depuis, Rosenthal a montré que dès l'âge de cinq ans ces cellules avaient assez d'ampleur pour que l'opération ne fût pas impossible.

Nous ne nous arrêterons pas plus long-temps à la partie anatomique de notre sujet, et nous passerons à la considération de quelques faits pathologiques dans lesquels la marche naturelle de la maladie avait donné lieu de pressentir ce qu'on pourrait espérer d'une opération qui, ouvrant un accès dans l'oreille moyenne, dont les avenues naturelles étaient oblitérées, permettrait d'y porter des moyens directs de traitement.

SECTION DEUXIÈME.

Duverney parle des abcès internes de l'oreille, abcès dont l'opiniâtreté tient à la difficulté qu'éprouve le pus à sortir de la cavité dans laquelle il s'accumule, de la carie qui les accompagne, et dont le siège le plus fréquent est dans les cellules mastoïdiennes, et il cite comme le meilleur traitement auquel on puisse avoir recours, celui qu'employait Deymier, habile chirurgien, lequel consistait à dilater avec l'éponge préparée l'ouverture que se forme spontanément l'abcès, pour pouvoir porter ensuite facilement les remèdes sur l'os corrompu. (DUVERNEY, *Traité de l'organe de l'ouïe*, etc. Paris, 1683, p. 184.)

Heuermann s'exprime dans le même sens.

«J'ai observé, dit-il, chez un tailleur, que le pus avait fini par s'accumuler dans les cavités de l'apophyse mastoïde, s'était fait jour derrière l'oreille, et avait donné lieu à une fistule qu'on ne put guérir ni par la salivation, ni par des injections détersives, ni par l'appareil le plus exactement appliqué. Il y a déjà quelques années que la maladie dure, et lorsque l'on bouche l'ouverture fistuleuse, l'écoulement devient plus abondant par l'oreille. Lorsque l'on fait une injection par la fistule, le liquide pénètre dans la bouche par la trompe d'Eustache ou s'échappe par le conduit auditif externe. Ce qui prouve que la fistule communique non seulement avec les cellules de l'apophyse mastoïde, mais encore avec la cavité du tympan, et qu'il existe une perforation de la membrane du tympan, car sans cela le liquide ne pourrait sortir à la fois par le conduit auditif et par la bouche.

» Cet exemple d'abcès de l'oreille est un des plus graves, et l'on ne peut espérer une guérison spontanée; car la structure de l'apophyse mastoïde étant spongieuse et lamellée, le pus a toute facilité pour s'y accumuler. On ne peut rétablir la membrane du tympan qui est détruite : tout ce que l'on pourrait faire dans cet état de choses serait de favoriser l'écoulement du pus en élargissant la fistule, et de pratiquer une petite perforation avec le trépan perforatif, afin que la cicatrisation et la réparation de l'os et de la peau puissent s'effectuer plus facilement. Car alors l'ouverture fistuleuse pourrait se fermer

la première. (HEUERMANN, *Abhandl. der chirurg. Operationen*, T. III. p. 192, § 820, Chap. 48.)

L'opinion de L. Petit n'est point différente. Le chirurgien français s'exprime d'une manière encore plus précise sur ce qui touche les injections à travers l'oreille. J'ai vu, dit-il, deux ou trois malades de cette espèce : l'un périt de la carie de l'apophyse mastoïde. Il avait une suppuration dans l'oreille qui avait été négligée et mal soignée, et dont on ne put me faire un récit fidèle. La carie était non seulement dans le fond de l'oreille, mais assez avant dans la partie antérieure de l'apophyse mastoïde, qui forme le canal de l'oreille. Je proposai de découvrir la racine de cette apophyse, et d'appliquer dessus un trépan exfoliatif; ma proposition fut rejetée, et j'appris quelque temps après que le malade était mort.

Les deux autres malades auxquels l'apophyse mastoïde était cariée, avaient la vérole, dont ils furent traités; et après leur traitement, l'un fut guéri sans opération parce que la carie n'avait pas fait beaucoup de progrès dans l'apophyse mastoïde; et l'autre n'obtint guérison que parce qu'on découvrit cette apophyse, et qu'avec la gouge et le maillet on emporta par le dehors, l'émail de l'os, pour parvenir au foyer de la carie, laquelle étant traitée selon l'art, on obtint guérison. (PETIT, *Traité des maladies chirurgicales*, t. 1, p. 206.)

Pour bien comprendre la portée de ce passage, et n'y pas voir simplement le conseil de procurer l'exfoliation d'un os carié, il faut se rappeler que ces observations terminent un chapitre dans lequel J. L. Petit comparant les abcès de l'oreille interne aux fistules borgnes à l'anus, fait dépendre leur opiniâtreté de la même cause, et dit qu'ils guérissent facilement dès qu'ils sont ouverts à la fois dans la gorge et à l'extérieur, et qu'ils se trouvent par conséquent sur un trajet que des injections peuvent parcourir librement et laver avec exactitude.

Dans les remarques sur le mémoire d'Hagstroem, relatif à la perforation de l'apophyse mastoïde (1), Acrel dit avoir observé deux cas dans lesquels une surdité complète avec douleurs de tête violentes et vertiges, après avoir duré plusieurs mois, cessa spontanément par l'exfoliation de plusieurs cellules mastoïdiennes, et la chute d'un séquestre assez volumineux, qui se détacha de l'apophyse, laissant une ouverture par laquelle sortit une quantité de pus. L'un de ces faits se trouve rapporté avec détail dans le recueil d'observations chirurgicales de l'auteur (2), j'ignore si l'autre a été publié.

La même chose a été vue par Leschevin. J'ai vu, quel les cellules mastoïdiennes n'ayant pas encore acquis le développement qu'elles doivent avoir plus

(1) Sammlung auserlesener Abhandlungen für prartishen Aertze, t. 14, p. 18.

(2) Chirurgische Vorfalle uebers. von J. Andr. Murray. Gottingen, 1777. t. I. p. 217, obs. 38.

dit-il, il n'y a pas long-temps, une petite fille à qui il est survenu, à la suite d'une fièvre maligne, des dépôts dans les deux oreilles. Un de ces dépôts, en détruisant le tympan de l'oreille droite s'est fait jour dans le conduit auditif;...... l'autre pénétra dans le sinus mastoïde, caria l'os et s'ouvrit derrière l'oreille. La portion cariée de l'os s'est exfoliée dans la suite, l'ulcère s'est guéri presque sans remèdes, et la petite malade a conservé l'ouïe de ce côté là, (LESCHEVIN, *dans les prix de l'Académie royale de chirurgie*, t. IV, p. 111 et 113, ed. de 1819, in-8°.)

Enfin Joseph Frank a vu un cas de surdité guérie par la perforation spontanée de l'apophyse mastoïde, et il a saisi parfaitement les conséquences naturelles qui découlent de pareils faits, pour la perforation artificielle de la même partie.

« Inter plurima hujus generis exempla, tamen
» unum nobis obvenit, ubi abscessus circa proces-
» sum mastoideum extus ortus disruptus est, ac
» latens subtus caries par exfolationem sanata], in-
» staurato plane auditu prius sat gravi. Quod exem-
» plum abunde docet, perforationem processus mas-
» toidei et injectiones per locum sauciatum.....
» haud omnino rejiciendas esse. (JOS. FRANK
» *Praxeos med. univers. præcept.* »L. 11, vol. 1,
sect. 2. p. 924.).

Les adversaires de la perforation de l'apophyse mastoïde n'ont pas manqué de se prévaloir contre cette opération de la gravité ordinaire des abcès avec carie de cette apophyse; mais la question serait de savoir si c'est bien l'ouverture qu'on y pratique qui en fait le danger, ou si ce ne sont pas plutôt les désordres qui ont eu le temps de s'opérer dans l'oreille interne et souvent au delà, avant que les efforts de la nature, ou, pour parler sans figure, les progrès du mal, eussent ouvert à la suppuration une issue à l'extérieur. Nous croyons que J. L. Petit, dont nous avons indiqué plus haut la manière de penser sur ce point, avait vu beaucoup mieux la véritable cause de l'opiniâtreté et du danger de ces maladies.

Il serait facile de s'étendre sur ces considérations, mais nous laisserons à nos lecteurs le soin de leur donner des développemens qui se présentent d'eux-mêmes, et nous terminerons ici la seconde section de ce mémoire. Dans la troisième section, que nous remettons au prochain numéro du journal, nous aborderons le fond du sujet, dont nous n'avons encore touché que les préliminaires

SURGICAL ESSAYS : *the result of clinical observation made at Guy's hospital; c. a. d.* ESSAIS DE CHIRURGIE, etc., etc. Londres 1835 ; in-8° de 281 p. et quatre planches coloriées par *B.* COOPER; (Analyse par J. T. Mondière, médecin à Loudun (Vienne).

Dans cet ouvrage, qui renferme cinq mémoires, M. Cooper expose le résultat de sa pratique à l'hôpital de Guy. Le premier mémoire a pour objet le développement, l'organisation et la *régénération* des os ; le second traite des fractures en général et de celle de chaque os en particulier ; le troisième est relatif aux maladies des articulations ; dans le quatrième est exposée l'histoire des diverses luxations; dans le cinquième enfin l'auteur traite des blessures de l'abdomen.

L'auteur, renvoyant le lecteur à son traité d'anatomie pour ce qui a rapport à la physiologie du système osseux, n'entre ici que dans quelques considérations générales sur le développement des os et leur ossification, faisant remarquer que ceux-là sont les premiers ossifiés, dont le concours est indispensable à l'action des organes, comme, par exemple, les côtes par rapport à la respiration. Du reste ces considérations ne présentent rien qui ne soit généralement connu.

Dans ses généralités sur les fractures, M. C. se borne à faire remarquer la distinction établie depuis long-temps, et qui consiste à les étudier selon qu'elles affectent les os plats, les os longs, et enfin les os courts ou irréguliers, comme il les désigne.

Passant immédiatement à l'histoire de chacun de ces genres, il observe que les fractures du crâne ne sont dangereuses qu'en raison des lésions diverses du cerveau qui en sont une suite presque nécessaire, et établit les signes qui distinguent la commotion de la compression de cet organe. Dans le traitement de ces deux complications, il insiste sur l'emploi de la saignée de la veine jugulaire ou de l'artère temporale. Nous pensons, avec l'auteur, qu'on n'a pas assez souvent recours à ces sortes de saignées dans les affections cérébrales, qu'elles soient ou non dépendantes d'une fracture des os du crâne. Il nous serait facile de rapporter ici un grand nombre de cas d'arachnitis, de céphalées, de plaies de tête, dans lesquels la saignée à la temporale a été suivie d'effets aussi prompts qu'avantageux; et cela se conçoit aisément, puisque l'expérience a démontré qu'une saignée artérielle quoique médiocre avait une influence plus marquée sur le pouls et la circulation qu'une saignée veineuse. Ainsi le docteur Lévêque-Lasource (1) rapporte qu'une palette de sang tirée de la temporale diminua de dix-huit par minute le nombre des pulsations, tandis que la phlébotomie, chez le même individu, n'avait procuré qu'une diminution de six pulsations. Ajoutons, et ce fait est loin d'être unique, que, dans un cas d'arachnitis très intense, deux onces seulement de sang tiré de l'artère temporale arrêtèrent presque instantanément les accidens. A-t-on souvent obtenu de semblables résultats de saignées veineuses répétés et abondantes? Nos annales établissent le contraire. Nous reviendrons au reste sur cette importante matière dans un mémoire où nous cherchons à apprécier les effets de quelques moyens thérapeutiques.

(1) Bibliothèque médicale, t. XLIV, p. 151.

Pour appuyer les préceptes qu'il donne, l'auteur rapporte ensuite quelques observations de fractures des os du crâne. Dans la première, il s'agit d'un garçon de 17 ans, chez qui, bien que la dépression des os fût peu considérable, et eût même échappé aux premières recherches, l'assoupissement, la perte de connaissance, le resserrement des pupilles, etc., persistèrent malgré d'abondantes saignées, des purgatifs énergiques, etc., et ne cessèrent qu'après qu'on eut relevé la portion d'os déprimée. A ce sujet M. C. fait cette remarque importante, et contraire, selon lui, à l'opinion du plus grand nombre des chirurgiens, savoir que le resserrement des pupilles et leur insensibilité à la lumière indiquent un danger plus grand qu'un état de dilatation. Ayant eu occasion d'examiner après la mort le cerveau de deux personnes qui avaient eu des fractures des os du crâne, et présenté, d'un côté, la dilatation de la pupille, et de l'autre, son resserrement, il a reconnu que les lésions les plus graves siégeaient dans l'hémisphère cérébral correspondant au côté où la pupille était contractée. Il ajoute encore que dans ces sortes de blessures la mort a toujours été plus fréquente dans les cas où les pupilles ont présenté un grand resserrement.

Parmi les autres faits nous indiquerons un cas de fracture de l'occipital, avec dilacération du cerveau à l'endroit de la fracture et dans le point opposé, c'est à dire dans les lobes antérieurs. Cette fracture avait été produite par le passage d'une roue de chariot; une observation de hernie du cerveau à travers le pariétal droit, dont une portion fut enlevée à la suite de fracture. La mort eut lieu un mois environ après l'accident. Enfin, nous analyserons le cas suivant, fort important pour la pratique.

Anne Moore Cobb, mariée, âgée de 26 ans, mère de deux enfans, et qui, avant l'accident dont nous allons parler, avait constamment joui d'une bonne santé, fut admise à l'hôpital le 24 avril 1833, présentant des symptômes cérébraux résultant d'une chute. Lors de son admission, il existait sur les tégumens du front une ouverture dont les bords étaient renversés en dedans, et qui donnait lieu à un léger écoulement. Son mari raconta que deux ans auparavant elle avait reçu sur le côté droit du front un coup de pierre qui avait produit un léger étourdissement et une douleur qui disparut bientôt, mais pour revenir par intervalle. Cinq à six mois après, sans cause appréciable, un gonflement considérable survint au grand angle de l'œil gauche et à la partie supérieure du nez; cependant la tête n'était pas du tout affectée. Elle consulta un chirurgien qui lui fit appliquer six sangsues sur l'endroit malade. Les piqûres s'enflammèrent, suppurèrent, et il en résulta une ulcération qui au bout de six mois guérit sans aucune exfoliation.

Quelque temps après elle se frappa la tête contre un manteau de cheminée. Cette contusion fut suivie de gonflement et d'une douleur qui augmentait surtout sous l'influence de la chaleur du lit, accidens qui diminuèrent après plusieurs applications de sangsues. Elle se rendit alors à Ramsgate, parce qu'on lui conseilla de respirer l'air de la mer; elle y resta pendant trois mois et en revint à la fin d'août dans un état assez satisfaisant. Mais bientôt elle fut atteinte d'incontinence d'urine, qui persistait encore au mois de novembre, lorsqu'elle se frappa une seconde fois la tête contre le même manteau de cheminée, au dessus de l'œil gauche, à l'endroit où avait existé auparavant l'ulcération. Cette nouvelle contusion ramena la douleur et le gonflement du péricrâne, gonflement qui persista pendant cinq semaines, s'ulcéra à cette époque, et donna, depuis ce moment, écoulement à une suppuration assez abondante. Au mois de janvier elle éprouva une légère attaque d'épilepsie. Bientôt les attaques de cette maladie devinrent fréquentes et eurent lieu deux et trois fois par semaine. Les menstrues avaient cessé d'être régulières depuis la dernière contusion du crâne.

Depuis un mois son mari avait commencé à s'apercevoir que la parole de la malade était difficile et embarrassée, depuis cette époque aussi elle accusait une violente douleur à la partie supérieure de la tête. La parole devint de plus en plus gênée; le pouls lent et embarrassé, la pupille de l'œil gauche dilatée et insensible à la lumière; l'incontinence d'urine persista et les mouvemens cessèrent d'être complètement libres et soumis à la volonté, la mémoire était tout à fait intacte. Trois grains de calomel furent donnés toutes les quatre heures; la bouche en fut bientôt affectée; et la malade sembla éprouver d'abord du soulagement, mais bientôt les accidens reparurent et même s'aggravèrent.

Dans une consultation, il fut décidé qu'on aurait recours au trépan qui fut appliqué le 8 mai à une heure de l'après-midi. Une incision cruciale fut pratiquée presque au centre de l'ulcération. L'os mis à nu et examiné avec soin parut malade, épais et inégal. Le trépan coupa très aisément la table externe du crâne, mais la table interne au contraire était excessivement dure et fort difficile à pénétrer. Le diploé avait disparu, la table interne offrait la dureté de l'ivoire et présentait d'un côté presque un demi pouce d'épaisseur, de l'autre elle était moins épaisse. Toutefois le disque fut enlevé sans que la dure-mère eût été lésée. Les lèvres de la plaie furent rapprochées et réunies par quelques points de suture et un bandage convenable. (Saignée, potion calmante.)

Immédiatement après l'opération, la pupille gauche se contracta et devint sensible à la lumière. Dans la soirée, il y eut du malaise; le pouls resta fréquent; la malade put conserver ses urines.

Le 9, fréquentes attaques d'épilepsie pendant la nuit, et sommeil dans les intervalles; douleurs dans la tête, parole plus aisée et plus libre qu'avant l'opération, l'urine est retenue; pupille gauche plus dilatée que la droite, mais contractile; pas de selles depuis l'opération, langue chargée et sèche, pouls petit, peau moite. (Potion purgative ordinaire.)

Le 10, sommeil assez bon, état général meilleur, prononciation plus nette, aucune attaque d'épilepsie depuis la nuit qui suivit l'opération, violente douleur de tête, pouls à 90, petit, sensation prononcée de faiblesse, pas d'évacuation. (Nouvelle potion purgative, un grain de calomel toutes les demi-heures, limonade, bouillons.)

Le 11, la plaie offre un bon aspect; amélioration plus marquée; la malade retient complètement ses urines.

Le 13, sommeil très bon, ventre libre, langue humide, pouls à 86, faible encore; parole plus libre et plus nette, céphalalgie moins forte, continuation du calomel, mais à des époques plus éloignées. Cette amélioration fit des progrès jusqu'au 26, époque à laquelle on fut obligé de cesser l'emploi du calomel, la bouche étant trop irritée; ventre libre, langue chargée, mais humide; peau naturelle, plaie en bonne voie de guérison, pas d'attaques, urine facilement retenue, seulement la céphalalgie est plus intense. (Douze sangsues à la région occipitale, cataplasmes.)

Le 28, soulagement marqué, amélioration très grande. A partir de ce jour, la malade fut dans un état voisin de la convalescence, et rien d'extraordinaire ne survint jusqu'au 4 janvier, où en marchant elle éprouva une

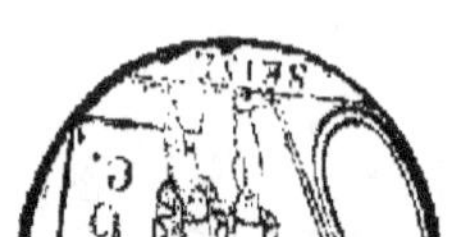

violente attaque d'épilepsie, mais qui fut de courte durée, et depuis, rien de semblable n'est survenu.

Le 24, il n'existait plus aucun symptôme du côté du cerveau, seulement, lorsque la malade restait long-temps debout, elle éprouvait quelques vertiges, qui pouvaient tenir au régime antiphlogistique auquel elle avait été soumise.

Dans les réflexions qui suivent ce fait remarquable, et qui serait bien plus probant et d'un intérêt plus grand encore si l'on savait ce qu'est devenue la malade, l'auteur ne balance pas à attribuer tous les accidens qu'elle a éprouvés à l'altération profonde qu'avaient subie les os du crâne. Il s'appuie sur un fait que lui a communiqué un de ses élèves, le docteur Lever, de Woolwich. Ce médecin lui a envoyé une portion de crâne qui offrait la même altération que celle que nous avons décrite ; pièce pathologique prise sur le crâne d'une personne qui avait présenté des symptômes cérébraux analogues à ceux de la malade de M. Cooper.

Bien que l'opération du trépan dans l'épilepsie soit généralement condamnée par les auteurs modernes, et que, dans l'état de la science, il soit difficile de préciser les circonstances qui pourraient ndiquer cette opération, nous croyons devoir rapprocher de l'observation du chirurgien anglais les faits plus ou moins analogues que nous trouvons indiqués dans nos notes.

Et d'abord, nous citerons le fait de Lamotte (1), qui, en raison de l'état pathologique des os du crâne, a la plus grande analogie avec celui de M. Cooper. Le succès ne fut pas aussi marqué, cependant l'épilepsie ne revint point tant que le trou du crâne resta ouvert, et même les accidens se manifestèrent moins fréquens, moins longs et moins forts lorsqu'il fut fermé.

Voici cette observation :

Au mois d'octobre 1705, un particulier qui se trouvait affligé d'accès très violens d'épilepsie, lesquels, outre leur longueur, récidivaient très souvent, me consulta sur ce qu'il aurait à faire pour s'en pouvoir garantir, étant bien résolu de tout tenter pour avoir du soulagement, après n'avoir rien négligé jusqu'alors de tous les remèdes que quantité de médecins et d'empiriques lui avaient prescrits et administrés sans aucun succès. Je m'informai si ces accès n'étaient point précédés de quelque douleur particulière en quelque partie du corps, et s'il ne prévoyait point l'accès par quelque marque ou accident. Il me dit qu'il n'y avait que sa tête qu'il trouvait occupée, avec une espèce de tournoiement si prompt qu'il tombait à l'instant avec perte de connaissance. Le tout bien examiné, je ne trouvai autre chose à lui proposer, sinon l'application du trépan, à laquelle il n'eut aucune peine à se résoudre. Je l'y disposai par des lavemens, la saignée et la purgation ; et le jour pris je fis l'incision cruciale au milieu du pariétal gauche.

MM. Doucet et Bérot, docteurs en médecine, et MM. Des Roziers et Gallet, maîtres chirurgiens, y étaient appelés. Je fus surpris d'être obligé de faire agir mon trépan plus profondément qu'à l'ordinaire, sans voir paraître la substance du diploé ; ce qui me fit retirer la couronne plusieurs fois, tant pour ôter la râclure de l'os, que pour le nettoyer et pour examiner avec la feuille de

myrthe si j'approchais de la fin, et faire la place au tire-fond, ce dont je m'aperçus, mais plus d'un côté que de l'autre ; c'est pourquoi je donnai encore quelques tours, en appuyant du côté le plus fort : après cela j'enlevai la portion de l'os, coupée fort également, qui était d'une épaisseur surprenante, sans diploé, ni presque de différence en tout l'os, lequel, outre son épaisseur, était beaucoup plus dur qu'il ne l'est ordinairement. Ce cas donna lieu à ces messieurs de croire que la transpiration se faisant beaucoup moins et plus difficilement en ce malade qu'en d'autres sujets, cela pouvait, selon toute apparence, causer cette maladie. Il sembla, dans le commencement, que ces messieurs avaient parlé juste, puisque ce malade, qui n'était pas huit jours avant ce temps là sans souffrir quelque accès épileptique, n'en ressentit aucun pendant tout le temps que le crâne fut ouvert : mais quand l'exfoliation de la portion de l'os que le trépan et l'air avaient touchée fut faite, le malade retomba de nouveau, comme il a continué de faire, si ce n'est qu'au lieu de tomber subitement, comme il faisait auparavant, il a maintenant le temps de se retirer en quelque endroit secret et commode, pour laisser passer l'accès sans risque, s'apercevant, par de certaines marques, de ce qui va lui arriver, sans compter que les accès ne récidivent pas, à beaucoup près, si fréquemment qu'ils faisaient avant l'opération. Cela fait bien voir que la principale cause de cette maladie qui affligeait ce particulier résidait dans le cerveau, et que si le trépan n'a pas eu un succès parfaitement heureux, au moins il n'a pas été inutile par les deux avantages que le malade en a retirés.

Dans l'observation suivante, due au docteur Andrew Blake (1), l'application du trépan fut suivie d'une guérison complète.

Un soldat avait reçu en luttant avec un vigoureux camarade, le 4 février 1824, un coup de poing qui porta sur le milieu de l'os pariétal droit; il se plaignit au bout de quelques jours, de symptômes fébriles qui cédèrent aux moyens antiphlogistiques ordinaires, et de douleurs de tête qui persistèrent et devinrent de plus en plus violentes, en même temps que le pouls était très lent et la langue recouverte d'un enduit épais. On combattit ces accidens à l'aide des saignées générales et locales, des purgatifs, des préparations mercurielles et de l'application des vésicatoires sur la tête. La céphalalgie ayant disparu dès l'instant que toute la constitution avait été sous l'influence du mercure, le malade sortit de l'hôpital le 24 février : sa santé paraissant alors parfaitement rétablie. Il y rentra le 29 du même mois ; il éprouvait à cette époque de la douleur dans toute la portion supérieure de la tête ; le pouls n'offrait que 54 pulsations par minute, les pupilles étaient très dilatées. On employa les moyens qui avaient déjà été si heureusement mis en usage ; mais sans succès cette fois. Enfin, le 12 mars, cet homme eut une attaque d'épilepsie, à la suite de laquelle il se trouva paralysé de la moitié gauche du corps ; les convulsions épileptiques se suivirent à des intervalles très rapprochés, et offrirent d'abord des intermissions légères, qui ne furent bientôt plus que de courtes rémissions : à ces symptômes se joignirent plus tard le râle et la respiration stertoreuse; on recourut, mais vainement, à la saignée, à l'huile de croton tiglium, et aux clystères irritans. L'état du malade était des plus alarmans ; l'application du trépan sur l'endroit où la contusion avait eu lieu était la seule ressource qui restât. Cette opération ayant été pratiquée, on ne trouva pas de fluide épanché soit au dessus, soit au dessous de la dure-mère : on observa seulement que cette membrane adhérait faiblement à l'os, dont la surface interne n'offrait d'ailleurs aucune aspérité : mais, à

(1 *Traité complet de chirurgie*, Paris, 1771, in-8., Édition de Sabatier, t. II, p. 648.

(1) *London medical and physical Journal*, janvier 1825.

partir du moment où une portion du pariétal avait été enlevée, les paroxysmes épileptiques s'étaient apaisés : ils finirent par disparaître complètement au bout de quelques jours : l'hémiplégie céda un peu plus tard, et bientôt cet homme recouvra une excellente santé qui ne s'est point démentie depuis.

Boucher (1) et le docteur Theiner (2) citent chacun un fait semblable. Dans le compte rendu des séances de la section de médecine et de chirurgie, lors de la dernière assemblée des médecins et des naturalistes à Hambourg, il est dit que le docteur Holscher a communiqué un cas où il avait trépané un épileptique avec les résultats les plus heureux, et il allégua en outre les observations de Van Osenort (3). Enfin M. Velpeau (4), après avoir rappelé les observations de Sola, de M. Larrey, de Dudley, dit qu'il a vu en 1813 un chirurgien du Château-du-Loir trépaner un paysan des environs de cette ville, pour une épilepsie, suite de coups sur la tête, et réussir.

Nous n'ignorons point qu'à ces faits on pourrait en opposer d'autres, plus nombreux peut être, dans lesquels l'opération du trépan a été ou complètement inutile ou même suivie de mort ; mais nous avons cru être utiles en présentant ainsi réunis plusieurs cas dans lesquels le trépan a guéri ou diminué les accidens, parce qu'aujourd'hui cette opération nous paraît trop généralement proscrite du traitement de l'épilepsie, maladie horrible, et toujours ou presque toujours rebelle aux nombreux médicamens qui ont été et sont encore tous les jours préconisés. A ce sujet nous devons dire que deux fois nous avons essayé l'indigo si vanté dans ces derniers temps, et que nous avons complètement échoué, bien que nos malades, un surtout, ait été pour ainsi dire sursaturé de cette préparation qui, comme tant d'autres, tombera bientôt dans l'oubli.

Revenons à l'ouvrage de M. Cooper.

Fractures des os du bassin. Elles donnent lieu aux mêmes considérations que celles du crâne, par rapport à la lésion des organes plus ou moins importans contenus dans la cavité pelvienne. Après avoir énuméré les signes auxquels on peut reconnaître ces fractures, l'auteur pose en principe qu'avant de procéder à la recherche de ces signes il faut introduire une sonde dans la vessie pour s'assurer si le canal de l'urètre n'a point été lésé par un fragment ; car dans ce cas il y aurait à craindre une dilacération plus grande de ce canal dans les mouvemens que l'on exécuterait pour reconnaître ou réduire la fracture. Il veut encore que l'on s'abstienne de toute violence pour reconnaitre le siège précis d'une fracture des os innominés, crainte de déterminer des accidens, et il recourt immédiatement au traitement voulu, toutes les fois que le

malade ne peut imprimer des mouvemens un peu étendus au bassin, considérant cela comme un indice suffisant de l'existence d'une fracture.

M. Cooper rapporte ici trois observations : la première est relative à une fracture de l'os iliaque droit qui guérit parfaitement ; dans la seconde, il s'agit de la fracture de plusieurs os du bassin, compliquée de la déchirure de la vessie et promptement suivie de mort ; la troisième enfin est un cas de disjonction des deux os du pubis, chez un homme de vingt-deux ans, guérie après un traitement de deux mois, avec écartement de la symphyse, mais sans qu'il en résultât de difficultés pour la marche.

Fracture des vertèbres. Les préceptes tracés par l'auteur dans cet article, sont de la bonne chirurgie, mais ne présentent rien qui ne soit bien connu. Nous indiquerons seulement les deux observations qu'il rapporte. Dans l'une, où il y avait fracture longitudinale de la troisième vertèbre cervicale, la mort survint 7 jours après l'accident ; dans la seconde, il y avait non fracture, mais déchirure du ligament intervertébral, qui unit la cinquième avec la sixième vertèbre cervicale. Chez les deux malades il y eut priapisme. Nous observerons que, dans le dernier cas, la cause de l'accident fut la chute d'un lourd fardeau sur la partie supérieure de la colonne vertébrale : c'est pour une cause semblable qu'ont eu lieu presque toutes les déchirures des ligamens intervertébraux dont l'histoire est rapportée dans les Annales de la science.

Depuis cinq ans que nous exerçons la médecine à Loudun, nous avons déjà eu occasion d'observer quatre cas de fractures de la colonne vertébrale. Dans le premier, la fracture siégeait à la région lombaire ; aussi la mort ne survint-elle qu'assez longtemps après l'accident, et fut le résultat de larges escarres gangréneuses au sacrum. Le second se termina par la mort au cinquième jour, et peu d'instans après la consultation à laquelle nous avions été appelé ; la fracture siégeait à la partie supérieure de la région dorsale : ici la mort eut lieu par asphyxie. Les deux autres cas nous les avons observés l'année dernière, à quelques jours de distance : l'un chez un jeune garçon qui était tombé du haut d'un arbre où il était grimpé pour chercher un nid de pies, et l'autre chez un jeune homme de vingt-deux ans, précipité du haut d'une charrette chargée de foin. Chez le premier, la fracture siégeait à la partie inférieure de la région dorsale et n'entraîna la mort qu'au douzième jour ; chez le second au contraire, elle affectait la région cervicale moyenne, aussi le malade succomba-t-il dix heures seulement après l'accident. Chez lui il avait existé un fort priapisme. Faisons remarquer que dans les deux observations de M. Cooper où il y eut aussi priapisme, la fracture siégeait également dans la région cervicale. Nous mentionnons ce fait, sans vouloir chercher à l'expliquer.

Fracture des côtes. Nous ne trouvons à extraire de cet article qu'une observation de plaie de poi-

(1) Acad. des sciences, année 1757.
(2) *Bibliothèque médicale*, t. XXXVI. p. 397.
(3) *Gazette médicale* 1831, p. 358.
(4) De l'opération du trépan dans les plaies de tête. Paris 1834, in-8°, p. 106 et 194.

trine avec fracture des côtes, qui présente ceci de particulier que, bien que l'artère axillaire eût été dilacérée, il n'y eut qu'une faible hémorrhagie.

Guillaume Morgan, âgé de 18 ans, marin, fut admis à l'hôpital de Guy le 19 octobre 1831, vers quatre heures de l'après midi, peu de temps après être tombé du haut d'un mât sur un pieu fixé sur le côté d'un navire. Cette cheville pénétra dans la poitrine immédiatement au dessus de la clavicule, d'environ 7 pouces, se brisa alors, et le malade tomba à la mer. Il fut immédiatement retiré de l'eau, et conduit auprès de M. Chandall, chirurgien à Rotherhisthe, qui fit l'extraction du morceau de bois, extraction qui fut suivie d'hémorrhagie. Aussitôt après son admission à l'hôpital, Morgan se plaignit d'éprouver une violente douleur dans l'épaule gauche et une sensation particulière dans l'abdomen. Le côté gauche de la face et les paupières étaient tuméfiées et ecchymosées : au dessus du bord supérieur de la clavicule existait une plaie déchirée, d'environ quatre doigts de large, à travers l'écartement des lèvres de laquelle on pouvait découvrir la clavicule brisée en deux ou trois portions, et l'artère sous-clavière mise à nu, là où elle passe sur la première côte. Il existait un emphysème qui s'étendait du cou au côté et au dos : le corps était froid, l'abdomen tendu, et il y avait un léger degré de priapisme; le pouls était à 140, petit. On prescrivit un repos absolu : les lèvres de la plaie furent rapprochées et recouvertes de charpie, et un julep avec l'ammoniaque fut donné pour tâcher d'amener une réaction. A huit heures du soir le pouls était plein, bondissant et seulement à 120 pulsations; le malade se plaignait d'une douleur violente de l'abdomen : saignée de 18 onces; introduction d'une sonde dans la vessie, d'où sortit une pinte environ d'urine d'apparence naturelle. A 10 heures le pouls donnait 130 pulsations, mais il était plus petit et plus mou. (Frictions sur l'abdomen avec un liniment camphré et opiacé.)

Le 20 le pouls est à 140, faible et facile à déprimer; la respiration est gênée, la surface du corps froide ; l'emphysème a augmenté; la respiration devient de plus en plus difficile. A onze heures du matin, l'état du malade est encore empiré : il mourut à cinq heures du soir sans avoir eu d'évacuation.

Autopsie. La plaie située au dessus de la clavicule gauche se dirigeait vers l'aisselle; la clavicule était brisée dans deux endroits et l'artère axillaire déchirée ; de l'aisselle la plaie pénétrait dans la poitrine entre la troisième et la quatrième côte, et traversait le poumon. Un large morceau de drap bleu était fortement fixé dans la plaie du poumon, formant une espèce de tampon qui sans doute avait empêché une hémorrhagie qui n'aurait pas tardé à devenir mortelle. Cette plaie s'étendait jusqu'au diaphragme, qui présentait un point de sa surface fortement ecchymosé ; la rate était déchirée à son côté interne et postérieur. L'estomac et les intestins étaient distendus par des gaz.

La déchirure de l'artère axillaire laissait à discuter pourquoi, malgré cet accident, le pouls était égal aux deux artères radiales. Un examen plus attentif de la partie fit reconnaître qu'immédiatement après avoir dépassé le bord antérieur de la première côte, cette artère se divisait en deux branches, la radiale et la cubitale, et c'est cette dernière qui avait été déchirée, circonstance qui venait expliquer l'égalité du pouls radial des deux côtés. Cette anomalie des vaisseaux du bras, et le corps étranger profondément enfoncé dans la plaie du poumon, expliquent la circonstance la plus curieuse de ce fait, savoir l'absence de toute hémorrhagie grave, malgré la blessure d'une artère volumineuse et la déchirure de l'organe pulmonaire.

Fractures du col du fémur. L'auteur attribue la fréquence de ces fractures, chez les vieillards, à l'altération du col du fémur par les progrès de l'âge; au changement que subit, par la même cause, l'angle qui résulte de la jonction de ce col avec le reste de l'os. Ce qui me confirme dans cette manière de voir, dit M. Cooper, c'est que, sur deux cent vingt-cinq cas de ces fractures rassemblés par sir Astley Cooper, deux seulement avaient eu lieu avant la cinquantième année de la vie; encore un de ces malades était-il atteint d'un anévrisme de l'artère iliaque.

L'auteur combat l'opinion d'Earle, et soutient celle d'Astley Cooper, savoir, qu'aucun cas bien authentique n'est encore venu prouver la possibilité de la réunion des fragmens par un cal osseux dans les fractures intrà-capsulaires. Nous opposerons à l'opinion de l'auteur les faits sur lesquels s'appuie M. Sanson qui s'explique ainsi(1) : « Mais c'est surtout comme servant à éclairer la question de la » possibilité de la formation d'un véritable cal, même » à la suite de fractures intrà-capsulaires, que l'ana- » tomie pathologique a rendu de grands services à » la science. Elle a pleinement justifié les prévisions » du professeur Dupuytren; » et l'observation recueillie sur un de ses compatriotes, le docteur James, par M. Brulatour. (2)

Parmi les faits que l'auteur rapporte dans cet article, il s'en trouve un que nous relaterons, parce qu'il présente un de ces cas où le diagnostic reste souvent incertain, et qui a donné lieu à bien des méprises. Il s'agit d'une fracture du col du fémur sans déplacement.

Une femme âgée de 76 ans tombe sur la hanche droite et ne peut se relever. M. Still qui aida à la mettre sur un lit entendit distinctement la crépitation comme je l'ai appris après. Je fus appelé pour visiter la malade quelques heures après l'accident, et donner mon avis sur sa nature. Cette femme étant couchée bien horizontalement, je m'assurai que les 2 membres avaient exactement la même longueur et la même conformation, je plaçai ensuite les mains sur les deux grands trochanters, et ayant fait imprimer aux membres des mouvemens de rotation, je reconnus que ces deux apophyses décrivaient le même arc de cercle. Ces diverses circonstances me portèrent à croire qu'il n'y avait point fracture du col du fémur, à moins que ce ne fût un de ces cas rares dans lesquels le périoste de l'os, resté intact, a assez de force pour maintenir les fragmens en contact. Mon opinion fut partagée par mes collègues MM. Callaway et Hilton, appelés en consultation. Le membre n'en fut pas moins placé dans la demi-flexion, et bien que la malade ne se plaignît presque pas, elle ne vécut que quinze jours après son accident. A l'examen nécroscopique, je vis que le col du fémur avait fracturé, mais que le périoste avait maintenu les fragmens dans un rapport tel qu'il n'y avait pu avoir ni raccourcissement ni rotation du membre.

Fracture du grand trochanter. L'auteur rapporte une observation dont le diagnostic fut longtemps obscur pour lui et M. Gaistkill qui l'avait appelé en consultation. Ce ne fut qu'après un troi-

---

(1) Dictionnaire de médecine et de chirurgie pratique. T. VIII, p. 548.

(2) Compte rendu des travaux de l'école médicinale de Bordeaux, 1827, p. 26.

sième examen, fait minutieusement quelques jours après les deux autres, et en faisant mettre le malade debout, qu'il put reconnaître la fracture. Dans cette position, la région postérieure de la hanche du côté malade était plus saillante que du côté opposé, saillie qui paraissait moins due au gonflement des parties qu'à une rétractation des muscles. Le grand trochanter ne put être senti à sa place naturelle, et une compression exercée à l'endroit qu'il occupe ordinairement fut très douloureuse. C'est alors que M. Cooper commença à soupçonner la nature de l'accident, et qu'il rechercha la portion détachée du grand trochanter; mais il ne put y parvenir, et à cause du petit volume de cette portion, et à cause du gonflement des parties. Il fit alors étendre le malade sur le dos; et, dans cette position, ayant porté le membre dans le plus haut degré d'abduction, et pressant sur les muscles fessiers, il abaissa la portion d'os détachée et entendit alors distinctement la crépitation. Par une manœuvre semblable, ayant opéré la coaptation, il maintint les fragmens en contact au moyen d'un appareil approprié, et six semaines après le malade put se lever; mais longtemps encore il resta boiteux.

Fracture du fémur. Parmi les cas de fractures du corps du fémur que relate M. Cooper, il en est quelques uns qui méritent d'être connus. Ainsi, à la page 79, il rapporte l'observation d'un homme âgé de 41 ans, qui eut la cuisse droite fracturée par un coup de pied de cheval, à son tiers inférieur. Il y vait plaie à travers laquelle les fragmens de l'os étaient sortis. La réduction fut opérée tout de suite, la plaie pansée et le membre mis dans la position demi fléchie. Vers le quatrième jour le malade se plaignit d'une douleur tensive dans tout le membre, à l'examen duquel on reconnut une pulsation diffuse dans le jarret, ce qui ne permit plus de douter que l'artère poplitée n'eût été lésée. MM. Key, Morgan et A. Cooper, appelés en consultation, jugèrent, comme l'auteur, qu'il fallait pratiquer la ligature de l'artère crurale, ce qui fut fait immédiatement au tiers supérieur de la cuisse. L'opération ne présenta rien de particulier que la lésion d'une grosse artère musculaire qu'il fallut lier. Depuis cette opération, tout marcha bien et le malade fut bientôt complètement guéri.

Nous analyserons encore l'observation suivante :

Une femme âgée de 35 ans eut la cuisse cassée à la partie moyenne par suite d'une chute de voiture. Bien que cette femme fût d'une bonne constitution, le chirurgien, qui lui donna le premier des soins, ne put obtenir la consolidation, malgré que la malade fût restée d'abord six semaines, puis sept autres semaines sur un double plan incliné.

Entrée à l'hôpital de Guy, M. Cooper l'examina avec la plus grande attention et ne put rien découvrir ni dans l'état du membre ni dans l'état général de la malade, qui expliquât cette non consolidation. N'ayant encore rien obtenu au bout de six mois, bien qu'il eût eu le soin de fixer fortement les attelles au niveau de la fracture, au moyen d'une large bande de cuir serrée avec des boucles, il appela en consultation Astley Cooper, qui se rangea à

son avis de pratiquer la résection des extrémités fracturées. Mais la malade n'ayant jamais voulu y consentir, le membre fut remis dans l'appareil, et après quatorze mois de séjour à l'hôpital, la consolidation fut enfin obtenue, sans que la constitution de la malade eût reçu aucune atteinte ni d'un aussi long séjour à l'hôpital, ni de la position qu'elle fut obligée de garder, ni de la gêne d'un appareil constamment fort serré.

Fracture de l'apophyse coronoïde du cubitus. Cette fracture est très rare. Elle a été décrite par Astley Cooper, et on conserve dans le musée de l'hôpital Saint-Thomas une pièce préparée de ce cas pathologique, dans lequel la réunion s'est faite au moyen seulement d'une substance ligamenteuse, comme pour les fractures de l'olécrâne. En voici un autre exemple dont le diagnostic a été partagé par Astley Cooper.

John Beck, âgé de 27 ans, fut admis le 30 janvier 1833 à l'hôpital de Guy, quinze semaines après avoir reçu une blessure de l'articulation de l'avant-bras avec le bras. Il raconta que cette blessure était résultée d'un coup de pied de cheval, et qu'un chirurgien lui mit l'avant-bras d'abord dans la flexion, et plus tard dans l'extension, position qu'il avait gardée pendant treize semaines; temps après lequel ne pouvant encore se servir de son membre, il s'était enfin décidé à entrer à l'hôpital. Ayant examiné le membre, M. Cooper vit qu'il n'y avait rien autre chose à faire que de ramener par un usage fréquent la liberté des mouvemens de l'articulation, et il pensa qu'il avait existé une fracture du cubitus à la base de l'apophyse coronoïde, séparant la tête de l'os, et cette apophyse qui lui est adhérente, de l'olécrâne, de sorte que le muscle brachial antérieur avait entraîné la tête du cubitus en haut et en dedans sur le condyle interne de l'humérus, où il s'était formé une nouvelle articulation, tandis que l'olécrâne était légèrement entraîné en haut et en arrière par le triceps. Le radius était séparé du cubitus, et s'était porté en dehors et en haut, derrière le condyle externe.

Fracture de la rotule. Rien de nouveau dans cet article. Nous mentionnerons seulement l'observation d'une homme âgé de 26 ans, qui, voulant sauter d'un bateau sur un autre placé à une assez grande distance, manqua son coup, et, pour éviter une chute en arrière, contracta si fortement les muscles extenseurs de la jambe pour ramener le corps en avant, que la rotule fut rompue transversalement à sa partie moyenne. Il survint un gonflement considérable qui fut combattu par de nombreuses sangsues et des cataplasmes émolliens. Cette complication détruite, le membre fut placé et maintenu dans une très grande extension, et la guérison fut bientôt complète.

Maladies des articulations. Avant de commencer l'histoire des maladies des articulations, l'auteur donne un aperçu anatomique des divers tissus qui concourent à leur formation. Dans ces considérations générales, nous ne trouvons rien à signaler : nous dirons seulement que M. Cooper considère les corps étrangers des articulations comme le résultat du produit solidifié de l'inflammation des synoviales, et il ajoute qu'au musée de l'hôpital de Guy on conserve une très belle préparation d'une articulation qui présente, dans son intérieur, quelques petits cartilages flottans, au moyen d'un pédicule qui adhère à la membrane synoviale.

Pour mieux faire connaître l'anatomie pathologique, il rapporte plusieurs observations intéressantes. La première surtout est remarquable en ce qu'elle vient appuyer une opinion assez récemment émise, savoir que, dans les tumeurs blanches, la maladie commençait bien moins souvent par les os que par la synoviale et les autres tissus blancs des articulations. En effet, dans ce cas qu'il a fait représenter, bien que la maladie existât depuis longtemps et eût fait des progrès tels que l'amputation du membre devînt nécessaire, les os qui concourent à former l'articulation du genou étaient parfaitement sains; mais la membrane synoviale était épaissie, injectée, couverte de pseudo-membranes, ulcérée par endroits; les ligamens étaient ramollis et altérés dans leur structure.

Cette partie de l'ouvrage de M. Cooper, qui du reste n'a pas eu l'intention de traiter *ex professo* des divers points de la science dont il s'occupe, mais bien seulement d'exposer ce que sa pratique à l'hôpital de Guy lui a offert de remarquable, est assez incomplète et présente beaucoup de lacunes. Nous espérons pouvoir bientôt suppléer auprès de nos lecteurs, en leur faisant connaître l'ouvrage de M. Brodie, dont une nouvelle édition a été annoncée.

Le chapitre relatif aux luxations, point de pathologie chirurgicale qui a reçu une si vive lumière des travaux récens de MM. Velpeau, Malgaigne, etc., doit peu nous arrêter. Nous dirons seulement que l'auteur fait usage des poulies, et que pour faciliter la réduction il emploie l'émétique à doses rapprochées, l'opium à assez haute dose pour produire un commencement de narcotisme, et des saignées assez copieuses pour rendre la syncope imminente; c'est alors qu'il procède à la réduction.

Luxation des côtes. On regarde assez généralement cette luxation comme impossible, c'est ce qui nous engage à consigner ici le fait rapporté par M. Cooper.

M. Welester, dit-il, chirurgien à Saint-Albans, en faisant l'autopsie d'un malade qui succomba à la *fièvre*, trouva la tête de la septième côte sortie de sa cavité articulaire, et placée sur le côté antérieur de la vertèbre correspondante, avec laquelle elle s'était ankylosée. Ayant pris des informations sur cette personne, M. Welester apprit que, quelques années auparavant, elle avait été jetée par son cheval contre une porte, et alors on l'avait traitée pour une fracture de côte. Tout porte à croire que c'est à cette époque que s'effectua cette luxation, qui, reconnue, n'aurait pas pu être traitée différemment.

Nous ajouterons encore que l'auteur cite le cas d'un garçon boulanger qui était atteint d'un déplacement des cinquième et sixième cartilages des côtes, qui avaient abandonné les surfaces articulaires du sternum. Cette espèce de luxation était le résultat du travail du malade constamment occupé à pétrir du pain.

Luxation du coude. Nous trouvons dans ce chapitre une observation de luxation du coude compliquée de la fracture du condyle externe de l'humérus. Ce cas est surtout remarquable à cause de l'obscurité que cette complication jeta sur la diagnostic.

Jacques Chandler, âgé de 27 ans, laboureur, rapporta qu'en voulant sortir de son chariot il mit un pied sur la roue, qu'il glissa et tomba sur le côté, ayant son bras gauche replié, sans pouvoir cependant indiquer d'une manière précise la position dans laquelle se trouvait ce membre. Il regagna son logis, et ce ne fut qu'en se déshabillant qu'il s'aperçut du désordre qui était résulté de sa chute, et qu'effrayé de la difformité de son bras, il vint réclamer des secours à l'hôpital de Guy.

Lors de son admission, le bras fut trouvé dans une demi-flexion permanente, et l'avant-bras dans une position intermédiaire entre la supination et la pronation. On pouvait faire exécuter au membre un léger mouvement de rotation en dehors, mais toute extension était impossible. Le gonflement était si considérable qu'un examen minutieux était impossible, cependant en plaçant le pouce sur la tête du radius, on la sentait distinctement rouler. Vingt sangsues furent appliquées et suivies de l'emploi de lotions résolutives. Le lendemain, le gonflement n'ayant pas disparu, on appliqua de nouveau vingt sangsues, les résolutifs furent continués et des purgatifs administrés.

Le jour suivant (14 janvier) le gonflement avait beaucoup diminué, et il fut possible de reconnaître la nature de l'accident qui parut être une luxation des os de l'avant-bras en arrière, compliquée d'une fracture du condyle externe de l'humérus. Le 15, l'auteur fit une tentative de réduction, mais sans succès, à cause de la vive douleur qu'éprouva le malade. Astley Cooper consulté confirma le diagnostic qui avait été porté. Deux ou trois jours après la luxation fut réduite en plaçant le coude sur une table et en fléchissant en même temps avec force l'avant-bras, tandis que l'humérus était repoussé en bas et en arrière. Le malade resta jusqu'au 30 mars à l'hôpital d'où il fut renvoyé pour cause d'inconduite, mais à cette époque il pouvait déjà avec assez de facilité imprimer des mouvemens à son articulation.

Blessures de l'abdomen. Sous le point de vue chirurgical, il n'est aucune partie du corps humain dont les blessures exigent plus de connaissances en anatomie et en physiologie, et donne lieu à autant de considérations importantes que celle de l'abdomen et des parties qui y sont renfermées. C'est cette dernière circonstance sans doute qui a porté l'auteur à traiter ce sujet avec plus de développement. Il classe ces blessures sous différens chefs, et s'occupe successivement de la contusion simple des parois abdominales, de leurs plaies, simples, avec issue des viscères, avec lésion de ces derniers, enfin de la rupture des organes contenus, sans solution de continuité à l'extérieur.

Le plus ordinairement les contusions des parois abdominales ne sont suivies d'aucun accident grave, si l'on en excepte la douleur qui en est inséparable, et les fomentations, le repos, un régime adoucissant, suffisent presque toujours pour rétablir la santé. Mais il n'en est pas toujours ainsi, et quelquefois il survient des symptômes fâcheux et même la syncope, qui peut embarrasser le chirurgien pour établir son diagnostic. Dans ce cas il doit suspendre son pronostic jusqu'à ce que la réaction s'opérant, il puisse, d'après la marche des accidens, juger si la contusion est simple ou si elle est compliquée de la lésion d'un ou de plusieurs organes. Aussitôt que cette réaction a eu lieu, il faut recourir à un traitement antiphlogistique énergique, car l'inflammation du péritoine, accident toujours grave, est constamment à craindre à la suite de ces contusions.

Passant ensuite aux solutions de continuité, M. Cooper les étudie, selon qu'elles n'intéressent pas toute l'épaisseur des parois abdominales, et selon qu'elles sont pénétrantes avec ou sans lésion des organes contenus, avec ou sans hernie de ces mêmes organes, à travers les lèvres de la solution de continuité. Le traitement applicable aux plaies simples est trop généralement connu pour que nous nous arrêtions aux considérations auxquelles se livre l'auteur, qui rapporte ici une observation intéressante sous plus d'un rapport.

Un homme fut amené à l'hôpital de Guy, pour plusieurs blessures graves qu'il avait reçues en tombant du haut d'une maison. En l'examinant, on découvrit au scrotum une déchirure étendue et qui intéressait un vieux sac herniaire. A travers les lèvres de cette déchirure, sortait une longueur considérable d'intestins qui étaient herniés ainsi depuis environ une heure. Il y avait en même temps fracture d'une cuisse et luxation de l'épaule gauche. Les intestins furent immédiatement réduits, les lèvres de la déchirure réunies par la suture entrecoupée, et la fracture et la luxation réduites, cette dernière avec une facilité très grande, due au collapsus dans lequel est tombé le malade. Le pouls était faible, le corps froid et la respiration difficile. (Julep avec l'ammoniaque ; vases remplis d'eau chaude autour des pieds.) Aussitôt après la réaction, le malade se plaignit de vives douleurs dans le ventre, pour lesquelles on appliqua des sangsues et on donna l'opium uni au calomel. Malgré ces divers moyens, les accidens s'aggravèrent et le malade succomba quinze heures après son admission.

A l'autopsie, on reconnut les traces d'une violente péritonite. La portion des intestins qui était sortie à travers la déchirure du sac herniaire et du scrotum n'était pas déchirée, et elle ne différait du reste du tube digestif que par un léger épaississement, résultat probable des fréquentes manipulations exercées sur la hernie. Le diaphragme était déchiré et une grande portion de l'estomac avait passé dans la poitrine, circonstance que rien n'avait fait soupçonner pendant la vie.

Bien qu'il n'en soit pas mention, il est permis de supposer que le malade est tombé sur le ventre, et que la rupture du diaphragme et celle du sac herniaire ont eu lieu en même temps.

L'auteur examine ensuite la conduite que doit tenir le chirurgien alors que, dans les plaies pénétrantes, l'instrument a lésé les intestins. Son expérience, fondée sur de nombreuses dissections et sur des expérimentations faites sur des animaux, l'a conduit à cette conclusion : lorsque le calibre de l'intestin est intéressé dans sa totalité ou presque dans sa totalité, il faut en pratiquer la suture. Lorsqu'au contraire la blessure n'intéresse qu'une petite portion du calibre de l'intestin, il ne faut point recourir à la suture, parce qu'alors l'inflammation adhésive qui se développe immédiatement, réunit les lèvres de la plaie et les fait adhérer avec quelque partie environnante, ce qui suffit pour s'opposer à tout épanchement.

Dans une dernière classe, l'auteur s'occupe des blessures de l'abdomen sans lésion de ses parois, mais avec déchirure d'un des organes renfermés dans sa cavité. Les réflexions qu'il présente à ce sujet n'offrent rien de remarquable ; mais il n'en est pas de même [des fait qu'il rapporte et que nous croyons devoir traduire ici.

Un homme de trente ans, sur le ventre duquel passa une voiture peu chargée, entra à l'hôpital de Guy le 3 novembre 1833. Lorsque l'auteur le vit, il était couché sur le côté droit : les jambes élevées et la tête penchée en avant ; il se plaignait d'une violente douleur, revenant par paroxismes, et d'une sensibilité très grande dans toute l'étendue de l'abdomen. Les muscles abdominaux étaient fortement contractés et tendus ; chaque expiration était accompagnée d'un profond soupir ; il y eut deux vomissemens, dont un avec une petite quantité de sang : le pouls n'était ni faible ni accéléré, et la peau avait conservé sa chaleur. (Sangsues et cataplasmes sur l'abdomen, trente gouttes de teinture d'opium.) Dans la journée, le vomissement continua, les urines rendues ne contenaient pas de sang. (Le soir, un grain et demi de calomel avec un grain d'opium.)

Le 4, les douleurs ont été excessivement vives toute la nuit, cependant le malade a pu reposer un peu le matin. La sensibilité du ventre est aussi grande que la veille ; les nausées continuent, et de temps en temps il y a quelques vomissemens ; le pouls, à 84, est fort et résistant, la langue légèrement chargée (12 sangsues sur l'abdomen, lavement huileux, opium et calomel.) Dans la matinée, le vomissement s'arrêta, le malade dit éprouver du soulagement, mais vers midi la douleur du ventre augmenta, le pouls s'éleva à 110 pulsations et devint plus mou. Dans la soirée, un second lavement produisit une évacuation qui contenait une petite quantité de sang, et presque aussitôt le malade se plaignit d'éprouver dans l'hypochondre droit une douleur bien plus vive qui augmentait beaucoup à chaque inspiration : la respiration était toute thoracique. Le pouls, à 120, était petit et facile à déprimer.

Le 5, la nuit s'est passée dans la plus grande anxiété et sans le moindre repos. A la visite, le malade fut trouvé dans un affaissement extrême, ayant les extrémités froides et le pouls si fréquent qu'on ne pouvait en compter les pulsations. Il mourut à huit heures du matin.

Autopsie. A l'extérieur, il n'existait qu'une légère excoriation près de l'épine iliaque antérieure et supérieure du côté gauche, aucune trace d'ecchymose, si ce n'est celle due aux piqûres de sangsues. A l'ouverture de l'abdomen, on découvrit une grande quantité de liquide un peu fécal et en grande partie séreux ; le péritoine était fortement enflammé, surtout dans la région iliaque gauche et sur la vessie ; dans ces endroits les intestins étaient adhérens entre eux. Un examen attentif fit découvrir une déchirure du jéjunum, qui, intéressant tout le calibre de cet intestin, s'étendait jusqu'au mésentère : les extrémités de l'intestin ainsi rompu étaient écartées et la membrane muqueuse renversée en dehors. Dans le tissu cellulaire qui unit le péritoine aux muscles lombaires, du côté gauche et dans le pancréas, une infiltration sanguine considérable.

L'observation qui vient ensuite ne se rattache point d'une manière immédiate au sujet que traite l'auteur, puisqu'il s'agit tout simplement d'une perforation spontanée du jéjunum chez un individu âgé de 31 ans, qui, jusqu'au moment où cette per- -foration eut lieu, va joui d'une excellente santé

Une circonstance intéressante de ce fait, c'est que les bords de la perforation étaient adhérens à l'épiploon dans presque toute leur étendue , et que le seul point qui était libre, bien que très limité, avait suffi pour donner lieu à un épanchement dans la cavité du péritoine, et la mort survint en vingt-quatre heures.

Le fait suivant présente des circonstances trop rares et trop intéressantes pour que nous n'en donnions pas une analyse.

Michel Slages, âgé de 40 ans , vint pendant la nuit à l'hôpital de Guy, en décembre 1832 , cinq heures après avoir reçu sur le côté droit du scrotum un coup de pied, qui fut immédiatement suivi d'une violente douleur dans la direction du cordon spermatique , de sueurs froides, de nausées et de faiblesses. En l'examinant, on trouva qu'il existait une hernie inguinale du côté droit. Les renseignemens donnés par le malade et pris auprès de ses parens, convainquirent qu'avant le coup aucune tumeur de cette espèce n'existait. Cette hernie fut aisément réduite par l'élève de garde ; mais, dans les mouvemens nécessités pour mettre le malade au lit, elle reparut , et la douleur vive qui résulta de nouvelles tentatives de réduction obligèrent d'y renoncer. Le pouls s'éleva bientôt à 100 pulsations, la respiration s'accéléra , et les souffrances, qui paraissaient très vives, étaient toutes rapportées au scrotum. Vingt sangsues furent immédiatement appliquées sur le lieu douloureux et des cataplasmes prescrits.

Huit heures du matin. Vives souffrances pendant la nuit, pouls à 120, 60 inspirations par minute , ventre ballonné et très douloureux , évacuations alvines immédiatement suivies d'une douleur et d'une tension plus grande du scrotum. (40 sangsues sur le scrotum et l'abdomen.)

Midi. Même état , pouls dur à 124 , vomissemens. *Cinq heures du soir.* Aggravation des symptômes , pouls à 126, difficile à comprimer. (Saignée de 8 onces : 20 sangsues)

Neuf heures du soir. Il y a eu des exacerbations passagères dans les symptômes , ventre plus tendu et toujours fort douloureux. [Large vésicatoire sur toute l'étendue de l'abdomen, et toutes les quatre heures un grain et demi d'opium et de calomel.)

Le 26, à huit heures du matin. Des vomissemens d'un liquide brun ont eu lieu toute la nuit , douleurs toujours vives , pouls à 120 et très petit : à dix heures, état plus alarmant, pouls à 128, excessivement faible ; mort à deux heures après midi.

Autopsie vingt-huit heures après la mort. A l'extérieur, aucune lésion apparente ; les intestins étaient réunis par des fausses membranes ; en injectant de l'air dans le canal intestinal, on découvrit dans le jéjunum , à un pouce et demi environ au dessus de l'anneau inguinal , une déchirure à travers laquelle s'étaient échappées quelques matières fécales qui avaient déterminé l'inflammation du péritoine dans toute son étendue, même sa portion qui tapisse le diaphragme. Le sac herniaire était épaissi et ecchymosé à sa partie inférieure, et renfermait une portion d'intestin plus injectée que le reste de ce canal.

Dans les réflexions qui accompagnent ce fait , M. Cooper observe que le malade n'a pas dit la vérité en déclarant qu'il n'avait point de hernie avant l'accident, et l'épaisseur du sac herniaire semble venir confirmer sa manière de voir. Toutefois ce chirurgien nous parait aller trop loin en regardant comme tout à fait impossible la formation d'une hernie à la suite d'une contusion directe du canal inguinal. Nous nous rappelons fort bien avoir lu quelque part l'observation d'une hernie inguinale due à cette cause. Malheureusement nous ne retrouvons pas pour le moment ce fait dans nos notes. On conçoit en effet qu'un coup porté avec force et directement sur le canal inguinal puisse opérer la déchirure des parties fibreuses qui concourent à sa formation , et faciliter la sortie d'une portion d'intestin. Il est à regretter que M. Cooper n'ait point examiné quel était l'état de ce canal chez son malade, et nous devons nous borner à faire observer que l'élève de garde réduisit la hernie avec la plus grande facilité (*with the greatest facility*). Nous

ferons encore une remarque : si la hernie existait véritablement avant l'accident, comment se fait-il que la portion d'intestin herniée n'ait pas été elle-même lésée et même déchirée ? Il nous paraît difficile d'expliquer ce fait d'une manière satisfaisante. M. Cooper termine son ouvrage par deux observations que nous nous bornerons à indiquer. Dans la première il s'agit d'un homme âgé de 21 ans, sur la région lombaire duquel passa la roue d'une voiture pesamment chargée. La mort eut lieu le lendemain. A l'autopsie on trouva la cavité de l'abdomen remplie de sang ; la rate rompue et partagée en deux portions, et le diaphragme également déchiré près de l'endroit où passe l'œsophage.

La seconde est relative à la rupture d'un organe qui , par sa situation profonde et la cohérence de son tissu , semblerait devoir échapper à de semblables lésions. Cependant la déchirure du rein, par suite de contusion de l'abdomen, n'est pas excessivement rare. Nous en connaissons pour notre part une vingtaine d'observations. Le sujet de celle de M. Cooper est un enfant de huit ans qu'une roue de charrette heurta avec force dans la région lombaire. Tous les symptômes d'une violente hémorrhagie se manifestèrent avec rapidité, et la mort arriva au bout de quelques heures. A l'autopsie on trouva la cavité abdominale pleine de sang , en partie liquide et en partie coagulé. Cette hémorrhagie provenait du rein gauche complètement partagé en deux portions au dessus des vaisseaux rénaux.

On conçoit que la mort doive être la suite inévitable d'un pareil accident ; mais lorsque le rein n'a éprouvé qu'une déchirure partielle, en est-il toujours ainsi ? Un fait publié il y a deux ans semblerait démontrer que la vie peut se conserver. Voici ce fait qui ne perdrait rien de son intérêt , alors même que le lecteur ne se rangerait point à l'opinion de celui qui l'a recueilli , M. Thouvenel, ancien aide-major des dragons de l'ex-garde.

M G..., médecin à Melun, âgé de 45 ans , d'un tempérament lymphatique et d'une constitution forte et pléthorique, revenait de voir ses malades dans les environs. Son cheval marchait dans un sentier étroit, sur un talus incliné, ayant la rivière à gauche, ce talus ascendant à droite; le sol était humide et glissant. Contre l'usage ordinaire, M. G... tenait les rênes de la main droite, l'avant-bras fléchi sur le bras , et le coude au niveau du flanc droit. Tout à coup le cheval manqua des quatre pieds et entraîna son cavalier, qui tomba sur le côté droit. Le coude porta sur une petite saillie du terrain, et fut profondément enfoncé dans le côté, entre la dernière fausse côte et l'os iliaque. M. G... se releva avec peine ; il éprouvait une violente douleur dans le flanc droit; cependant il eut encore la force de gagner sa maison, distante d'environ quatre cents pas. En arrivant il fut pris d'envie d'uriner, et rendit avec de vives douleurs une quantité de sang équivalente à deux livres environ ; ce sang était mêlé d'une très faible proportion d'urine, car en le faisant bouillir on obtint un caillot fort volumineux. Un médecin, appelé sur ses entrefaites, conseilla l'application de trente sangsues sur le point contus qui présentait une ecchymose.

Un quart d'heure après la première émiction, il rendit de nouveau par l'urètre une livre de sang, et dans l'espace de deux heures, à une demi-heure d'intervalle, il s'en écoula six livres. C'est à ce moment que je vis le malade pour la première fois. La face était pâle et décolorée, la faiblesse extrême, les pieds et les mains presque froids, le pouls petit, faible, sans être fréquent. Le flanc droit était le siège d'une vive douleur qui augmentait par la pression; le décubitus était dorsal, et le malade ne pouvait se tenir sur le côté gauche. Après avoir interrogé le malade sur toutes les circonstances, je diagnostiquai une déchirure du rein, avec hémorrhagie. En conséquence, on appliqua de la glace sur la partie contuse; le malade rendit encore deux fois de l'urine mêlée de sang mais celui-ci dans une proportion bien moindre; la quantité de sang alla sans cesse en diminuant, et le lendemain les urines étaient revenues à l'état normal. On a continué pendant deux jours l'application de la glace, à laquelle on fit succéder l'eau froide. Le quatrième jour, le malade se plaignit d'une douleur assez vive au côté contus, douleur qui rendait tout à fait impossible le décubitus sur le côté gauche, et qui disparut en grande partie après l'application de quinze sangsues *loco dolenti*. Trois semaines après l'accident, M. G... reprit ses occupations habituelles, sans que sa convalescence ait présenté d'incident remarquable.

Nous avons recueilli une observation qui a les plus grands rapports avec celle de M. Thouvenel, et que nous allons relater brièvement.

Le nommé Pitor, de Sausilly, âgé de vingt et quelques années, d'une forte constitution, conduisait, le 3 octobre 1836, une charretée de fumier, lorsque, tournant au coin d'une rue assez rapide, il fut pris entre une borne et le brancard de la charrette, et frappé avec force dans le flanc gauche. Il tomba au coup et resta quelque temps sans connaissance. Rendu auprès de lui une demi-heure après l'accident, nous le trouvâmes couché sur le dos, ayant les jambes fléchies et la tête inclinée sur la poitrine, comme pour relâcher les muscles abdominaux; il accusait une vive douleur dans le flanc gauche, dans la région du rein, et là les tégumens offraient une large et profonde ecchymose. Le pouls étant dur, plein : nous pratiquâmes tout de suite une saignée de quatorze onces environ, et le malade fut conduit immédiatement à l'hôpital.

A peine y était-il rendu qu'il éprouva une pressante envie d'uriner, et rendit, au lieu d'urine, un sang rouge et vermeil, dont la quantité put être évaluée à une chopine. Notre collègue, M. Marquet, alors de service à l'hôpital, vit le malade avec nous, et nous convînmes de faire une nouvelle saignée qui fut d'une livre environ ; trente sangsues furent en outre appliquées sur le flanc qui était toujours le siège d'une douleur déchirante. Pendant la nuit, il y eut encore par l'urètre des évacuations de sang pur et en quantité aussi considérable que la première fois. Le lendemain, le pouls étant encore assez résistant, et la douleur, bien que diminuée, encore assez vive, une troisième saignée de douze onces environ fut pratiquée, et une nouvelle application de vingt sangsues fut faite, cataplasme émollient. Dans la journée, le malade rendit de l'urine seulement teinte de sang : bientôt ce liquide reprit sa couleur naturelle, et au bout de cinq jours, Pitor quitta l'hôpital, n'éprouvant qu'un peu de tension douloureuse dans la région rénale. Depuis nous avons eu occasion de voir plusieurs fois cet individu qui ne s'est pas ressenti de son accident.

Lettre sur la section du sterno-cléido-mastoïdien dans le torticolis ancien,

Adressée à l'Académie royale de médecine, le 26 mars 1838,

Par M. Bouvier,

Agrégé libre près la Faculté de Paris, médecin de l'hospice de Larochefoucault.

J'ai présenté à l'Académie il y a près de deux ans (le 16 août 1836) une pièce pathologique propre à jeter quelque lumière sur la thérapeutique de la difformité connue sous le nom d'*obstipité* ou *torticolis*. Voici l'exposé sommaire du fait qui me l'a fournie.

Flore Delaporte, âgée de 22 ans, admise à l'Hôtel-Dieu pour une fièvre typhoïde grave, portait depuis son enfance un torticolis du côté droit, caractérisé par une forte inclinaison de la tête sur l'épaule droite et par la rotation de la face dans le sens opposé. Le sterno-mastoïdien droit était raccourci, tendu, et paraissait moins épais que le gauche. Cette fille ayant succombé au bout de six jours, j'observai dans la dissection du cou les particularités suivantes. Le sterno-mastoïdien du côté droit, beaucoup plus mince et plus étroit que le gauche, était presque moitié plus court. Le faisceau claviculaire avait trois pouces de longueur à droite et six pouces à gauche ; le faisceau sternal, long de quatre pouces trois lignes du côté droit,

avait sept pouces du côté opposé. Du côté sain, les fibres charnues offraient l'aspect ordinaire; à droite, elles étaient très pâles et tellement réduites, que les fibres aponévrotiques formaient la plus grande partie du muscle. Néanmoins celui-ci se tendait fortement lorsqu'on faisait effort pour redresser la tête du cadavre, et l'on n'aurait pu y parvenir qu'en déterminant sa rupture. Le faisceau sternal était le plus tendu, et opposait une grande résistance dans tous les mouvemens qui écartaient la tête de sa situation anormale. Le faisceau claviculaire n'éprouvait de forte tension que lorsqu'on la relevait en arrière et vers le côté opposé. Aussitôt que le premier fut détaché du sternum, le cou fut facilement ramené à une situation presque droite, et quand le faisceau claviculaire eut été divisé à son tour, tout obstacle aux mouvemens de la tête cessa complètement.

Les vertèbres cervicales étaient bien conformées, à l'exception de l'axis, dont le corps était aminci à droite. (Voir la *Gazette des Hôpitaux* du 18 août, et la *Gazette médicale* du 20 août 1836.)

Je conclus alors de l'examen de cette pièce, que le raccourcissement d'un des muscles sterno-cléido-mastoïdiens était, même chez l'adulte, la cause essentielle de la position vicieuse de la tête dans le torticolis, et que, contre l'opinion de Sharp et de Boyer, on pouvait encore y remédier au delà du terme de l'accroissement, soit par une extension continue, soit par la section totale ou partielle du muscle.

Je communiquerai prochainement dans tous leurs détails les faits que j'ai recueillis à ce sujet depuis l'année 1836. Mais en attendant que l'Académie puisse m'accorder quelques instans pour la lecture de mon mémoire, je viens faire connaître sommairement les principaux corollaires pratiques que mes recherches m'ont fournis.

L'extension progressive du sterno-mastoïdien réussit peu sur les sujets qui ont passé l'âge de quinze à seize ans, quand la contracture date de la première enfance. La section est donc plus spécialement applicable au cas particulier que j'avais considéré.

J'ai étudié les effets de cette opération pratiquée suivant divers procédés, relativement au lieu de la section, à la grandeur, à la direction de la plaie extérieure, ainsi qu'à l'étendue dans laquelle le muscle est divisé.

En effet : 1° On peut, comme dans la section du tendon d'Achille, porter sur le sterno-mastoïdien un bistouri étroit par une simple ponction faite aux tégumens ; c'est la partie inférieure, la plus saillante du muscle, et surtout le faisceau sternal, que l'on coupe par ce procédé.

2° On peut découvrir par une incision transversale toute la largeur du muscle, soit le long de ses attaches inférieures, soit vers son tiers moyen ; ce qui permet de le diviser ensuite complètement avec les précautions commandées par le voisinage des gros vaisseaux du cou.

3° On peut mettre le muscle à nu un peu au dessous de son milieu, au moyen d'une incision longitudinale, dont on écarte les deux lèvres dans l'étendue nécessaire à la section, qui se pratique du reste comme dans le cas précédent.

Je n'ai expérimenté que sur le cadavre un quatrième procédé qui m'a été indiqué par M. Malgaigne, et qui consiste à inciser en travers la peau et le muscle le long de ses attaches supérieures.

Plusieurs conditions qu'on n'a pas suffisamment appréciées influent sur le résultat de chacun de ces trois procédés. Elles sont surtout relatives au degré de raccourcissement, d'amincissement et de tension du muscle affecté, au siège plus spécial de la contracture dans le faisceau sternal ou dans le faisceau claviculaire, enfin au plus ou moins d'isolement de la saillie qui dessine le muscle à l'extérieur, et au plus ou moins d'embonpoint du sujet.

Le muscle peut être raccourci du quart, du tiers, de moitié, ou même davantage. Tantôt il est, en outre, considérablement aminci et atrophié en tout sens; tantôt il a conservé son volume, ou même il a augmenté d'épaisseur. Il est habituellement dur et tendu, surtout au moindre effort tendant à replacer la tête dans sa position naturelle. Mais je l'ai vu aussi presque sans aucune rigidité, à moins qu'un grand effort de redressement et de rotation inverse ne vînt révéler la force qu'il opposait à ce mouvement.

Le faisceau sternal et le faisceau claviculaire sont quelquefois raccourcis au même degré. Mais assez souvent aussi le faisceau sternal l'est beaucoup plus que l'autre et paraît seul soulevé et tendu. J'ai vu le contraire dans un cas où le faisceau claviculaire formait seul une corde saillante extérieurement. Quand cette inégalité existe, le faisceau le plus long est tellement relâché qu'on a peine à reconnaître son existence à la vue et au toucher. Ce n'est qu'après la section du faisceau le plus rétracté que l'autre se tend à son tour et devient apparent.

Si le muscle est très tendu, son atrophie prononcée, l'embonpoint médiocre, il se détache plus complètement des parties environnantes et semble contenu en totalité dans le repli que la peau soulevée forme autour de lui. Une tension moindre, une plus grande épaisseur du muscle, l'abondance du tissu graisseux, diminuent au contraire la saillie, dont le relief extérieur ne dessine qu'une petite partie des faisceaux musculaires, même au bas de la portion sternale, toujours plus ou moins isolée près de son attache au sternum, à cause de l'enfoncement placé au dessus de la fourchette de cet os.

Or, toutes ces circonstances font varier les effets qu'on obtient par les différens modes de section.

Le procédé par simple ponction, ou la division sous-cutanée du muscle, a pour lui la simplicité de ses suites et le peu de gravité de la lésion qu'il produit. Dès l'année 1836, j'avais été conduit par mes recherches sur la section du tendon d'Achille à pratiquer ce procédé sur une fille de dix-neuf ans, affectée de torticolis depuis l'enfance. J'ai appris depuis de M. Dieffenbach qu'il avait plusieurs fois réussi par un procédé analogue, et j'ai retrouvé un fait semblable dans un ouvrage publié en 1836 par M. Stromeyer. Il serait sans doute désirable que cette section sous-cutanée pût être généralisée au cou comme au pied, comme à la région poplitée. Mais les conditions spéciales dans lesquelles se trouve le sterno-mastoïdien le placent sous ce point de vue dans une catégorie à part : 1° parce qu'il est généralement impossible d'opérer ainsi la division complète du muscle, sans s'exposer à la lésion des veines qui l'embrassent; 2° parce que la section isolée du faisceau sternal, le plus accessible à ce procédé, ne conduit à un résultat satisfaisant, que lorsque ce faisceau est plus spécialement le siège de la contracture; que même, dans ce cas, la tension que conservent le faisceau claviculaire et quelques fibres du faisceau sternal qu'on ne peut le plus souvent atteindre, rend la guérison imparfaite et doit faire craindre la récidive, et qu'on peut rarement compter sur l'action des appareils

pour alonger les portions restantes du muscle; 3° parce que la section sous-cutanée du faisceau claviculaire, quand il est plus particulièrement affecté, n'est praticable que dans les cas fort rares où ce faisceau très aminci est ramassé presque en entier dans un repli bien prononcé de la peau. Toutes les fois d'ailleurs que le sujet a beaucoup d'embonpoint, que le muscle est très épais et qu'il fait en même temps peu de saillie, la section souscutanée est à peu près impraticable avec quelque chance de succès.

Ainsi, sans désespérer de l'avenir de ce procédé, quoique j'aie échoué dans le cas où je l'ai employé, par des causes semblables à celles dont je viens de parler, je suis forcé de conclure que son efficacité est restreinte à des individualités, et qu'il n'est point à beaucoup près d'une application aussi générale que dans le pied-bot, au moins pour le torticolis ancien et dans l'âge adulte.

La section du sterno-mastoïdien, au moyen d'une incision longitudinale des parties qui le recouvrent, ne peut être facilement pratiquée que vers le tiers moyen de ce muscle, à l'endroit où il est le plus étroit. Le voisinage des deux veines jugulaires rend cette opération assez délicate, et l'étendue de la plaie, l'inflammation qui s'en empare, lui donnent une bien autre gravité que ne saurait en avoir la légère piqûre sus-sternale du premier procédé que j'ai indiqué. Mais, d'un autre côté, dans la plupart des cas où la section sous-cutanée serait insuffisante, l'incision longitudinale permet une division complète et efficace, soit d'un seul faisceau, soit des deux. C'est dire assez que ce deuxième procédé doit être préféré quand les circonstances que j'ai signalées s'opposent à l'emploi du premier. J'ai suivi le traitement de deux malades opérés de cette manière, l'un par M. Roux, l'autre par M. Magendie. La totalité du muscle fut divisée dans le premier cas; la difformité disparut entièrement; le sujet était une fille de neuf ans. Dans le second cas, on ne divisa que le faisceau sternal, seul fortement rétracté; la tension qui se manifesta consécutivement dans le faisceau claviculaire rendit le succès incomplet, quoique la position de la tête fût considérablement améliorée. Ce malade, que je présenterai prochainement à l'Académie, était âgé de vingt-trois ans.

Il est des cas où l'épaisseur du tissu cellulaire, la largeur et l'épaisseur du muscle affecté permettraient difficilement de le découvrir en entier et de l'atteindre profondément à travers l'incision longitudinale des tégumens, dans une région où il importe tant de bien reconnaître les parties sur lesquelles on opère. Il faut alors recourir au troisième procédé, dans lequel l'incision de la peau, du peaucier et du tissu cellulaire est parallèle à celle du sterno-mastoïdien lui-même. M. Roux a déjà entretenu l'Académie d'un malade qu'il a guéri par ce procédé.

Il n'entre pas dans le plan de cette lettre d'examiner avec le détail qu'elle comporterait une autre circonstance de laquelle dépend en partie le succès de l'opération, je veux parler de la déformation des vertèbres cervicales, regardée par Boyer comme devant faire rejeter toute tentative de ce genre dans le torticolis qui existe depuis l'enfance, même sur des sujets de douze à quinze ans. Je me borne à rappeler que le fait que j'ai communiqué à l'Académie en 1836, et ceux que j'ai observés depuis, prouvent surabondamment que, jusqu'à l'âge de 25 ou 30 ans environ, cette déformation est le plus souvent légère et toujours hors de proportion avec la courbure du cou, qui résulte essentiellement de la mobilité des vertèbres mises en jeu par la traction du muscle raccourci; de sorte qu'après la section de cette corde vivante, l'arc qu'elle sous-tend ne présente plus de résistance, et qu'il ne reste, pour assurer le redressement, qu'à prévenir la rétraction de la cicatrice par un appareil convenable. Je présenterai dans mon mémoire les détails de la construction de cet appareil, ainsi que des considérations nouvelles sur l'inclinaison inverse de la partie inférieure du cou; phénomène que j'ai rencontré et noté chez tous mes malades.

En résumé :

1° On peut remédier par la section du sterno-cléïdo-mastoïdien à la contracture permanente de ce muscle, même quand elle existe depuis l'enfance, comme l'ont déjà prouvé les observations de Tulpius, Job à Meekren, Roonhuysen, Blasius Ten Haaf, Cheselden, auxquelles on peut joindre l'observation communiquée à l'Académie par M. Amussat, quoiqu'elle appartienne à une autre catégorie de faits, étant relative à un spasme intermittent survenu dans l'âge adulte.

2° La section sous cutanée avec simple ponction des tégumens, pratiquée par M. Stromeyer en 1835, par moi en 1836, et, en outre, plusieurs fois par M. Dieffenbach, quoique le plus avantageux, quant à la simplicité et à l'innocuité, de tous les procédés opératoires proposés, n'est applicable qu'à certains cas déterminés.

3° Le procédé dans lequel le muscle est mis à nu par une incision parallèle à ses fibres est généralement préférable, lorsque la section complète est reconnue indispensable: et cette nécessité existe particulièrement toutes les fois que le faisceau claviculaire est fortement rétracté.

4° Le procédé qui consiste à découvrir le muscle par une incision transversale ne convient que dans des cas exceptionnels.

Pendant qu'on imprime cette lettre, je lis dans la *Gazette medicale* du 7 avril un mémoire de M. J. Guérin sur une *nouvelle* méthode de traitement du torticolis. Cette méthode est la section sous-cutanée du faisceau sterno-mastoïdien proprement dit. La *nouveauté* que M. J. Guérin lui attribue exige que je précise les dates. Ma section sous-cutanée de la portion sternale du sterno-cléïdo-mastoïdien est du 15 septembre 1836. Le fait de M. Stromeyer, non pas celui dont M. Guérin a parlé, mais un autre que j'ai cité, remonte au 29 septembre 1835. La communication qui m'a été faite publiquement par M. Dieffenbach est du 5 octobre 1837. Or, les sujets de M. Guérin ont été opérés, l'un le 2 décembre 1837, l'autre le 16 janvier 1838.

J'ai de plus à rectifier quelques renseignemens publiés par M. Guérin sur mes propres malades. 1° Le malade opéré par M. Magendie l'a été à l'aide d'une incision longitudinale, et non transversale; ce n'est pas le tiers du muscle, mais tout le faisceau sternal, qui a été divisé. 2° L'appareil que j'ai fait construire dans le premier cas de M. Roux n'a été retiré que parce que l'état de la plaie rendit les premiers jours tout effort, même avec les mains, insupportable, et que plus tard il fut jugé inutile. 3° Il est faux qu'après ce *mécompte*, suivi toutefois d'un plein succès, j'aie renoncé au traitement mécanique, après la section. Le malade de M. Magendie a très bien supporté un appareil semblable au premier, qui fut appliqué le huitième jour, et qu'on remplaçait par une *minerve* pendant la station. Dans le second cas de M. Roux, j'ai fait disposer ce dernier appareil de manière qu'il pût servir aussi dans la position horizontale, et dès le septième jour, il fut facilement gardé jour et nuit. 4° J'ai dit plus haut quel a été le résultat dans ces deux derniers cas.

Bandages et appareils à pansemens, ou nouveau système de déligation chirurgicale; contenant les moyens simples et faciles de remplacer avec avantage les bandes et la charpie par le mouchoir et le coton; des considérations sur les irrigations continues, les brayers, la chirurgie populaire, les moyens d'arrêter le sang, les premiers secours à donner dans les accidens graves, les précautions à prendre pour le transport des malades et surtout des blessés, les membres artificiels, la résection partielle du pied, les amputations dans les fractures, le compas d'épaisseur, la cautérisation par le marteau, les ligatures en masse, le traitement des fractures par la planchette ou l'hyponarthécie, sans obliger les malades à garder le lit; le traitement des gibbosités sans lits mécaniques: l'extension des extrémités dans le cas d'ankilose; une nouvelle manière de traiter les ulcères, etc., par Mathias Mayor, docteur en médecine, chirurgien en chef de l'hôpital cantonnal de Lausanne. Troisième édition augmentée de mémoires sur les bassins et les pessaires en fil de fer, les fractures de la clavicule, la cure radicale des hernies, le cathétérisme simple et forcé dans le traitement des rétrécissemens de l'urètre et des fistules urinaires, un fort volume in-8, de 612 pages et atlas in-4° de 16 planches, 7 fr.

A Paris, chez Germer-Baillière, rue de l'École de Médecine, 17.

Le professeur Burdach vient de publier le deuxième volume de la seconde édition de son grand *Traité de Physiologie*. Ce volume, consacré au développement du fœtus, contient de nombreuses additions par les professeurs Rathke et E. Siebold. Les importans travaux publiés récemment en Allemagne sur l'embryologie, travaux dont les résultats sont consignés dans ce nouveau volume, lui donnent une grande valeur aux yeux des physiologistes.

Dieterich, Die Mercurialkrankheit. *La maladie mercurielle traitée sous le rapport historique, pathologique, diagnostique et thérapeutique*, in-8, Leipzig, 1837.

J. F. Osiander, professeur de médecine à Gottingue Zur Praxis der Geburtshülfe. *Remarques et Observations sur la pratique des accouchemens*, in-8, Hanovre, 1837.

C. G. Lincke. Handbuch Theor. u. pract. Ohrenheilkunde. *Manuel théorique et pratique des maladies de l'oreille*, 1 vol. in-8. Leipzig, 1837.

H. F. Nægele. Die Lehre vom Mechanismus der Geburt nebst Beitrægen Zur Geschichte derselben. *La Doctrine du mécanisme de l'accouchement, avec des recherches sur son historique*, in-8, Mayence, 1838.

D. W. H. Busch, die Geburtshülfliche klinik, etc. *Clinique obstétricale de l'université de Berlin*. Berlin, 1837. in-8.

Un des gérans,   DEZEIMERIS.

·1838.— N. 33.

L'EXPÉRIENCE,

JOURNAL DE MÉDECINE ET DE CHIRURGIE

PUBLIÉ PAR

MM. DEZEIMERIS ET LITTRÉ.

Ars longa.   *Ubicumque…*

Ce journal paraît tous les cinq jours, les 5, 10, 15, 20, 25 et 30 de chaque mois, par cahiers de 16 pages à deux colonnes, formant à la fin de chaque année deux forts volumes grand in-8°. Le prix d'abonnement est de 9 fr. pour 3 mois, 18 fr. pour six mois, 36 fr. pour un an, 40 fr. pour l'étranger. ON S'ABONNE, AU BUREAU DU JOURNAL, RUE DE LA SOURDIÈRE, 21, chez J. B. Baillière, rue de l'Ecole de Médecine, 13 bis, et, dans les départemens, chez les directeurs de poste et aux bureaux des Messageries-Royales et des Messageries Laffitte et Caillard. Les lettres affranchies sont seules reçues.

15 AVRIL.

SOMMAIRE:

DE LA PERFORATION DE L'APOPHYSE MASTOÏDE. DANS DIVERSES AFFECTIONS DE SES CELLULES, ET DANS QUELQUES CAS DE SURDITÉ.

Par J.-E. Dezeimeris.

(Suite.)

TROISIÈME SECTION.

L'opération de la perforation de l'apophyse mastoïde existait scientifiquement, si l'on peut ainsi parler, par le précepte qu'on avait donné de la pratiquer, par la détermination qui avait été faite de quelques uns des cas qui la réclament, par le rapprochement des faits analogiques que la pathologie avait fournis en faveur de cette opération ; mais elle n'avait point encore passé du domaine des pures conceptions à celui de la réalité. Et ce qu'il y a de remarquable, c'est que ce passage ne se fit point comme l'esprit conçoit que la chose doit se passer naturellement dans une question si bien éclairée ; non, le chirurgien qui le premier pratiqua la perforation de l'apophyse mastoïde ne connaissait rien de ce qui aurait pu lui donner l'idée de cette opération. L'observation seule d'un fait qui se présenta à lui fit son éducation sur ce point, et le même malade qui le lui avait offert lui fournit à la fois l'occasion de sa découverte et le premier sujet de l'application qu'il en fit. Jasser s'explique d'une manière bien précise à cet égard, et l'on n'a nul motif de suspecter sa véracité ; il ignorait complètement et l'observation de Valsalva et les préceptes de Riolan ; il inventa réellement la perforation de l'apophyse mastoïde, depuis bien long-temps inventée. Ce fut en 1776 qu'il la pratiqua, et quelques années plus tard que le public en eut connaissance. L'observation de Jasser n'a été jusqu'ici connue en France que par des extraits incomplets et peu exacts, nous croyons devoir la donner en entier malgré ses longueurs.

OBS. I. Un jeune homme, du nom de Hittberg, fut appelé au service militaire : il déclara au conseil de révision que depuis plusieurs années il avait des douleurs aux oreilles ; qu'il s'en écoulait perpétuellement du pus ; qu'il avait complètement perdu l'ouïe de l'oreille gauche, et qu'il n'entendait que très difficilement de la droite. Je lui demandai si d'ailleurs il s'était toujours bien porté. Il me répondit que oui, si ce n'est que, jusqu'à environ quatre ans auparavant, il avait eu quelques ulcères à la jambe droite, et que c'était depuis leur guérison que les douleurs étaient survenues aux oreilles, et qu'il s'y était établi un écoulement de matières.

J'examinai ses oreilles, et je reconnus qu'il s'en écoulait un pus d'une odeur fort désagréable. Malgré mes remarques sur l'état de ce jeune homme, que je qualifiai d'invalide, il fut déclaré apte au service et enrégimenté. Au bout de trois semaines, il fut amené à l'hôpital, il avait une fièvre violente et se plaignait d'une douleur intolérable dans l'oreille droite. A l'oreille gauche, depuis la perte de l'ouïe, la douleur était assez supportable ; il s'en écoulait peu de pus. Je fis pratiquer une saignée au malade, le sang était couenneux. Je fis appliquer sur l'oreille des cataplasmes émolliens, et l'on fit dans le conduit auditif des injections avec du lait dans lequel on avait fait bouillir de la racine de guimauve. Les douleurs et la fièvre continuèrent ; le lendemain la saignée fut répétée et on administra une potion tempérante et des lavemens purgatifs. Au septième jour la fièvre diminua, mais les douleurs persistèrent, et on lui appliqua des vésicatoires derrière les oreilles et à la nuque. Le nombre des malades étant alors très considérable dans le régiment, et la plupart des chirurgiens étant eux-mêmes malades, celui-ci fut un peu négligé, et renvoyé de l'hôpital quand la fièvre fut entièrement dissipée. Il y rentra à diverses reprises avec les mêmes symptômes, et fut chaque fois renvoyé à sa compagnie dès que la fièvre avait cessé. Il se plaignait chaque fois de l'affaiblissement progressif de l'oreille droite. Le malheureux était digne de pitié, car il lui arrivait souvent d'être mis aux arrêts pour n'avoir pas bien entendu le commandement. Comme il y avait dans le régiment beaucoup de recrues tirées de *Pologne*, qu'on traitait en quelque sorte comme sourds, parce qu'ils n'entendaient pas la langue allemande, notre jeune homme fut rangé dans cette classe.

En 1776, il fut de nouveau envoyé à l'hôpital ; il avait alors une fièvre excessivement violente, et la douleur d'oreille allait pour ainsi dire jusqu'à la rage. Je le fis saigner deux fois en trois jours, je lui fis administrer des laxatifs, faire des injections émollientes et des douches de vapeur dans l'oreille, appliquer des sangsues et des vésicatoires derrière les oreilles et à la nuque. Ce

I.

moyens furent employés successivement, et plusieurs répétés, mais tous sans succès. Le malade n'en éprouva pas le moindre soulagement à ses souffrances. Il allait nuit et jour autour de sa chambre ne trouvant de repos nulle part. Ce n'est qu'au moyen de l'opium que je pus lui procurer quelques heures de sommeil. De l'oreille sortait du pus d'une odeur insupportable, et en assez grande quantité pour couler le long du cou : quand j'exerçais une pression près de l'orifice externe de l'oreille (la droite seule était affectée), il s'en écoulait un pus épais et grenu. Au bout de trois semaines, sur l'apophyse mastoïde apparut un gonflement comme si un dépôt allait s'y former. J'avais toujours jusque là tenu des vésicatoires sur cette partie. En palpant la tumeur qui y existait, je crus y reconnaître la présence d'un fluide. Je fis alors recouvrir la partie de cataplasmes émolliens : le lendemain cette tumeur s'était dissipée, et je n'y trouvai plus aucune fluctuation. Je fis alterner les cataplasmes émolliens avec les topiques irritans. Au bout de quelques jours, une nouvelle tuméfaction s'y développa avec apparence de fluctuation. Cependant la fièvre était tantôt violente, tantôt plus faible, et variait comme la douleur. On ne pouvait point lui rendre le séjour au lit supportable; il passait la plus grande partie du jour et de la nuit à courir autour de sa chambre, et plus d'une fois dans l'excès de sa douleur il déchira les vêtemens qui le couvraient. Avec un bistouri je pratiquai, sur la région mastoïdienne, une incision d'un pouce de long pénétrant jusqu'à l'os. Il s'en écoula quelques gouttes d'un pus jaunâtre épais et d'une odeur pénétrante : l'introduction d'une sonde ne me fit rien découvrir de plus. Je fis de nouveau recouvrir la partie de cataplasmes émolliens. J'espérais que le malade en éprouverait un soulagement à ses douleurs. Mais elles conservèrent toute leur violence.

Un jour, en levant l'appareil, je trouvai sur la charpie une tache noire : ce phénomène attira mon attention; je crus qu'il pouvait y avoir carie de l'apophyse mastoïde sous l'attache du muscle sterno - cléido - mastoïdien. N'ayant pu rien découvrir à cet égard avec la sonde, je pris un bistouri, et je découvris cette apophyse; j'en trouvai la surface raboteuse et le péricrâne détaché. Je promenai la sonde sur la surface de cet os, et je pénétrai avec elle dans un trou qui y existait. Ayant cherché à la pousser plus profondément, j'arrivai dans les cellules mastoïdiennes, d'où je dus faire quelques efforts pour là retirer. Je conçus à l'instant les plus fâcheuses appréhensions sur l'issue de cette maladie; il y avait là une carie, elle existait dans les cellules même de l'apophyse. Quel moyen d'arrêter ses progrès ? Je n'apercevais que la mort pour terme aux violentes et longues souffrances de ce malheureux malade. Je me déterminai à pratiquer des injections; et, n'ayant pas autre chose sous la main, je pris une infusion de thé béchique qui se trouvait là et je l'introduisis tiède dans l'ouverture. Celle-ci était exactement bouchée par la canule de la seringue, et il ne sortit pas par la plaie extérieure la moindre partie de mon injection. En voulant examiner le conduit auditif, j'inclinai la tête du malade du côté gauche comme lorsqu'on veut instiller quelque chose dans l'oreille, quand tout à coup il s'écria : Mon Dieu, cela me passe par l'oreille dans la tête. Il commença à souffler fortement du nez, et l'injection sortit par la narine droite. Je fus moi-même fort étonné de ce phénomène, et pour m'assurer de sa réalité, je répétai plusieurs fois l'injection.

Cependant une assez grande quantité de pus s'écoulait par le conduit externe de l'oreille; mais je ne pus m'assurer si quelque partie de l'injection s'y trouvait mêlée. Le malade avait un air de contentement. Je lui demandai comment il se trouvait. Il me répondit : Dieu soit béni! mes douleurs d'oreille ont cessé. Je pansai la plaie à sec; le malade se mit tranquillement dans son lit, il dormit dix heures sans interruption. Il s'était couché du côté malade et très peu de pus s'était écoulé par le conduit auditif. Je pansai de nouveau le malade vers le soir, et je répétai l'injection. Il s'était si bien trouvé de la première que je ne jugeai point à propos de la changer. Je demandai au malade comment il se trouvait, il me répondit d'un ton de satisfaction que sa douleur avait complètement cessé, à part quelques élancemens qu'il éprouvait de temps à autre dans l'oreille. Le pus qui coulait par l'oreille externe diminua de jour en jour ; il prit une couleur de bonne nature, perdit sa mauvaise odeur, et cessa complètement de couler au bout de huit jours, en même temps que la douleur avait entièrement disparu. Je cessai les injections, et je pansai simplement la plaie avec de la charpie sèche. Rien ne s'écoulant plus depuis quelque temps par la plaie, je me décidai à en faire la réunion ; elle fut complètement fermée au bout de trois semaines (1).

Je me demandais si, dans les cas où l'ouïe se serait perdue, soit à la suite de longues douleurs d'oreilles, soit par l'effet d'autres maladies, on ne pourrait pas tenter de la rétablir en perforant l'apophyse mastoïde, et y pratiquant des injections appropriées à la nature du mal. J'avais une belle occasion d'en faire l'essai sur mon malade, qui depuis bien des années, n'entendait plus du tout de l'oreille gauche. Je lui en fis la proposition. Il la repoussa d'abord par crainte de l'incision ; mais je lui rappelai que je ne lui avais point causé beaucoup de douleur quand j'en avais pratiqué une à l'oreille droite ; je lui promis quelques douceurs, et il se décida à me laisser faire ce que je voudrais. Je pratiquai en conséquence une incision à la peau jusqu'à l'os, je mis celui-ci à nu dans un espace égal au volume d'un gros pois ; et, n'ayant pas d'autres instrumens à ma disposition, comme je n'avais à perforer que la lame externe de l'apophyse, je me servis d'un simple trois-quarts. Cette perforation fut faite au milieu de l'apophyse, un peu en haut, là où existent ordinairement les grandes cellules. L'ouverture étant assez grande pour admettre la canule d'une petite seringue d'étain telle que celle dont on se sert ordinairement dans nos hôpitaux, je fis une injection avec une décoction aqueuse de mirrhe. L'injection passa par la narine gauche et, au bout de quatre jours, le malade m'assura qu'il pourrait entendre de l'oreille gauche. Je continuai encore quelques jours les injections. Je fis fermer l'oreille droite du malade, il entendit tout ce que je lui disais ; et y répondit à propos ; il me dit cependant que l'ouïe était bien plus fine à droite. L'oreille de ce côté étant exactement bouchée, je fis l'essai de lui parler très bas. S'il n'entendit pas exactement toutes mes paroles, il en entendit du moins la plupart. Je pouvais donc être satisfait en voyant que ce malade avait recouvré, du côté gauche, l'ouïe qu'il avait complètement perdue depuis nombre d'années. Je pansai la plaie simplement, le plus souvent avec de la charpie sèche. Enfin, j'en fis la réunion, et en trois semaines elle fut entièrement guérie, sans aucune exfoliation de l'os.

Depuis lors le malade a joui d'une santé parfaite, et n'a plus éprouvé la moindre atteinte de ses maux d'oreille.

Jasser termine son observation par les paroles suivantes qui ont une certaine importance historique : Peut-être le cas que je viens de décrire n'est-il point une découverte nouvelle, quoiqu'il soit tout nouveau pour moi. Je confesse que je n'ai pas beaucoup lu ce qu'ont écrit les chirur-

____

(1) Jasser place ici le récit de quelques recherches anatomiques et de quelques expériences qu'il fit pour reconnaître la communication des cellules mastoïdiennes avec la trompe d'Eustache; nous ne croyons pas nécessaire de le rapporter.

giens anciens. Mais d'ailleurs c'est déjà faire assez pour la science que de mettre, par des observations que l'on repète, la vérité dans un plus grand jour. (Jo. Leb. Schmucker, *Vermischte chirurgische Schriften*, t. III, n. 5, 1782.)

Cette opération fit grande sensation dans le monde médical, et cela devait être. Un si beau résultat, obtenu d'une manière si simple et en si peu de temps, une guérison complète, ou plutôt deux guérisons obtenues sur un seul sujet, par une opération qu'on croyait nouvelle, c'était plus qu'il n'en fallait pour engager les chirurgiens à en répéter l'essai à la première occasion favorable qui se présenterait, ou même sans attendre cette occasion. Et c'est ce qui eut lieu de la part du professeur Hagstroem, de Stockholm, qui la pratiqua sur un sujet affecté d'une surdité évidemment irrémédiable, et contre laquelle la perforation de l'apophyse mastoïde ne pouvait rien, pas plus que tout autre moyen de traitement. Voici l'histoire de ce cas :

Obs. II. Hagstroem, chirurgien de Stockholm, eut occasion de pratiquer l'opération de Jasser sur un homme qui avait été reçu à l'hôpital comme incurable, à raison d'une surdité complète de l'une et de l'autre oreille. Ce malade n'entendait aucun son, pas même le fracas du tonnerre ou le bruit du canon ; et, comme il ne savait pas lire, il était très difficile de tirer de lui quelqu'éclaircissement sur ce qui avait précédé son état. On apprit enfin qu'il avait déjà été traité sans succès à l'hôpital royal, et qu'il y avait des motifs de conjecturer que sa maladie était une suite d'affection vénérienne. Il avait subi dans cet hôpital un traitement mercuriel. Comme il reparut de nouveaux symptômes vénériens, et que l'on regardait cette surdité comme de nature syphilitique, Hagstroem lui administra pendant quelque temps le mercure, tant intérieurement qu'à l'extérieur. Les symptômes vénériens disparurent, mais la surdité resta la même. Le magnétisme animal était alors la folie du jour. On voulut en essayer les merveilles sur un malade qu'aucun autre remède n'avait pu guérir. Il sembla à Hagstroem que ce malade était d'une constitution dans laquelle il serait aisé d'apercevoir les effets que ce moyen pourrait produire : en conséquence on lui administra pendant trois mois régulièrement le traitement magnétique au baquet, et toujours il répondait aux questions qu'on lui faisait par signes, qu'il ne sentait aucun effet ni amendement, soit dans les oreilles, soit dans le reste du corps. Après quelques autres tentatives infructueuses, Hagstroem se décida à lui faire la perforation de l'apophyse mastoïde, et il y procéda de la manière suivante : Après avoir fait asseoir le malade de manière qu'il eût l'oreille droite tournée au jour, il fit une incision aux tégumens depuis la partie supérieure jusqu'au milieu de cette apophyse, en appuyant fortement sur l'os avec la pointe de l'instrument, afin d'inciser en même temps l'aponévrose et le périoste, et d'éviter de les déchirer en perforant l'os. Cependant l'hémorrhagie fut assez considérable pour déterminer à différer l'opération jusqu'à ce que le sang eut été arrêté par le moyen de la charpie et de la compression. On l'acheva le lendemain avec un poinçon qui avait environ un sixième de pouce de diamètre ; on ne tarda pas à s'apercevoir que l'instrument avait percé la table extérieure de l'os et pénétré dans ses cellules. On retira le poinçon pour employer la seringue ; il pénétra quelque chose de l'injection, mais il n'en ressortit rien, ni par le nez, ni par la bouche, ni par le méat auditif externe. On réitéra l'injection, mais toujours avec le même résultat. A chaque fois le malade se plaignait d'une douleur de tête horrible et de bourdonnement d'oreille ; ce qu'il y

avait de plus particulier, c'est qu'il perdait la vue, éprouvait des suffocations et tombait évanoui ; mais tout cela ne durait que quelques minutes. On le laissa tranquille pendant deux jours, après lesquels on s'assura de nouveau, au moyen du poinçon, que l'on avait pénétré dans les cellules de l'apophyse. On essaya d'injecter de l'eau tiède, dans laquelle on avait fait dissoudre un peu d'extrait d'absynthe, dont l'amertume se serait fait sentir au goût, si l'injection avait pénétré jusque dans la bouche ; mais le malade ne s'en aperçut aucunement, et tout se passa comme la première fois. D'après cela il fut impossible de le déterminer à de nouvelles tentatives, soit pour l'oreille droite, soit pour la gauche, et cette expérience fut aussi peu instructive pour le médecin que peu utile pour le malade. (1) (*Sammlung auserlesener Abhandlungen für praktische Aerzte*. T. XIV.)

On a beaucoup insisté, quand on a voulu repousser l'opération qui nous occupe, sur les accidens auxquels elle avait donné lieu dans ce cas ; mais quand on ne consentirait point à convenir que le sujet qui l'a subie n'était point dans les conditions qui autorisent à la pratiquer, on ne pourrait du moins se refuser à reconnaître que ces accidens n'avaient point au fond la gravité qu'on leur a supposée ; et une preuve de cela, c'est qu'on les a vus fréquemment survenir dans une opération qu'on pratique tous les jours, et qu'on le voit sans s'en effrayer. La perforation de l'apophyse mastoïde pratiquée par Hagstroem donna lieu pour un moment à des douleurs de tête violentes et à des syncopes ; mais ce n'est pas plus un motif de rejeter cette opération que ce n'en est un pour abandonner l'emploi des injections par la trompe d'Eustache, qui ne sont pas toujours exemptes du même inconvénient ; ainsi qu'on le voit par le passage suivant de M. Itard.

« Bien que cette opération ait lieu sans division d'aucune partie et sans émission de sang, elle n'est exempte ni de douleur ni d'accident..... La douleur (causée par l'abord du liquide dans la cavité tympanique) est quelquefois assez vive pour être suivie de vertiges, d'éblouissemens et de syncope.... Ordinairement ces agacemens douloureux ne durent que peu d'instans, mais quelquefois ils se prolongent jusqu'au lendemain, accompagnés de céphalalgie et de fièvre. La figure est pâle et tirée comme après une abondante épistaxis. » (Itard, *Maladies de l'oreille*, t. II. p. 238.)

On ne se laissa donc point décourager par le peu de succès de Hagstroem, et l'expérience prouva qu'on avait eu raison : quatre opérations pratiquées en peu de temps par Fielitz et Loëffler furent quatre cas de guérison. La relation que ces deux chirurgiens nous ont donnée de ces faits n'est pas à la vérité bien complète, et, comme observations chirurgicales ces observations laissent beaucoup à désirer. Mais au fond elles contiennent tout ce qu'il faut pour être décisives. On les doit à des chirurgiens dont l'habileté s'est fait connaître par d'autres travaux, dont les lumières et la véracité sont bien établies,

(1) Martin a ridiculement traduit : « aussi peu instructive pour le médecin que pour le chirurgien. »

or, quand ils nous disent qu'ils ont pratiqué la perforation de l'apophyse mastoïde, que l'opération n'a point provoqué d'accidens, qu'elle a eu pour résultat la cessation de la maladie pour laquelle on l'avait pratiquée et le rétablissement de l'ouïe, toutes les lacunes qu'on peut reprocher à leurs observations n'empêchent pas qu'elles ne soient parfaitement concluantes sur ces divers points, et qu'on ne puisse baser sur elles des principes pratiques, à condition, toutefois, de n'en induire que les conséquences qui y sont véritablement renfermées. Ceci soit dit en passant des observations incomplètes en général, qu'on rejette avec trop de précipitation comme inutiles, et dont il est souvent nécessaire de se servir, ce qu'on peut faire sans inconvénient, pourvu que ce soit avec un esprit de réserve et de critique convenables. Après ces réflexions nous donnerons ces quatre observations de Lœffler et de Fielitz sans autre remarque.

Obs. III. Un homme de trente ans fut pris d'une paralysie du pied droit après la guérison spontanée d'une blennorrhagie. Tous les moyens employés pendant un an, même la reproduction de la maladie urétrale, restèrent sans succès. Environ neuf mois plus tard, le malade fut pris d'une fièvre intense qui amena une amélioration notable de la paralysie. Mais en même temps il survint une surdité presque complète. Déjà depuis quelque temps le malade s'était plaint à moi de douleur et de bourdonnement dans les oreilles. Lorsqu'il ouvrait la bouche, il pouvait entendre; mais quand il la fermait, il était tout à fait sourd. Pendant qu'existait la fièvre les douleurs de tête et d'oreille étaient devenues plus intenses : son médecin lui avait conseillé de placer dans l'oreille un morceau d'opium. Je commençai par employer les fumigations, les sangsues, les vésicatoires, les injections émollientes, les médicamens laxatifs et purgatifs; mais sans succès.

Je proposai au malade l'opération conseillée par Jasser: il y consentit : je la pratiquai de la manière indiquée par ce chirurgien. Je remarquai en faisant l'opération qu'un instrument aigu et cylindrique présentait un inconvénient qui pouvait être fort dangereux. Ne croyant pas encore avoir perforé la lame externe de l'apophyse mastoïde, je continuai à perforer, lorsque tout à coup mon instrument s'enfonça assez profondément. Par bonheur je n'appuyais sur lui que légèrement. Je crois qu'il faudrait donner au perforateur la forme conique comme on le fait pour le trépan. Cela est d'autant plus important que la lame externe présente une densité et une épaisseur très variables.

Il s'écoula un peu de sang et d'humeur. Mais l'injection ne ressortit pas par le nez. Je cessai de faire des injections, parce que je craignais que le liquide ne pût ressortir. J'avoue que je n'attendais pas grand'chose de l'opération. Aussi ce fut avec joie que je m'aperçus qu'elle avait beaucoup amélioré l'ouïe de mon malade. Seulement les bourdonnemens n'avaient pas diminué. Je remplis la plaie de charpie et recouvris le tout avec un emplâtre. Je remarquai que le malade revenait plus difficilement. L'ouïe revenait lorsque j'enlevais l'emplâtre et la charpie. Le deuxième et le troisième jour l'ouïe alla en s'améliorant : mais le huitième jour le malade était moins bien et le quatorzième il était aussi sourd qu'auparavant. Je m'expliquai ce phénomène par l'oblitération de l'ouverture artificielle : car l'ouïe diminuait sensiblement à mesure qu'elle se fermait.

Je pensai que peut-être on pourrait conserver l'ouïe si on obtenait la cicatrisation en faisant persister l'ouverture. Le malade se laissa persuader de se soumettre de nouveau à l'opération. Pour éviter que le sang four-

ni par les parties molles s'introduisît dans l'ouverture osseuse, inconvénient que j'avais observé dans la première opération, je commençai par inciser crucialement les tégumens, et le lendemain je pratiquai la perforation de l'os. Pendant les cinq premiers jours je plaçai dans l'ouverture des cordes à boyau : ensuite je les remplaçai par une sonde de plomb, que j'augmentai progressivement jusqu'au volume d'une plume d'oie. La cicatrice mit quelques semaines à se faire, et enfin les souffrances et les tourmens du malade lui procurèrent le rétablissement presque complet de son ouïe. (*Loeffler, in Richter's chirurgische Bibliothek.* B. x, p. 613.)

Obs. IV. Une vieille femme de notre ville perdit l'ouïe des deux oreilles à la suite d'une fièvre quarte de longue durée. Elle éprouvait dans les deux oreilles de continuels bourdonnemens. Cette femme ayant employé sans résultat pendant trois ans un grand nombre de remèdes internes et externes, je résolus de pratiquer sur elle l'opération conseillée par Jasser. Je perforai avec un instrument piquant les deux apophyses mastoïdes, de manière à pénétrer dans les cellules supérieures par les ouvertures ainsi pratiquées; je fis des injections d'eau tiède, le liquide ressortit par les narines, semblable à du petit lait. A l'instant la femme sentit les bourdonnemens diminuer et l'ouïe devenir plus claire. Ces injections répétées deux fois par jour rétablirent au bout de quatre jours l'audition dans toute son intégrité; les ouvertures se fermèrent promptement et complètement.

Obs. V. J'ai guéri de la même manière une jeune fille qui depuis cinq ans, à la suite d'une maladie aiguë avait perdu l'ouïe du côté gauche. Elle était sujette à des écoulemens purulens revenant périodiquement par la même oreille. Ils s'accompagnaient de fièvre et de douleurs très vives. Après avoir pratiqué une ouverture à l'apophyse mastoïde par le procédé indiqué plus haut, je fis pendant douze jours des injections avec une infusion concentrée de ciguë. Pendant tout ce temps le liquide injecté, qui ressortait par le conduit auditif et la narine gauche, entraînait beaucoup de pus mêlé d'un peu de sang. L'ouïe s'améliora : lorsque l'écoulement purulent eut tout à fait cessé et que l'ouïe eut repris toute sa finesse, j'injectai pendant quelques jours une forte décoction d'écorce de saule; ensuite je laissai se fermer l'ouverture artificielle que j'avais tenue ouverte en y introduisant un bout de corde à boyau. (*Richter's chirurgische Bibliothek* T. 8, p. 524.

Obs. VI. Un jeune garçon de 13 ans, affecté d'un coryza, ressentit tout à coup dans les oreilles une vive douleur pendant de grands efforts pour se moucher; la douleur cessa presque à l'instant, mais il lui resta une surdité complète. Celle-ci persista après la guérison du coryza. Beaucoup de moyens, les saignées, les purgatifs, les bains, les injections dans les oreilles, etc., furent employés sans succès. Cette surdité présentait ceci de particulier que, lorsque le jeune malade se trouvait près de son père, qui était cordonnier, pendant qu'il battait sur une grosse pierre son cuir, il pouvait entendre tout ce qui se disait dans la chambre : sans cela, il ne pouvait point. Lorsqu'on voulait lui parler, il prenait la pierre et le marteau, et frappait à coups redoublés sur un morceau de cuir, et il retrouvait ainsi l'ouïe. Mais il ne pouvait entendre distinctement que les sons aigus; encore fallait-il qu'il fût près du bruit. Ainsi il entendait très bien dans un moulin où le bruit était fort; mais dehors il n'entendait plus rien.

Je traitai ce cas singulier comme une paralysie des nerfs auditifs, et la suite prouva que j'avais raison; je tentai la guérison par des moyens excitans. Après avoir pratiqué la perforation des deux apophyses mastoïdes, je fis dans les oreilles des injections composées avec l'infusion d'écorce de saule, de romarin et de lavande. Chaque fois le liquide injecté ressortait par la trompe d'Eustache. Au bout de cinq ou six jours de l'emploi de ces injections répétées deux fois dans la journée, l'ouïe commença à reparaître, et après quatorze jours elle était complètement rétablie. (*Richter's chirurgische Bibliothek*. T. 9, p. 555).

Ce fut ces succès qui séduisirent le médecin du roi de Danemark, Berger, et qui lui firent concevoir l'espérance de trouver dans la perforation de l'apophyse mastoïde un remède à la surdité complète dont il était depuis long-temps affecté, qui n'avait éprouvé aucun soulagement de l'emploi des injections par la trompe, et qui lui rendait la vie insupportable. Il voulut, contre l'avis de plusieurs chirurgiens que son âge avancé, la faiblesse de sa constitution excessivement nerveuse, et la nature de sa maladie détournaient de cette idée, que la perforation de l'apophyse mastoïde lui fût pratiquée. Ce fut le professeur Kœlpin qui l'opéra. Nous regrettons de n'avoir point à notre disposition la relation que ce chirurgien publia lui-même des circonstances de l'opération et de ses suites. La gazette de Salzbourg (*medicinisch-chirurgische Zeitung*) et les Annales de Tode (*Arzneykundige Annalen*) donnent à cet égard des renseignemens contradictoires. S'il fallait s'en rapporter au premier de ces journaux, on pourrait croire que le cerveau fut blessé dans l'opération, puisque l'instrument fut plongé à cinq lignes de profondeur à travers l'apophyse mastoïde, et que l'os n'avait pas deux lignes d'épaisseur en ce point ; mais cette version ne peut guère être admise, puisque les lésions que l'autopsie fit découvrir dans le cerveau siégeaient dans l'hémisphère du côté opposé à celui de l'oreille opérée. Quoi qu'il en soit, nous avons choisi, pour faire connaître les détails de ce fait, la relation qu'en a donnée Callisen, l'ami du défunt, et qu'on ne peut pas accuser d'être trop favorable à l'opération dont nous nous occupons.

Histoire de la maladie à laquelle succomba le docteur Jean-Just de Berger, médecin du roi de Danemarck.

Obs. VII. Cet homme éminent était tourmenté depuis plusieurs années d'étourdissemens très forts et de bourdonnemens continuels dans les deux oreilles. Il avait fini par perdre l'ouïe. Parmi une multitude de remèdes employés inutilement, les frictions électriques sur l'abdomen et les lotions froides sur la tête procuraient seules quelque soulagement. Fatigué de la triste position qui le privait presquecomplètement de la société et de la conversation de ses amis, de ses malades, de tous ceux qui l'aimaient, encouragé par le succès des opérations de Jasser et de Fielitz, il conçut l'espoir que la perforation des apophyses mastoïdes pourrait lui rendre l'ouïe, ou du moins le débarrasser des bourdonnemens d'oreilles qui lui étaient insupportables. D'après son désir, Kœlpin entreprit cette opération du côté droit. La perforation quoique pénétrant à trois lignes de profondeur ne parut pas avoir atteint les cellules mastoïdiennes ; une injection d'eau tiède aiguisée de quelques gouttes de liqueur anodine d'Hoffmann, ne ressortit pas par la narine correspondante. Le malade disait avoir ressenti pendant l'opération une céphalalgie atroce, accompagnée d'étourdissemens. L'opération terminée, il survint une toux violente à laquelle succéda une affection catarrhale. Le lendemain on répéta quatre fois sans plus de succès l'injection avec l'eau tiède additionnée de quelques gouttes d'huile

de cajeput. Ce jour-là survint du frisson auquel succéda de la céphalalgie ; le malade prit une potion composée avec le sel ammoniac, l'esprit de Mindererus, le vin d'antimoine, l'eau distillée et le sirop de pavots. Le deuxième jour après l'opération, l'injection est répétée avec le même résultat. La fièvre revient avec chaleur et frissons. Le troisième jour, paroxysme fébrile plus fort, céphalalgie plus intense. Quatrième jour, paroxysme semblable : un émétique composé d'ipécacuanha et de crème de tartre amène un peu de soulagement. Pendant la nuit on donna toutes les deux heures un gros de poudre de quinquina royal : la fièvre n'en revient pas moins, plus faible vers midi, plus forte vers le soir, et avec céphalalgie des plus aiguës, pour laquelle on applique des sangsues aux tempes : elles produisent du soulagement. Le sixième jour, la fièvre est moins forte. A cause du mauvais goût de la bouche et de la saleté de la langue, on répéta l'émétique et on donna un lavement. La plaie non plus que ses environs n'offrent de tuméfaction ni de rougeur ; la cicatrice s'opère comme dans une plaie simple. Le septième jour l'état général s'est amélioré ; le mal de tête est beaucoup moindre après une lotion froide dont le malade à l'habitude. Le huitième jour la fièvre revient plus intense avec redoublement de frissons ; dès qu'elle tombe, on reprend l'usage du quinquina ; nuit sans sommeil. Le neuvième jour, à cause du sentiment de pression à la région précordiale, on substitue la décoction à la poudre de quinquina ; mais la fièvre est la même ; elle s'accompagne de soubresauts des tendons, de petitesse et de débilité du pouls. Une poudre composée de trois grains de musc et de crème de tartre est donnée alternativement avec la décoction de quinquina ; on applique des vésicatoires aux cuisses. Le dixième jour tout a empiré : la prostration est plus grande, les soubresauts des tendons plus forts ; l'œil droit ne voit plus, les paupières sont gonflées : il existait depuis plusieurs années une cataracte de l'œil gauche. On fait une nouvelle application de sangsues aux tempes et de vésicatoires aux bras. Le onzième jour le malade est au plus mal : pouls petit, tremblotant ; respiration pénible et stertoreuse ; délire somnolent ; la main gauche se porte souvent vers l'occiput, la droite reste immobile ; l'urine coule involontairement. Enfin, le douzième jour vers midi la mort arrive.

A l'autopsie on trouva une adhérence interne de la dure-mère au crâne, une injection sanguine très considérable des vaisseaux de la pie-mère. Entre cette membrane et l'arachnoïde, à toute la périphérie du cerveau et du cervelet, existe une matière gélatineuse et transparente. Entre ces deux membranes, on voit partir de la partie moyenne et latérale du lobe moyen de l'hémisphère gauche du cerveau (côté opposé à celui où l'opération avait été pratiquée), une traînée purulente d'un pouce de large qui va gagner la grande scissure de Sylvius et s'étend à la base du crâne, mais ne pénètre pas dans la substance cérébrale elle-même ; à la base du crâne épanchement de sérosité ; la substance du cerveau et du cervelet plus molle que dans l'état normal. La plaie faite à l'apophyse mastoïde ne présentait ni gonflement ni suppuration : l'apophyse elle-même était petite, compacte, et n'offrait qu'un petit nombre de cellules en communication avec la cavité du tympan.

Callisen. Commentatio de fatis atque cautelis injectionis cavitatis tympani per processum mastoideum ossis temporum, pro auferendà surditate institutæ. (*Acta regiæ Societ. medicæ Havniensis*. Vol. III, p. 435, n. XXX, in-8, 1792.)

La fâcheuse issue de l'opération pratiquée par Kœlpin n'empêcha point un malade de l'hôpital de Copenhague, à qui on ne la laissa point ignorer, de solliciter pour qu'elle lui fût pratiquée, et le chirurgien Proët ne se refusa point à ses instances. Ils furent assez bien payés, l'un, de son courage, l'autre, de sa hardiesse chirurgicale. Voici le fait :

OBS. VIII. Jean Haber, soldat, âgé de trente-deux ans, avait, depuis neuf mois, perdu l'ouïe des deux oreilles. Une gale répercutée, que rien n'avait pu faire reparaître, pouvait bien en être la cause. Le malade, qui était un homme raisonnable et décidé, avait mûrement réfléchi à cette opération (la perforation de l'apophyse mastoïde) et aux chances qui l'accompagnent ; on ne lui avait pas même caché la fâcheuse issue qu'elle avait eue chez le médecin du roi, Berger. Il avait une grande confiance en ce moyen qui avait eu de bons résultats entre les mains de Jasser et de Fielitz : aussi pressait-il vivement les chirurgiens de l'opérer.

Le 18 août 1792, Proet procéda à l'opération en présence des chirurgiens-majors Wilbrecht et Fenger, et de plusieurs aides-majors. Il commença par la perforation de l'apophyse mastoïde du côté gauche. Après avoir incisé les parties molles et les avoir séparées de l'apophyse, il perfora celle-ci vers la partie inférieure et antérieure. La première injection, faite avec l'infusion tiède de fleurs de camomille, réussit si bien que pas une goutte ne revint par l'ouverture artificielle, mais que tout pénétra dans l'intérieur de l'oreille et sortit par la narine gauche. Immédiatement après cette injection le malade tomba en défaillance ; une petite dose de liqueur anodine d'Hoffmann suffit pour le ranimer. La deuxième injection fut aussi heureuse que la première. On administra une mixture purgative et anodyne.

Le 19, un bruit dans la tête, qui s'était développé après l'opération, a plutôt augmenté que diminué. Pas d'amélioration dans l'ouïe ; comme le pouls est dur et plein, on pratique une saignée.

Le 20 il y a eu pendant la nuit une heure de sommeil, et un peu de moiteur vers le matin. Un peu de diarrhée pendant la journée. Le bruit dans la tête est un peu moins fort. A gauche l'ouïe ne s'est pas améliorée, mais le malade a pu entendre par l'oreille droite le bruit d'une cloche. Le pouls est toujours fébrile ; une nouvelle saignée.

Le 21. Le bruit dans la tête a diminué, mais le malade se plaint de ressentir dans la tête tous les mouvemens qu'on fait dans la chambre. Il entendait même tousser les autres malades. Un peu de sommeil. Pas d'appétit. Comme le pouls reste dur et comme la fièvre persiste, on fait une troisième saignée.

Le 22. Un peu mieux qu'hier : on continue la mixture et l'on emploie les applications froides sur la tête, qui amènent un notable soulagement.

Le 23, la céphalalgie et le bruissement dans la tête ont diminué ; le malade peut se coucher à droite sans qu'ils augmentent ; la toux les exaspère. Depuis hier du pus s'écoule par l'oreille et par la plaie. Il y a du sommeil et de l'appétit.

Le 25, amélioration sensible. Diminution de la céphalalgie qui ne revient que lorsque le malade se couche à droite. Diminution de l'écoulement purulent de l'oreille et de la plaie.

A compter de ce jour le mieux continua : l'ouïe revint un peu meilleure à droite, mais resta nulle à gauche. Le 5 juin, quand on cessa le traitement qui consista en purgatifs et en pédiluves, les choses en étaient à peu près au même point, bien qu'on fût parvenu à déterminer une éruption de gale. La plaie de l'opération était complètement cicatrisée, l'écoulement purulent tout à fait tari. « Seulement (pour nous servir des expressions de l'auteur) » le malade désire entendre mieux encore, ce dont il y a » beaucoup d'espoir. » (J.C. Tode, Arzneykundige Annalen. XII, Heft. S. 63, Kopenhague, 1792.)

D'après les faits rendus publics jusqu'à cette époque, dans le monde médical s'établissait sur le

mérite de l'opération de Jasser une opinion également éloignée de l'enthousiasme qu'elle avait excité dans les premiers momens, et de la proscription dans laquelle elle est tombée depuis. Un professeur de chirurgie, justement estimé pour ses talens et son habileté pratique, Arnemann en faisait le sujet d'une monographie, courte mais judicieuse, que nous avons eu déjà occasion de citer.

Dans un article judicieux sur les maladies de l'oreille, sur la détermination de celles qui peuvent exiger la perforation de l'apophyse mastoïde, sur les suites naturelles de cette opération, etc., Herhold, chirurgien de Copenhague, proposa de pousser de l'air dans l'oreille interne. C'est, dit-il, le fluide le plus naturel pour la caisse du tambour, et il peut agir avec autant d'énergie qu'aucun autre fluide que ce soit. (Herhold, in Tode, Arzneykundige Annalen, n° 12, p. 50, 1792.)

Si l'on joint à cette remarque d'Herhold l'opinion formellement exprimée (en 1793) par Lentin (1) sur la préférence qu'il convient de donner à l'air sur toute sorte de liquide pour les injections à faire dans la trompe d'Eustache, préférence fondée de sa part sur une expérience étendue, on verra sur quoi reposent les prétentions de M. Deleau à l'invention des injections de cette nature.

L'opinion chirurgicale en était à ce point, lorsque dans son Almanach médical pour l'an 1792, Grüner annonça que le 16 mars de l'année précédente le premier médecin du roi de Danemarck, Jean Just Berger, était mort martyr de la perforation de l'apophyse mastoïde. Ce mot fut répété par Tissot, et fit fortune ; depuis lors il a tenu lieu d'argument à quiconque a voulu réprouver cette opération sans se donner la peine d'examiner ce que l'expérience oblige à penser de sa valeur.

L'effet de la réprobation dont on frappa alors la perforation de l'apophyse mastoïde fût tel, que plus d'un quart de siècle s'est écoulé sans qu'il se soit trouvé en Europe ou ailleurs un seul chirurgien qui ait pensé à la pratiquer. C'est donc un fait remarquable à plus d'un titre que l'exemple que nous allons rapporter d'une perforation de l'apophyse mastoïde faite en 1824 par le docteur Weber, chirurgien à Hammelbourg, et dont la relation a été insérée dans un recueil périodique de médecine fort peu connu en France.

OBS. IX. Jacob Gerrich de Waizenbach, âgé de 44 ans, avait toujours joui d'une bonne santé, aussi loin du moins que ses souvenirs pouvaient le reporter ; seulement il avait eu la variole dont il s'était bien tiré, et vers l'âge de dix ans quelques accès d'épilepsie qui disparurent spontanément.

A la fin d'août 1824 se montrèrent les premiers symptômes de la maladie actuelle, qu'il ne peut attribuer à une autre cause occasionnelle qu'à un coup d'air gagné pendant qu'il faisait construire sa maison. Son affection consiste en une surdité de l'oreille gauche, accompagnée de douleurs peu fortes autour plutôt que dans l'intérieur de l'oreille, de bourdonnemens très forts et continuels et d'un

<hr>

(1) De auditus vitiis, etc.

embarras de la tête. Il employa des instillations de baume de vie et d'une huile éthérée que lui avait conseillée un médicastre ; mais comme cela ne le soulageait pas, il vint quatorze jours plus tard réclamer mes soins. Il croyait que dans cet intervalle de temps son mal avait plutôt augmenté que diminué et qu'il y avait des alternatives périodiques de mieux et de plus mal. Il n'avait pas de fièvre et se portait bien du reste. Je lui prescrivis des fumigations tièdes d'infusion de fleurs de sureau à diriger dans l'oreille au moyen d'un entonnoir, des instillations trois fois par jour avec un mélange d'huile d'amandes douces deux gros, huile d'anis un gros, et huile de cajeput quinze gouttes, et de plus des frictions spiritueuses autour de l'oreille. Mais au bout de quelques jours il en cessa l'usage parce qu'il n'en éprouvait aucun soulagement, et d'après l'avis d'un autre médecin il fit des frictions avec un liniment volatil, de l'huile de genièvre, des fumigations de baies de genièvre et de mastic, des applications d'emplâtres gommés, de vésicatoires, etc., et comme tout cela ne produisait pas l'effet qu'il en espérait, il eut recours, d'après le conseil d'un charlatan, à des injections d'eau de Cologne, de baume de soufre, etc.

Pendant l'emploi de tous ces remèdes son mal allait en augmentant, et le 5 novembre il vint de nouveau me demander conseil. Je reconnus dans les symptômes existans la présence d'une otite interne. Douleurs tensives et gravatives dans l'oreille, s'étendant à toute la moitié de la tête, bourdonnemens et tintemens d'oreilles, insomnie, rougeur des yeux et photophobie, fièvre assez vive, pouls dur et fréquent, tels furent les symptômes les plus saillans que me fit reconnaître mon examen. Je prescrivis d'appliquer autour de l'oreille des sangsues, de faire des fumigations émollientes et narcotiques avec la guimauve, la jusquiame et les fleurs de mélilot et de tilleul, de poser des cataplasmes de ciguë, de jusquiame et de farine de graine de lin, et de prendre à l'intérieur une mixture antiphlogistique.

Malgré un peu d'amélioration, il se forma un abcès dans l'oreille qui, le 8 novembre, se fit jour à travers la membrane du tympan et de l'oreille externe. Il en résulta un grand soulagement. Je continuai les cataplasmes jusqu'au 11 que je le remplaçai par des injections de décoction d'orge miellée.

Les douleurs avaient disparu et l'écoulement de pus était modéré. Le 18 novembre, il était réduit à quelques gouttes dans la journée. Le malade, enchanté d'être débarrassé d'un mal aussi douloureux, s'abandonna tout entier à l'espérance, oublia ce qui lui restait encore, et malgré que le jour fût chaud et orageux il alla exécuter quelques travaux des champs.

Mais il eut bientôt à se repentir de son imprudence. Une douleur lancinante atroce, dans toute la tête, le força de revenir à la maison et de se mettre au lit ; il fut pris d'un violent frisson, et tous les symptômes observés le 5 novembre reparurent. L'écoulement purulent s'était supprimé.

Appelé le 19, je prescrivis une saignée, des fumigations, des cataplasmes et une mixture, comme je l'avais fait précédemment ; j'y ajoutai des injections de lait tiède avec du safran, et plus tard avec addition d'acétate de plomb, à l'intérieur des diaphorétiques ; mais tout cela sans succès. L'écoulement ne put être rappelé, l'inflammation qui était plus profonde, et qui au dire du malade s'était étendue au cerveau, ne put être vaincue par aucun des moyens employés. Le 21, on appliqua des sangsues, sans plus de résultat. Alors je m'en tins à des cataplasmes de mie de pain et de lait avec des fleurs de sureau et du safran, à des instillations d'huile de pavots blancs et de jusquiame, à des injections émollientes, à une révulsion au moyen des vésicatoires, etc., moyens que j'espérais qui pourraient adoucir au moins la douleur insupportable, mais qui n'amenèrent pas le plus léger soulagement. Les

accidens allèrent plutôt en augmentant, et jetèrent le malade presque dans un état de frénésie.

Le 27, il se forma au niveau de l'apophyse mastoïde une rougeur foncée, sur laquelle se fonda mon espoir : je pronostiquai la formation d'une abcès qu'annonçait un frisson qui était survenu la veille. Je fis mettre sur ce point des cataplasmes émolliens et j'annonçai que le lendemain j'ouvrirais l'abcès. Mais lorsque j'arrivai le matin l'ouverture s'était faite spontanément. Il ne restait plus de tumeur et la pression ne causait pas de douleur au malade. On recouvrit la partie avec des cataplasmes excitans de bulbes d'ognons.

Le 29, je trouvai un peu de rougeur déterminée par le cataplasme, mais pas de fluctuation : néanmoins je me déterminai à faire une incision sur l'apophyse mastoïde, siège principal de la douleur, dans l'espoir de trouver l'os altéré, ou même perforé dans quelques points, et de pouvoir donner issue au pus en enlevant la partie altérée ou en agrandissant l'ouverture. Mais je trouvai l'apophyse mastoïde parfaitement saine. Je me bornai à l'emploi des émissions sanguines locales, les saignées générales étant impraticables à cause de l'extrême faiblesse du malade depuis le 21 ; je remplis la plaie de charpie et la pansai avec un emplâtre agglutinatif.

La veille, j'avais parlé à cet homme et à ses parens d'une opération qui, comme ressource dernière, pouvait encore amener la guérison, et j'avais nommé la perforation de l'apophyse mastoïde. Plein de confiance dans cette opération qui devait faire disparaître des douleurs cruelles, ils ne conçurent pas la plus légère crainte que, comme celle de la veille, elle n'amenât pas le plus léger soulagement. Le malade, que ses douleurs avaient depuis 12 jours privé de sommeil et de nourriture, se sentait très affaibli. L'emploi de tant de moyens différens sans résultats l'avait découragé, et il appelait tout haut la mort pour le délivrer de ses maux. Aussi me pressa-t-il ainsi que ses parens d'employer une opération qui, bien que pouvant amener la mort, laissait quelque espoir de guérison. Quoique encore incertain de ce que je ferais, je promis, pour soutenir l'espérance de ce malheureux, de pratiquer l'opération le lendemain matin. Ce jour-là, 30 novembre, après avoir représenté au malade toutes les chances auxquelles il s'exposait, je procédai à la perforation de l'apophyse mastoïde qu'il réclamait avec tant d'instances. A dix lignes derrière l'oreille, à sept lignes du bord inférieur et à quatre lignes du bord postérieur de l'apophyse mastoïde, j'enfonçai un trocart en lui imprimant un mouvement de rotation et en le dirigeant obliquement en avant : je le fis pénétrer dans l'os jusqu'à la profondeur de trois lignes à peu près ; alors la diminution de la résistance me fit penser que j'avais pénétré dans les cellules mastoïdiennes. Je retirai l'instrument, et quelle ne fut pas ma joie de voir jaillir par l'ouverture un flot de pus.

Quelques jours auparavant j'avais répété cette opération sur un crâne sec et sur le cadavre d'un jeune enfant, et j'avais reconnu qu'elle n'est point facile. Dans le premier cas, je n'avais pas pénétré dans les cellules qui étaient fort peu développées, et chez l'enfant je reconnus que j'étais entré dans la cavité du crâne. Je n'avais donc pas conçu de grandes espérances, surtout lorsque je me rappelais le triste résultat qu'avait eu cette opération chez le docteur Berger, fait publié par Grüner dans son Almanach pour 1792. J'avais trouvé le trocart recommandé pour cette perforation peu propre et peu commode pour cet usage. Il est facile de concevoir ma surprise et ma joie d'un succès si inattendu.

Je laissai le pus s'écouler librement, et lorsqu'il cessa de s'évacuer, j'introduisis par l'ouverture osseuse une sonde d'argent que je dirigeai dans tous les sens pour déplacer des fragmens d'os ou d'autres corps qui pourraient l'obstruer, et lorsque je retirai la sonde tachée de pus, il recommença à couler. Alors , d'après le conseil d'Hagstroem, je fis dans la plaie une injection d'eau d'orge miellée, au moyen d'une petite seringue dont la canule s'adaptait assez exactement à l'ouverture de l'os, et poussai le jet avec une certaine force. Mais j'eus lieu bientôt de m'en repentir, car le malade fut pris de vertige et de bourdonnemens dans la tête, et tomba presque sans connaissance du siège sur lequel il était assis. Cependant le liquide injecté reflua par l'ouverture, mais les bourdonnemens durèrent jusqu'au lendemain, en diminuant progressivement d'intensité. Je plaçai une mèche dans l'ouverture de l'os et pansai la plaie simplement.

Jusqu'au 5 décembre, je me bornai à placer dans la plaie une mèche enduite de baume d'Arceus et du Pérou : chaque fois que je la retirais il s'écoulait un peu de pus. Dans l'intervalle des deux pansemens, l'appareil était toujours taché par ce liquide. Ce jour-là, le malade consentit à laisser faire une nouvelle injection d'eau miellée. Mais j'eus soin d'employer une seringue dont la canule ne bouchait pas complétement l'ouverture osseuse, en sorte que le liquide mêlé au pus pouvait sortir : il ne survint pas d'étourdissemens. Mais le 11, ayant voulu me servir de la même seringue que la première fois, j'en déterminai de beaucoup moins forts. A compter de ce jour j'abandonnai les injections. Car comme je ne pouvais espérer d'arriver à faire passer le liquide par la trompe d'Eustache, je pensai qu'il ne convenait pas de soumettre mon malade à un essai pour lequel il avait la plus grande crainte et la répugnance la plus vive ; d'autant que son mal s'améliorait chaque jour, et que les accidens avaient presque disparu depuis que j'avais employé les injections avec la décoction miellée de brou de noix et la teinture de myrrhe : la douleur avait cessé complétement, la sensation particulière que ressentait le malade dans la tête allait chaque jour en diminuant, et l'ouïe devenait chaque jour plus claire.

Au commencement de janvier 1825, l'écoulement du pustarit, les forces revinrent, et le 22 dece mois la plaie fut cicatrisée sans exfoliation de l'os. Depuis ce temps l'ouïe est revenue à son état normal, et cet homme jouit maintenant d'une parfaite santé. (*Beitrage zur Natur und Heilkeude von J. B. Friedreich und A. K. Hesselbach 16 Band, Wurzburg. 1825, p. 227.*)

Ne voulant point traiter ici *ex professo* de l'opération qui fait le sujet de cet article, nous ne nous étendrons point sur les considérations que pourraient suggérer les faits qui viennent d'être rapportés. Nous nous bornerons à en résumer les principaux résultats en ce qui est relatif au degré d'innocuité ou de danger de l'opération et aux chances de succès ou d'insuccès qu'elle présente, et nous consentons à prendre pour cette statistique tous les faits en bloc, sans exclure ceux où l'opération a été pratiquée malgré des contre-indications formelles, et pour des cas qui n'en admettent nullement l'emploi.

La perforation de l'apophyse mastoïde a été pratiquée sur neuf sujets. L'un d'eux est mort douze jours après l'opération ; un autre a éprouvé au moment même où on la pratiquait quelques accidens, graves en apparence, mais qui se sont promptement dissipés ; aucun des autres n'a couru le moindre danger, ni même éprouvé de symptômes fâcheux.

Plusieurs des sujets ayant été opérés successivement des deux côtés, ces neuf observations nous fournissent quatorze cas de perforation de l'apophyse mastoïde. Dans trois l'opération n'a eu aucun succès ; dans deux elle n'a procuré qu'une amélioration plus ou moins notable, dans neuf elle a complétement réussi.

Ces résultats nous suffisent, et nous en concluons que la perforation de l'apophyse mastoïde n'est point une opération à proscrire, mais une ressource précieuse qu'on a eu tort de ne pas mettre plus souvent à profit.

MÉMOIRE SUR LA RÉDUCTION DES LUXATIONS CONGÉNIALES DU FÉMUR ;

Présenté à l'Académie des sciences le 9 avril 1838.

Par M. Bouvier

Agrégé libre près la Faculté de Paris, médecin de l'hospice de La Rochefoucault.

Sans prétendre anticiper sur le jugement de l'Académie relativement à la réalité de la réduction de certaines luxations congéniales du fémur, je viens à cette occasion lui présenter quelques remarques qui feront apercevoir le faux point de vue d'après lequel on apprécie généralement ce genre de faits.

J'ai exprimé dans une autre circonstance mon opinion sur l'irréductibilité des luxations originelles du fémur et mes doutes sur la réalité des cures annoncées jusqu'ici. En examinant depuis deux malades déclarés guéris par M. Humbert, j'ai trouvé la tête du fémur hors de la cavité cotyloïde, dans le lieu qu'elle occupe ordinairement dans les luxations congéniales. Le fait de Mlle P., cité par M. Pravaz, vient fortifier mes propres observations. Nous ne différons à cet égard que dans l'interprétation des résultats obtenus. M. Pravaz pense que chez le sujet qu'il a exploré, le traitement a transformé la luxation en plaçant la tête du fémur dans l'échancrure sciatique, tandis que, dans les deux cas que j'ai constatés, je n'ai vu d'autre effet produit que l'inclinaison du bassin rétablissant en apparence l'égalité de longueur des deux membres. Au reste, un pareil changement, comme on le conçoit, n'est que passager, et cela fait sentir la nécessité de n'admettre ces sortes de guérisons que lorsqu'elles sont sanctionnées par le temps. Cette sanction manque aux observations de M. Humbert. M. Pravaz lui-même n'a pas pu suivre assez long-temps la petite malade dont il a annoncé la guérison à l'Académie de médecine en 1835 ; et ce qu'il y a de plus positif dans ce fait, c'est que cette malade présente encore aujourd'hui la claudication et la difformité qui caractérisaient son vice de conformation avant le traitement ; de sorte qu'il faut forcément admettre, ou que la luxation n'a jamais été réduite, ou qu'elle s'est reproduite depuis. On verra par ce qui suit laquelle de ces deux suppositions est la plus vraisemblable.

Dupuytren, dans le travail qui nous a fait con-

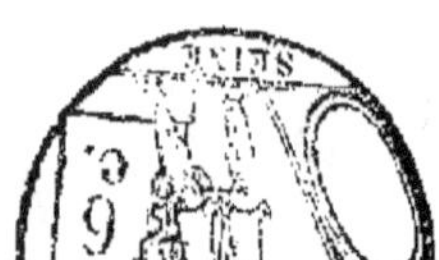

naître la luxation congéniale du fémur, a avancé que dans cette sorte de déplacement, le fémur glisse librement de haut en bas et de bas en haut sur la face externe de l'ilium, et sur cette autorité imposante, ce glissement a été admis depuis comme un fait constant. On lui attribue l'alongement apparent du membre, lorsqu'on vient à tirer sur son extrémité, le sujet étant couché horizontalement. Le raccourcissement qui se reproduit à l'instant où l'on cesse cette traction, et qu'on peut augmenter encore en refoulant le membre de bas en haut, est expliqué, dans cette hypothèse, par le retour de la tête du fémur à sa position première ou par son ascension le long de l'ilium. Il n'est personne aujourd'hui qui révoque en doute ce mouvement d'abaissement et d'élévation du fémur, et qui même ne le *voie* dans tous les cas de ce genre. Des variations de longueur d'un à deux pouces, ou davantage, sont ainsi produites à volonté et ne reçoivent pas d'autre interprétation. Or, il faut bien le dire, toute cette doctrine repose sur une base fausse. Dupuytren et tous ceux qui ont observé après lui, ont été trompés par un phénomène qui déjà, dans la coxalgie, a fait régner universellement, sur la longueur réelle du membre dans la première période de cette maladie, une erreur dont beaucoup de praticiens ne sont pas encore désabusés. Ce phénomène est l'abaissement d'un côté du bassin, entraîné avec le membre, dans le cas qui nous occupe, par la traction qu'on exerce sur celui-ci, tandis que, lorsqu'on le repousse de bas en haut, ce même côté du bassin s'élève à une plus grande hauteur que le côté opposé. De là, l'alongement et le raccourcissement apparens du membre, quand on se borne à comparer la hauteur des points correspondans de la cuisse, de la jambe ou du pied à droite et à gauche. De là la diminution et l'augmentation de la saillie trochantérienne, selon la situation de l'ilium par rapport à cette saillie. De là enfin les déplacemens sensibles du grand trochanter, quand on y applique la main au moment de la traction ou du refoulement. Ces déplacemens ne font illusion que parce qu'on ne s'aperçoit pas que l'ilium les éprouve en même temps, et que conséquemment rien n'est changé dans les rapports de l'os coxal et du fémur. Voulez-vous vous assurer que les choses se passent réellement ainsi. Fixez le bassin, mais fixez le solidement, sans quoi l'expérience n'aurait aucune valeur; vous ne verrez plus se produire ni alongement ni raccourcissement par la traction ou le refoulement du membre, et le grand trochanter sera condamné à la même immobilité que l'os iliaque. Cette expérience décisive, que chacun peut répéter, me dispense de recourir à d'autres preuves, telles que pourraient en fournir la mensuration, l'exploration directe du fémur sur la face externe de l'ilium, le rapport de hauteur des deux épines et des deux crêtes iliaques, etc.

J'ai donné ailleurs la raison anatomique du fait dont je viens de parler. J'ai fait connaître une disposition du ligament capsulaire qui s'oppose invinciblement à l'écartement, comme au rapprochement du fémur et de l'ilium dans un sens parallèle à l'axe de la cuisse. L'attache des faisceaux divergens de la capsule fixe invariablement la base du col fémoral, qui constitue un centre de mouvement permettant à la tête articulaire de décrire autour de lui des arcs de cercle, mais à la condition de ne pouvoir s'éloigner ni se rapprocher de ce centre. Ce mécanisme nous conduira bientôt à reconnaître, mieux qu'on ne l'a fait jusqu'ici, la situation du fémur pendant la vie.

On voit où mène inévitablement l'erreur que je viens de signaler. En effet, si l'on s'imagine, appuyé d'ailleurs sur les croyances d'hommes considérés à juste titre comme les lumières de la chirurgie, qu'en tirant même légèrement sur un fémur luxé dès la naissance, on fait descendre la tête de l'os au point de rétablir ou même de dépasser la longueur naturelle du membre, tandis qu'on n'a fait qu'incliner le bassin, comment serait-on plus à l'abri d'une semblable méprise, quand, au moyen d'appareils dont on mesure la puissance par les efforts d'imagination qu'ils ont coûté, on croit avoir fixé le bassin, qui glisse invisiblement sous les pièces mêmes destinées à le contenir? Ainsi se trouve expliqué l'effet apparent de ces extensions prolongées, auxquelles on soumet les jeunes malades à l'aide de machines plus ou moins compliquées. Il se borne en réalité à produire cette même inclinaison du bassin qui en impose à tous les chirurgiens dans l'extension instantanée, et qui devait les tromper encore dans l'extension continue. Mais, ce que l'on croit fermement tout le temps que dure l'extension, on n'en reste pas moins convaincu dans les autres périodes du traitement, et on arrive ainsi à se persuader que, pour avoir effacé passagèrement le symptôme le plus saillant de la luxation, le raccourcissement du membre, on a véritablement obtenu le rétablissement de l'articulation normale; erreur d'autant plus facile que ce raccourcissement peut paraître de beaucoup diminué, même dans la situation naturelle du bassin, parce qu'il était augmenté, ayant le traitement, par son élévation du côté affecté.

On pourrait penser que les signes nombreux des luxations iliaques du fémur doivent promptement faire justice d'une pareille erreur, en éclairant celui-là même qui l'a commise, ou tout ou moins ceux qu'il rend témoins du fait. Cette idée soulève en effet la partie vitale de la question, qui se résume tout entière dans la connaissance du diagnostic des luxations fémorales congéniales.

On est généralement trop persuadé de la facilité de reconnaître ce genre de déplacement, et l'on est par là disposé à regarder comme guéris les sujets traités, qui ne présentent pas d'une manière tranchée les symptômes qu'on croit attachés à cette infirmité.

Il faut distinguer, sous ce point de vue, deux sortes de luxations congéniales.

Les unes ont porté le fémur très haut sur la fosse iliaque externe ; elles réunissent tous les caractères des luxations traumatiques, dont un seul, la saillie de la tête articulaire à la fesse, suffirait pour trahir leur existence.

Les autres sont accompagnées d'un déplacement bien moins étendu, qui laisse le fémur dans le voisinage immédiat de la cavité cotyloïde ; ce qui rend leurs signes beaucoup plus équivoques : aussi sont-elles souvent méconnues, quoique très communes dans l'enfance.

En effet, le raccourcissement et le changement de direction du membre, l'ascension et l'écartement du grand trochanter, ou son rapprochement de la crête iliaque et son éloignement de l'axe du corps, la difficulté de certains mouvemens, la déformation de la fesse, et l'élévation du pli qu'elle surmonte, peuvent être alors assez peu marqués pour laisser dans le doute sur la nature de l'affection, particulièrement chez les enfans, dont les formes arrondies et les faibles proportions ne reproduisent, en quelque sorte, qu'en miniature les traits caractéristiques de la luxation.

Les erreurs de diagnostic que j'ai vu commettre dans des circonstances semblables, celles que j'ai moi-même commises à une époque où je n'avais encore vu qu'un petit nombre de luxations congéniales du fémur, m'ont porté à rechercher un signe qui offrit plus de valeur, ou qui du moins réuni aux précédens, pût dissiper toutes les incertitudes sur l'existence de la luxation. La sensation donnée au tact par la tête du fémur, placée sur un plan postérieur à la cavité cotyloïde, fournissait bien ce signe. Mais dans l'espèce de luxations originelles dont il s'agit, cette tête est profondément cachée sous la partie antérieure des trois muscles fessiers, et il est presque toujours impossible de la circonscrire assez exactement avec les doigts pour reconnaître avec certitude si elle est située ou non dans cet endroit. Il existait un moyen de déplacer la tête articulaire et de rendre la saillie plus manifeste, c'était de lui faire décrire l'arc qu'elle parcourt dans la flexion de la cuisse, et que M. Desprez a le premier signalé pour les luxations traumatiques. J'eus recours à ce moyen si simple et auquel je ne sache pas qu'on ait encore songé. J'explorai l'articulation en fléchissant la cuisse sur le bassin, et je sentis distinctement la tête fémorale en arrière et au dessus du grand trochanter. Je pus même la suivre dans l'extension, jusque sous la masse musculo-graisseuse qui remplit l'intervalle du trochanter et de la crête iliaque. Dès ce moment, il n'y eut plus pour moi de difficultés dans le diagnostic de la luxation native ; nombre de fois depuis j'ai pu me former, à l'aide de ce moyen d'exploration, une opinion arrêtée sur l'existence ou la non existence de la luxation dans des cas qui paraissaient douteux à des hommes du premier mérite, et je n'hésite pas à donner ce signe comme *univoque* dans l'affection qui nous occupe. Il est à peine nécessaire d'ajouter

que si le toucher laissait la moindre incertitude sur la conformation de l'articulation fléchie, en raison des changemens de figure que ce mouvement peut imprimer à une articulation normale, il suffirait, pour lever tous les doutes, d'explorer le côté sain comparativement dans la même attitude.

Mais si le défaut de signes suffisans peut conduire à méconnaître la luxation fémorale congéniale sur des sujets qui n'ont été soumis à aucun traitement, combien ne sera-t-on pas exposé à commettre la même erreur sur les enfans dont le bassin a été long-temps retenu dans une obliquité qui rétablit en apparence l'égalité de longueur des deux membres! Remarquez qu'en effet ce qui frappe presque exclusivement l'observateur avant le traitement, c'est l'inégalité de longueur, c'est la claudication qui en est la suite. Les autres signes, ou il les ignore, ou il n'en a pas tenu compte, ou s'il en a signalé quelques uns, s'il les retrouve après ce qu'il nomme la *réduction*, comme aucun de ces signes n'est en lui-même un caractère absolu de luxation, il rapporte leur persistance à d'autres causes, fasciné, en quelque sorte, par cette idée fixe, que le raccourcissement, la claudication, la difformité, ayant en partie disparu, il faut bien que la tête du fémur soit rentrée dans la cavité cotyloïde. Comment serait-il en état de reconnaître la situation de cette tête après le traitement, lui qui souvent n'a pas su la déterminer avant, privé qu'il était du seul moyen d'exploration qui puisse la faire découvrir dans tous les cas? Et ces réflexions ne s'appliquent pas seulement aux praticiens estimables dont les louables efforts méritaient un autre succès ; elles ont, si je ne m'abuse, la même valeur à l'égard des témoins désintéressés de leurs tentatives.

J'ai hâte d'aller au devant d'une objection. Que nous importent en dernière analyse, dira-t-on, quelques imperfections qui subsistent dans l'articulation à peu près ramenée à l'état normal, si les deux membres sont sensiblement égaux ; si un raccourcissement de quelques lignes a succédé à un raccourcissement de deux à trois pouces; enfin, si l'on a obtenu, par une transformation quelconque, la cessation de la claudication, but final qu'on se propose, unique objet de la sollicitude des familles? Il est facile de réduire cette objection à néant.

En effet, si l'on avait mieux réfléchi aux circonstances purement accidentelles qui influent sur le degré de la claudication et sur le caractère de la marche des individus qui en sont atteints, on aurait vu : 1° que la claudication est peu sensible, quand les sujets marchent lentement, à petits pas, en évitant, en un mot, les grands mouvemens de la hanche déformée, comme on le recommande aux enfans prétendus guéris, dans le but d'éviter de *reproduire* la luxation ; 2° que même sans ces précautions, l'inclinaison prolongée du bassin donne à ces enfans, quoique pour un temps assez court, l'habitude de cette position, qui rend momentanément la claudication moins apparente ; 3° que les appareils, dont le membre reste souvent entouré, tendent également à donner à la marche un autre caractère ; 4° que conséquemment , si l'on se borne à observer les enfans peu de temps après le traitement , toutes ces causes réunies peuvent les faire regarder comme guéris au moins de la claudication, tandis qu'en les examinant plus tard , ou même en les soumettant immédiatement à marcher et à courir avec l'agilité de leur âge, et en les observant lorsqu'ils éprouvent un commencement de fatigue, on retrouve ce phénomène de la manière la plus évidente.

Au surplus, même au milieu des circonstances favorables que je viens d'énoncer, la claudication n'est qu'imparfaitement effacée après les prétendues réductions, et, quel que soit le nom qu'on lui donne, elle subsiste toujours et ne varie que du plus au moins ; de sorte qu'en résumé, parmi les causes diverses qui donnent à la claudication le caractère qu'on lui connaît chez les sujets atteints de luxation native du fémur, le traitement suspend momentanément l'action des causes étrangères à la luxation elle-même, sans rien changer aux conditions qui dépendent de cette dernière. Le même raisonnement est applicable au prétendu raccourcissement de deux à trois pouces, réduit à quelques lignes seulement. Ce raccourcissement subsiste en tant qu'il dépendait de la position du fémur ; on l'a simplement réduit de la quantité qu'y ajoutait la situation du bassin ; quantité qui reparaît de nouveau, aussitôt que le bassin reprend sa première direction.

Si ces argumens ne paraissaient pas sans réplique, je me ferais fort de leur en substituer un autre, qu'on trouvera peut-être plus valable. Je m'engagerais à dresser en peu de jours un sujet atteint de luxation congéniale, de manière qu'il offrît une complète similitude avec ceux qu'on prétend avoir guéris de cette infirmité.

Ces courtes réflexions me paraissent suffisantes pour démontrer le genre d'illusion qui a fait croire à quelques personnes qu'elles avaient réduit des luxations congéniales du fémur; et en rapprochant ces considérations des faits que j'ai eus sous les yeux, je me crois fondé à conclure qu'il n'existe point jusqu'ici d'exemple de réduction de ces luxations. J'ajouterai que les conditions anatomiques rendent cette réduction impossible, moins à cause de la résistance des muscles et du resserrement de la cavité cotyloïde, dont on s'est uniquement préoccupé, qu'en raison de l'état physique de la capsule, trop rétrécie pour livrer passage à la tête fémorale, trop inextensible pour lui permettre de redescendre dans sa cavité. Je souhaite, sans l'espérer, que le nouveau fait communiqué par M. Pravaz change mes convictions à cet égard. Consulté chaque année pour un grand nombre de cas semblables, je pourrais, si l'on m'accusait de prévention, d'idées préconçues, justifier par une simple règle d'arithmétique du vif intérêt que je dois prendre à la réus-

sité d'une pareille entreprise, qui cesserait de surpasser mes forces, alors qu'un autre plus heureux ou plus habile m'aurait ouvert une voie nouvelle.

Mais je rappelle en terminant, et comme conséquence définitive de tout ce qui précède :

Qu'un sujet présenté comme guéri et qui offre encore :

Un peu plus de saillie et d'élévation du grand trochanter du côté luxé que du côté sain;

Un raccourcissement appréciable du membre ;

La saillie de la tête du fémur facile à sentir au tact, pendant la flexion de la cuisse, dans un lieu postérieur au cotyle ;

L'abduction du membre très bornée et tout à fait impossible, passé certaines limites;

Qu'un pareil sujet, dis-je, quels que soient d'ailleurs ses antécédens, n'a pas seulement porté autrefois, mais porte encore actuellement la luxation fémorale congéniale la mieux caractérisée.

Que si l'on trouvait cette conclusion trop absolue, en objectant :

1° Que ces signes ne sont ni assez sûrs ni assez évidens pour convaincre chacun de l'existence de la luxation ;

2° Qu'ils peuvent aussi bien se rencontrer dans une luxation *transformée* ou même *réduite,* que dans une luxation qui n'aurait point été modifiée par le traitement ;

3° Que d'ailleurs il faut rapprocher de l'état actuel du sujet son état antérieur, ainsi que les phénomènes observés dans le traitement, pour prononcer avec quelque certitude sur la nature du résultat obtenu ;

J'opposerais à ces allégations les remarques suivantes :

1° Il est un moyen facile de s'assurer de la valeur des symptômes qu'on observe après la prétendue réduction des luxations congéniales : c'est de comparer les sujets avec ceux qui n'ont subi aucun traitement. L'identité qu'on trouvera entre les uns et les autres , toutes les fois que les luxations seront du même degré, fournira la meilleure démonstration de la vérité de leurs signes communs, à moins de prétendre que ce qui établit la luxation chez les uns prouve la réduction chez les autres.

Sans doute il faut quelque attention pour saisir les signes des luxations congéniales à déplacement peu étendu, chez les malades traités, comme chez ceux qui ne l'ont pas été. Mais si leur existence n'est pas toujours évidente pour tous les yeux, on doit l'attribuer uniquement aux procédés d'exploration imparfaits qui sont souvent mis en usage. C'est ce qu'il me sera aisé de démontrer, en reprenant un à un les signes fondamentaux énumérés plus haut.

Ainsi la saillie latérale du grand trochanter, facile à reconnaître pour chacun, s'efface en tout ou en partie, quand on n'a pas le soin de maintenir les points correspondans du bassin sur une ligne exactement perpendiculaire à l'axe du corps,

L'élévation de cette saillie peut être méconnue, quand on se borne à mesurer à droite et à gauche la distance qui la sépare de la crête ou de l'épine iliaque; elle ne le sera plus, lorsqu'on placera les épines antérieures et supérieures sur une ligne parfaitement transversale, et qu'on saisira en même temps des deux côtés les trochanters entre les doigts, qui ne se trouveront pas à la même hauteur, et lorsque, ramenant ensuite les saillies trochantériennes sur une même ligne transversale, on verra les épines iliaques à leur tour à une inégale hauteur.

La mensuration trompe facilement sur la longueur comparative des deux membres, si, au moment de l'observation, leurs articulations ne sont pas dans une égale extension, leur axe dans une direction perpendiculaire à l'axe transversal du bassin, si les extrémités du fil ou du ruban sont placées sur des parties arrondies, où il est difficile de les appliquer sur des points parfaitement correspondans à droite et à gauche.

La simple inspection rend le raccourcissement plus évident, lorsque, réunissant deux moyens qui servent de contrôle à l'égard l'un de l'autre, on place d'abord, suivant le procédé ordinaire, le sujet horizontalement, les épines iliaques sur une ligne tranversale, de manière à reconnaître la différence de hauteur des points correspondans et de l'extrémité même de chaque membre, et qu'ensuite on s'assure qu'en plaçant les talons sur la même ligne, ou le sujet debout et dans une extension complète, les épines et les crêtes iliaques n'ont plus la même élévation.

La saillie de la tête du fémur pourrait être méconnue par un examen superficiel et si l'on se bornait à la chercher dans l'extension de la cuisse. Faute de déprimer assez fortement les muscles, on peut ne pas reconnaître exactement la forme de cette tête, qui sera toujours évidente dans le cas contraire.

L'étendue de l'abduction elle-même sera mal déterminée, si l'on n'a pas égard à la part que le bassin prend à ce mouvement, une fois que le fémur a atteint la limite qu'il ne peut dépasser. C'est en faisant coucher le sujet nu et en lui faisant porter alternativement chaque membre en dehors, qu'on sera le plus frappé de la différence du côté sain et du côté luxé par rapport à ce mouvement; différence qui, pas plus que les symptômes précédens, n'échappera aux sens les moins exercés.

2° Si l'on voulait soutenir sérieusement que les symptômes que je viens de passer en revue peuvent se concilier avec la *réduction*, bien que, sur les sujets non traités, ces mêmes symptômes indiquent clairement l'existence d'une luxation, je répondrais :

Qu'il n'y a aucune raison pour que le trochanter reste saillant *comme dans une luxation*, quand la tête du fémur est en contact avec la cavité cotyloïde même déformée et incomplète; car cette tête n'est

pas alors plus éloignée de l'axe du corps que celle du côté opposé;

Que, dans la supposition d'une réduction véritable, le trochanter ne serait pas plus rapproché de la crête iliaque, ni le membre plus court que l'autre, parce que la tête fémorale serait plutôt plus basse que celle du côté sain, en raison du peu de profondeur du cotyle;

Que la flexion ne porterait pas cette tête, *comme dans la luxation*, en arrière de la cavité, mais au dessous d'elle;

Que l'abduction ne serait point bornée comme avant le traitement, parce que les rapports de la tête et la disposition de la capsule seraient entièrement changés.

L'idée de la transformation de la luxation, émise par M. Pravaz au sujet des *réductions* de M. Humbert, me paraît basée sur une fausse détermination de la position de la tête du fémur, qui, dans ses mouvemens en arc, descend effectivement vers le bas de l'ilium au moment où la cuisse se fléchit, mais sans séjourner dans cet endroit, d'où elle s'éloigne l'instant d'après. Comme je l'ai déjà dit je n'ai point trouvé, chez les sujets de M. Humbert, de luxation ischiatique substituée à la luxation primitive, qui avait conservé ses caractères propres dans toute leur pureté. M. Pravaz n'a du reste produit aucune preuve à l'appui de sa manière de voir, et les conditions anatomiques des luxations congéniales du fémur rendent une transformation de ces luxations à peu près aussi impossible que la réduction elle-même.

Quant à l'identité des signes qui pourraient exister sur un sujet affecté d'une luxation d'un faible degré et sur un autre chez lequel le déplacement, autrefois plus étendu, aurait été ramené aux mêmes limites, il est très vraisemblable, en principe, que l'art, au lieu de créer, dans les cas graves, une luxation nouvelle d'un moindre degré, avec la solidité de liens articulaires qui caractérise celles qui sont l'œuvre de la nature, ne parviendrait, s'il modifiait jamais cette anomalie, qu'à relâcher ces liens outre mesure, et à produire une véritable dislocation, qu'on reconnaîtrait à la grande étendue des déplacemens de la tête articulaire, et à la gêne ou à l'abolition des fonctions du membre comme colonne de sustentation. En fait, je ne connais pas d'exemple qui autorise à admettre cette sorte de semi-réduction.

3° La connaissance exacte de l'état des sujets avant le traitement ne peut éclairer que cette dernière question; car si l'état actuel conduit à reconnaître une luxation, il n'est pas besoin d'être informé des antécédens pour prononcer que la luxation a réellement existé et qu'elle n'est pas réduite.

Mais, pour qu'on puisse juger par les antécédens si la tête du fémur s'est réellement rapprochée de la cavité cotyloïde pendant le traitement, il faut autre chose que cette assertion vaguement exprimée. Il ne suffit même pas de montrer que la claudication et le raccourcissement ont considérablement diminué ; car cette amélioration passagère a été vue dans des cas où l'état antérieur bien constaté, par exemple, par le moulage en plâtre, faisait voir qu'on n'avait produit que l'inclinaison momentanée du bassin. Il ne suffit pas de noter deux pouces à deux pouces et demi de raccourcissement ; il faut encore analyser avec exactitude les élémens de cette excessive brièveté apparente du membre. Il faut surtout déterminer la situation de la tête du fémur, *mesurer* le degré d'écartement du grand trochanter de la ligne médiane et son rapprochement de la crête iliaque. Il faut encore ne pas confondre l'abaissement du bassin avec celui de la tête fémorale, en disant que la traction sur le membre entraînait cette tête en bas.

Or, dans aucun des cas qui sont à ma connaissance, ces circonstances n'ont été précisées de manière à prouver plus tard qu'on eût obtenu autre chose que l'inclinaison du bassin. Bien plus, l'état actuel des malades dont l'état antérieur a pu être vérifié, est le même que celui des sujets sur lesquels on ne possède que des renseignemens incomplets. C'en est assez, je pense, pour conclure des uns aux autres, et pour prononcer que le résultat a été identiquement le même chez tous.

La lettre précédente de M. Bouvier a déterminé M. Pravaz à adresser à l'Académie de médecine celle qu'on va lire. Le conseil d'administration de cette société n'a pas jugé convenable d'en autoriser la lecture ; mais les convenances académiques et les convenances de la presse ne sont point les mêmes, et nous n'y trouvons rien qui puisse nous empêcher de la publier.

A MONSIEUR LE PRÉSIDENT DE L'ACADÉMIE ROYALE DE MÉDECINE.

Monsieur le Président,

Dans une lettre adressée à l'Académie, M. le docteur Bouvier a cru pouvoir contester la réalité de la guérison du jeune sujet que j'ai traité d'une luxation congéniale du fémur. Il eût été peut-être convenable, et surtout prudent, de ne pas venir trancher ainsi une question qui a été soumise à l'examen d'une commission composée d'hommes non moins éclairés que consciencieux. Quoi qu'il en soit, désirant que cette controverse se termine par une solution positive, et en même temps profitable aux progrès de l'art, je propose à mon honorable confrère la convention suivante :

1° Chacun de nous déposera entre les mains du trésorier de l'Académie une somme de mille francs, dont il fera l'abandon, dans le cas où la commission déciderait qu'il s'est trompé.

2° Cette somme sera destinée à faire les frais

d'une médaille d'or, que l'Académie décernera à l'auteur du meilleur mémoire sur le traitement des luxations congénitales du fémur.

Si M. Bouvier n'acceptait point ma proposition ; si, d'une autre part, M. Humbert ne produisait pas, à l'appui de ses prétentions, d'autres faits que ceux qui ont été observés à Paris et à Lyon ; et si enfin M. Jules Guérin se renfermait dans des négations ou des affirmations sans preuves et sans autorité, je continuerai à me porter comme ayant seul jusqu'ici obtenu des réductions véritables de luxations originelles.

Agréez, monsieur le président, l'assurance de la respectueuse considération avec laquelle j'ai l'honneur d'être

Votre très humble et très obéissant serviteur,

CH. PRAVAZ, D.-M.

Monsieur le rédacteur,

J'ai lu avec intérêt dans votre n° du 15 décembre dernier un mémoire de M. Duplay, sur la phlébite à la suite des amputations. Certainement toutes les fois qu'on publie des observations exactes comme celles que renferme ce mémoire, on rend service à la science ; mais ces vingt-cinq observations toutes suivies de mort sont vraiment effrayantes et semblent le relevé d'un livre de décès. Il n'y a pas une seule guérison pour jeter un peu de lumière sur ce sombre tableau, et relever le découragement que doit éprouver un jeune chirurgien à l'aspect de cette mortalité désolante. Mais heureusement qu'il n'en est pas toujours ainsi. La chirurgie, dont le principal but, ainsi que celui de la pathologie interne, est de guérir, serait un art bien triste s'il ne réussissait pas davantage à conserver la vie des hommes.

Dans les vingt-cinq cas d'amputation cités par l'auteur du mémoire sur la phlébite, la mort est survenue du premier au quarante-cinquième jour ; mais tous ces malades ont été opérés dans les hôpitaux, et voilà peut-être la cause de l'insuccès de ces amputations. En ville la mortalité est bien différente. J'ai pratiqué, depuis quelques années, dix amputations dans la continuité des membres, tant sur des gens riches que sur de pauvres gens, et j'ai huit guérisons à opposer aux vingt-cinq morts du mémoire de M. Duplay.

Je n'ai certainement pas la prétention de croire que je dois attribuer ces succès à ma manière d'opérer, car les amputations pratiquées dans les hôpitaux sont aussi bien faites que possible ; ainsi donc, en présence de ces deux résultats si différens, je suis fondé à croire et à avancer que l'influence de la localité est tout dans cette question. L'expérience de chaque jour est là pour corroborer cette opinion émise déjà depuis long-temps. En effet, plus les hôpitaux sont nombreux, plus le chiffre de la mortalité est élevé, et les hôpitaux de province, renfermant moins de malades, offrent des résultats plus satisfaisans que ceux de Paris. Tout le monde sait aussi qu'après les grandes batailles on perd presque tous les militaires qui ont eu à soutenir l'amputation de la cuisse, et cela parce que cette grave opération oblige les malades à rester dans les hôpitaux temporaires, où leur séjour prolongé les expose incessamment à l'influence pernicieuse de l'encombrement et du méphitisme, causes premières et si fréquentes du typhus, de la pourriture d'hôpital et de la phlébite. Les amputations du bras dans l'article, toutes chances égales d'ailleurs, guérissent bien mieux, parce que ces malades se soustraient plus promptement à l'atmosphère dangereuse des hôpitaux et parce que leur séjour au lit est bien moins long. Les succès de M. Larrey sont la preuve de ce que j'avance.

Du reste, lorsque les amputés succombent, on trouve toujours une cause à leur mort: tantôt c'est une phlébite, tantôt c'est l'introduction de l'air dans les veines; tantôt c'est une pleurésie, une pneumonie, le *delirium tremens*, ou le tétanos, etc. Contre toutes ces maladies, presque constamment mortelles, la médecine est bien peu puissante. L'anatomie pathologique nous donne quelquefois la cause matérielle de la mort, mais nous ne devons pas nous contenter toujours de pareilles investigations, et il faut chercher peut-être dans un autre ordre de faits l'explication de la cause qui la détermine.

Les chirurgiens les plus habiles du dernier siècle étaient pour la plupart peu versés dans l'étude de la pathologie interne, et ils ne reconnaissaient généralement pas à leur début les accidens généraux. Une amputation était faite, on pratiquait une ou deux saignées du bras, puis on appliquait quelques vésicatoires; là se bornait toute leur thérapeutique médicale.

Je vais vous exposer succinctement l'histoire des amputés qui se sont livrés à mes soins depuis quelques années. Ces amputations faites toutes dans la continuité des membres, ont été pratiquées devant les docteurs Thierry père, Moreau, Levacher, Jodin, Desplaces, Delondre, Ragon et Cardinal. J'ai presque toujours suivi les préceptes sanctionnés par J. L. Petit, Dupuytren, Boyer et M. Larrey; seulement je préfère la méthode qui consiste à faire des sections circulaires et successives en un seul temps. Les suites malheureuses des amputations à lambeaux dans la continuité des membres me les font considérer comme exceptionnelles. Cependant je dois dire que pour l'amputation de l'avant-bras, après avoir fait une section circulaire de la peau, je fais le reste de l'amputation en exécutant deux lambeaux avec les plans musculaires, palmaires et dorsaux. Dans les amputations que je rapporte ici, je n'ai tordu aucune artère; seulement, pour les ligatures, j'ai suivi le judicieux conseil de Béclard, qui consiste à ne laisser dans la plaie que le moins de fil possible. Des deux malades que j'ai perdus, le premier était une femme âgée de 52 ans qui avait eu la jambe écrasée par une roue de voiture, et à laquelle je fus obligé d'amputer la cuisse gauche 42 jours après l'accident. Elle mourut 22 jours après l'opération à la suite d'une phlébite. Le second était un ouvrier âgé de 40 ans, d'une bonne constitution, qui eut le pouce de la main gauche déchiré profondément par un instrument en fer: la plaie fut convenablement pansée; au bout de 3 jours une hémorrhagie eut lieu par cette plaie; un abcès se développa profondément dans l'épaisseur de l'avant-bras. Il fut ouvert; des hémorrhagies eurent lieu en nappe sans qu'on pût reconnaître un vaisseau artériel ou veineux divisé; les incisions, du reste, n'étaient point sur leur trajet. La compression et les accidens qui en sont la suite, les foyers purulens et la gangrène obligèrent 15 jours après d'amputer le bras à sa partie moyenne. L'artère brachiale et deux autres artères furent liées, il survint immédiatement une hémorrhagie de toute la surface du moignon, et, à l'imitation de J. L. Petit, j'employai pour l'arrêter la compression directe au moyen d'une sébile de bois; le malade mourut 5 jours après l'opération. L'autopsie ne fournit aucun résultat, seulement le bras du côté opposé ayant été injecté, on put remarquer un réseau capillaire très développé. Il est bon de dire qu'après des informations prises sur la famille de cet individu, on nous dit que sa mère était morte à l'époque du temps critique d'une perte utérine, et son frère à l'âge de 25 ans

mourut d'hémorrhagie après l'évulsion d'une des dernières molaires de la mâchoire inférieure.

L'une des deux amputations de la jambe que j'ai pratiquées guérit très rapidement. Un postillon âgé de 32 ans, habitant Meulan, portait au pied droit une tumeur blanche fort avancée, survenue à la suite d'une entorse, qui fut négligée. Toutes les surfaces tibio-tarsiennes étaient profondément malades. La réunion par première intention réussit parfaitement: le treizième jour après l'opération, ce malade vint chez moi me remercier; il était entièrement guéri. L'amputation avait été faite au lieu d'élection.

L'autre était un homme très fort, âgé de 33 ans, maître boucher à Paris. En revenant de Sceaux, il fut défié par ses camarades de sauter un large fossé; il le sauta, mais le poids de son corps et la force qu'il avait employée pour se lancer, firent qu'en tombant sur le revers du fossé, il se luxa le pied en dehors et se fractura le tibia et le péroné en plusieurs endroits. Ces os, sortis par une large ouverture de la peau, se fichèrent en terre. Le désordre était tel que je pratiquai sur le champ l'amputation de la jambe gauche près de son tiers inférieur. Ce malade était bon cavalier et il désirait pouvoir encore monter à cheval: il pensait qu'à l'aide d'une jambe artificielle, il ne serait point obligé de changer ses habitudes. J'accédai à sa demande, cinq ligatures furent faites à la plaie, réunie par première intention. Deux heures après survint une hémorrhagie considérable, je levai l'appareil et je fis avec le docteur Moreau treize ligatures: tous les rameaux artériels donnaient comme un arrosoir; la réunion par première intention fut de nouveau tentée. Quelques heures après survint une deuxième hémorrhagie. Celle-ci venait de l'artère nourricière du tibia; un clou de cire fut introduit dans l'ouverture du vaisseau, et bien qu'il fut convenablement soutenu par de la charpie et un appareil convenable, il ne l'arrêta pas. Cet accident se reproduisit une troisième fois. Je fus obligé de tamponner avec des bandelettes de charpie tout le canal médullaire; après avoir pansé le malade, je renonçai à la réunion par première intention. La guérison complète de la plaie fut longue, les muscles du mollet en se rétractant dirigeaient toujours le moignon en arrière; la plaie cicatrisée, il ne put se servir de la jambe artificielle qu'on lui avait préparée, et il fut réduit à une jambe de bois ordinaire qui ne l'empêcha pas cependant de monter à cheval; mais le moignon par sa longueur est devenu gênant. Je sais qu'on qu'on peut me faire une objection, c'est que l'amputation ait été pratiquée au tiers inférieur; la lésion de l'artère nourricière du tibia n'est-elle pas un accident grave? et ne pourrait-on pas trouver dans son hémorrhagie une cause d'accidens qui pourraient faire préférer l'amputation dans le lieu d'élection? et toutes les fois qu'on ampute au dessous du lieu d'élection cet accident est à craindre. M. Lenoir, dans un article inséré dans la *Presse médicale* de 1837, a fait remarquer que la lésion de l'artère nourricière du tibia déterminait, eu pouvait déterminer de fréquentes hémorrhagies. En poursuivant plus loin ces recherches, ne pourrait-on pas déterminer au juste, l'endroit où l'artère nourricière se détache de la tibiale postérieure et où elle pénètre dans l'intérieur du tibia. Du reste, cette idée appartient à M. Lenoir; je désire seulement qu'un grand nombre de faits anatomiques et pathologiques puissent constituer un précepte.

Suivant l'opinion de nos honorables confrères Velpeau et Blandin, rappelant une méthode employée par les anciens maîtres, on peut amputer la jambe à son tiers inférieur. M. Velpeau émit dans le journal *La Presse médicale*, le 19 novembre 1836, cette opinion que l'on pouvait couper la jambe au tiers inférieur si les personnes étaient dans la classe aisée de la société; et au lieu d'élection, c'est à dire trois doigts au dessus du ligament rotulien, si elles appartenaient à la classe pauvre ; et de préférence, amputer au tiers inférieur la jambe chez les femmes. Cette opinion qui a contre elle l'autorité de J. L. Petit, de Sabatier, de Boyer, de Dupuytren et de M. Larrey, a besoin pour être sanctionnée de toute l'autorité des faits. Je citerai ici textuellement l'opinion d'Ambroise Paré, qui vient se joindre à celle des maîtres que j'ai nommés, parce qu'elle me paraît parfaitement motivée :

« Il ne suffit toutefois de cognoistre qu'il est nécessaire d'amputer la partie mortifiée, mais faut sçavoir le lieu où l'on doit faire et commencer l'amputation ; et en cela gist le jugement et prudence du chirurgien. L'art commande que l'on commence à la partie saine, mais je déclarerai ceci facilement, posant pour exemple qu'aucun ait un esthiomène au pied jusqu'aux malléoles ou chevilles. En tel cas il faut bien considérer là où tu dois faire l'amputation ; car selon l'art faut garder le corps humain entier, tant qu'il sera possible : pourquoy tu dois oster le moins que tu pourras de la partie saine. Ce néantmoins faut avoir considération de l'action et ornement de la partie, lesquels te donneront conseil de couper ladite jambe à cinq doigts ou environ près le genouil, pour ce que, l'amputation faite en ce lieu, la partie pourra après mieux faire son action, qui sera marcher avec une jambe de bois ; car s'il était ainsi que l'on coupat un peu au dessus du mal, le patient serait en peine de porter trois jambes là où il n'en portera que deux. Je sçay que le capitaine françois Leclerc étant sur un navire eut un coup de canon qui lui emporta le pied un peu au dessus de la cheville, de laquelle playe fut guary ; mais quelque temps après voyant que sa jambe luy nuisoit, la fit couper jusques à cinq doigts près du genouil ; et maintenant se trouve mieux à marcher qu'il ne faisoit auparavant. Au bras faut faire au contraire, qui est oster le moins que l'on pourra de la partie saine, par la diversité des actions du bras et de la jambe. »

J'amputai l'avant-bras gauche d'une femme de 36 ans : la réunion par première intention n'eut lieu que dans une partie de la plaie ; la malade fut guérie au bout de 30 jours. Cette amputation fut pratiquée pour une tumeur blanche avec carie de l'articulation radio-carpienne. La même affection au même degré ayant son siège dans l'articulation cubito-humérale du bras gauche, me fit amputer à sa partie moyenne le bras d'un artisan de la rue Saint-Louis au Marais. Il guérit par première intention. J'ajouterai encore quatre amputations de la cuisse, dont l'une chez un enfant de 7 ans, qui plus tard fut égorgé par son père dans un accès de fureur. Chez ces malades, la cicatrisation par première intention n'a pas eu lieu. Je dirai en passant que, de toutes les amputations, la plus difficile peut-être à pratiquer est celle de la cuisse, car il faut que les différentes parties soient coupées de manière à former un cône parfait, et il arrive quelquefois qu'en coupant circulairement les muscles, on divise plusieurs fois les artères et les nerfs, d'où il résulte une rétraction très grande ; et comme la cuisse présente une plus large surface que les autres membres, il est souvent difficile d'agir très méthodiquement.

Pour qu'une amputation circulaire soit bien faite, il faut que les bords de la peau se rapprochent aisément ; et pour arriver à ce but plus sûrement, voici le moyen que j'emploie : je mesure avec un compas le diamètre transversal du membre, et je dissèque de la peau la moitié de l'étendue donnée. Ce moyen ne peut pas cependant être accepté sans examen, il faut constater ce fait sur un grand nombre de sujets ayant des membres de différentes grosseurs : il ne faut pas faire une simple division de la peau, il faut la disséquer, mais cependant il faut la conserver la plus épaisse possible.

Je n'ai pas donné des observations longues et détaillées, car ma lettre, monsieur le Rédacteur, est déjà assez chargée de détails ; ce sont des faits que je veux constater.

La plupart des opérations que j'ai faites n'ont pas été déterminées par moi, d'autres médecins les ont jugées nécessaires : je ne parle point des conditions favorables ou défavorables dans lesquelles les malades se sont trouvés ; seulement je constate qu'ils ont été tous opérés à leur domicile, et je demande si le chiffre des amputations suivies de mort n'est pas beaucoup plus élevé dans les hôpitaux civils de Paris que le mien.

Ainsi sur 10 amputations faites par des procédés généralement employés, je n'ai perdu que 2 malades. Si le chiffre des hôpitaux n'est pas si satisfaisant, suis-je porté à conclure que, pour arriver au résultat que j'ai obtenu, on devrait placer chaque malade qui aurait subi une semblable opération dans une chambre particulière où il pourrait avoir les soins de sa famille, où l'air serait renouvelé facilement, et où l'exhalation de la plaie de son voisin ne viendrait pas influencer d'une manière nuisible sa propre plaie, où enfin il se trouverait dans les mêmes conditions que s'il avait été opéré à son domicile ? Je ne prétends pas, dans la lettre que j'ai l'honneur de vous adresser, monsieur le Rédacteur, formuler d'une manière explicite mon opinion ; mais mon but sera rempli, si ceux de mes confrères qui se trouvent dans la position de faire de fréquentes opérations au domicile des malades et dans les hôpitaux veulent bien m'aider à éclairer cette question, en publiant les amputations qu'ils auront pratiquées.

Votre dévoué confrère,
H. THIERRY.

Ce 10 mars 1838.

VARIÉTÉS.

On lit dans l'*Observer* :

« Nous apprenons que les enquêtes ordonnées par le gouvernement ont amené la découverte d'un fait d'une haute importance pour la santé publique de Londres. Il paraît que, par suite des plaintes portées par des personnes habitant le voisinage de Londres, sur l'état de l'eau pompée à Charing-Cross, près de la statue, M. Brande, professeur de chimie à l'Institution royale, s'est transporté sur les lieux, à l'effet de s'assurer si ces plaintes étaient fondées. Le résultat de l'analyse faite par M. Brande l'a convaincu que l'eau de cette pompe est tellement corrompue par les exhalaisons des gazomètres voisins, qu'elle est totalement impropre à l'usage, soit de la boisson, soit de la préparation des alimens : mais ce qui n'est pas moins important, c'est que M. Brande a découvert que cette corruption des sources par le gazs'étend rapidement dans les autres parties de la métropole. »

BIBLIOGRAPHIE.

OUVRAGES PARUS EN ALLEMAGNE DANS LE COURS DE L'ANNÉE 1837.

§ I. *Anatomie et physiologie.*

Traités généraux.

Langenbeck (C. J. M.), Handbuch der Anatomie, mit Hinweisung auf die Icones Anatomicae (2ᵉ partie). Gottingue, 1836, in-8.

Gabler (E.) et C. Kenkel, Icones anatomicae (Tabulæ x) (en latin et en allemand). Berlin, 1836, in-fol.

Meyer, Gedæchtnishülfe für anatomische Studien, ein Leitfaden bei Vorbereitungen und Repetitorien über diese Wissenschaft. Berlin, 1837. in-8.

Pfennig, Encyclopædie der Anatomie, oder bildliche-Darstellung der gesammten menschlichen Anatomie, mit Erklær. (37ᶜ et 38ᶜ cahier). Leipzig, 1837. in-8.

Eble (Burkard), Handbuch der Physiologie der Menschen. 2ᵉ verbesserte und vermehrte Auflage. Vienne, 1837, in-12.

Burdach (Karl.°Fried.) der Mensch nach der verschiedenen Seiten seiner Natur, oder Anthropologie für das gebildele publicum. Stuttgard, 1837. part. 3-5. in-8.

Fr. Arnold und J. W. Arnold, die Erscheinungen und Gesetze der lebenden menschlichen Koerpers im gesunden und kranken Zustande. Zurich, 1837. t. I, 2ᵉ part. t. II, part. 1 et 2.

Handbuch der Physiologie der Menschen für Vorlesungen. Tom. 1, 2ᵉ édit. 3ᶜ section. Coblenz, 1837. in-8.

Recueils périodiques.

J. Müller, Archiv für Anatomie, Physiologie und Vissenschaftliche Medizin. Jahrgang 1837. Berlin, in-8. 6 numéros, fig.

Valentin (G.),Repertorium für Anatomie und Physiologie. Kritische Darstellung fremder und Ergebnisse eigener Forschung. Tom. II, 2ᵉ part. Berne, 1837. in-8.

Traités spéciaux.

Günther (J.-H.-Fr.), Untersuchungen und Erfahrungen im Gebiete der Anatomie, Physiologie und Thierarzneikunde. Iste Liefer. Die Erection des Penis nach Beobachtungen und Versuchen an Thieren, besonders an Pferden. Hanovre, 1838. in-8.

Berres (Jos.), Anatomie der mikroskopischen Gebilde des menschlichen Koerpers. Anatomia microscopica corporis humani. Fasc. VII, VIII. Vienne, in-fol. 4 pl.

Hartmann's (C.) Hypothese die assimilativblutbereitende Funktion der Leber, als ein Beitrag zur Physiogie, dargestellt von Ernest Rud. Lœffler, Leipzig, 1838. in-8.

Bees (G.-O.), Anleitung zur chemischen Untersuchung des Bluts und Harns im gesunden une krankhaften Zustande,so wie der bearbeitet und mit Zusætzen versehen. herausgeg. vom Prof. Dr. Alb. Braune. Leipzig, 1837. in-8.

Stetten (Guil. van),Dissertatio medica inaug., observationes continens de saliva ejusque vi et utilitate. Groningue, 1837. in-8.

Hallmann (Ed.), die verglelchende Osteologie des Schiæfenbeins. Zur Vereinfachung der herrschenden Ansichten bearbeitet. Mit IV Kupfertafeln. Hanovre, 1837. in-4.

Pirogoff (Nicol.), Anatomia chirurgica truncorum arterialum alque fasciarum fibrosarum. Tom. I, Fasc. I. Dorpat, 1837. in-8.

Bendz (Henr.-Car.-Benj.), Tractatus de connexu inter nervum vagum et accessorium Willisii. Diss. acced. tabulæ tres lith. Copenhague, 1836. In 4.

Fleischmann (F.-L.), Scenographia nervorum corporis umani, usui academico adcommodata. Erlang, 1838. In-ol. 2 feuilles.

Fleischmann (F.-L.), Scenographia arteriarum coporis humani, usul academico adcommodata. Erlang, 1837. In-fol. 2 feuilles.

Barth (Adolph.), de retibus mirabilibus. Diss. inaug. anatomico-physiologica. Accedit tabula ænea. Berlin, 1837. in-4, 1 pl.

Morell (Joh), de regione inguinali. Dissertatio anatomica. Annexæ sunt II tabb. lith. Munich, 1837. In-8.

Burdach (Ernst), Beitrag zur mikroskopischen Anatomie der Nerven. Kœnigsberg, 1837. In-4. 2 pl.

Horn (Henri van der) et van der Bos, Dissertatio anatomico-pathologica de medulla spinali. Leyde, 1837. In-8.

Müller (Johannes), über die organischen Nerven der erectilen mænnlichen Geschlechtsorgane der Menschen und der Sœugethiere. Gelesen in der Konigl. Akademie der Wissenschaften zu Berlin, im Jahr 1835. Mit III, Kupfertafeln. In-fol. 1837.

TRAITÉ PRATIQUE DES MALADIES VÉNÉRIENNES ou Recherches critiques et expérimentales sur l'inoculation appliquée à l'étude de ces maladies, suivi d'un résumé thérapeutique et d'un formulaire spécial; par Ph. Ricord, docteur en médecine, chirurgien de l'hôpital des Vénériens de Paris,professeur de clinique et de pathologie spéciale,membre de plusieurs sociétés savantes. Paris, Just Rouvier et E. Le Bouvier 1838, in-8°.

HISTOIRE DE LA GRIPPE A LYON EN 1837. Rapport demandé par la mairie de Lyon, rédigé par le docteur L. Gubian. Lyon, Louis Perrin.

DE ARTE OBSTETRICIA AUL. CORN. CELSI. Commentatio historico-obstetricia auctore Herm. Joan. Chr. Fridr. Brandenburg Schaefer med. chir. et art. obstetr. doctore, Gottingue.

DE L'ALBUMINERIE, ou Hydropisie causée par maladie des reins;Modifications de l'urine dans cet état morbide à l'époque critique des maladies aiguës et durant le cours de quelques affections bilieuses; par le docteur Martin Solon, médecin de l'hôpital Beaujon, agrégé à la Faculté de Paris, professeur particulier de matière médicale et de thérapeutique, membre de l'Académie royale de médecine, chevalier de la légion d'honneur. Avec planches coloriées. Paris, Béchet jeune, 1832. in-8°.

DE MORBIS UNIVERSALIBUS, quos celebres quidam scriptores nuperrime ex morbosis singulorum locorum affectionibus, præcipue ex inflammatoria conditione cerebri, medullæ spinalis, meningum, cordis, lienis, tunica mucosa stomachi et et intestinorum deduxerunt. Commentatio pathologica de sententia gratiosi medicorum ordinis in Universitate litterarum Gottingense. Anno 1837, præmio regio ornata. *Auctore Carolo Knocke; Brunsvico - Blancoburigens* Gottengue, 1837.

*Traité général d'Anatomie comparée,*par J. F. Meckel; traduit de l'allemand et augmenté de notes par M.Scheester, docteur en chirurgie de la Faculté de Paris, précédé d'une lettre de l'auteur. Tomes 8, 9 et 10, Paris, Charles Hingray, 1838, in-8°.—Ces trois volumes complètent la traduction de tout ce que Meckel a publié de son ouvrage. Nous rendrons compte prochainement dans l'*Expérience* de cette grande œuvre d'un des plus grands anatomistes de notre siècle.

Un des gérans,   DEZEIMERIS.

PARIS.— Imprimerie et Fonderie de FÉLIX LOCQUIN et COMP rue Notre-Dame-des-Victoires, 16.

1838.— Nº. 34.   20 AVRIL.

L'EXPÉRIENCE,

JOURNAL DE MÉDECINE ET DE CHIRURGIE

PUBLIÉ PAR

MM. DEZEIMERIS ET LITTRÉ.

Ars longa.   *Ubicumque...*

Ce journal paraît tous les cinq jours, les 5, 10, 15, 20, 25 et 30 de chaque mois, par cahiers de 16 pages à deux colonnes, formant à la fin de chaque année deux forts volumes grand in-8º. Le prix d'abonnement est de 9 fr. pour 3 mois, 18 fr. pour six mois, 36 fr. pour un an, 40 fr. pour l'étranger. ON S'ABONNE, AU BUREAU DU JOURNAL, RUE DE LA SOURDIÈRE, 21, chez J. B. Baillière, rue de l'Ecole de Médecine, 13 bis, et, dans les départemens, chez les directeurs de poste et aux bureaux des Messageries-Royales et des Messageries Laffitte et Caillard. Les lettres affranchies sont seules reçues.

SOMMAIRE:

ANATOMIE PATHOLOGIQUE.

HYDATIDES DANS LES OS DU BASSIN.

Observation recueillie

Par M. FRICKE,

Chirurgien en chef de l'hôpital général de Hambourg.

(Extrait du *Zeitschrift für die gesammte Medicin, etc.,*)
7ᵉ volume, 3ᵉ cahier, page 383.

La formation d'hydatides dans les os est un phénomène très rare, et nous ne connaissons, dans ce genre, que les cas suivans : Dupuytren trouva des hydatides dans un humérus qui s'était fracturé dans un effort pour lancer une pierre; Webster, dans le tibia, immédiatement au dessous du genou, après une fracture ; Wickham, après une fracture de la jambe, dans un endroit où la malade avait été blessée six ans auparavant par une faux ; Cullerier, dans le canal médullaire du tibia, chez un individu affecté de syphilis; Keate dans le diploë.

Quoique ces faits isolés aient peu avancé le diagnostic d'un état pathologique dont le développement est entouré de tant d'obscurité, et que nous ne croyions certainement pas que l'observation qu'on va lire puisse beaucoup contribuer à mieux faire apprécier des cas semblables, il paraît néanmoins être de notre devoir de ne pas soustraire de pareilles observations à la publicité. Quant à nous, nous ne craignons pas de l'avouer, la maladie ne fut point reconnue pendant le peu de temps que nous pûmes l'observer dans nos salles à l'hôpital général, mais elle fut prise pour un abcès par congestion. A son entrée, le malade, âgé de 60 ans, nous raconta que, marchant sur la glace, il avait fait, il y a dix-neuf ans, une chute sur le derrière ; qu'il avait dû garder le lit pendant long-temps, et qu'après être sorti du traitement, il avait encore souvent éprouvé des douleurs à la hanche et à la tubérosité sciatique. Il s'était formé plus tard, sans qu'il pût préciser l'époque, une tumeur à la fesse, pour laquelle il avait été traité dans plusieurs hôpitaux. Lorsque nous le vîmes, il y avait à la région de l'articulation ilio-fémorale une grosse tumeur avec forte fluctuation, qui gênait la marche sans la rendre absolument impossible, et qui n'était pas douloureuse au toucher, bien que le malade éprouvât fréquemment des douleurs particulières dans la tumeur, ainsi que plus profondément dans le bassin et vers l'os sacrum. Le membre pelvien droit était en apparence alongé, mais en réalité un peu raccourci. Le malade était en proie à une fièvre hectique qui mit bientôt fin à ses jours. Le diagnostic fut, comme nous l'avons déjà dit, abcès par congestion, ayant son point de départ dans le bassin, et probablement aussi carie de l'articulation coxo-fémorale.

Autopsie. Le cadavre était très maigre. A la partie supérieure de la cuisse droite, surtout autour de l'articulation, se présenta une tumeur volumineuse avec très forte fluctuation, sur laquelle la peau était quelque peu tendue et traversée par des vaisseaux, variqueux, mais du reste dans un état normal. La tumeur descendait depuis la région de l'épine iliaque antérieure et supérieure jusqu'au commencement du second tiers de la cuisse, et s'étendait en dedans jusqu'au delà du pli crural interne, en arrière jusque sur la fesse du côté malade. Une ponction ayant été faite au point le plus élevé de la tumeur, il s'écoula une grande quantité d'un liquide semblable à la soupe aux pois, mélangé avec de nombreux petits corps blanchâtres, demi transparens et de grandeur différente, dont la plus grande partie crevèrent sur le carreau de la chambre des dissections. Au fur et à mesure que l'incision fut agrandie dans la direction de l'épine antérieure et supérieure, le nombre ainsi que le volume de ces corps augmentèrent. Il y avait près du grand trochanter, et s'étendant jusqu'aux muscles fessiers, plusieurs cavités, parmi lesquelles surtout une plus grande qui était remplie par une poche ayant le volume du poing, et dans laquelle se trouvèrent

I.   34

renfermées beaucoup de très grandes hydatides. De semblables cavernes, mais plus petites, s'étaient formées autour du ligament capsulaire. Lorsque celui-ci fut entièrement mis à découvert, on le trouva extrêmement désorganisé, transformé en une masse très épaisse, semblable aux grands sacs des hydatides, mais beaucoup plus épaisse, tandis qu'elle était plus mince et presque transparente en trois ou quatre endroits. Une incision faite à ces derniers en fit sortir, et, en conséquence, de la cavité cotyloïde même, une grande quantité de petites hydatides mêlées avec de l'eau jaunâtre. On vit, à trois quarts de pouce au dessous de l'épine iliaque antérieure et supérieure, une place pareillement transparente, évidemment formée par une hydatide, et ayant un pouce de diamètre ; une incision donna issue à une quantité prodigieuse d'hydatides de grosseur très variée : outre cette grande ouverture qui conduisait directement dans le bassin, et outre deux plus petites qui communiquaient avec la cavité cotyloïde, il en existait encore une autre longue, mais étroite, entre les deux autres épines, par laquelle on évacua, à l'aide d'une pression faite sur le bassin, un grand nombre d'hydatides.

A la face interne du muscle iliaque interne et du muscle grand psoas, il se trouva une caverne semblable, mais moins grande que celle de la face externe de la cuisse, remplie de beaucoup d'hydatides et de liquide jaune en grande quantité ; une ouverture étroite, située au fond, conduisit dans la bourse synoviale du muscle iliaque, qui était également remplie de petites hydatides, et communiquait avec l'articulation par une ouverture grande comme un petit pois. L'ouverture supérieure, grande et étroite au dessus de la branche horizontale de l'os pubis, dont la lame supérieure se montra en partie exfoliée dans les parois du trou, conduisit tout droit dans le bassin ; plus latéralement, vers la face interne, une ouverture, dont la grandeur égalait à peu près celle d'une noisette, conduisit dans l'arcade du pubis même, qui était fortement gonflée et contenait grand nombre d'hydatides. Lorsque le bassin et les parties environnantes eurent été dépouillés de tous les tégumens, et les intestins enlevés, le côté gauche du bassin, avec tous ses os, se montra entièrement sain ; du côté droit, l'espace était rétréci par une tumeur élastique située au dessous des muscles iliaques, psoas, etc. ; en pressant sur cette tumeur, on entendit un frémissement, et on évacua une grande quantité d'hydatides.

Après avoir fait une incision, longue de plusieurs pouces, dans le muscle iliaque interne, qui était dans sa presque totalité dégénéré en une masse épaisse, membraneuse, et dans laquelle on ne pouvait plus découvrir qu'un petit nombre de fibres musculaires, on arriva dans une cavité considérable, contenant environ sept à huit grandes hydatides et une quantité de petites. La paroi supérieure de cette cavité était formée par le muscle, dont la surface inférieure était transformée en une mem-

brane épaisse et semblable à du cuir, et qui revêtait tout l'intérieur de la caverne ; celle-ci, en se rétrécissant en bas, communiquait avec l'ouverture déjà mentionnée entre l'épine supérieure et l'épine inférieure, sans toutefois être en rapport avec aucune autre cavité. Lorsque la face inférieure de la membrane, formant la caverne, fut incisée, le scalpel rencontra de la résistance produite par des lamelles osseuses assez minces, enchâssées partout en grand nombre ; c'est alors qu'on parvint au véritable foyer du mal, c'est à dire à la grande cavité d'hydatides, qui, formée dans le tissu spongieux entre les deux lames de l'iléum droit, avait presque l'ampleur suffisante pour pouvoir y introduire le poing ; une masse énorme d'hydatides se précipita dans tous les sens aussitôt l'incision faite. Il résulta, de l'examen de cette cavité, qu'elle était formée par l'os iléum droit, la plus grande partie de l'ischion et la branche horizontale du pubis. Ces os n'étaient pas seulement écartés, mais leur forme était aussi en partie changée ; ce qui était surtout remarquable dans l'iléum, dont les deux branches pouvaient à peine être reconnues : les échancrures sciatiques et le trou obturateur étaient également méconnaissables et avaient presque complètement disparu.

La cavité avait sa plus grande extension dans la face de l'iléum ; la face osseuse supérieure, dirigée vers la cavité pelvienne, se trouva, à l'exception de quelques endroits où elle était encore conservée dans son intégrité, convertie en une sorte de fausse membrane qui tapissait toute la cavité, et dans laquelle d'innombrables petites lamelles osseuses très minces se trouvaient enchâssées ; la lame inférieure avait moins souffert, et, bien qu'elle fût partout très mince, il n'y avait que peu et de très petites ouvertures. Au dessus de la région de l'acétabulum, la cavité diminuait déjà, mais la voûte de la fosse cotyloïde était détruite, et l'articulation communiquait avec la caverne contenant les hydatides par une grande ouverture irrégulière située près de l'insertion du ligament inter-articulaire. La tête du fémur était rugueuse et cariée ; il y avait dans la cavité cotyloïde un liquide jaune et un assez grand nombre d'hydatides. La caverne allait en se rétrécissant en forme d'entonnoir vers la branche horizontale du pubis, dans lequel elle s'étendait jusqu'au commencement de la branche descendante. La portion malade du pubis du côté droit, avait le double de son volume ordinaire, mais les parois n'étaient pas aussi amincies que celles des autres os ; la cavité communiquait ici également par quelques petites ouvertures avec la tumeur dans les parties molles.

Nous avons déjà dit que les hydatides contenues dans ces cavités, véritables acéphalocystes, étaient de grandeur très différente ; quelques unes étaient d'un volume égal à celui d'un œuf de pigeon, tandis que d'autres n'avaient que celui de petites perles. Dans quelques endroits on en trouva plusieurs renfermées dans un grand sac ; d'autres étaient libres et flottantes, sans qu'on pût découvrir de membrane fermée dans laquelle elles auraient été enveloppées. Toutes les hydatides étaient demi-transparentes, d'un blanc laiteux clair; leurs membranes étaient minces, fortement tendues, lisses. Quand on les incisait ou qu'elles crevaient, il s'écoulait un liquide clair, demi-transparent et un peu visqueux, qui était absolument pareil dans toutes les vessies, et ne montrait aucune trace d'autres vésicules ou d'autres corpuscules, comme ceux qu'on a trouvés dans d'autres cas. La membrane interne était entièrement semblable à l'externe, lisse, et sans trace de corpuscules qui y auraient adhéré. La plupart des hydatides se trouvaient libres dans la cavité les unes à côté des autres, à l'exception de celles placées près des parois, qui, entourées de lamelles osseuses, y adhéraient souvent, mais lâchement. Les vésicules renfermées dans les cavités des os ne nageaient pas dans le liquide semblable à de la soupe aux pois, et il n'y avait que celles situées autour de la tête du fémur et devant l'os des îles, immédiatement sous la peau, qui fussent entourées d'un semblable liquide ; car celui qui se trouvait dans l'articulation même était de nature différente. La préparation est conservée dans notre Musée d'anatomie pathologique.

Il résulte donc de cet examen nécroscopique, que le véritable foyer du mal était dans l'os ischium et au milieu de l'iléum ; car c'est là que la destruction des os est à la fois la plus étendue et la plus complète. C'est en effet cette région qui a dû être affectée immédiatement par la chute sur la glace. Mais pourquoi des hydatides se sont-elles formées après cette contusion ? C'est une question qui dans l'état d'obscurité qui enveloppe la genèse de ces produits pathologiques, ainsi que la disposition toute particulière de l'organisme qui détermine leur production, serait (1) bien difficilement résolue. Ce qu'il

y a de plus intéressant dans ce cas, abstraction faite de sa rareté, c'est que la cause mentionnée ait pu déterminer une dégénérescence d'une nature si particulière, sans qu   postérieurement à cet accident, d'autres causes aient agi. L'affection de l'articulation ne doit être regardée que comme secondaire et développée seulement à la suite de l'écartement des os du bassin et de la perforation de la cavité cotyloïde. La communication de la bourse muqueuse avec l'articulation au dessous du muscle iliaque mérite d'autant plus d'être remarquée, qu'elle devait infailliblement amener la maladie de l'article, quand même la perforation de ses bords n'aurait pas déjà existé antérieurement.

Aurait-il été possible, par une exploration minutieuse faite dans les premières années du développement de cette désorganisation, et avant que ni des tumeurs couvrant les parties osseuses malades, ni l'affection de l'articulation n'eussent paru, de percevoir de la crépitation? Il est permis de croire que, dans ce cas, on aurait pris celle-ci pour le signe patognomonique d'une tumeur enkystée, de l'espèce de celles que l'illustre Dupuytren a fait mieux connaître.

————

Notes additionnelles, par J. É. Dezeimeris.

En nous adressant l'intéressante observation qu'on vient de lire, notre collaborateur, M. Borchard, exprime le regret de n'avoir pu se procurer les ouvrages où sont consignés les faits cités par M. Fricke. Comme un grand nombre de nos lecteurs éprouveraient probablement le même embarras, nous croyons devoir rassembler ici les observations, encore peu nombreuses, que la science possède sur les hydatides des os.

Van Vy et Van der Haar paraissent être les premiers qui aient observé ce genre de maladie et l'aient décrite comme affection spéciale. Mais l'ouvrage du premier n'est point à notre disposition, et Van Der Haar s'est borné à quelques considérations générales de peu d'étendue, sans rapporter aucun fait particulier. Nous ne pouvons que mentionner un cas d'hydatides dans le tibia, dont la pièce pathologique se trouve dans le musée de Hunter à Glascow, et un autre d'une grosse hydatide dans l'os iliaque d'un bœuf, lequel os se trouve dans le musée de Hunter à Londres, où il porte le

---

(1) Il est à cet égard à regretter que M. Fricke ait omis de consigner dans son observation, si intéressante sous d'autres rapports, la constitution, la profession, la manière de vivre du sujet, ainsi que les maladies qu'il pouvait avoir éprouvées avant et depuis sa chute sur la glace. Les auteurs sont en effet unanimes sur le rôle que jouent les cachexies ainsi que certaines influences atmosphériques dans la pathogénie des hydatides en général. Une observation que je possède paraît effectivement venir à l'appui de cette opinion. J'ai donné des soins l'été dernier au capitaine d'un navire de commerce norvégien, âgé de 38 ans, blond, mais d'assez forte constitution, qui, à peine guéri d'ulcères syphilitiques traités pendant long-temps et dans différens pays, avait passé tout l'hiver si rigoureux de 1836 à 1837 sur les côtes du Groënland pour la pêche de la morue. Il portait sur les extrémités supérieures ainsi que sur les inférieures, surtout dans le voisinage de l'articulation huméro-cubitale, de nombreux kystes, à parois très épaisses et très dures, et dont quelques uns avaient presque le volume d'un œuf de pigeon. Ayant incisé une de ces tumeurs qui offrit une fluctuation distincte, je vis jaillir de nombreuses vessies de la grandeur d'une petite noisette, mêlées avec une eau jaune et des flocons albumineux. Il y avait en outre sur le tibia de la jambe gauche un vaste ulcère à surface sordide, et à bords

calleux et très élevés, dans lequel tout changement de température atmosphérique provoquait de vives douleurs. Le moral de cet homme, qui se trouvait du reste dans une position aisée, et qui était bien loin de croire sa maladie bien grave, était néanmoins déprimé au point qu'il était en proie à des idées de suicide. Suivant le conseil de M. le docteur Brulatour, directeur de l'école de médecine de Bordeaux, qui vit le malade avec moi, je lui fis prendre, avec les sudorifiques, la liqueur de van Swieten avec addition de laudanum, et panser les ulcères avec l'eau phagédénique. Il y eut en effet amélioration notable; mais le départ du malade me l'a fait perdre de vue.

D^r. BORCHARD.

n° 521 ; le plus ancien que nous ayons à rapporter ici ne remonte donc point au delà de notre siècle, et c'est à Cullerier qu'on en est redevable ; nous serons forcé de l'abréger, de même que les suivans.

Obs. I. Jean-Pierre Saintus, vitrier, âgé de 23 ans, d'un tempérament phlegmatique, d'une constitution maigre, entra le 19 pluviose an IX à l'hôpital des Vénériens, avec une gonorrhée, des végétations aux parties génitales, et une tumeur de trois pouces de diamètre, inégale, indolente, et de la consistance d'un stéatome, à la partie antérieure et au tiers supérieur de la jambe, sans altération à la peau. En pressant à la circonférence de cette tumeur, on rencontrait un bord osseux et inégal qui indiquait une cavité dans laquelle la tumeur était enfoncée ; cette maladie, étrangère à l'affection vénérienne, était survenue depuis deux ans, à la suite d'une chute violente sur le tibia. M. Cullerier, après y avoir appliqué en vain pendant plus de deux mois des cataplasmes émolliens et des emplâtres de ciguë, l'ouvrit le 23 prairial, par la potasse caustique. Il en sortit les jours suivans une matière épaisse, gluante, de couleur de lie de vin et presque inodore ; l'examen du fond du foyer indiquant un développement du tibia, M. Cullerier y appliqua le fer rouge le 26 ; le 27, la portion d'os brûlée fut enlevée ; elle recouvrait une cavité d'où il sortit d'abord du pus grumelé, et ensuite de petits corps à demi arrondis, de trois à quatre lignes de diamètre, composés d'une membrane d'un blanc terne, et remplis à moitié de sérosité. Un d'eux, de plus d'un pouce de diamètre, en contenait plusieurs autres. Ces corps étaient des hydatides, de l'espèce de celles qui ont été désignées par M. Laennec sous le nom d'acéphalocystes. Après l'application du feu, le malade éprouva de fortes douleurs qui se calmèrent promptement. Le fond de la cavité se recouvrit de bourgeons charnus ; cependant la plaie marcha lentement à la cicatrisation, et il restait encore quatre mois après l'opération un petit ulcère de deux à trois lignes de longueur, lorsque le malade s'évada de l'hôpital. (*Journ. de méd. chir. et pharm.*, par Corvisart, Leroux et Boyer. T. XII, p. 125, et *Biblioth. méd.*, T. XIV, p. 89.)

Un cas fort analogue à celui observé par Cullerier est celui dont F. W. Webster publia la relation en 1819, dans le *New England journ. of medicin and surgery and collateral branches of science*, t. 8. En voici un extrait fort concis.

Obs. II. Un jeune matelot se fractura le tibia immédiatement au dessous de la rotule, et se fit une contusion, quelques semaines après, sur la partie fracturée. Il s'y développa presque aussitôt une tumeur qui fit des progrès tels qu'elle envahit le tiers du tibia. Elle était luisante, dure et inégale, souple en certains endroits, et non douloureuse ; par l'emploi des évacuans, elle s'amollit et diminua de volume. Au bout de trois mois il y eut une fluctuation sensible, et l'on y plongea un bistouri. Il en sortit de la sanie et une grande quantité d'hydatides. L'état général

du malade empira à tel point, qu'au bout de quatorze jours on fut obligé de pratiquer l'amputation au dessous du genou, opération à laquelle il ne survécut que quelques jours. A l'autopsie de la tumeur, une incision longitudinale fit découvrir une cavité dans le tibia, ayant 1 pouce de large et 2 pouces de long, et remplie d'hydatides et de sanie ; la tête du tibia ainsi que la partie de l'os qui formait les parois de la tumeur étaient raréfiées ; la fracture n'était pas encore guérie.

Un troisième exemple d'hydatides dans le tibia fut publié il y a dix ans par Wickham ; ce cas est remarquable par la fracture presque spontanée qu'éprouva l'os, circonstance qui rapproche par une analogie frappante cette observation d'une observation de Dupuytren, par laquelle nous terminerons cette note. Voici celle de Wickham :

Obs. III. Elisabeth Stanbrook, d'une bonne constitution, se promenait dans le parc de Strallon, lorsqu'en se retournant d'une manière brusque elle sentit sa jambe gauche manquer sous elle, avec un fort craquement ; elle tomba, et reconnut que sa jambe était cassée. Mon père, appelé aussitôt après l'accident, plaça le membre dans la position naturelle, y mit des attelles, et ordonna l'application permanente d'extrait de saturne pour combattre la tuméfaction qui existait au niveau de la fracture.

En prenant des renseignemens sur cet accident, dans la conviction que cette fracture avait dû être déterminée par quelque cause locale ou constitutionnelle, on apprit que six ans environ auparavant la malade avait été blessée d'un coup de faux, dont la pointe avait pénétré dans l'os, mais que la plaie avait été bientôt guérie, qu'il s'était peu à peu formé au lieu de la blessure une tumeur qui n'avait cessé de s'accroître depuis, et qui avait fini par acquérir le volume d'un œuf de poule ; elle avait beaucoup souffert, et depuis quelque temps la jambe avait perdu beaucoup de sa force. Dès que l'inflammation causée par l'accident fut calmée, j'examinai la tumeur chronique, et la trouvai molle et compressible sous la pression : la matière qu'elle contenait s'échappait dans le corps de l'os ; mais dès qu'on cessait de comprimer, elle reprenait son volume ordinaire. Les bouts de l'os fracturé étaient raboteux, et dénotaient un état morbide considérable. Le membre fut remis dans l'appareil, et y resta trois mois, au bout desquels il n'y avait point de réunion. La malade consentit alors à subir une opération consistant dans la résection de la partie malade de l'os, à laquelle elle s'était auparavant refusée. Elle fut en conséquence transportée à l'hôpital.

Le 7 janvier 1826, cette opération fut pratiquée, de la manière suivante : on fit sur la face antérieure du tibia et sur la tumeur même, une incision d'environ 6 pouces, par laquelle il sortit quantité de petites hydatides ; toute la cavité osseuse fut trouvée pleine d'hydatides de grosseurs diverses, qui, réunies, pouvaient remplir une tasse à thé. La fracture de l'os était transversale, les bords en étaient inégaux, et à un pouce environ au dessus et au dessous de la fracture les parois de l'os étaient si minces que la moindre contusion pouvait les briser. On enleva environ 4 pouces de la partie antérieure du tibia ; le membre fut de nouveau placé dans des attelles, et la fracture traitée comme les fractures compliquées ; la plaie se couvrit de granulations, et guérit rapidement par le traitement ordinaire.

Maintenant la jambe a assez de force pour supporter le poids du corps, et cette femme peut se livrer, une partie de la journée, à ses occupations. Le membre est aussi droit qu'il puisse être après une fracture quelconque, et n'est point plus court que le droit. La constitution s'est raffermie, et cette pauvre femme est redevenue enceinte. (W.-J. WICKHAM, *Case of hydatides in the tibia, etc. ; in the London medical and physical Journal*, juin 1827, p. 530.)

Robert Keate publia en 1819 dans les *Medicochirurgical transact.*, tome X, part. 2, une observation fort détaillée dont voici le résumé :

OBS. IV. La malade était une fille de dix-huit ans, qui se présenta pour la première fois à Robert Keate le mois de mars 1816. Elle avait une grosse tumeur sur le frontal, principalement sur l'orbite du côté gauche, tumeur de nature évidemment osseuse, ayant le diamètre et la hauteur des trois quarts d'une grosse orange. Il y avait six ans qu'elle avait commencé à se montrer ; mais, dans les trois dernières années, elle avait fait des progrès rapides ; depuis lors, la malade se plaignait de douleurs de tête violentes, de vertiges, de tintemens d'oreille et de maux de cœur. Le 3 avril, elle fut opérée pour la première fois ; on mit à nu la tumeur tout entière au moyen d'une incision cruciale, et l'on commença à scier la partie saillante de l'os, au niveau de la surface du frontal. On était parvenu au tiers de cette opération lorsqu'on crut remarquer une forte pulsation dans la tumeur ; on laissa alors la scie, et l'on emporta, au moyen d'un élévatoire, un fragment de la tumeur osseuse. On découvrit alors une vessie à parois minces, qui se déchira et laissa s'écouler un liquide incolore. La cavité osseuse ainsi vidée présentait de toutes parts une surface raboteuse, dont le fond descendait évidemment au dessous du niveau naturel de la table interne du frontal. La faiblesse de la malade mit dans la nécessité d'interrompre l'opération.

On espéra que le reste des parois de la caverne osseuse pourrait être détruit avec le caustique ; des accidens inflammatoires assez graves suivirent l'opération, mais cédèrent à un traitement approprié ; on cautérisa l'os avec de la potasse pure pour en hâter l'exfoliation. Des granulations se développèrent rapidement dans la cavité de la tumeur ; la malade sortit de l'hôpital au mois de juillet, mais le même traitement fut continué dehors. La plaie fut guérie au mois de septembre. Au mois de janvier

1817, il se développa au même endroit une nouvelle tumeur qui eut bientôt acquis le volume de la première : elle se déchira ; il en sortit un fluide terne, ses parois s'affaissèrent, et elle guérit de nouveau ; les mêmes alternatives se reproduisirent à plusieurs reprises. Au mois de février, elle fut de nouveau plus volumineuse et plus élevée qu'elle n'avait jamais été ; des symptômes généraux se développèrent, et la malade rentra à l'hôpital. Robert Keate appliqua le caustique sur la tumeur ; il sortit une hydatide de la cavité ainsi ouverte. Ayant mis complètement à découvert cette cavité par l'emploi répété de la potasse, on découvrit une quantité d'hydatides, qu'on essaya vainement de détruire par des caustiques de toute espèce, et l'on dut se déterminer, au mois de décembre, à pratiquer la première opération qu'on avait tentée.

La tumeur fut mise complètement à nu, et sciée au niveau de la surface du frontal, ce qui mit à découvert le fond de cette cavité, qui n'avait pas moins de 6 pouces et demi de profondeur ; cinq à six hydatides s'y trouvaient logées ; on les enleva avec soin, et la table interne du crâne fut mise entièrement à nu. On pansa avec de la charpie imbibée de sulfate de cuivre. La guérison marcha lentement, et ne fut complète qu'au bout de quelques mois.

Langenbeck eut à traiter à l'hôpital de Gottingue un cas tout pareil au précédent, dont la relation a été publiée dans sa *Nouvelle bibliothèque chirurgicale*, par le docteur Burckhausen.

OBS. V. Friderike Reingarten, âgée de 17 ans, avait joui jusqu'à 8 ans de la meilleure santé. Un jour de l'an 1802, par un temps chaud, elle tomba dans l'eau et fut prise le lendemain d'une éclampsie qui cessa au bout de quelques jours, après l'apparition d'une éruption ; c'était probablement la rougeole, mais cet exanthème n'eut qu'un cours irrégulier. Elle en était guérie, lorsque, vers l'automne de la même année, elle se frappa la région temporale du côté droit contre l'angle aigu d'une table, assez fort pour déterminer en cet endroit une forte ecchymose. Celle-ci se dissipa, mais il se forma bientôt après, vers la région du sinus frontal du côté droit, une tuméfaction indolore qui s'étendit peu à peu vers la région temporale et occupa tout le côté du frontal. Dès l'apparition de cette tuméfaction, l'œil avait été poussé en bas et en dehors, et la vue s'était peu à peu perdue.

Au mois de novembre 1818 la malade entra à l'hôpital de Gottingue. La tumeur avait un volume considérable. En dehors elle s'étendait jusqu'à la suture coronale ; le rebord orbitaire du frontal, le globe de l'œil et l'orbite étaient repoussés en bas. L'œil était recouvert naturellement par les paupières et n'était point expulsé de l'orbite, de sorte qu'il n'y avait point, à proprement parler, d'exophthalmie. L'orbite et le globe de l'œil étaient simultanément repoussés en bas et en dehors, de sorte que l'œil était presque au niveau de la pointe du nez. L'ouverture des paupières était semi-lunaire ; le globe de l'œil pouvait à peine être un peu dirigé vers le nez, il était du reste dans son état naturel, point atrophié, mais complètement amaurotique. Quoique la tumeur fût en général résistante, en plusieurs points de la région temporale et au dessus de l'œil elle cédait sous l'impression du doigt, mais elle revenait sur elle-même dès que la pression venait à cesser, comme ferait le couvercle d'une boîte de fer-blanc. La tumeur était complètement indolore; mais si on la pressait fortement au dessus du nez, la malade y éprouvait de la douleur. On jugeait que cette tumeur ne s'étendait pas vers le cerveau, par l'absence de tout symptôme de dérangement des fonctions de cet organe. Il n'y avait ni douleur de tête, ni vomissemens, ni vertiges, ni insensibilité, ni état soporeux; la malade jouissait, du reste, de la meilleure santé. On se demandait, d'où provenait cette tumeur et quelle était sa nature? la région qu'elle occupait, sa consistance, la présence, en quelques endroits, d'une lamelle osseuse qu'on faisait fléchir sous le doigt, l'absence de toute affection du cerveau, faisaient conclure qu'elle siégeait dans le sinus frontal, distendu et rempli par une substance anormale. La possibilité de ce fait était d'ailleurs établie par ce qu'on sait du développement que peut prendre pour la même cause le sinus maxillaire. Pour déterminer de quelle nature pouvait être la substance anormale accumulée dans le sinus frontal, on devait considérer que cette cavité était tapissée par une membrane muqueuse; d'où l'on pouvait présumer que c'était une excroissance polypeuse, dont le développement en cet endroit n'avait rien de plus extraordinaire que dans l'antre d'Highmore. La tumeur aurait pu être aussi formée par un amas de pus, mais il manquait, pour étayer cette idée, des symptômes d'inflammation qui auraient dû précéder. Si l'on était tenté d'attribuer le développement de la cavité à un amas de mucus, on ne pouvait s'empêcher de remarquer que la suppuration aurait dû suivre depuis long-temps, et tout symptôme de suppuration manquait complètement; l'existence d'un polype était donc ce qu'il y avait de plus probable.

On pouvait attribuer le développement de la masse anormale à une métastase de la rougeole et au coup reçu à la région temporale. Du reste, quelle que fût la nature de la matière qui constituait la tumeur, on ne pouvait méconnaître que son siège ne fût dans le sinus frontal. Si la tumeur eût été formée par quelque tissu morbide développé dans le cerveau, ses parois eussent été formées par les deux tables du frontal repoussées en avant; on n'aurait pu faire fléchir les os sous la pression, comme il a été dit, et il y aurait eu quelque dérangement dans les fonctions cérébrales; on pouvait donc sans danger ouvrir le sinus frontal pour en extirper la masse anormale; c'est cette opération qu'entreprit Langenbeck le 2 décembre 1818, et qu'il exécuta de la manière suivante:

Les tégumens furent divisés sur la tumeur par une incision cruciale; la table externe du frontal fut ouverte au moyen d'un trépan perforatif. On introduisit une pince dans cette ouverture, et on l'agrandit en brisant quelques fragmens de cette table externe, ce qui se fit sans difficulté.

A l'ouverture du sinus, il s'en écoula une humeur lymphatique, claire et visqueuse, et l'on vit une vessie à parois brillantes qui remplissait tout le sinus, et d'où s'écoulait une humeur lymphatique; car elle avait été déchirée lors de l'ouverture de la cavité osseuse. L'hydatide fut saisie avec la pince, et arrachée par lambeaux. Pour déterminer l'étendue de la cavité, on la mesura avec soin. Depuis l'ouverture qu'on venait de faire jusqu'à l'apophyse orbitaire de l'os frontal, elle avait 3 pouces; du même point au sinus frontal de l'autre côté, et jusqu'à la paroi postérieure, 3 pouces et 1/2. On reconnaissait facilement avec le doigt la paroi postérieure du sinus frontal; la paroi antérieure était très spongieuse et mince. Cette cavité fut remplie de charpie. En examinant les parois du kyste qu'on avait retiré, on les trouva épaisses et presque cartilagineuses à sa base; à l'intérieur, il était partagé en un grand nombre de cellules qui contenaient un fluide jaunâtre. Au bout de quelques jours, il s'établit un écoulement abondant d'un pus ichoreux; ce qui détermina à y faire des injections avec une décoction d'écorce de saule, avec addition d'essence de myrrhe. Plus tard, on fit des injections avec le sublimé; mais on dut bientôt les interrompre pour éviter la salivation qu'elles allaient déterminer. Quant au traitement interne, il fut d'abord antiphlogistique; et quand la suppuration fut établie, il consista dans l'administration du quinquina. Quoique la tumeur eût un peu diminué de volume, ce changement était peu considérable; mais la malade se trouvait parfaitement bien et désirait rentrer chez elle; elle sortit de l'hôpital.

Langenbeck ajoute qu'elle y rentra au commencement du semestre d'hiver 1819-1820. La tumeur était encore dans le même état, et l'écoulement de pus encore aussi considérable. Pour diminuer cette sécrétion, Langenbeck passa deux sétons à travers la tumeur: l'effet en fut remarquable; la sécrétion purulente diminua bientôt, ainsi que le volume de la tumeur. (*Langenbeck, neue Bibliothek für die Chirurgie und Ophthalmologie*, t. II, p. 365-372.)

La relation de ce fait, qui fut publiée à cette époque, s'arrête là, et nous laisse ignorer quelle fut l'issue de la maladie.

Pour rassembler ici tous les faits que la science possède jusqu'à présent sur les hydatides des os, nous citerons un cas observé par Astley Cooper, d'hydatides dans l'humérus, dont il conserve la pièce anatomique dans son musée, et nous rapporterons l'observation suivante, recueillie par MM. Marx et Paillard à la clinique de Dupuytren.

Obs. VI. Le nommé Raimbault, âgé de 23 ans, d'une très bonne constitution, exerçant la profession de cultivateur, entra à l'Hôtel-Dieu le 7 décembre 1832 ; il fut couché au n° 27 de la salle Sainte-Marthe. Il était affecté d'une fracture ancienne de l'humérus du côté droit.

Voici comment il rendit compte de son accident. Pour effrayer des jeunes filles il voulut leur lancer des pierres. Au moment où il était dans l'attitude convenable pour cet acte, la main, l'avant-bras et le bras étant portés fortement en arrière, la crainte de faire du mal à ces jeunes filles s'il les atteignait, ou de trop les effrayer, retint son bras subitement ; deux efforts en sens contraire eurent donc lieu à l'instant même de cette réflexion. C'est alors que le malade éprouva au bras, à l'union de son tiers inférieur avec son tiers moyen, une douleur très vive ; le bras tomba sur le côté du corps. De la difformité, une saillie et une mobilité inaccoutumée se firent remarquer dans les points où la douleur s'était fait sentir. Le malade n'avait fait aucune chute et n'avait reçu aucun coup. Un chirurgien reconnut une fracture, appliqua un appareil convenable. Il y a sept mois que cela fut fait, et néanmoins la fracture n'est point consolidée. Le malade ne peut soulever son membre ; il y a une saillie considérable en avant, à l'union du tiers supérieur du bras avec son tiers moyen ; il existe une mobilité très grande entre les fragmens, mais on ne sent point de crépitation ; phénomène dont il est facile de se rendre compte par l'ancienneté de la fracture.

M. Dupuytren se propose d'appliquer, pendant un mois ou six semaines, un nouvel appareil des fractures du bras, et de condamner le malade à un repos absolu. Si ce moyen demeure inefficace, M. Dupuytren aura recours à une opération, des suites de laquelle nous aurons soin d'entretenir nos lecteurs. (*Journ. univ. et hebdom. de méd. et de chirurg.* 1832, t. IX, p. 446.)

La relation de ce fait, interrompue ici, fut reprise en effet plus tard dans le même journal. En voici la suite.

Cet appareil a été en effet appliqué, et au bout de quatre mois il n'avait produit aucun résultat avantageux ; la mobilité des fragmens était toujours la même. M. Dupuytren se détermina alors à pratiquer l'opération dont il avait parlé, et qui consistait dans la résection de l'un ou des deux fragmens de l'humérus. Cette opération pratiquée le 17 avril a fait découvrir la véritable cause de la fracture, cause vraiment extraordinaire, et qu'il avait en effet été impossible de reconnaître et même de soupçonner.

Une incision fut faite à la partie moyenne et externe du bras ; le fragment supérieur, amené facilement à travers la plaie, fut réséqué dans la longueur de quelques lignes. Lorsque M. Dupuytren voulut pratiquer la même section sur le fragment inférieur, il fut fort étonné de trouver sur l'extrémité libre de ce fragment une cavité d'un volume double, et même triple de la cavité médullaire ordinaire, cavité qui contenait beaucoup d'adipocire et une

incroyable quantité d'hydatides membraneuses, vésiculaires, blanches, de volumes différens, les unes très petites, d'autres grosses comme une noisette ; une seule avait un volume intermédiaire. On fit l'extraction de toutes celles qui étaient à portée ; on ne fit aucune résection à ce fragment, et le malade fut placé dans l'appareil des fractures compliquées de plaies. Le lendemain et les jours suivans, beaucoup d'hydatides sortirent encore par la plaie. Le 22 avril, deux corps membraneux, blanchâtres, épais, cylindriques, de la forme et du volume de la cavité médullaire, se présentèrent entre les lèvres de la plaie, et furent extraits sans difficulté et sans douleurs.

C'étaient probablement les débris du sac qui contenait les hydatides. Quelques hydatides sortirent encore ; le malade qui avait éprouvé de la fièvre, une douleur assez vive dans la plaie et ses environs pendant quelques jours, était parfaitement bien. Le 25 avril, huit jours après l'opération, la plaie avait un fort bon aspect ; elle était seulement le siège d'une suppuration très abondante, au milieu de laquelle on voyait de temps en temps encore quelques hydatides. Mais cet état satisfaisant ne dura pas long-temps ; la suppuration devint de plus en plus abondante, et s'empara de presque toute l'étendue du membre, qui semblait se fondre en pus. Les forces du malade s'épuisèrent, le dévoiement survint, et la mort eut lieu vers la fin du mois de mai, près de six semaines après l'opération qui avait été faite. A l'autopsie, on trouva toute la cavité médullaire de l'humérus dilatée, remplie de pus. Cette vaste cavité médullaire se prolongeait, d'une part, jusque dans la tête de l'humérus, et de l'autre, jusqu'à l'extrémité inférieure de cet os. Celle-ci était fort dilatée, très amincie ; toute trace de la moelle et de la membrane médullaire avait disparu, et tout le corps de l'os aminci était, dans plusieurs points de sa longueur, percé d'ouvertures, dont quelques unes étaient assez larges pour admettre l'extrémité du petit doigt. Plusieurs hydatides existaient dans l'épaisseur des muscles du bras, et l'extrémité supérieure des deux os de l'avant-bras était atteinte d'un commencement de ramollissement. (*Journal universel et hebdomadaire de médecine et de chirurgie.* 1833, t. XII, page 97.)

PHYSIOLOGIE.

NOUVELLES OBSERVATIONS SUR LA MESURE DE LA TEMPÉRATURE DES TISSUS ORGANIQUES DU CORPS DE L'HOMME ET DES ANIMAUX AU MOYEN DES EFFETS THERMO-ÉLECTRIQUES ;

Par MM. Breschet et Becquerel,

Membres de l'Institut de France.

Le mémoire que nous présentons aujourd'hui à l'Académie est l'exposé succinct de la continuation des expériences que nous avons entreprises, soit à Paris, soit dans nos voyages aux Alpes et en Italie, pour déterminer d'une manière plus rigoureuse qu'on ne l'avait fait jusqu'ici la température des corps en général et des organes intérieurs de l'homme et des animaux, à l'aide des effets thermo-électriques.

L'emploi que nous avons fait des aiguilles métalliques mixtes, d'un diamètre moindre qu'un millimètre, pour déterminer la température des parties intérieures des corps organisés, exige des précautions délicates dont nous avons déjà fait connaître quelques unes, et sans lesquelles il n'est pas possible d'obtenir des résultats sur l'exactitude desquels on puisse compter ; aujourd'hui nous allons compléter ce que nous avons dit à cet égard.

Lorsqu'on plonge une barre de métal par l'une de ses extrémités dans une source de chaleur, qui n'est pas capable de réagir chimiquement sur ses parties constituantes, cette barre s'échauffe de proche en proche jusqu'à une distance plus ou moins éloignée de la partie immergée, qui dépend de la nature du métal, des dimensions de la barre, de la température de la source et de celle de l'air ambiant.

Les diverses sections de la barre, à partir de la source de chaleur et jusqu'à une certaine distance, prennent donc des températures différentes, supérieures à celles de l'air ambiant ; mais aussitôt que chacune d'elles a atteint la température qu'elle doit conserver, c'est à dire son état d'équilibre, l'expérience prouve que, pour des distances à la source qui croissent en progression arithmétique, les excès de température décroissent en progression géométrique, toutes les fois que les excès de la température de la barre sur celle du milieu ambiant ne dépassent pas 20 à 30°. D'un autre côté, la propagation de la chaleur variant avec les dimensions de la barre, la perte de la chaleur étant proportionnelle à l'aire des surfaces extérieures, et la quantité de chaleur qui traverse étant aussi proportionnelle à l'aire de la section, le décroissement de la température devra donc être d'autant plus considérable que le contour sera moindre. L'expérience prouve effectivement que, dans deux barres de même métal n'ayant pas la même épaisseur, les distances du foyer aux points où la température est la même sont entre elles comme les racines carrées des épaisseurs, ou comme leurs rayons si les barres sont des cylindres.

Il suit de ces diverses observations que plus les cylindres ou les aiguilles métalliques auront des diamètres petits, moins la source de chaleur se refroidira quand sa températaure sera capable de varier par la présence de ces aiguilles. De là la nécessité d'opérer avec des aiguilles qui ont moins d'un millimètre de diamètre.

Il résulte encore des observations précédentes, que lorsqu'on cherche à déterminer la température des parties intérieures de l'homme, qui est d'environ 37°, il faut le placer dans un milieu dont la température soit d'au moins 18 ou 20°. Si cette condition ne suffit pas, il faut trouver par des expériences préalables les effets dus au refroidissement produit dans les muscles par la présence des aiguilles. C'est un point sur lequel nous n'avons peut-être pas assez insisté dans nos précédens mémoires.

Le procédé pour trouver la température intérieure du corps de l'homme consiste, comme on sait, à faire usage de deux aiguilles composées chacune de deux autres, l'une de cuivre et l'autre d'acier, soudées par un de leurs bouts. L'une des soudures est placée dans un milieu dont la température reste constante pendant toute la durée de l'expérience, tandis que l'autre est introduite dans la partie dont on veut mesurer la température. Ces deux aiguilles communiquent ensemble, d'une part, par leur bout acier avec un fil d'acier de même nature, et de l'autre par leur bout cuivre avec les extrémités du fil d'un excellent multiplicateur thermo-électrique.

Lorsque les deux soudures ont la même température, l'aiguille aimantée n'est pas déviée ; mais pour peu qu'il y ait une différence entre les deux températures, ne fût-elle que de 0,1 de degré, il y a une déviation dont le sens et l'étendue servent à évaluer exactement cette différence, et par suite la température d'un des milieux quand celle de l'autre qui est constante est connue.

La source constante que nous avons l'habitude d'employer est fournie par l'appareil de M. Sorel, que nous avons déjà décrit, ou par la bouche d'une personne habituée à ce genre d'expérimentation. L'appareil Sorel conserve pendant quelques heures une température qui ne varie que de quelques dixièmes de degré. La masse d'eau qui la donne est tellement considérable que la soudure qu'on y plonge se met promptement en équilibre de température avec elle, malgré les pertes qu'éprouvent les parties de l'aiguille situées en dehors, lesquelles sont promptement réparées. Dans ce cas, la température accusée par la soudure est bien celle du milieu dans lequel elle se trouve : il n'en est pas de même de la température accusée par la seconde soudure qui se trouve dans un muscle à peu de distance de la peau, lequel muscle, en raison des tissus dont il se compose et de son peu d'étendue, ne doit pas être considéré comme une source de chaleur égale à l'autre ; aussi trouve-t-on, quand on opère dans un milieu dont la température est inférieure à 18 ou 20 degrés, une différence en faveur de l'appareil, lors même que la température et celle du muscle sont la même.

En employant la bouche comme source de chaleur constante, on n'a plus à craindre autant les différences que nous venons de signaler, parce que les deux sources ont de l'analogie entre elles.

Nous sommes entrés dans quelques détails sur les précautions à prendre quand on cherche à mesurer la température intérieure des corps organisés, afin de mettre à même les personnes qui voudront se servir de ce procédé de se mettre en garde contre les causes d'erreur indiquées.

Nous allons maintenant exposer les expériences que nous avons faites pour montrer jusqu'à quel point la bouche peut remplacer l'appareil à température constante :

Chacune des soudures a été mise dans la bouche d'un jeune homme de 22 ans, entre le palais et la langue, qui exerçait une légère pression sur le fil métallique, afin d'éviter les variations résultant du passage de l'air respiré. L'aiguille aimantée fut déviée de 1 degré 1]2 en faveur de l'une des deux bouches. La soudure ayant été changée de bouche, la déviation fut de deux degrés dans un autre sens, au lieu de 1 degré 1/2. La différence de 1/2 degré, correspondante à 1/10 de degré de température, provenait très probablement de ce que les soudures n'avaient pas été placées de la même manière dans les deux expériences ; les effets n'ont pas varié pendant un quart d'heure. On voit donc qu'avec certaines précautions on peut se servir de la bouche comme source de température constante, quand on s'est habitué par des essais préalables à maintenir toujours la soudure dans la même position et à respirer par le nez, afin de ne pas introduire de l'air froid dans la bouche.

Une des soudures ayant été mise dans l'appareil Sorel, marquant 36 degrés, l'autre dans la bouche d'un jeune homme, la déviation de l'aiguille aimantée fut de 2 degrés en faveur de la bouche, ce qui indiquait une température de 36 degrés 40 secondes, au lieu de 36 degrés 50 secondes, accusées par le thermomètre ; différence bien faible, due à des causes inaperçues.

On a laissé la soudure dans la bouche où elle se trouvait, et on a mis l'autre dans le muscle biceps du second jeune homme, la température de l'air étant de 14 degrés, au dessous par conséquent de celle qui est nécessaire pour le succès des expériences, on a eu une déviation de 4 degrés en faveur de la bouche ; la température du biceps donnée par l'aiguille n'était donc que de 36 degrés 20, au lieu de 36,60, qui est la température moyenne que nous avons trouvée dans nos précédens mémoires.

La soudure qui se trouvait dans la bouche en a été retirée pour être placée dans l'appareil Sorel, qui marquait 38 degrés 50, au thermomètre, la déviation de l'aiguille aimantée a été de 10 degrés en faveur de l'appareil ; la bouche possédait donc une température de 36 degrés 50, comme nous l'avons trouvée précédemment : ainsi la bouche peut-être employée, avec avantage, comme source de température constante.

Nous avons été naturellement amenés à faire quelques expériences touchant l'influence des variations de la température ambiante sur la température des muscles de l'homme. Cette question qui occupe les physiciens et les physiologistes depuis quelques années, n'est pas encore complètement

résolue, aussi les résultats que nous avons obtenus ne seront pas sans intérêt pour la science.

Il est constant que l'homme, ainsi que les animaux à sang chaud, peuvent vivre dans une atmosphère ayant une température qui diffère de la leur de près de 80 degrés, puisque les habitans des régions polaires, couverts à la vérité de vêtemens, se trouvent exposés une partie de l'année à la température de la congélation du mercure ; dès lors l'homme, ainsi que les animaux à sang chaud, possèdent en eux la faculté d'augmenter dans un temps donné la chaleur qu'ils développent. Quant à la faculté qui leur est propre, pour résister à des températures assez élevées sans qu'il en résulte un désordre sensible dans l'économie animale, nous rappellerons les expériences de Bantin, Blagden et Fordyce, qui sont restés exposés pendant quelques instans à une température de 125 degrés, sans trouver de changement sensible dans leur température évaluée, probablement d'après celle de la bouche.

D'un autre côté, Berger et Delaroche s'étant exposés à une température de 49 degrés, ont trouvé leur température augmentée de 4 degrés ; et Delaroche étant resté seul dans une étuve à 90 degrés, pendant 16 minutes, a constaté que la sienne ne s'était accrue que de 5 degrés.

Le capitaine Parry rapporte que dans les régions polaires, où la température est plus basse que celle de la congélation du mercure, la température de l'homme n'est pas sensiblement modifiée. Cette dernière observation est contredite par M. John Davy et quelques autres, qui ont trouvé que la température de l'homme s'accroît du pôle à l'équateur.

Sans chercher à entrer dans l'examen des résultats contradictoires que nous venons de rapporter, nous nous bornerons à exposer les expériences que nous avons faites sur le même sujet.

On a introduit dans le muscle biceps du bras droit de deux jeunes gens chacune des soudures de deux aiguilles parfaitement semblables ; la température de l'air ambiant était de 16° ; l'aiguille aimantée ne fut pas déviée d'une manière appréciable ; les deux muscles avaient donc exactement la même température. Un des bras en expérience fut plongé successivement jusqu'à la saignée pendant un quart d'heure dans de l'eau à 10, à 8, à 6 degrés, puis à 0. L'expérience dura environ une heure. La déviation de l'aiguille aimantée ne fut que d'un degré en faveur du muscle non immergé, ce qui indiquait un abaissement de température dans l'autre d'environ un cinquième de degré.

Le même bras ayant été plongé ensuite dans de l'eau à 42 degrés pendant quinze minutes, la température du muscle immergé ne fut augmentée encore que de un cinquième de degré.

Ces expériences ont été répétées à diverses reprises, et nous n'avons trouvé constamment que de très faibles différences dans la température des muscles.

Ces résultats ont été confirmés dans les expériences que nous avons faites aux bains d'eau minérales de Louech en Valais, il y a deux ans, et à Paris tout récemment, avec le secours de M. Séguin, élève externe de l'Hôtel-Dieu de Paris, qui a bien voulu se prêter à nos recherches, avec un dévouement digne d'éloges.

Nous ne nous sommes pas bornés à mettre les bras dans de l'eau ayant une température élevée, nous y avons plongé le corps entier. Les eaux de Louech étaient à 49° centigrade.

La température de l'appareil Sorel marquait 35°, 50 ; l'une des soudures y fut placée, tandis que l'autre fut introduite dans le muscle biceps de M. Séguin. La déviation de l'aiguille aimantée fut de 12 degrés en faveur du muscle, ce qui indiquait une température de 36 degrés 70. M. Séguin ayant été mis dans le bain à 49°, il y resta vingt minutes ; la déviation de l'aiguille aimantée varia de 12 à 13, à 14 degrés, suivant que l'aiguille était plus ou moins rapprochée de l'eau. La température des muscles avait donc augmenté de 1/5 à 2/5 de degré. Au sortir du bain, la déviation de l'aiguille aimantée revint à 12 degrés comme elle était avant. Le pouls de M. Séguin battait 112 pulsations par minute dans le bain.

On a obtenu le même résultat sur un jeune Tyrolien, ouvrier charpentier, vigoureusement constitué : nous n'avons pas voulu répéter les expériences à une température plus élevée, dans la crainte de compromettre la santé des personnes qui avaient bien voulu se prêter à nos recherches. Mais nous les avons recommencées à Paris à une température un peu inférieure à 49°, avec l'aide de M. Séguin et de M. Costille, également élève externe à l'Hôtel-Dieu. Une des soudures a été mise dans la bouche de M. Costille, dont la température était de 37°, 50 au thermomètre ; l'autre dans le muscle biceps du bras droit de M. Séguin. La déviation de l'aiguille aimantée fut de 2° en faveur de la bouche, ce qui indiquait une température de 37°, 10 pour le muscle. M. Séguin fut mis dans un bain à 42°, 50, et y resta pendant vingt minutes ; la température du muscle ne changea pas puisque la déviation de l'aiguille aimantée resta la même.

Cette expérience ayant été répétée sur M. Costille donna le même résultat.

Nous voyons par les faits qui viennent d'être rapportés que, lorsque le corps de l'homme est en contact avec de l'eau, dont la température varie de 0 à 49 degrés pendant vingt minutes, la température des muscles n'éprouve que de faibles variations. Peut-être n'en serait-il pas de même si le contact était prolongé pendant long-temps, comme les expériences de M. John Davy et d'autres physiciens portent à le croire, mais il est impossible de vérifier cette assertion, puisqu'il pourrait en résulter des désordres graves dans l'économie

animale ; un bain de 49° rubéfiant déjà fortement la peau, et portant le sang à la tête.

Nous pouvons conclure aussi des faits observés que les résultats obtenus par Delaroche, qui s'était placé dans une étuve ayant 49 degrés de température, sont dus en grande partie aux phénomènes de la respiration.

Nous rapporterons encore une expérience faite à Louech, et qui n'a pu être répétée à cause des difficultés qu'elle présentait. Cette fois c'est un chien qui fut mis en expérience ; ses muscles indiquaient une température de 38° 50 ; plongé dans un bain à 49°, l'aiguille ne touchant pas à l'eau, la température monta successivement de 1/2°, 1°, 1° 1/2, 2° ; et cela dans l'espace de cinq minutes. Le chien entra alors dans une telle colère qu'on fut obligé de le retirer de l'eau, peu de temps après la température de son muscle redevint ce qu'elle était d'abord.

La soudure fut introduite dans sa poitrine, on obtint également un accroissement de température de plusieurs degrés quelques instans après l'immersion dans le bain ; cet accroissement avait principalement lieu lorsque l'animal était violemment agité. Nous ignorons jusqu'à quel point l'état d'exaspération où se trouvait l'animal influait sur les effets que nous avions observés.

Nous rapporterons encore un résultat curieux qui n'a pas de rapport avec les précédens ; mais qui intéressera les physiologistes.

Une des soudures fut placée dans le biceps d'un jeune homme, l'autre dans le muscle grand supinateur du bras gauche d'un homme de 45 ans. L'aiguille aimantée ne fut pas déviée sensiblement. On ouvrit la veine, et l'on n'observa aucun changement de température pendant et après la sortie du sang. La soudure avait été placée le plus près possible de la veine.

On tirera de ce fait telle conclusion que l'on voudra. Mais le seule qui nous paraisse naturelle, c'est qu'*à priori* on devait penser qu'il en serait ainsi. Le sang dont l'ouverture de la veine permettait la sortie retournant au cœur, il avait déjà circulé dans les vaisseaux capillaires, et il était devenu étranger à la composition des tissus en revenant au cœur par les branches veineuses. Il n'aurait pu produire un abaissement de température dans tout le corps animal que par son écoulement abondant au dehors et par l'affaissement du sujet.

Il convenait donc de faire l'expérience sous une autre forme. C'est pourquoi nous avons pris un chien de moyenne taille, bien portant et ayant mangé peu d'heures avant l'expérience. Nous avons placé une des soudures dans les muscles de la partie antérieure de la cuisse, tandis que l'autre se trouvait dans la bouche d'un expérimentateur. Une ligature avait d'abord été jetée autour de l'artère fémorale, immédiatement au dessous de sa sortie de l'abdomen. La suspension du cours du sang dans le vaisseau n'a apporté aucun changement dans la température du membre, et à plusieurs reprises on a exercé ou suspendu la compression sur le tronc artériel sans pouvoir observer le moindre mouvement dans l'aiguille du multiplicateur.

Fallait-il en conclure que les modifications de la température des tissus dépendaient bien moins de la circulation sanguine que de l'influx nerveux, ou bien le résultat de notre dernière expérience ne tenait-il pas à ce que, en ne liant que l'artère fémorale, nous n'avions pas intercepté tout abord du sang dans les vaisseaux de la cuisse?

Pour avoir une solution positive de cette difficulté physiologique, nous avons embrassé par un double cordonnet de soie l'artère iliaque primitive; puis, en plaçant un doigt sur le vaisseau, nous avons pu à volonté empêcher ou permettre la circulation du sang dans le membre correspondant. Alors l'aiguille a été engagée dans l'épaisseur des parties charnues de la cuisse, et au bout de quelques minutes nous avons vu la température baisser d'un demi-degré environ; et en permettant au sang de parcourir les vaisseaux fémoraux, bientôt la température se rétablissait dans son état normal. Cette expérience répétée plusieurs fois nous a donné le même résultat; quoique l'effet observé soit assez faible, il démontre néanmoins que le sang artériel a une influence directe sur la température des tissus, mais que ce n'est pas le sang qui circule dans les troncs artériels, mais bien celui qui parvient dans les réseaux capillaires qui exerce cette influence. En effet, entre la suspension du cours du sang dans le membre et la diminution de température, il s'écoulait toujours de 15 à 18 minutes. Cependant le rétablissement de la température à son degré normal, lorsqu'on permettait au sang d'arriver dans les artères du membre, était toujours plus rapide que la diminution de la température lorsqu'on comprimait le tronc vasculaire principal. Voilà pour ce qui regarde l'influence de la circulation artérielle sur la température des tissus animaux; dans un autre mémoire nous dirons ce que l'expérience nous a appris sur l'influence nerveuse relativement à cette même température des tissus vivans.

Les faits que nous venons de rapporter dans ce mémoire montrent de nouveau le parti que l'on peut tirer des effets thermo-électriques pour évaluer la température des parties intérieures de l'homme et des animaux, en prenant pour température constante soit celle de l'appareil Sorel, soit celle de la bouche d'une personne exercée à ce genre d'expérimentation.

A Monsieur le Rédacteur en chef de l'EXPÉRIENCE.

Monsieur,

Vous avez publié dans le dernier numéro de votre Journal une lettre de M. Bouvier, sur la section sous-cutanée du sterno-cléido-mastoïdien dans le traitement du torticolis ancien. Cette lettre renferme plusieurs faits nouveaux dont je crois devoir revendiquer la propriété. Permettez-moi, monsieur, de vous signaler ces faits, et de vous soumettre les titres sur lesquels est fondée ma réclamation.

Et d'abord, j'ai adressé à l'Académie des sciences le 2 avril, et publié dans la *Gazette médicale* du 7 de ce mois, un mémoire sur une *nouvelle méthode du traitement du torticolis ancien*, lequel renferme la plupart des choses nouvelles que M. Bouvier s'attribue. La publication de ce mémoire, antérieure à la publication de la lettre de M. Bouvier, suffirait déjà pour m'assurer la priorité des idées et des faits que j'y ai exposés; mais une telle priorité ne me suffit pas; je désire établir très nettement que tout ce qu'il y a de commun entre la lettre de M. Bouvier et mon mémoire m'appartient, et ne peut m'être contesté par ce médecin sous aucun prétexte plausible.

Les faits principaux que j'ai établis dans mon mémoire, et qui se trouvent reproduits dans la lettre de M. Bouvier d'une manière plus ou moins explicite, sont les suivans:

1° Dans le torticolis ancien, presque toujours la rétraction et l'arrêt de développement sont exclusivement bornés au muscle sterno-mastoïdien, que je considère anatomiquement et physiologiquement comme un muscle distinct du cléido-mastoïdien.

2° Il y a dans cette difformité, indépendamment de l'inclinaison de la tête du côté du muscle rétracté, une inclinaison en sens inverse de la colonne cervicale sur la première vertèbre dorsale, qui persiste invariablement après la section du muscle.

Ces deux faits d'anatomie pathologique nouveaux m'ont conduit, d'une part, à une simplification du traitement chirurgical du torticolis, à la section sous-cutanée du *seul* sterno-mastoïdien (chef sternal des auteurs) au moyen *d'une ponction* à la peau; de l'autre à l'indication d'un traitement mécanique consécutif, au moyen d'un appareil nouveau, propre à compléter le redressement de la tête, et à faire disparaître l'inclinaison cervico-dorsale (1).

(1) Sans prétendre me mêler en aucune façon dans la discussion qui s'agite entre MM. Guérin et Bouvier, je crois devoir consigner ici, à titre de documens historiques, quelques fragmens, que je choisis dans mes notes, entre un grand nombre d'autres qui se rapportent au même sujet.

Richter écrivait à la fin du dernier siècle:

Dans la plupart des cas il suffit de couper la portion du muscle qui s'attache au sternum. Mais si l'on remarque que la portion claviculaire soit plus tendue que l'autre, on peut commencer par couper celle-là; et si, après la section isolée de l'une des portions, la tête reste fortement inclinée, on peut faire la section de la seconde. Aussitôt après l'opération, la tête reprend plus ou moins sa direction naturelle; il est néanmoins presque toujours nécessaire de la maintenir dans cette position au moyen de machines ou de bandages, jusqu'à la guérison complète de la plaie. *Richter, Anfangsgründe der Wundarzneykunst.* B. IV. Kap. II. § 385, p. 271.

On lit dans un ouvrage d'Ammon, publié en 1823:

En 1822, était à l'Hôtel-Dieu de Paris, une fille d'une douzaine d'années, affectée de torticolis au plus haut degré, avec courbure de l'épine cervicale. La convexité de la colonne vertébrale était à droite, la concavité à gauche. Le muscle sterno-cléido-mastoïdien droit était dans un état de rétraction permanente et d'inflexibilité portée au plus haut degré. Les topiques relâchans ni le massage n'avaient rien pu contre cet état. Dupuytren se détermina à pratiquer la section du muscle; opération qu'il avait déjà pratiquée

M. Bouvier a reproduit dans sa lettre, ces faits, ces principes et ces applications pratiques, sous le prétexte que pour quelques uns il les avait notés, appliqués et publiés depuis long-temps, et pour les autres, sans se donner d'autre peine que de les transcrire. Voici des extraits textuels de la lettre de M. Bouvier, relatifs à chacun de ces points :

«...... Le faisceau sternal et le faisceau claviculaire sont quelquefois raccourcis au même degré, mais assez souvent aussi *le faisceau sternal l'est beaucoup plus que l'autre et paraît seul soulevé et tendu.*» (Page 511.)

«..... Plusieurs conditions qu'on n'a pas suffisamment appréciées influent sur les résultats de chacun de ces trois procédés. Elles sont surtout relatives au degré de raccourcissement, d'amincissement et de tension du muscle affecté, *au siège plus spécial de la contracture dans le faisceau sternal ou dans le faisceau claviculaire.* » (Page 510.)

«...... On peut, comme dans la section du tendon d'Achille, porter sur le sterno-mastoïdien un bistouri étroit par une *simple ponction faite aux tégumens; c'est la partie inférieure la plus saillante* du muscle, et surtout LE FAISCEAU STERNAL, que l'on coupe par ce procédé. » (Page 510.)

«....... Je présenterai dans mon mémoire les détails de la construction d'un appareil, ainsi que des considérations nouvelles *sur l'inclinaison inverse* de la par-

tie inférieure du cou : phénomène *que j'ai rencontré et noté chez tous mes malades.* » (Page 512.)

Voilà une conformité trop frappante entre mon travail et la lettre de M. Bouvier, pour être contestée. Sur quoi M. Bouvier se fonde-t-il pour s'approprier ainsi mes faits et mes idées?

1° Relativement à la circonscription de la contracture musculaire à un des chefs du muscle, et à l'indication toute matérielle qui découle de cette observation de ne couper que le seul chef contracturé, je défie M. Bouvier de citer une ligne de lui où cette idée ait été exprimée, où ce précepte ait été donné. Au contraire, lorsque, dans ma conférence publique du 16 janvier dernier, à l'hôpital de la Pitié, j'eus exposé et appliqué ces idées sur un malade de M. Lisfranc. M. Bouvier, déclara ces idées mal fondées, et annonça que je ne réussirais pas dans l'application que j'en avais faite. L'une des personnes à qui M. Bouvier a exprimé cette manière de voir, est M. Pinel Grandchamp : cet honorable médecin, quoique l'ami de M. Bouvier, m'a permis de citer son témoignage.

2° Relativement au procédé de la section sous-cutanée du chef sternal au moyen d'une simple ponction des tégumens, M. Bouvier affirme qu'il avait été mis en usage par M. Stromeyer dès 1835, par lui-même en 1836, et par M. Dieffenbach en 1837. Au sujet de M. Stromeyer, M. Bouvier a mal lu : ce chirurgien n'a pas fait la section sous-cutanée du *seul chef sternal, au moyen*

plusieurs fois avec succès. Pour éviter une grande cicatrice, il procéda comme avait fait Cooper pour la section du nerf sous-orbitaire : il fit tout près du bord interne et de l'attache inférieure du sterno-mastoïdien, une ponction à la peau, à travers laquelle il introduisit la face postérieure du muscle et à plat un bistouri *boutonné*, dont il conduisit l'extrémité jusqu'au delà du bord externe du faisceau cléido-mastoïdien ; puis tournant le tranchant de l'instrument vers le muscle, il le coupa d'arrière en avant, sans couper la peau. La tête put reprendre aussitôt sa position naturelle. L'opération ne fut pas suivie du moindre accident.

Pour vaincre la tendance de la clavicule à se porter en haut et celle de la tête à revenir à la direction anormale qu'on venait de faire cesser, la main droite fut attachée au pied du même côté, et la tête, entourée de bandes circulaires, fut maintenue au moyen d'une autre bande, passant sous l'aisselle du côté gauche.

Au bout de treize jours, il ne restait plus à la jeune malade, dégagée de tout bandage qu'une très légère inflexion de la tête à droite, mais avec possibilité de la tourner dans tous les sens et de la maintenir dans la direction naturelle.

A peu de temps de là on citait d'un ton de triomphe ce cas comme un exemple de guérison complète et radicale de torticolis.

La malade était sortie de l'hôpital le vingt-troisième jour après l'opération.

La première relation de ce fait fut publiée en Allemagne par Ammon, témoin oculaire de l'opération, dans son parallèle de la chirurgie française et de la chirurgie allemande (*Parallele der Franzosischen und Deutschen Chirurgie.* Leipzig, 1823, p. 374) Presque en même temps, la même observation était publiée en Angleterre par Averill (*A short treatise on operative Surgery by Charles Averill,* Londres, 1823), dans l'ouvrage duquel elle fut reprise par Froriep, de Weimar, qui l'inséra dans ses *Notices (Notizen aus dem Gebiete der Natur-und Heilkunde,* n. 97, septembre 1823, t. v, p. 142). Michaelis, de Berlin, chargé de recueillir, pour le journal de Græfe et Walther, les faits nouveaux qui apparaissent dans la littérature chirurgicale ne

la laissa point échapper, et elle fut reproduite textuellement dans ce journal (*Journal der Chirurgie und Angenheilkunde,* 1824, t. v, n. 4, p. 723). De là elle passa dans d'autres recueils.

On voit qu'il y a peu de faits qui reçoivent une aussi grande publicité que celle qu'obtint l'opération de Dupuytren ; aussi, quand on l'a pratiquée depuis, en Allemagne ou en Angleterre, l'a-t-on qualifiée de méthode de Dupuytren.

M. Dieffenbach disait en 1830:

On doit considérer comme une découverte importante de chirurgie la méthode aussi simple qu'avantageuse inventée par Dupuytren, méthode qui rend toutes les autres désormais inutiles. Il fait une ponction à la peau, avec un bistouri très étroit, introduit dans cette ouverture un bistouri à fistule de Pott, conduit cet instrument derrière le muscle tendu, puis coupe ce muscle, d'arrière en avant, autant qu'il est nécessaire pour que la tête reprenne sa rectitude naturelle, et retire l'instrument par l'ouverture étroite qu'il a faite, sans inciser la peau. Je puis confirmer l'excellence de ce procédé de Dupuytren par toute une série de faits (*durch eine ganze Reihe von Fællen*) dans lesquels je l'ai employé. Dans tous les cas qui se sont présentés à mon observation, la portion sternale du muscle était seule affectée de raccourcissement organique. L'opération fut suivie presque toujours instantanément de succès. (*Dieffenbach, in Rust's Theoretisch-praktisches Handbuch der Chirurgie,* etc. tome III. 1830. p. 629. art. *Caput obstipum*).

Au commencement de 1833, à l'hôpital d'Edimbourg, Syme pratiqua, à un enfant de six ans, la section de la portion sternale du muscle sterno-mastoïdien, et il fit cette opération au moyen d'une simple ponction à la peau, laquelle permit de porter un bistouri étroit derrière le muscle, qui fut coupé sans les tégumens. La plaie qui résulta de l'opération était excessivement petite, la guérison fut immédiate et complète. (*Edinburgh medical and surgical journal,* avril 1833 et dans *F. J. Behrend, allgemeines Repertorium der med. chir. Journalistik des Auslandes,* avril 1833, p. 24.

(NOTE DE M. DEZEIMERIS.)

d'une simple ponction des tégumens, mais il a glissé son bistouri entre les deux muscles et la peau qu'il a traversée de part en part, et il a fait la section de ces deux muscles. M. Strömeyer ne dit même pas dans quel point ni à quelle hauteur cette section a été pratiquée. Quant à l'opération que M. Bouvier déclare un peu tardivement avoir faite, déclaration qui ne repose sur aucune publication, sur aucun témoignage, sur aucune circonstance bien déterminée, et qui se retranche dans un aveu d'insuccès, je ne puis la regarder comme une prétention sérieuse, attendu qu'il suffirait au premier venu, pour s'approprier les plus belles inventions, de déclarer qu'il les avait trouvées avant celui qui les annonce pour la première fois. J'ai d'ailleurs prouvé, dans une lettre à l'Académie de médecine, et insérée dans le n° 15 de la *Gazette médicale* de cette année, que depuis l'opération qu'il dit avoir pratiquée le 15 septembre 1836 par mon procédé, M. Bouvier seul, ou de concert avec MM. Roux et Magendie, a fait quatre fois la section du sterno-cléido-mastoïdien, et chaque fois par des procédés différens du mien; une fois entre autres par la section transversale de la peau et des muscles, près de leur insertion mastoïdienne. Cette opération causa tant de douleur qu'elle ne put être achevée. Je ne dis rien du partage auquel M. Dieffenbach est appelé par M. Bouvier: si cet habile chirurgien avait trouvé les idées et le procédé chirurgical dont M. Bouvier le gratifie, il n'eût pas été homme à en taire les bienfaits. Or j'affirme que M. Dieffenbach n'a rien publié de pareil, et même qu'il n'en a rien dit à plusieurs personnes qui l'ont vu comme moi assez fréquemment pendant son dernier séjour à Paris.

3° Relativement au phénomène de l'inclinaison inverse de la partie inférieure de la colonne cervicale, phénomène sur lequel M. Bouvier promet des considérations nouvelles, je défie encore ce médecin de citer une seule ligne publiée, où ce fait ait été mentionné avant la publication de mon mémoire ou des extraits qu'en ont donnés les journaux. J'ajouterai même, pour faire pressentir la date où M. Bouvier aurait observé pour la première fois cette inclinaison, qu'il n'en est pas question dans l'édition manuscrite de sa lettre à l'Académie de médecine. Ce n'est que pendant le trajet de la rue de Poitiers au bureau de l'*Expérience*, que la révélation de ce phénomène s'est manifestée à son esprit.

Vous voyez, Monsieur, qu'il me resterait fort peu de chose des idées nouvelles et des faits nouveaux que j'ai exposés dans mon mémoire, si je consentais à me laisser dépouiller sans mot dire. A ce titre M. Bouvier a eu fortement raison de se moquer de la *nouveauté* de ma méthode : j'espère que les renseignemens qui précédent excuseront un peu plus ma prétention.

En terminant sa lettre, M. Bouvier veut bien rectifier quelques uns des renseignemens que j'ai publiés sur ses malades. 1° Contrairement à ce que j'ai dit, il affirme que le malade opéré par M. Magendie l'a été au moyen d'une incision longitudinale et non transversale; je m'en rapporte à M. Bouvier sur ce point, mais c'est par simple politesse que j'avais rapporté l'opération dont il s'agit à un procédé quelconque : j'invite les chirurgiens à examiner le malade, ils décideront s'il y a eu incision longitudinale ou transversale, ou s'il y a eu l'une et l'autre, ou bien quelque autre chose. 2° J'ai dit que, chez ce malade, le tiers seulement du corps des deux muscles avait été divisé. M. Bouvier prétend qu'il

y en a eu la moitié : je soutiens encore le contraire; j'invite M. Bouvier à conduire le sujet devant la commission de l'Académie des sciences qui décidera de ce fait. M. Bouvier doit se souvenir que, pendant l'opération, l'habile expérimentateur qui l'exécutait, demandait à chaque coup de bistouri s'il y en avait assez de coupé : M. Bouvier seul a vu la ligne mathématique où M. Magendie s'est arrêté. 3° J'ai dit que le sujet opéré par M. Roux n'avait pas été complètement guéri, M. Bouvier affirme qu'il y a eu *plein succès*. M. Bouvier n'est pas difficile : moi je persiste à croire le contraire. 4° J'ai dit que chez le malade opéré par M. Magendie aucun traitement mécanique consécutif n'avait été employé : c'était aussi l'opinion du malade lui-même. M. Bouvier affirme lui avoir fait porter une minerve; mais il convient de l'insuccès du traitement : en cela nous sommes parfaitement d'accord.

Telles sont, Monsieur le rédacteur, les explications que j'avais à vous adresser sur la lettre de M. Bouvier : je vous serai très reconnaissant de les publier dans le prochain numéro de votre journal.

Agréez, je vous prie, Monsieur, l'assurance de ma haute considération.   Jules GUÉRIN.

Paris, 12 avril 1838.

SECONDE LETTRE SUR LA SECTION DU STERNO-MASTOÏDIEN ,
Adressée à l'Académie de Médecine, le 17 avril,
Par M. Bouvier.

J'ai l'honneur d'adresser à l'Académie, pour faire suite à ma première lettre sur la section du sterno-mastoïdien, de nouveaux renseignemens qui démontreront, je l'espère, le peu de fondement des allégations contenues dans la lettre de M. J. Guérin du 2 avril dernier, insérée dans la *Gazette médicale* du 14 avril. Pénétré de la mission toute scientifique de l'Académie, j'écarterai de cette discussion les personnalités que je pourrais renvoyer à l'auteur de cette lettre (1).

J'ai indiqué dans ma première lettre les faits généraux résultant de mes recherches propres sur le traitement du torticolis ancien. Le récit simple et nu des circonstances qui m'ont amené successivement à la connaissance de ces faits suffira pour montrer s'ils m'appartiennent réellement, ou si je les ai empruntés à M. Guérin.

Le cas de contracture du sterno-mastoïdien, que j'ai communiqué à l'Académie le 16 août 1836, a été le point de départ de mes recherches. Ayant reconnu, en présence de M. Maisonneuve, prosecteur de l'amphithéâtre des hôpitaux, que la section du seul faisceau

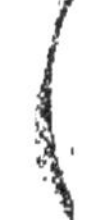

(1) M. Guérin me reproche, entre autres choses, « une « habitude *dès long-temps contractée* qui n'a p[eut]-être pas « tous les caractères d'une loyauté scientifique parfaite. » Il fait ses *réserves* à cet égard. Je comprends que M. Guérin tienne à des *habitudes* de découvertes qui coûtent si peu et qui profitent si bien auprès des personnes disposées à croire les gens sur parole. Quant à moi, je suis très décidé, dussé-je rester dans l'impénitence finale, à ne point accepter les leçons de loyauté scientifique de M. J. Guérin, et à ne point changer mes *habitudes* pour les siennes. Je serai charmé, quand il voudra faire usage de ses *réserves*, de saisir cette occasion de dévoiler ce mécanisme dont il parle, et « à l'aide duquel quelques personnes trouvent moyen de « résoudre les questions de priorité à leur profit ».

sternal avait suffi pour redresser la tête du cadavre (voy. *Gazette des hôpitaux* du 18 août 1836), quoique le faisceau claviculaire fût raccourci pour le moins au même degré, je fus conduit par cette circonstance, et par la réussite des sections partielles de Michaelis et de M. Amussat, à tenter la section isolée de la portion sternale, qu'il me paraissait facile de diviser par le procédé de simple ponction que j'employais pour le tendon d'Achille.

J'exécutai ce procédé le 15 septembre 1836 sur la demoiselle Leroi, âgée de dix-neuf ans, demeurant alors rue Neuve-Saint-Eustache, 39. Parmi les médecins présens à cette opération, je me bornerai à citer M. le professeur Marjolin, qui voulut bien m'assister de ses lumières. La rétraction était considérable et égale dans les deux faisceaux. Après la section du faisceau sternal, la portion claviculaire offrit presque autant de résistance qu'auparavant, et la difformité persista.

J'en inférai que dans les cas semblables, c'est à dire avec forte rétraction des deux faisceaux, la section complète du muscle était la première condition du succès, et cette section complète me paraissant peu sûre sans une incision préalable des tégumens, je conclus que la division sous-cutanée n'était point applicable en de pareilles circonstances.

Je pensai donc avec M. Roux, lorsqu'il fut question, le 22 novembre 1836, d'opérer à l'Hôtel-Dieu le nommé Chéron, affecté d'une contracture égale de la totalité du muscle, qu'il fallait couper celui-ci en entier, en le mettant à découvert dans toute sa largeur.

La même idée détermina le procédé opératoire suivi par M. Roux, le 2 juillet 1837, pour Mlle B..., de Nîmes, chez laquelle les deux faisceaux musculaires étaient aussi affectés au même degré.

Mais vers la même époque, un fait tout nouveau pour moi vint s'offrir à mes réflexions. Deux fois dans le même mois (août 1837), je vis le faisceau sternal fortement rétracté et tendu, tandis qu'on n'apercevait même pas le faisceau claviculaire.

L'un de ces cas est celui de Mlle C..., de Dunkerque, dont le père, demeurant alors Cité Bergère, nous réunit en consultation, M. Marjolin et moi. Après un examen minutieux de cette difformité, nous restâmes convaincus que l'absence apparente de la portion claviculaire dépendait du relâchement de ses fibres, beaucoup moins rétractées que celles du faisceau sternal.

Le second cas est celui du nommé Guédé, opéré le 19 août par M. Magendie. Le faisceau claviculaire n'était pas plus visible que chez Mlle C...; on eût dit qu'il n'existait pas. Cependant la section sous-cutanée du faisceau sternal ne parut pas devoir être préférée à l'incision des tégumens : 1° parce que son épaisseur et l'embonpoint assez prononcé du sujet pouvaient rendre sa section dangereuse par ce procédé; 2° parce que la difformité étant portée au plus haut degré, il importait d'autant plus d'atteindre facilement toutes les fibres rétractées.

Bien que, dans ce dernier cas, le résultat ait été satisfaisant à certains égards, et que la cause principale de son imperfection se trouve dans l'existence d'une forte courbure cervi-dorsale inverse qui a été peu amendée par le traitement mécanique, je pensai que la tension qui ne tarda pas à se manifester dans le faisceau claviculaire, à mesure que la tête se relevait, pouvait faire désirer que dans un cas aussi grave ce faisceau fût aussi divisé, et cette circonstance restreignit encore à mes

yeux l'application possible de la section sous-cutanée, que je bornais au faisceau sternal.

Peu après (le 5 octobre 1837), M. Dieffenbach venait de me voir pratiquer à l'Hôtel-Dieu, salle Ste-Martine, la section du tendon d'Achille sur le nommé Galet, affecté de varus congénial. Trois autres médecins de sa nation, et de plus MM. les docteurs Béniqué, Gaultier de Claubry, Husson fils, Kraus, Hipp. Larrey, MM. Baraduc, Mercier, Taupin et plusieurs autres internes des hôpitaux étaient présens. La conversation roula naturellement sur les différentes espèces de ténotomie. M. Dieffenbach nous dit avoir plusieurs fois pratiqué avec succès la section sous-cutanée du faisceau sternal, ou même de la totalité du sterno-mastoïdien, par une seule piqûre faite à la peau. Ayant quelque peine à comprendre, malgré l'habileté reconnue de ce célèbre chirurgien, qu'il eût divisé sans lésion grave la totalité du muscle encore recouvert des tégumens, je le conduisis dans une autre salle, où je lui fis voir la nommée Eugénie Dubois, âgée de huit ans, affectée de torticolis depuis sa naissance. Je lui exprimai le désir de la lui voir opérer par son procédé; mais il me fit observer que le muscle était à peine saillant, peu tendu, et que ce cas ne ressemblait pas à ceux qu'il avait traités de cette manière. Il résulta pour moi de cette réponse que, tout en admettant dès ce moment comme incontestables les avantages qu'on pouvait tirer du procédé que j'avais vainement tenté, je fus pleinement confirmé dans mon opinion sur la spécialité des conditions dans lesquelles il convient; et c'est ainsi que j'ai pu dire, comme je le dirais encore, qu'il échouerait ou ne réussirait qu'imparfaitement dans telle ou telle circonstance; ceux qui m'ont fait parler autrement ne m'ont pas compris. Alors comme aujourd'hui, je ne me suis élevé que contre la généralisation d'un procédé, applicable, suivant moi, aux cas les moins nombreux, du moins parmi les difformités graves et anciennes, les plus rebelles à l'action des moyens mécaniques.

Le 13 octobre, M. le docteur Deguise m'amena Mlle M..., âgée de quatorze ans et demi, pour avoir mon avis sur un torticolis qu'elle portait depuis sa première enfance. Je fus frappé d'une nouvelle particularité que je voyais pour la première fois. Le faisceau claviculaire était seul saillant, seul détaché, raccourci et tendu; on n'apercevait ni on ne sentait au tact le faisceau sternal. C'était la contre-partie de ce que j'avais vu deux mois auparavant.

Ce fait et les précédens établissaient clairement pour moi la possibilité de l'affection prédominante de l'un ou de l'autre faisceau. Mais j'avais vu plus souvent peut-être leur affection à peu près égale. Je me gardai donc de conclure que la section partielle fût la règle, la section totale l'exception. Si M. Guérin a cru devoir admettre ce principe, en se fondant sur ce que, sur douze cas il n'a vu qu'une fois l'affection des deux faisceaux, c'est qu'il a pris pour point de départ, non des observations sévères, mais je ne sais quelle vue hypothétique sur une prétendue rétraction primitive du faisceau sternal, qui serait suivie d'un retrait purement passif du faisceau claviculaire; vue qu'il appuie sur une distinction des fonctions des deux faisceaux dont personne ne s'était jamais avisé, et que dément la plus simple observation physiologique.

Tels sont, en raccourci, les faits précis qui ont servi de base aux considérations générales que renferme ma première lettre. On voit qu'ils sont tous d'une date antérieure à celle des observations que M. Guérin a pu faire de son côté. Si j'ajoute que ces considérations ont été présentées à l'Académie huit jours avant que le mémoire de M. Guérin sortît de ses mains, à qui donc pourra-t-il persuader que j'ai *transcrit* ses principes, que je *m'approprie ses faits et ses idées*, etc.?

Je ne suivrai pas M. Guérin dans ses verbeux commentaires sur mes *contradictions* et sur les *transformations* que mes idées auraient subies pour *arriver à se confondre avec les siennes*. Rien n'est plus distinct que sa manière de voir et la mienne; on s'en convaincra aisément en comparant nos travaux, de même qu'on pourra s'assurer, en rapprochant cette lettre de la première, que mes principes ont été les mêmes avant et après les recherches de M. Guérin.

Je suis toutefois loin de prétendre que, pour avoir fait avant M. Guérin ce qu'il a reproduit depuis, j'aie inventé des *nouveautés* dont il faille étourdir tous les corps savans. Richter, Wenzel, Dupuytren, Joerg, Delpech, Heidenreich, Dieffenbach, Stromeyer, etc.(1), réclameraient tous leur part de ces découvertes proclamées à son de trompe; il ne me resterait pas même le mérite d'avoir vu le premier certaine *inclinaison inverse* du *cou*, qui tient tant à cœur à M. Guérin, et qui malheureusement n'est autre chose que le haut d'une courbure cervi-dorsale dont tous les auteurs ont parlé.

P. S. (18 avril.) La nouvelle Lettre adressée par M. Guérin au Journal L'EXPÉRIENCE, et qui précède celle-ci contient, outre les assertions auxquelles je viens de répondre, des inexactitudes que je dois relever.

Ainsi, 1° M. Guérin sait mieux que personne que l'envoi d'un travail à une Académie équivaut à la publicité pour les questions de priorité, et que ma lettre est, sous ce rapport, antérieure à son Mémoire.

2° Il est faux que j'aie assisté à la conférence de M. Guérin à la Pitié, comme sa rédaction le donnerait à entendre; il n'est pas vrai que j'aie déclaré à qui que ce soit qu'on ne fût pas fondé à dire que la contracture peut être prédominante dans un des chefs du muscle, et qu'on peut tirer quelque avantage de la section de ce chef seulement. Or, ma lettre ne dit pas autre chose, et ainsi tombe de lui-même le reproche de contradiction qui m'est adressé par M. Guérin. Le résultat obtenu par ce médecin ne prouve pas non plus autre chose que ce que j'ai avancé; car le muscle est resté plus court que celui du côté sain, et la tête ne peut se tourner du côté malade sans s'incliner un peu dans le même sens.

L'état antérieur du malade n'ayant point d'ailleurs été établi d'une manière authentique, sous le rapport du degré et des complications de la difformité, on n'en peut rien conclure relativement à tel ou tel autre cas particulier.

3° M. Guérin *affirme* que M. Dieffenbach n'a rien publié de pareil à ses idées; la note de M. Dezeimeris répond à cette affirmation. M. Guérin *répète* à ce sujet ce qu'il a dit dans sa Gazette : que je *gratifie* M. Dieffenbach d'une idée dont il ne peut m'avoir parlé, parce qu'il n'en a rien communiqué à M. Guérin. Ceci pourrait s'expliquer; peut-être la mémoire de M. Guérin lui a-t-elle failli, comme il paraîtrait, d'après les récits de M. Dieffenbach, que cela lui est arrivé à l'occasion de certaine communication relative au traitement des pieds-bots par le plâtre coulé, à une époque où M. Guérin n'avait pas encore inventé cette méthode.

(1) Voyez la note de M. Dezeimeris, page 539

4° M. Guérin ne peut inférer de mon silence sur l'inclinaison inverse de la partie inférieure du cou dans ma lettre manuscrite, que son Mémoire m'a fait connaître cette inclinaison. M. Roux pourra attester combien ce fait, d'ailleurs signalé depuis long-temps, nous a occupés dans les cas que nous avons traités ensemble, bien avant qu'il fût question des nouvelles *découvertes* de M. Guérin. M. le rédacteur de la Gazette médicale m'a reproché de n'avoir pas mieux indiqué, *en ma qualité d'orthopédiste*, le moyen de compléter la cure après la section, et de remédier à cette inclinaison par un traitement mécanique. Ce n'est pas ici le lieu de discuter le mérite de mes appareils et de les comparer aux appareils de M. J. Guérin. Je me bornerai à faire aussi mes réserves au sujet de la nouveauté et de la supériorité des procédés ajoutés par M. Guérin à l'héritage orthopédique de l'homme qui a consenti en sa faveur à s'effacer volontairement du théâtre où l'appelait un talent reconnu.

5° M. Guérin m'accuse de vouloir le *dépouiller;* j'espère que les renseignemens ne lui manqueront pas maintenant pour le rassurer sur ce qu'il aurait à perdre.

6° La *politesse* de M. Guérin relativement à l'incision pratiquée par M. Magendie est si bien cachée que j'avoue ne point la comprendre. Mais j'affirme, pour l'avoir revu encore récemment, que rien, chez ce malade, ne justifie cet excès d'urbanité.

7° Je répète à M. Guérin qu'il ne s'agit pas du tiers ni de la moitié du muscle dans l'étendue qu'aurait eue la section chez ce même malade, mais qu'on a tout simplement divisé la totalité du faisceau sternal, bien distinct par la tension de ses fibres, sans qu'il fût besoin pour cela de *ligne mathématique*.

8° Quand M. Guérin aura articulé les caractères qui, sans doute, lui ont fait reconnaître la guérison incomplète du nommé Chéron, je lui prouverai que je ne suis pas moins *difficile* qu'il prétend l'être en fait de *cures complètes*. En attendant, je maintiens ce fait parmi les exemples de succès les mieux constatés.

9° M. Guérin me fait dire que je conviens de *l'insuccès* du traitement chez le nommé Guédé, et que je l'ai traité seulement avec une *minerve*. Il suffit de vouloir lire pour voir que j'ai dit toute autre chose (pag. 511 et 512, n° 31 de ce Journal). Je le dispense d'altérer mon texte pour nous mettre si *parfaitement d'accord*.

ACADÉMIE DE MÉDECINE.

Séance du 3 avril

La correspondance présente une lettre de M. Bouvier, sur l'impossibilité de la réduction de la luxation congénitale du fémur, qui est renvoyée à la commission chargée de l'examen du mémoire de M. Pravaz sur ce sujet. (Voyez le n. 32 de *l'Expérience*.) M. E. Belmas, agrégé à la faculté de médecine de Montpellier, ayant appris que son témoignage était invoqué par M. Pigeaire à l'appui des merveilles opérées sous ses yeux par la jeune somnambule dont il a été plusieurs fois question dans ce journal, réclame énergiquement pour décliner cette responsabilité. On a dit que, depuis ces expériences, les convictions de M. Belmas étaient formées et inébranlables : oui, il est en effet convaincu, depuis ces expériences, mais c'est de la nullité du magnétisme.

On reprend la discussion relative à l'opération de fistule vésico-vaginale faite avec succès par M. Jobert. M. Biet annonce que, pour dissiper tous les doutes, les expériences réclamées dans la séance précédente de l'Académie, ont eu lieu en présence des rapporteurs, et de divers médecins ; en réponse à la question de M. Roux, il déclare que ce cas est le même que celui présenté l'an passé à l'Institut par M. Jobert ; et pour relever une assertion de M. Velpeau, qui avait parlé de quinze ou dix-huit insuccès, il déclare que M. Jobert n'a pratiqué que sept fois l'opération. Cinq de ces cas étaient des cas de fistule du col de la vessie et de ces cinq trois ont été guéris.

M. Blandin annonce avoir fait, pour répondre aux objections adressées à son rapport, les expériences et observations suivantes, le vendredi précédent. D'abord, il sonda la malade pour s'assurer si l'urine était conservée dans la vessie. L'introduction de la sonde présenta quelques difficultés à cause de la saillie formée par le lambeau qui obturait la fistule ; mais cet obstacle fut bientôt surmonté. Huit onces et deux gros d'urine furent retirées. L'urine pouvait donc être conservée dans la vessie. La malade déclara d'ailleurs qu'elle n'urinait qu'une fois ou deux chaque nuit, et quelquefois pas du tout. Du reste, point d'irritation, point d'excoriations dans le vagin ; point d'odeur urineuse, comme quand l'urine s'échappe hors de ses voies naturelles par quelque pertuis fistuleux. M. Blandin fit ensuite dans la vessie une injection d'infusion de bois de campêche, avec une seringue à demi lavement ; rien n'en passa dans le vagin, et le liquide fut expulsé de la vessie par un jet assez fort. M. Blandin a encore appris de cette femme, que, depuis qu'elle est guérie, elle a pu exercer plusieurs fois le coit sans que la cicatrice de son ancienne fistule ait été rompue. On peut donc considérer sa guérison comme complète et solide.

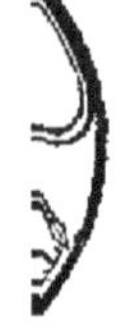

M. Gerdy se félicite d'avoir, par les doutes qu'il avait exprimés sur la réalité de la guérison, provoqué un examen plus approfondi de ce cas, et procuré des renseignemens plus précis que ceux dont on s'était d'abord contenté. Il trouve pourtant encore quelques difficultés, que n'ont point levées les explications données par M. Blandin. Ses doutes portent sur le siège précis de la fistule, qu'on a dit être au bas fond de la vessie, ce qui est tout le fond de la question ; car personne ne doute qu'on ne puisse guérir des fistules du col de la vessie ou de l'urètre. Mais si la fistule avait eu réellement pour siège dans ce cas le bas fond de la vessie, comment le lambeau au moyen duquel on l'a oblitérée aurait-il mis obstacle à l'entrée de la sonde dans la vessie ? N'est-il donc pas prouvé par là que le siège du mal avait été au col de cet organe, et non au delà ? L'assertion simple des rapporteurs serait-elle une preuve plus forte du contraire ? Peut-être dans une question aussi délicate, n'eût-il pas été inutile que les rapporteurs eussent été secondés dans leur examen par quelques chirurgiens libres de toute opinion arrêtée à l'avance.

L'impatience qu'avaient manifestée divers membres de l'Académie dès l'instant où les nouveaux renseignemens fournis par les rapporteurs avaient été mis en discussion, s'élève ici au plus haut degré. Ils réclament énergiquement l'ordre du jour, sous prétexte que cette discussion dégénère en personnalités. Cette demande est combattue par MM. Lisfranc et Bouillaud, et repoussée à une forte majorité. S'emparant alors des privilèges qui appartiennent qu'à la présidence, M. Double applaudit à la décision que l'Académie vient de prendre ; il espère qu'elle imposera plus de réserve au jeune confrère à qui ont échappé quelques paroles légères.

M. Gerdy reprenant la parole commence par remercier M. Double de la leçon de politesse qu'il a bien voulu lui donner ; mais il a la conscience que si cette discussion a été agitée avec passion, ce n'a point été de sa part. M. Blandin a dit que le bouchon formé par le lambeau qui ferme la fistule gêne l'introduction d'une sonde dans la vessie, il en conclut, lui, que ce lambeau n'est pas dans le bas-fond. Est-ce là une personnalité ? Il a regretté que deux chirurgiens seulement, les deux rapporteurs, eussent examiné la malade ; il lui semble que quand M. Roux s'est trompé, quand M. Nacquart s'est trompé, quand d'autres se sont trompés dans un pareil examen, on peut désirer sans inconvenance qu'il soit répété par des hommes spéciaux,

par des observateurs plus nombreux. L'expression d'un tel désir est-elle une personnalité ? On lui reproche de combattre un fait par des théories. Mais une théorie est un résumé de faits, un ensemble de faits ; et pourquoi un fait unique aurait-il le privilège de prévaloir si facilement contre un grand nombre de faits contraires ? A l'objection qu'il a tirée de l'obstacle opposé à l'entrée de la sonde par le lambeau, on répond que ce lambeau peut être au bas-fond de la vessie, et empêcher l'entrée de la sonde ; c'est comme si l'on disait qu'un obstacle placé au milieu de la cour empêche d'entrer dans le vestibule.

Après s'être assez long-temps continuée sur un ton fort animé, entre MM. Lisfranc, Emery, Blandin, Velpeau et Gerdy, cette discussion est enfin terminée.

M. Dubois (d'Amiens) communique à l'Académie les résultats de recherches microscopiques qu'il vient de faire sur le fluide vaccin. L'occasion devant se retrouver plus tard de parler de ce travail intéressant, nous nous bornerons à en donner ici les conclusions.

1° Le virus vaccin, soit qu'on l'examine liquide ou sec ne présente jamais de globules.

2° Le plus fort grossissement (un grossissement de 450 ou 500 fois) n'y fait point apercevoir d'animalcules.

3° Dans les premières heures qui suivent son extraction de la pustule qui le contenait, il est parfaitement limpide ; plus tard, il offre des cristallisations qui varient selon le mode de desséchement du virus, soit libre soit entre deux verres.

4° Il est alors opaque et forme un véritable lacis, composé de traînées comme vasculaires, transparentes, et semé des saillies, d'irrégularités, comme d'une sorte de vermicelle d'architecture.

5° Ces qualités sont celles du virus vaccin de bonne nature et non altéré.

6° Si ces qualités lui manquent, il manque aussi de ses propriétés préservatives.

7° On ne les trouve point à celui qu'on extrait de pustules anormalement développées.

8° L'ébullition et la congélation les lui font également perdre.

9° Quand il en a été dépouillé par ces moyens artificiels, il ne jouit plus de propriétés préservatives.

10° Ce n'est point, dans ces cas, par une altération chimique qu'il a perdu ces propriétés, mais par un simple changement dans sa constitution physique.

11° La propriété préservative du virus vaccin, et les altérations qui le privent de cette propriété, peuvent être constatées au microscope.

Après la lecture du mémoire de M. Dubois (d'Amiens) l'Académie se forme en comité secret pour entendre celle du rapport de M. Lisfranc, sur les candidats qui se présentent pour la place de membre de la section de chirurgie. Ce rapport se termine par la présentation d'une liste de six candidats : MM. Jobert, Bérard, Maigaigne, Sédillot, Laugier et Robert, les deux premiers *ex æquo*. (sic)!

On ne s'attendait guère à *du cheval* en cette affaire.

Beaucoup d'académiciens, à qui on avait adressé, par lettre officielle, la liste des candidats, commençant de la manière suivante :

MM. Jobert
Bérard   } *ex equo,*

en ont demandé l'explication à M. Bousquet ; M. le secrétaire les a renvoyés à M. Lisfranc, dont il a dû faire copier le rapport avec une fidélité religieuse.

Un des gérans,   DEZEIMERIS.

Paris.—Imprimerie et Fonderie de Félix Locquin et Comp. rue Notre-Dame-des-Victoires, 16.

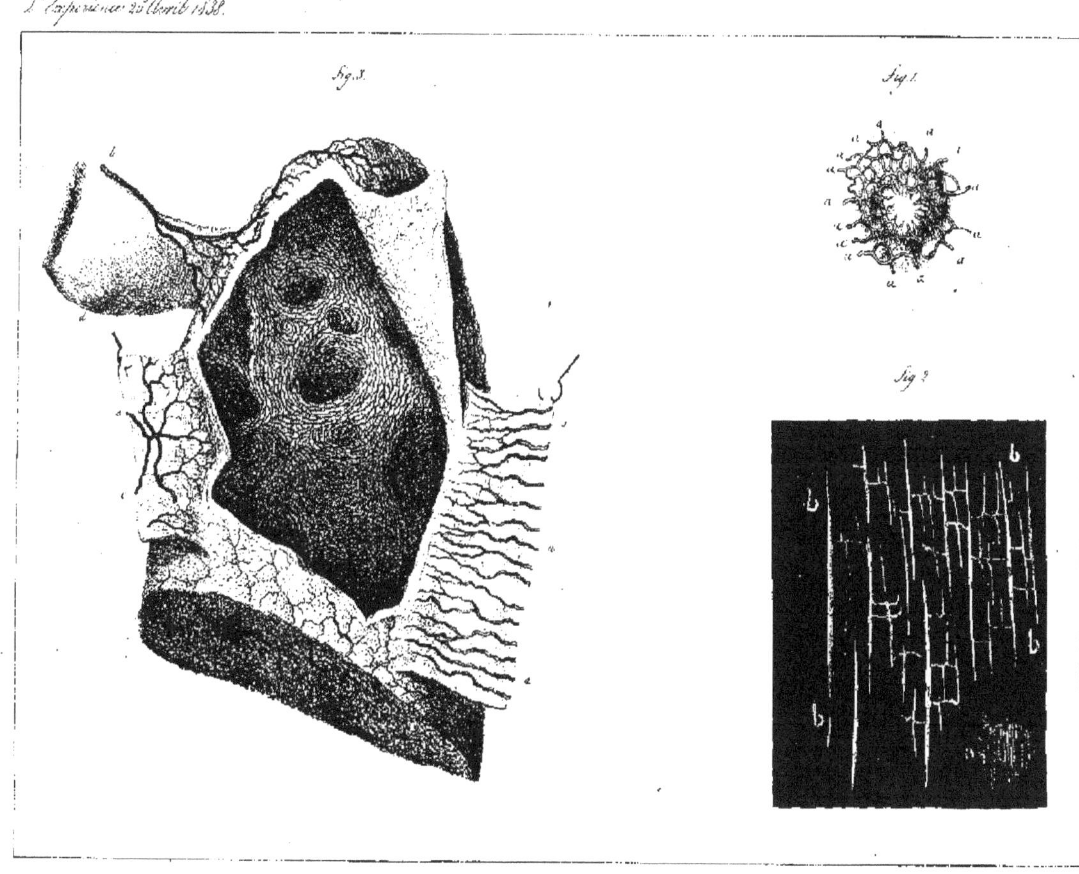

L'Expérience 25 Avril 1838.
fig. 3.
fig. 1.
fig. 2.

1838.— N. 35.   25 AVRIL.

L'EXPÉRIENCE,

JOURNAL DE MÉDECINE ET DE CHIRURGIE

PUBLIÉ PAR

MM. DEZEIMERIS ET LITTRÉ.

Ars longa.   *Ubicumque...*

Ce journal paraît tous les cinq jours, les 5, 10, 15, 20, 25 et 30 de chaque mois, par cahiers de 16 pages à deux colonnes, formant à la fin de chaque année deux forts volumes grand in-8°. Le prix d'abonnement est de 9 fr. pour 3 mois, 18 fr. pour six mois, 36 fr. pour un an, 40 fr. pour l'étranger. ON S'ABONNE, AU BUREAU DU JOURNAL, RUE DE LA SOURDIÈRE, 21, chez J. B. Baillière , rue de l'Ecole de Médecine, 13 bis , et, dans les départemens , chez les directeurs de poste et aux bureaux des Messageries Royales et des Messageries Laffitte et Caillard. Les lettres affranchies sont seules reçues.

ANATOMIE PATHOLOGIQUE.

DESCRIPTION DES VAISSEAUX PARTICULIERS QUI NAISSENT DANS LES POUMONS TUBERCULEUX ET QUI DEVIENNENT AU MILIEU DE CES ORGANES LES CONDUITS D'UNE CIRCULATION NOUVELLE;

Par M. Natalis GUILLOT,

Médecin du bureau central des hôpitaux , agrégé à l'école de médecine de Paris.

§ I. L'histoire des productions anormales qui se développent dans le corps humain est encore inconnue , et devra probablement long-temps exercer la patience des anatomistes. Cependant, malgré l'ignorance où l'on est des faits que contient chacun de ses chapitres, deux points de vue frappent l'attention au premier coup d'œil, et semblent dominer toutes les questions à résoudre.

Le premier est le mode de création de ces singuliers produits ; le second est leur action sur les organes au sein desquels ils ont paru.

L'un et l'autre laissent entrevoir deux séries de faits tout à fait distincts; il ne faut pas l'oublier et les confondre.

Si l'on suit la recherche des premiers, on entre aussitôt dans une route semée d'inductions fort douteuses , sur les causes dont ils dérivent; et l'étude des causes nous étant interdite par la nature, la certitude de notre ignorance est de ce côté la rapide conclusion de nos efforts.

Mais si le pourquoi des choses nous échappe , le comment nous est plus facile à connaître , et l'évidence de cette deuxième série de faits nous permet d'analyser leur action sur les organes.

Jusqu'ici, en parlant de ces productions, on a trop souvent paru dire qu'après leur naissance il n'y avait plus que désorganisation , destruction, toujours croissantes : ce n'est pas cependant ce que confirme toujours l'examen de la nature.

La désorganisation d'une partie arrive lorsqu'aucun lien ne peut plus la rattacher aux lois ordinaires par lesquelles est gouverné le corps vivant. Tant que ce lien n'est pas rompu, un organe n'est pas désorganisé.

Or tout autour d'un produit anormal, un foyer nouveau d'existence se développe, s'étend, et se rattache enfin aux mouvemens réguliers de la vie de l'individu, en lui imprimant d'immenses modifications.

Les lois de l'influence des productions anormales sur le corps humain ne sont pas seulement propres aux productions hétérogènes , on les retrouve encore dans l'examen des productions homogènes: les unes et les autres, malgré les différences qui les séparent, produisent des résultats généraux, dont l'analogie n'a pas encore été soupçonnée.

Qu'un produit homogène, l'œuf, par exemple, tombe dans la cavité destinée à le renfermer pendant la gestation, ou se développe en dehors d'elle, que se passe-t-il ?

Premièrement une formation de vaisseaux indépendans.

Ces vaisseaux s'abouchent ensuite avec les vaisseaux ordinaires du corps, et la vie du produit se confond alors en quelque sorte avec la vie de l'être au sein duquel il a été créé.

De ce contact il résulte une double action : l'une sur le produit, l'autre sur l'organe qui le contient, jusqu'à l'époque à laquelle un effort de la nature les sépare, et remet les choses dans l'état où elles se trouvaient d'abord.

Comparons maintenant ces faits à ceux qui apparaissent après la naissance d'un produit hétérogène.

A cette production, succède une organisation nouvelle, entièrement indépendante d'abord de l'organisation du corps de l'animal; bientôt elle s'y rattache en s'étendant, et, comme dans le cas précédent,

I.   35

agit continuellement sur elle : mais cette action, au lieu de cesser après un certain temps, en vertu de plusieurs circonstances particulières, s'accroît incessamment, et ne s'arrête point jusqu'à l'instant où la machine humaine se brise devant ces mystérieux efforts.

On trouvera dans ce travail une des confirmations particulières de ces généralités.

Il n'aura, je le sais, aucun résultat pour ceux qui négligent les recherches dont l'utilité pour l'homme souffrant n'est pas immédiate ; mais peut-être d'autres, auxquels une noble curiosité fait désirer de connaître les mouvemens secrets de notre organisation, ne dédaigneront-ils pas de jeter un coup d'œil sur les phénomènes inconnus que je signale.

Comme ils accompagnent l'une des productions anormales les mieux observées jusqu'à présent, il me sera facile d'en appeler à la mémoire du lecteur, plutôt que de reproduire ce qu'il sait déjà. J'insisterai donc seulement sur les faits dont aucun observateur ne me paraît avoir soupçonné l'existence. Ce n'est point un traité des tubercules que je veux écrire, c'est un complément de l'histoire de ces produits.

Qu'ils se développent auprès des articulations, dans les os, ou dans les muscles et le tissu cellulaire ; que leur présence au cou, dans les ganglions lymphatiques de cette partie, soit dans un individu un des signes de cette maladie générale désignée sous le nom de scrofules, ou bien que chez l'adulte ils naissent dans les poumons seulement, les mêmes faits dérivent partout de la présence des tubercules, et ne sont différens en particulier qu'en vertu de l'organisation dissemblable des organes au milieu desquels ils ont paru.

L'action la plus remarquable des produits anormaux tuberculeux s'exerce sur les canaux circulatoires ; aussi, pour bien la connaître, faut-il d'abord jeter un regard sur la disposition naturelle de ces conduits dans la partie qui les renferme.

§ II. Pour retrouver sur la nature tous les phénomènes que je vais décrire, il est nécessaire, avant toute observation, de lancer des injections de gélatine tiède, diversement colorée, dans les artères des parois de la poitrine, dans celles de l'organe respiratoire : cette précaution est indispensable.

Un tube placé dans l'artère pulmonaire permettra d'y faire pénétrer une injection colorée en jaune par le chromate de plomb ; un autre tube, introduit dans l'aorte, servira à remplir le système artériel de la grande circulation avec une autre injection rougie par le vermillon.

Il est indifférent de commencer cette opération par les vaisseaux du système artériel des poumons ou par l'aorte ; les résultats sont les mêmes : il suffit seulement dans l'un et l'autre cas de pousser la liqueur avec beaucoup de ménagement, et de s'ar-

reter dès qu'elle revient au cœur par les veines.

Pour s'opposer alors avec plus de sûreté à ce que la gélatine, après son retour au cœur, n'entre, soit dans l'aorte, soit dans l'artère pulmonaire, on lie chacun de ces deux gros troncs pendant que l'on agit sur l'autre.

Au surplus, l'art des injections doit être familier aux anatomistes, et je ne signale que ces précautions indispensables.

§ III. La circulation se fait dans les poumons et les parois de la poitrine par deux ordres de vaisseaux indépendans les uns des autres pendant l'état de santé.

Aucune espèce de communication ne peut s'établir entre eux ; le double repli des plèvres s'y oppose ; et ces membranes, en recouvrant les organes respiratoires et la surface intérieure de la voûte osseuse et musculaire qui les protège, séparent comme une barrière les dernières extrémités de ces vaisseaux ; aussi les phénomènes produits par l'appareil que chacun concourt à former sont-ils d'une nature toute différente.

La portion du système vasculaire irradiée dans les poumons est composée, d'une part, de l'artère pulmonaire, de l'autre, des artères bronchiques. L'utilité de chacun de ces conduits n'est pas la même.

Les premiers y répandent du sang noir impropre à l'entretien de la vie, et par un nombre infini de rameaux répandus autour des ampoules terminales des bronches, le transmettent, transformé par le contact de l'air, aux veines pulmonaires qui le ramènent rouge et propre à la vie dans les cavités gauches du cœur.

Les secondes dépendent de l'appareil de la grande circulation : nées de l'aorte ou de la première artère intercostale, elles amènent aux organes respirateurs un sang rouge propre à leur nutrition : leurs rameaux pénètrent la membrane muqueuse des bronches, la tapissent, et se répandent aussi loin que les dernières extrémités de ces conduits.

Des communications entre les divisions de l'artère pulmonaire et celles des artères bronchiques ont été admises par Haller, Sœmmerring, et par d'autres encore.

Sans nier absolument l'expérience d'aucun observateur, je dois cependant dire que, dans des injections répétées à plus de trente reprises, tant sur des individus sains que sur des individus malades, je n'ai rien vu qui pût m'autoriser à croire à leur existence.

Elles ne m'ont paru évidentes qu'entre les artères bronchiques et les veines pulmonaires.

Ainsi, une injection lancée par l'aorte, et qui parcourt toutes les divisions des artères bronchiques, se sépare à leurs extrémités en deux courans, dont l'un passe dans les veines pulmonaires et se rend dans l'oreillette gauche du cœur, et l'autre suit sa route par les veines bronchiques, sortant des poumons pour se rendre dans la veine azygos, par laquelle il parvient à la veine-cave supérieure pour arriver aux cavités droites du cœur.

Un second coup d'œil rapide sur les artères répandues dans les parois de la poitrine est également nécessaire pour faire comprendre ce que je dirai plus loin.

Si l'on considère chaque côté de la poitrine comme renfermant une cavité particulière, limitée sur la ligne médiane par le rapprochement des deux plèvres, on verra que la paroi interne de chaque cavité est parcourue par des artères nées de la sous-clavière ou de l'aorte thoracique.

Les artères thoraciques internes, l'artère diaphragmatique supérieure qui en dérive, les artères médiastines, dont la réunion avec les branches des vaisseaux précédens, produit les rameaux si nombreux du péricarde, se divisent toutes dans cette paroi interne, et chacune d'elles concourt à former le réseau artériel qui la tapisse.

La paroi externe, dont les limites à l'intérieur de la poitrine commencent de chaque côté aux endroits où se terminent antérieurement et postérieurement les cavités des médiastins, reçoit dans son épaisseur, en haut, les artères intercostales supérieures nées de l'artère sous-clavière, et partout ailleurs les autres artères intercostales dont l'origine est sur le tronc de l'aorte thoracique, qui toutes viennent s'irradier dans la muraille que forment, au devant des poumons, les muscles intercostaux et les côtes.

En dehors de ce réseau profondément situé, on en rencontre un autre plus superficiel; les divisions de l'artère thoracique externe, qui vient de l'artère axillaire, concourent à sa formation.

Tous ces vaisseaux artériels constituent un ensemble parfait, malgré la différence des sources qui les produisent; car toutes les extrémités de chacune de leurs branches se confondent par des anastomoses très multipliées.

L'artère thoracique interne, communiquant avec les artères péricardines, les artères intercostales et l'artère thoracique externe, il en résulte dans l'épaisseur des parois de la poitrine un système de vaisseaux entièrement semblables les uns aux autres, par leur origine primitive qui est l'aorte, par leur structure, et par le sang qui les parcourt.

Si le système vasculaire des poumons et celui du thorax qui les recouvre ont tous les deux leurs limites déterminées sur l'homme sain, il en est tout autrement dans le cours de la phthisie tuberculeuse.

Les bornes de leurs dernières ramifications se déplacent alors sans cesse, les unes reculent et s'effacent, les autres s'étendent, et les deux appareils vasculaires des poumons et des parois communiquent de plus en plus jusqu'à ce que la mort en soit la conséquence.

Ce sont les détails de ce fait, annoncé d'une ma-

nière générale, que je vais actuellement reproduire(1).

§ IV. Les changemens qui se manifestent pendant le cours de cette maladie dans les vaisseaux nécessaires à la circulation du centre de la poitrine ou de ses parois, s'opèrent à la fois sur les divisions de l'artère pulmonaire et sur les divisions des artères dépendantes du ventricule gauche du cœur.

Il va d'abord être question de ceux que l'on observe en étudiant l'artère pulmonaire.

Les irradiations de l'artère pulmonaire s'effacent autour des tubercules, et disparaissent dans les poumons à mesure que la phthisie se développe.

On le connaîtrait déjà, ce fait général, dans toutes ses variétés, si les observateurs, qui ont fait un très petit nombre d'expériences à ce sujet, les avaient suffisamment multipliées; mais ce que l'on sait sur cette matière me paraît se réduire à quelques phrases imprimées dans l'ouvrage de M. Louis: je les cite textuellement, afin de rendre à qui de droit le mérite d'une première observation. (Louis, *Traité de la phthisie pulmonaire.* 1825, p. 6. §§ II.) « Suivant la remarque de Laen-
» nec, on ne trouvait pas ou on trouvait rare-
» ment des vaisseaux dans les masses de matière
» grise, nous nous en sommes plusieurs fois assu-
» ré par l'injection. » Obs. 29. Dans cette observation, page 383, ligne 10 sont rapportées ces paroles:
« L'artère pulmonaire que nous avons injectée en-
» voyait un grand nombre de rameaux dans les par-
» ties saines; fort peu, et seulement quelques uns
» dans les masses grises demi-transparentes; nous

(1) Observationes anatomico-pathologici et practici ar_gumenti auctore Schrœder van der Kolk. Amstelodami, 1826. Fasciculus 1. Morbi pulmonum chronici, pages 84, 85, et fig. — Les faits qui vont être cités dans les pages suivantes ont peut-être déjà frappé les regards de plus d'un observateur. Tant de choses sont ignorées parmi toutes celles qui ont été dites, que je ne serais en aucune façon surpris de n'avoir fait que confirmer d'excellens travaux sur lesquels personne n'a jeté les yeux. — Voici une partie de ce que renferme l'ouvrage cité dans cette note à propos des vaisseaux de formation nouvelle particuliers aux phthisiques; et j'engage de plus le lecteur à lire attentivement une œuvre aussi remarquable et malheureusement aussi ignorée des pathologistes. P. 86. « Concludimus itaque naturam hoc in casu eamdem viam sequi atque in aneurismatis operatione vasa enim majora pulmonum clausa sunt, formantur autem nova vasa, quæ sanguinem ob diminutum spatium in pulmonibus non continendum per novas has vias in pleuram costalem exonerant, etc., etc.»

Il est certain que la circulation nouvelle des phthisiques a été étudiée par le savant observateur hollandais. Mes recherches diffèrent toutefois des siennes sous plus d'un rapport. Cela prouve que la matière n'est pas encore épuisée.

Laennec, *De l'auscultation médiate.*

Andral, *Anatomie pathologique.*

Louis, *Traité de la phthisie pulmonaire.*

» n'en trouvâmes aucun dans la matière grise et » opaque de la partie supérieure du lobe du pou- » mon gauche. » Cependant plusieurs anatomistes ont encore pu constater ce fait dans leurs études particulières, et M. le professeur Andral ne l'avait point laissé échapper, il me l'a dit lui-même.

Chez les individus dont les poumons renferment peu de tubercules, ou ne présentent ces produits qu'à l'état miliaire; on constate sur une fort petite échelle la disparition des extrémités de l'artère pulmonaire; le phénomène se présente avec plus d'évidence dans les organes remplis d'amas de tubercules ou de cavernes.

Dans ces circonstances si variables, l'étendue des irradiations de l'artère pulmonaire est toujours en proportion inverse de celle des tubercules ou des cavernes; ces produits, ou les cavités qui les remplacent, sont-ils en petit nombre, l'artère se répand encore dans la plus grande partie des poumons; augmentent-ils au contraire, elle s'efface de plus en plus, d'abord dans le lobe supérieur, puis, à droite et à gauche, dans les régions plus inférieures de l'organe, et peut tellement disparaître, que j'ai vu des poumons de phthisiques sur un desquels la somme des irradiations de l'artère pulmonaire était tellement faible, dans la base de l'organe, que je n'estime pas supérieure à la cavité de quatre dés à coudre la quantité de gélatine nécessaire pour les remplir.

Le sang noir conduit par ces vaisseaux cesse donc chaque jour, dans l'affreuse maladie dont je parle, d'arriver vers l'organe destiné à le recevoir.

La limite à laquelle s'arrêtent autour de chaque tubercule les dernières divisions de l'artère pulmonaire, est à une petite distance de ce tubercule. Il en résulte un petit espace fort intéressant à considérer, à cause des particularités qui s'y manifestent.

Ce petit espace croît incessamment, c'est à dire que plus le volume du tubercule augmente, plus les divisions dernières de l'artère pulmonaire s'arrêtent à une distance éloignée de son périmètre, et lorsque ce produit est volumineux ou remplacé par des cavités anormales, elles peuvent circonscrire autour de lui une coque dans laquelle elles ne pénètrent pas, et dont l'épaisseur peut être d'un centimètre.

Toutes les fois que les divisions de l'artère pulmonaire présentent à leurs extrémités les élégans corymbes décrits pour la première fois par Willis, on peut être assuré qu'elles se ramifient dans des conduits aériens encore sains; cette certitude s'accroît lorsque l'on insuffle les bronches de ces parties.

On est frappé en faisant cette étude du défaut de nuances qui existe entre la partie saine et la partie malade; l'une succède à l'autre brusquement et sans aucune transition.

Cependant, malgré cette apparence, on est convaincu par une dissection attentive que les rameaux plus volumineux de l'artère pulmonaire disparais-

sent graduellement dans des poumons farcis de tubercules; cette dégradation croissante se remarque très bien.

Les dernières irradiations ne peuvent plus nulle part se voir contre les tubercules isolés aussitôt qu'ils ont paru, mais au milieu des intervalles plus ou moins considérables placés entre ces produits ; les divisions plus fortes de l'artère restent encore pendant un temps variable.

Ces divisions sont supprimées à leur tour, jusqu'à ce qu'il ne reste plus que des troncs principaux privés de toutes leurs branches, et bientôt prêts à disparaître, car dans leurs interstices on ne rencontre plus qu'un long filament fibrineux et décoloré.

Rien n'est plus sain que la surface interne de ces vaisseaux à l'époque où l'on peut encore les observer dans les endroits malades. Si on incise leurs parois jusqu'à l'endroit où les instrumens cessent de pouvoir les atteindre, on ne voit rien qui puisse autoriser à croire à la moindre lésion de leurs parois capable de les oblitérer ; ceci est vrai pour les artères pulmonaires, et l'est également pour les veines qui rapportent le sang au cœur.

Cette disparition successive peut-elle être un effet de la compression exercée par les tubercules, ou par les liquides renfermés dans les cavernes ? Ce n'est point mon opinion : car comment pourrait-on s'expliquer l'action de cette force compressive sur les divisions de l'artère pulmonaire, et son impuissance sur cette formation nouvelle de vaisseaux, dont le point de départ est dans le petit espace tout à l'heure signalé, et sur l'histoire desquels je vais appeler l'attention (1).

Lorsqu'on incise les ramifications bronchiques des poumons tuberculeux, aussi loin qu'on peut le faire, et que la liqueur de l'injection a pénétré dans tout le tapis que forment les artères bronchiques à leur surface, on y rencontre toujours des lésions.

Entre ces lésions s'étendent les parties encore saines; on les reconnaît en promenant une loupe au dessus de leur surface : d'innombrables vaisseaux les parcourent et s'y divisent sans interruption.

L'étendue de ce qui est sain est tantôt très considérable, tantôt très limité; ce sont des particularités individuelles.

Mais en général, c'est dans les plus petits rameaux bronchiques que l'instrument peut atteindre et au voisinage des tubercules que les endroits sains occupent une moindre étendue ; les points

(1) Les conduits vasculaires sont toujours sains dans la phthisie pulmonaire, les conduits aériens ne le sont jamais : on connaît déjà en grande partie ce dernier résultat, car les particularités que présentent les bronches et leurs divisions ont attiré l'attention des plus habiles observateurs de notre époque. Mais comme ils ont négligé d'injecter les vaisseaux des parties soumises à leur examen, les remarques suivantes ont dû nécessairement leur échapper.

malades se multiplient alors de plus en plus.

Ils offrent des lésions dont les nuances sont nombreuses. Pour mieux les faire apprécier, je les décris comme s'il n'y avait que deux degrés.

Au premier degré on voit seulement une petite tache blanchâtre, formée par une matière demi-transparente, en général arrondie ou oblongue, représentant assez bien par sa couleur et sa consistance le tubercule miliaire, et n'en différant que par la régularité de son contour et de ses limites; chose rare, comme on le sait, dans un tubercule miliaire à l'état de demi-transparence.

Je ne puis mieux comparer cette matière qu'à un petit morceau d'épiderme macéré dans l'eau.

Ses diamètres varient entre ceux d'un grain de pavot et ceux d'une lentille.

Si l'on soulève cette petite parcelle de matière pour regarder la membrane muqueuse sous-jacente, il devient évident que celle-ci ne possède plus aucune ramification vasculaire.

Il en résulte donc que la lésion de la membrane muqueuse, et le petit amas blanchâtre dont elle est recouverte, se dessinent au milieu des endroits sains comme un petit ilot blanchâtre entièrement privé de ramifications vasculaires.

On ne l'eût certes pas soupçonné avant d'avoir rempli les artères bronchiques.

Le deuxième degré se manifeste à la fois par l'étendue et le volume plus considérables de la matière blanche, et par une destruction partielle ou générale du cylindre bronchique.

Ces particularités sont généralement proportionnelles les unes aux autres.

Si la destruction du tuyau bronchique n'est que partielle, il en résulte après l'enlèvement de la matière tuberculeuse un petit orifice aboutissant à une cavité au sein de laquelle est logé le reste du tubercule.

Si elle est complète, ce qui paraît arriver très rapidement, la bronche se termine brusquement à une masse tuberculeuse, sans jamais pénétrer dans son épaisseur.

On voit donc qu'il n'en est pas des conduits comme des artères et des veines pulmonaires, la production des tubercules ne peut s'observer dans ces derniers conduits, et se manifeste évidemment, à mon avis, dans les premiers.

Il est vrai qu'à l'époque où l'on peut étudier cette production dans les bronches, il y a déjà depuis long-temps des tubercules au milieu des parties de l'organe les moins accessibles à nos instrumens. Mais ne peut-on pas présumer que les phénomènes dont je viens de parler ont pu se passer tout aussi bien dans les derniers culs de sac des conduits aériens.

Il importe au surplus fort peu que le siège primitif d'un tubercule situé au centre des poumons se trouve sur la surface interne de la vésicule pulmonaire, ou dans l'épaisseur de la paroi qui la sépare d'une vésicule voisine; chacun sait l'extrême

ténuité de ces parties, et vouloir limiter une lésion à son début, au milieu de tissus d'une aussi grande délicatesse, serait vraiment un travail sans résultat.

Il n'est pas extraordinaire de voir la coloration des artères bronchiques rendre évidens les faits dont il vient d'être question; la teinte uniforme de la membrane muqueuse non injectée s'oppose à toute étude précise; et malgré les lavages réitérés, il est encore permis de se tromper alors, de prendre les tubercules développés à la surface des bronches pour de simples parcelles de mucus, et les lésions des conduits aériens pour de simples ulcérations, lorsqu'on a détaché le petit amas de matière dont elles sont recouvertes.

§ V. Lorsqu'on a constaté les degrés principaux de cette disparition de l'artère pulmonaire dans le cours de la phthisie, on a vu l'une des modifications les plus curieuses que fait naître cette maladie dans le corps humain; mais il en reste encore d'autres sur lesquelles aucun observateur en France n'a jeté les yeux, parce que personne ici ne s'est imaginé d'ajouter à l'injection de l'artère pulmonaire une seconde injection lancée par l'aorte dans tous les vaisseaux qui dépendent de ce conduit primitif.

Des vaisseaux anormaux naissent autour des tubercules, s'accroissent, communiquent bientôt avec les routes ordinaires du sang, et deviennent dans les poumons les organes d'une circulation nouvelle.

Le siège de ces vaisseaux est d'abord dans cet intervalle qui sépare les dernières productions de l'artère pulmonaire d'avec la périphérie du tubercule; ils s'étendent ensuite hors de cette limite, et dans une période avancée de la malade, ils peuvent occuper toutes les parties malades du poumon, au milieu desquelles ils remplacent l'artère pulmonaire dont l'existence ne peut plus être constatée.

Avant l'apparition de ces vaisseaux de nouvelle formation, l'intervalle situé entre l'artère et les tubercules paraît être entièrement privé de vaisseaux. On les remarque fort bien autour des petites masses tuberculeuses; lorsque les artères pulmonaires ont été remplies de gélatine colorée en jaune par le chromate de plomb, et qu'en même temps les artères dépendantes de l'aorte sont remplies de la même matière chargée de vermillon, la coloration des parties saines et des endroits malades permet de distinguer au premier coup d'œil leurs limites et d'apprécier nettement les phénomènes dont je parle.

Le petit intervalle plus ou moins large est alors grisâtre et ne présente rien de remarquable, excepté l'absence de vaisseaux dans l'épaisseur de son diamètre.

Cette absence de vaisseaux dans cette petite sphère de matière, que l'on pourrait nommer coque tuberculeuse, me paraît évidente seulement lorsque ces produits ne sont pas très anciens, aussi l'observe-t-on généralement mieux dans les zones les plus inférieures des organes pulmonaires et dans leurs parties les plus centrales ; il est moins commun au contraire de l'apercevoir à leur surface dans le voisinage des plèvres.

Cet état de la coque tuberculeuse ne doit pas durer bien long-temps, car il ne se rencontre qu'autour des produits d'un très faible volume ; dès qu'ils ont atteint la grosseur d'un grain de chenevis ou d'un pois, il est bien rare qu'il se manifeste encore, et d'autres particularités apparaissent alors.

De petits vaisseaux commencent à se former dans l'épaisseur de cette coque tuberculeuse, en quelque sorte inerte avant l'époque de leur apparition.

On les voit à l'œil nu, et mieux encore avec un verre grossissant : ils peuvent être distingués, dans toutes les parties du poumon au milieu desquelles existent des tubercules isolés ou agglomérés, mais nulle part on n'observera mieux ce que je vais en dire qu'aux endroits les plus rapprochés des plèvres et de la superficie de l'organe.

Ils forment dans le coque tuberculeuse comme un petit appareil vasculaire, comparable à celui dont on suit le développement progressif pendant la durée de l'incubation autour du vitellus des œufs.

Cette similitude me paraît surtout bien nettement arrêtée autour des tubercules situés sous la plèvre, et dans ce cas on la constate d'autant mieux qu'il n'est pas nécessaire de couper les parties en morceaux et de les défigurer avant d'en faire l'étude.

Il vient un moment où ces vaisseaux s'abouchent évidemment, non pas avec les extrémités de l'artère pulmonaire, mais avec les artères qui servent à la circulation générale.

Ces communications existent-elles dès leur naissance ?

En d'autres termes, ne sont-elles que le développement de l'extrémité des vaisseaux de la circulation aortique, ou sont-elles d'abord indépendantes, et naissent-elles dans une partie pendant un certain temps privé de toute circulation ?

Tout le monde sait que ce qui est mainifeste pour un observateur peut ne pas l'être pour d'autres plus habiles. Parmi les choses dont la nature nous permet l'analyse, les unes nous présentent le plus grand caractère de netteté, un grand nombre d'entre elles au contraire restent toujours environnées de doute et d'obscurité ; il en est ainsi des faits par lesquels se révèle l'indépendance primitive de ces vaisseaux de formation nouvelle. Ils sont encore en partie recouverts d'un voile qui ne les laisse pas nettement se dessiner ; aussi malgré mes convictions j'en parle avec réserve, comme on doit le faire de phénomènes encore ignorés, et pour l'intelligence desquels la science a besoin des efforts de plus d'un homme.

A l'endroit où l'on aperçoit un amas tuberculeux situé près de la bronche et faisant quelque saillie dans sa cavité, le réseau artériel tapissant la membrane muqueuse se prolonge dans

l'espèce d'infundibulum au centre duquel est enchatonné le petit tubercule, et le revêt en entier si le phénomène est complet. La matière tuberculeuse a dû être enlevée sous l'eau avec un pinceau un peu fort, pour rendre apparente cette communication des vaisseaux de l'appareil nouveau avec les petites divisions des artères bronchiques.

Lorsqu'un tubercule n'est pas assez rapproché d'une bronche pour avoir fait disparaître en partie ou en totalité ce conduit aérien, c'est au travers des tissus du poumon, au sein desquels il n'existe plus aucun rameau de l'artère pulmonaire, que l'on peut suivre les petits rameaux depuis le réseau vasculaire bronchique jusqu'à la coque au milieu de laquelle il est enfermé. C'est par cette voie que la liqueur injectée remplit alors l'appareil des vaisseaux de nouvelle formation.

Si, en place des tubercules, on observe des cavernes situées dans le voisinage des bronches, cela ne change en rien le phénomène ; le réseau bronchique se prolonge dans cette cavité, soit en y pénétrant, lorsqu'elle est très petite, par un seul point de la périphérie de la bronche, soit en s'y introduisant directement quand tout ce canal a disparu.

La communication des vaisseaux de nouvelle formation avec les artères bronchiques est très simple, comme on vient de le voir ; celle qui s'établit entre les petits centres vasculaires situés au dessous des plèvres et le système aortique l'est beaucoup moins, et présente plus de détails à considérer.

Ils peuvent en effet s'aboucher soit avec les artères bronchiques, comme dans le cas précédent, soit avec les artères qui rampent dans toutes les parois de la poitrine ; mais non pas tout à fait de la même manière.

C'est surtout à la partie interne de chaque poumon que les foyers vasculaires de formation nouvelle reçoivent des rameaux artériels nés des artères bronchiques.

On suit alors les petits rameaux formant un admirable réseau au dessous de la plèvre pulmonaire et naissant souvent à plus de quatre pouces de distance de la petite masse tuberculeuse vers laquelle ils se rendent ; leur origine peut se démontrer à l'aide du scalpel ; il peut arriver cependant qu'on les perde, avant de parvenir à ce résultat, dans le cercle vasculaire d'un tubercule plus ancien ou d'une caverne ; mais toujours la coloration de la matière qui les remplit indique évidemment la source de laquelle ils dérivent.

Ce lacis de vaisseaux venant des artères bronchiques et se multipliant au dessous des plèvres du côté des médiastins peut être très serré, alors il est moins facile de remonter à son origine, ce qui se fait sans peine lorsqu'il n'est pas très étendu.

C'est probablement à ces ramifications de formation nouvelle qu'il faut rapporter le réseau souspleural né des artères bronchiques, dont la description se trouve dans les traités d'anatomie : il est probable qu'on l'aura observé chez des phthisiques; car, si j'en juge d'après mes recherches, il ne doit pas exister dans l'état de santé.

Je ne doute pas que les centres vasculaires développés sous la plèvre pulmonaire ne puissent partout communiquer avec le réseau bronchique ; cependant lorsqu'ils sont très éloignés de l'origine des bronches , comme cela arrive quand les tubercules sont situés au dessous de l'arc des côtes ou vers le péricarde , ils ne parviennent généralement à s'aboucher qu'avec les artères qui se divisent en dehors des plèvres, soit dans le péricarde, soit dans toute la périphérie du thorax.

Cette modification si extraordinaire des conditions normales de la vie ne peut se présenter sans que des phénomènes dignes d'être appréciés ne se soient succédé entre les deux feuillets des plèvres et dans ces membranes elles-mêmes.

Les adhérences des plèvres, et les fausses membranes, si communes chez les phthisiques que peut-être il n'en est pas un seul dont la poitrine en soit privée , sont les agens intermédiaires de cette communication.

§ VI. Les fausses membranes d'un phthisique, dont le système aortique a été convenablement injecté , ne se présentent pas toutes avec les mêmes apparences : les unes n'ont pas reçu la matière colorée , les autres ne l'ont reçue qu'en partie, les autres enfin se sont laissé traverser par la liqueur; elle remplit les vaisseaux qui se remarquent dans son épaisseur, et qui parviennent autour des tubercules des poumons de la même manière que les artères nées des vaisseaux bronchiques y arrivent dans d'autres endroits.

Celles qui n'offrent aucune trace de matière colorée sont en général les plus inférieurement placées, et paraissent être les plus récemment formées de toutes celles que l'on observe , si l'on en juge par leur situation , leur ténuité, leur moindre consistance, et surtout d'après les caractères que je vais donner.

Si on les sépare des plèvres, et qu'on les examine avec attention , on voit qu'elles présentent des traces de vaisseaux dont la forme et la disposition générale ne doivent pas être passées sous silence.

Ils forment dans la fausse membrane une série de petits conduits droits s'amincissant à leurs extrémités, et dont la longueur varie entre un et quatre millimètres.

De ce vaisseau primitif, qui se termine en s'amincissant à chacun de ses bouts, naissent, en formant un angle à peu près droit avec lui , des branches dont les extrémités s'amincissent également.

Si l'on veut admettre qu'aussitôt leur apparition ces vaisseaux communiquent à des appareils circulatoires propres à la poitrine et aux poumons, il est nécessaire , pour conserver cette manière de voir, de faire parvenir aux petits centres vascu-

laires, aussitôt leur apparition, une injection capable de les colorer, en y arrivant soit de l'artère pulmonaire soit de l'aorte.

Or, jamais on ne peut les emplir en injectant les irradiations de l'artère pulmonaire les plus rapprochées d'eux ; et pendant la première période de leur existence, on ne le peut pas non plus en se servant de l'aorte pour y conduire la gélatine.

Cela est d'autant plus remarquable que l'on parvient alors à remplir des vaisseaux d'un calibre inférieur à celui des ramifications du petit centre vasculaire, et cela dans les parties qui les avoisinent.

Lorsqu'on a répété souvent ces tentatives infructueuses, on a de grandes raisons de croire à l'indépendance de ces petits centres isolés, pendant la première période de leur existence.

Dans une période plus avancée de l'accroissement de ces petits centres vasculaires, il devient évident qu'ils s'abouchent, d'abord peu, puis ensuite davantage, et de plus en plus, avec le système de la circulation générale.

Cet abouchement progressif des vaisseaux de nouvelle formation, développés dans la coque tuberculeuse, avec les irradiations artérielles aortiques, et la manière dont il se fait , peuvent encore servir à convaincre de leur indépendance première.

Tantôt cette communication se fait par un point seulement de la circonférence de l'enveloppe qu'ils forment autour du tubercule ; d'autres fois elle se fait par deux points opposés, et c'est seulement autour des tubercules très ramollis et des cavernes qu'elle se manifeste sur toute la circonférence du cercle vasculaire.

Dans toutes ces circonstances, encore plus variées sur la nature qu'on ne saurait le dire, la matière gélatineuse remplit fort bien ce système nouveau, que ses limites soient grandes ou petites, et on peut parfaitement bien l'observer et le décrire.

La formation d'un système vasculaire primitivement indépendant au centre de la coque tuberculeuse, dans l'intervalle qui sépare les dernières ramifications de l'artère pulmonaire d'avec la surface du tubercule, est certainement un fait qu'il ne faut pas admettre sans un examen sérieux, aussi faudra-t-il chercher à le constater non seulement au centre des organes pulmonaires , mais encore à la surface, et même dans l'épaisseur des fausses membranes développées entre les plèvres.

On l'entrevoit difficilement dans la profondeur des poumons, cela est vrai, mais plus on s'approche des plèvres, plus il devient manifeste, et quand on l'observe dans les fausses membranes des plèvres il n'y a plus à en douter.

Je me sers du mot appareil vasculaire et non de celui d'appareil circulatoire parce qu'il me paraît peu probable qu'une circulation puisse exister dans la continuité de ces petits vaisseaux avant le moment où, en vertu de leurs communications, le sang qu'ils renferment reçoit l'impulsion du cœur.

Représentez-vous actuellement une foule de ces petits centres vasculaires naissant successivement dans les poumons de l'homme, s'étendant autour des tubercules, s'irradiant sous sa plèvre pulmonaire, et confondant toutes leurs branches dans l'espace où les rameaux de l'artère pulmonaire ont cessé de pénétrer.

En même temps que mille de ces phénomènes se produisent, d'autres phénomènes apparaissent entre les plèvres ; des vaisseaux de formation nouvelle s'y développent également, se prolongent en dedans et en dehors et viennent bientôt réunir les nouveaux vaisseaux de l'organe respirateur à ceux qui parcourent ordinairement les parois de la poitrine.

C'est par ces mouvemens presque simultanés que s'accomplit la grande transformation circulatoire, caractère le plus remarquable de la phthisie.

Tous ces faits confondus au premier coup d'œil doivent être analysés séparément : je vais essayer de le faire avec le moins de confusion possible ; cependant, malgré mon désir, il ne me sera peut-être pas permis d'atteindre ce but, et je n'aurai plus que la ressource d'en appeler à la nature elle-même pour faire comprendre clairement tous les détails qui concourent à une révolution si étrange.

Tous ces petits appareils, quel que soit leur nombre, naissent plus ou moins près des bronches, ou bien au dessous de la plèvre pulmonaire. Ils environnent des tubercules, tantôt durs, tantôt ramollis : dans une période plus avancée, ils sont étendus autour des cavernes.

S'ils sont placés près d'une bronche, les vaisseaux par lesquels ils sont constitués communiquent avec le réseau vasculaire formé à la surface de la membrane muqueuse de la bronche, par les artères bronchiques : voici comme cela se fait.

Un autre vaisseau est le plus souvent voisin de lui, et tous deux étendent leurs branches les unes vers les autres.

Ces linéamens singuliers se rencontrent non seulement dans les fausses membranes les plus récemment produites, mais encore dans les plèvres, et quelquefois sur une très grande étendue de leur surface.

Lorsque leurs branches sont réunies par anastomose, ils constituent dans la fausse membrane et dans la plèvre un réseau dont les mailles, de moins en moins régulières à mesure qu'elles deviennent plus anciennes, sont formées par toutes les petites branches multipliées et réunies entre elles, et par les axes vasculaires primitifs que l'on distingue de moins en moins à mesure que le réseau s'accroît.

Je ne fais aucun doute de l'impossibilité d'une circulation pendant un certain temps de l'accroissement de ces petits vaisseaux ; ils contiennent cependant des globules sanguins, mais ceux-ci ne doivent pas se mouvoir tant qu'une des extrémités de ces foyers ne s'est point abouchée à une division quelconque du système vasculaire du corps.

Il est vrai qu'ils ne doivent pas rester long-temps indépendans, et dans leur accroissement rapide, ils doivent bien vite trouver un point de contact qui les réunisse à la circulation générale. Mais ce temps fût-il très court, n'en doit pas moins attirer l'attention de tout observateur.

Ce premier développement des vaisseaux des fausses membranes se peut faire non seulement lorsque ces productions sont adhérentes aux plèvres par une seule ou par leurs deux extrémités, mais encore je l'ai constaté dans des fausses membranes entièrement flottantes.

Ce dernier fait est, je le pense, aussi concluant que possible en faveur de l'indépendance première de ces vaisseaux de nouvelle formation. Malgré sa rareté. Je ne suis pas le seul qui ait pu le constater, Bogros avait, avant moi, injecté, si je ne me trompe, des vaisseaux de fausses membranes libres, et voici ce que l'on peut lire dans une thèse soutenue en 1828 à la faculté de médecine de Paris, sous le numéro 163, par M. A. Thierry, alors aide d'anatomie de la Faculté, homme d'une grande expérience sur ces sortes de matières, page 12, propos. XVI. « Des vaisseaux peuvent se développer d'une manière indépendante dans une membrane accidentelle isolée au milieu d'une cavité séreuse, sans avoir de communication avec ceux de l'organe et de ses parois.

N'y a-t-il pas dans ces particularités beaucoup d'analogie avec ce que j'ai signalé dans le principe des vaisseaux nés autour des tubercules, et ceci n'est-il pas une preuve de plus ajoutée à celles que j'ai déjà données de leur indépendance primitive ?

Parmi les fausses membranes dont les vaisseaux ont pu être injectés par l'aorte, les unes le sont partiellement, et laissent encore voir des vaisseaux qui ne communiquent pas encore avec les ramifications colorées ; d'autres le sont en totalité, et chaque artériole se dessine alors parfaitement bien depuis son origine et pendant son passage d'une plèvre à l'autre jusqu'aux poumons.

Ces vaisseaux forment alors une série très serrée, étendue quelquefois le long de toute la concavité de plusieurs côtes, et constituent les uns au dessous des autres une succession d'étages vasculaires, dont les plus anciens sont les plus rapprochés du sommet de la poitrine.

S'ils se sont formés du côté du péricarde, ils unissent de ce côté la plèvre pulmonaire à la plèvre péricardine.

Leur grosseur est inégale : il y en a de fort petits ; parmi les plus volumineux, je n'en ai pas encore vu dont le diamètre fût au delà d'un millimètre ; mais en revanche ils sont très nombreux, et en supposant seulement leur diamètre égal au quart d'un millimètre, une seule fausse membrane longue d'un décimètre en contiendrait quatre cents. Que l'on juge donc du nombre de ces vaisseaux, et de la quantité de sang qu'ils apportent dans les poumons tuberculeux, autour desquels les fausses membranes et les adhérences sont tellement multipliées.

Dès qu'ils sont arrivés à la plèvre pulmonaire, ils se répandent au dessous d'elle, en se dirigeant vers les masses tuberculeuses et les cavernes autour desquelles il est aisé de les suivre.

Il est évident que le foyer auquel ils aboutissent en plus ou moins grand nombre peut les recevoir d'un côté et communiquer par leur intermédiaire avec les artères des parois du thorax, tandis que, de l'autre, ses vaisseaux s'abouchent avec les divisions des artères bronchiques ; c'est ce qui arrive autour des grosses masses tuberculeuses et des cavernes considérables. D'une part, se terminent et répandent les artères nées du réseau thoracique ; de l'autre arrivent toutes celles qui viennent des artères sous muqueuses des bronches : il en résulte des anastomoses nombreuses et inextricables, qui s'étendent incessamment, et dont l'ensemble forme une masse de vaisseaux proportionnelle en étendue à l'ancienneté du tubercule ou de la caverne qu'elle environne entièrement.

Maintenant que l'on a pu suivre l'évolution de ces productions vasculaires depuis leurs premiers linéamens, il me sera plus facile de faire comprendre les changemens qu'ils subissent autour des tubercules, aussitôt que ceux-ci se ramollissent jusqu'à l'époque où une caverne les remplace.

Ils constituent d'abord un réseau peu épais autour de chaque tubercule ; mais, à mesure que les tubercules se multiplient, s'accroissent et se ramollissent, ce réseau augmente dans tous les endroits où il a paru, son épaisseur s'étend incessamment, et bientôt tout un lobe du poumon, et souvent une partie plus grande de l'organe respirateur est occupée seulement par cet appareil nouveau.

Les centres vasculaires, d'abord isolés, confondent alors toutes leurs branches ; elles sont extrêmement serrées, et forment une coque d'épaisseur variable dans laquelle sont contenus tous les tubercules ramollis.

Ces vaisseaux, dont la prodigieuse quantité est alors incalculable s'arrêtent autour de chaque tubercule, sans pénétrer dans l'intérieur de la masse de matière dont il est formé.

Dans les cavernes leur disposition est différente.

Ils se prolongent dans les anfractuosités, dans toutes les éminences de chaque caverne, et remplissent, en les colorant, les colonnes si souvent étendues de l'une à l'autre de leurs parois.

Ces colonnes et ces parois des cavités tuberculeuses ne ressemblent plus alors à de la matière désorganisée ; ce sont au contraire des tissus pleins de vie, mais d'une vie toute particulière.

Si l'on place une portion de caverne sous l'eau, après avoir détaché les mucosités, le pus, dont sa surface est recouverte, on voit que l'extrémité des

vaisseaux de nouvelle formation est autrement disposée qu'autour des tubercules.

A la surface de la caverne, ces vaisseaux se prolongent en petites houppes, dont l'ensemble examiné à la loupe représente une sorte de velouté.

Une caverne est donc remarquable non seulement par le tissu très vasculaire dont elle est entourée, et dans lequel se fait une circulation toute nouvelle, mais encore par ces houppes terminales qui mettent en contact avec l'atmosphère le sang artériel venant de la grande circulation.

Veut-on chercher dans des poumons où se remarquent ces phénomènes la source qui fournit le sang à tous ces petits vaisseaux, elle n'est jamais difficile à trouver.

Les artères du système aortique les plus voisines conduisent toujours la matière dont elles sont remplies, et elles arrivent aux endroits malades par tous les points de son périmètre.

Du côté des bronches, ce sont des artères bronchiques qui ont dépassé leurs limites ; en dessous ce sont des artères péricardines et médiastines prolongées au travers des adhérences. En avant, d'autres rameaux naissent de l'artère thoracique interne. Du côté des côtes, mille ramifications viennent à la fois de la sous-clavière, des intercostales, et quelquefois même de la thorachique externe.

Quand la maladie est assez avancée pour que tout le système circulatoire de la poitrine soit ainsi modifié, on conçoit que dans l'énorme coque vasculaire dont sont entourés les cavernes et les tubercules on ne puisse plus reconnaître ce qui dépend de chaque artère de la poitrine en particulier ; dans le tissu où s'anastomose un nombre infini de rameaux tout est confondu.

Par quelles voies le sang aortique ainsi répandu au milieu des poumons tuberculeux revient-il au cœur, c'est une recherche qu'il faut encore faire.

En incisant les veines pulmonaires, on retrouve dans leurs conduits la liqueur rouge lancée par l'aorte, il est donc évident que le sang destiné à parcourir les vaisseaux de formation nouvelle revient au cœur dans les cavités gauches, en se mélangeant incessamment à celui que ramènent ces veines abouchées encore dans les parties saines avec les irradiations de l'artère pulmonaire.

Tout le sang des endroits malades ne passe cependant pas par ce chemin, un autre courant se jette dans la veine azygos par les veines bronchiques, et de là se dirige vers les cavités droites du cœur, pour s'y mêler au sang veineux de la grande circulation.

Il doit probablement résulter de ce double courant un changement dans la nature du sang des phthisiques et une influence toute particulière sur l'organisation.

Ici se termine l'exposé rapide des phénomènes que présentent les organes respirateurs des phthisiques étudiés après l'injection de leurs vaisseaux.

Il résulte de leur appréciation que plus la maladie tuberculeuse fait des progrès, plus les poumons, contrairement aux lois ordinaires, acquièrent de capacité pour le sang artériel, et moins ils en conservent pour le sang veineux.

Dans un prochain mémoire je ferai l'histoire des vaisseaux accidentels qui naissent autour des tubercules des membres pendant le cours de la maladie scrophuleuse.

EXPLICATION DES PLANCHES.

1° Tubercule situé sous la plèvre et dont l'appareil vasculaire a été injecté par l'aorte. — Double de la grandeur naturelle.

a. a. a. Petites artères communiquant avec les intercostales.

2° Premiers linéamens des vaisseaux de nouvelle formation dans la fausse membrane.

a. Grandeur naturelle.

b. b. b. Vus à la loupe.

3° Caverne du sommet d'un poumon avec les vaisseaux qui s'y répandent.

a. a. a. a. Artères venant d'une intercostale au travers d'une fausse membrane.

b. Artère venant de la sous-clavière.

c. c. Artères venant de la thoracique interne.

d. Première côte.

OBSERVATIONS PATHOLOGICO-PHYSIOLOGIQUES SUR LES FONCTIONS DES NERFS DE LA FACE ;

Par M. Voisin, D.-M. à Limoges.

OBS. I. *Paralysie du mouvement de la moitié gauche de la face par cause de refroidisseme t : guérison.*

Bezou, détenu, entra le 6 septembre 1836 dans mon infirmerie, se plaignant que le côté gauche de sa figure était devenu paralysé ; il était en effet complètement immobile, même dans les actes du moucher, du rire, du cracher, etc.

Les signes de cette affection sont trop connus pour que nous nous y arrêtions ; mentionnons les symptômes suivans que l'on observe plus rarement : bourdonnement continuel dans l'oreille du même côté, avec élancemens, se prolongeant jusqu'à l'occiput et vers l'angle de la mâchoire inférieure. Ces élancemens ne se montraient que par intervalles et étaient plus forts la nuit que le jour ; ouïe un peu obtuse ; perception des saveurs, des odeurs, intacte ; point de fièvre ; bon appétit. J'interrogeai avec soin le malade, qui attribua son mal à une impression d'air froid. (Tilleul, sureau, édulc., trois quarts matin et soir, sans vin ; cataplasme sur la joue.)

12. Même état. (15 sangsues sur la région parotidienne, au niveau du lieu d'émergence des branches du facial ; cataplasme ; même régime.)

13. Même état. (8 autres sangsues.)

14. Point de changement. (Vésicatoire sur la région parotidienne.)

15, 16, 17, 18. Même état.

19. Application sur la peau dénudée de quelques grains d'extrait alcoolique de noix vomique. (D'ailleurs même régime.)

20. Les muscles reprennent leur action. (On continue l'application de l'extrait.)

21. Disparition des douleurs ou élancemens, retour des mouvemens. (Mêmes prescriptions.)

23. Guéri.

Réflexions.

Nous avons eu affaire évidemment, dans le cas précédent, à une affection rhumatismale de la portion dure de la septième paire, nerf destiné aux mouvemens des muscles de la face, ainsi que l'ont prouvé les travaux de Bellingeri, Magendie, Ch. Bell, etc. C'est aussi l'opinion de la plupart des anatomistes modernes, opinion soutenue dans plusieurs thèses et dans un travail fort bien fait, inséré par M. Bérard aîné dans le *Journal des Connaissances médico-chirurgicales.*

Cette observation ne nous a offert d'intéressant à noter que les douleurs névralgiques de l'oreille, de l'occiput et de l'angle maxillaire, douleurs très violentes au dire du malade, et dont l'existence pourrait donner à croire à un esprit inattentif que ce nerf préside tout à la fois au sentiment et au mouvement. Si cette singulière opinion a été émise par Bellingeri, c'est qu'il n'a pas songé vraisemblablement que ce nerf s'anastomose avec des nerfs sensitifs sur plusieurs points, et principalement sur les trois points indiqués dans notre observation comme étant le siège des douleurs, et que la même cause morbide, dont l'action sur un nerf moteur (nerf facial) se traduit par un trouble du mouvement, cette même cause ne peut manifester son action sur un nerf sensitif (trijumeau) que par un trouble de la sensibilité.

Les faits semblables au précédent sont assez nombreux, leur interprétation physiologique est assez généralement admise, pour que la science ait pu enregistrer à la presque unanimité des voix les conclusions suivantes :

1° Paralysie du mouvement d'un côté de la face, maladie du nerf facial correspondant, nerf essentiellement et uniquement moteur.

2° Si l'hémiplégie faciale est compliquée de douleurs, ces douleurs existent au niveau des anastomoses de ce nerf avec des nerfs sensitifs, seuls aptes à les percevoir.

Nous avons vu dans le fait qui précède : 1° le côté gauche de la face privé de mouvement, en raison de la perte d'action du nerf facial qui le lui donne ; 2° ce même côté conservant toute sa sensibilité, en raison de l'intégrité du nerf trijumeau, duquel il la reçoit. Nous allons observer précisément l'inverse dans le fait qui suit, et qui servira de contre-partie au premier.

OBS. II. *Attaque d'apoplexie : paralysie du mouvement de la moitié droite du corps et de l'œil gauche ; paralysie du sentiment de la moitié gauche de la face.*

Vigné, homme grand, robuste, d'un caractère très violent, d'un tempérament sanguin fortement prononcé, entra le 15 juin 1835 dans mon service, où il a été visité par MM. Cruveilhier de la faculté de Paris, et Lordat de celle de Montpellier. Trois ans et demi environ avant d'être frappé d'apoplexie, il sentait dans la tempe gauche comme des coups de marteau, et dans la pommette du même côté de violentes douleurs, plus intenses la nuit que le jour. Il ne fut point saigné en mai 1834, ainsi qu'il avait l'habitude de l'être à cette époque; soit par suite de cette omission, soit par l'effet du violent chagrin que lui occasionna sa condamnation à une réclusion perpétuelle (le 7 août 1834), étant en prison à Angoulême, il fut frappé le 4 septembre suivant d'une attaque d'apoplexie qui le priva simultanément du mouvement dans la moitié droite du corps et du sentiment dans la moitié gauche de la figure, avec paralysie des six muscles de l'œil du même côté. Aussitôt bredouillement. On lui fit, onze mois après, à Angoulême, une saignée qui ne lui procura aucun soulagement.

Voici son état le 18 juin 1835 à notre première visite : en examinant la figure du malade à l'état de repos et en observant 1° que l'œil gauche ne se fermait jamais spontanément ; 2° qu'il restait dans un parfait état d'immobilité, alors que son congénère exécutait toute espèce de mouvemens ; 3° qu'il s'écoulait de temps en temps de la salive par la commissure gauche de la bouche ; il eût été très facile de porter un diagnostic erroné, en attribuant la paralysie du mouvement au côté gauche et celle du sentiment au côté droit de la figure ; c'était justement l'inverse, ainsi qu'on pouvait s'en assurer par une étude plus approfondie des singuliers désordres résultant de cette attaque d'apoplexie, désordres que nous allons essayer de signaler.

Moitié droite du corps. Paralysie du mouvement plus prononcée au membre supérieur qu'à l'inférieur; ils sont déjà sensiblement atrophiés. Fourmillemens dans le côté hémiplégique augmentant quand le malade se mouche ou éternue. Cette moitié du corps est tellement faible que le malade ne peut pas s'en servir. Les muscles de la face exécutent quelques mouvemens sensibles dans les actes du moucher, du rire, etc.: quand il parle c'est avec la moitié gauche des deux lèvres ; dans les efforts d'insufflation, la joue droite seule fait ballon ; la gauche reste appliquée contre les mâchoires. L'orbiculaire conserve encore assez d'énergie pour tenir la bouche fermée ; au dire du malade, pendant l'acte de la digestion, le côté droit du ventre devient plus volumineux que le côté gauche, comme si les alimens semblaient s'y amasser. Déglutition des liquides difficile ; souvent ils refluent par le nez: sensibilité intacte.

Moitié gauche de la face. Paralysie des mouvemens de l'œil qui a conservé la sensibilité spéciale à l'excitant chargé de la mettre en jeu, je veux dire la lumière: il voit tout aussi bien que l'autre, ou, pour mieux nous exprimer, il verrait tout aussi bien que son congénère, si une altération commençante de la moitié inférieure de la cornée transparente n'entravait ses fonctions. D'où provient cette altération? de ce que le globe oculaire reste constamment à découvert, et la nuit et le jour ; les paupières en effet ne se ferment jamais, à moins qu'on ne dise au malade de les fermer, ce qu'il exécute sur le champ. Hors ces cas, restant toujours écartées l'une de l'autre, elles laissent à découvert un segment du globe oculaire qui est devenu le siège d'une ophthalmie limitée à ce seul segment. La conjonctive est injectée et la cornée commence à devenir opaque dans sa moitié inférieure ; l'œil est sec. Depuis son accident, Vigné n'a pas pu verser une seule larme ni d'un côté ni de l'autre ; l'œil est insensible à la présence

de toute espèce de corps étrangers. J'ai appliqué l'extrémité de l'index à sa surface ; j'ai fait plus, j'ai déchiré la conjonctive jusqu'à provoquer un écoulement sanguin, et le malade n'a jamais rien senti. L'iris était-elle contractile? Cette question ne fut point alors vérifiée ; aujourd'hui, 18 décembre 1837, nous avons essayé, mais en vain, d'en stimuler la contractilité en dirigeant à sa surface des jets de lumière naturelle et artificielle ; l'iris a resté aussi immobile que l'œil.

Paralysie de l'élévateur de la paupière supérieure avec conservation du mouvement de l'orbiculaire.

Sentiment éteint dans la narine gauche qui n'a ni perception des odeurs, ni celle des dilacérations qu'on lui fait subir, elle est toujours sèche ; croyant que cette perte d'olfaction tenait en grande partie à cet état de sécheresse, nous avons, avant de faire priser du tabac à Vigné, humecté l'intérieur de la narine et constaté ensuite qu'il ne le sentait pas mieux qu'auparavant.

Moitié gauche de la langue insensible au contact des alimens. On peut y enfoncer une épingle sans que le malade en éprouve de douleur. Il ne sent pas les alimens, et ne peut pas reconnaître leur état de division ; quelques parcelles même s'échappent de sa bouche à son insu, en sorte qu'il est obligé de les ramener avec l'index dans le côté droit, seul capable d'effectuer l'acte de la mastication. Déviation à gauche de la langue et de l'os maxillaire inférieur. Les dents et les gencives du côté gauche paraissent engourdies. Il se mord souvent la joue, et ne s'en aperçoit qu'en voyant couler son sang. La salive s'échappe quelquefois par la commissure gauche. On peut enfoncer impunément des épingles dans le sourcil, les paupières et la pommette. Il ne sent pas le rasoir. Un peu de surdité ; il prononce mal les lettres g, j, q, s, x. D'ailleurs la motilité est intacte (celle de l'œil exceptée).

Selles paresseuses, tous les deux ou trois jours ; urines faciles ; tête lourde ; état stationnaire depuis l'attaque ; grand appétit. (Régime abondant sans vin.)

Du 20 au 25, léger mouvement fébrile, brouillards devant les yeux ; tête lourde, douloureuse. (Saignée au bras gauche, de quinze onces ; frictions de teinture de cantharides sur le côté hémiplégique ; *même régime*.) Le sang se couvre d'une couenne inflammatoire.

26. Mieux ; tête moins lourde ; il s'appuie un peu sur la jambe droite ; les brouillards de la vue ont diminué. (Teinture supprimée.) Persistance de la céphalalgie.

27. Quinze sangsues derrière l'angle maxillaire.

29. Légers mouvemens du bras ; un peu plus de sensibilité dans la joue gauche ; douleurs dans la plante du pied, le mollet et la main du côté droit ; sentiment de chaleur dans la jambe du même côté ; en résumé, amélioration générale. (Autre saignée de vingt-trois onces.) Le sang était couvert d'une couenne de quatre lignes d'épaisseur. Cette saignée nous donna à observer un fait fort singulier : le sang ne sortit qu'un quart d'heure environ après l'ouverture de la veine ; elle avait été faite au bras gauche comme la précédente. (Même régime.)

30. L'opacité de la cornée fait des progrès.

1er *juillet.* Moins de bourdonnemens, diminution de l'insensibilité de la face.

3. Deux grains d'extrait alcoolique de noix vomique délayés dans la tisane du malade. On augmente chaque jour d'un grain la dose du remède.

8. Un peu plus de motilité à droite et de sensibilité à

gauche. Tout le côté hémiplégique devient douloureux aussitôt que le malade s'étend. Doigts hippocratiques, ongles recourbés, soulèvement des côtes dans l'inspiration moins sensible à droite qu'à gauche. Il lève le membre inférieur en masse sans pouvoir fléchir la jambe sur la cuisse. (72 puls.) Six grains d'extrait de noix vomique. (Même régime)

14. Il fléchit la jambe sur la cuisse, marche moins péniblement. La sensibilité de la face augmente; la cornée devient de plus en plus opaque.

15. Un peu de congestion au cerveau. (12 sangsues à chaque angle maxillaire.) 86 puls.

21. Même état. Craignant à bon droit que ce mouvement fébrile, accompagné de quelques coliques légères, ne fût lié à l'administration de l'extrait de noix vomique, porté la veille à 11 grains; nous en suspendîmes l'usage.

24. Élancemens dans la joue gauche; douleurs dans le bras droit. (102 puls.)

23 *Août*. État stationnaire.

27. Il semble marcher plus facilement et mieux régulariser les mouvemens du membre inférieur.

28. Il se plaint d'y avoir froid.

20 *Octobre*. Le malade a senti pour la première fois du tabac dans la narine gauche. Douleurs dans le bras droit. L'œil gauche s'atrophie.

26. Apparition d'un écoulement sanguino-purulent par l'oreille gauche. Vigné ferme la main quand il veut l'ouvrir. Marche un peu moins difficile.

5 *Novembre*. L'écoulement persiste sans changemens bien notables dans l'état du malade.

2 *Décembre*. Même écoulement. Parole plus faible.

4. Sensibilité augmentée à gauche. Les sens sont plus impressionnables. Déglutition des liquides difficile.

6. Expulsion par l'oreille de caillots de sang à l'état de pureté. Marche moins gênée.

1er *Janvier* 1836. Cessation de l'écoulement. Le côté gauche de la face a recouvré presque toute sa sensibilité. Il entend mieux; perçoit les odeurs, les saveurs, un peu moins bien néanmois à gauche qu'à droite. Les tégumens (sourcils, paupières, pommettes, etc.) ont repris toute leur sensibilité. Les alimens tombent encore entre la joue gauche et l'arcade dentaire, d'où il est obligé de les ramener au côté droit avec l'index. (*Régime abondant et toujours sans vin.*)

1er *Février*. L'action de s'étendre, se moucher, détermine des fourmillemens dans le côté droit du corps devenu beaucoup plus mobile.

12. Rectum toujours un peu paresseux. Il semble au malade que son côté droit est rongé par des chiens, tant il est quelquefois douloureux. Il paraîtrait que la paralysie porte principalement sur les fléchisseurs du membre inférieur et les extenseurs du membre supérieur. (Mêmes prescriptions.)

26 *Mai*. Fièvre tierce compliquée d'embarras bilieux. Envies de vomir durant les accès.

27 matin. (Un grain et demi d'émétique.) Expulsion d'une énorme quantité de bile par haut et bas. Accès à onze heures du matin.

29. Solution de sulfate de kinine à prendre huit heures avant l'accès. (Diète.)

30. Guérison. L'état du malade reste d'ailleurs le même. En août dysenterie sanguine guérie par l'application d'une centaine de sangsues sur le ventre ou à l'anus, la diète, les cataplasmes et les lavemens émolliens.

Septembre. Voyant que nous n'obtenions point de résultat aussi satisfaisant que nous le désirions, et craignant que les maladies vénériennes antécédentes du malade ne méritassent un peu plus de prise en considération que nous ne leur en avions accordé jusqu'alors, nous résolûmes de soumettre Vigné à un traitement anti-syphilitique composé des mercuriaux et des sudorifiques. Nous y renonçâmes bientôt vu son inefficacité.

Comme la cornée de l'œil gauche devenait de jour en jour plus malade, nous nous décidâmes, d'après les conseils de M. Pigné, à faire la suture des paupières pour tâcher de conserver cet organe au malade en cas de guérison. Cette opération n'eût pas de succès. Les fils divisèrent les paupières et causèrent une hémorrhagie évaluée à près d'un litre.

28. Jour froid. La moitié droite du corps était glaciale.

En août 1837, légère entérite guérie par 26 sangsues et la diète.

Aujourd'hui, fin décembre 1837, c'est à dire 40 mois après l'accident, la sensibilité est en grande partie de retour à gauche. L'œil toujours immobile est à moitié perdu. Il ne voit que par la moitié supérieure, continuellement abritée par la paupière. Le segment laissé à découvert par l'écartement des paupières est atteint d'une phlegmasie chronique avec injection, boursouflement et légère suppuration de la conjonctive, et opacité de la moitié inférieure de la cornée; en sorte que le champ de la vision est diminué au moins de moitié. Paralysie de l'élevateur de la paupière. Disparition du besoin de cligner. Narine gauche sèche et un peu rétrécie. Sens de l'odorat, de l'ouie, du goût, moins bons à gauche qu'à droite. Retour de la sensibilité aux tégumens. Côté gauche de la bouche moins humide que l'autre. Déviation de la langue et de la mâchoire encore sensible à gauche. Mastication difficile en raison de l'absence de plusieurs molaires supérieures et de l'affaiblissement de la sensibilité de l'intérieur de la bouche.

Les mouvemens du côté hémiplégique ont repris beaucoup d'énergie. Il s'appuie sur sa jambe, et peut même marcher aidé du bras d'un camarade. Parole moins embarrassée. Il prononce bien toutes les lettres. Déglutition des liquides encore difficile. Rectum paresseux et nécessitant de temps en temps l'usage de lavemens. D'ailleurs appétit excellent. Digestions faciles. Bonne mémoire. Embonpoint prononcé dans la moitié gauche du corps. Atrophie de la moitié droite, peu sensible néanmoins à la figure.

En résumé, si l'on compare l'état actuel de Vigné à ce qu'il était jadis, on reconnaîtra qu'il s'est beaucoup amélioré. Le côté droit a beaucoup gagné sous le rapport de la mobilité, et la moitié gauche de la face sous celui de la sensibilité. Cette double amélioration, favorisée sans doute par les émissions sanguines abondantes qu'a subies le malade, et par le travail de résorption inséparable de tout épanchement, date surtout néanmoins du mois d'octobre 1835, époque où il se manifesta un écoulement sanguino-purulent critique qui dura 3 mois et débarrassa la moitié gauche du cerveau de l'abcès qui la comprimait, et auquel l'hémorrhagie cérébrale avait très probablement donné naissance. Le côté hémiplégique acquit en effet sur le champ de la mobilité, le côté gauche de la face de la sensibilité, et les sens augmentèrent d'énergie.

Revenons maintenant sur nos pas, et après avoir

rappelé en résumé les désordres secondaires observés, tâchons de remonter par la pensée aux lésions anatomiques qui en sont l'unique et véritable source.

Qu'observons-nous?

1° *A droite* paralysie du mouvement; d'où l'on peut conclure d'une manière *à peu près* certaine que le foyer apoplectique est à gauche.

2° *A gauche* immobilité complète de l'œil, dépendant de la paralysie des six muscles qui le font agir, et paralysie de l'élévateur de la paupière supérieure. Comme ces muscles ne reçoivent des nerfs que des troisième, quatrième et sixième paires, il résulte de ce fait que ces nerfs ont perdu leur action, sans doute par l'effet de la compression ou destruction que la présence du foyer apoplectique leur a fait subir.

3° Intégrité des mouvemens de l'orbiculaire des paupières. Or de quelles sources viennent ses nerfs? De la troisième, cinquième et septième paire. Comme nous allons voir un peu plus bas que le nerf de la cinquième paire est un nerf de sentiment et non de mouvement, comme, d'ailleurs, il a été reconnu plus haut que la troisième paire a perdu son action, il ne reste plus que les filets de la septième paire, à qui l'on puisse faire jouer à l'égard de ce muscle le rôle d'excitateur du mouvement; ce qu'on peut admettre, en effet, puisqu'il est prouvé surabondamment que le nerf facial (portion dure) donne ce mouvement à tous les muscles de la face.

4° Immobilité de l'iris. Quelles conséquences déduire de ce fait, en ce qui touche la physiologie des nerfs de l'orbite? On sait que l'iris reçoit ses nerfs du ganglion ophthalmique formé par le filet long et grêle de la cinquième paire, le filet gros et court de la troisième. Ce ganglion reçoit de plus un filet de communication du ganglion cervical supérieur. Si nous prenons en considération que les nerfs provenant du grand sympathique ne servent en rien au mouvement; 2° qu'il en est de même de ceux qui appartiennent à la cinquième paire, nous arriverons forcément par voie d'exclusion, à regarder le nerf de la troisième paire comme le nerf moteur de l'iris. Cette conclusion, facile à prévoir, n'est d'ailleurs que l'énoncé de la manière de voir de Mayo. On sait qu'il a paralysé cette membrane par la section de la troisième paire. On sait encore que l'iris *très mobile* de l'aigle ne reçoit de nerfs que de la troisième paire. Or, nous avons vu un peu plus haut par la paralysie des muscles de l'œil, et de l'élévateur de la paupière supérieure, que ce nerf a perdu son action, et cette perte d'action coïncide avec la paralysie de l'iris. Nous sommes conduits par voie directe et par voie indirecte à émettre cette conclusion, que l'iris ne doit sa mobilité qu'à la grosse et courte branche que le ganglion ophthalmique reçoit de la troisième paire.

5° Persistance de la sensibilité de l'œil à son excitant spécial, la lumière. (Intégrité de la rétine.)

6° Perte à peu près complète de la sensibilité générale de l'œil et de ses dépendances (paupières, sourcils, etc.), occasionnée à coup sûr par le défaut d'action du nerf de la troisième paire, nerf éminemment sensitif, ainsi que l'ont prouvé les expériences de Ch. Bell et Magendie. La conjonctive étant, par suite du défaut d'action dudit nerf, devenue insensible, ce sentiment incommode, ce *besoin* qui nous fait fermer les paupières pour humecter l'œil ou chasser les corps étrangers arrêtés à sa surface, ce besoin n'existe plus; d'où l'inflammation, le boursoufflement, la suppuration de la conjonctive, ainsi que l'a observé Magendie à la suite de la section dudit nerf; plus tard, l'opacité de la cornée, et finalement une diminution de la faculté de voir, proportionnée à l'étendue de cette opacité. Si la chute de cette membrane, l'écoulement des humeurs oculaires, etc., n'ont pas encore été observés, c'est que les progrès du mal ont été lents. Cette désorganisation pour être tardive n'en est pas moins certaine à nos yeux. Ainsi donc, suivant nous et contre l'opinion de M. Magendie, qui dans des cas analogues obtenus à l'aide d'expériences, regarde la perte de la vue comme primitive, c'est à dire dépendant directement de la lésion du trifacial, suivant nous, cette perte ou diminution de la vue n'est que secondaire, autrement dit consécutive à l'affection de la cornée; en sorte que, si nous voulions parcourir tous les effets résultant de la lésion de la cinquième paire, et les énumérer dans l'ordre inverse de leur succession nous dirions: La vue se perd parce que la cornée devient opaque; la cornée devient opaque parce que la conjonctive est le siège d'une ophthalmie chronique; la conjonctive est le siège d'une ophthalmie chronique parce qu'elle est constamment sèche et exposée au contact des corpuscules voltigeant dans l'atmosphère; cet état anormal résulte de l'inaction des paupières; cette inaction vient de la disparition du besoin de cligner; la disparition du besoin de cligner est produite par l'insensibilité de la conjonctive; l'insensibilité de la conjonctive est liée au défaut d'action du trijumeau; ce défaut d'action dépend de la compression dudit nerf par le foyer apoplectique, compression qui s'est étendue aux nerfs des troisième, quatrième et sixième paires.

Ajoutons que cette hémorrhagie doit s'être faite à gauche, ainsi que semblent le prouver, 1° l'hémiplégie siégeant à droite (effet croisé); 2° la paralysie des troisième, quatrième, cinquième et sixième paires encéphaliques et des muscles qu'elles animent (effet direct); 3° l'écoulement sanguino-purulent de l'oreille gauche; 4° l'amélioration qui en fut la conséquence immédiate, consistant dans le retour de la sensibilité à l'œil, au sourcil, à la pommette, à la narine, à la langue, aux dents, aux gencives, au palais, en un mot à toutes les parties qui reçoivent des filets du seul nerf trifacial.

Il semblerait remplir à l'égard des sens du goût, de l'odorat, un rôle plus important qu'à l'égard de celui de la vue. Nous avons en effet observé qu'il ne donne à l'œil que cette sensibilité générale dont tous les tissus de notre économie sont pourvus à différens degrés, et qui n'entre pour rien (directement au moins) dans l'acte même de la vision effectué en entier par la rétine. Il paraîtrait au contraire que la pituitaire, la muqueuse buccale, lui doivent en partie leur sensibilité spéciale; car nous avons vu leurs fonctions complètement suspendues pendant les premiers temps, reparaître un peu plus tard, et reprendre de l'énergie aussitôt que le nerf trifacial a recommencé d'agir. Ce nerf serait donc, ainsi que M. Magendie l'a vérifié, de quelque importance pour l'exercice des sens du goût, de l'odorat, disons même de l'ouïe, puisque ce sens s'est beaucoup amélioré depuis l'écoulement dont nous avons parlé.

Constatons un autre fait important à noter, et encore signalé par le savant physiologiste dont nous semblons avoir mission de constater l'habileté et l'exactitude expérimentales, c'est le fait de la diminution, voire même de la cessation d'action des glandes ou follicules placés dans l'atmosphère d'influence de ces nerfs, glandes salivaires, lacrymales, follicules de Méibomius, de la pituitaire, etc. On se rappelle que l'œil, la narine et la bouche du côté gauche sont secs ou à peu près, et que le malade n'a pas pu pleurer depuis son attaque d'apoplexie.

Tirons de tout ce qui précède les conclusions suivantes :

Ire OBSERVATION,

1° Le nerf facial (7e paire) est un nerf moteur.

2° Les douleurs éprouvées par notre premier malade n'appartiennent nullement à ce nerf, mais bien aux rameaux du trifacial.

IIe OBSERVATION,

3° Hémorrhagie cérébrale à gauche près du lieu d'émergence des 3e, 4e, 5e et 6e paires encéphaliques.

4° Compression desdits nerfs et paralysie : A du sentiment dans la moitié gauche de la figure ; B de l'action des organes sécréteurs du même côté (glandes, follicules) (5e paire) ; C paralysie des mouvemens de l'œil et du muscle élévateur de la paupière supérieure (3e, 4e, 6e paires) ; des mouvemens de l'iris (3e paire) ; conservation du mouvement dans tous les muscles de la face de ce côté, y compris l'orbiculaire des paupières (intégrité de la 7e paire).

Le nerf de la 5e paire a donc une triple destination, et donne, 1° aux organes placés sous sa dépendance la sensibilité générale : il est à ce titre le nerf du toucher de la face ; 2° aux organes glanduleux la faculté de sécréter leur fluide ; 3° enfin il donnerait une nouvelle énergie aux nerfs spéciaux des organes des sens qui sembleraient lui avoir été surajoutés, car on sait que chez les animaux invertébrés ce nerf seul anime les mêmes organes.

Lettre sur les dangers de l'entassement dans les hôpitaux, pour les opérés.

Monsieur,

J'ai lu avec le plus vif intérêt la lettre (1) de notre honorable confrère M. Thierry fils sur le parallèle des amputations faites en ville et dans les hôpitaux. Cet habile chirurgien, au lieu d'attribuer à son talent seul les succès qu'il a obtenus, cherche modestement la raison de cette différence dans la différence des localités, et confirme l'avis de plusieurs hommes éminens, de M. Sanson[aîné entre autres, savoir : qu'il faut diminuer le nombre des malades couchés dans les mêmes salles, et même isoler les opérés.

J'ai l'honneur de vous adresser, à l'appui des faits recueillis par M. Thierry, les deux observations suivantes qui m'ont été communiquées par M. le docteur Charrier, médecin à Nonancourt (Eure).

Déjà, grace aux soins dont l'administration des hôpitaux entoure les malades, la pourriture d'hôpital est inconnue à Paris. Le scorbut même, qui avait trouvé un dernier refuge dans les hospices de la vieillesse et des incurables, le scorbut a disparu.

(1) Numéro du 15 avril.

Espérons que de nouveaux efforts viendront améliorer le sort des blessés et des opérés (2).

On serait étonné de la sécurité de la plupart des chirurgiens sur les funestes effets de l'entassement des malades, si l'on ne savait que la plupart d'entr'eux ont adopté les doctrines de la phlébite et de la résorption purulente. Or, dans ces doctrines, les accidens sont considérés comme le résultat de l'irritation des parties blessées, et par conséquent tirent leur origine du fait même de l'opération ou de la plaie.

Ces doctrines furent adoptées avec enthousiasme, et volontiers sans examen, il y a maintenant huit années. Quel fruit ont-elles porté ? En expliquant la mort à la suite d'une opération par le fait de l'opération elle-même, elles ont fait considérer le chirurgien comme la cause directe de la mort, lui qui place les malades dans une fatalité à laquelle il ne peut les soustraire. Cela ne conclut à rien moins qu'à l'interdiction des grandes opérations et surtout des amputations. Or, il est évident pour tout homme éclairé que les prémisses d'une pareille conclusion sont fausses. Ceux qui conserveront le plus léger doute n'auront qu'à se rappeler la lettre de M. Thierry.

Certainement les grandes plaies et les grandes opérations seront toujours dangereuses par elles-mêmes ; mais c'est là une raison pour ne pas en aggraver le danger, en plaçant les malades dans les conditions les plus défavorables.

Si nous considérons :

1° Que, dans l'ordre pathogénique, la suppuration est le succédané de la gangrène et de la putridité (vérité qui est sanctionnée par toutes les théories médicales depuis Galien jusqu'à M. Broussais), et que les causes du développement des affections putrides et gangréneuses provoquent, lorsqu'elles sont amoindries, la suppuration ;

2° Que l'entassement des malades et les exhalaisons qui résultent de la vaporisation des liquides animaux est la cause la plus puissante des affections pestilentielles ;

3° Que l'influence de cette cause a été reconnue pour les nouvelles accouchées ;

4° Que la maladie des nouvelles accouchées est identiquement la même que celle des blessés et des opérés en général (3) ;

5° Que cette cause agit universellement, puisque l'entassement est la cause du développement de la morve et du farcin aigus chez les chevaux (4). (Or la

(2) Je copie actuellement un mémoire à ce sujet, pour l'adressser à MM. les membres du conseil des hôpitaux.

(3) Cette identité a été démontrée par Dance et par M. Velpeau. Cette maladie que j'appelle fièvre purulente, à cause de la diathèse purulente qui la domine, est caractérisée, ainsi que chacun le sait, par l'apparition d'un nombre infiniment variable d'abcès qui peuvent affecter toute espèce de siège.

(4) Il a été fait à ce sujet un travail fort intéressant adressé par le bureau de cavalerie au ministre de la guerre. La perte des chevaux coûte chaque année au gouvernement de seize à dix-huit cent mille francs. Cette perte est occasionnée presqu'en totalité par la morve et le farcin. Voici ce qui a été observé : tous les chevaux indistinctement, ceux de la grosse cavalerie comme ceux de la cavalerie légère ont droit, dans les écuries des casernes, à l'espace d'un mètre en travers. Mais comme les chevaux de la grosse cavalerie sont d'un quart plus volumineux que ceux de la cavalerie légère, il en résulta qu'ils sont beaucoup plus entassés que ces derniers. Eh bien ! précisément, la mortalité est

morve et le farcin sont une maladie identique à celle des blessés et des nouvelles accouchées) (1) ;

Si nous considérons enfin qu'en supprimant cette cause, on fait cesser la maladie, puisque d'après les faits de M. Thierry, en ville, à la suite des amputations, la mort est le fait exceptionnel, tandis que la guérison est le fait exceptionnel dans les hôpitaux. Que des faits du même ordre ont été observés par tous les praticiens !

Ne sommes-nous pas autorisés à croire que les doctrines de la phlébite et de la résorption purulente sont fausses dans leur principe, qui place dans le fait de l'opération la cause principale de la maladie, tandis que cette cause existe en dehors du malade ; ce qui est d'autant plus grave, que la cause éloignée est précisément celle sur laquelle nous pouvons agir directement, et par la suppression de laquelle nous pouvons empêcher la maladie de se développer.

En niant ces doctrines, je ne nie point le fait matériel soit de l'inflammation des veines, soit de l'absorption du pus. Je ne conteste que le rôle que l'on fait jouer à ces phénomènes morbides.

Si vous permettez, monsieur le rédacteur, l'insertion dans votre journal d'un second article que j'aurai l'honneur de vous adresser, j'examinerai ces doctrines dans leurs méthodes, leurs théories et leurs applications. (2)

Votre dévoué confrère,
I. P. TESSIER.

Paris, 19 avril 1838.

LUXATION ET LARGE DÉCHIRURE DE L'ARTICULATION DU PIED. — GUÉRISON PARFAITE.

Auguste Bertin, âgé de 32 ans, affecté de gibbosité, mais néanmoins d'une bonne constitution, puisqu'il n'avait jamais fait de maladie grave, d'un caractère vif et gai, habitant Nonancourt (Eure), revenait à la ville le 5 mars 1837, sur les huit heures du soir, conduisant une voiture chargée de fourrage, sur le haut de laquelle il était monté avec trois autres personnes. En descendant une côte, le cheval s'abattit et Bertin fut lancé en avant de sa voiture. Il tomba sur le pied gauche, éprouva aussitôt une violente douleur et ne put se relever ; il crut avoir la jambe cassée. Ses compagnons de route n'étaient pas tombés ; ils descendirent, et après avoir relevé le cheval, ils parvinrent à replacer Bertin sur sa voiture et le ramenèrent à son domicile. Je fus appelé sur le champ et en arrivant je trouvai le blessé assis sur une chaise, la jambe gauche appuyée sur le genou droit ; le pied gauche encore chaussé était complètement renversé en dedans ; une grande quantité de sang mouillait le plancher, mais l'hémorrhagie paraissait arrêtée. Le blessé avait un peu de stupeur et n'accusait pas une trop vive douleur. Je fis de suite préparer un lit, et je disposai un appareil ordinaire à fracture de jambe. Le blessé fut déshabillé et porté sur son lit ; je coupai ensuite son pantalon et son bas qui était imbibé de sang, et je vis alors le grave désordre que présentait l'articulation tibio-tarsienne.

d'un quart plus considérable pour les chevaux de la grosse cavalerie que pour ceux de la cavalerie légère. (Je tiens ces renseignemens d'un officier d'état-major).

(1) Tous les faits signalés par M. Rayer, dans son beau mémoire « de la morve et du farcin aigus chez l'homme» rentrent, sans exception, dans la description de la fièvre purulente. Bien entendu, l'identité dont je parle est une identité au point de vue pathologique, et non au point de vue médical. »

(2) Assurément, des mémoires de M. Tessier, et sur des sujets aussi intéressans que ceux dont il s'occupe, seront toujours accueillis avec empressement.

(Note du rédacteur.)

A travers une large plaie irrégulière qui s'était faite au dessous de la malléole externe, faisaient saillie le tibia et le péroné dans une étendue d'un pouce. Le pied était complètement renversé en dedans, la poulie de l'astragale était appuyée contre la malléole interne ; et un peu au dessus de son extrémité, les ligamens latéraux externe et interne, aussi bien que le péronéo-tarsien antérieur étaient rompus. En dedans les parties molles étaient séparées de la face interne du tibia dans une étendue de près de deux pouces. Ainsi le pied était totalement désarticulé, les surfaces articulaires à nu ; il ne s'écoulait plus une goutte de sang.

Je fis solidement maintenir la jambe et je fis la réduction avec facilité ; mais au moment où le pied reprit sa position normale, je m'aperçus que la malléole externe restait à nu à son extrémité, et que dans la réduction la lèvre inférieure de la plaie avait été et restait engagée entre l'astragale et la face interne de la malléole qu'elle devait recouvrir ; alors au lieu de luxer de nouveau le pied et de faire des tractions sur cette portion de peau pour la ramener sur la malléole en faisant la réduction, je préférai débrider la plaie par une incision ; je dégageai ensuite facilement la peau qui était pincée, et je la ramenai sur la malléole. Je rapprochai autant que possible les bords irréguliers de cette plaie avec des bandelettes agglutinatives, je la recouvris de gâteaux de charpie, j'enveloppai toute l'articulation de compresses imbibées d'eau végéto-minérale ; la jambe et le pied furent maintenus lâchement dans l'appareil à bandelettes séparées ordinaire. Le malade souffrait médiocrement, néanmoins je lui prescrivis une potion calmante contenant deux onces de sirop diacode qu'il prit par cuillerées à soupe, de demi heure en demi heure, jusqu'à ce qu'il s'endormît.

Le lendemain, 6 mars, le malade souffrait beaucoup il avait peu dormi : la stupeur avait fait place à une fièvre assez vive ; le pouls était fréquent et dur, la face rouge. Je fis une saignée de trois palettes à peu près ; je prescrivis de l'eau édulcorée avec le sirop de groseilles, pour toute boisson. Je défis l'appareil et je trouvai tout dans le même état que la veille, je renouvelai une partie de la charpie aussi bien que les compresses ; le tout fut largement arrosé d'eau blanche et maintenu dans l'appareil ; l'articulation n'était pas tuméfiée. Le soir, même état, même pansement. Le 7 mars, le malade n'a pas dormi ; il a de la fièvre, il éprouve une douleur vive, lancinante au côté interne et antérieur du coude-pied ; la plaie n'est pas douloureuse. Je fais le pansement comme la veille. Pensant avoir bientôt à combattre des accidens formidables et prévoyant que l'amputation du membre deviendrait peut-être dans peu de jours l'unique moyen de sauver le malade qui est peu fortuné, je le fis porter à l'hospice. Le trajet se fit sans plus de douleur. Là je défis l'appareil et j'apposai moi-même trente sangsues sur la partie antérieure et interne du coude-pied, j'enveloppai ensuite toute l'articulation de cataplasmes de farine de lin cuite dans de l'eau de racine de guimauve très mucilagineuse ; ces cataplasmes étaient très onctueux et enveloppés dans de la gaze. Je les fis renouveler trois fois dans les vingt-quatre heures, la douleur cessa presque entièrement. La plaie toujours panséeavec de la charpie n'était point douloureuse, ses bords commençaient à se tuméfier ; la charpie s'imbibait de sérosité sanguinolente et de synovie facile à reconnaître. La nuit du 7 au 8 fut très bonne : le blessé n'avait plus de fièvre, il désirait manger, il était gai, je lui accordai deux bouillons et de l'eau rougie. L'articulation était un peu tuméfiée, mais peu douloureuse ; je l'entourai encore, ainsi que le bas de la jambe, de larges et épais cataplasmes faits avec soin. La plaie était bien, la suppuration allait s'établir. Le 9, le malade a bien dormi, il n'y a pas de fièvre, l'articulation est toujours tuméfiée, mais peu douloureuse, la plaie commence à suppurer, la synovie coule toujours ; cataplasmes, charpie, le tout maintenu dans l'appareil ; trois bouillons ; eau rougie. Le 10, le malade accuse de la douleur au dessous de la malléole interne, il y a en ce point un peu de tuméfaction et une fluctuation sensible. Craignant que le pus s'étende plus loin, je fais avec la lancette une petite incision qui donne issue à trois ou quatre cuillerées de pus un peu séreux. J'introduis entre les lèvres de la plaie une petite bandelette, je couvre le tout d'un bon cataplasme. La grande plaie externe va bien, la suppuration est louable: charpie fine sur la plaie, cataplasmes partout; deux soupes, eau rougie pour toute boisson. La jambe et le pied sont toujours maintenus dans l'appareil très peu serré. Le 11, pas de douleur, pas de fièvre, suppuration louable. Le pus que fournit l'ouverture de l'abcès de la partie interne de l'articulation, vient du décollement primitif des tégumens. Cet abcès ne communique pas avec la plaie du côté externe. J'établis une compression méthodique pour faciliter le recollement: charpie, cataplasmes deux fois par jour; trois soupes, eau rougie. Le 12, la plaie est bien détergée, des bourgeons charnus commencent à bien s'organiser, la synovie coule toujours, l'articulation est toujours volumineuse, mais point douloureuse. La plaie du côté interne continue à donner du pus; même pansement, même régime; le 13, même état, même pansement, régime plus substantiel.

A partir de cette époque, je vis bien que je n'avais plus rien à craindre sur le sort de mon malade, j'augmentai rapidement la nourriture, je ne tardai pas à lui donner un peu de bon vin et de bonne viande. Je le pansai moi-même deux fois par jour, j'entourai constamment l'articulation en dehors et en dedans de cataplasmes faits avec soin. Peu à peu la plaie marcha vers la guérison, l'articulation diminua de grosseur, la synovie cessa de couler au dehors. L'abcès du côté interne devint une petite fistule qui ne fournit bientôt plus qu'un peu de sérosité. Enfin la plaie externe et la fistule se cicatrisèrent solidement; je continuai encore pendant une quinzaine les cataplasmes. Je commençai alors à faire exécuter au pied de petits mouvemens de flexion très bornés et avec bien des ménagemens, le malade répéta lui-même cette manœuvre; le pied et le bas de la jambe étaient maintenus avec un bandage roulé. Je lui fis ensuite prendre des bains de sang de bœuf chaud, des bains de marc de raisin. Je continuai tous les jours à faire faire des mouvemens de flexion et d'extension à son pied; ensuite le malade marcha sur des béquilles, puis avec un bâton; enfin il sortit de l'hospice le 21 juillet 1837, quatre mois et demi après son entrée, marchant facilement avec l'aide d'un bâton, ne souffrant nullement. L'articulation était encore très raide, mais non douloureuse.

Aujourd'hui, 6 janvier 1838, dixième mois depuis sa blessure, il marche parfaitement bien, son pied n'enfle jamais, il fait facilement quatre à cinq lieues à pied, de suite et sans trop de fatigue; il n'y a aucune difformité, l'articulation a presque autant de jeu que l'autre. Dans un an il ne restera plus peut être de tout ceci que la cicatrice.

Lorsque je vis ce malade pour la première fois, je regardai l'amputation comme inévitable; je fus porté néanmoins à la reculer et à temporiser, par les exemples (rares à la vérité) de guérison sans amputation que j'avais lus dans les auteurs; et, comme on voit, je fis bien de ne pas me hâter. Plus tard, lorsque l'époque des grands accidens fut passée heureusement, je fis tout pour obtenir une ankylose que je croyais inévitable et à désirer, et pour éviter la carie et les fistules incurables. Les cataplasmes bien faits, renouvelés avec soin, qui placèrent l'articulation dans un bain tiède de trois mois et demi de durée, enlevèrent toute l'irritation locale, et procurèrent tout le succès que j'espérais de son emploi. Le malade n'eut de fièvre un peu forte que pendant trois jours; aussitôt qu'elle eut diminué, je m'empressai de nourrir le malade avec de bons bouillons, et je le fortifiai avec de bon vin, sans être retenu par la crainte d'augmenter par la nutrition l'irritation locale. Je suis persuadé que si j'avais ordonné la diète absolue aussi long-temps qu'on croit devoir le faire ordinairement, j'aurais appauvri le sang du malade, des phénomènes nerveux se seraient déclarés, et peut-être j'aurais eu à combattre ou plutôt à déplorer les terribles conséquences de la résorption purulente. Je crois que, dans les grands accidens, il faut peu saigner, et ne pas trop faire jeûner les malades.

Nonancourt, 6 janvier 1838.

C. CHARRIER.

FRACTURE COMPLIQUÉE DE LA JAMBE. — GUÉRISON.

Le sieur Dieu, âgé de 40 à 50 ans, ancien militaire, amputé du bras gauche sur le champ de bataille de Lutzen, garde-champêtre de la commune de la Madeleine-de-Nonancourt (Eure), d'une constitution robuste, d'un courage admirable, voulant, le 26 décembre 1835, monter dans un grenier, se servit d'une échelle dont le pied était appuyé sur de la glace; lorsqu'il fut au haut de l'échelle, elle glissa, et Dieu tomba d'une dixaine de pieds sur la jambe gauche, qui fut brisée. Le blessé se releva bravement, et se traîna dans sa maison, se mit sur son lit, ôta lui-même son bas de laine qui avait été traversé par l'extrémité aiguë du fragment supérieur, et enleva deux esquilles qu'il trouva sur les bords de la plaie. A mon arrivée, je trouvai les choses dans l'état suivant : le pied et la partie inférieure de la jambe sont fortement portés en arrière. Une plaie irrégulière d'un pouce et demi de diamètre existe à la partie antérieure et à deux pouces au dessus du coup-de-pied. A travers cette plaie, fait saillie l'extrémité du fragment supérieur; cette extrémité est très aiguë; quelques esquilles existent dans le fond de la plaie. Après les avoir enlevées, je fis la réduction; je pansai la plaie avec un linge fin enduit de cérat et des gâteaux de charpie, et le tout fut maintenu dans l'appareil à bandelettes séparées. Le malade prit une potion calmante, et but de l'eau de groseilles.

Le lendemain, il n'avait que peu de fièvre; la plaie fut pansée comme la veille; le malade prit du bouillon. Lorsque la plaie commença à suppurer, je mis en usage les cataplasmes émolliens que je continuai jusqu'à la guérison complète, qui eut lieu trois mois et demi après l'accident. Je n'eus pas d'autres accidens à combattre qu'un abcès que j'ouvris au dessous de la malléole interne. Je pansai moi-même le malade deux fois par jour; je lui donnai toujours une bonne nourriture. Il n'eut jamais ni fièvre ni dévoiement, en un mot sa santé fut parfaite. Deux mois après sa guérison, alors qu'il marchait bien, je fus obligé d'enlever, par une incision qui n'intéressait que la peau, une esquille de huit lignes de long sur quatre de large, dont rien n'avait annoncé la présence pendant le traitement, et qui avait déterminé une petite fistule lorsque le malade se mit à marcher. L'esquille enlevée, tout fut fini. Malgré tout ce que je pus faire, il y a eu un raccourcissement de trois ou quatre lignes. Depuis bien long-temps, le malade a repris ses occupations, qui l'obligent à faire plusieurs lieues par jour. Il n'y a point de claudication sensible.

Ce malade n'a été mis à la diète que vingt-quatre heures, et je ne lui ai pas ôté une seule goutte de sang.

Nonancourt, 6 janvier 1838.

C. CHARRIER.

Nous recevons, au moment même où notre journal va être mis sous presse, une lettre de M. Jules Guérin, que le défaut d'espace nous oblige à remettre au numéro prochain.

NOTA. *Les planches qui accompagnent le mémoire de M. N. Guillot sur les vaisseaux de nouvelle formation des poumons tuberculeux, n'ayant pu être achevées à temps pour paraître avec ce numéro de l'*EXPÉRIENCE, *seront jointes à un des numéros prochains.*

Un des gérans, DEZEIMERIS.

PARIS,—Imprimerie et Fonderie de FÉLIX LOCQUIN et COMP.
rue Notre-Dame-des-Victoires, 16.

1858.— N. 36.   30 AVRIL.

L'EXPÉRIENCE,
JOURNAL DE MÉDECINE ET DE CHIRURGIE
PUBLIÉ PAR
MM. DEZÉIMERIS ET LITTRÉ.

Ars longa.   *Ubicumque...*

Ce journal paraît tous les cinq jours, les 5, 10, 15, 20, 25 et 30 de chaque mois, par cahiers de 16 pages à deux colonnes, formant à la fin de chaque année deux forts volumes grand in-8°. Le prix d'abonnement est de 9 fr. pour 3 mois, 18 fr. pour six mois, 36 fr. pour un an, 40 fr. pour l'étranger. ON S'ABONNE, AU BUREAU DU JOURNAL, RUE DE LA SOURDIÈRE, 21, chez J. B. Baillière, rue de l'Ecole de Médecine, 13 bis, et, dans les départemens, chez les directeurs de poste et aux bureaux des Messageries Royales et des Messageries Laffitte et Caillard. Les lettres affranchies sont seules reçues.

PATHOLOGIE.

DE LA SUPPURATION DES OS,

Par Frédéric Miescher (1).

En général, les phénomènes de la suppuration sont dans les os les mêmes que dans les parties molles, et l'on doit y distinguer avec le même soin la *suppuration simple* et la *suppuration ulcéreuse* (carie).

Suppuration simple.

Les os en suppuration sécrètent un pus parfaitement semblable à celui des parties molles, d'un blanc tirant sur le roux, ressemblant à la crème du lait; les granulations y sont pourvues de vaisseaux aussi nombreux, n'ont ni moins de sensibilité, ni plus de consistance que dans les parties molles, et leur structure est exactement la même. Mais dans les os, la substance de ces granulations se transforme peu à peu en cartilage, et enfin en matière osseuse; et c'est par là que diffèrent essentiellement la suppuration des os et celle des parties molles. Ainsi que nous avons vu cela avoir lieu dans l'inflammation exsudative, dans la suppurative aussi se forme un tissu de cicatrice vraiment osseux, et les parties détruites de l'os se régénèrent

(1) Extrait d'un mémoire intitulé : *De inflammatione ossium eorumque anatome generali.* Berlin, 1836, in-4° fig.—C'est M. Breschet qui a eu l'obligeance de nous communiquer cet intéressant ouvrage, dont nous traduisons le chapitre le plus original.

1.

véritablement. A part cela, à peine pourrait-on indiquer quelque autre particularité qui soit propre à la suppuration des os, lorsqu'elle est une fois établie.

Mais au premier moment où elle débute, ces phénomènes paraissent être, dans les os, différens de ce qu'ils sont dans les parties molles, et ce sont ces différences que nous allons d'abord exposer. Dans les parties molles, la cause la plus simple par laquelle puisse être provoquée la suppuration, est la non-réunion d'une plaie simple; au contraire, si un os dénudé n'est pas bientôt recouvert par les parties molles, et si la plaie n'est point guérie par première intention, il arrive le plus souvent que la surface dénudée cesse de vivre et ce n'est qu'après que la lame nécrosée a été éliminée, que la suppuration commence à s'établir dans l'os.

Les anciens regardaient cette loi comme constante. Aussi, dans le traitement des plaies des os, avaient-ils uniquement en vue d'en hâter l'exfoliation. Mais, dans ces derniers temps, plusieurs cas ont été observés, dans lesquels la surface dénudée des os se couvrait peu à peu de granulations, ou guérissait par un autre procédé, sans qu'on y eût vu se faire la moindre exfoliation. C'est donc aujourd'hui une opinion généralement reçue que les dénudations des os n'entraînent pas nécessairement la nécrose, surtout chez les jeunes sujets; toutes les expériences s'accordent à établir qu'en pareil cas la substance osseuse se ramollit, une multitude de vaisseaux s'y développent, et tout se passe ensuite comme dans les parties molles. Mais si l'on examine avec plus d'attention comment s'établit ce prétendu ramollissement de l'os, on arrive à reconnaître qu'il se passe là précisément la même chose que, dans la nécrose, à l'endroit où s'établit la *séparation* entre le mort et le vif; bien plus, dans les cas mêmes où l'on n'a aperçu aucune apparence d'exfoliation, elle n'en a pas moins eu lieu pour cela, comme nous le démontrerons plus loin. J'arrive à la description des procédés par lesquels s'opère la guérison. J'exposerai en premier lieu ce qui se passe dans les cas où la nécrose et l'exfoliation ont manifestement lieu; j'examinerai ensuite avec le plus grand soin comment les choses se passent dans les cas où l'exfoliation sen ble manquer.

On sait que des vaisseaux très nombreux se rendent du périoste à l'os, et que ces vaisseaux sont rompus si l'on dépouille celui-ci de la membrane qui le revêt; on sait de plus que la cavité de chaque vaisseau divisé est oblitérée par un caillot, jusqu'au premier rameau latéral qui s'en sépare, et que ces ramaux latéraux eux-mêmes, s'ils sont petits et à peu de distance de la blessure, sont également remplis en partie ou en totalité par le caillot (1).

Si l'on se rappelle ce qui a été dit dans la première section de cet opuscule sur la structure des os et la distribution des vaisseaux qui les alimentent, on comprendra que l'os étant dénudé et blessé, la circulation du sang est complètement détruite dans sa couche extérieure, du moins jusqu'au niveau des canalicules médullaires les plus rapprochés; ce qui permet de comprendre facilement comment il se fait que la nécrose soit une suite si fréquente de la lésion des os. Toutefois il est démontré, par la possibilité de la guérison d'un certain nombre de blessures des os par première intention, que cet arrêt de l'afflux du sang dont nous venons de parler n'entraîne pas toujours inévitablement un pareil résultat. D'où il suit que la vie organique peut se maintenir quelque temps malgré la suspension de la circulation des humeurs, et qu'il reste à la nature un certain espace de temps pour résorber le caillot et rétablir la circulation au moyen de vaisseaux de nouvelle formation. Mais une condition est nécessaire pour que la vie organique puisse se conserver. C'est que les parties blessées soient entourées de tous côtés de parties saines et comme d'une atmosphère vivante, condition qu'on obtient par la réunion des lèvres de la plaie. Aussi, si des os dénudés ou blessés ne sont point recouverts par les parties molles, qu'on les laisse trop long-temps en contact avec l'air, avec les pièces d'appareil ou autres objets privés de vie, ce contact achève d'y éteindre la vitalité déjà affaiblie par la blessure; leur couche extérieure périt, et l'élimination en devient inévitable. Toutes les fois que, chez les animaux qui ont servi à mes expériences, je dénudais un os et le laissais à découvert, toujours il s'établissait une nécrose évidente. Sur plusieurs lapins adultes, j'ai enlevé des segmens de la peau et des aponévroses du crâne de cinq à six lignes de diamètre, et j'ai dénudé l'os de son périoste dans toute l'étendue de la blessure; dans quelques cas même, j'ai incisé l'os avec un scalpel jusqu'à ce qu'il s'en écoulât du sang, et je laissais les animaux en liberté sans y mettre aucun appareil. Sur un veau bien portant et bien nourri, âgé de dix semaines, j'enlevai des parties molles qui recouvrent la tête la longueur d'un doigt et demi sur un pouce de large et j'incisai l'os dans toute l'étendue de la blessure. Je blessai de la même manière les os du

m²tatarse du membre postérieur gauche. Dans tous ces cas, l'os ainsi dénudé, qu'il eût été ou non blessé lui-même, se nécrosa dans toute l'étendue de la blessure; cela eut même lieu au pied de derrière du veau, quoiqu'ici la surface de l'os eût été immédiatement recouverte par un caillot de sang, et mise, par conséquent, à l'abri du contact de l'air atmosphérique. La même chose eut lieu sur deux chats d'environ huit jours, sur lesquels je pratiquai les mêmes expériences. La portion d'os qui se nécrose perd la couleur blanche rosée qui est naturelle à l'os sain. Elle devient ou d'un blanc mat comme si elle eût été soumise à l'insolation, ou bien jaune, grise, rousse, ou noire, selon qu'elle est ou n'est pas entourée de pus, ou selon la nature des substances dont on l'avait recouverte.

A tout autre égard elle ne change point; l'inégalité de l'os, les incisions faites avec le scalpel, les petites inégalités dues à l'action des dents de la scie dans l'amputation restent parfaitement apparentes, bien que la partie nécrosée ait été baignée pendant plusieurs semaines et même plusieurs mois de pus ou d'une sanie plus ou moins âcre. Les lèvres de la plaie s'enflamment comme de coutume, produisent des granulations et sécrètent un pus épais et de bonne nature. Mais quand l'os est nécrosé, sa présence, comme celle d'un corps étranger, altère le développement normal des granulations; elles s'élèvent ordinairement d'une manière exubérante autour de la partie nécrosée.

Si l'on y applique un bandage sec, ou si l'on n'en applique pas du tout, les parties molles, après la première inflammation passée, et surtout à la tête, ont à peine une vie plus active que celle des os: elles sont recouvertes ordinairement d'une croûte de couleur grise ou jaunâtre; quand celle-ci est tombée, les lèvres de la plaie, arrondies, se montrent recouvertes d'une membrane mince et offrent l'aspect d'une cicatrice récente. C'est ainsi que j'ai vu les choses se passer dans toutes les plaies de tête que j'avais faites dans mes expériences sur les lapins, les chats et le veau. Il arrive souvent que les granulations qui s'élèvent des parties molles empiètent sur la partie nécrosée, et quelquefois, recouvrant en totalité l'os dénudé, elles peuvent donner l'espérance trompeuse d'une guérison sans exfoliation; mais malgré le bon état de la blessure, il n'y a nulle trace de cicatrisation; les granulations qui se sont étendues sur l'os finissent par prendre une couleur livide et disparaissent peu à peu, et la partie nécrosée, déjà mobile ou même complètement détachée, est de nouveau mise à découvert. Si l'os nécrosé reste à nu, on voit, au bout de quinze à trente jours au plus, sa circonférence se soulever un peu, sa superficie se détacher en squamules très petites; le son produit en frappant la partie nécrosée avec un corps dur, tel qu'une sonde, primitivement clair, devient obscur d'abord vers ses bords, et successivement vers son centre: d'où l'on peut conclure que la partie morte ne fait plus

<hr>

(1) **Cf. Stelling, Die Bildung und Metamorphose des thrombus in verletzten Blutgefæssen, Eisenach, 1834.**

corps avec la partie vivante, et qu'une substance plus molle leur est interposée. Enfin le son mat dont nous venons de parler a lieu dans toute l'étendue de l'os dénudé; celui-ci, devenu plus mobile de jour en jour, finit par se détacher spontanément ou peut être enlevé sans difficulté, après quoi se montre une surface sécrétant un pus de bonne nature et se couvrant de granulations normales. La partie nécrosée de l'os ne se détache point toujours en lames complètes: si elle est très mince avant qu'elle se détache, elle est soulevée et brisée en divers endroits par la force des granulations qui se développent au dessous. Quelquefois des granulations s'élèvent de l'os lui-même, et vous croiriez que cette surface n'est pas morte dans toute son étendue; mais c'est dans la partie sous-jacente et vivante de l'os qu'elles ont pris naissance; elles ont traversé les pores (canalicules médullaires) de l'os nécrosé, et, parvenues à sa surface, elles peuvent s'accroître de manière à opposer un obstacle à l'élimination du séquestre.

L'élimination de la partie morte se fait par l'action des parties vivantes. Ce qu'Hippocrate (1) avait déjà exprimé de la manière suivante : « *Ideo ab alio osse vitam et sanguinem habente potissimum solvitur (os emortuum), et exsangue et siccum factum a vitam et sanguinem habente valde abscedit.* » Il pensait que la partie morte était soulevée et expulsée *par les chairs* qui se formaient au dessous. Van Swieten (2) pensait que tout ce travail de séparation devait s'opérer par les vaisseaux vivans sous-posés à la partie morte, qui, par leurs mouvemens et leurs efforts continus, le repoussaient et finissaient par l'expulser.

De même, Duverney (3) croyait que c'étaient les humeurs qui affluent dans les ganulations qui se développent dans les parties mortes qui soulevaient les fibres nécrosées, les détachaient et les éliminaient. Fabre (4) plaça la cause de l'élimination du séquestre dans l'extension et l'expansion des vaisseaux.

D'autres, tels que Ludwig (5), Bell (6), imaginèrent que le pus auquel ils attribuaient à tort une propriété dissolvante contribuait aussi à cette élimination. Weidmann (7) le premier, par un examen plus attentif de ce qui se passe dans la séparation d'une partie nécrosée, démontra qu'elle ne s'opérait que par la disparition des particules os-

seuses du point par lequel se touchent le mort et le vif. Le véritable mécanisme, dit-il, par lequel s'opère cette séparation, consiste dans la soustraction des particules par lesquelles la partie vivante et la partie morte tiennent ensemble, soustraction qui se fait, pour la plus grande partie, aux dépens de la première et un peu de la seconde. Cette doctrine de Weidmann, que la séparation des parties mortes se fait par résorption, a été confirmée par la plupart des observateurs qui sont venus depuis, et est parfaitement d'accord avec ce que j'ai observé moi-même sur ce point. Si l'on coupe des os affectés de nécrose à diverses époques de la maladie, voici ce qu'on observe. Dans les premiers jours on ne peut déterminer les limites précises de la nécrose; quoique la couleur de l'os soit changée à sa surface extérieure d'une manière évidente, cependant cette couleur passe par des degrés si insensibles à la couleur naturelle de l'os, qu'on ne peut voir où elle finit. Peu à peu on remarque une certaine raréfaction du tissu osseux, les canalicules médullaires se montrent çà et là dilatés, d'où il résulte comme une sorte de diploé dont les cellules sont remplies par une substance molle rougeâtre. Les parois des cellules, de jour en jour plus amincies, arrivent enfin à disparaître, au point que l'os vivant et le mort ne sont plus unis par une substance osseuse. La partie nécrosée n'adhère déjà plus que par quelques fibres isolées et très ténues à la substance molle dont j'ai parlé, elle est mobile; et enfin ces fibres ou se rompent spontanément, ou se laissent facilement déchirer. L'exfoliation est alors achevée, et l'on voit apparaître l'os recouvert d'une couche de cette substance moelle et rouge, c'est à dire de granulations. Ces changemens n'ont point lieu également et à la fois sous la totalité de la partie nécrosée, mais d'abord sous ces bords, formant en ce lieu une rainure, et ils s'étendent peu à peu vers le centre.

Il résulte de là qu'au point de contact entre la partie morte et la partie vivante de l'os a lieu une résorption de la partie osseuse, résorption qui commence, à ce qu'il paraît, par les canalicules médullaires; d'où résulte la diminution et enfin la destruction complète de toute adhérence entre le mort et le vif (1).

A mesure que des lacunes se forment, elles sont remplies par une substance molle plus ou moins épaisse, qui, la séparation achevée, recouvre l'os, sécrète le pus, et s'élève en granulations. On regarde généralement cette substance comme étant l'os lui-même ramolli. Mais cette opinion ne s'ac-

---

(1) Hippocrates, de vulnerthus capitis, cap. 27.

(2) Van Swieten, commentarii in aphorismos etc., t. I, p. 408.

(3) Duvernay, *Traité des maladies des os*, t. II, p. 424.

(4) Fabre, Mém. de l'Acad. roy. de chirurgie, t. IV, p. 91.

(5) Adversaria med. pract., t. III, p. 69.

(6) Bell. treatise on the theory and management of ulcers. Edimb., 1779.

(7) Weidmann, de ossium necrosi. Francfort sur le Mein, 1793, p. 25.

(1) Scarpa et Bannerth ont prétendu que l'os se ramollissait et éprouvait une véritable expansion ; mais, d'une part l'os ne se transforme point progressivement en une chair molle, et d'autre part la raréfaction du tissu n'a point lieu avec accroissement de son volume, mais tout simplement par la soustraction de la matière osseuse.

corde ni avec la genèse ni avec la structure de cette substance.

En suivant sa formation depuis le premier moment où elle apparaît, nous n'y avons vu, comme l'avait déjà démontré Troja, observateur d'une perspicacité et d'une exactitude remarquables, qu'une matière rouge, peu tenace, presque gélatineuse. Plus tard quand elle avait pris plus de consistance, en l'examinant au microscope nous l'avons trouvée parfaitement semblable à la substance des granulations, telle qu'elle se développe dans les parties molles, et non à celle du cartilage des os, comme cela aurait dû être si cette substance n'était que le tissu osseux ramolli, c'est à dire dépouillé de parties terreuses. On doit donc la considérer, de même que toute sorte de granulations, comme étant un tissu de nouvelle formation; opinion d'ailleurs confirmée par la nature qu'elle revêt à une époque ultérieure.

Le temps nécessaire pour que l'élimination s'opère varie beaucoup, selon l'étendue de la nécrose, selon l'âge du sujet et la différence de l'os affecté. En général, on doit s'attendre à ce qu'elle s'accomplisse entre le 20ᵉ et le 50ᵉ jour. Dans nos deux chats, elle se fit bien plus rapidement: chez l'un elle fut achevée en douze jours, chez l'autre en 14; chez notre veau la portion d'os nécrosée du pied était mobile au bout de 17 jours, et une nouvelle nécrose provoquée selon toute apparence par les recherches faites sur la partie malade, était déjà en grande partie séparée au bout de sept jours. Tout au contraire, à la tête du même veau l'os n'était point encore mobile au bout de vingt-cinq jours, et une portion d'os ayant été réséquée sous la lame nécrosée, elle se montra à la vérité recouverte vers la circonférence de cette substance molle, rouge et vasculaire dont il a été question, mais vers le centre l'os vivant et le mort étaient encore très intimement unis.

Sur un des lapins la séparation n'était pas encore faite au bout de cinq mois; il y a même des exemples d'exfoliation qui, chez l'homme, se sont faites bien plus tardivement encore. Ainsi Klein décrit un cas de nécrose occupant l'os frontal d'une femme de 69 ans, dans lequel le séquestre ne se détacha qu'au bout de vingt-deux mois.

Ce que nous venons de dire de la nécrose superficielle provoquée par des causes externes, est vrai de toutes sortes de nécrose, quelle qu'en soit la cause, et quelles occupent la surface externe ou interne d'un os. Qu'elle l'envahisse en totalité, ou qu'elle soit bornée à une partie seulement, l'exfoliation présente toujours les mêmes phénomènes, et elle laisse toujours après l'élimination du séquestre la surface de l'os recouverte de granulations et sécrétant du pus. Il n'est donc point douteux que la nécrose ne soit la cause la plus fréquente de la suppuration des os.

Après avoir fait connaître la manière dont la suppuration s'établit dans les os après une exfoliation préalable, passons aux exemples plus rares de dé-

nudation, et autres blessures du tissu osseux, dans lesquelles, sans que la réunion par première intention ait été faite, la guérison s'est néanmoins opérée sans exfoliation apparente. Les cas de ce genre observés jusqu'ici sont de deux sortes : ou bien des bourgeons s'élèvent à la surface même de l'os, et la guérison procède exactement comme dans les plaies simples des parties molles; ou bien la guérison a lieu sans que l'os y contribue, par le rapprochement successif des lèvres de la plaie sur l'os, qu'elles parviennent à couvrir complètement.

Dans le premier cas, l'os conserve sa couleur blanc rougeâtre ; au bout de quatre à six jours on y aperçoit de petits points dispersés qui brillent comme à travers un tégument mince et semi pellucide, et qui, devenant de jour en jour plus saillans, forment bientôt de petites éminences rouges, arrondies, molles, élevées sur la surface de l'os, et se transforment en de véritables granulations.

Séparées les unes des autres dans le principe, comme il en naît de toutes parts, elles arrivent bientôt à se toucher et à se confondre. Ainsi la surface entière de l'os dénudé se couvre de bourgeons normaux et sécrétant du pus; après quoi tout se passe comme dans une plaie simple suppurante des parties molles. Mais, dans les os, cet état de la plaie arrive beaucoup plus tard que dans les parties molles, et presque jamais cela n'a lieu plus tôt que du dixième au quinzième jour.

C'est à Fabrice de Hilden que nous devons la première observation de plaie de tête avec dénudation du crâne guérie sans exfoliation. Depuis, Petit(1) et Monro(2) confirmèrent ce fait par leur propre expérience; Belloste (3) rapporta deux cas de succès de la méthode nouvelle, proposée par lui pour empêcher l'exfoliation des os. Tenon observa la même chose sur le crâne d'un homme, dénudé par une blessure, et dans plusieurs expériences qu'il fit sur des chiens pour éclaircir cette question, Weidman (4) dit avoir vu plusieurs fois des os long-temps mis à nu par des ulcères se couvrir ensuite de granulations sans exfoliation préalable.

Richerand (5) parle d'un tibia dénudé, et qui guérit après s'être couvert de granulations sans exfoliation. Des guérisons semblables après des amputations ont été observées par Duverney (6), Louis (7),

(1) *Petit traité des maladies des os*, t. II, p. 491.
(2) Monro, Edimb. medical essays, t. V, p. 475.
(3) Belloste, *le chirurgien d'hôpital*, p. 75. Au moyen d'un trépan il perforait la table externe de l'os dénudé, de trous petits et assez rapprochés les uns des autres, pénétrant jusqu'au diploë, pour ouvrir un passage aux bourgeons prenant naissance dans cette dernière partie.
(4) Weidmann, *L. C.* P. 12.
(5) Richerand, *Nosographie chirurgicale*, t. II, p. 50.
(6) Duverney, *L. C.*, t II, p. 426.
(7) Louis, sur la saillie de l'os après l'amputation des membres, dans les *Mém. de l'Acad. roy. de chir.*, t. II, p. 205.

Veyret (1), et Van Hoorn (2) en a donné une description soignée dans son beau traité sur la guérison de ces sortes de plaies. La même chose a encore été vue sur des chiens et d'autres animaux trépanés, par Ténon, Koëler (3), Huhn (4).

Moi-même j'ai eu plus d'une fois, à l'hôpital de la charité de cette ville, occasion d'observer ces granulations naissant de la surface de l'os, surtout dans des cas de gangrène nosocomiale, maladie qui y est très fréquente et qui produit souvent de grandes dénudations. Ce n'est pas qu'il y eût toujours absence totale d'exfoliation, mais une partie plus ou moins grande de l'os se couvrait de granulations, sans qu'on eût aperçu en ce lieu aucune élimination de parties nécrosées. Mais en examinant avec soin le mode primitif de formation de ces bourgeons, et ces points rouges qui apparaissent en premier lieu, nous ne pouvons nous empêcher de reconnaître qu'ils partent, non de la couche ex erne de l'os, mais qu'ils traversent plutôt, en la perforant, cette couche qui reste passive en ce travail.

Si, dans ces cas dont je viens de parler, nous conservons quelques doutes sur ce qui s'est passé dans la couche superficielle de l'os, combien ne devons-nous pas être frappé de surprise en considérant les exemples du second genre, dans lesquels, après après avoir vu se succéder tous les symptômes de la nécrose, la guérison s'est pourtant opérée sans exfoliation ; et nous ne pourrions nous empêcher de douter de la vérité de ces observations, si elles n'avaient été rapportées par des hommes dignes de toute confiance, de manière à ne laisser aucune place au doute.

Le premier cas de ce genre qui me soit connu est rapporté par Ruysch (5), dans les termes suivans :

Un homme jeté à bas d'un cheval, la tête la première, resta comme mort sur la place ; l'un des os pariétaux avait été mis à nu, dans une étendue qu'aurait à peine pu couvrir un écu (imperialis). L'os dénudé était de couleur noire, à l'exception d'un cercle qui, rapproché de la peau, entourait l'espace de   Ce cercle blanc diminua de jour en jour, et le malade guérit sans aucune espèce d'exfoliation apparente de l'os, et sans qu'il eût été ruginé, la plaie ayant seulement été pansée avec de la charpie tantôt sèche, tantôt enduite de digestifs et de miel-rosat.

(1) Veyret, observation sur la résection de l'os, après l'amputation de la cuisse, dans les *Mém. de l'Acad. roy. de chir.*, t. II, p. 264.

(2) Van Hoorn, specimen medicum de iis quæ in partibus membri, præsertim osseis, amputatione vulneratis, notanda sunt. Leyde, 1803, p. 36.

(3) Koëler, experimenta circa regenerationem ossium. Gottingue, 1786, p. 98.

(4) Huhn, comment. de regeneratione partium mollium in vulnere, Gottingue, 1787, exp. 25 et 26.

(5) Ruysch. *Observationes anatomico-chirurgicæ.* Obs. V, p. 11.

Lapeyronie (6) observa la même chose sur un os frontal dénudé. L'os nécrosé ne se séparant pas et retardant la guérison, et le malade ne voulant point permettre qu'on l'enlevât avec le trépan, la plaie fut simplement pansée avec la charpie, sans autre traitement. Peu à peu la plaie diminua par l'effet de l'extension de ses lèvres sur l'os dénudé, et au bout de neuf mois elle fut guérie sans exfoliation. Rouhault (7) a publié un cas semblable. Il attendit vainement pendant six mois la séparation d'un os dénudé et noir comme de l'encre ; il se forma enfin à sa circonférence, comme dans le cas rapporté par Ruysch, un cercle blanc qui, avec la peau entourant l'espace dénudé, s'étendit successivement vers le milieu, de sorte qu'au bout d'un mois et demi la plaie fut guérie sans exfoliation. Quoique de tels exemples soient assez rares et vraiment étonnants, l'observation présente assez fréquemmen quelque chose de semblable. Car, ainsi que le remarque judicieusement Weidmann, dans toute nécrose superficielle, la lame qui se sépare est presque toujours plus petite, et souvent beaucoup plus petite que n'avait été l'espace dénudé offrant des signes manifestes de mortification. Du reste, même dans les dénudations des os qui guérissent par le développement de granulations sur la surface dénudée, il faut faire une large part à l'extension des lèvres des parties molles vers le centre de cette surface ; les bourgeons charnus végétant de l'os même sont entourés d'un cercle blanc rougeâtre qu'ils poussent en quelque sorte au devant d'eux à mesure qu'ils se développent, de sorte qu'on voit s'opérer, sur plusieurs points de la dénudation, ce qui, dans les cas de Ruysch et de Rouhault, se passa seulement au pourtour extérieur de la blessure. Dans les trois derniers cas rapportés ci-dessus, on ne peut douter que la superficie ne fût réellement nécrosée, quelque embarras qu'on éprouve en se demandant combien de temps s'était écoulé sans qu'il s'y manifestât aucun symptôme de vie, et comment cette partie avait pu disparaître. Il existe sur ce point un grand nombre d'expériences et d'observations, faites par un homme dont l'esprit d'observation est connu de la manière la plus avantageuse, par Ténon ; et il est assurément fâcheux qu'on n'ait pas donné plus d'attention, ou même qu'on ait mis presque entièrement en oubli ces faits, qui, médités avec plus d'attention, peuvent fournir les moyens de pénétrer plus profondément dans la connaissance du point qui nous occupe.

Il résulte de ces expériences, que les phénomènes que nous avons vus se produire pour l'élimination des parties nécrosées se passent également ici.

Au pourtour de l'endroit dénudé, sous le bord de la lamelle osseuse, qui ne présente elle-même

(6) Dans les *Mém. de l'Acad. roy. de chir.*, t. I, p. 298.

(7) Ibid., p. 299.

aucun changement, se forme une rainure de séparation remplie de bourgeons qui, apparaissant à travers la lamelle osseuse qui les recouvre, forment ce cercle blanc ou rougeâtre dont il a été parlé. A mesure que la rainure s'avance vers le centre de la dénudation, cet anneau avance aussi dans le même sens, et les lèvres de la plaie viennent à sa suite. Dans les cas où les granulations naissent de la surface même de l'os dénudé, les choses se passent de la même manière, tant à la circonférence de la blessure, qu'autour de chaque granulation en particulier.

Chacune de ces dernières, en effet, est entourée d'une auréole rougeâtre, qui présente au travers de la lamelle osseuse qui la recouvre, les mêmes phénomènes que la rainure du pourtour de la blessure ; ainsi, nulle part la couche la plus superficielle de l'os ne contribue à la production des granulations ; mais ici encore, comme dans les cas dont nous avons parlé, l'os disparaît par résorption, et à sa place se développe la substance des bourgeons charnus. Tels sont les phénomènes auxquels on a le plus souvent, dans ces derniers temps, donné le nom de *ramollissement de l'os*, phénomènes qu'on reconnaît pour n'être rien moins que cela quand on les examine avec plus d'attention. Ces expériences de Tenon ne laissent subsister qu'un seul doute dans notre esprit, c'est de savoir ce que devient la lamelle superficielle de l'os. Si l'on ne tenait compte que de ces expériences de Tenon, on pourrait peut-être conserver quelque incertitude sur la question de savoir si cette lamelle était réellement et complètement morte, ou si elle tenait encore assez à la vie pour pouvoir être reprise par l'action des vaisseaux absorbans. Mais si l'on en rapproche les observations de Ruysch, Lapeyronie et Rouhault, dans lesquelles la surface de l'os s'était montrée, dans l'une, pendant six mois, dans une autre pendant neuf, sèche, noire et complètement privée de vie, et dans lesquelles néanmoins eurent lieu les mêmes phénomènes que ceux rapportés par Ténon, il ne sera plus possible de douter que la lame osseuse superficielle ne fut réellement *morte, nécrosée*. Si l'on était tenté, en considérant la conformation de ce cercle rouge dont nous avons parlé, d'imaginer que la vie ait pu s'y rétablir, il suffirait pour détruire cette opinion, de réfléchir au siége réel, et à l'origine primitive de ce cercle. Il ne reste donc que deux manières d'expliquer comment disparaît la lame osseuse privée de vie : il faut admettre ou qu'elle est résorbée, ou qu'elle tombe par exfoliation, mais qu'elle se détache par particules si minimes qu'elles échappent à l'observation (Exfoliation insensible.)

Cette question rentre dans une autre plus générale, qui est celle de savoir : si, dans la séparation des parties nécrosées des os, la résorption se fait en partie aux dépens du mort, ou si elle s'accomplit exclusivement dans les parties vivantes ; question sur laquelle les opinions sont fort partagées.

Scarpa et Bannerth sont de ce dernier avis, l'autre est celui de Weidmann, Himly, Ribes, Méding, Cruveilhier et de beaucoup d'autres ; et Kortum va jusqu'à penser que la résorption se fait surtout aux dépens de la partie morte, et il attribue aux bourgeons charnus qui se forment au dessous du séquestre une grande puissance de résorption.

Entre ces opinions il est assurément difficile de décider quelle est la vraie, celle de Scarpa et Bannerth a en sa faveur une loi physiologique savoir : que les vaisseaux ne peuvent absorber que les substances en dissolution ; or, dans la substance osseuse nécrosée, on ne trouve point les conditions qu'exige l'exercice des fonctions des vaisseaux, et l'on ne voit pas comment la solution pourrait s'en faire. J'ai déjà fait remarquer plus haut que le pus n'avait aucune des qualités nécessaires pour produire cet effet ; et une preuve qu'il ne contribue en rien à cette séparation, c'est que chez les oiseaux, où l'on ne voit jamais de sécrétion de pus, la séparation des parties nécrosées ne s'en fait pas moins pour cela ; une seconde preuve c'est que, chez les mammifères eux-mêmes, si l'on regarde avec attention, l'on verra que la suppuration ne commence à avoir lieu dans l'os, que lorsque la séparation est déjà faite en certains points, et dans ces points mêmes ; d'où il paraîtrait résulter que la résorption se passe exclusivement dans les parties vivantes. Mais d'un autre côté, si l'on considère que presque dans toute nécrose superficielle la lame qui se sépare par exfoliation est plus petite que n'était la partie dénudée et qui avait paru morte ; et surtout si l'on réfléchit aux exemples dans lesquels, la nécrose étant manifeste, on n'aperçoit aucune exfoliation, il ne paraît plus possible de ne point admettre avec Weidmann, Meding, Kortum qu'une certaine portion de la partie morte est également enlevée. Il est donc de la plus grande importance de découvrir par quel mécanisme la lame osseuse nécrosée perd de son volume, où disparaît en totalité.

J'ai déjà dit que, aussitôt que la rainure avait commencé à se former au pourtour de la nécrose, le bord mince de la lamelle privée de vie, était un peu soulevé par les bourgeons charnus qui naissaient au dessous, et qu'il se détachait en petits fragmens ; j'ai pu suivre toutes les phases de ce travail, dans les nécroses déterminées par la dénudation de l'os, sur les lapins, les chats et le veau, sujets de mes expériences, dont les plaies furent toujours parfaitement sèches ; rien n'était plus facile que de reconnaître les squamules détachées sur la croûte qui recouvrait les lèvres externes de la blessure ; et en enlevant cette croûte avec précaution, on voyait le bord très aminci de la lamelle nécrosée comme corrodé, et une lancette passée au dessous en détachait avec une extrême facilité de petits fragmens. C'était donc, à ce qu'il paraît, par cette séparation successive de petites squamules, que la lamelle nécrosée perdait peu à peu la moitié et quelquefois une plus grande proportion de son étendue; et nul doute que dans les cas de Ruysch, Lapeyronie et Rouhault, la portion nécrosée de l'os n'ait disparu précisément de la même manière. Il serait plus difficile de démontrer cette exfoliation par petites particules, dans les cas où la plaie est continuellement humectée par du pus ou des fomentations, et où la lame nécrosée est peut-être encore plus ténue. Mais quand tous les autres phénomènes sont d'ailleurs les mêmes, quand on considère que le résorption d'un corps solide, privé de vie, paraît répugner aux lois physiologiques, qu'il n'existe d'ailleurs aucun fluide dont la force dissolvante puisse rendre l'os nécrosé susceptible d'être résorbé, il n'est guère facile de se refuser à admettre que dans ces cas mêmes les plus douteux il ne se fasse réellement une exfoliation par particules, une exfoliation insensible. Joignez à cela que Tenon, homme d'une perspicacité remarquable, déclare avoir constamment observé dans toutes ses expériences sur des chiens, que les granulations qui s'élèvent de la surface même de l'os dénudé sont, au premier moment de leur apparition, recouvertes d'une sorte de petite croûte qu'on peut, à bon droit, regarder comme étant une lamelle osseuse soulevée et repoussée par les bourgeons charnus.

Il ne reste donc plus aucun motif qui puisse soutenir l'opinion de ceux qui pensent que, dans la séparation de la nécrose, la résorption s'exerce en partie sur l'os privé de vie; *et nous pouvons établir comme démontré que la portion nécrosée d'un os ne se détache que par l'effet d'une résorption qui se passe exclusivement dans les parties vivantes;* principe d'une grande importance pour bien comprendre la régénération des os détruits par la nécrose.

Dès qu'une partie osseuse, à la suite d'une exfoliation sensible ou insensible est une fois couverte de bourgeons charnus, elle se comporte exactement comme toute autre plaie suppurante; le pus est semblable, les granulations sont semblables; celles-ci s'élèvent au niveau des bourgeons formés par les parties environnantes, s'unissent à eux, s'y confondent bientôt, et une cicatrice les recouvre comme dans les cas les plus simples. La partie des bourgeons charnus qui touche immédiatement à l'os se transforme ultérieurement en substance osseuse; mais la couche superficielle n'éprouve point cette transformation; comme les granulations des parties molles, elle prend une texture cellulaire, et forme ainsi une sorte de nouveau périoste.

On devine aisément que l'inflammation ne reste pas exactement limitée dans le lieu même de la blessure, mais qu'elle s'étend au delà. Le plus souvent elle envahit toute l'épaisseur de l'os, de manière qu'il est facile de reconnaître des phénomènes d'inflammation à sa surface opposée. Mais comme les conditions qui rendent l'inflammation suppurative n'existent que là où l'os est dénudé, et jusqu'où s'étend la nécrose, il en résulte que partout ailleurs c'est une inflammation exsudative qui a

lieu. Ainsi, lorsqu'un point de la surface externe d'un os vient à suppurer, autour de ce point le périoste est tuméfié; entre cette membrane et l'os qu'elle recouvre est exsudée une matière osseuse, qui entoure d'un rebord saillant la surface suppurante. Si c'est la surface externe d'un os creux qui suppure, on trouve à la surface intérieure qui lui est opposée une nouvelle matière osseuse exsudée; si c'est un os spongieux dans toutes les cellules médullaires voisines se trouve également une matière osseuse, exsudée sur ses parois qui rend son tissu plus compacte; enfin, si c'est un os plat, la même chose a lieu dans le diploë ou dans la lame opposée. Et réciproquement, si l'intérieure, ou en d'autres termes, la surface interne d'un os creux vient à suppurer par suite de la séparation d'une partie nécrosée, on trouve dans cet intérieur, et dans l'étendue qu'avait occupée la nécrose, la suppuration que nous avons décrite, la formation de matière osseuse par granulations, et autour de la surface suppurative, oblitération de la cavité médullaire; enfin, dépôt de matière osseuse entre l'os et le périoste, c'est par l'action réunie de l'inflammation suppurative et exsudative, précédemment étudiée, que se forme une cicatrice osseuse, dans les plaies des os qui ne guérissent point par première intention, et que se rétablit plus ou moins complètement la portion enlevée par les résections, le trépan, ou autres opérations analogues. C'est aussi par leur action, comme il sera démontré plus loin, que se forme le cal dans les fractures compliquées, et que se régénèrent les parties détruites par la nécrose.

Ces divers points seront étudiés successivement plus loin.

(*La suite à un prochain numéro.*)

CHIRURGIE.

OBSERVATIONS SUR LES MALADIES DES SINUS FRONTAUX;

Par J. E. Dezeimeris.

Avant que le célèbre Richter eût consacré, dans son excellent traité de chirurgie, un chapitre aux maladies des sinus frontaux, sur lesquelles il avait publié auparavant un mémoire spécial de beaucoup d'intérêt, à peine trouvait-on quelques mots sur ce sujet dans les ouvrages de chirurgie ou de médecine. Son importance n'est pourtant pas inférieure à celle de beaucoup de points auxquels on accorde plus d'attention et à l'histoire desquels on donne volontiers beaucoup de développemens. Plusieurs des maladies qui se développent dans ces cavités sont d'une obscurité qui les fait souvent méconnaître, et d'une gravité qui met en défaut toutes les ressources de l'art, surtout quand on ne les attaque qu'à une période très avancée de leur développement. Elles méritent donc d'être étudiées avec plus de soin ; et peut-être suffirait-il de rassembler les faits épars qu'on en possède, pour que l'attention, éveillée sur ce point, rendît plus difficiles les erreurs de diagnostic dans lesquelles on est tombé, et préparât bientôt des matériaux suffisans pour les progrès ultérieurs de la science. Nous allons rassembler ici les plus intéressans et les moins connus de ceux qui nous sont tombés sous la main. Nous les rangerons dans l'ordre de leurs affinités ; mais nous voulons placer hors de ligne et au commencement de cet article deux observations, dont l'une, relative à un cas d'hydatide des sinus frontaux, offre une ressemblance frappante avec l'observation de Langenbeck, consignée dans notre dernier numéro, et la complète sous certains rapports ; l'autre, fragment inédit des archives de l'Académie royale de chirurgie, offre, outre son intérêt scientifique, un intérêt de curiosité, comme tout ce qui vient de cette illustre société.

La première de ces observations sera le troisième cas que nous aurons consigné dans ce journal, d'hydatides développées dans les sinus frontaux ; nous ne pensons pas qu'il en existe un quatrième exemple. La rareté de ces cas nous faisait un devoir de les rassembler tous. Nous tirons celui-ci d'une thèse soutenue à Berlin en 1829 et fort rare en France, dans laquelle fort peu de personnes auraient la faculté de l'aller chercher.

Ire Obs. N. N. fille juive, d'une constitution délicate, mais sans aucun vice interne, avait joui jusqu'à l'âge de 9 ans d'une bonne santé. A cet âge elle eut la gale. Un bain de pied froid ayant supprimé cette éruption, elle fut prise d'une céphalalgie violente. La région et l'arcade sourcilières gauches devinrent le siège d'une tumeur qui acquit peu à peu un tel volume, que l'œil en fut fortement repoussé au dessous du niveau qu'il occupe naturellement. Pendant plusieurs années on ne fit rien pour s'opposer aux progrès du mal ; quand cette fille eut atteint l'âge de 14 ans ses parens réclamèrent les secours du docteur Jaeger.

Le développement de cette enfant n'était point celui qui est naturel à son âge : petite de taille et grêle de constitution, elle avait l'apparence d'un enfant de 12 ans.

Du reste, nul vestige d'une affection quelconque, à part la tumeur du front du côté gauche. Cette tumeur, d'un tiers moins volumineuse qu'elle ne fut à l'époque où la malade succomba, avait une forme arrondie, qui sera décrite plus loin. Elle était dure, mais pourtant elle cédait à la pression du doigt, et reprenait, quand cette pression venait à cesser, sa forme primitive, en faisant un bruit semblable à celui qu'aurait fait une lame de métal. Sous la peau, chaude et peu épaisse, il était facile de reconnaître que l'os lui-même était distendu et aminci. A part cette difformité et une céphalalgie revenant à des époques irrégulières, cette tumeur ne causait nulle

incommodité à la malade. Divers médecins et chirurgiens, renommés pour leur savoir et leur expérience, réunis en consultation, furent d'avis très divers sur ce cas : les uns plaçaient le siège du mal dans le sinus frontal, les autres dans la cavité du crâne. Tous convinrent néanmoins qu'il fallait ouvrir la tumeur au moyen du trépan, pour être au moins fixé sur la nature de ce qu'elle contenait. Le docteur Jaeger, chargé de faire l'opération, fit une incision cruciale sur la tumeur, en disséqua les lambeaux, pratiqua une ouverture à l'os au moyen du scalpel, assez grande pour pouvoir y introduire le doigt, car l'os ramolli était presque cartilagineux, et cette incision parut préférable au trépan. Il s'écoula une grande quantité de sérosité sanguinolente ; des membranes minces se présentèrent à découvert, et l'on pénétra dans une large cavité que le doigt pouvait parcourir dans tous les sens, et divisée en une multitude de cellules par des membranes très fragiles. Du reste, on ne put reconnaître encore d'une manière positive si la maladie se bornait au sinus frontal, ou s'il y avait en même temps une destruction de la dure-mère et de la table interne de l'os, à travers laquelle le doigt put être introduit dans le crâne. L'opération fut suivie d'une douleur et d'une chaleur violentes dans la tête, de fièvre, d'inflammation de la plaie, de tuméfaction de la face, et d'autres symptômes d'irritation, auxquels on dut opposer un traitement antiphlogistique énergique. Il s'établit ensuite un écoulement si abondant d'un ichor horriblement fétide, qu'il menaçait d'épuiser la malade ; ses forces furent soutenues par des remèdes toniques et un régime analeptique ; des injections d'eau de Theden, de décoctions excitantes et astringentes corrigèrent la nature de la matière de l'écoulement et en diminuèrent la quantité ; enfin tout écoulement cessa, et la plaie se cicatrisa complètement. La tumeur n'avait point diminué de volume. Depuis plusieurs mois la malade n'avait éprouvé aucune indisposition, si ce n'est des accès de céphalalgie. Mais le développement faisait à peine quelques progrès. Un molimen pour la menstruation, des douleurs vers le sacrum, un sentiment d'engourdissement dans les membres inférieurs, des coliques eurent lieu et se dissipèrent. Les règles ne purent s'établir. Peu à peu la malade devint chlorotique. Cependant la tumeur fit de rapides progrès ; on y mit un séton qui donna lieu à un écoulement abondant de sérosité sanguinolente, et par où s'écoula chaque jour beaucoup de matière ichoreuse, et néanmoins la tumeur ne cessa de s'accroître de jour en jour. La douleur de tête devient plus violente, mais les facultés intellectuelles conservent leur intégrité. L'œil est de plus en plus repoussé en bas ; le nerf optique est fortement distendu, et pourtant la vision se conserve sans être affaiblie, jusqu'à ce qu'enfin la pression devenant de plus en plus forte (une semaine environ avant la mort), une inflammation s'empare de l'œil, surtout de ses parties extérieures, altère la transparence de la coret trouble la vue. La malade succomba à la leuco-phlegmatie et à la fièvre lente, suite de la chlorose et de l'abondance de la suppuration, dans le cours de sa quinzième année.

Description de la tumeur et de son contenu. Autopsie cadavérique.

A la région antérieure et externe gauche du front existe une tumeur dont le volume égale presque la moitié de la tête d'un enfant de trois mois. Son diamètre longitudinal est de cinq pouces huit lignes, le transversal de quatre pouces neuf lignes, sa hauteur, ou son étendue, de sa base, dans la fosse temporale, jusqu'au sommet, près de l'ouverture pratiquée par l'opération, est de quatre pouces trois lignes. La plus grande partie de la superficie de la tumeur est formée par l'os frontal; partant du milieu de l'arcade sourcilière droite, elle s'élève par une pente douce, et sa base s'étend jusqu'à la suture coronale.

L'angle antérieur et inférieur du pariétal, une portion de la grande aile du sphénoïde, la portion orbitaire de l'os zygomatique, l'apophyse nasale de l'os maxillaire gauche, contribuent à former la paroi de la tumeur. Sa forme est ovoïde, son point le plus proéminent, près de l'ouverture pratiquée par l'opération, répond à peu près à la bosse frontale gauche; en avant, la tumeur égale par sa proéminence environ la moitié d'un œuf d'oie, et elle comprend la totalité du bord sus-orbitaire du frontal gauche, de manière que toute la crête en est effacée. Née dans la fosse temporale, la tumeur s'étend si largement à sa base qu'elle atteint presque l'arcade zygomatique.

La surface externe en est unie; elle présente sur le côté droit deux ouvertures, qui ne sont fermées que par un tissu membraneux, et dont le diamètre est d'environ neuf lignes. Une pareille ouverture, mais oblongue et de moindre étendue, se trouve sur l'éminence antérieure.

Passons aux altérations de chaque os en particulier.

Nous avons déjà fait connaître en partie l'état de l'os frontal. A peine y a-t-il un de ses points qui ait conservé sa situation normale, si ce n'est l'apophyse zygomatique droite et l'espace triangulaire qui s'étend de la bosse frontale droite à la suture coronale. L'apophyse zygomatique gauche s'est confondue avec la fosse du même nom, a perdu complètement sa forme naturelle et s'est fortement élevée.

L'os nasal du côté droit a conservé à peu près sa forme et sa situation normale; mais le gauche en a pris une tout opposée, et son bord postérieur, au lieu d'être dirigé en arrière, est au contraire tourné en avant.

L'apophyse nasale du maxillaire supérieur gauche est si complètement soudée avec l'os frontal qu'on ne peut plus déterminer les limites de chacun

de ces os. Le corps du maxillaire et son apophyse zygomatique n'ont guère que la moitié de la hauteur du maxillaire supérieur droit, et sont déprimés au point que son bord orbitaire inférieur est au dessous de la ligne horizontale décrite par le bord inférieur de l'apophyse zygomatique droite. L'apophyse zygomatique et la pommette ont été fortement repoussées en dehors, d'où il résulte que l'arcade zygomatique gauche est beaucoup plus grande que la droite. Le rebord alvéolaire gauche et la surface des dents molaires descendent au dessous du niveau des mêmes parties du côté droit. L'apophyse palatine gauche est beaucoup moins excavée que la droite.

L'os unguis, pressé en arrière avec la mâchoire supérieure, n'a perdu ni sa forme ni ses rapports avec le maxillaire; le canal lacrymal est largement ouvert.

L'orbite est abaissée au niveau de l'apophyse zygomatique du maxillaire supérieur droit, son ouverture et son bord interne sont de moitié plus petits que dans l'état naturel. Son bord externe est confondu avec le supérieur dans les parois de la tumeur.

On a lieu d'être surpris que le globe de l'œil, presque chassé hors de l'orbite, eût conservé la faculté de voir.

On voit dans la fosse nasale gauche une tumeur qui la distend fortement, repousse la cloison du côté opposé, et rétrécit la fosse nasale droite.

En observant par l'arrière cavité des fosses nasales, on remarque le même déplacement de la cloison; la cavité gauche des fosses nasales y est presque entièrement remplie par la tumeur, qui a repoussé en haut le cornet moyen en contractant adhérence avec sa partie antérieure; le cornet inférieur est aplati contre le plancher de la fosse nasale; la surface de la tumeur, formée par une lame osseuse élastique recouverte par la membrane de Schneider, paraît être le fond du sinus frontal déprimé; on sent à sa partie inférieure que la coque osseuse est percée d'un trou que recouvre seule la membrane muqueuse.

L'antre d'Highmore, resserré dans ses dimensions, n'est d'ailleurs nullement altéré.

Le crâne ouvert, voici ce qu'on y remarqua: La table interne du frontal du côté gauche, des grandes et petites ailes du sphénoïde, de l'angle antérieur et inférieur du pariétal, est profondément repoussé dans le crâne; le point central de ces parties est le plus profondément repoussé, et forme une tumeur semi-ovalaire du volume de la moitié d'un œuf d'oie, légèrement déprimée du côté droit, où existe une fosse pour le lobe antérieur gauche du cerveau. Cette tumeur, commençant au devant de l'apophyse clinoïde antérieure, et partant du bord de l'échancrure nasale, s'élève et se continue, en une surface presque plane, dans la fosse destinée au lobe moyen, qu'elle remplit en partie. Les deux lames de la partie orbitaire de l'os frontal et de l'apophyse ensiorme du sphénoïde, ont été écartées l'une de l'autre par la pression du contenu de la tumeur, et l'arête postérieure de cette apophyse a disparu. La tumeur est élastique; cependant, en la pressant du doigt, on a le sentiment d'une substance sarcomateuse recouverte par une coque osseuse élastique. La lame criblée de l'os ethmoïde, surmontée d'une apophyse crista-galli très petite, est repoussée vers le côté droit et dirigée en devant et en dehors.

La partie orbitaire droite resserrée a moins de largeur que dans un crâne normalement conformé. les autres os de la boîte crânienne paraissaient sains, à l'exception des bosses pariétales dont le diploé était un peu tuméfié et les tables externes comme rongées par les vers. Le péricrâne recouvrant ces parties n'avait point perdu son état normal; les méninges étaient gorgées de sang.

L'hémisphère gauche du cerveau était fort resserré sur lui-même, le lobe antérieur était repoussé dans la fosse destinée au lobe moyen, le corps strié et la couche du nerf optique étaient beaucoup plus en arrière que les mêmes parties du côté droit, la substance grise du lobe antérieur gauche était amincie, la substance médullaire gorgée de sang aqueux, et le ventricule plein de sérosité. Les nerfs olfactifs étaient comprimés, le nerf optique gauche fort distendu, par suite du déplacement de l'hémisphère du même côté.

La tumeur de la face ayant été ouverte par une incision circulaire, on mit à découvert une large cavité pleine de bulles remplies d'un fluide séreux rouge, bleuâtre ou incolore, et rendu filant par la quantité d'albumine qu'il contenait. C'est cette substance bulleuse qui, en s'étendant dans tous les sens, avait écarté l'une de l'autre les deux tables des os désignées plus haut, et avait formé cette vaste caverne. Les os, perdant leur consistance naturelle, étaient devenus élastiques, et s'étaient ramollis au point de pouvoir être facilement coupés avec le scalpel et de ressembler plutôt à des cartilages qu'à des os. Ils n'étaient point privés cependant complètement de matière terreuse, seulement il est probable qu'à cause du volume considérable qu'ils avaient acquis elle s'y trouvait en très minime proportion. En un mot, leur texture était celle des os du crâne d'un nouveau né, affecté d'un énorme hydrocéphale. L'épaisseur de la table externe varie d'un quart de ligne à une ligne; la surface osseuse recouvrant la tumeur de la face et du crâne est unie; la surface interne est recouverte d'une couche de consistance plus molle que celle des fibro-cartilages, fongueuse, parsemée d'une multitude de petits grains osseux qui la rendent inégale. Cette couche n'a pas partout la même épaisseur. Celle qui revêt la face antérieure de la table externe n'y est que faiblement adhérente, peut en être facilement séparée, est généralement mince, mais présente çà et là des saillies d'étendue, de hauteur et de formes variables: quelques unes de ces saillies ont la forme de tubercules, le volume d'une lentille, d'un pois, d'une

fève de haricot; d'autres, la forme d'une crête obtuse, de trois à cinq lignes de hauteur: mais la portion de cette couche osséo-fongueuse, qui revêt la table interne des os repoussés dans la cavité crânienne, lui est beaucoup plus fortement adhérente, et la surface de cette couche interne adhère fortement avec les membranes extérieures des bulles que je vais décrire.

Le nombre de ces cellules est immense; pressées en tous sens les unes contre les autres, elles remplissent complètement la cavité de la tumeur, et offrent le plus bel aspect par la variété de leurs brillantes couleurs, rouge, bleue, pourprée, etc. Pressées les unes par les autres, leur nombre ne pourrait être compté. Les membranes qui forment ces cellules, d'une extrême ténuité, parvenues à la surface tuberculeuse de la couche osséo-fongueuse décrite, y adhèrent intimement; les cloisons de chaque compartiment de la cavité étaient formées par des lames qui partaient de la paroi externe et la traversaient; ce qui donnait à cette cavité et à la substance dont elle était remplie un aspect analogue à celui de la membrane hyaloïde, ou au tissu médullaire des os cylindriques. La réunion de plusieurs cloisons en un même point de la paroi osseuse les épaissit de manière à en faire une substance charnue. Les cellules varient beaucoup par leur capacité, la plupart contenant à peine un gros, quelques unes, une et même deux onces de liquide; la plupart des petites sont isolées, plusieurs des grandes communiquent avec celles qui les avoisinent par un pertuis de leur cloison. Le fond de la cavité contient des cellules fort différentes de celles du sommet, et par la nature de leurs parois et par celle de leur contenu; elles sont constituées par des cloisons membraneuses plus épaisses, plus consistantes, plus opaques. Quelques unes contiennent, il est vrai, un fluide séreux, mais la plupart sont remplies par une substance fongueuse, très molle, de couleur rousse cendrée, et de la consistance d'une bouillie. La plupart des cellules les plus petites sont entièrement remplies de cette substance; dans les plus grandes il n'y en a que comme une sorte de croûte, d'épaisseur variable, et dont la surface interne est très molle et floconneuse; la surface externe de cette substance fongueuse n'adhère que faiblement aux parois des cellules. Par sa nature et sa forme, cette substance ressemble beaucoup à la couche cartilagineo-fongueuse que nous avons dit revêtir les parois de la cavité, elle n'en diffère que par une moindre consistance. Du reste, malgré cette mollesse, il existait déjà dans cette substance une assez grande quantité de matière osséo-terreuse, car, soumise à la dessiccation, elle conservait à peu près son volume et sa forme, et prenait l'aspect d'une ossification poreuse; ce qui donne lieu de présumer que la couche plus dure avait été primitivement semblable à celle-ci, et que sa consistance s'était successivement accrue par un dépôt de phosphate calcaire.

La tumeur descendant dans les fosses nasales contenait aussi une cavité, sorte de cul de sac de la précédente, remplie de semblables cellules, et tapissée d'une couche cartilaginéo-fongueuse de trois à quatre lignes d'épaisseur, qui en rétrécissait beaucoup la capacité.

L'ouverture du reste du corps montra la glande thyroïde d'un volume anormal ; les ganglions lymphatiques du cou, des bronches et du mésentère, étaient volumineux, durs, d'un rouge pâle ; la substance du foie était compacte, gorgée d'un sang aqueux. La rate était gorgée de sang fluide ; les cavités des membranes séreuses contenaient beaucoup de sérosité ; les intestins présentaient entre leurs tuniques péritonéale et musculaire une couche gélatineuse ; l'utérus était très ferme et pâle.

(Jul. Guil. Brunn, *Diss. de hydrope cystico sinuum frontalium.* Berlin, 1829, in-8°, 2 pl.

Les considérations auxquelles peut donner lieu l'observation qui vient d'être rapportée, quand on la rapproche des observations analogues que nous avons déjà fait connaître (1), trouveront place dans une autre endroit de ce mémoire. Mettons ici le fait que nous avons cité comme provenant des papiers de l'Académie royale de chirurgie. Il fait l'objet d'une lettre adressée à Louis, secrétaire perpétuel de cette société, par Desgranges, maître en chirurgie à Lyon.

Obs. II. Permettez, Monsieur, que je vous fasse part d'une observation que mon travail sur les tumeurs fongueuses de la dure-mère, d'après votre mémoire, m'a rappelé, et que je regrette bien sincèrement de ne pouvoir vous présenter ici avec tous les détails qu'exigerait un fait de cette nature, fait rare, et qui, bien observé, aurait pu servir utilement au diagnostic des tumeurs fongueuses des sinus frontaux.

J'ai vu mourir dans un petit hôpital de province un jeune homme d'environ vingt-cinq ans, d'une tumeur qu'il portait à la partie inférieure du front, au dessus de la racine du nez, et que l'on jugea être une exostose. Je commençais à étudier la chirurgie, je le crus sur la foi de mon maître. C'était la première maladie des os que je croyais voir ; aussi m'informai-je avec la plus grande exactitude, de tout ce qui avait rapport à son état : ce pauvre jeune homme me satisfit sur tous les points ; son récit fit de vives impressions sur mon esprit ; et quoique dans le temps je ne l'aie point mis par écrit, il est encore assez présent à ma mémoire pour que je puisse vous en rendre compte.

Je vais d'abord exposer ce qui s'est passé avant que j'aie eu connaissance du malade, ensuite l'état où il était lors de son entrée à l'hôpital, enfin ce que je découvris à l'ouverture du cadavre.

Ce jeune homme avait eu deux ans auparavant la petite vérole confluente, dont les boutons ne se remplirent jamais bien exactement ; ils étaient plats

(1) Voyez dans un de nos précédens numéros le Mémoire sur les hydatides des os.

et affaissés par leur sommet : la fièvre était irrégulière et parfois très forte. La douleur de tête était continuelle et des plus vives pendant le cours de la maladie. La nature fut son médecin : à l'exception de quelques amulettes de bonnes femmes, il ne prit aucun remède, pas même de purgation sur la fin de cette maladie. Les maux de tête diminuèrent un peu, mais ils subsistèrent toujours. Il se plaignait d'un embarras et d'une pesanteur au milieu du front, qui quelquefois lui occasionnait des douleurs déchirantes ; d'autres fois cela se réduisait à se sentir la tête lourde sur le devant.

Les pustules varioliques qui avaient occupé en grand nombre l'entrée des narines et leur intérieur, lui avaient laissé un enchiffrenement qui l'incommodait beaucoup ; il croyait sentir au haut du nez quelque chose qui s'opposait à ce qu'il se mouchât aisément, et qu'il pût débarrasser entièrement son cerveau. Il avait les narines assez sèches et mouchait peu, quoiqu'il y fût sollicité souvent, soit par l'embarras qu'il ressentait au dedans du nez, soit par les éternuemens fréquens qu'il avait, lesquels augmentaient encore ses douleurs à la région du front. Cet infortuné travaillait pour vivre. Il parcourut quelques petites villes de province, toujours fatigué cruellement par sa maladie. Les douleurs frontales allaient en augmentant et après quinze mois de souffrance, il reconnut que l'os était gonflé, élevé à la partie moyenne inférieure du front, au dessus de la racine du nez. En effet cet endroit s'éleva insensiblement, et forma une tumeur, d'abord dure et insensible au tact, quoique douloureuse dans son intérieur ; car le malade y ressentait toujours des douleurs, et même parfois lancinantes. Il perdit une partie de l'odorat, et eut quelques accès de fièvre. La tumeur devint un peu sensible (douloureuse) au dehors ; il sentait dans l'intérieur des narines, et principalement à leur entrée, une démangeaison, un prurit des plus fatigans, et il crut moucher un peu de pus, ou de matières visqueuses....

Lorsque le malade se présenta à l'hôpital, la tumeur extérieure était de la grosseur d'un œuf de poule ; les tégumens étaient engorgés, pâteux, et comme œdématiés : la partie supérieure du nez participait à cet état ; il y avait même un peu de rougeur.... La tumeur n'avait pas sa solidité primitive, à peine paraissait-elle recouverte d'une lame osseuse. Je croyais entrevoir une souplesse que j'aurais volontiers caractérisée de fluctuation sourde, obscure : je la fis remarquer à mon maître, qui se contenta de me dire que c'était une exostose suppurée. Le malade souffrait beaucoup, aussi craignais-je d'exercer mon tact aux dépens de sa sensibilité, et dans mes recherches j'appuyais si peu sur la tumeur que je ne puis dire si les os étaient flexibles, ses pièces crépitantes, ni si la douleur correspondait au nez lors de la pression, s'il en sortait quelques mucosités, et si c'était dans ce temps que le malade en mouchait. On prescrivit des cataplasmes qui le fatiguèrent davantage par leur pesanteur. La fièvre survint, et d'autres symptômes maladifs qui le firent abandonner aux soins du médecin. On négligea le mal local, le foyer principal, d'où émanaient sans doute les autres symptômes, on ne voulut voir qu'une maladie interne que l'on caractérisa *composée* : c'était une fièvre putride, maligne... si maligne en effet qu'elle enleva le malade quinze jours environ après son entrée à l'hôpital.

L'envie de m'instruire me fit solliciter vivement la permission de l'ouvrir; je l'obtins, et j'y procédai le lendemain, sans méthode à la vérité, et avec assez peu de ménagemens pour les parties intéressées. Cependant je reconnus assez la maladie pour pouvoir en rendre compte à la visite et au pansement du soir. Mais ce détail ne pouvait-il pas être plus circonstancié? et ai-je bien vu tout ce qu'il y avait à voir? J'en doute beaucoup aujourd'hui.

Les tégumens fendus en croix sur la tumeur me laissèrent voir la lame osseuse qui la couvrait fort amincie et quasi fêlée, prête à éclater en étoiles: cette pièce enlevée, je me trouvais dans les sinus frontaux, occupés par une tumeur grosse comme une pomme d'api; qui ressemblait en quelque sorte à une rotule, dont la pointe répondait à la racine du nez. Sa face postérieure était un peu applatie, l'antérieure plus convexe, et sa surface assez égale. Cette tumeur était placée dans le milieu des sinus, née dans l'épaisseur, et formée aux dépens de la membrane qui la tapisse; son extérieur était rougeâtre; sa substance paraissait vraiment fongueuse au dehors, était cependant ferme et solide, moins rouge dans son intérieur, et volontiers sarcomateuse, squirreuse, principalement à son sommet; tandis qu'à son extrémité (celle qui répondait au nez) elle était comme décomposée, plus rouge et molle au toucher, humide, et recouverte en ces endroits seulement d'une sorte de mucilage purulent que l'on enlevait avec peine, et en entamant cette extrémité de la tumeur, qui saignait alors.

Le feuillet osseux, ou la cloison qui sépare les sinus, était anéantie et confondue dans la tumeur, laquelle, fendue et coupée en plusieurs morceaux, n'offrit cependant aucune résistance osseuse. En général le total des cavités des sinus me parut augmenté par la séparation et l'écartement des deux tables qu'opérait la présence de la tumeur, à raison de son augmentation graduelle et successive de volume. L'ouverture inférieure par laquelle ces cavités frontales communiquaient avec les nasales, ou mieux avec les cellules antérieures de l'os éthmoïde, était agrandie, mais en quelque manière diminuée par le boursouflement ou l'engorgement de la membrane pituitaire: sa continuité, qui va se répandre dans les narines, était noueuse en plusieurs points de son étendue, ce que j'attribuais au gonflement des glandes pituitaires; en plusieurs endroits elle paraissait phlogosée, en d'autres légèrement purulente.

J'ouvris la tête; la face interne et inférieure du coronal me sembla être dans son état à peu près naturel, et sa table vitrée, ou la lame interne des sinus frontaux avait son épaisseur ordinaire, mais elle était d'un rouge brun, de la couleur des os des jeunes sujets. La dure-mère en cet endroit y adhérait peu, et je remarquai vers l'apophyse crista galli des vaisseaux variqueux qui saignaient beaucoup. Les sinus étaient pleins de sang; les vaisseaux, soit de la dure-mère, soit de la substance cérébrale, étaient singulièrement gorgés; j'admirais aisément la beauté de cette distribution ondoyante vasculaire.... C'est sans doute à cet engorgement que se durent les symptômes qui en imposèrent pour une fièvre putride maligne....

Mes recherches anatomiques, si toutefois on peut appeler de ce nom celles qu'une main très novice en anatomie dirige, ne furent pas poussées plus loin; mes connaissances alors très bornées ne me permirent de voir que ce que je viens d'exposer, et ma mémoire ne peut m'en retracer davantage. Je ne saurais rendre raison de l'état des sinus maxillaires, des cavités orbitaires, etc. Mais il me souvient très bien que la conformation extérieure de la face n'était point changée, ni la base du crâne mal conformée.

Cette observation présente l'histoire d'une tumeur fongueuse, ou si l'on veut d'un sarcome des sinus frontaux occasionné (d'après le récit même du malade dont j'ai rapporté plusieurs expressions) par la petite vérole, dont l'éruption, quoique abondante, ne fut pas suivie d'une dépuration complète des humeurs, etc. Ce sarcome, si l'on veut le nommer ainsi, était sans pédicule, évasé dans sa base, ce que je me rappelle parfaitement; il me parut formé d'abord dans l'épaisseur de la portion de la membrane qui tapisse le devant des sinus, d'où il avait compris la cloison, et enfin la paroi postérieure membraneuse de ces cavités, laquelle n'était cependant pas totalement confondue avec la tumeur; car elle semblait n'y adhérer que par une suite d'inflammation.

Cette tumeur agit ici comme les tumeurs fongueuses de la dure-mère; elle a détruit, usé la portion osseuse qui la couvrait, et qui s'opposait à son expansion extérieure. Tout l'effort s'était porté vers le dehors, tandis que la seconde table, ou l'interne plus aisée à détruire, n'avait rien ou que bien peu souffert de la pression de la tumeur. La première lame était comme détruite, et extrêmement amincie, presque fendue par la collision et le frottement puissant de l'excrescence fongueuse; il n'y avait point de vie aux os; le pus qui recouvrait l'extrémité inférieure de la tumeur, était, comme je l'ai dit, visqueux : était-ce donc un vrai pus, et ne me suis-je point trompé? Les tégumens étaient œdémateux, mais point engorgés de pus, etc.

Je désirerais que ce fait, quoique imparfaitement observé, vous parût assez intéressant pour mériter un moment votre attention, et celle du corps illustre dont vous êtes heureusement le secrétaire perpétuel, et qu'il pût concourir avec d'autres à éclairer les maladies des sinus frontaux.

CORRESPONDANCE.

*A M. le Rédacteur en chef de l'*EXPERIENCE.

Monsieur,

Malgré mon vif désir de ne point prolonger une discussion qui me concerne particulièrement, je ne puis laisser sans réponse les annotations dont vous avez cru devoir accompagner l'insertion de ma lettre dans votre numéro du 20 avril, ainsi que quelques unes des allégations renfermées dans la réplique de M. Bouvier.

Et d'abord, Monsieur, je n'ai point eu connaissance des passages que vous citez de Richter, d'Ammonn, de Dieffenbach et de Syme. Je ne sais ni l'allemand, ni l'anglais, et personne ne m'a donné la moindre indication des faits et opinions que vous attribuez à ces auteurs. C'est là une chose que je désire bien établir, car si j'ai le désavantage de perdre tout ou partie de la priorité des idées nouvelles que j'ai publiées récemment sur le torticolis ancien, je veux au moins qu'il reste constaté que ces idées me sont venues sans le secours d'autrui.

Ceci posé pour l'acquit de ma conscience, ne me sera-t-il pas permis, Monsieur, de vous demander si vos citations sont bien exactes? Voici des doutes que vous vous empresserez probablement d'éclaircir.

Vous dites (*Expérience*, p. 539) qu'au rapport d'Ammon, Dupuytren a fait la section sous-cutanée du sterno-mastoïdien à l'aide d'une *seule* ponction et d'un bistouri *boutonné*. Cependant des chirurgiens français, qui ont vu Dupuytren opérer, ne disent pas tout à fait la même chose. M. Coster a consigné dans son *Manuel de Médecine opératoire* le cas dont il s'agit, et il dit positivement (*Manuel de Médecine opératoire*, p. 156) que Dupuytren a traversé la peau de part en part avec un bistouri à lame étroite, et a coupé simultanément les deux muscles d'avant en arrière. Or, vous savez que je ne fais qu'une simple ponction à la peau, et que je ne divise ordinairement que le faisceau sternal. La version de M. Coster, quoique appuyée d'autres témoignages, aurait pu me paraître suspecte en présence d'une autorité aussi grave que la vôtre: mais votre journal lui-même a diminué mon embarras; il a fait dire, il y a quelques mois, à M. Ammonn, en parlant de l'opération de Dupuytren, que *cet immortel chirurgien fit la section du muscle sterno-mastoïdien selon la méthode des chirurgiens hollandais*, plutôt que de marcher sur les traces de Delpech (*Expérience*, p. 151. *De la ténotomie*). Est-ce que M. Ammonn aurait deux opinions opposées? ou bien y aurait-il deux Ammonn? ou bien enfin y aurait-il deux manières de l'entendre et de le traduire? J'ai déjà eu l'honneur de vous dire, Monsieur, que je ne sais pas l'allemand; j'attends donc de votre obligeance la solution de cette difficulté (1).

Dans ses commentaires sur ma lettre, M. Bouvier cherche à insinuer que M. Dieffenbach pourrait m'avoir parlé de ses opérations de section sous-cutanée du sterno-mastoïdien, comme le même M. Dieffenbach, ajoute M. Bouvier, m'aurait communiqué l'idée du traitement des pieds-bots par le plâtre coulé avant que j'eusse inventé cette méthode. Je n'ai d'autre réponse à faire à cette assertion que de lui donner le plus formel démenti. S'il était vrai que l'habile chirurgien dont M. Bouvier ne craint pas de compromettre le témoignage eût pu se rendre coupable d'une telle calomnie, je me devrais également de lui faire partager la réponse que j'adresse à M. Bouvier. Aujourd'hui, comme pour le passé et comme pour l'avenir, je ne crains pas et je

---

(1) C'est à moi que s'adresse la partie qu'on vient de lire de la lettre de M. Jules Guérin; je vais y répondre. Je crois pouvoir me flatter de l'espoir de lever tous ses doutes et de donner la solution des difficultés qu'il soulève, car j'ai sous la main les textes mêmes que j'ai invoqués pour établir que les idées qu'il a récemment émises sur le traitement du torticolis existaient déjà dans la science, et rien n'empêche que je les produise comme pièces justificatives.

J'ai fait dire, *en français*, à Richter que, dans la plupart des cas, il suffit de couper la portion du muscle qui s'attache au sternum. Voici comment il le dit dans sa propre langue : In den meisten Faellen ist es genug, wenn man den Theil des Muskels durchschneidet, der sich ins Brustbein einpflanzt.

J'ai vu dans Richter l'indication de la nécessité presque constante de compléter la cure par l'emploi de machines ou de bandages appropriés; M. Guérin jugera si cela se trouve dans ce qui suit : Gleich nach der Operation tritt der Kopf mehr oder weniger in eine gerade Stellung; indessen ist doch mehrentheils noethig, ihn bis zur erfolgten voelligen Heilung der Wunde durch Instrumente oder Binde in ganz gerader Stellung zu befestigen. Au besoin, la traduction italienne de Volpi pourra faciliter cette vérification. En un point seulement cette traduction manque d'exactitude : elle fait dire à l'auteur que l'emploi de ces moyens est *quelquefois* nécessaire; le texte dit *le plus souvent* (mehrentheils).

Voilà, je crois, un premier point suffisamment éclairci; passons à un autre. Mais auparavant constatons, puisque nous en sommes au siège de la maladie et au lieu de l'opération, que Dieffenbach avait bien dit en 1830, comme je l'ai rapporté, que, dans tous les cas de torticolis observés par lui, la portion sternale du muscle était seule affectée. Voici les expressions dont se sert Dieffenbach, elles me paraissent parfaitement claires. Alle organischen Verkürzungen des sterno-cleido mastoïdeus welche mir vorkamen, betrafen nur die portio sternalis des Muskels.

Ceci soit dit relativement au siège ordinaire de la maladie dans la portion sternale seule du muscle sterno-cléido-mastoïdien, et à la possibilité de se borner, dans la plupart des cas, à la section de cette portion : deux points qui, évidemment, n'étaient plus *à découvrir*, depuis bien des années.

Autre question maintenant : à qui appartient l'idée de diviser le sterno-mastoïdien au moyen d'une simple ponction de la peau? et à quelle époque remonte l'invention de cette opération?

L'opération la plus récente que j'aie cru devoir citer comme document historique à cet égard est celle pratiquée à la clinique d'Edimbourg, en 1833, par Syme. C'est bien de cette manière qu'elle a été faite, et sa date est bien précise. Si ces deux points sont une fois établis, toute prétention à la priorité devra déjà remonter à une époque bien antérieure aux travaux de M. Jules Guérin. Mettons donc ces deux points hors de toute contestation, en consignant ici la description de l'opération, telle qu'elle fut donnée dans les journaux du temps C'est dans celui d'Edimbourg qu'elle parut primitivement, mais plusieurs autres en firent des extraits. Je n'ai point en ce moment l'original en main, car justement le n° d'avril 1833 me manque; mais j'en ai un extrait qui est presque de la même date, dans le répertoire de Behrend, dont j'ai cité le volume et la page;

ne craindrai jamais de mettre qui que ce soit en demeure de prouver que j'aie voulu m'approprier les idées des autres. Il m'arrivera sans doute, et cela est inévita-

et, dans ce cas particulier, une copie vaut tout autant que l'original, car, prétendre qu'elle est infidèle et qu'elle attribue à Syme un mode d'opérer qu'il n'a point connu, ce serait tout simplement transporter l'idée de ce mode d'opérer d'un auteur à un autre, de l'opérateur au journaliste, sans presque en changer la date, puisque le répertoire en question parut au mois de mai 1833. Or, voici ce qu'on y lit : STERNALTHEIL sich wie ein gespannter Strang anfühlte......, wurde nothwendig den zusammengezogenen Theil des Muskels zu durchschneiden. Dieses wurde dadurch bewirkt, dass Syme ein scharfspitziges Messer, etwa ein Zoll über den Schlüsselbeine und zwischen Luftroehre und dem Sternalende des Muskels, und zwar etwas næher der erstern einstiess, und die Klinge mit der Schneide gegen die gespannten Fasern des Muskels hielt, so dass, indem Syme das Messer nach den linken Seite hinter dem Muskel wegschob, derselbe durchschnitten wurde. Augenblicklich schnappte der Kopf nach rechts über, begab sich in se ne gehœrige Stellung, und alle Spur von Kontraktion war verschwunden. Das Messer wurde zurückgezogen und die Wunde, welche dasselbe bewirkt hatte, war ausserordentlich klein; es folgte weder Schmerz noch irgend ein Nachtheil und die Kur war vollstændig.

Il ne me semble pas qu'il y ait d'obscurité dans ce récit, et qu'on puisse s'empêcher d'y voir la *section isolée de la portion sternale* du sterno-cleido-mastoïdien, et cette section faite *d'arrière en avant* au moyen *d'une simple ponction* de la peau. Quant à la date, elle est certaine, d'une certitude de chiffres : 1833. Voilà donc M. Jules Guérin devancé de plusieurs années dans la seule *découverte* qui pût lui rester après Richter.

Mais il y a une autre date, antérieure à celle-là, et qui n'est pas moins certaine ; c'est celle de l'article de Dieffenbach, que j'ai cité, et qu'on trouve dans un dictionnaire de chirurgie extrêmement répandu et devenu classique. Or, dans cet article, Dieffenbach ne dit pas seulement qu'il a toujours vu le raccourcissement borné à la portion sternale du muscle, il dit encore, que, *dans toute une série de faits*, il a opéré suivant une méthode qui consiste à faire, avec un bistouri très étroit, une ponction à la peau, au bord interne du sterno mastoïdien, à conduire cet instrument *derrière* le muscle tendu, et à le couper *d'arrière en avant, sans inciser la peau.* Durchsticht die Haut mit einem æusserst schmalen Messer, schiebt dasselbe unter dem gespannten Muskel, und durchschneidet diesen, worauf die Klinge, ohne die Haut weiter zu verletzen, aus der OEffnung hervorgezogen wird. Je n'ai pas besoin de réimprimer ici tout le passage ; l'ouvrage dans lequel il se trouve est à la bibliothèque de la Faculté de Médecine, et chacun peut l'y consulter. J'ajouterai ici en passant, que si quelqu'un desire voir les ouvrages de Richter et de Behrend, que j'ai cités, et ceux de Froriep et d'Ammon, que j'indiquerai plus bas, lesquels ne se trouvent point à la bibliothèque, je me ferai un vrai plaisir de les mettre à sa disposition.

Ce n'est donc plus seulement par un chirurgien, mais par deux ; ce n'est plus depuis 1833, mais depuis 1830 que M. Jules Guérin se trouve devancé dans *les découvertes qu'il vient de faire.*

Remontons encore plus haut s'il se peut, et arrivons de cette date de 1830 où Dieffenbach affirmait avoir déjà *fréquemment* opéré selon la méthode qui nous occupe, jusqu'à l'époque où elle fut pratiquée pour la première fois, et jusqu'à l'opérateur qui l'employa le premier.

Cet opérateur, Dieffenbach nous le nomme: c'est Dupuytren. Et quand nous n'aurions pas d'autre témoignage à invoquer, il faudrait bien en croire sur parole le chirurgien de Berlin, à moins d'imaginer qu'il n'eût voulu bénévole-

ble, de retrouver des choses qui avaient été trouvées avant moi ; mais il ne m'arrivera pas de reproduire sciemment comme miennes les découvertes de ceux

ment se dépouiller en faveur de notre compatriote d'un honneur qui lui aurait appartenu à lui-même. Au reste ce témoignage n'est pas le seul ; il y en a plusieurs autres, et des témoignages tellement précis que nulle discussion, nulle insinuation ne saurait les détruire ni les affaiblir. Mais pourquoi d'ailleurs essaierait-on de les infirmer? S'ils sont exacts, Dupuytren a fait en 1822 la section du muscle sterno-cléido-mastoïdien au moyen d'une simple ponction; s'ils manquent d'exactitude, il en résulte que, par un hasard bien merveilleux, des écrivains anglais et allemands se sont rencontrés, sans s'être entendus, dans la singulière idée d'attribuer à Dupuytren une découverte qu'il n'avait pas faite; mais il en résulte également que, la méthode opératoire en question se trouvant dans leurs écrits, publiés en 1823, ils dépouillent eux-mêmes de toute prétention légitime à la priorité, quiconque ne l'a pas décrite ou pratiquée avant cette époque, et à plus forte raison tout *inventeur* dont la *découverte* ne daterait pour ainsi dire que d'hier. A vrai dire, il semble donc tout à fait indifférent que ce soit Dupuytren ou bien Averill, Froriep ou Ammon qui se trouvent en tête de M. Jules Guérin pour lui disputer la préséance ; mais, au fond, il n'y a point la moindre incertitude sur celui d'entre eux à qui revient cet honneur. Quoi qu'il en soit, montrons toujours que l'opération qu'ils attribuent à Dupuytren est bien celle qui consiste à inciser le muscle, au moyen *d'une simple ponction* de la peau, et à l'inciser *d'arrière en avant*, que cette opération est bien celle, en un mot, *que v en d'inventer* M. Jules Guérin. Voici comment s'exprime Averill : The patient reclining against an assistant, a puncture was made, with a straight narrow-bladed bistoury, through the integuments just on the inner border of the sternal extremity of the contracted muscle. The blade of the bistoury, being flatly opposed to the muscle, was pushed cautiously behind it, the point being directed forwards and outwards till it protruded just on the outer sider of the clavicular border. The edge of the bistoury was then turned towards the muscle, and a sufficient quantity of its posterior fibres cut to allow of the head being placed erect : the instrument was then withdrawn. In this way the integuments escaped being divided, and a future scar was prevented ; a very desirable object, the patient being a female, etc. (Averill, *a short treatise on operative surgery, etc* Londres, 1823, p. 62, et dans : *The London medical and physical journal.* 1823, août, p. 149)

Ajouter ici les passages déjà indiqués de Froriep et de Michaelis, ce serait redire inutilement la même chose ; il vaut mieux y renvoyer les lecteurs. Du reste les témoignages de Froriep et Michaëlis n'ont point été attaqués par M. J. Guérin. Il semble seulement élever quelques doutes sur celui d'Ammon ; confirmons son exactitude. Il nous suffira pour cela de le rapporter textuellement, et c'est ce que nous allons faire.

Nous sommes bien aise de dire auparavant qu'il n'y a point deux Ammon; que le seul Ammon que nous ayons cité n'a pas deux opinions opposées sur la question qui nous occupe; et qu'il n'y a pas deux manières d'entendre et de traduire le passage que nous allons rapporter tout à l'heure. Quelques mots donneront à M. J. Guérin l'explication de cette ligne, prise d'Ammon, qu'il emprunte à l'*Expérience* : « Cet immortel chirurgien (Dupuytren) fit la section du muscle sterno mastoïdien selon la méthode des chirurgiens hollandais; » plutôt que de marcher sur les traces de Delpech; » C'est que Dupuytren avait en effet pratiqué, dans un cas n'est pas celui dont il s'agit ici, la section du muscle sterno-cleido-mastoïdien suivant cette méthode; comme on le voit par le passage ci-après de la *Biographie médicale*, passage connu d'Ammon, cité par lui, et auquel il fait ici allusion : « Dans un cas de torticolis, jugé incu-

qui m'ont précédé. J'engage M. Bouvier ou tout autre à chercher à me trouver en défaut; il aura d'autant plus raison de scruter mes actes que je suis formellement décidé à signaler les moindres tentatives de ce genre qu'il essaierait de commettre à mon égard. L'impénitence finale dans laquelle M. Bouvier a annoncé vouloir rester m'oblige à lui faire cette déclaration.

Agréez, je vous prie, Monsieur, l'assurance de ma parfaite considération.

Paris, 22 avril 1838.   JULES GUÉRIN.

QUELQUES MOTS DE M. BOUVIER AU SUJET DE LA LETTRE QUI PRÉCÈDE.

M. J. Guérin donne un double *démenti* à M. Dieffenbach et à moi sur ce que j'ai dit que le professeur de Berlin aurait parlé à M. Guérin du traitement des pieds bots par le plâtre coulé, avant que ce médecin n'eût inventé cette méthode. Ne voulant pas donner à penser que j'ai avancé ce fait légèrement, je déclare que je le tiens de M. Dieffenbach lui-même, et je crains d'autant moins de *compromettre son témoignage* sur ce point, qu'il en a dit autant à une autre personne. Au reste, il ne s'agit en ceci, suivant les propres expressions de M. Dieffenbach, que d'un défaut de *mémoire* et pas d'autre chose.

Je prends acte de la liberté que me laisse M. J. Guérin de *scruter* ses découvertes; je pourrai en user dans

rable, il (Dupuytren) a divisé le muscle sterno-cléido-mastoïdien sur une sonde cannelée, et la tête a repris sa situation naturelle.» *Biographie médicale*, article Dupuytren, t. III, Paris, 1821. Cette date de 1821 dit assez à M. Jules Guérin qu'il s'agit d'une autre opération que celle qui nous occupe actuellement, et d'une opération qui motive parfaitement le reproche adressé à Dupuytren par l'historien de *la Ténotomie.*

Ces scrupules de M. Jules Guérin, sur une prétendue contradiction d'Ammonn, une fois levés, nous pouvons, pour terminer, citer textuellement le passage essentiel de la relation donnée par l'auteur allemand de l'opération pratiquée à l'Hôtel-Dieu par Dupuytren, en 1822, relation dont nous croyons avoir exprimé très exactement le sens. Voici ce passage :

Um jede grosse Narbe zu vermeiden, stiess Dupuytren, wie Cooper bey der Durchschneidung des Nervus infraorbitalis zu thun pflegt, ein gerades Bistouri schræg unter die Haut, wenig entfernt von der bekannten Insertion des sterno-cleido-mastoideus an Brust-und Schlüsselbein, und dilatirte den schrægen Hautschnitt. In diesen Schnitt brachte er ein *geknüpftes* Pottisches Bistouri, und führte dasselbe *hinter* die Tendines des Muskels, um so *von innen nach aussen* die Durchschneidung derselben vorzunehmen.

Ceci n'a point besoin de commentaires; le sens de ce passage est clair; et quand il serait obscur, quelques mots qui s'y trouvent suffiraient, pour démontrer que l'opération n'a point été pratiquée comme M. Jules Guérin prétend qu'elle l'a été. En effet, la peau ne peut avoir été *traversée de part en part*, puisque le bistouri introduit par la ponction qui y avait été faite était un bistouri boutonné *geknüpfte*; le muscle ne fut point coupé *d'avant en arrière*, mais *d'arrière en avant*, ou de dedans en dehors, *von innen nach aussen*, ce qui veut dire la même chose dans ce cas, attendu que le bistouri était placé *derrière* le muscle à couper *hinter* die tendines.

Après avoir justifié, à ce qu'il me semble, ma manière d'entendre et d'interpréter les auteurs dont j'invoque le témoignage, me sera-t-il permis, à mon tour, *de demander* à M. Jules Guérin (pour me servir de ses propres expressions) *si ses citations sont bien exactes?* Selon lui, M. Cos-

l'occasion. Quant à la réciprocité dont il me menace, il fera bien une autre fois, avant de *signaler mes tentatives*, de mieux s'assurer que ses réclamations portent sur quelque chose de réel.

LETTRE DE M. BOUVIER ADRESSÉE A L'ACADÉMIE DE MÉDECINE, *le 24 avril, en réponse à une lettre de* M. PRAVAZ.

A l'occasion d'une lettre que j'ai adressée à l'Académie sur la réduction des luxations congéniales du fémur, M. le docteur Pravaz a trouvé qu'il eût été peut-être convenable et surtout prudent d'attendre que la commission eût prononcé, avant de contester la réalité de la guérison qu'il croit avoir opérée. Or, ma lettre à l'Académie (Voir l'*Expérience* du 15 avril), ne fait aucune mention directe du malade qu'il a traité, si ce n'est dans la phrase suivante : « Je souhaite, sans » l'espérer, que le nouveau fait communiqué par » M. Pravaz change mes convictions à cet égard. » Je n'ai donc pas manqué aux convenances académiques, comme M. Pravaz a pu le penser, faute d'avoir pris connaissance de ma lettre. J'ose croire que ceux qui prendront la peine de lire mon mémoire, qu'ils partagent ou non mes opinions, n'y verront pas autre chose qu'un sincère amour de la vérité, et le désir d'éclairer un point encore obscur de la science. De mon côté, je suis convaincu que M. Pravaz est animé des mêmes sentimens, et afin de caractériser nettement une opposition que sa lettre a peut-être le tort de confondre

ter *dit positivement que Dupuytren a traversé la peau de part en part* (c'est à dire en deux points, en dedans et en dehors du sterno cleido-mastoïdien); mais loin de dire cela *positivement*, M. Coster dit toute autre chose. Il dit qu'on fit glisser à plat la lame du bistouri *sous* le muscle (depuis le côté interne de ce muscle) jusqu'à ce qu'elle *sortît au côté externe* de son bord claviculaire. Or, sortir au côté externe du muscle ne veut pas dire traverser la peau dans ce point, mais tout simplement sortir de dessous le muscle et *dépasser* ce bord; et, au lieu de se contredire, Ammonn et M. Coster ne font que s'éclairer mutuellement à cet égard.

Selon M. Guérin, M. Coster dit positivement que Dupuytren divisa le muscle d'*avant en arrière;* mais M. Coster dit positivement *le contraire* de ce que lui fait dire M. Guérin, car il nous apprend qu'on fit glisser le bistouri à plat *sous* le muscle, puis qu'on en tourna le tranchant *en avant* pour couper une suffisante quantité de fibres.

(*Note de M. Dezeimeris.*)

Au moment de renvoyer cette épreuve à l'imprimerie, je retrouve fort à propos le numéro d'avril 1833 du *Journal d'Édimbourg*, où est consignée l'observation de Syme. J'en prends ce qui est relatif à l'opération ; on va voir que Behrend l'avait parfaitement rendue.

.... It was thought necessary to divide the contracted, part of the muscle. (Cette portion contractée était le chef sternal du muscle.) This was effected by entering a sharp-pointed narrow knife a little nearer the trachea than its sternal margin, about an inch above the clavicle, and then pressing the blade against the tense fibres. A sudden snap, which shook the patient's frame, was immediately perceived, and all trace of the contraction disappeared. The knife was withdrawn, and the small puncture occasioned by it in passing through the skin afforded the only perceptible indication of what had been done no pain or other bad consequences followed, and the cure might be regarded as at once complete. (*The Edinburgh. Med. and Surg. journal.* 1833, t. 39, p. 321-322.

On voit que l'auteur n'a fait qu'une SEULE *petite ponction* (small puncture), et qu'il n'a divisé qu'une seule portion du muscle, le chef sternal (the contracted part of the muscle), Qu'avait-il donc laissé *à inventer* à M. Jules Guérin ?

avec d'autres, je déclare que, dans mon opinion, M. Pravaz aura rendu un immense service à la science et à l'humanité, qu'il aura fait une découverte de la plus grande importance, en produisant le premier fait authentique de réduction de luxation fémorale congéniale, s'il reste démontré pour tout homme sans prévention que son malade est réellement guéri.

Ceci me conduit à répondre à l'objet principal de la lettre de M. Pravaz. Notre estimable confrère propose que nous déposions chacun, entre les mains du trésorier de l'Académie, une somme de mille francs, qui sera perdue par celui que la commission condamnera, et qui sera destinée à faire le frais d'une médaille pour le meilleur mémoire sur le traitement des luxations congénitales du fémur.

J'accepterai volontiers cette proposition, pourvu que M. Pravaz consente à la modifier comme il suit :

1° M. Pravaz choisira, parmi les sujets atteints de luxation congéniale du fémur qui se présenteront à lui, ceux sur lesquels il croira pouvoir tenter la réduction. Il les choisira en tel nombre et pendant tel laps de temps qu'il voudra fixer.

"L'état de ces sujets sera préalablement constaté dans un procès-verbal rédigé en commun et signé par les membres de la commission, par M. Pravaz et par moi.

3° Je ferai l'abandon de la somme de mille francs que j'aurai déposée, si, après le traitement, *un seul* de ces sujets est déclaré guéri par la commission. Pareil abandon sera fait par M. Pravaz, si la commission déclare la luxation persistante chez tous.

4° La somme perdue par l'un ou l'autre sera offerte en prix à l'auteur du meilleur mémoire sur les luxations congéniales du fémur.

Je n'ai pas besoin de justifier longuement le changement de rédaction que je propose à M. Pravaz. Le fait qu'il a présenté est incomplet de sa nature, parce que les conditions de l'état antérieur du sujet ne sont établies que d'une manière très imparfaite. Je ne puis donc souscrire d'avance à un jugement qui pourrait être faussé par des inexactitudes ou des omissions involontaires dans les renseignemens fournis à la commission. Les considérations que j'ai présentées dans mon mémoire achèveront de faire comprendre les motifs de ma détermination.

Agréez, etc.   BOUVIER.

ACADÉMIE DE MÉDECINE.

Séance extraordinaire du 7 avril.

Les bancs de l'Académie, ordinairement si pleins les jours où le jeton de présence ajoute son appât à l'intérêt scientifique des séances, sont aujourd'hui au trois quarts dégarnis.

M. Bailly lit un rapport verbal sur un ouvrage imprimé de M. Montain, relatif à l'emploi de l'extrait de *Cynara scolymus*, autrement dit d'artichaut, comme succédané du quinquina, dans les fièvres intermittentes. Au lieu de se borner à un simple examen des observations et des opinions de l'auteur, M. Bailly a fait une série d'expériences qui permettent d'apprécier les vertus du remède et la valeur des assertions de M. Montain.

Vingt-cinq individus atteints de fièvres intermittentes, ont pris de l'extrait cynarique pendant plusieurs jours sans interruption. Quatorze d'entre eux ont été guéris, la durée moyenne du traitement, chez ces derniers, a été de dix jours. Le plus long de seize, le plus court de six.

La quantité totale d'extrait cynarique consommée par les quatorze malades guéris, a été de 327 gros, ce qui donne pour chaque une moyenne de trois gros.

La plus forte quantité prise par un seul malade a été de sept onces deux gros ; la plus faible de deux gros.

De ces fièvres sept étaient quotidiennes, quatre tierces, ou double tierces, trois quartes. Le plus âgé de ces malades avait soixante ans, le moins âgé vingt.

Le remède a échoué sur onze malades dont le traitement a duré quinze jours terme moyen.

Deux l'ont pris pendant vingt et vingt-un jours et en ont consommé onze onces trois gros ; d'autres huit ou neuf jours seulement, et il a fallu en cesser l'administration pour cause d'accidens ; tous ont pris bien exactement le remède.

Ces onze malades en ont pris ensemble 447 gros. Le plus âgé d'entre eux, avait 65 ans, le moins âgé 17 ans.

L'un d'eux fut guéri en trois jours par le sulfate de quinine.

Le sulfate de quinine guérit neuf malades sur dix, ou dix-neuf sur vingt ; on voit combien peu l'extrait cynarique lui est comparable.

Pour apprécier convenablement l'influence réelle du remède soumis à l'expérimentation sur la guérison des fièvres intermittentes, il ne faut pas perdre de vue l'influence très réelle du séjour à l'hôpital sur la terminaison de ces maladies. On sait que la plupart des malades, mal vêtus, mal nourris, mal logés, guérissent par le seul fait des conditions plus favorables dans lesquelles ils se trouvent, à l'hôpital, dans l'espace d'une huitaine de jours. Le nouveau remède n'a donc que bien peu hâté le terme naturel et spontané de la maladie ; il n'a point d'autres propriétés que celles qui sont communes à tous les amers ; il fatigue assez fréquemment l'estomac, mais on ne l'a jamais vu déterminer de phlegmasies de cet organe ou des intestins.

L'intumescence de la rate que la quinine guérit très bien, n'a éprouvé aucune influence de la part du remède de M. Montain.

Il faut noter enfin que, vu les doses auxquelles il faut le porter, ce remède deviendrait fort coûteux.

M. Ségalas fait un rapport favorable sur deux opérations de lithotritie pratiquée par M. Gendron de Château-du-Loir, et dont ce médecin a envoyé à l'Académie une relation très détaillée. Renvoi au comité de publication.

M. Dubois (d'Amiens) fait un rapport avantageux sur un mémoire de M. Thomas, relatif aux fièvres intermittentes pernicieuses de la Nouvelle-Orléans. Dépôt aux archives.

M. D'Espine fils, médecin aux eaux d'Aix en Savoie, présente trois pièces d'anatomie pathologique qu'il a confectionnées lui-même ; elles font partie de la collection du muséum qu'il a fondé à l'établissement d'Aix. Ces pièces représentent : l'une une tumeur-blanche ulcérée du coude, les deux autres de syphilides à la face. M. Despine se livre à quelques considérations sur les effets des eaux thermales d'Aix sur les tumeurs blanches et sur la syphilis invétérée ; il cite un grand nombre de cas de guérison de ces maladies, qu'il a obtenues depuis cinq ans qu'il est attaché à l'établissement que nous venons de nommer.

M. Bouvier présente : 1° le cœur d'une femme de 80 ans, morte à l'hospice de Larochefoucault, d'une dilatation générale avec amincissement de cet organe.

2° Celui d'un vieillard de 88 ans, qui a succombé à une pleuro-pneumonie aiguë, sans avoir jamais offert de symptômes d'affection du cœur, remarquable toutefois par son volume au moins égal à celui du cœur affecté d'anévrysme, et par la présence de caillots fibrineux décolorés, denses, adhérens, dans ses quatre cavités, mais surtout vers la pointe du ventricule gauche, où l'œil pourrait les confondre avec les faisceaux charnus eux-mêmes. Ces caillots étaient-ils dus à un ralentissement mécanique de la circulation, à une exsudation plastique de la face interne du cœur, ou à un état particulier du sang coïncidant avec la pleurésie ? Sans se prononcer pour l'une ou l'autre de ces hypothèses, M. Bouvier fait remarquer :

1° Que le cœur anévrysmatique, dont la circulation était bien ralentie, n'offrait point la même particularité.

2° Que la membrane interne ne présentait au dessous des caillots aucune trace d'inflammation.

3° Enfin, qu'il n'a rien trouvé de semblable sur une femme de 85 ans, morte deux jours après, de pleurésie aiguë.

Un des gérans,   DEZEIMERIS.

PARIS. — Imprimerie et Fonderie de FÉLIX LOCQUIN et COMP. rue Notre-Dame-des-Victoires, 16.

1838.— N. 37.   5 MAI

L'EXPÉRIENCE,
JOURNAL DE MÉDECINE ET DE CHIRURGIE
PUBLIÉ PAR
MM. DEZEIMERIS ET LITTRÉ.

Ars longa.   *Ubicumque...*

Ce journal paraît tous les cinq jours, les 5, 10, 15, 20, 25 et 30 de chaque mois, par cahiers de 16 pages à deux colonnes, formant à la fin de chaque année deux forts volumes grand in-8°. Le prix d'abonnement est de 9 fr. pour 3 mois, 18 fr. pour six mois, 36 fr. pour un an, 40 fr. pour l'étranger. ON S'ABONNE, AU BUREAU DU JOURNAL, RUE DE LA SOURDIÈRE, 21, chez J. B. Baillière, rue de l'École de Médecine, 13 bis, et, dans les départemens, chez les directeurs de poste et aux bureaux des Messageries Royales et des Messageries Laffitte et Caillard. Les lettres affranchies sont seules reçues.

PATHOLOGIE.

ENDÉMIES.

RECHERCHES SUR UNE ESPÈCE PARTICULIÈRE D'HÉMATURIE ENDÉMIQUE A L'ILE DE FRANCE (ILE MAURICE), ET DANS QUELQUES RÉGIONS TROPICALES (1);

Par M. P. Rayer,

Médecin de l'hôpital de la Charité.

La recherche de la fréquence ou de la rareté de certaines maladies, et en particulier des affections des voies urinaires, dans les différentes régions du globe, est une étude aussi intéressante pour le physiologiste qu'instructive pour le pathologiste, sur-tout si on complète cette étude par la connaissance des modifications plus ou moins profondes que ces maladies reçoivent de l'influence des différens climats. Les praticiens du continent que le hasard ou leur réputation appelle à traiter ces affections chez des colons venus en Europe, comprennent vite que cette étude n'est point un objet de pure curiosité; car seule elle peut les éclairer sur des circonstances particulières et caractéristiques, relatives à la nature de ces maladies et au traitement que leur origine exotique rend nécessaire.

S'il en était besoin, ces remarques seraient justifiées par le sujet de ce mémoire, dans lequel je me propose d'appeler l'attention des médecins du continent sur une maladie dont l'existence n'est mentionnée ni dans nos ouvrages classiques de pathologie (2), ni dans les encyclopédies ou les dictionnaires de médecine; affection que j'ai lieu de croire peu connue du plus grand nombre des praticiens, je veux parler de l'*hématurie endémique* de l'Ile-de-France, que j'ai observée chez plusieurs colons venus à Paris.

Mais avant d'exposer ici les faits qui me sont propres, ou les cas pour lesquels j'ai été consulté,

(1) Je ne sache pas que l'hématurie sous forme *endémique* ait été observée chez l'homme, en France, ni même dans les contrées méridionales de l'Europe. Mais on assure qu'on a vu des hématuries régner endémiquement, dans quelques localités, chez les animaux domestiques. Toutefois, il faut distinguer les hématuries réellement *endémiques* et dépendant des *lieux* de celles qui sont le résultat de certaines nourritures communes à un même troupeau ou aux animaux domestiques d'une même contrée. Ainsi J. P. Franck (*Médecine pratique*, trad. de P. M. Goudareau, t. iii, p. 366) assure que le *cystus laurifolius* occasionne le pissement de sang chez les brebis, et que différentes espèces de renoncules produisent le même accident chez les vaches. M. Hourtrel-d'Arboval dit avoir vu toutes les vaches d'une exploitation atteintes d'hématurie pour avoir mangé des feuilles d'if (*Dict. de méd. vétérin.*, art. *Hématurie*). M. J. C. Favre a décrit, sous le nom de *hématurie des feuilles*, un pissement de sang qui a lieu, dit-il, chez le gros bétail surtout au

I.

printemps et qui a pour cause ordinaire le pâturage dans les taillis et les broussailles (*Recueil de méd. vétérin. pratique*, 1837, juillet, août, septembre, etc.).

Chez l'homme, l'hématurie sous forme *épidémique* doit être également fort rare en Europe. A ce sujet, le passage suivant de Reil est la seule observation que je puisse citer : « J'ai vu une fois, dit-il, l'hématurie régner » épidémiquement comme maladie aiguë. C'étaient » surtout des hommes jeunes et bien portans qui en » étaient atteints, du reste sans accidens fâcheux; ils » guérissaient rapidement. » (*Fieberlehre*, t. iii, p. 124, 2ᵉ édit.)

M. Drouard (*de l'Hématurie dans l'espèce bovine.* Rec. de méd. vétérin. prat. ; octobre 1837) dit que chez les vaches l'hématurie est très fréquente au printemps, sans l'indiquer *comme épidémique*.

(2) On a lieu d'être étonné que Marschall ne parle pas de l'hématurie de l'Ile de France dans son Esquisse de géographie médicale (*Sketch of the Geographical distribution of diseases.* Edinb. med. and surg. journal, t. xxxvi, p. 330.)

je vais rappeler brièvement les principales observations faites sur cette maladie par les médecins français qui ont exercé à l'île de France.

Ch. Chapotain (1) s'exprime ainsi dans sa *Topographie de l'Ile-de-France.*

« A l'Ile-de-France, l'enfant, quel que soit son sexe, est atteint, dès l'âge le plus tendre, d'hématuries qui annoncent la faiblesse de la membrane muqueuse des reins : chez les uns elles sont continuelles et légères ; chez les autres elles reviennent par intervalle, avec différens degrés de force. Elles sont ordinairement sans douleur et sans aucune lésion de la santé ; il serait dangereux de les supprimer, on doit se borner à fortifier la constitution de l'individu, par les moyens connus, surtout par l'usage fréquent des bains froids, de la natation.

» Elles se dissipent ordinairement à l'époque de la puberté, souvent aussi elles se prolongent au delà de ce terme ; elles sont fréquemment remplacées par des attaques de coliques néphrétiques, qui paraissent dépendre tantôt d'une sécrétion muqueuse trop abondante, tantôt de l'engorgement des vaisseaux sanguins de cette partie, ou de la présence des calculs rénaux.

» J'ai vu chez des sujets replets ces organes affectés d'engorgemens sanguins, à l'époque où le système veineux abdominal prédomine chez l'homme ; alors suivaient des suppressions d'urine ou des hématuries, actives, très graves, qui n'étaient dissipées que par des saignées copieuses ou par un dégorgement abondant des vaisseaux hémorrhoïdaux, soit naturel, soit produit par des sangsues. Cette maladie était sujette à récidive, et se terminait quelquefois par une néphrite. »

Chapotain rapporte en outre l'observation très curieuse d'un jeune créole qui, après avoir éprouvé dans son enfance un pissement de sang, eut plus tard un pissement d'urine albumineuse et graisseuse. Je reproduirai plus loin cette observation.

Un de mes anciens élèves, M. Salesse (2), né à l'Ile-de-France, où il exerce aujourd'hui la médecine avec distinction, a fait connaître dans sa dissertation inaugurale plusieurs exemples de cette hématurie endémique, à laquelle il assigne les caractères suivans :

« Les trois quarts des enfans de l'île Maurice (Ile-de-France) en sont atteints. La masturbation, les mets épicés, en sont les causes déterminantes ; la maladie a été aussi attribuée à une mauvaise qualité de l'eau employée pour boisson.

» Lorsque le sang rendu provient des reins (Obs. II. VIII), le malade est sujet aux coliques néphrétiques ; ou il a rendu des graviers, ou bien il peut arriver qu'il n'ait jamais rien éprouvé. L'urine qu'il rend est mélangée avec le sang, la couleur est la

même depuis le premier jet jusqu'aux dernières gouttes ; il rend quelquefois des caillots de sang, et les caillots sortent quelquefois au commencement, tantôt à la fin de ses urines ; la seule douleur qu'il ressente se porte à l'extrémité du gland : après un excès, soit dans les plaisirs de l'amour, soit dans ceux de la table, son urine est plus foncée en couleur ; il en est de même après une longue course, ou le lendemain d'un bal, etc. Il urine peu.

» Quand au contraire le sang provient de la vessie, le malade éprouve une douleur assez vive dans cette région et à l'anus, le périnée est le siège d'une pesanteur et d'une tension désagréables, le malade n'a jamais rendu de graviers ni eu de coliques : chez lui les excès peuvent produire l'effet contraire et rendre les urines moins sanguinolentes (Obs. I). Il éprouve souvent le besoin d'uriner, et à chaque fois il émet une petite quantité d'urine ; il est sujet aussi à rendre des caillots de sang ; quelquefois le sperme épanché est sanguinolent.

» Les personnes affectées de cette hématurie sont en général d'une faible constitution, elles ont le teint pâle. »

M. Salesse ne fait pas mention des urines albumineuses graisseuses (*urines laiteuses,* Chapotain) (*urines chyleuses,* Prout) que Chapotain a signalées, et que j'ai moi-même observées à la suite de cette singulière hématurie. On conçoit que, dans un travail concis, fait à l'occasion d'une thèse inaugurale, M. Salesse ait pu omettre cette circonstance, la fréquence du pissement de sang ayant seule fixé son attention.

Je mets immédiatement sous les yeux du lecteur plusieurs exemples de cette hématurie : dans un résumé sommaire, j'exposerai les caractères distinctifs de cette maladie, les indications qu'elle présente, les remèdes et les mesures hygiéniques qui paraissent les plus propres à la combattre. Toutefois, avant d'aller plus loin, une remarque préliminaire est nécessaire. Sans doute le pissement de sang est le phénomène le plus frappant et le plus constant de cette espèce d'hématurie ; mais lorsqu'on analyse les faits individuels relatifs à cette affection, on voit bientôt que, nés d'une souche commune, ils offrent cependant entre eux des dissemblances assez prononcées pour qu'on en fasse au moins trois séries.

La *première* comprend les cas simples d'hématurie.

La *seconde* se compose des cas dans lesquels le pissement de sang a été accompagné de gravelle.

Enfin dans la *troisième* j'ai réuni d'autres faits dans lesquels l'hématurie a été remplacée par une urine chyleuse (urine laiteuse, Chapotain ; urine chyleuse, Prout), ou urine albumineuse graisseuse.

PREMIÈRE SÉRIE.

Cas simples d'hématurie endémique.

Dans les faits de cette première série, l'existence

---

*

(1) Chapotain (Ch.), *Topographie médicale de l'île de France,* in-4. Paris, 1812.

(2) Salesse (Antoine-Emilien), *Diss. sur l'hématurie ou pissement de sang,* in-4. Paris, 1834.

d'une urine habituellement sanguinolente, souvent sans cause occasionnelle appréciable, et sans autres signes de lésions matérielles de l'appareil urinaire, paraît constituer uniquement la maladie.

OBS. I. *Hématurie continue chez un enfant (Ile de France) diminution de la perte de sang par le bain froid.—Voyage en France, continuation des accidens. — Santé assez bonne (Docteur Salesse).*

M. A. E., avait depuis l'âge de 7 ans une hématurie idiopathique continue. Obligé de beaucoup marcher, il évacuait chaque jour au moins une once de sang avec les urines; parfois il rendait aussi des caillots qui sortaient, tantôt au commencement de ses urines, tantôt à la fin : jamais il n'a éprouvé de douleurs du côté des reins; seulement une petite pesanteur au périnée se faisait sentir. Malgré tout ce qu'il fit, l'hématurie continua, sans augmentation. Il remarquait pourtant qu'après un bain froid le sang semblait diminuer. À 21 ans, il fit un voyage en France, avec l'espoir qu'après un séjour de quelques années son hématurie cesserait; point du tout, elle continua, sinon plus fortement, du moins avec une douleur plus grande lorsqu'il urinait. Cette douleur alla en augmentant, et se fixa au périnée, où il éprouva une tension et une pesanteur incommodes. Les envies d'uriner devinrent plus fréquentes, bien que les urines fussent plus abondantes. Sa santé fut en général toujours la même; il ne maigrissait pas : cependant n'ayant jamais tant souffert de son hématurie, il s'en effraya, et alla consulter le professeur Andral, qui lui ordonna une tisane astringente composée principalement de ratanhia. Après huit ou dix jours de cette médication, les douleurs s'apaisèrent, l'urine contint moins de sang; mais il lui survint une fièvre intermittente qui nécessita l'emploi du sulfate de quinine. Sa fièvre passée, il discontinua le remède prescrit par M. Andral, et son hématurie revint comme auparavant. Pensant avoir une pierre dans la vessie, il consulta le professeur Roux, qui, après l'avoir sondé, lui assura n'avoir rien trouvé : seulement il lui dit que la vessie était très petite. L'exploration de la vessie fut très sensible à M. E. Depuis, il eut plusieurs accès de fièvre intermittente, et à chaque accès les urines devinrent moins rouges. M. E. est toujours dans le même état; il prend d'ailleurs tous les deux ou trois jours des bains qui lui font à chaque fois éprouver un grand soulagement.

Chose remarquable, lorsqu'il fait une grande course à pied, qu'il fait un excès de table, ou qu'il se livre avec incontinence aux plaisirs de l'amour, son urine devient claire pour quelques jours; mais alors il éprouve en urinant une légère chaleur au col de la vessie. Quand il lui arrive d'avoir des pollutions nocturnes, la tache que la liqueur séminale laisse à son drap est entourée d'un cercle sanguinolent. M. E. est d'un tempérament bilieux, d'une petite stature; il se plaint de maux de tête quand son écoulement diminue; il ne rend jamais de graviers, ni ne souffre des reins.

OBS. II. *Hématurie continue depuis l'enfance (Ile de France), sans altération notable de la santé (Docteur Salesse).*

M. N. est affecté depuis son enfance d'une hématurie idiopathique continue; il n'a jamais souffert des reins ni de la vessie, et cependant il émet du sang noir avec son urine; très souvent il rend aussi des caillots de sang. Depuis le premier jet jusqu'à la dernière goutte ses urines conservent la même couleur noire. Il est à Paris depuis trois ou quatre ans, et son hématurie est toujours la même : seulement elle tend à augmenter après quelques excès. Il a eu une gonorrhée, qui n'a agi en rien sur son affection. Du reste, il jouit d'une bonne santé; il est d'un tempérament bilieux, d'une figure pâle, et d'une haute stature.

OBS. III. *Hématurie continue (Ile de France).—Voyage en France. — Cessation des accidens qui se reproduisent au retour à l'Ile de France (Docteur Salesse).*

M. D., pendant qu'il habitait son pays, était affecté d'une hématurie idiopathique continue. Venu en France pour ses études, il vit après quelque temps de séjour son hématurie cesser; elle ne revint pas pendant six à sept ans qu'il resta à Paris; retourné à l'Ile Maurice, quelques mois après son arrivée son hématurie reparut, et dure jusqu'à présent.

OBS. IV. *Hématurie continue (Ile de France). — Voyage et séjour en France. — Cessation des accidens (Docteur Salesse).*

M. H., pendant qu'il habitait sa patrie, était atteint d'une hématurie idiopathique continue. Jamais il n'avait souffert de la vessie. Venu à Paris pour faire ses études, après quelques mois de séjour son hématurie disparut sans qu'il advînt d'accidens : il y est encore, sa santé est fort bonne.

OBS. V. *Hématurie continue contractée par un Européen, pendant son séjour à l'Ile de France.—Retour en France. —Guérison (Docteur Salesse).*

M. L., Européen, habita l'Ile Maurice pendant quelques années; il fut pris d'une hématurie idiopathique continue qui dura tout le temps qu'il resta dans le pays. De retour en France, il en fut débarrassé; il urine maintenant parfaitement clair sans apparence de sang dans les urines.

OBS. VI. *Hématurie continue (Ile de France). —Voyage et séjour en France. — Cessation des accidens (Docteur Salesse).*

M. D., pendant qu'il habitait l'Ile Maurice, son pays natal, était sujet à une hématurie idiopathique continue. Arrivé en France pour faire son droit, son hématurie augmenta considérablement; il consulta le professeur Rostan, qui lui ordonna de prendre des boissons rafraîchissantes et astringentes. Il n'y a que peu de temps qu'il en est entièrement débarrassé. Il a deux frères à l'Ile Maurice, qui sont aussi sujets à cette maladie. Ce jeune homme doit retourner dans deux ans dans son pays : je suis fortement disposé à croire que, comme la personne qui fait le

sujet de la 3ᵉ observation ; il éprouvera une rechute.

Obs. VII. *Hématurie continue* (Ile de France) ; *gonorrhée.
— Usage du baume de copahu. — Guérison de la gonorrhée
et de l'hématurie* (Docteur Salesse).

M. N. était pris d'une hématurie idiopathique continue ; il l'avait encore assez forte, lorsqu'après un
coït impur il fut pris de gonorrhée ; son hématurie
augmenta. Il fit usage des remèdes propres à la
gonorrhée : aussitôt celle-ci guérie, son hématurie
cessa aussi et n'a plus reparu depuis.

Obs. VIII. *Hématurie continue, devenue périodique* (Ile de
France) *et abandonnée à elle-même* (Docteur Salesse.)

M. M. fut affecté dans sa jeunesse d'une hématurie
idiopathique continue ; cette affection cessa insensiblement, et disparut totalement lorsqu'il atteignit
l'âge de la virilité, et se changea en une espèce de
menstruation de sang caillé qu'il rend périodiquement par la verge. Lorsque cette menstruation ne
revient pas régulièrement. M. M. est tourmenté de
violens maux de tête, d'étourdissemens. Il consulta
un des plus habiles praticiens de l'île Maurice, qui
lui donna le sage conseil de ne rien faire pour arrêter cette évacuation et de laisser agir la nature.

DEUXIÈME SÉRIE DE FAITS.

Hématurie continue avec gravelle urique.

Outre le pissement de sang, dans les observations
suivantes on a constaté l'existence de la gravelle
urique.

La nature du sédiment de l'urine n'est pas suffisamment indiquée dans les observations précédentes ;
peut-être était-il également formé d'acide urique.
Cette supposition n'est pas sans quelque probabilité,
puisque j'ai constaté, par l'inspection microscopique, l'existence d'un semblable dépôt chez un jeune
enfant de l'Ile-de-France atteint d'une hématurie,
et qui n'éprouvait point de coliques néphrétiques,
et chez son père, dont l'urine était albumino-grais-
seuse (3ᵉ Série, Obs. III).

L'existence de la gravelle ayant été formellement
constatée dans quelques cas, et non mentionnée
dans quelques autres, j'ai cru devoir au moins provisoirement distinguer les deux séries de faits l'une
de l'autre.

Obs. I. *Hématurie continue chez an enfant* (Ile-de-France)
— Coliques néphrétiques, graviers (Docteur Salesse).

M. L. à l'âge de 8 à 9 ans eut une hématurie idiopathique non continue, qui augmentait beaucoup
lorsqu'il faisait usage des mets fortement épicés,
tels que ceux assaisonnés de poivre et de piment,
etc. Elle continua jusqu'à l'âge de 13 à 14 ans, toujours d'une manière périodique. A cette époque
il commença à éprouver de fortes coliques néphrétiques, qui revenaient chaque semaine. A seize ans
son hématurie devint continue, et ses coliques continuèrent avec la même fréquence ; à 18 ans, lors de

son arrivée en France, les coliques disparurent entièrement ; il employa contre son urinement de sang
différens palliatifs, tels que des bains, du chiendent ; il se nourrit d'une alimentation peu excitante, de légumes ; rien ne put le faire cesser, seulement il diminua un peu. Ses urines offrent la même
couleur depuis le commencement du jet jusqu'à la
fin ; par le refroidissement, elles laissent déposer *un
sédiment rougeâtre qui est rugueux au toucher.*
Il y a environ 4 ans qu'il est en France, son hémorrhagie a toujours la même intensité : il rend aussi
des caillots de sang avec les urines. Il eut pendant
quelque temps plusieurs amygdalites ; dès lors
son hématurie parut moins forte. Lorsqu'avec cette
inflammation il lui arrivait de faire quelques excès,
son urine se chargeait d'une plus grande quantité
de sang, en même temps que son amygdalite diminuait. M. L. eut aussi une forte angine : cette fois,
son écoulement de sang cessa entièrement ; aussitôt
après la guérison de son angine, son urine se char-
gea de plus en plus de sang, et revint comme elle
avait été auparavant. Croyant alors avoir la pierre,
il se fit sonder, le chirurgien qui le sonda ne trouva
rien dans la vessie ; seulement elle fut reconnue être
d'une petite dimension.

Obs. II. *Enfant de neuf ans, né à l'Ile de France, atteint
d'une hématurie continue et de gravelle urique. — Le père
de l'enfant offrant de l'urine albumineuse et graisseuse*
(urine chyleuse. Prout.) (Rayer).

Dans les premiers jours du mois d'avril dernier
(1838), M. le docteur Arvers nous fit appeler, M. Bouvier et moi, pour examiner avec lui un jeune garçon âgé de neuf ans, et qui depuis quinze mois
était atteint d'une hématurie continue. La maladie
de cet enfant s'était déclarée à l'Ile-de-France, où
il est né, et l'hématurie avait été précédée d'un
écoulement à la surface du gland et par la verge,
qui aurait été considéré par le médecin et par le père
de l'enfant comme une véritable chaude-pisse, contractée à la suite d'un rapport impur, si l'âge et les
habitudes de l'enfant eussent permis de s'arrêter à
cette opinion. Un mois et demi après l'invasion de
cette hémorrhagie, qui avait sensiblement altéré s i
constitution, cet enfant s'embarqua avec ses parens,
originaires du pays, pour venir en France. Dans les
premiers jours de la traversée on lui fit prendre des
pilules dont le copahu formait la base, et soit influence de ce remède ou effet de la traversée, les
accidens cessèrent, mais ils se reproduisirent lorsque l'embarcation passa l'équateur. On fit de nouveau prendre à l'enfant des pilules de copahu, à la
vérité différentes des premières dont la recette manquait : la guérison obtenue une première fois ne se
reproduisit pas.

La famille du jeune malade, peu de temps après
son arrivée en France, se rendit à Paris, et l'enfant
fut confié aux soins éclairés de M. Arvers. Depuis
lors, et jusqu'à ce jour, l'enfant a uriné une quantité plus ou moins considérable de sang chaque

jour, et cependant sa santé générale, surtout dans ces derniers temps, s'est améliorée, et le petit malade a acquis le développement que présentent la plupart des enfans de son âge; et à part l'altération de l'urine et des maux de tête, sa santé n'a offert aucun dérangement notable. L'urine n'était point également chargée de sang tous les jours et à toutes les heures de la journée, elle était quelquefois en apparence peu différente de l'urine saine. L'émission de l'urine n'a été douloureuse que dans un petit nombre de cas, et probablement par suite de la présence d'un caillot de sang engagé dans le col de la vessie. Les émissions d'urine en 24 heures ne sont pas fréquentes.

Lorsque j'ai vu l'enfant, sa santé générale paraissait bonne; le ton de sa chair, sans être coloré, n'était point pâle comme dans la chlorose ou dans l'anémie, consécutive aux pertes de sang; les battemens du cœur étaient réguliers, sans bruit morbide; le premier temps seulement présentait un très léger bruit de souffle, ou au moins paraissait plus prolongé que dans l'état normal. La respiration était pure, la bouche était saine, les lèvres et les gencives n'étaient point décolorées, le sommeil était régulier, l'appétit était bon, les forces musculaires assez développées. En résumé l'hématurie paraissait renfermer en elle tous les accidens.

J'ai examiné avec M. Guibourt trois échantillons de l'urine de l'enfant : l'un était de l'urine rendue au réveil; l'autre était de l'urine rendue deux heures après le déjeûner; le troisième était de l'urine rendue trois heures et demie après le diner. Ces trois échantillons d'urine étaient acides, et ne contenaient pas sensiblement plus de matière grasse que de l'urine saine; dans tous il y avait une quantité notable d'albumine et un grand nombre de cristaux prismatiques et rhomboïdaux d'acide urique visibles au microscope. L'urine rendue deux heures après le déjeûner était rougeâtre, sanguinolente, et contenait un grand nombre de globules sanguins. Le lendemain, le sédiment de cette urine paraissait être uniquement composé de ces globules et de cristaux d'acide urique.

Une certaine quantité des trois échantillons de l'urine de cet enfant ayant été conservée pendant quinze jours dans de petites fioles bien bouchées, mais contenant une très petite quantité d'air, il s'est dégagé une odeur très prononcée d'hydrogène sulfuré de l'intérieur de ces petits vases, lorsque nous les avons débouchés. Du papier blanc mouillé et imbibé d'une solution d'acétate de plomb a bruni très sensiblement après avoir été appliqué un moment sur le goulot de ces petits vases. Cette urine, qui était encore acide, et rougissait très sensiblement le papier de tournesol, et qui ne bleuissait pas le papier rougi par un acide; contenait donc une matière organique qui elle-même contenait du soufre, à moins qu'on n'aime mieux supposer que l'hydrogène sulfuré provenait d'un sulfate décomposé lui-même par suite de l'altération de la matière ani-

male. Cette dernière supposition me paraît toutefois moins fondée que la première, car l'urine ordinaire, qui contient toujours des sulfates, abandonnée à elle-même dans un vase clos avec une petite quantité d'air, ne donne pas lieu à la production de l'hydrogène sulfuré (1).

Malgré la continuité de cette hématurie, la santé de cet enfant n'était non seulement point altérée, mais encore son développement paraissait se faire d'une manière aussi régulière que chez les enfans de son âge. Espérant d'ailleurs que le séjour en France pourrait suspendre cette hémorrhagie chez cet enfant, comme cela a eu lieu chez plusieurs colons atteints de la même maladie, mes honorables confrères, MM. Arvers, Bouvier et moi, nous avons pensé qu'il ne fallait pas d'abord opposer un traitement très actif à cette hématurie, sans cependant l'abandonner entièrement à elle-même. Nous avons vu en outre que la présence, dans l'urine, d'une grande quantité de cristaux isolés d'acide urique et de petits cristaux d'acide urique aggloméré (gravelle) constituaient un état morbide qui devait être combattu, quoiqu'il ne fût point accompagné de coliques néphrétiques, circonstance que le peu de volume des graviers explique suffisamment. D'après ces motifs, nous avons conseillé 1° de faire prendre à l'enfant le matin, à jeun, une petite quantité d'eau de Vichy; 2° de lui faire prendre, un peu avant le diner, une dose de sous-carbonate de fer; 3° enfin de recourir aux balsamiques, aux pilules de térébenthine, et même aux pilules de copahu, à petite dose, si le pissement de sang venait à augmenter. Il y a quinze jours environ que ce traitement est commencé.

OBS. III. *Hématurie avec gravelle d'acide urique, suivie de pétéchies, chez un colon de l'Ile de France.* (Rayer.)

M. Ferdinand W........ est né à l'Ile-de-France; il est âgé de 22 ans. Dès sa dixième année, il a commencé par ressentir des coliques néphrétiques; jusqu'à l'âge de 16 ans, elles étaient peu fréquentes; elles le sont ensuite devenues beaucoup plus jusqu'à l'âge de 20 ans où elles ont tout à fait cessé. Il est à remarquer, écrivait le consultant, que cette maladie affecte les trois quarts des jeunes gens qui sont nés dans ce pays; que chez la plupart elle cesse à l'âge de 20 à 24 ans; mais que d'autres en restent incommodés le reste de leurs jours. Les premières coliques néphrétiques furent suivies d'un pissement de matière semblable à du sable, mêlée de petits graviers de la nature de celui que le malade remet avec le présent exposé. Les graviers sont beaucoup plus petits; celui-là n'a été conservé qu'à cause de sa grosseur; il s'était engagé dans le canal de l'urètre, et n'a pu être extrait qu'avec une petite pince.

A l'âge de 16 ans, le malade eut une gonorrhée

(1) MM. Baudrimont et Malagutti ont trouvé du soufre dans des calculs de cystine; je regrette de n'avoir pas recherché dans ce cas si l'urine ne contenait pas une certaine quantité de cette substance.

qui disparaissait un certain temps, et reparaissait ensuite ; elle fut successivement traitée avec du sublimé dont le malade ne prit qu'un très petit nombre de doses, et ensuite avec du sirop de Larrey, dont il prit environ une demi bouteille ; après quoi il fut obligé d'en suspendre l'usage, à cause des violentes douleurs de tête qu'il éprouva. Cette maladie ne fut ensuite traitée qu'avec des tisanes de plantes du pays, des boissons rafraîchissantes, de l'essence de salsepareille, des prises de baume de copahu, et enfin des injections de sulfate de zinc et d'opium ; elle disparut à la suite de ces remèdes, et cessa tout à fait. Il y a environ un an, avec une nouvelle gonorrhée se manifesta un pissement de sang, qui a commencé à s'affaiblir depuis le mois de mai de cette année, époque à laquelle le malade arriva en France. Ce qui détermina le voyage du malade en Europe, ce fut l'état extraordinaire de faiblesse et de délabrement d'estomac accompagné de diarrhée, qui devint de plus en plus alarmant jusqu'à l'époque de son embarquement, au mois de février de cette année. Cet état de faiblesse et de délabrement d'estomac, accompagné de diarrhée, commença à la suite de saignées abondantes qui furent ordonnées par les médecins à cause de très violens maux de tête et de fièvre que le malade éprouva vers le commencement d'octobre 1835. Les médecins ne prescrivirent pour remède à ces faiblesses et à cette diarrhée d'autre traitement qu'un régime alimentaire très doux ; cependant ils ordonnèrent des bains froids : mais, à peine le malade en eut-il pris un qu'il lui sortit, au bas des jambes des taches, rouges avec une démangeaison le soir. Cet état dura jusqu'au mois de février, où les médecins, qui ne donnaient plus aucun remède, conseillèrent un voyage en Europe. A bord du vaisseau, les faiblesses d'estomac et la diarrhée cessèrent ; mais les taches prirent un nouveau caractère : elles se portèrent successivement aux jambes, aux cuisses, aux avant-bras et au cou ; elles étaient rouges le matin, devenaient violettes vers le soir, en se prononçant en relief partout où elles se trouvaient. Une démangeaison très forte, et ensuite des douleurs, des crampes les accompagnaient. La traversée dura trois mois ; le malade arriva à Bordeaux au mois de mai de cette année dans cet état, auquel se joignait une très grande faiblesse. Depuis lors, ces taches, conservant toujours à peu près le même caractère, ont cependant considérablement diminué. Lorsque le malade est arrivé à Bordeaux, elles lui couvraient presque entièrement les parties affectées ; à présent, elles sont infiniment plus petites et beaucoup plus éparses.

Quelques jours après son arrivée à Bordeaux, le malade fut affecté d'une toux fréquente, qui semblait provenir principalement de la gorge : elle cessa au bout de six semaines ; mais elle n'est pas absolument passée, elle revient surtout lorsque le malade prend des alimens, fait plus d'exercice, ou prend des bains, dont il a essayé de faire usage, mais

qu'il a été obligé d'interrompre par ce motif.

Le malade éprouve des envies d'uriner très fréquentes, environ toutes les demi-heures, la nuit comme le jour : cette envie est provoquée par un chatouillement dans la verge, qui devient de plus en plus difficile à supporter, jusqu'à ce que ce besoin ait été satisfait. Le malade ne se livre à aucune espèce d'exercice, mais quand il lui arrive d'aller en voiture, le chatouillement qui le force à uriner devient alors plus fréquent et plus insupportable.

Le 25 septembre 1836, époque à laquelle je fus consulté, je conseillai l'usage des ferrugineux, du ratanhia et du bi-carbonate de soude, et un régime analeptique. J'ai appris que la santé du malade s'était améliorée : mais j'ignore si la disposition à la gravelle a été détruite, et si l'hématurie s'est reproduite. C'est le seul cas où j'ai vu cette espèce d'hématurie s'accompagner de pétéchies.

(*La suite au prochain numéro.*)

CHIRURGIE.

DE LA SUPPURATION DES OS ;

Par Frédéric Miescher.

(Suite.)

DEUXIÈME SECTION.

Suppuration ulcéreuse des os ou carie.

Il y a entre la carie et la suppuration simple des os, dont nous avons traité dans le précédent article, la même différence qu'entre l'ulcère et la plaie simple suppurante des parties molles. Le pus sécrété dans la carie est ténu et sanieux, de couleur grise, d'une odeur désagréable, semblable, selon Boërhave (1), à celle du lard rance, mêlé de flocons albumineux, et il contient souvent de petites particules osseuses ; les os affectés de carie sont raboteux au toucher ; les granulations n'y manquent point complètement, car toute la surface osseuse affectée de carie est recouverte d'une substance molle qui est l'analogue des bourgeons charnus de la bonne suppuration ; mais ces granulations ont un mauvais aspect, sont de couleur livide, et, pour peu qu'on les touche, elles laissent échapper du sang : le plus souvent elles sont peu nombreuses ; mais quelquefois elles se développent en forme de champignons avec tant d'exubérance, qu'elles s'opposent à ce qu'on puisse reconnaître par le toucher l'inégalité de la surface de l'os. Mais, quelle que soit leur disposition, elles n'ont jamais de tendance à former une cicatrice ; alimentées par des humeurs dont la constitution est altérée par un vice morbide général, puisant leur propre vie dans une partie du corps dont la vie est elle-même altérée, elles n'acquièrent qu'une texture organique imparfaite et une vitalité incom-

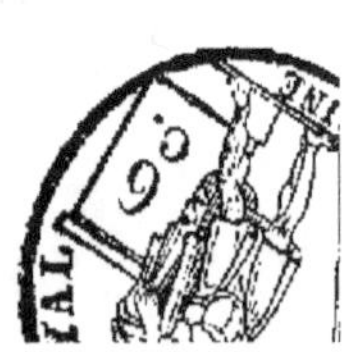

---

(1) Boerhave, aphor. 552.

plète ; elles périssent donc au bout de peu de temps, et avec elles des particules plus ou moins volumineuses de l'os lui-même. Au dessous d'elles, se développent de nouveaux bourgeons dont le sort sera bientôt le même que celui des précédens, si l'on ne parvient à déraciner le vice interne qui entretient la maladie locale ; et la carie faisant ainsi des progrès incessans, l'inflammation suppurative dont le résultat naturel est de former une substance nouvelle, ne paraît être qu'un procédé organique destructeur. Et pourtant, dans la carie, la tendance de la nature vers la formation d'une substance organique nouvelle ne peut être méconnue, puisque le développement des granulations n'y manque jamais entièrement, bien qu'elles soient rares et d'un mauvais caractère. Il y a même quelquefois formation de substance osseuse nouvelle. Il n'est pas rare que les inflammations dyscrasiques, comme on les nomme, commencent par donner lieu à des formations de ce genre, notamment les inflammations syphilitiques, qui débutent le plus souvent par donner lieu à des exostoses. La surface cariée elle-même est quelquefois envahie par des formations osseuses, épineuses, spongieuses, qui, selon la remarque de M. Cloquet (1), correspondent aux chairs fongueuses des parties molles. Au pourtour, le périoste est tuméfié, et l'on trouve exsudée entre cette membrane et l'os une substance osseuse nouvelle qui forme souvent des exostoses volumineuses. Ainsi, dans la carie, on retrouve tous les phénomènes généraux que nous avons vus apparaître dans la suppuration simple ; et Boyer (2) nous paraît aller trop loin quand il dit que la nature de la carie nous est de tout point inconnue. Certes, on ne peut nier que plusieurs points y réclament des lumières nouvelles ; mais on peut regarder comme constant que la carie, considérée sous un point de vue général, n'est autre chose que la suppuration des os.

Quand on considère un os affecté de carie, la première question qui se présente à l'esprit est de savoir comment la substance osseuse est détruite dans cette maladie, et comment il se fait que la suppuration, qui, de sa nature, est productive d'une substance nouvelle, se change ici en un procédé destructeur ? Ce n'est point éclairer la question que de comparer la carie à l'ulcère des parties molles, car on ne sait pas davantage comment la substance organique est détruite par l'ulcération. En effet, bien que l'on comprenne sans peine que l'altération de la vie végétative doit altérer le développement de tout ce qui est sous sa dépendance, que l'ulcère doit fournir un pus de mauvaise qualité, que les granulations doivent y être ou nulles ou de mauvaise nature, et que par conséquent il ne peut s'y former une substance nouvelle, ce qui est l'objet essentiel de la suppuration, nous devons néanmoins convenir que nous ignorons complètement comment le

tissu organique, qui disparaît pour ainsi dire sous nos yeux, peut être dissocié dans ses particules, et se détruire.

Les anciens auteurs ont cru trouver la cause principale de ce fait dans la nature corrosive du pus, qui dissoudrait les parties avec lesquelles il est en contact ; aussi, supposant que le pus corrodait peu à peu les os et produisait la carie, ils redoutaient beaucoup tout dépôt de ce liquide dans le voisinage des os. Mais les recherches des modernes ont démontré que le plus souvent ce n'est point la présence du pus qui provoque la carie, mais au contraire la carie qui produit le pus, et il est devenu probable que, si quelquefois un ulcère en s'aggrandissant passe des parties molles aux os, cela n'est point dû à la nature corrosive du pus, mais à l'extension de la maladie qui avait d'abord donné lieu à l'ulcération. Ainsi, du pus fourni par un ulcère syphilitique, transporté sur une partie sensible ou dans une blessure, y détermine un autre ulcère syphilitique, non parce qu'il est âcre ou corrosif, mais parce qu'il est imprégné d'un virus spécifique en vertu duquel il peut reproduire la maladie qui l'a lui-même produit. Mais qu'est-ce donc que cette maladie qui détruit la substance organique ? Il se présente deux manières de l'expliquer. On peut admettre ou que les particules organiques, constituant la surface de l'ulcère, et les particules voisines, se dissolvant peu à peu, sont résorbées dans le sang, opinion que Jean Hunter (3) s'est efforcé d'établir ; ou bien que les particules constituant la surface de l'ulcère ont été à tel point altérées par un vice local ou général que la vie ne peut s'y conserver, et qu'une fois mortes, elles sont séparées, comme tout corps privé de vie, des parties vivantes qui les touchent ; que celles-ci, à leur tour envahies par la même maladie, meurent et se séparent, et ainsi de suite ; de sorte que l'ulcération consiste dans la mort de petites particules du tissu organique, faisant des progrès continus, et dans la réaction des parties vivantes tendant à éliminer les premières. Il est évident, qu'en adoptant cette manière de voir, on doit tenir compte de l'augmentation d'activité de la résorption, comme étant une condition nécessaire de l'élimination des parties mortes. Pour juger quelle est celle de ces deux opinions qui se rapproche le plus de la vérité, il faut surtout examiner si, dans les ulcères qui s'agrandissent ainsi, on reconnaît, soit dans le pus sécrété, soit à la surface même de l'ulcère, des particules du tissu organique privées de vie. Dans les parties molles, cette recherche présente de grandes difficultés, et peut-être sera-t-il toujours impossible d'y réussir, attendu que les particules molles, déjà altérées par la maladie même, perdent très rapidement leur texture par la décomposition chimique. Il y a pourtant quelques phénomènes qui peuvent nous fournir ouverture à quelques conjectures à cet égard. Tout ulcère qui s'aggrandit est *impur*, comme on dit, et recouvert, surtout dans les endroits par lesquels il

(1) Cloquet, Dict. de méd. t. IV, art. *Carie*, p. 268.
(2) Boyer, Maladies chirurgicales, t. III.

prend de l'accroissement, d'une substance plus ou moins tenace, d'une couleur tantôt d'un blanc grisâtre, d'autres fois roussâtre ou même noirâtre, et qui se sépare peu à peu en flocons qui s'écoulent avec le pus; et, dès que l'ulcération cesse de faire des progrès, elle devient rouge et se *nettoie*. Il reste à se demander si c'est là une substance sécrétée, ou si elle n'est point formée par les particules mortes tombant en pourriture. Quant à moi, considérant que de l'ulcère qu'on nomme impur à l'ulcère putride et gangréneux, dans lequel on ne peut douter que la surface ne meure réellement, le passage est si insensible qu'on ne saurait fixer une limite entre l'un et l'autre, je regarde la dernière de ces opinions comme étant de beaucoup la plus vraisemblable. Qu'est-ce que la matière jaunâtre qui recouvre l'ulcère syphilitique? Qu'est-ce que cette substance grisâtre, cérébriforme, qui couvre les ulcères atteints de pourriture d'hôpital? Peut-on douter que ce ne soit un tissu organique mort et décomposé? et peut-être en pourrait-on reconnaître encore les caractères avec le secours du microscope. Certainement l'ulcération des os ou carie est la plus propre à fournir les moyens d'éclaircir cette question obscure, car ce tissu, abondamment pénétré de parties terreuses, quoique privé de vie résiste encore longtemps à la décomposition chimique, et peut être reconnu soit dans le pus, soit à la surface même de l'ulcère.

En parcourant tous les auteurs que j'ai pu me procurer, et le nombre en est considérable, je trouve qu'ils affirment tous que dans l'ulcère carieux il se forme un pus comme sablonneux au toucher, contenant souvent des particules osseuses reconnaissables à la vue, et qui peuvent suffire pour faire reconnaître la carie si la sonde ne peut pénétrer jusqu'à l'os pour la constater. Mais on ne peut, d'après ces auteurs, établir rien de constant à cet égard, aucun d'eux ne s'étant proposé directement d'éclaircir et de traiter le point qui nous occupe.

Si Himly (1) affirme que dans toutes caries la superficie de l'os se nécrose, il ne se met pas suffisamment en peine de le démontrer.

On peut en dire autant de Bell (2), quand il assure au contraire que la carie a souvent lieu sans la moindre exfoliation; cet auteur en a décrit une espèce particulière qu'il nomme *phagédénique*, et qui, provoquée exclusivement par l'action exagérée des vaisseaux absorbans, causerait, suivant lui, de rapides ravages sans la moindre exfoliation.

On ne saurait donc trop engager ceux qui ont de fréquentes occasions d'observer des ulcères des os à porter toute leur attention sur ce sujet obscur, et à disséquer et examiner avec soin les os carieux qu'ils auront à leur disposition. J'ai le regret de n'avoir pu faire mes recherches que sur dix exem-

(1) Himly, ueber den Brand der harten und weichen Theile, Gott. 1800, p. 96.
(2) Bell, Maladies des os.

ples, que je devais pour la plupart à l'obligeance du professeur R. Froriep. Dans deux de ces cas la carie siégeait au crâne (dans le frontal et le pariétal); dans trois, au corps des vertèbres; dans un, au carpe; dans un, au genou; dans un autre, à la surface externe du tibia au dessous de sa protubérance; et dans deux, au tarse. Dans tous ces cas je trouvai de petites lamelles osseuses, nécrosées, plus ou moins séparées; quelques unes, complètement détachées, étaient couchées à la surface de l'ulcère; et au dessous existait cette substance molle, très vasculaire, et recouvrant l'os, qu'on observe toujours après l'élimination d'un séquestre osseux; quelques autres de ces lamelles adhéraient encore à cette substance molle dont il vient d'être question; pour d'autres l'élimination n'était pas encore aussi avancée, et elles tenaient plus ou moins à l'os lui-même. Ce n'est pas seulement à la superficie de l'os que se trouvaient ces lamelles nécrosées, il y en avait aussi dans les endroits où l'ulcère avait pénétré plus profondément; et leur surface était alors inégale, recouverte d'une matière muqueuse, sale, provenant vraisemblablement de la décomposition de la substance molle dont nous avons parlé. Dans d'autres endroits on ne voyait que cette substance molle elle-même, et dans ces endroits les parties nécrosées s'étaient probablement détachées et écoulées avec le pus. La surface cariée présentait donc réunies les diverses phases de l'élimination des lamelles privées de vie: on s'explique facilement, d'après cela, les inégalités qui se reconnaissent avec la sonde, l'aspect comme corrodé que présente l'os macéré, état qu'on retrouve, quoiqu'à un moindre degré, après la séparation de séquestres considérables.

Si l'on se rappelle maintenant ce que nous avons dit, en traitant de la suppuration simple, du rapport qui existe entre elle et la nécrose, rapport tel que la suppuration des os ne s'observe presque jamais sans nécrose évidente, et que celle-ci a lieu et s'opère par exfoliation insensible dans les cas mêmes où elle semble manquer, comme le prouvent les observations de Ténon; si l'on considère que les mêmes causes qui rendent l'inflammation suppurative ont aussi pour effet de déterminer la mort de la partie de l'os sur laquelle elles agissent, et qu'il ne peut y avoir de suppuration sans nécrose préalable; si l'on prend, dis-je, tout cela en considération, on pourra conclure avec vraisemblance que la même chose a lieu dans la carie; on sera confirmé dans l'opinion que la matière organique est progressivement détruite, et tombe en nécrose à mesure que la carie fait des progrès, et que c'est avec beaucoup de justesse que le savant professeur Rust, dans ses leçons cliniques, dit que la carie pourrait porter le nom de *nécrose moléculaire*.

On comprend, du reste, qu'on ne peut trouver de particules osseuses nécrosées et détachées dans tout ulcère carieux; car dès que le procédé destructeur que nous venons de décrire suspend ses ravages, dès que l'ulcération ne fait plus de progrès, et qu'elle se borne à déterminer la sécrétion d'un pus sanieux et à la production de granulations de mauvaise nature, les particules antérieurement nécrosées ont été déjà éliminées et rejetées avec le pus, et on ne peut plus en apercevoir. Il faut savoir encore qu'il n'y a point identité entre la séparation des parties nécrosées de l'os et la destruction de l'organe par la carie; si l'augmentation d'énergie de la résorption contribue beaucoup à la séparation des parties mortes, elle a une bien plus grande part encore dans la destruction du tissu organique affecté de carie. Quoi qu'il en soit, si l'on donne le nom de carie à la suppuration des os altérés par quelque vice interne général, il faut en séparer plusieurs altérations morbides des os, autrefois et encore aujourd'hui souvent confondues avec elle :

1° La suppuration simple des os, que M. Cloquet lui-même désigne sous le nom de carie simple; mais, comme le mot de carie ne réveille pas plus dans l'esprit de celui qui l'entend l'idée d'une suppuration simple des os que le nom d'ulcère ne donne celle d'une plaie simple suppurante, pour éviter l'erreur il convient de réserver exclusivement le nom de carie à la *suppuration dyscrasique*.

2° La destruction des os qui se fait par compression et érosion; car, bien que ces maladies donnent à l'os qu'elles détruisent le même aspect qu'a celui qui est affecté de carie, comme elles ne donnent jamais lieu à une sécrétion de pus, elles constituent une affection de nature fort différente de la carie.

3° Les pseudomorphoses, comme le fungus, le cancer, etc., qui, bien qu'elles dégénèrent en ulcération dans la dernière période de leur existence, constituent néanmoins des maladies *sui generis*.

4° La nécrose, nom sous lequel Louis (1) désigna le premier la mortification ou gangrène du tissu osseux, maladie que tous ses prédécesseurs avaient considérée comme une simple variété de la carie (carie sèche), et qu'il en sépara comme une maladie distincte. Dans la nécrose, la vie de l'os est complètement éteinte, il n'y a plus d'action nutritive, plus de mouvement des humeurs : dans la carie au contraire, la nutrition n'est qu'altérée, et la sécrétion continue du pus, le développement des granulations qui laissent échapper du sang dès qu'on les blesse, la sensibilité augmentée souvent au point de déterminer des douleurs intolérables (2), démontrent surabondamment que la vie, la circulation des humeurs et le mouvement nutritif n'ont point cessé d'y subsister. Plus cette différence est positive et évidente, plus on a lieu de s'étonner qu'elle n'eût pas été distinctement exprimée par des hommes

(1) Louis, Mém. de l'Acad. roy. de chir., t. v, p. 365.

(2) Murray, Diss. de sensibilitate ossium morbosa; *in :* Ludwig scriptores neurol. minores collecti, t. iv, p. 260.

doués à un haut degré de l'esprit d'observation, tels que Petit, Monro, Duverney. Il ne faudrait pourtant pas croire que ces hommes eussent ignoré que dans la carie qu'ils désignaient sous le nom de sèche une portion plus ou moins considérable de l'os cessait de vivre et se détachait; on serait tiré de cette erreur par ce qu'ils ont écrit sur la carie sèche. Monro (3) la compare judicieusement à l'eschare gangréneuse qui se détache des parties molles. Duverney (4), qui comprend sous le nom de carie toute suppuration des os, même la suppuration simple, en distingue nettement deux espèces : l'une consiste, selon lui, dans l'interruption de la nutrition, et n'a rien de corrosif; mais, dans l'autre, il dit que la substance osseuse est corrodée par des humeurs âcres; il compare la première à la mort d'une branche d'arbre provenant du défaut de nutrition; l'autre à la carie des arbres. «On voit donc, ajoute-t-il, que la carie est une véritable gangrène, et qu'on pourrait réduire toutes les altérations des os aux deux espèces de gangrène suivantes : 1° celles qui dépendent d'un sang infecté, comme les gangrènes qui surviennent aux ulcères; 2° celles qui dépendent de l'interruption du cours du sang (5). » Ne serait-ce point la nature même des choses qui aurait amené les anciens observateurs à rapprocher ainsi la carie et la nécrose, quelque différence qu'il y ait d'ailleurs entre elles sous le rapport de la vitalité ? Lorsqu'un organe ou une de ses parties cesse de vivre ou est pris de gangrène, il ne fournit d'autres signes de mort que la cessation des fonctions qui lui étaient départies, la décomposition chimique en vertu des lois de la nature inorganique qui reprennent leur empire, et la putréfaction. Ces signes manquent eux-mêmes dans la gangrène des os, car la solidité, qui fait servir les os d'appui pour les autres organes, et dans laquelle consistent leurs fonctions sous le point de vue de leur utilité pour le reste de l'économie, cette solidité y persiste quand la vie y est complètement éteinte; et, d'un autre côté, la putréfaction y est empêchée par la grande quantité de parties terreuses qui entrent dans leur composition; la couleur seule est changée dans l'os frappé de nécrose. Les phénomènes de l'action morbide qui s'observent dans la nécrose et qui réclament les secours de l'art ne se rapportent point à la nécrose elle-même, mais à la réaction des parties vivantes qui tendent à séparer et à éliminer la portion frappée de mort. Ces phénomènes consistent dans l'inflammation de l'os et des parties molles voisines, inflammation que nous avons reconnue pour être exsudative dans les points contigus et suppurative dans le point même où se touchent le vivant et le mort. C'est donc à cette inflammation et à cette suppuration que nous avons à faire, et

(3) Monro, in : Richteribi blioth. chir., t. vi, fasc. 4.

(4) Duverney, l. c. p. 405.

(5) Ibid, p. 423.

(6) Hunter, Sur le sang, etc. t. ii, sect. ii, p. 166.

non à la nécrose elle-même, qui n'est que la cause de cette action morbide. De plus, si des observations nombreuses et faites avec soin confirment ce qu'ont rendu vraisemblable les argumens et les observations rapportés plus haut, savoir que : quand la carie commence, et tant qu'elle fait des progrès, des particules osseuses meurent et se détachent, on devra regarder comme d'une importance secondaire la différence que les modernes établissent entre la carie et la nécrose, puisqu'elle ne se fonderait que sur le volume des parties frappées de mort, qui dans l'une serait petit, et dans l'autre plus considérable ; ce qui ne fait rien au fond à la nature des deux maladies. Nous voyons souvent la carie succéder à la nécrose ; il n'est pas rare non plus de la voir se transformer en nécrose, et cela sans que nous puissions dire que la maladie a changé de caractère. Souvent, dans les ulcères syphilitiques des os, il se détache à la fois et des particules très petites et des portions d'os très volumineuses ; il y a donc carie et nécrose tout à la fois. Dans les ulcères scorbutiques le volume des parties osseuses éliminées est tel qu'on ne saurait trop dire s'il y a nécrose ou s'il y a carie.

Ce qu'il faut donc considérer par dessus tout, c'est le caractère propre de la suppuration, car la diversité de volume des parties nécrosées ne change que l'apparence extérieure des choses. S'il en est ainsi, la distinction à laquelle nous devons nous attacher est celle en *suppuration simple* s'établissant dans les corps sains après la séparation d'une partie osseuse soit grande, soit petite, et en *suppuration dyscrasique*, ayant lieu chez les sujets affectés de quelque vice interne, et entraînant également l'élimination de portions d'os grandes ou petites. Si l'on rapproche ces principes des opinions de Duverney citées plus haut, on devra convenir que les anciens, en considérant la carie et la nécrose comme deux espèces du même genre de maladie, avaient vu plus juste en cette matière que n'ont fait les modernes ; en un point seulement ils s'étaient trompés, c'est en ne marquant pas suffisamment la différence qu'il y a entre la suppuration simple et la suppuration dyscrasique.

S'il est vrai que la carie et la nécrose ne diffèrent point par leur nature, la structure diverse des parties suffit pour faire comprendre pourquoi la même maladie qui produit la nécrose quand elle affecte la substance compacte des os, détermine la carie quand elle s'attaque aux os spongieux. Il n'est pas moins facile d'expliquer comment il se fait qu'une lésion extérieure puisse, quand il n'existe aucune complication d'un vice interne, déterminer dans les os spongieux une suppuration ayant l'apparence d'une carie, c'est à dire avec élimination de particules osseuses, laquelle ne peut néanmoins être réellement qualifiée de carie, ainsi que Boyer (1) en a déjà fait la remarque. On voit encore, et cela est de la plus grande importance pour la thérapeutique, que la nécrose par elle-même n'annonce

point nécessairement une heureuse terminaison de la maladie, et qu'il ne faut pas toujours considérer la transformation de la carie en nécrose comme un présage de guérison ; que les ulcères carieux, comme tous les autres, peuvent, lorsqu'on a détruit les vices internes qui s'y opposent, passer sans exfoliation à l'état de suppuration simple, et arriver à la guérison par la production de granulations de bonne nature ; et qu'enfin l'exfoliation peut être obtenue, soit par l'emploi du fer rouge, moyen de prédilection des chirurgiens, soit par d'autres remèdes, lorsqu'une fois le vice interne est détruit et quand l'ulcération n'est plus entretenue que par la lésion locale des parties qui en sont le siège. Tous les os peuvent être affectés de carie ; la substance osseuse de nouvelle formation qui succède à l'inflammation ne fait point exception à cette règle, pas plus que les cartilages anomalement ossifiés (2) ; mais les os spongieux sont de tous les plus exposés. Les causes qui la provoquent, sont, comme il est facile de le présumer d'après ce qui précède, les unes *occasionnelles*, et de ce nombre sont toutes les lésions extérieures capables de provoquer la suppuration, les autres *éloignées*, et ce sont celles qui, sans causes extérieures manifestes, engendrent l'inflammation et la suppuration spécifiques, ou donnent un caractère spécifique à la suppuration simple. Les principales parmi ces dernières sont : les scrophules, le scorbut, la syphilis, la cachexie mercurielle, le rhumatisme et la goutte ; la carie est quelquefois l'effet d'une sorte de métastase dans les fièvres malignes, dans les exanthèmes aigus, comme la rougeole, la variole.

Les ulcères des parties molles présentent, selon le vice interne qui les entretient, des phénomènes auxquels on peut reconnaître les maladies qui les ont produits. On peut présumer, quoique l'expérience n'ait encore rien appris à cet égard, qu'il en est de même dans les ulcères des os : tout ce qu'on sait jusqu'à présent à cet égard est relatif au siège qu'ils occupent, siège qui varie selon les maladies, mais point d'une manière assez fixe pour qu'on puisse dire que tel siège appartient exclusivement à telle affection.

La carie *scrophuleuse* attaque le plus ordinairement le tissu spongieux, comme le corps des vertèbres, les os du carpe et du tarse, et les extrémités articulaires des os longs : commençant par des tubercules qui paraissent se former préalablement dans l'intérieur de ces os, elle détermine leur inflammation et leur gonflement, et s'étend ensuite aux parties molles qui avaient jusque là échappé à la maladie. C'est en cela surtout qu'elle diffère de la carie *rhumatismale*, laquelle a également son siège dans les extrémités articulaires des os : celle-ci en effet prend son origine dans l'inflammation des parties molles, des ligamens et des membranes synoviales, et n'affecte que les surfaces articulaires. *L'arthritique* se complaît également au voisinage des

<hr>

(1) Boyer, Traité des maladies chirurgicales, t. III.

(2) Cloquet, 1, c, p. 286.